Bases da
ANESTESIA

SÉTIMA EDIÇÃO

Bases da ANESTESIA

SÉTIMA EDIÇÃO

Manuel C. Pardo, Jr., MD

Professor of Anesthesia and Perioperative Care, Residency Program Director, University of California, San Francisco, School of Medicine, San Francisco, California

Ronald D. Miller, MD, MS

Professor Emeritus of Anesthesia, Department of Anesthesia and Perioperative Care, University of California, San Francisco, School of Medicine, San Francisco, California

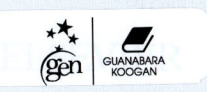

ISBN: 978-85-352-9064-6

ISBN versão eletrônica: 978-85-352-9065-3

BASICS OF ANESTHESIA 7TH EDITION

Copyright © 2018 by Elsevier, Inc.

This translation of BASICS OF ANESTHESIA 7TH EDITION, by Manuel C. Pardo, Jr. and Ronald D. Miller was undertaken by Elsevier Editora Ltda. and is published by arrangement with Elsevier Inc.

Esta tradução de BASICS OF ANESTHESIA 7TH EDITION, de Manuel C. Pardo, Jr. e Ronald D. Miller foi produzida por Elsevier Editora Ltda. e publicada em conjunto com Elsevier Inc.

ISBN: 978-0-323-40115-9

Previous editions copyrighted in 2011, 2007, 2000, 1994, 1989, 1984

Capa

Monika Mayer e Luciana Mello

Editoração Eletrônica

Thomson Digital

Elsevier Editora Ltda.

Conhecimento sem Fronteiras

Rua da Assembleia, n° 100 – 6° andar – Sala 601

20011-904 – Centro – Rio de Janeiro – RJ

Av. Nações Unidas, n° 12995 – 10° andar

04571-170 – Brooklin – São Paulo – SP

Serviço de Atendimento ao Cliente

0800 026 53 40

atendimento1@elsevier.com

Consulte nosso catálogo completo, os últimos lançamentos e os serviços exclusivos no site www.elsevier.com.br

CIP-BRASIL. CATALOGAÇÃO NA PUBLICAÇÃO

SINDICATO NACIONAL DOS EDITORES DE LIVROS, RJ

P248b

7. ed.

    Pardo, Manuel C.

      Bases de anestesia / Manuel C. Pardo, Ronald D. Miller ; tradução Beatriz Perez. - 7. ed. - Rio de Janeiro : Elsevier, 2019.

      ; 27 cm.

      Tradução de: Basics of anesthesia

      Inclui bibliografia e índice

      ISBN 9788535248579

      1. Anestesia. 2. Anestesiologia. I. Miller, Ronald D. II. Perez, Beatriz. III. Título.

18-53309

                CDD: 617.96

                CDU: 616-089.5

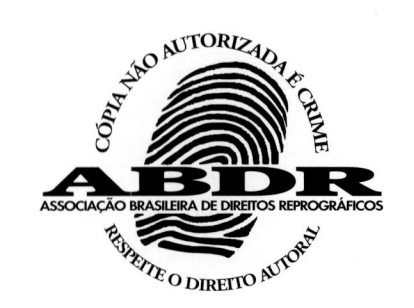

REVISÃO CIENTÍFICA E TRADUÇÃO

Revisão Científica

Américo Salgueiro Autran Filho (Caps. 1, 2, 7 a 11, 17, 31, 32, 33, 34, 35,46 e 47)
Título Superior em Anestesiologia pela Sociedade Brasileira de Anestesiologia (SBA)
Affiliate Member of American Society of Anaesthesiologists
Responsável (1977-2010) pelo Centro de Ensino e Treinamento (CET/SBA) Dr. Américo Autran Filho – Hospital Federal da Lagoa – Rio de Janeiro
Co-responsável (2015-presente) pelo CET/SBA – Hospital Naval Marcílio Dias – Rio de Janeiro

Bruno Serra Guida (Caps. 16, 18, 20, 21, 22, 23, 24, 25, 26, 27, 36 e 37)
Título Superior em Anestesiologia pela SBA
Membro do Comitê de Via Aérea Dífícil da SBA
Instrutor do CET/SBA do Hospital Pasteur – Rio de Janeiro
Médico Anestesiologista do Hospital Federal dos Servidores do Estado – Rio de Janeiro

João Paulo Fresta de Moura (Caps. 5, 6, 13, 19, 28, 29, 30, 38, 39, 40, 45 e 50)
Título de Especialização em Anestesiologia pela SBA
Anestesiologista do Serviço de Cirurgia Geral, Cirurgia Bariátrica e Coloproctológica do Hospital São Matheus – Rio de Janeiro

Karen Amaral Faria Rumiantzeff (Caps. 3, 4, 12, 14, 15, 41, 42, 43, 44, 48, 49 e 51)
Título Superior em Anestesiologia pela SBA
Pós-graduanda (lato sensu) em Clínica da Dor
Instrutora do CET/SBA do Hospital Pasteur – Rio de Janeiro
Anestesiologista do Hospital Américas Medical City – Rio de Janeiro

Tradução

Alexandre Maceri Midão (Caps. 21-25, 41 e 45)
Coordenador do Programa de Residência Médica de Cirurgia Vascular do Hospital Federal de Bonsucesso
Professor de Clínica Cirúrgica da Faculdade de Medicina de Petrópolis
Especialista em Cirurgia Vascular e Endovascular
Residência Médica no Hospital Pedro Ernesto nos Programas de Cirurgia Geral e Cirurgia Vascular
Graduação em Medicina pela Universidade do Estado do Rio de Janeiro (UERJ)

Andréa Favano (Caps. 18, 20, 42, 43 e 48)
Especialista em Tradução Inglês-Português pela Universidade Gama Filho
Tradutora-Intérprete pelo Centro Universitário Ibero-Americano Unibero
Cirurgiã-Dentista pela Faculdade de Odontologia da Universidade de São Paulo (USP)
Certifi cado de Profi ciência em Inglês pela Universidade de Cambridge, Reino Unido

Beatriz Perez Floriano (Caps. 7, 8, 10, 13-17)
Professora-Doutora das Faculdades Integradas de Ourinhos (FIO)
Doutorado em Ciência Animal pela FMVA da Universidade Estadual Paulista "Júlio de Mesquita Filho" (Unesp)
Médica Veterinária

Eliseanne Nopper (Caps. 27-29)
Especialista em Psiquiatria Clínica pela Faculdade de Medicina de Santo Amaro (FMSA) e Complexo Hospitalar do Mandaqui
Médica pela FMSA – Organização Santamarense de Educação e Cultura (OSEC)/Universidade de Santo Amaro (UNISA)

Flor de Letras (Caps. 19, 26, 31, 32 e 39)
Empresa Especializada em Tradução e Revisão Técnicas

Marcella de Melo Silva (Caps. 33-38)
Especialização em Tradução pelo Curso de Tradutores Daniel Brilhante de Brito
Graduação em Psicologia pela Universidade do Estado do Rio de Janeiro (UERJ)

Mariana Villanova Vieira (Caps. 1, 11, 12, 30, 44, 49 e 50)
Free-mover do Programa de Mestrado em Biologia Molecular na Universidade Vytautas Magnus (VDU), Kaunas
Tradutora Técnica Graduada pela Universidade do Estado do Rio de Janeiro (UERJ)

Roxane Gomes dos Santos Jacobson (Cap. 9)
Médica Veterinária Especializada em Patologia Clínica Veterinária
Bacharel em Letras - Português/Inglês
Especialização em tradução

Sheila Silveira Recepute (Caps. 1, 2 e 3)
Graduada em Ciências Biológicas pela Universidade Federal do
Espírito Santo
Mestre em Genética pela Universidade Estadual de Londrina

Simara Semíramis de Araújo (Caps. 5 e 6)
Doutora em Ciências, ênfase em Bioquímica pela Universidade Federal de Minas Gerais
Mestre em Bioquímica e Imunologia pela Universidade Federal de Minas Gerais
Bacharel em Ciências Biológicas pela Universidade Federal de Minas Gerais

Sueli Toledo Basile (Cap. 4)
Tradutora Inglês/Português
Instituto Presbiteriano Mackenzie e Cell-Lep

Vanessa F. Bordon (Cap. 40)
Mestrado em Ciências pela Faculdade de Saúde Pública na Universidade de São Paulo (USP)
Médica Veterinária pela Universidade Estadual Paulista (Unesp)

Yasmin Orlando Abraham de Lima (Caps. 46, 47 e 51)
Bacharel em Ciências Biológicas pelo Instituto Federal do Rio de Janeiro

COLABORADORES

Amr E. Abouleish, MD, MBA
Professor
Department of Anesthesiology
The University of Texas Medical Branch
Galveston, Texas

Meredith C.B. Adams, MD, MS
Assistant Professor
Department of Anesthesiology
Director
Pain Medicine Fellowship
Medical College of Wisconsin
Milwaukee, Wisconsin

Dean B. Andropoulos, MD, MHCM
Professor
Department of Anesthesiology and Pediatrics
Vice Chair
Department of Anesthesiology
Baylor College of Medicine
Houston, Texas

Jeffrey L. Apfelbaum, MD
Professor and Chair
Department of Anesthesia and Critical Care
University of Chicago Medicine
Chicago, Illinois

Sheila R. Barnett, MD
Associate Professor of Anaesthesia
Harvard Medical School
Vice Chair
Perioperative Medicine
Department of Anesthesiology, Critical Care, and Pain Medicine
Beth Israel Deaconess Medical Center
Boston, Massachusetts

Charles B. Berde, MD, PhD
Professor of Anaesthesia (Pediatrics)
Harvard Medical School
Chief
Division of Pain Medicine
Department of Anesthesiology, Perioperative and Pain Medicine
Boston Children's Hospital
Boston, Massachusetts

Michael P. Bokoch, MD, PhD
Clinical Insructor and Liver Transplant Anesthesia Fellow
Department of Anesthesia and Perioperative Care
University of California, San Francisco, School of Medicine
San Francisco, California

Kristine E.W. Breyer, MD
Assistant Professor
Department of Anesthesia and Perioperative Care
University of California, San Francisco, School of Medicine
San Francisco, California

Richard Brull, MD, FRCPC
Professor
Department of Anesthesia
University of Toronto
Toronto, Ontario, Canada

Vincent W.S. Chan, MD, FRCPC, FRCA
Professor
Department of Anesthesia
University of Toronto
Toronto, Ontario, Canada

Tony Chang, MD
Staff Anesthesiologist
Swedish Medical Center
Seattle, Washington

Frances Chung, MBBS, FRCPC
Professor
Department of Anesthesiology
University Health Network
Toronto Western Hospital
Toronto, Ontario, Canada

Neal H. Cohen, MD, MPH, MS
Vice Dean
School of Medicine
Professor
Department of Anesthesia and Perioperative Care
University of California, San Francisco, School of Medicine
San Francisco, California

Daniel J. Cole, MD
Professor of Clinical Anesthesiology
Department of Anesthesiology
Ronald Reagan UCLA Medical Center
Los Angeles, California

Wilson Cui, MD, PhD
Assistant Professor
Department of Anesthesia and Perioperative Care
University of California, San Francisco, School of Medicine
San Francisco, California

Andrew J. Deacon, B Biomed Sci (Hons), MBBS, FANZCA
Staff Specialist
Department of Anaesthesia and Pain Medicine
The Canberra Hospital
Garran, ACT, Australia

David M. Dickerson, MD
Assistant Professor
Department of Anesthesia and Critical Care
University of Chicago Medicine
Chicago, Illinois

Karen B. Domino, MD, MPH
Professor and Vice Chair for Clinical Research
Department of Anesthesiology and Pain Medicine
University of Washington
Seattle, Washington

Kenneth Drasner, MD
Professor Emeritus
Department of Anesthesia and Perioperative Care
University of California, San Francisco, School of Medicine
San Francisco, California

Talmage D. Egan, MD
Professor and Chair
Department of Anesthesiology
University of Utah School of Medicine
Salt Lake City, Utah

Helge Eilers, MD
Professor
Department of Anesthesia and Perioperative Care
University of California, San Francisco, School of Medicine
San Francisco, California

John Feiner, MD
Professor
Department of Anesthesia and Perioperative Care
University of California, San Francisco, School of Medicine
San Francisco, California

Alana Flexman, MD
Clinical Assistant Professor
Anesthesia, Pharmacology, and Therapeutics
The University of British Columbia
Vancouver, British Columbia, Canada

Elizabeth A.M. Frost, MD
Professor
Department of Anesthesiology, Perioperative and Pain Medicine
Icahn School of Medicine at Mount Sinai
New York, New York

William R. Furman, MD, MMHC
Professor and Acting Chair
Department of Anesthesiology
Dartmouth College
Geisel School of Medicine
Vice President
Regional Perioperative Service Line
Dartmouth Hitchcock Medical Center
Lebanon, New Hampshire

Steven Gayer, MD, MBA
Professor of Anesthesiology and Ophthalmology
Department of Anesthesiology
University of Miami Miller School of Medicine
Miami, Florida

Sarah Gebauer, MD, BA
Assistant Professor
Department of Anesthesiology and Critical Care Medicine and
Department of Internal Medicine
Division of Palliative Care
University of New Mexico
Albuquerque, New Mexico

Rebecca M. Gerlach, MD FRCPC
Assistant Professor
Department of Anesthesia and Critical Care
Interim Director for Anesthesia Perioperative Medicine Clinic
University of Chicago Medicine
Chicago, Illinois

David B. Glick, MD, MBA
Professor
Department of Anesthesia and Critical Care
Medical Director
Post-Anesthesia Care Unit
University of Chicago Medicine
Chicago, Illinois

Erin A. Gottlieb, MD
Assistant Professor
Department of Anesthesiology
Baylor College of Medicine
Director of Clinical Operations
Division of Pediatric Cardiovascular Anesthesiology
Texas Children's Hospital
Houston, Texas

Andrew T. Gray, MD, PhD
Professor
Department of Anesthesia and Perioperative Care
University of California, San Francisco, School of Medicine
San Francisco, California

Melissa Haehn, MD
Assistant Professor
Department of Anesthesia and Perioperative Care
University of California, San Francisco, School of Medicine
San Francisco, California

Jin J. Huang, MD
Assistant Professor
Department of Anesthesia and Perioperative Care
University of California, San Francisco, School of Medicine
San Francisco, California

Lindsey L. Huddleston, MD
Assistant Professor
Department of Anesthesia and Perioperative Care
University of California, San Francisco, School of Medicine
San Francisco, California

Robert W. Hurley, MD, PhD
Professor and Vice Chairman
Department of Anesthesiology
Director
F&MCW Comprehensive Pain Program
Medical College of Wisconsin
Milwaukee, Wisconsin

Omar Hyder, MD, MS
Staff Anesthesiologist
Department of Anesthesia, Critical Care, and Pain Medicine
Massachusetts General Hospital
Boston, Massachusetts

Andrew Infosino, MD
Professor
Department of Anesthesia and Perioperative Care
University of California, San Francisco, School of Medicine
San Francisco, California

Ken B. Johnson, MD
Professor
Department of Anesthesiology
University of Utah School of Medicine
Salt Lake City, Utah

Tae Kyun Kim, MD, PhD
Associate Professor
Department of Anesthesia and Pain Medicine
Pusan National University
School of Medicine
Busan, Korea

Kerry Klinger, MD
Assistant Professor
Department of Anesthesia and Perioperative Care
University of California, San Francisco, School of Medicine
San Francisco, California

Anjali Koka, MD
Instructor in Anaesthesia
Harvard Medical School
Department of Anesthesiology, Perioperative and Pain Medicine
Boston Children's Hospital
Boston, Massachusetts

Catherine Kuza, MD
Assistant Professor
Department of Anesthesiology and Critical Care Medicine
Keck School of Medicine of the University of Southern California
Los Angeles, California

Benn Lancman, MBBS, MHumFac, FANZCA
Visiting Clinical Instructor
Department of Anesthesia and Perioperative Care
University of California, San Francisco, School of Medicine
San Francisco, California
Associate Clinical Instructor
School of Medicine
University of Sydney
Sydney, NSW, Australia

Chanhung Z. Lee, MD, PhD
Professor
Department of Anesthesia and Perioperative Care
University of California, San Francisco, School of Medicine
San Francisco, California

Linda L. Liu, MD
Professor
Department of Anesthesia and Perioperative Care
University of California, San Francisco, School of Medicine
San Francisco, California

Jennifer M. Lucero, MD
Assistant Professor
Department of Anesthesia and Perioperative Care
University of California, San Francisco, School of Medicine
San Francisco, California

Alan J.R. Macfarlane, BSc (Hons), MBChB (Hons), MRCP, FRCA
Consultant Anaesthetist
Department of Anaesthesia
Glasgow Royal Infirmary and Stobhill Ambulatory Hospital
Honorary Senior Clinical Lecturer
Department of Anaesthesia, Critical Care, and Pain Medicine
University of Glasgow, Great Britain

Vinod Malhotra, MD
Professor and Vice-Chair for Clinical Affairs
Department of Anesthesiology
Professor of Anesthesiology in Clinical Urology
Weill Cornell Medical College
Clinical Director of the Operating Rooms
New York-Presbyterian Hospital
Weill-Cornell Medical Center
New York, New York

Mitchell H. Marshall, MD
Clinical Professor and Chief of Anesthesiology Service
New York University Langone Hospital for Joint Diseases
Department of Anesthesiology, Perioperative Care, and Pain Medicine
New York University School of Medicine
New York, New York

Mary Ellen McCann, MD, MPH
Senior Associate in Perioperative Anesthesia
Associate Professor of Anaesthesia
Harvard Medical School
Department of Anesthesiology Perioperative and Pain Medicine
Boston Children's Hospital
Boston, Massachusetts

Joseph H. McIsaac, III, MD, MS
Associate Clinical Professor
Department of Anesthesiology
University of Connecticut School of Medicine
Farmington, Connecticut
Chief of Trauma Anesthesia
Department of Anesthesiology
Hartford Hospital
Hartford, Connecticut

Rachel Eshima McKay, MD
Professor
Department of Anesthesia and Perioperative Care
University of California, San Francisco, School of Medicine
San Francisco, California

Lingzhong Meng, MD
Professor of Anesthesiology and Neurosurgery
Chief
Division of Neuro Anesthesia
Department of Anesthesiology
Yale University School of Medicine
New Haven, Connecticut

Ronald D. Miller, MD, MS
Professor Emeritus of Anesthesia
Department of Anesthesia and Perioperative Care
University of California, San Francisco, School of Medicine
San Francisco, California

Cynthia Newberry, MD
Assistant Professor
Department of Anesthesiology
University of Utah School of Medicine
Salt Lake City, Utah

Dorre Nicholau, MD, PhD
Professor
Department of Anesthesia and Perioperative Care
University of California, San Francisco, School of Medicine
San Francisco, California

Shinju Obara, MD
Associate Professor
Surgical Operation Department
Anesthesiology and Pain Medicine
Fukushima Medical University Hospital
Fukushima, Japan

Howard D. Palte, MBChB, FCA(SA)
Assistant Professor
Department of Anesthesiology
University of Miami
Miami, Florida

Anup Pamnani, MD
Assistant Professor of Anesthesiology
Department of Anesthesiology
Weill Cornell Medical College
New York, New York

Manuel C. Pardo, Jr., MD
Professor and Vice Chair
Residency Program Director
Department of Anesthesia and Perioperative Care
University of California, San Francisco, School of Medicine
San Francisco, California

Krishna Parekh, MD
Assistant Professor
Department of Anesthesia and Perioperative Care
University of California, San Francisco, School of Medicine
San Francisco, California

James P. Rathmell, MD
Professor of Anaesthesia
Harvard Medical School
Chair
Department of Anesthesiology, Perioperative and Pain Medicine
Brigham and Women's Health Care
Boston, Massachusetts

Amy C. Robertson, MD, MMHC
Assistant Professor
Department of Anesthesiology
Vanderbilt University Medical Center
Nashville, Tennessee

David Robinowitz, MD, MHS, MS
Associate Professor
Department of Anesthesia and Perioperative Care
University of California, San Francisco, School of Medicine
San Francisco, California

Mark D. Rollins, MD, PhD
Professor
Department of Anesthesia and Perioperative Care
Director
Obstetric and Fetal Anesthesia
University of California, San Francisco, School of Medicine
San Francisco, California

Andrew D. Rosenberg, MD
Professor and Chair and Dorothy Reaves Spatz, MD, Chair
Department of Anesthesiology, Perioperative Care, and Pain Medicine
New York University School of Medicine
New York, New York

Patricia Roth, MD
Professor
Department of Anesthesia and Perioperative Care
University of California, San Francisco, School of Medicine
San Francisco, California

Scott R. Schulman, MD, MHS
Professor of Anesthesia, Surgery, and Pediatrics
Department of Anesthesia and Perioperative Care
University of California, San Francisco, School of Medicine
San Francisco, California

David Shimabukuro, MDCM
Professor
Department of Anesthesia and Perioperative Care
University of California, San Francisco, School of Medicine
San Francisco, California

Mandeep Singh, MBBS, MD, MSc, FRCPC
Assistant Professor
Department of Anesthesiology
Toronto Western Hospital
University Health Network
Toronto, Ontario, Canada

Peter D. Slinger, MD, FRCPC
Professor and Staff Anesthesiologist
Department of Anesthesia
University of Toronto
Toronto General Hospital
Toronto, Ontario, Canada

Sulpicio G. Soriano, II, MD
Professor
Department of Anesthesia, Critical Care, and Pain Medicine
Harvard Medical School
Endowed Chair in Pediatric Neuroanesthesia
Boston Children's Hospital
Boston, Massachusetts

Scott Springman, MD
Professor
Department of Anesthesiology
Medical Director
Outpatient Surgical Services
University of Wisconsin School of Medicine and Public Health
Madison, Wisconsin

Randolph H. Steadman, MD, MS
Professor and Vice Chair of Education
Director
Liver Transplant Anesthesiology
Department of Anesthesiology and Perioperative Medicine
University of California, Los Angeles
David Geffen School of Medicine
Los Angeles, California

Erica J. Stein, MD
Associate Professor
Department of Anesthesiology
Wexner Medical Center at The Ohio State University
Columbus, Ohio

Marc Steurer, MD, DESA
Associate Professor
Department of Anesthesia and Perioperative Care
University of California, San Francisco, School of Medicine
Vice Chief
Department of Anesthesia and Perioperative Care
Zuckerberg San Francisco General Hospital and Trauma Care
San Francisco, California

Bobbie Jean Sweitzer, MD, FACP
Professor of Anesthesiology
Director
Perioperative Medicine
Northwestern University Feinberg School of Medicine
Chicago, Illinois

James Szocik, MD
Clinical Associate Professor
Department of Anesthesiology
University of Michigan
Ann Arbor, Michigan

Magnus Teig, MB, ChB, MRCP, FRCA
Clinical Associate Professor
Department of Anesthesiology
University of Michigan
Ann Arbor, Michigan

Kevin K. Tremper, PhD, MD
Professor and Chair
Department of Anesthesiology
University of Michigan
Ann Arbor, Michigan

Avery Tung, MD, FCCM
Professor and Quality Chief for Anesthesia
Department of Anesthesia and Critical Care
University of Chicago
Chicago, Illinois

John H. Turnbull, MD
Assistant Professor
Department of Anesthesia and Perioperative Care
University of California, San Francisco, School of Medicine
San Francisco, California

Arthur Wallace, MD, PhD
Professor
Department of Anesthesia and Perioperative Care
Chief
Anesthesiology Service
San Francisco Veterans Affairs Medical Center
University of California, San Francisco
San Francisco, California

Stephen D. Weston, MD
Assistant Professor
Department of Anesthesia and Perioperative Care
University of California, San Francisco, School of Medicine
San Francisco, California

Elizabeth L. Whitlock, MD, MSc
Clinical Instructor and Postdoctoral Research Fellow
Department of Anesthesia and Perioperative Care
University of California, San Francisco, School of Medicine
San Francisco, California

Victor W. Xia, MD
Clinical Professor
Department of Anesthesiology and Perioperative Medicine
University of California, Los Angeles
David Geffen School of Medicine
Los Angeles, California

Edward N. Yap, MD
Assistant Professor
Department of Anesthesia and Perioperative Care
University of California, San Francisco, School of Medicine
San Francisco, California

PRÓLOGO

A primeira edição do *Bases da Anestesia*, editada por Robert K. Stoelting e Ronald D. Miller, foi meu primeiro tratado de anestesia. Como residente em anestesia na Universidade da Califórnia, San Francisco (UCSF), confiei no livro *Bases da Anestesia* para fornecer cobertura concisa de princípios fundamentais e desenvolvimentos em nosso campo. A co-editoração do livro pelos doutores Stoelting e Miller continuou até a quinta edição. A sexta edição, publicada em 2011 pelo Dr.Miller e o novo co-editor, Manuel C. Pardo, Jr., apresentou um site complementar, Expert Consult, que exibe o texto completo e ilustrações em um formato online. Esta sétima edição do *Bases da Anestesia* representa o apogeu da gestão de 33 anos do Dr. Miller no livro. Devemos admirar sua liderança decidida para publicar um tratado que ofereça à comunidade de anestesia um recurso educacional inestimável que reflete a evolução constante da prática de anestesia. Este livro é símbolo do desejo intransigente do Dr. Miller de que todos os estudiosos e profissionais de anestesia prossigam em seu caminho, na "Perseguição da Excelência", que foi o título de sua Conferência Rovenstine na Reunião Anual da Sociedade Americana de Anestesiologia em 2008.

Michael A. Gropper, MD, PhD
Professor and Chair
UCSF Department of Anesthesia and
Perioperative Care

PREFÁCIO DA SÉTIMA EDIÇÃO

O livro *Bases da Anestesia* continua sua tradição de fornecer informações atualizadas e concisas para toda a comunidade de estudiosos da anestesia. Nesta edição, os editores Ronald D. Miller e Manuel C. Pardo, Jr. adicionaram quatro novos capítulos e atualizaram rigorosamente todo o conteúdo para refletir a evolução dos desenvolvimentos na especialidade. Os editores têm o prazer de receber a contribuição de mais de 30 novos autores, principalmente dos Estados Unidos, mas também do Japão, Austrália, Canadá, Coréia do Sul e Reino Unido.

Esta edição marca a transição para um novo editor principal, Manuel C. Pardo, Jr., Professor de Anestesia e Cuidados Perioperatórios e Diretor do Programa de Residência de Anestesia na Universidade da Califórnia, São Francisco. O Dr. Pardo trabalhou junto com o editor-chefe, Dr. Miller, para identificar as tendências e avanços emergentes nos cuidados da anestesia. Nesta edição, os editores eliminaram o capítulo histórico e adicionaram quatro novos capítulos: Capítulo 12, "Neurotoxicidade de Anestésicos"; Capítulo 49, "Cuidado Paliativo"; Capítulo 50, "Medicina do Sono e Anestesia"; e Capítulo 51, "Novos Modelos de Cuidados de Anestesia: Medicina Perioperatória, Centro de Referência Perioperatória e Saúde da População". Os editores optaram por fornecer uma cobertura mais aprofundada ao capítulo da edição anterior sobre "Trauma, Bioterrorismo e Desastres Naturais", que foi dividido em dois capítulos:

Capítulo 42, "Anestesia para Trauma", e Capítulo 43, "Desastres Naturais e Provocados pelo Homem". Múltiplos capítulos foram reestruturados para promover clareza e organização do material. Além disso, continuamos a fazer uso extensivo de figuras, ilustrações e tabelas de cores para apresentar os conceitos de forma centrada. Cada capítulo possui "Perguntas do dia", que são projetadas para promover a reflexão sobre o conteúdo do capítulo. Muitas questões se concentram na compreensão de conceitos básicos relevantes, bem como na análise de situações clínicas desafiadoras.

Estamos extremamente gratos aos autores das edições atuais e anteriores do *Bases da Anestesia* por seu compromisso com a excelência do livro. Os editores também agradecem a experiência da analista editorial Tula Gourdin, que gerenciou a comunicação com os autores, editores e assegurou que nenhum detalhe fosse negligenciado ao longo de todo o processo de publicação. Nós também queremos agradecer a nossa editora, Elsevier, e a dedicação de seus funcionários, incluindo os estrategistas de conteúdo executivo William R. Schmitt e Dolores Meloni, a especialista sênior de desenvolvimento de conteúdo, Ann Ruzycka Anderson, e a gerente sênior de projeto, Sharon Corell.

Ronald D. Miller
Manuel C. Pardo, Jr.

SUMÁRIO

INTRODUÇÃO

1 ALCANCE DA PRÁTICA ANESTÉSICA

Ronald D. Miller e Manuel C. Pardo, Jr.

A especialidade da anestesiologia tem evoluído muito desde a primeira demonstração pública do uso de éter no século XIX. A princípio, a ênfase era, totalmente, em fornecer anestesia cirúrgica. À medida que os procedimentos cirúrgicos se tornaram mais diversos e complexos, outras habilidades associadas foram desenvolvidas. Por exemplo, o manejo das vias aéreas, incluindo intubação endotraqueal, foi necessário para fornecer ventilação controlada aos pacientes com depressão respiratória e paralisia por drogas bloqueadoras neuromusculares. Essas práticas exigiram o desenvolvimento de "salas de recuperação", que, posteriormente, foram denominadas *unidades de assistência pós-operatória* (UAPO) ou *salas de recuperação pós-anestésica* (RPA) (Capítulo 39). As habilidades usadas pelos anestesiologistas na sala de recuperação evoluíram e passaram para as unidades de terapia intensiva (UTIs) e a especialidade da medicina de cuidados intensivos ou críticos (Capítulo 41). O desenvolvimento da anestesia regional criou oportunidades para o tratamento de algumas síndromes de dor crônica (Capítulos 40 e 44). A anestesiologia também evoluiu como especialidade médica reconhecida (como afirmam a American Medical Association e a American Board of Medical Specialities), proporcionando melhoria contínua no atendimento ao paciente com base na introdução de novos medicamentos e técnicas tornadas possíveis, em grande parte, pela pesquisa nas ciências básicas e clínicas.

DEFINIÇÃO DA ANESTESIOLOGIA COMO ESPECIALIDADE

Uma definição mais formal da especialidade da anestesiologia é fornecida pela American Board of Anesthesiology (ABA).[1] A ABA define a anestesiologia como uma disciplina dentro da prática médica que lida com, mas não se limita a:

1. Avaliação, consulta e preparação de pacientes para a anestesia.
2. Alívio e prevenção da dor durante e após procedimentos cirúrgicos, obstétricos, terapêuticos e diagnósticos.
3. Monitoramento e manutenção da fisiologia normal durante o período perioperatório.
4. Gerenciamento de pacientes criticamente doentes, incluindo aqueles que recebem cuidados em uma unidade de terapia intensiva.
5. Diagnóstico e tratamento da dor aguda, crônica e relacionada ao câncer.
6. Gerenciamento de cuidados paliativos e em casas de repouso ou asilos.
7. Gestão clínica e ensino de reanimação cardíaca, pulmonar e neurológica.
8. Avaliação da função respiratória e aplicação de terapia respiratória.
9. Condução de pesquisas clínicas, translacionais e de ciências básicas.
10. Supervisão, instrução e avaliação do desempenho do profissional médico e da equipe envolvidos nos cuidados perioperatórios ou nos periprocedimentos, cuidados paliativos e em casas de repouso, cuidados intensivos e gerenciamento da dor.
11. Envolvimento administrativo em instituições e organizações de cuidados de saúde e escolas médicas, conforme apropriado à missão da ABA.

Tal como acontece com outras especialidades médicas, a anestesiologia é representada por sociedades profissionais (American Society of Anesthesiologists, International Anesthesia Research Society), revistas científicas (Anesthesiology, Anesthesia & Analgesia), um comitê de revisão de residência com autoridade delegada pelo Accreditation Council for Graduate Medical Education (ACGME), para estabelecer e garantir a conformidade dos programas de treinamento de residência em anestesia com padrões publicados, além de um conselho de especialidades médicas, a ABA, que estabelece critérios para se tornar um especialista certificado em anestesiologia. A ABA, em conjunto com outros conselhos de especialidade, também desenvolveu critérios para a manutenção da certificação, os quais incluem um programa de autoavaliação e aprendizado contínuo ao longo da vida, juntamente com a avaliação periódica de padrão profissional, conhecimentos cognitivos na performance prática e melhoria.[1] Isso diz respeito ao sistema norte-americano. Outros países e sociedades têm seus sistemas para certificar especialistas em anestesiologia. Alguns países trabalham de forma coletiva a fim de treinar e certificar especialistas em anestesiologia (p. ex., European Society of Anesthesia).

EVOLUÇÃO DA ANESTESIA COMO ESPECIALIDADE MÉDICA MULTIDISCIPLINAR

Nos últimos 50 anos, a especialidade médica da anestesiologia foi ampliando aos poucos sua influência fora das salas de cirurgia. Inicialmente, as habilidades mais importantes de atendimento ao paciente não operatório desenvolvidas pelos prestadores de anestesia foram no tratamento da dor (Capítulos 40 e 44) e medicina de cuidados intensivos para adultos (Capítulo 41). A partir dos anos 1980, o treinamento

de residência em anestesia passou a exigir experiências de rodízio nessas áreas. Em 1985, a ABA começou a emitir certificados de subespecialidades em medicina de cuidados intensivos para candidatos que tenham completado pelo menos um ano de treinamento especializado, tornando-se a primeira subespecialidade reconhecida em anestesiologia. A medicina da dor tornou-se a segunda subespecialidade a ser formalmente reconhecida quando a ABA começou a emitir certificados em 1991. A partir de então, os programas de residência exigiram revezamentos em várias especialidades, e programas de bolsa em múltiplas áreas foram sendo desenvolvidos. Isso refletiu a complexidade contínua dos cuidados de saúde, bem como a especialização extensiva em todos os campos da medicina.

Manejo da Dor

O manejo da dor é necessário no cenário perioperatório (Capítulo 40), bem como nas condições de dor crônica (Capítulo 44). O manejo da dor perioperatória se torna cada vez mais complexo, pois a relação entre o controle pós-operatório da dor e os resultados funcionais (p. ex., a mobilidade após cirurgia de substituição articular) tem se tornado mais forte. Além disso, o uso crescente de técnicas de anestesia neuroaxial e regional (Capítulos 17 e 18) para o tratamento da dor pós-operatória levou a serviços de gerenciamento da dor aguda cada vez mais especializados, geralmente administrados pela anestesiologia.

Um centro ambulatorial de manejo da dor tipicamente cuida de pacientes com dor crônica em um regime ambulatorial com consultas ocasionais no próprio hospital (p. ex., para pacientes com dor crônica que requerem cirurgia que leva a dor aguda e crônica). Muitas especialidades estão envolvidas no tratamento da dor crônica, incluindo neurologia, neurocirurgia, clínica médica, psiquiatria, medicina física e fisioterapia.

Medicina de Cuidados Intensivos

A medicina de cuidados intensivos tem aumentado significativamente em complexidade ao longo dos 30 anos nos quais foi reconhecida como uma especialidade distinta da anestesiologia (Capítulo 41). Cada vez mais, os dados de grandes ensaios clínicos randomizados são utilizados para desenvolver protocolos de atendimento ao paciente.[2] A categorização de pacientes em UTI é geralmente providenciada por uma ou mais especialidades (p. ex., clínico, cirurgião, neurocirurgião, cardiologista). Devido ao fato de tantas especialidades poderem ou precisarem estar envolvidas, o especialista em medicina de cuidados intensivos pode ter seu treinamento de residência inicial em várias especialidades diferentes, incluindo anestesiologia, medicina, cirurgia, neurologia, medicina pulmonar, nefrologia ou medicina de emergência. Em muitas instituições, anestesiologistas têm papéis de liderança local em medicina de cuidados intensivos.

Anestesia Pediátrica

Desde os anos 1980, o treinamento de residência em anestesia inclui atuação em anestesia pediátrica (Capítulo 34), e bolsas separadas em anestesia pediátrica têm sido oferecidas por muitos anos. Entretanto, a certificação de subespecialidades pela ABA só passou a ser emitida em 2013. Em 2009, a ABA e o American Board of Pediatrics lançaram um programa combinado de treinamento integrado em pediatria e anestesiologia que levaria 5 anos em vez dos 6 anos tradicionais. Nos hospitais pediátricos, o papel dos anestesiologistas pediátricos é muito claro. No entanto, a prática (e os desafios da equipe) se tornam mais complexos quando cirurgias pediátricas e adultas são realizadas no mesmo hospital. Questionamentos típicos incluem qual idade deve ter o paciente quando apenas anestesiologistas pediátricos administram anestesia (ou seja, em vez de anestesistas cuja prática é principalmente em adultos)? Como a anestesia deveria ser administrada quando não há anestesiologistas pediátricos? Em alguns hospitais, anestesiologistas pediátricos também lidam com pacientes nas UTIs pediátricas.

Anestesia Cardíaca

Atuação em anestesia cardíaca tem sido exigida na residência há muitos anos, com bolsas eletivas em anestesia cardíaca disponíveis por pelo menos esse tempo (Capítulos 25 e 26). Em 2006, o ACGME começou a autorizar bolsas em anestesia cardiotorácica de adultos, o que levou ao aumento na estrutura e padronização das bolsas, incluindo a exigência de treinamento em ecocardiografia. Os anestesiologistas podem obter certificação do National Board of Echocardiography para ecocardiografia transesofágica perioperatória, bem como ecocardiografia em adultos. Essa certificação, em geral, é obtida por anestesiologistas cardíacos.

Anestesia Obstétrica

Devido a problemas únicos de fisiologia e cuidados com pacientes, além da natureza dolorosa do parto, experiências em anestesia obstétrica têm sido sempre um componente essencial dos programas de treinamento em anestesia (Capítulo 33). Similarmente, bolsas de treinamento em anestesia obstétrica têm sido oferecidas há décadas. Em 2012, o ACGME começou a autorizar bolsas em anestesiologia obstétrica. Semelhante à evolução de outras bolsas do ACGME em anestesia (p. ex., cuidados intensivos, medicina da dor, anestesia pediátrica e anestesia cardiotorácica adulta), isto tem resultado em treinamento padronizado e estruturado para desenvolver futuros líderes em anestesia obstétrica. Atualmente, a ABA não oferece certificação de subespecialidade nesta área.

Outras Áreas Cirúrgicas da Anestesia

A anestesia para as demais especialidades cirúrgicas não está associada a outro processo de certificação, embora haja bolsas de treinamento de associações não ACGME disponíveis. Essas subespecialidades incluem cardiotorácica (Capítulo 27), cólon e retal (Capítulos 28 e 29), cirurgia geral, neurológica (Capítulo 30), oftalmológica (Capítulo 31), oral e maxilofacial, urologia, vascular, bem como cuidados paliativos e de casas de repouso (Capítulo 35). A anestesia para as subespecialidades cirúrgicas restantes muitas vezes é administrada por anestesiologistas sem treinamento especial adicional que não seja o fornecido por uma residência padrão de anestesiologia. Frequentemente, o volume institucional de pacientes determina quando equipes especializadas em anestesia podem administrar anestesia. Por exemplo, instituições com grandes cirurgias ambulatoriais ou neurocirúrgicas podem possuir equipes especializadas separadas.

CUIDADOS PERIOPERATÓRIOS AO PACIENTE

Avaliação Pré-operatória

Os cuidados perioperatórios incluem avaliação pré-operatória, preparação do período pré-operatório imediato, cuidados intraoperatórios, RPA, manejo da dor pós-operatória aguda (Capítulo 40) e possíveis cuidados na UTI. Começando no final dos anos 1990 e início dos anos 2000, era exigido que a maioria dos pacientes cirúrgicos chegasse na manhã da cirurgia em vez de na noite anterior. Essa mudança, em geral, determinou que a avaliação pré-operatória da anestesia fosse realizada durante a manhã da cirurgia. Entretanto, em casos de riscos médicos e procedimentos cirúrgicos complexos, muitas instituições criaram uma clínica pré-operatória que permitiu que os pacientes fossem avaliados um ou mais dias antes da cirurgia. Essas clínicas têm se tornado bastante sofisticadas (Capítulo 13), e muitas são gerenciadas por anestesiologistas. Os pacientes podem ser avaliados diretamente por anestesiologistas, ou estes podem supervisionar os cuidados providenciados por enfermeiros ou outros especialistas para problemas específicos de cuidados ao paciente.

Sala de Cirurgia

As salas de cirurgia estão se tornando cada vez mais um desafio de gerenciamento (Capítulo 46). Coincidir o tempo disponível da sala de cirurgia com a complexidade e o tempo de duração previstos para a cirurgia é um desafio intelectual por si só.[1-4] "Taxa de transferência" é o termo usado para descrever a eficiência da experiência de cada paciente. Durante décadas, as equipes cirúrgicas foram autorizadas a operar em duas a três salas de operação ao mesmo tempo. Pela primeira vez em décadas, os riscos de cirurgias concorrentes estão sendo levantados.[5] Às vezes, a taxa de transferência está atrasada, não por causa da disponibilidade de salas de cirurgia, mas por falta de leitos na RPA. Existem inúmeras etapas no desenrolar perioperatório (p. ex., avaliação pré-operatória, precisão da previsão de duração e complexidade do atendimento cirúrgico e fluxo de entrada e saída de pacientes das RPAs) que podem atrasar o progresso de um paciente conforme agendado. Por exemplo, pacientes podem precisar esperar na sala de cirurgia quando a cirurgia tiver terminado, aguardando um leito na RPA. As instituições estão, cada vez mais, nomeando diretores perioperatórios ou operacionais, que tanto administram os centros cirúrgicos quanto coordenam todo o processo perioperatório até a saída da RPA. Essas posições podem ser administrativamente desafiantes e requerem habilidades clínicas consideráveis. Tais cargos muitas vezes são ocupados por um anestesista, embora, às vezes, o diretor possa ser cirurgião, enfermeiro ou administrador do hospital.

Unidades de Cuidados Pós-anestesia

Em um hospital de cuidados terciários, o papel da UCPP é fundamental (Capítulo 39). Não apenas os pacientes estão se recuperando da anestesia e da cirurgia, mas também estão recebendo orientações para cuidados apropriados após o tempo na UCPP, que se estende desde a ICU até a liberação. Mesmo hoje em dia, insuficientes camas na UCPP são muitas vezes uma causa do atraso na taxa de transferência das salas de cirurgia.[1-4] Existem muitos cenários que ilustram esse problema básico. Se os leitos hospitalares de rotina estiverem completamente ocupados, não há lugar para transferir pacientes totalmente recuperados para a UCPP. Se esses pacientes permanecerem na UCPP, não haverá, portanto, camas para pacientes que precisam de quarto com base na recuperação da sala de cirurgia e anestesia. Quando esse problema é antecipado, os tempos de início da cirurgia são atrasados. No futuro, enquanto os anestesiologistas cuidarão de pacientes com riscos médicos mais complexos, mais camas de UCPP serão necessárias nos hospitais. Além da qualidade nos cuidados, o gerenciamento logístico dos pacientes é fundamental para a qualidade e a eficiência dos cuidados no período perioperatório.

TREINAMENTO E CERTIFICAÇÃO NA ANESTESIOLOGIA

Treinamento de Pós-graduação (Residência) em Anestesiologia

O treinamento de pós-graduação em anestesiologia, nos Estados Unidos, consiste em 4 anos de experiência supervisionada em um programa aprovado após ter obtido o grau de doutor em Medicina ou doutor em osteopatia. O primeiro ano de treinamento na pós-graduação em anestesiologia consiste em treinamento nas habilidades clínicas fundamentais da medicina. O segundo, terceiro e quarto anos da pós-graduação (anestesia clínica, anos 1 ao 3) são utilizados para aprender todos os aspectos da anestesia clínica, incluindo experiência nas subespecialidades de anestesia obstétrica, anestesia pediátrica, anestesia cardiotorácica, neuroanestesia, anestesia para cirurgia ambulatorial, cuidados na sala de recuperação, anestesia regional e manejo da dor. Além dessas experiências em subespecialidades, são necessários 4 meses de treinamento em medicina de cuidados intensivos. A duração e a estrutura do treinamento em anestesiologia diferem nos outros países. Entretanto, existe um acordo internacional generalizado sobre o que constitui um treinamento adequado em anestesiologia e suas responsabilidades perioperatórias.

O conteúdo da experiência educacional durante os anos de anestesia clínica reflete o amplo alcance da anestesiologia como uma especialidade médica. De fato, o anestesiologista deve funcionar como o farmacologista clínico e internista ou

pediatra na sala de cirurgia. Além disso, o escopo da anestesiologia ultrapassa a sala de cirurgia, incluindo o manejo da dor aguda e crônica (Capítulos 40 e 44), a medicina de cuidados intensivos (Capítulo 41), a reanimação cardiopulmonar (Capítulo 45) e pesquisa. Mais recentemente, os programas de treinamento em anestesia têm se tornado cada vez mais flexíveis. Eles podem oferecer treinamento integrado de residência e *fellowship*, incluindo opções para significativo tempo de pesquisa. Esses programas de treinamento mais especializados têm a oportunidade de produzir líderes em áreas de subespecialidades clínicas e pesquisa. Somando-se a isso, a ABA tem apoiado o desenvolvimento de programas combinados de residência em anestesia e medicina interna, anestesia e pediatria e, mais recentemente, anestesia e medicina de emergência. Claramente, os programas de treinamento em anestesia têm sido encorajados a treinar anestesiologistas que podem enfrentar os desafios do futuro.

Cerca de 131 programas de pós-graduação em anestesiologia são aprovados pelo ACGME nos Estados Unidos. Os programas aprovados são revisados anualmente pelo Residency Review Committe (RRC) para Anestesiologia, a fim de garantir o contínuo cumprimento dos requisitos do programa publicado. O RRC para Anestesiologia é composto por membros nomeados pela American Medical Association, a American Society of Anesthesiologistas e a ABA.

American Board of Anesthesiology

A ABA foi incorporada como afiliada do American Board of Surgery em 1938. Após o primeiro exame voluntário, 87 médicos foram certificados pela ABA. A ABA foi reconhecida como um conselho independente pelo American Board of Medical Specialties em 1941. Até o momento, mais de 30.000 anestesiologistas foram certificados pela ABA com base na conclusão de um programa de treinamento de pós-graduação credenciado, e passando por um exame escrito e oral, e cumprindo requisitos de licença e credenciamento. Esses diplomados são chamados de "anestesiologistas certificados", e o certificado concedido pela ABA é caracterizado como o certificado fundamental. A partir de 1º de janeiro de 2000, a ABA, como a maioria dos outros conselhos de especialidade, começou a emitir certificados com prazo de tempo limitado (limite de 10 anos). Para recertificar, todos os diplomados devem participar de um programa designado Maintenance of Certification in Anesthesiology (MOCA). Em 2016, esse programa foi renomeado como MOCA 2.0. Os diplomas cujos certificados não são limitados pelo tempo (qualquer certificado emitido antes de 1º de janeiro de 2000) podem participar voluntariamente da MOCA. O programa MOCA enfatiza o autoaperfeiçoamento contínuo (pedra angular da excelência profissional) e a avaliação das habilidades clínicas e do desempenho da prática para garantir a qualidade, bem como a confiabilidade pública. Os componentes incluem (1) profissionalismo e posição profissional (licença estatal sem restrições), (2) aprendizagem ao longo da vida e autoavaliação (educação médica contínua formal e informal [*continuing medical education*, CME], incluindo a segurança do paciente), (3) avaliação de conhecimento, julgamento e habilidades (completando 30 minutos de perguntas da

MOCA por trimestre) e (4) melhoria na prática médica. Esse componente final pode incluir uma variedade de atividades autodirigidas, incluindo simulação, projetos de melhoria da qualidade ou desenvolvimento de vias clínicas.[6] Juntamente com muitas outras especialidades, a ABA também emite certificados em medicina da dor, medicina de cuidados intensivos, medicina paliativa e de casas de repouso, medicina do sono e anestesiologia pediátrica, para profissionais que completam 1 ano de treinamento de pós-graduação adicional na respectiva subespecialidade, cumprem os requisitos de licença e credenciamento, e passam por um exame escrito. Esses certificados também possuem um tempo limite de 10 anos. Os requisitos de recertificação continuam a evoluir como parte da transição da ABA para o Maintenance of Certification in Anesthesiology for Subspecialties Program (MOCA-SUBS).

Credenciamento e Direitos

Depois de completar a residência e se juntar à equipe médica de um hospital, o anestesiologista deve ser submetido ao processo de credenciamento e direitos, o qual permite que as instituições apropriadas coletem, verifiquem e avaliem todos os dados relativos ao desempenho profissional do clínico. Recentemente, três novos conceitos foram desenvolvimentos em conjunto pela ACGME e pelo American Board of Medical Specialties. As competências gerais (p. ex., cuidados ao paciente, conhecimento médico/clínico, aprendizado baseado na prática, habilidades interpessoais e de comunicação, profissionalismo e prática baseada em sistema) são utilizadas pela equipe médica para avaliar clínicos. Além disso, a avaliação focada na prática profissional pode ser utilizada para prover informação mais detalhada sobre um clínico individual. O conceito mais recente é a contínua avaliação da prática profissional. Em essência, processos precisam ser desenvolvidos para identificar um problema o mais rápido possível.

OUTROS PROVEDORES DE ANESTESIA

Enfermeiro Anestesista Certificado e Registrado

Os enfermeiros anestesistas com certificado registrado (*certified registered nurse anesthestics*, CRNAs) provavelmente participam de mais de 50% dos procedimentos anestésicos administrados nos Estados Unidos, mais frequentemente sob a supervisão de um médico. Para se tornar um CRNA, o candidato deve possuir um diploma registrado de enfermagem, passar 1 ano como enfermeiro de cuidados intensivos e, então, completar 2 a 3 anos de treinamento didático e clínico nas técnicas de administração de anestésicos em um programa aprovado de treinamento em anestesia para enfermeiro. A American Association of Nurse Anesthetists é responsável pelo currículo dos programas de treinamento de anestesia em enfermagem, bem como o estabelecimento de critérios para certificação como um CRNA. As atividades dos CRNAs frequentemente dizem respeito aos cuidados intraoperatórios de pacientes durante a anestesia, enquanto trabalham sob supervisão (direção médica) de um anestesiologista. Essa abordagem de equipe anestesista médico-enfermeiro (equipe de cuidados em anestesia) é coerente com o conceito de que a administração da anestesia é prática da medicina. Em algumas situações, os CRNAs administram anestesia sem a supervisão ou direção de um anestesiologista.

Assistentes Anestesiologistas

Os assistentes anestesiologistas completam um programa em nível de graduação (cerca de 27 meses) e recebem um mestrado em ciências médicas em anestesia de um programa de treinamento credenciado (atualmente Case Western Reserve University, Emory University School of Medicine, Nova Southastern University, South University e University of Missouri).[3,7] Os assistentes anestesiologistas trabalham cooperativamente, sob a direção do anestesiologista, como membros da equipe de cuidados em anestesia para implementar o plano de cuidados em anestesia.

QUALIDADE DE CUIDADO E SEGURANÇA EM ANESTESIA

Melhoria Contínua na Qualidade

A qualidade é um conceito difícil de definir na prática da medicina. Entretanto, é senso comum que a atenção à qualidade melhora a segurança do paciente e a satisfação com o tratamento anestésico. Embora a especialidade de anestesiologia tenha tido esta ênfase há muito tempo, a National Academies of Science, Engineering, and Medicine (anteriormente Institute of Medicine) chamou atenção para essas questões em medicina, de forma geral, em 2000, com seu relatório "To Err Is Human."[4,8] Novas palavras usadas com frequência tornaram-se rotina em nosso vocabulário (p. ex., métricas de competência, medição contínua, padronização, lista de verificação, intervalos, abordagens do sistema e parâmetros de prática).[5,6,9,10] Os programas de melhoria da qualidade em anestesia são frequentemente orientados por requisitos da The Joint Comission (anteriormente Joint Comission on Accreditation of Healthcare Organizations [JCAHO]). A qualidade do cuidado é avaliada pela atenção a (1) estrutura (pessoal e instalações utilizadas no atendimento), (2) processo (sequência e coordenação das atividades de cuidados ao paciente, tais como desempenho e documentação de avaliação pré-anestésica, assistência contínua e monitoramento do paciente durante a anestesia) e (3) resultado. Um programa de melhoria da qualidade concentra-se na medição e melhoria desses três componentes básicos de cuidados. Diferentemente dos programas de garantia de qualidade projetados para identificar "*outliers*", os programas de melhoria contínua da qualidade (CQI, *continuous quality improvement*) adotam abordagem de "sistemas" em reconhecimento ao fato de que erros aleatórios são inerentemente difíceis de prevenir. Erros do sistema, no entanto, devem ser controláveis, e estratégias para minimizá-los devem ser alcançáveis. Um programa de CQI pode se concentrar em resultados indesejáveis como forma de identificar oportunidades de melhoria na estrutura e no processo de atendimento.

A melhoria na qualidade dos cuidados é geralmente mensurada pela diminuição da taxa de resultados adversos (Capítulo 48). Contudo, a relativa raridade dos resultados adversos em anestesia dificulta a mensuração da melhoria. Para complementar a avaliação dos resultados, os programas de CQI podem se concentrar em incidentes críticos e eventos sentinelas. Incidentes críticos (p. ex., desconexão do ventilador) são eventos que causam ou têm potencial de causar lesões se não forem notados e corrigidos em tempo hábil. A medição da taxa de ocorrência de incidentes críticos importantes pode servir como um substituto para resultados raros na anestesia e levar a uma melhoria na segurança do paciente. Os eventos sentinelas são eventos isolados que podem indicar um problema sistemático (troca de seringas devido à rotulagem fraca, erro na administração de medicamentos relacionado à manutenção de medicamentos desnecessários no carrinho de anestesia).

Os fatores-chave na prevenção de lesões do paciente relacionadas à anestesia são vigilância, conhecimento atualizado e monitoramento adequado. Obviamente, é importante seguir os padrões aprovados pela American Society of Anesthesiologists. Nesse sentido, a anestesiologia norte-americana tem sido líder em medicina organizada no desenvolvimento e na implementação de padrões formais e publicados de prática. Esses padrões têm influenciado significativamente a forma como a anestesia é praticada nos Estados Unidos (p. ex., parâmetros práticos).[6,10]

A publicidade e a ênfase na qualidade e na segurança têm sido intensas há vários anos, mas às vezes os padrões não são implementados tão rapidamente e por completo quanto desejado. Há recentes sugestões no sentido de incorporar requisitos de credenciamento e penalidades por não adesão às práticas exigidas[7,11] (Capítulo 48).

ORGANIZAÇÕES COM ÊNFASE EM QUALIDADE E SEGURANÇA NA ANESTESIA

Anesthesia Patient Safety Foundation

A APSF (Anesthesia Patient Safety Foundation) foi criada sob a administração de Ellison C. Pierce, Jr., MD, durante seu ano como presidente da American Society of Anesthesiologists.[8,12] O suporte financeiro inicial para a formação da APSF foi fornecido pela American Society of Anesthesiologists, e esse suporte financeiro continua até o presente. Além disso, a APSF recebe apoio financeiro de corporações, sociedades especializadas e doadores individuais. O propósito da APSF é "garantir que nenhum paciente seja prejudicado pela anestesia". Para cumprir essa missão, a APSF fornece subsídios de pesquisa de modo a apoiar pesquisas destinadas a proporcionar uma melhor compreensão das lesões anestésicas evitáveis e promover a comunicação nacional e internacional de informações e ideias sobre as causas e a prevenção de danos causados pela anestesia. O boletim informativo trimestral da APSF é a publicação de anestesia mais amplamente distribuída no mundo, dedicada à discussão

de problemas de segurança de pacientes em anestesia. A anestesiologia é a única especialidade em medicina com uma fundação dedicada exclusivamente a questões de segurança do paciente. A National Patient Safety Foundation, formada em 1997 pela American Medical Association, seguiu o modelo da APSF.

Anesthesia Quality Institute

O AQI (Anesthesia Quality Institute) foi formado em 2008 com o objetivo de ser uma fonte primária de informações para a melhoria da qualidade na prática da anestesiologia. Ele mantém dados que podem ser utilizados para "avaliar e melhorar o atendimento ao paciente". Por fim, o AQI será capaz de fornecer dados de qualidade e segurança que possam ser usados para atender aos requisitos regulamentares. O AQI já tem sido usado como fonte de dados para cuidados clínicos, pesquisa e sociedades que têm como objetivo a melhora na qualidade dos cuidados. O site do AQI descreve a estrutura do National Anesthesia Clinical Outcomes Registry (NACOR) e como os dados entram e saem do AQI.[13]

American Society of Anesthesiologists Closed Claims Project and Its Registries

O ASA Closed Claims Project and its Registries é um banco de dados de análises retrospectivas de casos judiciais com resultados adversos. Esta pesquisa em curso tem ajudado a identificar pacientes e práticas em áreas de risco que tendem a ter dificuldades e exigem atenção adicional da especialidade com relação à qualidade e à segurança.[5,9]

Foundation for Anesthesia Education and Research

Embora não esteja diretamente envolvida com qualidade e segurança, a FAER (Foundation for Anesthesia Education) é um veículo excepcionalmente importante para o apoio à pesquisa na especialidade de anestesiologia. A FAER foi criada em 1986 com o apoio financeiro da American Society of Anesthesiologists. Além disso, a FAER recebe apoio financeiro de corporações, sociedades especializadas e doadores individuais. O objetivo da FAER é incentivar a pesquisa, o treinamento e a inovação científica em anestesiologia, medicina perioperatória e manejo da dor. Ao longo dos anos, a FAER financiou diversos projetos de pesquisa e apoiou o desenvolvimento de anestesiologistas acadêmicos.

RESPONSABILIDADE PROFISSIONAL

Devido à intensa dedicação à qualidade e à segurança, as alegações de negligência foram reduzidas tanto em frequência quanto em magnitude. Como resultado, as indenizações por negligência diminuíram drasticamente nos últimos 20 anos. No entanto, os princípios fundamentais precisam ser entendidos. Primeiro, o litígio ainda ocorre. Por exemplo, 93 reclamações foram arquivadas no Reino Unido nos anos de 1995 a 2007.[9,14] Sessenta e duas reinvindicações envolveram alegações de erros de administração de medicamentos em que os relaxantes musculares eram o problema mais comum. Além disso, 19 processos envolveram pacientes acordados e paralisados (Capítulo 47). Com rotulagem adequada e dupla verificação, tais erros podem ser diminuídos. O anestesiologista é claramente responsável pelo manejo e pela recuperação da anestesia. Não se espera que os médicos que administram anestésicos garantam um resultado favorável para o paciente, mas é necessário que exerçam cuidados e habilidades razoáveis em comparação com outros anestesiologistas. Caso o resultado antecipado não aconteça ou ocorram complicações, isso não significa negligência (prática abaixo do padrão de cuidados). Além disso, um anestesiologista não é responsável por um erro de julgamento, a menos que seja considerado inconsistente segundo a habilidade esperada de cada médico. Como especialista, no entanto, o anestesiologista é responsável por fazer julgamentos médicos que sigam os padrões nacionais, não locais. Os anestesiologistas mantêm um seguro de responsabilidade profissional (por negligência) que oferece proteção financeira em caso de julgamento judicial contra eles. Além disso, os CRNAs podem ser responsabilizados legalmente pelos aspectos técnicos da administração da anestesia. É provável, entretanto, que a responsabilidade legal pelas ações do CRNA seja compartilhada pelo médico responsável pela supervisão da administração da anestesia.

A melhor proteção, para o anestesiologista, contra uma ação médico-legal reside na prática detalhada e atualizada da anestesia, juntamente com o interesse no paciente em virtude de visitas pré-operatórias e pós-operatórias, além de registros detalhados do curso da anestesia (os sistemas automatizados de informação fornecem o recurso para coletar e registrar dados em tempo real). Além disso, todos os profissionais de anestesia devem estar preparados para a transição da manutenção de registros de anestesia em sistemas de informação automatizados. Especificamente, o uso de registros automatizados de anestesia deve ser totalmente integrado ao sistema de tecnologia de informação do centro médico. Infelizmente, a implementação de registros de saúde eletrônicos (EHRs, *electronic health records*) é difícil, dispendiosa, demorada e repleta de muitas consequências não intencionais, inclusive não atendendo aos padrões de segurança. Entretanto, uma revisão dos dados entre 2008 e 2014 revelou grandes ganhos com o uso de EHRs, com 75% dos hospitais tendo pelo menos um sistema EHR básico, comparados com 59% em 2013.[15] Nos Estados Unidos, na vanguarda da implementação e do uso de informações de saúde está o Office of the National Coordination (ONC) para Tecnologia da Informação em Saúde.

Eventos Adversos

Em casos de acidente ou complicação relacionados à administração de anestesia, o anestesiologista deve documentar prontamente os fatos no registro médico do paciente (veja o APSF Adverse Event Protocol[16]) e notificar imediatamente as agências apropriadas, começando pelo departamento, e continuando com o próprio centro médico de administração de melhoria da qualidade e escritório de gerenciamento de riscos. O tratamento do paciente deve estar bem detalhado, e a consulta com os outros médicos solicitada, quando apropriado. O anestesiologista deve fornecer ao hospital e à empresa que escreve o seguro de responsabilidade profissional do médico um relato completo do incidente. A investigação e a discussão de eventos adversos e complicações podem envolver uma análise da causa raiz (RCA) em colaboração com médicos, enfermeiros e outros funcionários envolvidos no atendimento ao paciente.

RISCOS DA ANESTESIA

Embora os pacientes possam expressar o medo de morrer durante a anestesia, o fato é que mortes relacionadas à anestesia têm diminuído drasticamente nas últimas duas décadas.[11,17] Como menos eventos adversos são atribuídos à anestesia, as indenizações de seguro de responsabilidade profissional pagos pelos anestesiologistas diminuíram.[12,18] Presume-se que o aumento da segurança na anestesia (especialmente para pacientes sem doenças coexistentes significativas e submetidos à cirurgia eletiva) reflita a introdução de medicamentos e monitoramento da anestesia aprimorados (oximetria de pulso, capnografia), bem como o treinamento de um número crescente de anestesiologistas. Apesar da segurança percebida em relação à anestesia, eventos adversos ainda ocorrem, e nem todos concordam que a taxa de mortalidade por anestesia tenha melhorado tanto quanto sugerido. A melhoria é baseada em uma série de 244.000 pacientes sobreviventes submetidos a anestesia e cirurgia. Essa série é a base para estimar uma taxa de mortalidade por anestesia de 1 em 250.000.[14,19] É provável que a segurança na anestesia e da cirurgia possa ser melhorada persuadindo os pacientes a parar de fumar, perder peso, evitar ingestão excessiva de álcool e ter melhor controle médico de hipertensão, diabetes melito e asma, antes de serem submetidos a operações eletivas.

Quando ocorrem eventos adversos perioperatórios, frequentemente é difícil estabelecer um mecanismo de causa e efeito. Em muitos causos, é impossível separar um evento adverso causado por uma ação inadequada do anestesista ("lapso de vigilância", violação do padrão de atendimento) de um acidente inevitável (ocorrência de falhas e eventos coincidentes) que ocorreu apesar dos cuidados ideais.[15,20] Exemplos de resultados adversos que não a morte incluem danos no nervo periférico, danos cerebrais, traumatismo nas vias aéreas (mais frequentemente causado por intubação traqueal difícil), consciência intraoperatória, lesão ocular, ferimento ao feto/recém-nascido e aspiração. O manejo difícil das vias aéreas tem sido tradicionalmente percebido pelos anestesiologistas como o maior problema de segurança do paciente em anestesia.[17,21] Uma pesquisa de grandes

Quadro 1.1 Preocupações dos Anestesiologistas com a Segurança do Paciente em Práticas de Grandes Grupos

1. Distrações na sala de cirurgia
2. Pressões de produção
3. Comunicação (transferência)
4. Segurança na medicação
5. Monitoramento respiratório pós-operatório, monitoramento do bloqueio neuromuscular

De Stoelting RK. Large anesthesia/practice management groups: how can APSF help everyone be safer? *APSF Newsletter*. 2016;30(3):45, 55-56. http://www.apsf.org.

grupos de anestesia tem destacado outras preocupações com a segurança do paciente (Quadro 1.1).

Espera-se que o monitoramento aprimorado dos pacientes anestesiados sirva para melhorar ainda mais a vigilância do anestesiologista e diminuir o papel do erro humano nas taxas de morbidade por anestesia. Na verdade, o erro humano, em parte resultante de lapsos de atenção (vigilância), é responsável por uma grande proporção de eventos adversos na anestesia. Uma série de fatores no ambiente de trabalho da sala de cirurgia servem para diminuir a capacidade do anestesiologista de realizar a tarefa de vigilância. Entre esses fatores destacam-se a perda de sono e a fadiga com efeitos prejudiciais conhecidos na eficiência do trabalho e nas tarefas cognitivas (monitoramento, tomada de decisão clínica). O RRC para Anestesiologia exige que os residentes de anestesia não recebam responsabilidades clínicas no dia seguinte a um plantão hospitalar de 24 horas. A Health and Medicine Divison (HMD) da National Academies tem feito recomendações muito específicas a respeito das horas de trabalho do residente e, sem dúvida, fará recomendações para os médicos em geral que poderão acabar sendo obrigatórias. A ênfase na eficiência na sala de operação ("pressões de produção") projetada para melhorar a produtividade pode suplantar a segurança e provocar erros que comprometem a segurança do paciente. Ao mesmo tempo, nem todos os eventos adversos durante a anestesia são resultado de um erro humano e, portanto, evitáveis.

PERIGOS DE TRABALHO NA SALA DE CIRURGIA

Os anestesiologistas passam longas horas em um ambiente (sala de operação) associado a exposição a vapores provenientes de produtos químicos (anestésicos voláteis), radiações ionizantes e agentes infecciosos (vírus da hepatite, vírus da imunodeficiência humana). Existe um estresse psicológico devido às exigências da vigilância constante necessária para o atendimento de pacientes durante a anestesia. Além disso, as interações com membros da equipe de cirurgia (cirurgiões, enfermeiros) podem introduzir diferentes níveis de estresse interpessoal. A remoção da perda de gases anestésicos (limpeza) tem diminuído a exposição às concentrações de vestígios desses gases,

embora faltem evidências de que essa prática tenha melhorado a saúde da equipe de anestesia. Precauções universais são recomendadas no cuidado de todos os pacientes, na tentativa de prevenir a transmissão de infecções pelo sangue, particularmente por lesões acidentais de agulhas. O abuso de substâncias, a doença mental (depressão) e o suicídio parecem ocorrer com maior frequência entre anestesiologistas, talvez refletindo o impacto do estresse ocupacional.

Por fim, o controle de infecção tanto para pacientes quanto para a equipe clínica nas salas de cirurgia requer regras cada vez mais rígidas em relação a procedimentos específicos na sala de cirurgia, como lavar as mãos, por exemplo.

CONCLUSÃO E PERSPECTIVAS FUTURAS

Este capítulo reflete a constante evolução e mudança da prática da anestesia. As responsabilidades têm crescido em magnitude, escopo e profundidade. Embora a prática da anestesia esteja, em parte, baseada em atividades ambulatoriais (Capítulos 37 e 44), ela também tem se tornado a especialidade principal em pacientes internados, especialmente no período perioperatório, incluindo medicina de cuidados intensivos (Capítulo 41). Ferramentas e sistemas tecnológicos mais sofisticados definitivamente serão integrados na prática da anestesiologia. Nos últimos anos, o uso de robôs nas salas de cirurgias tem se tornado um padrão para cirurgias específicas.[18,22] A especialidade se tornará ainda mais valiosa para a medicina em geral, tentando antecipar as futuras necessidades da sociedade[15,20] e continuamente dedicando-se à busca de excelência.[10] Por fim, este capítulo descreveu a organização e a administração de anestesia norte-americanas. Cada país no mundo tem ou deve sujeitar a prática de anestesia a um tipo de análise intensa e, possivelmente, similar.

PERGUNTAS DO DIA

1. Nos Estados Unidos, quais bolsas de seguimento em anestesiologia são credenciadas pelo Accreditation Council for Graduate Medical Education? Qual é o impacto dessa organização sobre a estrutura do programa de bolsas?
2. Quais são as fontes de dados no National Anesthesia Clinical Outcomes Registry?
3. Como a Foundation for Anesthesia Education and Research ajudou a progredir a especialidade de anestesiologia?
4. Quais são os motivos para a diminuição das indenizações por negligência em anestesia nas últimas décadas? Que medidas o administrador de anestesia pode tomar para reduzir a chance de uma ação judicial após um evento adverso?
5. Quais são os perigos potenciais do trabalho na sala de cirurgia como administrador de anestesia?

REFERÊNCIAS

1. American Board of Anesthesiology. http://www.theaba.org/PDFs/BOI/MOCA-BOI. Accessed April 28, 2016.

2. Matthay MA, Liu KD. New strategies for effective therapeutics in critically ill patients. *JAMA.* 2016;315(8):747-748.

3. Dexter F. A brief history of evidence-based operating room management: then and now. *Anesth Analg.* 2012;115:10-11.

4. Dexter F. High-quality operating room management research. *J Clin Anesth.* 2014;26:341-342.

5. Mello MM, Livingston EH. Managing the risks of concurrent surgeries. *JAMA.* 2016;315:1563-1564.

6. American Board of Anesthesiology. http://www.theaba.org/MOCA/MOCA-2-0-Part-4 Accessed April 28, 2016.

7. American Academy of Anesthesiologist Assistants. http://www.anesthetist.org.

8. Committee on Quality of Health Care in America, Institute of Medicine. (2000). *To Err Is Human.* Washington, DC: National Academy Press.

9. Spiess BD, Wahr JA, Nussmeier NA. Bring your life into FOCUS. *Anesth Analg.* 2010;110:283-287.

10. Miller RD. The pursuit of excellence. The 47th Annual Rovenstine Lecture. *Anesthesiology.* 2008;110:714-720.

11. Apfelbaum JL, Aveyard C, Cooper L, et al. Outsourcing anesthesia preparation. *Anesthesiol News.* 2009;:1-6.

12. Pierce EC. The 34th Rovenstine Lecture: 40 years behind the mask: safety revisited. *Anesthesiology.* 1996;84:965-997.

13. Anesthesia Quality Institute. National Anesthesia Clinical Outcomes Registry. https://www.aqihq.org/introduction-to-nacor.aspx.

14. Cranshaw J, Gupta KJ, Cook TM. Litigation related to drug errors in anaesthesia: an analysis of claims against the NHS in England 1995-2007. *Anaesthesia.* 2009;64:1317-1323.

15. Adler-Milstein J, DesRoches C, Kralovec P, et al. Electronic health record adoption in US hospitals: progress continues, but challenges persist. *Health Aff (Milwood).* 2015;34(12):2174-2180.

16. Anesthesia Patient Safety Foundation (APSF). Clinical Safety. Adverse Event Protocol. http://www.apsf.org/resources_safety_protocol.php.

17. Cooper JB, Gaba DG. No myth: anesthesia is a model for addressing patient safety. *Anesthesiology.* 2002;97:1335-1337.

18. Hallinan JT. Once seen as risky, one group of doctors changes its ways. *The Wall Street Journal.* June 21, 2005.

19. Lagasse RS. Anesthesia safety: model or myth? A review of the published literature and analysis of current original data. *Anesthesiology.* 2002;97:1609-1617.

20. Miller RD. Report from the Task Force on Future Paradigms of Anesthesia Practice. *ASA Newsletter.* 2005;69:2-6.

21. Stoelting RK. APSF survey results identify safety issues priorities. *Spring APSF Newsletter.* 1999:6-7. http://www.apsf.org.

22. Berlinger NT. Robotic surgery: squeezing into tight places. *N Engl J Med.* 2006;354:2099-2101.

2 APRENDENDO ANESTESIA

Manuel C. Pardo, Jr.

Os desafios da aprendizagem dos cuidados com anestesia perioperatória aumentaram consideravelmente à medida que a especialidade e a medicina em geral evoluíram. O treinamento inicial em anestesia é confrontado com uma quantidade cada vez maior de conhecimento, a necessidade de experiências adequadas no cuidado ao paciente e uma maior atenção à segurança do paciente, bem como à contenção de custos.[1] A maioria dos programas de treinamento começa com uma estreita supervisão clínica por um anestesista atendente. Estudantes em treinamento com mais experiência podem oferecer suas perspectivas e conselhos práticos. Alguns programas utilizam um manequim simulador de paciente e outras formas de simulação para facilitar o processo de aprendizagem.[2] A prática da anestesia envolve o desenvolvimento de rotinas flexíveis de cuidados ao paciente, conhecimento factual e teórico, destrezas manuais e de procedimentos, além de habilidades mentais para se adaptar a mudanças de situações.[3]

COMPETÊNCIAS E FATOS IMPORTANTES

O provedor de anestesia deve ser perito em muitas áreas. O Accreditation Council for Graduate Medical Education (ACGME) desenvolveu o Projeto de Resultados (Outcomes Project), o qual inclui um foco em seis competências centrais: cuidado ao paciente, conhecimento médico, profissionalismo, habilidades interpessoais e de comunicação, práticas baseadas em sistemas, e aprendizado e melhoria baseados na prática (Tabela 2.1).[4] Mais recentemente, o ACGME tem avançado na abordagem das competências centrais, adotando o modelo Dreyfus de aquisição de habilidades, para criar um quadro de "fatos importantes" no desenvolvimento de residentes em anestesia durante 4 anos de treinamento.[5,6] A Tabela 2.2 apresenta um exemplo de um fato importante na competência de cuidados ao paciente. Os fatos relevantes incorporam vários aspectos do treinamento de residência, incluindo uma descrição do comportamento esperado, a complexidade do paciente e o procedimento cirúrgico, além do nível de supervisão necessário para o residente.

Tabela 2.1 Competências em Cuidados de Anestesia	
Procedimento Evento / Problema	**Competência**
Realizar o histórico pré-operatório e o exame físico	Cuidado ao paciente, comunicação
Determinar a dose de fármaco bloqueador neuromuscular para facilitar a intubação traqueal	Conhecimento médico
Realizar laringoscopia e intubação traqueal	Cuidado ao paciente
Interagir com cirurgiões e enfermagem na sala de operações	Profissionalismo, comunicação
Manejar a manutenção e emergência da anestesia	Cuidado ao paciente
Paciente com lesão dentária: encaminhar ao comitê de garantia de qualidade	Prática baseada em sistemas
Paciente com náusea pós-operatória: comparar estratégia profilática com literatura publicada	Aprendizado e aprimoramento baseados na prática

ABORDAGEM ESTRUTURADA PARA CUIDADOS EM ANESTESIA

Os provedores de anestesia cuidam do paciente cirúrgico nos períodos pré-operatório, intraoperatório e pós-operatório (Quadro 2.1). As importantes decisões de cuidados ao paciente se refletem na avaliação pré-operatória, no desenvolvimento do plano de anestesia, na preparação da sala de cirurgia e no manejo da anestesia intraoperatória, cuidados pós-operatórios e resultados. A compreensão dessa estrutura facilitará o processo de aprendizagem.

Avaliação Pré-operatória

Os objetivos da avaliação pré-operatória incluem acessar o risco de doenças coexistentes, modificar os riscos, abordar as preocupações dos pacientes e discutir as opções de cuidados em anestesia (Capítulos 13 e 14). O estudante em treinamento inicial deve aprender os tipos de questões que são mais importantes para o entendimento do paciente e da cirurgia proposta. Algumas questões específicas e sua potencial importância são apresentadas a seguir.

Qual é a indicação para a cirurgia proposta? É eletiva ou uma emergência? A indicação para cirurgia pode ter

Tabela 2.2 Exemplo de Fatos Importantes na Residência em Anestesia: Competência de Cuidados ao Paciente, Plano de Anestesia e Conduta

Nível 1	Nível 2	Nível 3	Nível 4	Nível 5
Formula planos de cuidados ao paciente que incluem considerar condições clínicas subjacentes, histórico médico pregresso e fatores de risco do paciente, médicos ou cirúrgicos. Adapta-se à novas configurações para o atendimento ao paciente	Formula planos de anestesia para pacientes submetidos a procedimentos de rotina que incluem considerar condições clínicas subjacentes, histórico médico pregresso, fatores de risco do paciente, anestésicos e cirúrgicos, e preferência do paciente. Administra anestésicos de rotina, incluindo o manejo de alterações fisiológicas comumente encontradas associadas ao cuidado anestésico, com supervisão indireta	Formula planos de anestesia para pacientes submetidos a procedimentos comuns de subespecialidades que incluem considerar fatores de risco médicos, anestésicos e cirúrgicos, e que levam em consideração a preferência anestésica de um paciente. Administra anestésicos de subespecialidades com supervisão indireta, mas pode exigir supervisão direta para procedimentos e pacientes mais complexos	Formula e adequa planos de anestesia que incluem considerar fatores de risco médicos, anestésicos e cirúrgicos, e a preferência para pacientes com problemas médicos complexos submetidos a procedimentos com independência condicional. Administra anestesias complexas com independência condicional; pode supervisionar outros no manejo de problemas clínicos complexos	Independentemente, formula planos de anestesia que incluem considerar fatores de risco médicos, anestésicos e cirúrgicos, bem como a preferência do paciente para procedimentos e pacientes complexos. Administra manejo de anestesia complexa independentemente

Os níveis correspondem aos seguintes pontos de tempo durante a residência:
Nível 1: Residente completou um ano de pós-graduação.
Nível 2: Residente não possui experiência significativa em subespecialidades em anestesiologia.
Nível 3: Residente possui experiência em subespecialidades em anestesiologia.
Nível 4: Residente cumpre substancialmente os fatos relevantes esperados de uma residência em anestesiologia; designado como objetivo de graduação.
Nível 5: Residente tem avançado além dos objetivos de performance definidos para a residência e está demonstrando metas "aspiracionais".
De: Anesthesiology Residency Review Committee. The Anesthesiology Milestone Project. https://www.acgme.org/Portals/0/PDFs/Milestones/AnesthesiologyMilestones.pdf. Julho, 2015. Acessado em 2 de maio de 2016.

Quadro 2.1 Fases dos Cuidados em Anestesia

Fase Pré-operatória
Avaliação pré-operatória
Escolha da anestesia
Pré-medicação

Fase Intraoperatória
Monitoramento fisiológico e acesso vascular
Anestesia geral (ou seja, plano de indução, manutenção e emergência)
Anestesia regional (ou seja, plano para tipo de bloqueio, agulha, anestésico local)

Fase Pós-operatória
Método de controle da dor pós-operatória
Monitorização especial ou tratamento baseado no curso da cirurgia ou da anestesia
Encaminhamento (p. ex., casa, unidade de cuidados pós-anestesia, enfermaria, enfermaria monitora, unidade de semi-intensiva, unidade de terapia intensiva)
Acompanhamento (complicações da anestesia, resultado do paciente)

---

implicações anestésicas específicas. Por exemplo, um paciente que necessite de fundoplicatura esofágica provavelmente terá doença do refluxo gastroesofágico grave, o que pode requerer modificação do plano de anestesia (p. ex., antiácido pré-operatório não particulado, indução intraoperatória de sequência rápida de anestesia).

Um determinado procedimento também pode ter implicações para a escolha anestésica. A anestesia para cirurgia da mão, por exemplo, pode ser realizada com anestesia local, bloqueio do nervo periférico, anestesia geral ou, às vezes, uma combinação de técnicas. A urgência de um determinado procedimento (p. ex., apendicite aguda) pode impedir o atraso prolongado da cirurgia para testes adicionais, sem aumentar o risco de complicações (p. ex. ruptura apendicular, peritonite).

Quais são os riscos inerentes desta cirurgia? Os procedimentos cirúrgicos possuem diferentes riscos inerentes. Por exemplo, um paciente submetido a revascularização do miocárdio tem risco significativo de problemas como morte, acidente vascular cerebral ou infarto do miocárdio. Um paciente submetido à extração de catarata tem um risco pouco frequente de danos maiores nos órgãos.

O paciente apresenta problemas médicos coexistentes? O plano de assistência cirúrgica ou de anestesia precisa ser modificado por causa deles? Para antecipar os efeitos de um dado problema médico, o provedor da anestesia deve entender os efeitos fisiológicos da cirurgia e da anestesia, e a interação potencial com o problema médico. Por exemplo, um paciente com hipertensão sistêmica mal controlada é mais provável de ter uma resposta hipertensiva exagerada à laringoscopia direta usada para facilitar a intubação traqueal. O anestesiologista pode alterar o plano anestésico de modo a aumentar a dose de indução de anestesia administrada por via intravenosa (p. ex., propofol) e administrar um bloqueador β-adrenérgico de curta ação (p. ex., esmolol) antes da instrumentação da via aérea. Dependendo do problema médico, o plano de anestesia pode exigir modificações durante qualquer fase do procedimento.

O paciente já recebeu anestesia antes? Houve alguma complicação, tal como dificuldade no manejo das vias aéreas? O paciente possui fatores de risco para o difícil manejo das vias aéreas? Registros de anestesia de cirurgias anteriores podem fornecer informações úteis. O fato mais importante é a facilidade de técnicas de manejo das vias aéreas, como a laringoscopia direta. Se o exame físico revelar alguns fatores de risco para intubação traqueal difícil, mas o paciente possui uma laringoscopia direta sem complicações, claramente documentada, em cirurgia recente, o anestesiologista pode optar por proceder com a laringoscopia de rotina. Outras informações históricas úteis incluem instabilidade hemodinâmica e respiratória intraoperatórias e ocorrência de náuseas pós-operatórias.

Criando o Plano de Anestesia

Após a avaliação pré-operatória, o plano de anestesia pode ser completado. O plano deve listar fármacos escolhidos e doses em detalhe, bem como antecipação de problemas (Quadros 2.2 e 2.3). Muitas variações em um determinado plano podem ser aceitáveis, mas o anestesiologista em treinamento (*trainee*) e o supervisor provedor de anestesia devem concordar antecipadamente nos detalhes.

Preparando a Sala de Cirurgia

Após determinar o plano de anestesia, o *trainee* deve preparar a sala de cirurgia (Tabela 2.3). A rotina de preparação da sala de cirurgia inclui tarefas tais quais verificar a máquina de anestesia (Capítulo 15). O plano específico de anestesia pode ter implicações para a preparação de equipamentos adicionais. Por exemplo, a intubação traqueal com fibra óptica requer equipamentos especiais que podem ser mantidos em um carrinho dedicado às dificuldades do manejo das vias aéreas.

Manejo do Anestésico Intraoperatório

O manejo da anestesia intraoperatória geralmente segue o plano de anestesia, mas deve ser ajustado com base nas respostas do paciente à anestesia e à cirurgia. O provedor de anestesia deve avaliar uma série de informações diferentes, das quais uma decisão poderá emergir sobre mudar o gerenciamento proposto para aquele paciente em particular. O anestesiologista em treinamento deve aprender a processar essas diferentes fontes de informações e prestar atenção às múltiplas tarefas simultaneamente. O ciclo geral de atividade mental envolve observação, tomada de decisão, ação e repetida avaliação. A vigilância — contanto que seja cautelosa e alerta — é necessária para cuidados seguros ao paciente, mas a vigilância apenas não é suficiente. O anestesiologista deve considerar o significado de cada observação e pode ficar sobrecarregado pela quantidade ou troca rápida de informações. Os eventos clínicos intraoperatórios podem estimular o pensamento e promover uma discussão interativa entre estudante e supervisor (Tabela 2.4).

Quadro 2.2 Exemplo de um Plano de Anestesia Geral

Caso

Uma mulher de 47 anos com cólica biliar e asma bem controlada requer anestesia para colecistectomia laparoscópica.

Fase Pré-operatória

Pré-medicação:

Midazolam, 1-2 mg intravenoso (IV) para reduzir a ansiedade

Albuterol, dois *puffs*, para evitar o broncoespasmo

Fase Intraoperatória

Acesso vascular e Monitorização

Acesso vascular: um cateter IV periférico

Monitores: oximetria de pulso, capnografia, electrocardiograma, pressão arterial não invasiva com manguito adulto tamanho padrão, temperatura

Indução

Propofol, 2 mg/kg IV (pode preceder com lidocaína, 1 mg/kg IV)

Fármaco bloqueador neuromuscular para facilitar a intubação traqueal (succinilcolina, 1-2 mg/kg IV) ou fármacos bloqueadores neuromusculares não despolarizantes (rocurônio, 0,6 mg/kg)

Gestão de vias aéreas

Máscara facial: tamanho médio adulto

Laringoscopia direta: Lâmina Macintosh 3, tubo endotraqueal de diâmetro interno (ID) de 7,0 mm

Manutenção

Anestésico inalatório: sevoflurano ou desflurano

Opioide: fentanil, antecipar 2 - 4 µg/kg IV total durante o procedimento

Fármaco bloqueador neuromuscular titulado para monitoramento *train-of-four* (sequência de quatroestímulos) com estimulador do nervo periférico no nervo ulnar[a]

Emergência

Antagonizar os efeitos do fármaco bloqueador neuromuscular não despolarizante: neostigmina, 70 µg/kg e glicopirrolato, 14 µg/kg IV, titulado para o monitor TOF

Antiemético: dexametasona, 4 mg IV, no início do procedimento; ondansetrona, 4 mg IV ao final do procedimento

Extubação traqueal: quando o paciente estiver acordado, respirando e obedecendo a comandos

Possível problema intraoperatório e abordagem:

Broncoespasmo: aumentar o oxigênio inspirado e as concentrações anestésicas inaladas, diminuir a estimulação cirúrgica se possível, administrar albuterol através de tubo endotraqueal (5 - 10 *puffs*), ajustar o ventilador para maximizar o fluxo expiratório

Fase Pós-operatória

Controle pós-operatório da dor: analgesia controlada pelo paciente – hidromorfona, 0,2 mg IV; intervalo de segurança por 6 min, não usar taxa basal

Encaminhamento: sala de recuperação pós-anestésica e, depois enfermaria do hospital

[a]As escolhas de fármacos bloqueadores neuromusculares não despolarizantes incluem rocurônio, vecurônio, pancurônio, atracúrio e cisatracúrio.

Quadro 2.3 Exemplo de um Plano de Anestesia Regional

Caso

Um homem de 27 anos precisa de diagnóstico de artroscopia do ombro direito para dor crônica. Ele não apresenta problemas médicos conhecidos.

Fase Pré-operatória

Premedicação: midazolam, 1-2 mg intravenoso (IV), para reduzir a ansiedade

Fase Intraoperatória

Tipo de bloqueio: plexo braquial via interscalênica

Agulha: 22 gauge de bisel curto, 5 cm de comprimento

Anestesia local: 1,5% de mepivacaína, 25 mL

Equipamento acessório: aparelho de ultrassom com transdutor linear, bainha estéril, gel de ultrassom

Técnica: preparação da pele com clorexidina, localizar nervo em triângulo posterior do pescoço, use ultrassom para orientar a inserção da agulha em plano, injetar anestésico local

Sedação e analgesia intraoperatória:

Midazolam, 0,5 - 1 mg IV, administração a cada 5 - 10 minutos como indicado

Fentanil, 25 - 50 µg IV, administrado a cada 5 - 10 minutos como indicado

Fase Pós-operatória

Controle pós-operatório da dor: quando o bloqueio se resolve, pode tratar com fentanil, 25 - 50 µg IV, conforme necessário

Encaminhamento: sala de recuperação pós-anestésica e, em seguida ir para casa

Seguimento do Paciente

O paciente deve ser reavaliado após se recuperar da anestesia. Este seguimento inclui a avaliação da satisfação geral com o anestésico, bem como uma revisão de complicações, tais como lesões dentárias, náusea, lesões nervosas e recordação intraoperatória. Há uma atenção crescente sobre o impacto a longo prazo da anestesia, incluindo o impacto de níveis "profundos" da anestesia, hipotensão e dose de anestésico inalado na taxa de mortalidade pós-operatória.[7]

ESTRATÉGIAS DE APRENDIZADO

Aprender durante o cuidado ao paciente com supervisão direta é o alicerce do treinamento clínico. Como o escopo da prática de anestesia é tão amplo (Capítulo 1) e as competências que os estudantes em treinamento são obrigados a dominar são tão diversas, o cuidado direto do paciente não pode ser o único componente do programa de ensino. Outras modalidades incluem conferências, discussões em grupo, simulações e leitura independente. As conferências podem ser um método eficiente de transmitir grandes quantidades de informações. No entanto, o formato de conferência não é propício a grandes quantidades de interação do público. As discussões em grupo são mais eficazes quando são pequenas (menos que 12 participantes) e interativas. Revistas de sociedades, conferências para garantia de qualidade e discussões de casos baseados em problemas se prestam a esse formato. Um método de ensino chamado de *sala de aula sacudida* (*flipped classroom)* pode combinar aspectos de conferência e discussões em grupo.[8] Uma abordagem comum para a *flipped classroom* envolve o uso de uma conferência de vídeo *on--line* que deve ser visualizada antes da aula. O tempo de aula envolve discussões ou outras modalidades de aprendizagem ativas, que só são efetivas se o estudante em treinamento tiver visto o material de antemão. Simulações podem assumir

Tabela 2.3	Preparação da Sala de Cirurgia
Componentes	**Tarefas de Preparação/Suprimentos e Equipamentos**
Preparações Básicas da Sala	
Sucção (S)	Verificar se a sucção está conectada, funcionando e perto da cabeceira da mesa cirúrgica
Oxigênio (O)	Verificar as pressões de suprimento de oxigênio [canalização com aproximadamente 50 psi (libras por polegada quadrada, que se equivalem a 3,5 Kgf/cm^2) e cilindro tipo E com pelo menos 2.000 psi] Verificar a máquina de anestesia (teste de circuito de pressão positiva)
Via Aérea (A)	Laringoscópio com dois cabos e duas lâminas
	Dois tubos endotraqueais de diferentes tamanhos (um com e outro sem estilete)
	Duas máscaras laríngeas (LMA 3 e LMA 4)
	Duas vias aéreas orais
	Duas vias aéreas nasais
	Geleia de Lidocaína ou K-Y
	Bloqueador de mordida e depressor de língua
	Fita adesiva
Acesso Intravenoso (I)	Dois tamanhos de cateter
	Seringa de 1 mL com lidocaína a 1%
	Torniquete, algodão com álcool, gaze, curativo de plástico, fita adesiva
Monitores (M)	Almofadas eletrocardiográficas
	Manguito de medição de pressão sanguínea (tamanho correto para o paciente)
	Sensor de oxímetro de pulso
	Monitor de capnografia (respirar no circuito para confirmar a função)
	Sensor (probe) de temperatura
Fármacos Diários a Preparar	
Pré-medicação	Midazolam, 2 mL a 1 mg/mL
Opioides	Fentanil, 5 mL a 50 µg/mL
Fármacos de indução	Propofol, 20 mL a 10 mg/mL
	Ou
	Tiopental, 20 mL a 25 mg/mL
	Etomidato, 20 mL a 10 mg/mL
Fármacos bloqueadores neuromusculares	Succinilcolina, 10 mL a 20 mg/mL
	Rocurônio, 5 mL a 10 mg/mL
Vasopressores	Efedrina, 10 mL a 5 mg/mL (diluir 50 mg/mL em 9 mL de soro fisiológico) Fenilefrina, 10 mL a 100 µg/mL (diluir 10 mg em 100 mL de soro fisiológico)
Evitando Erros com Fármacos	
Dicas para prevenção	Ler duas vezes o frasco original que está sendo utilizado para preparar o medicamento
	Alguns frascos são semelhantes, e alguns nomes de fármacos soam parecidos. Sempre rotular seus medicamentos assim que eles estiverem preparados. Escrever o seguinte no rótulo: nome e concentração do medicamento, data, hora, suas iniciais
	Descartar as seringas sem etiqueta
Conversão de % para mg/mL	Mudar o ponto decimal uma casa para a direita (1,0% = 10 mg/mL)
	Por definição, 1% = 1 g/100 mL
	Lidocaína a 1% é o mesmo que 1.000 mg/100 mL, ou 10 mg/mL
Conversão de 1:200.000	Memorizar: 1:200.000 é igual a 5 µg/mL (1:1.000 é igual a 1.000 µg/mL ou 1 mg/mL)

Tabela 2.4	Exemplos de Eventos Intraoperatórios para Discussão	
Evento	**Questões a Considerar**	**Possíveis Tópicos de Discussão**
Taquicardia após aumento da estimulação cirúrgica	A profundidade da anestesia é adequada? Poderia haver outra causa para a taquicardia? O paciente está em ritmo sinusal ou pode ser uma arritmia primária?	Avaliação da profundidade anestésica Abordagens para aumentar a profundidade da anestesia Diagnóstico de taquicardia
Aumento do CO_2 ao final da expiração após insuflação laparoscópica	O paciente está com uma complicação potencialmente ameaçadora à vida da laparoscopia, como embolismo de CO_2? Qual o aumento esperado do CO2 final em procedimentos laparoscópicos? Como as configurações do ventilador mecânico devem ser ajustadas?	Complicações da laparoscopia Modos de ventilação mecânica Causas de hipercarbia intraoperatória
O estimulador de nervo periférico indica sequência de 4 estímulos (TOF) 0/4 15 minutos antes do final da cirurgia	O estimulador de nervo está funcionando corretamente? Existe uma razão para o bloqueio neuromuscular prolongado? O bloqueio pode ser revertido com segurança?	Padrões de estimulação neuromuscular Implicações clínicas do bloqueio neuromuscular residual Farmacologia da reversão do bloqueio neuromuscular

várias formas: simuladores baseados em tarefas para praticar procedimentos distintos, tais como a laringoscopia ou a colocação de cateter intravenoso; simuladores baseados em manequins para recriar uma crise intraoperatória, tais como hipertermia maligna ou parada cardíaca; e computadores simuladores projetados para manejar repetidamente os algoritmos cardíacos avançados de suporte de vida. A leitura independente deve incluir livros didáticos básicos e partes selecionadas de tratados abrangentes didáticos, bem como revistas especializadas em anestesia e revistas de medicina em geral.

O treinamento inicial é normalmente focado em aprender a cuidar de um paciente de cada vez, ou seja, aprendizagem baseada em casos. Ao desenvolver um plano de anestesia individual, o estudante também deve estabelecer metas de aprendizagem para um caso. Por exemplo, o paciente do Quadro 2.2 apresenta história de asma e requer cirurgia por laparoscopia. Várias questões podem se tornar tópicos para leitura dirigida antes do caso ou para discussão durante o caso. *Quais complicações a cirurgia laparoscópica pode apresentar intraoperatoriamente? Quais são as manifestações? Como elas devem ser tratadas? Como avaliar a gravidade da asma do paciente? E se o paciente apresentar sibilância e dispneia na área pré-operatória?* Os estudantes em treinamento devem refletir regularmente sobre sua prática e sobre como podem melhorar seus cuidados àquele paciente individual e os sistemas de atendimento ao paciente da sua instituição.

Orientação para Aprendizagem *Versus* Orientação para Desempenho

A abordagem do estudante em treinamento para um desafio de aprendizagem pode ser descrita com uma "orientação para a performance" ou uma "orientação para a aprendizagem".[9] Os estudantes em treinamento com orientação para desempenho têm como objetivo validar suas habilidades, enquanto os estudantes com orientação para aprendizagem têm como objetivo aumentar seu domínio da situação. O *feedback* é mais provável de ser visto como benéfico para o estudante com orientação para aprendizagem, enquanto o estudante com orientação para desempenho provavelmente verá o *feedback* como um mero mecanismo de destacar uma área de fraqueza. Se o cenário do treinamento é desafiador e exigente, um indivíduo com uma forte orientação para aprendizagem tem mais possibilidade de prosperar.

ENSINANDO ANESTESIA

O papel dos residentes como professores é cada vez mais reconhecido como crucialmente importante para o treinamento de estudantes de medicina.[10] Os residentes passarão uma quantidade significativa de seu tempo em atividades de ensino, mesmo no início de seu próprio treinamento. Muitas especialidades têm desenvolvido currículos para abordar esse papel docente, o qual tem um impacto positivo tanto no residente como no estudante. Uma abordagem publicada consiste em uma série de *workshops* focados em seis habilidades de ensino: dar *feedback*, ensinar em torno do caso, orientar um aprendiz, ensinar uma habilidade, ensinar no leito e fazer uma minipalestra.[11]

Uma abordagem de ensino clínico que foi bem descrita em várias especialidades é chamada de modelo *Preceptor de Um Minuto (One-Minute Preceptor).*[12] Ele descreve cinco etapas sequenciais que podem ser utilizadas para estruturar breves encontros clínicos. A Tabela 2.5 lista as etapas e um exemplo relevante para um estudante de anestesia.

Tabela 2.5	Exemplo do modelo de ensino Preceptor de Um Minuto em Anestesia

Você está trabalhando com um estudante de medicina em um turno de anestesia. Um paciente até então saudável está recebendo anestesia geral para colecistectomia laparoscópica. Após insuflação de CO_2 e colocação do paciente na posição de Trendelenburg (céfalo-declive), a saturação de oxigênio diminui de 100% para 93%.

Passos no Ensino	Diálogo com o Aluno
Passo 1: Obter um comprometimento	Por que você acha que a saturação do oxigênio está diminuindo?
Passo 2: Examinar prova para sustentar a evidência	Quais achados sugerem que o tubo endotraqueal mudou de posição?
Passo 3: Ensinar regras gerais	Discuta como abordar a hipoxemia aguda durante a anestesia geral.
Passo 4: Reforçar o que foi bem feito	Você observou sabiamente outros sinais de intubação endobrônquica, tais como pressão elevada nas vias aéreas.
Passo 5: Corrigir os erros	No futuro, você não daria terapia broncodilatadora empírica a menos que existam sinais mais definitivos de broncoespasmo.

PERGUNTAS DO DIA

1. O que é um "fato importante" no contexto do treinamento de residência em anestesia?
2. Como você adaptaria o plano geral de anestesia da amostra no Quadro 2.2 caso o paciente tivesse asma mal controlada e exigisse apendicectomia por laparoscopia de emergência?
3. 3 Quais são os componentes do modelo de ensino Preceptor de Um Minuto?
4. 4 Você está trabalhando com um novo estudante de anestesia. Como pode usar a estrutura da Tabela 2.4 para desenvolver questões e tópicos de discussão para o seguinte evento: um paciente saudável desenvolve hipotensão após a indução de anestesia e intubação traqueal?

REFERÊNCIAS

1. Bould MD, Naik VN, Hamstra SJ. Review article: new directions in medical education related to anesthesiology and perioperative medicine. *Can J Anaesth.* 2012;59(2):136-150.
2. Murray DJ, Boulet JR. Simulation-based curriculum: the breadth of applications in graduate medical education. *J Grad Med Educ.* 2012;4(4):549-550.
3. Smith A, Goodwin D, Mort M, et al. Expertise in practice: an ethnographic study exploring acquisition and use of knowledge in anaesthesia. *Br J Anaesth.* 2003;91:319-328.
4. Leach DC. Competencies: from deconstruction to reconstruction and back again, lessons learned. *Am J Public Health.* 2008;98(9):1562-1564.
5. Khan K, Ramachandran S. Conceptual framework for performance assessment: competency, competence and performance in the context of assessments in healthcare—deciphering the terminology. *Med Teach.* 2012;34(11):920-928.
6. Anesthesiology Residency Review Committee. The Anesthesiology Milestone Project. https://www.acgme.org/Portals/0/PDFs/Milestones/AnesthesiologyMilestones.pdf; July 2015 Accessed May 2, 2016.
7. Willingham MD, Karren E, Shanks AM, et al. Concurrence of intraoperative hypotension, low minimum alveolar concentration, and low bispectral index is associated with postoperative death. *Anesthesiology.* 2015;123(4):775-785.
8. McLaughlin JE, Roth MT, Glatt DM, et al. The flipped classroom: a course redesign to foster learning and engagement in a health professions school. *Acad Med.* 2014;89(2):236-243.
9. Weidman J, Baker K. The cognitive science of learning: concepts and strategies for the educator and learner. *Anesth Analg.* 2015;121(6):1586-1599.
10. Post RE, Quattlebaum RG, Benich 3rd JJ. Residents-as-teachers curricula: a critical review. *Acad Med.* 2009;84(3):374-380.
11. Berger JS, Daneshpayeh N, Sherman M, et al. Anesthesiology residents-as-teachers program: a pilot study. *J Grad Med Educ.* 2012;4(4):525-528.
12. Furney SL, Orsini AN, Orsetti KE, et al. Teaching the one-minute preceptor. A randomized controlled trial. *J Gen Intern Med.* 2001;16(9):620-624.

3 ANESTESIA E TECNOLOGIA DA INFORMAÇÃO EM SAÚDE

David Robinowitz e Scott Springman

Os anestesistas produzem e registram quantidades extraordinárias de informações fisiológicas, farmacológicas e de manejo de cuidados. Desde a edição anterior deste livro, publicada em 2011, houve um crescimento exponencial no uso de sistemas computadorizados de gerenciamento de informações de anestesia (SGIA) tanto como um sistema autônomo quanto como parte de um registro eletrônico geral de saúde (REG). No final da década de 1990, apenas poucas práticas de anestesia acadêmica possuíam uma instalação de SGIA, e menos ainda em locais de práticas privadas. Entretanto, em 2007, aproximadamente 44% dos centros médicos acadêmicos tinham completado ou estavam no processo de implementação do SGIA. Uma pesquisa de seguimento de 2014 estimou que 84% dos centros médicos acadêmicos dos Estados Unidos teriam um SGIA instalado até o final daquele ano. A previsão era de que, dentro de alguns anos, poucos estudantes em treinamento em anestesia se graduariam em residência tendo usado um registro de anestesia em papel.[1] Os RMEs provavelmente iriam incorporar o crescente número de dispositivos eletrônicos complementares e outros softwares, combinando tudo dentro do termo geral *tecnologia da informação em saúde* ou *TI em saúde*. Dado o enorme impacto da TI em saúde nos cuidados com o paciente, os anestesistas devem ter uma compreensão clara dessas tecnologias, incluindo seus benefícios e riscos potenciais. A disciplina científica que serve como base da TI em saúde é a *informática médica* (o ramo da ciência da informação que se relaciona com os cuidados em saúde e a biomedicina), a qual abrange a informática em saúde, a ciência informática médica e computadores em medicina.

Devido a suas habilidades e seus conhecimentos especiais, os anestesistas devem ser os principais atores no desenvolvimento, na avaliação, na seleção e na implantação de TI em saúde perioperatória. As equipes de anestesia agora precisam de um conhecimento básico sobre a aplicação teórica e prática da informática médica. Neste capítulo, serão analisados vários tópicos importantes em TI em saúde para o anestesista, com foco no SGIA, incluindo algumas considerações de como gerenciar a aquisição e a operação da tecnologia da informação na prática anestésica.

HISTÓRIA DA DOCUMENTAÇÃO E SGIA EM ANESTESIA

As origens do SGIA moderno datam da criação do registro em papel, em 1895, pelo neurocirurgião e fisiologista Harvey Cushing e seu colega de escola médica E.A. Codman.[2] Como pioneiros na melhoria da qualidade em anestesia, Codman e Cushing desafiaram-se mutuamente para melhorar suas práticas de anestesia. Com base nesse objetivo, eles foram os primeiros a coletar e analisar dados fisiológicos utilizando registros escritos de anestesia apenas 50 anos após a descoberta desta. Mais ou menos ao mesmo tempo, Cushing et al. começaram a empregar monitores hemodinâmicos recentemente inventados com gravações baseadas em papel, incluindo medidas de pressão arterial não invasivas. Ao longo dos 50 anos subsequentes, o registro anestésico manteve o mesmo formato básico para representar a hemodinâmica, embora com um lento e estável aumento na quantidade e nos tipos de dados registrados. Estas duas inovações — documentação de eventos significativos durante a anestesia e a cirurgia, juntamente com gravações automáticas em tempo real de sinais vitais hemodinâmicos — formaram a base do SGIA moderno.

O final dos anos 1970 e início dos anos 1980 presenciaram o lançamento e a avaliação inicial do armazenador automático de registro de anestesia computadorizada (AARA), mas a comercialização e a difusão da adoção foram diminuídas pela disponibilidade limitada de hardwares e softwares de computador baratos e confiáveis.[3] Ainda assim, muitos benefícios dos AARAs tornaram-se aparentes, mesmo dentro das limitações dessa tecnologia incipiente. As AARAs corrigiram as limitações dos registros em papel, tais como viés de recordação, registros ilegíveis, falta de dados ou de registros completos (com implicações de regulamentação e cobrança), e a falta de uma trilha de auditoria para fins médicos/legais. Os estudos clínicos dos AARAs também revelaram que eles produziam um registro mais preciso das variáveis hemodinâmicas do que os gráficos manuscritos.[4] Exemplificando, os registros anestésicos manuscritos aumentaram o "aperfeiçoamento de dados" (p. ex., os dados gravados eram frequentemente aproximados, levando a menor variação entre pontos de dados individuais registrados) quando comparado aos AARAs.

Os anos 1990 e início dos anos 2000 anunciaram uma proliferação de hardwares e softwares avançados para computador, tais como estações de redes locais, Internet, monitores hemodinâmicos digitais, protocolos de comunicação médica, como o Health Level Seven International (HL7), e uma redução significativa no custo do poder de processamento de computadores. Juntamente com a demanda voraz de mais dados que os registros em papel não puderam corresponder, os AARAs, relativamente simples, evoluíram para SGIA completo, com inúmeras capacidades adicionais.

A DEMANDA DE DADOS

Em 2001, a Anesthesia Patient Safety Foundation (APSF) aprovou e defendeu "o uso da manutenção de registros automatizados no período perioperatório e a posterior recuperação e análise dos dados para melhorar a segurança do paciente".[5] Havia também demandas de anestesia e dados perioperatórios para fins tais como documentação de conformidade, pesquisa, garantia de qualidade e racionalização de funções de cobrança e administrativas. Entretanto, a ação do governo federal dos Estados Unidos pode ter principalmente catalisado o ritmo acelerado da adoção de RME nesse país no século XXI. A *Health Information Technology for Economic and Clinical Health Act* (HITECH), promulgada como parte do *American Recovery and Reinvestment Act*, de 2009, incentivou a adoção e o uso apropriado de TI em saúde, incluindo cláusulas para incentivos e penalidades monetárias.

Em 2011, os U.S. Department of Health and Human Services (HHS) Centers for Medicine & Medicaid Services (CMS) iniciaram o *Medicare and Medicaid RME Incentive Programs*. Os critérios de Uso Significativo (US) incentivam os fornecedores e as instituições de cuidados de saúde dos Estados Unidos a adotar TI em saúde por meio de um processo organizado, com pagamentos variáveis ou penalidades. Para a conformidade contínua do US, até 2017, as organizações deveriam satisfazer as regras do Estágio 3, as quais consolidam e atualizam muitos dos requisitos dos Estágios 1 e 2, bem como adicionam requisitos para práticas de privacidade e segurança, e o envio eletrônico de medidas de qualidade clínica (MQC) dados para todos os fornecedores (Quadro 3.1). O cumprimento da conformidade dentro do sistema US é complexo. Por exemplo, existem regras específicas de isenção de relatórios, incentivos e dificuldades que podem ser aplicadas aos anestesistas. Os conselhos de American Society of Anesthesiologist, HHS, Office of the National Coordinator for Health Information Technology (ONC) e profissionais de TI em saúde podem ajudar a navegar nesses requisitos.[6,7] Os requisitos são dinâmicos e, no início de 2016, em resposta ao *feedback* dos interessados, o governo federal estava desenvolvendo o programa Advancing Care Information. Este novo programa tem a intenção de simplificar ou substituir o programa US, com foco na melhoria da interoperabilidade (veja adiante) e criando uma tecnologia fácil de ser utilizada, projetada para suportar os fluxos de trabalho dos médicos. Informações atualizadas sobre diretrizes e requisitos federais para TI em saúde estão disponíveis online.[8]

> **Quadro 3.1** Objetivos e Medidas para Uso Significativo em 2017 e Além
>
> - Proteger a informação de saúde do paciente
> - Prescrição eletrônica (eRx)
> - Suporte de decisão clínica (SDC)
> - Entrada de pedido de fornecedor computadorizado (EPFC)
> - Acesso eletrônico do paciente para informações de saúde
> - Coordenação de cuidados por meio do envolvimento do paciente
> - Troca de informações de saúde (TIS)
> - Relatórios de registro de dados clínicos e de saúde pública

A coleta e a geração de dados discretos dentro de uma instituição de cuidados de saúde são frequentemente citadas como as principais razões para implementar a TI em saúde. O relatório apoia análise de fluxos de trabalho; orienta os esforços de utilização, agendamento e melhorias no gerenciamento de recursos; permite medir os custos, a qualidade e os resultados clínicos; cumpre os regulamentos de conformidade; serve para estudos de pesquisa; e pode ser exigido por agências externas públicas e privadas. Dados importantes geralmente encontram-se em vários sistemas, levando ao surgimento do Data Warehouse, um repositório central de dados integrados, agrupados a partir de uma ou mais fontes separadas.

Embora os relatórios locais tenham uma grande qualidade potencial, esses dados locais estão levando à criação de grandes bancos de dados nacionais e internacionais, chamados de *registros de dados*.[9] Vários registros de dados observacionais são focados em campos de anestesia e cuidados perioperatórios: o Anesthesia Quality Institute (AQI), o National Anesthesia Clinical Outcomes Registry (NACOR), o registro de dados do Multicenter Perioperative Outcomes Group (MPOG), a base de dados Society for Ambulatory Anesthesia (SAMBA – SAMBA Outcomes Registry, SCOR), a Pediatric Regional Anesthesia Network e a Society for Cardiovascular Anesthesiologists Adult Cardiac Anesthesia Module. Esses registros de dados podem receber dados diretamente da TI em saúde local, mas várias questões tornam difícil o compartilhamento de dados da TI em saúde. Primeiro, um investimento significativo de tempo e outros recursos são necessários a fim de mapear conceitos clínicos locais para o esquema de dados do registro. Outra barreira ao recolhimento completo da informação contida nesses conjuntos de dados é a inconsistência entre as variedades de taxonomias clínicas – ainda não surgiu um "dicionário de dados" de anestesia universalmente aceito. Uma terceira questão são os dados faltantes ou imprecisos da documentação em anestesia na TI em saúde. Esse problema pode ser intratável sem um gasto significativo de recursos ou avanços tecnológicos, porque não se pode esperar que os médicos sejam os funcionários de entrada de dados de alta qualidade, ao mesmo tempo em que administram anestesia e cuidam dos pacientes. Finalmente, muitos dados de TI em saúde não são discretos, estruturados ou categorizados, e sim representados em texto simples; isto é, linguagem humana natural. Até que o processamento da linguagem natural (PLN, um campo de inteligência artificial no qual o software de computador entende línguas humanas) amadureça, muitas dessas informações não podem ser utilizadas em grande dimensão.

Apesar de tais desafios, existe um potencial significativo para os registros locais e nacionais com relação a melhoria da qualidade e pesquisa dos cuidados em saúde. Esses dados podem ajudar a descrever o estado atual dos cuidados clínicos e permitem a avaliação comparativa do processo e das medidas dos resultados em várias organizações, bem como o compartilhamento das lições aprendidas. Os dados reunidos também podem ser analisados para explorar as relações entre fatores específicos do cuidado ao paciente e resultados clínicos, especialmente quando esses resultados são raros, embora existam preocupações se tais estudos de coorte observacionais

grandes tenham deficiências significativas em comparação com os tradicionais ensaios prospectivos randomizados controlados.[10] Mas grandes conjuntos de dados – muitas vezes chamados de *grandes dados* (*big data*) – ajudaram às grandes empresas, em outros campos, a visualizar novas inter-relações cliente-produto e desenvolver novas estratégias. Talvez, as técnicas de grandes dados sejam uma maneira econômica e eficaz em termos de tempo para aumentar estudos prospectivos de intervenção e pesquisa científica básica em anestesia. Alguns usos antecipados dos grandes dados incluem a modelagem do risco de complicações para pacientes perioperatórios e o envio de tais informações de volta aos sistemas RME para informar as regras de apoio à decisão clínica (ADC), possivelmente prevendo problemas antes de acontecerem de fato. Novas técnicas de computador, como a aprendizagem de máquinas ou a computação de inferência cognitiva, podem ser capazes de usar grandes dados para tirar conclusões de uma maneira que os humanos não podem.

RELATÓRIO DE DESEMPENHO PROFISSIONAL COM TI EM SAÚDE

O relato eletrônico de qualidade profissional é um uso específico de dados de TI em saúde responsável por muitas iniciativas de relatórios. O Physician Quality Reporting System (PQRS) recebe informações de qualidade de profissionais qualificados individuais e práticas de grupo para o CMS. As medidas de qualidade do PQRS são projetadas para ajudar os profissionais qualificados, e as práticas de grupo avaliam seu desempenho em uma variedade de domínios de qualidade. Em 2019, a CMS planeja mesclar vários sistemas correntes de qualidade e sistemas de avaliação baseados em valores (incluindo US e o PQRS) em sistemas de pagamento de incentivo baseados em mérito (MIPS) ou modelos avançados de pagamento alternativo (APMs) decorrentes do recente Medicare Acessment and CHIP Reauthorization Act of 2015 (MACRA).[11]

O relatório da medida de qualidade é reconhecido como uma característica crítica de um RME. Alguns sistemas oferecem a opção de gravar documentação de qualidade dentro do próprio RME. Por outro lado, talvez esse relatório deva ser conduzido fora do RME para reduzir o risco de descoberta legal indesejada. Uma alternativa à documentação direta é a adesão a um registro de *dados clínicos qualificados* aprovado pelo CMS que possua opção para coleta e envio de dados de medidas de qualidade da PQRS em nome de provedores individuais. O AQI é atualmente designado como uma Pacient Safety Organization, que atende aos critérios estabelecidos na Pacient Safety Rule do HHS e um registro de dados clínicos qualificados. Os registros de dados clínicos qualificados e as organizações de segurança do paciente possuem um alto nível de proteção de descoberta médico-legal para incentivar relatórios acurados.[12] Como o MPOG também é um registro de dados clínicos qualificados em 2015, por meio do seu registro de Anesthesiology Performance Improvement and Reporting Exchange (ASPIRE), os participantes do NACOR e do MPOG podem aproveitar a sua participação nesses registros de dados para também satisfazer os requisitos de relatórios federais.

CARACTERÍSTICAS DO GRUPO DE SAÚDE ELETRÔNICO EM ANESTESIA E CUIDADOS PERIOPERATÓRIOS

O RME é um registro eletrônico longitudinal de informações de saúde do paciente geradas por um ou mais encontros em qualquer configuração de atendimento. Embora existam vantagens significativas reais e potenciais do uso de RMEs para pacientes, provedores e instituições de cuidados de saúde (Quadro 3.2), também existem muitas armadilhas potenciais. O design cuidadoso pode fazer a diferença entre um RME efetivo e um projeto fracassado. Como o propósito fundamental do RME é apoiar as atividades clínicas e administrativas necessárias, o RME deve ser intuitivo e guiar os usuários, bem como fornecer acesso à informação correta no momento certo, para atender às necessidades dos cuidados de saúde modernos.

Os requisitos de recursos de sistema específicos para SGIA incluem as funções centrais AARA (gravação permanente de dados/dispositivos integrados a monitores hemodinâmicos, máquinas de anestesia e outros dispositivos clínicos), captura de metadados, tais como eventos de caso, (p. ex., no tempo de sala; tempo de circulação extracorpórea), documentação da avaliação pré-operatória (incluindo o uso de dados estruturados para relatórios de suporte e SDC), gerenciamento de ordens perioperatórias, e integração com o RME do paciente e outros registros em vários sistemas de TI em saúde. As principais metas para integração incluem as seguintes:

1. Dados de medicação (é necessária integração com sistemas de farmácia, os quais abrangem alergias dos pacientes, ordens de medicação, administrações, interações, formulários e custos)
2. Sistemas de laboratório e radiologia (estudo de pedidos e resultados, capacidade de registrar resultados de teste a beira leito)
3. Pedidos, notas e consultas dos serviços médicos
4. Avaliações de enfermagem, incluindo "entradas e saídas"
5. Funções de faturamento (criar cobranças para o paciente e seu plano de saúde)
6. Acompanhamento do paciente (integração com aplicação de admissão/alta/transferência)
7. Sistemas de gerenciamento perioperatório (p. ex., pedidos de casos, agendamento, gerenciamento de utilização)

Para os SGIA modulares (componentes de um RME maior), essa integração pode ser operacionalizada por meio de bancos de dados e rotinas compartilhadas (p. ex., o módulo SGIA registra pedidos de medicação e administrações no banco de dados corporativo compartilhado com a farmácia e outras aplicações clínicas). Para SGIA autônomo, múltiplas interfaces (*hardware* e *software*) podem ser necessárias para comunicar dados entre o SGIA e outros sistemas de TI em saúde (descritos anteriormente) de modo a evitar um "buraco negro" na informação perioperatória.

Talvez a característica do RME mais importante seja a confiabilidade. O RME deve ser *tolerante a falhas*, o que significa que é resistente a diversos desafios tais como "*bugs*" de software, *hacking*, falhas de hardware, erros de rede e até mesmo desastres naturais. Preparar-se para a *continuidade do negócio* após uma falha inclui um fluxo de

---

Quadro 3.2 Benefícios Potenciais da Tecnologia de Informação em Saúde (TI em Saúde)

- Fornece documentação legível.
- A informação é acessível em qualquer lugar dentro ou fora da instalação; acessível por meio de tecnologia móvel; acessível por pacientes e profissionais.
- A entrada de dados pode ser rastreada (rastro de auditoria).
- Oferece melhor integridade e precisão das informações.
- A informação é atual, e o repositório de dados possui as mesmas informações, independente da forma como é acessado.
- Reduz a documentação.
- Pode melhorar a qualidade dos cuidados, reduzir erros, melhorar a coordenação dos cuidados.
- Pode reduzir os custos gerais dos cuidados de saúde.
- Melhora a pesquisa.
- Aumenta a eficiência clínica, se construída adequadamente.
- Pode facilitar o ensino e a aprendizagem.
- Automatiza muitos processos. Pode aplicar regras e lógica para 100% das sessões de documentação. Nunca dorme.
- Oferece eficiência administrativa — inclusive melhorando a captura de carga.
- Pode fornecer alertas em tempo real, solicitações, notificações, lembretes.
- Pacientes podem acessar suas próprias informações de saúde.
- O fornecedor de TI em saúde é certificado pela CHPL e apoia certificados aos profissionais e às instituições quanto a Uso Significativo.

CHPL, Certified health IT product list.

---

trabalho a prova de falhas (p. ex., registros em papel com digitalização) e armazenamento de dados redundante. Dois modelos comuns de proteção de dados são (1) *espelhamento de dados*, no qual um aplicativo em uma estação de trabalho local funciona com dados armazenados localmente, que são copiados de forma automática para armazenamento remoto (ou uma *nuvem*) e (2) o modelo *cliente-servidor* no qual a estação de trabalho local (o *cliente*) trabalha com dados armazenados em um computador remoto (o *servidor*). Uma vantagem do espelhamento de dados é que pode ser resistente a interrupções breves da rede. As arquiteturas cliente-servidor podem simplificar o gerenciamento do sistema centralizando o software e os dados para facilitar a manutenção e as atividades de backup. O Quadro 3.3 mostra os recursos que devem estar disponíveis no RME.

PRIVACIDADE E SEGURANÇA DAS INFORMAÇÕES SOBRE CUIDADOS MÉDICOS

Os prestadores de cuidados de saúde são obrigados, moral e legalmente, a proteger a privacidade de seus pacientes, bem como a segurança do RME. O Health Insurance Portability and Accountability Act (HIPAA) e Privacy, Security, and Breach Notification Rules são regulamentos dos Estados Unidos que codificam essa obrigação em lei.[13] A Regra de Privacidade estabelece padrões para quando e como informações de saúde protegidas (ISP) podem ser utilizadas e divulgadas em qualquer meio, incluindo eletrônico, escrito e oral. A ISP inclui todos os dados que podem ser usados

Quadro 3.3 Alguns Recursos Desejados e Capacidades da Tecnologia de Informação em Saúde

- Gerenciamento eletrônico de documentos
- Gerenciamento de documento escaneado
- Capacidade de pedidos (entrada computadorizada de pedidos médicos, ECPM)
- Importação de dados de registros fisiológicos para o RME
- Troca de informações com outros processos e serviços hospitalares: admissão-alta-transferência, agendamento, radiologia, farmácia, terapia respiratória, laboratório, banco de sangue, sistemas de arquivamento comunicação de imagens (SACI), serviços de emergência
- Integração ou comunicação com instalações de reabilitação e cuidados prolongados
- Pessoal, verificação de concorrência
- Documentação processual
- Modelos que canalizam a documentação, garantindo o cumprimento das diretrizes organizacionais locais, nacionais profissionais e governamentais, parâmetros de prática, padrões ou requisitos.
- Listas de suporte às decisões clínicas, alertas, lembretes, listas de verificação de emergência e protocolos
- Documentação "scripting" ou "macro" que permite a configuração e documentação de itens múltiplos para situações repetitivas
- Transferência estruturada
- Gerenciamento de medicamentos
- Relatório administrativo
- Integração móvel
- Captura de carga
- Telemedicina
- Verificações e relatórios de captura de prontuário, e verificações e relatórios de conformidade
- Comunicação e envolvimento do paciente (portais do paciente, instruções de cuidados, guias de caminho, outros)
- Dados discretos estruturados (fluxogramas, listas, caixas de seleção, botões etc.)
  - Dados categorizados, em vez de texto livre
  - Facilita relatórios e análise de dados
- Análise de qualidade e resultados
  - Modelagem/análise preditiva
  - Capacidade de exportar para registros de dados, projetos de saúde da população
  - Armazenamento de dados
  - Pesquisas de satisfação do paciente: HCAHAPS, Press-Ganey, outros
  - Prática de relatórios de gerenciamento

HCAHAPS, Hospital Consumer Assessment of Healthcare Providers and Systems survey; SDC, suporte de decisão clínica.

Quadro 3.4 Proteção da Informação de Saúde

- Nomes
- Subdivisões geográficas menores que um estado
- Todos os elementos de datas e idade dos pacientes com mais de 89 anos
- Números de telefone e fax, endereço de e-mail ou IP, URLs
- Números de segurança social, números de registro médico, números de planos de saúde, números de conta
- Identificadores de dispositivos e números de séries
- Identificações biométricas (p. ex., impressões digitais, impressões de voz)
- Fotografias do rosto ou outros objetos de identificação, tatuagens
- Qualquer outro número, característica ou código de identificação exclusivo

IP, Internet protocol; URLs, uniform resource locators.

locais aplicáveis, bem como as políticas das instituições de cuidado em saúde, podem determinar a proteção do eISP. Algumas das principais disposições do HIPAA incluem a provisão de um aviso oficial de direitos de privacidade a todos os pacientes, geralmente no "check-in", ou admissão. Por esse motivo, o uso rotineiro de dados clínicos para anestesia geralmente não requer consentimento adicional. Entretanto, a autorização do paciente pode ser necessária para a divulgação de ISP a outras entidades. Os pacientes têm direito a seu próprio registro médico, bem como de limitar o acesso à sua ISP. Existem também leis que restringem a alteração de informações no registro eletrônico para fins fraudulentos. RMEs modernos devem ter extensas trilhas de auditoria e verificações de integridade para detectar alterações.

A segurança dos dados é um campo em evolução e, à medida que novas capacidades do sistema oferecem cada vez mais recursos, também surgem novas vulnerabilidades. O HHS alertou a respeito de um recente crescimento nas violações da privacidade da eISP, detalhado em um documento sobre privacidade e segurança da eISP produzido pela ONC.[15] Instituições e profissionais compartilham a responsabilidade na prevenção de violação. A segurança da TI em saúde é uma preocupação significativa; por exemplo, hackers desconhecidos do sistema hospitalar têm roubado dados RME. As práticas recomendadas de privacidade e segurança da eISP para indivíduos estão resumidas no Quadro 3.5.

No nível organizacional da saúde, o administrador de segurança deve realizar uma análise de risco, desenvolver um plano de atenuação de risco e aprovar sistemas eletrônicos, tais como um RME. Compradores de TI em saúde devem realizar análises de risco de segurança sobre a instalação ou a atualização. A instituição de cuidados de saúde também pode se beneficiar do trabalho da Aliança de Confiança em Informação de Saúde (ACIS), uma organização dos Estados Unidos que, em colaboração com líderes de saúde, tecnologia e segurança da informação, estabeleceu uma Estrutura de Segurança. Isso inclui um conjunto prescritivo de controles que buscam harmonizar os requisitos de múltiplos regulamentos e padrões, e podem ser empregados por empresas que criam, acessam, armazenam ou trocam dados sensíveis e regulados. O estágio 3 do US inclui disposições de que a

para identificar um paciente, e quando o armazenamento é digital, ela é denominada ISP eletrônica (eISP) (Quadro 3.4). A Regra de Segurança requer certas precauções para que o acesso aos sistemas de TI em saúde seja limitado às pessoas com propósitos legítimos e autorização adequada. A Breach Notification Rule exige que os prestadores de cuidados de saúde e as organizações denunciem qualquer violação (perda de privacidade do paciente ou falha na segurança da TI em saúde) para HHS, pacientes e, em alguns casos, mídia.

O HHS Office for Civil Rights é responsável pela administração e aplicação da HIPAA Security Rule. As particularidades são complexas e estão descritas em detalhes no site do HHS.[14] Além da HIPAA, outras leis federais, estaduais e

Food and Drug Administration fornecerá novas ferramentas para ajudar os desenvolvedores de produtos móveis de saúde a gerenciar a segurança de dados de assistência em saúde. Veja a Tabela 3.1 para as três principais agências dos Estados Unidos na supervisão de TI em saúde.

TÓPICOS-CHAVE SELECIONADOS PARA TI EM SAÚDE

Interoperabilidade

Os sistemas de coleta e gerenciamento de dados de cuidados em saúde geralmente consistem em um *aplicativo* central (programa de computador) e em aplicativos modulares separados ou fontes de dados (dentro da organização e fora da organização) que estendem a funcionalidade. Algumas instituições adotam uma abordagem predominantemente *modular* e possuem muitos aplicativos separados, de vários fornecedores, para atender completamente às suas necessidades em TI em saúde (p. ex., o sistema de laboratório, o sistema de pedidos). Quando as funções são em grande parte centralizadas dentro de um mesmo aplicativo geral, uma organização pode ser dita como um sistema *empresarial*. A capacidade de comunicação entre os vários módulos e com aplicativos externos e fontes de dados é referida como *interoperabilidade*. Com *interoperabilidade de alto nível*, as organizações podem compartilhar dados, mesmo quando utilizam diferentes tipos ou versões de TI em saúde.[16,17] A

interoperabilidade pode ser operacionalizada em diferentes níveis: os aplicativos de software (1) podem compartilhar informações com funcionalidades integradas, (2) compartilhar dados de aplicativo para aplicativo usando formatos padronizados (p. ex., HL7) ou *interfaces de programação de aplicativos* (IPAs), ou (3) se conectar remotamente por meio de *trocas de informações de saúde* (TISs), os quais são grandes armazenamentos que agregam dados de várias instituições de saúde. A interoperabilidade substitui fluxos de trabalho de papel ineficazes e reduz testes duplicados e erros de medicação. A interoperabilidade também promove melhor atendimento preventivo e gerenciamento de doenças crônicas, além de melhorar a comunicação do profissional.

Com o intuito de atender às regras da US, os aplicativos de softwares modulares devem poder trocar e usar informações de saúde eletrônicas sem esforço especial por parte do usuário. A ONC criou um "roteiro de interoperabilidade" para orientar o desenvolvimento atual e futuro de um sistema de aprendizagem em saúde.[18] A interoperabilidade também inclui integração de múltiplos dispositivos nos quais os dados de monitores fisiológicos, máquinas de anestesia, ventiladores, bombas intravenosas, dispensadores de medicamentos e outros dispositivos eletrônicos são automaticamente capturados pelo RME. A *Internet of Things* (IOT) é a tendência mais ampla de interoperabilidade, na qual muitos dispositivos eletrônicos (desde eletrodomésticos, veículos até dispositivos pessoais de saúde) estão tornando-se interconectados, com rápido crescimento resultante da funcionalidade (bem como o aumento dos riscos de segurança). Embora a interoperabilidade seja um processo desafiador e com recursos intensivos, é uma característica-chave e promissora da futura TI em saúde.

Design do Sistema, Interface do Usuário e Usabilidade

As inúmeras peças de dados médicos em um RME incluem testes de laboratório e resultados de imagem, informações demográficas, dados de cobrança e conformidade, agendamento, gerenciamento de materiais, dados de farmácia, dados fisiológicos e documentação clínica do fornecedor. A avaliação clínica dos pacientes pode exigir que os usuários encontrem informações em telas múltiplas, em diferentes níveis dentro da mesma aplicação, ou entre várias aplicações. Uma abordagem de "catar milho" – ou a apresentação de

---

Quadro 3.5 Práticas de Privacidade e Segurança Recomendadas para Usuários de RME

- Não compartilhar senhas em nenhuma circunstância.
- Usar uma senha "forte" (mínimo de seis caracteres, combinando maiúsculas, números e símbolos) em todos os dispositivos de computação, incluindo smartphones.
- Fechar os sistemas de computador quando não estiver em uso.
- Destruir todos os papéis contendo ISP em um triturador ou lixeira de descarte trancada.
- Não deixar ISP sob qualquer forma solto ao redor (melhor ainda, evitar imprimir ISP).
- Não enviar ISP por meio de um sistema de e-mail não seguro, em mídias sociais ou deixar mensagens com ISP no correio de voz.

RME, Relatório médico eletrônico; *ISP*, Informação de saúde protegida.

Tabela 3.1 Visão Geral das Entidades de Serviço de Saúde Humana Aplicáveis à Supervisão do RME nos Estados Unidos

Escritório/Agência Federal	Website	Responsabilidades Relacionadas com a IT em Saúde
Centers for Medicare and Medicaid Services (CMS)	www.cms.gov	Supervisionar o Uso Significativo do Programa
Office for Civil Rights (OCR)	www.hhs.gov/ocr	Responsável por Privacidade, Segurança e Regras de Notificação de Violação da HIPAA e por sua aplicação
Office of the National Coordinator for Health Information Technology	www.HealthIT.gov www.healthit.gov/playbook	Apoio a adoção e promoção de RMEs e Health Information Exchange (HIE)

RMEs, Electronical health records; *HHS*, U.S. Department of Health and Human Services; *HIPAA*, Health Insurance Portability & Accountability Act of 1996.

dados nas telas de forma que impeça a compreensão global – produz uma enorme memória e carga cognitiva para os usuários e não leva em consideração os *fatores humanos*. Além de reduzir a eficiência, uma *interface com usuário e um design de visualização de dados* ruins podem impedir o reconhecimento eficiente de padrões, avaliação clínica e documentação precisa. De forma mais ampla, uma interface com usuário e um design de sistema ruins podem impedir que os médicos entendam o que está acontecendo com um paciente e também integrem informações, prevejam e se preparem para eventos futuros, um fenômeno denominado *consciência da situação*. A consciência da situação foi inicialmente descrita no campo da aviação, mas tem sido aplicada à anestesia. É definida como o funcionamento coletivo das equipes e aplica-se a sistemas complexos envolvendo grupos de clínicos e sistemas de informação em cuidados perioperatórios.[19]

Em ciências da computação e informática, a interface com o usuário denota todas as características de um dispositivo de informação com o qual o usuário pode interagir, incluindo quando e como o sistema convida a interação e como responde a ela. Uma boa interface com o usuário de TI em saúde permite aos clínicos compreender e processar rapidamente grandes quantidades de informações com segurança e eficiência. A interface com o usuário pode ser limitada pelo design geral do sistema de TI em saúde. Entretanto, o design geral do sistema deve ser esclarecido pelos princípios da *interação computador-humano*. A *engenharia de fatores humanos* é a prática de considerar as necessidades e habilidades do mundo real do usuário da tecnologia esperando que os seres humanos atuem como são, isto é, cometam erros como parte de sua interação normal com a tecnologia e tenham capacidades cognitivas e de memória limitadas ao recurso. Uma técnica para melhorar o desempenho do sistema humano-computador é o *design centrado no usuário* – um fluxo de trabalho de desenvolvimento de tecnologia interativo –, em que os ciclos de desenvolvimento de design e protótipo são informados por avaliação inicial baseada em usuários, tais como simulação e avaliação de interfaces com o usuário durante o desenvolvimento. Embora tais práticas de engenharia interativas possam ter maiores custos iniciais, pode haver economias significativas, uma vez que as tecnologias que são mais aceitáveis aos usuários são lançadas e a cara tarefa de "refazer" é evitada.

Os princípios de design de indústrias diferentes da ciência da computação e da aviação também podem ser adaptados com sucesso à TI em saúde. O conceito de segurança industrial de uma *hierarquia de controles* tem sido aplicado ao cuidado em saúde e TI em anestesia, nos quais os níveis de intervenção para vencer um risco são descritos na forma do mais eficaz para o menos.[20] Os controles mais efetivos são aqueles que simplesmente *eliminam* um risco, isto é, tornam impossível que o mau resultado aconteça. Um exemplo é uma regra de *bloqueio rigoroso*, que não permite prescrever uma medicação com uma dose letal. O próximo nível de intervenção é a *substituição*, no qual um processo menos arriscado é substituído por um arriscado, tais como a substituição de medicamentos de anestesia preparados com seringas pré-cheias com concentrações padronizadas; em TI em

saúde, outro exemplo seria substituir texto livre por caixas de seleção ou botões específicos. A *engenharia de controles* refere-se a tornar mais fácil evitar um risco por meio do design de sistema. Por exemplo, um risco de *COWPIE* (mapear um paciente errado no RME) pode ser reduzido pela inclusão de fotografias de identificação do paciente no RME em várias telas cruciais ou exigindo a varredura de códigos de barras de pulseiras de identificação para atividades críticas, tais como a transfusão de produtos sanguíneos. O próximo nível para ser evitar o perigo é construído em práticas e orientações administrativas ou organizacionais, tais como listas de verificação dos procedimentos (os quais podem ser incorporados nos fluxos de trabalho do SGIA). O nível de controle menos efetivo é o individual, tais como treinar os trabalhadores para sempre clicar em um link a fim de verificar as alergias antes de iniciar um caso. Sempre que possível, os engenheiros da SGIA e os membros administrativos devem tentar evitar riscos (p. ex., segurança do paciente, problemas de conformidade, problemas de cobrança) em níveis mais altos de controle, e trabalhar com liderança clínica e institucional para eliminá-los, substituí-los ou consertá-los.[21]

A *usabilidade* é a medida em que uma tecnologia ajuda os usuários a alcançar seus objetivos de forma satisfatória, eficaz e de maneira eficiente dentro das restrições e complexidades do seu ambiente de trabalho. A American Medical Informatics Association (AMIA) tem recomendado princípios de usabilidade na construção de RMEs. Vários destes princípios são particularmente aplicáveis à tecnologia lançada em ambiente perioperatório: *minimalismo* (a capacidade de acessar a função central rapidamente), *reversibilidade* (funcionalidade para *desfazer* erros simples do usuário) e *memória* (redução de carga de memória, para reduzir a carga cognitiva de operação do sistema, preservando a capacidade de memória para tarefas centrais).

A recomendação da AMIA para *flexibilidade* destaca a utilidade da personalização do sistema. É claro que a usabilidade pode ser aumentada ao personalizar a interface de acordo com as preferências e funções do usuário. Entretanto, existem também vantagens ao padronizar interfaces de usuário e comportamentos do sistema de acordo com as normas locais e nacionais, de modo que os desenvolvedores de TI em saúde devem equilibrar cuidadosamente benefícios de personalização *versus* aqueles de padronização. Embora não haja uma única ferramenta de avaliação aceita para aferir a usabilidade da TI em saúde, questionários padronizados, simulação e gravação de tela e vídeo têm sido empregados a fim de avaliar a satisfação do usuário, o gráfico de precisão, a consciência de situação (eficácia) e o número de "cliques" para completar uma tarefa (eficiência) em um SGIA antigo *versus* um mais novo. Tais testes devem ser realizados tanto antes quanto depois da implementação periodicamente, com os objetivos de avaliar e direcionar melhorias em interação humana com hardware, software e fluxos de trabalhos humanos que compõem o sistema total.

Um importante corolário de usabilidade diz respeito à *resiliência* dos usuários. Quando confrontados com baixa usabilidade, mas sistemas de TI em saúde de uso obrigatório, profissionais de saúde geralmente encontrarão uma maneira de realizar seus objetivos, apesar das limitações do sistema.

Em tais casos, embora o sistema de TI em saúde possa parecer estar funcionado com sucesso, as demandas na memória e atenção do usuário (como confiar em "contornos" do sistema ou ter seu "rosto enterrado na tela do computador") podem resultar em não apenas operar de forma menos eficiente, mas também na diminuição da consciência da situação, no desempenho clínico e na satisfação do usuário.[22]

Suporte para a Decisão Clínica

O SDC (Suporte para a Decisão Clínica) é uma característica importante da efetiva TI moderna e um dos motivos mais divulgados para que as organizações adquiram TI em saúde:

> O suporte à decisão clínica fornece aos clínicos, funcionários, pacientes ou outros indivíduos conhecimentos e informações específicas da pessoa, filtrados ou apresentados de forma inteligente em momentos apropriados, para melhorar a saúde e os cuidados em saúde. O SDC abrange uma variedade de ferramentas para melhorar a tomada de decisões no fluxo de trabalho clínico. Essas ferramentas incluem alertas computadorizados e lembretes para profissionais de saúde e pacientes; orientações clínicas; conjuntos de pedidos específicos de cada condição; relatórios e resumos de dados focados no paciente; modelos de documentação; suporte para diagnóstico; e informações de referência contextualmente relevantes, entre outras ferramentas.[8]

O SDC pode ser *passivo*, no qual o sistema, ao apresentar ao clínico as informações corretas no momento certo, auxilia na tomada de decisões. O SDC passivo inclui a exibição de resultados laboratoriais relevantes ou sinais vitais, ou fornece acesso rápido a listas de verificação, protocolos, padrões ou políticas apropriados, e está fortemente acoplado ao design da interface com o usuário. O SDC passivo suporta os níveis básicos de consciência da situação: saber o que está acontecendo no momento presente com um paciente. O SDC *ativo* usa lógica (p. ex., regras) para detectar cenários clínicos específicos e depois executar ações, tais como gerar um aviso, um alerta ou uma ação automatizada. Por exemplo, um RME pode monitorar automaticamente os sinais vitais de um paciente e os resultados laboratoriais, e, quando uma anomalia significativa é detectada, como os sinais de uma síndrome de resposta inflamatória sistêmica, gerar um *pop-up* de alerta, enviar um alerta de pager\smartphone, iluminar um "painel de controle" de monitoramento, ou sugerir pedidos de exames ou medicamentos. O SDC ativo pode abordar falhas de níveis mais elevados de consciência da situação; isto é, falha na integração e análise de dados de várias fontes para interpretar uma situação clínica. O SDC pode ser implementado com um usuário ou pode operar em nível de múltiplos pacientes, em tempo real ou em um período de tempo mais prolongado (p. ex., um painel de controle de eficiência de uma sala de cirurgia).

O SDC tem muitos benefícios potenciais e reais em fluxos de trabalho gerenciais, em processo de atendimento e, finalmente, em resultados de cuidados. Na anestesia, o SDC tem melhorado a adesão ao protocolo de tratamento cardíaco, advertido sobre o estado da anticoagulação antes de um bloqueio regional, enviado lembretes em tempo real e notificações para cuidados intraoperatórios e críticos, e reduzido alguns desfechos adversos, tais como náuseas e vômitos pós-operatórios.[23,24] Uma limitação significativa do SDC é que ele não pode utilizar informações que não são acessíveis, tais como informações de histórico médico de outro sistema de saúde não integrado, nem dados que ainda não foram registrados no RME. Qual a utilidade de um alerta de interação medicamentosa que falha em aparecer porque não *conhece* os medicamentos que o paciente utiliza em casa ou os sinais apresentados após o medicamento em questão já ter sido administrado? A *complacência induzida pela automação* descreve a situação em que os clínicos se tornam excessivamente dependentes de alertas ou outros SDC e, em seguida, falham em reconhecer e agir na mesma situação quando o SDC deixa de avisar. Assegurar dados e estrutura de RME adequados para que o SDC não seja uma caixa preta — ou seja, para que o provedor entenda como funciona o SDC e de quais dados ele depende — pode reduzir esses erros.

O 2016 National Patient Safety Goal, para reduzir alertas e alarmes inúteis, aborda a situação inversa, na qual muitos alertas ou alertas inúteis do SDC causam confusão e degradação do desempenho clínico através do fenômeno da *fadiga de alertas*. Dadas as consequências de alertas que não conseguem sinalizar ou que avisam de forma inadequada, o SDC, especialmente o SDC ativo, deve ser avaliado de forma semelhante aos alarmes hemodinâmicos ou testes laboratoriais. Eles possuem sensibilidade e especificidade mensuráveis, e, na prática, juntamente com a incidência do problema a ser detectado, também possuem valores preditivos positivos e negativos; ou seja, qual a probabilidade de presença (ou ausência) de um alerta do SDC refletir a presença (ou ausência) de uma situação verdadeiramente significativa. Para determinar o impacto da intervenção do SDC ativo, o gerenciamento da TI em saúde deve testá-lo "em segundo plano" e determinar as características de alerta, e, uma vez implantado, deve medir o efeito que a ferramenta do SDC possui sobre o comportamento do profissional de cuidados em saúde, tais como solicitar um novo teste ou medicamento. Uma recomendação de senso comum é evitar *bloqueios rigorosos* tanto quanto possível, o que pode ter consequências não intencionais de parar completamente a capacidade de um usuário executar um trabalho produtivo, uma situação que se torna exponencialmente pior quando um design defeituoso torna impossível satisfazer a regra que levou ao bloqueio rigoroso (uma desvantagem significativa para a satisfação e eficácia dos usuários). Se precisarem ser utilizados bloqueios rigorosos por razões de segurança de um paciente crítico, talvez seja melhor testar pela primeira vez a regra como cautela ou *bloqueio sutil*, observar o comportamento apropriado e, somente quando validado, ativar a funcionalidade da bloqueio rigoroso.

Transição para a TI em Saúde: de Registros em Papel para o SGIA e Além

Ao se fazer a transição de um fluxo de trabalho tradicional em papel, ou ao migrar para um novo sistema de TI em saúde, as decisões devem ser orientadas por princípios como a usabilidade, agregando valor ao trabalho clínico, apoiando recursos tais como SDC e relatórios, e atenuando riscos. Esses riscos não devem ser subestimados, e uma avaliação de qualquer sistema de TI deve incluir a análise cuidadosa e o monitoramento contínuo de efeitos colaterais adversos (Quadro 3.6).

Quadro 3.6 Possíveis Riscos ou Perigos da Tecnologia da Informação

- A tecnologia pode, paradoxalmente, reduzir a comunicação direta entre provedores.
- A TI pode criar mais ou novos trabalhos de documentação para clínicos.
- A sobrecarga de informação para os clínicos pode levar a erros cognitivos.
- O fluxo de trabalho tradicional pode ser significativamente alterado e fragmentado pela TI em saúde.
- A documentação sobre paciente errado pode ser mais fácil.
- O trabalho eletrônico pode causar distração do profissional longe do trabalho clínico ou da interação com o paciente.
- O uso excessivo do copiar-colar pode causar informações desatualizadas e anotações excessivas.
- Atitudes negativas podem ser geradas em relação à TI em saúde.
- Pode haver perda de dados ou dados corrompidos do paciente.
- A geração de novos tipos de erros pode ser devido a função imprevisível do sistema, a qualquer interrupção no tradicional fluxo de trabalho ou transferência de informações.
- Os custos excessivos incluem custo inicial do sistema, custos contínuos para licenças de hardware e softwares, suporte a custos de rede, licenças e atualizações, suporte de instalação de TI e desenvolvimento adicional.
- Uma cláusula "isento de danos" nos contratos de venda da TI em saúde pode deixar organizações responsáveis por problemas clínicos relacionados à TI de saúde.
- Pode haver uma persistência de soluções alternativas em papel.
- A dependência excessiva em TI em saúde pode levar à *complacência da automação*.
- Dependências ocultas causam mudanças indesejadas e imprevistas no status das ordens, da localização eletrônica do paciente.
- Alerta de fadiga, má correlação clínica ou especificidade de medicamentos ou outros alertas são problemas potenciais.
- Uma interface com o usuário e uma usabilidade fracas podem levar a erros e a baixa satisfação do usuário.

TI em Saúde, Tecnologia da Informação em Saúde.

Quadro 3.7 Principais Questões da Tecnologia da Informação (TI) em Saúde a Serem Estudadas antes da Seleção ou Implementação de um SGIA ou outra TI de Grade Escala

- O relacionamento com os seus fornecedores de TI em saúde será colaborativo?
- Quais são estimativas razoáveis do custo ao longo do tempo? Examinar de perto os acordos financeiros com o fornecedor do software, para aquisição, manutenção e atualização.
- Conhecer os requisitos e o envolvimento com o pessoal de TI em nível departamental, bem como a necessidade de posicionamento do clínico sobre a TI apoiado pelo departamento e pelo hospital. É necessário tempo significativo dos médicos para o planejamento e a manutenção contínua de todos os softwares de TI em saúde.
- Considerar a confiabilidade de dados, redes e aplicativos: minimização do tempo de inatividade do(s) software(s), estratégia para backups de dados locais e remotos, confiabilidade de energia e suporte de *backup*, estrutura de armazenamento de dados e localização física.
- Revisar o acesso remoto via rede: acesso via internet? Acesso por dispositivos móveis? Os usuários são autorizados a trazer seus próprios dispositivos?
- Pesquisar como será o acesso aos aplicativos: números e locais de estação de trabalho da instalação e ergonomia.
- Estabelecer suporte de TI: equipe de trabalho, suporte 24 horas por dia, todos os dias, suporte no local *versus* suporte remoto? Identificar o tempo de resposta de resolução de problemas para áreas de cuidados intensivos, como sala de cirurgia e cuidados críticos.
- Determinar o sistema de acesso e o acesso do usuário (AKA: logon ou autenticação): A segurança do acesso é definida em nível de usuário, função, departamento ou serviço? Se houver vários aplicativos independentes, existe um processo de login único (LIU)? Existe uma trilha de auditoria?
- Quão bem os diferentes componentes da saúde local integram (interoperam) juntos? Quais são as limitações inevitáveis?
- Considerar as capacidades dos relatórios dos profissionais, do gerenciamento departamental, do sistema de saúde e os requisitos de relatórios locais, regionais, profissionais e nacionais (incluindo o Uso Significativo).
- Determinar como os fluxos de trabalho anteriores devem ser alterados. O software pode ser modificado para suportar fluxos de trabalhos existentes? Alguns fluxos de trabalho devem mudar, ou essa personalização deve ser evitada para suportar a padronização?
- O envolvimento do GIS (gerenciamento de informação de saúde) para políticas de documentação.

SGIA, Sistema de Gerenciamento de informação de Anestesia.

Os chefes anestesistas e perioperatórios possuem um papel central a desempenhar na aquisição de novos sistemas de SGIA ou gerenciamento de informações perioperatórias. Eles devem ser líderes ao considerar novas anestesias e TI perioperatória, e devem trabalhar diretamente com fornecedores potenciais e desenvolvedores de aplicativos. Mesmo que sua instituição médica esteja comprando um RME para toda a empresa, eles ainda têm o papel importante de compartilhar sua avaliação dos módulos SGIA e perioperatórios, e avaliar quais componentes são aceitáveis (ou não). O Quadro 3.7 mostra alguns problemas a serem investigados durante a seleção e a implementação de TI em saúde, como um SGIA. As características desejadas selecionadas da tecnologia perioperatória de cuidados em saúde estão resumidas no Quadro 3.9. Observa-se o papel da *mudança de gerenciamento*, a interseção da nova tecnologia com a cultura da organização, comunicação de projetos e plano de implementação. "Fatores relacionados a pessoas" cruciais, necessários para um lançamento bem-sucedido, incluem liderança fortemente comprometida, um projeto campeão com fortes habilidades políticas e sociais, e inclusão antecipada e frequente dos usuários finais no projeto, desde o design inicial até a avaliação final. Os usuários podem ficar mais atraídos para um novo sistema por sua percepção da utilidade do sistema — *o que ele pode fazer?* — e não pela percepção da facilidade de uso. Mas ambos são importantes, portanto, a orientação para o projeto não apenas deve incluir como usar o sistema, mas também deve demonstrar como a nova ferramenta pode melhorar o atendimento clínico ou a eficácia e eficiência do usuário.[25]

Ao iniciar um novo SGIA ou TI relacionada à saúde, deve-se lembrar que o principal objetivo desses sistemas é melhorar a qualidade da saúde de pacientes individuais.

Quadro 3.8 Lista de Verificação Básica para Projetos de Tecnologia de Informação em Saúde

Planejamento do Projeto de Implementação
- Alocação de recursos
  - Equipamentos
  - Tempo
  - Dinheiro
  - Pessoal
- Liderança
  - Parceria TI-Clínico
  - Funções de responsabilidade
- Objetivos
- Análise de recursos e lacunas
- Linhas do tempo
- Marcos
- Mudar o gerenciamento de pedidos
- Decisões *in-scope versus out-of-scope*
- Suporte do fornecedor
- Abordagem para avaliação e mudança de fluxo de trabalho
- Avaliação da comunicação entre profissionais
  - Cultura organizacional
- Implementação do piloto *versus* teste e lançamento geral
- Para sistemas empresariais: implementação de aplicativos em etapas *versus* implementação de *"big-bang"*

Treinamento e Teste *Prerollout*
- Gráfico de sombra
- Avaliação de usabilidade
- Uso de simulação
- Treinamento obrigatório
- Educação inicial e contínua para provedores
- "Superusuários" e projetos de profissionais "campeões"
- Modo de falha e análise de efeitos (MDAE)

Quadro 3.9 Recursos Desejados Selecionados na Tecnologia de Informação em Saúde Perioperatória

- Suporte para clínica pré-operatória e domicílio cirúrgico perioperatório
- Inclui casos ambulatoriais e casos hospitalares, casos cirúrgicos, obstétricos ou anestesia fora do centro cirúrgico, cuidados com a dor aguda e crônica, cuidados intensivos
- Gerenciamento perioperatório robusto, fluxo de trabalho clínico e relatórios financeiros
- Manejo perioperatório
  - Painel de status ("painel de voo") rastreamento do fluxo de pacientes planejado e em andamento para áreas perioperatórias
  - Agendamento de pacientes, casos e locais
  - Atribuições de pessoal
  - Gerenciamento de equipamentos e suprimentos

Fundamental para isto é que ele apoie a qualidade, a gestão e a "saúde" financeira da organização. Entretanto, quando, no interesse de apoiar esses objetivos secundários, o peso da entrada de dados se torna excessivo, a usabilidade do sistema e a satisfação do profissional provavelmente sofrerão. Um documento recente sobre a posição do American College of Physicians destaca estas tensões: "À medida que aumentam os modelos de cuidados com base em valores e responsabilidade, o objetivo primário do RME deve continuar sendo a facilitação do atendimento contínuo do paciente para melhorar os resultados, contribuindo para a coleta de dados que apoie as análises necessárias."[26] Embora várias partes interessadas desejem ter dados adicionais gravados no registro médico, é papel da administração da TI em saúde e líderes clínicos relacionar essas tarefas de acordo com as prioridades institucionais. Eles também devem defender a usabilidade geral, de modo que o ato de usar a nova tecnologia em si melhore e não degrade o atendimento ao paciente.

Questões e Responsabilidades Legais do Usuário do SGIA

Vários casos na literatura descreveram os riscos, como obrigações legais, de usar o SGIA com falhas de *design*, ou treinamento ou práticas de usuários inadequados. Uma das apreensões mais comuns sobre o SGIA diz respeito à integração de dispositivos, quando mudar dos registros em papel para um SGIA. Os provedores têm tido a preocupação de que a maior variação, agora visível, dos sinais vitais autodocumentados e os inevitáveis resultados forjados de dados, de alguma forma, apresentarão riscos médico-legais. Embora a autodocumentação imprecisa, os resultados forjados e o abandono despercebido de inclusão de dados apresentem alguns riscos, não há evidências históricas de consequências negativas significativas, para os profissionais em geral, do uso adequado de um SGIA.[27,28] De fato, o registro automático de dados fisiológicos pode ser bem-vindo pela especialidade da anestesia, porque remove os conhecidos problemas de filtragem de dados humanos e melhora a credibilidade do registro. Não obstante, os usuários de RME devem entender o fluxo de trabalho básico da aquisição de dados do dispositivo, e poder detectar e corrigir falhas na captura de dados. Os RMEs também devem permitir um apontamento fácil de resultados forjados ou erro de coletas de dados.

Um relato de caso de um paciente submetido a uma craniotomia ilustra essas preocupações.[29] De acordo com registros legais, ao retornar de um intervalo, o anestesista responsável descobriu que o fluxo de dados do dispositivo/sinal vital falhou, sem ser notado pelo anestesista temporário, o qual foi responsável pelo paciente durante o intervalo. Como resultado, 93 minutos de dados não foram inseridos no gráfico. O paciente apresentou quadriplegia pós-operatória, e a documentação anestésica ausente pode ter contribuído para o caso. O anestesiologista não reconheceu a interpretação da transmissão de dados porque a janela "ativa" obscureceu a exibição gráfica dos dados. Esse caso enfatiza que os dispositivos de monitoramento falham ocasionalmente e é necessário o anestesista estar vigilante.

Embora as melhorias no *design* do SGIA, desde esse caso, tenham incluído o uso do SDC para exibir um alerta quando o fluxo de dados é interrompido, em última análise, é responsabilidade do usuário da TI em saúde seguir padrões institucionais, locais e nacionais para criar um registro anestésico e médico completo e preciso. Os usuários podem ainda precisar inserir manualmente dados faltantes ou sinalizar falhas de dados e resultados forjados de acordo com a política institucional. Tais fluxos de trabalho também se aplicam em casos de tempo de inatividade do sistema ou da rede. Quando há problemas com dados, é melhor documentar de forma completa e transparente o que aconteceu e corrigir o registro o mais rápido possível. As trilhas de auditoria são detectáveis e registram a fonte de dados e o tempo que foram modificados. Obviamente, mudanças muito tardias em um registro anestésico poderiam ter a aparência de impropriedade.

CONCLUSÃO E O FUTURO

A TI em saúde é onipresente e inevitável, e as evidências indicam que ela apresenta benefícios reais,[30] mas o *design* e os detalhes são cruciais. A TI em saúde deve apoiar as necessidades clínicas dos profissionais e pacientes, bem como as necessidades sociais e de gestão da organização. Todos os anestesistas devem entender como a TI em saúde impacta o atendimento ao paciente. Os anestesistas devem estar envolvidos na tomada de decisões e no desenvolvimento da TI para garantir que os sistemas atuais e futuros suportem as necessidades específicas dos cuidados perioperatórios. De fato, os residentes em anestesia também têm um papel no avanço da TI em saúde, reconhecendo que os sistemas de TI podem ser úteis para a educação e aprendizagem.[31,32] A TI em saúde ainda está evoluindo rapidamente, e é fundamental monitorar e estudar como seu uso se aplica aos cuidados perioperatórios e críticos. O uso da TI em saúde é essencial

para o conceito de casa cirúrgica perioperatória (CCP) (Quadro 3.9 e Capítulo 51).

A aquisição e o uso de dados gerarão futuras mudanças em cada organização. Diz-se que não se consegue gerenciar o que não se pode medir. Uma vez que um grande número de instituições contribui com dados sobre seus pacientes em conjuntos de dados agregados, a TI em saúde pode transformar e melhorar o atendimento ao paciente de maneiras muito além das realizações atuais.

PERGUNTAS DO DIA

1. Quais são as vantagens potenciais do registro eletrônico de saúde (RME)?
2. Que tipo de informação é considerada informação protegida de saúde (IPS)?
3. Quais são as práticas recomendadas de privacidade e segurança de informações para o provedor de anestesia usando um RME?
4. Descreva alguns exemplos de apoio a decisões clínicas passivas e ativas (SDC) em cuidados com a saúde. Quais são os potenciais benefícios e riscos do SDC?
5. Quais fatores promovem o sucesso na transição de registros em papel para um sistema eletrônico de gerenciamento de informações sobre anestesia (SGIA)?

REFERÊNCIAS

1. Stol IS, Ehrenfeld JM, Epstein RH. Technology diffusion of anesthesia information management systems into academic anesthesia departments in the United States. *Anesth Analg.* 2014;118(3):644-650.
2. Molnar C, Nemes C, Szabo S, Fulesdi B. Harvey Cushing, a pioneer of neuroanesthesia. *J Anesth.* 2008;22(4):483-486.
3. Shah NJ, Tremper KK, Kheterpal S. Anatomy of an anesthesia information management system. *Anesthesiol Clin.* 2011;29(3):355-365.
4. Stabile M, Cooper L. Review article: the evolving role of information technology in perioperative patient safety. *Can J Anaesth.* 2013;60(2):119-126.
5. Directors ABO. APSF endorses use of automated record keepers. *Anesth Pat Safety Found Newsletter.* 2001;16(4).
6. Galvez JA, Rothman BS, Doyle CA, et al. A narrative review of meaningful use and anesthesia information management systems. *Anesth Analg.* 2015;121(3):693-706.
7. Centers for Medicare and Medicaid Services. EHR Incentive Programs. https://www.cms.gov/Regulations-and-Guidance/Legislation/EHRIncentivePrograms/index.html; 2016 Accessed 5/1/2016.

8. Office of the National Coordinator for Health Information Technology. Health IT.gov. Office of the National Coordinator for Health Information Technology. http://www.healthit.gov/; 2015 Accessed 5/1/2016.
9. Kheterpal S. In the land of the blind, the one-eyed man is king. *Anesthesiology.* 2014;120(3):523-525.
10. Vetter TR, Redden DT. The power and perils of big data: it all depends on how you slice, dice, and digest it. *Anesth Analg.* 2015;121(3):582-585.
11. Centers for Medicare & Medicaid Services (CMS). PQRS Measures. https://www.cms.gov/medicare/quality-initiatives-patient-assessment-instruments/pqrs/measurescodes.html; 2016 Accessed 8/24/2016.
12. Dutton RP. Making a difference: the Anesthesia Quality Institute. *Anesth Analg.* 2015;120(3):507-509.
13. Centers for Medicare & Medicaid Services (CMS). HIPAA Basics for providers: privacy, security, and breach notification rules. http://www.hhs.gov/hipaa/for-professionals/index.html; 2016 Accessed 5/1/2016.
14. U.S. Department of Health & Human Services (HHS). Health Information Privacy. www.hhs.gov/hipaa/for-professionals/security/laws-regulations/; 2016 Accessed 5/1/2016.

15. ONC. *Guide to Privacy and Security of Electronic Health Information V2.0. Office of the National Coordinator for Health Information Technology*; 2015.
16. HIMSS. What Is Interoperability?. http://www.himss.org/library/interoperability-standards/what-is-interoperability; www.healthit.gov/isa/; 2016 Accessed 5/1/2016.
17. Sittig DF, Wright A. What makes an EHR "open" or interoperable?. *J Am Med Inform Assoc.* 2015;22(5):1099-1101.
18. Office of the National Coordinator for Health Information Technology (ONC). *Connecting Health and Care for the Nation. A Shared Nationwide Interoperability Roadmap*; 2015. www.healthit.gov/sites/default/files/hie-interoperability/nationwide-interoperability-roadmap-final-version-1.0.pdf.
19. Schulz CM, Endsley MR, Kochs EF, et al. Situation awareness in anesthesia: concept and research. *Anesthesiology.* 2013;118(3):729-742.
20. Nolan T. System changes to improve patient safety. *BMJ.* 2000;320:771-773.
21. Braun BRA, Donofrio K, Hafiz H, Loeb J. *The Joint Commission—Improving Patient and Worker Safety:*

opportunities for Synergy, Collaboration and Innovation; 11/19/2012. http://www.jointcommission.org/improving_patient_worker_safety/. Accessed 5/1/2016.

22. Karsh BT, Weinger MB, Abbott PA, Wears RL. Health information technology: fallacies and sober realities. *J Am Med Inform Assoc.* 2010;17(6):617-623.

23. Epstein RH, Dexter F, Patel N. Influencing anesthesia provider behavior using anesthesia information management system data for near real-time alerts and post hoc reports. *Anesth Analg.* 2015;12(3):678-692.

24. Nair BG, Horibe M, Newman SF, et al. Anesthesia information management system-based near real-time decision support to manage intraoperative hypotension and hypertension. *Anesth Analg.* 2014;118(1):206-214.

25. Vigoda MM, Rothman B, Green JA. Shortcomings and challenges of information system adoption. *Anesthesiol Clin.* 2011;29(3):397-412.

26. Kuhn T, Basch P, Barr M, Yackel T. Clinical documentation in the 21st century: executive summary of a policy position paper from the American College of Physicians. *Ann Intern Med.* 2015;162(4):301-303.

27. Vigoda MM, Rembold SD. Implications of electronic discovery. *ASA Monitor.* 2011;75:20-21.

28. Mangalmurti SS, Murtagh L, Mello MM. Medical malpractice liability in the age of electronic health records. *N Engl J Med.* 2010;363(21):2060-2067.

29. Vigoda MM, Lubarsky DA. Failure to recognize loss of incoming data in an anesthesia record-keeping system may have increased medical liability. *Anesth Analg.* 2006;102(6):1798-1802.

30. Furukawa MF, Eldridge N, Wang Y, et al. Electronic health record adoption and rates of in-hospital adverse events. *J Patient Saf. Epub.* 2016 Feb 6;.

31. Xie J. Up to speed: a role for trainees in advancing health information technology. *Pediatrics.* 2015;136(3):412-414.

32. Ehrenfeld JM, McEvoy MD, Furman WR, et al. Automated near-real-time clinical performance feedback for anesthesiology residents: one piece of the milestones puzzle. *Anesthesiology.* 2014;120(1):172-184.

4 PRINCÍPIOS FARMACOLÓGICOS BÁSICOS

Tae Kyun Kim, Shinju Obara e Ken B. Johnson

PRINCÍPIOS DA FARMACOCINÉTICA
Conceitos Fundamentais de Farmacocinética

PRINCÍPIOS FARMACODINÂMICOS
Potência e Eficácia
Interações de Fármacos Anestésicos

POPULAÇÕES ESPECIAIS
Influência da Obesidade nos Fármacos
Anestésicos
Influência do Aumento da Idade na
Farmacologia do Medicamento Anestésico

CONCLUSÃO

PERGUNTAS DO DIA

Os princípios básicos de farmacologia representam um elemento fundamental da base de conhecimento de um anestesista. Este capítulo fornece uma visão geral dos principais fundamentos da farmacologia clínica usada para descrever o comportamento de um fármaco anestésico. O Quadro 4.1 especifica as definições de alguns termos farmacológicos básicos. Os conceitos de farmacocinética incluem os volumes de distribuição, a liberação do fármaco, a transferência de fármacos entre plasma e tecidos e a ligação dos fármacos às proteínas plasmáticas circulantes. A seção relativa à farmacocinética apresenta ambos os processos fisiológicos que determinam a farmacocinética e os modelos matemáticos utilizados para relacionar a dose com a concentração. Os anestesistas raramente administram apenas um medicamento. A maioria dos anestésicos é a combinação de vários fármacos com objetivos específicos em analgesia, sedação e relaxamento muscular. Desse modo, as interações farmacodinâmicas podem influenciar profundamente o efeito anestésico. A formulação da *dose correta* de um anestésico requer a consideração de muitos fatores do paciente: idade; características físicas; sexo; exposição crônica a opioides, benzodiazepínicos ou álcool; presença de doença cardíaca, pulmonar, renal ou hepática; e a extensão de perda sanguínea ou desidratação, entre outros. Dois desses fatores, características físicas e idade, serão discutidos como exemplos de fatores do paciente que influenciam a farmacologia do fármaco anestésico.

PRINCÍPIOS DA FARMACOCINÉTICA

A farmacocinética descreve a relação entre a dose do fármaco e a concentração no plasma ou no local de efeito do fármaco ao longo do tempo. Os processos de absorção, distribuição e eliminação (metabolismo e excreção) determinam essa relação. A absorção não é relevante para os fármacos

Os coordenadores editoriais e a editora desejam expressar os agradecimentos ao Dr. Steven L. Shafer pela contribuição a este capítulo na edição anterior deste trabalho. Essa contribuição serviu como base para o capítulo atual.

Quadro 4.1 Definições de Termos Farmacológicos Básicos

Farmacocinética: a relação entre a dose e a concentração de um fármaco no sítio de ação desse medicamento.

Biofase: o período de defasagem entre as alterações na concentração plasmática e o efeito do fármaco.

Concentração no sítio efetor: uma localização virtual matematicamente derivada, em que um fármaco anestésico exerce seu efeito.

Cinética Inicial: uma descrição do comportamento do fármaco intravenoso imediatamente após a administração.

Cinética Final: uma descrição do comportamento do fármaco intravenoso quando administrado como infusão contínua, incluindo o intervalo após o término da infusão.

Meia-vida contexto sensitiva: uma descrição do período necessário para a concentração do fármaco apresentar uma redução de 50% após o término da sua infusão, conforme o período de permanência dessa infusão (contexto).

Farmacodinâmica: descrição do que o fármaco faz com o corpo, incluindo a relação entre a concentração do fármaco e o efeito farmacológico.

Faixa dinâmica: faixa de concentração do fármaco na qual ocorrem as alterações no efeito desse medicamento. Os níveis do fármaco abaixo da faixa dinâmica são ineficazes; os níveis acima da faixa dinâmica não fornecem efeito adicional.

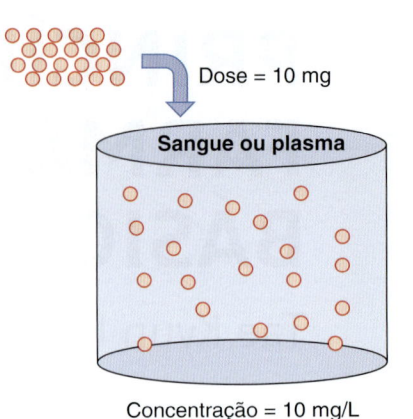

Concentração = 10 mg/L

Volume de distribuição = 10 mg/(10 mg/L) = 1 L

Fig. 4.1 Representação esquemática de um modelo com um único tanque de volume de distribuição. O grupo de pontos vermelhos na parte superior à esquerda representa uma dose em bólus que, quando administrada para o tanque de água, se distribui de forma uniforme dentro do tanque. (Modificação de Miller RD, Cohen NJ, Eriksson LI, et al., eds. *Miller's Anesthesia.* 8th ed. Philadelphia: Saunders Elsevier; 2013: Fig. 24.1.)

administrados por via intravenosa, mas é importante para todas as outras vias de liberação dos fármacos.

O decurso do tempo de fármacos administrados por via intravenosa é uma função de volume de distribuição e depuração. As estimativas volumes de distribuição e depurações são descritas pelos parâmetros farmacocinéticos. Os parâmetros farmacocinéticos são derivados de fórmulas matemáticas adequadas às concentrações sanguíneas ou plasmáticas mensuradas ao longo do tempo após a administração de uma dose de um fármaco conhecido.

Conceitos Fundamentais de Farmacocinética

Volume de Distribuição

Um modelo simplificado de distribuição de fármacos através do plasma e tecidos é a diluição de uma dose do fármaco em um tanque de água. O volume de distribuição (Vd) é o tamanho aparente do tanque necessário para definir uma concentração de fármaco mensurado a partir do tanque, considerando que o fármaco teve tempo suficiente para misturar-se completamente no tanque (Fig. 4.1). O volume de distribuição é estimado utilizando uma relação simples entre dose (p. ex., mg) e a concentração medida (p. ex., mg/L) conforme é apresentado na Equação 1.

(Eq. 1)

$$\text{Volume de distribuição} = \frac{\text{Quantidade de dose (mg)}}{\text{Concentração (mg / L)}}$$

Com uma estimativa de volume do tanque, a concentração do fármaco após qualquer dose em bólus pode ser calculada. Assim como o tanque tem um volume, independentemente de haver fármaco, os volumes de distribuição em indivíduos são uma propriedade intrínseca, não obstante tenha ocorrido a administração de qualquer medicamento.

Os corpos humanos não são tanques de água. Assim que um fármaco é injetado inicia-se a depuração do mesmo do corpo. Para explicar esse processo no esquema apresentado na Fig. 4.1, uma torneira é adicionada ao tanque para imitar a eliminação de fármacos do corpo (Fig. 4.2). Utilizando a Eq. 1, a estimativa do volume de distribuição sem considerar a eliminação leva a um resultado maior do que o volume inicial. Para melhorar a definição de volume de distribuição, a quantidade de fármaco que está presente em um determinado tempo t é dividida por concentrações no mesmo período.

(Eq. 2)

$$Vd = \frac{\text{Quantidade (t)}}{\text{Concentração (t)}}$$

Se a eliminação ocorrer como um processo de primeira ordem (ou seja, a eliminação é proporcional à concentração nesse período), o volume de distribuição calculado pela Equação 2 deverá ser constante (Figs. 4.2 e 4.3).

Quando um fármaco é administrado por via intravenosa, uma parcela do mesmo permanece no volume vascular, mas a maior parte desse fármaco se distribui para os tecidos periféricos. Essa distribuição é representada muitas vezes como volumes adicionais de distribuição (tanques) ligados a um tanque central (volume sanguíneo ou plasmático). Os volumes de distribuição periféricos aumentam o volume total de distribuição (Fig. 4.4).

O esquema na Figura 4.4 apresenta um volume plasmático e um volume tecidual. O tanque periférico representa a distribuição do fármaco nos tecidos periféricos. Pode haver mais de um tanque periférico (volume) para descrever a disposição total do fármaco no corpo. O tamanho dos volumes periféricos representa a solubilidade de um fármaco no tecido em relação ao sangue ou plasma. Quanto mais solúvel for um fármaco no tecido periférico, maiores serão os volumes periféricos de distribuição.

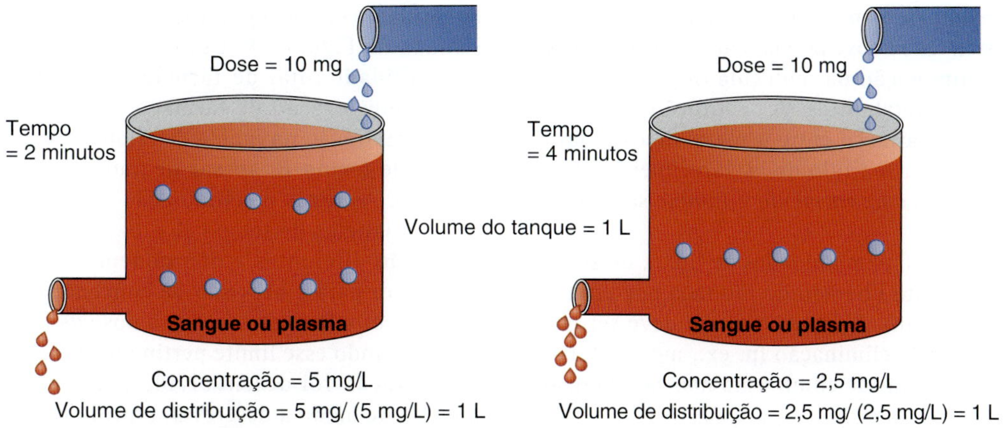

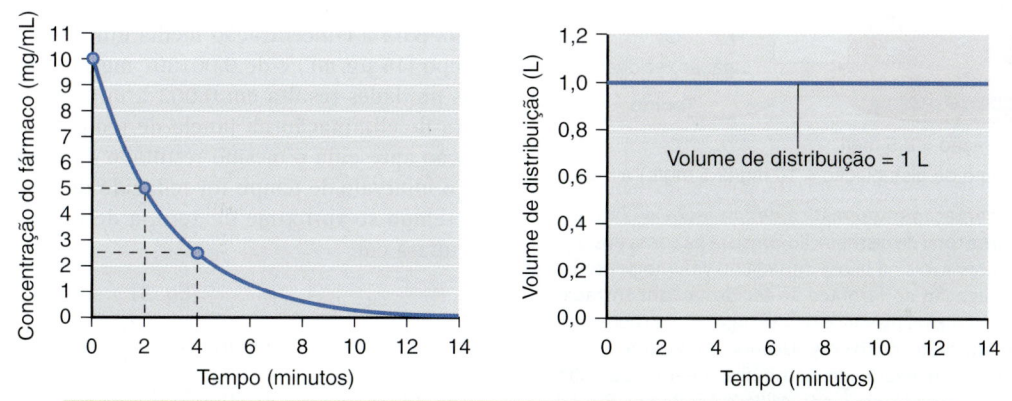

Fig. 4.2 Representação esquemática de um modelo com um único tanque de eliminação como um processo de primeira ordem. Aos 2 minutos *(painel à esquerda)* e 4 minutos *(painel à direita)* após uma administração em bólus de 10 mg do fármaco, as concentrações do tanque são reduzidas de 5 para 2,5 mg/mL. Representando a eliminação, as estimativas do volume de distribuição a cada período de tempo são de 1 L em ambos os paineis. (De Miller RD, Cohen NH, Eriksson LI, et al, eds. *Miller's Anesthesia.* 8th ed. Philadelphia: Saunders Elsevier; 2014: Fig. 24.2.)

Fig. 4.3 Simulação de concentração *(esquerda)* e alterações do volume de distribuição *(direita)* ao longo do tempo após uma administração em bólus para um modelo com um único tanque (um compartimento). O volume de distribuição permanece constante durante todo o período. (De Miller RD, Cohen NH, Eriksson LI, et al, eds. *Miller's Anesthesia.* 8th ed. Philadelphia: Saunders Elsevier; 2014: Fig. 24.3.)

Um ponto importante ilustrado na Fig. 4.4 é que o fármaco não só se distribui para o tanque periférico e assim aumenta o volume de distribuição, mas também se liga ao tecido nesse tanque. Esse processo reduz ainda mais a concentração mensurável no tanque central. Desse modo, o volume total de distribuição pode ser ainda maior do que os dois tanques adicionados. Na verdade, alguns anestésicos apresentam enormes volumes de distribuição (p. ex., o fentanil possui um volume aparente de distribuição de 4 L/kg) que são substancialmente maiores do que um volume vascular de um indivíduo (0,07 L/kg) ou um volume extracelular (0,2 L/kg).

Com um tanque adicional, o volume de distribuição não permanece constante ao longo do tempo. Conforme ilustrado na Figura 4.5, no tempo = 0, o volume de distribuição é estimado como 4,3 L, o mesmo do modelo apresentado na Figura 4.3, que possui apenas um tanque. O volume de distribuição então aumenta para 48 L

durante os próximos 10 minutos. O aumento é devido à distribuição do fármaco para o volume periférico e a eliminação, considerando que esse medicamento está no corpo. A quantidade de fármaco que se move para o tecido periférico geralmente supera a quantidade que é eliminada durante os primeiros minutos após a administração desse medicamento. Como exemplo, considere uma simulação de propofol em bólus que determina o acúmulo de propofol nos tecidos periféricos e a quantidade eliminada ao longo do tempo (Fig. 4.6). Durante os primeiros 4 minutos, a quantidade distribuída para o tecido periférico é maior do que a quantidade eliminada do corpo. Após os 4 minutos, as quantidades se revertem.

Depuração

A depuração descreve a taxa de remoção do fármaco no plasma e sangue. Dois processos contribuem para a depuração do fármaco: depuração sistêmica (fora do tanque) e depuração intercompartimental (entre os tanques) (Fig. 4.7). A depuração sistêmica remove permanentemente o fármaco do corpo, pela eliminação da molécula original ou pela transformação em metabólitos. A depuração intercompartimental move o fármaco entre o plasma e os tanques de tecidos periféricos. A título de esclarecimento, neste capítulo as palavras *compartimento* e *tanque* são usadas indistintamente.

Depuração é definida em unidades de fluxo, ou seja, o volume completamente liberado de fármaco por unidade de tempo (p. ex., L/min). A depuração não deve ser confundida com a taxa de eliminação (p. ex., mg/min). Para explicar por que as taxas de eliminação não caracterizam

de forma precisa a depuração, considere a simulação apresentada na Figura 4.8. Usando o volume de distribuição, a quantidade total de fármaco pode ser calculada em cada concentração de fármaco mensurada. A mudança de concentração na janela de tempo *A* é maior do que na janela de tempo *B,* apesar de ambas terem 1 minuto de duração. As taxas de eliminação são de 27 e 12 mg/min para as janelas de tempo *A* e *B,* respectivamente. Essas taxas são diferentes e não podem ser usadas como um parâmetro para a previsão de concentrações de fármacos quando for administrada outra dose de um medicamento. Considerando esse limite pertinente à taxa de eliminação, a depuração foi desenvolvida para fornecer um único número de modo a descrever a queda na concentração do fármaco apresentada na Figura 4.8.

Para fins de discussão, podemos supor que a concentração é a potência necessária para impulsionar o fármaco para fora do tanque de água. Quanto maior for a concentração de fármaco, maior será a quantidade eliminada. Para padronizar a taxa de eliminação, a quantidade eliminada de fármaco é dimensionada para a concentração. Por exemplo, a taxa de eliminação na janela de tempo *A* (27 mg/min) dimensionada para a concentração média durante aquela janela de tempo (15 μg/mL) é de 0,001807 mg/min/mg/L. A redução das unidades resulta em 0,002 L/min. A normalização da taxa de eliminação na janela de tempo *B* para a concentração apresenta o mesmo resultado da janela de tempo *A.* Se o intervalo de tempo for reduzido de modo que a janela de tempo se aproxime de zero, a definição da depuração resultará em:

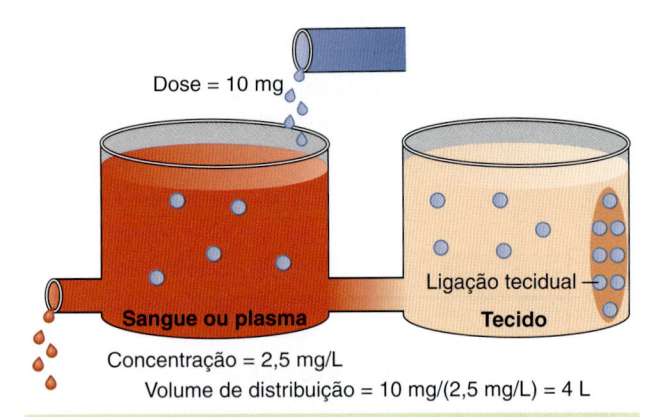

Dose = 10 mg

Ligação tecidual

Sangue ou plasma **Tecido**

Concentração = 2,5 mg/L

Volume de distribuição = 10 mg/(2,5 mg/L) = 4 L

Fig. 4.4 Representação esquemática de um modelo com dois tanques. O volume total de distribuição consiste na soma dos dois tanques. Os pontos azuis na elípse situada no volume periférico representam a ligação do fármaco ao tecido. A concentração mensurada no sangue ou plasma é de 2,5 mg/mL logo após uma administração em bólus de 10 mg. Usando a Figura 4.1, esse processo conduz a um volume de distribuição de 4 L. (De Miller RD, Cohen NH, Eriksson LI, et al, eds. *Miller's Anesthesia.* 8th ed. Philadelphia: Saunders Elsevier; 2015: Fig. 24.4.)

(Eq. 3)

$$\text{Depuração} = \frac{dA/dt}{C(t)}$$

onde *dA/dt* é a taxa de eliminação de fármaco em um determinado tempo *t,* e *C (t)* é a concentração correspondente ao

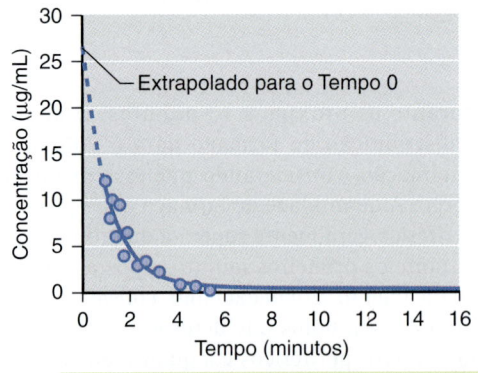

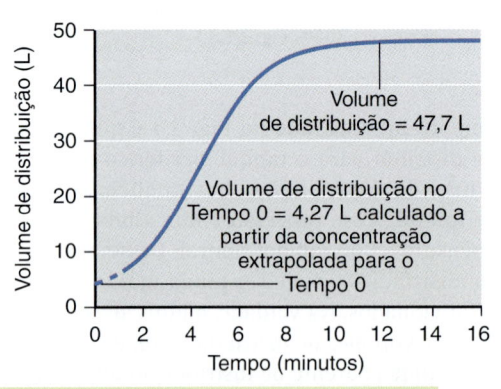

Fig. 4.5 Simulação de concentração e alterações evidentes do volume de distribuição ao longo do tempo após uma administração em bólus para um modelo com dois compartimentos. Na esquerda, os pontos representam as concentrações mensuradas do fármaco. A linha sólida representa uma equação matemática ajustada para as concentrações mensuradas. A linha pontilhada representa uma extrapolação da equação matemática (i.e., modelo farmacocinético) para o tempo 0. Na direita, o volume de distribuição evidenciado depende do tempo com o volume inicial de distribuição muito menor do que o volume de distribuição perto do estado estacionário. O volume de distribuição revelado de tempo 0 não é uma reflexão verdadeira do volume atual de distribuição. (De Miller RD, Cohen NH, Eriksson LI, et al, eds. *Miller's Anesthesia.* 8th ed. Philadelphia: Saunders Elsevier; 2015: Fig. 24.5.)

tempo *t*. Reformulando a Equação 3, a depuração pode ser expressa como segue:

$$\text{(Eq. 4)}$$
$$\text{Depuração} = \frac{Q(C_{in} - C_{out})}{C_{in}}$$

onde Q é o fluxo sanguíneo para os órgãos metabólicos, C_{in} é a concentração de fármaco liberada para os órgãos metabólicos, e C_{out} é a concentração de fármaco saindo dos órgãos metabólicos. A fração de entrada do fármaco extraída pelo órgão é $C_{in} - C_{out})/C_{in}$ e é denominada de *taxa de extração* (ER). A depuração pode ser estimada como o fluxo sanguíneo do órgão multiplicado pela *taxa de extração* (ER). A Equação 4 pode ser simplificada conforme demonstrado a seguir:

$$\text{(Eq. 5)}$$
$$\text{Depuração} = Q \times ER$$

A depuração total é a soma de cada depuração pelos órgãos metabólicos, tais como fígado, rins e outros tecidos (Fig. 4.9).

A depuração hepática tem sido bem caracterizada. Por exemplo, a relação entre depuração, fluxo sanguíneo hepático e taxa de extração é apresentada na Figura 4.10.[2] Para os fármacos com uma taxa de extração de aproximadamente 1 (p. ex., propofol), uma alteração no fluxo sanguíneo hepático produz uma mudança quase proporcional na depuração. Para os fármacos com uma taxa de extração baixa (p. ex., alfentanil), a depuração é quase independente da taxa de fluxo sanguíneo hepático. Se aproximadamente 100% do fármaco for extraído pelo fígado, esse processo implica que o fígado apresenta uma enorme capacidade metabólica para o fármaco. Nesse caso, a etapa de limitação da taxa no metabolismo é o fluxo do fármaco para o fígado, e esses fármacos são denominados como sendo "fluxo limitado". Qualquer redução no fluxo sanguíneo hepático, como ocorre geralmente na anestesia, pode causar uma depuração reduzida. No entanto, alterações moderadas na função metabólica hepática por si só apresentarão pouco impacto na depuração, considerando que a capacidade metabólica hepática é extraordinariamente superior à demanda.

Para muitos fármacos (p. ex., alfentanil), a taxa de extração é consideravelmente inferior a 1. Nesses casos, a depuração é limitada pela capacidade do fígado de absorver e metabolizar a substância. Esses fármacos são denominados como sendo de "capacidade limitada". A depuração deverá se alterar em resposta a qualquer mudança na capacidade do fígado para metabolizar esses fármacos, considerando que esse processo pode ser causado por doença hepática ou indução enzimática. No entanto, as alterações no fluxo sanguíneo hepático, que podem ser causadas pelo próprio estado anestésico, geralmente exercem pouca influência na depuração, considerando que o fígado utiliza apenas uma fração do fármaco que revela sua presença de qualquer modo.

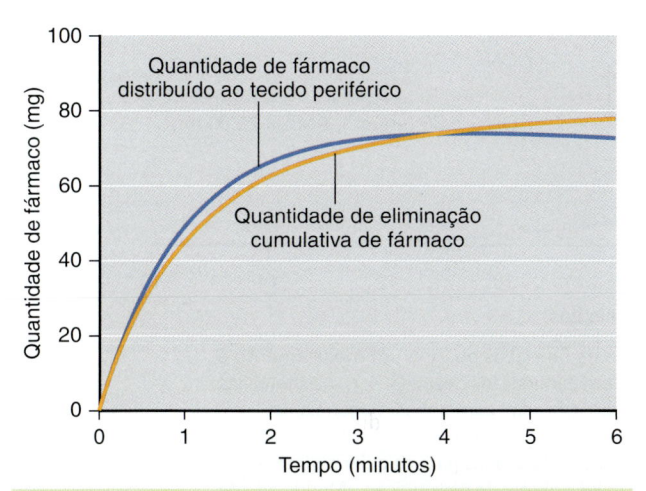

Fig. 4.6 Simulação do acúmulo de propofol nos tecidos periféricos *(linha azul)* e a quantidade cumulativa de propofol eliminada *(linha amarela)* após uma administração em bólus de 2 mg/kg de propofol para um homem de 53 anos, com 77 kg, 1,77 m de altura, usando parâmetros publicados de modelos farmacocinéticos.[1] A denominação fármaco indica o propofol. (De Miller RD, Cohen NH, Eriksson LI, et al, eds. *Miller's Anesthesia*. 8th ed. Philadelphia: Saunders Elsevier; 2015: Fig. 24.6.)

Cinética de Distribuição Inicial

A cinética de distribuição inicial refere-se à descrição do comportamento intravenoso do fármaco imediatamente após a administração. A rapidez com que um medicamento se move do sangue para os tecidos periféricos influencia diretamente a concentração plasmática máxima do fármaco. Com modelos compartimentais, uma suposição importante é de que uma administração intravenosa em bólus se mistura instantaneamente no volume central, com a concentração máxima ocorrendo no momento desse processo sem eliminação ou distribuição aos tecidos periféricos. Para fins de simulação, a concentração inicial e o volume de distribuição em tempo = 0 são extrapolados como se a circulação tivesse sido infinitamente rápida. Isso, é claro, não é real. Se um fármaco for injetado em uma veia do braço e se a concentração inicial for medida em uma artéria radial, o fármaco

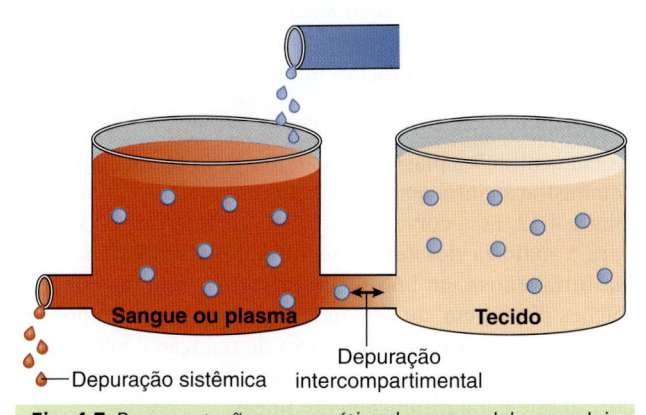

Fig. 4.7 Representação esquemática de um modelo com dois tanques ilustrando duas fontes de remoção de fármacos, a partir do tanque central (sangue ou plasma): depuração sistêmica e intercompartimental. (De Miller RD, Cohen NH, Eriksson LI, et al, eds. *Miller's Anesthesia*. 8th ed. Philadelphia: Saunders Elsevier; 2015: Fig. 24.8.)

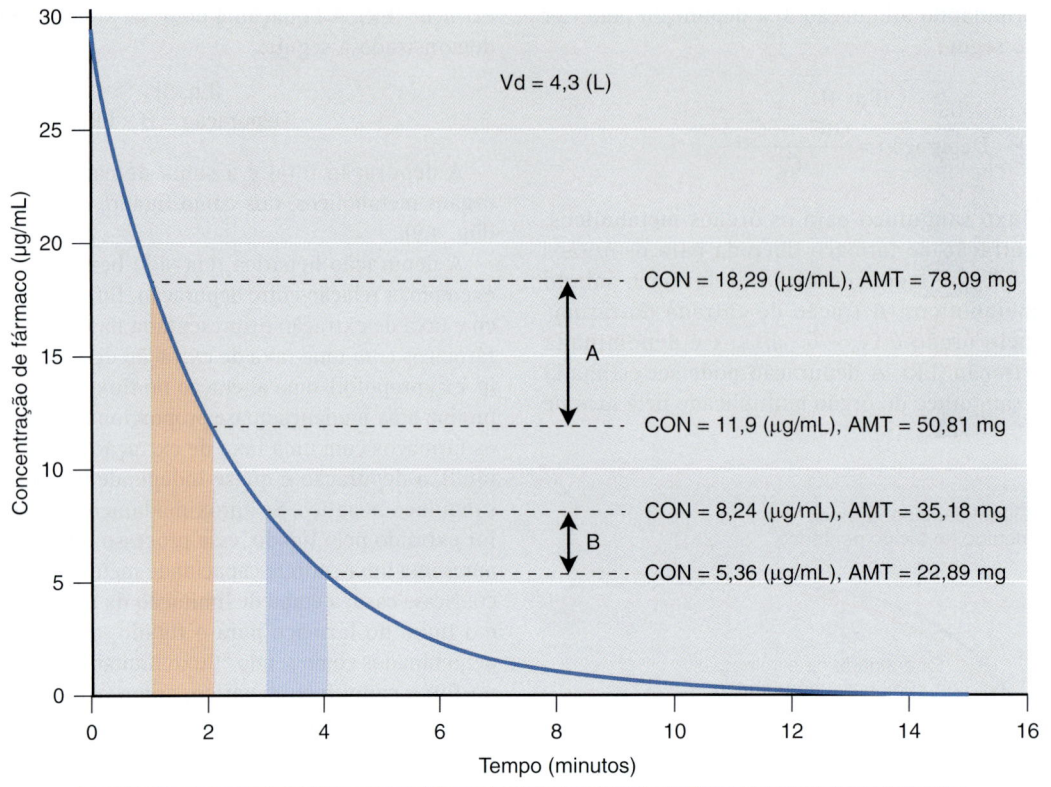

Fig. 4.8 Simulação de alterações nas concentrações de fármacos quando um medicamento é administrado para um modelo com um único tanque com eliminação linear (Fig. 4.2). As alterações nas concentrações para duas janelas de tempo são identificadas com linhas diagonais de 1 a 2 minutos (janela de tempo *A*) e de 3 a 4 minutos (janela de tempo *B*), respectivamente. As concentrações *(CON)* no início e no final de cada janela de tempo são usadas para calcular a quantidade *(AMT)* de fármaco que é eliminada (consultar o texto). *Vd*, volume de distribuição. (Modificado de Miller RD, Cohen NH, Eriksson LI, et al, eds. *Miller's Anesthesia*. 8th ed. Philadelphia: Saunders Elsevier; 2015: Fig. 24.9.)

aparece na circulação arterial 30 a 40 segundos após a administração injetável. O atraso representa provavelmente o tempo necessário para o fármaco passar através do volume venoso da parte superior do braço, coração, grandes vasos e circulação arterial periférica. Modelos mais sofisticados (p. ex., um modelo recirculatório)[3] explicam esse atraso e são úteis quando caracterizam o comportamento de um fármaco imediatamente após a administração em bólus, tal como com agentes de indução, quando a velocidade de início e a duração da ação são de interesse.

Modelos Farmacocinéticos Compartimentais

Os modelos compartimentais não apresentam correlação fisiológica. Esses modelos são construídos usando expressões matemáticas ajustadas aos dados da concentração ao longo do tempo e depois reparametrizados em termos de *volumes e depurações*. O *modelo de um compartimento* apresentado na Figura 4.11 contém um único volume e uma única depuração. Embora usado para vários fármacos, esse modelo talvez seja excessivamente simplificado para medicamentos anestésicos. Para melhor modelagem dos fármacos anestésicos, farmacologistas clínicos desenvolveram modelos de dois ou três compartimentos que contêm vários tanques ligados por tubulações. Conforme ilustrado na Figura 4.11, o volume à

direita no modelo de dois compartimentos — e no centro do modelo de três compartimentos — é o volume central. Os outros volumes são volumes periféricos. A soma de todos os volumes é o volume de distribuição no estado de equilíbrio, Vdss. A depuração em que o compartimento central é deixado externamente é a depuração *metabólica* ou *central*. As depurações entre o compartimento central e os compartimentos periféricos são as depurações intercompartimentais.

Modelos Multicompartimentais

As concentrações plasmáticas ao longo do tempo após uma administração intravenosa em bólus assemelha-se à curva na Figura 4.12. Essa curva apresenta as características comuns para a maioria dos fármacos quando administrados por via intravenosa em bólus. Em primeiro lugar, as concentrações diminuem continuamente ao longo do tempo. Em segundo lugar, a princípio a taxa de redução é acentuada, mas torna-se cada vez menos acentuada, até atingir uma porção que é logaritimicamente linear.

Para muitos fármacos, três fases distintas podem ser distinguidas, conforme ilustrado para o fentanil na Figura 4.12. Uma fase de *distribuição rápida* (linha azul) inicia-se logo após a administração injetável em bólus. O movimento muito rápido do fármaco a partir do plasma para os tecidos, que

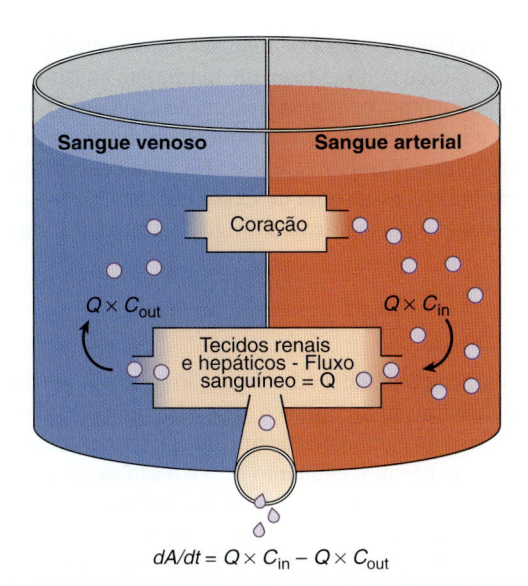

$$dA/dt = Q \times C_{in} - Q \times C_{out}$$

Fig. 4.9 Representação esquemática de extração de fármacos. *A*, Quantidade de fármaco; C_{in} e C_{out}, concentrações de fármacos apresentadas e eliminadas dos órgãos metabólicos; *dA/dt*, taxa de eliminação de fármaco; *Q*, fluxo sanguíneo. (De Miller RD, Cohen NH, Eriksson LI, et al, eds. *Miller's Anesthesia*. 8th ed. Philadelphia: Saunders Elsevier; 2015: Fig. 24.10.)

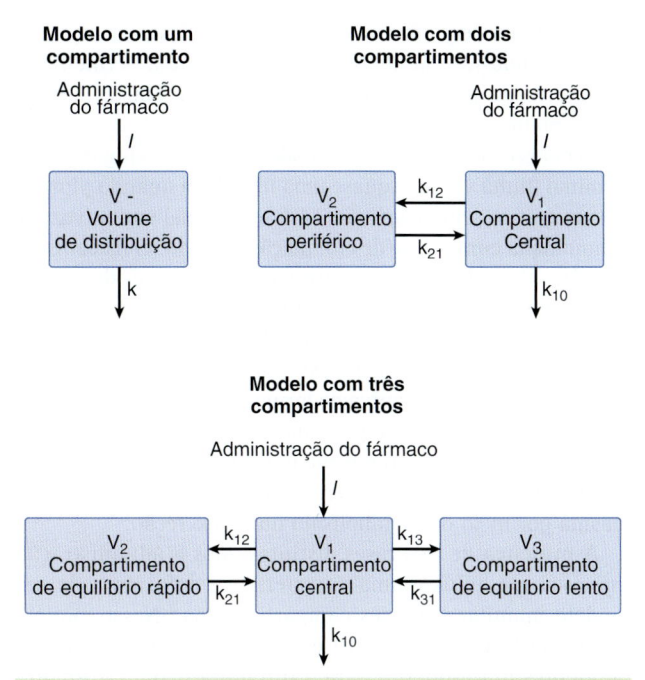

Fig. 4.11 Modelos mamilares com um, dois e três compartimentos. (De Miller RD, Cohen NH, Eriksson LI, et al, eds. *Miller's Anesthesia*. 8th ed. Philadelphia: Saunders Elsevier; 2015: Fig. 24.12.)

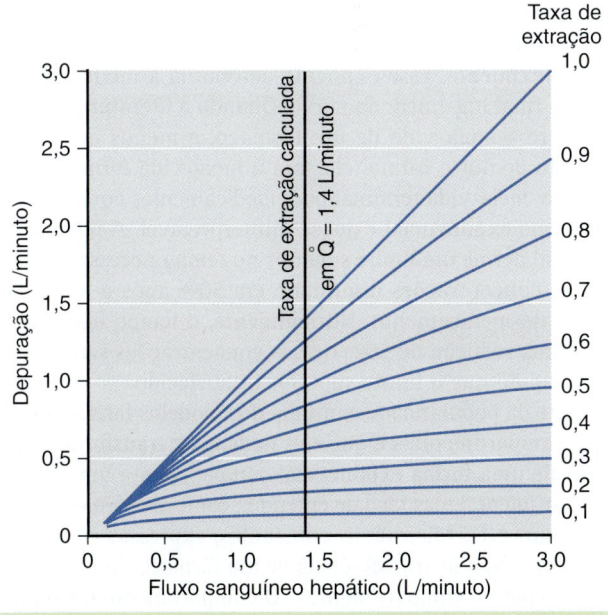

Fig. 4.10 A relação entre o fluxo sanguíneo hepático *(Q)*, depuração e taxa de extração. Para fármacos com uma alta taxa de extração, a depuração é quase idêntica ao fluxo sanguíneo hepático. Para fármacos com uma baixa taxa de extração, as alterações no fluxo sanguíneo hepático quase não apresentam efeito na depuração.[2] (De Miller RD, Cohen NH, Eriksson LI, et al, eds. *Miller's Anesthesia*. 8th ed. Philadelphia: Saunders Elsevier; 2015: Fig. 24.11.)

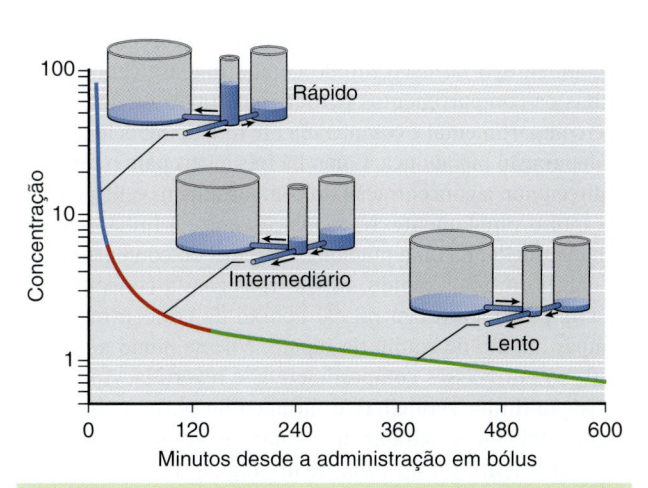

Fig. 4.12 Modelo hidráulico da farmacocinética de fentanil. O fármaco é administrado dentro do tanque central, e partir deste o fármaco pode se distribuir em dois tanques periféricos, ou pode ser eliminado. O volume dos tanques é proporcional aos volumes de distribuição. A área da seção transversal dos tubos é proporcional à depuração.[4] (De Miller RD, Cohen NH, Eriksson LI, et al, eds. *Miller's Anesthesia*. 8th ed. Philadelphia: Saunders Elsevier; 2015: Fig. 24.13.)

rapidamente se equilibram, caracteriza essa fase. Em seguida, uma segunda *fase de distribuição lenta* (linha vermelha) é caracterizada pelo movimento do fármaco em tecidos de equilíbrio mais lento e o retorno do fármaco ao plasma a partir dos tecidos de equilíbrio mais rápido. Em terceiro lugar, a fase terminal (linha verde) é quase uma linha reta quando plotada em um gráfico semilogarítmico. A fase terminal muitas vezes é denominada como "fase de eliminação" devido ao mecanismo primário de reduzir a concentração do fármaco, durante a fase terminal representa a eliminação do fármaco do corpo. A característica distintiva da fase de eliminação terminal é que a concentração plasmática é inferior às concentrações teciduais, e a proporção relativa de fármaco no plasma e volumes periféricos de distribuição permanece constante. Durante essa fase terminal, o fármaco retorna dos volumes de distribuição rápida e lenta ao plasma e é removido permanentemente do plasma por meio do metabolismo ou da excreção.

A presença de três fases distintas após a administração injetável em bólus é uma característica definidora de um modelo mamilar com três compartimentos.[4] Nesse modelo apresentado na Figura 4.12 existem três tanques correspondentes (da esquerda para a direita) ao compartimento periférico de equilíbrio lento, compartimento central (o plasma onde o fármaco é injetado) e o compartimento periférico de equilíbrio rápido. Os tubos horizontais representam a depuração intercompartimental ou (para o tubo drenar de forma adequada) depuração metabólica. Os volumes de cada tanque correspondem aos volumes dos compartimentos para o fentanil. As áreas transversais dos tubos se correlacionam com a depuração sistêmica e intercompartimental do fentanil. A altura da água em cada tanque corresponde à concentração de fármaco. Ao usar esse modelo hidráulico podemos seguir os processos que reduzem a concentração do fármaco ao longo do tempo após a administração injetável em bólus. Inicialmente, o fármaco flui do compartimento central para ambos os compartimentos periféricos através da depuração intercompartimental e completamente fora do modelo através da depuração metabólica. Como há três locais para o fármaco se direcionar, a concentração no compartimento central diminui muito rapidamente. Na transição entre a linha azul e a linha vermelha há uma mudança no papel do compartimento de equilíbrio mais rápido. Nessa transição, a concentração no compartimento central cai abaixo da concentração no compartimento de equilíbrio rápido, e desse modo a direção de fluxo entre esses compartimentos é revertida. Após essa transição (linha vermelha), o fármaco no plasma apresenta apenas dois locais para se direcionar: no compartimento de equilíbrio lento ou no tubo de drenagem. Esses processos são parcialmente compensados pelo retorno do fármaco ao plasma a partir do compartimento de equilíbrio rápido. O resultado efetivo é que tão logo o compartimento de equilíbrio rápido atinja a estabilidade, a concentração no compartimento central cai muito mais lentamente do que antes.

Uma vez que a concentração no compartimento central apresente uma redução abaixo de ambos os compartimentos de equilíbrio rápido e lento (linha verde), o único método para reduzir a concentração plasmática é a depuração metabólica, o tubo de drenagem. O retorno do fármaco de ambos os compartimentos periféricos para o compartimento central retarda consideravelmente a taxa de redução na concentração plasmática do fármaco. As curvas que diminuem continuamente ao longo do tempo, com uma inclinação cada vez maior (isto é, como a curva na Fig. 4.12), podem ser descritas por uma soma de exponenciais negativos. Na farmacocinética, um modo de indicar essa soma de exponenciais é expressar que a concentração plasmática ao longo do tempo é a seguinte:

$$(\text{Eq. 6})$$
$$C(t) = Ae^{-\alpha t} + Be^{-\beta t} + Ce^{\gamma t}$$

onde t é o tempo desde a administração injetável em bólus, $C(t)$ é a concentração do fármaco após uma dose em bólus, e A, α, B, β, C e o são parâmetros de um modelo farmacocinético. A, B e C são coeficientes, enquanto α, β e o são expoentes. Após uma administração injetável em bólus, todos os seis parâmetros na Eq. 6 serão superiores a 0. As equações poliexponenciais são usadas principalmente pelo fato de descreverem as concentrações plasmáticas observadas após a administração injetável em bólus, exceto para a especificação incorreta nos primeiros minutos, mencionada anteriormente. Os modelos farmacocinéticos compartimentais são estritamente empíricos. Esses modelos não possuem correlação anatômica, e se baseiam unicamente em equações adequadas para medir as concentrações plasmáticas após a administração de uma dose conhecida. Os modelos cinéticos são transformados em modelos que caracterizam as alterações de concentração ao longo do tempo em termos de volumes e depurações. Embora mais fáceis de entender, esses modelos não apresentam correlação fisiológica.

Um significado especial é muitas vezes atribuído ao menor expoente. Esse expoente determina a inclinação da porção final log-linear da curva. Quando a literatura médica se refere à meia-vida de um fármaco, a menos que mencionado de outra forma, ela será a meia-vida terminal. No entanto, meia-vida terminal para medicamentos com mais de um termo exponencial é quase ininterpretável. A meia-vida terminal define um limite superior no tempo necessário para que as concentrações diminuam em 50% após a administração do medicamento. Normalmente, o tempo necessário para uma redução de 50% dessas concentrações será muito mais rápido que o limite superior estabelecido.

Parte da popularidade contínua dos modelos farmacocinéticos compartimentais é que eles podem ser transformados a partir de uma forma exponencial complexa para uma forma compartimental mas fácil de entender, conforme demonstrado na Figura 4.11. Microtaxas constantes, expressas como *Kij*, definem a taxa de transferência de um fármaco do compartimento i para o compartimento j. O compartimento 0 é o fora do modelo, de modo que k_{10} é a microtaxa constante para os processos que atuam pelo metabolismo ou pela eliminação e que removem irreversivelmente o fármaco do compartimento central (análogo ao k para um modelo de um compartimento). As microtaxas intercompartimentais constantes (k_{12}, k_{21} etc.) descrevem o movimento do fármaco entre os compartimentos periféricos e o compartimento central. Cada compartimento periférico apresenta ao menos duas microtaxas constantes, uma para a entrada e outra para a saída do fármaco. As microtaxas constantes para os modelos de dois e três compartimentos podem ser observadas na Figura 4.11.

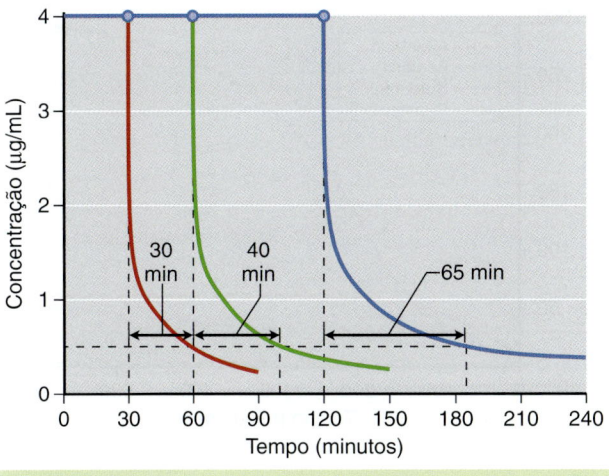

Fig. 4.13 Simulação dos períodos de decremento para um dispositivo de infusão alvo-controlada, para manter uma concentração-alvo de propofol de 4 μg/mL durante 30, 60 e 120 minutos. Uma vez finalizado, o tempo necessário para alcançar 0,5 μg/mL foi de 30, 40 e 65 minutos para cada infusão, respectivamente. As simulações dos períodos de decremento utilizaram um modelo farmacocinético publicado.[1] (De Miller RD, Cohen NH, Eriksson LI, et al, eds. *Miller's Anesthesia*. 8th ed. Philadelphia: Saunders Elsevier; 2015: Fig. 24.14.)

Cinética Final

Utilizando estimativas de volume de distribuição e depuração, a cinética *back-end* (final) é uma ferramenta útil para descrever o comportamento de fármacos intravenosos quando administrados como infusões contínuas. A cinética final fornece descritores de como as concentrações plasmáticas dos fármacos diminuem quando uma infusão contínua é encerrada. Um exemplo é o tempo de decremento. Esse período prevê o tempo necessário para atingir uma certa concentração plasmática quando uma infusão é finalizada. Os tempos de decremento representam uma função do período de continuidade da infusão. Considerar o exemplo de tempos de decremento para um conjunto de infusões contínuas alvo-controladas (Fig. 4.13). Nessa simulação, a infusão alvo-controlada (IAC) de propofol está ajustada para manter uma concentração de 4 μg/mL durante 30, 60 e 120 minutos. Assim que a infusão é interrompida, o tempo para atingir 0,5 μg/mL é estimado. Conforme ilustrado, quanto maior a infusão, maior o tempo necessário para atingir 0,5 μg/mL. Esse exemplo demonstra como os fármacos se acumulam nos tecidos periféricos com infusões prolongadas. Esse acúmulo prolonga o tempo de decremento.

Outra forma de uso dos tempos de decremento é como uma ferramenta para comparar fármacos dentro de uma classe (p. ex., opioides). Como um comparador, as parcelas dos tempos de decremento são apresentadas como uma função de duração da infusão. Quando usados desse modo, os tempos de decremento são determinados como o tempo necessário para atingir uma porcentagem alvo da concentração imediatamente após o término de uma infusão contínua. Exemplos de tempos de decremento de 50% e 80% para os opioides e sedativos selecionados são apresentados na Figura 4.14. É importante observar que, com infusões mais curtas, os tempos de decremento são semelhantes

para ambas as classes de fármacos anestésicos. Quando a duração da infusão excede o período de 2 horas, os tempos de decremento variam consideravelmente. Um tempo de decremento comum é aquele de 50%, conhecido também como a meia-vida contexto sensitiva.[5] O termo *contexto sensitiva* refere-se à duração da infusão. O termo *meia-vida* refere-se ao tempo de decremento de 50%.

Histerese

A histerese refere-se ao tempo de atraso entre as alterações na concentração plasmática e o efeito do fármaco. A histerese é responsável pelo tempo necessário para o fármaco difundir-se do plasma para o sítio de ação e também o tempo necessário, uma vez que o fármaco está no sítio de ação, para provocar um efeito do medicamento. Uma simulação de várias doses em bólus de propofol e o efeito previsto na escala do índice bispectral (BIS) do eletroencefalograma (EEG) é apresentada na Figura 4.15. O tempo do efeito de pico para cada dose é idêntico (cerca de 1,5 minutos após o pico da concentração plasmática). A diferença entre cada dose é a magnitude e a duração do efeito. Um princípio fundamental é que quando as concentrações do fármaco estão em fluxo (i.e., durante a indução de anestesia e emergência anestésica), as alterações no efeito do fármaco ficam aquém das alterações na sua concentração. Essa defasagem do tempo entre a concentração plasmática e o efeito geralmente resulta no fenômeno denominado *histerese,* no qual duas concentrações plasmáticas diferentes correspondem a um efeito do fármaco ou uma concentração plasmática corresponde a dois efeitos do fármaco. Por exemplo, a Figura 4.15 demonstra que as concentrações diferentes em *C* e *c* correspondem à mesma pontuação do índice bispectral (BIS).

Para colapsar a histerese entre a concentração plasmática e o efeito e adequar uma concentração plasmática a um efeito do fármaco, essa defasagem muitas vezes é modelada com um compartimento do "sítio efetor" adicionado ao compartimento central. A microtaxa constante utilizada para descrever a biofase inclui k_{1e} e k_{e0}. O k_{1e} descreve o movimento do fármaco a partir do compartimento central para o sítio efetor e k_{e0} descreve a eliminação do fármaco a partir do compartimento do sítio efetor. Existem duas suposições importantes com o compartimento do sítio efetor: (1) a quantidade de fármaco que se movimenta do compartimento central para o compartimento do sítio efetor é insignificante e vice-versa, e (2) não há estimativa de *volume* para o compartimento do sítio efetor.

Geralmente, a relação entre plasma e o sítio de efeito do fármaco é estabelecida com um modelo de *sítio efetor,* conforme é demonstrado na Figura 4.16. O sítio de efeito do fármaco é ligado ao plasma por um processo de primeira ordem. A Equação 7 relaciona a concentração do sítio efetor à concentração plasmática:

$$(Eq.\ 7)$$
$$dce = \frac{k_{e0} \times (Cp - Ce)}{dt}$$

onde *Ce* é a concentração no sítio efetor, *Cp* é a concentração plasmática do fármaco, e k_{e0} é a taxa constante

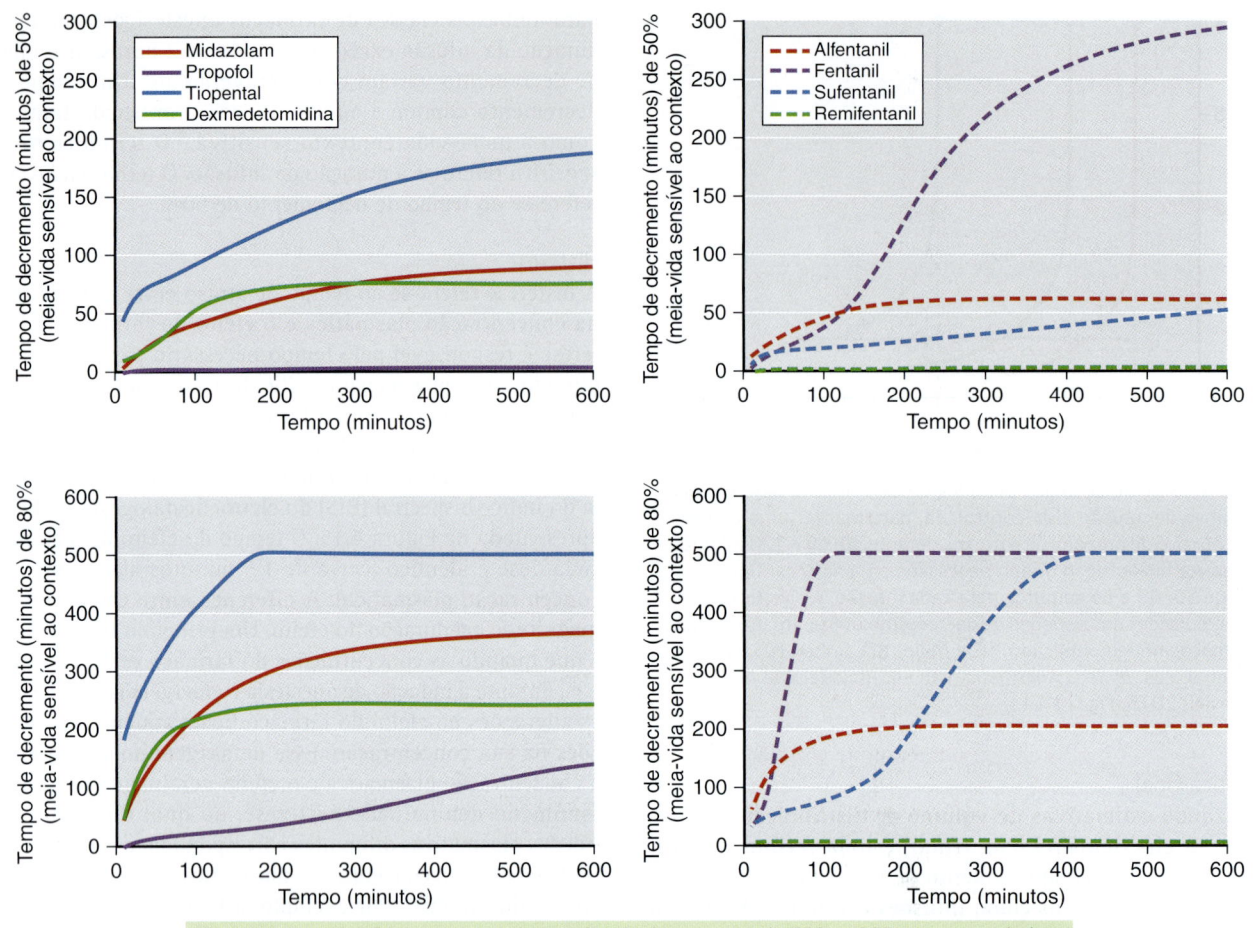

Fig. 4.14 Estes gráficos mostram os períodos de decremento de 50% e 80% para os sedativos selecionados *(lado esquerdo)* e opioides *(lado direito)*. O eixo vertical refere-se ao tempo necessário para alcançar o tempo de decremento desejado. O eixo horizontal refere-se à duração da infusão. As simulações dos períodos de decremento utilizaram modelos farmacocinéticos publicados para cada sedativo e analgésico.[5-10] (De Miller RD, Cohen NH, Eriksson LI, et al, eds. *Miller's Anesthesia.* 8th ed. Philadelphia: Saunders Elsevier; 2015: Fig. 24.15.)

para a eliminação do fármaco. A constante k_{e0} descreve a taxa de aumento e compensação do efeito do fármaco (Fig. 4.17).

Em suma, a *meia-vida* do termo farmacocinético convencional apresenta pouco significado para os anestesistas, que trabalham com fármacos cujo comportamento clínico não é bem descrito pela meia-vida. Os princípios farmacocinéticos discutidos nesta seção (tais como volume de distribuição, depuração, eliminação, cinética inicial, cinética final, meia-vida sensível ao contexto e biofase) ilustram melhor como um anestésico deverá comportar-se.

PRINCÍPIOS FARMACODINÂMICOS

Podemos definir de forma simples que a farmacocinética descreve o que o corpo faz para o fármaco, enquanto a farmacodinâmica descreve o que o fármaco faz para o corpo. De forma especial, a farmacodinâmica descreve a relação entre a concentração do fármaco e o efeito farmacológico.

Os modelos usados para descrever as relações de concentração-efeito são criados da mesma forma que os modelos farmacocinéticos; esses modelos baseiam-se em observações e são usados para criar um modelo matemático. Para a criação de um modelo farmacodinâmico, os níveis plasmáticos e o efeito de um fármaco selecionado são mensurados simultaneamente. Por exemplo, considere as concentrações plasmáticas mensuradas de um fármaco anestésico intravenoso após uma dose em bólus e as alterações associadas na frequência de borda espectral do EEG (eletroencefalograma, uma medida de profundidade anestésica) de um indivíduo, conforme apresentação na Figura 4.18. Logo após os picos das concentrações plasmáticas, a borda espectral começa a diminuir, atinge um ponto mais baixo, e depois retorna à base de referência, considerando que as concentrações plasmáticas caem para um nível próximo de 0 (zero).

A combinação de dados de vários indivíduos e a plotagem das concentrações mensuradas *versus* o efeito observado (modificadas para ser uma porcentagem do efeito máximo em todos os indivíduos) produz uma curva de histerese

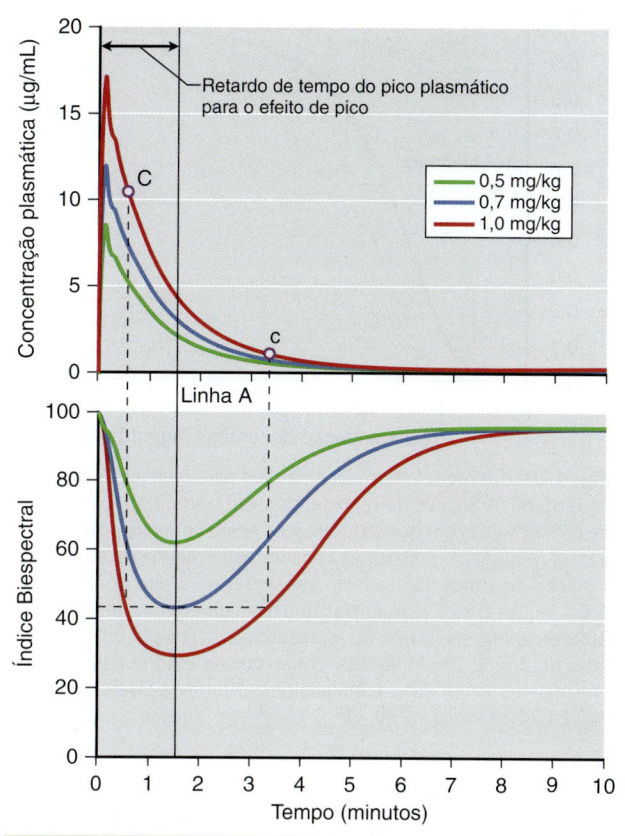

Fig. 4.15 Demonstração de biofase. A plotagem na parte superior apresenta uma simulação de três doses de propofol e as concentrações plasmáticas resultantes. O plano inferior apresenta uma simulação do efeito previsto na escala do índice biespectral (BIS). Essas simulações assumem a cinética linear: independentemente de dose, picos simultâneos de efeitos *(Linha A)*, assim como a concentração plasmática. O tempo para o efeito de pico é de 1,5 minutos. Mesmo as concentrações plasmáticas dos pontos C e c são diferentes; no entanto, as pontuações do BIS desses dois pontos são as mesmas. Esse resultado demonstra a histerese entre a concentração plasmática e a pontuação do BIS. As simulações utilizaram modelos farmacocinéticos e farmacodinâmicos publicados.[1,7] (De Miller RD, Cohen NH, Eriksson LI, et al, eds. *Miller's Anesthesia.* 8th ed. Philadelphia: Saunders Elsevier; 2015: Fig. 24.16.)

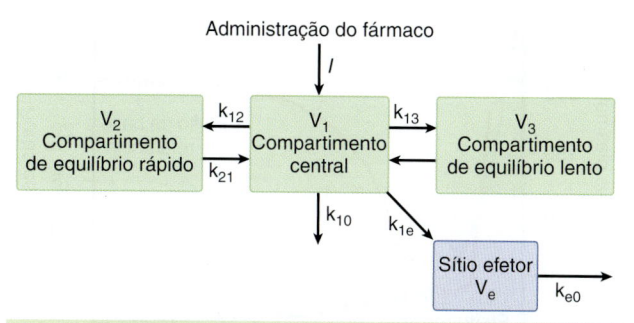

Fig. 4.16 Um modelo com três compartimentos com um sítio efetor adicionado para explicar o retardo no equilíbrio entre o aumento e a queda nas concentrações arteriais do fármaco, e o início e a compensação do seu efeito. O sítio efetor é considerado portador de um volume insignificante. (De Miller RD, Cohen NH, Eriksson LI, et al, eds. *Miller's Anesthesia.* 8th ed. Philadelphia: Saunders Elsevier; 2015: Fig. 24.17.)

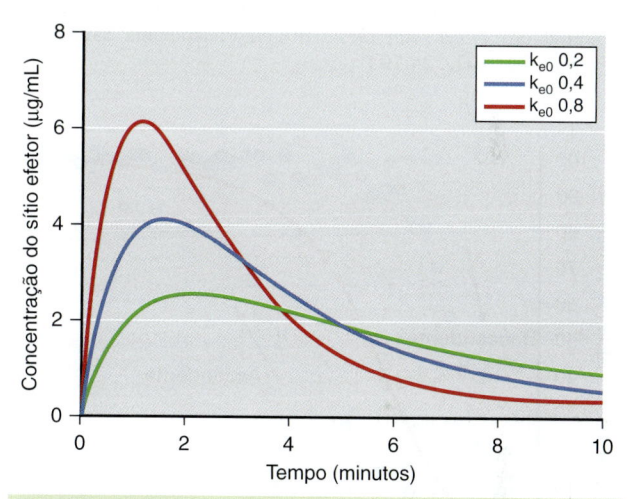

Fig. 4.17 Efeito das alterações de k_{e0}. À medida que k_{e0} diminui, o tempo para o efeito de pico é prolongado.[1,7,11] (De Miller RD, Cohen NH, Eriksson LI, et al, eds. *Miller's Anesthesia.* 8th ed. Philadelphia: Saunders Elsevier; 2015: Fig. 24.18.)

(ciclo) (Fig. 4.19). A porção ascendente da curva representa o aumento das concentrações do fármaco (*seta*). Durante esse processo, o aumento do efeito do fármaco está defasado em relação ao aumento da sua concentração. Para a curva descendente, a redução do efeito do fármaco apresenta uma defasagem no que diz respeito à diminuição na sua concentração.

Para criar um modelo farmacodinâmico, o ciclo de histerese é colapsado usando técnicas de modelagem que representam o tempo decorrido entre as concentrações plasmáticas e o efeito observado. Essas técnicas de modelagem fornecem uma estimativa do tempo de defasagem, conhecido como $t_{1/2}k_{e0}$, e uma estimativa da concentração do sítio efetor (*Ce*) associada a uma probabilidade de 50% de efeito do fármaco (C_{50}). A maior parte das relações concentração-efeito na anestesia é descrita com uma curva sigmoide. A equação

padrão para essa relação é a equação de Hill, conhecida também como relação sigmoide E_{max} (Eq. 8):

$$\text{(Eq. 8)}$$
$$\text{Efeito} = E_0 + (E_{max} - E_0)(C^\gamma / (C_{50}^\gamma + C^\gamma))$$

onde E_0 é o efeito da base de referência, E_{max} é o efeito máximo, C é a concentração do fármaco, e o representa a curva da relação concentração-efeito; o é conhecido também como o coeficiente de Hill. Para os valores de o inferiores a 1, a curva é hiperbólica, e para os valores superiores a 1, a curva é sigmoide. A Figura 4.20 apresenta um exemplo dessa relação: uma curva de concentração-efeito no sítio efetor de fentanil para analgesia. Esse exemplo ilustra como C_{50} e o caracterizam a relação concentração-efeito.

Potência e Eficácia

Dois conceitos importantes são relevantes para essa relação: potência e eficácia. Potência descreve a quantidade

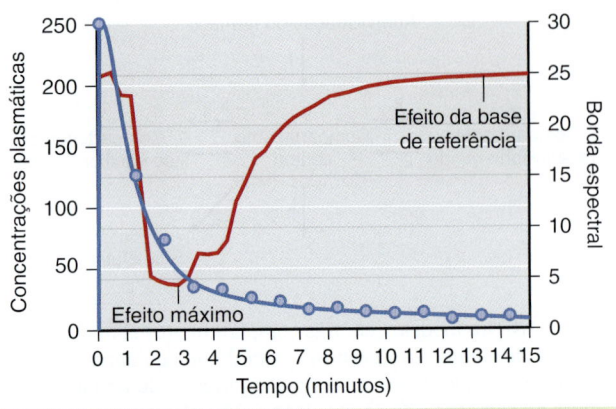

Fig. 4.18 Representação esquemática de concentrações plasmáticas *(círculos azuis)* após uma administração em bólus e as alterações associadas na borda espectral do encefalograma *(linha vermelha)* mensuradas em um indivíduo. Observe que as alterações ocorrem no desvio da borda espectral por trás das mudanças nas concentrações plasmáticas. (De Miller RD, Cohen NH Eriksson LI, et al, eds. *Miller's Anesthesia.* 8th ed. Philadelphia: Saunders Elsevier; 2015: Fig. 24.19.)

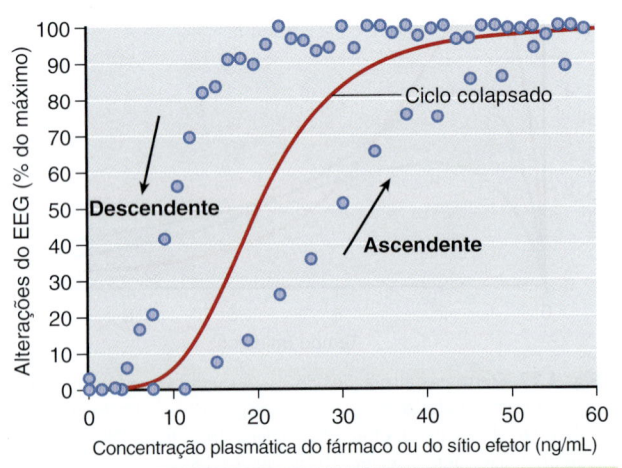

Fig. 4.19 Representação esquemática de concentrações plasmáticas *versus* medições normalizadas da borda espectral (apresentada como uma porcentagem de efeito máximo) de vários indivíduos *(círculos azuis)*. As setas pretas indicam os grupos ascendentes e descendentes de um ciclo de histerese que coincide com o aumento e a redução das concentrações do fármaco. A linha vermelha representa o modelo farmacodinâmico desenvolvido a partir do colápso do ciclo de histerese. EEG, eletroencefalograma. (De Miller RD, Cohen NH, Eriksson LI, et al, eds. *Miller's Anesthesia.* 8th ed. Philadelphia: Saunders Elsevier; 2015: Fig. 24.20.)

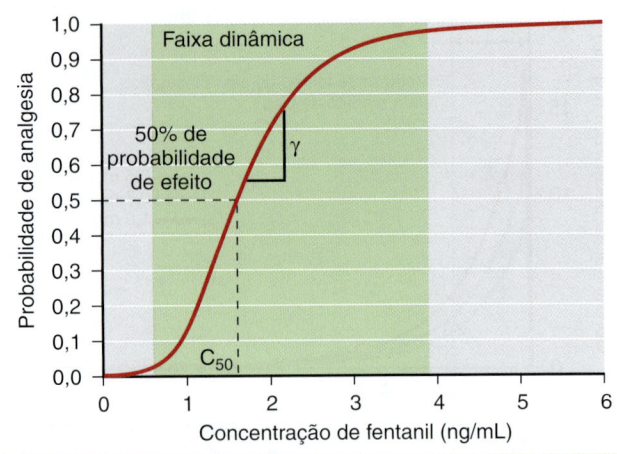

Fig. 4.20 Um modelo farmacodinâmico para o efeito analgésico de fentanil. A área verde representa a variação dinâmica, a faixa de concentração em que as alterações nessa concentração levam a uma mudança no efeito. As concentrações acima ou abaixo da variação dinâmica não causam alterações no efeito do fármaco. A C_{50} representa a concentração associada à probabilidade de 50% de analgesia. Gama (o) representa a inclinação da curva na faixa dinâmica. (De Miller RD, Cohen NH, Eriksson LI, et al, eds. *Miller's Anesthesia.* 8th ed. Philadelphia: Saunders Elsevier; 2015: Fig. 24.21.)

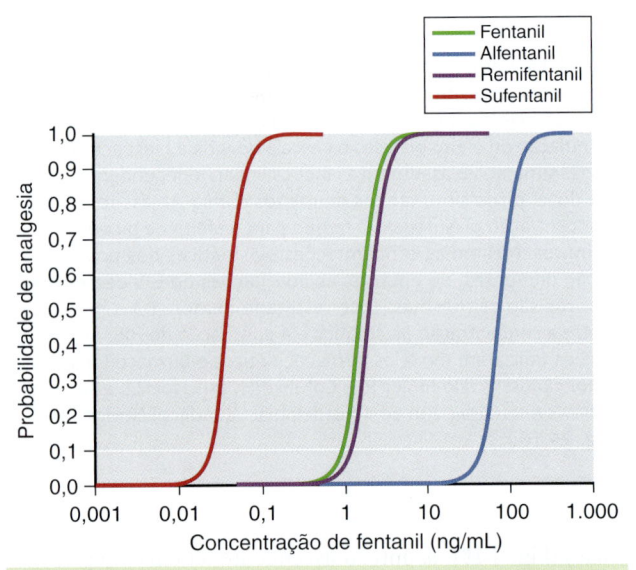

Fig. 4.21 Modelos farmacodinâmicos para análogos de fentanil. A C_{50} para cada fármaco é diferente, mas a inclinação e o efeito máximo são semelhantes.[12] (De Miller RD, Cohen NH, Eriksson LI, et al, eds. *Miller's Anesthesia.* 8th ed. Philadelphia: Saunders Elsevier; 2015 :Fig. 24.22.)

de fármaco necessária para provocar um efeito. O C_{50} é um parâmetro comum usado para descrever potência. Os fármacos que apresentam uma relação de concentração *versus* efeito com desvio para a esquerda (C_{50} reduzido) são considerados mais potentes, e o reverso é verdadeiro para os fármacos que apresentam uma relação de concentração *versus* efeito desviada para a direita. Por exemplo, conforme ilustrado na Figura 4.21, o parâmetro C_{50} de analgesia para alguns congêneres de fentanil varia de reduzido para sufentanil (0,04 ng/mL) a amplo para alfentanil (75 ng/mL). Desse modo, o sufentanil é mais potente do que o alfentanil.

Eficácia é uma medida de efetividade do fármaco, uma vez que ele utiliza um receptor. Fármacos semelhantes que trabalham através do mesmo receptor podem apresentar vários graus de eficácia, apesar de utilizarem o mesmo receptor. Por exemplo, com os receptores acoplados à proteína G, alguns fármacos podem ligar o receptor des-

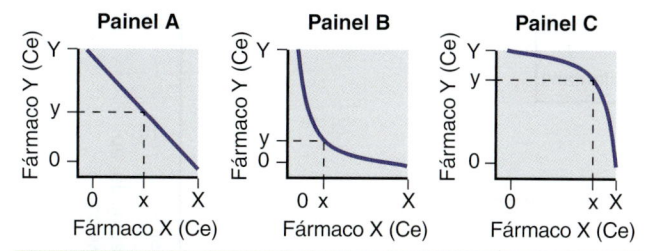

Fig. 4.22 Interações de fármacos. Para dois fármacos, *X* e *Y*, as interações são representadas no Painel A como aditivas, no Painel B como sinérgicas e no Painel C como antagonísticas. *Ce*, concentração no sítio efetor. (De Miller RD, Cohen NH, Eriksson LI, et al, eds. *Miller's Anesthesia*. 8th ed. Philadelphia: Saunders Elsevier; 2015: Fig. 24.26.)

se modo, como produzir uma ativação mais pronunciada dos segundos mensageiros, causando mais de um efeito do que outros. Os fármacos que atingem o efeito máximo são conhecidos como agonistas completos, e aqueles que apresentam um efeito inferior ao máximo são conhecidos como agonistas parciais.

Interações de Fármacos Anestésicos

Um ato anestésico de médio porte raramente consiste em um único fármaco, mas sim de uma combinação de fármacos para atingir os níveis de hipnose, analgesia e relaxamento muscular. Hipnóticos, analgésicos (mencionados também no Capítulo 9) e relaxantes musculares (mencionados também no Capítulo 11) todos interagem entre si, de modo que cada fármaco, quando administrado na presença de outros, raramente se comporta como se fosse administrado de forma isolada. Por exemplo, quando um analgésico é administrado na presença de um hipnótico, a analgesia é mais profunda com o hipnótico do que apenas pelo seu próprio efeito, e também a hipnose é mais profunda com o analgésico do que somente pelo seu efeito isolado. Dessa forma, a anestesia é a prática de interações medicamentosas aplicadas. Esse fenômeno é provavelmente uma função de cada classe de fármaco que exerce um efeito em diferentes receptores.

Estudos substanciais foram realizados explorando como os fármacos anestésicos interagem entre si. Conforme ilustrado na Figura 4.22, as interações foram caracterizadas como antagonísticas, aditivas e sinérgicas. Quando fármacos que apresentam uma interação aditiva são coadministrados, o efeito global resultante é a soma dos dois efeitos individuais. Com as interações antagonísticas, o efeito global é menor se comparado com a combinação de fármacos aditiva; com as interações sinérgicas, o efeito global é maior se comparado com a combinação de fármacos aditiva.

O termo usado para caracterizar a continuidade de concentrações de fármacos através de várias combinações de pares de medicamentos (X em combinação com Y) é a isobola. A isobola é uma linha de isoefeito para uma probabilidade selecionada de efeito. Uma isobola comum é a linha de 50%. Nesse caso, a isobola representa todas as combinações possíveis de concentrações do sítio efetor de dois fármacos que

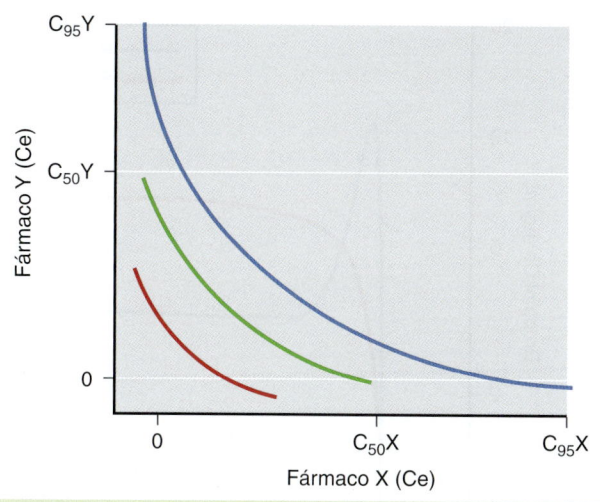

Fig. 4.23 Ilustração esquemática de linhas de isoefeito (isobola). As linhas vermelha, verde e azul representam as isobolas de 50% e 95% para uma interação sinérgica entre os fármacos *X* e *Y*. As isobolas representam pares de concentração com um efeito equivalente. Um conjunto de isobolas de 5%, 50% e 95% pode ser usado para descrever a variação dinâmica das concentrações dos fármacos *X* e *Y* para um determinado efeito. Tal como ocorre com as curvas de efeito de concentração única, a dose ideal conduz a pares de concentração que estão perto da isobola de 95%. *Ce*, concentração no sítio efetor. (De Miller RD, Cohen NH, Eriksson LI, et al, eds. *Miller's Anesthesia*. 8th ed. Philadelphia: Saunders Elsevier; 2015: Fig. 24.27.)

pode levar a uma probabilidade de 50% de um determinado efeito. Outras isobolas apresentam maior interesse clínico. Por exemplo, a isobola de 95% para a perda da capacidade de resposta representa os pares de concentração necessários para garantir uma probabilidade de 95% de não responsividade. Da mesma forma, a isobola de 5% representa os pares de concentração com baixa probabilidade desse efeito (ou seja, a maioria dos pacientes seria responsiva). Ao formular um regime de dosagem anestésica, o procedimento ideal é a administração de um anestésico para atingir uma probabilidade de efeito apenas acima, mas não muito além do valor da isobola de 95% (Fig. 4.23).

Vários pesquisadores desenvolveram modelos matemáticos para caracterizar interações de fármacos anestésicos em três dimensões. Esses modelos são conhecidos como modelos de superfície de resposta e incluem concentrações do sítio efetor para cada fármaco, bem como uma estimativa de probabilidade do efeito global. A Figura 4.24 apresenta a interação com propofol-remifentanil para a perda de responsividade, conforme publicado por Bouillon et al.[13] A superfície de resposta apresenta uma gama completa de isobolas com remifenanil-propofol (0% a 100%) por perda de responsividade. Existem duas representações comuns do modelo de superfície de resposta: a plotagem tridimensional e a plotagem topográfica. A plotagem topográfica representa uma visualização de cima para baixo da superfície de resposta com as concentrações do fármaco nos eixos vertical e horizontal. O efeito do fármaco é representado com linhas selecionadas de isobola (especificamente, 5%, 50% e 95%).

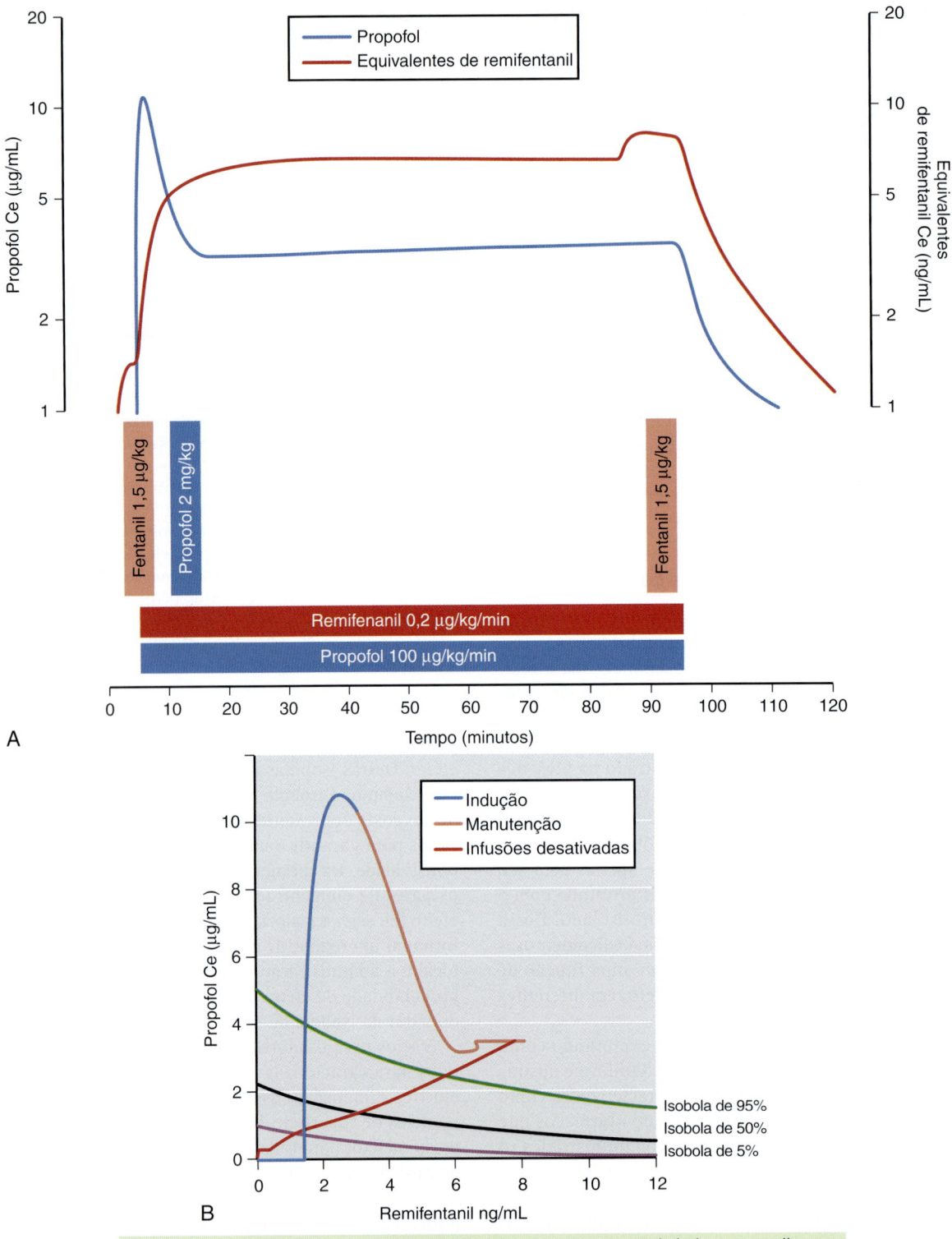

Fig. 4.24 Simulação de uma administração anestésica intravenosa consistindo no procedimento em bólus de propofol (2 mg/kg) e infusão (100 µg/kg/min), infusão de remifentanil (0,2 µg/kg/min) e administrações em bólus intermitentes de fentanil (1,5 µg/kg/min). (A) Apresentação das concentrações resultantes no sítio efetor (Ce). (B) As previsões de perda de capacidade de resposta são apresentadas na visualização topográfica (superior e inferior).

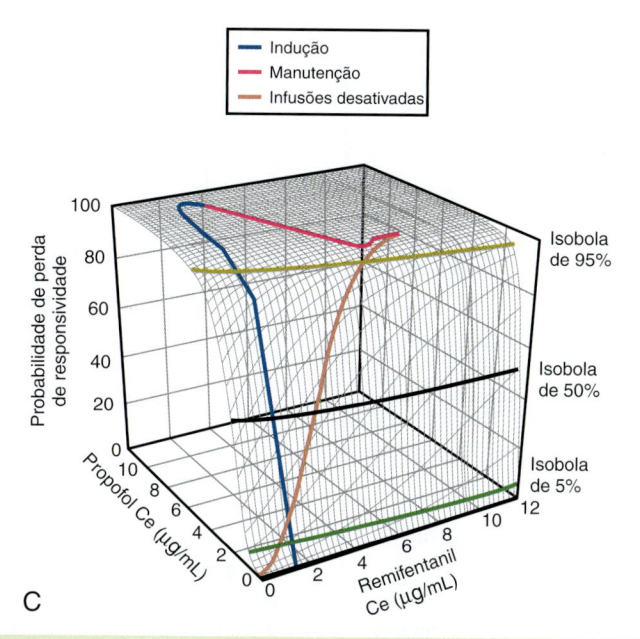

C

Fig. 4.24 (Cont.) Num plano de superfície de resposta tridimensional, as linhas verde, preta e amarela representam as isobolas de 5%, 50% e 95%, respectivamente. Cada isobola apresenta pares de propofol e remifentanil que produzem o mesmo efeito. O arco interno das isobolas indica que a interação é sinérgica. As isobolas estão próximas entre si, indicando uma transição acentuada de responsiva para não responsiva. (De Miller RD, Cohen NH, Eriksson LI, et al, eds. *Miller's Anesthesia.* 8th ed. Philadelphia: Saunders Elsevier; 2015:Fig. 24.29. A representação do autor se baseou em dados de Bouillon TW, Bruhn J, Radulescu L, et al. Pharmacodynamic interaction between propofol and remifentanil regarding hypnosis, tolerance of laryngoscopy, bispectral index, and electroencyphalographic approximate entropy. *Anesthesiology.* 2004; 100(6): 1353-1372.)

Os modelos de superfície de resposta foram desenvolvidos para uma variedade de efeitos anestésicos de modo a incluir resposta aos estímulos verbais e táteis, estímulos dolorosos, efeitos hemodinâmicos ou respiratórios, e alterações na atividade elétrica do cérebro. Por exemplo, com a manipulação de vias aéreas, os modelos de superfície de resposta foram desenvolvidos para a perda de resposta ao colocar uma máscara laríngea,[14] laringoscopia,[15,16] intubação traqueal[17] e manipulação esofágica[18] para combinações selecionadas de fármacos anestésicos. Embora haja muitos modelos de superfície de resposta, existem muitas lacunas nos modelos disponíveis cobrindo todas as combinações comuns de fármacos anestésicos e as formas variadas de estímulos encontradas no ambiente perioperatório.

POPULAÇÕES ESPECIAIS

Ao formular um anestésico, muitos aspectos demográficos do paciente e o histórico médico devem ser considerados para determinar a dose correta. Esses fatores incluem idade; biotipo ou características físicas; gênero; exposição crônica a opioides, benzodiazepínicos ou álcool; presença de doença cardíaca, pulmonar, renal ou hepática; e a extensão da perda sanguínea ou desidratação. Cada um desses fatores pode impactar drasticamente a dinâmica e a cinética do fármaco anestésico. Tem sido estudada a forma como algumas características do paciente (p. ex., obesidade) influenciam o comportamento do fármaco anestésico, enquanto outras continuam difíceis de avaliar (p. ex., a exposição crônica aos opioides). Os resultados foram brevemente resumidos para caracterizar a farmacocinética e a farmacodinâmica em algumas populações especiais exclusivas.

Influência da Obesidade nos Fármacos Anestésicos

A obesidade é uma epidemia mundial, e os pacientes obesos frequentemente se submetem a anestesia e cirurgia. Desse modo, os anestesistas devem estar familiarizados com as alterações farmacológicas dos anestésicos em indivíduos obesos. Em geral, as recomendações de dosagem do fabricante são dimensionadas em quilogramas de peso corporal total real (PCT). Entretanto, os anestesistas raramente utilizam a dose calculada em mg/kg em pacientes obesos por receio de administrar uma dose excessiva (p. ex., um paciente de 136 kg não requer duas vezes mais fármaco que um paciente com a mesma altura que pesa 68 kg). Consequentemente, pesquisadores desenvolveram vários parâmetros escalares de peso na tentativa de evitar doses excessivas ou subdosagens nessa população de pacientes. Alguns desses parâmetros incluem massa corporal magra (MCM), peso corporal ideal (PCI) e massa livre de gordura (MLG). A Tabela 4.1 apresenta as fórmulas usadas para estimar esses parâmetros escalares de peso. A Tabela 4.2 apresenta amostras do peso dimensionado resultante para um indivíduo magro e um indivíduo obeso. Em geral, o objetivo dos parâmetros escalares é adequar os regimes de dosagem para pacientes obesos com

Tabela 4.1	Parâmetros Escalares de Pesos Comuns
Parâmetro Escalar[a]	**Equações**
Peso corporal ideal	Homem: 50 kg + 2,3 kg para cada 2,54 cm acima de 152 cm Mulher: 45,5 kg + 2,3 kg para cada 2,54 cm acima de 152 cm
Massa corporal magra	Homem: $1,1 \times PCT - 128 \times (PCT/H)^2$ Mulher: $1,07 \times PCT - 148 \times (PCT/H)^2$
Massa livre de gordura[19]	Homem: $(9,27 \times 10^3 \times PCT) / (6,8 \times 10^3 + 216 \times IMC)$ Mulher: $(9,27 \times 10^3 \times PCT) / (8,78 \times 10^3 + 244 \times IMC)$
Massa farmacocinética[20,21]	$52/ (1 + [196,4 \times e^{-0,025TBW} - 53,66] /100)$ (apenas fentanil)
Massa modificada livre de gordura[22,23]	$MLG + 0,4^b (PCT - MLG)$

[a]Os números sobrescritos nesta coluna indicam as referência no final do capítulo.
[b]As doses/kg usando IBW, TBW, ou FFM em uma pessoa obesa são todas inferiores às doses/kg usando TBW em um paciente não obeso. *IMC*, índice de massa corporal; *MLG*, massa livre de gordura; *H*, altura em centímetros; *PCI*, peso corporal ideal; *MCM*, massa corporal magra; *MMLG*, massa modificada livre de gordura; *PCT*, peso corporal total em kg.

Tabela 4.2	Pesos para dosagens com base em vários parâmetros escalares

Parâmetro Escalar de Dosagem	Peso para dosagem, Homem com 176 cm	
	68 kg IMC = 22	**185 kg IMC = 60**
Peso corporal total (PCT)	68	185
Peso corporal ideal (PCI)	72	72
Massa corporal magra (MCM)	56	62
Massa livre de gordura (MLG)	55	88
Massa modificada livre de gordura (MMLG)	60	127

IMC-- Índice de massa corporal (kg/m²)

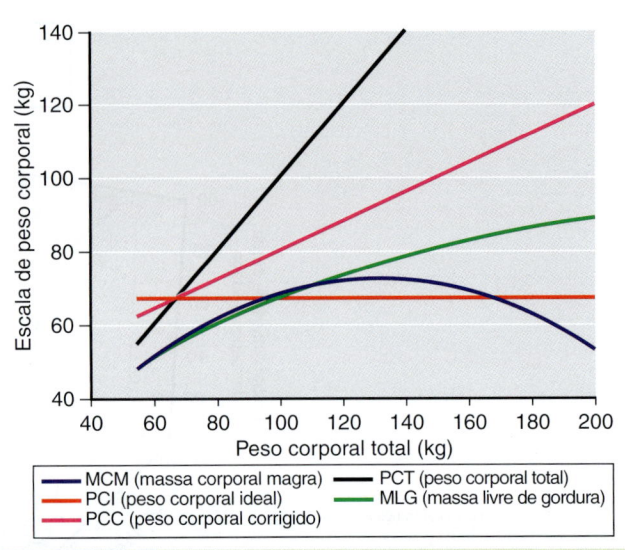

Fig. 4.25 Pesos dimensionados como uma função de peso corporal total (PCT). Pontos principais nessa plotagem: O PCI permanece o mesmo independentemente do PCT, e a MCM começa a diminuir para os aumentos de peso acima de 127 kg. *PCC*, peso corporal corrigido; *MLG*, massa livre de gordura; *PCI*, peso corporal ideal; *MCM*, massa corporal magra (para um homem de 40 anos com 1,76 m de altura). (De Miller RD, Cohen NH, Eriksson LI, et al, eds. *Miller's Anesthesia*. 8th ed. Philadelphia: Saunders Elsevier; 2015: Fig. 24.31.)

as exigências estabelecidas para os pacientes de condições normais. Esses pesos dimensionados geralmente são menores do que o peso corporal total (PCT) em pacientes obesos, e assim auxiliam a prevenir a administração excessiva de fármacos (Fig. 4.25). Pesos dimensionados têm sido utilizados no lugar de peso corporal total (PCT) para as dosagens em bólus (mg/kg) e infusões (mg/kg/hora), e também para as infusões alvo-controladas (IACs).

Esta seção apresentará a discussão das alterações farmacológicas de fármacos anestésicos intravenosos selecionados (propofol, remifentanil e fentanil) em pacientes obesos, incluindo as falhas dos parâmetros escalares de peso quando usados nas administrações em bólus e nas infusões contínuas.

Propofol

A influência da obesidade na farmacocinética de propofol não está totalmente definida (Capítulo 8). Geralmente, em pacientes obesos, o sangue se distribui de forma mais acentuada nos tecidos não adiposos do que nos adiposos, resultando em concentrações plasmáticas mais elevadas do fármaco em pacientes obesos com a administração calculada em mg/kg do que em pacientes normais com menor massa adiposa. Além disso, a depuração de propofol aumenta devido ao maior volume do fígado e do fluxo sanguíneo hepático associados a obesidade (e aumento do débito cardíaco). As alterações nos volumes de distribuição provavelmente influenciam os picos de concentração com a administração em bólus, enquanto as mudanças na depuração provavelmente influenciam as concentrações durante e após as infusões. Diferentes parâmetros escalares de peso na administração em bólus e na infusão contínua com propofol foram estudados.

Parâmetros Escalares de Administração para Propofol

Simulações de uma infusão utilizando vários parâmetros escalares de peso são apresentadas na Figura 4.26. Essas simulações revelam as estimativas das concentrações do sítio efetor de propofol a partir de uma infusão de 60 minutos (167 μg/kg/min) em um paciente obeso de 1,76 m (185 kg) e um paciente magro do sexo masculino (68 kg). Se o fármaco for administrado de acordo com o PCT, as concentrações plasmáticas de pico nos indivíduos magros

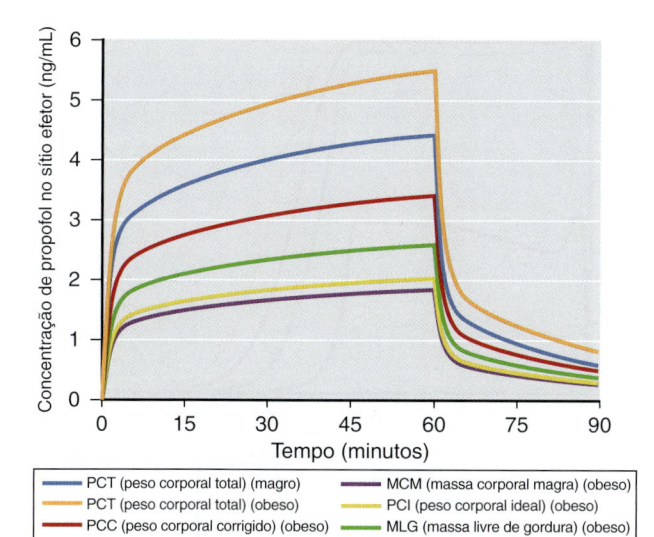

PCT (peso corporal total) (magro) — MCM (massa corporal magra) (obeso)
PCT (peso corporal total) (obeso) — PCI (peso corporal ideal) (obeso)
PCC (peso corporal corrigido) (obeso) — MLG (massa livre de gordura) (obeso)

Fig. 4.26 Simulações de concentrações plasmáticas de propofol que resultam de uma infusão de 60 minutos (10 mg/kg/hora [167 µg/kg/min]) para um homem de 40 anos com 1,76 m de altura. As simulações incluem os seguintes pesos de dosagem: pesos corporais totais (PCT) de 68 kg e 185 kg (índices de massa corporal de 22 e 60, respectivamente) e pesos dimensionados para 185 kg a fim de incluir o peso corporal corrigido de Servin (PCC), massa corporal magra (MCM), peso corporal ideal (PCI) e massa livre de gordura (MLG). Pontos principais: com o peso de 185 kg, quando dosado para o peso corporal total (PCT), a infusão conduz a altas concentrações de propofol, enquanto ao ser dosado para o peso corporal ideal (PCI) ou massa corporal magra (MCM), a infusão direciona a baixas concentrações de propofol. Quando o indivíduo de 185 kg é dosado usando o PCC, melhor se aproxima das concentrações de propofol resultantes do PCT em um indivíduo magro. (De Miller RD, Cohen NH, Eriksson LI, et al, eds. *Miller's Anesthesia*. 8th ed. Philadelphia:Saunders Elsevier; 2014: Fig. 24.32.)

e obesos serão diferentes. Os outros parâmetros escalares de peso conduzem a concentrações muito menores com a infusão.

Dentre os diversos parâmetros escalares disponíveis para a administração de fármacos, os autores recomendam o parâmetro de massa corporal magra[24] para a administração em bólus (isto é, durante a indução) e o parâmetro de peso corporal total ou de peso corporal corrigido para as infusões.[17,25] Para as infusões contínuas, outros parâmetros escalares de peso apresentam maior probabilidade de resultar em administrações inadequadas (mais preocupante com o parâmetro de massa corporal magra).

Uma preocupação com o uso do peso corporal total para a dosagem das infusões contínuas (em, µg/kg/min) é o acúmulo do fármaco. No entanto, pesquisas prévias não apresentam suporte para essa premissa. Servin et al.[22] realizaram análises farmacocinéticas de administração de propofol em pacientes normais e obesos usando os parâmetros de PCT e de PCC. O PCC foi definido como o PCI + 0,4 x (PCT – PCI).[24] Esses pesquisadores encontraram concentrações semelhantes na abertura dos olhos em ambos os grupos, e a ausência de acúmulo de propofol em pacientes obesos. Entretanto, alguns relatos sugerem que a administração de infusões de

acordo com o PCC pode resultar em uma subdosagem para os pacientes obesos mórbidos.[25]

Outros Sedativos

Apenas informações limitadas estão disponíveis sobre o comportamento de outros sedativos (ou seja, midazolam, cetamina, etomidato e barbitúricos) em pacientes obesos (Capítulo 8). Embora não validadas clinicamente em pacientes obesos, as administrações em bólus provavelmente devem ser baseadas no PCT, e o uso de outros parâmetros escalares poderão conduzir a um efeito inadequado. Em contrapartida, as taxas de infusão contínua devem ser dosadas (ou adequadas) para o PCI.[26]

Opioides
Remifentanil

Em pacientes obesos, em grande parte devido ao seu rápido metabolismo por esterases não específicas, o volume de distribuição e a depuração de remifentanil são semelhantes a pacientes magros.[27] Tal como acontece com o propofol, os pesquisadores exploraram vários pesos dimensionados em um esforço de otimizar as administrações em bólus, infusões contínuas e as IACs.

Parâmetros Escalares de Dosagem

Conforme descrito com o propofol, a simulação é usada para prever as concentrações no sítio efetor de remifentanil e o efeito analgésico para uma variedade de pesos dimensionados em um indivíduo obeso com 1,74 m de altura (185 kg, IMC de 60) e em um indivíduo magro (68 kg, IMC de 22) (Fig. 4.27). Vários pontos-chave são ilustrados nessas simulações:

1. Em um paciente obeso, a administração dimensionada para MLG ou PCI resultou em concentrações quase idênticas no sítio efetor de remifentanil, considerando que no paciente magro a dosagem para a administração é realizada de acordo com o PCT. Ao contrário do propofol, a administração de remifentanil para o PCC (linha vermelha, Fig. 4.27A) resulta em concentrações plasmáticas mais elevadas em comparação aos níveis obtidos quando a administração é dimensionada para o PCT em um indivíduo magro.
2. A administração dimensionada para MCM no indivíduo obeso resultou em concentrações mais baixas no sítio efetor do que as concentrações obtidas em um indivíduo magro com a administração ajustada de acordo com o PCT.
3. A administração para o indivíduo obeso dimensionada para o PCT foi excessiva.
4. Todos os parâmetros escalares de dosagem, exceto o de MCM, forneceram concentrações no sítio efetor associadas a uma alta probabilidade de analgesia.

Como pode ser avaliado na Figura 4.27, a MCM apresenta deficiências consideráveis em pacientes com obesidade mórbida.[29] Em primeiro lugar, a administração de remifentanil para MCM conduz a concentrações plasmáticas com uma baixa probabilidade de efeito em comparação a outros parâmetros escalares de administração. Em segundo lugar, com o peso excessivo (IMC acima de 40), a massa corporal

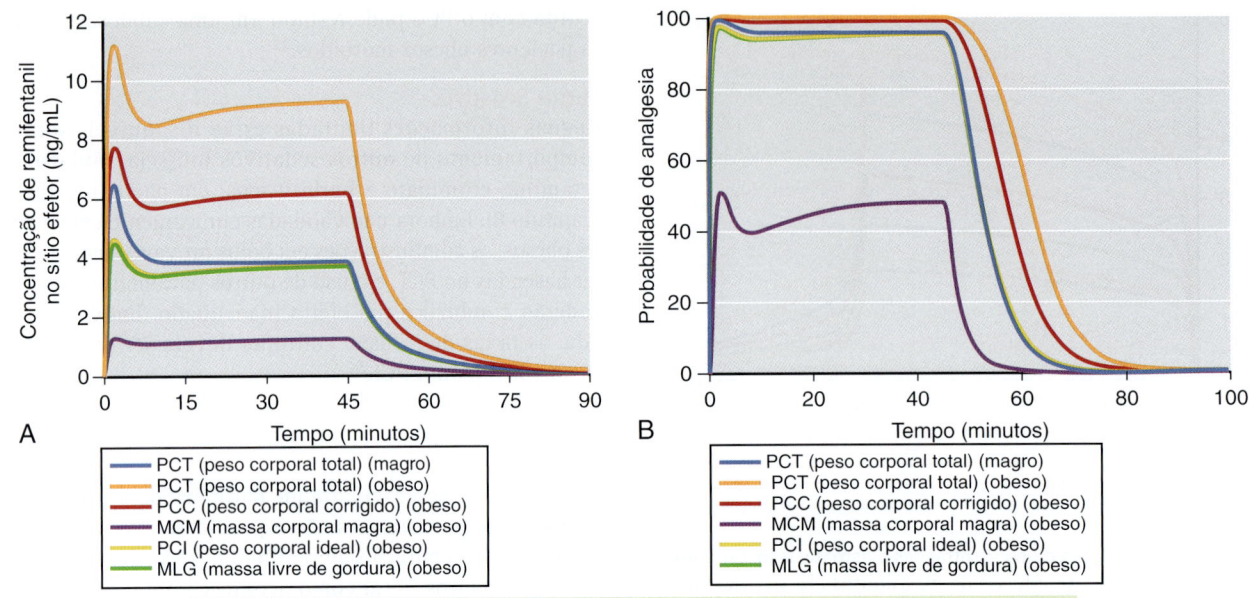

Fig. 4.27 Simulações de concentrações de remifentanil no sítio efetor (A) e efeito analgésico (B) que resultam de uma administração em bólus de 1 µg/kg e uma infusão de 60 minutos a uma taxa de 0,15 µg/kg/min para um homem de 40 anos com 1,76 m de altura. As simulações incluem os seguintes pesos de dosagem: pesos corporais totais (PCT) de 68kg e 185 kg (índices de massa corporal de 22 e 60, respectivamente) e pesos dimensionados para 185 kg a fim de incluir o peso corrigido de Servin (PCC), massa corporal magra (MCM), peso corporal ideal (PCI) e massa livre de gordura (MLG). As concentrações de remifentanil no sítio efetor e as estimativas de efeito analgésico foram previstas usando modelos farmacocinéticos publicados.[6,28] A analgesia foi definida como perda de resposta a 30 psi de pressão na tíbia anterior. (De Miller RD, Cohen NH, Eriksson LI, et al, eds. *Miller's Anesthesia*. 8th ed. Philadelphia: Saunders Elsevier; 2015: Fig. 24.34.)

magra realmente torna-se menor com o aumento do PCT, tornando impossível o uso desse parâmetro (Fig. 4.25). Numa MCM modificada,[24] a MLG elimina o problema de peso de dosagem extremamente baixo.[30] Nessa simulação, o PCI fornece também concentrações adequadas no sítio efetor, mas esse fato nem sempre é o caso quando é usado um parâmetro escalar de peso que se baseia apenas na altura do paciente.

Fentanil

Apesar do uso difundido no cenário clínico, é importante ressaltar que houve relativamente pouco trabalho de pesquisa de como a obesidade afeta a farmacocinética de fentanil (Capítulo 9). Modelos farmacocinéticos de fentanil publicados[31,32] tendem a superestimar as concentrações de fentanil à medida que aumenta o PCT.[22] Os pesquisadores exploraram[20,21] outras vias para melhorar as previsões utilizando modelos publicados modificando dados demográficos (p. ex., altura ou peso). As recomendações incluem o uso de um peso modificado, denominado como a *massa farmacocinética*, para melhorar o desempenho previsto de um dos muitos modelos cinéticos de fentanil disponíveis.

Outros Opioides

Há conteúdo ainda mais reduzido de informações referentes ao impacto da obesidade no comportamento dos fármacos para outros opioides além de remifentanil e fentanil. Pesquisadores estudaram o sulfentanil em pacientes obesos e detectaram que os volumes de distribuição desses pacientes aumentaram linearmente com o PCT,[33] e a depuração foi semelhante entre os indivíduos magros e obesos. Esses pesquisadores recomendam a administração em bólus usando o PCT e a administração "prudentemente reduzida" para as infusões contínuas.

Anestésicos Inalatórios

Uma percepção amplamente mantida sobre os anestésicos voláteis (Capítulo 7) é que eles apresentam maior acúmulo em pacientes obesos do que nos pacientes magros, e esse processo conduz a um cenário de despertar prolongado. Esse conceito, entretanto, não foi confirmado.[34] Dois fenômenos contribuem para essa observação: em primeiro lugar, o fluxo sanguíneo para o tecido adiposo *diminui* com o aumento da obesidade,[35] e em segundo lugar, o tempo necessário para preencher o tecido adiposo com o anestésico volátil é longo.

Influência do Aumento da Idade na Farmacologia do Medicamento Anestésico

A idade é uma das covariáveis mais valiosas a ser considerada ao desenvolver um plano anestésico (Capítulo 35). Tal como acontece com a obesidade, tanto o remifentanil como o propofol podem servir como protótipos para entender como a idade influencia o comportamento do fármaco anestésico. A influência da idade no remifentanil e propofol é caracterizada em termos quantitativos.[1,6,7,36]

Com o remifentanil, os pacientes idosos exigem uma quantidade menor de fármaco para produzir um efeito opioide. A eficácia das doses reduzidas em pacientes idosos é principalmente uma função de mudanças na farmacodinâmica, mas pode envolver também alterações farmacocinéticas.[6] Com base em modelos farmacodinâmicos e farmacocinéticos publicados anteriormente, e construídos a partir de mensurações em uma ampla faixa etária,[1,6,7,36] as simulações podem ser realizadas para explorar como a idade pode influenciar a administração das dosagens. Por exemplo, para obter doses equipotentes em pacientes com idades entre 20 e 80 anos, a dose para os pacientes com 80 anos deve ser reduzida em 50%. Uma análise semelhante para o propofol recomenda que a dose para um indivíduo com 80 anos deve ser reduzida em 65% em comparação com a dosagem estabelecida para um paciente com 20 anos.

Os mecanismos dessas alterações não estão definidos, especialmente quanto às alterações farmacodinâmicas. Uma possível fonte de alteração no comportamento farmacocinético pode ser devido à diminuição do débito cardíaco. A redução do débito cardíaco nos idosos[27] resulta em circulação mais lenta e mistura de fármacos. Esse processo pode conduzir a altas concentrações de pico,[27,37] reduzida liberação de fármacos para os órgãos metabólicos e diminuição da depuração. Muitos anestésicos intravenosos (propofol, tiopental e etomidato) apresentam uma depuração mais lenta e um volume de distribuição menor[1,38,40] nos idosos. Além das alterações no débito cardíaco relacionadas à idade, outras condições de comorbidade podem reduzir também a função cardiovascular.[41] Levando esse fator em consideração, os anestesistas muitas vezes consideram uma idade "fisiológica" do paciente, em vez de confiar exclusivamente na idade cronológica.[42,43] Para alguns pacientes mais idosos, tais como aqueles sem doença coexistente significativa, com características físicas normais e boa tolerância a exercícios, uma redução substancial na dose pode não ser justificável.

CONCLUSÃO

Este capítulo revisou os princípios básicos da farmacologia clínica usada para descrever o comportamento do fármaco anestésico: farmacocinética, farmacodinâmica e interações de fármacos anestésicos. Esses princípios fornecem aos profissionais da anestesia as informações necessárias para tomar decisões racionais sobre a seleção e a administração de anestésicos. Considerando o aspecto prático, esses princípios caracterizam a magnitude e o tempo de efeito do fármaco, mas devido à matemática complexa, eles apresentam uma utilidade clínica limitada na prática diária. Entretanto, os avanços na simulação computadorizada trouxeram essa capacidade para o atendimento ao paciente em tempo real. Talvez um dos avanços mais importantes no nosso entendimento de farmacologia clínica seja o desenvolvimento de modelos de interação que descrevem como diferentes classes de fármacos anestésicos acarretam influências entre si. Esse entendimento é especialmente relevante para os anestesistas, considerando que eles raramente usam apenas um fármaco quando administram um anestésico.

PERGUNTAS DO DIA

1. Em um modelo farmacocinético multicompartimental (p. ex., para a administração em bólus de fentanil), quais são as três fases que podem ser distinguidas?
2. Como um tempo de decréscimo pode ser utilizado para comparar fármacos em uma classe de medicamentos? Qual é a definição de *meia-vida contexto sensitiva*? Como a meia-vida de eliminação terminal difere da meia-vida contexto sensitiva?
3. Qual é a definição de *biofase?* Qual é a utilidade de um compartimento do sítio efetor na descrição da farmacologia do fármaco anestésico?
4. Qual é a diferença entre as interações anestésicas antagonísticas, aditivas e sinérgicas? O que é uma isobola, e como pode ser usada para determinar um regime anestésico adequado?
5. Como a obesidade influencia a farmacocinética do propofol? Que parâmetro escalar de peso deve ser usado para uma administração em bólus de propofol *versus* a administração de uma infusão de propofol?
6. Como a idade influencia a farmacologia de remifentanil? Quais são os mecanismos dessas alterações relacionadas à idade?

REFERÊNCIAS

1. Schnider TW, Minto CF, Gambus PL, et al. The influence of method of administration and covariates on the pharmacokinetics of propofol in adult volunteers. *Anesthesiology.* 1998;88(5):1170-1182.
2. Wilkinson GR, Shand DG. Commentary: a physiological approach to hepatic drug clearance. *Clin Pharmacol Ther.* 1975;18:377-390.
3. Krejcie TC, Avram MJ, Gentry WB, et al. A recirculatory model of the pulmonary uptake and pharmacokinetics of lidocaine based on analysis or arterial and mixed venous data from dogs. *J Pharmacokinet Biopharm.* 1997;25:169-190.
4. Youngs EJ, Shafer SL. Basic pharmacokinetic and pharmacodynamic principles. In: White PF, ed. *Textbook of Intravenous Anesthesia.* Baltimore: Williams & Wilkins; 1997.
5. Hughes MA, Glass PS, Jacobs JR. Context-sensitive half-time in multicompartment pharmacokinetic models for intravenous anesthetic drugs. *Anesthesiology.* 1992;76(3):334-341.
6. Minto CF, Schnider TW, Egan TD, et al. Influence of age and gender on the pharmacokinetics and pharmacodynamics of remifentanil. I. *Model development. Anesthesiology.* 1997;86(1):10-23.
7. Schnider TW, Minto CF, Shafer SL, et al. The influence of age on propofol pharmacodynamics. *Anesthesiology.* 1999;90(6):1502-1516.
8. Lee S, Kim BH, Lim K, et al. Pharmacokinetics and pharmacodynamics of intravenous dexmedetomidine in healthy Korean subjects. *J Clin Pharm Ther.* 2012;37:698-703.
9. Hudson RJ, Bergstrom RG, Thomson IR, et al. Pharmacokinetics of sufentanil in patients undergoing abdominal aortic surgery. *Anesthesiology.* 1989;70:426-431.
10. Scott JC, Stanski DR. Decreased fentanyl and alfentanil dose requirements with age. A simultaneous

pharmacokinetic and pharmacodynamic evaluation. *J Pharmacol Exp Ther.* 1987;240(1):159-166.

11. Doufas AG, Bakhshandeh M, Bjorksten AR, et al. Induction speed is not a determinant of propofol pharmacodynamics. *Anesthesiology.* 2004;101:1112-1121.

12. Egan TD, Muir KT, Hermann DJ, et al. The electroencephalogram (EEG) and clinical measures of opioid potency: defining the EEG-clinical potency relationship ("fingerprint") with application to remifentanil. *Int J Pharm Med.* 2001;15(1):11-19.

13. Bouillon TW, Bruhn J, Radulescu L, et al. Pharmacodynamic interaction between propofol and remifentanil regarding hypnosis, tolerance of laryngoscopy, bispectral index, and electroencephalographic approximate entropy. *Anesthesiology.* 2004;100(6):1353-1372.

14. Heyse B, Proost JH, Schumacher PM, et al. Sevoflurane remifentanil interaction: comparison of different response surface models. *Anesthesiology.* 2012;116(2):311-323.

15. Kern SE, Xie G, White JL, Egan TD. A response surface analysis of propofol-remifentanil pharmacodynamic interaction in volunteers. *Anesthesiology.* 2004;100(6):1373-1381.

16. Manyam SC, Gupta DK, Johnson KB, et al. Opioid-volatile anesthetic synergy: a response surface model with remifentanil and sevoflurane as prototypes. *Anesthesiology.* 2006;105(2):267-278.

17. Mertens MJ, Engbers FH, Burm AG, Vuyk J. Predictive performance of computer-controlled infusion of remifentanil during propofol/remifentanil anaesthesia. *Br J Anaesth.* 2003;90(2):132-141.

18. LaPierre CD, Johnson KB, Randall BR, et al. An exploration of remifentanil-propofol combinations that lead to a loss of response to esophageal instrumentation, a loss of responsiveness, and/or onset of intolerable ventilatory depression. *Anesth Analg.* 2011;113(3):490-499.

19. Janmahasatian S, Duffull SB, Ash S, et al. Quantification of lean bodyweight. *Clin Pharmacokinet.* 2005;44(10):1051-1065.

20. Shibutani K, Inchiosa Jr MA, Sawada K, Bairamian M. Accuracy of pharmacokinetic models for predicting plasma fentanyl concentrations in lean and obese surgical patients: derivation of dosing weight ("pharmacokinetic mass"). *Anesthesiology.* 2004;101(3):603-613.

21. Shibutani K, Inchiosa Jr MA, Sawada K, Bairamian M. Pharmacokinetic mass of fentanyl for postoperative analgesia in lean and obese patients. *Br J Anaesth.* 2005;95(3):377-383.

22. Servin F, Farinotti R, Haberer JP, Desmonts JM. Propofol infusion for maintenance of anesthesia in morbidly obese patients receiving nitrous oxide. A clinical and pharmacokinetic study. *Anesthesiology.* 1993;78(4):657-665.

23. Cortinez LI, Anderson BJ, Penna A, et al. Influence of obesity on propofol pharmacokinetics: derivation of a pharmacokinetic model. *Br J Anaesth.* 2010;105(4):448-456.

24. Albertin A, Poli D, La Colla L, et al. Predictive performance of "Servin's formula" during BIS-guided propofol-remifentanil target-controlled infusion in morbidly obese patients. *Br J Anaesth.* 2007;98(1):66-75.

25. Igarashi T, Nagata O, Iwakiri H, et al. [Two cases of intraoperative awareness during intravenous anesthesia with propofol in morbidly obese patients]. *Masui.* 2002;51(11):1243-1247.

26. Greenblatt DJ, Abernethy DR, Locniskar A, et al. Effect of age, gender, and obesity on midazolam kinetics. *Anesthesiology.* 1984;61(1):27-35.

27. Upton RN, Ludbrook GL, Grant C, Martinez AM. Cardiac output is a determinant of the initial concentrations of propofol after short-infusion administration. *Anesth Analg.* 1999;89(3):545-552.

28. Johnson KB, Syroid ND, Gupta DK, et al. An evaluation of remifentanil propofol response surfaces for loss of responsiveness, loss of response to surrogates of painful stimuli and laryngoscopy in patients undergoing elective surgery. *Anesth Analg.* 2008;106(2):471-479.

29. La Colla L, Albertin A, La Colla G, et al. No adjustment vs. adjustment formula as input weight for propofol target-controlled infusion in morbidly obese patients. *Eur J Anaesthesiol.* 2009;26(5):362-369.

30. La Colla L, Albertin A, La Colla G, et al. Predictive performance of the "Minto" remifentanil pharmacokinetic parameter set in morbidly obese patients ensuing from a new method for calculating lean body mass. *Clin Pharmacokinet.* 2010;49(2):131-139.

31. Anderson BJ, Holford NH. Mechanistic basis of using body size and maturation to predict clearance in humans. *Drug Metab Pharmacokinet.* 2009;24(1):25-36.

32. Duffull SB, Dooley MJ, Green B, et al. A standard weight descriptor for dose adjustment in the obese patient. *Clin Pharmacokinet.* 2004;43(16):1167-1178.

33. Schwartz AE, Matteo RS, Ornstein E, et al. Pharmacokinetics of sufentanil in obese patients. *Anesth Analg.* 1991;73(6):790-793.

34. Cortinez LI, Gambús P, Trocóniz IF, et al. Obesity does not influence the onset and offset of sevoflurane effect as measured by the hysteresis between sevoflurane concentration and bispectral index. *Anesth Analg.* 2011;113(1):70-76.

35. Lesser GT, Deutsch S. Measurement of adipose tissue blood flow and perfusion in man by uptake of 85Kr. *J Appl Physiol.* 1967;23(5):621-630.

36. Minto CF, Schnider TW, Shafer SL. Pharmacokinetics and pharmacodynamics of remifentanil. II. Model application. *Anesthesiology.* 1997;86(1):24-33.

37. Krejcie TC, Avram MJ. What determines anesthetic induction dose? It's the front-end kinetics, doctor!. *Anesth Analg.* 1999;89(3):541-544.

38. Arden JR, Holley FO, Stanski DR. Increased sensitivity to etomidate in the elderly: initial distribution versus altered brain response. *Anesthesiology.* 1986;65(1):19-27.

39. Homer TD, Stanski DR. The effect of increasing age on thiopental disposition and anesthetic requirement. *Anesthesiology.* 1985;62:714-724.

40. Stanski DR, Maitre PO. Population pharmacokinetics and pharmacodynamics of thiopental: the effect of age revisited. *Anesthesiology.* 1990;72(3):412-422.

41. Rodeheffer RJ, Gerstenblith G, Becker LC, et al. Exercise cardiac output is maintained with advancing age in healthy human subjects: cardiac dilatation and increased stroke volume compensate for a diminished heart rate. *Circulation.* 1984;69(2):203-213.

42. Avram MJ, Krejcie TC, Henthorn TK. The relationship of age to the pharmacokinetics of early drug distribution: the concurrent disposition of thiopental and indocyanine green. *Anesthesiology.* 1990;72(3):403-411.

43. Williams TF. Aging or disease?. *Clin Pharmacol Ther.* 1987;42(6):663-665.

5 FISIOLOGIA CLÍNICA CARDÍACA E PULMONAR

John Feiner

Nenhuma especialidade em medicina lida com a fisiologia cardíaca e pulmonar de forma tão direta e cotidiana como a anestesiologia.[1-3] Um entendimento da fisiologia cardiorrespiratória prepara a equipe de anestesistas para lidar com situações críticas e comuns na anestesia, incluindo hipotensão, hipoxemia arterial, hipercapnia e elevados picos de pressão nas vias aéreas.

HEMODINÂMICA

Pressão Sanguínea Arterial

A pressão sanguínea arterial sistêmica e a pressão arterial média (PAM) são comumente monitoradas pelos provedores de anestesia por meio de um manguito de pressão sanguínea ou de um cateter intra-arterial. Embora o tratamento da hipertensão sistêmica crônica seja às vezes necessário, a hipotensão aguda é frequentemente um problema com muitos anestésicos. A hipotensão varia de leves reduções clinicamente insignificantes na PAM por anestesia geral ou regional a emergências que ameaçam a vida. A hipotensão pode ser de magnitude suficiente para comprometer a perfusão de órgãos, causando lesões e resultados adversos. Os órgãos de preocupação mais imediata são o coração e o cérebro, seguidos por rins, fígado e pulmões. Todos apresentam padrões típicos de lesão associados a "choque" prolongado. Compreender a fisiologia por trás da hipotensão é fundamental para o diagnóstico e o tratamento.

A instabilidade hemodinâmica intraoperatória há muito é considerada um fator de piora no resultado pós-operatório. Em recentes estudos retrospectivos, a hipotensão intraoperatória de até 5 minutos de duração (pressão sanguínea sistólica [PSS] < 70 mm Hg, PAM < 50 mm Hg, pressão sanguínea diastólica [PSD] < 30 mm Hg) está associada a aumento da morbidade pós-operatória e riscos de mortalidade.[4,5] Além disso, a combinação de hipotensão, baixas concentrações de anestésicos voláteis e valores baixos da escala de índice bispectral (BIS) tem sido associada a piores resultados pós-operatórios. Se uma mudança nos cuidados anestésicos irá alterar ou não esses riscos, necessita-se de novos estudos.[6]

Abordagem Fisiológica para a Hipotensão

O tratamento lógico da hipotensão aguda considera a PAM em seus componentes fisiológicos:

$$PAM = RVS \times DC$$

Onde RVS é a resistência vascular sistêmica e DC é o débito cardíaco.

Embora a maior parte de nosso estudo esteja concentrado em compreender a PAM individualmente, as outras pressões (p. ex., PSS, PSD e pressão de pulso [PP = PSS - PSD]) também requerem atenção. A pressão de pulso é criada pela soma do volume sistólico (VS) à PSD dentro da árvore vascular complacente. A aorta é responsável pela maior parte dessa complacência. O aumento na pressão de pulso pode ocorrer com um VS elevado, mas acontece com maior frequência devido à baixa complacência aórtica que acompanha o envelhecimento (Capítulo 35). PSD decrescente pode ter efeitos mais dramáticos sobre a PSS quando a complacência vascular é baixa.

Resistência Vascular Sistêmica

A maioria dos fármacos administrados durante anestesia geral e anestesia regional neuroaxial (Capítulo 17) diminuem a RVS. Várias condições patológicas podem produzir reduções profundas na RVS, incluindo sepse, anafilaxia, choque medular e reperfusão de órgãos isquêmicos. O cálculo para a RVS segue:

$$RVS = 80 \times (PAM - PVC) / DC$$

onde PVC é a pressão venosa central e o fator 80 converte unidades em dinas/s/cm^5 a partir da pressão em milímetros de mercúrio (mm Hg) e DC dado em litros por minuto (L/min).

Cateterização da artéria pulmonar (AP) pode ser usada para obter as medidas necessárias para o cálculo da RVS, mas esse monitor geralmente não está disponível de imediato. Sinais de perfusão adequada (p. ex., extremidades quentes, boa forma de onda do pletismógrafo do oxímetro de pulso e índice de perfusão*) podem às vezesestar presentes quando a hipotensão é causada por baixa RVS. Por outro lado, a hipertensão quase sempre envolve vasoconstrição excessiva.

A resistência é inversamente proporcional à quarta potência do raio. Individualmente, pequenos vasos oferecem uma resistência muito alta ao fluxo. No entanto, a RVS total é diminuída quando há muitos vasos dispostos em paralelo. Os capilares, apesar de serem os menores vasos sanguíneos, não são responsáveis pela maior parte da RVS porque há muitos em paralelo. A maior parte da resistência ao fluxo sanguíneo no lado arterial da circulação está nas arteríolas.

Débito Cardíaco

Como causa de hipotensão, a redução do DC pode ser mais difícil de tratar do que a diminuição da RVS. O aumento do DC geralmente não está associado a hipertensão sistêmica,

e muitos estados hiperdinâmicos, como sepse e falência hepática, estão associados a decréscimo da pressão sanguínea sistêmica.

DC é definido como a quantidade de sangue (em litros) bombeada pelo coração em 1 minuto. Embora a quantidade de sangue bombeada pelo lado direito e lado esquerdo do coração possam diferir na presença de certas malformações cardíacas congênitas, essas quantidades são geralmente as mesmas. DC é o produto da frequência cardíaca (FC) e VS a quantidade líquida de sangue ejetado pelo coração em um ciclo:

$$DC = FC \times VS$$

DC pode ser medido clinicamente por termodiluição via um cateter de AP e por ecocardiografia transesofágica (ETE). Dispositivos menos invasivos para medir o DC têm sido desenvolvidos, incluindo Doppler esofágico e análise de contorno de pulso. Visto que o DC normal se altera de acordo com o tamanho do corpo, o índice cardíaco (DC dividido pela área de superfície do corpo) é frequentemente é usado.

Frequência Cardíaca

Taquicardia e bradicardia podem causar hipotensão se o DC estiver diminuído. Eletrocardiograma (ECG), oximetria de pulso ou exame físico podem identificar a presença de bradicardia ou taquicardia. A identificação de uma onda P no ECG é essencial para analisar a FC. A perda de ritmo sinusal e de contração atrial resulta em diminuição do enchimento ventricular. A contração atrial constitui uma porcentagem significativa de pré-carga, ainda mais em pacientes com redução da complacência ventricular. Uma moderada bradicardia pode resultar em elevação do enchimento ventricular e aumento do VS, mas uma FC excessivamente reduzida resulta em um DC inadequado. A taquicardia pode resultar em tempo insuficiente para o preenchimento do ventrículo esquerdo e resultar em baixo DC e hipotensão.

Fração de Ejeção e Volume Sistólico

Fração de ejeção (FE) é a porcentagem de volume de sangue ventricular bombeado pelo coração em uma única contração (VS/volume diastólico final [VDF]). Ao contrário do VS, a FE não difere com base no tamanho do corpo e uma FE de 60% a 70% é considerada normal. Estados hiperdinâmicos, como sepse e cirrose, são caracterizados por uma FE aumentada. A má função cardíaca é indicada por uma baixa FE. Visto que o DC pode ser mantido por aumento na FC, o VS deve ser calculado para melhor avaliar a função cardíaca. Entretanto, com cardiomiopatia dilatada crônica, o VS pode melhorar apesar da FE reduzida.

Pré-carga

Pré-carga refere-se a quanto o músculo cardíaco é "estirado" antes da contração. A pré-carga é melhor definida clinicamente como VDF do coração, o qual pode ser medido diretamente com ETE. As pressões de enchimento (p. ex., pressão do átrio esquerdo [AE], pressão em cunha do capilar pulmonar [PCCP], pressão diastólica da artéria pulmonar [DAP]) também podem avaliar a pré-carga. A PVC mede as pressões de enchimento no lado direito do coração, que se correlaciona com as pressões de enchimento no lado esquerdo do coração na ausência de doença pulmonar e

---

*O índice de perfusão é uma medida do sinal pulsátil em relação à absorção de fundo e é uma medida importante da intensidade do sinal.

quando a função cardíaca é normal. Ao usar um balão para parar o fluxo em uma AP, a pressão se equilibra dentro do sistema, de modo que a PCCP é quase equivalente à pressão AE e reflete a pressão de enchimento do lado esquerdo do coração. A relação entre pressão e volume do coração na diástole é representada por curvas de complacência ventricular (Fig. 5.1). Com um coração pouco complacente, as pressões de enchimento normais podem não produzir um VDF adequado. Da mesma forma, tentar preencher um ventrículo esquerdo "rígido" para um volume normal pode aumentar excessivamente as pressões intracardíacas e dos capilares pulmonares.

Mecanismo Frank-Starling

O mecanismo Frank-Starling é uma descrição fisiológica do aumento da ação da bomba cardíaca com o aumento do enchimento. Uma pré-carga maior resulta em contração aumentada necessária para expulsar o volume ventricular adicional, resultando em um VS maior e FE semelhante. Enchimento ventricular diminuído, como na hipovolemia, resulta em VS reduzido. Pequenos aumentos na pré-carga podem ter efeitos dramáticos ("responsividade a volume") no VS e no DC (Fig. 5.2). Nos pontos mais altos da curva, há pouco benefício adicional resultante de aumentos na pré-carga.

Causas de Baixa Pré-carga

Causas de baixa pré-carga incluem hipovolemia e venodilatação. A hipovolemia pode resultar de hemorragias ou perdas de líquidos. A venodilatação ocorre com anestesia geral e pode ser ainda mais proeminente na presença de anestesia neuroaxial (Capítulo 17). Causas adicionais de diminuição da pré-carga incluem pneumotórax hipertensivo e tamponamento pericárdico, que impedem o enchimento ventricular devido ao aumento da pressão ao redor do coração, mesmo que o volume sanguíneo e as pressões de enchimento estejam adequados.[7] Tais condições podem se manifestar com variação da pressão sistólica (VPS), que se reflete em mudanças na PSS durante as incursões respiratórias ou ventilação que podem ser observadas no traçado da pressão arterial sanguínea.[8] A forma extrema disso é o pulso paradoxal, o qual muda marcadamente durante a incursão respiratória. Observando-se PVC normal ou aumentada, a presença de tamponamento cardíaco pode existir. A variação da pressão de pulso (($PP_{pico} - PP_{nadir}$) / $PP_{média}$) é análoga à VPS, mas requer cálculos computacionais. Tanto a VPS quanto a variação da pressão de pulso (VPP) também são úteis na identificação de hipovolemia e são indicadores mais sensíveis e específicos da responsividade a volume intravascular do que as pressões de enchimento.

Patologias do lado direito do coração podem prejudicar o enchimento do ventrículo esquerdo. Embolia pulmonar e outras causas de hipertensão pulmonar impedem o coração direito de bombear um volume suficiente para preencher o lado esquerdo. O septo interventricular pode ser deslocado, limitando ainda mais o preenchimento do lado esquerdo do coração.

Contratilidade

Contratilidade, ou inotropismo cardíaco, é uma medida da força de contração independente das condições de carga

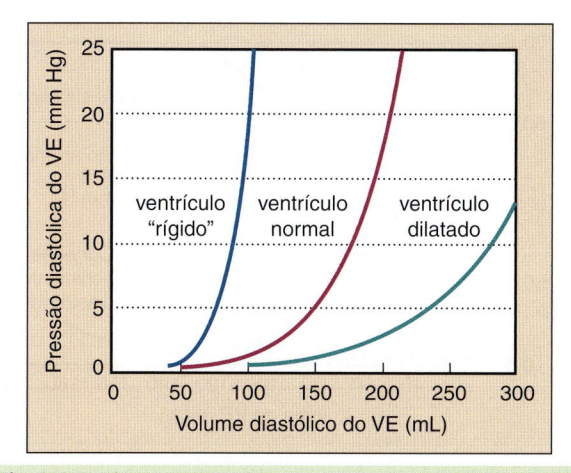

Fig. 5.1 A relação pressão-volume do coração na diástole é mostrada nas curvas de complacência traçando volume diastólico do ventrículo esquerdo (VE) *versus* pressão. O coração "rígido" mostra um aumento mais acentuado da pressão com volume aumentado do que o coração normal. O ventrículo dilatado mostra uma curva muito mais complacente.

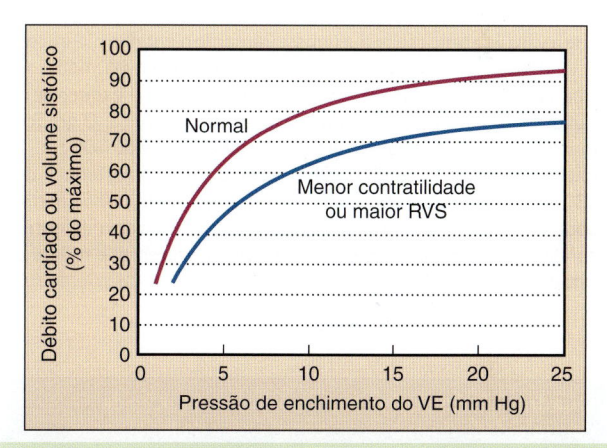

Fig. 5.2 A curva de função cardíaca mostra a relação típica entre a pré-carga, representada pela pressão de enchimento do ventrículo esquerdo (VE), e a função cardíaca, refletida no débito cardíaco ou no volume sistólico. A pressão de enchimento pode ser medida como pressão atrial esquerda ou pressão capilar pulmonar em cunha. Em baixa pré-carga, o aumento do enchimento resulta em débito cardíaco significativamente aumentado. Esta é a parte mais íngreme da curva. Com altas pressões de enchimento de VE, ocorre pequena melhora na função com aumento na pré-carga e, com excesso de enchimento, pode haver um decréscimo na função devido à perfusão prejudicada (não mostrado). Contratilidade mais baixa ou maior resistência vascular sistêmica (RVS) desloca a curva normal para a direita e para baixo.

(pré-carga ou pós-carga). Pode ser medida para fins de pesquisa pela taxa em que a pressão se desenvolve nos ventrículos cardíacos (dP/dT) ou pelas relações pressão sistólica-volume (Fig. 5.3). A diminuição da contratilidade do miocárdio pode ser uma causa de hipotensão (Quadro 5.1).[9]

Pós-carga

Pós-carga é a resistência à ejeção do sangue do ventrículo esquerdo a cada contração. Clinicamente, a pós-carga é bastante determinada pela RVS. Quando a RVS está aumentada,

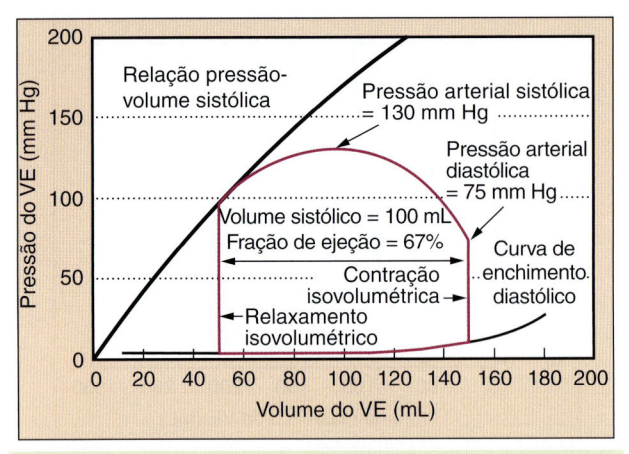

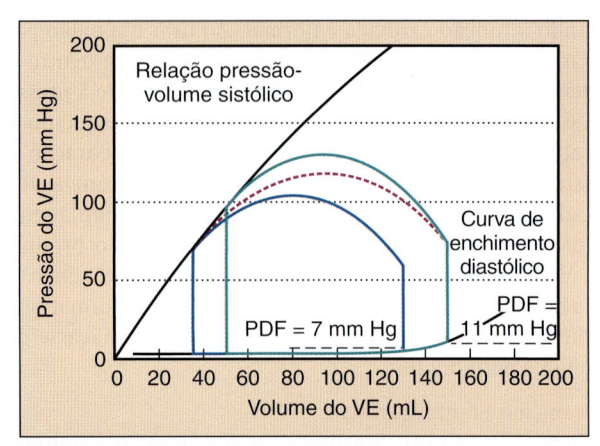

Fig. 5.3 O traçado circular (*linha vermelha*) mostra um ciclo cardíaco típico. O enchimento diastólico ocorre ao longo da curva diastólica típica de um volume de 50 mL para um volume diastólico final (VDF) de 150 mL. A contração isovolumétrica aumenta a pressão no ventrículo esquerdo (VE) até atingir a pressão na aorta (à pressão arterial diastólica) e a válvula aórtica se abre. O VE então expulsa sangue, e o volume diminui. A pressão no VE e na aorta atinge um pico em algum ponto durante a ejeção (pressão arterial sistólica) e a pressão então cai até o ponto em que a válvula aórtica se fecha (grosseiramente o entalhe dicrótico). O VE relaxa, sem alterar o volume (relaxamento isovolumétrico). Quando a pressão diminui abaixo da pressão atrial esquerda, a válvula mitral abre e o enchimento diastólico começa. O gráfico mostra um ciclo normal e o volume sistólico (VS) é de 100 mL, a fração de ejeção (FE) é VS / VDF = 67%, e a pressão arterial é de 130/75 mm Hg. A relação pressão-volume sistólica (*linha preta*) pode ser construída a partir de uma família de curvas em diferentes condições de enchimento (isto é, pré-carga diferente) e reflete o estado inotrópico do coração.

Fig. 5.4 Alterações no ciclo cardíaco que podem ocorrer com vasodilatação estão representadas. O ciclo em verde é o mesmo ciclo mostrado na Figura 5.3. A linha tracejada vermelha sugere a transição para o novo ciclo cardíaco mostrado em azul. A pressão arterial sistólica final diminuiu para 105 mm Hg. O volume sistólico final diminuiu, assim como o volume diastólico final. A pressão diastólica final (PDF) diminuiu de 11 para 7 mm Hg neste exemplo. A fração de ejeção está ligeiramente aumentada; no entanto, o volume sistólico pode diminuir, mas com a restauração das pressões de enchimento do ventrículo esquerdo (VE) para o mesmo nível que antes, o volume sistólico será maior.

enchimento cardíaco são mais pronunciados em pacientes com má função cardíaca.

REFLEXOS CARDÍACOS

O sistema de regulação cardiovascular consiste em sistemas de receptores periféricos e centrais que podem detectar diversos estados fisiológicos, um sistema central "integrador" no tronco encefálico e uma saída neuro-humoral para o sistema cardíaco e vascular. Uma compreensão clínica dos reflexos cardíacos baseia-se no conceito de que o sistema cardiovascular no tronco cerebral integra o sinal e fornece uma resposta através do sistema nervoso autônomo.

Sistema Nervoso Autônomo

O coração e o sistema vascular são controlados pelo sistema nervoso autônomo. Os eferentes simpáticos e parassimpáticos inervam os nódulos sinoatrial e atrioventricular. A estimulação do sistema nervoso simpático aumenta a FC pela ativação de receptores β1-adrenérgicos. A estimulação do sistema nervoso parassimpático pode retardar profundamente a FC com a estimulação de receptores muscarínicos de acetilcolina nos nódulos sinoatrial e atrioventricular, enquanto a supressão do sistema nervoso parassimpático contribui para o aumento da FC. A condução através do nódulo atrioventricular é aumentada e diminuída por inervação do sistema nervoso simpático e parassimpático,

---

Quadro 5.1 Condições associadas a diminuição da contratilidade do miocárdio como causa da hipotensão
Isquemia miocárdica
Fármacos anestésicos
Cardiomiopatia
Infarto prévio do miocárdio
Doença cardíaca valvular (volume sistólico reduzido independente da pré-carga)

---

o coração não se esvazia por completo, resultando em VS, FE e DC reduzidos (Fig. 5.2). A RVS elevada também aumenta as pressões de enchimento cardíaco. Baixa RVS melhora o VS e aumenta o DC de modo que uma RVS baixa está frequentemente associada a um DC mais alto (Fig. 5.4).

Baixa RVS diminui as pressões de enchimento cardíaco. Esse achado pode sugerir que a pré-carga, e não a pós-carga, é a causa da hipotensão. Baixa RVS permite um esvaziamento mais extenso e um menor volume sistólico final (VSF), uma das características da baixa RVS no ETE. Com o mesmo retorno venoso, o coração não se enche para o mesmo VSF, resultando em pressões de enchimento do ventrículo esquerdo mais baixas (Fig. 5.4). Um processo semelhante ocorre quando a RVS está aumentada. Tais aumentos induzidos pelo estresse nas pressões de respectivamente. A estimulação do sistema nervoso simpático aumenta a contratilidade miocárdica. A estimulação do sistema nervoso parassimpático pode reduzir ligeiramente a contratilidade miocárdica, mas tem seu efeito maior pela redução da FC.

Barorreceptores

Os barorreceptores no seio carotídeo e no arco aórtico são ativados pelo aumento da pressão sanguínea sistêmica que estimula os receptores de estiramento a enviar sinais através dos nervos vago e glossofaríngeo para o sistema nervoso central. A sensibilidade dos barorreceptores a mudanças da pressão arterial sistêmica varia e é significativamente alterada pela hipertensão arterial crônica. Uma resposta típica à hipertensão aguda é o aumento da estimulação do sistema nervoso parassimpático, que diminui a FC. A estimulação vagal e a diminuição da atividade do sistema nervoso simpático também reduzem a contratilidade miocárdica e causam vasodilatação reflexa. Esse reflexo do seio carotídeo pode ser usado terapeuticamente a fim de produzir estimulação vagal, que pode ser um tratamento eficaz para taquicardia supraventricular.

Os átrios e os ventrículos são inervados por uma variedade de sistemas de receptores simpáticos e parassimpáticos. O estiramento atrial (p. ex., o reflexo de Bainbridge) pode aumentar a FC, o que pode ajudar a adequar o DC ao retorno venoso.

A estimulação dos quimiorreceptores do seio carotídeo tem efeitos respiratórios e cardiovasculares. A hipoxemia arterial resulta em estimulação do sistema nervoso simpático, embora uma hipoxemia arterial mais profunda e prolongada possa resultar em bradicardia, possivelmente por meio de mecanismos centrais. Uma variedade de outros reflexos incluem bradicardia à compressão ocular (p. ex., reflexo óculo-cardíaco) e bradicardia ao estiramento das vísceras abdominais. O reflexo de Cushing inclui bradicardia em resposta ao aumento da pressão intracraniana.

Muitos anestésicos atenuam reflexos cardíacos de uma forma dose-dependente, com o resultado de que as respostas do sistema nervoso simpático à hipotensão são reduzidas. A atenuação de tais reflexos representa um mecanismo adicional pelo qual fármacos anestésicos contribuem para a hipotensão.

FLUXO SANGUÍNEO CORONÁRIO

A circulação coronariana é única na medida em que uma maior porcentagem de oxigênio é extraída pelo coração do que em qualquer outro leito vascular, tanto quanto de 60% a 70%, em comparação com a extração de 25% para o corpo como um todo. A consequência dessa fisiologia é que o coração não pode aumentar a extração de oxigênio como mecanismo de reserva. Nos casos de fornecimento de oxigênio ameaçado, a vasodilatação para aumentar o fluxo sanguíneo é o principal mecanismo compensatório do coração.

A reserva coronariana é a capacidade da circulação coronariana de aumentar o fluxo acima do nível basal. Reguladores endógenos do fluxo sanguíneo coronariano incluem adenosina, óxido nítrico e estimulação adrenérgica. Com a estenose da artéria coronária, a vasodilatação compensatória a jusante pode manter o fluxo sanguíneo coronário com até cerca de 90% de estenose, quando a reserva coronária começa a se esgotar.

A pressão de perfusão de um leito vascular geralmente é calculada como a diferença entre a PAM e a pressão venosa. O fluxo instantâneo através das artérias coronárias varia ao longo do ciclo cardíaco, atingindo um pico durante a sístole. O coração é fundamentalmente diferente de outros órgãos, porque a tensão da parede miocárdica desenvolvida durante a sístole pode parar por completo o fluxo sanguíneo no subendocárdio. O ventrículo esquerdo é, portanto, perfundido predominantemente durante a diástole. A pressão diastólica final no ventrículo esquerdo (PDFVE) pode exceder a PVC e representa a efetiva pressão a jusante. A pressão de perfusão para a maior parte do ventrículo esquerdo é, portanto, PSD menos PDFVE. O ventrículo direito, com sua menor pressão intramural, é perfundido durante a diástole e a sístole.

CIRCULAÇÃO PULMONAR

A circulação pulmonar inclui ventrículo direito, artérias pulmonares, leito capilar pulmonar e veias pulmonares, terminando no átrio esquerdo. A circulação brônquica fornece nutrientes para o tecido pulmonar e esvazia-se nas veias pulmonares e no átrio esquerdo. A circulação pulmonar difere substancialmente da circulação sistêmica em sua regulação, pressões normais (Tabela 5.1) e resposta a fármacos. O uso de um cateter de AP para medir as pressões na circulação pulmonar requer uma compreensão fundamental de seus valores normais e seu significado. A hipertensão pulmonar tem causas idiopáticas e pode acompanhar várias doenças comuns (p. ex., cirrose do fígado, apneia do sono). Está associada a taxas significativas de morbidade e mortalidade relacionadas ao ato anestésico.

Pressão da Artéria Pulmonar

A pressão da artéria pulmonar (PAP) é muito inferior à pressão sistêmica devido à baixa resistência vascular pulmonar (RVP). Como a circulação sistêmica, a circulação pulmonar recebe todo o DC e deve adaptar sua resistência para atender a diferentes condições.

Resistência Vascular Pulmonar

Os determinantes da RVP são diferentes da RVS na circulação sistêmica. Durante o fluxo sanguíneo através da circulação pulmonar, considera-se que a resistência ocorra nos vasos maiores, pequenas artérias e leito capilar. Os vasos dentro dos alvéolos e os vasos extra-alveolares respondem de forma diferente às forças dentro do pulmão.

Tabela 5.1	Valores Normais para Pressões nos Sistemas Arterial Pulmonar e Venoso				
Valor	**PVC (mm Hg)**	**PAS (mm Hg)**	**PAD (mm Hg)**	**PAM (mm Hg)**	**PCCP (mm Hg)**
Normal	2-8	15-30	4-12	9-16	4-12
Alto	>12	>30	>12	>25	>12
Patológico	>18	>40	>20	>35	>20

PVC, pressão venosa central; *PAD*, pressão diastólica da artéria pulmonar; *PAM*, Pressão arterial média da artéria pulmonar; *PAS*, pressão sistólica da artéria pulmonar; *PCCP*, pressão encunhada capilar pulmonar.

O modelo fisiológico mais útil para descrever mudanças na circulação pulmonar é a *distensão* dos capilares e o *recrutamento* de novos capilares. A distensão e o recrutamento de capilares explicam as mudanças na RVP em uma variedade de circunstâncias. O aumento da PAP provoca distensão e recrutamento de capilares, aumentando a área da seção transversal e reduzindo a RVP. O aumento do DC também diminui a RVP por distensão e recrutamento. As mudanças recíprocas entre DC e RVP mantêm as pressões pulmonares bastante constantes em uma ampla gama de valores de DC.

Os volumes pulmonares têm efeitos diferentes nos vasos intra-alveolares e extra-alveolares. Com grandes volumes pulmonares, os vasos intra-alveolares podem ser comprimidos, enquanto os vasos extra-alveolares têm menor resistência. O contrário é verdadeiro em pequenos volumes pulmonares. Portanto, maior RVP ocorre em grandes e pequenos volumes pulmonares. O aumento da RVP em pequenos volumes pulmonares ajuda a desviar o fluxo sanguíneo de alvéolos colapsados, como durante a ventilação monopulmonar.

A estimulação do sistema nervoso simpático pode causar vasoconstrição pulmonar, mas o efeito não é grande, em contraste com a circulação sistêmica, na qual a influência neuro-humoral é o principal regulador do tônus vascular. A circulação pulmonar tem sido, portanto, muito difícil de se tratar com fármacos. O óxido nítrico é um importante regulador do tônus vascular e pode ser administrado por inalação. Prostaglandinas e inibidores de fosfodiesterase (p. ex., sildenafila) são vasodilatadores pulmonares, mas as respostas farmacológicas que podem ser alcançadas na hipertensão pulmonar são limitadas.

Vasoconstricção Pulmonar Hipóxica

A vasoconstricção pulmonar hipóxica (VPH) é a resposta vascular pulmonar a uma baixa pressão parcial de oxigênio alveolar (PAO_2). Em muitos pacientes, a VPH é uma importante resposta adaptativa que melhora a troca de gás ao desviar o sangue de áreas mal ventiladas, diminuindo o *shunt* pulmonar. As regiões normais do pulmão podem facilmente acomodar o fluxo sanguíneo adicional sem aumentar a PAP. A hipóxia alveolar global, como ocorre com a apneia ou em alta altitude, pode causar significativa VPH e aumentar a PAP.

Medicamentos anestésicos, como os potentes anestésicos inalatórios, podem prejudicar a VPH, ao passo que os fármacos intravenosos comumente usados, como o propofol e os opioides, não demonstram inibição da VPH. Durante os procedimentos cirúrgicos que requerem ventilação de pulmão único, a VPH pode desempenhar um papel na resolução da hipoxemia, embora muitos outros fatores também sejam importantes, incluindo o estado ácido-base, o DC, o desenvolvimento da atelectasia e a administração concomitante de fármacos.[10]

Embolia Pulmonar

A embolia pulmonar obstrui os vasos sanguíneos, aumentando a resistência geral ao sangue pelo sistema vascular pulmonar. Formas comuns de embolia são coágulos sanguíneos e ar, mas também incluem líquido amniótico, dióxido de carbono e embolia gordurosa.

Espessamento Arteriolar

O espessamento arteriolar ocorre em várias circunstâncias clínicas. Está associado a certos tipos de doença cardíaca congênita de longa data. A hipertensão pulmonar primária é uma doença idiopática associada à hiperplasia arteriolar. Alterações semelhantes estão associadas à cirrose do fígado (p. ex., hipertensão porto-pulmonar).

Zonas do Pulmão

Um conceito útil na hemodinâmica pulmonar são as zonas pulmonares de West. A gravidade determina a forma como as pressões mudam no sistema vascular em relação à medida no nível do coração. Essas diferenças são pequenas em comparação com as pressões arteriais, mas para a pressão venosa e a PAP, essas diferenças são clinicamente significativas. Cada 20 cm de mudança de altura produz uma diferença de pressão de 15 mm Hg. Isso pode criar diferenças posicionais significativas na PAP que afetam o fluxo sanguíneo no pulmão em várias posições, tais como posições verticais e laterais.

Na zona 1, as pressões das vias aéreas excedem a PAP e as pressões venosas pulmonares. A zona 1, portanto, não possui fluxo sanguíneo, apesar da ventilação. Normalmente, a zona 1 não existe, mas com ventilação de pressão positiva ou baixa PAP, como pode ocorrer sob anestesia ou com perda de sangue, a zona 1 pode se desenvolver. Na zona 2, a pressão das vias aéreas é maior do que a pressão venosa pulmonar, mas não é maior do que a PAP. Na zona 2, o fluxo é proporcional à diferença entre a PAP e a pressão das vias aéreas. Na zona 3, a PAP e a pressão venosa excedem a pressão da via aérea, e um padrão normal de fluxo sanguíneo é resultante (p. ex., o fluxo é proporcional à diferença entre PAP e pressão venosa). A posição também pode ser usada terapeuticamente a fim de diminuir o fluxo sanguíneo para áreas anormais do pulmão, como a pneumonia unilateral, e assim melhorar a troca de gás. O fluxo sanguíneo para o pulmão colapsado durante a ventilação pulmonar também é reduzido por esse efeito fisiológico.

Edema Pulmonar

O equilíbrio do fluido intravascular no pulmão depende de forças motrizes hidrostáticas. Pressões capilares pulmonares excessivas causam vazamento de fluido para o interstício e então para dentro dos alvéolos. Embora o sistema linfático pulmonar seja muito eficaz na limpeza do fluido, ele pode ser sobrecarregado. É esperado edema pulmonar hidrostático com altas pressões de enchimento do ventrículo esquerdo. O edema pulmonar ocorre quando a PCCP excede 20 mm Hg, embora os pacientes possam tolerar pressões ainda maiores se essas pressões persistirem cronicamente. O edema pulmonar também pode ocorrer com "extravasamento capilar" por lesão pulmonar, como aspiração ácida de conteúdo gástrico, sepse ou transfusão de sangue.

TROCA DE GÁS PULMONAR

Oxigênio

O oxigênio deve passar do ambiente para os tecidos, onde é consumido durante o metabolismo aeróbio. A hipoxemia arterial é definida como uma baixa pressão parcial de oxigênio no sangue arterial (PaO_2). Uma definição arbitrária de hipoxemia arterial ($PaO_2 < 60$ mm Hg) é comumente utilizada, mas não é necessária. Às vezes, a hipoxemia arterial é usada para descrever uma PaO_2 que é baixa em relação ao que poderia ser esperado com base na concentração inspirada de oxigênio (FIO_2). A hipoxemia arterial (que reflete a troca de gás pulmonar) distingue-se da hipóxia, um termo mais geral, incluindo hipóxia tecidual, que também reflete fatores circulatórios.

A hipoxemia arterial leve ou moderada (p. ex., em elevada altitude) pode ser bem tolerada e geralmente não está associada a lesões substanciais ou resultados adversos. Anóxia, uma quase total ausência de oxigênio, é potencialmente fatal e muitas vezes está associada a lesões neurológicas permanentes, dependendo da duração. A hipoxemia arterial é mais significativa quando a anóxia é atingida, como durante apneia, e o limite entre elas pode ser inferior a 1 minuto.

Medições de Oxigenação

As medidas dos níveis de oxigênio no sangue arterial incluem PaO_2, saturação de oxi-hemoglobina (SaO_2) e conteúdo arterial de oxigênio (CaO_2). PaO_2 e SaO_2 estão relacionadas por meio da curva de dissociação da oxi-hemoglobina (Fig. 5.5). Compreender a curva de dissociação de oxihemoglobina é facilitado pela capacidade de medir a saturação contínua de oxi-hemoglobina com oximetria de pulso (SpO_2) e a medição de PaO_2 com análise de gás sanguíneo arterial.

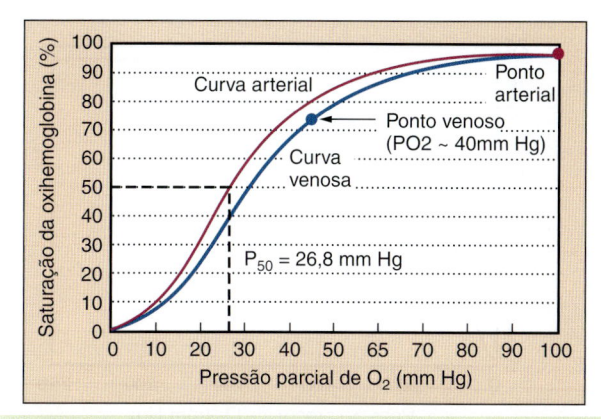

Fig. 5.5 A curva de dissociação da oxi-hemoglobina é em forma de S e relaciona pressão parcial de oxigênio com a saturação de oxi-hemoglobina. Uma curva arterial típica é mostrada em vermelho. A PCO_2 mais alta e o pH inferior do sangue venoso causam uma mudança para a direita da curva e facilitam a descarga de oxigênio nos tecidos (*azul*). A P_{50} de um adulto normal, a PO_2 em que a hemoglobina está 50% saturada, é mostrada (26,8 mm Hg). A PaO_2 de cerca de 100 mm Hg resulta em um SaO_2 de cerca de 98%. PvO_2 normal é de cerca de 40 mm Hg, resultando em uma saturação de cerca de 75%.

Tabela 5.2	Eventos que deslocam a Curva de Dissociação da Oxi-hemoglobina

Deslocamento para a Esquerda	Deslocamento para a Direita
($P_{50} < 26,8$ mm Hg)	($P_{50} > 26,8$ mm Hg)
Alcalose	Acidose
Hipotermina	Hipertermia
Diminuição de 2,3-difosfoglicerato	Aumento de 2,3-difosfoglicerato (hipoxemia arterial crônica ou anemia).

P_{50}, valor de PO_2 em que a hemoglobina está 50% saturada com oxigênio.

Curva de Dissociação da Oxi-hemoglobina

Os deslocamentos para a direita e para a esquerda da curva de dissociação da oxi-hemoglobina fornecem adaptações homeostáticas significativas para a alteração da disponibilidade de oxigênio. P_{50}, a PO_2 em que a hemoglobina está 50% saturada com oxigênio, é uma medida da posição da curva de dissociação da oxi-hemoglobina (Fig. 5.5, Tabela 5.2). O valor normal de P_{50} da hemoglobina adulta é de 26,8 mm Hg. Outros pontos na curva, como o ponto venoso normal e os pontos para 80% e 90% de saturação de oxigênio, também podem ser clinicamente úteis.

Uma mudança para a direita causa pouca alteração nas condições de carregamento de oxigênio (essencialmente a mesma SaO_2 em PO_2 de 100 mm Hg), mas permite que quantidades maiores de oxigênio se dissociem da hemoglobina nos tecidos. Isso melhora a oxigenação do tecido. Dióxido de carbono e acidose metabólica deslocam a curva de dissociação da oxi-hemoglobina para a direita, enquanto a alcalose

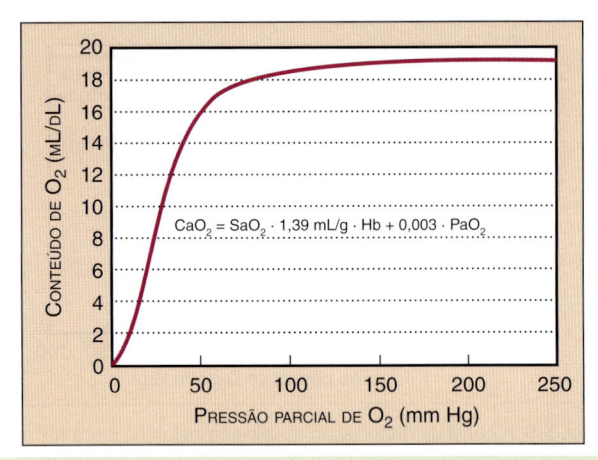

Fig. 5.6 A relação entre PaO₂ e o conteúdo de oxigênio também é sigmoidal, porque a maior parte do oxigênio está ligada à hemoglobina. O teor de oxigênio no platô da curva (PO₂ > 100 mm Hg) continua a aumentar porque o oxigênio dissolvido ainda contribui com uma quantidade pequena, mas não negligenciável. *Hb*, Hemoglobina.

desloca para a esquerda. A hemoglobina fetal é deslocada para a esquerda, uma adaptação útil à circulação placentária. O oxigênio no sangue arterial está ligado à hemoglobina e dissolvido no plasma. O conteúdo de oxigênio no sangue é a soma das duas formas. Embora as quantidades de oxigênio dissolvido sejam muito reduzidas aos níveis normais de PO_2, em elevada FIO_2, o oxigênio dissolvido pode ser fisiológica e clinicamente importante. Embora em condições normais apenas uma fração (25%) do oxigênio na hemoglobina seja usada, todo o oxigênio dissolvido adicional enquanto se fornece oxigênio suplementar pode ser consumido.

Conteúdo de Oxigênio Arterial

CaO_2 é calculado com base em SaO_2 e pressão parcial mais a concentração de hemoglobina (Fig. 5.6):

$$CaO_2 = SaO_2(Hb \times 1,39) + 0,003(PaO_2)$$

Na equação, Hb é o nível de hemoglobina, 1,39 é a capacidade de hemoglobina para oxigênio (1,39 mL de O_2/g de Hb totalmente saturada) e 0,003 mL O_2/dL/mm Hg é a solubilidade do oxigênio. Por exemplo, se Hb = 15 g/dL e PaO_2 = 100 mm Hg, resultando em quase 100% de saturação, o valor de CaO_2 é calculado da seguinte forma:

$$\begin{aligned} CaO_2 &= 1,00(15 \times 1,39) + 100(0,003) \\ &= 20,85 + 0,3 \\ &= 21,15 mL / dL \end{aligned}$$

O oxigênio dissolvido pode continuar a fornecer CaO_2 adicional, que pode ser clinicamente significativo, com FIO_2 de 1.0 e com oxigênio hiperbárico. A cascata de oxigênio retrata a passagem de oxigênio da atmosfera para os tecidos (Fig. 5.7).

Oximetria de Pulso de Múltiplo Comprimento de Onda

A medição completa dos parâmetros de oxigênio é derivada não apenas da análise dos gases do sangue arterial (PaO_2), mas também da oximetria de pulso de múltiplo comprimento de onda. A oximetria fornece medição de meta-hemoglobina (MetHb) e carboxi-hemoglobina (COHb). A maioria das máquinas de gás sanguíneo é agora combinada com oxímetros para que a SaO_2 fornecida seja o verdadeiro valor medido, não calculado. Isso é chamado de *saturação funcional*, que é a porcentagem de saturação de oxi-hemoglobina em relação à hemoglobina disponível para ligar oxigênio. A *saturação fracional* é relativa a toda a hemoglobina. Portanto, a saturação fracional é a saturação funcional menos MetHb e COHb. Oxímetros de pulso mais recentes também podem medir MetHb e COHb.

Determinantes da Pressão Parcial do Oxigênio Alveolar

A equação de gás alveolar descreve a transferência de oxigênio do ambiente para os alvéolos:

$$PAO_2 = FIO_2 \times (P_B - PH_2O) - PCO_2 / RQ$$

onde P_B é a pressão barométrica, PH_2O é a pressão de vapor da água (47 mm Hg a temperatura corporal normal de 37 °C), e QR é o quociente respiratório (a proporção de produção de dióxido de carbono por consumo de oxigênio). Por exemplo, enquanto se respira 100% de oxigênio ($FIO_2 = 1,0$) no nível do mar ($P_B = 760$ mm Hg) e $PH_2O = 47$ mm Hg com $PaCO_2 = 40$ mm Hg, a PO_2 alveolar (PaO_2) é calculada da seguinte forma. Geralmente assume-se que QR seja aproximadamente 0,8 em uma dieta normal.

$$\begin{aligned} PAO_2 &= 1,0 \ (760 - 47) - 40 / 0,8 \\ &= 713 - 50 \\ &= 663 mm Hg \end{aligned}$$

A equação de gás alveolar descreve a maneira pela qual o oxigênio inspirado e a ventilação determinam o PaO_2. Ela também descreve a maneira pela qual o oxigênio suplementar melhora a oxigenação. Uma consequência clínica dessa relação é que o oxigênio suplementar pode facilmente compensar os efeitos adversos da hipoventilação (Fig. 5.8).

Baixa pressão barométrica é uma causa de hipoxemia arterial em elevada altitude. As máquinas modernas de anestesia possuem mecanismos de segurança para evitar a distribuição de misturas de gases hipóxicas. No entanto, a morte por oferta de gases diferentes de oxigênio ainda é ocasionalmente relatada devido a erros nas conexões de tubulação feitas durante a construção ou remodelação de salas de operação. As máquinas de anestesia atuais têm múltiplas características de segurança para evitar a distribuição de misturas de gases hipóxicas. A entrega de uma FIO_2 inadequada pode ocorrer quando os tanques de oxigênio se esgotam ou com a falha em reconhecer a desconexão acidental de um saco autoinflável (Ambu) de sua fonte de oxigênio.

Apneia é uma causa importante de hipoxemia arterial, e o armazenamento de oxigênio no pulmão é de grande importância para retardar o aparecimento da hipoxemia arterial em humanos. O armazenamento de oxigênio na hemoglobina é secundário, porque o uso desse oxigênio requer significativa dessaturação da oxi-hemoglobina. Ao contrário da parada respiratória voluntária, a apneia durante anestesia ou sedação ocorre com capacidade residual funcional

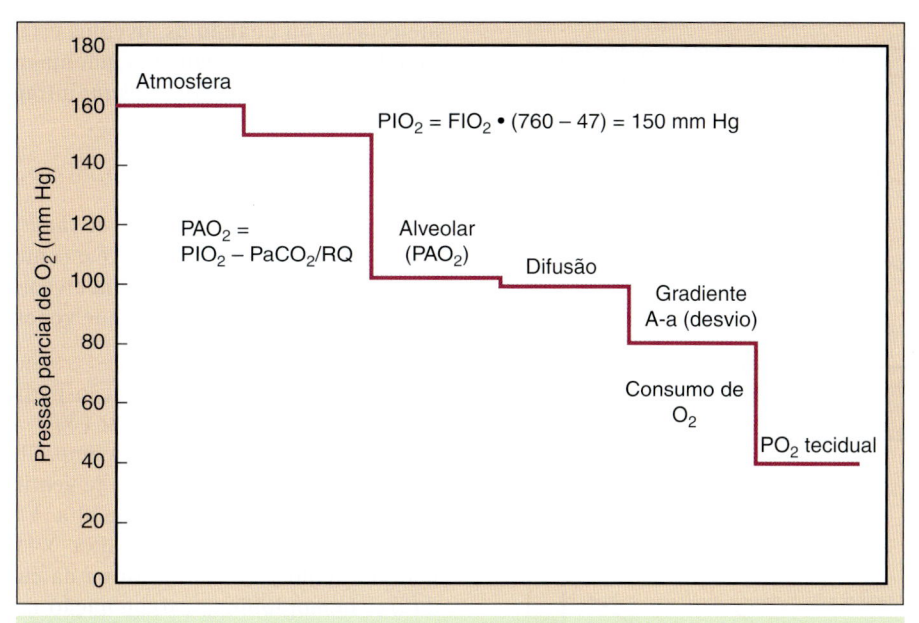

Fig. 5.7 A cascata de oxigênio retrata os passos fisiológicos à medida que o oxigênio viaja da atmosfera para os tecidos. O oxigênio começa a 21% na atmosfera e inicialmente é diluído com vapor de água para cerca de 150 mm Hg, PIO_2. A PO_2 alveolar (PAO_2) é determinada pela equação do gás alveolar. A difusão equilibra a PO_2 entre o alvéolo e o capilar. O gradiente A-a (alveolar a arterial) ocorre com o desvio intrapulmonar e distúrbio ventilação/perfusão (V/Q). O consumo de oxigênio reduz os níveis de PO_2 nos tecidos (cerca de 40 mm Hg).

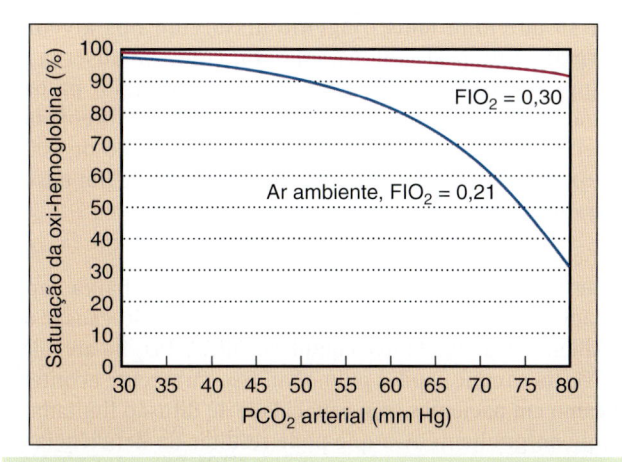

Fig. 5.8 A hipoventilação diminui a oxigenação, conforme determinado pela equação do gás alveolar. A curva azul mostra o que é esperado em ar ambiente ($FIO_2 = 0,21$). $PaCO_2$ elevada desloca ainda mais a curva de dissociação de oxi-hemoglobina para a direita. No entanto, apenas 30% de oxigênio podem anular completamente os efeitos da hipoventilação *(curva vermelha)*.

(CRF). Isso reduz substancialmente o tempo de dessaturação da oxi-hemoglobina em comparação à parada respiratória voluntária com capacidade pulmonar total.

O tempo pode ser estimado para que SaO_2 alcance 90% quando a CRF é 2,5 L e a PaO_2 é 100 mm Hg. O consumo normal de oxigênio é de cerca de 300 mL/min, embora este seja um pouco menor durante a anestesia. Levaria apenas cerca de 30 segundos nas condições do ar ambiente para desenvolver hipoxemia arterial. Após respirar 100% de oxigênio, pode-se demorar 7 minutos para alcançar uma SaO_2 de 90%. Na realidade, o tempo necessário para desenvolver hipoxemia após respirar 100% de oxigênio varia. A dessaturação começa quando um número suficiente de alvéolos entra em colapso e o desvio intrapulmonar se desenvolve, não apenas quando as reservas de oxigênio se esgotaram. Em particular, pacientes obesos desenvolvem hipoxemia arterial com apneia substancialmente mais rápido do que pacientes magros.

Mistura Venosa

A mistura venosa descreve as causas fisiológicas da hipoxemia arterial para as quais PaO_2 está normal. O gradiente de oxigênio alvéolo-arterial (A-a) reflete a mistura venosa. Os gradientes A-a normais são de 5 a 10 mm Hg, mas aumentam com a idade. Por exemplo, se a PO_2 arterial enquanto se respira 100% de oxigênio fosse medida como 310 mm Hg, o gradiente A-a poderia ser calculado a partir do exemplo anterior.

$$\begin{aligned} \text{Gradiente A - a} &= PAO_2 - PaO_2 \\ &= 663\,\text{mm Hg} - 310\,\text{mm Hg} \\ &= 353\,\text{mm Hg} \end{aligned}$$

Uma imagem da troca de gás pode ser realizada matematicamente integrando todos os efeitos de *shunt*, oxigênio suplementar e a curva de dissociação de oxi-hemoglobina para criar diagramas de "isoshunt" (Fig. 5.9). Embora o cálculo de uma fração de desvio possa ser a maneira mais

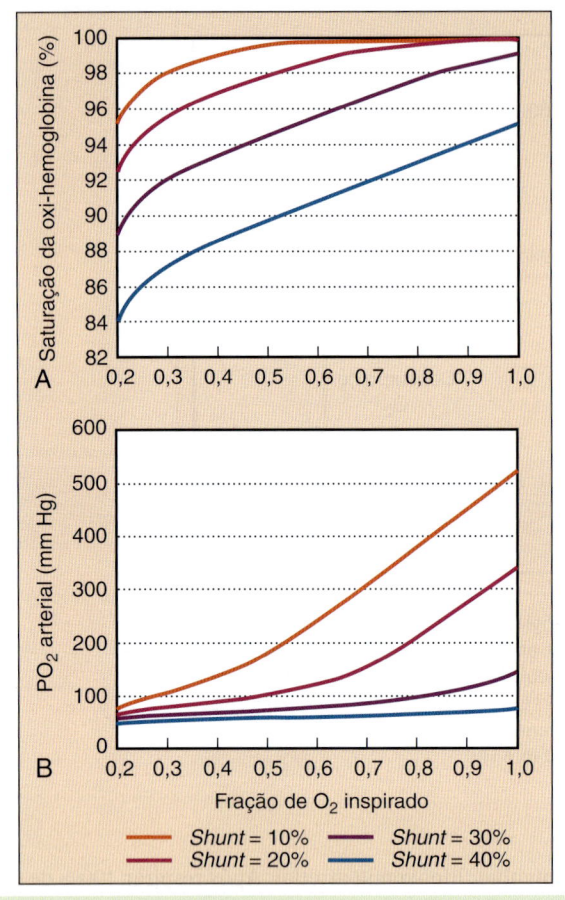

Fig. 5.9 O efeito do *shunt* intrapulmonar e FIO_2 na PaO_2 (A) e SaO_2 (B) é mostrado graficamente em frações de *shunt* de 10% (leve) a 40% (grave). Os valores assumidos para esses cálculos são hemoglobina, 14 g/dL; $PaCO_2$, 40 mm Hg; diferença de conteúdo de oxigênio arterial-venoso, 4 mL de O_2/dL; e pressão atmosférica ao nível do mar, 760 mm Hg. Aumento de FIO_2 ainda melhora substancialmente a oxigenação em frações de *shunt* altas, mas não consegue corrigi-la por completo.

exata de quantificar problemas de oxigenação, ela requer informações somente disponíveis de um cateter de AP e, portanto, nem sempre é clinicamente viável. Os gradientes A-a são clinicamente mais simples e úteis para derivar, mas não representam uma medida constante de oxigenação com diferentes níveis de FIO_2. Um gradiente A-a é provavelmente mais útil em ar ambiente. A relação P/F (PaO_2/FIO_2) é uma medida simples e útil de oxigenação que continua sendo mais consistente a altas FIO_2 (Fig. 5.10).[11]

Shunt Intrapulmonar

O *Shunt* intrapulmonar é uma das causas mais importantes de aumento do gradiente A-a e de desenvolvimento de hipoxemia arterial. Na presença de um *shunt* intrapulmonar, o sangue venoso misto não é exposto ao gás alveolar e continua através dos pulmões para se misturar com sangue oxigenado de áreas normais do pulmão. Essa mistura diminui a PaO_2. Clinicamente, o desvio ocorre quando os alvéolos não são ventilados, como acontece com

atelectasia, ou quando os alvéolos estão preenchidos com líquido, como ocorre com pneumonia ou edema pulmonar. O efeito quantitativo de um *shunt* intrapulmonar é descrito pela equação de desvio:

$$Qs/Qt = (Cc'o_2 - Cao_2)/(Cc'o_2 - C\overline{v}o_2)$$

Na equação, $\dot{Q}s/\dot{Q}t$ é o fluxo de *shunt* em relação ao fluxo total (isto é, fração de *shunt*), C é o conteúdo de oxigênio, c' é o sangue capilar final (para um alvéolo normal teórico), a é o sangue arterial e v é o sangue venoso misto.

Incompatibilidade de Ventilação-Perfusão

A incompatibilidade de ventilação-perfusão ($\dot{V}/\dot{Q}$) é semelhante ao *shunt* intrapulmonar ($\dot{V}/\dot{Q}$ = 0), com algumas distinções importantes. Na incompatibilidade de $\dot{V}/\dot{Q}$, a disparidade entre a quantidade de ventilação e perfusão em vários alvéolos leva a áreas de alta $\dot{V}/\dot{Q}$ (p. ex., alvéolos bem ventilados) e áreas de baixa $\dot{V}/\dot{Q}$ (p. ex., alvéolos mal ventilados). Devido à forma da curva de dissociação da oxi-hemoglobina, a oxigenação melhorada em áreas bem ventiladas não pode compensar a baixa PO_2 nas áreas mal ventiladas, resultando em menor PaO_2 ou hipoxemia arterial.

Clinicamente, na incompatibilidade de $\dot{V}/\dot{Q}$, a administração de 100% de oxigênio pode atingir uma PO_2 no platô da curva de dissociação da oxi-hemoglobina mesmo em alvéolos mal ventilados. Por outro lado, administrar 100% de oxigênio na presença de um desvio intrapulmonar só adiciona mais oxigênio dissolvido nos alvéolos normalmente perfundidos, embora, como se observa na Figura 5.9, isso pode resultar em aumento maior na oxigenação do que é normalmente observado. A hipoxemia arterial que permanece apesar da administração de 100% de oxigênio é sempre causada pela presença de um desvio intrapulmonar.

Deficiência de Difusão

A deficiência de difusão não é equivalente à baixa capacidade de difusão. Para a deficiência de difusão causar um gradiente A-a, não houve equilíbrio entre a PO_2 no alvéolo e a PO_2 no sangue capilar pulmonar. Isso raramente acontece, mesmo em pacientes com capacidade de difusão limitada. O pequeno gradiente A-a que pode resultar da deficiência de difusão é facilmente eliminado com oxigênio suplementar, tornando este um problema clinicamente sem importância. Deficiência de difusão clinicamente significativa pode ocorrer com exercícios em altitude extrema, devido à oferta de baixa pressão parcial de oxigênio e ao tempo limitado de equilíbrio devido ao rápido trânsito de sangue através dos capilares pulmonares.

Saturação Venosa de Oxigênio

SvO_2 baixa causa um efeito sutil, mas importante, quando o *shunt* intrapulmonar já está presente.[12] O *shunt* é uma mistura de sangue venoso e sangue de regiões normais dos pulmões. Se a SvO_2 for menor, a mistura resultante deve ter uma PaO_2 inferior. Baixo DC pode diminuir significativamente a SvO_2. Isso altera a forma como interpretamos o *shunt* intrapulmonar em diferentes condições

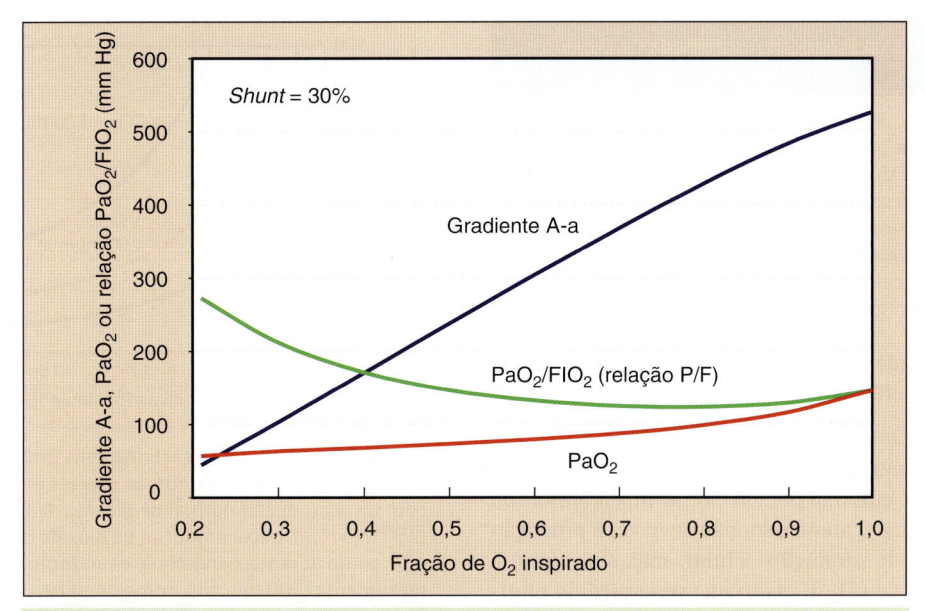

Fig. 5.10 Apesar de uma fração de *shunt* constante de 0,3 (30%), o gradiente A-a é muito maior em FIO_2 alto, indicando problemas em sua utilidade como medida de oxigenação com diferentes valores de FIO_2. A razão de PaO_2 para FIO_2 (relação P/F) é notavelmente constante em alta FIO_2, tornando-se uma medida útil de oxigenação quando o padrão ouro, a fração de *shunt*, não está disponível.

clínicas. Por exemplo, em sepse, quando a SvO_2 pode estar bastante alta, a fração de *shunt* pode ser maior do que o esperado; SvO_2 elevada pode "mascarar" uma fração de *shunt* elevada.

Dióxido de Carbono

Dióxido de carbono é produzido nos tecidos e removido dos pulmões pela ventilação. O dióxido de carbono é transportado no sangue como gás dissolvido, como bicarbonato, e uma pequena quantidade ligada à hemoglobina como carbamino-hemoglobina. Ao contrário da curva de dissociação da oxi-hemoglobina, a curva de dissociação para o dióxido de carbono é essencialmente linear.

Hipercapnia

Hipercapnia (isto é, $PaCO_2$ elevada) pode ser um sinal de dificuldade respiratória ou sedação excessiva com opioides. Embora a hipercapnia em si mesma não seja perigosa, os valores de $PaCO_2$ acima de 80 mm Hg podem causar narcose de CO_2, possivelmente contribuindo para o despertar retardado na unidade de recuperação pós-anestésica. A maior preocupação da hipercapnia é que ela pode indicar um risco de insuficiência respiratória iminente e apneia, em que hipoxemia arterial e anóxia podem ocorrer rapidamente. Embora a presença de hipercapnia possa ser óbvia se a capnografia for usada, esse monitor nem sempre está disponível e hipercapnia substancial pode passar despercebida. Oxigênio suplementar pode prevenir a hipoxemia arterial apesar de hipercapnia grave e uma análise dos gases do sangue arterial não seria necessariamente realizada se a hipercapnia não for suspeitada (Fig. 5.8).

Os sistemas de órgãos impactados pela hipercapnia incluem pulmões (vasoconstrição pulmonar, deslocamento à direita da curva de dissociação de hemoglobina-oxigênio), rins (reabsorção renal de bicarbonato), sistema nervoso central (sonolência, vasodilatação cerebral) e coração (vasodilatação da artéria coronária, contratilidade cardíaca diminuída).[13,14]

Determinantes da Pressão Parcial de Dióxido de Carbono Arterial

$PaCO_2$ é um equilíbrio de produção e remoção. Se a remoção exceder a produção, $PaCO_2$ diminui. Se a produção exceder a remoção, $PaCO_2$ aumenta. A $PaCO_2$ resultante é expressa por uma equação de dióxido de carbono alveolar:

$$PaCO_2 = k \times VCO_2 / V_A$$

Na equação, k é uma constante (0,863) que corrige unidades, VCO_2 é produção de dióxido de carbono e V_A é ventilação alveolar.

Reinalação

Como circuitos respiratórios com reinalação são frequentemente usados na anestesia, o aumento das concentrações de PCO_2 inspiradas é uma causa potencial da hipercapnia. Absorventes de dióxido de carbono esgotados e válvulas expiratórias em mau funcionamento no circuito de entrega de anestesia são possíveis causas de reinalação no centro cirúrgico que são facilmente detectadas pela capnografia. O uso de certos circuitos respiratórios de transporte pode ser a causa mais comum de reinalação clinicamente significativa, o que pode não ser reconhecido porque a capnografia

> **Quadro 5.2** Causas da Produção Aumentada de Dióxido de Carbono
>
> Febre
> Hipertermia maligna
> Absorção sistêmica durante procedimentos de laparoscopia
>   (fisiologicamente semelhante ao aumento da produção)
> Tempestade tireotóxica
> Liberação de torniquete
> Administração de bicarbonato de sódio

não é muito utilizada durante o transporte do paciente a partir da sala de operação.

Aumento da Produção de Dióxido de Carbono

Várias causas fisiológicas importantes do aumento da produção de dióxido de carbono podem causar hipercapnia sob anestesia (Quadro 5.2). O anestesista não deve ver a produção de CO_2 em termos de produção celular, mas sim como a excreção pulmonar de CO_2. É assim que seria medido clinicamente e como seria detectado pelos mecanismos homeostáticos do corpo. Outros aumentos breves na produção de CO_2 podem ocorrer ao administrar bicarbonato de sódio, que é convertido em CO_2, ou ao liberar um torniquete, quando dióxido de carbono acumulado nos tecidos da perna então retorna à circulação.

Espaço Morto Aumentado

Espaço morto, ou "ventilação desperdiçada", refere-se a áreas que recebem ventilação que não participam da troca de gás. O espaço morto é ainda categorizado como espaço morto anatômico, alveolar e fisiológico (total). O espaço morto anatômico representa áreas da árvore traqueobrônquica que não estão envolvidas na troca gasosa. Isso inclui o espaço morto do equipamento, como o tubo endotraqueal e a tubulação distal ao conector Y do circuito do aparelho de anestesia. O espaço morto alveolar representa alvéolos que não participam da troca gasosa devido à falta de fluxo sanguíneo. O espaço morto fisiológico ou total representa a soma do espaço morto anatômico e alveolar. A maioria das mudanças patologicamente significativas no espaço morto representam aumentos no espaço morto alveolar.

O espaço morto é aumentado em muitas condições clínicas. Enfisema e outras doenças pulmonares em estágio final, como a fibrose cística, são muitas vezes caracterizadas por um espaço morto substancial. Embolia pulmonar é uma causa potencial de aumentos significativos no espaço morto. Processos fisiológicos que diminuem a PAP, como choque hemorrágico, podem aumentar o espaço morto (aumento da zona 1). O aumento da pressão das vias aéreas e a pressão expiratória final positiva (PEEP) também podem ampliar o espaço morto.

Estimativas quantitativas do espaço morto são descritas pela equação de Bohr, que expressa a proporção de ventilação do espaço morto (V_D) relativa ao volume ventilatório (V_T):

$$VD / VT = (PaCO_2 - PECO_2) / PaCO_2$$

em que $PECO_2$ é o dióxido de carbono expirado por mistura.

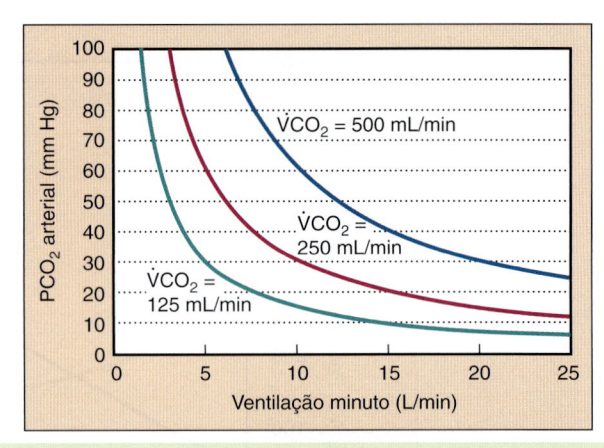

Fig. 5.11 O dióxido de carbono tem uma relação hiperbólica com a ventilação. As curvas representadas são simuladas com uma produção normal de dióxido de carbono em repouso (250 mL/min), baixa produção de dióxido de carbono (125 mL/min, como durante a anestesia) e produção de dióxido de carbono aumenta (500 mL/min, como durante o exercício moderado). O valor do espaço morto fisiológico é considerado 30% nesses cálculos.

Por exemplo, se $PaCO_2 = 40$ mm Hg e $PECO_2 = 20$ mm Hg durante a ventilação controlada dos pulmões, $\dot{V}D / \dot{V}T$ pode ser calculado da seguinte forma:

$$\begin{aligned} \dot{V}D / \dot{V}T &= (40 - 20) / 40 \\ &= 20 / 40 \\ &= 0,5 \end{aligned}$$

Algum espaço morto fisiológico (25% a 30%) é considerado normal porque o espaço morto anatômico está sempre presente. O gradiente $PaCO_2 - PETCO_2$ é uma indicação útil da presença de espaço morto alveolar. No entanto, esse gradiente mudará à medida que a $PaCO_2$ muda com hiperventilação ou hipoventilação mesmo quando o espaço morto é constante.

Hipoventilação

A diminuição da ventilação minuto é a causa mais importante e comum de hipercapnia (Fig. 5.11). Isso pode ser devido à diminuição de volume corrente, frequência respiratória, ou ambos. Ventilação alveolar ($\dot{V}_A$) combina a ventilação minuto e o espaço morto ($\dot{V}_A = \dot{V}_T - \dot{V}_D$); no entanto, é mais clinicamente útil separar esses processos. Os efeitos depressivos ventilatórios dos medicamentos anestésicos são uma causa comum de hipoventilação. Embora o aumento da ventilação minuto possa compensar completamente a produção elevada de dióxido de carbono, a reinalação ou o espaço morto, não existe uma compensação viável fisiologicamente para a ventilação inadequada.

Se a ventilação alveolar diminui pela metade, a $PaCO_2$ deve dobrar (Fig. 5.11). Essa alteração ocorre ao longo de vários minutos à medida que um novo estado estável se desenvolve. Mudanças de CO_2 durante a apneia são mais complicadas. Durante o primeiro minuto de apneia, a $PaCO_2$ aumenta de um normal de 40 mm Hg para 46 mm Hg (o $PvCO_2$ normal).

Esse aumento pode ser maior e mais rápido em pacientes com volumes pulmonares menores ou diferenças altas de dióxido de carbono arterial a venosa. Após o primeiro minuto, $PaCO_2$ aumenta mais lentamente, uma vez que a produção de dióxido de carbono adiciona dióxido de carbono ao sangue, em cerca de 3 mm Hg por minuto.

Diagnóstico Diferencial do Aumento da Pressão Parcial de Dióxido de Carbono Arterial

O aumento dos valores de $PaCO_2$ pode ser analisado pela avaliação da ventilação minuto, capnografia e gasometria arterial. A capnografia pode facilmente detectar reinalação. Uma avaliação clínica da ventilação minuto por exame físico e bem como medida pela maioria dos ventiladores mecânicos seria adequada. A comparação da PCO_2 expiratória com $PaCO_2$ pode identificar espaço morto alveolar anormal. Produção anormal de dióxido de carbono pode ser inferida. No entanto, anormalidades significativas da fisiologia do dióxido de carbono muitas vezes não são reconhecidas quando a $PaCO_2$ está normal, porque o aumento da ventilação minuto pode compensar aumentos substanciais no espaço morto e na produção de dióxido de carbono. Perceber a presença de aumento de espaço morto quando a ventilação minuto é aumentada em volume e a $PaCO_2$ é de 40 mm Hg é tão importante quanto perceber o espaço morto anormal quando a $PaCO_2$ é de 80 mm Hg e a ventilação minuto é normal.

MECÂNICA PULMONAR

A mecânica pulmonar diz respeito às relações de pressão, volume e fluxo na árvore pulmonar e brônquica (Fig. 5.12). A compreensão da mecânica pulmonar é essencial para o gerenciamento do paciente ventilado. As pressões na via aérea são rotineiramente medidas ou detectadas pelo provedor de anestesia que oferece ventilação com pressão positiva.

Propriedades Estáticas

O pulmão é feito de tecido elástico que se estende sob pressão (Fig. 5.13). A tensão superficial tem um papel significativo na complacência do pulmão devido à interface ar-fluido nos alvéolos. O surfactante diminui a tensão superficial e estabiliza pequenos alvéolos, que de outra forma tenderiam a entrar em colapso.

A parede torácica tem sua própria curva de complacência. Na CRF, a parede torácica tende a se expandir, mas a pressão intrapleural negativa (subatmosférica) mantém a parede torácica colapsada. Os pulmões tendem a entrar em colapso, mas são mantidos expandidos devido à diferença de pressão das vias aéreas para a pressão intrapleural. A CRF é o ponto de equilíbrio natural entre os pulmões tendendo a colapsar e a parede torácica tendendo a se expandir.

Propriedades Dinâmicas e Resistência das Vias Respiratórias

A resistência das vias aéreas é determinada principalmente pelo raio das vias aéreas, mas o fluxo de gás turbulento

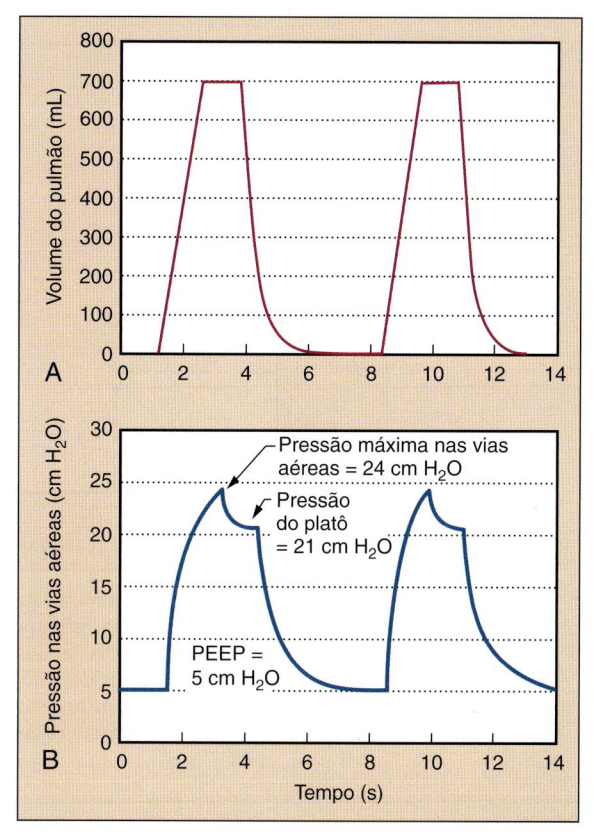

Fig. 5.12 O volume do pulmão é mostrado em função do tempo (A) em um ventilador típico controlado por volume com taxas de fluxo constantes. O volume do pulmão aumenta a uma taxa constante durante a inspiração devido ao fluxo constante. A expiração ocorre com uma curva de relaxamento passivo. O painel inferior (B) mostra o desenvolvimento da pressão ao longo do tempo. A pressão é produzida a partir de um componente de complacência estático (Fig. 5.13) e um componente de resistência. Se o fluxo for mantido no platô, é atingida uma pressão de platô em que não há componente de pressão resistiva. Neste exemplo, a pressão máxima da via aérea (PMVA) é de 24 cm H_2O, e a pressão expiratória final positiva (PEEP) é de 5 cm H2O. A complacência dinâmica é o volume corrente (Vt): (Vt) / (PMVA - PEEP) = 37 mL/cm H_2O. A pressão do platô (Pplat) é 21 cm H_2O, e a complacência estática é VT / (Pplat - PEEP) = 44 mL/cm H_2O.

pode piorar a resistência. Uma série de alterações clínicas podem afetar a resistência das vias aéreas (Quadro 5.3). A resistência nas pequenas vias aéreas é fisiologicamente diferente porque não possuem estrutura cartilaginosa nem músculo liso. Ao contrário dos capilares, que têm pressão positiva interna para mantê-los abertos, as pequenas vias aéreas têm pressão (atmosférica) zero durante a ventilação espontânea. No entanto, essas vias aéreas são mantidas abertas pelas mesmas forças (isto é, a pressão interna é maior que a pressão externa) que mantêm os capilares abertos. A pressão negativa é transmitida a partir da pressão intrapleural através da estrutura do pulmão, e essa diferença de pressão mantém as pequenas vias aéreas abertas. Quando um processo de doença, como o enfisema, torna a pressão pleural menos negativa, a resistência nas pequenas vias

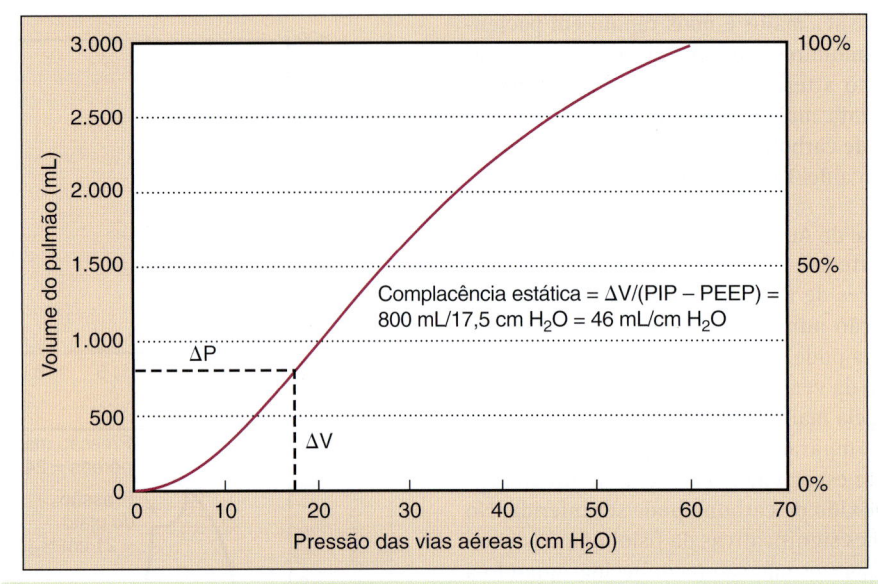

Fig. 5.13 Uma curva de complacência estática de um pulmão normal tem uma ligeira forma de S. Pode ser necessária uma pressão ligeiramente mais elevada para abrir alvéolos a baixos volumes pulmonares (isto é, início da curva), enquanto pressões de distensão superiores são necessárias à medida que o pulmão é distendido. A complacência estática é medida como a mudança (Δ) no volume dividida pela mudança na pressão (pressão inspiratória [PIP] – pressão expiratória final positiva [PEEP]), que é de 46 mL/cm H_2O neste exemplo.

aéreas aumenta, e a compressão dinâmica ocorre durante a expiração.

Durante a ventilação sob pressão positiva, a resistência no circuito do aparelho de anestesia ou nas vias aéreas se manifesta como pressões elevadas das vias aéreas, porque a resistência ao fluxo através da pressão provoca uma mudança de pressão. Distinguir os efeitos de resistência das vias aéreas dos fatores de complacência estática é um primeiro passo importante no diagnóstico diferencial de elevadas pressões de pico nas vias aéreas. Isso é facilitado pelas máquinas de anestesia que estão equipadas para proporcionar uma pausa inspiratória. Durante a ventilação, a pressão das vias aéreas atinge um pico de pressão inspiratória, mas quando a ventilação é interrompida, o componente de pressão do fluxo de gás e a resistência desaparecem e a pressão da via aérea diminui em direção a uma pressão de platô (Fig. 5.12).

CONTROLE DA RESPIRAÇÃO

Os anestesiologistas estão em uma posição singular capaz de observar mecanismos de controle ventilatório porque a maioria dos medicamentos administrados para sedação e anestesia deprimem a respiração.

Integração Central e Geração do Ritmo

Áreas específicas do tronco cerebral estão envolvidas na geração do ritmo respiratório, no processamento da informação do sinal aferente e na modulação dos sinais eferentes para os músculos inspiratórios e expiratórios.

Quadro 5.3 Determinantes de Resistência das Vias Aéreas

Raio das vias aéreas
Tônus musculatura lisa
    Broncoespasmo
    Inflamação das vias aéreas (asma, bronquite crônica)
Corpos estranhos
Compressão das vias aéreas
Fluxo de gás turbulento (hélio, uma medida de temporização)
Equipamento de anestesia

Quimiorreceptores Centrais

As áreas superficiais na superfície medular ventrolateral respondem ao pH e a PCO_2. Dióxido de carbono está em equilíbrio rápido com ácido carbônico e, portanto, afeta imediatamente o pH local em torno dos quimiorreceptores centrais. Embora o sinal seja transduzido por prótons, e não dióxido de carbono diretamente, esses quimiorreceptores são descritos clinicamente como responsivos ao dióxido de carbono. Os quimiorreceptores centrais são protegidos de mudanças rápidas no pH metabólico pela barreira hematoencefálica.

Quimiorreceptores Periféricos

Corpos carotídeos são os quimiorreceptores periféricos primários em seres humanos; corpos aórticos não têm um papel significativo. Baixa PO_2, alta PCO_2 e baixo pH estimulam os corpos carotídeos.[15] Ao contrário dos quimiorreceptores centrais, os ácidos metabólicos afetam os quimiorreceptores periféricos imediatamente. Devido ao alto fluxo sanguíneo,

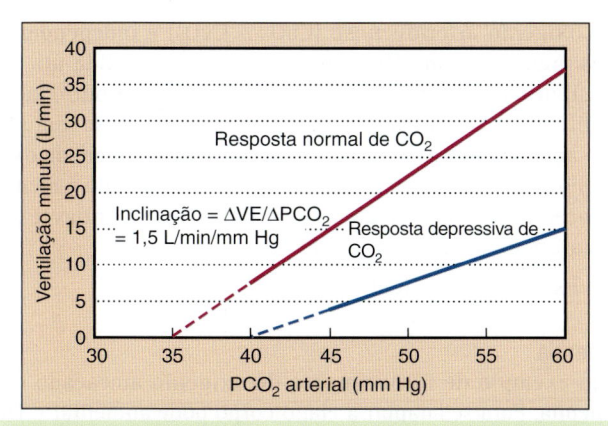

Fig. 5.14 A resposta ventilatória hipercápnica (RVHC) é medida como a inclinação do gráfico de PCO_2 *versus* ventilação minuto (VE). PCO_2 expiratória é geralmente substituído por $PaCO_2$ para estudos clínicos. O limiar apneico é a PCO_2 na qual a ventilação é zero. Pode ser extrapolado a partir da curva, mas é difícil de medir em voluntários acordados, embora seja fácil de observar em pacientes sob anestesia geral. Uma resposta depressiva de dióxido de carbono resulta de opioides, que diminuem a inclinação e aumentam o limiar apneico.

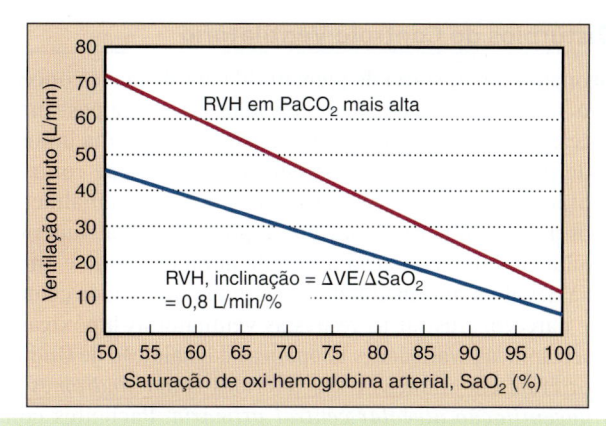

Fig. 5.15 A resposta ventilatória hipóxica (RVH) expressa em relação a SaO_2 é aproximadamente linear, que é mais simples do que a resposta curvilínea expressa em função de PaO_2. RVH é a inclinação do gráfico linear. RVH é maior em concentrações mais elevadas de dióxido de carbono. Tanto a ventilação absoluta quanto a inclinação são deslocadas. $PaCO_2$ baixa também reduz RVH.

os quimiorreceptores periféricos são ativados nos valores sanguíneos arteriais, não venosos.

Resposta Ventilatória Hipercápnica

A ventilação aumenta dramaticamente à medida que aumenta a $PaCO_2$. Na presença de altos valores de PO_2, a maior parte dessa resposta ventilatória resulta dos quimiorreceptores centrais, enquanto, na presença de ar ambiente, cerca de um terço da resposta resulta da estimulação quimiorreceptora periférica. A resposta ventilatória ao dióxido de carbono é moderadamente linear, embora, em níveis de $PaCO_2$ abaixo dos valores de repouso, a ventilação minuto não tende a ficar em zero porque o impulso respiratório permanece ativo (Fig. 5.14). Em um alto valor de $PaCO_2$, a ventilação minuto é por final limitada pela ventilação minuto máxima.

A $PaCO_2$ decrescente durante a anestesia, tal como produzido pela ventilação assistida, resulta em um ponto em que a ventilação cessa, denominada *limiar apneico*. À medida que o CO_2 aumenta, a ventilação retorna no limiar apneico e, em seguida, estabiliza em um ponto de ajuste da $PaCO_2$ que é cerca de 5 mm Hg maior.

A resposta do tronco encefálico ao dióxido de carbono é lenta, exigindo cerca de 5 minutos para atingir 90% da ventilação no estado estacionário. Ao permitir que a $PaCO_2$ se eleve em um paciente apneico, pode demorar bastante tempo para estabilizar a ventilação minuto, o que é uma consequência direta da dinâmica da unidade ventilatória central.

Resposta Ventilatória Hipóxica

A ventilação aumenta à medida que PaO_2 e SaO_2 diminuem, refletindo a estimulação dos quimiorreceptores periféricos.

A resposta central à hipoxemia realmente resulta em diminuição da ventilação minuto, chamada *declínio ventilatório hipóxico* (DVH). O tempo e a combinação desses efeitos significam que, na hipoxemia arterial prolongada, a ventilação aumenta para um pico inicial, refletindo a resposta rápida dos quimiorreceptores periféricos e depois diminui para um platô intermediário em 15 a 20 minutos, refletindo a adição mais lenta de DVH.

Embora seja a PO_2 que afeta o corpo carotídeo, é mais fácil considerar a resposta ventilatória hipóxica em termos de dessaturação de oxi-hemoglobina porque a ventilação minuto muda linearmente com SaO_2 (Fig. 5.15). Os efeitos da hipoxia e da hipercapnia no corpo carotídeo são sinérgicos. Em níveis altos de $PaCO_2$, a resposta à hipoxia é muito maior, enquanto níveis baixos de $PaCO_2$ podem diminuir dramaticamente a capacidade de resposta. Ao contrário da resposta ventilatória hipercápnica, a resposta à hipóxia é rápida e leva apenas alguns segundos para aparecer.

Efeitos da Anestesia

Opioides, sedativos-hipnóticos e anestésicos voláteis têm efeitos depressivos dose-dependentes na ventilação e no controle ventilatório. Os receptores de opioides estão presentes nos neurônios considerados responsáveis pela geração do ritmo respiratório. Os sedativos-hipnóticos funcionam principalmente nos receptores do ácido γ-aminobutírico A ($GABA_A$), que possuem ação inibitória em múltiplos neurônios do sistema respiratório. Os anestésicos voláteis diminuem a neurotransmissão excitatória. Todas essas substâncias exercem a maioria dos efeitos depressivos na área integradora central e, portanto, atuam clinicamente diminuindo as respostas ventilatórias hipóxicas e hipercápnicas de forma semelhante. Efeitos específicos de fármacos em quimiorreceptores periféricos incluem os efeitos inibitórios da dopamina e os efeitos excitatórios sutis dos bloqueadores dopaminérgicos como o haloperidol.

Distúrbios do Controle Ventilatório

Neonatos com história de prematuridade e de idade conceptiva <60 semanas podem ter episódios de apneia pós-anestésica. Da mesma forma, a síndrome da morte súbita infantil pode ser resultado de imaturidade dos sistemas de controle ventilatório. A maldição de Ondine, descrita originalmente após a cirurgia perto da medula espinhal cervical superior, resulta em hipoventilação profunda durante o sono e anestesia devido a anormalidades no sistema integrador central que parecem frustrar as respostas ventilatórias hipóxicas e hipercápnicas. Variedades idiopáticas da maldição de Ondine ocorreram em crianças e são referidas como *síndromes de hipoventilação alveolar central primária*. Pacientes com obesidade mórbida e aqueles com apneia do sono podem apresentar anormalidades no controle ventilatório.

Respiração periódica é comumente observada durante a sedação induzida por fármaco. Mecanicamente, ela é mais provável quando os quimiorreceptores periféricos são ativados por hipoxemia arterial leve. As compensações da PaO_2 levam a oscilações de $PaCO_2$ e SaO_2. A respiração periódica também é comum durante o sono em altitudes mais elevadas.

INTEGRAÇÃO DE CORAÇÃO E PULMÕES

A interação entre o coração e os pulmões é sugerida pela equação de Fick, que relaciona o consumo de oxigênio e as necessidades de oxigênio no nível tecidual:

$$VO_2 = DC \times (CaO_2 - CvO_2)$$

onde VO_2 é o consumo de oxigênio, CaO_2 é o conteúdo arterial de oxigênio, e CvO_2 é o conteúdo de oxigênio venoso misturado.

Distribuição de Oxigênio

A distribuição de oxigênio (DO_2) é a quantidade total de oxigênio fornecida aos tecidos e é função de DC e CaO_2:

$$DO_2 = DC \times CaO_2$$

DO_2 pode ser limitada por diminuição no DC ou CaO_2. CaO_2 pode ser limitado por anemia ou hipoxemia.

Extração de Oxigênio

Índices diferentes podem ser usados para avaliar quanto oxigênio é removido do sangue pelos tecidos para atender à demanda metabólica. A saturação de oxigênio venoso misturado (SvO_2) é normalmente de cerca de 75%. Se os tecidos extraem mais oxigênio, o SvO_2 diminui. No entanto, com FIO_2 elevado, o SvO_2 pode aumentar devido à quantidade adicionada de oxigênio dissolvido, mesmo que a extração verdadeira não tenha mudado. A diferença de conteúdo de oxigênio arteriovenoso ($CaO_2 - CvO_2$) é independente das mudanças em FIO_2 e, portanto, é uma medida útil do equilíbrio da oferta e demanda de oxigênio. Por outro lado, a diferença de conteúdo de oxigênio arteriovenoso diminui em anemia, pois a extração da mesma porcentagem de oxigênio significa extrair menos oxigênio total devido à menor concentração de hemoglobina. A figura mais confiável é a taxa calculada de extração de oxigênio:

$$\text{Extração de } O_2 = (CaO_2 - CvO_2) / CaO_2$$

Anemia

Um exemplo de fornecimento de oxigênio ameaçado é a anemia. Para se adaptar a ela, o corpo pode aumentar o DC ou extrair mais oxigênio. A resposta fisiológica normal é aumentar o DC e manter o DO_2. Aumentos de RH e VS são responsáveis por essa compensação. No entanto, durante a anestesia com uma resposta de RH quase ausente, o aumento da extração de oxigênio é um mecanismo de compensação mais importante.[16]

Demanda Metabólica

O aumento do consumo de oxigênio geralmente ocorre com uma combinação de maior DC e maior extração de oxigênio. Enquanto o consumo de oxigênio é geralmente constante e relativamente baixo sob anestesia, a recuperação da anestesia pode estar associada a aumentos significativos nas demandas metabólicas. Tremor e deambulação precoce após a cirurgia ambulatorial são estresses que podem afetar pacientes que ainda se recuperam da anestesia ou após perda de sangue significativa. É necessário um aumento da ventilação minuto para atender às maiores necessidades de oxigênio e eliminar o dióxido de carbono extra produzido.

PERGUNTAS DO DIA

1. Que condições clínicas podem levar a uma baixa pré-carga? Como a resistência vascular sistêmica afeta as pressões de enchimento cardíaco?
2. Qual modelo fisiológico pode ser usado para descrever mudanças na circulação pulmonar? Como os volumes pulmonares pequenos e grandes afetam a resistência vascular pulmonar?
3. Como o gradiente A-a, as taxas de PaO_2 para FIO_2 ou o diagrama *isoshunt* podem ser usados para quantificar anormalidades de oxigenação? Qual medida de oxigenação depende mais da FIO_2?
4. Quais são os determinantes da pressão parcial de dióxido de carbono arterial? Que condições clínicas podem causar hipercapnia durante a anestesia geral?
5. Qual é a base fisiológica para a resposta ventilatória hipercápnica e a resposta ventilatória hipóxica? Qual é o intervalo de tempo para essas respostas?

REFERÊNCIAS

1. Berne RM, Levy MN. *Cardiovascular Physiology.* 8th ed St. Louis: Mosby; 2001.

2. Nunn JF. *Nunn's Applied Respiratory Physiology.* 5th ed Boston: Butterworth-Heinemann; 2000.

3. West JB. *Respiratory Physiology: The Essentials.* 8th ed Philadelphia: Lippincott Williams & Wilkins; 2007.

4. Walsh M, Devereaux PJ, Garg AX, et al. Relationship between intraoperative mean arterial pressure and clinical outcomes after noncardiac surgery: toward an empirical definition of hypotension. *Anesthesiology.* 2013;119(3):507-515.

5. Monk TG, Bronsert MR, Henderson WG, et al. Association between intraoperative hypotension and hypertension and 30-day postoperative mortality in noncardiac surgery. *Anesthesiology.* 2015;123(2):307-319.

6. Willingham MD, Karren E, Shanks AM, et al. Concurrence of intraoperative hypotension, low minimum alveolar concentration, and low bispectral index is associated with postoperative death. *Anesthesiology.* 2015;123(4):775-785.

7. Gelman S. Venous function and central venous pressure. A physiologic story. *Anesthesiology.* 2008;108:735-748.

8. Michard F. Changes in arterial pressure during mechanical ventilation. *Anesthesiology.* 2005;103:419-428:quiz 449-445.

9. Topalian S, Ginsberg F, Parrillo JE. Cardiogenic shock. *Crit Care Med.* 2008;36:S66-S74.

10. Lumb AB, Slinger P. Hypoxic pulmonary vasoconstriction: physiology and anesthetic implications. *Anesthesiology.* 2015;122(4):932-946.

11. Feiner JR, Weiskopf RB. Evaluating Pulmonary Function: An Assessment of PaO2/FIO2. *Crit Care Med.* 2017;45:e40-48.

12. Shepherd SJ, Pearse RM. Role of central and mixed venous oxygen saturation measurement in perioperative care. *Anesthesiology.* 2009;111:649-656.

13. Weinberger SE, Schwartzstein RM, Weiss JW. Hypercapnia. *N Engl J Med.* 1989;321(18):1223-1231.

14. Crystal GJ. Carbon dioxide and the heart: physiology and clinical implications. *Anesth Analg.* 2015;121(3):610-623.

15. Weir EK, Lopez-Barneo J, Buckler KJ, et al. Acute oxygen-sensing mechanisms. *N Engl J Med.* 2005;353:2042-2055.

16. Weiskopf RB, Viele MK, Feiner J, Kelley S, Lieberman J, Noorani M, Leung JM, Fisher DM, Murray WR, Toy P, Moore MA. Human cardiovascular and metabolic response to acute, severe isovolemic anemia. *JAMA.* 1998;279:217-221.

6 SISTEMA NERVOSO AUTÔNOMO

Erica J. Stein e David B. Glick

O sistema nervoso autônomo (SNA) é essencial para a sobrevivência e responsável pelas atividades involuntárias do corpo, como homeostase cardiovascular, gastrointestinal e termorreguladora. O SNA é dividido em dois grandes ramos: o sistema nervoso simpático (SNS), que controla as respostas de "luta ou fuga", e o sistema nervoso parassimpático (SNP), que supervisiona as funções de manutenção do corpo, incluindo a digestão. Tanto o estado de doença quanto o de estresse da cirurgia podem levar a mudanças no SNA que podem ter efeitos potencialmente deletérios. Assim, um objetivo primário da administração anestésica é modular as respostas autonômicas do corpo. Os anestesiologistas contemporâneos têm acesso a muitos agentes farmacológicos que podem alterar profundamente a atividade autonômica; portanto, uma compreensão completa da anatomia e da fisiologia do SNA é essencial.

ANATOMIA DO SISTEMA NERVOSO AUTÔNOMO

O Sistema Nervoso Simpático

As fibras pré-ganglionares do SNS são originárias da região toracolombar (T1 a L2 ou L3) da medula espinhal (Fig. 6.1). Os corpos celulares desses neurônios estão na matéria cinzenta da coluna vertebral. As fibras nervosas se estendem aos gânglios emparelhados, criando as cadeias simpáticas que se situam de imediato lateralmente à coluna vertebral ou se estendem aos plexos distais mais afastados (p. ex., os plexos celíaco e mesentérico). As fibras simpáticas pré-ganglionares não apenas fazem sinapse no gânglio no nível de sua origem na medula espinhal, mas também podem fazer conexões acima ou abaixo dos gânglios pareados. Uma resposta simpática, portanto, não se limita ao segmento do qual o estímulo se origina, pois a descarga pode ser amplificada e difusa. Os neurônios pós-ganglionares do SNS viajam para o órgão-alvo. As fibras simpáticas pré-ganglionares são relativamente curtas porque, em geral, os gânglios simpáticos estão próximos do sistema nervoso central (SNC). Por outro lado, as fibras pós-ganglionares seguem um longo percurso antes de inervarem os órgãos efetores (Fig. 6.2).

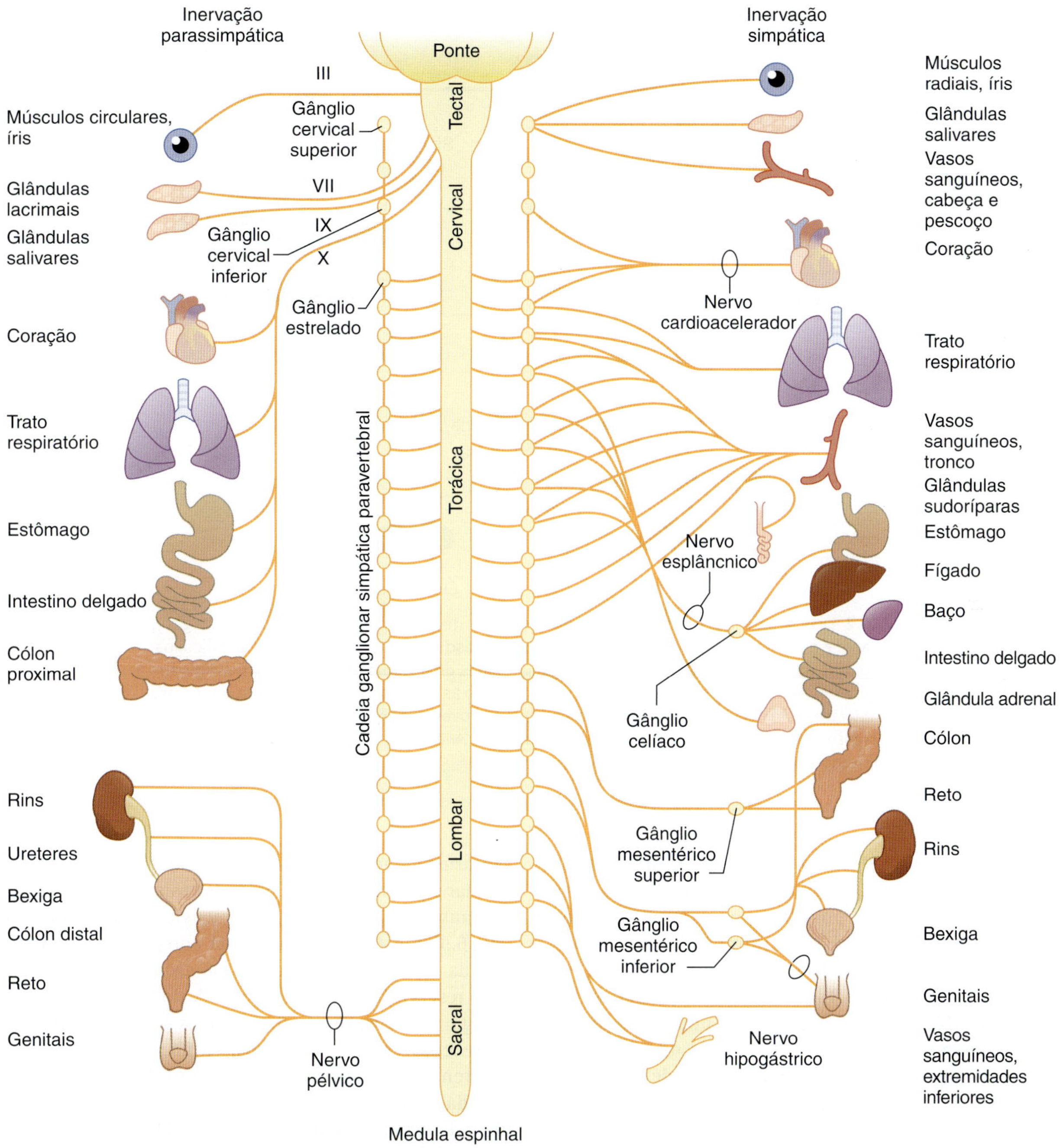

Inervação
parassimpática

Inervação
simpática

Ponte

Tectal

III

Músculos circulares,
íris

Gânglio
cervical
superior

VII

Glândulas
lacrimais

IX

Glândulas
salivares

Gânglio
cervical
inferior

X

Coração

Gânglio
estrelado

Cervical

Trato
respiratório

Estômago

Intestino delgado

Cólon
proximal

Torácica

Cadeia ganglionar simpática paravertebral

Rins

Ureteres

Bexiga

Cólon distal

Reto

Genitais

Lombar

Nervo
pélvico

Sacral

Medula espinhal

Músculos
radiais, íris

Glândulas
salivares

Vasos
sanguíneos,
cabeça e
pescoço

Coração

Nervo
cardioacelerador

Trato
respiratório

Vasos
sanguíneos,
tronco

Glândulas
sudoríparas

Estômago

Nervo
esplâncnico

Fígado

Baço

Intestino delgado

Gânglio
celíaco

Glândula adrenal

Cólon

Reto

Gânglio
mesentérico
superior

Rins

Gânglio
mesentérico
inferior

Bexiga

Genitais

Nervo
hipogástrico

Vasos
sanguíneos,
extremidades
inferiores

Fig. 6.1 Representação esquemática do sistema nervoso autônomo representando a inervação funcional dos órgãos efetores periféricos e a origem anatômica dos nervos autonômicos periféricos da medula espinhal. Embora as duas cadeias de gânglios simpáticos paravertebrais sejam apresentadas, a inervação simpática para os órgãos efetores periféricos é mostrada apenas no lado direito da figura, enquanto a inervação parassimpática dos órgãos efetores periféricos é retratada à esquerda. Os numerais romanos sobre os nervos originários da região tectal do tronco encefálico referem-se aos nervos cranianos que fornecem fluxo parassimpático aos órgãos efetores da cabeça, do pescoço e do tronco. (De Ruffolo R. Physiology and biochemistry of the peripheral autonomic nervous system. In Wingard L, Brody T, Larner J, et al., Eds., *Human Pharmacology: Molecular to Clinical*, St. Louis: Mosby-Year Book, 1991: 77.)

SISTEMA NERVOSO CENTRAL

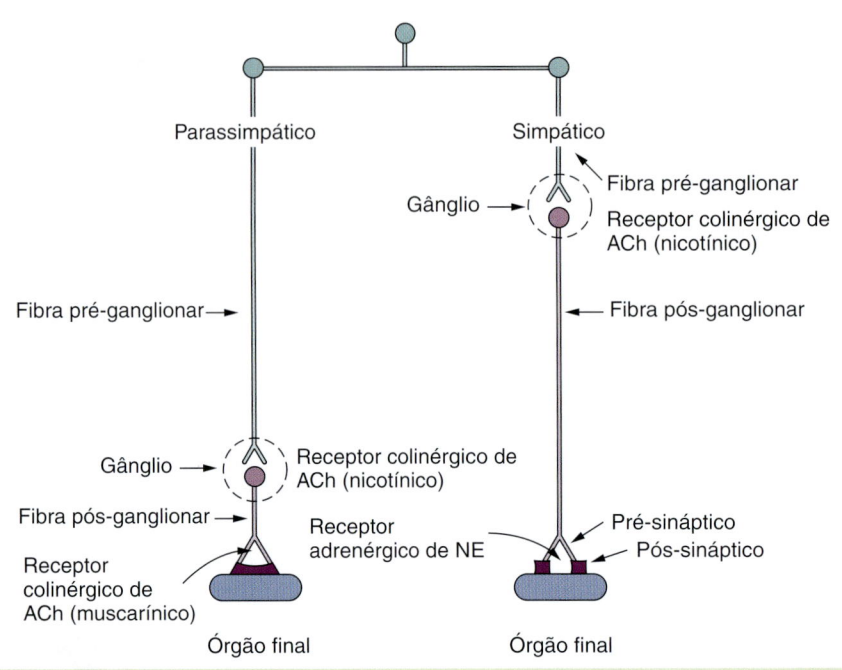

Fig. 6.2 Diagrama esquemático do sistema nervoso autônomo periférico. As fibras pré-ganglionares e as fibras pós-ganglionares do sistema nervoso parassimpático liberam acetilcolina (ACh) como neurotransmissor. As fibras pós-ganglionares do sistema nervoso simpático liberam norepinefrina (NE) como neurotransmissor (exceções são as fibras para as glândulas sudoríparas, que liberam ACh). (De Lawson NW, Wallfisch HK. Cardiovascular pharmacology: a new look at the pressors. In Stoelting RK, Barash J, eds. *Advances in Anesthesia*. Chicago: Year Book Medical Publishers, 1986: 195-270.)

O neurotransmissor liberado no final do neurônio simpático pré-ganglionar é a acetilcolina (ACh), e o receptor colinérgico no neurônio pós-ganglionar é um receptor nicotínico. Norepinefrina é o neurotransmissor primário liberado no final do neurônio pós-ganglionar na sinapse com o órgão-alvo (Fig. 6.3). Outros neurotransmissores clássicos do SNS incluem epinefrina e dopamina. Além disso, cotransmissores, como o trifosfato de adenosina (ATP) e o neuropeptídeo Y, modulam a atividade simpática. Norepinefrina e epinefrina se ligam a receptores adrenérgicos pós-sinápticos, que incluem os receptores α_1, β_1, β_2 e β_3. Quando a norepinefrina se liga aos receptores α_2, situados pré-sinapticamente no terminal do nervo simpático pós-ganglionar, a liberação subsequente de norepinefrina é diminuída (*feedback* negativo). A dopamina (D) liga-se pós-sinapticamente a receptores D_1 ou pré-sinapticamente a receptores D_2.

Os neurotransmissores simpáticos são sintetizados a partir de tirosina no final do nervo simpático pós-ganglionar (Fig. 6.4). O passo limitante é a transformação de tirosina em di-hidroxifenilalanina (DOPA), que é catalisada pela enzima tirosina hidroxilase. DOPA é então convertida em dopamina e, uma vez dentro da vesícula de armazenamento, é β-hidroxilada a norepinefrina. Na medula adrenal, norepinefrina é metilada a epinefrina. Os neurotransmissores

são armazenados em vesículas até que o nervo pós-ganglionar seja estimulado. Então, as vesículas se fundem com a membrana celular e liberam seus conteúdos na sinapse (Fig. 6.5). Em geral, apenas 1% da norepinefrina total armazenada é liberada com cada despolarização; assim, existe uma reserva funcional enorme. A norepinefrina liberada se liga aos receptores adrenérgicos pré e pós-sinápticos. Os receptores pós-sinápticos, então, ativam os sistemas de mensageiro secundário na célula pós-sináptica por atividade ligada à proteína G. A norepinefrina é então liberada desses receptores e é principalmente absorvida no terminal do nervo pré-sináptico e transportada até vesículas de armazenamento para reutilização. A norepinefrina que escapa desse processo de recaptação e faz o seu caminho para a circulação é metabolizada tanto pelas enzimas monoamina oxidase (MAO) ou catecol-*O*-metiltransferase (COMT) no sangue, fígado ou rim.

O Sistema Nervoso Parassimpático

O SNP surge dos nervos cranianos III, VII, IX e X, bem como dos segmentos sacrais S1-S4 (Fig. 6.1). Ao contrário dos gânglios do SNS, os gânglios do SNP estão próximos (ou mesmo dentro) dos órgãos-alvo (Fig. 6.2). Como o SNS, os terminais do nervo pré-ganglionar liberam ACh

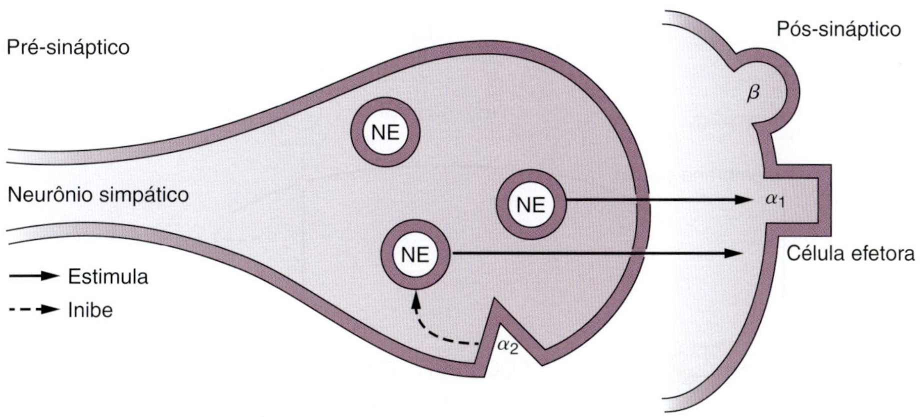

Fig. 6.3 Descrição esquemática da terminação do nervo simpático pós-ganglionar. A liberação do neurotransmissor norepinefrina (NE) da terminação do nervo resulta na estimulação de receptores pós-sinápticos, que são classificados como α_1, β_1 e β_2. A estimulação dos receptores α_2 pré-sinápticos resulta na inibição da liberação de NE da terminação nervosa. (Adaptado de Ram CVS, Kaplan NM. Alpha- and beta-receptor blocking drugs in the treatment of hypertension. In Harvey WP, ed. *Current Problems in Cardiology*. Chicago: Year Book Medical Publishers, 1970.)

na sinapse, e a célula pós-ganglionar liga-se à ACh através de receptores nicotínicos. A terminação nervosa pós-ganglionar, em seguida, libera ACh na sinapse que ele compartilha com a célula do órgão-alvo. Os receptores de ACh do órgão-alvo são receptores muscarínicos. Como os receptores adrenérgicos, os receptores muscarínicos são acoplados a proteínas G e sistemas de segundo mensageiro. A ACh é rapidamente inativada dentro da sinapse pela enzima colinesterase. Os efeitos da estimulação de receptores adrenérgicos e colinérgicos em todo o corpo estão listados na Tabela 6.1.

FARMACOLOGIA ADRENÉRGICA

Catecolaminas Endógenas

A Tabela 6.2 resume os efeitos farmacológicos e as doses terapêuticas das catecolaminas.

Norepinefrina

A norepinefrina, o neurotransmissor adrenérgico primário, liga-se aos receptores α e β. Ela é usada principalmente por seus efeitos α_1-adrenérgicos que aumentam a resistência vascular sistêmica. Como todas as catecolaminas endógenas, a meia-vida da norepinefrina é curta (2,5 minutos), portanto, geralmente é administrada como uma infusão contínua a taxas de 3 μg/min ou mais e titulada para o efeito desejado. O aumento da resistência sistêmica pode levar à bradicardia reflexa. Além disso, visto que a norepinefrina induz vasoconstrição das circulações pulmonar, renal e mesentérica, as infusões devem ser cuidadosamente monitoradas para prevenir lesões nos órgãos vitais. A infusão prolongada de norepinefrina também pode causar isquemia nos dedos

das mãos e dos pés por causa da vasoconstrição periférica acentuada.

Epinefrina

Como a norepinefrina, a epinefrina se liga a receptores α e β-adrenérgicos. A epinefrina exógena é utilizada por via intravenosa em circunstâncias de risco de vida para tratar parada cardíaca, colapso circulatório e anafilaxia. Também é bastante usada localmente para diminuir a absorção sistêmica de anestésicos locais e reduzir a perda de sangue em cirurgias. Entre os efeitos terapêuticos da epinefrina, estão o inotropismo positivo, cronotropismo e aumento da condutibilidade e excitabilidade cardíaca (β_1); relaxamento da musculara lisa vascular e árvore brônquica (β_2); e vasoconstrição (α_1). Os efeitos predominantes dependem da dose de adrenalina administrada. A epinefrina também tem efeitos endócrinos e metabólicos que incluem aumentos dos níveis de glicemia, lactato e ácidos graxos livres.

Pode-se administrar uma dose intravenosa de 1 mg para colapso cardiovascular, assistolia, fibrilação ventricular, atividade elétrica sem pulso ou choque anafilático a fim de contrair a vasculatura periférica e manter a perfusão miocárdica e cerebral. Em circunstâncias menos agudas, a epinefrina pode ser administrada como uma infusão contínua. A resposta individual do paciente à epinefrina varia, portanto, e a infusão deve ser titulada para efeito enquanto o paciente é monitorado quanto a sinais de comprometimento renal, cerebral ou perfusão miocárdica. Em geral, uma taxa de infusão de 1 a 2 μg/min deve principalmente estimular os receptores β_2 e diminuir a resistência das vias aéreas e o tônus vascular. Uma taxa de 2 a 10 μg/min aumenta a frequência cardíaca, a contratilidade e a condução através do nódulo atrioventricular. Quando são administradas doses

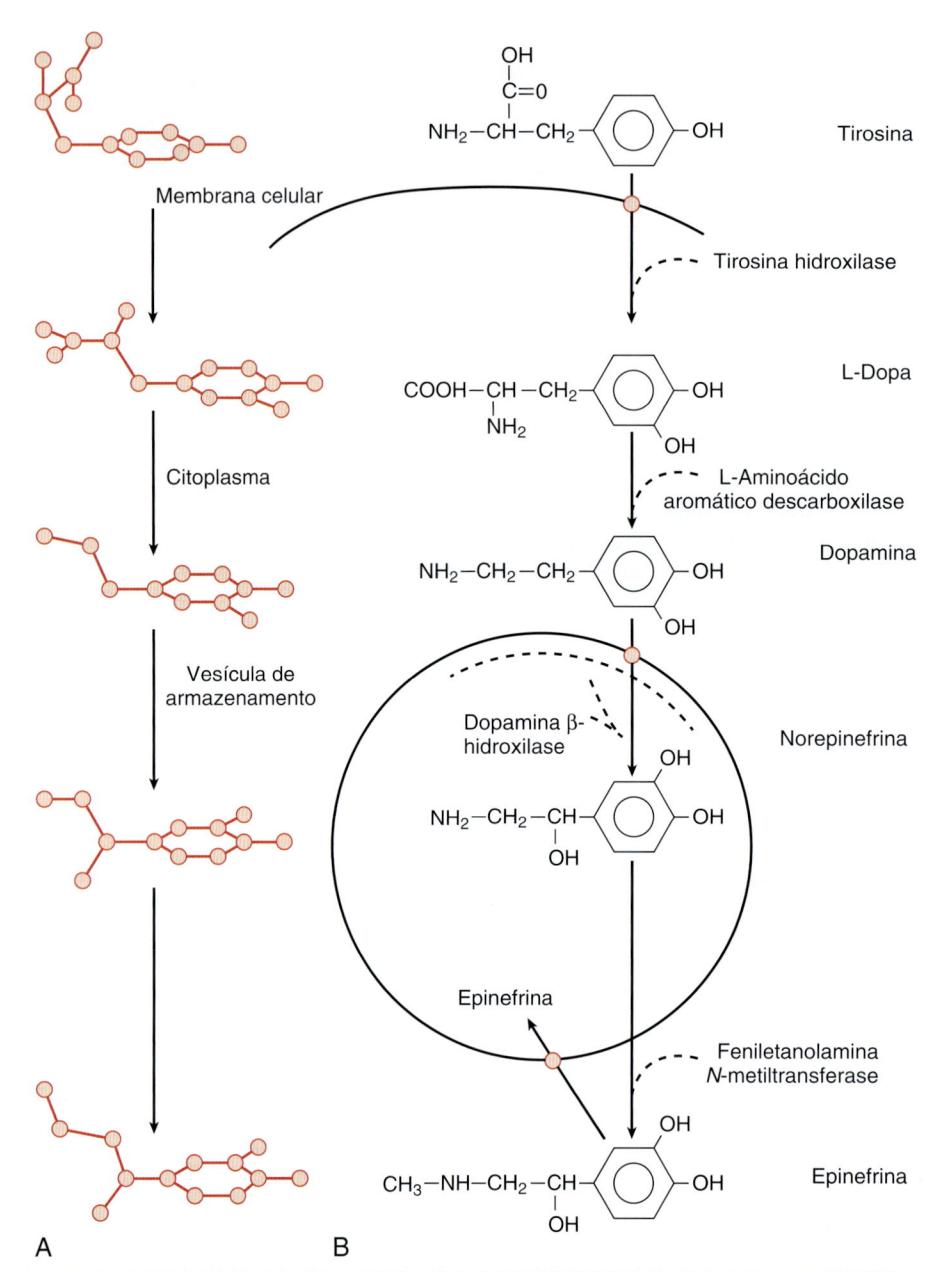

Fig. 6.4 Biossíntese de norepinefrina e epinefrina no terminal nervoso simpático (e medula adrenal). (A) Visão de perspectiva das moléculas. (B) Processos enzimáticos. (De Tollenaeré JP. *Atlas of the Three-Dimensional Structure of Drugs*. Amsterdam: Elsevier North-Holland; 1979, conforme modificado por Vanhoutte PM. Adrenergic neuroeffector interaction in the blood vessel wall. *Fed Proc*. 1978;37:181.)

superiores a 10 μg/min, os efeitos α_1-adrenérgicos predominam, resultando em vasoconstrição generalizada, que pode levar à bradicardia reflexa.

A epinefrina também pode ser administrada como um aerossol para tratar crupe grave ou edema de vias aéreas. Broncoespasmo é tratado com epinefrina administrada por via subcutânea em doses de 300 μg a cada 20 minutos com um máximo de três doses. A epinefrina trata o broncoespasmo tanto por meio de seu efeito direto como broncodilatador quanto pela diminuição da liberação induzida por antígenos de substâncias broncoespásticas (como pode ocorrer durante a anafilaxia), estabilizando os mastócitos que liberam essas substâncias. Como a epinefrina diminui o período refratário do miocárdio, o risco de arritmias durante a anestesia com halotano é aumentado quando a epinefrina é administrada. O risco de arritmias parece ser menor em crianças, mas aumenta com hipocapnia (Capítulo 34).

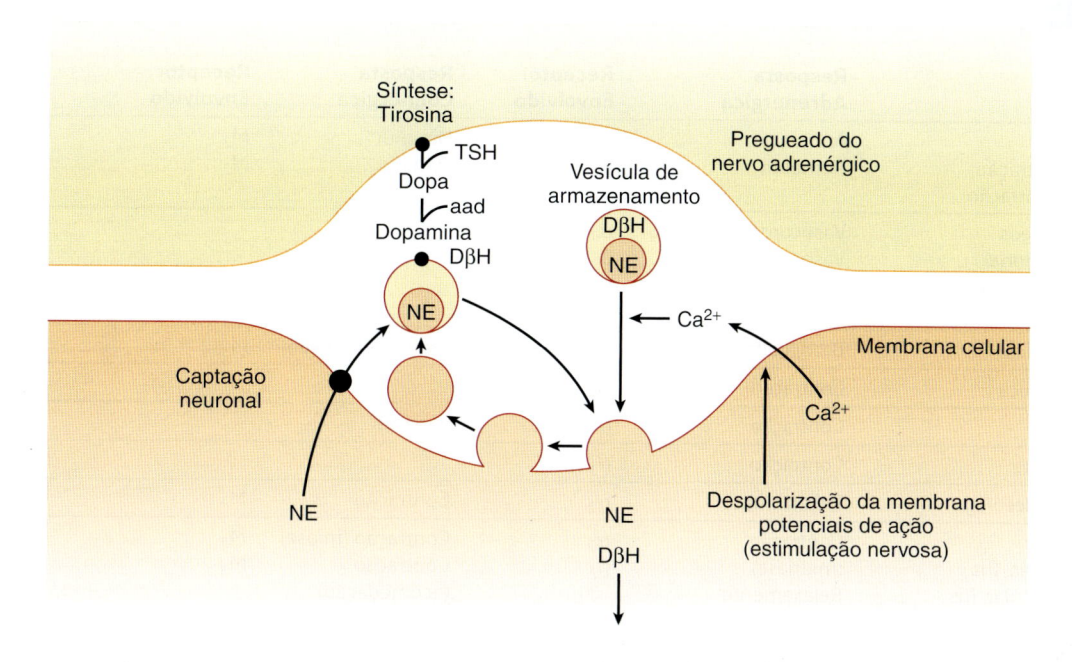

Fig. 6.5 Liberação e recaptação de norepinefrina nos terminais nervosos simpáticos. *Figura circular*, transportador ativo; *aad*, L-aminoácido aromático descarboxilase; *DβH*, dopamina β-hidroxilase; *Dopa*, L-di-hidroxifenilalanina; *NE*, norepinefrina; *tir hid*, tirosina hidroxilase. (De Vanhoutte PM. Adrenergic neuroeffector interaction in the blood vessel wall. *Fed Proc.* 1978;37:181, conforme modificado por Shepherd J, Vanhoutte P. Neurohumoral regulation. In Shepherd S, Vanhoutte P, eds. *The Human Cardiovascular System: Facts and Concepts.* New York: Raven Press; 1979:107.)

Dopamina

Além da ligação aos receptores α e β, a dopamina se liga aos receptores dopaminérgicos. Além de seus efeitos diretos, a dopamina atua indiretamente estimulando a liberação de norepinefrina das vesículas de armazenamento. A dopamina é única em sua capacidade de melhorar o fluxo sanguíneo através dos leitos renal e mesentérico em condições de choque por ligação aos receptores D_1 pós-juncionais. A dopamina é rapidamente metabolizada pela MAO e COMT e tem uma meia-vida de 1 minuto, portanto deve ser administrada como uma infusão contínua. Em doses entre 0,5 e 2,0 μg/kg/min, os receptores D_1 são estimulados, e os leitos renal e mesentérico são dilatados. Quando a infusão é aumentada para 2 a 10 μg/kg/min, os receptores $β_1$ são estimulados, e a contratilidade e o débito cardíaco são aumentados. Em doses de 10 μg/kg/min e mais altas, a ligação ao receptor $α_1$ predomina e provoca uma constrição generalizada acentuada da vasculatura, anulando qualquer benefício à perfusão renal.

No passado, a dopamina muitas vezes era usada para tratar pacientes em estado de choque. A crença era de que infusões de dopamina, ao melhorarem o fluxo sanguíneo renal, poderiam proteger o rim e ajudar na diurese. Posteriormente, não se constatou que a dopamina tivesse efeito benéfico sobre a função renal em estados de choque. Seu uso rotineiro para pacientes em choque é questionável porque pode aumentar o risco de mortalidade e a incidência de eventos arrítmicos.[1,2]

Catecolaminas Sintéticas

Isoproterenol

Isoproterenol (Isuprel) fornece estimulação β-adrenérgica relativamente pura e não seletiva. A sua estimulação $β_1$-adrenérgica é maior do que os efeitos $β_2$-adrenérgicos. A sua popularidade diminuiu devido a efeitos adversos como taquicardia e arritmias. Já não faz parte dos protocolos de Suporte Cardíaco Avançado a Vida – ACLS (Capítulo 45), e seus principais usos agora são como medicamento cronotrópico após transplante cardíaco e para desencadear fibrilação atrial ou outras arritmias durante procedimentos de ablação por eletrofisiologia cardíaca. Com doses maiores, o isoproterenol pode causar vasodilatação devido à estimulação $β_2$-adrenérgica. Como o isoproterenol não é captado nas terminações nervosas adrenérgicas, a sua meia-vida é mais longa do que a das catecolaminas endógenas.

Dobutamina

Dobutamina, um análogo sintético da dopamina, tem efeitos predominantemente $β_1$-adrenérgicos. Quando comparado

Tabela 6.1 Respostas Obtidas em Órgãos Efetores pela Estimulação de Nervos Simpáticos e Parassimpáticos

Órgão Efetor	Resposta Adrenérgica	Receptor Envolvido	Resposta Colinérgica	Receptor Envolvido	Resposta Dominante (A ou C)
Coração	Aumenta	β_1	Diminui	M_2	C
Taxa de contração	Aumenta	β_1	Diminui	M_2	C
Força de contração					
Vasos sanguíneos	Vasoconstrição	α_1			A
Artérias (maioria)	Vasodilatação	β_2			A
Músculo esquelético	Vasoconstrição	α_2			A
Veias					
Árvore brônquica	Broncodilatação	β_2	Broncoconstrição	M_3	C
Cápsula esplênica	Contração	α_1			A
Útero	Contração	α_1	Variável		A
Ducto deferente	Contração	α_1			A
Trato gastrointestinal	Relaxamento	α_2	Contração	M_3	C
Olho	Contração	α_1	Contração (miose)	M_3	A
Músculo radia, íris	(midríase)	β_2	Contração	M_3	C
Músculo circular, íris	Relaxamento		(acomodação)		C
Músculo ciliar					
Rim	Secreção de renina	β_1			A
Bexiga urinária	Relaxamento	β_2	Contração	M_3	C
Detrusor	Contração	α_1	Relaxamento	M_3	A,C
Trígono e esfíncter					
Ureter	Contração	α_1	Relaxamento		A
Liberação de insulina pelo pâncreas	Diminui	α_2			A
Células adiposas	Lipólise	β_1 (β_3)			A
Glicogenólise hepática	Aumenta	α_1 (β_3)			A
Folículos capilares, músculo liso	Contração (piloereção)	α_1			A
Secreção nasal	Diminui	α_1	Aumenta		C
Glândulas salivares	Secreção aumenta	α_1	Secreção aumenta		C
Glândulas sudoríparas	Secreção aumenta	α_1	Secreção aumenta		C

A, adrenérgico; *C*, colinérgico; *M*, muscarínico.
De Bylund DB. Introduction to the autonomic nervous system. In Wecker L, Crespo L, Dunaway G, et al, eds. *Brody's Human Pharmacology: Molecular to Clinical.* 5th ed. Philadelphia: Mosby; 2010:102.

com o isoproterenol, o inotropismo é mais intenso do que o cronotropismo. Ela exerce menos efeito tipo β_2 do que o isoproterenol e menos efeito tipo α_1 do que a norepinefrina. Ao contrário da dopamina, a norepinefrina endógena não é liberada, e a dobutamina não age nos receptores dopaminérgicos.

A dobutamina é potencialmente útil em pacientes com insuficiência cardíaca congestiva (ICC) ou infarto do miocárdio complicado por baixo débito cardíaco. Doses menores que 20 µg/kg/min geralmente não produzem taquicardia.

Como a dobutamina estimula diretamente os receptores β_1, ela não depende das reservas de norepinefrina endógena para seus efeitos e ainda pode ser útil em estados de insuficiência de catecolaminas, como a ICC crônica. No entanto, o tratamento prolongado com dobutamina causa *downregulation* dos receptores β-adrenérgicos. Se for dada por mais de 3 dias, pode ser induzida tolerância e até taquifilaxia, que pode ser evitada por infusões intermitentes de dobutamina. No entanto, não há ensaios controlados que demonstrem um aumento na sobrevida.[3]

Tabela 6.2 Efeitos Farmacológicos e Doses Terapêuticas de Catecolaminas

Catecolamina	Pressão Arterial Média	Frequência Cardíaca	Débito Cardíaco	Resistência Vascular Sistêmica	Fluxo Sanguíneo Renal	Arritmogenicidade	Preparação (mg/250 mL)	Dose Intravenosa (µg/kg/min)
Dopamina	+	+	+++	+	+++	+	200 (800 µg/mL)	2-20
Norepinefrina	+++	-	-	+++	---	+	4 (16 µg/mL)	0,01-0,1
Epinefrina	+	++	++	++	--	+++	1 (4 µg/mL)	0,01-0,15
Isoproterenol	-	+++	+++	--	-	+++	1 (4 µg/mL)	0,03-0,15
Dobutamina	+	+	+++	-	++	-	250 (1.000 µg/mL)	2-20

+, aumento leve; ++, aumento moderado; ++ +, aumento acentuado; -, diminuição leve; --, diminuição moderada; ---, diminuição acentuada.

Fenoldopam

Fenoldopam é um agonista seletivo D_1 e vasodilatador potente que melhora o fluxo sanguíneo renal e a diurese. Devido a resultados mistos em ensaios clínicos, fenoldopam já não é usado para o tratamento de hipertensão crônica ou ICC. Em vez disso, fenoldopam intravenoso, a taxas de infusão de 0,1 a 0,8 µg/kg/min, foi aprovado para tratamento de hipertensão grave. Fenoldopam é uma alternativa ao nitroprussiato de sódio com menos efeitos colaterais (p. ex., toxicidade do tiocianato, efeito de rebote ou roubo coronário) e função renal melhorada. Seu efeito máximo leva 15 minutos.

Aminas Simpaticomiméticas não Catecolaminas

A maioria das aminas simpaticomiméticas não catecolaminas atua nos receptores α e β por meio de atividades tanto diretas (ligação do fármaco a receptores adrenérgicos) e indiretas (liberação de reservas de norepinefrina endógena). Mefentermina e metaraminol raramente são usados hoje em dia, de modo que o único simpaticomimético não catecolamina bastante utilizado neste momento é a efedrina.

Efedrina

Efedrina aumenta a pressão arterial e tem um efeito inotrópico positivo. Visto que não tem efeitos prejudiciais no fluxo sanguíneo uterino em modelos animais, a efedrina tornou-se amplamente utilizada como vasopressor em pacientes grávidas hipotensas. No entanto, fenilefrina é agora o tratamento preferido para a hipotensão na parturiente devido a um menor risco de acidose fetal (Capítulo 33). Como resultado de seus efeitos estimulantes β_1-adrenérgicos, a efedrina é útil no tratamento de hipotensão moderada, especialmente se acompanhada de bradicardia. A dose usual é de 2,5 a 10 mg administrada por via intravenosa ou 25 a 50 mg administrados por via intramuscular.

A taquifilaxia aos efeitos indiretos da efedrina pode se desenvolver à medida que as reservas de norepinefrina são esgotadas. Além disso, embora fármacos com atividade indireta sejam bastante utilizados como terapia de primeira linha para hipotensão intraoperatória, doses repetidas de administração de efedrina em eventos que ameaçam a vida (em vez de mudar para a adrenalina) podem contribuir para a morbidade.[4]

AGONISTAS SELETIVOS DE RECEPTOR α-ADRENÉRGICO

Agonistas α_1-Adrenérgicos

Fenilefrina

A fenilefrina (Neo-Sinefrina), um agonista α_1 seletivo, é frequentemente usada para vasoconstrição periférica quando o débito cardíaco é adequado (p. ex., na hipotensão que pode acompanhar a anestesia espinhal). Também é usada para manter a pós-carga em pacientes com estenose aórtica cuja perfusão coronariana é comprometida por um declínio na resistência vascular sistêmica. Administrada por via intravenosa, a fenilefrina tem um início rápido e duração relativamente curta (5 a 10 minutos). Pode ser administrada como um bolus de 40 a 100 µg ou como uma infusão a partir de uma taxa de 10 a 20 µg/min. Doses maiores, de até 1 mg, desaceleram taquicardia supraventricular pela ação reflexa. A fenilefrina também é um midriático e descongestionante nasal. Aplicada topicamente, sozinha ou em combinação com anestésicos locais, a fenilefrina é utilizada a fim de preparar as narinas para intubação nasotraqueal.

Agonistas α_2-Adrenérgicos

Agonistas α_2 estão assumindo maior importância como adjuvantes anestésicos e analgésicos. Seu efeito primário é simpaticolítico. Eles reduzem a liberação periférica de norepinefrina pela estimulação de receptores α_2 inibitórios pré-juncionais. Tradicionalmente, eram usados como fármacos anti-hipertensivos, mas as aplicações baseadas em suas propriedades sedativas, ansiolíticas e analgésicas estão se tornando cada vez mais comuns.

Clonidina

Clonidina, a substância prototípica desta classe, é um agonista seletivo para adrenorreceptores α_2. Os efeitos anti-hipertensivos resultam da atenuação central e periférica do fluxo simpático. A retirada de clonidina pode precipitar uma crise hipertensiva, por isso deve ser continuada durante todo o período perioperatório. Um adesivo transdérmico está disponível se o paciente não pode tomar clonidina por via oral. Se não for continuada no perioperatório, a pressão arterial deve ser monitorada cuidadosamente, e deve-se estar pronto para o tratamento da hipertensão. Labetalol é usado para tratar a síndrome de abstinência de clonidina.

Embora a experiência com agonistas α_2 como único anestésico seja limitada (Capítulo 8), esses fármacos podem reduzir as doses de outros anestésicos intravenosos ou inalados como parte de uma técnica de anestesia geral ou regional.[5] Os resultados de uma metanálise de 2003 revelam que o uso perioperatório de clonidina e os outros agonistas α_2 dexmedetomidina e mivazerol também diminuíram o infarto do miocárdio e as taxas de mortalidade perioperatória em pacientes que tiveram cirurgia vascular.[6] No entanto, um grande estudo randomizado mais recente (2014) de clonidina perioperatória não revelou redução na morte ou infarto do miocárdio não fatal dentro de 30 dias após cirurgia não cardíaca.

Além do seu uso no contexto operacional, os agonistas α_2 proporcionam analgesia efetiva para dor aguda e crônica, particularmente como adjuvantes para anestésicos locais e opioides. A clonidina epidural é indicada para o tratamento da dor refratária, que é a base para a aprovação da clonidina parenteral nos Estados Unidos como um medicamento órfão (Capítulo 44). A clonidina também é usada para tratar pacientes com distrofia simpática reflexa e outras síndromes de dor neuropática.

Dexmedetomidina

Como a clonidina, a dexmedetomidina é altamente seletiva para os receptores α_2. Sua meia-vida de 2,3 horas e meia-vida de distribuição de menos de 5 minutos tornam o seu efeito clínico bastante curto. Ao contrário da clonidina, a dexmedetomidina está disponível como solução intravenosa nos Estados Unidos. A dosagem usual é uma infusão de 0,3 a 0,7 $\mu g/kg/h$ com ou sem uma dose inicial de 1 $\mu g/kg$ administrada em 10 minutos.

Em voluntários saudáveis, a dexmedetomidina aumenta sedação, analgesia e amnésia; diminui a frequência cardíaca, o débito cardíaco e as catecolaminas circulantes de uma forma dependente da dose. Os efeitos poupadores de anestésico inalatório, sedativos e analgésicos demonstrados em estudos pré-clínicos e voluntários têm sido confirmados na prática clínica. O impacto relativamente menor da sedação induzida por α_2 na função respiratória combinada com a curta duração da ação da dexmedetomidina levou ao seu uso em intubação endotraqueal acordada guiada por fibroscopia.[8] Infusões de dexmedetomidina para o tratamento perioperatório de pacientes obesos com apneia obstrutiva do sono minimizaram a necessidade de narcóticos, proporcionando analgesia adequada.[9]

AGONISTAS DE RECEPTOR β_2-ADRENÉRGICO

Os agonistas β_2 são usados para tratar doença reativa das vias aéreas. Com grandes doses, a seletividade do receptor β_2 pode ser perdida, e pode haver efeitos colaterais graves relacionados à estimulação β_1-adrenérgica. Os agonistas comumente usados incluem metaproterenol (Alupent, Metaprel), terbutalina (Brethine, Bricanyl) e albuterol (Proventil, Ventolin).

Os agonistas β_2 também são usados para deter o trabalho de parto prematuro (Capítulo 33). Ritodrina (Yutopar) foi comercializada para esse fim. Infelizmente, os efeitos adversos β_1-adrenérgicos são comuns, em especial quando o fármaco é administrado por via intravenosa.

ANTAGONISTAS DE RECEPTOR α-ADRENÉRGICO

Os antagonistas α_1 têm sido utilizados há muito tempo como fármacos anti-hipertensivos, mas seus efeitos colaterais, que incluem acentuada hipotensão ortostática e retenção de líquidos, os tornaram menos populares, visto que outros medicamentos para controlar a pressão arterial com perfis de efeitos colaterais mais interessantes tornaram-se disponíveis.

Fenoxibenzamina

A fenoxibenzamina (Dibenzilina) é o antagonista prototípico α_1-adrenérgico (embora também tenha efeitos antagonistas α_2). Como ele se liga irreversivelmente aos receptores α_1, novos receptores devem ser sintetizados antes da recuperação completa. A fenoxibenzamina diminui a resistência periférica e aumenta o débito cardíaco. Seu principal efeito adverso é a hipotensão ortostática que pode levar a síncope quando os pacientes mudam rapidamente da posição supina para posição em de pé. O entupimento nasal é outro efeito. A fenoxibenzamina é mais comumente utilizada no tratamento do feocromocitoma. Ela promove uma "simpatectomia química" pré-operatória que torna a pressão sanguínea arterial menos lábil durante a ressecção cirúrgica desses tumores secretores de catecolaminas. Quando simpaticomiméticos exógenos são administrados após o bloqueio de α_1, seus efeitos vasoconstritores são inibidos. Apesar da sua ligação irreversível ao receptor, o tratamento recomendado para intoxicação por fenoxibenzamina é uma infusão de norepinefrina porque alguns receptores permanecem livres da droga; vasopressina também pode ser efetiva nesse contexto.

Prazosina

Prazosina (Minipress) é um potente bloqueador α_1 seletivo que antagoniza os efeitos vasoconstritores de norepinefrina e epinefrina. Hipotensão ortostática é um grande problema com prazosina. Ao contrário de outros fármacos anti-hipertensivos, a prazosina melhora os perfis lipídicos ao reduzir os níveis lipídicos de baixa densidade e aumentar o nível de lipídios de alta densidade. A dose inicial usual de prazosina é de 0,5 a 1 mg administrada à hora de dormir devido ao risco de hipotensão ortostática. Doxazosina (Cardura) e terazosina (Hytrin) apresentam efeitos farmacológicos semelhantes aos da prazosina, mas possuem meias-vidas farmacocinéticas mais longas. Devido ao alto custo da fenoxibenzamina, estes agentes estão sendo usados com maior frequência para a preparação pré-operatória de pacientes com feocromocitoma. No entanto, visto que esses agentes proporcionam antagonismo competitivo em vez de ligação permanente aos receptores α, episódios modestos de hipertensão intraoperatória parecem ser mais comuns nesses pacientes do que nos que receberam fenoxibenzamina. Agentes como a tamsulosina (Flomax) mostram seletividade para o subtipo de receptor α_{1A} e são efetivos no tratamento da hipertrofia prostática benigna sem os efeitos hipotensivos observados quando os bloqueadores α_1 não seletivos são usados para tratar essa condição.

Ioimbina

Antagonistas de α_2, como a ioimbina, aumentam a liberação de norepinefrina, mas têm encontrado pouca utilidade clínica na anestesia.

ANTAGONISTAS β-ADRENÉRGICOS

Antagonistas β-adrenérgicos (isto é, β-bloqueadores) são frequentemente utilizados por pacientes prestes a serem submetidos a cirurgia. As indicações clínicas para o bloqueio β-adrenérgico incluem doença cardíaca isquêmica, administração pós-infarto, arritmias, cardiomiopatia hipertrófica, hipertensão, insuficiência cardíaca, profilaxia da enxaqueca, tireotoxicose e glaucoma. Em pacientes com insuficiência cardíaca e fração de ejeção reduzida, a terapia com β-bloqueadores demonstrou reverter a remodelação ventricular e reduzir a taxa de mortalidade.[10] Nos anos 1990, um estudo realizado pelo Perioperative Ischemia Research Group demonstrou o valor do início do bloqueio β perioperatório em pacientes com risco de doença arterial coronariana.[11] Os indivíduos do estudo que receberam β-bloqueadores perioperatórios tiveram uma taxa de mortalidade marcadamente reduzida por 2 anos por todas as causas (taxa de sobrevivência de 68% no grupo placebo *versus* 83% no grupo tratado com atenolol). O mecanismo presumido para essa taxa de sobrevivência melhorada foi uma diminuição da resposta ao estresse cirúrgico pelos β-bloqueadores. Esses e outros achados confirmatórios levaram a uma tremenda pressão política e administrativa para aumentar o uso de β-bloqueadores perioperatoriamente. Estudos subsequentes, no entanto, questionaram o valor do bloqueio β perioperatório, incluindo um grande estudo com metoprolol oral iniciado no dia da cirurgia e continuado por 30 dias (teste POISE), que demonstrou aumento da taxa de mortalidade no grupo β-bloqueador.[12] Uma revisão sistemática sobre bloqueio β perioperatório da American College of Cardiology/American Heart Association (ACC/AHA) afirma que, embora a continuação perioperatória do bloqueio β iniciado há 1 dia ou menos antes da cirurgia não cardíaca em pacientes de alto risco previna infartos do miocárdio não fatais, aumentam-se as taxas de mortes, hipotensão, bradicardia e acidente vascular cerebral. Além disso, não há dados suficientes sobre a continuação do bloqueio β iniciado há 2 dias ou mais antes da cirurgia não cardíaca.[13] A ACC/AHA Guideline on Perioperative Cardiovascular Evaluation and Management of Patients Undergoing Noncardiac Surgery de 2014 recomenda que os pacientes com terapia crônica de β-bloqueador continuem esse tratamento no período perioperatório, mas a terapia com β-bloqueadores não deve ser iniciada no dia da cirurgia[14] (Capítulo 13).

Os bloqueadores β-adrenérgicos mais utilizados na prática anestésica são propranolol, metoprolol, labetalol e esmolol porque estão disponíveis como formulações intravenosas e têm efeitos bem conhecidos. As diferenças mais importantes entre esses bloqueadores estão ligadas à cardiosseletividade e à duração da ação. Os β-bloqueadores não seletivos atuam nos receptores β_1 e β_2. Os β-bloqueadores cardiosseletivos têm afinidade mais forte para receptores β_1-adrenérgicos do que para receptores β_2-adrenérgicos. Com o bloqueio seletivo do receptor β_1, a velocidade da condução atrioventricular, frequência cardíaca e contratilidade cardíaca diminuem. A liberação de renina pelo aparelho justaglomerular e lipólise nos adipócitos também diminuem. Com doses maiores, a seletividade relativa para os receptores β_1 é perdida, e os receptores β_2 também são bloqueados, com potencial de broncoconstrição, vasoconstricção periférica e glicogenólise diminuída.

Efeitos Adversos do Bloqueio β-Adrenérgico

A bradicardia que ameaça a vida, mesmo a assistolia, pode ocorrer com bloqueio β-adrenérgico, e a diminuição da contratilidade pode precipitar insuficiência cardíaca em pacientes com função cardíaca comprometida. Em pacientes com doença pulmonar broncoespástica, o bloqueio β_2 pode ser fatal. Diabetes melito é uma contraindicação relativa ao uso prolongado de antagonistas β-adrenérgicos porque os sinais de alerta de hipoglicemia (taquicardia e tremores) podem estar mascarados e porque a glicogenólise compensatória é atenuada. Para evitar o agravamento da hipertensão, o uso de β-bloqueadores em pacientes com feocromocitoma deve ser evitado, a não ser que os receptores α já tenham sido bloqueados. A sobredose de β-bloqueadores pode ser tratada com atropina, mas isoproterenol, dobutamina ou glucagon também podem ser necessários juntamente com a estimulação cardíaca para manter uma taxa de contração adequada.

As interações medicamentosas indesejáveis podem ocorrer com β-bloqueadores. Efeitos sobre a frequência e a contratilidade cardíaca do verapamil são aditivos aos dos β-bloqueadores, e, portanto, é preciso tomar cuidado ao combinar esses medicamentos. Da mesma forma, a combinação de digoxina e β-bloqueadores pode ter efeitos poderosos na frequência cardíaca e na condução, e devem ser usados com cuidados especiais.

Bloqueadores Específicos de β-Adrenérgicos

Propranolol

O propranolol (Inderal, Ipran), o protótipo dos β-bloqueadores, é um fármaco não seletivo de bloqueio β. Devido à sua elevada solubilidade lipídica, é amplamente metabolizado no fígado, mas o metabolismo varia muito de paciente para paciente. A depuração do fármaco pode ser afetada por doença hepática ou fluxo sanguíneo hepático alterado. O propranolol está disponível na forma intravenosa e, a princípio, era administrado em bolus ou em infusão. As infusões de propranolol foram em grande parte substituídas pelo esmolol de ação mais curta. Para a administração de bolus, podem ser administradas doses de 0,1 mg/kg, mas a maioria dos profissionais inicia a terapia com doses muito menores, tipicamente 0,25 a 0,5 mg, e titulando até obterem o efeito. O propranolol desloca a curva de dissociação da oxi--hemoglobina para a direita, o que pode explicar sua eficácia em distúrbios vasoespásticos.[15] Além disso, o propranolol é bastante usado no tratamento do hipertireoidismo para atenuar a taquicardia que pode ocorrer.

Metoprolol

Metoprolol (Lopressor), um bloqueador β-adrenérgico cardiosseletivo, é aprovado para o tratamento de angina de peito e infarto agudo do miocárdio. Não são necessários ajustes de dosagem em pacientes com insuficiência hepática. A dose oral habitual é de 100 a 200 mg/dia, uma ou duas vezes por dia para hipertensão e duas vezes ao dia para angina de peito. Doses intravenosas de 2,5 a 5 mg podem ser administradas a cada 2 a 5 minutos até uma dose total de 15 mg, com titulação para frequência cardíaca e pressão arterial.

Labetalol

Labetalol (Trandate, Normodyne) atua como um antagonista competitivo nos receptores α_1 e β-adrenérgicos. Metabolizado pelo fígado, sua depuração é afetada pela perfusão hepática. O labetalol pode ser administrado por via intravenosa a cada 5 minutos em doses de 5 a 10 mg ou como uma infusão de até 2 mg/min. Pode ser eficaz no tratamento de pacientes com dissecção aórtica[16] e em emergências hipertensivas. Como a vasodilatação não é acompanhada de taquicardia, labetalol foi administrado a pacientes cardiopatas no pós-operatório. Pode ser usado para tratar a hipertensão na gravidez tanto no longo prazo quanto em situações mais agudas.[17] O fluxo sanguíneo uterino não é afetado, mesmo com reduções significativas na pressão arterial[18] (Capítulo 33).

Esmolol

Por ser hidrolisado por esterases presentes no sangue, esmolol (Brevibloc) tem uma meia-vida excepcionalmente curta, de 9 a 10 minutos, o que o torna particularmente útil na prática anestésica. Pode ser usado quando o bloqueio β de curta duração é desejado ou em pacientes críticos em quem os efeitos adversos de bradicardia, insuficiência cardíaca ou hipotensão podem exigir a retirada rápida do medicamento. Esmolol é cardiosseletivo, e os efeitos máximos de uma dose de ataque são observados dentro de 5 a 10 minutos e diminuem dentro de 20 a 30 minutos. Pode ser administrado como um bolus de 0,5 mg/kg ou como uma infusão. Quando usado para tratar taquicardia supraventricular, um bolus de 500 μg/kg é administrado durante 1 minuto, seguido de uma infusão de 50 μg/kg/min por 4 minutos. Se a frequência cardíaca não for controlada, é dada uma nova dose de ataque seguida de uma infusão de 4 minutos de 100 μg/kg/min. Se necessário, essa sequência é repetida com a infusão aumentada em incrementos de 50 μg/kg/min até 300 μg/kg/min. Esmolol é seguro e eficaz para o tratamento da hipertensão intraoperatória e pós-operatória e taquicardia. Se for necessário uso contínuo, ele pode ser substituído por um β-bloqueador cardiosseletivo de maior duração como o metoprolol.

FARMACOLOGIA COLINÉRGICA

Ao contrário da rica diversidade de fármacos para manipular respostas adrenérgicas, há uma relativa escassez de substâncias que afetam a transmissão colinérgica. Um pequeno número de agentes colinérgicos diretos é usado topicamente para o tratamento do glaucoma ou para restaurar a função gastrointestinal ou urinária. As classes de medicamentos com relevância para o anestesiologista são os agentes anticolinérgicos (antagonistas muscarínicos) e os anticolinesterásicos.

Antagonistas Muscarínicos

Os antagonistas muscarínicos competem com a ACh liberada pelos neurônios pelo acesso aos receptores colinérgicos muscarínicos e bloqueiam os efeitos da ACh. Os resultados são frequência cardíaca mais rápida, sedação e boca seca. Com a exceção dos compostos de amônio quaternário que não atravessam prontamente a barreira hematoencefálica e têm poucas ações no SNC, não há especificidade significativa de ação entre esses medicamentos; eles bloqueiam todos os efeitos muscarínicos com igual eficácia, embora haja algumas diferenças quantitativas na prática (Tabela 6.3).

No tempo dos anestésicos do éter, um antagonista muscarínico era adicionado à medicação pré-anestésica para diminuir secreções e prevenir reflexos vagais nocivos. Essa adição é menos importante com os anestésicos inalatórios modernos. O uso pré-operatório desses medicamentos continua em alguns casos pediátricos e otorrinolaringológicos ou quando a intubação com fibra óptica é planejada.

Atropina com sua estrutura terciária pode atravessar a barreira hematoencefálica. Assim, grandes doses (1 a 2 mg) podem afetar o SNC. Por outro lado, devido à sua estrutura quaternária, o antimuscarínico sintético glicopirrolato (Robinul) não atravessa a barreira hematoencefálica. O glicopirrolato tem uma duração de ação mais longa do que

Tabela 6.3	Efeitos Comparativos de Anticolinérgicos Administrados Intramuscularmente como Pré-medicação Farmacológica		
Efeito	**Atropina**	**Escopolamina**	**Glicopirrolato**
Efeito antisialogogo	+	+++	++
Efeito sedativo e amnésico	+	+++	0
Aumento do pH do fluido gástrico	0	0	0/+
Toxicidade no sistema nervoso central	+	++	0
Relaxamento do esfíncter esofágico inferior	++	++	++
Midríase e cicloplegia	+	+++	0
Frequência cardíaca	++	0/+	+

0, nada; +, leve; ++, moderado; ++ + , acentuado.

a atropina e tem amplamente substituído a atropina por bloquear os efeitos muscarínicos adversos (bradicardia) dos fármacos anticolinesterásicos que revertem o bloqueio neuromuscular. A escopolamina também atravessa a barreira hematoencefálica e pode ter efeitos profundos do SNC. A preparação de adesivos de escopolamina é utilizada profilaticamente para náuseas e vômitos pós-operatórios, mas pode estar associada a efeitos adversos nos olhos, na bexiga, na pele, e psicológicos. As alterações psíquicas (p. ex., ilusões ou delírios) que podem acompanhar o tratamento com atropina ou escopolamina são tratadas com fisostigmina, um anticolinesterásico capaz de atravessar a barreira hematoencefálica.

Inibidores de Colinesterase

Os fármacos anticolinesterásicos prejudicam a inativação da ACh pela enzima acetilcolinesterase e sustentam a ativação colinérgica nos receptores nicotínico e muscarínico. Esses medicamentos são usados para reverter o bloqueio neuromuscular (Capítulo 11) e para tratar a miastenia gravis. O efeito colateral mais proeminente desses fármacos é a bradicardia. Os inibidores da colinesterase de uso comum são fisostigmina, neostigmina, piridostigmina e edrofônio. Além de reverter os efeitos dos medicamentos bloqueadores neuromusculares, aumentando a concentração de ACh na junção neuromuscular, inibidores da colinesterase estimulam a função intestinal ou são aplicados topicamente no olho como um miótico. Uma droga tópica (iodeto de ecotiofato) liga irreversivelmente à colinesterase e pode interferir no metabolismo da succinilcolina (assim como os anticolinesterásicos também prejudicam a função da enzima pseudocolinesterase).

PERGUNTAS DO DIA

1. Quais são os efeitos cardiovasculares, respiratórios, endócrinos e metabólicos da epinefrina? Quais são os efeitos cardiovasculares esperados de uma infusão de epinefrina intravenosa à medida que a dose aumenta?
2. Como o mecanismo de ação cardiovascular da fenilefrina difere da efedrina?
3. Quais são os efeitos no sistema nervoso central, cardiovascular e respiratório da infusão de dexmedetomidina?
4. Como a cardiosseletividade e a duração da ação diferem entre os β-bloqueadores disponíveis para uso intravenoso?
5. Quais são as diferenças mais importantes no perfil de efeitos colaterais dos antagonistas muscarínicos atropina, glicopirrolato e escopolamina?

REFERÊNCIAS

1. Holmes CL, Walley KR. Bad medicine: low-dose dopamine in the ICU. *Chest.* 2003;123:1266-1275.
2. DeBacker D, Aldecoa C, Nijimi H, et al. Dopamine versus norepinephrine in the treatment of septic shock: a meta-analysis. *Crit Care Med.* 2012;40(3):725-730.
3. Krell MJ, Kline EM, Bates ER, et al. Intermittent, ambulatory dobutamine infusions in patients with severe congestive heart failure. *Am Heart J.* 1986;112:787-791.
4. Caplan RA, Ward RJ, Posner K, et al. Unexpected cardiac arrest during spinal anesthesia: a closed claims analysis of predisposing factors. *Anesthesiology.* 1988;68:5-11.
5. Maze M, Tranquilli W. Alpha-2 adrenergic agonists: defining the role in clinical anesthesia. *Anesthesiology.* 1991;74:581-605.
6. Wijeysundera DN, Naik JS, Beattie WS. Alpha-2 adrenergic agonists to prevent perioperative cardiovascular complications—a meta-analysis. *Am J Med.* 2003;114:742-752.
7. Devereaux PJ, Sessler DI, Leslie K, et al. Clonidine in patients undergoing noncardiac surgery. *N Engl J Med.* 2014;16:1504-1513.
8. Bergese SD, Khabiri B, Roberts WD, et al. Dexmedetomidine for conscious sedation in difficult awake fiberoptic intubation cases. *J Clin Anesth.* 2007;19:141-144.
9. Ramsay MA, Saha D, Hebeler RF. Tracheal resection in the morbidly obese patient: the role of dexmedetomidine. *J Clin Anesth.* 2006;18:452-454.
10. Florea VG, Cohn JN. The autonomic nervous system and heart failure. *Circ Res.* 2014;114:1815-1826.
11. Mangano DT, Layug EL, Wallace A, et al. Effect of atenolol on mortality and cardiovascular morbidity after noncardiac surgery. Multicenter Study of Perioperative Ischemia Research Group. *N Engl J Med.* 1996;335:1713-1720.
12. POISE Study GroupEffects of extended-release metoprolol succinate in patients undergoing non-cardiac surgery (POISE trial): a randomised controlled trial. *Lancet.* 2008;371:1839-1847.

13. Wijeysundera DN, Duncan D, Nkonde-Price C, et al. Perioperative beta blockade in noncardiac surgery: a systematic review for the 2014 ACC/AHA guideline on perioperative cardiovascular evaluation and management of patients undergoing noncardiac surgery. *J Am Coll Cardiol.* 2014;64:2406-2425.

14. Fleisher LA, Fleischmann KE, Auerbach AD, et al. ACC/AHA guideline on perioperative cardiovascular evaluation and management of patients undergoing noncardiac surgery: a report of the American College of Cardiology/American Heart Association Task Force on practice guidelines. *J Am Coll Cardiol.* 2014;64:e77-e137.

15. Pendleton RG, Newman DJ, Sherman SS, et al. Effect of propranolol upon the hemoglobin-oxygen dissociation curve. *J Pharmacol Exp Ther.* 1972;180:647-656.

16. DeSanctis RW, Doroghazi RM, Austen WG, et al. Aortic dissection. *N Engl J Med.* 1987;317:1060-1067.

17. Lavies NG, Meiklejohn BH, May AE, et al. Hypertensive and catecholamine response to tracheal intubations in patients with pregnancy-induced hypertension. *Br J Anaesth.* 1989;63:429-434.

18. Jouppila P, Kirkinen P, Koivula A, et al. Labetalol does not alter the placental and fetal blood flow or maternal prostanoids in pre-eclampsia. *Br J Obstet Gynaecol.* 1986;93: 543-547.

7 ANESTÉSICOS INALATÓRIOS

Rachel Eshima McKay

HISTÓRIA

A descoberta da anestesia inalatória reflete a contribuição de médicos e cientistas dos Estados Unidos e da Inglaterra (Fig. 7.1).[1] Os anestésicos inalatórios mais comumente utilizados na anestesia moderna incluem líquidos voláteis (p. ex., halotano, enflurano, isoflurano, desflurano e sevoflurano) e um único gás (p. ex., óxido nitroso) (Figs. 7.2 e 7.3). O halotano, enflurano e isoflurano não são mais utilizados rotineiramente. Contudo, nenhum desses anestésicos atende a todos os critérios de um anestésico inalatório "ideal", e suas características químicas diferem entre os fármacos (Tabela 7.1).

OS PRIMEIROS ANESTÉSICOS INALATÓRIOS

Óxido Nitroso

O gás óxido nitroso foi sintetizado pela primeira vez em 1772 pelo químico, autor e ministro unitarista inglês Joseph Priestley. Vinte e sete anos mais tarde, Sir Humphry Davy administrou óxido nitroso para analgesia dentária. Embora suspeitasse que o óxido nitroso pudesse ser utilizado para aliviar a dor da cirurgia, foi utilizado somente 42 anos depois por um dentista de 29 anos chamado Horace Wells, que administrou óxido nitroso em si mesmo e descobriu que aliviava a dor. Especificamente, Wells percebeu os efeitos hipnóticos e analgésicos do óxido nitroso em uma exibição pública em Hartford, Conneticut, em 1842. No dia seguinte, o próprio Wells passou por uma extração dentária por um colega dentista. Wells sentiu apenas dor mínima com a extração e, subsequentemente, aprendeu o método de sintetização do óxido nitroso para disponibilizá-lo a seus próprios pacientes. Dois anos mais tarde, planejou demonstrar a cirurgia dentária indolor utilizando óxido nitroso no Hospital Geral de Massachusetts. Como não obteve total sucesso, Wells foi desacreditado por sua demonstração.

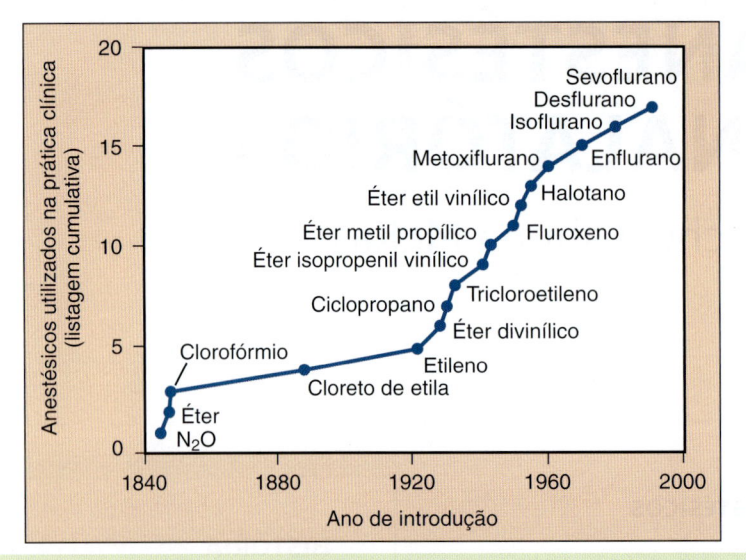

Fig. 7.1 Anestésicos utilizados na prática clínica. A história da anestesia começou com a introdução do óxido nitroso (N_2O), éter e clorofórmio. Após 1950, todos os fármacos introduzidos, com exceção do éter etil vinílico, continham flúor. Todos os anestésicos introduzidos, a começar pelo halotano, têm sido não inflamáveis. (De Eger El. *Desflurane (Suprane): A Compendium and Reference*. Nutley, NJ: Anaquest; 1993:1-11, usado mediante permissão.)

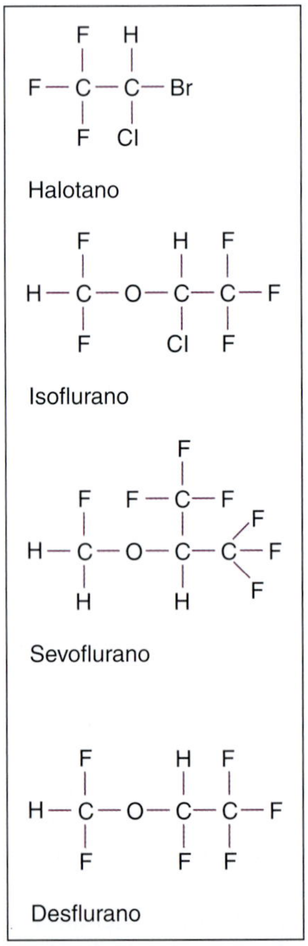

Fig. 7.2 Estruturas moleculares de anestésicos voláteis potentes. Anestésicos voláteis halogenados são líquidos à temperatura ambiente. Dentre os anestésicos voláteis, o halotano é um derivado do alcano, enquanto os demais são derivados do éter metil etílico. O isoflurano é isômero químico do enflurano.

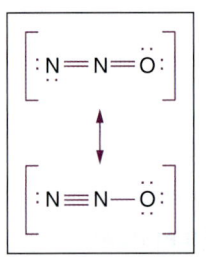

Fig. 7.3 Estrutura molecular do óxido nitroso. O óxido nitroso é uma molécula linear que existe como duas estruturas ressonantes. Os pontos denotam elétrons sem ligação.

Éter Dietílico

O dentista William Morton, de Boston, notou que o éter dietílico, durante as "brincadeiras com éter" nas quais o fármaco era inalado por seus efeitos inebriantes, apresentava efeitos similares aos do óxido nitroso. Assim como Wells, Morton inseriu o éter em seu atendimento odontológico e, posteriormente, demonstrou suas propriedades anestésicas no Hospital Geral de Massachusetts no dia 16 de outubro de 1846 ("dia do éter"). Ao contrário do desastre de Wells, a demonstração de Morton foi recebida com grande entusiasmo. Os resultados de anestesias bem-sucedidas com éter foram logo publicados no *Boston Medical and Surgical Journal*. Embora Crawford Long tenha administrado éter para um paciente em 1842, 4 anos antes de Morton, não chegou a publicar o seu trabalho, de forma que Morton tem sido tradicionalmente creditado com a descoberta da capacidade do éter dietílico de produzir anestesia.

Tabela 7.1 Comparação das Características dos Anestésicos Inalatórios

Característica	Isoflurano	Enflurano	Halotano	Desflurano	Sevoflurano	Óxido Nitroso
Coeficiente de partição						
Sangue-gás	1,46	1,9	2,54	0,45	0,65	0,46
Encéfalo-sangue	1,6	1,5	1,9	1,3	1,7	1,1
Músculo-sangue	2,9	1,7	3,4	2,0	3,1	1,2
Gordura-sangue	45	36	51	27	48	2,3
CAM (idade entre 30-55 anos) % de 1 atmosfera	1,15	1,63	0,76	6,0	1,85	104
Pressão de vapor a 20 ºC (mmHg)	240	172	244	669	160	
Peso molecular (g)	184,5	184,5	197,4	168	200	44
Estável em absorvedor de CO_2 hidratado	Sim	Sim	Não[a]	Sim	Não[a]	Sim
Estável em absorvedor de CO_2 desidratado	Não		Não[ab]	Não[b]	Não[abc]	Sim
Percentual metabolizado	0-0,2		15-40	0-0,2	5-8	

CAM, Concentração alveolar mínima.
[a]Composto A.
[b]Monóxido de carbono.
[c]Relatos de reações exotérmicas graves.

Clorofórmio

O obstetra James Simpson, de Edinburgo, Escócia, desenvolveu o clorofórmio, que não compartilhava a indução lenta, inflamabilidade e náusea pós-operatória observadas com o éter dietílico. O clorofórmio tornou-se rapidamente popular como anestésico inalatório na Inglaterra, embora o éter dietílico dominasse a rotina clínica da América do Norte. Infelizmente, o clorofórmio foi associado a vários óbitos intraoperatórios sem explicação de pacientes então saudáveis, além de inúmeros casos de hepatotoxicidade.

ANÉSTÉSICOS INALATÓRIOS ENTRE 1920 E 1940

Entre 1920 e 1940, o etileno, o ciclopropano e o éter divinílico foram introduzidos para utilização como anestésicos, ganhando aceitação em relação aos anestésicos inalatórios mais antigos (com exceção do óxido nitroso) por produzirem indução mais rápida e tranquila e por permitirem recuperação mais rápida ao término da cirurgia. Entretanto, cada um possuía sérias desvantagens. Muitos eram inflamáveis (p. ex., éter dietílico, éter divinílico, etileno e ciclopropano), enquanto outros, halogenados totalmente com cloro, eram tóxicos (p. ex., clorofórmio, cloreto de etila e tricloroetileno).

QUÍMICA DE FLÚOR E ANESTÉSICOS INALATÓRIOS MODERNOS

As técnicas de química de flúor, desenvolvidas a partir de esforços para produzir as primeiras armas atômicas, encontraram um objetivo fortuito, socialmente benéfico, de fornecer um método de síntese para os anestésicos inalatórios modernos.[2,3] Os anestésicos inalatórios modernos são halogenados parcial ou completamente com flúor (Fig. 7.2). A fluoração proporciona maior estabilidade e menor toxicidade.

Halotano

O halotano foi introduzido na rotina médica em 1956 e tornou-se amplamente utilizado. Apresenta diversas vantagens comparado aos anestésicos antigos, incluindo o fato de não ser inflamável, possuir odor agradável, menor toxicidade orgânica e propriedades farmacocinéticas que permitem indução e recuperação muito mais rápidas da anestesia quando comparado ao éter. Infelizmente, após 4 anos de uso comercial, relatos de necrose hepática fulminante com uso de halotano começaram a aparecer em pacientes nos quais outras causas de lesão hepática não foram evidenciadas. O problema da lesão hepática imprevisível estimulou a pesquisa em busca de outros anestésicos voláteis. O halotano também sensibiliza o miocárdio aos efeitos arritmogênicos das catecolaminas.

Metoxiflurano

O metoxiflurano foi introduzido pela primeira vez na rotina médica em 1960. Na primeira década de sua introdução, surgiram relatos de falência renal com seu emprego em anestesia, conduzindo a estudos que confirmaram nefrotoxicidade dose-dependente devido ao fluoreto inorgânico resultante do metabolismo desse anestésico.

Enflurano

O enflurano foi introduzido à rotina clínica em 1972. Diferentemente do halotano, não sensibilizava o coração às catecolaminas e não era associado a hepatotoxicidade. Contudo, o enflurano era metabolizado a fluoreto inorgânico e podia causar evidência de atividade convulsiva no eletroencefalograma (EEG), especialmente quando administrado em concentrações altas e na presença de hipocapnia.

Isoflurano

O isoflurano foi introduzido à rotina clínica em 1980 e foi altamente utilizado no cenário clínico. Não foi associado a arritmias cardíacas. Como não é tão prontamente metabolizado quanto o halotano e o enflurano, foi associado a menor toxicidade. O isoflurano permitiu atingir mais rapidamente a anestesia cirúrgica e recuperação mais rápida comparado a seus predecessores.

Sevoflurano e Desflurano

O sevoflurano e o desflurano são halogenados exclusivamente com flúor e foram introduzidos pela primeira vez durante o final dos anos 1960 e 1970, respectivamente.[2,3] Ambos eram caros e de sintetização difícil, não sendo, portanto, imediatamente considerados para uso comercial. Nos anos 1980, seu desenvolvimento foi reconsiderado devido a uma nova visão de que uma proporção crescente de práticas anestésicas estava sendo realizada no cenário ambulatorial e de que fármacos halogenados exclusivamente com flúor eram menos solúveis no sangue e nos tecidos, permitindo recuperação e retorno da consciência mais rápidos (Fig. 7.1, Tabela 7.1 e Quadro 7.1) (Capítulo 37).

MECANISMO DE AÇÃO

A questão acerca de como os anestésicos inalatórios produzem estado de anestesia pode ser abordada em diversos níveis de organização biológica, incluindo sua localização de ação dentro do sistema nervoso central, moléculas com as quais interagem e a natureza dessa interação biológica. A resposta a essas questões requer a capacidade de mensurar os efeitos anestésicos.[4] Embora anestésicos inalatórios tenham sido empregados para produzir anestesia cirúrgica por quase 160 anos, não há definição única e aceita sobre o que constitui o estado de anestesia. Para fins experimentais, tem-se provado útil uma definição operacional de imobilidade em resposta à estimulação cirúrgica, bem como amnésia para eventos intraoperatórios.

Características Mensuráveis

As características mensuráveis de todos os anestésicos inalatórios incluem a produção de *imobilidade* e *efeitos amnésicos*. A primeira é mensurada pela concentração alveolar mínima (CAM) do anestésico necessária para suprimir movimento diante de incisão cirúrgica em 50% dos pacientes (Quadro 7.1).[2,5] Entretanto, a presença de amnésia ou consciência é difícil de assegurar (Capítulos 20 e 47). Ainda que a *analgesia* seja parte do estado de anestesia, não pode ser mensurada em um paciente imóvel que não se lembra.

Quadro 7.1 Fatores que Aumentam ou Diminuem Requerimentos Anestésicos

Fatores que Aumentam a CAM
Fármacos
Anfetamina (uso agudo)
Cocaína
Efedrina
Etanol (uso crônico)

Idade
Maior valor aos 6 meses

Eletrólitos
Hipernatremia
Hipertermia

Cabelo Ruivo

Fatores que Diminuem a CAM
Fármacos
Propofol
Etomidato
Barbitúricos
Benzodiazepínicos
Cetamina
α_2-Agonistas (clonidina, dexmedetomidina)
Etanol (uso agudo)
Anestésicos locais
Opioides
Anfetaminas (uso crônico)
Lítio
Verapamil

Idade
Pacientes idosos

Distúrbios Eletrolíticos
Hiponatremia

Outros Fatores
Anemia (hemoglobina < 5 g/dL)
Hipercapnia
Hipotermia
Hipóxia
Gestação

CAM, Concentração alveolar mínima.

Métodos de mensuração de dor alternativos (ou seja, aumento da frequência cardíaca ou pressão arterial sistêmica) sugerem que os anestésicos inalatórios não suprimem a percepção do estímulo álgico. Alguns anestésicos inalatórios possuem efeitos hiperalgésicos (aumento da dor) em concentrações menores. O *relaxamento da musculatura esquelética* é um efeito central comum, porém não universal, dos anestésicos inalatórios, como é evidenciado pelo óxido nitroso, que aumenta o tônus muscular esquelético.

Imobilidade

Anestésicos inalatórios potentes produzem imobilidade principalmente por sua ação na medula espinhal, como evidenciado pela determinação da CAM em animais descerebrados.[6] Estudos em roedores sugerem que o óxido nitroso ativa vias noradrenérgicas descendentes originadas na substância cinzenta periaquedutal do tronco encefálico que, por sua vez, inibe estimulação nociceptiva no corno dorsal da medula espinhal.[7,8]

Efeitos Amnésicos (Capítulo 47)

Estruturas supraespinais como a amígdala, o hipocampo e o córtex são consideradas alvos altamente prováveis para os efeitos amnésicos dos anestésicos.

Depressão do Sistema Nervoso Central e Canais Iônicos

Anestésicos inalatórios produzem depressão do sistema nervoso central devido à sua ação em canais iônicos, que governam o comportamento elétrico do sistema nervoso.[4] Anestésicos inalatórios produzem anestesia provavelmente por aumentarem a função de canais iônicos inibitórios e por bloquearem a função dos canais iônicos excitatórios. O aumento da função de canais inibitórios leva a uma hiperpolarização da fibra nervosa. Essa hiperpolarização é resultado da entrada de ânions de cloreto na fibra através de receptores do ácido γ-aminobutírico A ($GABA_A$) ou receptores de glicina, ou quando há saída de cátions de potássio dos neurônios através de canais de potássio. O bloqueio da função excitatória de canais iônicos impede a despolarização da fibra por impedir a passagem de cargas positivas para seu interior (ou seja, passagem de sódio através de receptores *N*-metil-D-aspartato [NMDA] ou canais de sódio). Os anestésicos podem também afetar a liberação de neurotransmissores, efeito este que pode ser parcialmente mediado por canais iônicos que regulam a liberação de neurotransmissores.

PROPRIEDADES FÍSICAS

Estrutura Molecular

Os anestésicos inalatórios modernos, com exceção do óxido nitroso, são hidrocarbonetos halogenados (Figs. 7.2 e 7.3). O halotano não possui a porção éter presente no isoflurano, sevoflurano e desflurano, o que contribui com sua capacidade de causar disritmias ventriculares cardíacas. O isoflurano e o desflurano diferem somente pela substituição de um átomo de cloro por flúor. A substituição por flúor confere maior estabilidade e resistência ao metabolismo.

Pressão de Vapor e Distribuição

O óxido nitroso existe sob a forma de um gás à temperatura ambiente, embora se torne líquido em pressões mais elevadas. Os demais anestésicos inalatórios são líquidos à temperatura ambiente.

Vaporizadores de *Bypass* Variável (Capítulo 15)

O halotano, sevoflurano e isoflurano são fornecidos por vaporizadores de *bypass* (desvio) variável (Tec 4, 5 e 7; North American Draeger 19.n e 20.n). O vaporizador de *bypass* variável contém duas correntes de fluxo de gás — uma em contato com um reservatório (recipiente) de anestésico líquido e outra corrente que se desvia do reservatório. A corrente de gás que passa pelo reservatório torna-se saturada com anestésico conforme sua pressão de vapor. Como anestésicos voláteis produzem anestesia clinicamente útil em pressões parciais bem mais baixas do que sua pressão de vapor, o gás que sai do reservatório necessita ser diluído com gás que não esteve em contato com o anestésico. A concentração do anestésico no gás que sai do vaporizador é determinada pelo fluxo relativo (isto é, razão de divisão) do gás diluente que passa pela corrente do reservatório *versus* a corrente de desvio. O controle da concentração final de anestésico que sai do vaporizador ocorre quando o clínico ajusta a válvula ou o controle eletrônico do vaporizador. Vaporizadores com desvio variável possuem compensação pela temperatura, mantendo fornecimento constante dentro de uma ampla faixa de temperaturas, além de serem calibrados para cada anestésico individual, segundo suas diferentes pressões de vapor (Tabela 7.1). A inclinação ou elevação excessiva de um vaporizador pode causar overdose do anestésico se seu vapor atingir a corrente de desvio.

O Vaporizador Cassete Aladin da Datex-Ohmeda, utilizado nos aparelhos Datex-Ohmeda ADU (*Anesthesia Delivery Unit*), é um vaporizador de controle eletrônico cuja corrente de desvio está situada dentro da unidade ADU e o reservatório em cassetes magneticamente codificados e substituíveis, para emprego de halotano, enflurano, isoflurano, sevoflurano e desflurano. O modelo Aladin utiliza *bypass* variável como forma de regular a concentração final do anestésico, fazendo-o por meio da atividade de uma unidade de processamento central (CPU). A CPU recebe informação de fontes múltiplas, incluindo ajuste da concentração, fluxômetros e sensores internos de pressão e temperatura. Por sua vez, regula uma válvula de controle de fluxo na saída da câmara do vaporizador. Se a pressão no cassete (reservatório) exceder a pressão na câmara de desvio, o que ocorreria a uma temperatura ambiente maior que 22,8 °C durante a vaporização do desflurano, ocorrerá ação de uma válvula de sentido único desenvolvida para se fechar, prevenindo fluxo retrógrado de gás saturado com anestésico de volta à ADU com subsequente overdose de anestésico.

Vaporizador Aquecido

A pressão de vapor do desflurano no nível do mar é 700 mmHg a 20 °C (próxima ao ponto de ebulição em temperatura ambiente), e seu fornecimento por um vaporizador de *bypass* variável pode produzir concentrações imprevisíveis. Por essa razão, um vaporizador especialmente desenvolvido (Tec 6, Datex-Ohmeda) que aquece o desflurano a uma pressão de 2 atm é utilizado para mensurar e fornecer precisamente o vapor de desflurano correspondente aos ajustes do *dial* da concentração no aparelho de anestesia. Ao contrário dos vaporizadores de *bypass* variável, a concentração final de desflurano do vaporizador Tec 6 é constante em uma variedade de pressões barométricas.[9] Portanto, em maiores altitudes, a pressão parcial de desflurano será menor em uma determinada configuração do vaporizador e concentração de saída (porcentagem do volume) do que ao nível do mar, levando à subdosagem do anestésico, a menos que um ajuste seja realizado para a maior altitude: configuração necessária do vaporizador = (configuração desejada no nível do mar × 760 mmHg)/pressão barométrica local (em mmHg).[10] O inverso pode ocorrer (maior concentração de saída) com vaporizadores de *bypass* variável. Contudo, o parâmetro farmacologicamente relevante para a atividade anestésica é a pressão parcial, não a porcentagem de volume. Dessa forma, ainda que ocorra maior vazão do anestésico de um vaporizador em maior altitude para uma mesma configuração, a pressão parcial fornecida e o impacto anestésico serão similares nas duas localidades no que diz respeito à configuração do vaporizador.

Considerações Econômicas e Ambientais

A taxa de fluxo do gás fresco (fluxo diluente) influencia diretamente a quantidade de líquido volátil utilizada e, consequentemente, o custo do fornecimento de anestésico. Fluxos de gases frescos mais altos (equivalentes ou maiores que a ventilação por minuto) minimizam a reinalação e permitem equilíbrio mais rápido entre as pressões parciais inspirada e do sistema nervoso central (SNC). Todavia, o emprego de fluxos sem reinalação envolve a perda do anestésico para o ambiente e deve ser realizado somente por período limitado a minutos, geralmente na indução anestésica ou na situação de sedação leve e estimulação cirúrgica iminente. São crescentes o alerta e a preocupação quanto à contribuição da liberação de anestésicos inalatórios para a emissão de gases do efeito estufa e as mudanças climáticas. O impacto ambiental potencial parece originar-se do tempo de vida do gás na atmosfera, bem como do espectro de absorção infravermelho peculiar de cada anestésico. A longevidade atmosférica dos anestésicos inalatórios difere substancialmente (óxido nitroso, desflurano, sevoflurano e isoflurano possuem sobrevida estimada de 114, 10, 3,6 e 1,2 anos, respectivamente). O espectro de absorção infravermelho individual difere, sendo que o desflurano é quem possui relativamente o maior impacto equivalente ao dióxido de carbono quando comparado ao sevoflurano, cujo impacto é o menor. Embora o impacto dos anestésicos inalatórios nas mudanças climáticas permaneça um tópico de controvérsia, diversos pontos merecem consideração. Primeiro, o emprego de fluxos de gás diluente baixos (0,5 a 1 L/min) compensará o custo e causará liberação para o ambiente. Segundo, o desenvolvimento de sistemas que recuperam e reutilizam os anestésicos promete limitar ainda mais o impacto ambiental, além da economia financeira.[11]

Estabilidade

A degradação anestésica pelo metabolismo ou por interação com absorvedores de gás carbônico (em especial quando ressecados) produz diversos compostos potencialmente tóxicos.[11]

Metabolismo e Degradação

O metoxiflurano produz fluoreto inorgânico, que foi responsável, no passado, por incidência esporádica de nefrotoxicidade (isto é, insuficiência renal com poliúria) após anestesia prolongada. O composto A (fluorometil-2,2-difluoro-1[trifluorometil] vinil éter), produzido a partir da quebra do sevoflurano, bem como um composto similar produzido a partir do halotano, são nefrotóxicos após exposição prolongada a animais. Em humanos, anestesia prolongada com sevoflurano e baixo fluxo (1 L/min) resulta em exposição ao composto A suficiente para produzir proteinúria, enzimúria e glicosúria transitórias, porém sem evidência de aumento das concentrações séricas de creatinina ou efeitos deletérios prolongados sobre a função renal. Não obstante, a bula do sevoflurano recomenda que baixos fluxos (<2 L/min) sejam restritos a 2 CAM horas (isto é, concentração CAM × duração da administração) de anestesia com sevoflurano.

Absorvedores de Gás Carbônico e Reações Exotérmicas

As variáveis que influenciam a quantidade de degradação do anestésico volátil quando da exposição a absorvedores de gás carbônico incluem a condição (ou seja, hidratação e temperatura) e a composição química do absorvedor, as taxas de fluxo de gás fresco, a ventilação minuto e, mais importante, o anestésico em si.[12] Embora o desflurano e o isoflurano sejam muito estáveis em absorvedores de dióxido de carbono hidratados sob temperaturas de mais de 60 °C, o ressecamento completo dos absorvedores convencionais que contêm hidróxido de potássio e de sódio causa degradação e produção de monóxido de carbono a partir de todos os anestésicos voláteis, independentemente da temperatura (Tabela 7.1). Taxas de fluxo de gás diluente altas (em especial quando excedem a ventilação normal por minuto) aceleram o ressecamento do absorvedor, o que resulta em degradação acelerada. Como a degradação é um processo exotérmico, a temperatura do absorvedor pode aumentar muito.

A reação exotérmica que resulta da interação entre o absorvedor de dióxido de carbono ressecado e os anestésicos voláteis (especialmente o sevoflurano) pode produzir temperaturas muito altas dentro do canister.[13,14] O aumento da temperatura pode causar explosão ou fogo dentro do canister (como é chamado o reservatório de absorvedor) ou do circuito anestésico. O remoto risco de fogo e explosão devido às reações exotérmicas pode ser evitado com o emprego de medidas que assegurem a manutenção de hidratação adequada do absorvedor de dióxido de carbono (p. ex., trocando regularmente o absorvedor, reduzindo ou fechando o fluxo de gás diluente em aparelhos de anestesia que não estiverem em uso, limitando o fluxo durante a anestesia e, quando em dúvida acerca da hidratação do absorvedor, trocando-o). Absorvedores de dióxido de carbono comercialmente disponíveis com redução ou ausência de bases monovalentes (isto é, hidróxido de sódio e hidróxido de potássio) não sofrem degradação extensa na exposição a anestésicos voláteis, independentemente do estado de hidratação do absorvedor.

POTÊNCIA RELATIVA DOS ANESTÉSICOS INALATÓRIOS

A potência relativa entre anestésicos inalatórios é mais comumente descrita pela dose necessária para suprimir a resposta motora em 50% dos pacientes frente a uma incisão cirúrgica.[5] Essa dose (um ponto único em uma curva de dose-resposta) é denominada CAM. Como o desvio padrão da CAM é de cerca de 10%, 95% dos pacientes não se moverão em resposta à incisão cirúrgica em 1,2 CAM do anestésico inalatório, ao passo que 99% não se moverão em resposta à incisão em 1,3 CAM. A CAM é afetada por diversas variáveis, porém não pelo sexo ou duração da cirurgia e anestesia (Quadro 7.1).[5]

A CAM possibilita que as potências sejam comparadas entre anestésicos (Tabela 7.1); 1,15% de isoflurano é equipotente a 6% de desflurano na prevenção de movimento em resposta a uma incisão cirúrgica em pacientes de idade e temperatura corporal similares. Notavelmente, os valores de CAM para diferentes anestésicos inalatórios são aditivos. Por exemplo, 0,5 CAM de óxido nitroso administrado com 0,5 CAM de isoflurano possui os mesmos efeitos que 1 CAM de qualquer anestésico inalatório na prevenção de movimento em resposta à incisão (refletindo inibição de reflexos da medula espinhal induzidos pelos anestésicos).[6] A concentração de anestésico no encéfalo necessária para prevenir movimento em resposta a uma incisão cirúrgica é provavelmente mais alta que a CAM.

A dose de anestésico necessária para produzir amnésia provavelmente apresenta maior variabilidade do que a CAM. A concentração alveolar de isoflurano capaz de prevenir a resposta a estímulo verbal foi de 0,2 CAM em 50% e 0,4 CAM em 95% dos voluntários.[15] Se assumida uma distribuição normal de dose-resposta, o desvio padrão da concentração mínima que previne resposta a estímulo verbal será, portanto, aproximadamente metade do valor médio (0,1 CAM). Com relação às curvas padrões normais, podemos calcular que a concentração necessária por 1 em cada 100.000 indivíduos com o maior requerimento anestésico seria de 4,27 desvios padrão (DP) acima da média (isto é, mais que 0,627 CAM) para prevenir a resposta a estímulo verbal. A extrapolação desse valor para o contexto cirúrgico deve ser realizada com cautela, todavia, já que a dose necessária a fim de prevenir resposta a estímulo doloroso, ao contrário do estímulo verbal, pode ser consideravelmente maior.[16] A razão entre a concentração necessária para prevenir resposta

Quadro 7.2 Fatores que Determinam Gradientes de Pressão Parcial Necessários para o Estabelecimento da Anestesia

Transferência do anestésico inalado do aparelho de anestesia para os alvéolos
    Pressão parcial inspirada
    Ventilação alveolar
    Características do sistema respiratório anestésico
Transferência do anestésico inalado dos alvéolos para o sangue arterial
    Coeficiente de partição sangue-gás
    Débito cardíaco
    Gradiente de pressão parcial alveolar-venosa
Transferência do anestésico inalado do sangue arterial para o encéfalo
    Coeficiente de partição encéfalo-sangue
    Fluxo sanguíneo cerebral
    Gradiente de pressão parcial arterial-venosa

motora à incisão cirúrgica (refletida na CAM) e a necessária para suprimir a consciência e prevenir a resposta a estímulo verbal difere ligeiramente entre anestésicos inalatórios potentes individualmente e bastante entre todos os anestésicos inalatórios potentes juntos e o óxido nitroso. Voluntários que receberam isoflurano não demonstraram resposta a estímulo verbal quando se utilizou 0,45 CAM de isoflurano, ao passo que a resposta esteve presente com 0,6 CAM de óxido nitroso.[17]

FARMACOCINÉTICA DOS ANESTÉSICOS INALATÓRIOS

A farmacocinética dos anestésicos inalatórios descreve sua extração (absorção) do alvéolo para a circulação sistêmica, distribuição pelo organismo e eventual eliminação pelos pulmões ou metabolismo, principalmente no fígado (Quadro 7.2).[18] Controlando-se a pressão parcial inspirada (P_I) (o mesmo que concentração [%] quando se refere à fase gás) de um anestésico inalatório, cria-se um gradiente entre o fornecimento do anestésico a partir do aparelho de anestesia até seu sítio de ação, o encéfalo. O objetivo primário da anestesia inalatória é atingir uma pressão parcial constante e ideal do anestésico no sistema nervoso central (P_{SNC}).

O encéfalo e todos os outros tecidos equilibram a pressão parcial do anestésico inalatório a eles fornecida pelo sangue arterial (Pa). Da mesma forma, o sangue equilibra sua pressão com a pressão parcial alveolar (P_A) do anestésico:

$$PA \rightleftarrows Pa \rightleftarrows P_{SNC}$$

A manutenção de uma P_A ideal e constante torna-se um método indireto, porém útil, de controlar a P_{SNC}. A P_A de um anestésico inalatório assemelha-se à sua P_{SNC} e é a razão pela qual a P_A é utilizada como índice de profundidade anestésica, reflexo da taxa de indução e recuperação anestésica, além de uma medida de potência equivalente (veja discussão anterior na seção "Potência Relativa dos Anestésicos Inalatórios"). A compreensão acerca dos fatores que determinam a P_A e a P_{SNC} permite que o anestesista controle e ajuste habilmente a dose de anestésico inalatório fornecida ao encéfalo.

Fatores que Determinam a Pressão Parcial Alveolar

A P_A e, consequentemente, a P_{SNC} de um anestésico inalatório são determinadas pela entrada (oferta) ao alvéolo menos a absorção (retirada) do fármaco do alvéolo para o sangue arterial pulmonar. A oferta do anestésico inalatório depende da P_I, da ventilação alveolar (V_A) e de características do sistema respiratório anestésico. A absorção do anestésico inalatório depende da solubilidade, do débito cardíaco (DC) e do gradiente de pressão parcial alveolar-venosa ($P_A - Pv$). Esses seis fatores agem simultaneamente para determinar a P_A. O metabolismo e a perda percutânea de anestésicos inalados não influenciam muito a P_A durante a indução e manutenção da anestesia.

Pressão Parcial de Anestésico Inspirado

É necessária uma alta P_I durante a administração inicial de um anestésico inalatório. Essa P_I inicial alta (ou de entrada) atenua o impacto da absorção para o sangue e acelera a indução anestésica, como pode ser observado pela taxa de aumento da P_A. Esse efeito na P_I é conhecido como efeito da concentração. Clinicamente, a faixa de concentrações necessárias para produzir um efeito é provavelmente possível apenas com o óxido nitroso (Fig. 7.4).[19]

Com o tempo, à medida que a captação para o sangue diminui, a P_I deve ser reduzida para adequar-se à menor absorção do anestésico. É fundamental reduzir a P_I para ajustar a captação decrescente com o tempo. É crucial, portanto, se o anestesista pretende atingir o objetivo de manter P_{SNC} constante e ideal. Por exemplo, se a P_I for mantida constante com o tempo (constante de entrada), a P_A (e a profundidade anestésica refletida pela P_{SNC}) aumentaria progressivamente à medida que a captação do anestésico pelo sangue diminuísse com o tempo.

Efeito do Segundo Gás

O efeito do segundo gás é um fenômeno distinto que ocorre independentemente do efeito da concentração. Denomina-se efeito do segundo gás a capacidade de um grande volume de absorção de um gás (primeiro gás) acelerar a taxa de aumento da P_A de um gás acompanhante administrado concomitantemente (segundo gás). Por exemplo, a absorção inicial de um amplo volume de óxido nitroso acelera a absorção de outros gases, como anestésicos voláteis e oxigênio. O aumento transitório (cerca de 10%) na Pa_{O_2} que acompanha a fase inicial da administração de óxido nitroso reflete o efeito de segundo gás que este possui sobre o oxigênio. Esse aumento da Pa_{O_2} foi designado hiperoxigenação alveolar. O aumento do influxo traqueal de todos os gases inalados (isto é, primeiro e segundo gases) e a concentração do segundo gás em um volume pulmonar menor (isto é, efeito da concentração) devido ao alto volume de absorção do primeiro gás constituem a explicação para o efeito do segundo gás.

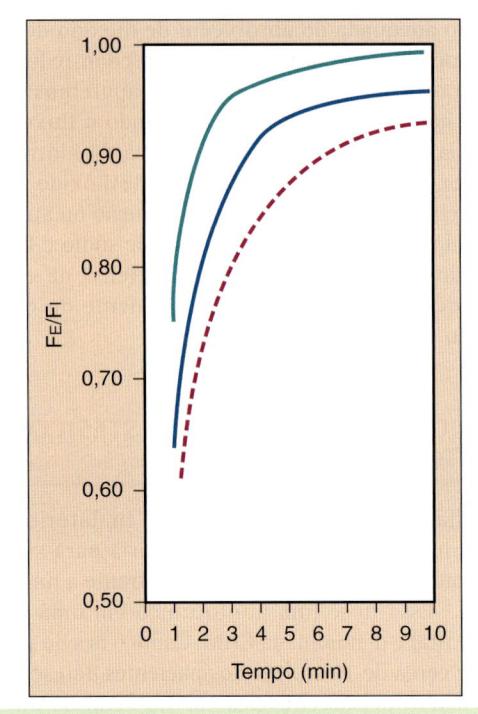

Fig. 7.4 O impacto da concentração inspirada (%) (F_I) sobre a velocidade de aumento da concentração alveolar (ao final da expiração) (F_E) é conhecido como efeito da concentração. As linhas indicam concentrações de 85% (*verde*), 50% (*azul*) e 10% (*vermelho tracejado*). (De Eger EI. Effect of inspired anesthetic concentration on the rate of rise of alveolar concentration. *Anesthesiology*. 1963;24:153-157, usado mediante permissão.)

Embora esse efeito seja baseado em princípios farmacocinéticos provados, sua importância clínica é duvidosa.

Ventilação Alveolar

A V_A aumentada, assim como a P_I, promove entrada de anestésicos inalatórios, atenuando a retirada pelo sangue. O efeito final é uma taxa mais rápida de aumento da P_A e indução mais rápida da anestesia. A hipoventilação apresenta o efeito oposto, o que é previsível, tornando mais lenta a indução anestésica.

A ventilação controlada dos pulmões que resulta em hiperventilação e diminuição do retorno venoso acelera a taxa de aumento da P_A devido a maior oferta (ou seja, elevação da V_A) e menor absorção (ou seja, menor DC). Como resultado, o risco de overdose anestésica pode ser aumentado durante a ventilação controlada, sendo adequado reduzir a P_I dos anestésicos voláteis quando a ventilação pulmonar é trocada de espontânea para controlada, a fim de manter P_A similar à presente durante a ventilação espontânea.

Outro efeito da hiperventilação é a redução do fluxo sanguíneo cerebral devido à redução associada da Pa_{CO_2}. Conceitualmente, o impacto da maior entrada de anestésico sobre a taxa de aumento da P_A seria compensado pela menor oferta do anestésico ao encéfalo. O fluxo sanguíneo coronário pode, em teoria, permanecer inalterado, de forma que o aumento do fornecimento de anestésico produza depressão do miocárdio e que o menor fluxo sanguíneo cerebral previna depressão concomitante do sistema nervoso central.

Sistemas Respiratórios em Anestesia (Capítulo 15)

Características do sistema respiratório anestésico que influenciam a taxa de aumento da P_A incluem o volume do sistema, a solubilidade dos anestésicos inalatórios nos componentes de borracha ou plástico do sistema e do fluxo de gás para o aparelho de anestesia. O volume do sistema respiratório anestésico age como um tampão ao aumento da P_A. Fluxos elevados no aparelho de anestesia impedem esse efeito compensatório. A solubilidade dos anestésicos inalatórios nos componentes do sistema deixa a taxa de aumento da P_A inicialmente mais lenta. Ao término da anestesia, a inversão do gradiente de pressão parcial no sistema respiratório anestésico resulta em eluição dos anestésicos, o que reduz a taxa com que a P_A é diminuída.

Solubilidade

A solubilidade dos anestésicos inalatórios no sangue e nos tecidos é denotada por coeficientes de partição (Tabela 7.1). O coeficiente de partição é uma taxa de distribuição que descreve como o anestésico inalatório se distribui entre duas fases de equilíbrio (quando as pressões parciais são iguais). Por exemplo, um coeficiente de partição sangue-gás de 10 significa que a concentração do anestésico inalatório é 10 no sangue e 1 no gás alveolar quando as pressões parciais do anestésico nessas duas fases forem idênticas. Coeficientes de partição são dependentes da temperatura. Por exemplo, a solubilidade de um gás em um líquido aumenta quando a temperatura do líquido diminui. Exceto quando especificado, os coeficientes de partição são fornecidos para 37 °C.

Coeficiente de Partição Sangue-Gás

Alta solubilidade no sangue significa que uma grande quantidade de anestésico inalatório necessita ser dissolvida (ou seja, retirada) no sangue antes que o equilíbrio com a fase gás seja atingido. O sangue pode ser considerado um reservatório farmacologicamente inativo, cujo tamanho é determinado pela solubilidade do anestésico no mesmo. Quando o coeficiente de partição sangue-gás é alto, uma grande quantidade de anestésico precisa ser dissolvida no sangue antes que a Pa se equilibre com a P_A (Fig. 7.5).[18] Clinicamente, o impacto da alta solubilidade no sangue sobre a taxa de aumento da P_A pode ser compensado em algum grau pelo aumento da P_I. Quando a solubilidade no sangue é baixa, quantidades mínimas do anestésico necessitam ser dissolvidas no sangue antes que seja atingido o equilíbrio, de tal forma que a taxa de aumento de P_A, Pa e P_{SNC} seja rápida (Fig. 7.5).[20]

Coeficientes de Partição Tecido-Sangue

Coeficientes de partição tecido-sangue determinam o tempo necessário para equilíbrio do tecido com a Pa (Tabela 7.1). Esse tempo pode ser previsto calculando-se uma constante

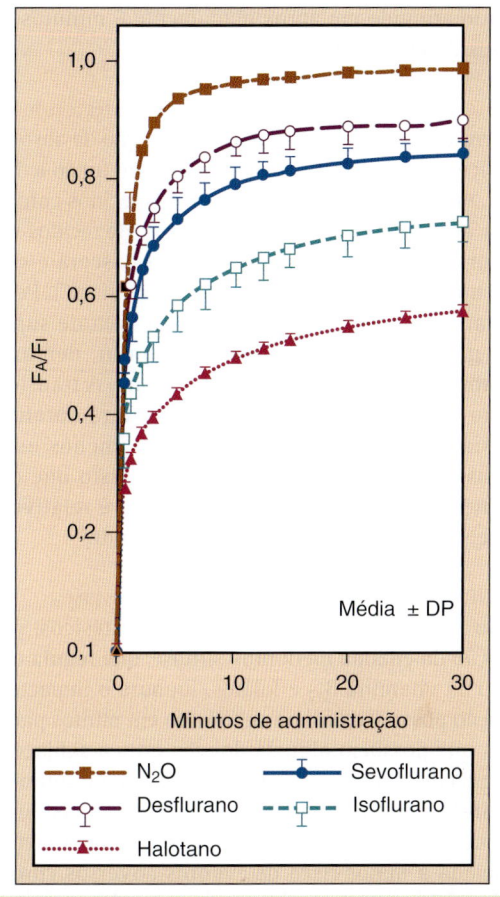

Fig. 7.5 O coeficiente de partição sangue/gás é o principal determinante da taxa com que a concentração alveolar (F_A) aumenta em direção a uma concentração inspirada (F_I) constante. A taxa de indução anestésica é paralela à taxa de aumento da F_A. Apesar de a solubilidade no sangue ser similar (Tabela 7.1), a taxa de aumento da F_A é mais rápida para o óxido nitroso (*linha dourada amarronzada tracejada*) do que para o desflurano (*linha roxa tracejada*) ou o sevoflurano (*linha sólida azul*), refletindo o impacto do efeito da concentração sobre o óxido nitroso (Fig. 7.4). A maior solubilidade tecidual do desflurano e do sevoflurano podem contribuir também com uma taxa mais lenta de aumento da F_A desses fármacos, comparados ao óxido nitroso. *DP*, Desvio padrão. (De Yasuda N, Lockhart SH, Eger EI II, et al. Comparison of kinetics of sevoflurane and isoflurane in humans. *Anesth Analg.* 1991;72:316-324, usado mediante permissão.)

de tempo (isto é, quantidade de anestésico inalatório que pode ser dissolvida no tecido dividido pelo fluxo sanguíneo desse tecido) para cada tecido. Coeficientes de partição encéfalo-sangue para um anestésico volátil como o isoflurano resultam em constantes de tempo de cerca de 3 a 4 minutos. O equilíbrio completo de qualquer tecido com a Pa, incluindo o encéfalo, requer pelo menos três constantes de tempo. Esse é o raciocínio para a manutenção da P_A desse anestésico constante por 10 a 15 minutos antes de assumir que a P_{SNC} seja similar. Constantes de tempo para anestésicos menos solúveis, como o óxido nitroso, o desflurano e o sevoflurano, são de cerca de 2 minutos, sendo o completo equilíbrio atingido em aproximadamente 6 minutos (isto é, três constantes de tempo).

Transferência do Anestésico pela Difusão Intertecidual

Existe crescente evidência de que uma porção da absorção do anestésico possa ocorrer não pelo fluxo sanguíneo a diversos tecidos, mas por transferência direta dos tecidos com menor a maior afinidade pelo anestésico (p. ex., de tecidos magros a gordurosos), como na interface entre víscera e gordura do omento (vide "Meia-vida Contexto-Sensível"). Pessoas[21] e animais[22] maiores, com interface da área de superfície magra-gordurosa presumivelmente maior, demonstram maior absorção de sevoflurano e isoflurano. A transferência do fluxo sanguíneo para massas de gordura durante uma anestesia de duração clinicamente real (menos que 12 a 24 horas) não explica essas diferenças, visto que o fluxo sanguíneo do compartimento de gordura é relativamente baixo, e seu tamanho é relativamente grande.

Óxido Nitroso e Inativação da Metionina Sintase

O óxido nitroso é peculiar dentre os anestésicos, por sua inativação da enzima metionina sintase, que regula o metabolismo da vitamina B_{12} e folatos. Embora o impacto dessa inativação possa ser sutil ou subclínico em muitos pacientes, aqueles que possuem alguma doença crítica subjacente ou deficiência de vitamina B_{12} preexistente podem sofrer sequelas neurológicas ou hematológicas. A homocisteína, que necessita da metionina sintase para conversão a metionina, é associada a maior risco de eventos adversos coronários quando está presente em concentração alta no sangue.[23] Pacientes que recebem óxido nitroso durante endarterectomia carotídea demonstraram níveis de homocisteína e frequência de episódios isquêmicos do miocárdio significativamente maiores comparados a pacientes que não receberam óxido nitroso.[24]

Transferência de Óxido Nitroso a Espaços Gasosos Fechados

O coeficiente de partição sangue-gás do óxido nitroso (0,46) é 34 vezes maior que o do nitrogênio (0,014). Essa solubilidade diferencial significa que o óxido nitroso pode deixar o sangue a fim de adentrar uma cavidade repleta de ar 34 vezes mais rápido do que o necessário para o nitrogênio deixar a cavidade e retornar ao sangue. O resultado dessa transferência preferencial do óxido nitroso é um aumento do volume ou da pressão da cavidade com o ar. A entrada de óxido nitroso em uma cavidade aérea circundada por parede complacente (p. ex., gás intestinal, pneumotórax, bolhas pulmonares, embolia gasosa) causa expansão desse espaço. Da mesma forma, a entrada de óxido nitroso em uma cavidade gasosa circundada por parede não complacente (p. ex., ouvido médio, ventrículos cerebrais, espaço subdural supratentorial) causa aumento da pressão.

A magnitude do aumento de volume ou de pressão na cavidade repleta por ar sofre influência da P_A do óxido nitroso, do fluxo sanguíneo à cavidade preenchida com ar e da duração da administração do óxido nitroso. Em um modelo animal, a inalação de 75% de óxido nitroso dobrou o volume de um pneumotórax em 10 minutos.[25] A presença de pneumotórax fechado é contraindicação à administração de óxido nitroso. A redução da complacência pulmonar durante administração de óxido nitroso a um paciente com histórico de trauma torácico (p. ex., fratura de costela) pode refletir expansão induzida por óxido nitroso de um pneumotórax não diagnosticado previamente. Do mesmo modo, bolhas de ar associadas a embolia gasosa venosa expandem rapidamente quando expostas a esse anestésico. Ao contrário da rápida expansão do pneumotórax e das bolhas de ar (isto é, embolia gasosa venosa), o aumento do volume de gás intestinal produzido pelo óxido nitroso é lento. A questão acerca de administrá-lo ou não a pacientes que serão submetidos a cirurgia intra-abdominal é pouco relevante se o tempo cirúrgico for curto. Uma recomendação prudente pode ser limitar a concentração inalada de óxido nitroso a 50% quando o volume de gás intestinal está elevado (p. ex., obstrução intestinal) antes da cirurgia. Seguindo-se essa diretriz, o volume de gás intestinal no máximo dobraria, mesmo em procedimento prolongado.[25]

Débito Cardíaco

O DC influencia a absorção do anestésico para o sangue arterial e, portanto, a P_A, uma vez que significa maior ou menor retirada de anestésico do alvéolo. Um maior DC (p. ex., induzido por ansiedade) resulta em absorção mais rápida, de forma que a taxa de aumento da P_A e a indução anestésica se tornem lentas. Um menor DC (p. ex., no choque) acelera a taxa de aumento da P_A porque há menor retirada para o sangue para se opor à oferta. Uma impressão clínica comum é a de que a indução anestésica seria rápida em pacientes em choque.

Shunt

O *shunt* intracardíaco da direita para a esquerda ou o *shunt* intrapulmonar reduzem a velocidade de indução anestésica. Essa redução reflete o efeito de diluição do sangue desviado que não contém anestésico sobre a pressão parcial do anestésico presente no sangue advindo de alvéolos ventilados. Mecanismo similar ocorre na redução da Pa_{O_2} diante da presença de *shunt* da direita para a esquerda.

O *shunt* da esquerda para a direita (p. ex., fístula arteriovenosa, aumento do fluxo sanguíneo cutâneo induzido pela anestesia) resulta em oferta de sangue venoso contendo maior pressão parcial de anestésico aos pulmões do que sangue que retorna dos tecidos. Como resultado, esse *shunt* compensa o efeito do *shunt* da direita para a esquerda sobre a Pa. O efeito de um *shunt* da esquerda para a direita sobre a taxa de aumento da Pa somente é detectável se houver a presença concomitante de *shunt* da direita para a esquerda. Da mesma forma, o efeito de diluição de um *shunt* da direita para a esquerda é maior na ausência de *shunt* da esquerda para a direita. Considerando todos os fatores, é improvável que o impacto de um *shunt* da direita para a esquerda seja clinicamente aparente.

Tabela 7.2	Compartimentos Teciduais Corporais	
Compartimento	**Massa Corporal (% de um Homem Adulto de 70 kg)**	**Fluxo Sanguíneo (% do Débito Cardíaco, Homem Adulto de 70 kg)**
Grupo ricamente vascularizado	10	75
Grupo muscular	50	19
Grupo adiposo	20	5
Grupo pobremente vascularizado	20	1

Quadro 7.3 Mecanismos Propostos de Efeitos Circulatórios Produzidos por Anestésicos Inalatórios

Depressão direta do miocárdio
Inibição de vias eferentes do sistema nervoso central e simpático
Depressão da transmissão de impulsos através de gânglios autonômicos
Atividade reflexa do seio carotídeo diminuída
Menor formação de monofosfato cíclico de adenosina
Inibição da recaptação de cálcio pelo retículo sarcoplasmático do miocárdio
Redução do influxo de íons cálcio através de canais lentos

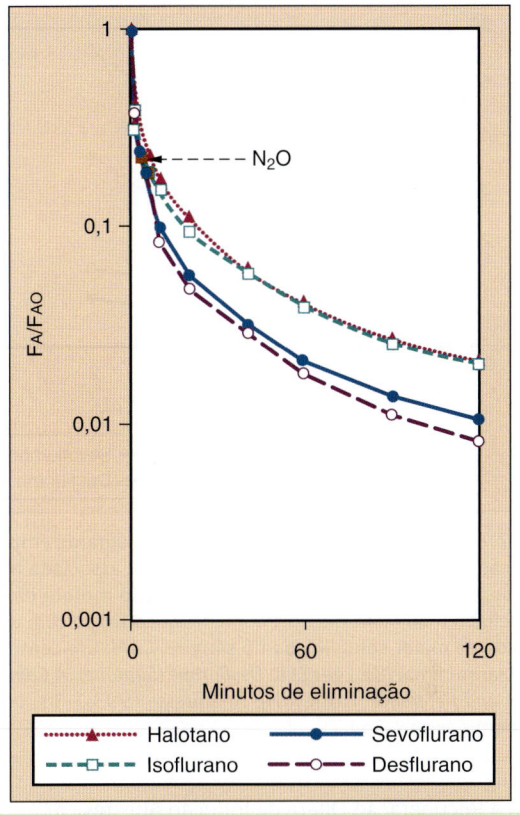

Fig. 7.6 A eliminação de anestésicos inalatórios reflete-se pela redução da concentração alveolar (F_A) comparada à concentração presente ao final da anestesia (F_{AO}). A recuperação da anestesia é paralela a essas curvas. (De Yasuda N, Lockhart SH, Eger EI II, et al. Comparison of kinetics of sevoflurane and isoflurane in humans. *Anesth Analg.* 1991;72:316-324, usado mediante permissão.)

Ventilação Desperdiçada

A ventilação de alvéolos não perfundidos não influencia a velocidade de indução anestésica porque o efeito de diluição não é produzido sobre a Pa. O principal efeito da ventilação desperdiçada é a produção de um gradiente entre P_A e Pa do anestésico inalatório. Mecanismo similar é responsável pela diferença observada com frequência entre a P_{CO2} do ar expirado e a Pa_{CO2}.

Gradientes de Pressão Parcial Alveolar-Venosa

A diferença P_A – Pv reflete a extração tecidual do anestésico inalatório. Tecidos altamente perfundidos (ou seja, encéfalo, coração, rins e fígado) correspondem a menos de 10% da massa corpórea, porém recebem cerca de 75% do DC (Tabela 7.2). O resultado é um rápido equilíbrio desses tecidos ricamente perfundidos com a Pa. Após três constantes de tempo (6 a 12 minutos para anestésicos inalatórios), cerca de 75% do sangue venoso que retorna ao coração apresenta a mesma pressão parcial da P_A (isto é, menor P_A – Pv). Por essa razão, a absorção de anestésicos voláteis do alvéolo diminui notavelmente após 6 a 12 minutos, como é refletido pela menor diferença P_I – P_A. Após esse período, a concentração inalada de anestésicos voláteis deve ser reduzida para manter P_A constante na presença de captação diminuída.

A musculatura esquelética e a gordura representam cerca de 70% da massa corporal, porém recebem menos de 25% do DC (Quadro 7.3). Esses tecidos continuam a atuar como reservatórios inativos para a captação anestésica por muitas horas. O equilíbrio da gordura com os anestésicos inalatórios do sangue arterial provavelmente jamais seria alcançado.

Recuperação da Anestesia

A recuperação da anestesia pode ser definida como a taxa com que a P_A diminui com o tempo (Fig. 7.6).[20] Em muitos aspectos, a recuperação é o inverso da indução anestésica. Por exemplo, a V_A, a solubilidade e o DC determinam a velocidade com que a P_A diminui. Após o término da administração de anestésico, sua eliminação ocorre por meio da ventilação pulmonar. Conforme a pressão parcial alveolar diminui, o anestésico é subsequentemente transferido dos tecidos (incluindo o encéfalo) aos alvéolos. A hipoventilação ou o emprego de fluxo de gás diluente baixo o suficiente para permitir reinalação do anestésico resultarão em transferência do mesmo de volta aos tecidos (incluindo o encéfalo), atrasando a recuperação do paciente.

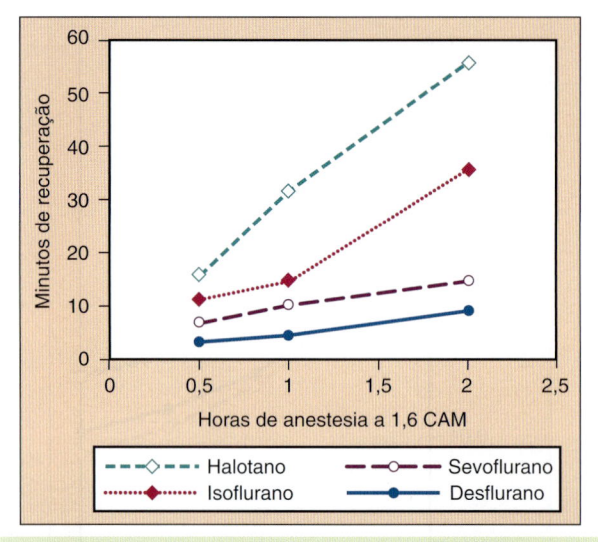

Fig. 7.7 O aumento na duração da anestesia durante emprego de dose constante de anestésico (1,6 CAM) é associado maior tempo de recuperação (ou seja, coordenação motora em um modelo animal), com maiores aumentos ocorrendo com anestésicos de maior solubilidade no sangue. *CAM*, Concentração alveolar mínima. (De Eger EI II. *Desflurane (Suprane): A Compendium and Reference*. Nutley, NJ: Anaquest; 1993:1-11, usado mediante permissão.)

Como a Recuperação Difere da Indução Anestésica?

A recuperação anestésica difere da indução anestésica no que diz respeito à ausência de um efeito da concentração na recuperação (a P_I não pode ser menor que zero), às concentrações variáveis de anestésico no início da recuperação e à potencial importância do metabolismo sobre o decréscimo da P_A.

Concentrações Teciduais

Concentrações teciduais de anestésicos inalatórios servem como reservatório para manter a P_A quando o gradiente de pressão parcial é invertido pela redução da P_I a zero ou próxima de zero no final da anestesia. O impacto da reserva tecidual depende da duração da anestesia e solubilidade dos anestésicos em vários compartimentos teciduais. Por exemplo, o tempo de recuperação é prolongado proporcionalmente à duração da anestesia para um anestésico solúvel (p. ex., isoflurano), enquanto o impacto da duração da administração sobre o tempo de recuperação é mínimo com anestésicos pouco solúveis (p. ex., sevoflurano, desflurano) (Fig. 7.7).[1] As concentrações variáveis de anestésicos em diferentes tecidos no término da anestesia contrastam com a indução anestésica, quando todos os tecidos inicialmente apresentam a mesma concentração zero do anestésico.

Metabolismo

Uma importante diferença entre a indução e a recuperação anestésica é o impacto potencial do metabolismo sobre a taxa de redução da P_A ao final da anestesia. Nesse sentido, o metabolismo é o principal determinante da taxa de redução da P_A do metoxiflurano, que é altamente lipossolúvel.

O metabolismo e a V_A são igualmente importantes para a taxa de redução da P_A do halotano, enquanto a taxa de redução da P_A dos agentes menos lipossolúveis, como isoflurano, desflurano e sevoflurano, resulta principalmente da V_A.[26]

Meia-Vida Contexto-Sensível (Capítulo 4)

A farmacocinética da eliminação de anestésicos inalatórios depende da duração da administração ("contexto") e da solubilidade do anestésico inalatório no sangue e nos tecidos. Assim como para anestésicos intravenosos, é possível empregar simulações computadorizadas a fim de determinar o tempo de decréscimo contexto-sensível para anestésicos voláteis (tempo necessário para reduzir as concentrações anestésicas do sistema nervoso central a uma fração de um determinado ponto de interesse). O modelo cinético baseia-se na presença de cada compartimento tecidual do organismo (isto é, sangue, grupo ricamente vascularizado, músculo, gordura), do tamanho relativo de cada compartimento, no fluxo sanguíneo proporcional recebido por cada compartimento e na solubilidade de cada anestésico específico no tecido que compõe o compartimento. Durante a administração anestésica, o equilíbrio implica captação continuada do anestésico até que a concentração se torne tão alta quanto a concentração alveolar. O equilíbrio entre a concentração anestésica alveolar e de um compartimento pequeno (menor que 10% da massa corporal) com alto fluxo sanguíneo (p. ex., coração, rins, encéfalo) ocorre dentro de um período relativamente curto de tempo (10 a 15 minutos). Da mesma forma, o equilíbrio de um anestésico em compartimentos maiores com fluxo sanguíneo proporcionalmente menor (p. ex., músculo esquelético e grandes massas de gordura) ocorre ao longo de maior período de tempo (horas), conforme continua a absorção anestésica. O tempo necessário para que ocorra decréscimo de 50% das concentrações anestésicas de isoflurano, desflurano e sevoflurano é menos que 5 minutos e não aumenta muito com maior duração da anestesia.[27] Presumivelmente, isso é um reflexo da fase inicial de eliminação, que é primariamente função da V_A. A determinação de outros tempos de decréscimo ($\geq$80%) revela maiores diferenças entre diversos anestésicos inalatórios, especialmente conforme a duração se torna mais longa (Fig. 7.8). A simulação pode subestimar a captação anestésica, em especial com os anestésicos mais solúveis, porque não leva em consideração o anestésico que se transfere de tecidos magros a gordurosos pela difusão entre os tecidos.

A eliminação de grandes quantidades de anestésicos (a não ser quantidades menores do que o necessário para pacientes atenderem a comandos) deve ocorrer antes que o paciente recobre funções protetoras coordenadas, como a capacidade de deglutir e respirar efetivamente. Pacientes cirúrgicos que recebem anestesia mais prolongada e anestésico mais solúvel (sevoflurano comparado ao desflurano) requerem intervalo de tempo mais longo entre o despertar e a capacidade de deglutir efetivamente.[22] Indivíduos que receberam concentrações baixas de sevoflurano e isoflurano

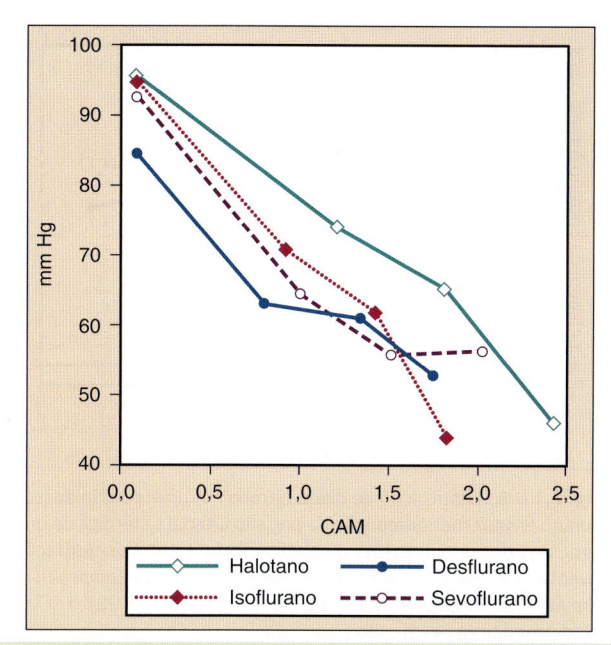

Fig. 7.8 Efeitos do aumento da concentração (CAM) de halotano, isoflurano, desflurano e sevoflurano sobre a pressão arterial média (mmHg) quando administrados a voluntários saudáveis. *CAM*, Concentração alveolar mínima. (De Cahalan MK. *Hemodynamic Effects of Inhaled Anesthetics. Review Courses*. Cleveland: International Anesthesia Research Society; 1996:14-18, usado mediante permissão.)

demonstraram incoordenação faríngea[28] e menor *drive* respiratório químico.

Hipóxia de Difusão

A hipóxia de difusão pode ocorrer ao término da administração de óxido nitroso quando se permite que pacientes inalem ar ambiente. O alto volume inicial que retorna do sangue aos alvéolos ao término da administração desse gás pode diluir a P_{AO_2} ao ponto de reduzir a Pa_{O_2}. A ocorrência de hipóxia de difusão é prevenida preenchendo-se os pulmões do paciente com oxigênio no final da administração do óxido nitroso.

Viabilidade do Uso de Anestésicos Inalatórios para Sedação na UTI

A AnaConDa (*Anaesthetic Conserving Device, Sedana Medical AB,* Uppsala, Suécia) é uma ferramenta que facilita o fornecimento de anestésicos inalatórios (isoflurano, sevoflurano) na unidade de terapia intensiva (UTI) (Capítulo 41). O anestésico líquido é fornecido por meio de uma bomba de seringa para uma câmara que está interligada ao circuito respiratório, entre o tubo endotraqueal e a peça em Y. A seringa fornece anestésico líquido em taxa muito baixa para uma haste plástica porosa dentro da câmara, na qual o líquido evapora e se mistura com o fluxo de gás fresco que advém do ramo inspiratório do circuito. O gás exalado é conduzido a um filtro de carvão que absorve e recupera aproximadamente 90% do anestésico exalado. Fluxo inspiratório subsequente é conduzido através do filtro, no qual o anestésico absorvido se mistura novamente com o gás fresco.

Existe crescente interesse no emprego de anestésicos inalatórios potentes fora da sala de cirurgia, para pacientes pós-cirúrgicos da UTI, além de crescente evidência acumulada de que esse uso é viável e possivelmente vantajoso.[30,31] Contudo, desafios do emprego de anestésicos inalatórios na UTI incluem aumento do espaço morto e trabalho respiratório devido à interposição do dispositivo de fornecimento anestésico entre o tubo traqueal e o circuito; perda de anestésico ao ambiente durante a frequente sucção do tubo traqueal; e a questionável disponibilidade de equipamento apropriado e profissionais com conhecimento e experiência técnica suficientes para manejar o fornecimento do anestésico.

EFEITOS NOS SISTEMAS ORGÂNICOS

Efeitos Circulatórios

Concentrações equipotentes de anestésicos inalatórios possuem efeitos circulatórios similares, especialmente durante a manutenção da anestesia em voluntários humanos (Quadro 7.3).[32] Contudo, pacientes submetidos à cirurgia podem responder diferentemente de voluntários. Por exemplo, fatores como doença preexistente, extremos de idade, quadros volêmicos inadequados, presença de estímulo cirúrgico e fármacos concomitantes podem alterar, atenuar ou exagerar as respostas esperadas com base nos dados obtidos em voluntários saudáveis.

Respostas durante a Manutenção Anestésica
Pressão Arterial Média
A pressão arterial média (PAM) diminui com o aumento das concentrações de desflurano, sevoflurano, isoflurano, halotano e enflurano, de forma dose-dependente (Fig. 7.8).[17,18] Com exceção do halotano, a redução da PAM reflete primariamente uma menor resistência vascular sistêmica (RVS) *versus* menor DC (Figs. 7.9 e 7.10).[32,33] Por outro lado, o halotano reduz a PAM parcial, ou inteiramente, por redução do DC, ao passo que a RVS permanece relativamente inalterada. Esses achados são corroborados por mensurações da RVS em pacientes que receberam desflurano, sevoflurano e isoflurano enquanto eram submetidos à circulação extracorpórea. A diminuição dose-dependente da RVS é minimizada pela substituição de uma porção do agente volátil por óxido nitroso (Fig. 7.11).[34] O óxido nitroso, ao contrário de outros anestésicos inalatórios, mantém ou aumenta ligeiramente a PAM (Quadro 7.4).

Frequência Cardíaca
Aumentos graduais da concentração fornecida de isoflurano, desflurano e sevoflurano elevam a frequência cardíaca em pacientes e voluntários, embora em concentrações diferentes (Fig. 7.12).[33] Em concentrações baixas como 0,25 CAM, o isoflurano causa um aumento linear e dose-dependente da

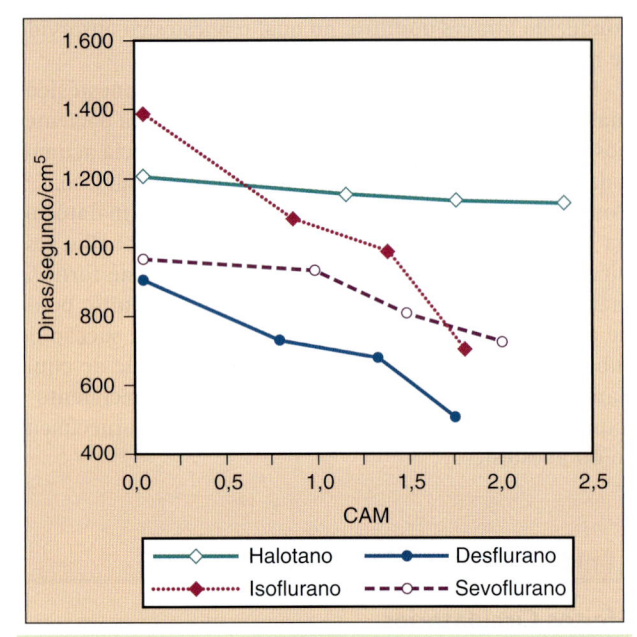

Fig. 7.9 Efeitos de concentrações (CAM) crescentes de halotano, isoflurano, desflurano e sevoflurano sobre a resistência vascular sistêmica (dina/s/cm^5) quando administrados a voluntários saudáveis. *CAM*, Concentração alveolar mínima. (De Cahalan MK. *Hemodynamic Effects of Inhaled Anesthetics. Review Courses.* Cleveland: International Anesthesia Research Society; 1996:14-18, usado mediante permissão.)

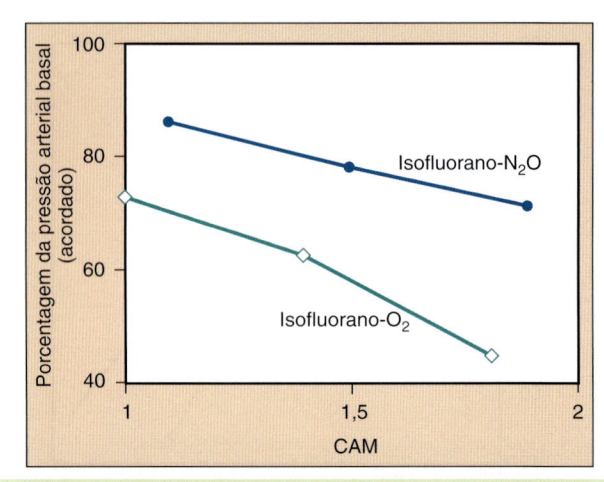

Fig. 7.11 A substituição do óxido nitroso por uma porção do isoflurano produz menor redução da pressão arterial sistêmica do que a mesma dose do anestésico volátil isolado. *CAM*, Concentração alveolar mínima. (De Eger EI II. *Isoflurane (Forane): A Compendium and Reference.* Madison, WI: Ohio Medical Products; 1985:1-110, usado mediante permissão.)

Quadro 7.4 Evidência de Efeito Simpatomimético do Óxido Nitroso Administrado Isolado ou Adicionado a Concentrações Constantes de Anestésicos Voláteis

Diaforese
Aumento da temperatura corpórea
Aumento da concentração plasmática de catecolaminas
Aumento da pressão do átrio direito
Midríase
Vasoconstrição nas circulações sistêmica e pulmonar

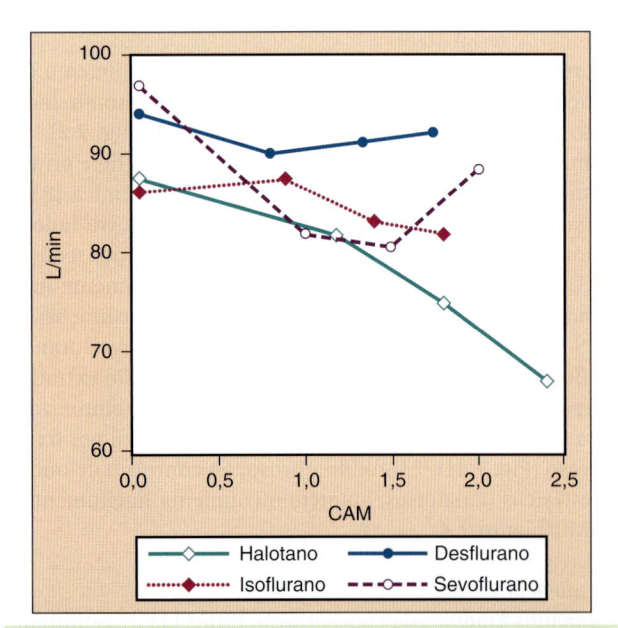

Fig. 7.10 Efeitos de concentrações (CAM) crescentes de halotano, isoflurano, desflurano e sevoflurano sobre o índice cardíaco (L/min) quando administrados a voluntários saudáveis. *CAM*, Concentração alveolar mínima. (De Cahalan MK. *Hemodynamic Effects of Inhaled Anesthetics. Review Courses.* Cleveland: International Anesthesia Research Society; 1996:14-18, usado mediante permissão.)

frequência cardíaca. Seu aumento é mínimo sob concentrações de desflurano inferiores a 1 CAM. Quando o desflurano é elevado a mais que 1 CAM, a frequência cardíaca acelera de forma linear e dose-dependente. Ao contrário do desflurano e do isoflurano, a frequência cardíaca não aumenta com sevoflurano até que seja atingida uma concentração superior a 1,5 CAM.[35] Contudo, a indução com 8% de sevoflurano (isto é, indução com uma única respiração) causa taquicardia tanto em crianças quanto em pacientes adultos submetidos a hiperventilação controlada. Essa taquicardia pode ser resultado de estimulação do sistema nervoso simpático associada a atividade cerebral epileptiforme.[36]

A tendência do desflurano em estimular a circulação (ou seja, aumentar a PAM e frequência cardíaca) é atenuada com a administração de um bloqueador β-adrenérgico (esmolol), um opioide (fentanil) ou com o tempo (10 a 15 minutos) durante a manutenção da anestesia (veja também "Efeitos Circulatórios Com Rápido Aumento da Concentração"). O aumento dose-dependente da frequência cardíaca observado com concentrações de desflurano superiores a 1 CAM não é atenuado pela substituição de parte do mesmo por óxido nitroso. Isoflurano, sevoflurano e o desflurano, assim como o halotano, diminuem a resposta de barorreceptores

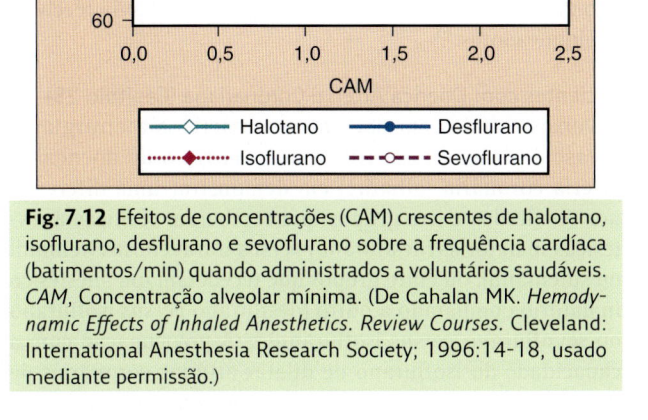

Fig. 7.12 Efeitos de concentrações (CAM) crescentes de halotano, isoflurano, desflurano e sevoflurano sobre a frequência cardíaca (batimentos/min) quando administrados a voluntários saudáveis. *CAM*, Concentração alveolar mínima. (De Cahalan MK. *Hemodynamic Effects of Inhaled Anesthetics. Review Courses.* Cleveland: International Anesthesia Research Society; 1996:14-18, usado mediante permissão.)

de forma concentração-dependente. O aumento transitório da frequência cardíaca acima de 1 CAM de desflurano é resultado de estimulação do sistema nervoso simpático, em vez de uma resposta reflexa da atividade dos barorreceptores à diminuição da PAM.[37]

Índice Cardíaco

O índice cardíaco é minimamente influenciado pela administração de desflurano, sevoflurano ou isoflurano em uma ampla faixa de concentrações em adultos jovens saudáveis (Fig. 7.10).[32] Dados de ecocardiografia transesofágica demonstram que o desflurano produz ligeiros aumentos da fração de ejeção e velocidade de encurtamento circunferencial do ventrículo esquerdo, comparado a medidas em pacientes acordados.

Efeitos Circulatórios com Rápido Aumento da Concentração

Em concentrações menores que 1 CAM, o desflurano não aumenta a frequência cardíaca ou a PAM. Todavia, aumentos súbitos nas concentrações inspiradas de desflurano acima de 1 CAM causam estimulação circulatória transitória na ausência de opioides, bloqueadores adrenérgicos ou outros adjuvantes analgésicos (Fig. 7.13).[38] Em menor grau, o isoflurano possui capacidade similar de gerar aumentos da frequência cardíaca e pressão arterial. Aumentos das concentrações de epinefrina e norepinefrina plasmáticas e atividade nervosa simpática acompanham a estimulação hemodinâmica observada com o aumento súbito das concentrações de desflurano e isoflurano. O aumento abrupto

Fig. 7.13 O rápido aumento da concentração inspirada de sevoflurano de 0,8 CAM a 3% não alterou a atividade nervosa simpática, a pressão arterial média ou a frequência cardíaca. Da mesma forma, o rápido aumento na concentração inspirada de desflurano de 0,8 CAM até 9% aumentou significativamente a atividade nervosa simpática, a pressão arterial média e a frequência cardíaca (média ± EP; *$p < 0,05$). *ET*, Expirado (*end-tidal*); *CAM*, Concentração alveolar mínima. (De Ebert TJ, Muzi M, Lopatka CW. Neurocirculatory responses to sevoflurane in humans: a comparison to desflurane. *Anesthesiology.* 1995;83:88-95, usado mediante permissão.)

da concentração inspirada de sevoflurano de 1 a 1,5 CAM está associado a ligeira redução da frequência cardíaca.

O aumento gradual da concentração expirada de desflurano de 4% a 8% dentro de 1 minuto resulta em duplicação da frequência cardíaca e pressão arterial em comparação com medidas basais. A administração de pequenas doses de opioides, clonidina ou esmolol atenua profundamente a frequência cardíaca e as respostas da pressão sanguínea ao aumento gradual da concentração de desflurano. A repetição do rápido aumento da concentração expirada de desflurano de 4% a 8% após 30 minutos resulta em mínimas alterações de frequência cardíaca e PAM, sugerindo que os receptores que medeiam essas alterações circulatórias se adaptam ao estímulo repetido. A estimulação circulatória não é observada com aumentos súbitos das concentrações de sevoflurano, halotano ou enflurano até 2 CAM (Fig. 7.13).[38]

O sevoflurano e o halotano em geral são fornecidos para indução anestésica por via inalatória por não apresentarem odor pungente. A indução anestésica de crianças com halotano deprime a contratilidade miocárdica, o que não ocorre com o sevoflurano (Capítulo 34). Em adultos, a manutenção anestésica com 1 CAM de sevoflurano ou halotano e 67% de óxido nitroso reduz a contratilidade do miocárdio. Ainda em adultos, o sevoflurano pode aumentar a frequência cardíaca de forma transitória quando é instituída a ventilação controlada.

Administração com Óxido Nitroso e Oxigênio em Comparação com 100% de Oxigênio

O desflurano, o isoflurano e o sevoflurano administrados com óxido nitroso e oxigênio causam redução de PAM, RVS, índice cardíaco e índice de trabalho ventricular esquerdo (ITVE – no inglês, LVSWI, *left ventricular stroke work index*) de forma dose-dependente, ao passo que ocorre aumento da frequência cardíaca, pressão arterial pulmonar e pressão venosa central, o que é consistente com estudos em que cada anestésico era empregado somente com oxigênio (Fig. 7.11).[32,33] A comparação direta revela diminuição mais pronunciada da PAM, RVS, índice cardíaco e ITVE, bem como frequência cardíaca mais elevada e maior DC, quando o desflurano é administrado com oxigênio, comparado à sua administração com óxido nitroso em múltiplos de CAM aproximadamente equivalentes.[34]

Condução e Arritmogenicidade do Miocárdio

O isoflurano, o sevoflurano e o desflurano não predispõem o miocárdio a extrassístoles ventriculares prematuras.[39] O halotano, por outro lado, sensibiliza o miocárdio a extrassístoles ventriculares prematuras, especialmente na presença de catecolaminas; essa relação é exagerada pela hipercapnia. Anestésicos inalatórios provavelmente suprimem arritmias ventriculares durante a isquemia miocárdica por prolongarem o período refratário efetivo.

A escolha do anestésico inalatório influencia a ocorrência de bradiarritmias reflexas que podem resultar de estimulação vagal. Crianças anestesiadas com sevoflurano exibem menos episódios de bradicardia ou parada sinusal em resposta à tração cirúrgica dos músculos oculares, quando comparado ao halotano (Capítulos 31 e 34).

Intervalo QT

Anestésicos inalatórios prolongam o intervalo QT no eletrocardiograma.[40] Embora a tendência relativa de cada anestésico em prolongar o intervalo QT não tenha sido comparada de forma sistemática, o sevoflurano deve ser evitado em pacientes com síndrome do QT longo congênita (SQTL). Ainda que o sevoflurano e o propofol causem prolongamento do intervalo QT em crianças, nenhum desses anestésicos aumenta a dispersão transmural da repolarização, uma medida das taxas heterogêneas de repolarização das células do miocárdio durante as fases 2 e 3 do potencial de ação.[41] O significado clínico do maior intervalo QT observado com o sevoflurano e outros anestésicos inalatórios em pacientes susceptíveis não foi elucidado. Em pacientes com SQTL, a terapia principal é o bloqueio β-adrenérgico. Pacientes diagnosticados com SQTL têm sido anestesiados com segurança utilizando quaisquer anestésicos inalatórios modernos quando recebem concomitantemente fármacos β-bloqueadores. Diversas arritmias malignas intraoperatórias foram descritas em pacientes submetidos à anestesia com halotano, as quais foram posteriormente atribuídas à SQTL não diagnosticada. Nenhum desses pacientes havia recebido β-bloqueadores.[40]

Pacientes com Doença Arterial Coronariana (Capítulo 25)

Diversos estudos em pacientes submetidos a cirurgia de revascularização miocárdica ou com risco de doença da artéria coronária falharam em demonstrar uma diferença nos resultados entre grupos que receberam técnicas anestésicas inalatórias (desflurano) *versus* intravenosas (fentanil ou sufentanil), ou entre grupos que receberam um anestésico inalatório comparado a outro (desflurano *versus* isoflurano ou sevoflurano *versus* isoflurano).[42] A preocupação com a capacidade do isoflurano de dilatar artérias coronárias de menor diâmetro, podendo cursar com roubo coronariano, em cujo caso o paciente com anatomia susceptível poderia desenvolver isquemia miocárdica regional resultante da vasodilatação coronária, não se provou válida. Anestésicos voláteis, ao contrário do que se esperava, exercem efeito protetor sobre o coração, limitando a área de lesão miocárdica e preservando a função após a exposição ao dano isquêmico.

Pré-condicionamento Anestésico

A explicação para os benefícios protetores de anestésicos voláteis contra a isquemia do miocárdio denomina-se pré-condicionamento anestésico e não pode ser explicada por alteração favorável da relação oferta-demanda de oxigênio do miocárdio. A evidência sugere que os anestésicos voláteis exercem efeitos protetores sobre o miocárdio em quadros de comprometimento da perfusão regional. Em pacientes submetidos à cirurgia de enxerto coronariano (CABG, *coronary artery by-pass graft*), a manutenção com 0,2 a 1 CAM de desflurano ou sevoflurano reduziu a incidência de aumento anormal da troponina em comparação com pacientes que receberam propofol.[43] O sevoflurano administrado durante toda a cirurgia CABG, em comparação com a administração pré ou pós-*bypass*, resultou em taxa menos frequente de infarto miocárdico pós-operatório comparado com o sevoflurano administrado somente no período pré ou pós-*bypass*. Ademais, a administração de sevoflurano prévia ou posterior à circulação extracorpórea resultou em menor risco de infarto do miocárdio comparada à anestesia com propofol.[44]

Mecanismos de Pré-condicionamento Isquêmico

O pré-condicionamento isquêmico é um mecanismo protetor fundamental presente em todos os tecidos de todas as espécies. Nesse pré-condicionamento, a exposição a breves episódios únicos ou múltiplos de isquemia pode conferir efeito protetor ao miocárdio contra lesão reversível ou irreversível com posterior dano isquêmico prolongado. Há dois períodos distintos que se seguem a um breve episódio isquêmico durante o qual o miocárdio é protegido. O primeiro período ocorre 1 a 2 horas após o episódio condicionante, dissipando-se em seguida. No segundo período, o benefício reaparece 24 horas mais tarde e pode perdurar por até 3 dias. A abertura de canais de potássio mitocondriais sensíveis ao trifosfato de adenosina (ATP) (K_{ATP}) é o evento crucial para proporcionar atividade protetora, resultado da junção de diversos ligantes a receptores acoplados à proteína G. Anestésicos voláteis aumentam o pré-condicionamento isquêmico ou fornecem proteção direta ao miocárdio, de forma que os canais K_{ATP} exercem um papel central em seus efeitos protetores.[45]

Efeitos Ventilatórios

Anestésicos inalatórios aumentam a frequência respiratória e diminuem o volume corrente conforme se aumenta a concentração anestésica. Embora a ventilação por minuto seja relativamente mantida, a redução do volume corrente causa proporção relativamente maior de ventilação de espaço morto em relação à ventilação alveolar. A troca gasosa torna-se menos eficiente em níveis mais profundos da anestesia, e a Pa_{CO2} aumenta proporcionalmente à concentração anestésica (Fig. 7.14).[1] Os efeitos são similares entre anestésicos potentes fornecidos em múltiplos de CAM. A substituição de uma porção do anestésico volátil por quantidade equivalente de óxido nitroso (60%) pode atenuar o aumento da Pa_{CO2} em níveis mais profundos de anestesia.

Voluntários e pacientes que recebem desflurano (e outros anestésicos voláteis) demonstram inibição dose-dependente da responsividade ao dióxido de carbono, que resulta em apneia em indivíduos que recebem 1,7 CAM de desflurano em oxigênio (Fig. 7.15).[1] Em pacientes submetidos à cirurgia, comparados a voluntários, essa inibição da ventilação foi menos pronunciada com uso de anestésicos inalatórios, refletindo o efeito estimulante da cirurgia sobre a respiração (Fig. 7.16).[1] Todos os anestésicos voláteis obliteram a estimulação ventilatória evocada pela hipoxemia arterial.[46]

Alterações da Parede Torácica

Anestésicos inalatórios contribuem com alterações conformacionais da parede torácica que podem influenciar mecanismos ventilatórios. O deslocamento cefálico do diafragma e o deslocamento interior da caixa torácica ocorrem a partir de atividade muscular expiratória, e o resultado final contribui para uma redução da capacidade residual funcional.

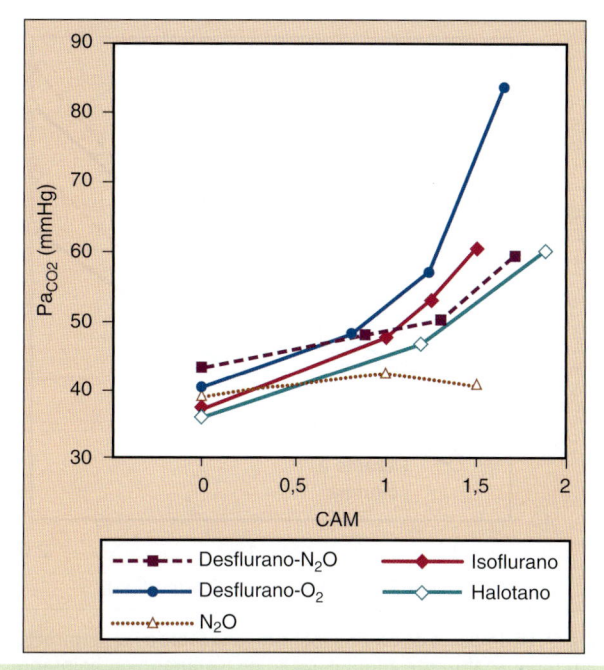

Fig. 7.14 Anestésicos inalatórios produzem aumentos dose-dependentes específicos de cada fármaco na Pa_{CO2}. *CAM*, Concentração alveolar mínima. (De Eger El II. *Desflurane (Suprane): A Compendium and Reference.* Nutley, NJ: Anaquest; 1993:1-119, usado mediante permissão.)

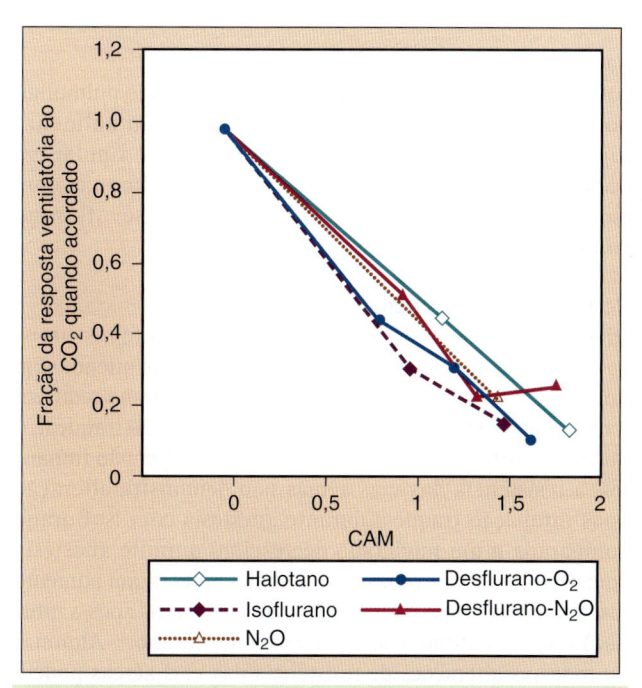

Fig. 7.15 Todos os anestésicos inalatórios produzem redução dose-dependente nas respostas ventilatórias ao dióxido de carbono. *CAM*, Concentração alveolar mínima. (De Eger El II. *Desflurane (Suprane): A Compendium and Reference.* Nutley, NJ: Anaquest; 1993:1-119, usado mediante permissão.)

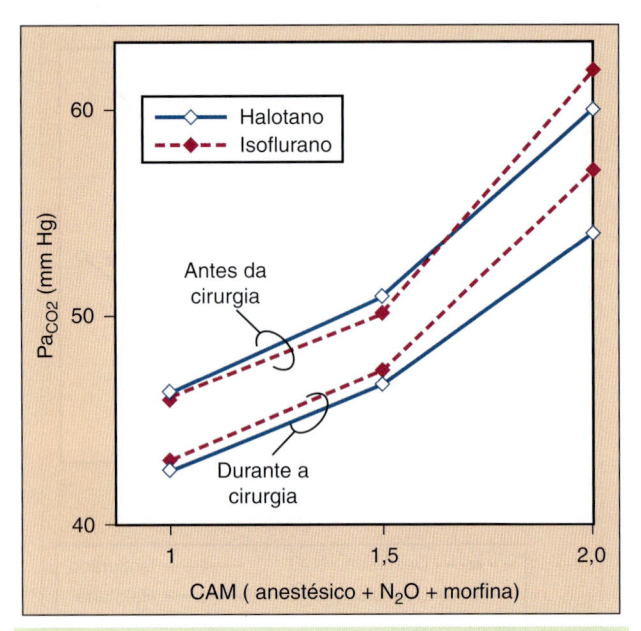

Fig. 7.16 Impacto da estimulação cirúrgica sobre a Pa$_{CO2}$ (mmHg) em repouso durante administração de isoflurano ou halotano. *CAM*, Concentração alveolar mínima. (De Eger EI II. *Desflurane (Suprane): A Compendium and Reference*. Nutley, NJ: Anaquest; 1993:1-119, usado mediante permissão.)

A atelectasia ocorre preferencialmente em áreas dependentes do pulmão e em maior grau quando se permite ventilação espontânea.

Vasoconstrição Pulmonar Hipóxica

Anestésicos inalatórios alteram o fluxo sanguíneo pulmonar, porém com mínima inibição da vasoconstrição pulmonar hipóxica. Por exemplo, a oxigenação arterial é similar em pacientes submetidos à ventilação monopulmonar com isoflurano comparado ao desflurano e com sevoflurano comparado ao propofol.[47]

Resistência das Vias Aéreas

Diante da ausência de broncoconstrição, os efeitos broncodilatadores dos anestésicos inalatórios são pequenos. Em voluntários, o isoflurano, o halotano e o sevoflurano reduzem a resistência sistêmica respiratória após intubação traqueal, o que não ocorre com óxido nitroso e tiopental. Em não fumantes, a resistência das vias aéreas não demonstra alteração após intubação traqueal durante anestesia com isoflurano comparada a um moderado decréscimo durante anestesia com sevoflurano, ao passo que fumantes apresentam aumento discreto e transitório da resistência de vias aéreas após a intubação traqueal durante anestesia com desflurano.[48] Algumas ou todas as alterações de resistência das vias aéreas podem ser mediadas por mudanças da densidade do gás.

Efeitos Irritantes às Vias Aéreas

Anestésicos inalatórios diferem em sua capacidade de irritar (isto é, sua pungência) as vias aéreas. O sevoflurano, o halotano e o óxido nitroso não são pungentes e causam mínima ou nenhuma irritação em uma ampla faixa de concentrações. O desflurano e o isoflurano são pungentes e podem irritar

as vias aéreas em concentrações superiores a 1 CAM, particularmente na ausência de medicações intravenosas (p. ex., opióides, hipnóticos, sedativos) que reduzem a percepção dessa pungência.

O sevoflurano, ou o halotano, é selecionado com maior frequência quando se deseja indução da anestesia por inalação. Entretanto, o desflurano e o isoflurano podem ser administrados a pacientes cirúrgicos por meio de máscara laríngea sem grande incidência de irritação das vias aéreas (p. ex., tosse, segurar a respiração, laringoespasmo, dessaturação arterial de oxigênio) comparados ao sevoflurano ou ao propofol, uma vez que a manutenção geralmente não requer concentrações que excedam 1 CAM (ou seja, concentrações não irritantes).[49]

Efeitos sobre o Sistema Nervoso Central

Fluxo Sanguíneo Cerebral (Capítulo 30)

O óxido nitroso administrado sem anestésicos voláteis causa vasodilatação cerebral e aumento do fluxo sanguíneo cerebral. A taxa de metabolismo cerebral de oxigênio (CMRO$_2$) aumenta moderadamente. A coadministração de opioides, barbitúricos ou propofol contrapõe esses efeitos (exceto a cetamina).[50] Anestésicos inalatórios não abolem a responsividade vascular cerebral a alterações da Pa$_{CO2}$.[51]

O halotano, o isoflurano, o sevoflurano e o desflurano reduzem a CMRO$_2$. Em humanos com normocapnia, esses anestésicos voláteis causam vasodilatação cerebral em concentrações superiores a 0,6 CAM. Existe um efeito bifásico dose-dependente sobre o fluxo sanguíneo cerebral. Em 0,5 CAM, a redução da CMRO$_2$ se contrapõe à vasodilatação de tal forma que o fluxo sanguíneo cerebral não se altera significativamente. Em concentrações maiores que 1 CAM, os efeitos vasodilatadores predominam, e ocorre aumento do fluxo sanguíneo cerebral, especialmente se a pressão sanguínea sistêmica for mantida em níveis equivalentes aos de indivíduos acordados. O aumento do fluxo sanguíneo cerebral é relativamente maior com halotano comparado ao isoflurano, sevoflurano ou desflurano.

Pressão Intracraniana (Capítulo 30)

A pressão intracraniana aumenta com todos os anestésicos voláteis em dose maior que 1 CAM, sendo a autorregulação (ou seja, mecanismo adaptativo que normaliza o fluxo sanguíneo cerebral em uma ampla faixa de pressões arteriais sistêmicas em pacientes hígidos) comprometida em concentrações menores que 1 CAM. Pacientes submetidos a craniotomia para tumores supratentoriais e que recebem 1 CAM de isoflurano ou desflurano demonstram redução da pressão de perfusão cerebral e diferença arteriovenosa de oxigênio, porém nenhuma alteração da pressão intracraniana.[52] Todavia, pacientes submetidos à ressecção de tumor de hipófise que recebem 1 CAM de desfluorano, isofluorano ou sevofluorano demonstram pequenas reduções da pressão intracraniana e baixo fluxo sanguíneo cerebral. Pacientes neurocirúrgicos que recebem 50% de óxido nitroso juntamente com 0,5 CAM de desflurano ou isoflurano aparentemente apresentam maior relaxamento cerebral comparados aos que recebem 1 CAM de desflurano ou isoflurano sem óxido nitroso. Anestésicos inalatórios não cessam a responsividade vascular cerebral a alterações da Pa_{CO2}.[51]

Potenciais Evocados

Todos os anestésicos voláteis, bem como o óxido nitroso, deprimem de forma dose-dependente a amplitude e aumentam a latência de potenciais somatossensoriais evocados. Potenciais evocados podem ser abolidos a 1 CAM de anestésico volátil ou mais que 0,5 CAM administrada juntamente com 50% de óxido nitroso. Concentrações baixas de anestésicos voláteis (0,2 a 0,3 CAM) podem reduzir a confiabilidade da monitoração do potencial motor evocado, embora o impacto possa ser parcialmente compensado pelo emprego de estímulos por pulsos múltiplos.[53]

Efeitos Eletroencefalográficos

Anestésicos voláteis causam alterações características dose-dependentes no EEG. O aumento da profundidade anestésica a partir do estado de alerta caracteriza-se por aumento da amplitude e sincronia. Períodos de silêncio elétrico começam a ocupar maior proporção do tempo conforme se aumenta a profundidade (isto é, *burst supression*). Esse padrão isoelétrico predomina no EEG dentro da faixa de 1,5 a 2,0 CAM.

O sevoflurano e o enflurano podem estar associados a uma atividade epileptiforme no EEG, especialmente em concentrações altas ou quando é instituída a ventilação controlada. Atividade similar à convulsão foi relatada em crianças durante indução com sevoflurano, porém as implicações clínicas dessas observações não estão claras.[54]

Efeitos Neuromusculares

Anestésicos voláteis produzem relaxamento muscular dose-dependente e aumentam a atividade de fármacos bloqueadores neuromusculares (Capítulo 11). A potencialização do efeito relaxante do rocurônio é mais intensa na anestesia com desflurano comparado ao sevoflurano ou isoflurano, embora todos os anestésicos voláteis potencializem esse relaxamento em comparação com anestésicos intravenosos (p. ex., propofol associado ao fentanil). A eliminação dos anestésicos voláteis potencializa a recuperação do bloqueio neuromuscular. A redução da concentração de desflurano a 0,25 CAM facilita a reversão do bloqueio após administração de vecurônio em maior grau do que uma diminuição equipotente da concentração de isoflurano.

Hipertermia Maligna

A hipertermia maligna (HM) continua a representar uma complicação potencialmente fatal da anestesia. Trata-se de uma desordem hereditária de aumento do metabolismo muscular esquelético que é acionada com a administração de um anestésico volátil, especialmente o halotano e/ou succinilcolina. Embora todos os anestésicos voláteis inalatórios potentes também possuam o potencial de causar HM, estudos com desflurano, sevoflorano e possivelmente isoflurano sugerem menor risco comparados ao halotano. Indivíduos do sexo masculino parecem ser mais susceptíveis ao desenvolvimento de um episódio clínico de HM comparados aos do sexo feminino.[55,56] A população pediátrica corresponde a 52,1% de todas as reações de HM.[57,58] Sinais de HM relacionam-se ao aumento do metabolismo, incluindo taquicardia, aumento dos níveis expirados de dióxido de carbono, rigidez muscular e aumento da temperatura.

Casos mais recentes de HM são menos graves devido à melhoria da conscientização diagnóstica, detecção precoce por meio do dióxido de carbono expirado, menor emprego de anestésicos potentes desencadeantes e administração de fármacos que atenuam os efeitos fulminantes da HM.

Os aspectos-chave do manejo incluem descontinuação da anestesia inalatória e do emprego de succinilcolina, administração imediata de dantrolene e tratamento de anormalidades eletrolíticas potencialmente fatais, como a hipercalemia. A Associação de Hipertermia Maligna dos Estados Unidos (MHAUS) fornece recomendações detalhadas de tratamento em seu website <http://www.mhaus.org/healthcareprofessionals>. A MHAUS também mantém uma linha telefônica de atendimento 24 horas para aconselhamento de emergência (1-800-644-9737 nos EUA; 001-209-417-3722 fora dos EUA).

Efeitos Hepáticos

A lesão hepática causada pela anestesia pode ser categorizada como severa (imunomediada) ou leve.[59]

Lesão Hepática Imunomediada

A lesão hepática severa pode ocorrer após anestesia com halotano, isoflurano, sevoflurano ou desflurano. Essa forma severa envolve necrose intensa do fígado que pode levar a óbito ou necessitar de transplante. O mecanismo dessa lesão é imunológico, necessitando de exposição primária a um anestésico volátil. O halotano, o isoflurano e o desflurano sofrem metabolismo oxidativo pelas enzimas do citocromo P-450, produzindo trifluoroacetato. Este pode estabelecer ligação covalente a proteínas dos hepatócitos. Os conjuntos trifluoroacetato-hepatócito podem atuar como haptenos, os quais são reconhecidos pelo organismo como estranhos, provocando produção de anticorpos pelo sistema imune. A exposição subsequente a qualquer anestésico capaz de produzir o trifluoroacetato pode provocar resposta imunológica, resultando em necrose hepática.[60] O sevoflurano é metabolizado a hexafluoroisopropanol, um composto que não possui o comportamento antigênico equivalente ao trifluoroacetato.[61]

Lesão Hepática Leve

Uma forma clinicamente leve da lesão hepática pode ocorrer após a administração de halotano. A principal característica dessa forma mais comum é a elevação moderada dos níveis de alanina aminotransferase. Acredita-se que essa forma de lesão seja mediada por metabolismo redutivo do halotano e que possa ocorrer mais provavelmente após reduções concomitantes do fluxo sanguíneo hepático e da oferta de oxigênio hepática.

Histórico Prévio de Disfunção Hepática Relacionada à Anestesia

Embora os anestésicos voláteis sejam frequentemente evitados em pacientes que já apresentaram sintomas não explicados de disfunção hepática após anestesia inalatória prévia, é provável que não sejam prejudiciais a pacientes com doença hepática preexistente que não tenha relação com a anestesia.

Efeitos Renais

O metoxiflurano foi o primeiro anestésico volátil não inflamável introduzido à rotina clínica. Seu uso foi associado a lesões renais. Pesquisa subsequente sugere que seu extenso metabolismo, especificamente a fluoreto inorgânico e ácido dicloroacético, a partir da *O*-desmetilação, seja o principal responsável pela lesão. Contudo, a produção de fluoreto a partir do metabolismo de outros anestésicos inalatórios potentes, especificamente o sevoflurano, não demonstra associação a lesão renal.[62]

PERGUNTAS DO DIA

1. Quais propriedades físicas do desflurano requerem que sua administração seja realizada por vaporizador especializado? Como o fornecimento pelo vaporizador desse anestésico é afetado por grandes altitudes?

2. Quais anestésicos inalatórios possuem maior impacto sobre o ambiente em termos de "equivalentes de dióxido de carbono", bem como longevidade atmosférica?

3. Como a dose de anestésico inalatório necessária para produzir amnésia pode ser comparada à dose necessária para impedir movimentação com a incisão cirúrgica? Qual é o desvio padrão da CAM para incisão cirúrgica? Quais medicações aumentam ou reduzem o requerimento da anestesia inalatória?

4. Quando se administra um anestésico inalatório, quais são os seis fatores que mais determinam a pressão parcial alveolar do anestésico?

5. Durante a recuperação de uma anestesia inalatória, quais são os fatores que mais influenciam a diminuição da pressão parcial do anestésico?

6. Quais são os efeitos circulatórios de um rápido aumento da concentração de desflurano em comparação com o isoflurano e o sevoflurano? Como esses efeitos podem ser minimizados?

REFERÊNCIAS

1. Eger EI. *Desflurane (Suprane): A Compendium and Reference.* Nutley: NJ: Anaquest; 1993.
2. Eger II EI. *History of Modern Inhaled Anesthetics: The Pharmacology of Inhaled Anesthetics.* San Antonio, TX: Dannemiller Memorial Educational Foundation; 2000.
3. Eger II EI. New inhaled anesthetics. *Anesthesiology.* 1994;80:906-922.
4. Eger II EI, Koblin DD, Harris RA, et al. Hypothesis: inhaled anesthetics produce immobility and amnesia by different mechanisms at different sites. *Anesth Analg.* 1997;84: 915-918.
5. Quasha II AL, Eger EI, Tinker JH, et al. Determination and application of MAC. *Anesthesiology.* 1980;53(4):315-334.
6. Rampil IJ. Anesthetic potency is not altered after hypothermic spinal cord transection in rats. *Anesthesiology.* 1994;80:606-610.
7. Guo TZ, Poree L, Golden W, et al. Antinociceptive response to nitrous oxide is mediated by supraspinal opiate and spinal alpha 2 adrenergic receptors in the rat. *Anesthesiology.* 1996;85(4):846-852.
8. Sawamura S, Kingery WS, Davies MF, et al. Antinociceptive action of nitrous oxide is mediated by stimulation of noradrenergic neurons in the brainstem and activation of [alpha]2B adrenoceptors. *J Neurosci.* 2000;20(24):9242-9251.
9. Weiskopf RB, Sampson D, Moore MA. The desflurane (Tec 6) vaporizer: design, design considerations and performance evaluation. *Br J Anaesth.* 1994;72(4):474-479.
10. Brockwell RC, Andrews JJ. Vaporizers (in delivery systems for inhaled anesthetics). In: Barash PG, Cullen BF, Stoelting RK, Cahallan M, eds. *Clinical Anesthesia.* Philadelphia: Lippincott Williams & Wilkins; 2009:667-669.
11. Carpenter II RL, Eger EI, Johnson BH, et al. The extent of metabolism of inhaled anesthetics in humans. *Anesthesiology.* 1986;65:201-205.
12. Wissing H, Kuhn I, Warnken U, et al. Carbon monoxide production from desflurane, enflurane, halothane, isoflurane, and sevoflurane with dry soda lime. *Anesthesiology.* 2001;95:1205-1212.
13. Laster MJ, Roth P, Eger II EI. Fires from the interaction of anesthetics with desiccated absorbent. *Anesth Analg.* 2004;99:769-774.
14. Wu J, Previte JP, Adler E, et al. Spontaneous ignition, explosion, and fire with sevoflurane and barium hydroxide lime. *Anesthesiology.* 2004;101:534-537.
15. Chortkoff BS, Bennett HL, Eger II EI. Subanesthetic concentrations of isoflurane suppress learning as defined by the category-example task. *Anesthesiology.* 1993;79(1):16-22.
16. Sonner JM, Gong D, Eger II EI. Naturally occurring variability in anesthetic potency among inbred mouse strains. *Anesth Analg.* 2000;91(3):720-726.
17. Dwyer R, Bennett HL, Eger II EI, et al. Effects of isoflurane and nitrous oxide in subanesthetic concentrations on memory and responsiveness in volunteers. *Anesthesiology.* 1992;77(5):888-898.
18. Eger IIEI. Uptake of inhaled anesthetics: the alveolar to inspired anesthetic difference. In: Eger EI II, ed. *Anesthetic Uptake and Action.* Baltimore: Williams & Wilkins; 1974: 77-96.
19. Eger EI. Effect of inspired anesthetic concentration on the rate of rise of alveolar concentration. *Anesthesiology.* 1963;24:153-157.
20. Yasuda N, Lockhart SH, Eger II EI, et al. Comparison of kinetics of sevoflurane and isoflurane in humans. *Anesth Analg.* 1992;72:316-324.
21. McKay RE, Malhotra A, Cakmakkaya OS, et al. Effect of increased body mass index and anaesthetic duration on recovery of protective airway reflexes after sevoflurane vs desflurane. *Br J Anaesth.* 2010;104:175-182.
22. Wahrenbrock EA, Eger II EI, Laravuso RB, et al. Anesthetic uptake—of mice and men (and whales). *Anesthesiology.* 1974;40(1):19-23.
23. Aronow WS, Ahn C. Increased plasma homocysteine is an independent predictor of new coronary events in older persons. *Am J Cardiol.* 2000;86(3):346-347.
24. Badner NH, Beattie WS, Freeman D, et al. Nitrous oxide-induced increased homocysteine concentrations are associated with increased postoperative myocardial ischemia in patients undergoing carotid endarterectomy. *Anesth Analg.* 2000;91(5):1073-1079.

25. Eger II EI, Saidman JL. Hazards of nitrous oxide anesthesia in bowel obstruction and pneumothorax. *Anesthesiology*. 1965;26:61-66.

26. Ryan S, Neilsen CJ. Global warming potential of inhaled anesthetics: application to clinical use. *Anesth Analg*. 2010;111:92-98.

27. Bailey JM. Context-sensitive half-times and other decrement times of inhaled anesthetics. *Anesth Analg*. 1997;85:681-686.

28. Sundman E, Witt H, Sandin R, et al. Pharyngeal function and airway protection during subhypnotic concentrations of propofol, isoflurane, and sevoflurane: volunteers examined by pharyngeal videoradiography and simultaneous manometry. *Anesthesiology*. 2001;95(5):1125-1132.

29. Dahan A, Teppema LJ. Influence of anaesthesia and analgesia on the control of breathing. *Br J Anaesth*. 2003;91:40-49.

30. Bellgardt M, Bomberg H, Herzog-Niescery J, et al. Survival after long-term isoflurane sedation as opposed to intravenous sedation in critically ill surgical patients: retrospective analysis. *Eur J Anaesthesiol*. 2016;33(1):6-13.

31. Sackey PV, Martling CR, Granath F, Radell PJ. Prolonged isoflurane sedation of intensive care unit patients with the anesthetic conserving device. *Crit Care Med*. 2004;32(11):2241-2246.

32. Cahalan MK. *Hemodynamic Effects of Inhaled Anesthetics. Review Courses*. Cleveland: International Anesthesia Research Society; 1996.

33. Cahalan MK, Weiskopf RB, Eger II EI, et al. Hemodynamic effects of desflurane/nitrous oxide anesthesia in volunteers. *Anesth Analg*. 1991;73:157-164.

34. Eger EI. *Isoflurane (Forane): A Compendium and Reference*. Madison, WI: Ohio Medical Products; 1985.

35. Malan Jr TP, DiNardo JA, Isner RJ, et al. Cardiovascular effects of sevoflurane compared with those of isoflurane in volunteers. *Anesthesiology*. 1995;83:918-928.

36. Yli-Hankala A, Vakkuri AP, Sarkela M, et al. Epileptiform electroencephalogram during mask induction of anesthesia with sevoflurane. *Anesthesiology*. 1999;91:1596.

37. Ebert TJ, Perez F, Uhrich TD, et al. Desflurane-mediated sympathetic activation occurs in humans despite preventing hypotension and baroreceptor unloading. *Anesthesiology*. 1998;88:1227-1232.

38. Ebert TJ, Muzi M, Lopatka CW. Neurocirculatory responses to sevoflurane in humans: a comparison to desflurane. *Anesthesiology*. 1995;83:88-95.

39. Navarro R, Weiskopf RB, Moore MA, et al. Humans anesthetized with sevoflurane or isoflurane have similar arrhythmic response to epinephrine. *Anesthesiology*. 1994;80:545-549.

40. Booker PD, Whyte SD, Ladusans EJ. Long QT syndrome and anaesthesia. *Br J Anaesth*. 2003;90:349-366.

41. Whyte SD, Booker PD, Buckley DG. The effects of propofol and sevoflurane on the QT interval and transmural dispersion of repolarization in children. *Anesth Analg*. 2005;100:71-77.

42. Grundmann U, Muler M, Kleinschmidt S, et al. Cardiovascular effects of desflurane and isoflurane in patients with coronary artery disease. *Acta Anaesthesiol Scand*. 1996;40:1101-1107.

43. DeHert SG, Cromheecke S, ten Broecke PW, et al. Effects of propofol, desflurane, and sevoflurane on recovery of myocardial function after coronary surgery in elderly high-risk patients. *Anesthesiology*. 2003;99:314-323.

44. DeHert SG, Van der Linden PJ, Cromheecke S, et al. Cardioprotective properties of sevoflurane in patients undergoing coronary surgery and cardiopulmonary bypass are related to the modalities of its administration. *Anesthesiology*. 2004;101:299-310.

45. Zaugg M, Lucchinetti E, Spahn D, et al. Volatile anesthetics mimic cardiac preconditioning by priming the activation of the mitoKATP channels via multiple signaling pathways. *Anesthesiology*. 2002;97:4-14.

46. Sjögren D, Lindahl SG, Sollevi A. Ventilatory responses to acute and sustained hypoxia during isoflurane anesthesia. *Anesth Analg*. 1998;86:403-409.

47. Beck DH, Doepfmer UR, Sinemus C, et al. Effects of sevoflurane and propofol on pulmonary shunt fraction during one-lung ventilation for thoracic surgery. *Br J Anaesth*. 2001;86:38-43.

48. Goff MJ, Arain SR, Ficke DJ, et al. Absence of bronchodilation during desflurane anesthesia: a comparison to sevoflurane and thiopental. *Anesthesiology*. 2000;93:404-408.

49. Eshima R, Maurer A, King T, et al. A comparison of upper airway responses during desflurane and sevoflurane administration via a laryngeal mask airway. *Anesth Analg*. 2003;96:701-705.

50. Petersen KD, Landsfeldt U, Cold GE, et al. Intracranial pressure and cerebral hemodynamics in patients with cerebral tumors: a randomized prospective study of patients subjected to craniotomy in propofol-fentanyl, isoflurane-fentanyl, or sevoflurane-fentanyl anesthesia. *Anesthesiology*. 2003;98:329-336.

51. Mielck F, Stephen H, Buhre W, et al. Effects of 1 MAC desflurane on cerebral metabolism, blood flow and carbon dioxide reactivity in humans. *Br J Anaesth*. 1998;81:155-160.

52. Fraga M, Rama-Maceiras P, Rodino S, et al. The effects of isoflurane and desflurane on intracranial pressure, cerebral perfusion pressure, and cerebral arteriovenous oxygen content difference in normocapnic patients with supratentorial brain tumors. *Anesthesiology*. 2003;98:1085-1090.

53. Lotto ML, Banoub M, Schubert A. Effects of anesthetic agents and physiologic changes on intraoperative motor evoked potentials. *J Neurosurg Anesthesiol*. 2004;16:32-42.

54. Akeson J, Didricksson I. Convulsions on anaesthetic induction with sevoflurane in young children. *Acta Anaesthesiol Scand*. 2004;48:405-407.

55. Sumitani M, Uchida K, Yasunaga H, et al. Prevalence of malignant hyperthermia and relationship with anesthetics in Japan: data from the diagnosis procedure combination database. *Anesthesiology*. 2011;114:84-90.

56. Brady JE, Sun LS, Rosenberg H, et al. Prevalence of malignant hyperthermia due to anesthesia in New York state, 2001-2005. *Anesth Analg*. 2009;109:1162-1166.

57. Rosenberg H, Shutack JG. Variants of malignant hyperthermia. Special problems for the paediatric anesthesiologist. *Paediatr Anaesth*. 1996;6:87-93.

58. Rosenberg H, Davis M, James D, et al. Malignant hyperthermia. *Orphanet J Rare Dis*. 2007;2:21.

59. Martin JL. Volatile anesthetics and liver injury: a clinical update or what every anesthesiologist should know. *Can J Anesth*. 2005;52:125-129.

60. Njoku D, Laster MJ, Gong DH, et al. Biotransformation of halothane, enflurane, isoflurane and desflurane to trifluoroacetylated liver proteins: association between protein acetylation and hepatic injury. *Anesth Analg*. 1997;84:173-178.

61. Frink EJ, Ghantous H, Malan TP, et al. Plasma inorganic fluoride with sevoflurane anesthesia: correlation with indices of hepatic and renal function. *Anesth Analg*. 1992;74:231-235.

62. Kharasch ED. Adverse drug reactions with halogenated anesthetics. *Clin Pharmacol Ther*. 2008;84:158-162.

103

8 ANESTÉSICOS INTRAVENOSOS

Michael P. Bokoch e Helge Eilers

PROPOFOL
Características Físico-Químicas
Farmacocinética
Farmacodinâmica
Usos Clínicos

FOSPROPOFOL
Características Físico-Químicas
Farmacocinética
Farmacodinâmica
Usos Clínicos

BARBITÚRICOS
Características Físico-Químicas
Farmacocinética
Farmacodinâmica
Efeitos Adversos
Usos Clínicos

BENZODIAZEPÍNICOS
Características Físico-Químicas
Farmacocinética
Farmacodinâmica
Efeitos Adversos
Usos Clínicos

CETAMINA
Características Físico-Químicas
Farmacocinética
Farmacodinâmica
Usos Clínicos

ETOMIDATO
Características Físico-Químicas
Farmacocinética
Farmacodinâmica
Usos Clínicos

DEXMEDETOMIDINA
Características Físico-Químicas
Farmacocinética
Farmacodinâmica
Usos Clínicos

PERGUNTAS DO DIA

Anestésicos intravenosos não opioides possuem importante papel na rotina de anestesia moderna (Quadro 8.1).[1-7] São amplamente utilizados para facilitar a rápida indução da anestesia geral, promover sedação durante cuidado anestésico monitorado (CAM) e para pacientes em terapia intensiva (Capítulo 41). Com a introdução do propofol, técnicas intravenosas estão cada vez mais sendo empregadas para a manutenção da anestesia. Contudo, similarmente aos anestésicos inalatórios, os fármacos intravenosos disponíveis hoje em dia não produzem apenas efeitos desejados (hipnose, amnésia, analgesia, imobilidade). Nessa perspectiva, o conceito de "anestesia balanceada" evoluiu pela utilização de doses mais baixas de múltiplos fármacos, ao contrário de se utilizarem doses altas de um ou dois fármacos. Os fármacos fundamentais utilizados em "anestesia balanceada" incluem anestésicos inalatórios, sedativos/hipnóticos, opioides e agentes bloqueadores neuromusculares (Capítulos 7, 9 e 11).

Os anestésicos intravenosos utilizados para indução da anestesia geral são lipofílicos e se difundem preferencialmente para tecidos ricos em lipídeos (encéfalo, medula espinhal), o que produz seu rápido início de ação. Independentemente da extensão e da velocidade de seu metabolis-

---

Quadro 8.1 Fármacos Classificados como Anestésicos Intravenosos

Isopropilfenóis
    Propofol
    Fospropofol
Barbitúricos
    Tiopental
    Meto-hexital
Benzodiazepínicos
    Diazepam
    Midazolam
    Lorazepam
    Remimazolam
Fenciclidina
    Cetamina
Derivado imidazólico carboxilado
    Etomidato
Agonista α_2-adrenérgico
    Dexmedetomidina

mo, o término do efeito de um bólus único é resultado da redistribuição do fármaco em tecidos menos perfundidos e inativos, como músculos esqueléticos e gordura. Portanto, todos os fármacos utilizados para indução anestésica possuem duração similar de ação quando administrados em dose única, o que independe das diferenças em seu metabolismo.

PROPOFOL

O propofol é o anestésico mais empregado para indução anestésica.[2,3,6] Também é utilizado durante a manutenção anestésica e constitui uma escolha comum para sedação no centro cirúrgico e na unidade de terapia intensiva (UTI). O propofol tem sido crescentemente utilizado para sedação e anestesia geral de curta duração em locais externos ao centro cirúrgico, como em radiologia intervencionista e no atendimento emergencial (Capítulo 38).

Características Físico-Químicas

O propofol (2,6-diisopropilfenol) é um alquilfenol com propriedades hipnóticas quimicamente diferente de outros grupos de anestésicos intravenosos (Fig. 8.1). É insolúvel em soluções aquosas e é formulado sob como emulsão contendo 10% de óleo de soja, 2,25% de glicerol e 1,2% de lecitina (o maior componente da fração fosfatídea da gema de ovo).

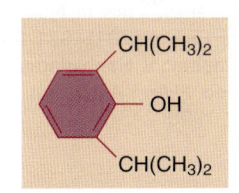

Fig. 8.1 Estrutura química do 2,6-diisopropilfenol (propofol).

A técnica estéril é importante porque as formulações disponíveis favorecem crescimento bacteriano. Embora o ácido etilenodiaminotetracético (0,05 mg/mL), o metabissulfito (0,25 mg/mL) ou o álcool benzílico (1 mg/mL) sejam adicionados à emulsão por diferentes fabricantes com finalidade de retardar o crescimento bacteriano, as soluções devem ser utilizadas o mais rápido possível, ou pelo menos dentro de 12 horas após abertura do frasco. As soluções têm aspecto branco como leite e ligeira viscosidade, com pH de aproximadamente 7 e concentração de 1% (10 mg/mL). Em alguns países, existe uma formulação a 2%. Reações alérgicas ao propofol são raras, e não há evidência de reatividade cruzada em pacientes com alergia mediada por imunoglobulina E confirmada ao ovo, à soja ou ao amendoim.[8] A adição do metabissulfito em uma das formulações é preocupante em pacientes com vias aéreas reativas (asma) ou alergia a sulfitos.

Farmacocinética

O propofol é rapidamente metabolizado pelo fígado, e os compostos hidrossolúveis resultantes são presumidamente inativos, excretados pelos rins (Tabela 8.1). O *clearance* plasmático é rápido e excede o fluxo sanguíneo hepático, o que indica a importância do metabolismo extra-hepático, previamente confirmado durante a fase anepática de transplantes de fígado. Os pulmões provavelmente exercem importante papel nesse metabolismo extra-hepático e correspondem a uma eliminação de até 30% de uma dose de propofol em bólus. O rápido *clearance* plasmático explica a recuperação mais completa da anestesia com propofol, com menos efeito "ressaca" do que o observado com tiopental. Assim como outros fármacos intravenosos, os efeitos do propofol terminam pela redistribuição da porção presente no plasma e compartimentos altamente perfundidos (como o encéfalo) para compartimentos pouco perfundidos (como a musculatura esquelética). O

Tabela 8.1 — Dados Farmacocinéticos[a] para Anestésicos Intravenosos

Fármaco	Dose de Indução (mg/kg IV)	Duração da Ação (min)	Vd_{ss} (L/kg)	$T_{\frac{1}{2}\alpha}$ (min)	Ligação a Proteínas (%)	*Clearance* (mL/kg/min)	$T_{\frac{1}{2}\beta}$ (h)
Propofol	1-2,5	3-8	2-10	2-4	97	20-30	4-23
Tiopental	3-5	5-10	2,5	2-4	83	3,4	11
Meto-hexital	1-1,5	4-7	2,2	5-6	73	11	4
Midazolam	0,1-0,3	15-20	1,1-1,7	7-15	94	6,4-11	1,7-2,6
Diazepam	0,3-0,6	15-30	0,7-1,7	10-15	98	0,2-0,5	20-50
Lorazepam	0,03-0,1	60-120	0,8-1,3	3-10	98	0,8-1,8	11-22
Cetamina	1-2	5-10	3,1	11-16	12	12-17	2-4
Etomidato	0,1-0,3	3-8	2,5-4,5	2-4	77	18-25	2,9-5,3
Dexmedetomidina	N/A	N/A	2-3	6	94	10-30	2-3

IV, intravenoso; *N/A*, não aplicável; $T_{\frac{1}{2}\alpha}$, meia-vida de distribuição, $T_{\frac{1}{2}\beta}$, meia-vida de eliminação; Vd_{ss}, volume de distribuição em fase estável.
[a]Dados para pacientes adultos médios. A duração da ação reflete a duração após dose IV única média.

paciente geralmente acorda dentro de 8 a 10 minutos após a indução com uma dose de propofol, período similar ao declínio da concentração plasmática após bólus em dose única (Fig. 8.2).[2,6]

Infusão Contínua Intravenosa

O propofol apresenta duas propriedades farmacocinéticas que o tornam ideal para utilização por infusão contínua intravenosa: (1) rápido metabolismo e eficiente *clearance* plasmático; e (2) distribuição lenta dos compartimentos pouco perfundidos de volta ao compartimento central. Uma forma de caracterizar uma infusão anestésica seria o "meio-tempo sensível a contexto", parâmetro que descreve o tempo necessário para que os níveis plasmáticos de um fármaco sejam reduzidos em 50% após o término da infusão (Fig. 8.3).[9,10] Esse tempo depende da duração total da infusão. O meio-tempo contexto-sensível do propofol é breve, mesmo após infusão prolongada, mantendo a recuperação relativamente rápida.

Modelo Compartimental

A cinética do propofol (e outros anestésicos intravenosos) após bólus único e infusão contínua é mais bem descrita pelo modelo tricompartimental (Capítulo 4). Esses modelos matemáticos têm sido utilizados como base para o desenvolvimento de sistemas para infusões alvo-controladas.[11]

Farmacodinâmica

O mecanismo de ação proposto para o propofol é a potencialização da corrente de cloreto mediada pelo complexo de receptores do ácido γ-aminobutírico A ($GABA_A$).[12]

Sistema Nervoso Central

No sistema nervoso central (SNC), o propofol age primeiramente como um hipnótico e não possui propriedades analgésicas. Ele reduz a taxa metabólica cerebral de oxigênio ($CMRO_2$), que resulta em menor fluxo sanguíneo cerebral (FSC) por meio de acoplamento fluxo-metabolismo preservado. Isso resulta em decréscimos do volume de sangue cerebral, da pressão intracraniana (PIC) e da pressão intraocular. A magnitude dessas alterações é comparável àquelas produzidas pelo tiopental. Embora o propofol possa produzir redução desejável da PIC, o menor FSC associado à queda da pressão arterial média causada por vasodilatação periférica pode comprometer criticamente a perfusão cerebral (Capítulo 30).

O propofol possui provável efeito neuroprotetor durante a isquemia focal, em mesmo nível comparado ao tiopental ou ao isofluorano. Quando administrado em doses altas, produz surtossupressão no eletroencefalograma (EEG),[13] efeito que tem sido empregado como referência na administração de anestésicos intravenosos com finalidade neuroprotetora em procedimentos neurocirúrgicos. Ocasionalmente, efeitos excitatórios, como espasmos e movimentos espontâneos, podem ser observados durante a indução anestésica com propofol. Embora esses efeitos se assemelhem à atividade convulsiva, o propofol é, em realidade, um anticonvulsivante, podendo ser administrado a pacientes com distúrbios convulsivos.[6] Ainda que o propofol possa ser tóxico aos neurônios em desenvolvimento em animais e culturas celulares, não há estudo em humanos que tenha demonstrado problemas de memória ou cognitivos de longo prazo em crianças que receberam anestesia com propofol.[14]

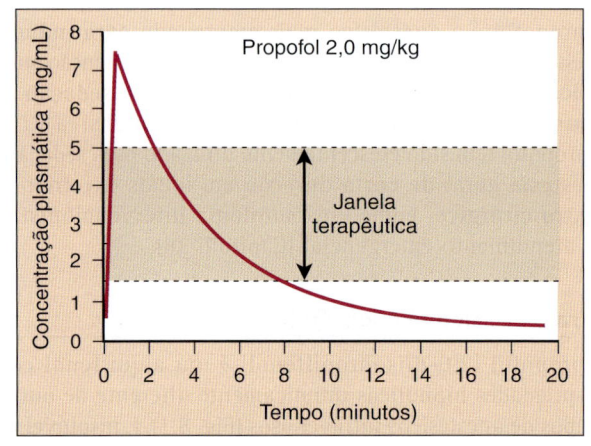

Fig. 8.2 Curva de tempo da concentração plasmática do propofol após bólus único simulado de 2,0 mg/kg. O formato da curva é similar para outros fármacos de indução, embora a inclinação e as concentrações absolutas sejam diferentes. (De Vuyk J, Sitsen E, Reekers M. Intravenous anesthetics. In: Miller RD, ed. *Miller's Anesthesia*. 8ª ed. Filadélfia: Elsevier; 2015: 821-863. Capítulo original: Reves JG, Glass PSA. Capítulo 9, Nonbarbiturate intravenous anesthetics. In: Miller RD, ed. *Miller's Anesthesia*. 3ª ed. Nova York, NY: Churchill Livingstone; 1990: 243-279.)

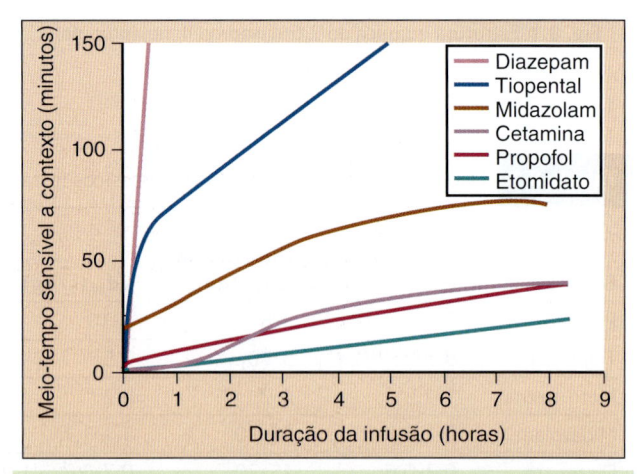

Fig. 8.3 Meio-tempo sensível a contexto para os anestésicos intravenosos mais comumente utilizados. O propofol, o etomidato e a cetamina apresentam o menor aumento no meio-tempo sensível contexto durante infusões prolongadas, o que torna esses fármacos mais adequados para emprego em infusão contínua. (De Vuyk J, Sitsen E, Reekers M. Intravenous anesthetics. In: Miller RD, ed. *Miller's Anesthesia*. 8ª ed. Filadélfia: Elsevier; 2015:821-863.)

Sistema Cardiovascular

O propofol produz maior queda da pressão arterial sistêmica do que qualquer outro fármaco utilizado para indução anestésica. Observa-se profunda vasodilatação, embora seus efeitos depressores do miocárdio não estejam elucidados. A vasodilatação ocorre tanto na circulação arterial quanto venosa, resultando em diminuições da pré-carga e pós-carga. O efeito é agravado com injeção rápida e mais pronunciado em pacientes idosos, especialmente aqueles com volume de fluido intravascular reduzido (Capítulo 35). O grau de vasodilatação pode, ainda, ser alterado em pacientes com diabetes, hipertensão ou obesidade.[15] O propofol inibe notavelmente a resposta barorreflexa normal e produz discreto aumento ou manutenção da frequência cardíaca, exacerbando mais a hipotensão. Podem ocorrer bradicardia grave e assistolia após administração de propofol em adultos saudáveis, independentemente da administração profilática de fármacos anticolinérgicos.[16]

Sistema Respiratório

O propofol é um depressor respiratório e frequentemente produz apneia após a dose utilizada para induzir a anestesia. A manutenção de uma infusão de propofol reduz a ventilação por minuto por meio de redução do volume corrente e frequência respiratória, sendo o efeito sobre o primeiro mais pronunciado. As respostas ventilatórias à hipóxia e à hipercapnia também diminuem. O propofol causa redução mais intensa dos reflexos das vias aéreas superiores comparado ao tiopental, o que o torna adequado para instrumentação das vias aéreas, como a introdução de máscara laríngea. O propofol aumenta a colapsabilidade das vias aéreas superiores por meio de inibição do músculo genioglosso e outros músculos,[17] podendo ocorrer obstrução com doses sedativas ou durante a emergência da anestesia com esse anestésico. Comparado ao tiopental, o propofol diminui a incidência de sibilo após indução anestésica e intubação orotraqueal em pacientes saudáveis asmáticos.[18]

Outros Efeitos

Diferentemente de outros anestésicos, o propofol possui propriedade antiemética. Assim como o tiopental e ao contrário dos anestésicos voláteis, o propofol provavelmente não acentua o bloqueio causado por bloqueadores neuromusculares. Não obstante, esse anestésico com frequência promove excelentes condições clínicas para intubação traqueal sem necessidade de bloqueadores neuromusculares. As arritmias inesperadas ou outras alterações eletrocardiográficas que ocorrem durante a anestesia com propofol exigem avaliação laboratorial para possível acidose metabólica, rabdomiólise ou hipercalemia (síndrome da infusão de propofol).[19]

Usos Clínicos

Uma queixa comum durante injeção de propofol é a dor, que pode resultar em incômodo ou insatisfação do paciente. O método mais eficaz e conveniente de se reduzir a dor à injeção é a seleção de uma veia antecubital (fluxo venoso maior e mais rápido) para injeção.[20] Alternativamente, se for selecionada uma veia da mão, a injeção de uma pequena dose de lidocaína (20 a 40 mg intravenoso [IV]) e oclusão venosa proximal por 15 a 60 segundos antes da injeção é uma medida similarmente eficaz. Outras técnicas úteis e convenientes são a pré-medicação com dose baixa de opioide,[20] pré-tratamento com doses maiores de lidocaína (40 a 100 mg IV) sem oclusão venosa e a coadministração de lidocaína e propofol misturados.[21]

Indução e Manutenção da Anestesia Geral

O propofol (1 a 2,5 mg/kg IV) é o fármaco mais comumente administrado para indução da anestesia geral. A dose deve ser reduzida em pacientes idosos, em especial nos que possuem reserva cardiovascular reduzida ou após pré-medicação com benzodiazepínicos ou opioides. Crianças geralmente requerem doses mais altas (2,5 a 3,5 mg/kg IV). Pacientes obesos necessitam de uma dose total maior comparados aos não obesos de altura e idade similares, contudo o bólus para pacientes obesos mórbidos deve ser calculado por quilograma de massa magra, em vez de calculado pelo peso corporal total, a fim de evitar hipotensão excessiva.[22] Geralmente, a titulação da dose de indução do propofol (ao contrário de uma dose arbitrária em bólus) ajuda a prevenir alterações hemodinâmicas severas. O propofol também é utilizado com frequência para manutenção anestésica como parte de regime balanceado, em combinação com anestésicos voláteis, óxido nitroso, sedativos-hipnóticos ou opioides; ou como parte de uma técnica de anestesia total intravenosa (TIVA), geralmente em combinação com opioides. Alguns estudos clínicos sugerem redução dos escores de dor pós-operatórios e consumo de opioides em pacientes que receberam TIVA à base de propofol comparado à anestesia volátil, contudo é difícil extrair conclusões firmes devido ao tamanho amostral pequeno e significativa heterogeneidade dos pacientes.[23] Em geral, as concentrações plasmáticas terapêuticas para manutenção anestésica estão situadas entre 3 e 8 μg/mL (normalmente é necessária uma infusão contínua entre 100 e 200 μg/kg/min) quando o propofol é associado ao óxido nitroso ou a opioides.

Sedação

O propofol é uma escolha popular para sedação de pacientes sob ventilação mecânica na UTI (Capítulo 41) e para sedação durante procedimentos dentro e fora do centro cirúrgico. A concentração plasmática necessária é de 1 a 2 μg/mL, que normalmente requer infusão contínua entre 25 e 75 μg/kg/min. Devido a seu pronunciado efeito depressor respiratório e à sua janela terapêutica estreita, o propofol deve ser administrado somente por profissionais treinados em manejo de vias aéreas. A ventilação espontânea é geralmente preservada em crianças com infusões de propofol bastante rápidas (200 a 250 μg/kg/min), tornando-o uma boa escolha para procedimentos pediátricos, como ressonância magnética[24] (Capítulo 34).

Antiemético

Doses subanestésicas de propofol em bólus ou infusão subanestésica podem ser empregadas para tratar náusea e vômito pós-operatórios (NVPO) (10 a 20 mg IV ou 10 a 20 µg/kg/min em infusão).[25,26] A TIVA com propofol, comparada aos anestésicos voláteis, reduz a NVPO,[27] mas pode não reduzir admissões não planejadas, náusea e vômito após liberação ou o custo da anestesia no cenário ambulatorial.[28]

FOSPROPOFOL

O propofol é o anestésico intravenoso mais utilizado para indução e manutenção da anestesia e também, provavelmente, durante sedação para CAM e sedação consciente. Como já mencionado, a formulação do propofol em emulsão lipídica possui diversas desvantagens, incluindo dor à injeção, risco de contaminação bacteriana e hipertrigliceridemia com infusão prolongada. Muitas pesquisas têm, portanto, focado em encontrar formulações alternativas ou fármacos relacionados para sanar alguns desses problemas. O fospropofol, um pró-fármaco hidrossolúvel do propofol, foi desenvolvido como alternativa e licenciado em 2008 pela Food and Drug Administration (FDA) como anestésico sedativo para emprego durante CAM.[29]

Características Físico-Químicas

O fospropofol, inicialmente conhecido pelo nome GPI 15715, é um pró-fármaco éter fosfato quimicamente descrito como um sal de 2,6-diisopropilfenoximetil fosfato dissódico (Fig. 8.4). É metabolizado pela fosfatase alcalina em uma reação que produz propofol, fosfato e formaldeído. A aldeído desidrogenase presente no fígado e nos eritrócitos metaboliza rapidamente o formaldeído para produzir formato, que é metabolizado pela 10-formiltetraidrofolato desidrogenase.[29] A formulação disponível do fospropofol é límpida, estéril, aquosa e incolor, comercializada em um frasco de dose única com concentração de 35 mg/mL sob o nome comercial Lusedra.

Farmacocinética

Como o fospropofol é um pró-fármaco que requer metabolização para formar o composto ativo propofol, sua farmacocinética é complexa. O início do efeito e a recuperação são prolongados em comparação com o propofol. Modelos multicompartimentais com dois compartimentos para o fospropofol e três para o propofol têm sido utilizados a fim de descrever a farmacocinética. Em teoria, um bólus de fospropofol deve produzir baixo pico plasmático e maior tempo para atingi-lo comparado ao propofol. Contudo, estudos prévios sobre a farmacocinética/farmacodinâmica e tolerabilidade ao fospropofol basearam-se em ensaio analítico impreciso e, portanto, não existem ainda dados confiáveis.[29] Seis estudos publicados anteriormente foram revogados em 2010.[30]

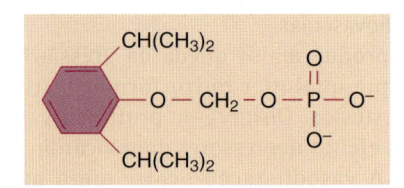

Fig. 8.4 Estrutura do fospropofol.

Farmacodinâmica

O perfil de efeito do fospropofol é similar ao do propofol. Devido à sua farmacocinética já descrita, o fospropofol teoricamente causaria menor hipotensão[31] e depressão respiratória do que o propofol. Contudo, esses benefícios não foram descritos até o momento nos estudos em humanos.

Usos Clínicos

O fospropofol está aprovado para sedação durante CAM. Quando administrado em bólus (6,5 mg/kg IV), o início do efeito sedativo é mais lento (4 a 8 minutos) e a duração da ação é mais longa (5 a 18 minutos) do que uma dose equivalente de propofol.[32] A sedação pode ser mantida por nova dosagem igual a 25% da dose inicial, conforme necessário. Essas diretrizes de dosagem são recomendadas somente para pacientes com peso entre 60 e 90 kg, sendo recomendada a redução de 25% da dose em pacientes idosos (idade > 65) ou pacientes com classificação segundo a American Society of Anesthesiologists (ASA) igual a III ou IV. Efeitos adversos comuns do fospropofol incluem sensação de queimação perineal e prurido.

Estudos menores demonstraram segurança e eficácia do fospropofol para sedação durante colonoscopia, broncoscopia e procedimentos cirúrgicos menores.[32] Alguns estudos isolados investigaram o emprego de fospropofol para TIVA durante cirurgia de enxerto coronariano[33] e para sedação em UTI de pacientes ventilados mecanicamente.[34] Similarmente ao propofol, o comprometimento das vias aéreas ainda é a maior preocupação. Portanto, o fospropofol deve ser administrado somente por profissional treinado em manejo de vias aéreas.

BARBITÚRICOS

Antes do advento do propofol, os anestésicos intravenosos mais empregados para indução anestésica eram os barbitúricos (tiopental, meto-hexital).[2,4]

Características Físico-Químicas

Barbitúricos são derivados do ácido barbitúrico (que não possui propriedades hipnóticas) por meio da substituição das posições N1, C2 e C5 (Fig. 8.5). Com base em sua substituição na posição 2, barbitúricos podem ser divididos em tiobarbitúricos, quando há substituição por um enxofre (tiopental), ou oxibarbitúricos, quando há substituição por

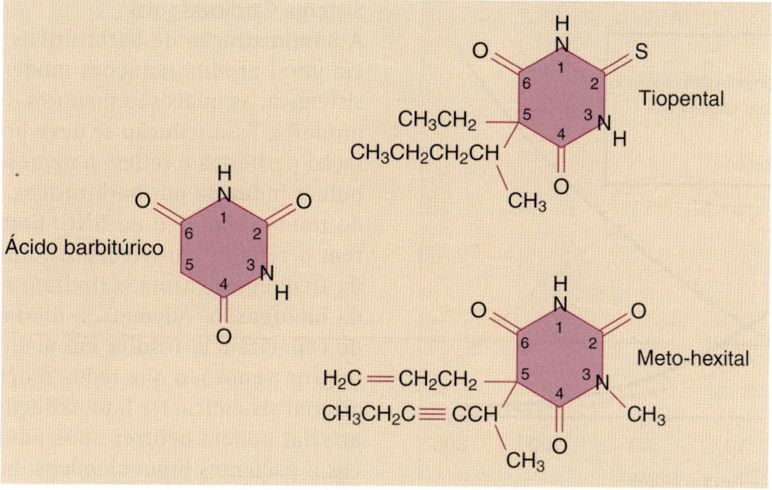

Fig. 8.5 Estrutura do ácido barbitúrico e seus derivados.

um oxigênio (meto-hexital). Os efeitos hipnóticos, sedativos e anticonvulsivantes, bem como a lipossolubilidade e tempo de latência, são determinados por tipo e posição da substituição.

O tiopental e o meto-hexital são formulados em forma de sais misturados ao carbonato de sódio anidro. Após a reconstituição com água ou solução salina, as soluções (tiopental 2,5% e meto-hexital 1%) tornam-se alcalinas com pH maior que 10. Embora essa propriedade previna o crescimento bacteriano e ajude a aumentar a vida de prateleira da solução após reconstituição, causará precipitação quando misturadas com fármacos ácidos, como bloqueadores neuromusculares. Esses precipitados podem bloquear irreversivelmente as linhas de infusão intravenosa caso se misturem durante a administração. Ademais, a injeção acidental em uma artéria ou a infiltração em tecido paravenoso causará extrema dor e pode resultar em lesão tecidual severa.

Diversos barbitúricos, incluindo o tiopental e o meto-hexital, possuem isômeros ópticos com diferentes potências. Todavia, as formulações disponíveis são misturas racêmicas, e suas potências refletem a soma das potências dos isômeros individuais.

Farmacocinética

Barbitúricos, exceto o fenobarbital, sofrem metabolismo hepático principalmente por meio de oxidação, mas também por N-desalquilação, dessulfuração e quebra da estrutura do anel do ácido barbitúrico. Os metabólitos resultantes são inativos e excretados pela urina e, após conjugação, pela bile. Por outro lado, o fenobarbital é principalmente eliminado de forma inalterada pelos rins. A administração crônica de barbitúricos ou administração de outros fármacos que induzem enzimas microssomais oxidativas (indução enzimática) aumenta o metabolismo dos primeiros. A produção de porfirinas aumenta devido à estimulação da ácido aminolevulínico sintetase. Portanto,

barbitúricos não devem ser administrados a pacientes com porfiria intermitente aguda.

O meto-hexital é depurado mais rapidamente pelo fígado do que o tiopental e, portanto, possui meia-vida de eliminação mais curta. Isso resulta em recuperação mais rápida e completa após administração de meto-hexital. Embora o tiopental seja metabolizado lentamente e possua meia-vida de eliminação mais longa, a recuperação após bólus único é comparável ao meto-hexital e ao propofol devido à redistribuição a tecidos inativos, não ao metabolismo (Fig. 8.6).[35] Contudo, mesmo doses de indução em bólus único de tiopental podem, em alguns casos, resultar em comprometimento psicomotor que perdura por muitas horas. Quando administrado em bólus repetidos ou em infusão contínua, especialmente quando se utilizam doses altas para produzir surtossupressão no EEG, a recuperação dos efeitos do tiopental será marcadamente prolongada devido ao meio-tempo contexto-sensível (Fig. 8.3).

Farmacodinâmica

O mecanismo de ação para o efeito dos barbitúricos sobre o SNC envolve presumidamente tanto a potencialização da neurotransmissão inibitória quanto a inibição da transmissão excitatória. Embora os efeitos sobre a transmissão inibitória provavelmente resultem de ativação do receptor $GABA_A$, os efeitos sobre a transmissão excitatória são menos compreendidos. O receptor $GABA_A$ pentamérico pode ser composto por diferentes combinações de subunidades (ver seção Benzodiazepínicos), de forma que os receptores podem ser encontrados tanto em sinapses quanto sítios extrassinápticos.[36] Essa diversidade de localização e composição pode explicar por que diferentes tipos de corrente mediada por $GABA_A$ são encontradas no SNC (fluxo rápido *versus* lento, fásica *versus* tônica). Diferentes anestésicos intravenosos podem apresentar algum grau de seletividade por certos tipos de receptor $GABA_A$.[37]

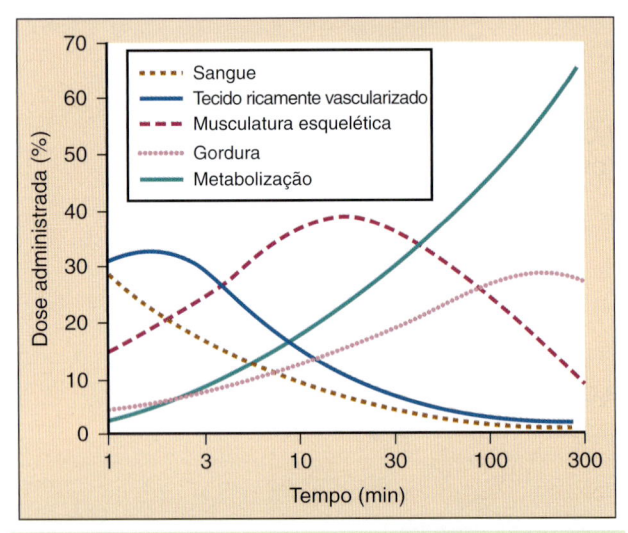

Fig. 8.6 Após injeção intravenosa rápida de tiopental, o percentual da dose que permanece no sangue (*linha marrom*) diminui rapidamente conforme o fármaco se desloca do sangue para tecidos bastante vascularizados (*linha azul*), em especial para o encéfalo. O tiopental depois é redistribuído para a musculatura esquelética (*linha vermelha*) e, em menor grau, para a gordura (*linha rosa*). Por fim, a maior parte da dose de tiopental administrada sofre metabolismo (*linha verde*). (De Saidman LJ. Uptake, distribution, and elimination of barbiturates. In Eger EI, ed. *Anesthetic Uptake and Action*. Baltimore: Williams & Wilkins; 1974:264-284, usado mediante permissão.)

Sistema Nervoso Central

Barbitúricos produzem depressão dose-dependente do SNC, desde sedação até anestesia geral, quando administrados em doses de indução.[4] Não apresentam propriedades analgésicas e podem até reduzir o limiar da dor, o que poderia classificá-los como antianalgésicos. Barbitúricos são potentes vasoconstritores cerebrais e produzem reduções previsíveis do FSC, volume de sangue cerebral e PIC. Como resultado, diminuem a $CMRO_2$ de forma dose-dependente até o ponto de o EEG tornar-se uma linha reta. A capacidade de barbitúricos reduzirem a PIC e a $CMRO_2$ torna-os úteis no manejo de pacientes com lesões intracranianas ocupadoras de espaço[38] (Capítulo 30). Ademais, podem fornecer neuroproteção contra isquemia cerebral focal (infarto, retração cirúrgica, clipes temporários durante cirurgia de aneurisma), mas provavelmente não contra isquemia cerebral global (parada cardíaca). Contudo, o emprego de barbitúricos para reduzir a PIC após lesão traumática do encéfalo não pode ser justificado, uma vez que a hipotensão associada pode comprometer a pressão de perfusão cerebral e agravar o quadro.[39] A maior parte dos barbitúricos diminui a atividade elétrica no EEG, de forma que infusões intravenosas podem ser úteis no cenário de terapia intensiva para tratar o *status epilepticus* (tipicamente a terceira linha de terapia após insucesso com midazolam e propofol).[40] Uma exceção à regra é o meto-hexital, que ativa focos epilépticos, facilitando sua identificação durante cirurgia de ablação dos mesmos. Pela mesma razão, o meto-hexital também é uma escolha comum para anestesia a fim de facilitar a terapia eletroconvulsiva (Capítulo 38).

Sistema Cardiovascular

A administração de barbitúricos para indução anestésica em geral produz reduções moderadas da pressão arterial sistêmica, as quais são menores do que as produzidas pelo propofol. Essa redução se deve principalmente à vasodilatação periférica e reflete a depressão do centro vasomotor bulbar induzida por barbitúricos, bem como a diminuição do tônus simpático no SNC. Embora barbitúricos obliterem o reflexo barorreceptor, aumentos compensatórios da frequência cardíaca limitam a magnitude e a duração da hipotensão. Ademais, a dilatação de vasos periféricos de capacitância resulta em acúmulo do sangue e menor retorno venoso, o que reduz o débito cardíaco e a pressão arterial sistêmica. De fato, reduções exageradas da pressão arterial podem ocorrer após administração de barbitúricos a pacientes hipovolêmicos, bem como tamponamento cardíaco, cardiomiopatia, doença arterial coronariana ou doença valvar cardíaca, tendo em vista que esses grupos são menos capazes de compensar os efeitos da vasodilatação periférica. Os efeitos hemodinâmicos também são mais pronunciados com doses altas e injeção rápida. Os efeitos inotrópicos negativos dos barbitúricos, que são prontamente demonstrados em preparos de coração isolado, em geral, são mascarados *in vivo* pelas respostas mediadas por barorreceptores.

Sistema Respiratório

Barbitúricos são depressores respiratórios e causam diminuição da ventilação por minuto devido ao menor volume corrente e queda da frequência respiratória. As doses de indução anestésica de tiopental e meto-hexital tipicamente induzem apneia transitória, que é mais pronunciada na presença de outros depressores respiratórios. Os barbitúricos também deprimem respostas ventilatórias à hipercapnia e à hipóxia. O retorno da ventilação espontânea após indução anestésica com barbitúricos caracteriza-se por baixa frequência respiratória e menor volume corrente. A supressão dos reflexos laringotraqueais e de tosse não é tão profunda quanto com administração de propofol, o que torna barbitúricos uma escolha inferior para instrumentação de vias aéreas na ausência de fármacos bloqueadores neuromusculares. Ademais, a estimulação das vias superiores ou da traqueia (secreções, máscara laríngea, laringoscopia direta e intubação traqueal) durante depressão inadequada dos reflexos das vias aéreas pode resultar em laringoespasmo ou broncoespasmo. Esse fenômeno não ocorre somente com barbitúricos, mas é normalmente verdadeiro quando a dose de um anestésico é insuficiente para suprimir os reflexos das vias aéreas.

Efeitos Adversos

A injeção acidental de barbitúricos por via intra-arterial resulta em dor excruciante e intensa vasoconstrição, que frequentemente leva a uma lesão tecidual severa envolvendo gangrena.[4] A terapia agressiva é direcionada à reversão da vasoconstrição para manter a perfusão e reduzir a concentração do fármaco por meio de diluição.

Uma abordagem do tratamento é o bloqueio do sistema nervoso simpático na extremidade afetada (bloqueio do gânglio estrelado). A formação de cristais de barbitúricos provavelmente resulta em oclusão das arteríolas distais de menor calibre. Essa formação de cristais é menos danosa às veias devido ao diâmetro crescente das mesmas. A injeção acidental subcutânea (extravasamento) de barbitúricos resulta em irritação tecidual local, o que enfatiza a importância de utilizar concentrações diluídas (2,5% de tiopental e 1% de meto-hexital). Se houver extravasamento, alguns autores recomendam injeção local de lidocaína 0,5% nos tecidos (5 a 10 mL) em tentativa de diluir a concentração do barbitúrico.

Reações alérgicas potencialmente fatais são raras com barbitúricos, com ocorrência estimada de 1 em 30.000 pacientes. Contudo, observa-se ocasionalmente liberação de histamina.

Usos Clínicos

Os principais usos clínicos dos barbitúricos são a rápida indução anestésica por via intravenosa, tratamento da PIC aumentada ou neuroproteção contra isquemia cerebral focal.[4] A infusão contínua intravenosa de um barbitúrico como o tiopental é raramente utilizada como manutenção anestésica devido a seu meio-tempo contexto-sensível e período de recuperação prolongado (Fig. 8.3).[10] Infusões prolongadas com finalidade de alcançar o "coma barbitúrico" para neuroproteção podem causar imunossupressão, hipo e hipercalemia, além de hipotermia.[38]

Indução Anestésica

A administração de tiopental (3 a 5 mg/kg IV) ou meto-hexital (1 a 1,5 mg/kg IV) produz inconsciência em menos de 30 segundos. Os pacientes podem experimentar sensação de gosto de alho ou cebola durante a indução anestésica. Quando utilizado para terapia eletroconvulsiva, o meto-hexital pode cursar com maior duração da convulsão comparado ao propofol.[41] Com a introdução do sugammadex como reversor para o bloqueio neuromuscular com rocurônio, o meto-hexital associado ao rocurônio pode se tornar uma combinação anestésica mais comum para terapia eletroconvulsiva (Capítulo 11).

A utilidade dos barbitúricos pode ser ilustrada pela descrição de diversos tipos diferentes de indução anestésica. Após administração de um barbitúrico, é comum fornecer succinilcolina ou um bloqueador neuromuscular adespolarizante para produzir relaxamento muscular esquelético e facilitar a intubação orotraqueal. Em algumas situações, o anestesista pode escolher uma "indução de sequência rápida" da anestesia, tipicamente quando o paciente apresenta alto risco de aspiração dos conteúdos gástricos. O protocolo clássico para a indução de sequência rápida é um barbitúrico, geralmente o tiopental, seguido de succinilcolina em rápida sucessão. As vantagens importantes dessa técnica residem em evitar a ventilação por máscara e balão e a intubação traqueal precoce com tubo com *cuff*. Embora o tiopental tenha sido o fármaco tradicional para a indução de sequência rápida, o propofol tem sido a escolha frequente nos dias atuais.

Para pacientes que não apresentam risco de aspiração do conteúdo gástrico, barbitúricos intravenosos podem ser empregados a fim de iniciar uma indução gradual. Doses baixas de tiopental (0,5 a 1,0 mg/kg IV) podem melhorar a aceitação de uma máscara facial por parte do paciente e anular qualquer memória desagradável de anestésicos voláteis pungentes. A indução pode ser então finalizada com o fornecimento de um agente inalatório como o sevofluorano. Esse tipo de indução lenta auxiliar na titulação do efeito anestésico de forma mais cuidadosa, evitando respostas hemodinâmicas exageradas. Também é possível obter indução gradual por meio de titulação cuidadosa de anestésicos intravenosos isolados, sendo o propofol uma escolha mais lógica para essa aplicação, uma vez que possui meio-tempo contexto-sensível mais curto (Fig. 8.3).[10] A administração de barbitúricos por via retal, como o meto-hexital (20 a 30 mg/kg) pode ser empregada para facilitar a indução anestésica em pacientes com distúrbios mentais ou pacientes pediátricos não cooperativos.

Neuroproteção (Capítulo 30)

Quando utilizados com finalidade neuroprotetora, barbitúricos têm sido tradicionalmente titulados para atingir atividade isoelétrica no EEG, ponto de referência que indica máxima redução da CMRO$_2$. Dados mais recentes demonstraram proteção equivalente com doses mais baixas nessa prática.[4] Um risco ligado à utilização de alta dose de barbitúricos para diminuir a PIC ou proporcionar proteção contra isquemia cerebral focal (circulação extracorpórea, endarterectomia carotídea, ressecção de aneurisma torácico) é a hipotensão associada, que pode reduzir criticamente a pressão de perfusão cerebral e requerer a administração de vasoconstritores para que seja mantida a pressão arterial sistêmica. Em um amplo registro de pacientes submetidos a reparo de dissecção aórtica tipo A aguda, não houve benefício com uso de barbitúricos para prevenção de disfunção neurológica permanente,[42] sugerindo que esses fármacos não trazem benefício a cirurgias cardíacas.

BENZODIAZEPÍNICOS

Benzodiazepínicos comumente utilizados no período perioperatório incluem o diazepam, o midazolam e o lorazepam, bem como o antagonista seletivo flumazenil.[1,5] Benzodiazepínicos são únicos dentre os anestésicos intravenosos pelo fato de sua ação poder ser prontamente terminada com a administração do antagonista seletivo flumazenil. Seus efeitos mais desejáveis são a ansiólise e amnésia anterógrada, que são extremamente úteis na pré-medicação.

Características Físico-Químicas

A estrutura química dos benzodiazepínicos contém um anel benzeno fundido a um anel diazepina de sete membros, do qual deriva seu nome (Fig. 8.7). Os três benzodiazepínicos mais utilizados no período perioperatório são todos altamente lipossolúveis, estando a maior lipossolubilidade associada ao midazolam. Todos os três fármacos possuem alta taxa de ligação a proteínas, em especial à albumina sérica. Embora sejam empregados sob formulações parenterais, todos são absorvidos com administração por via oral. Outras possíveis vias de administração incluem a intramuscular, a intranasal e a sublingual. A exposição de uma preparação ácida de midazolam ao pH fisiológico do sangue causa alteração da estrutura do anel, o que confere maior lipossolubilidade ao fármaco, acelerando sua passagem pela barreira hematoencefálica e seu início de ação.

Farmacocinética

Os benzodiazepínicos, por serem altamente lipossolúveis, adentram rapidamente o SNC, o que confere seu rápido início de ação, seguido de redistribuição a tecidos inativos e subsequente terminação do efeito farmacológico (Tabela 8.1). O metabolismo dos benzodiazepínicos ocorre no fígado por meio de oxidação microsomal (*N*-desalquilação e hidroxilação alifática) e conjugação com ácido glicurônico. A oxidação microsomal, via primária de metabolismo do midazolam e do diazepam, é mais susceptível a fatores externos, como idade, doenças (cirrose hepática) e administração de outros fármacos que modulam a eficiência de sistemas enzimáticos. O lorazepam é um dos poucos benzodiazepínicos que não sofre metabolismo oxidativo e é excretado após conjugação de único passo com ácido glicurônico.

O diazepam, após metabolismo hepático, produz metabólitos ativos (desmetildiazepam e oxazepam), os quais podem contribuir com os efeitos prolongados desse fármaco. Por outro lado, o midazolam é seletivamente metabolizado pelo citocromo P450 3A4 a um único metabólito dominante, o 1-hidroximidazolam. Embora o 1-hidroximidazolam possua efeitos sedativos similares ao composto-mãe, sofre rápida glucoronidação e *clearance*.[2] Esse metabólito não causa significativa sedação em pacientes com função hepática e renal normais, exceto quando o midazolam é fornecido em infusão prolongada. Ademais, a curta duração de ação de uma única dose de midazolam deve-se a sua lipossolubili

dade e rápida redistribuição, como já descrito. Apesar de sua passagem rápida ao encéfalo, considera-se que o midazolam possua tempo de equilíbrio efeito-sítio mais curto comparado ao propofol e o tiopental. Nesse sentido, doses intravenosas de midazolam devem ser suficientemente espaçadas para permitir que o pico do efeito clínico seja reconhecido antes que se considere repetir a dose.

A meia-vida de eliminação do diazepam excede grandemente a do midazolam, o que explica os efeitos prolongados daquele sobre o SNC, especialmente em pacientes idosos. Dos três benzodiazepínicos comumente utilizados por via intravenosa, o midazolam apresenta o menor meio-tempo sensível a contexto, o que o torna o mais adequado para infusão contínua (Fig. 8.6).[10]

Recentemente, um novo benzodiazepínico de ação ultra curta adentrou os estudos clínicos, denominado remimazolam (CNS-7056). O remimazolam contém um grupamento éster carboxílico que é rapidamente hidrolisado pelas esterases teciduais, de forma análoga ao remifentanil (Capítulo 9).[32] Comparado ao midazolam, o remimazolam apresenta menor volume de distribuição além de *clearance* mais rápido e independente do peso corpóreo.[43] O metabólito produzido possui baixíssima afinidade pelo receptor GABA$_A$ (>400 vezes mais baixa do que o CNS-7056), sendo improvável que produza sedação clinicamente relevante. As propriedades farmacocinéticas do remimazolam tornam-no um anestésico intravenoso promissor que pode causar sedação menos prolongada comparado ao midazolam, particularmente em pacientes com doença hepática ou que fazem uso de fármacos inibidores do citocromo P450.

Farmacodinâmica

Benzodiazepínicos agem por meio da ativação do complexo de receptores GABA$_A$ e potencialização das correntes de cloreto mediadas pelo GABA, resultando em hiperpolarização das fibras nervosas e menor excitabilidade (Fig. 8.8).[44] Existem sítios específicos de ligação para benzodiazepínicos nos receptores GABA$_A$, o que explica por que foram inicialmente denominados "receptores benzodiazepínicos". O midazolam possui afinidade pelo receptor GABA$_A$ equivalente a cerca de duas vezes a do diazepam, o que é consistente com sua maior potência.

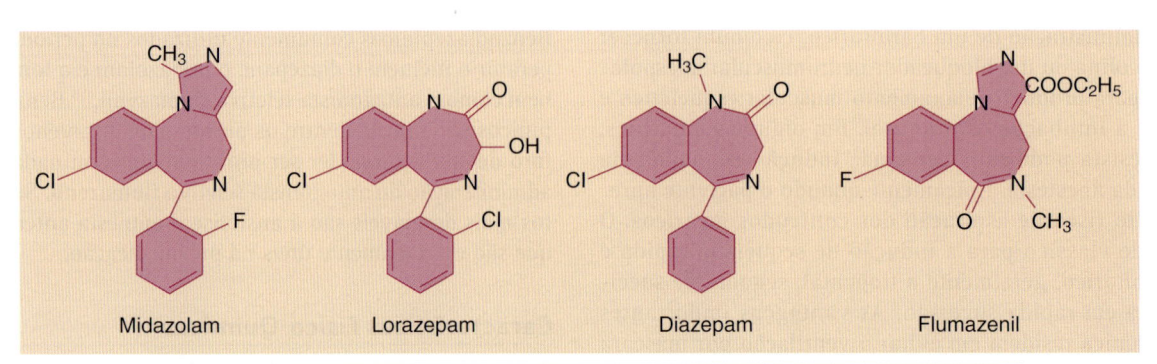

Fig. 8.7 Estrutura química dos benzodiazepínicos mais utilizados e seu antagonista flumazenil.

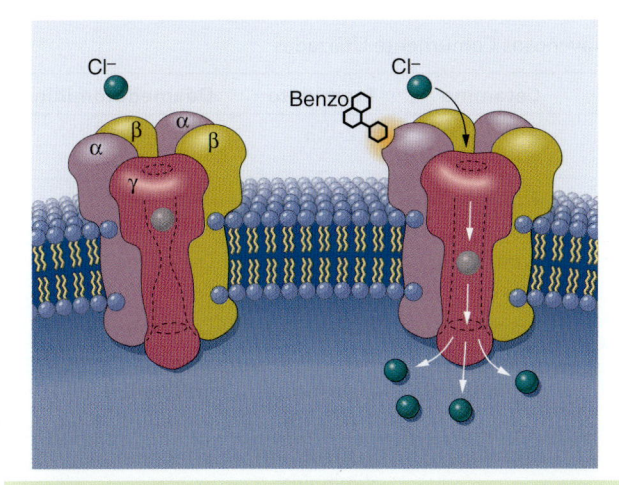

Fig. 8.8 Demonstração esquemática do receptor do ácido γ-aminobutírico (GABA) tipo A formando um canal de íon cloreto. Benzodiazepínicos (Benzo) ligam-se seletivamente na interface entre as subunidades α- e γ-, e acredita-se que facilitem a ação do neurotransmissor inibitório GABA. (De Mohler H, Richards JG. The benzodiazepine receptor: a pharmacological control element of brain function. *Eur J Anesthesiol Suppl*. 1988;2:15-24, usado mediante permissão.)

Receptores $GABA_A$ responsivos aos benzodiazepínicos estão presentes quase exclusivamente em terminações pós-sinápticas do SNC, sendo a maior densidade encontrada no córtex cerebral. A distribuição anatômica dos receptores $GABA_A$ (restrita ao SNC) é consistente com os efeitos mínimos desses fármacos fora do SNC. De fato, a magnitude de depressão ventilatória e o desenvolvimento de hipotensão após administração de benzodiazepínicos são menores do que observados quando barbitúricos são utilizados para indução anestésica (Tabela 8.2).

Espectro de Efeitos

O amplo espectro dos efeitos dos benzodiazepínicos é similar a todos os fármacos dessa classe, embora as potências para efeitos individuais possam variar dentre os mesmos.[5] Os efeitos mais importantes dos benzodiazepínicos derivam de sua ação sedativa-hipnótica e propriedades amnésicas (amnésia anterógrada, não retrógrada).[45] Ademais, benzodiazepínicos funcionam como anticonvulsivantes e são utilizados para tratar convulsões. Esses efeitos são mediados por subunidades alfa do receptor GABA, ao passo que a ansiólise e o relaxamento muscular são mediados pelas subunidades gama. O sítio de ação para relaxamento muscular é a medula espinhal e requer doses muito mais altas.

Perfil de Segurança

Benzodiazepínicos produzem um perfil de efeitos adversos muito favorável. Quando administrados isoladamente, causam apenas depressão mínima da ventilação e do sistema cardiovascular, o que os torna relativamente seguros mesmo em doses altas. Ademais, os efeitos sobre o SNC podem ser revertidos pelo antagonista seletivo flumazenil, o que aumenta a margem de segurança.

Sistema Nervoso Central (Capítulo 30)

Assim como o propofol e os barbitúricos, os benzodiazepínicos reduzem a $CMRO_2$ e o FSC, porém em menor grau. Ao contrário do propofol e do tiopental, o midazolam é incapaz de produz EEG isoelétrico, o que enfatiza a existência de um efeito teto sobre a redução da $CMRO_2$ pelos benzodiazepínicos. Pacientes com complacência intracraniana diminuída demonstram alteração mínima ou nula da PIC após administração de midazolam. Não foram demonstradas propriedades neuroprotetoras com o uso de benzodiazepínicos. São potentes anticonvulsivantes para o tratamento do *status epilepticus*, de abstinência alcoólica e convulsões induzidas por anestésicos locais.

Sistema Cardiovascular

Quando utilizado para indução anestésica, o midazolam produz maior decréscimo da pressão arterial, comparado ao diazepam. Essas alterações ocorrem provavelmente devido à vasodilatação periférica, considerando que o débito cardíaco permanece inalterado. A hipotensão induzida pelo midazolam é mais provável em pacientes hipovolêmicos.

Sistema Respiratório

Benzodiazepínicos produzem mínima depressão da ventilação, embora possa ocorrer apneia transitória após administração intravenosa rápida de midazolam para indução da anestesia, especialmente na presença de pré-medicação com opioides. Os benzodiazepínicos reduzem a resposta ventilatória ao dióxido de carbono, embora esse efeito não seja em geral significativo se forem administrados isoladamente. Poderá ocorrer depressão respiratória mais grave quando os benzodiazepínicos forem administrados juntamente com opioides.[1,46]

Efeitos Adversos

Reações alérgicas aos benzodiazepínicos são extremamente raras a inexistentes. A ocorrência de dor durante injeção intravenosa e subsequente tromboflebite são mais pronunciadas com o diazepam e refletem sua baixa hidrossolubilidade. O solvente orgânico propileno glicol, necessário para dissolver o diazepam, é o mais provável responsável pela dor durante administração intramuscular ou intravenosa, bem como pela absorção imprevisível após injeção intramuscular. O midazolam é mais hidrossolúvel (somente em pH baixo), o que diminui a necessidade de um solvente orgânico e a probabilidade de dor exagerada ou absorção errática após injeção intramuscular ou, mesmo, dor durante injeção intravenosa.

Usos Clínicos

Benzodiazepínicos são utilizados para (1) medicação pré-anestésica, (2) sedação intravenosa, (3) indução anestésica intravenosa e (4) supressão da atividade convulsiva. A latência longa e duração de ação prolongada do lorazepam

Tabela 8.2	Resumo dos Efeitos Farmacocinéticos de Anestésicos Intravenosos Comumente Utilizados					
Dose/Efeito	Propofol	Tiopental	Midazolam	Cetamina	Etomidato	Dexmedetomidina
Dose para indução anestésica (mg/kg IV)	1,5-2,5	3-5	0,1-0,3	1-2	0,2-0,3	
Pressão arterial sistêmica	Diminuída	Diminuída	Inalterada a diminuída	Aumentada*	Inalterada a diminuída	Diminuída[†]
Frequência cardíaca	Inalterada a diminuída	Aumentada	Inalterada	Aumentada	Inalterada a aumentada	Diminuída
Resistência vascular sistêmica	Diminuída	Diminuída	Inalterada a diminuída	Aumentada	Inalterada a diminuída	Diminuída[†]
Ventilação	Diminuída	Diminuída	Inalterada	Inalterada	Inalterada a diminuída	Inalterada a diminuída
Frequência respiratória	Diminuída	Diminuída	Inalterada a diminuída	Inalterada	Inalterada a diminuída	Inalterada
Resposta ao dióxido de carbono	Diminuída	Diminuída	Diminuída	Inalterada	Diminuída	Inalterada
Fluxo sanguíneo cerebral	Diminuído	Diminuído	Diminuído	Aumentado a Inalterado	Diminuído	Diminuído
Demanda metabólica cerebral de oxigênio	Diminuída	Diminuída	Diminuída	Aumentada a Inalterada	Diminuída	Inalterada
Pressão intracraniana	Diminuída	Diminuída	Diminuída	Aumentada a Inalterada	Diminuída	Inalterada
Anticonvulsivante	Sim	Sim	Sim	Sim?	Não	Não
Ansiolítico	Não	Não	Sim	Não	Não	Sim?
Analgesia	Não	Não	Não	Sim	Não	Sim?
Delírio de emergência	Não?	Não	Não	Sim	Não	Pode diminuir
Náusea e vômito	Diminuídos	Inalterado	Diminuídos	Inalterados	Aumentados	Inalterados
Supressão adrenocortical	Não	Não	Sim?	Não	Sim	Não
Dor à injeção	Sim	Não	Não	Não	Não	Não

*Pode causar depressão direta do miocárdio e hipotensão em doentes críticos ou pacientes com depleção de catecolaminas.
[†]Injeção em bólus pode aumentar a resistência vascular sistêmica e a pressão sanguínea. *IV*, intravenoso.

limitam sua utilidade para medicação pré-anestésica ou indução da anestesia, especialmente quando um despertar rápido e sustentado é desejável no término da cirurgia. O flumazenil (8 a 15 µg/kg IV) pode ser útil para tratar pacientes que apresentam demora na recuperação, porém sua duração de ação é curta (cerca de 20 minutos), podendo ocorrer nova sedação.

Medicação Pré-anestésica e Sedação (Capítulo 13)
Os efeitos amnésicos, ansiolíticos e sedativos dos benzodiazepínicos são a base para o emprego desses fármacos como medicação pré-anestésica. O midazolam (1 a 2 mg IV) é eficaz como pré-medicação, sedação durante anestesia regional e procedimentos terapêuticos breves.[5,47] A adição de midazolam à sedação com propofol para colonoscopia pode melhorar as condições operatórias sem prolongar a recuperação ou agravar o comprometimento cognitivo no momento da alta médica.[48] Comparado ao diazepam, o mida-

zolam produz início de efeito mais rápido, com amnésia mais intensa e menor sedação pós-operatória. Muitos pacientes que recebem midazolam pré-operatório não se lembram da sala de cirurgia, e alguns não possuem memória da área de espera pré-operatória.[49] Tanto os anestesistas quanto os cirurgiões devem estar cientes desse fato quando fornecem informações a pacientes e familiares antes da cirurgia. Embora a consciência transoperatória seja rara (Capítulo 47), os benzodiazepínicos parecem ser superiores à cetamina e aos barbitúricos na prevenção desse fenômeno.[50] O midazolam é comumente utilizado para pré-medicação por via oral em crianças. Por exemplo, 0,5 mg/kg administrado por via oral 30 minutos antes da indução anestésica fornece sedação e ansiólise confiáveis em crianças sem prolongar a recuperação.[51] O midazolam também diminui a incidência de NVPO.[52] Mesmo com esses possíveis benefícios, o uso rotineiro da pré-medicação com benzodiazepínicos para cirurgias eletivas pode não melhorar a experiência do paciente.[53]

Os efeitos sinergísticos entre benzodiazepínicos e outros fármacos, especialmente opioides e propofol, facilitam uma melhor sedação e analgesia. Contudo, a combinação desses fármacos também exacerba a depressão respiratória e pode levar a obstrução das vias aéreas ou apneia.[46] Esses fármacos podem, ainda, aumentar o risco de aspiração de conteúdos gástricos por meio de comprometimento da função faríngea e da coordenação entre respiração e deglutição.[54] Efeitos dos benzodiazepínicos, assim como o sinergismo com outros depressores da ventilação, são mais pronunciados em idosos (Capítulo 35), de forma que podem ser necessárias doses menores e titulação cuidadosa. É necessário cuidado quando da utilização de benzodiazepínicos para sedação em pacientes críticos sob ventilação mecânica, uma vez que essa classe de fármacos já foi associada a duração prolongada de estadia em UTI e aumento do delírio comparado a protocolos alternativos (propofol ou dexmedetomidina).[55,56]

Indução Anestésica

Ainda que o midazolam raramente seja empregado para este fim, a anestesia geral pode ser por ele induzida (0,1 a 0,3 mg/kg IV). A perda da consciência, todavia, é mais lenta do que com a administração de tiopental, propofol ou etomidato. A perda da consciência é facilitada quando se administra uma pequena dose de um opioide (fentanil, 50 a 100 µg IV) 1 a 3 minutos antes da administração do midazolam. Apesar da possível produção de efeitos circulatórios menores, é improvável que o uso de midazolam ou diazepam na indução anestésica ofereça alguma vantagem sobre barbitúricos ou propofol. Uma desvantagem potencial é o prolongamento da recuperação após uma dose de indução com benzodiazepínicos.

Supressão da Atividade Convulsiva

A eficácia dos benzodiazepínicos como anticonvulsivantes se deve à sua capacidade de potencializar os efeitos inibitórios do GABA, particularmente no sistema límbico. De fato, o diazepam (0,1 mg/kg IV), em geral, é eficaz em abolir a atividade convulsiva produzida por anestésicos locais ou pela abstinência alcoólica. O lorazepam (0,1 mg/kg IV) é o benzodiazepínico intravenoso de escolha para o *status epilepticus*. Também é possível utilizar diazepam (0,2 mg/kg IV). Para o tratamento pré-hospitalar do *status epilepticus*, a administração intramuscular (IM) de midazolam (10 mg IM para pacientes de > 40kg; 5 mg IM para pacientes de 13 a 40 kg) é eficaz, pode ser realizada mais rapidamente que a terapia intravenosa e pode reduzir a necessidade de hospitalização.[57]

CETAMINA

A cetamina, um derivado da fenciclidina que recebeu aprovação pela Food and Drug Administration (FDA) para uso clínico em 1970, difere da maior parte dos anestésicos intravenosos pelo fato de produzir analgesia significativa.[2,3] O estado cataléptico característico observado após uma dose

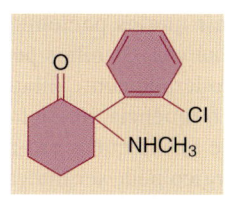

Fig. 8.9 Estrutura química da cetamina.

de indução de cetamina é conhecido como "anestesia dissociativa", na qual os olhos do paciente permanecem abertos e demonstram um olhar com lento nistagmo (estado cataléptico).

Características Físico-Químicas

A cetamina é um derivado da fenciclidina parcialmente hidrossolúvel e altamente lipossolúvel (Fig. 8.9). Possui entre 5 e 10 vezes mais lipossolubilidade do que o tiopental. Dos dois estereoisômeros, a forma S(+) é mais potente comparada ao isômero R(-). Nos Estados Unidos, somente a mistura racêmica da cetamina (10, 50, 100 mg/mL) encontra-se disponível.

Após sua inicial introdução, a cetamina foi por muito tempo estabelecida como um anestésico seguro. Contudo, sua popularidade decaiu desde então, e seus efeitos adversos psicomiméticos indesejados têm limitado seu emprego em anestesia. Não obstante, as características peculiares da cetamina (potente analgesia com mínima depressão respiratória) tornam-na uma alternativa valiosa em alguns quadros. Recentemente, esse fármaco tem se tornado comum como adjuvante administrado em doses subanalgésicas para limitar ou reverter a tolerância a opioides, bem como no tratamento de depressão grave.[58,59]

Farmacocinética

A alta solubilidade da cetamina assegura rápido início de efeito. Assim como outros fármacos intravenosos de indução, o efeito de um bólus único termina devido à redistribuição a tecidos inativos. O metabolismo ocorre primariamente no fígado e envolve a *N*-desmetilação pelo sistema citocromo P-450. A norcetamina, metabólito primário ativo, é menos potente (um terço a um quinto da potência da cetamina), sofrendo subsequente hidroxilação e conjugação para metabólitos hidrossolúveis inativos que são excretados na urina. A cetamina é o único anestésico intravenoso que possui baixa taxa de ligação com proteínas plasmáticas (12%) (Tabela 8.1).

Farmacodinâmica

O mecanismo de ação da cetamina é complexo, contudo seu maior efeito anestésico é produzido por meio de inibição do complexo de receptores *N*-metil-_D-aspartato (NMDA).[60] Se a cetamina é administrada isoladamente, não há tanta amnésia quanto com a administração de um benzodiazepínico. Os reflexos são preservados, porém não se pode assumir que os pacientes serão capazes de proteger suas vias aéreas. Os olhos permanecem abertos, e as pupilas são moderadamente dilatadas com presença de nistagmo. Com frequência, vê-se lacrimação e salivação aumentadas, de forma que a pré-medicação com um fármaco anticolinérgico pode ser indicada a fim de limitar tal efeito (Tabela 8.2).

Reações de Emergência

Reações de emergência desagradáveis após administração de cetamina são o principal fator que limita seu uso. Tais reações podem incluir sonhos em cores vivas, alucinações, experiências extracorpóreas e aumento da distorção da sensibilidade visual, táctil e auditiva. Essas reações podem estar associadas a medo e confusão. O estado eufórico também pode ser induzido, o que explica o potencial para abuso desse fármaco. Crianças geralmente apresentam menor incidência de reações de emergência graves. A administração de um benzodiazepínico juntamente com a cetamina pode ajudar a limitar as reações de emergência desagradáveis, além de aumentar a amnésia.

Sistema Nervoso Central (Capítulo 30)

Ao contrário de outros anestésicos intravenosos, a cetamina é um vasodilatador cerebral que aumenta o FSC e a $CMRO_2$. Portanto, é geralmente evitada em pacientes com doença intracraniana, em especial com PIC elevada. Não obstante, os efeitos indesejáveis sobre o FSC podem ser atenuados pela ventilação controlada e manutenção de normocapnia.[61] Apesar do potencial para produzir atividade mioclônica, a cetamina é considerada um anticonvulsivante e pode ser utilizada no tratamento de *status epilepticus* quando fármacos mais convencionais são ineficazes.

Sistema Cardiovascular

A cetamina pode produzir aumentos significativos transitórios da pressão arterial sistêmica, frequência cardíaca e débito cardíaco, presumivelmente por estimulação simpática mediada centralmente. Esses efeitos, que são associados a aumento do trabalho cardíaco e consumo de oxigênio pelo miocárdio, não são sempre desejáveis e podem ser obliterados pela coadministração de benzodiazepínicos, opioides ou anestésicos inalatórios. Embora ainda seja controverso, a cetamina é um potente depressor direto do miocárdio. Essa propriedade é geralmente mascarada pela estimulação do sistema nervoso central, contudo pode tornar-se aparente em pacientes criticamente enfermos com capacidade limitada de aumentar sua atividade nervosa simpática.

Sistema Respiratório

A cetamina não produz depressão respiratória significativa. Quando utilizada isoladamente, a resposta respiratória à hipercapnia é preservada, e os gases sanguíneos permanecem estáveis. Após administração rápida de doses altas para indução anestésica, é possível observar hipoventilação transitória e, em casos raros, um curto período de apneia. Não se pode assumir uma capacidade da cetamina de proteger as vias aéreas superiores mesmo com a presença de reflexos protetores ativos. O risco de laringoespasmo devido ao aumento da salivação é alto, especialmente em crianças, e pode ser diminuído com a pré-medicação utilizando um fármaco anticolinérgico. A cetamina relaxa a musculatura lisa bronquial e pode ser útil em pacientes com vias aéreas reativas, bem como no manejo daqueles com broncoconstrição.

Usos Clínicos

As reações de emergência desagradáveis que ocorrem após a administração de cetamina têm restringido seu uso como anestésico geral.[62] Em contrapartida, as propriedades peculiares do fármaco, incluindo a profunda analgesia, estimulação do sistema nervoso simpático, broncodilatação e mínima depressão respiratória a tornam uma importante alternativa a outros anestésicos intravenosos e um interessante adjuvante para muitos casos. Ademais, a cetamina pode ser administrada por múltiplas vias (intravenosa, intramuscular, oral, retal, epidural), tornando-a uma opção útil para medicação pré-anestésica em pacientes com distúrbios mentais e não cooperativos (Capítulo 34).

Indução e Manutenção da Anestesia

A indução da anestesia pode ser obtida com cetamina na dose de 1 a 2 mg/kg IV ou 4 a 6 mg/kg IM. Embora não seja comumente utilizada para manutenção anestésica, seu curto meio-tempo sensível a contexto a torna uma opção para esse fim (Fig. 8.3).[10] Por exemplo, a anestesia geral pode ser alcançada com infusão de cetamina 15 a 45 µg/kg/min juntamente com 50% a 70% de óxido nitroso, ou com cetamina isolada, 30 a 90 µg/kg/min.

Analgesia

Doses baixas de cetamina em bólus (0,2 a 0,8 mg/kg IV) podem ser úteis durante anestesia regional quando é necessária analgesia adicional (p. ex., cesariana com anestesia neuraxial e bloqueio regional insuficiente). A cetamina fornece analgesia eficiente sem comprometer as vias aéreas. A infusão de uma dose subanestésica de cetamina (3 a 5 µg/kg/min) durante anestesia geral e no início do período pós-operatório pode ser útil para produzir analgesia ou reduzir a tolerância a opioides e hiperalgesia induzida por opioides,[63] embora nem todos os estudos que investigam o emprego da cetamina como adjuvante demonstrem a melhora esperada em escores de dor e na recuperação.[64] Devido à presença de receptores NMDA nos nociceptores periféricos, a aplicação local e tópica de cetamina parece ser uma abordagem considerável para atingir concentrações teciduais mais altas em uma tentativa de evitar efeitos indesejáveis no SNC. Contudo, há escassez de evidência em estudos controlados e, até os dias atuais, essa modalidade advém de relatos de caso.[65]

Tratamento da Depressão Profunda

Recentemente, a cetamina recebeu crescente atenção como opção terapêutica para o tratamento da depressão profunda resistente a tratamento. Uma infusão única intravenosa de cetamina (0,5 mg/kg em 40 minutos) demonstrou-se superior ao midazolam na redução de sintomas de depressão em menos de 24 horas.[66] Com a otimização da dose, do tempo e da frequência de tratamento, a cetamina pode provar-se útil na manutenção de efeitos antidepressivos em pacientes resistentes ao tratamento.[59]

ETOMIDATO

O etomidato é um anestésico intravenoso com propriedades hipnóticas, porém não analgésicas, além de efeitos hemodinâmicos mínimos.[2,3,7] A farmacocinética desse fármaco o torna adequado para infusão contínua, a qual não é comumente utilizada devido a seus efeitos adversos endócrinos.

Características Físico-Químicas

O etomidato é um derivado imidazólico carboxilado que possui dois isômeros ópticos (Fig. 8.10). A preparação disponível contém somente o isômero D(+) ativo, que possui propriedades hipnóticas. O fármaco é pouco hidrossolúvel e é, portanto, comercializado em uma solução a 2 mg/mL em 35% de propileno glicol. A solução possui pH igual a 6,9 e não causa problemas com precipitação como os observados com o tiopental.

Farmacocinética

Uma dose de indução de etomidato produz rápida instauração da anestesia, e a recuperação depende da redistribuição aos tecidos inativos (comparável ao tiopental e ao propofol). O metabolismo é primariamente hepático por hidrólise de ésteres a metabólitos inativos, que são excretados pela urina (78%) e pela bile (22%). Menos de 3% da dose de etomidato administrada é excretada de forma inalterada pela urina. O *clearance* do etomidato é cerca de cinco vezes maior que o do tiopental, conforme refletido por sua meia-vida de eliminação curta (Tabela 8.1). A duração de ação relaciona-se linearmente com a dose, sendo que cada 0,1 mg/kg fornecem cerca de 100 segundos de inconsciência. Devido a seus mínimos efeitos sobre a hemodinâmica e seu curto meio-tempo sensível a contexto, doses repetidas ou infusões contínuas podem ser administradas de forma segura (Fig. 8.3).[10] O etomidato, assim como a maior parte dos demais anestésicos

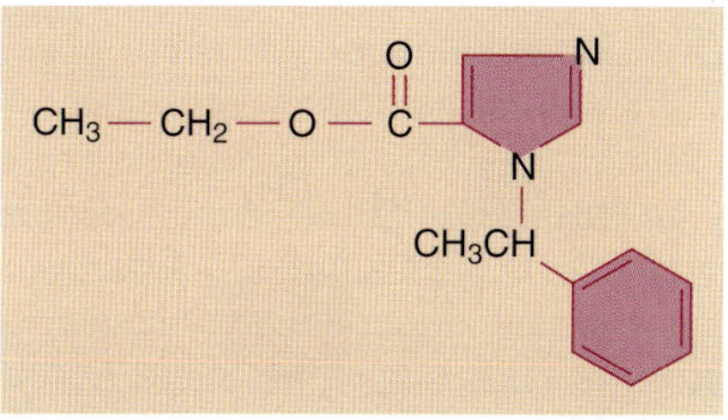

Fig. 8.10 Estrutura química do etomidato.

intravenosos, possui alta taxa de ligação com proteínas (77%), especialmente albumina. O desenvolvimento de novos derivados de ação curta do etomidato (p. ex., ABP-700) encontra-se em andamento com o objetivo de encontrar um análogo com efeitos adversos adrenais limitados.[67]

Farmacodinâmica

O etomidato possui efeitos similares ao GABA e parece agir primariamente por meio de potencialização de correntes de cloreto mediadas pelo $GABA_A$, como a maioria dos anestésicos intravenosos.[7]

Sistema Nervoso Central (Capítulo 30)

O etomidato é um potente vasoconstritor cerebral, como refletido pela redução do FSC e da PIC. Esses efeitos são similares aos produzidos por doses comparáveis de tiopental. Apesar da redução da $CMRO_2$, o etomidato não demonstrou propriedades neuroprotetoras em estudos com animais, e há escassez de estudos em humanos. Picos excitatórios são mais frequentes no EEG após administração de etomidato, comparado ao tiopental. Assim como o meto-hexital, o etomidato pode ativar focos convulsivos, que se manifestam como atividade rápida no EEG. Ademais, movimentos espontâneos caracterizados como mioclonias ocorrem em mais de 50% dos pacientes que recebem esse anestésico, de forma que a atividade mioclônica pode ser associada à atividade similar a uma convulsão no EEG.

Sistema Cardiovascular

Uma característica típica e desejável da indução anestésica com etomidato é a estabilidade cardiovascular após a injeção em bólus.[7] A redução da pressão arterial é discreta ou ausente e reflete principalmente uma redução da resistência vascular sistêmica. Quaisquer efeitos hipotensores do etomidato são provavelmente exagerados na presença de hipovolemia. O etomidato produz mínima alteração da frequência cardíaca e do débito cardíaco. Os efeitos depressores sobre a contratilidade do miocárdio são mínimos em concentrações utilizadas para indução anestésica.

Sistema Respiratório

Os efeitos depressores do etomidato sobre a ventilação são menos pronunciados que os dos barbitúricos, embora possa ocorrer apneia ocasional após injeção intravenosa rápida. A depressão ventilatória pode ser agravada quando o etomidato é utilizado juntamente com anestésicos inalatórios ou opioides.

Sistema Endócrino

O etomidato causa supressão adrenocortical por produzir inibição dose-dependente da 11β-hidroxilase, uma enzima necessária à conversão de colesterol em cortisol (Fig. 8.11).[68] Essa supressão perdura por cerca de 4 a 8 horas após dose única de indução de etomidato, podendo essa insuficiência adrenal durar até 24 a 48 horas.[69] Essa propriedade gerou grande controvérsia sobre a segurança do etomidato para intubação de pacientes críticos e sobre seu uso como fármaco de indução da anestesia geral.[70]

Usos Clínicos

O etomidato é uma alternativa ao propofol e aos barbitúricos para indução anestésica rápida, especialmente em pacientes com comprometimento da contratilidade do miocárdio, doença arterial coronariana ou estenose aórtica severa.[71,72] Após uma dose padrão de indução (0,2 a 0,3 mg/kg IV), a perda da consciência é comparável à obtida com tiopental e propofol. Há frequente incidência de dor durante a injeção intravenosa de etomidato, que pode ser seguida de irritação venosa. Movimentos mioclônicos involuntários são comuns, mas podem ser mascarados pela administração concomitante de bloqueadores neuromusculares. A recuperação após dose intravenosa única de etomidato é rápida, com pouca evidência de efeitos depressores residuais. O etomidato não produz analgesia, e a ocorrência de NVPO pode ser mais comum do que com tiopental ou propofol. O principal fator limitante para seu uso clínico em indução anestésica é sua capacidade de deprimir transitoriamente a função adrenocortical.[68] Em teoria, essa supressão pode ser desejável se reduzir o estresse neuro-hormonal durante cirurgia e anestesia, ou indesejável se prevenir respostas protetoras úteis contra estresses perioperatórios. Metanálises recentes têm desafiado achados anteriores de que o etomidato aumentasse a mortalidade após dose única para intubação de pacientes sépticos.[73-75] O etomidato permanece um hipnótico útil para a terapia eletroconvulsiva, por produzir duração mais prolongada da atividade convulsiva comparado ao propofol ou o meto-hexital (Capítulo 38).[76]

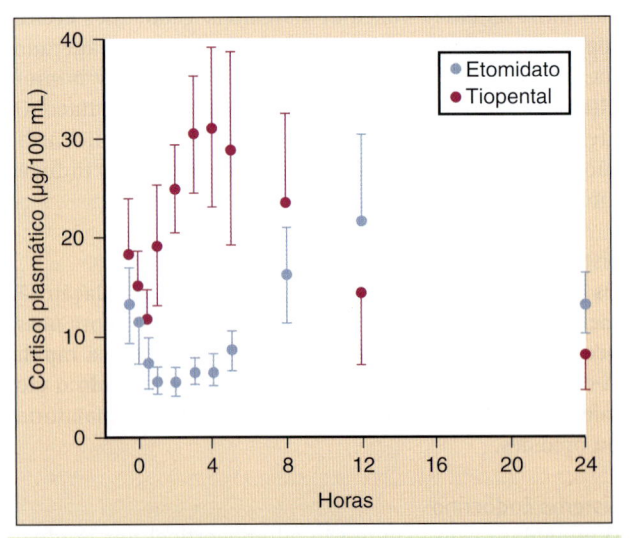

Fig. 8.11 O etomidato é associado a reduções da concentração plasmática de cortisol, diferentemente do tiopental. $P < 0,05$ comparado ao tiopental, média $\pm$ DP (desvio padrão). (De Fragen RT, Shanks CA, Molteni A, et al. Effects of etomidate on hormonal responses to surgical stress. *Anesthesiology*. 1984;61:652-656, usado mediante permissão.)

DEXMEDETOMIDINA

A dexmedetomidina é um agonista α_2-adrenérgico.[77] O reconhecimento da utilidade dos α_2-agonistas baseou-se na observação de pacientes sob terapia crônica com clonidina, nos quais o requerimento anestésico foi reduzido. Os efeitos da dexmedetomidina podem ser revertidos com fármacos α_2-antagonistas.

Características Físico-Químicas

A dexmedetomidina é o enantiômero S ativo da medetomidina, um agonista α_2-adrenérgico altamente seletivo e derivado imidazólico que é empregado em medicina veterinária. A dexmedetomidina é hidrossolúvel e disponível em formulação para uso parenteral (Fig. 8.12).

Farmacocinética

A dexmedetomidina sofre rápido metabolismo hepático, que envolve conjugação, *N*-metilação e hidroxilação. Os metabólitos são excretados na urina e na bile. O *clearance* é elevado, e a meia-vida de eliminação é curta (Tabela 8.1). Todavia, ocorre aumento significativo no meio-tempo sensível a contexto, de 4 minutos após infusão de 10 minutos até 250 minutos após infusão de 8 horas.

Farmacodinâmica

A dexmedetomidina produz efeitos por meio da ativação de α_2-receptores do SNC.

Sistema Nervoso Central
A hipnose presumidamente resulta de estimulação de receptores α_2-adrenérgicos no loco cerúleo, ao passo que o efeito analgésico se origina no nível da medula espinhal. O efeito sedativo produzido pela dexmedetomidina possui uma qualidade diferente de outros anestésicos intravenosos por lembrar um estado de sono fisiológico causado pela ativação de vias endógenas do sono. A dexmedetomidina diminui o FSC sem alterar significativamente a PIC e a $CMRO_2$ (Tabela 8.2). Pode ocorrer desenvolvimento de tolerância e dependência. Embora ocorram alterações no EEG, picos de focos convulsivos não são suprimidos, o que torna a dexmedetomidina um fármaco útil em cirurgia para epilepsia.[78] Potenciais evocados monitorados durante cirurgia de coluna não são suprimidos com doses de infusão usuais.[79]

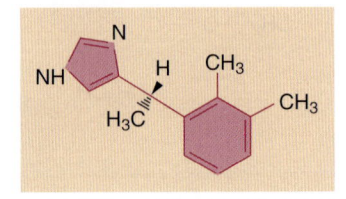

Fig. 8.12 Estrutura química da dexmedetomidina.

Sistema Cardiovascular

A infusão de dexmedetomidina produz redução moderada da frequência cardíaca e da resistência vascular sistêmica, causando consequente redução da pressão arterial sistêmica. A injeção em bólus pode produzir *aumento* transitório da pressão arterial sistêmica e diminuição pronunciada da frequência cardíaca, efeito provocado possivelmente pela vasoconstrição mediada por receptores α_2-adrenérgicos periféricos. Doses iniciais clinicamente úteis (0,5 a 1 µg/kg IV em 10 minutos) aumentam a resistência vascular sistêmica e a pressão arterial sistêmica, mas provavelmente não aumentam tanto a resistência vascular pulmonar.[80] A bradicardia ou a hipotensão associadas à infusão de dexmedetomidina podem necessitar de tratamento. O aumento da idade e a menor pressão arterial basal (pressão arterial média < 70 mmHg) são fatores de risco para instabilidade hemodinâmica durante infusão de dexmedetomidina.[81] Bloqueio cardíaco, bradicardia grave ou assistolia podem resultar de estimulação vagal não tratada. A resposta a fármacos anticolinérgicos é inalterada. Quando utilizada como adjuvante à anestesia geral, a dexmedetomidina reduz os níveis de catecolaminas plasmáticas e pode atenuar aumentos da frequência cardíaca durante a emergência da anestesia.[82,83]

Sistema Respiratório

Os efeitos da dexmedetomidina sobre o sistema respiratório constituem-se em redução leve a moderada do volume corrente e mínima alteração da frequência respiratória. A resposta ventilatória ao dióxido de carbono é minimamente comprometida, porém a resposta à hipóxia parece ser diminuída em grau similar ao propofol.[84] Embora os efeitos respiratórios sejam discretos, pode ocorrer obstrução de vias aéreas superiores devido à sedação. Ademais, a dexmedetomidina possui efeito sedativo sinergístico quando combinada a outros sedativos-hipnóticos.

Usos Clínicos

A dexmedetomidina é utilizada principalmente para sedação de curto prazo de pacientes intubados e submetidos à ventilação mecânica no cenário de terapia intensiva.[77] Embora não exista evidência de benefício com relação ao risco de mortalidade, a dexmedetomidina pode reduzir a duração da ventilação mecânica, encurtar o tempo de estadia na UTI[85] e melhorar a qualidade do sono.[86] Na sala de cirurgia, pode ser utilizada como adjuvante à anestesia geral ou para promover sedação durante anestesia regional ou intubação traqueal por fibra óptica em pacientes acordados.[87] Quando administrada durante a anestesia geral, a dexmedetomidina (dose inicial de 0,5 a 1 µg/kg ao longo de 10 a 15 minutos, seguida de infusão de 0,2 a 0,7 µg/kg/h) diminui o requerimento de anestésicos inalatórios e intravenosos. Seus efeitos sedativos e analgésicos podem beneficiar a recuperação e a transição para o período pós-operatório sem depressão respiratória. A dexmedetomidina parece reduzir o consumo pós-operatório de opioides e melhorar escores de dor,[88] embora o benefício analgésico ainda não tenha sido demonstrado em todas as situações.[89]

A dexmedetomidina tem sido bastante utilizada em crianças, demonstrando eficácia nessa população.[90] Especificamente, pode ser benéfica na prevenção do delírio de emergência em anestesia pediátria[91] (Capítulo 34). Já no outro extremo de idade, a dexmedetomidina pode ser superior ao propofol na redução do delírio em pacientes idosos que necessitam de sedação após cirurgia cardíaca e não cardíaca[92,93] (Capítulo 35).

PERGUNTAS DO DIA

1. Quais são os efeitos cardiovasculares e respiratórios esperados com o propofol? Quais técnicas podem reduzir a dor durante a injeção desse fármaco?
2. Quais são os riscos de a terapia com alta dose de barbitúricos reduzir a pressão intracraniana (PIC) ou promover neuroproteção?
3. Quais são os efeitos respiratórios dos benzodiazepínicos quando administrados isolados ou juntamente com opioides? Como os benzodiazepínicos afetam a função da faringe?
4. Como os efeitos da cetamina sobre o sistema nervoso central (SNC) diferem dos efeitos do propofol ou dos barbitúricos? Quais são os benefícios potenciais da cetamina como fármaco analgésico?
5. Quais são os efeitos da dexmedetomidina sobre o volume corrente e a frequência respiratória? Quais são os efeitos cardiovasculares esperados da infusão de dexmedetomidina? Quais efeitos cardiovasculares podem estar evidentes após bólus de dexmedetomidina?

REFERÊNCIAS

1. Olkkola KT, Ahonen J. Midazolam and other benzodiazepines. *Handb Exp Pharmacol.* 2008;182:335-360.

2. Vuyk J, Sitsen E, Reekers M. Intravenous anesthetics. In: Miller RD, ed. *Miller's Anesthesia.* Philadelphia: Elsevier; 2015:821-863.

3. Stoelting RK, Hillier SC. Nonbarbiturate intravenous anesthetic drugs. In: Stoelting RK, Hillier SC, eds. *Pharmacology and Physiology in Anesthetic Practice.* Philadelphia: Lippincott Williams & Wilkins; 2006:155-178.

4. Stoelting RK, Hillier SC. Barbiturates. In: Stoelting RK, Hillier SC, eds. *Pharmacology and Physiology in Anesthetic Practice.* Philadelphia: Lippincott Williams & Wilkins; 2006:127-139.

5. Stoelting RK, Hillier SC. Benzodiazepines. In: Stoelting RK, Hillier SC, eds. *Pharmacology and Physiology in Anesthetic Practice.* Philadelphia: Lippincott Williams & Wilkins; 2006:140-154.

6. Vanlersberghe C, Camu F. Propofol. *Handb Exp Pharmacol.* 2008;182:227-252.

7. Vanlersberghe C, Camu F. Etomidate and other non-barbiturates. *Handb Exp Pharmacol.* 2008;182:267-282.

8. Asserhøj LL, Mosbech H, Krøigaard M, et al. No evidence for contraindications to the use of propofol in adults allergic to egg, soy or peanut. *Br J Anaesth.* 2016;116(1):77-82.

9. Glass PS. Half-time or half-life: what matters for recovery from intravenous anesthesia?. *Anesthesiology.* 2010;112:1266-1269.

10. Hughes MA, Glass PS, Jacobs JR. Context-sensitive half-time in multicompartment pharmacokinetic models for intravenous anesthetic drugs. *Anesthesiology.* 1992;76:334-341.

11. Short TG, Hannam JA, Laurent S, et al. Refining target-controlled infusion. *Anesth Analg.* 2016;122(1):90-97.

12. Franks NP. Molecular targets underlying general anaesthesia. *Br J Pharmacol.* 2006;147(suppl 1):S72-S81.

13. Purdon PL, Sampson A, Pavone KJ, Brown EN. Clinical electroencephalography for anesthesiologists: part I: background and basic signatures. *Anesthesiology.* 2015;123(4):937-960.

14. Bosnjak ZJ, Logan S, Liu Y, Bai X. Recent insights into molecular mechanisms of propofol-induced developmental neurotoxicity. *Anesth Analg.* 2016;123(5):1286-1296.

15. Kassam SI, Lu C, Buckley N, et al. The mechanisms of propofol-induced vascular relaxation and modulation by perivascular adipose tissue and endothelium. *Anesth Analg.* 2011;112(6):1339-1345.

16. Tramer MR, Moore RA, McQuay HJ. Propofol and bradycardia: causation, frequency and severity. *Br J Anaesth.* 1997;78:642-651.

17. Simons JC, Pierce E, Diaz-Gil D, et al. Effects of depth of propofol and sevoflurane anesthesia on upper airway collapsibility, respiratory genioglossus activation, and breathing in healthy volunteers. *Anesthesiology.* 2016;125(3):525-534.

18. Eames WO, Rooke GA, Wu RS, et al. Comparison of the effects of etomidate, propofol, and thiopental on respiratory resistance after tracheal intubation. *Anesthesiology.* 1996;84:1307-1311.

19. Krajc̆ová A, Waldauf P, Andĕl M, Duška F. Propofol infusion syndrome: a structured review of experimental studies and 153 published case reports. *Crit Care.* 2015;19:398.

20. Jalota L, Kalira V, George E, et al. Prevention of pain on injection of propofol: systematic review and meta-analysis. *BMJ.* 2011;342:d1110.

21. Euasobhon P, Dej-arkom S, Siriussawakul A, et al. Lidocaine for reducing propofol-induced pain on induction of anaesthesia in adults. *Cochrane Database Syst Rev.* 2016;(2):CD007874.

22. Ingrande J, Brodsky JB, Lemmens HJ. Lean body weight scalar for the anesthetic induction dose of propofol in morbidly obese subjects. *Anesth Analg.* 2011;113(1):57-62.

23. Peng K, Liu HY, Wu SR, et al. Does propofol anesthesia lead to less postoperative pain compared with inhalational anesthesia?. *Anesth Analg.* 2016;123(4):846-858.

24. Heard C, Harutunians M, Houck J, et al. Propofol anesthesia for children undergoing magnetic resonance imaging. *Anesth Analg.* 2015;120(1):157-164.

25. Borgeat A, Wilder-Smith OH, Saiah M, Rifat K. Subhypnotic doses of propofol possess direct antiemetic properties. *Anesth Analg.* 1992;74(4):539-541.

26. Schulman SR, Rockett CB, Canada AT, Glass P. Long-term propofol infusion for refractory postoperative nausea—a case-report with quantitative propofol analysis. *Anesth Analg.* 1995;80(3):636-637.

27. Apfel CC, Korttila K, Abdalla M, et al. A factorial trial of six interventions for the prevention of postoperative nausea and vomiting. *N Engl J Med.* 2004;350(24):2441-2451.

28. Kumar G, Stendall C, Mistry R, et al. A comparison of total intravenous anaesthesia using propofol with sevoflurane or desflurane in ambulatory surgery: systematic review and meta-analysis. *Anaesthesia.* 2014;69(10):1138-1150.

29. Fechner J, Ihmsen H, Jeleazcov C, Schüttler J. Fospropofol disodium, a water-soluble prodrug of the intravenous anesthetic propofol (2,6-diisopropylphenol). *Expert Opin Investig Drugs.* 2009;18(10):1565-1571.

30. Struys MM, Fechner J, Schüttler J, Schwilden H. Erroneously published fospropofol pharmacokinetic-pharmacodynamic data and retraction of the affected publications. *Anesthesiology.* 2010;112(4):1056-1057.

31. Mcintosh MP, Iwasawa K, Rajewski RA, et al. Hemodynamic profile in rabbits of fospropofol disodium injection relative to propofol emulsion following rapid bolus injection. *J Pharm Sci.* 2012;101(9):3518-3525.

32. Ilic RG. Fospropofol and remimazolam. *Int Anesthesiol Clin.* 2015;53(2):76-90.

33. Fechner J, Ihmsen H, Schüttler J, Jeleazcov C. A randomized open-label phase I pilot study of the safety and efficacy of total intravenous anesthesia with fospropofol for coronary artery bypass graft surgery. *J Cardiothorac Vasc Anesth.* 2013;27(5):908-915.

34. Candiotti KA, Gan TJ, Young C, et al. A randomized, open-label study of the safety and tolerability of fospropofol for patients requiring intubation and mechanical ventilation in the intensive care unit. *Anesth Analg.* 2011;113(3):550-556.

35. Saidman L. Uptake, distribution, and elimination of barbiturates. In: Eger EI, ed. *Anesthetic Uptake and Action.* Baltimore: Williams & Wilkins; 1974:264-284.

36. Farrant M, Nusser Z. Variations on an inhibitory theme: phasic and tonic activation of GABAA receptors. *Nat Rev Neurosci.* 2005;6(3):215-229.

37. MacIver MB. Anesthetic agent-specific effects on synaptic inhibition. *Anesth Analg.* 2014;119(3):558-569.

38. Ellens N, Figueroa B, Clark J. The use of barbiturate-induced coma during cerebrovascular neurosurgery procedures: a review of the literature. *Brain Circ.* 2015;1(2):140-146.

39. Roberts I, Sydenham E. Barbiturates for acute traumatic brain injury. *Cochrane Database Syst Rev.* 2012;(12.):CD000033.

40. Reznik ME, Berger K, Claassen J. Comparison of intravenous anesthetic agents for the treatment of refractory status epilepticus. *J Clin Med.* 2016;5(5):E54.

41. Lihua P, Su M, Ke W, Ziemann-Gimmel P. Different regimens of intravenous sedatives or hypnotics for electroconvulsive therapy (ECT) in adult patients with depression. *Cochrane Database Syst Rev.* 2014;(4.):CD009763.

42. Krüger T, Hoffmann I, Blettner M, et al. GERAADA Investigators. Intraoperative neuroprotective drugs without beneficial effects? Results of the German Registry for Acute Aortic Dissection Type A (GERAADA). *Eur J Cardiothorac Surg.* 2013;44(5):939-946.

43. Antonik LJ, Goldwater DR, Kilpatrick GJ, et al. A placebo- and midazolam-controlled phase I single ascending-dose study evaluating the safety, pharmacokinetics, and pharmacodynamics of remimazolam (CNS 7056): part I. Safety, efficacy, and basic pharmacokinetics. *Anesth Analg.* 2012;115(2):274-283.

44. Mohler H, Richards JG. The benzodiazepine receptor: a pharmacological control element of brain function. *Eur J Anaesthesiol.* 1988;2:15-24.

45. Bulach R, Myles PS, Russnak M. Double-blind randomized controlled trial to determine extent of amnesia with midazolam given immediately before general anaesthesia. *Br J Anaesth.* 2005;94(3):300-305.

46. Bailey PL, Pace NL, Ashburn MA, et al. Frequent hypoxemia and apnea after sedation with midazolam and fentanyl. *Anesthesiology.* 1990;73:826-830.

47. Reves JG, Fragen RJ, Vinik HR, et al. Midazolam: pharmacology and uses. *Anesthesiology.* 1985;62:310-324.

48. Padmanabhan U, Leslie K, Eer AS, et al. Early cognitive impairment after sedation for colonoscopy: the effect of adding midazolam and/or fentanyl to propofol. *Anesth Analg.* 2009;109(5):1448-1455.

49. Chen Y, Cai A, Dexter F, et al. Amnesia of the operating room in the B-Unaware and BAG-RECALL Clinical Trials. *Anesth Analg.* 2016;122(4):1158-1168.

50. Messina AG, Wang M, Ward MJ, et al. Anaesthetic interventions for prevention of awareness during surgery. *Cochrane Database Syst Rev.* 2016;(10.):CD007272.

51. Cote CJ, Cohen IT, Suresh S, et al. A comparison of three doses of a commercially prepared oral midazolam syrup in children. *Anesth Analg.* 2002;94:37-43.

52. Grant MC, Kim J, Page AJ, et al. The effect of intravenous midazolam on postoperative nausea and vomiting. *Anesth Analg.* 2016;122(3):656-663.

53. Maurice-Szamburski A, Auquier P, Viarre-Oreal V, et al. PremedX Study Investigators. Effect of sedative premedication on patient experience after general anesthesia: a randomized clinical trial. *JAMA.* 2015;313(9):916-925.

54. Cedborg AI, Sundman E, Boden K, et al. Effects of morphine and midazolam on pharyngeal function, airway protection, and coordination of breathing and swallowing in healthy adults. *Anesthesiology.* 2015;122(6):1253-1267.

55. Fraser GL, Devlin JW, Worby CP, et al. Benzodiazepine versus nonbenzodiazepine-based sedation for mechanically ventilated, critically ill adults: a systematic review and meta-analysis of randomized trials. *Crit Care Med.* 2013;41(9 suppl 1):S30-S38.

56. Zaal IJ, Devlin JW, Hazelbag M, et al. Benzodiazepine-associated delirium in critically ill adults. *Intensive Care Med.* 2015;41(12):2130-2137.

57. Prasad M, Krishnan PR, Sequeira R, Al-Roomi K. Anticonvulsant therapy for status epilepticus. *Cochrane Database Syst Rev.* 2014;(9):CD003723.

58. Peltoniemi MA, Hagelberg NM, Olkkola KT, Saari TI. Ketamine: a review of clinical pharmacokinetics and pharmacodynamics in anesthesia and pain therapy. *Clin Pharmacokinet.* 2016;55:1059-1077.

59. Singh JB, Fedgchin M, Daly EJ, et al. A double-blind, randomized, placebo-controlled, dose-frequency study of intravenous ketamine in patients with treatment-resistant depression. *Am J Psychiatry.* 2016;173(8):816-826.

60. Franks NP. General anaesthesia: from molecular targets to neuronal pathways of sleep and arousal. *Nat Rev Neurosci.* 2008;9:370-386.

61. Albanese J, Arnaud S, Rey M, et al. Ketamine decreases intracranial pressure and electroencephalographic activity in traumatic brain injury patients during propofol sedation. *Anesthesiology.* 1997;87:1328-1334.

62. Kohrs R, Durieux ME. Ketamine: teaching an old drug new tricks. *Anesth Analg.* 1998;87:1186-1193.

63. Gorlin AW, Rosenfeld DM, Ramakrishna H. Intravenous sub-anesthetic ketamine for perioperative analgesia. *J Anaesthesiol Clin Pharmacol.* 2016;32:160.

64. Grady MV, Mascha E, Sessler DI, Kurz A. The effect of perioperative intravenous lidocaine and ketamine on recovery after abdominal hysterectomy. *Anesth Analg.* 2012;115:1078-1084.

65. Sawynok J. Topical and peripheral ketamine as an analgesic. *Anesth Analg.* 2014;119:170-178.

66. Murrough JW, Iosifescu DV, Chang LC, et al. Antidepressant efficacy of ketamine in treatment-resistant major depression: a two-site randomized controlled trial. *Am J Psychiatry.* 2013;170(10):1134-1142.

67. Campagna JA, Pojasek K, Grayzel D, et al. Advancing novel anesthetics: pharmacodynamic and pharmacokinetic studies of cyclopropyl-methoxycarbonyl metomidate in dogs. *Anesthesiology.* 2014;121(6):1203-1216.

68. Fragen RJ, Shanks CA, Molteni A, et al. Effects of etomidate on hormonal responses to surgical stress. *Anesthesiology.* 1984;61:652-656.

69. Morel J, Salard M, Castelain C, et al. Haemodynamic consequences of etomidate administration in elective cardiac surgery: a randomized double-blinded study. *Br J Anaesth.* 2011;107(4):503-509.

70. Erdoes G, Basciani RM, Eberle B. Etomidate—a review of robust evidence for its use in various clinical scenarios. *Acta Anaesthesiol Scand.* 2014;58(4):380-389.

71. Haessler R, Madler C, Klasing S, et al. Propofol/fentanyl versus etomidate/fentanyl for the induction of anesthesia in patients with aortic insufficiency and coronary artery disease. *J Cardiothoracic Vasc Anesth.* 1992;6(2):173-180.

72. Bendel S, Ruokonen E, Pölönen P, Uusaro A. Propofol causes more hypotension than etomidate in patients with severe aortic stenosis: a double-blind, randomized study comparing propofol and etomidate. *Acta Anaesthesiol Scand.* 2007;51(3):284-289.

73. Gu WJ, Wang F, Tang L, Liu JC. Single-dose etomidate does not increase mortality in patients with sepsis: a systematic review and meta-analysis of randomized controlled trials and observational studies. *Chest.* 2015;147(2):335-346.

74. Bruder EA, Ball IM, Ridi S, et al. Single induction dose of etomidate versus other induction agents for endotracheal intubation in critically ill patients. *Cochrane Database Syst Rev.* 2015;(1):CD010225.

75. Chan CM, Mitchell AL, Shorr AF. Etomidate is associated with mortality and adrenal insufficiency in sepsis: a meta-analysis. *Crit Care Med.* 2012;40(11):2945-2953.

76. Avramov MN, Husain MM, White PF. The comparative effects of methohexital, propofol, and etomidate for electroconvulsive therapy. *Anesth Analg.* 1995;81(3):596-602.

77. Kamibayashi T, Maze M. Clinical uses of alpha2-adrenergic agonists. *Anesthesiology.* 2000;93:1345-1349.

II

78. Oda Y, Toriyama S, Tanaka K, et al. The effect of dexmedetomidine on electrocorticography in patients with temporal lobe epilepsy under sevoflurane anesthesia. *Anesth Analg.* 2007;105(5):1272-1277.

79. Rozet I, Metzner J, Brown M, et al. Dexmedetomidine does not affect evoked potentials during spine surgery. *Anesth Analg.* 2015;121(2):492-501.

80. Friesen RH, Nichols CS, Twite MD, et al. The hemodynamic response to dexmedetomidine loading dose in children with and without pulmonary hypertension. *Anesth Analg.* 2013;117(4):953-959.

81. Ice CJ, Personett HA, Frazee EN, et al. Risk factors for dexmedetomidine-associated hemodynamic instability in noncardiac intensive care unit patients. *Anesth Analg.* 2016;122(2):462-469.

82. Talke P, Chen R, Thomas B, et al. The hemodynamic and adrenergic effects of perioperative dexmedetomidine infusion after vascular surgery. *Anesth Analg.* 2000;90(4):834-839.

83. Li Y, Wang B, Zhang LL, et al. Dexmedetomidine combined with general anesthesia provides similar intraoperative stress response reduction when compared with a combined general and epidural anesthetic technique. *Anesth Analg.* 2016;122(4):1202-1210.

84. Lodenius Å, Ebberyd A, Hårdemark Cedborg A, et al. Sedation with dexmedetomidine or propofol impairs hypoxic control of breathing in healthy male volunteers: a nonblinded, randomized crossover study. *Anesthesiology.* 2016;125(4):700-715.

85. Chen K, Lu Z, Xin YC, et al. Alpha-2 agonists for long-term sedation during mechanical ventilation in critically ill patients. *Cochrane Database Syst Rev.* 2015;(1):CD010269.

86. Alexopoulou C, Kondili E, Diamantaki E, et al. Effects of dexmedetomidine on sleep quality in critically ill patients: a pilot study. *Anesthesiology.* 2014;121(4):801-807.

87. He XY, Cao JP, He Q, Shi XY. Dexmedetomidine for the management of awake fibreoptic intubation. *Cochrane Database Syst Rev.* 2014;(1):CD009798.

88. Blaudszun G, Lysakowski C, Elia N, Tramer MR. Effect of perioperative systemic alpha 2 agonists on postoperative morphine consumption and pain intensity systematic review and meta-analysis of randomized controlled trials. *Anesthesiology.* 2012;116(6):1312-1322.

89. Naik BI, Nemergut EC, Kazemi A, et al. The effect of dexmedetomidine on postoperative opioid consumption and pain after major spine surgery. *Anesth Analg.* 2016;122(5):1646-1653.

90. Mason KP, Lerman J. Dexmedetomidine in children. *Anesth Analg.* 2011;113(5):1129-1142.

91. Dahmani S, Delivet H, Hilly J. Emergence delirium in children. *Curr Opin Anaesthesiol.* 2014;27(3):309-315.

92. Djaiani G, Silverton N, Fedorko L, et al. Dexmedetomidine versus propofol sedation reduces delirium after cardiac surgery: a randomized controlled trial. *Anesthesiology.* 2016;124(2):362-368.

93. Su X, Meng ZT, Wu XH, et al. Dexmedetomidine for prevention of delirium in elderly patients after non-cardiac surgery: a randomised, double-blind, placebo-controlled trial. *Lancet.* 2016;388(10054):1893-1902.

9 OPIOIDES

Talmage D. Egan e Cynthia Newberry

Os opioides desempenham um papel indispensável na prática da anestesia, dos cuidados críticos e do controle da dor. É fundamental uma compreensão sólida da farmacologia de opioides, o que inclui tanto a ciência básica quanto os aspectos clínicos, para o uso seguro e efetivo desses importantes fármacos. Este capítulo se concentra quase que exclusivamente nos agonistas de receptores opioides intravenosos usados perioperatoriamente.

FARMACOLOGIA BÁSICA

Estrutura-atividade

Os opioides de interesse clínico na anestesia compartilham muitos aspectos estruturais. A morfina é um alcaloide do tipo benzilisoquinolina (Fig. 9.1). Muitos opioides semissintéticos comumente empregados são criados pela simples modificação da molécula de morfina. A codeína, por exemplo, é um derivado 3-metil da morfina. De modo semelhante, hidromorfona, hidrocodona e oxicodona também são sintetizadas por meio de modificações relativamente simples da morfina. Alterações mais complexas do esqueleto molecular da morfina resultam em agonistas-antagonistas mistos, como nalbufina e até mesmo antagonistas completos, como naloxona.

As séries de opioides do tipo fentanil estão quimicamente relacionadas com a meperidina. A meperidina é o primeiro opioide completamente sintético e pode ser vista como o protótipo clínico fenilpiperidina (Fig. 9.1). O fentanil é uma modificação simples da estrutura de fenilpiperidina básica. Outros congêneres do fentanil bastante empregados, como alfentanil e sufentanil, constituem versões um pouco mais complexas do mesmo esqueleto de fenilpiperidina.

Os opioides compartilham muitos aspectos físico-químicos, embora alguns fármacos sozinhos apresentem características únicas (Tabela 9.1). Em geral, os opioides são bases fracas altamente solúveis e que se encontram intensamente ligadas a proteínas e bastante ionizadas em pH fisiológico. As propriedades físico-químicas dos opioides influenciam seu comportamento clínico. Por exemplo, moléculas não ionizadas e relativamente não ligadas, como o alfentanil

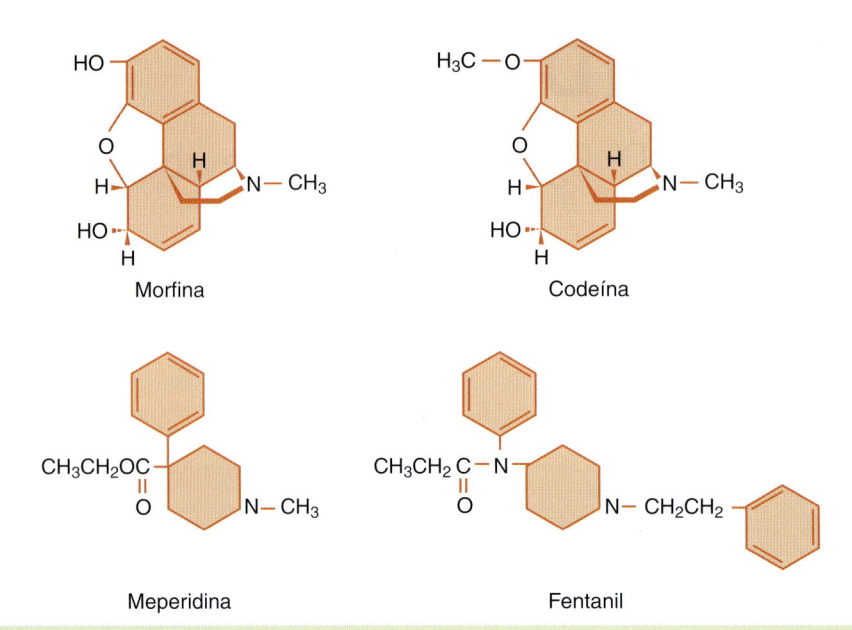

Fig. 9.1 Estruturas moleculares de morfina, codeína, meperidina e fentanil. Observe que a codeína é uma modificação simples da morfina (como o são muitos outros opiáceos); o fentanil e seus congêneres são modificações mais complexas da meperidina, um derivado da fenilpiperidina.

Tabela 9.1 Alguns Parâmetros Físico-químicos e Farmacocinéticos de Opioides

Parâmetro	Morfina	Fentanil	Sufentanil	Alfentanil	Remifentanil
pKa	8,0	8,4	8,0	6,5	7,1
% não ionização em pH 7,4	23	<10	20	90	67
Coeficiente de partição octanol-H_2O	1,4	813	1.778	145	17,9
% ligação à proteína plasmática	20-40	84	93	92	80
Fração difusível (%)	16,8	1,5	1,6	8,0	13,3
Vdc (L/kg)	0,1-0,4	0,4-1,0	0,2	0,1-0,3	0,06-0,08
Vdss (L/kg)	3-5	3-5	2,5-3,0	0,4-1,0	0,2-0,3
Clearance (mL/min/kg)	15-30	10-20	10-15	4-9	30-40
Índice de extração hepática	0,6-0,8	0,8-1,0	0,7-0,9	0,3-0,5	NA

NA, não aplicável; *Vdc*, volume de distribuição do compartimento central; *Vdss*, volume de distribuição no estado estacionário (ou seja, de equilíbrio). De: Fukuda K. Opioid Analgesics. In Miller RD, ed. *Anesthesia*. 8th ed. Philadelphia, PA: Elsevier Saunders; 2015:887.

e o remifentanil, apresentam uma latência mais curta para alcançar efeito de pico após a injeção em bólus.

Mecanismo

Os opioides produzem seus principais efeitos farmacológicos por meio da interação com receptores opioides, que são típicos da família de receptores associada à proteína G amplamente encontrada na biologia (p.ex., β-adrenérgica, dopaminérgica, entre outras). A expressão de receptores opioides clonados em células cultivadas tem facilitado a análise dos mecanismos de transdução de sinais intracelulares ativados pelos receptores opioides.[1]

A ligação de agonistas opioides aos receptores leva à ativação da proteína G, produzindo efeitos basicamente inibitórios (Fig. 9.2); esses efeitos, por fim, culminam na hiperpolarização da célula e na redução da excitabilidade neuronal.

Foram identificados três receptores opioides clássicos utilizando-se técnicas de biologia molecular: μ, κ e δ. Mais recentemente, também foi identificado um quarto receptor opioide, o ORL1 (também conhecido como NOP), embora sua função seja bastante diferente daquela dos receptores opioides clássicos. Cada um desses receptores opioides tem um bioensaio experimental comumente empregado, associado a ligante(s) endógeno(s), um conjunto de agonis-

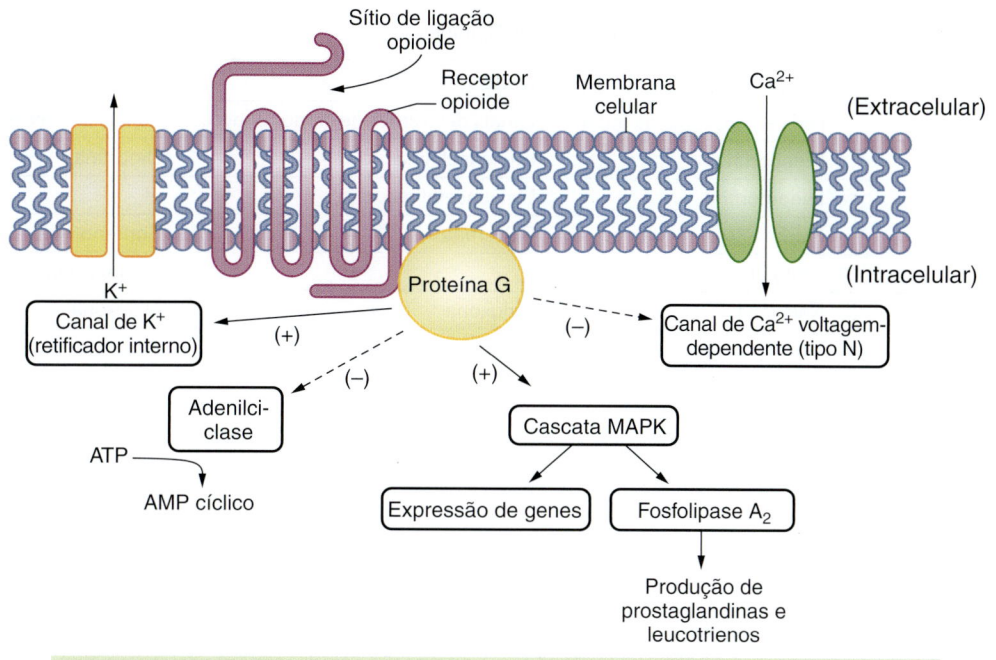

Fig. 9.2 Mecanismos de ação de opioides. O ligante endógeno ou o fármaco se liga ao receptor opioide e ativa a proteína G, resultando em múltiplos efeitos que são essencialmente inibitórios. As atividades da adenilciclase e dos canais de Ca^{2+} voltagem-dependentes estão deprimidas. Os canais de K^+ interiormente retificados e a cascata de proteinoquinase ativada por mitógeno (MAPK) estão ativados. *AMP*, monofosfato de adenosina ; *ATP*, trifosfato de adenosina.

tas e de antagonistas em um espectro de efeitos fisiológicos quando o receptor é agonizado (Tabela 9.2). Embora tenha sido proposta a existência de subtipos de receptores opioides (p.ex., μ_1 μ_2), ainda não é claro, a partir das técnicas de biologia molecular, que haja distintos códigos genéticos para eles. A modificação pós-translacional de receptores opioides certamente ocorre e pode ser responsável por dados conflitantes a respeito dos subtipos de receptores opioides.[2]

Os opioides exercem seus efeitos terapêuticos em múltiplos locais. Inibem a liberação de substância P de neurônios sensoriais primários no corno dorsal da medula espinhal, aliviando a transferência de sensações dolorosas ao cérebro. As ações opioides no tronco encefálico modulam a transmissão nociceptiva no corno dorsal da medula espinhal por meio de vias inibitórias descendentes. Acredita-se que os opioides alterem a resposta efetiva a dor por meio de ações no prosencéfalo; a descerebração impede a eficácia analgésica de opioides em ratos.[3] Além disso, a morfina induz alterações de sinalização em "estruturas de recompensa" no cérebro humano.[4]

Estudos em camundongos modificados geneticamente produziram informações importantes sobre função de receptor opioide. Em camundongos com falta (*knockout*) do receptor μ, a analgesia induzida por morfina, o efeito de recompensa e o efeito de abstinência estão ausentes.[5,6] É importante observar que camundongos com falta (*knockout*) do receptor μ também não conseguem manifestar a depressão respiratória em resposta à morfina.[7]

Metabolismo

Opioides administrados por via intravenosa no uso clínico perioperatório de rotina são transformados e excretados por muitas vias metabólicas. Em geral, os opioides são metabolizados pelo sistema microssomal hepático, embora também seja importante para alguns opioides a conjugação hepática e subsequente excreção pelo rim. Para determinados opioides, a via metabólica específica envolvida tem implicações clínicas relevantes em termos de metabólitos ativos (p.ex., morfina, meperidina) ou uma duração de ação ultracurta (p.ex., remifentanil). Para outros opioides, a variação genética na via metabólica pode alterar drasticamente os efeitos clínicos (p.ex., codeína). Essas nuances são abordadas em uma seção adiante que se concentra em fármacos individuais.

FARMACOLOGIA CLÍNICA

Farmacocinética

As diferenças farmacocinéticas constituem a base primária para a seleção e a administração racionais de opioides na prática de anestesia perioperatória. Os comportamentos farmacocinéticos principais são (1) a latência para atingir o efeito local máximo (efeito pico) após uma injeção em bólus (ou seja, cinética *front-end* do bólus), (2) o tempo até a queda clinicamente relevante da concentração após a injeção em bólus (ou seja, a cinética *back-end* do bólus), (3) o tempo

Tabela 9.2 Resumo de Algumas Características de Receptores Opioides

Característica	Mu (μ)	Delta (δ)	Kappa (κ)
Bioensaio tecidual[a]	Íleo de porquinho da Índia	Canais deferentes de camundongo	Canais deferentes de coelho
Ligante endógeno	β-endorfina	Leu-encefalina	Dinorfina
	Endomorfina	Met-encefalina	
Protótipo agonista	Morfina	Deltorfina	Buprenorfina
	Fentanil		Pentazocina
Protótipo antagonista	Naloxona	Naloxona	Naloxona
Analgesia supraespinhal	Sim	Sim	Sim
Analgesia espinhal	Sim	Sim	Sim
Depressão ventilatória	Sim	Não	Não
Efeitos gastrointestinais	Sim	Não	Sim
Sedação	Sim	Não	Sim

[a] Método experimental tradicional para avaliar a atividade de receptores opioides *in vivo*.
De: Bailey PL, Egan TD, Stanley TH. Intravenous opioide anesthetics. In Miller RD, ed. *Anesthesia.* 5th ed. New York: Churchill Livingstone; 2000:312.

de concentração constante após o início de uma infusão contínua (ou seja, a cinética *front-end* da infusão), e (4) o tempo transcorrido até a queda clinicamente relevante da concentração após a interrupção de uma infusão contínua (ou seja, a cinética *back-end* da infusão).

É preciso conhecer diversos princípios fundamentais para empregar conceitos de farmacocinética de opioides à anestesia clínica. Em primeiro lugar, uma tabela de variáveis farmacocinéticas tem valor clínico limitado (Tabela 9.1). Compreende-se melhor o comportamento farmacocinético por meio de simulação por computador. Em segundo lugar, os opioides administrados por injeção de bólus ou por infusão contínua devem ser considerados separadamente.[8] Em terceiro lugar, as informações farmacocinéticas devem ser integradas ao conhecimento sobre a relação concentração-efeito e interações medicamentosas (ou seja, a farmacodinâmica) a fim de serem úteis clinicamente (Capítulo 4).

A latência até o pico de efeito e a compensação do efeito após uma injeção em bólus (ou seja, cinética *front-end* do bólus e cinética *back-end* do bólus) de diversos opioides intravenosos podem ser definidas ao se prever o período de tempo das concentrações no sítio efetor após a administração de um bólus. Como os opioides diferem em termos de potência (e, por conseguinte, nas dosagens necessárias), para fins de comparação, as concentrações no sítio efetor precisam refletir o percentual de concentração máxima para cada droga. Considerando-se morfina, fentanil, sufentanil, alfentanil e remifentanil como os opioides mais comumente empregados intracirurgicamente, a simulação farmacocinética ilustra o modo como eles diferem em termos de latência para atingir o efeito máximo (efeito pico) após a administração de um bólus (Fig. 9.3, painel superior).[9-12]

A simulação da injeção de um bólus (Fig. 9.3, painel superior) tem implicações clínicas. Por exemplo, quando se deseja um início rápido de efeito opioide, a morfina pode não ser uma boa escolha. De modo semelhante, quando o objetivo clínico for uma breve duração de efeito opioide sucedida por

dissipação rápida, seriam preferíveis remifentanil ou alfentanil. Observe como a concentração de remifentanil diminuiu bastante antes mesmo que a concentração de pico do fentanil tivesse sido alcançada. A simulação ilustra o motivo pelo qual a cinética *front-end* do fentanil faz dele um fármaco bem adequado para a analgesia controlada pelo paciente (PCA [*patient-controlled analgesia*]) (Capítulos 39 e 40). Diferentemente da morfina, o pico de efeito de um bólus de fentanil manifesta-se antes que um período de bloqueio PCA típico tenha transcorrido, desse modo minimizando um problema de "acúmulo de dose" (Capítulo 40).

A latência até o pico de efeito é governada pela velocidade com que o plasma e o sítio efetor chegam a um equilíbrio (ou seja, o parâmetro κe0). As drogas com um equilíbrio mais rápido apresentam uma fração "difusível" mais elevada (ou seja, a proporção do fármaco que se encontra não ionizada e não ligada) e alta lipossolubilidade (Tabela 9.1). Contudo, uma dose muito grande de um opioide, mesmo que de início lento, pode produzir um início rápido evidente (porque um nível supraterapêutico da droga no sítio efetor é alcançado mesmo que a concentração de pico ocorra adiante).

O tempo para se alcançar um estado de equilíbrio após o início de uma infusão contínua também é mais bem examinado por meio de simulação farmacocinética. Empregando-se os mesmos protótipos daqueles usados com a administração em bólus, a simulação farmacocinética (Fig. 9.3, painel do meio) mostra o tempo necessário para alcançar concentrações de estado de equilíbrio no sítio efetor (ou seja, cinética de infusão *front-end*).

Tal simulação de infusões simples sob índice constante tem implicações clínicas óbvias. Primeiramente, o tempo necessário para alcançar uma fração substancial da concentração de equilíbrio desejada é muito longo no contexto do uso intraoperatório. Para alcançar um estado próximo ao de equilíbrio mais rapidamente, é necessário que um bólus seja administrado antes que a infusão seja iniciada (ou aumentada). O remifentanil talvez represente uma exceção parcial

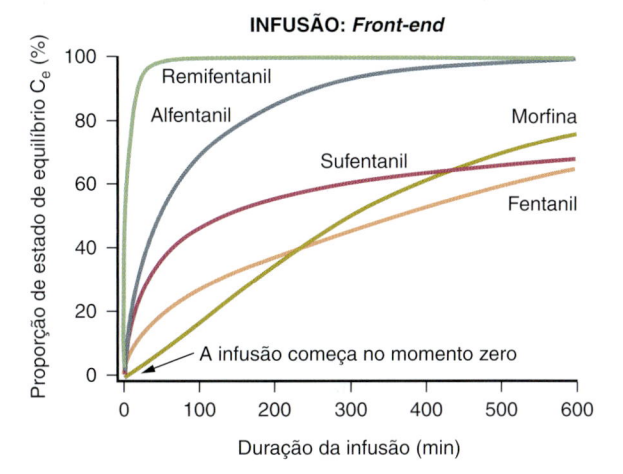

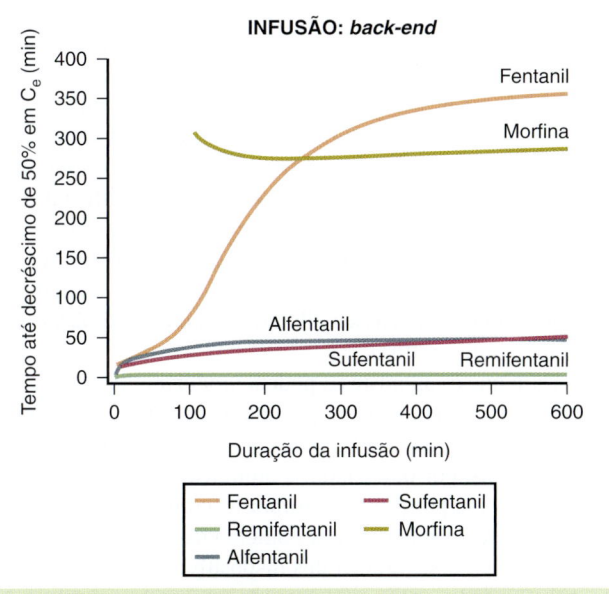

Fentanil — **Sufentanil**
Remifentanil — **Morfina**
Alfentanil

Fig. 9.3 Farmacocinética de opioides. As simulações ilustram o comportamento farmacocinético *front-end* e *back-end* após a administração por injeção em bólus ou por infusões contínuas de morfina, fentanil, alfentanil, sufentanil e remifentanil usando-se parâmetros farmacocinéticos tirados da literatura (consultar o texto para detalhes).[9-12,45]

a essa regra geral. Além disso, as concentrações de opioides aumentarão por muitas horas após o início de uma infusão; em outras palavras, as concentrações são tipicamente crescentes, embora o índice de infusão possa ter se mantido o mesmo durante horas! O fato de o remifentanil alcançar um estado próximo ao estado de equilíbrio de maneira relativamente rápida é, com certeza, parte do motivo pelo qual este surgiu como um fármaco frequentemente usado na anestesia intravenosa total (TIVA [*Total IntraVenous Anesthesia*]).

O período de tempo até a manutenção do efeito após a suspensão de uma infusão contínua é mais bem expresso pela simulação de meia-vida sensível ao contexto (CSHT [*context-sensitive half-time*]).[13] Definida como o tempo necessário para alcançar um decréscimo de 50% da concentração após a suspensão de uma infusão contínua em estado de equilíbrio, a CSHT é um meio de normatizar o comportamento farmacocinético das substâncias, de modo que possam ser feitas comparações racionais considerando-se a cessação prevista de seu efeito. Assim, a CSHT tem por foco a cinética de "infusão *back-end*".

O painel inferior da Figura 9.3 é uma simulação da CSHT para opioides comumente empregados. Para a maioria das drogas, a CSHT altera-se com o tempo. Por conseguinte, para infusões breves, a cinética *back-end* prevista para os diferentes fármacos não difere muito (o remifentanil é uma exceção notável a essa regra geral). À medida que o tempo de infusão se prolonga, as CSHTs começam a se diferenciar, proporcionando uma base racional para a seleção da droga. Em segundo lugar, dependendo da duração desejada do efeito do opioide, poderão ser usados agentes químicos tanto de ação mais curta quanto de ação mais longa. Finalmente, a forma dessas curvas difere dependendo do grau necessário de declínio da concentração. Em outras palavras, as curvas que representam o tempo necessário para alcançar um decréscimo na concentração de 20% ou um decréscimo de 80% (p.ex., simulações de decréscimo de tempo de 20% ou de 80%) são bastante diferentes.[8] Desse modo, dependendo da técnica anestésica aplicada, as simulações de CSHT não são as simulações necessariamente relevantes em termos clínicos (ou seja, um decréscimo de 50% pode não ser um objetivo clínico). Da mesma forma, a simulação de CSHT para a morfina não leva em conta metabólitos ativos (ver adiante discussão sobre fármacos individuais na seção "Características Únicas de Alguns Opioides").

Farmacodinâmica

Na maioria dos aspectos, os opioides μ-agonistas podem ser considerados farmacodinamicamente iguais com diferenças farmacocinéticas importantes; ou seja, tanto os efeitos terapêuticos quanto os efeitos adversos são, em essência, os mesmos. Sua eficácia como analgésicos e sua propensão a produzir depressão ventilatória são indistinguíveis entre si. As diferenças farmacodinâmicas de fato existem com mecanismos de receptores não opioides, como acontece na liberação de histamina.

Como o sistema nervoso influencia profundamente a função do corpo todo, os efeitos farmacodinâmicos de

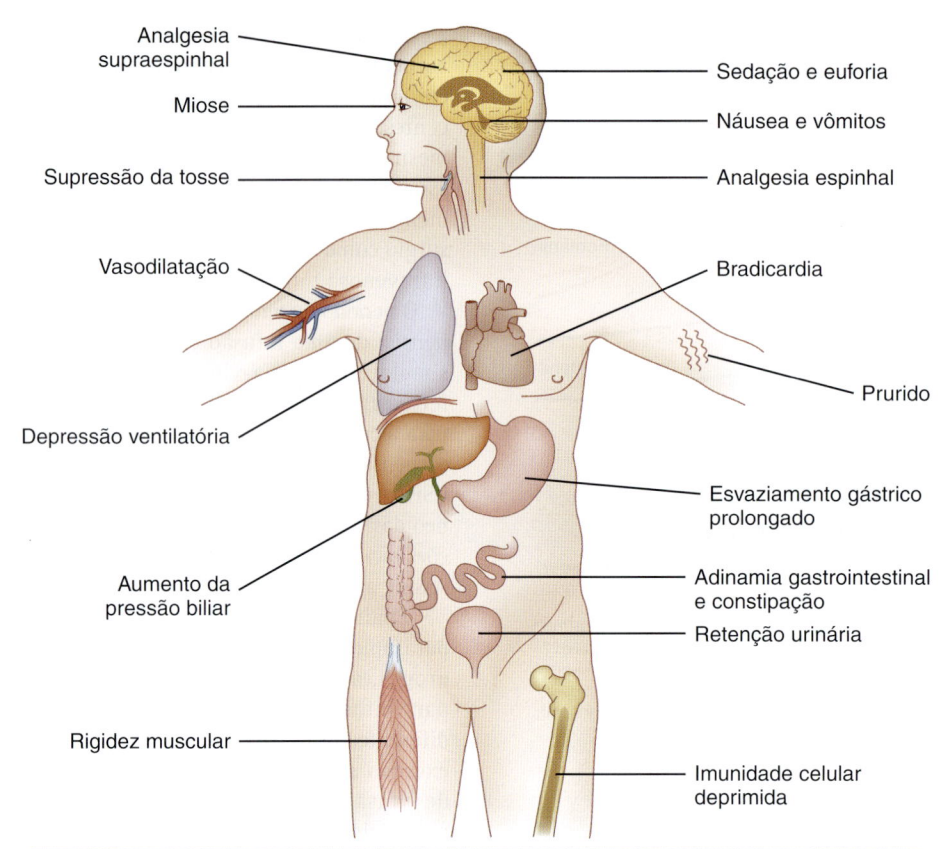

Analgesia supraespinhal

Miose

Supressão da tosse

Vasodilatação

Depressão ventilatória

Aumento da pressão biliar

Rigidez muscular

Sedação e euforia

Náusea e vômitos

Analgesia espinhal

Bradicardia

Prurido

Esvaziamento gástrico prolongado

Adinamia gastrointestinal e constipação

Retenção urinária

Imunidade celular deprimida

Fig. 9.4 Farmacodinâmica de opioides. Quadro resumido de alguns efeitos de congêneres do fentanil (ver texto para detalhes).

µ-agonistas opioides são observados em muitos sistemas de órgãos. A Figura 9.4 resume os principais efeitos farmacodinâmicos dos congêneres do fentanil. Dependendo das circunstâncias clínicas e dos objetivos clínicos do tratamento, alguns desses efeitos disseminados podem ser vistos como terapêuticos ou adversos. Por exemplo, em alguns ambientes clínicos, a sedação produzida por agonistas µ pode ser vista como um objetivo da terapia. Em outros, a sonolência claramente seria considerada um efeito adverso.

Efeitos Terapêuticos

O alívio da dor é o efeito terapêutico primário dos analgésicos opioides. Atuando em receptores µ espinhais e cerebrais, os opioides promovem analgesia não apenas por atenuar o tráfego nociceptivo a partir da periferia, como também por alterar a resposta afetiva à estimulação dolorosa centralmente. Os agonistas µ são mais efetivos em tratar sensações "de segunda dor" transmitidas por fibras C não mielinizadas e de condução lenta; eles são menos eficazes em tratar as sensações de "primeira dor" (transmitidas por fibras A-delta mielinizadas, pequenas) e dor neuropática. Um aspecto exclusivo da analgesia induzida por opioides (ao contrário de fármacos como anestésicos locais) é que outras modalidades sensoriais não são afetadas (p.ex., tato, temperatura, dentre outras).

Perioperatoriamente (e, com certeza, intracoperatoriamente), a sonolência produzida por agonistas µ também é um dos efeitos desejados. O cérebro é o substrato anatômico para a ação sedativa de agonistas µ. Com doses crescentes, os agonistas µ acabam por provocar sonolência e sono propriamente dito (o alívio da dor sem dúvida contribui para o adormecer em pacientes desconfortáveis, tanto no pré quanto no pós-operatório). Mediante doses suficientes, os agonistas µ produzem intensa atividade de ondas delta ao eletroencefalograma, assemelhando-se ao padrão observado durante o sono natural.

É claro que os agonistas µ podem produzir alívio importante da dor por meio de doses que não produzem o sono. Esta é a base clínica para seu uso no tratamento da dor em pacientes ambulatoriais. Por outro lado, a administração de doses adicionais acabam por provocar torpor (e, como consequência, a incapacidade de solicitar doses adicionais) e é base científica essencial para a segurança dos dispositivos de PCA (Capítulo 40). Contudo, até mesmo grandes doses de opioides não produzem, de modo confiável, ausência de resposta e amnésia e, por conseguinte, os opioides não podem ser vistos como anestésicos completos quando utilizados individualmente.

Os opioides também suprimem o reflexo da tosse por meio dos centros da tosse na medula oblonga. A atenuação do reflexo da tosse presumivelmente torna menos prováveis o ato de tossir e o "bucking" contra o tubo endotraqueal inserido.

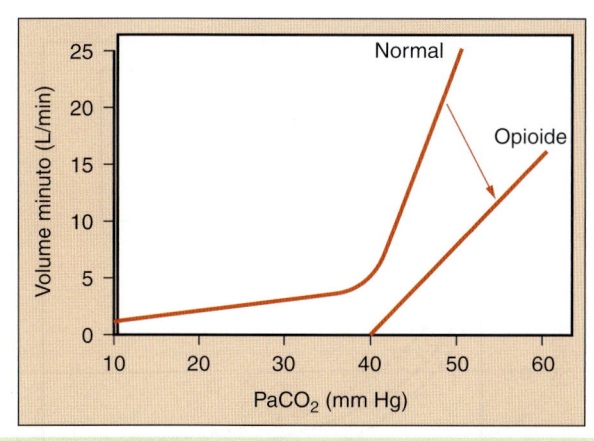

Fig. 9.5 Metodologia do estudo da depressão ventilatória induzida por opioides. O método caracteriza a relação entre $PaCO_2$ e o volume minuto. A curva denominada "Normal" representa a resposta esperada do volume minuto em níveis crescentes de $PaCO_2$ em um ser humano em vigília. Observe o aumento intenso do volume minuto à medida que a tensão de CO_2 se eleva. A curva denominada "opioide" representa a resposta embotada do volume minuto frente a níveis crescentes de CO_2 após a administração de um opioide. Observe que a inclinação da curva diminui, e a curva não mais demonstra a forma de "bastão de hóquei"; isso significa que, em níveis fisiológicos de $PaCO_2$, o paciente que recebe opioides suficientes pode estar apneico ou gravemente hipoventilado. (Adaptado de Gross JB. When you breathe IN you inspire, when you DON'T breathe, you...expire: new insights regarding opioid-induced ventilatory depression. *Anesthesiology.* 2003;99:767-770, com permissão.)

Efeitos Adversos

A depressão da ventilação é o efeito adverso primário associado a substâncias μ-agonistas. Quando a via aérea está assegurada e a ventilação é controlada intracirurgicamente, a depressão da ventilação induzida por opioides é de pequenas consequências. No entanto, a depressão respiratória induzida por opioides no período pós-cirúrgico pode levar a lesão cerebral e morte (Capítulo 39).

Os agonistas μ alteram a resposta ventilatória a concentrações arteriais de dióxido de carbono no centro de controle ventilatório na medula oblonga. A depressão da ventilação é mediada pelo receptor μ; camundongos *knockout* para o receptor μ não exibem depressão respiratória causada pela morfina.[14]

Em seres humanos não medicados, incrementos da pressão parcial de dióxido de carbono arterial aumentam acentuadamente o volume minuto (Fig. 9.5). Sob a influência de analgésicos opioides, a curva é achatada e desviada à direita para uma determinada pressão parcial de dióxido de carbono, e refletindo que o volume minuto é menor.[15] Mais importante ainda é que a forma em "taco de hóquei" da curva normal se perde; ou seja, pode haver uma pressão parcial de dióxido de carbono abaixo da qual o paciente não respirará (ou seja, o "limiar apneico") na presença de opioides.

Os sinais clínicos da depressão ventilatória são bastante sutis com doses moderadas de opioides. Pacientes pós-cirúrgicos recebendo terapia analgésica opioide podem estar alertas e acordados, e ainda assim apresentar um volume minuto acentuadamente diminuído. A frequência respiratória (muitas vezes associada a volume corrente levemente aumentado) também diminui. À medida que a concentração de opioides aumenta, a frequência respiratória e o volume corrente progressivamente diminuem, culminando, por fim, em um ritmo ventilatório irregular e, então, apneia completa.

Muitos fatores podem aumentar o risco de depressão ventilatória induzida por opioide. Fatores de risco evidentes incluem dose elevada de opioide, idade avançada, uso concomitante de outros depressores do sistema nervoso central (SNC) e insuficiência renal (para a morfina). O sono natural também aumenta o efeito depressor ventilatório de opioides.[16]

Os opioides podem alterar a fisiologia cardiovascular por meio de diversos mecanismos diferentes. Em comparação com muitos outros agentes anestésicos (p.ex., propofol, anestésicos voláteis), no entanto, os efeitos cardiovasculares de opioides, em particular os congêneres do fentanil, são relativamente mínimos (morfina e meperidina são exceções – ver seção seguinte sobre drogas individuais).

Os congêneres de fentanil provocam bradicardia por meio do aumento direto do tono do nervo vago no tronco encefálico que, experimentalmente, pode ser bloqueado por microinjeção de naloxona no núcleo do nervo vago ou por vagotomia periférica.[17,18]

Os opioides também produzem vasodilatação por meio da depressão de centros vasomotores no tronco encefálico e, em menor grau, por um efeito direto sobre os vasos. Essa ação diminui tanto a pré-carga quanto a pós-carga. Decréscimos da pressão arterial são mais pronunciados em pacientes com aumento do tono simpático, como os pacientes com insuficiência cardíaca congestiva ou com hipertensão. Doses clínicas de opioides não alteram de modo apreciável a contratilidade do miocárdio.

Os opioides podem induzir rigidez muscular, em geral a partir da administração rápida de grandes doses em bólus de congêneres do fentanil. Tal rigidez pode até mesmo praticamente impossibilitar a ventilação por meio de bolsa e máscara durante a indução da anestesia por causa de rigidez e fechamento de cordas vocais.[19] O aparecimento da rigidez tende a coincidir com o início da falta de resposta.[20] Embora o mecanismo de rigidez muscular induzida por opioides seja desconhecido, não é uma ação direta sobre a musculatura porque a rigidez pode ser eliminada por meio da administração de fármacos bloqueadores neuromusculares.

Os opioides também provocam náusea e vômitos. Os opioides estimulam a zona de gatilho quimiorreceptor na área postrema do assoalho do quarto ventrículo no cérebro. Tal fato pode provocar náusea e vômitos, que são exacerbados por movimentação (talvez seja o motivo pelo qual pacientes cirúrgicos ambulatoriais são mais passíveis de apresentarem problemas de náuseas e vômitos pós-cirúrgicos, PONV [*postoperative nausea and vomiting*]) (Capítulo 37).

A constrição pupilar induzida por agonistas μ pode ser um sinal diagnóstico útil indicando algum efeito opioide em andamento. Os opioides estimulam o núcleo de Edinger-Westphal do nervo oculomotor a produzir miose. Doses mesmo pequenas de opioides desencadeiam essa resposta, e desenvolve-se uma tolerância muito pequena ao efeito. Por conseguinte, a miose é um indicador útil, embora inespecífico, dessa exposição mesmo em pacientes tolerantes a opioides. A constrição pupilar induzida por opioides é reversível por naloxona.

Os opioides têm efeitos importantes sobre a fisiologia gastrointestinal. Receptores opioides estão localizados por todo o plexo entérico do intestino. A estimulação desses receptores por opioides provoca a contração tônica da musculatura lisa gastrointestinal, desse modo diminuindo contrações peristálticas coordenadas. Clinicamente, essa contração resulta em demora do esvaziamento gástrico e, presumivelmente, volumes gástricos maiores em pacientes que recebem terapia opioide antes da cirurgia. Pacientes pós-cirúrgicos podem desenvolver adinamia gastrointestinal induzida por opioide, a qual pode retardar a retomada da nutrição adequada e a alta hospitalar. Uma extensão desse problema agudo consiste na constipação crônica associada à terapia prolongada com opioides.

Efeitos semelhantes são observados no sistema biliar, que também apresenta uma abundância de receptores μ. Agonistas μ podem produzir contração da musculatura lisa da vesícula biliar e espasmo do esfíncter de Oddi, potencialmente provocando um colangiograma falsamente positivo durante cirurgia da vesícula biliar e de ducto biliar. Esses efeitos são completamente reversíveis por naloxonea e podem ser revertidos, em parte, com tratamento com glucagon.

Embora os efeitos urológicos sejam mínimos, algumas vezes os opioides podem causar retenção urinária com a diminuição do tono do detrusor da bexiga e pelo aumento do tono do esfíncter urinário. Esses efeitos, em parte, são mediados centralmente, embora efeitos periféricos também sejam prováveis, considerando-se a presença disseminada de receptores opioides no trato geniturinário.[21,22] Embora a retenção urinária associada a terapia com opioides não seja tipicamente pronunciada, pode ser um pouco problemática no sexo masculino, em particular quando o opioide é administrado por via intratecal ou peridural.

Os opioides deprimem a imunidade celular. A morfina e o opioide endógeno β-endorfina, por exemplo, inibem a transcrição de interleucina 2 em células T ativadas, dentre outros efeitos imunológicos.[23] Opioides individuais (e talvez classes de opioides) podem diferir em termos da natureza exata e da extensão de seus efeitos imunomoduladores. Embora o comprometimento da imunidade celular induzido por opioides não seja bem compreendido, o comprometimento da cicatrização de feridas, infecções pericirúrgicas e recorrência de câncer são resultados adversos possíveis.

Interações Medicamentosas

As interações medicamentosas podem ter por base dois mecanismos: a farmacocinética (ou seja, quando uma substância influencia a concentração da outra) ou a farmacodinâmica (ou seja, quando uma influencia o efeito da outra). Na prática anestésica, embora ocorram algumas vezes interações farmacocinéticas involuntárias, as interações

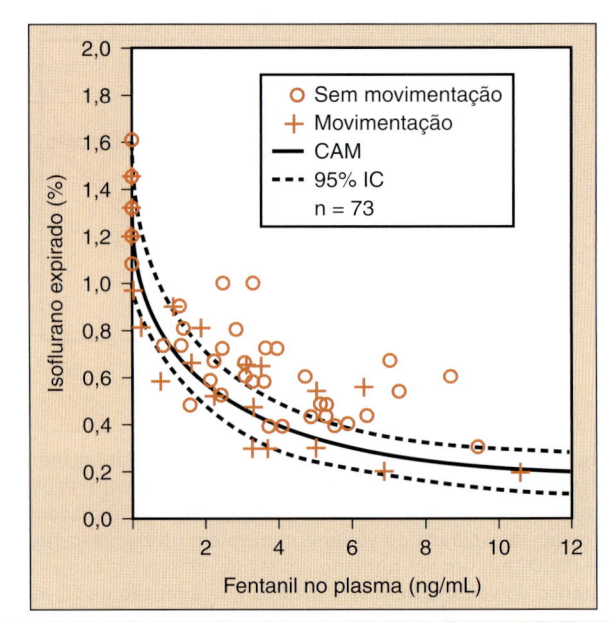

Fig. 9.6 Redução da concentração alveolar mínima (CAM) de anestésicos voláteis por opioides: exemplo prototípico de isoflurano e fentanil. A curva sólida é CAM; as curvas tracejadas são os intervalos de confiança (ICs) de 95% (ver texto para detalhes). (Adaptado McEwan AI, Smith C, Dyar O, et al. Isoflurane minimum alveolar concentration reduction by fentanyl. *Anesthesiology.* 1993;78:864-869, com permissão.)

farmacodinâmicas ocorrem com praticamente todo anestésico e, com frequência, são produzidas pelo design (isto é, a técnica anestésica empregada).

A interação farmacocinética mais comum na farmacologia clínica com opioides é observada quando opioides intravenosos são associados a propofol. Talvez por causa das alterações hemodinâmicas induzidas pelo propofol e seu impacto nos processos farmacocinéticos, as concentrações de opioides podem ser maiores quando administradas associadas a infusão contínua de propofol.[24]

A interação medicamentosa farmacodinâmica mais importante envolvendo opioides é a interação sinérgica que ocorre quando opioides são associados a sedativos.[25] Quando associados a anestésicos voláteis, os opioides reduzem a concentração alveolar mínima (CAM) de um anestésico volátil (Fig. 9.6). O exame minucioso de dados relacionados com a "redução da CAM" produzida por opioide revela diversos conceitos clinicamente críticos (Fig. 9.6). Em primeiro lugar, os opioides reduzem de modo sinérgico a CAM. Em segundo lugar, a redução da CAM é substancial (alcançando 75% ou mais). Em terceiro lugar, a maior da redução da CAM ocorre sob níveis moderados de opioide (ou seja, mesmo doses modestas de opioides reduzem substancialmente a CAM). Em quarto lugar, a redução da CAM não é completa (ou seja, os opioides não são anestésicos completos). A adição de um opioide não consegue eliminar por completo a necessidade do outro anestésico. Em quinto lugar, existe um número infinito de associações entre opioides e hipnóticos que alcançarão CAM (isso significa que os clínicos precisam escolher a associação ideal com base nos objetivos da anestesia e da cirurgia). Todos esses conceitos também se aplicam quando os opioides são utilizados associados a propofol com fins de TIVA.[26]

Populações Especiais

Insuficiência Hepática

Embora o fígado seja o órgão metabólico primariamente responsável pela biotransformação da maioria dos opioides, em geral a insuficiência hepática não é grave a ponto de ter impacto importante sobre a farmacocinética de opioides. Naturalmente, a fase anepática do transplante de fígado ortotópico é uma exceção notável a essa regra geral (Capítulo 36). Mediante a administração contínua do fármaco, as concentrações de opioides que precisam do metabolismo hepático aumentam quando o paciente não tem fígado. Mesmo após ressecção parcial do fígado, ocorre um aumento no índice de glicuronídios da morfina em relação a morfina, indicando uma diminuição na taxa de metabolismo da morfina.[27] Como o metabolismo do remifentanil está completamente não relacionado com mecanismos de depuração hepática, sua distribuição não é influenciada durante o transplante de fígado.[28]

Considerações farmacodinâmicas podem ser importantes para a terapia com opioides em pacientes com hepatopatia grave. Os pacientes com encefalopatia hepática em curso são especialmente vulneráveis aos efeitos sedativos de opioides. Como consequência, essa classe de droga deve ser utilizada com cautela nessa população de pacientes.

Insuficiência Renal

A insuficiência renal tem implicações de importância clínica relevantes com respeito à morfina e à meperidina (ver a discussão a seguir sobre drogas individuais). Para congêneres do fentanil, a importância clínica da insuficiência renal é muito menos acentuada. O metabolismo do remifentanil não é influenciado por doença renal.[29]

A morfina é metabolizada principalmente por conjugação no fígado; os glicuronídios hidrossolúveis resultantes (ou seja, morfina 3-glicuronídio e morfina 6-glicuronídio – M3G e M6G) são excretados pelos rins. O rim também participa da conjugação da morfina e pode contribuir com até 50% de sua conversão a M3G e M6G.

O M3G é inativo, mas o M6G é um analgésico com potência semelhante à da morfina. Níveis muito elevados de M6G e depressão respiratória com risco de morte podem se desenvolver em pacientes com insuficiência renal (Fig. 9.7).[30] Como resultado, a morfina pode não ser uma boa escolha em pacientes com mecanismos intensamente alterados de depuração renal.

A farmacologia clínica da meperidina também se mostra bastante alterada na vigência de insuficiência renal. A normeperidina, o principal metabólito, tem efeitos analgésicos e excitatórios sobre o SNC que podem variar desde ansiedade e tremor até mioclonia e convulsões francas. Como os metabólitos ativos estão sujeitos a excreção renal, os efeitos tóxicos sobre o SNC secundários ao acúmulo de normeperidina são uma preocupação especial em pacientes com insuficiência renal. Essa limitação da

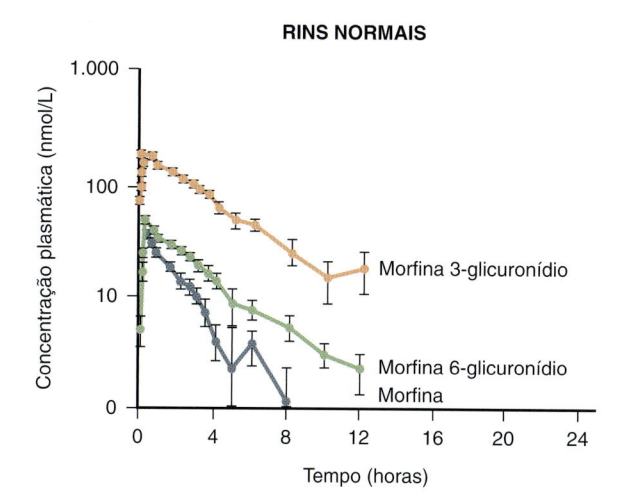

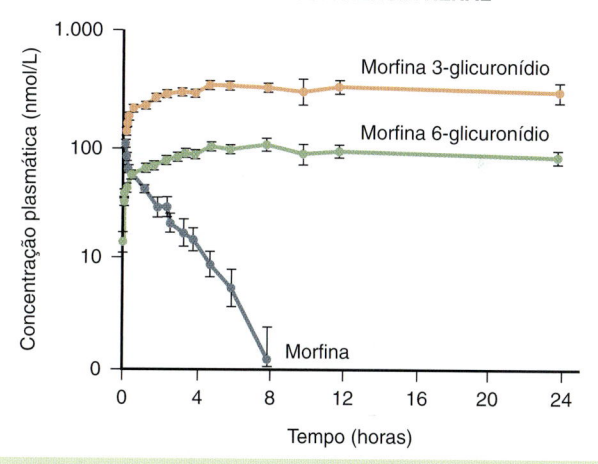

Fig. 9.7 Farmacocinética da morfina e seus metabólitos em voluntários normais *versus* pacientes com insuficiência renal. Observe o acúmulo significativo dos metabólitos na insuficiência renal. (Adaptado de Osborne R, Joel S, Grebenik K, et al. The pharmacokinetics of morphine and morphine glucuronides in kidney failure. *Clin Pharmacol Ther.* 1993;54:158-167, com permissão.)

meperidina tem levado muitos protocolos hospitalares a restringirem seu uso ou removê-lo do protocolo em definitivo.

Gênero

Um gênero pode ter uma influência importante sobre a farmacologia de opioides. A morfina é mais potente em mulheres do que em homens e tem um início de ação mais lento em mulheres.[31] Algumas dessas diferenças podem estar relacionadas a hormônios gonadais cíclicos e a fatores psicossociais.

Idade (Capítulo 35)

O avançar da idade é claramente um fator importante que influencia a farmacologia clínica de opioides. Por exemplo, congêneres do fentanil são mais potentes no paciente idoso (Fig. 9.8).[32,33] Decréscimos na depuração e no volume de distribuição central também ocorrem em pacientes idosos.

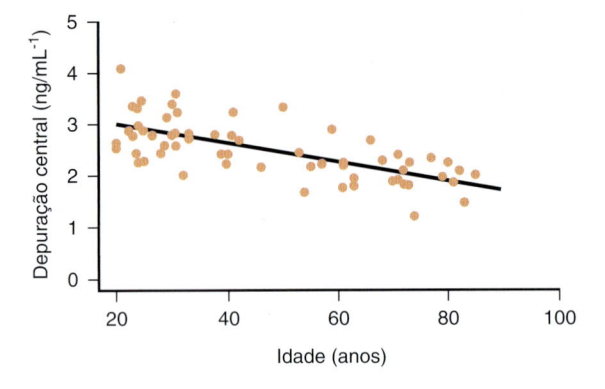

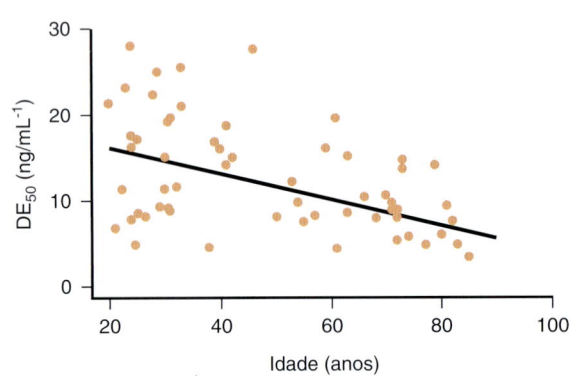

Fig. 9.8 A influência da idade sobre a farmacologia clínica de remifentanil. Embora exista variabilidade considerável, em geral, indivíduos idosos apresentam uma depuração (*clearance*) central mais baixa e uma potência maior com o agente (i. e., DE_{50} mais baixa).[32]

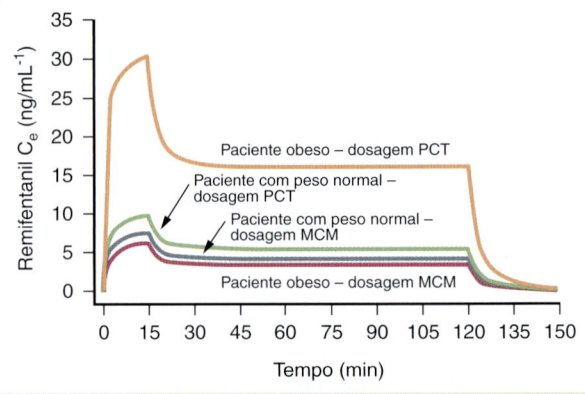

Fig. 9.9 Uma simulação farmacocinética ilustrando as consequências do cálculo da dosagem de remifentanil com base no peso corporal total (PCT) ou na massa corporal magra (MCM) em pacientes obesos e com peso normal (1 µg/kg de injeção em bólus sucedida por infusão de 0,5 µg/kg/min por 15 minutos e 0,25 µg/kg/min para 105 minutos adicionais). Observe que a dosagem com base em PCT em um paciente obeso resulta em concentrações bastante mais elevadas. (Adaptado de Egan TD, Huizinga B, Gupta SK, et al. Remifentanil pharmacokinetics in obese versus lean patients. *Anesthesiology.* 1998;89:562-573, com permissão.)

Com o avançar da idade, embora alterações farmacocinéticas também possam influenciar, diferenças farmacodinâmicas são primariamente responsáveis pela menor necessidade de doses em pacientes mais velhos (> 65 anos). As doses de remifentanil deverão ser diminuídas em, no mínimo, 50% ou mais em pacientes idosos. Reduções semelhantes de dosagem também são prudentes para outros opioides.

Obesidade

O peso corporal provavelmente é um fator importante que influencia a farmacologia clínica de opioides. As variáveis farmacocinéticas de opioides, em especial a depuração, estão mais intimamente relacionadas à massa corporal magra (MCM) e não ao peso corporal total (PCT). Em termos práticos, isso significa que pacientes com obesidade mórbida de fato precisam de uma dosagem maior em comparação a pacientes com peso correto a fim de alcançar a mesma concentração-alvo, mas não o tanto que seria sugerido pelo seu PCT.[34]

Por exemplo, conforme ilustrado pela simulação farmacocinética (Fig. 9.9), um esquema de dosagem com base em PCT resulta em concentrações de remifentanil no sítio efetor muito maiores do que um cálculo de dosagem tendo por base a MCM.[35] Por outro lado, esquemas de dosagem de PCT e MCM resultam em concentrações semelhantes em pacientes com peso normal. Esses conceitos provavelmente se aplicam a outros opioides também.

Características Únicas de Alguns Opioides

Codeína

A codeína, embora não utilizada comumente durante cirurgia, tem importância especial entre os opioides por causa de sua nuance farmacogenômica bem caracterizada associada a ela. De fato, a codeína é um pró-fármaco; a morfina é o composto ativo. A codeína é metabolizada (em parte) por *O*-desmetilação até morfina, um processo metabólico mediado por isoforma de CYP2D6 microssomal hepática.[36] Os pacientes que não possuem CYP2D6 devido a ausências de material cromossomial ou mutações genéticas (ou seja, cerca de 10% da população caucasiana) ou cuja CYP2D6 esteja inibida (p.ex., pacientes que estão tomando quinidina) provavelmente não se beneficiarão da codeína, embora possam exibir resposta normal a morfina.[37,38]

Morfina

A morfina é o protótipo de opioide em relação ao qual todas as novas drogas opioides são comparadas. Não há evidências de que qualquer opioide sintético seja mais efetivo no controle da dor do que a morfina da natureza. Não fosse pela liberação de histamina e resultante hipotensão associada à morfina, o fentanil não teria substituído a morfina como o opioide mais empregado intracirurgicamente.

A morfina tem início de ação lento. O pKa da morfina torna-a quase totalmente ionizada em pH fisiológico. Essa propriedade e sua baixa lipossolubilidade contribuem para o período prolongado entre latência até pico de efeito da morfina; a morfina penetra no SNC lentamente. Essa característica apresenta tanto vantagens quanto desvantagens. O período prolongado entre latência até pico de efeito significa que a morfina seja talvez menos passível de provocar depressão respiratória aguda após injeção em bólus de doses analgésicas típicas em comparação com opioides de ação mais rápida. Por outro lado, o início de ação lento significa que os clínicos tenham maior probabilidade de aplicar doses múltiplas de morfina inapropriadamente "empilhadas" em um paciente vivenciando dor intensa, desse modo criando o potencial para uma "sobredose" tóxica.[39]

O metabólito ativo da morfina, M6G, tem implicações clínicas importantes. Embora a conversão a M6G contribua para apenas 10% do metabolismo da morfina, M6G pode contribuir para os efeitos analgésicos da morfina mesmo em pacientes com função renal normal, particularmente com uso mais prolongado. Devido ao alto índice de extração hepático da morfina, sua biodisponibilidade, quando administrada por via oral, é bem mais baixa do que após injeção parenteral. O efeito de primeira passagem hepática sobre a morfina administrada oralmente resulta em níveis elevados de M6G. De fato, M6G pode ser o composto ativo primário quando a morfina é administrada via oral.[40] Conforme observado na seção anterior, "Insuficiência Renal," o acúmulo de M6G até níveis potencialmente tóxicos em pacientes sob diálise é outra implicação importante desse metabólito ativo.

Fentanil

O fentanil pode ser o opioide mais importante usado na prática moderna de anestesia. Um aspecto único do fentanil é que a sua aplicação clínica está bem diversificada e bastante empregada. O fentanil pode ser aplicado de muitas formas. Além da via intravenosa, ele pode ser administrado pelas vias transdérmica, transmucosa, transnasal e transpulmonar.

A administração transmucosa oral de citrato de fentanil (OTFC) resulta no alcance mais rápido de níveis mais elevados de pico do que quando a mesma dose é deglutida.[41] Evitar o efeito da primeira passagem resulta em biodisponibilidade substancialmente maior. Devido ao OTFC não ser invasivo e ter início de ação rápido, ele se tornou uma terapia exitosa para a dor lancinante em pacientes de câncer com tolerância a opioides, em geral associado a um adesivo transdérmico com a mesma substância (Capítulo 40).

Alfentanil

O alfentanil foi o primeiro opioide a ser administrado quase que exclusivamente por infusão contínua. Devido a sua meia-vida terminal relativamente curta, a princípio concebia-se que o alfentanil apresentaria uma cessação rápida de efeito após o término de uma infusão contínua.[42] Avanços subsequentes no conhecimento farmacocinético (ou seja, a CSHT) mostraram que essa assertiva era falsa.[8] Contudo, o alfentanil é, de fato, um fármaco de curta ação após uma única injeção em bólus por causa de sua alta "fração difusível"; alcança picos de concentrações no sítio efetor com rapidez e, a seguir, começa a cair (ver discussão anterior sobre "Farmacocinética"). O alfentanil ilustra o modo como uma substância pode

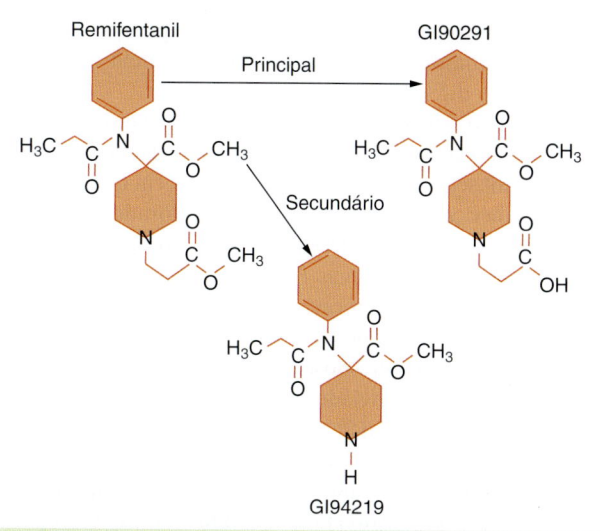

Fig. 9.10 Via metabólica de remifentanil. A desesterificação (ou seja, hidrólise de éster) por esterases plasmáticas e tissulares inespecíficas, até um metabólito ácido inativo (GI90291), contribui para a maior parte do metabolismo de remifentanil. (Adaptado de Egan TD, Huizinga B, Gupta SK, et al. Remifentanil pharmacokinetics in obese versus lean patients. *Anesthesiology.* 1998;89:562-573, com permissão.)

exibir diferentes perfis farmacocinéticos dependendo do método de administração (ou seja, em bólus *versus* infusão contínua). O alfentanil, mais que o fentanil ou o sufentanil, exibe metabolismo hepático imprevisível por causa da significativa variabilidade interindividual de CYP3A4 hepática, que é a enzima primária responsável pela biotransformação do alfentanil.

Sufentanil

A característica diferenciadora do sufentanil é o fato de ser o opioide mais potente empregado com frequência na prática de anestesia. Como é mais intrinsecamente eficaz no receptor opioide, as doses absolutas empregadas são muito menores em comparação com as outras substâncias menos potentes (p.ex., 1.000 vezes menos que as doses de morfina).

Remifentanil

O remifentanil é um exemplo de protótipo de como os objetivos clínicos específicos podem ser alcançados pelo delineamento de moléculas com relações especializadas estrutura-atividade (ou estrutura-metabolismo). Ao perder sua atividade de agonista de receptor μ mediante hidrólise de éster, resulta um opioide de ação muito curta (Fig. 9.10).[43] As necessidades não satisfeitas que direcionaram o desenvolvimento do fentanil eram de ter um opioide com início e cessação rápidos, de modo que a substância pudesse ser titulada para cima e para baixo, conforme necessário, a fim de contemplar as necessidades dinâmicas do paciente durante as condições de rápida alteração ao longo da anestesia e da cirurgia.

Em comparação com os congêneres de fentanil atualmente comercializados, a CSHT do remifentanil é curta, de cerca de 5 minutos.[44] Em termos farmacodinâmicos, o remifentanil exibe um curto período entre latência até pico do efeito de modo semelhante a alfentanil e uma potência um pouco menor que o difentanil.[45]

O papel do remifentanil na prática de anestesia moderna hoje em dia está relativamente bem estabelecido. Talvez o remifentanil seja mais adequado para casos em que seu perfil farmacocinético responsivo possa ser explorado como vantagem (p.ex., quando se deseja recuperação rápida; quando as necessidades anestésicas flutuam rapidamente; quando a titulação opioide é imprevisível, difícil ou quando existe um perigo substancial de overdose de opioides; ou quando uma técnica opioide de "dose grande" é vantajosa, porém o paciente não está planejado para receber ventilação mecânica no pós-operatório).[46] A aplicação clínica mais comum do remifentanil é a provisão de anestesia total intravenosa associada a propofol. Também é comumente administrado por meio de bólus intravenoso quando se deseja um pulso muito breve de efeito opioide sucedido por rápida recuperação (p.ex., em preparação para injeção anestésica local durante cuidados de anestesia monitorada) (Capítulo 37).

Agonistas-antagonistas e Antagonistas Puros de Opioides

Os agonistas-antagonistas opioides atuam como agonistas parciais no receptor μ, ao mesmo tempo apresentando propriedades antagonistas competitivas nos mesmos receptores. Essas substâncias funcionam como analgésicos com depressão ventilatória mais limitada e menor potencial para dependência à medida que demonstram um "efeito teto", produzindo menor analgesia em comparação com agonistas puros. O potencial mais baixo para uso abusivo foi a necessidade primária não satisfeita percebida subjacente ao desenvolvimento dessas substâncias. Fármacos nessa categoria são utilizados para o tratamento de dor crônica e também tratamento de adição opioide (Capítulo 40). Essas drogas podem causar algum grau de antagonismo competitivo quando administradas na presença de atividade agonista completa contínua (p.ex., quando administradas após morfina e outros agonistas puros).

Antagonistas opioides puros, dos quais a naloxona é o protótipo, são antagonistas competitivos completos de receptor opioide que não possuem qualquer atividade agonista. Esses antagonistas puros são utilizados no controle de overdose opioide aguda e uso abusivo crônico.

Tramadol
O tramadol é um analgésico de ação central com moderada afinidade por receptor μ e fraca afinidade por receptores κ e δ. Notavelmente, o tramadol também apresenta atividade antagonista nos receptores de 5-hidroxitriptamina (5-HT) e nicotínico acetilcolina (NA). Embora proporcione analgesia através de ambas as vias de receptores opioides e serotonínicos, o tramadol apresenta menor risco de depressão respiratória. Contudo, quando associado a inibidores de captação de serotonina ou outras medicações serotonérgicas, apresenta o risco de síndrome de serotonina e também de excitabilidade do SNC e convulsões.[47]

Buprenorfina
A buprenorfina é um agonista-antagonista opioide com alta afinidade pelo receptor μ. Pode ser administrada pelas vias sublingual, transdérmica, ou parenteral, porém sofre metabolismo hepático de primeira passagem extenso na administração oral. Embora doses moderadas possam ser utilizadas para tratar a dor crônica, doses mais elevadas empregadas no tratamento desse tipo de dor podem antagonizar os efeitos de outros opioides, tornando difícil o tratamento da dor aguda na dor crônica. Como se liga a receptores opioides com alta afinidade e como sua meia-vida de eliminação encontra-se na variação entre 20 e 72 horas, são necessárias doses altas de agonistas opioides completos para superar seus efeitos.[48]

Nalbufina
Também um agonista-antagonista opioide, a nalbufina tem potência e duração de ação semelhantes às da morfina. Pode ser usada como fármaco único para sedação com depressão respiratória mínima, e também para reverter a depressão ventilatória na overdose de opioides ao mesmo tempo em que mantém alguma analgesia.[49]

Naloxona/Naltrexona
A naloxona é um antagonista μ injetável que reverte os efeitos tanto terapêuticos quanto adversos de agonistas μ.[50] A indicação mais comum da naloxona consiste na reversão emergencial da depressão ventilatória induzida por opioide após overdose aguda. Seu importante papel nesse aspecto levou à inclusão da naloxona na "Lista de Medicamentos Essenciais" da Organização Mundial de Saúde. Algumas vezes a naloxona é utilizada em doses muito menores durante a saída da anestesia a fim de restabelecer esforço ventilatório adequado e, desse modo, facilitar a extubação da traqueia. O tratamento de prurido induzido por opioide (sendo necessárias pequenas doses apenas) é outra aplicação terapêutica comum.

Embora a naloxona seja bastante efetiva na reversão da depressão ventilatória associada a opioides, a substância apresenta muitos efeitos adversos, incluindo síndrome da abstinência aguda, náusea, vômitos, taquicardia, hipertensão, convulsões e edema pulmonar, dentre outros.[51] Ter em mente que a duração de ação da naloxona é mais curta do que a da maioria dos agonistas μ é um ponto fundamental na determinação do esquema de dosagem; podem ser necessárias doses repetidas para manter seus efeitos.

Em resposta à epidemia de uso abusivo de opioides nos Estados Unidos, foram desenvolvidos novos sistemas de administração tendo em mente o uso emergencial por leigos no evento de overdose de opioides; entre esses sistemas estão o spray nasal e preparações com autoinjetor.[52,53]

A naltrexona, um antagonista μ opioide de ação mais longa, disponível nas formas oral, injetável e implantável, é usada no controle no longo prazo de viciados em opioides associada a outras terapias não farmacológicas.[54]

APLICAÇÃO CLÍNICA

Os opioides desempenham um papel vital em praticamente todas as áreas da prática anestésica. No tratamento da dor pós-cirúrgica (Capítulo 40), os opioides são de prima importância, ao passo que, na maioria de outros ambientes na medicina perioperatória, os opioides se mostram adjuntos terapêuticos associados a outras substâncias.

Indicações Clínicas Comuns

A analgesia pós-operatória é a indicação mais antiga para a terapia opioide na prática da anestesia. Na era moderna, a administração de opioides via dispositivos PCA talvez seja o modo mais comum de administração (Capítulo 40). Em anos recentes, os opioides são cada vez mais associados no período pós-cirúrgico a diversos outros analgésicos, como os anti-inflamatórios não esteroidais (AINEs), a fim de aumentar a eficácia e a segurança.

Internacionalmente, a indicação clínica mais comum para opioides na prática anestésica consiste no seu uso para o que se tornou conhecido como *anestesia balanceada*. Este termo, talvez equivocado, conota o uso de múltiplos fármacos (p.ex., anestésicos voláteis, bloqueadores neuromusculares, sedativos-hipnóticos e opioides) em doses menores a fim de produzir o estado de anestesia. Com essa técnica, os opioides são primariamente usados devido à sua habilidade de diminuir a CAM. Uma suposição básica da base a essa abordagem balanceada de anestesia é que as substâncias em associação aliviam as desvantagens daquelas individuais (ou seja, os anestésicos voláteis) empregadas em doses mais altas enquanto terapia medicamentosa única.

A "anestesia opioide com dose alta", uma técnica originariamente descrita para a morfina nos primórdios da cirurgia cardíaca a céu aberto[55] e posteriormente associada a congêneres do fentanil,[56] é outra aplicação comum de opioides na anestesia clínica. A base científica original dessa abordagem consistia em doses grandes de opioides possibilitarem ao clínico reduzir a concentração de anestésico volátil a um mínimo, desse modo evitando a depressão miocárdica direta e outros efeitos hemodinâmicos indesejáveis nos pacientes cujo sistema cardiovascular já se encontrava comprometido. Além disso, com frequência o fentanil produz uma bradicardia relativa que poderia ser útil em pacientes com isquemia miocárdica. Embora o conceito geral ainda seja aplicado, atualmente as doses de opioides usadas são menores. Os opioides também são administrados devido a seus possíveis efeitos benéficos em termos de cardioproteção (ou seja, pré-condicionamento).

A anestesia intravenosa total (TIVA) é uma indicação desenvolvida mais recentemente e cada vez mais empregada para opioides na prática de anestesia. Essa técnica baseia-se por completo em agentes intravenosos na promoção da anestesia geral. Mais comumente, infusões contínuas de remifentanil ou de alfentanil são associadas a uma infusão de propofol. Tanto o opioide quanto o sedativo em geral são administrados por bombas apropriadas para infusão con-

trolada no alvo (TCI [*Target controlled infusion*]). Uma vantagem evidente dessa técnica, talvez dentre outras, consiste no maior bem-estar do paciente no período pós-cirúrgico, incluindo menos náusea e vômitos e, com frequência, uma sensação de euforia.[57]

Seleção e Administração Racional de Medicamentos

Na articulação de um fundamento científico para a seleção racional de opioides, considerações farmacocinéticas são extremamente importantes. De fato, os agonistas μ (opioides) podem ser considerados farmacodinamicamente semelhantes com importantes diferenças farmacocinéticas.[58] Assim, a seleção racional de um agonista μ opioide em detrimento de outro exige que o clínico identifique o perfil temporal desejado do efeito da substância e, então, escolha o opioide que mais adequadamente possibilite a ele alcançar tal efeito (dentro de limites óbvios, como preocupações farmacoeconômicas).

Na seleção do opioide adequado, entre as perguntas-chave a abordar estão "quão rapidamente deve ser alcançado o efeito opioide desejado? Por quanto tempo ele deve ser mantido? Quão crítica é a necessidade de dissipação rápida da depressão ventilatória ou da sedação induzidas pelo opioide (p.ex., o paciente será ventilado mecanicamente após a cirurgia)? É crítica a capacidade para aumentar o diminuir o nível de efeito opioide rapidamente durante a anestesia? Haverá dor significativa no pós-cirúrgico que torne necessário o tratamento com opioide? Todas essas perguntas relacionam-se com o perfil temporal ideal do efeito opioide. As respostas a elas são abordadas aplicando-se conceitos farmacocinéticos.

Por exemplo, quando se desejar um breve pulso de efeito opioide sucedido por rápida recuperação (p.ex., a fim de promover analgesia para bloqueio retrobulbar), pode ser preferível um bólus de remifentanil ou de alfentanil. Quando se desejar efeito opioide de longa duração, como na vigência de haver dor pós-cirúrgica significativa ou quando a traqueia for permanecer intubada, uma infusão de fentanil é uma escolha prudente. Se o paciente tiver de ficar acordado e alerta logo após o procedimento ter terminado (p.ex., uma craniotomia em que os cirurgiões desejem realizar um exame neurológico no centro cirúrgico imediatamente após a cirurgia), uma infusão de remifentanil pode ser vantajosa.

A formulação de uma estratégia racional de administração também exige a aplicação adequada de princípios farmacocinéticos. Um objetivo importante de qualquer esquema de dosagem consiste em alcançar e manter um nível constante de efeito opioide. Atualmente, a fim de alcançar uma concentração constante no sítio de ação, os opioides, com frequência, são administrados por infusão contínua. Essa técnica é cada vez mais realizada por meio do uso de tecnologia TCI, que exige que o clínico esteja familiarizado com o modelo farmacocinético apropriado para o opioide de interesse. Quando esses sistemas não estão disponíveis, o clínico deve ter em mente que as infusões precisam ser precedidas por um bólus a fim de alcançar um estado quase constante de maneira oportuna.

DESENVOLVIMENTOS RECENTES

Opioides e Recorrência de Câncer

A influência da terapia com opioides na recorrência do câncer é controversa. Conforme os efeitos imunossupressivos de opioides (em especial morfina) e seu impacto sobre angiogênese foram demonstrados em estudos em animais e *in vitro*, surgiu uma preocupação sobre a influência dessas drogas sobre a recorrência do câncer e a sobrevida. Alguns dados retrospectivos iniciais comparando índices de recorrência de câncer em pacientes que recebem analgesia opioide pós-cirúrgica padrão com aqueles que recebem técnicas alternativas (p.ex., peridural para controle da dor) sugeriram um índice mais frequente de recorrência de câncer no grupo submetido à terapia opioide; outros estudos encontraram resultados conflitantes. Uma revisão retrospectiva de mais de 34.000 pacientes com câncer de mama, de 1996 a 2008, não demonstrou associação entre terapia com opioides e recorrência de câncer.[59] Da mesma forma, uma revisão retrospectiva de 819 pacientes com carcinoma hepatocelular que receberam seja fentanil intravenoso pós-operatório seja morfina peridural pós-operatória não encontrou efeitos sobre a sobrevida livre de recorrência.[60]

Contudo, outros estudos sugeriram melhora nos resultados com técnicas sem opioides. Uma revisão de 984 pacientes com câncer de pulmão do tipo não pequenas células, de 2006 a 2011, encontrou melhora na sobrevida e sobrevida livre da doença mais longa nas estratégias de controle da dor sem opioide.[61] Por conseguinte, o papel da terapia opioide pericirúrgica na recorrência do câncer permanece controverso; experimentos em andamento refinarão ainda mais a tomada de decisão clínica relacionada com anestesia no tratamento de pacientes oncológicos.

Epidemia do Uso Abusivo de Opioides

Mortes relacionadas com o uso abusivo e recreativo de opioides de prescrição aumentaram incrivelmente nos Estados Unidos e em outros países (Capítulo 44).[62] Além das mortes, esse padrão disseminado do uso abusivo de opioides prescritos e ilícitos resultou em um aumento imenso de internações para tratamento de uso abusivo de opioides.[63] A tendência pode ser devido a, pelo menos em parte, práticas de prescrever opioides para condições de dor crônica que podem predispor alguns pacientes ao vício.[64,65]

A epidemia alcançou um nível tal de crise que as autoridades governamentais federais e estaduais nos Estados Unidos propuseram legislação e alocaram fundos para apoiar pesquisa, prevenção e tratamento do problema.[66,67] A dispensa de naloxona em farmácias (sem prescrição de médico clínico), aprovada pelo estado, para pacientes com prescrição de opioides é um exemplo notável dos esforços apoiados por tal legislação.[68] Além disso, sociedades profissionais e os Centros para Controle e Prevenção de Doenças (CDC) produziram novas diretrizes para a prescrição de opioides.[69] Esse assunto atualmente é uma área de intensa discussão pública e pesquisa médica.

PERGUNTAS DO DIA

1. Um paciente precisa de analgesia controlada pelo paciente (PCA) no pós-cirúrgico. A partir de uma perspectiva farmacocinética, quais são as vantagens relativas do fentanil em comparação com a morfina para uso em PCA?
2. Qual parâmetro farmacocinético é mais adequado para descrever o tempo de equilíbrio de uma infusão opioide contínua?
3. Quais os efeitos de opioides sobre a ventilação minuto e a resposta ventilatória ao dióxido de carbono?
4. Como a insuficiência renal influencia a farmacocinética da morfina e da meperidina?
5. Um paciente com depressão respiratória aguda devido a morfina recebe naloxona por via intravenosa. Quais os potenciais efeitos colaterais da naloxona?
6. Quais as questões fundamentais a serem abordadas na escolha de um opioide para uso intraoperatório?

REFERÊNCIAS

1. Minami M, Satoh M. Molecular biology of the opioid receptors: structures, functions and distributions. *Neurosci Res.* 1995;23:121-145.
2. Pan L, Xu J, Yu R, et al. Identification and characterization of six new alternatively spliced variants of the human mu opioid receptor gene. *Oprm. Neuroscience.* 2005;133:209-220.
3. Matthies BK, Franklin KB. Formalin pain is expressed in decerebrate rats but not attenuated by morphine. *Pain.* 1992;51:199-206.
4. Becerra L, Harter K, Gonzalez RG, Borsook D. Functional magnetic resonance imaging measures of the effects of morphine on central nervous system circuitry in opioid-naive healthy volunteers. *Anesth Analg.* 2006;103:208-216.
5. Matthes HW, Maldonado R, Simonin F, et al. Loss of morphine-induced analgesia, reward effect and withdrawal symptoms in mice lacking the mu-opioid-receptor gene. *Nature.* 1996;383:819-823.
6. Sora I, Takahashi N, Funada M, et al. Opiate receptor knockout mice define mu receptor roles in endogenous nociceptive responses and morphine-induced analgesia. *Proc Natl Acad Sci U S A.* 1997;94:1544-1549.
7. Dahan A, Sarton E, Teppema L, et al. Anesthetic potency and influence of morphine and sevoflurane on respiration in mu-opioid receptor knockout mice. *Anesthesiology.* 2001;94:824-832.
8. Shafer SL, Varvel JR. Pharmacokinetics, pharmacodynamics, and rational opioid selection. *Anesthesiology.* 1991;74:53-63.
9. Lotsch J, Skarke C, Schmidt H, et al. Pharmacokinetic modeling to predict morphine and morphine-6-glucuronide plasma concentrations in healthy young volunteers. *Clin Pharmacol Ther.* 2002;72:151-162.
10. Lotsch J, Skarke C, Schmidt H, et al. The transfer half-life of morphine-6-glucuronide from plasma to effect site assessed by pupil size measurement in healthy volunteers. *Anesthesiology.* 2001;95:1329-1338.

11. Gepts E, Shafer SL, Camu F, et al. Linearity of pharmacokinetics and model estimation of sufentanil. *Anesthesiology.* 1995;83:1194-1204.

12. Scott JC, Cooke JE, Stanski DR. Electroencephalographic quantitation of opioid effect: comparative pharmacodynamics of fentanyl and sufentanil. *Anesthesiology.* 1991;74:34-42.

13. Hughes MA, Glass PS, Jacobs JR. Context-sensitive half-time in multicompartment pharmacokinetic models for intravenous anesthetic drugs [see comments]. *Anesthesiology.* 1992;76:334-341.

14. Romberg R, Sarton E, Teppema L, et al. Comparison of morphine-6--glucuronide and morphine on respiratory depressant and antinociceptive responses in wild type and mu-opioid receptor deficient mice. *Br J Anaesth.* 2003;91:862-870.

15. Gross JB. When you breathe IN you inspire, when you DON'T breathe, you... expire: new insights regarding opioid-induced ventilatory depression. *Anesthesiology.* 2003;99:767-770.

16. Forrest Jr WH, Bellville JW. The effect of sleep plus morphine on the respiratory response to carbon dioxide. *Anesthesiology.* 1964;25:137-141.

17. Laubie M, Schmitt H, Vincent M. Vagal bradycardia produced by microinjections of morphine-like drugs into the nucleus ambiguus in anaesthetized dogs. *Eur J Pharmacol.* 1979;59:287-291.

18. Reitan JA, Stengert KB, Wymore ML, Martucci RW. Central vagal control of fentanyl-induced bradycardia during halothane anesthesia. *Anesth Analg.* 1978;57:31-36.

19. Bennett JA, Abrams JT, Van Riper DF, Horrow JC. Difficult or impossible ventilation after sufentanil-induced anesthesia is caused primarily by vocal cord closure. *Anesthesiology.* 1997;87:1070-1074.

20. Streisand JB, Bailey PL, LeMaire L, et al. Fentanyl-induced rigidity and unconsciousness in human volunteers. Incidence, duration, and plasma concentrations. *Anesthesiology.* 1993;78:629-634.

21. Dray A, Metsch R. Inhibition of urinary bladder contractions by a spinal action of morphine and other opioids. *J Pharmacol Exp Ther.* 1984;231:254-260.

22. Dray A, Metsch R. Spinal opioid receptors and inhibition of urinary bladder motility in vivo. *Neurosci Lett.* 1984;47:81-84.

23. Borner C, Warnick B, Smida M, et al. Mechanisms of opioid-mediated inhibition of human T cell receptor signaling. *J Immunol.* 2009;183:882-889.

24. Bouillon T, Bruhn J, Radu-Radulescu L, et al. Non-steady state analysis of the pharmacokinetic interaction between propofol and remifentanil. *Anesthesiology.* 2002;97:1350-1362.

25. McEwan AI, Smith C, Dyar O, et al. Isoflurane minimum alveolar concentration reduction by fentanyl. *Anesthesiology.* 1993;78:864-869.

26. Vuyk J, Lim T, Engbers FH, et al. The pharmacodynamic interaction of propofol and alfentanil during lower abdominal surgery in women. *Anesthesiology.* 1995;83:8-22.

27. Rudin A, Lundberg JF, Hammarlund-Udenaes M, et al. Morphine metabolism after major liver surgery. *Anesth Analg.* 2007;104:1409-1414.

28. Dershwitz M, Hoke JF, Rosow CE, et al. Pharmacokinetics and pharmacodynamics of remifentanil in volunteer subjects with severe liver disease. *Anesthesiology.* 1996;84:812-820.

29. Hoke JF, Shlugman D, Dershwitz M, et al. Pharmacokinetics and pharmacodynamics of remifentanil in persons with renal failure compared with healthy volunteers. *Anesthesiology.* 1997;87:533-541.

30. Osborne R, Joel S, Grebenik K, et al. The pharmacokinetics of morphine and morphine glucuronides in kidney failure. *Clin Pharmacol Ther.* 1993;54:158-167.

31. Sarton E, Olofsen E, Romberg R, et al. Sex differences in morphine analgesia: an experimental study in healthy volunteers. *Anesthesiology.* 2000;93:1245-1254:discussion 6A.

32. Minto CF, Schnider TW, Egan TD, et al. Influence of age and gender on the pharmacokinetics and pharmacodynamics of remifentanil. I. Model development. *Anesthesiology.* 1997;86:10-23.

33. Scott JC, Stanski DR. Decreased fentanyl and alfentanil dose requirements with age. A simultaneous pharmacokinetic and pharmacodynamic evaluation. *J Pharmacol Exp Ther.* 1987;240:159-166.

34. Bouillon T, Shafer SL. Does size matter?. *Anesthesiology.* 1998;89:557-560.

35. Egan TD, Huizinga B, Gupta SK, et al. Remifentanil pharmacokinetics in obese versus lean patients. *Anesthesiology.* 1998;89:562-573.

36. Poulsen L, Brosen K, Arendt-Nielsen L, et al. Codeine and morphine in extensive and poor metabolizers of sparteine: pharmacokinetics, analgesic effect and side effects. *Eur J Clin Pharmacol.* 1996;51:289-295.

37. Caraco Y, Sheller J, Wood AJ. Pharmacogenetic determination of the effects of codeine and prediction of drug interactions. *J Pharmacol Exp Ther.* 1996;278:1165-1174.

38. Eckhardt K, Li S, Ammon S, et al. Same incidence of adverse drug events after codeine administration irrespective of the genetically determined differences in morphine formation. *Pain.* 1998;76:27-33.

39. Lotsch J, Dudziak R, Freynhagen R, et al. Fatal respiratory depression after multiple intravenous morphine injections. *Clin Pharmacokinet.* 2006;45:1051-1060.

40. Osborne R, Joel S, Trew D, Slevin M. Morphine and metabolite behavior after different routes of morphine administration: demonstration of the importance of the active metabolite morphine-6-glucuronide. *Clin Pharmacol Ther.* 1990;47:12-19.

41. Streisand JB, Varvel JR, Stanski DR, et al. Absorption and bioavailability of oral transmucosal fentanyl citrate. *Anesthesiology.* 1991;75:223-229.

42. Stanski DR, Hug Jr CC. Alfentanil—a kinetically predictable narcotic analgesic. *Anesthesiology.* 1982;57:435-438.

43. Egan TD. Remifentanil pharmacokinetics and pharmacodynamics. A preliminary appraisal. *Clin Pharmacokinet.* 1995;29:80-94.

44. Egan TD, Lemmens HJ, Fiset P, et al. The pharmacokinetics of the new short-acting opioid remifentanil (GI87084B) in healthy adult male volunteers. *Anesthesiology.* 1993;79:881-892.

45. Egan TD, Minto CF, Hermann DJ, et al. Remifentanil versus alfentanil: comparative pharmacokinetics and pharmacodynamics in healthy adult male volunteers [published erratum appears in Anesthesiology. 1996;85(3):695]. *Anesthesiology.* 1996;84:821-833.

46. Egan TD. The clinical pharmacology of remifentanil: a brief review. *J Anesth.* 1998;12:195-204.

47. Grond S, Sablotzki A. Clinical pharmacology of tramadol. *Clin Pharmacokinet.* 2004;43:879-923.

48. Chen KY, Chen L, Mao J. Buprenorphine-naloxone therapy in pain management. *Anesthesiology.* 2014;120:1262-1274.

49. Errick JK, Heel RC. Nalbuphine. A preliminary review of its pharmacological properties and therapeutic efficacy. *Drugs.* 1983;26:191-211.

50. Jasinski DR, Martin WR, Haertzen CA. The human pharmacology and abuse potential of N-allylnoroxymorphone (naloxone). *J Pharmacol Exp Ther.* 1967;157:420-426.

51. Jasinski DR, Martin WR, Sapira JD. Antagonism of the subjective, behavioral, pupillary, and respiratory depressant effects of cyclazocine by naloxone. *Clin Pharmacol Ther.* 1968;9:215-222.

52. Edwards ET, Edwards ES, Davis E, et al. Comparative usability study of a novel auto-injector and an intranasal system for naloxone delivery. *Pain Ther.* 2015;4:89-105.

53. Krieter P, Chiang N, Gyaw S, et al. Pharmacokinetic properties and human use characteristics of an FDA approved intranasal naloxone product for the treatment of opioid overdose. *J Clin Pharmacol.* 2016;56(10):1243-1253.

54. Kunoe N, Lobmaier P, Ngo H, Hulse G. Injectable and implantable sustained release naltrexone in the treatment of opioid addiction. *Br J Clin Pharmacol.* 2014;77:264-271.

55. Lowenstein E, Hallowell P, Levine FH, et al. Cardiovascular response to large doses of intravenous morphine in man. *N Engl J Med.* 1969;281:1389-1393.

56. Lunn JK, Stanley TH, Eisele J, et al. High dose fentanyl anesthesia for coronary artery surgery: plasma fentanyl concentrations and influence of nitrous oxide on cardiovascular responses. *Anesth Analg.* 1979;58:390-395.

57. Hofer CK, Zollinger A, Buchi S, et al. Patient well-being after general anaesthesia: a prospective, randomized, controlled multi-centre trial comparing intravenous and inhalation anaesthesia. *Br J Anaesth.* 2003;91:631-637.

58. Mather LE. Pharmacokinetic and pharmacodynamic profiles of opioid analgesics: a sameness amongst equals?. *Pain.* 1990;43:3-6.

59. Cronin-Fenton DP, Heide-Jorgensen U, Ahern TP, et al. Opioids and breast cancer recurrence: a Danish population-based cohort study. *Cancer.* 2015;121:3507-3514.

60. Cao L, Chang Y, Lin W, et al. Long-term survival after resection of hepatocellular carcinoma: a potential risk associated with the choice of postoperative analgesia. *Anesth Analg.* 2014;118:1309-1316.

61. Wang K, Qu X, Wang Y, et al. Effect of mu agonists on long-term survival and recurrence in nonsmall cell lung cancer patients. *Medicine (Baltimore).* 2015;94(33):e1333.

62. Rudd RA, Aleshire N, Zibbell JE, Gladden RM. Increases in drug and opioid overdose deaths—United States, 2000--2014. *MMWR Morb Mortal Wkly Rep.* 2016;64:1378-1382.

63. Brady KT, McCauley JL, Back SE. Prescription opioid misuse, abuse, and treatment in the United States: an update. *Am J Psychiatry.* 2016;173:18-26.

64. Johnson SR. The opioid abuse epidemic: how healthcare helped create a crisis. *Mod Healthcare.* 2016;46(7):8-9.

65. Weisberg DF, Becker WC, Fiellin DA, Stannard C. Prescription opioid misuse in the United States and the United Kingdom: cautionary lessons. *Int J Drug Policy.* 2014;25:1124-1130.

66. Kharasch ED, Brunt LM. Perioperative opioids and public health. *Anesthesiology.* 2016;124:960-965.

67. Office of the Press SecretaryThe White House. President Obama proposes $1.1 billion in new funding to address the prescription opioid abuse and heroin use epidemic. *J Pain Palliat Care Pharmacother.* 2016;30(2):134-137.

68. Bachyrycz A, Shrestha S, Bleske BE, et al. Opioid overdose prevention through pharmacy-based naloxone prescription program: innovations in healthcare delivery. *Subst Abus. Epub.* 2016 May 10;.

69. Frieden TR, Houry D. Reducing the risks of relief—the CDC Opioid-Prescribing Guideline. *N Engl J Med.* 2016;374:1501-1504.

10 ANESTÉSICOS LOCAIS

Charles B. Berde, Anjali Koka e
Kenneth Drasner

A anestesia local pode ser definida como perda da sensação em uma região delimitada do corpo, causada por ruptura da geração ou propagação de impulso. Essa anestesia pode ser obtida com diversos métodos químicos e físicos. Entretanto, na rotina clínica, a anestesia local é produzida por muitos compostos cujo mecanismo de ação é similar, embora possuam diferentes durações de ação e recuperação normalmente espontâneas, previsíveis e completas.

HISTÓRIA

O uso clínico de anestésicos locais iniciou-se com a cocaína nos anos 1880.[1] Os anestésicos locais benzocaína, de aplicação tópica, e os injetáveis procaína, tetracaína e cloroprocaína foram desenvolvidos subsequentemente como adaptações da estrutura da cocaína como um aminoéster (Figs. 10.1 e 10.2).

Em 1948, a lidocaína foi introduzida como o primeiro membro de uma nova classe de anestésicos locais, as aminoamidas. As vantagens das aminoamidas sobre os aminoésteres incluem maior estabilidade e menor frequência de reações alérgicas. Devido a essas propriedades favoráveis, a lidocaína tornou-se a base para o desenvolvimento de uma série de outros anestésicos aminoamidas (Fig. 10.2).

Juntamente com a lidocaína, a maioria dos anestésicos locais do tipo aminoamida deriva da amina aromática xilidina, incluindo mepivacaína, bupivacaína, ropivacaína e levobupivacaína. A ropivacaína e a levobupivacaína compartilham uma característica distintiva adicional: são enantiômeros, ao contrário de outros agentes, que são misturas racêmicas. São produtos de uma estratégia de desenvolvimento que se aproveita da estereosseletividade diferencial dos canais de sódio neuronais e cardíacos em uma tentativa de reduzir o potencial de cardiotoxicidade (vide "Efeitos Adversos"). Quase todas as amidas sofrem biotransformação hepática, ao passo que ésteres passam por hidrólise plasmática.

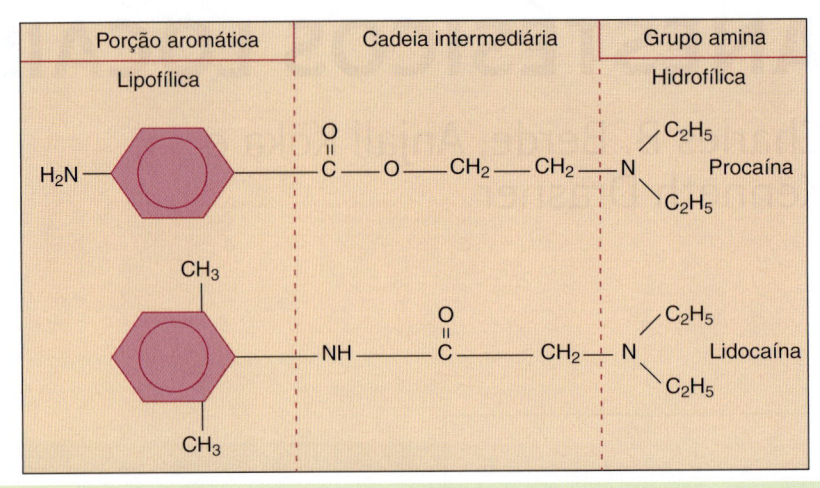

Fig. 10.1 Os anestésicos locais possuem três porções: (1) lipofílica, (2) hidrofílica e (3) corrente de hidrocarbonetos comunicante. Esta figura ilustra formas criativas de se alterar essa estrutura básica para se obterem características farmacológicas desejadas (duração de ação, cardiovasculares).

CONDUÇÃO NERVOSA

Sob circunstâncias normais ou de repouso, a membrana neuronal possui potencial negativo de aproximadamente -90 mV (o potencial dentro da célula é negativo em relação ao fluido extracelular). Esse potencial negativo é criado por transporte ativo de sódio para fora e potássio para dentro da fibra, além da maior permeabilidade da membrana aos íons potássio em comparação com o sódio. Quando a fibra nervosa é excitada, ocorre aumento da permeabilidade da membrana ao sódio, causando queda do potencial transmembrana. Se for atingido o potencial crítico (isto é, o limiar de ação), ocorre rápido e sustentado influxo de íons sódio, resultando em propagação da onda de despolarização, o potencial de ação, após o qual é restabelecido o potencial de repouso.

As fibras nervosas podem ser classificadas segundo seu diâmetro, presença (tipos A e B) ou ausência (tipo C) de mielina e sua função (Tabela 10.1). O diâmetro da fibra nervosa influencia sua velocidade de condução; o maior diâmetro correlaciona-se com a condução mais rápida. A presença da bainha de mielina também aumenta a velocidade de condução. Esse efeito resulta do isolamento do axônio do meio circunjacente, forçando a corrente a fluir através de interrupções periódicas da bainha (nodos de Ranvier) (Fig. 10.3).

AÇÕES DOS ANESTÉSICOS LOCAIS EM CANAIS DE SÓDIO

Anestésicos locais agem em uma ampla gama de alvos moleculares, mas exercem seus efeitos clínicos desejáveis por meio de bloqueio do fluxo de sódio através de canais voltagem-dependentes. Esses canais são proteínas transmembrana complexas compostas por grandes subunidades alfa e subunidades beta muito menores[2] (Fig. 10.4).

As subunidades alfa possuem quatro domínios homólogos arranjados em um quadrado, cada qual composto por seis hélices transmembrana, com o poro situado no centro dos quatro domínios. As subunidades beta modulam propriedades eletrofisiológicas do canal e também possuem papel importante em sua localização, ligação com moléculas de adesão e conexão como citoesqueleto intracelular. Existem nove subtipos principais de subunidades alfa e quatro de subunidades beta nos canais de sódio dos tecidos de mamíferos.

Diferentes subtipos de canal são expressos em diferentes tecidos, em estágios diversos do desenvolvimento e em uma variedade de doenças. Os subtipos do canal de sódio são uma área ativa de pesquisa nas doenças da espécie humana que cursam com dor espontânea e insensibilidade dolorosa, como alvos de novos analgésicos, bem como em outras áreas da medicina, incluindo a cardiologia e a neurologia.[2,3] Os subtipos de canais de sódio serão discutidos rapidamente neste capítulo, mais adiante ("Quando a Anestesia Local Falha" e "Anestésicos Locais Futuros").

De um ponto de vista eletrofisiológico, os anestésicos locais bloqueiam a condução de impulsos por meio da redução da taxa de despolarização em resposta à excitação, impedindo que seja atingido o limiar de ação. Não ocorre alteração do potencial transmembrana de repouso, e o efeito sobre o limiar de ação é escasso.

Canais de sódio alternam entre o estado de repouso, a abertura e a conformação inativa. Durante a excitação, o canal de sódio passa de um estado fechado de repouso para um estado ativado e aberto, com aumento do influxo de íons sódio e consequente despolarização. O canal então passa para um estado inativo e deve sofrer nova alteração conformacional para retornar ao estado de repouso antes que possa novamente ser aberto em resposta a uma onda de despolarização.

Segundo o modelo de modulação de receptores, os anestésicos locais agem não por fisicamente "entupirem o poro"

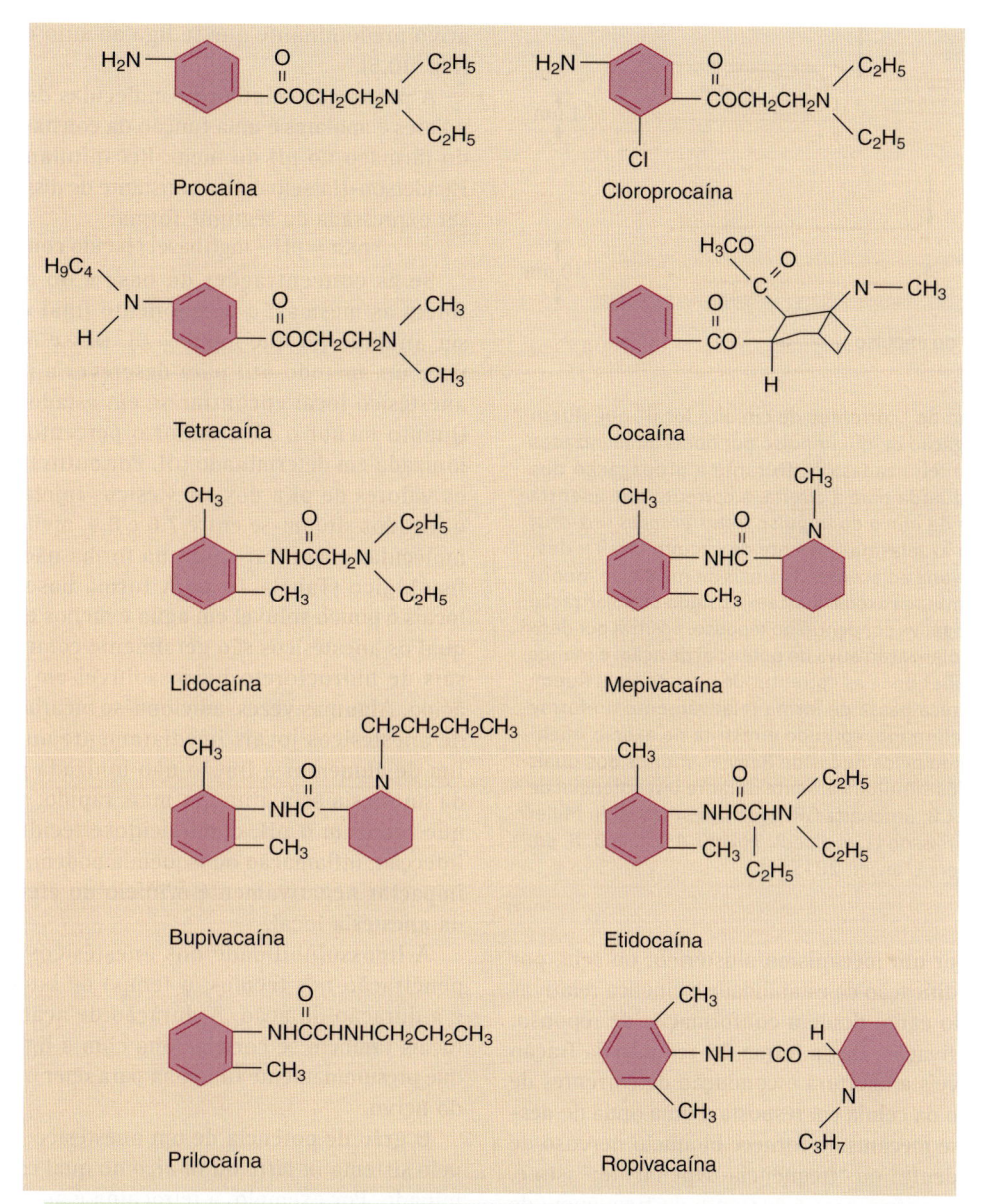

Fig. 10.2 Estruturas químicas dos anestésicos locais do tipo éster (procaína, cloroprocaína, tetracaína e cocaína) e amida (lidocaína, mepivacaína, bupivacaína, etidocaína, prilocaína e ropivacaína).

Tabela 10.1 Classificação das Fibras Nervosas

Fibra				
Tipo	Subtipo	Diâmetro (µm)	Velocidade de Condução (m/s)	Função
A (mielinizadas)	Alfa	12-20	80-120	Propriocepção, motoras maiores
	Beta	5-15	35-80	Motoras menores, toque, pressão
	Gama	3-8	10-35	Tônus muscular
	Delta	2-5	5-25	Dor, temperatura, toque
B (mielinizadas)		3	5-15	Pré-ganglionares autônomas
C (amielinizadas)		0,3-1,5	0,5-2,5	Dor profunda, temperatura, toque

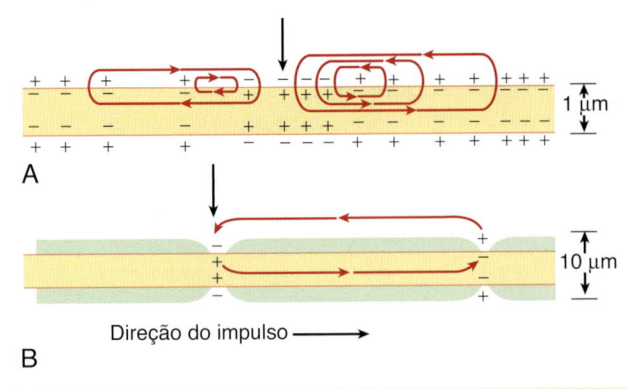

Fig. 10.3 Padrão de "correntes de circuito local" que fluem durante a propagação de um impulso por fibras amielinizadas do tipo C (A) e mielinizadas (B). Durante a propagação dos impulsos, da esquerda para a direita, a corrente que adentra o axônio na fase de início do impulso (*setas grandes verticais*) passa através do axoplasma (corrente de circuito local) e despolariza a membrana adjacente. Os sinais de mais e de menos adjacentes à membrana axonal indicam o estado de polarização da membrana: negativa por dentro no repouso, positiva por dentro durante despolarização ativa do potencial de ação, e menos negativa nas regiões onde as correntes de circuito local fluem. Essa corrente iônica passa de forma relativamente uniforme pelo axônio amielinizado, contudo é restrita no axônio mielinizado, adentrando pelos nodos de Ranvier, muitos dos quais são despolarizados simultaneamente durante um potencial de ação. (De: Berde CB, Strichartz GR. Local anesthetics. In Miller RD, Cohen NH, Eriksson LI, et al, eds. *Miller's Anesthesia*. 8. ed. Filadélfia: Saunders Elsevier; 2015.)

do canal, mas por um mecanismo alostérico; ou seja, por meio de uma modificação da estabilidade e cinética relativas da alternância do canal desde a conformação de repouso, abertura, até inativação. Dessa forma, há redução da fração de canais acessíveis a abertura e condução de correntes de sódio para dentro da célula em resposta a uma onda de despolarização.[4] Esse mecanismo fornece bloqueio nervoso de tipo "uso-dependente" ou "frequência-dependente;" isto é, o bloqueio se intensifica com o aumento da frequência de disparo nervoso.

pH, Carga Total e Lipossolubilidade

O sítio de ligação predominante para os anestésicos locais em canais de sódio fica próximo ao lado citoplasmático da membrana. Para que uma molécula seja um anestésico local eficaz, uma grande necessidade estrutural é a solubilidade suficiente e difusão rápida tanto em meios hidrofílicos (líquido extracelular, citosol e região da cabeça dos fosfolipídeos de membrana) e hidrofóbicos, como a bicamada lipídica da membrana plasmática.

Na rotina clínica comum, os anestésicos locais do tipo aminoamida e aminoéster atingem esse objetivo de solubilidade ideal tanto em água quanto em gordura porque contêm um grupo amina terciária que pode converter-se rapidamente de uma forma de hidrocloreto protonado (polar, hidrofílica) a uma forma base não protonada (apolar, hidrofóbica). A forma protonada polar é o princípio

ativo predominante que se liga ao sítio do canal de sódio (Fig. 10.5).[5]

A proporção relativa de moléculas de anestésico local polares e apolares é uma função da constante de dissociação do fármaco no pH do meio. Recapitulando a equação de Henderson-Hasselbalch, a constante de dissociação (Ka) pode ser expressa da seguinte forma:

$$pKa = pH - \log([base] / [\text{ácido conjugado}])$$

Se as concentrações da base e do ácido conjugado forem as mesmas, o componente final da equação pode ser anulado (já que log 1 = 0). Desse modo, o pKa fornece um método útil para descrever a propensão de um anestésico local encontrar-se em estado polar ou apolar. Quanto menor o pKa, maior o percentual de fração não ionizada em determinado pH. Por outro lado, uma vez que os valores de pKa dos anestésicos injetáveis comumente utilizados situam-se entre 7,6 e 8,9, menos da metade das moléculas encontrar-se-ão na forma não ionizada em pH fisiológico (Tabela 10.2). A forma base dos anestésicos locais é pouco solúvel em água e menos estável, razão pela qual os anestésicos são geralmente comercializados como sais de hidrocloreto hidrossolúvel em pH ligeiramente ácido. Algumas vezes, adiciona-se bicarbonato às soluções de anestésicos locais imediatamente antes da injeção, a fim de aumentar a fração não ionizada para que o início da anestesia seja atingido mais rápido. Outras condições que reduzem o pH, como acidose tecidual causada pela infecção, inflamação ou isquemia podem, do mesmo modo, impactar negativamente o início do efeito e a qualidade da anestesia local.

A lipossolubilidade dos anestésicos locais afeta sua penetração nos tecidos, o tempo de latência, a potência e a duração da ação. A duração de ação dos anestésicos locais também se correlaciona com a ligação a proteínas, que presumidamente funciona para reter o anestésico dentro do nervo.

O grau de potência de um anestésico pode ser alterado pelo sistema *in vitro* ou *in vivo* no qual esse efeito é determinado. Por exemplo, a tetracaína é aproximadamente 20 vezes mais potente que a bupivacaína quando estudada em nervo isolado, contudo esses fármacos são praticamente equipotentes quando pesquisados *in vivo*. Mesmo nos estudos *in vivo*, as comparações entre anestésicos locais podem variar com base no sítio específico de aplicação (bloqueio espinhal comparado a periférico) devido a efeitos secundários, como as propriedades vasoativas inerentes ao anestésico.

BLOQUEIO ANESTÉSICO LOCAL DIFERENCIAL

De um ponto de vista clínico e de mensurações eletrofisiológicas, a anestesia local não é um fenômeno de tudo-ou-nada: os pacientes percebem gradações na intensidade do bloqueio, sensitivo e motor que variam ao longo do tempo após injeções anestésicas locais. A "dormência" clinicamente aparente, em geral, é correlacionada com concentrações intraneurais dos anestésicos locais, porém também reflete a complexa

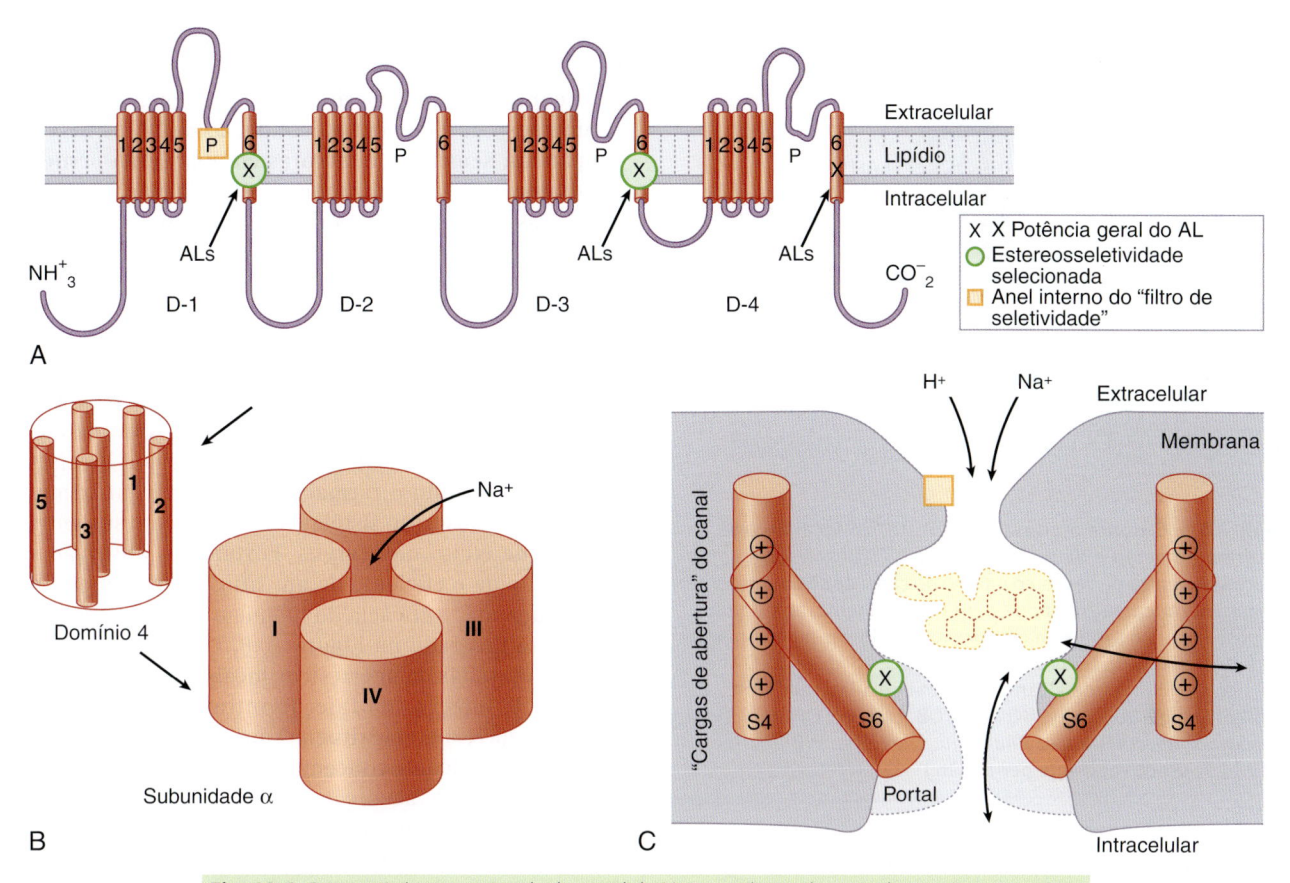

Fig. 10.4 Características estruturais do canal de Na^+ que determinam as interações com anestésicos locais (AL). (A) Arranjo consensual do único peptídeo da subunidade α do canal de Na^+ da membrana plasmática. Cada um dos quatro domínios com sequências homólogas (D-1 a D-4) contém seis segmentos de α-hélice que cruzam as membranas (S1 a S6). Cada domínio se dobra sobre si para formar um feixe cilíndrico de segmentos, que converge de modo a formar a estrutura quaternária funcional do canal (B). A ativação e consequente abertura do canal resulta do movimento primário de segmentos S4 positivamente carregados em resposta à despolarização da membrana (painel C). A rápida inativação do canal ocorre em seguida devido à ligação de parte da pequena alça que conecta D-3 a D-4 com a extremidade citoplasmática do canal. Os íons atravessam o canal aberto ao longo de um poro definido em sua dimensão mais estreita pela região P formada por penetração parcial da membrana das quatro alças de proteína extracelulares que conectam S5 e S6 em cada domínio. Mutações intencionais e diretas de diferentes aminoácidos do canal indicam resíduos envolvidos na ligação com AL em sua abertura interna (X nos segmentos S6), nas regiões internas do "filtro de seletividade" que diferencia íons (quadrado na região P), que sabidamente influenciam a estereosseletividade pela inibição física (círculo, também nos segmentos S6). (C) Corte esquemático do canal especulando a forma com que os segmentos S6, quando formam um "portal", podem realinhar-se durante a ativação para abrir o canal e permitir entrada e saída de uma molécula de bupivacaína pela via "hidrofílica". Íons Na^+ que adentram o poro competirão com o AL por um sítio no canal, ao passo que íons H^+, os quais passam muito lentamente pelo poro, podem entrar e sair da abertura extracelular, protonando e desprotonando uma molécula de AL ligada, de forma a regular sua taxa de dissociação do canal. (De: Berde CB, Strichartz GR. Local anesthetics. In Miller RD, Cohen NH, Eriksson LI, et al, eds. *Miller's Anesthesia*. 8. ed. Filadélfia: Saunders Elsevier; 2015.)

integração e processamento dos sinais advindos do corno dorsal da medula espinhal, bem como sítios supraespinhais da via somatossensorial. Quando potenciais de ação compostos são registrados em nervos periféricos expostos a anestésicos locais sob diferentes concentrações e comprimento de nervo exposto, o bloqueio da condução é facilitado ou pelo aumento da concentração do anestésico local ou pelo aumento do comprimento do nervo que se encontra expos-

to a concentrações mais diluídas. No limite de pequenas extensões de nervo expostas ao anestésico local, o bloqueio da condução requer a exposição de no mínimo três nodos de Ranvier consecutivos para impedir que o potencial de ação "pule" a região exposta ao anestésico.

Historicamente, o termo *bloqueio diferencial* utilizado em livros didáticos refere-se à observação de que infusões de concentrações diluídas de anestésicos locais podem pro-

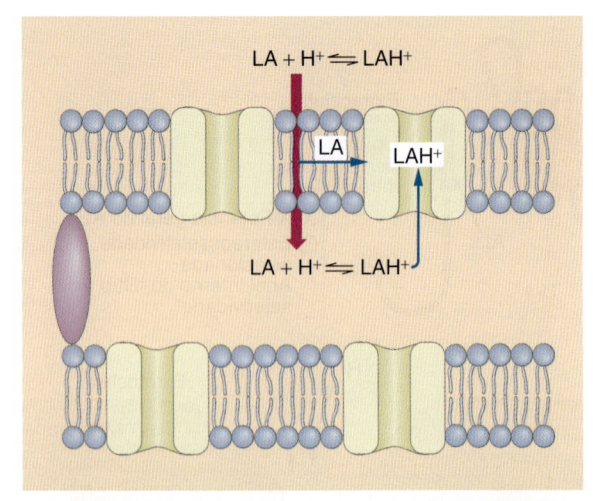

Fig. 10.5 Durante a difusão do anestésico local através da bainha do nervo e da membrana até os sítios de ligação no receptor dentro do vestíbulo interno do canal de sódio, somente a base sem carga (AL) pode penetrar na membrana lipídica. Após chegar ao axoplasma, ocorre ionização, fazendo com que a forma carregada catiônica (ALH⁺) se ligue ao receptor. O anestésico também pode alcançar o canal pela lateral (isto é, via hidrofóbica). (De: Covino BG, Scott DB, Lambert DH. *Handbook of Spinal Anesthesia and Analgesia*. Filadélfia: WB Saunders; 1994:7, usado mediante permissão.)

duzir analgesia e sinais de bloqueio autonômico, poupando relativamente o tônus motor. Essa tendência clínica não pode ser explicada prontamente pelas observações eletrofisiológicas de bloqueio do potencial de ação em fibras grandes ou pequenas perfundidas até o equilíbrio.[6] Os mecanismos por trás dessa divergência entre experiência clínica e dados experimentais são pouco compreendidos, mas podem estar relacionados ao arranjo anatômico e geográfico das fibras nervosas, à variabilidade da dispersão longitudinal necessária ao bloqueio neuronal, a efeitos sobre outros canais iônicos e à atividade de impulso inerente.

DISPERSÃO DA ANESTESIA LOCAL APÓS INJEÇÃO

Quando anestésicos locais são depositados ao redor de um nervo periférico, precisam cruzar uma série de barreiras de difusão para acessar os canais de sódio dos axônios neuronais (Fig. 10.6). Em troncos nervosos grandes, os anestésicos difundem-se da superfície (manto) até o centro do nervo, ao longo de um gradiente de concentração (Fig. 10.7).[7] O resultado é o bloqueio inicial das fibras nervosas localizadas no manto do nervo misto. Essas fibras são geralmente distribuídas às estruturas anatômicas mais proximais, ao passo que estruturas distais são inervadas por fibras próximas ao centro do nervo. Esse arranjo anatômico é a razão para o desenvolvimento de anestesia proximal inicial com subsequente envolvimento distal, conforme o anestésico local se difunde e atinge fibras mais

centrais do nervo. A fraqueza muscular esquelética pode preceder o bloqueio sensitivo quando as fibras motoras se encontram mais superficiais. A sequência de início e recuperação do bloqueio da condução de fibras nervosas simpáticas, sensitivas e motoras em um nervo periférico misto depende tanto ou mais da localização anatômica das fibras nervosas dentro do nervo misto do que de sua sensibilidade intrínseca a anestésicos locais.

FARMACOCINÉTICA

Para a maior parte dos fármacos orais e intravenosos, a absorção sistêmica carreia o fármaco do sítio de administração até o sítio de efeito. Anestésicos locais são diferentes: quando o fármaco é depositado próximo ao local-alvo, a absorção sistêmica compete com sua entrada no sítio de efeito nos nervos. Portanto, a absorção sistêmica rápida e eficiente de um sítio de injeção diminui, e não aumenta, a eficácia do bloqueio nervoso. Esse princípio está ilustrado na Figura 10.8. Concentrações plasmáticas elevadas de anestésicos locais após sua absorção do sítio de injeção (ou injeção intravascular acidental) são indesejáveis e constituem a origem de sua potencial toxicidade. O pico de concentração plasmática é determinado pela taxa de absorção sistêmica e, em menor grau, pela taxa de *clearance* do anestésico local. A absorção é afetada por diversos fatores relacionados às propriedades físico-químicas do anestésico local e do fluxo sanguíneo tecidual local. A absorção tende a ser mais demorada para anestésicos locais com alta solubilidade e ligação com proteínas.

Vasoatividade dos Anestésicos Locais

Os anestésicos diferem em sua tendência de causar vasoconstrição ou vasodilatação dos vasos sanguíneos. Esses efeitos variam conforme local de injeção, concentração e equilíbrio das ações locais diretas sobre a musculatura lisa vascular *versus* ações indiretas via bloqueio de fibras simpáticas eferentes. Essas diferenças podem ser clinicamente importantes. Por exemplo, a frequência menos incidente de toxicidade sistêmica da ropivacaína S (-) comparada ao enantiômero R (+) resulta, em parte, de sua atividade vasoconstritora (vide "Efeitos Adversos"). O efeito variável de vasoconstritores adicionados às soluções de anestésicos locais empregados em anestesia espinhal é outro exemplo. Ao contrário da lidocaína ou da bupivacaína, há evidência de que a tetracaína produza aumento significativo do fluxo sanguíneo da medula espinhal. Como consequência, a prolongação da anestesia espinhal pela epinefrina ou outros vasoconstritores é mais pronunciada com a tetracaína do que com outros anestésicos comumente utilizados por essa via.

Metabolismo

Os anestésicos locais do tipo aminoéster sofrem hidrólise por esterases plasmáticas, ao passo que anestésicos do tipo

Tabela 10.2 Farmacologia Comparativa e Uso Comum Atual de Anestésicos Locais

Classificação e Compostos	pK_a	% Não Ionizada em pH 7,4	Potência[a]	Dose Máx. (mg) para Infiltração[b]	Duração após Infiltração (min)	Tópica	Local	IV	Perif	Epi	Espinhal
Ésteres											
Procaína	8,9	3	1	500	45-60	Não	Sim	Não	Sim	Não	Sim
Cloroprocaína	8,7	5	2	600	30-60	Não	Sim	Sim	Sim	Sim	Sim[c]
Tetracaína	8,5	7	8	Sim	Sim[d]	Não	Não	Não	Sim		
Amidas											
Lidocaína	7,9	24	2	300	60-120	Sim	Sim	Sim	Sim	Sim	Sim[c]
Mepivacaína	7,6	39	2	300	90-180	Não	Sim	Não	Sim	Sim	Sim[c]
Prilocaína	7,9	24	2	400	60-120	Sim[e]	Sim	Sim	Sim	Sim	Sim[c]
Bupivacaína, levobupivacaína	8,1	17	8	150	240-480	Não	Sim	Não	Sim	Sim	Sim
Ropivacaína	8,1	17	6	200	240-480	Não	Sim	Não	Sim	Sim	Sim

Epi, Epidural; *IV*, intravenosa; *Perif*, periférica.

[a]Potências relativas variam com base em modelo experimental ou via de administração.

[b]A dosagem deve levar em consideração o local da injeção, o uso de vasoconstritor e fatores relacionados ao paciente.

[c]O uso da procaína, lidocaína, mepivacaína, prilocaína e cloroprocaína em anestesia espinhal é de certa forma controverso; as indicações estão evoluindo (vide texto).

[d]Usada em combinação com outro anestésico local para aumentar a duração.

[e]Formulada com lidocaína em forma de mistura eutética.

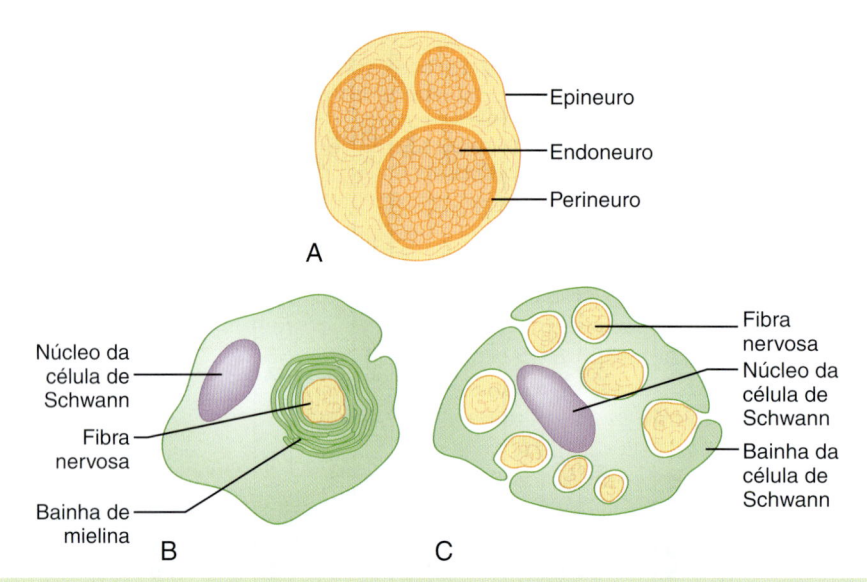

Fig. 10.6 Secções transversais de um nervo periférico demonstrando (A) o epineuro mais externamente; o perineuro mais internamente, composto por axônios neuronais em fascículos; e o endoneuro, que circunda cada fibra mielinizada. Cada axônio mielinizado (B) é revestido pelas múltiplas voltas de membrana da mielina formada por uma célula de Schwann, as quais se prolongam longitudinalmente cerca de mais de 100 vezes o diâmetro do axônio. O estreito intervalo de axônio entre esses segmentos mielinizados, o nodo de Ranvier, contém canais iônicos que sustentam os potenciais de ação. As fibras amielinizadas (C) são agrupadas em feixes de 5 a 10 axônios por uma cadeia de células de Schwann que abraçam firmemente cada axônio com apenas uma camada de membrana. (De: Berde CB, Strichartz GR: Local anesthetics. In Miller RD, Cohen NH, Eriksson LI, et al, eds. *Miller's Anesthesia*. 8th ed. Filadélfia: Saunders Elsevier; 2015.)

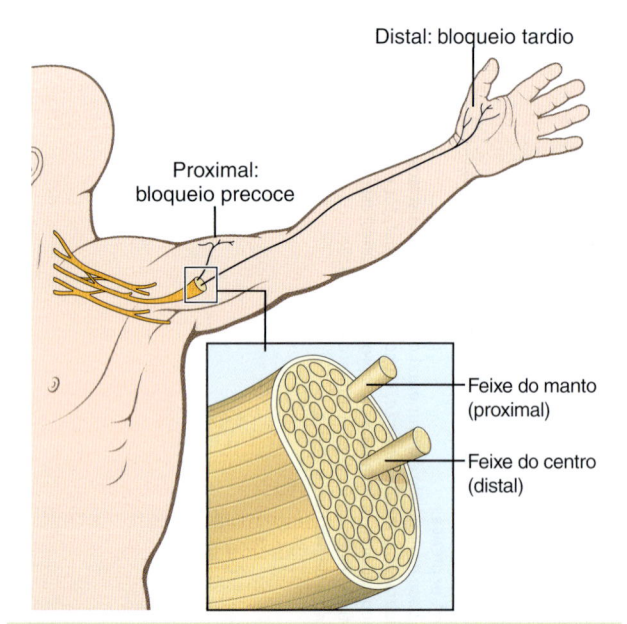

Fig. 10.7 Anestésicos locais depositados ao redor de um nervo periférico se difundem ao longo de um gradiente de concentração para bloquear fibras nervosas da superfície externa (manto) antes das fibras localizadas mais centralmente (centro). Isso resulta em manifestações mais precoces da anestesia em áreas mais proximais da extremidade.

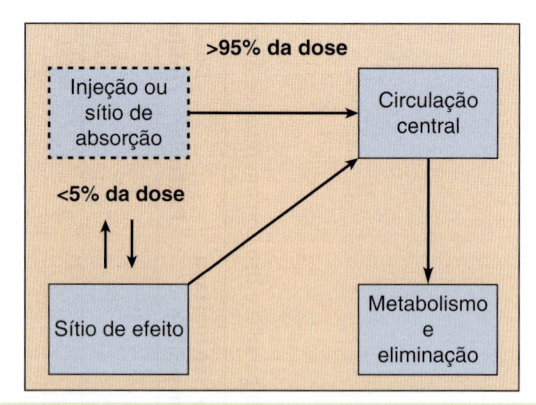

Fig. 10.8 Modelo heurístico da absorção e distribuição dos anestésicos locais. A absorção sistêmica dos anestésicos locais no compartimento de injeção perineural compete com a entrada do fármaco nos nervos. Vasoconstritores retardam a absorção sistêmica, reduzindo o pico das concentrações plasmáticas de anestésicos locais e mantendo maior gradiente de concentração, o que favorece a entrada de anestésico nos nervos ao longo dos primeiros 30 minutos após a injeção.

aminoamida sofrem metabolismo por enzimas microssomais hepáticas. Os pulmões também são capazes de extrair anestésicos locais da circulação, como lidocaína, bupivacaína e prilocaína. A taxa metabólica e de extração pulmonar de primeira passagem pode influenciar a toxicidade (vide "Toxicidade Sistêmica"). Nesse sentido, a hidrólise relativamente rápida do aminoéster cloroprocaína torna-o menos capaz de produzir concentrações plasmáticas sustentadas comparado a outros anestésicos locais, particularmente as aminoamidas. Contudo, pacientes com níveis anormais de colinesterases plasmáticas podem apresentar maior risco de desenvolver concentrações plasmáticas excessivas de cloroprocaína ou outros aminoésteres, devido a ausência ou limitação da hidrólise plasmática. O metabolismo hepático da lidocaína é extenso, e seu *clearance* do plasma é paralelo ao fluxo sanguíneo hepático. Doenças hepáticas ou reduções do fluxo sanguíneo hepático, como ocorre na insuficiência cardíaca congestiva ou anestesia geral, podem reduzir a taxa metabólica da lidocaína. Menos de 5% dos anestésicos locais injetados são excretados de forma inalterada pelos rins.

Aditivos

A epinefrina é o aditivo mais comum das soluções anestésicas locais. Na concentração típica de 5 µg/mL (1:200.000), a epinefrina produz vasoconstrição local, que diminui a taxa de absorção tecidual e o pico de concentrações plasmáticas, reduzindo a chance de toxicidade sistêmica (vide discussão adiante). Dependendo do sítio de injeção e do anestésico local ao qual foi adicionada, a epinefrina pode resultar em alguma prolongação do bloqueio sensitivo ou motor. A epinefrina também pode ser utilizada como marcador para a detecção de injeção intravascular, com base nos efeitos sobre a frequência cardíaca, a pressão arterial sistêmica ou sintomas. Contudo, a absorção sistêmica da epinefrina pode contribuir com arritmias cardíacas ou acentuar a hipertensão sistêmica em pacientes vulneráveis. A epinefrina deve ser evitada quando se realiza bloqueio periférico em áreas que possuem baixo fluxo colateral (p. ex., bloqueios digitais). Por outro lado, a vasoconstrição induzida pela epinefrina reduz o sangramento local e pode fornecer benefício adicional quando combinada com anestésicos locais para anestesia infiltrativa.

Diversos outros aditivos têm sido estudados na tentativa de prolongar a analgesia dos bloqueios periféricos, incluindo o α_2-agonista clonidina e o glicocorticoide dexametasona. Ambos aditivos causam prolongação significativa de alguns bloqueios mais que outros, assim como prolongação significativa do bloqueio sensitivo e analgesia clínica com administração sistêmica, bem como perineural local.[8]

Tradicionalmente, anestesistas têm exercido considerável liberdade na mistura de seus próprios aditivos e combinações. É crescente o reconhecimento de que essa prática por vezes produza erros de administração dos fármacos. Ademais, embora alguns aditivos tenham sido submetidos a testes pré-clínicos para garantir ausência de toxicidade tecidual em nervos e músculos, outros não o foram (vide "Toxicidade Tecidual Local"). Novos aditivos com dados insuficientes acerca da segurança pré-clínica e processo de avaliação regulatória não devem ser empregados clinicamente.

EFEITOS ADVERSOS

Efeitos adversos importantes dos anestésicos locais, ainda que raros, podem ocorrer devido a absorção sistêmica, toxicidade tecidual local, reações alérgicas e efeitos específicos de cada fármaco.

Toxicidade Sistêmica

A toxicidade sistêmica dos anestésicos locais resulta de concentrações plasmáticas excessivas desses fármacos, mais frequentemente devido à injeção acidental intravascular durante a execução de bloqueios de nervos periféricos. Com menor frequência, essas concentrações plasmáticas excessivas resultam de absorção dos anestésicos locais dos sítios de injeção tecidual. A magnitude de absorção sistêmica dos anestésicos locais depende da dose injetada, do sítio específico de injeção e da inclusão de um vasoconstritor à solução anestésica local. A absorção sistêmica dos anestésicos locais é máxima após injeção para bloqueios intercostais e anestesia caudal, intermediária para a anestesia epidural e menor após bloqueio do plexo braquial (Fig. 10.9).[9]

A toxicidade sistêmica clinicamente significativa resulta de efeitos sobre o sistema nervoso central e cardiovascular. Uma tentativa de se limitarem as concentrações plasmáticas que podem resultar da absorção sistêmica desses fármacos é a determinação das doses anestésicas máximas aceitáveis para realização de anestesia regional (Tabela 10.2). Todavia, as recomendações de dosagem padrão não são inteiramente baseadas em evidências e são inconsistentes, falhando em considerar o sítio específico de injeção e os fatores relacionados ao paciente.[10] De qualquer forma, as recomendações de dosagem representam um ponto de partida para ajustes de dose baseados em circunstâncias clínicas e evidência crescente.

Toxicidade sobre o Sistema Nervoso Central

Concentrações plasmáticas crescentes de anestésicos locais classicamente produzem dormência circum-oral, formigamento facial, inquietação, vertigem, zumbido e confusão da fala, culminando em convulsões tônico-clônicas, embora variações notáveis desses padrões sejam bastante comuns.[11] Anestésicos locais são depressores neuronais, de forma que a instauração de convulsões reflete a depressão seletiva de neurônios inibitórios corticais, deixando livres as vias excitatórias. Todavia, doses mais altas podem afetar vias inibitórias e excitatórias, resultando em depressão central e até mesmo coma. Esses efeitos são geralmente paralelos à potência do anestésico. Pode ocorrer hipoxemia arterial e acidose metabólica rapidamente durante

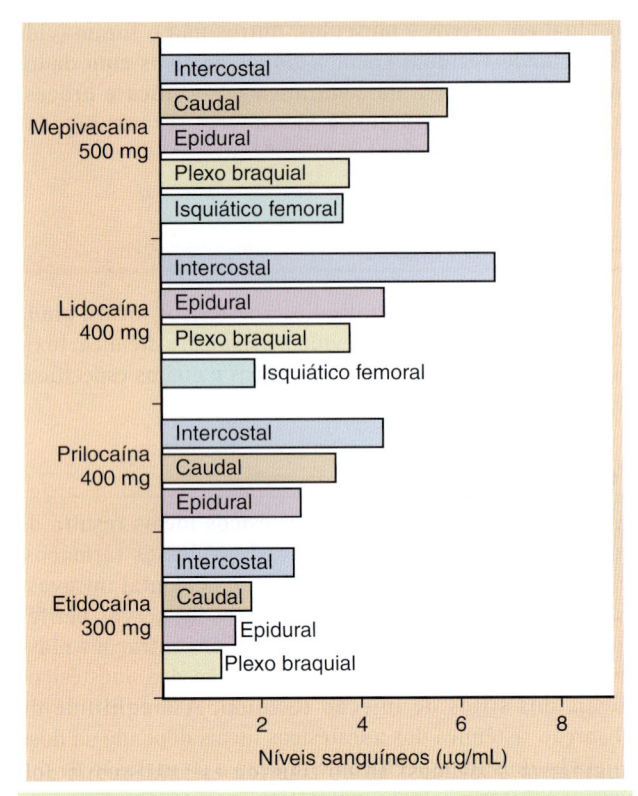

Fig. 10.9 Pico da concentração plasmática dos anestésicos locais resultante da utilização de várias técnicas de procedimento de anestesia regional. (De: Covino BD, Vassals HG. *Local Anesthetics: Mechanism of Action in Clinical Use*. Orlando, FL: Grune & Stratton; 1976:97, usado mediante permissão.)

a atividade convulsiva, de forma que ambos os efeitos possam agravar a toxicidade dos anestésicos sobre o sistema nervoso central.

O tratamento das reações de toxicidade do sistema nervoso central começa com a intervenção imediata por meio de administração de oxigênio suplementar e ventilação assistida, para prevenir a hipoxemia e a hipercapnia. Benzodiazepínicos (p. ex., midazolam, lorazepam, diazepam) são geralmente o primeiro fármaco de escolha para tratar a convulsão, devido a sua eficácia e relativa estabilidade hemodinâmica. O propofol, embora seja mais acessível imediatamente, deve ser utilizado com cautela na supressão de convulsões, pois pode comprometer a função cardíaca.

Toxicidade Cardiovascular Sistêmica

O sistema cardiovascular é geralmente mais resistente aos efeitos tóxicos dos anestésicos locais comparado ao sistema nervoso central. Não obstante, concentrações plasmáticas altas de anestésicos locais podem produzir hipotensão profunda devido ao relaxamento da musculatura lisa arteriolar e depressão direta do miocárdio. A toxicidade cardíaca reflete, em parte, a capacidade de anestésicos locais bloquearem canais de sódio cardíacos, bem como outros canais iônicos. Como resultado, ocorre comprometimento da automaticidade cardíaca e da con-

dução de impulsos cardíacos, as quais se manifestam no eletrocardiograma como prolongamento do intervalo PR e alargamento do complexo QRS. Anestésicos locais podem deprimir profundamente a contratilidade miocárdica em graus variáveis. Por exemplo, a razão da dose necessária para produzir colapso cardiovascular com a bupivacaína é cerca de duas vezes maior que a dose capaz de provocar convulsões com a lidocaína.[12] Tais achados sustentam o conceito de que a bupivacaína seja mais propensa a causar toxicidade cardíaca, o que tem motivado o desenvolvimento de anestésicos de enantiômero único, como a ropivacaína e a levobupivacaína.

Reanimação Lipídica[13-15]

Infusões intravenosas de emulsões lipídicas têm-se tornado tratamento padrão para a toxicidade sistêmica de anestésicos locais (TSAL) (Capítulo 18). O mecanismo por meio do qual os lipídios são eficazes não foi elucidado, porém provavelmente está relacionado à sua capacidade de extrair a bupivacaína (ou outros fármacos lipofílicos) do plasma aquoso ou de tecidos-alvo, reduzindo sua concentração livre efetiva ("pia lipídica"). Da mesma forma, soluções de emulsão lipídica devem encontrar-se estocadas e prontamente disponíveis em qualquer área onde bloqueios de condução extensos são realizados, bem como locais onde overdoses de algum fármaco lipofílico possam ser tratadas. Uma discussão mais detalhada desse tópico, bem como diretrizes para administração de emulsões lipídicas (20%), *checklists* e protocolos de tratamento podem ser encontrados em uma publicação pela American Society of Regional Anesthesia and Pain Medicine (ASRA) Task Force on Local Anesthetic Systemic Toxicity.[10,16,17]

Segundo as diretrizes da ASRA, um bólus intravenoso de emulsão lipídica inicia-se em 1,5 mL/kg (100 mg em adultos), seguido de infusão contínua a 0,25 mL/kg/min. Embora o resgate lipídico seja importante e deva ser empregado, não é 100% eficaz e não substitui o cuidadoso respeito às diretrizes de dosagem e prática segura no que tange a monitoração do paciente, dosagem fracionada e observação quanto a sinais precoces de toxicidade sistêmica.

As diretrizes da ASRA recomendam modificações adicionais dos protocolos de suporte cardíaco avançado padrão (*advanced cardiac life support* – ACLS), incluindo evitar o uso de vasopressina, bloqueadores de canais de cálcio, bloqueadores β-adrenérgicos ou outros anestésicos locais (lidocaína, amiodarona). A dose adicional de epinefrina deve ser reduzida a menos de 1 µg/kg.[10]

Toxicidade Tecidual Local

Anestésicos locais são em geral bem tolerados em termos de efeitos teciduais locais. Não obstante, todos os anestésicos locais atualmente disponíveis possuem toxicidades intrínsecas a nervos e músculos que às vezes se tornam clinicamente aparentes. Essas incidências de toxicidades aumentam com a concentração no tecido local[18] e com a duração da exposição, e esses riscos podem ser exacerbados por fatores que aumentem a vulnerabilidade do nervo e que o predisponham à isquemia, incluindo disfunção nervosa preexistente, condições metabólicas e inflamatórias, aumento da pressão tecidual e hipotensão sistêmica. Concentrações intraneurais podem elevar-se regularmente durante infusões perineurais prolongadas. Por essas razões, nesse tipo de infusão, recomenda-se utilizar concentrações relativamente diluídas de anestésicos locais, em geral não mais que 0,2% para a bupivacaína ou ropivacaína.

Reações Alérgicas

Reações alérgicas a anestésicos locais são raras, independentemente da frequência de uso desses fármacos. Menos de 1% das reações adversas a anestésicos locais são causadas por mecanismos alérgicos. A maior parte das respostas adversas atribuídas a reações alérgicas deve-se a aditivos ou manifestações de toxicidade sistêmica por altas concentrações plasmáticas do anestésico local. A hipotensão associada à síncope pode ser mediada por estímulo vagal, enquanto a taquicardia e a palpitação podem ocorrer devido à absorção sistêmica da epinefrina.

Sensibilidade Cruzada

Os anestésicos locais do tipo aminoéster, os quais produzem metabólitos relacionados ao ácido paraminobenzoico, são mais propensos a evocar reações de hipersensibilidade comparados às aminoamidas. Reações alérgicas também podem ser causadas pelo metilparabeno ou compostos similares que lembram o ácido paraminobenzoico, utilizados como conservantes em formulações comerciais de anestésicos do tipo éster e amida. Embora os pacientes sabidamente alérgicos a anestésicos locais do tipo aminoéster possam receber anestésicos do tipo aminoamida, essa recomendação deve ser aceita com cautela porque assume que o anestésico local foi o responsável por evocar a reação alérgica inicial, em vez de um conservante comum.

Documentação

A documentação de uma alergia a anestésicos locais baseia-se principalmente no histórico clínico (p. ex., erupção cutânea, edema de laringe, hipotensão, broncoespasmo). Contudo, o aumento da triptase sérica, um marcador de degranulação mastocítica, pode possuir algum valor com relação à confirmação. Ademais, o exame intradérmico pode auxiliar no estabelecimento do anestésico local como antígeno agressor quando outros fármacos (p.ex., sedativos-hipnóticos, opioides) foram administrados concomitantemente.

ANESTÉSICOS LOCAIS ESPECÍFICOS

Aminoésteres

Procaína

O anestésico local injetável mais antigo, procaína, foi bastante utilizado durante a primeira metade do século passado, principalmente como um anestésico espinhal. Sua instabilidade e o considerável potencial de causar reações de hipersensibilidade resultaram em limitação de seu uso após a introdução da lidocaína. A preocupação com sintomas neurológicos transitórios (SNT) associados à lidocaína (vide "Lidocaína") tem renovado o interesse na procaína como anestésico espinhal. Todavia, dados limitados sugerem que a procaína ofereça apenas uma pequena vantagem no que diz respeito a SNT, além de ser associada a uma incidência significativamente maior de náusea quando administrada por via espinhal.[19]

Tetracaína

A tetracaína ainda é comumente utilizada para anestesia espinhal. Para esse fim, possui longa duração de ação, em especial se utilizada com um vasoconstritor, embora essa combinação resulte em risco surpreendentemente mais alto de SNT.[20] A tetracaína encontra-se disponível como solução 1% ou cristais **Niphanoid**; a forma cristal é preferível devido à relativa instabilidade do anestésico na solução. A tetracaína é raramente utilizada para anestesia epidural ou bloqueios de nervos periféricos devido a sua latência alta, profundo bloqueio motor e potencial toxicidade quando administrada em doses altas. Embora seja um éster, sua taxa metabólica equivale a um quarto da taxa da procaína e um décimo da taxa da cloroprocaína.

Cloroprocaína

A cloroprocaína ganhou popularidade, a princípio, como um anestésico epidural, em especial em obstetrícia, devido à sua rápida hidrólise, que praticamente eliminava a preocupação com a toxicidade sistêmica e exposição fetal ao anestésico local. Infelizmente, a lesão neurotóxica, que se presumia ser causada por injeção intratecal acidental de doses altas que seriam destinadas ao espaço epidural, reduziram o entusiasmo pela administração neuraxial da cloroprocaína. Acreditava-se que essa toxicidade fosse causada pelo conservante, o bissulfito de sódio, presente na formulação comercial.[21] Contudo, estudos subsequentes não demonstraram neurotoxicidade com o bissulfito de sódio; descobriu-se, ao contrário, que não é neurotóxico e que pode, ainda, possuir efeitos neuroprotetores.[22] De qualquer forma, encontra-se disponível uma formulação de cloroprocaína sem conservantes e antioxidantes.

A cloroprocaína produz anestesia epidural de duração relativamente curta. A administração epidural de cloroprocaína é evitada em alguns casos porque impede a ação anestésica ou analgésica da bupivacaína e de opioides utilizados concomitante ou sequencialmente por via epidural.[23] A cloroprocaína foi reavaliada como anestésico espinhal,[24-26] refletindo preocupações clínicas relacionadas à possível toxicidade da lidocaína quando depositada no espaço subaracnoide,[27] considerando que doses baixas necessárias para a anestesia espinhal provavelmente não causariam toxicidade. Esses relatos iniciais têm sido encorajadores, e tornaram comum o emprego da cloroprocaína de forma indiscriminada para esse fim. Apesar da controvérsia, as soluções de cloroprocaína utilizadas para anestesia espinhal devem ser livres de bissulfito, e a dose intratecal não deve exceder 60 mg.

Devido a seu rápido *clearance* plasmático, a cloroprocaína possui dois papéis únicos na anestesia regional pediátrica: (1) como infusão epidural contínua em neonatos e crianças muito pequenas e (2) para doses repetidas em pacientes recebendo infusões epidurais ou peridurais pós-operatórias, na situação em que a repetição da dose de um anestésico local do tipo aminoamida resultaria em aumento gradativo das concentrações sanguíneas até um nível tóxico.

Aminoamidas

Lidocaína

A lidocaína é o anestésico local mais utilizado. É empregada em bloqueios locais, tópicos, regionais intravenosos, de nervos periféricos e em anestesia epidural e espinhal. Embora estudos recentes tenham conduzido a uma restrição do uso de lidocaína para anestesia espinhal, esse anestésico local permanece como o mais comum em todas as demais aplicações, incluindo a anestesia epidural.

A potencial neurotoxicidade (isto é, a síndrome da cauda equina) quando a lidocaína é administrada por via espinhal gerou uma preocupação, especialmente quando empregada com uma técnica de infusão contínua espinhal.[28] A maior parte das lesões iniciais resulta de concentrações neurotóxicas do anestésico na região caudal do espaço subaracnoide, obtidas pela combinação de má distribuição com doses relativamente altas do fármaco administrado através de cateteres espinhais de menor calibre.[29] Contudo, mesmo doses de lidocaína empregadas rotineiramente para anestesia espinhal de injeção única (75 a 100 mg) têm sido associadas a neurotoxicidade.[27]

SNT constitui uma síndrome de dor e disestesia que pode ocorrer em até um terço dos pacientes que recebem doses intratecais de lidocaína (mas raramente ocorre com a bupivacaína).[20,30,31] Esses sintomas foram inicialmente denominados irritação radicular transitória, porém o termo foi posteriormente substituído por SNT, devido à falta de certeza acerca da causa. Juntamente com o uso da lidocaína por via intratecal, cofatores que contribuem para a ocorrência de SNT incluem a posição para litotomia,[20,30] posição para artroscopia do joelho[30] e estado do paciente.[20] Em contrapartida, a concentração do anestésico local, a presença de glicose, a administração concomitante de epinefrina e fatores relacionados à técnica, como o tamanho e o tipo de agulha, não alteram a incidência de SNT com a lidocaína.[20]

Sintomas de SNT, em geral, se manifestam dentro das primeiras 12 a 24 horas após a cirurgia, resolvendo-se dentro de três dias na maior parte das vezes, raramente persistindo por mais que uma semana. Embora seja autolimitante, a dor pode ser bastante severa, excedendo muitas vezes aquela induzida pelo procedimento cirúrgico e, em casos raros, necessitando de nova hospitalização para controle de dor. Anti-inflamatórios não esteroidais são geralmente bem eficazes e devem ser utilizados como primeira linha de tratamento. A síndrome SNT não é associada a perda de sensibilidade, fraqueza muscular ou disfunção intestinal e vesical. A causa e a significância desses sintomas permanecem desconhecidas, embora discrepâncias entre fatores que afetam os SNT e déficits neurológicos persistentes (p. ex., síndrome da cauda equina) sejam mediados pelo mesmo mecanismo.

Mepivacaína

A mepivacaína foi a primeira de uma série de pipecolil xilidinas, combinando o anel piperidina da cocaína com o anel xilidina da lidocaína (Fig. 10.2). Como resultado, surgiu um anestésico com características muito similares às da lidocaína, embora cause menor grau de vasodilatação e possua duração ligeiramente mais longa de ação. O uso clínico da mepivacaína é paralelo ao da lidocaína, com exceção do fato de ser relativamente ineficaz como anestésico tópico. A menor incidência de SNT com a mepivacaína tornam-na uma atraente alternativa à lidocaína para anestesia espinhal de curta duração.

Prilocaína

A prilocaína foi introduzida à rotina clínica com a antecipação de que seu rápido metabolismo e rara toxicidade aguda (toxicidade ao sistema nervoso central cerca de 40% menor comparada à lidocaína) a tornariam um fármaco útil. Infelizmente, a administração de doses maiores (>600 mg) pode resultar em acumulação clinicamente significativa do metabólito orto-toluidina, um composto oxidante capaz de converter a hemoglobina em meta-hemoglobina. A meta-hemoglobinemia induzida pela prilocaína regride espontaneamente e pode ser revertida pela administração de azul de metileno (1 a 2 mg/kg intravenoso ao longo de 5 minutos). Não obstante, a capacidade de induzir meta-hemoglobinemia dose-dependente limitou a aceitação clínica da prilocaína.

Assim como outros anestésicos, a prilocaína recebeu recente atenção como anestésico espinhal, devido à insatisfação com a lidocaína. Os dados disponíveis, embora limitados, sugerem que a prilocaína possua duração de ação similar à da lidocaína com menor incidência de SNT. A prilocaína não está atualmente aprovada para uso nos Estados Unidos, assim como não há formulação disponível que seja apropriada para administração intratecal.

Bupivacaína

A bupivacaína é um congênere da mepivacaína, com grupo butil em vez de metil no anel piperidina, modificação que resulta em maior duração de ação. Essa característica, além da anestesia sensitiva de alta qualidade em relação ao bloqueio motor, estabeleceu a bupivacaína como o anestésico local mais utilizado para anestesia epidural durante o parto e para manejo de dor pós-operatória. A bupivacaína também é bastante empregada para bloqueio periférico, e possui histórico relativamente impecável como anestésico espinhal.

Parada cardíaca refratária foi associada ao uso de bupivacaína 0,75% acidentalmente injetada por via intravenosa durante uma técnica anestésica epidural,[32] contraindicando essa concentração para anestesia epidural. O mecanismo mais provável para a cardiotoxicidade da bupivacaína relaciona-se à natureza de sua interação com canais iônicos de sódio.[33] Quando se comparam diferenças eletrofisiológicas entre anestésicos, a lidocaína adentra o canal de sódio rapidamente e o deixa rapidamente. Por outro lado, a recuperação do bloqueio com bupivacaína durante a diástole é relativamente prolongada, tornando-a muito mais potente em relação à depressão da velocidade máxima de subida do potencial de ação cardíaco (V_{max}) no músculo cardíaco ventricular. Como resultado, a bupivacaína foi considerada um anestésico de "entrada rápida, saída lenta." Essa característica cria prováveis condições favoráveis para o bloqueio unidirecional e reentrada. Outros mecanismos podem contribuir com a cardiotoxicidade da bupivacaína, incluindo quebra da condução nodal atrioventricular, depressão da contratilidade do miocárdio e efeitos indiretos mediados pelo sistema nervoso central.[34] Esse potencial para a cardiotoxicidade impõe importantes limitações à dose total da bupivacaína, além de delinear o papel vital do fracionamento da dose e métodos de se detectar a injeção intravascular inadvertida quando doses altas de anestésico local (especialmente a bupivacaína) são administradas para bloqueio regional. A recente identificação da emulsão lipídica para intervenção terapêutica na cardiotoxicidade causada pela bupivacaína não diminui a importância crítica dessas medidas preventivas. A cardiotoxicidade não é uma preocupação quando doses pequenas são administradas para anestesia espinhal.

Enantiômeros Isolados

A preocupação com a cardiotoxicidade da bupivacaína tem focado a atenção nos estereoisômeros da bupivacaína e em seu homólogo, a ropivacaína.

Estereoquímica

Isômeros são compostos diferentes que possuem a mesma fórmula molecular. Subgrupos de isômeros que possuem átomos conectados pela mesma sequência de ligações, mas que possuem diferentes orientações espaciais, chamam-se estereoisômeros. Enantiômeros são uma classe particular de estereoisômeros que existem como imagens de espelho. O termo *quiral* deriva do grego *cheir*, que significa "mão," porque as formas podem ser consideradas imagens de espelho impossíveis de serem sobrepostas. Enantiômeros possuem propriedades físicas idênticas, exceto pela direção da rotação do plano de luz polarizada. Essa propriedade é utilizada para classificar o enantiômero como dextrorrotatório (+) se a rotação ocorre para a direita ou em sentido horário, ou levorrotatório (–) se a rotação ocorre para a esquerda ou em sentido anti-horário. A mistura racêmica é a mistura de partes iguais de enantiômeros e é opticamente inativa, porque a rotação causada pelas moléculas de um isômero é anulada pela rotação oposta de seu enantiômero. Compostos quirais também podem ser classificados com base na configuração absoluta, geralmente designada como R (*rectus*) ou S (*sinister*). Enantiômeros podem diferir no que diz respeito à atividade biológica específica. Por exemplo, o enantiômero S (–) da bupivacaína possui menor cardiotoxicidade inerente do que sua imagem de espelho R (+).

Ropivacaína

A ropivacaína (levopropivacaína) é o enantiômero S (–) do homólogo da mepivacaína e bupivacaína com uma cauda propil no anel piperidina. Juntamente com uma interação mais favorável com canais de íon sódio, possui maior propensão a produzir vasoconstrição, o que pode contribuir para reduzir a cardiotoxicidade.

O bloqueio motor é menos pronunciado, e os estudos eletrofisiológicos levantam a possibilidade de que as fibras C sejam, de preferência, bloqueadas, o que em conjunto sugere que a ropivacaína produza mais facilmente um bloqueio diferencial. Todavia, como esperado de sua menor lipossolubilidade, a ropivacaína é menos potente comparada à bupivacaína. A questão acerca da potência é crítica a qualquer comparação entre esses anestésicos; se é preciso administrar mais fármaco para se atingir o efeito desejado, os benefícios aparentes com relação à cardiotoxicidade (ou bloqueio diferencial) podem não existir quando comparações mais apropriadas de doses equipotentes são realizadas. A ropivacaína oferece provável vantagem com relação à cardiotoxicidade, mas qualquer benefício sobre a bupivacaína relacionado ao bloqueio diferencial é, no máximo, marginal.

Levobupivacaína

A levobupivacaína é o enantiômero S (–) isolado da bupivacaína. Assim como a ropivacaína, a cardiotoxicidade é menor, porém não há vantagem sobre a bupivacaína com relação ao bloqueio diferencial. Similarmente à ropivacaína, a vantagem clinicamente significativa desse composto sobre a mistura racêmica restringe-se a situações nas quais doses relativamente altas de anestésico sejam administradas.

Anestésicos Locais Tópicos

Anestésicos locais são comumente administrados a superfícies mucosas,[35] sobre a pele seccionada para facilitar reparo da laceração[36] e sobre a pele intacta, em especial para procedimentos com agulhas em crianças. A absorção sistêmica através de superfícies mucosas é relativamente rápida e eficiente. A toxicidade sistêmica é um problema reconhecido com dosagem excessiva de sprays de anestésico local e formas em gel para mucosa oral, nasal ou traqueobrônquica, em especial em bebês e crianças.

A camada queratinizada da pele fornece uma barreira eficiente contra a difusão de anestésicos tópicos, dificultando a anestesia da pele intacta por aplicação tópica. Essa limitação pode ser superada utilizando concentrações relativamente altas de anestésico local (p. ex., lidocaína 5%, como no

LMX®, ou gel de tetracaína 4%, como no **Ametop®**). Uma combinação bastante utilizada na pele intacta é o creme de lidocaína 2,5% e prilocaína 2,5% (isto é, mistura eutética de anestésicos locais [EMLA®]).[37,38] Essa mistura possui ponto de fusão menor do que qualquer um de seus componentes e existe na forma de um óleo à temperatura ambiente, capaz de cruzar a barreira da pele. O creme EMLA® é particularmente útil em crianças (Capítulo 34) para a prevenção ou atenuação da dor associada a punção venosa ou colocação de um cateter intravenoso, embora possa levar uma hora para que a anestesia tópica adequada seja produzida. Outro produto, **Synera®**, utiliza o elemento do calor para acelerar o início da analgesia cutânea a partir de um adesivo de lidocaína e tetracaína.

Anestesia Local por Tumescência

Diversos procedimentos de cirurgia plástica e cosmética são realizados por meio de uma técnica conhecida como anestesia local por tumescência, que envolve a infusão subcutânea de grandes volumes de anestésico local muito diluído.[39-41] A dose total de lidocaína utilizada nessa técnica é muito alta, cerca de oito vezes maior que as doses recomendadas para infiltração ou bloqueio de nervo periférico. Ainda assim, há uma base farmacológica para esse método. Quando as diretrizes de doses e técnicas recomendadas são respeitadas, as concentrações plasmáticas da lidocaína permanecem em uma faixa segura, embora atinjam o pico mais de 12 horas após a injeção. Diversos relatos de caso sustentam a segurança geral dessa técnica quando são respeitadas as diretrizes recomendadas. Da mesma forma, eventos adversos têm ocorrido quando não se respeitam as diretrizes. Em particular, a redosagem de anestésicos locais no dia seguinte resultou em reações tóxicas. Qualquer instituição de saúde que utilize essa técnica deve possuir recursos e protocolos para o tratamento da TSAL.

Anestésicos Locais Sistêmicos para Dor Aguda e Crônica

Anestésicos locais e outros bloqueadores de canais de sódio, como a mexiletina, podem ser administrados como analgésicos sistêmicos, além da anestesia local. Há evidência de sua efetividade como adjuvantes analgésicos para dor pós-operatória.[43] Para alguns pacientes com dor neuropática, infusões intravenosas curtas de lidocaína podem produzir duração notavelmente extensa, porém pouco elucidada, do alívio da dor (p. ex., por dias ou semanas), que perduram muito mais que qualquer duração farmacológica da lidocaína.[18,44]

QUANDO A ANESTESIA LOCAL FALHA

Anestesistas e clínicos devem procurar melhorar a confiabilidade do uso clínico de anestésicos locais. Historicamente, uma causa comum da falha da anestesia local foi o erro da técnica; ou seja, o posicionamento da agulha e a injeção da solução não perto o suficiente do local de ação tencionado. O uso disseminado de técnicas guiadas por ultrassonografia melhorou bastante o sucesso dos bloqueios de várias formas de anestesia regional, especialmente envolvendo nervos periféricos e plexos (Capítulo 18). Embora múltiplos estudos indiquem que o ultrassom facilita taxas de sucesso maiores de anestesia regional com volumes muito menores de anestésicos locais, a dose média efetiva ou o volume médio (isto é, efetividade em 50% dos indivíduos) não é uma variável relevante para a prática clínica; o mais relevante seria uma ED_{95} (dose efetiva que previne movimento em 95% dos indivíduos).[45] Técnicas bem estabelecidas, como a anestesia epidural torácica, possuem taxas de insucesso significativas quando são utilizadas apenas técnicas "às cegas", como a perda da resistência. A apreciação de papéis mais extensos das técnicas objetivas de confirmação do posicionamento da agulha e cateteres é crescente para muitas formas de anestesia regional, juntamente com ultrassonografia, como a estimulação nervosa de Tsui para inserção de cateter epidural,[46] transdução das ondas de pressão do espaço epidural e fluoroscopia seletiva[47] (Capítulos 17 e 18).

Além da falha técnica da localização da agulha, a anestesia local pode falhar devido a uma série de outras razões. Clínicos podem fazer suposições errôneas sobre a neuroanatomia relevante da dor advinda de um procedimento cirúrgico, conduzindo à abrangência de grupamentos nervosos inadequados para um local cirúrgico.

Além disso, subestimam-se as fontes biológicas de variabilidade da resposta a anestésicos locais. Por exemplo, alguns pacientes com síndrome de Ehlers-Danlos tipo III demonstram relativa resistência a anestésicos locais.[48]

Anestésicos locais possuem efeitos comumente reduzidos em locais infeccionados ou inflamados. A resistência a anestésicos locais induzida pela inflamação resulta provavelmente tanto de fatores farmacocinéticos (acidose local, edema, hiperemia) que diminuem a entrada do anestésico nos nervos, quanto de fatores farmacodinâmicos, incluindo a sensibilização central e periférica.[49]

O rápido desenvolvimento de tolerância (taquifilaxia) pode ocorrer em alguns pacientes com dosagem repetida ou infusão prolongada. Estudos em animais[50] e observações clínicas[51] associam a taquifilaxia com o desenvolvimento de hiperalgesia. A taquifilaxia pode ser diminuída ou prevenida pela coadministração de fármacos anti-hiperalgésicos ou outros analgésicos com ação central.[52]

Pacientes com dor crônica antiga e hiperalgesia parecem com frequência necessitar de maiores volumes ou concentrações de anestésicos locais, ou ambos, para obter analgesia adequada, bem como coadministração de outros fármacos analgésicos ou anti-hiperalgésicos. Embora fatores psicológicos possam influenciar a capacidade de um paciente tolerar cirurgia com anestesia regional, os clínicos devem evitar "culpar o paciente" pelos graus insuficientes de bloqueio sensitivo ou analgesia, devido a uma variedade de fatores técnicos ou biológicos que influenciam a efetividade do bloqueio.

Há outros possíveis efeitos da dor crônica e seu tratamento em nervos periféricos e canais de sódio. A lesão nervosa e a inflamação modificam a expressão de diferentes subtipos de canais. Embora a subunidade alfa do canal de sódio componha o "poro," as subunidades beta também são expressas diferencialmente após a lesão ou a inflamação do nervo, podendo modular a eletrofisiologia do canal, o que, por sua vez, pode alterar a responsividade ao anestésico local. Um estudo realizado em 2016 relatou que a exposição crônica, mas não a aguda, a opioides prejudicou a responsividade à anestesia local no nervo isquiático do rato.[53]

ANESTÉSICOS LOCAIS FUTUROS

Anestésicos locais exercem papel central na prática anestésica moderna. Contudo, apesar dos grandes avanços na farmacologia e nas técnicas de administração ao longo do último século, essa classe de compostos possui índice terapêutico relativamente estreito com relação a seu potencial para neurotoxicidade e efeitos adversos cardiovasculares e do sistema nervoso central. Outra classe de moléculas que bloqueiam canais de sódio por diferente sítio e mecanismo chama-se *bloqueadores do sítio 1 de canais de sódio*. Esses fármacos parecem ser desprovidos de neurotoxicidade e miotoxicidade em alguns estudos preliminares.[54,55] Essas observações sugerem que o bloqueio de canais de sódio e a toxicidade tecidual local a nervos e músculos possa não ser mediada por um mecanismo comum. Bloqueadores de sítio 1 também parecem apresentar cardiotoxicidade mínima,[56] provavelmente devido à sua afinidade muito mais fraca pelo subtipo predominante de canal de sódio do miocárdio, o Nav1.5.

A anestesia regional tem assumido importância crescente em analgesia pós-operatória, bem como intraoperatória (Capítulos 17, 18 e 40). A redução do consumo de opioides em si é reconhecida como uma consequência benéfica do uso de anestesia e analgesia local. Os anestésicos locais disponíveis fornecem tipicamente analgesia inferior a 12 horas após injeção única. Embora a analgesia possa ser prolongada utilizando técnicas contínuas com cateteres, essas infusões envolvem cuidados pós-operatórios adicionais e onerosos, além de alguns riscos. Portanto, diversas abordagens têm sido propostas para produzir anestesia local prolongada para infiltração de feridas ou bloqueio de nervos periféricos por meio de injeção única. A liberação controlada de bupivacaína foi obtida utilizando-se micropartículas, lipossomas, hidrogel e outros veículos. Um produto à base de lipossomas de bupivacaína, o **Exparel®**, encontra-se disponível nos Estados Unidos, aprovado para infiltração de feridas. Em estudos clínicos, os resultados têm sido mistos.[57,58]

Nosso grupo* encontra-se em pesquisa ativa de bloqueadores de sítio 1 em animais[59] e estudos clínicos preliminares.[60] Os bloqueadores de sítio 1 demonstram profundo sinergismo com os anestésicos locais existentes e prolongação marcante com a epinefrina.

Outra limitação dos anestésicos locais atuais é a ausência de seletividade por modalidade. Por exemplo, na analgesia epidural para o parto, seria muito desejável produzir intensa analgesia sem fraqueza e hipotensão e preservação suficiente da sensibilidade para sentir ímpeto de exercer força (Capítulo 33). Pesquisas recentes têm abordado o bloqueio seletivo sensorial por meio de duas estratégias dominantes: (1) tomando como alvo a entrada do anestésico local preferencialmente em fibras sensitivas pequenas[61] e (2) desenvolvendo fármacos que se liguem, de preferência, a subtipos de canais de sódio localizados predominantemente em fibras sensitivas pequenas.

CONCLUSÕES

Os anestésicos locais são amplamente utilizados em anestesiologia e em muitas áreas da medicina. Possuem alguns riscos e efeitos adversos, contudo podem ser empregados com boa margem de segurança e eficácia clínica prestando-se atenção às diretrizes de dosagem segura, reconhecimento precoce da injeção intravascular e técnica adequada. Anestésicos locais não são um "problema resolvido," de forma que a pesquisa atual pode conduzir a melhorias na anestesia regional e cuidados pós-operatórios no futuro.

PERGUNTAS DO DIA

1. Qual o sítio de ação dos anestésicos locais? Como os anestésicos locais bloqueiam a condução de impulso de uma perspectiva eletrofisiológica?
2. Qual o padrão típico de dispersão do anestésico local após injeção próxima a um nervo periférico? Quais são as manifestações clínicas esperadas desse padrão de dispersão?
3. Quais são as potenciais vantagens do uso de epinefrina como um aditivo aos anestésicos locais? Em quais situações ela deve ser evitada como aditivo?
4. Quais são as manifestações de toxicidade de anestésicos locais no sistema nervoso central e cardiovascular?
5. Qual a dose inicial de emulsão lipídica intravenosa para o tratamento da toxicidade sistêmica da anestesia local (TSAL)? Quais são as modificações recomendadas para o suporte à vida cardíaco avançado em um paciente com TSAL?
6. Além do erro de técnica na injeção de anestesia local, quais fatores podem explicar a incapacidade de se atingir bloqueio anestésico local satisfatório em um determinado paciente?

*Divulgação—Charles B. Herde, seus colaboradores e o Hospital Infantil de Boston licenciaram o bloqueador de sítio 1 neosaxitonina para desenvolvimento comercial, com potencial para um marco histórico de pagamentos e direitos.

REFERÊNCIAS

1. Drasner K. Local anesthetic systemic toxicity: a historical perspective. *Reg Anesth Pain Med.* 2010;35:162-166.
2. Catterall WA. Voltage-gated sodium channels at 60: structure, function and pathophysiology. *J Physiol.* 2012;590:2577-2589.
3. Dib-Hajj SD, Cummins TR, Black JA, Waxman SG. Sodium channels in normal and pathological pain. *Annu Rev Neurosci.* 2010;33:325-347.
4. Wang GK, Strichartz GR. State-dependent inhibition of sodium channels by local anesthetics: a 40-year evolution. *Biochem (Mosc) Suppl Ser A Membr Cell Biol.* 2012;6:120-127.
5. Covino BG, Scott DB, Lambert DH. *Handbook of Spinal Anaesthesia and Analgesia.* Philadelphia: WB Saunders; 1994:7.
6. Gissen AJ, Covino BG, Gregus J. Differential sensitivities of mammalian nerve fibers to local anesthetic agents. *Anesthesiology.* 1980;53:467-474.
7. Winnie AP, Tay CH, Patel KP, et al. Pharmacokinetics of local anesthetics during plexus blocks. *Anesth Analg.* 1977;56:852-861.
8. Kirksey MA, Haskins SC, Cheng J, Liu SS. Local anesthetic peripheral nerve block adjuvants for prolongation of analgesia: a systematic qualitative review. *PLoS One.* 2015;10:e0137312.
9. Covino BG, Vassallo HG. *Local Anesthetics: Mechanisms of Action and Clinical Use.* Philadelphia: Grune & Stratton; 1976.
10. Rosenberg PH, Veering BT, Urmey WF. Maximum recommended doses of local anesthetics: a multifactorial concept. *Reg Anesth Pain Med.* 2004;29:564-575:discussion 524.
11. Neal JM, Bernards CM, Butterworth JF, et al. ASRA practice advisory on local anesthetic systemic toxicity. *Reg Anesth Pain Med.* 2010;35:152-161.
12. de Jong RH, Ronfeld RA, DeRosa RA. Cardiovascular effects of convulsant and supraconvulsant doses of amide local anesthetics. *Anesth Analg.* 1982;61:3-9.
13. Weinberg G, Ripper R, Feinstein DL, Hoffman W. Lipid emulsion infusion rescues dogs from bupivacaine-induced cardiac toxicity. *Reg Anesth Pain Med.* 2003;28:198-202.
14. Spence AG. Lipid reversal of central nervous system symptoms of bupivacaine toxicity. *Anesthesiology.* 2007;107:516-517.
15. Rosenblatt MA, Abel M, Fischer GW, et al. Successful use of a 20% lipid emulsion to resuscitate a patient after a presumed bupivacaine-related cardiac arrest. *Anesthesiology.* 2006;105:217-218.
16. American Society of Regional Anesthesia and Pain Medicine. Checklist for Treatment of Local Anesthetic Toxicity. www.asra.com/content/documents/asra_last_checklist.
17. Weinberg G. LipidRescue Resuscitation. www.lipidrescue.org.
18. Lambert LA, Lambert DH, Strichartz GR. Irreversible conduction block in isolated nerve by high concentrations of local anesthetics. *Anesthesiology.* 1994;80:1082-1093.
19. Hodgson PS, Liu SS, Batra MS, et al. Procaine compared with lidocaine for incidence of transient neurologic symptoms. *Reg Anesth Pain Med.* 2000;25:218-222.
20. Freedman JM, Li DK, Drasner K, et al. Transient neurologic symptoms after spinal anesthesia: an epidemiologic study of 1,863 patients. *Anesthesiology.* 1998;89:633-641.
21. Gissen A, Datta S, Lambert D. The chloroprocaine controversy. II. Is chloroprocaine neurotoxic?. *Reg Anesth.* 1984;9:135-144.
22. Taniguchi M, Bollen AW, Drasner K. Sodium bisulfite: scapegoat for chloroprocaine neurotoxicity?. *Anesthesiology.* 2004;100:85-91.
23. Eisenach JC, Schlairet TJ, Dobson 2nd CE, Hood DH. Effect of prior anesthetic solution on epidural morphine analgesia. *Anesth Analg.* 1991;73:119-123.
24. Casati A, Fanelli G, Danelli G, et al. Spinal anesthesia with lidocaine or preservative-free 2-chlorprocaine for outpatient knee arthroscopy: a prospective, randomized, double-blind comparison. *Anesth Analg.* 2007;104:959-964.
25. Drasner K. Chloroprocaine spinal anesthesia: back to the future?. *Anesth Analg.* 2005;100:549-552.
26. Kouri ME, Kopacz DJ. Spinal 2-chloroprocaine: a comparison with lidocaine in volunteers. *Anesth Analg.* 2004;98:75-80:table of contents.
27. Drasner K. Lidocaine spinal anesthesia: a vanishing therapeutic index?. *Anesthesiology.* 1997;87:469-472.
28. Drasner K. Local anesthetic neurotoxicity: clinical injury and strategies that may minimize risk. *Reg Anesth Pain Med.* 2002;27:576-580.
29. Rigler ML, Drasner K. Distribution of catheter-injected local anesthetic in a model of the subarachnoid space. *Anesthesiology.* 1991;75:684-692.
30. Hampl KF, Schneider MC, Ummenhofer W, Drewe J. Transient neurologic symptoms after spinal anesthesia. *Anesth Analg.* 1995;81:1148-1153.
31. Pollock JE, Neal JM, Stephenson CA, Wiley CE. Prospective study of the incidence of transient radicular irritation in patients undergoing spinal anesthesia. *Anesthesiology.* 1996;84:1361-1367.
32. Albright GA. Cardiac arrest following regional anesthesia with etidocaine or bupivacaine. *Anesthesiology.* 1979;51:285-287.
33. Clarkson CW, Hondeghem LM. Mechanism for bupivacaine depression of cardiac conduction: fast block of sodium channels during the action potential with slow recovery from block during diastole. *Anesthesiology.* 1985;62:396-405.
34. Bernards CM, Artu AA. Hexamethonium and midazolam terminate dysrhythmias and hypertension caused by intracerebroventricular bupivacaine in rabbits. *Anesthesiology.* 1991;74:89-96.
35. Roberts MH, Gildersleve CD. Lignocaine topicalization of the pediatric airway. *Paediatr Anaesth.* 2016;26:337-344.
36. Smith GA, Strausbaugh SD, Harbeck-Weber C, et al. New non-cocaine-containing topical anesthetics compared with tetracaine-adrenaline-cocaine during repair of lacerations. *Pediatrics.* 1997;100:825-830.
37. Butler-O'Hara M, LeMoine C, Guillet R. Analgesia for neonatal circumcision: a randomized controlled trial of EMLA cream versus dorsal penile nerve block. *Pediatrics.* 1998;101:E5.
38. Eichenfield LF, Funk A, Fallon-Friedlander S, Cunningham BB. A clinical study to evaluate the efficacy of ELA-Max (4% liposomal lidocaine) as compared with eutectic mixture of local anesthetics cream for pain reduction of venipuncture in children. *Pediatrics.* 2002;109:1093-1099.
39. Nordstrom H, Stange K. Plasma lidocaine levels and risks after liposuction with tumescent anaesthesia. *Acta Anaesthesiol Scand.* 2005;49:1487-1490.
40. Housman TS, Lawrence N, Mellen BG, et al. The safety of liposuction: results of a national survey. *Dermatol Surg.* 2002;28:971-978.
41. Grazer FM, de Jong RH. Fatal outcomes from liposuction: census survey of cosmetic surgeons. *Plast Reconstr Surg.* 2000;105:436-446:discussion 447-448.
42. Kranke P, Jokinen J, Pace NL, et al. Continuous intravenous perioperative lidocaine infusion for postoperative pain and recovery. *Cochrane Database Syst Rev.* 2015;:CD009642.
43. Challapalli V, Tremont-Lukats IW, McNicol ED, et al. Systemic administration of local anesthetic agents to relieve neuropathic pain. *Cochrane Database Syst Rev.* 2005;:CD003345.
44. Araujo MC, Sinnott CJ, Strichartz GR. Multiple phases of relief from experimental mechanical allodynia by systemic lidocaine: responses to early and late infusions. *Pain.* 2003;103:21-29.

45. Fisher D. What if half of your patients moved (or remembered or did something else bad) at incision?. *Anesthesiology*. 2007;107:1-2.

46. Tsui BC, Wagner A, Cave D, Kearney R. Thoracic and lumbar epidural analgesia via the caudal approach using electrical stimulation guidance in pediatric patients: a review of 289 patients. *Anesthesiology*. 2004;100:683-689.

47. Taenzer AH, Clark Ct, Kovarik WD. Experience with 724 epidurograms for epidural catheter placement in pediatric anesthesia. *Reg Anesth Pain Med*. 2010;35:432-435.

48. Arendt-Nielsen L, Kaalund S, Bjerring P, Hogsaa B. Insufficient effect of local analgesics in Ehlers Danlos type III patients (connective tissue disorder). *Acta Anaesthesiol Scand*. 1990;34:358-361.

49. Cairns BE, Gambarota G, Dunning PS, et al. Activation of peripheral excitatory amino acid receptors decreases the duration of local anesthesia. *Anesthesiology*. 2003;98:521-529.

50. Lee KC, Wilder RT, Smith RL, Berde CB. Thermal hyperalgesia accelerates and MK-801 prevents the development of tachyphylaxis to rat sciatic nerve blockade. *Anesthesiology*. 1994;81:1284-1293.

51. Bromage PR, Pettigrew RT, Crowell DE. Tachyphylaxis in epidural analgesia: I. Augmentation and decay of local anesthesia. *J Clin Pharmacol J New Drugs*. 1969;9:30-38.

52. Lund C, Mogensen T, Hjortso NC, Kehlet H. Systemic morphine enhances spread of sensory analgesia during postoperative epidural bupivacaine infusion. *Lancet*. 1985;2:1156-1157.

53. Liu Q, Gold MS. Opioid-induced loss of local anesthetic potency in the rat sciatic nerve. *Anesthesiology*. 2016;125(4):755-764.

54. Sakura S, Bollen AW, Ciriales R, Drasner K. Local anesthetic neurotoxicity does not result from blockade of voltage-gated sodium channels. *Anesth Analg*. 1995;81:338-346.

55. Epstein-Barash H, Shichor I, Kwon AH, et al. Prolonged duration local anesthesia with minimal toxicity. *Proc Natl Acad Sci U S A*. 2009;106:7125-7130.

56. Wylie MC, Johnson VM, Carpino E, et al. Respiratory, neuromuscular, and cardiovascular effects of neosaxitoxin in isoflurane-anesthetized sheep. *Reg Anesth Pain Med*. 2012;37:152-158.

57. Hadley RM, Dine AP. Where is the evidence? A critical review of bias in the reporting of clinical data for exparel: a liposomal bupivacaine formulation. *J Clin Res Bioeth*. 2014;5:189.

58. Noviasky J, Pierce DP, Whalen K, et al. Bupivacaine liposomal versus bupivacaine: comparative review. *Hosp Pharm*. 2014;49:539-543.

59. Templin JS, Wylie MC, Kim JD, et al. Neosaxitoxin in rat sciatic block: improved therapeutic index using combinations with bupivacaine, with and without epinephrine. *Anesthesiology*. 2015;123:886-898.

60. Lobo K, Donado C, Cornelissen L, et al. A phase 1, dose-escalation, double-blind, block-randomized, controlled trial of safety and efficacy of neosaxitoxin alone and in combination with 0.2% bupivacaine, with and without epinephrine, for cutaneous anesthesia. *Anesthesiology*. 2015;123:873-885.

61. Binshtok AM, Bean BP, Woolf CJ. Inhibition of nociceptors by TRPV1--mediated entry of impermeant sodium channel blockers. *Nature*. 2007;449:607-610.

11 BLOQUEADORES NEUROMUSCULARES

Ronald D. Miller

Os bloqueadores neuromusculares (BNM) interrompem a trasmissão de impulsos nervosos na junção neuromuscular (JNM) e, assim, causam paresia ou paralisia dos músculos esqueléticos. Com base em diferenças eletrofisiológicas em seus mecanismos de ação e duração da ação, esses fármacos podem ser classificados como BNM despolarizantes (imitam as ações da acetilcolina [ACh]) e BNM não despolarizantes (interferem nas ações da ACh). Os BNM não despolarizantes são ainda subdivididos em fármacos de ação longa, interme-diária e curta (Quadro 11.1). A succinilcolina (SCh) é o único BNM despolarizante usado clinicamente. É também o único BNM que tem início rápido e ultracurta duração de ação. Entre os BNM não despolarizantes, o tempo de início rápido do rocurônio é o que mais se assemelha ao da SCh.

Quadro 11.1 Classificação dos Bloqueadores Neuromusculares

Despolarizantes (Início Rápido e Ação Ultracurta)
Succinilcolina

Não Despolarizantes
Ação prolongada
  Pancurônio
Ação intermediária
  Vecurônio
  Rocurônio
  Atracúrio
  Cisatracúrio
Ação curta
  Mivacúrio

APLICAÇÕES CLÍNICAS

As principais aplicações clínicas de BNM são produzir relaxamento do músculo esquelético para facilitar a intubação traqueal e fornecer condições ideais de trabalho cirúrgico. Os BNM também podem ser administrados durante a ressuscitação cardiopulmonar (Capítulo 45) e a pacientes em departamentos de emergência (Capítulo 42), além de unidades de cuidados intensivos (Capítulo 41) para facilitar a ventilação mecânica dos pulmões desses pacientes. De primordial importância é reconhecer que os BNM não têm efeitos analgésicos ou anestésicos e não devem ser usados para tornar paralisado um paciente inadequadamente anestesiado. Em um paciente inadequadamente anestesiado, mas paralisado, há um grande risco para a consciência durante a anestesia geral (Capítulo 47). A ventilação dos pulmões deve ser fornecida mecanicamente sempre que houver significativa fraqueza do músculo esquelético por BNM. Clinicamente, a avaliação clínica intraoperatória do bloqueio neuromuscular e, geral é realizada pelo monitoramento visual da resposta mecânica (resposta de contração muscular) produzida pela estimulação elétrica de um nervo periférico (geralmente um ramo do nervo ulnar ou facial) liberada por um estimulador de nervo periférico (ver seção "Monitoramento dos Efeitos dos Bloqueadores Neuromusculares Não Despolarizantes"). Este capítulo enfatiza mais a importância do monitoramento pelo uso de um estimulador de nervo periférico quando são administrados BNM. Além disso, a neostigmina tem sido o medicamento padrão de "reversão" para uma bloqueio neuromuscular não despolarizante; sugammadex é um fármaco de reversão relativamente novo que tem um mecanismo de ação único e especificamente inverte um bloqueio neuromuscular induzido por rocurônio e vecurônio.

Escolha do Bloqueador Neuromuscular

A escolha do BNM é influenciada por velocidade de início, duração da ação, via de eliminação e efeitos colaterais associados, tais como alterações induzidas por fármacos na pressão arterial sistêmica, na frequência cardíaca, ou em ambas. O início rápido e a duração curta da paralisia do músculo esquelético, características da SCh, são úteis quando a intubação traqueal é o motivo da administração de um BNM. Em virtude do seu tempo de início rápido, o rocurônio é frequentemente usado para facilitar a intubação traqueal, mas a duração da ação é muito mais longa do que a da SCh. No entanto, uma indicação aprovada para o sugammadex é a reversão de um bloqueio neuromuscular profundo específico do rocurônio ou vecurônio. Por exemplo, se o rocurônio fosse dado para facilitar intubação endotraqueal, mas a traqueia não pudesse ser intubada, o sugammadex poderia reverter um bloqueio neuromuscular profundo. Embora a SCh possa ser administrada intermitentemente, os BMM não despolarizantes são geralmente selecionados quando períodos mais longos de bloqueio neuromuscular (p. ex., mais do que 15 a 45 minutos) são necessários. Quando o início rápido de paralisia do músculo esquelético não é necessário, o relaxamento do músculo esquelético pode ser induzido pela administração de outros BNM não despolarizantes de ação longa ou intermediária para facilitar a intubação traqueal.

Reações de Hipersensibilidade

A incidência geral de reações de hipersensibilidade de risco à vida relacionadas a anestésicos varia entre 1/10.000 e 1/20.000 procedimentos e varia muito entre os países.[1] Embora os antibióticos sejam provavelmente a causa mais comum, os BNM são os fármacos desencadeantes em 11% a 35% dessas reações. Rocurônio e SCh são os mais comuns responsáveis. Embora não libere histamina, identificou-se na França e na Noruega que a administração de rocurônio tem grande risco de causar reações de hipersensibilidade, com nenhuma confirmação de outros países. Mais recentemente, um estudo de acompanhamento da Noruega de 83 casos de anafilaxia durante anestesia geral revelou que 77% dessas reações foram mediadas pela imunoglobulina E e 93% foram associadas a BNM, sendo SCh o fármaco mais comum.[2] Em uma análise de todos os fármacos alérgicos usados em anestesia na Mayo Clinic,[3] antibióticos foram a causa mais comum, com BNM sendo a segunda causa em 11% das reações. Pode haver sensibilidade cruzada entre todos os BNM devido à presença de um componente antigênico comum, o grupo amônio quaternário. Reações anafiláticas após a primeira exposição a um BNM podem refletir sensibilização a partir de contato anterior com cosméticos ou sabões que também contêm grupos de amônio quaternário antigênicos. O sugammadex (ver seção "Antagonismo de bloqueadores neuromusculares não despolarizantes" a seguir neste capítulo) foi recentemente aprovado pela Food and Drug Administration (FDA). A demora na aprovação do sugammadex deveu-se, em parte, a preocupações sobre hipersensibilidade. A conclusão foi que os sinais mais comuns de casos ocasionais de hipersensibilidade foram náusea e urticária. No entanto, o sugammadex foi aprovado na Europa e outros países há vários anos. O tratamento de uma reação de hipersensibilidade de risco à vida requer procedimentos imediatos, incluindo reanimação cardiopulmonar e administração de epinefrina (ver detalhes no Capítulo 45).

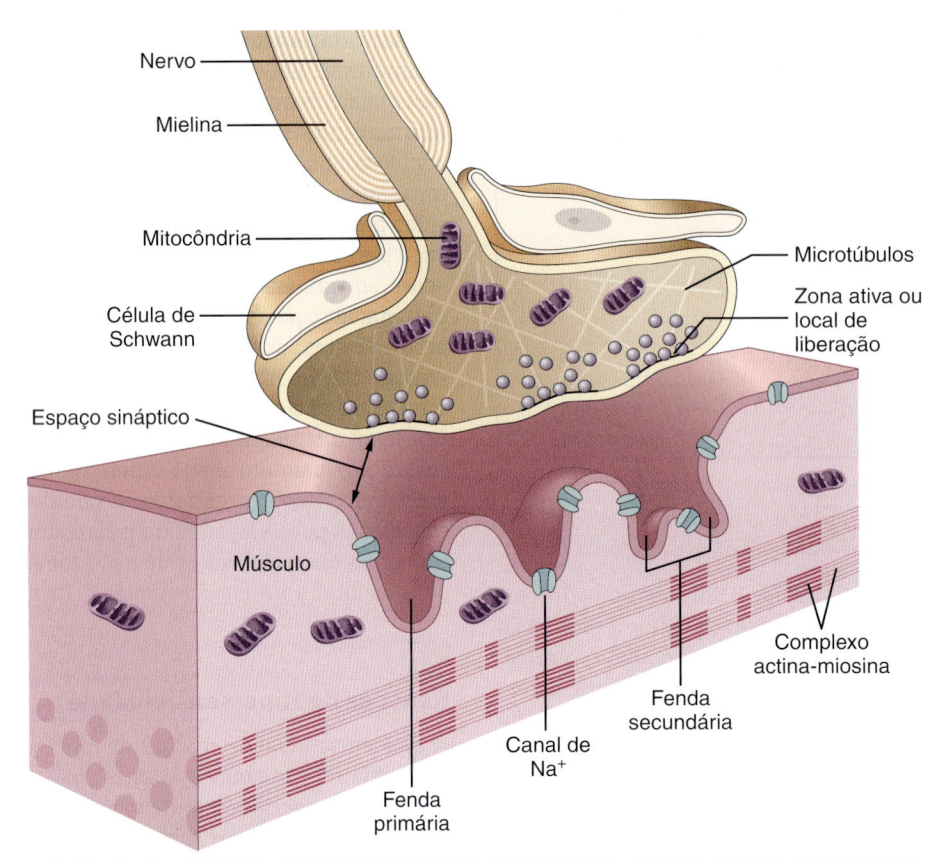

Fig. 11.1 Junção neuromuscular do adulto com as três células que constituem a sinapse: o neurônio motor (i. e., terminal do nervo), fibra muscular e células de Schwann. O neurônio motor do corno ventral da medula espinhal inerva o músculo. Cada fibra recebe apenas uma sinapse. O nervo motor perde a sua mielina e termina na fibra muscular. O terminal do nervo, coberto por uma célula de Schwann, tem vesículas agrupadas próximo dos espessamentos da membrana, que são as zonas ativas, voltadas ao seu lado sináptico e mitocôndrias e microtúbulos voltadas para o outro lado. Um canal sináptico, constituído por uma fenda primária e muitas secundárias, separa o nervo do músculo. A superfície do músculo é ondulada, e áreas densas sobre as elevações de cada dobra contêm receptores de acetilcolina. Canais de sódio estão presentes nas fendas e ao longo da membrana muscular. (De Martyn JAJ. Neuromuscular physiology and pharmacology. In Miller RD, ed. *Miller's Anesthesia*. 8th ed. Philadelphia: Elsevier Saunders; 2015.)

JUNÇÃO NEUROMUSCULAR

A anatomia da JNM consiste em uma terminação de nervo motor pré-juncional separada da membrana pós-juncional altamente dobrada do músculo esquelético por uma fenda sináptica (Fig. 11.1).[4] Receptores nicotínicos de acetilcolina (nAChR) estão encontrados em locais pré e pós-juncionais. A transmissão neuromuscular é iniciada pela chegada de um impulso no terminal do nervo motor com um influxo associado de íons de cálcio e resultante liberação do ligante ACh. A ACh liga-se a AChR (canal dependente de ligante) em membranas pós-juncionais e, assim o fazendo, causa uma mudança na permeabilidade da membrana aos íons, principalmente potássio e sódio. Essa mudança de permeabilidade e movimento dos íons provoca uma diminuição do potencial transmembrana de cerca de -90 mV para -45 mV (potencial limiar), ponto em que um potencial de ação propagado se espalha pelas superfícies das fibras musculares esqueléticas e leva a contração. A ACh é rapidamente hidrolisada (dentro de 15 ms) pela enzima acetilcolinesterase (colinesterase verdadeira), restaurando, assim, a permeabilidade da membrana (repolarização) e evitando a despolarização prolongada. A acetilcolinesterase está localizada principalmente nas dobras da região da placa terminal, que a coloca em proximidade ao local de ação de ACh.

Receptores Pré-juncionais e Liberação de Acetilcolina

A ACh é sintetizada no terminal do nervo motor, e a proteína sinapsina ancora a vesícula de ACh ao sítio de liberação

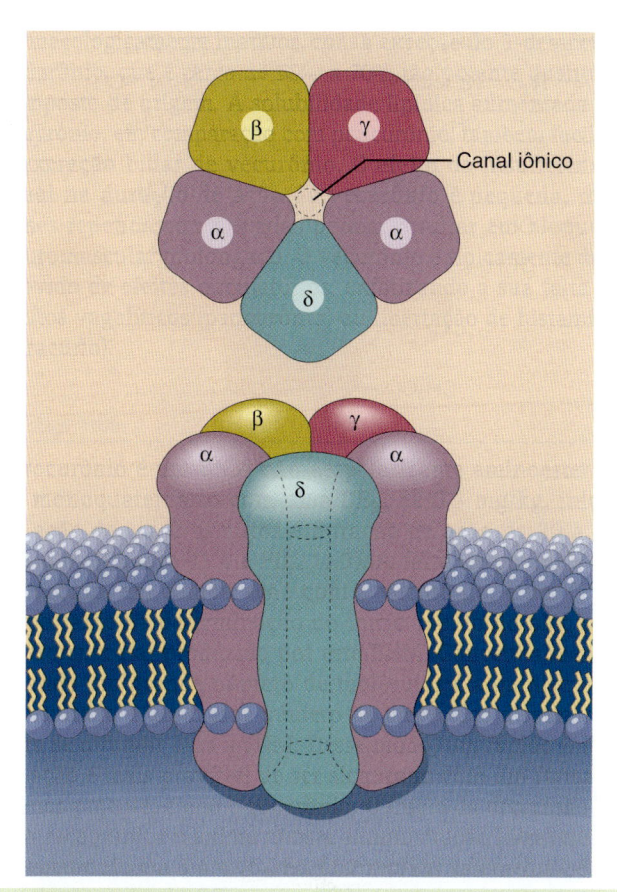

Fig. 11.2 O receptor colinérgico nicotínico pós-juncional consiste em cinco subunidades (α, α, β, γ, δ) dispostas de modo a formar um canal de íons. (De: Taylor P. Are neuromuscular blocking agents more efficious in pairs? *Anesthesiology*. 1985;63:1-3, usada com permissão.)

do terminal. Alguma ACh é então liberada, e o restante é mantido em reserva para resposta a um estímulo. Os receptores pré-sinápticos, auxiliados pelo cálcio, facilitam o reabastecimento do terminal do nervo motor, que pode ser estimulado por SCh e neostigmina e deprimido por pequenas doses de BNM não despolarizantes. A inibição desses nAChR pré-sinápticos explica o desaparecimento na resposta a estimulações repetitivas de alta frequência tais como estímulo tetânico ou mesmo sequência de quatro estímulos (TOF, *train-of-four*).[4]

Receptores Pós-juncionais

Os receptores pós-juncionais são glicoproteínas constituídas por cinco subunidades (Fig. 11.2).[4] As subunidades do receptor estão dispostas de modo a formar um canal que permita o fluxo de íons ao longo de um gradiente de concentração através das membranas celulares. Esse fluxo de íons é a base da transmissão neuromuscular normal. Receptores extrajuncionais retêm as duas subunidades α, mas pode ter uma subunidade γ ou δ alterada pela substituição de uma unidade ε.

As duas subunidades α são os sítios de ligação para ACh e são os locais ocupados por BNM. Por exemplo, a ocupação de uma ou ambas subunidades α por um BNM não despolarizante faz com que o canal de íon permaneça fechado, e o fluxo de íons para produzir despolarização não ocorra. A SCh se liga aos sítios α e faz com que o canal iônico permaneça aberto (imita a ACh), resultando, assim, em despolarização prolongada. Grandes doses de BNM não despolarizantes (grandes moléculas) também podem agir para obstruir o canal e, dessa forma, evitar o fluxo normal de íons. O bloqueio neuromuscular secundário à oclusão dos canais é resistente ao antagonismo acentuado por fármacos anticolinesterásicos. O ambiente lipídico em torno dos receptores colinérgicos pode ser alterado por fármacos como anestésicos voláteis, alterando, assim, as propriedades dos canais iônicos. Isso provavelmente explica o aumento do bloqueio neuromuscular por anestésicos voláteis.

Receptores Extrajuncionais

Receptores pós-junctionais são confinados à área da placa terminal precisamente opostos aos receptores pré-junctionais, enquanto os receptores extrajuncionais (a unidade ε é substituída por subunidades γ) estão presentes em todos os músculos esqueléticos. A síntese do receptor extrajuncional é normalmente suprimida pela atividade neural. Inatividade prolongada, sepse e desnervação ou trauma (lesão por queimadura) nos músculos esqueléticos podem estar associados a uma proliferação de receptores extrajuncionais. Quando ativados, os receptores extrajuncionais permanecem abertos mais tempo e permitem que mais íons fluam, o que em parte explica a resposta hiperpotassêmica exagerada quando SCh é administrada a pacientes com desnervação ou lesão por queimadura. A proliferação desses receptores também é responsável pela resistência ou tolerância a BNM não despolarizantes, já que pode ocorrer com queimaduras ou imobilização prolongada (vários dias) (ver também seção "Hiperpotassemia").[5,6]

RELAÇÕES ESTRUTURA-ATIVIDADE

Os BNM são compostos de amônio quaternário que tem pelo menos um átomo de nitrogênio carregado positivamente que se liga à subunidade α de receptores colinérgicos pós-sinápticos (Fig. 11.3). Além disso, esses fármacos têm semelhanças estruturais com o neurotransmissor endógeno ACh. Por exemplo, a SCh são duas moléculas de ACh ligadas por grupos metil. A estrutura flexível longa e fina de ACh possibilita a sua ligação a receptores colinérgicos e a ativação destes. As moléculas rígidas volumosas que são características de BNM não despolarizantes, embora contendo porções semelhantes a ACh, não ativam receptores colinérgicos.

BNM não despolarizantes são ou aminoesteroides compostos (pancurônio, vecurônio, rocurônio) ou compostos benzilisoquinolínicos (atracúrio, cisatracúrio, mivacúrio).

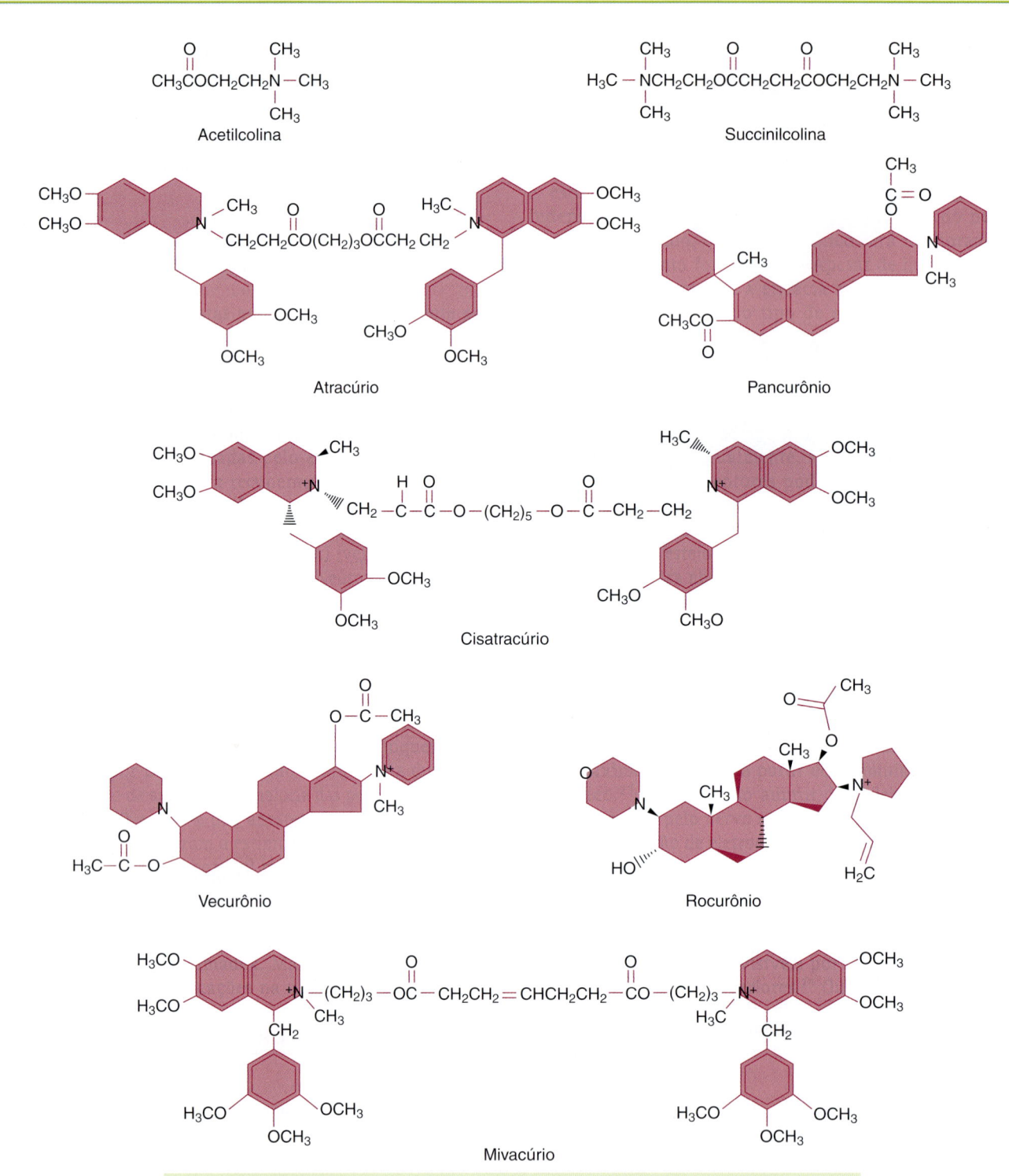

Fig. 11.3 Estrutura química da acetilcolina e bloqueadores neuromusculares.

O pancurônio é o BNM aminoesteroide biquaternário mais relacionado estruturalmente à ACh. Os fragmentos de pancurônio semelhantes a ACh dão à molécula esteroidal o seu alto grau de atividade de bloqueio neuromuscular. Vecurônio e rocurônio são análogos monoquaternários do pancurônio. Os BNM aminoesteroides não têm atividade hormonal. Os derivados do benzilisoquinolínicos tendem mais do que os de aminoesteroides a evocar a liberação de histamina, provavelmente refletindo a presença de uma amina terciária.

BLOQUEADORES NEUROMUSCULARES DESPOLARIZANTES

A SCh é o único BNM despolarizante usado clinicamente. Além disso, é o único BNM com início rápido e ultracurta duração da ação. Em geral, doses de 0,5 a 1,5 mg/kg são administradas por via intravenosa e causam o início rápido da paralisia do músculo esquelético (30 a 60 s) que dura de 5 a 10 minutos devido à sua ruptura única (Fig. 11.4). Essas características tornam o SCh ideal para provocar paralisia rápida do músculo esquelético de modo a facilitar a intubação traqueal. A SCh foi usada clinicamente por mais de 60 anos. Apesar dos consistentes esforços industriais, não foi desenvolvido um fármaco melhor do que a SCh para intubação traqueal.[7] Apesar de uma dose intravenosa de 0,5 mg/kg poder ser adequada, 1,0 a 1,5 mg/kg é comumente administrado para facilitar a intubação traqueal. Se uma dose subparalisante de um NMBD não despolarizante (pré-tratamento com 5% a 10% da sua dose efetiva de 95% [DE_{95}]) é administrada 2 a 4 minutos antes da injeção de SCh para neutralizar fasciculações, a dose de SCh deve ser aumentada em cerca de 70%. Embora seja ideal para facilitar a intubação traqueal, a SCh tem muitos efeitos adversos (Quadro 11.2). Como uma alternativa, o BNM não despolarizante de ação intermediária rocurônio tem um tempo de início tão rápido quanto SCh em doses variando de 1,0 a 1,2 mg/kg.

Características do Bloqueio

A SCh imita a ação da ACh e produz um despolarização sustentada da membrana pós-juncional. A paralisia do músculo esquelético ocorre porque uma membrana pós-juncional despolarizada e canais de sódio inativados não podem responder à liberação subsequente de ACh (por isso o termo bloqueio neuromuscular despolarizante). O bloqueio neuromuscular despolarizante também é referido como *bloqueio de fase I*. O bloqueio de fase II ocorre quando a membrana pós-juncional tornou-se repolarizada, mas ainda não responde normalmente à ACh (bloqueio neuromuscular de dessensibilização). O mecanismo do bloqueio de fase II é desconhecido, mas pode refletir o desenvolvimento de áreas não excitáveis em torno das placas terminais que se tornam repolarizadas, mas evitam a propagação de impulsos

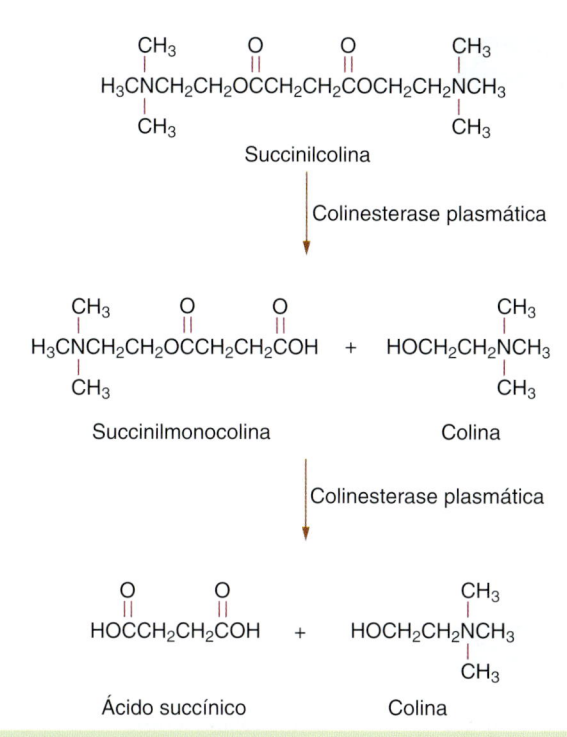

Fig. 11.4 A curta duração de ação da succinilcolina é devida à sua rápida hidrólise no plasma por enzima colinesterase para inativar os metabólitos (a succinilmonocolina tem 1/20 e 1/80 da atividade de succinilcolina na junção neuromuscular).

Quadro 11.2 Efeitos Colaterais Adversos da Succinilcolina
Disritmias cardíacas
Bradicardia sinusal
Ritmo juncional
Parada sinusal
Fasciculações
Hiperpotassemia
Mialgia
Mioglobinúria
Aumento da pressão intraocular
Aumento da pressão intragástrica
Trismo

iniciados pela ação de ACh. Com a dose inicial de SCh, sinais sutis de bloqueio de fase II começam a aparecer (fadiga à estimulação tetânica).[8] O bloqueio de fase II, que se assemelha ao bloqueio produzido por BNM não despolarizantes, predomina quando a dose intravenosa de SCh excede 3 a 5 mg/kg (Tabela 11.1).

A despolarização sustentada produzida pela administração inicial de SCh se manifesta inicialmente como contrações transitórias generalizadas do músculo esquelético conhecidas como *fasciculações*. Além disso, a abertura sustentada dos canais de sódio produzida pela SCh está associada a saída de potássio do interior das células suficiente

Tabela 11.1 Comparação de Bloqueadores Neuromusculares Despolarizantes (Succinilcolina) e não Despolarizantes (Rocurônio)

| Característica | Succinilcolina | | Rocurônio |
	Fase I	Fase II	
Administração de rocurônio	Antagoniza	Aumenta	Aumenta
Administração de succinilcolina	Aumenta	Aumenta	Antagoniza
Administração de neostigmina	Aumenta	Antagoniza	Antagoniza
Fasciculações	Sim		Não
Resposta à estimulação elétrica única (contração única)	Diminuída	Diminuída	Diminuída
Razão TOF	> 0,7	< 0,3	< 0,3
Resposta à estimulação elétrica contínua (tétano)	Sustentada	Não sustentada	Não sustentada
Facilitação pós-tetânica	Não	Sim	Sim

Tabela 11.2 Variantes da Colinesterase Plasmática e Duração da Ação da Succinilcolina

Variantes da Colinesterase Plasmática	Tipo de Butirilcolinesterase/ TG Icolinesterase	Incidência	Número de Dibucaína (% de Inibição da Atividade Enzimática)	Duração do Bloqueio Neuromuscular Induzido por Succinilcolina (min)
Homozigota, típica (usual, U)	UU	Normal	70-80	5-10
Heterozigota	UA	1/480	50-60	20
Homozigota, atípica (A)	AA	1/3200	20-30	60-180

para aumentar as concentrações plasmáticas de potássio em cerca de 0,1 a 0,4 mEq/L. Com a proliferação de NAChR extrajuncionais e membranas musculares danificadas, muitos mais canais irão perder potássio e, desse modo, levarão a hiperpotassemia.

Metabolismo

A hidrólise de SCh em metabólitos inativos é realizada pela colinesterase plasmática (pseudocolinesterase) produzida no fígado (Fig. 11.4). A colinesterase plasmática tem uma enorme capacidade de hidrolisar SCh a uma taxa rápida (ACh é metabolizada ainda mais rapidamente pela acetilcolinesterase) de modo que apenas uma pequena fração da dose intravenosa original atinge a JNM. Devido à colinesterase plasmática não estar presente na JNM, o bloqueio neuromuscular produzido pela SCh é encerrado pela sua difusão para fora da JNM em direção ao líquido extracelular. Portanto, a colinesterase plasmática influencia a duração da ação de SCh controlando a quantidade de SCh que é hidrolisada antes de atingir a JNM. Uma doença hepática deve ser grave antes de as diminuições da síntese de colinesterase plasmática serem suficientes para prolongar os efeitos da SCh. Anticolinesterases potentes, como os usados no tratamento da miastenia grave, e certos medicamentos quimioterapêuticos (mostarda nitrogenada, ciclofosfamida) podem, assim, diminuir

a atividade da colinesterase plasmática de tal modo que a paralisia prolongada do músculo esquelético ocorre após a administração de SCh.

Colinesterase Plasmática Atípica

A colinesterase plasmática atípica não tem capacidade de hidrolisar ligações de ésteres em fármacos como SCh e mivacúrio. A presença desta enzima atípica é geralmente reconhecida somente depois de um paciente de outro modo saudável apresentar paralisia prolongada do músculo esquelético (> 1 hora) após a administração de uma dose convencional de SCh ou mivacúrio. A determinação subsequente da quantidade de dibucaína permite o diagnóstico da presença de colinesterase plasmática atípica. Dibucaína é um anestésico local do tipo amida que inibe a atividade plasmática normal em cerca de 80%, enquanto a atividade da enzima atípica é inibida em cerca de 20% (Tabela 11.2). O número de dibucaína reflete a qualidade da colinesterase plasmática (habilidade em metabolizar a SCh e o mivacúrio), e não a quantidade de enzima que que está circulando no plasma. Por exemplo, diminuições na atividade da colinesterase plasmática devidos a doença hepática ou anticolinesterásicos são frequentemente associados a um número de dibucaína normal.

Tabela 11.3 Sistema Nervoso Autônomo e Efeitos de Liberação de Histamina dos Bloqueadores Neuromusculares			
Fármaco[a]	**Receptores Nicotínicos em Gânglios Autônomos**	**Receptores Muscarínicos Pós-ganglionares Cardíacos**	**Liberação de Histamina**
Succinilcolina	Estimulação modesta	Estimulação modesta	Mínima
Pancurônio	Nenhuma	Bloqueio modesto	Nenhuma
Vecurônio	Nenhuma	Nenhuma	Nenhuma
Rocurônio	Nenhuma	Nenhuma	Nenhuma
Atracúrio	Nenhuma	Nenhuma	Leve[b]
Cisatracúrio	Nenhuma	Nenhuma	Nenhuma
Mivacúrio	Nenhuma	Nenhuma	Leve[b]

[a]95% da dose efetiva (DE_{95}).
[b]Ocorre apenas com doses estimadas em 2 a 3 × DE_{95}

Efeitos Colaterais Adversos

Efeitos colaterais adversos após a administração de SCh são numerosos e podem limitar ou mesmo contraindicar o uso desse BNM em certos pacientes (Quadro 11.2). Após 60 anos de uso, a SCh continua causando complicações graves.[9,10] A SCh geralmente não deve ser administrada a pacientes 24 a 72 horas após grandes queimaduras, trauma e extensa desnervação dos músculos esqueléticos porque pode resultar em hiperpotassemia aguda e parada cardíaca.[5,6] A administração de SCh para meninos aparentemente saudáveis com distrofia muscular não reconhecida resultou em hiperpotassemia aguda e parada cardíaca. Por esse motivo, a FDA emitiu uma advertência contra o uso de SCh em crianças, exceto para controle de emergência das vias aéreas..

Disritmias Cardíacas

Bradicardia sinusal, ritmo juncional e até mesmo parada sinusal podem ocorrer após a administração de SCh. Essas respostas refletem a ação de SCh nos receptores muscarínicos pós-ganglionares cardíacos, em que este medicamento mimetiza os efeitos normais da ACh (Tabela 11.3). Disritmias cardíacas são mais prováveis de ocorrer quando uma segunda dose intravenosa de SCh é administrada cerca de 5 minutos após a primeira dose. Administração intravenosa de atropina 1 a 3 minutos antes de SCh diminui a probabilidade dessas respostas cardíacas. No entanto, a atropina administrada por via intramuscular com a medicação pré-operatória não protege com segurança contra reduções na frequência cardíaca induzidas por SCh. Os efeitos de SCh nos gânglios do sistema nervoso autônomo também imitam as ações do neurotransmissor ACh e podem se manifestar como estimulação ganglionar com aumentos associados na pressão arterial sistêmica e na frequência cardíaca (Tabela 11.3).

Hiperpotassemia

A administração de SCh pode resultar em intensa hiperpotassemia, arritmias cardíacas graves e até mesmo insufi-ciência cardíaca.[5,6] Em alguns pacientes, os níveis de potássio podem exceder 10 mEq/L. As condições clássicas que levam à hiperpotassemia após SCh incluem queimaduras, traumatismos e lesões da medula espinhal ou outras grandes lesões neurológicas. Quando há inatividade do músculo esquelético prolongada por qualquer tempo (cuidados intensivos) ou dano muscular extensivo, os pacientes podem ser suscetíveis a hiperpotassemia 48 horas após a lesão, e isso depende do desenvolvimento de receptores atípicos extrajuncionais, como anteriormente descrito.[4-6] Quando o músculo volta ao seu estado normal, a hiperpotassemia não ocorre. No entanto, o julgamento quanto ao estado "normal" do músculo é uma estimativa clinicamente difícil. Além disso, os receptores extrajuncionais e a hiperpotassemia irão se desenvolver em qualquer paciente que está imobilizado (pacientes de cuidados intensivos) por vários dias se SCh for dada. Por exemplo, tem ocorrido parada cardíaca quando a SCh é utilizada para intubação endotraqueal de emergência na unidade de terapia intensiva. O uso de SCh para a intubação traqueal de urgência é contraindicado ou não é permitido em muitas unidades de terapia intensiva. A duração da suscetibilidade aos efeitos hiperpotassêmicos de SCh é desconhecida, mas o risco provavelmente diminui 3 a 6 meses após a lesão de desnervação. Considerando todos os fatores, pode ser prudente evitar a administração de SCh a qualquer paciente com mais de 24 horas após uma lesão de queimadura, trauma extenso ou transecção da medula espinhal ou que pode se tornar um paciente de terapia intensiva.

Embora possam ter níveis de potássio aumentados, os pacientes com insuficiência renal não são suscetíveis a uma liberação exagerada de potássio, e SCh pode ser administrada com segurança a esses pacientes, a menos que tenham neuropatia urêmica.

Mialgia

Mialgia do músculo esquelético pós-operatória, manifestada particularmente nos músculos do pescoço, costas e abdome, pode ocorrer após a administração de SCh. Mialgia localizada nos músculos do pescoço pode ser descrita como "dor de garganta" pelo paciente e incorretamente atribuído à presença anterior de um tubo traqueal. Jovens adultos que estão sendo submetidos a pequenos procedimentos cirúrgicos que permitem a ambulação precoce parecem tender mais a se queixar de mialgia. Contrações não sincronizadas de fibras musculares esqueléticas (fasciculações) associadas a despolarização generalizada levam a mialgia. A prevenção de fasciculações pela administração prévia de doses subparalisantes de BNM não despolarizante (pré-tratamento) ou lidocaína irá diminuir a incidência, mas não prevenirá totalmente a mialgia.[11] O magnésio irá evitar fasciculações, mas não a mialgia. Anti-inflamatórios não esteroides são eficazes no tratamento da mialgia.

Aumento da Pressão Intraocular

A SCh causa um aumento máximo na pressão intraocular 2 a 4 minutos após a sua administração. Esse aumento na pressão intraocular é transitório e dura apenas 5 a 10 minutos; seu mecanismo é desconhecido, embora a contração dos músculos extraoculares com compressão associada do globo possa estar envolvida. A preocupação de que a contração de músculos extraoculares possa causar extrusão de conteúdo intraocular na presença de uma lesão aberta no olho resultou na prática clínica comum de se evitar a administração de SCh a esses pacientes. Essa teoria nunca foi fundamentada e é desafiada pelo relato de pacientes com lesão aberta no olho nos quais a administração intravenosa de SCh não causou a extrusão de conteúdos do globo.[12] Além disso, há evidências de que a contração de músculos extraoculares não contribui para o aumento da pressão intraocular que acompanha a administração de SCh.[13]

Aumento da Pressão Intracraniana

Aumentos na pressão intracraniana após a administração de SCh podem ocorrer, mas justificam pouca ou nenhuma preocupação.

Aumento da Pressão Intragástrica

A SCh provoca aumentos imprevisíveis na pressão intragástrica. Quando a pressão intragástrica se eleva, isso parece estar relacionado à intensidade das fasciculações, enfatizando, assim, a potencial importância de evitar a atividade desse músculo esquelético pela administração prévia de uma dose subparalisante de BNM não despolarizante. Uma hipótese não comprovada é que a pressão intragástrica aumentada pode causar a passagem de líquido e conteúdo gástricos para dentro do esôfago e faringe, com risco subsequente de aspiração pulmonar.

Trismo

O relaxamento incompleto da mandíbula com rigidez do masseter maxilar após uma sequência de halotano-SCh não é incomum em crianças (ocorre em cerca de 4,4% dos pacientes) e é considerado uma resposta normal. Em casos extremos, essa resposta pode ser tão grave que a capacidade de abrir mecanicamente a boca do paciente é limitada. A dificuldade consiste em distinguir a resposta normal à SCh da rigidez do masseter que pode estar associada a hipertermia maligna. Como a SCh não é recomendada para uso em crianças, exceto para o controle de emergência da via respiratória, o trismo é menos um problema.

BLOQUEADORES NEUROMUSCULARES NÃO DESPOLARIZANTES

Os BNM não despolarizantes são classificados clinicamente como de duração longa, intermediária e curta (Quadro 11.1). Esses fármacos agem competindo com a ACh por subunidades alfa no receptores colinérgicos nicotínicos pós-juncionais e evitando mudanças na permeabilidade iônica (Fig. 11.2). Como resultado, a despolarização não pode ocorrer (por isso o termo *bloqueio neuromuscular não despolarizantes),* e ocorre a paralisia do músculo esquelético. Diferenças no início, na duração da ação, na taxa de recuperação, no metabolismo e na eliminação (*clearance*) influenciam a escolha clínica entre um ou outro medicamento (Tabela 11.4). Por exemplo, o rocurônio tem o tempo de início mais rápido e mínimos efeitos cardiovasculares; o cisatracúrio não depende dos rins para a sua eliminação. Essas características fazem do rocurônio a melhor opção para facilitar a intubação endotraqueal e o cisatraúrio para o transplante renal? Ainda, apenas o vecurônio e, mais importante, o rocurônio são antagonizados por sugammadex (descrito mais adiante). Essas são algumas das variáveis que influenciam na escolha do BNM a ser usado em situações clínicas individuais.

Farmacocinética

Em virtude dos seus grupos de amônio quaternário, os BNMs não despolarizantes são compostos solúveis em água altamente ionizados a pH fisiológico e apresentam solubilidade limitada a lipídios. Como resultado, esses fármacos não podem atravessar facilmente as barreiras da membrana lipídica, como barreira hematoencefálica, epitélio tubular renal, epitélio gastrointestinal ou placenta. Portanto, os BNMs não despolarizantes não têm efeitos no sistema nervoso central, a reabsorção tubular renal é mínima, a administração oral é ineficaz, e a administração materna não afeta adversamente o feto. A redistribuição dos BNMs não despolarizantes também exerce um papel na farmacocinética desses fármacos.

Muitas das respostas farmacológicas variáveis de pacientes a BNMs não despolarizantes podem ser explicadas por diferenças na farmacocinética, que podem ser alteradas por muitos fatores, como hipovolemia, hipotermia e a presença de doença hepática ou renal (ou ambas). A eliminação renal e hepática é auxiliada pelo acesso a uma grande fração do fármaco administrado por causa do alto grau de ionização, que mantém altas concentrações plasmáticas de BNMs não despolarizantes e também evita a reabsorção renal de fármacos excretados.

Tabela 11.4	Farmacologia Comparativa de Bloqueadores Neuromusculares não Despolarizantes								
Fármaco	DE$_{95}$ (mg/kg)	Início da Depressão Máxima da Contração (min)	Duração do Retorno para ≥ 25%[a]	Dose de Intuba-ção (mg/kg)	Infusão Contínua (mg/kg/min)	Excreção Renal (% inaltera-da)	Degra-dação Hepáti-ca (%)	Excreção Biliar (% Inaltera-da)	Hidrólise no Plasma
Pancurô-nio	0,07	3-5	60-90	0,1		80	10	5-10	Não
Vecurônio	0,05	3-5	20-35	0,08-0,1	1	15-25	20-30	40-75	Não
Rocurônio	0,3	1-2	20-35	0,6-1,2		10-25	10-20	50-70	Não
Atracúrio	0,2	3-5	20-35	0,4-0,5	6-8	NS	NS	NA	Enzi-mática, espontâ-nea
Cisa-tracúrio	0,05	3-5	20-35	0,1	1-1,5	NS	NS	NS	Espontâ-nea
Mivacúrio	0, 08	2-3	12-20	0,25	5-6	NS	NS	NS	Enzimá-tica

DE$_{95}$, 95% da dose efetiva; *NA*, não aplicável; *NS*, não significativo.
[a]Altura da contração controle (minutos).

A doença renal altera marcadamente a farmacocinética apenas dos BNMs não despolarizantes de ação prolongada, tais como como pancurônio. Os BNMs de ação intermediária são eliminados pelo fígado (rocurônio), pelo metabolismo por colinesterase plasmática (mivacúrio), pela eliminação de Hofmann (atracúrio ou cisatracúrio) ou pela combinação desses mecanismos. O novo fármaco de reversão sugammadex não é recomendado em pacientes com insuficiência renal "grave".

Respostas Farmacodinâmicas

O aumento do bloqueio neuromuscular por anestésicos voláteis reflete uma ação farmacodinâmica manifestada por concentrações plasmáticas diminuídas de BNMs não despolarizantes necessários para produzir um determinado grau de bloqueio neuromuscular na presença de anestésicos voláteis. Além de anestésicos voláteis, outros fármacos, como antibióticos aminoglicosídeos, anestésicos locais, fármacos antiarrítmicos, dantrolene, magnésio, lítio e tamoxifeno (um fármaco antiestrogênico), podem aumentar o bloqueio neuromuscular produzido por BNM não despolarizantes. Alguns fármacos podem diminuir os efeitos de um BNM não despolarizante, incluindo cálcio, corticosteroides e fármacos anticonvulsivantes (fenitoína). Alguns doenças neuromusculares podem estar associadas a respostas farmacodinâmicas alteradas (miastenia grave, distrofia muscular de Duchenne). Lesões de queimadura causam resistência aos efeitos dos BNM não despolarizantes, refletida pela necessidade de estabelecer uma maior concentração plasmática do fármaco para alcançar o mesmo efeito farmacológico que em pacientes sem lesões de queimadura. Há resistência aos efeitos de BNMs não despolarizantes nos músculos esqueléticos afetados por acidente vascular encefálico, talvez refletindo a proliferação de receptores extrajuncionais que respondem à ACh.

Efeitos Cardiovasculares

BNMs não despolarizantes podem exercer pequenos efeitos cardiovasculares por meio da liberação de histamina induzida por fármaco, efeitos nos receptores muscarínicos cardíacos ou efeitos nos receptores nicotínicos nos gânglios autônomos (Tabela 11.4). Hipotensão transitória pode ocorrer com atracúrio e mivacúrio, mas geralmente com grandes doses (> 0,4 e 0,15 mg/kg, respectivamente). A magnitude relativa dos efeitos circulatórios varia de paciente para paciente e depende de fatores como atividade do sistema nervoso autônomo subjacente, estado do volume sanguíneo, medicação pré-operatória, fármacos administrados para manutenção da anestesia e tratamento farmacológico concomitante.

Medicina de Cuidado Crítico e Miopatia e Polineuropatia Críticas[14,15]

Atualmente, os BNM não são usados com tanta frequência como no passado. No entanto, um pequeno número de pacientes com asma (recebendo corticosteroides) ou pacientes gravemente doentes com falência de múltiplos órgãos (incluindo sepse) que precisam de ventilação mecânica dos pulmões por períodos prolongados (geralmente mais de 6 dias) podem manifestar fraqueza do músculo esquelético prolongada na recuperação que é aumentada pela paralisia do músculo esquelético produzida pelos BNMs. Esses pacientes apresentam quadriparesia moderada a grave com ou sem arreflexia, mas geralmente mantêm função sensorial normal. O curso do tempo da fraqueza é imprevisível, e em alguns pacientes a fraqueza pode progredir e persistir por semanas ou meses. A fisiopatologia dessa miopatia não é bem compreendida. Portanto, os BNMs devem ser administrados por 2 dias ou menos e somente depois que o analgésicos, sedativos e ajustes nas configurações do ventilador tenham sido maximamente usados. Embora a miopatia ocorra de forma autônoma, a administração de BNM pode aumentar a gravidade dessa condição. A SCh provavelmente não deveria ser usada para facilitar a intubação endotraqueal em pacientes muito doentes devido a relatos de parada cardíaca, presumivelmente causada por hipercalemia aguda. Na verdade, o uso de SCh não é permitido em muitas unidades de cuidados intensivos.

BLOQUEADORES NEUROMUSCULARES NÃO DESPOLARIZANTES DE AÇÃO PROLONGADA

Pancurônio

Pancurônio é um BNM não despolarizante aminosteroide biquaternário com uma DE_{95} de 70 µg/kg; ele tem início de ação de 3 a 5 minutos e duração da ação de 60 a 90 minutos (Quadro 11.4 e Fig. 11.3). Estima-se que 80% de uma dose única de pancurônio seja eliminada inalterada na urina. Na presença de insuficiência renal, a eliminação plasmática do pancurônio diminui 30% a 50%, resultando, assim, em uma duração prolongada da ação. Estima-se que 10% a 40% de pancurônio sofra desacetilação hepática em metabólitos inativos, com exceção de 3-desacetilpancurônio, que é cerca de 50% tão potente quanto o pancurônio na JNM.

Efeitos Cardiovasculares

O pancurônio geralmente produz um modesto aumento de 10% a 15% na frequência cardíaca, pressão arterial média e débito cardíaco. O aumento da frequência cardíaca reflete o bloqueio seletivo induzido por pancurônio de receptores muscarínicos cardíacos (efeito semelhante a atropina), principalmente no nodo sinoatrial. A liberação de histamina e o bloqueio de gânglios autônomos não são produzidos pelo pancurônio.

BLOQUEADORES NEUROMUSCULARES NÃO DESPOLARIZANTES DE AÇÃO INTERMEDIÁRIA

Rocurônio, vecurônio, atracúrio e cisatracúrio são classificados como BNM não despolarizantes de ação intermediária. Ao contrário do BNM não despolarizante de ação prolongada pancurônio, esses fármacos têm mecanismos eficientes de depuração que criam uma menor duração da ação.

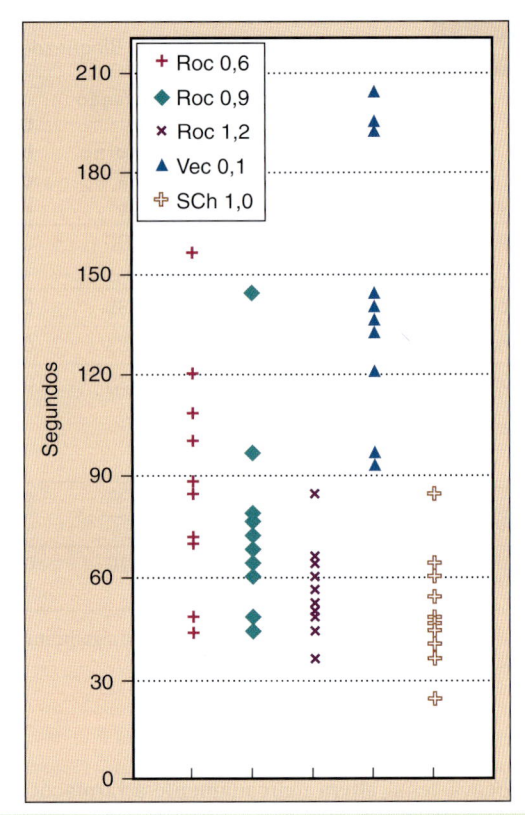

Fig. 11.5 O início da depressão de contração máxima é similar após a administração intravenosa de rocurônio (Roc), em doses de 0,9 mg/kg e 1,2 mg/kg; succinilcolina (Sch) a 1,0 mg/kg; e vecurônio (Vec) a 0,1 mg/kg. (De: Magorian TT, Flannery KB, Miller RD. Comparison of rocuronium, succinylcholine, and vecuronium for rapid-sequence induction of anesthesia in adult patients. *Anesthesiology*. 1993;79:913-918, usada com permissão.)

Quando comparados com o pancurônio, esses fármacos apresentam (1) um início semelhante de bloqueio neuromuscular máximo, com exceção do rocurônio, que é único devido ao seu rápido início, que pode (com grandes doses) se associar ao da SCh; (2) cerca de um terço da duração de ação (daí a denominação *ação intermediária*); (3) uma taxa de 30% a 50% mais rápida de recuperação; e (4) efeitos cardiovasculares mínimos ou ausentes, exceto para o atracúrio. O antagonismo da neostigmina ou sugammadex (apenas rocurônio e vecurônio) do bloqueio neuromuscular produzido por BNM não despolarizantes de ação intermediária é facilitado pela recuperação espontânea concomitante que ocorre depois de uma rápida eliminação do fármaco.

Vecurônio

Vecurônio é um BNM não despolarizante aminosteroide monoquaternário com uma DE_{95} de 50 µg/kg, com início de ação de 3 a 5 minutos e duração de ação de 20 a 35 minutos (Fig. 11.3 e Quadro 11.4). Esse fármaco sofre tanto excreção renal quanto hepática. Os metabólitos são farmacologicamente inativos, com a exceção do 3-desacetil-vecurônio, que é cerca de 50% a 70% tão potente quanto o composto de origem. A solubilidade lipídica aumentada do vecurônio, em comparação com pancurônio, também facilita a excreção biliar de vecurônio. O efeito da insuficiência renal na duração de ação do vecurônio é pequena, mas doses repetidas ou elevadas podem resultar em bloqueio neuromuscular prolongado. O vecurônio é tipicamente desprovido de efeitos circulatórios, enfatizando a sua falta de efeitos vagolíticos (pancurônio) ou libertação de histamina (atracúrio).

Rocurônio

O rocurônio é um BNM não despolarizante aminoesteroide monoquaternário com uma DE_{95} de 0,3 mg/kg, início de ação de 1 a 2 minutos e duração de ação de 20 a 35 minutos (Quadro 11.4 e Fig. 11.3). A falta de potência do rocurônio, em comparação com o vecurônio, é um fator importante na determinação do início rápido do bloqueio neuromuscular produzido por este BNM. Conceitualmente, quando um grande número de moléculas é administrado, o resultado é um maior número de moléculas disponíveis para se difundir para a JNM. Desse modo, um rápido início de ação é mais provável de ser alcançado com um fármaco menos potente, como o rocurônio. O início da depressão de contração única máxima após a administração intravenosa de rocurônio em 3 a $4 \times DE_{95}$ (1,2 mg/kg) assemelha-se ao início da ação de SCh após a administração intravenosa de 1 mg/kg (Fig. 11.5).[16] No entanto, as grandes doses de rocurônio (3 a 4 DE_{95}) necessárias para imitar o tempo de início da SCh produzem uma duração de ação semelhante à do pancurônio.[17]

A eliminação do rocurônio é, em grande parte, como de um fármaco inalterado na bile, sem ocorrer desacetilação. A excreção renal do fármaco pode responder por até 30% de uma dose, e a administração desse fármaco aos pacientes em caso de insuficiência renal poderia resultar em uma maior duração de ação, especialmente com doses repetidas ou infusão intravenosa prolongada.

Atracúrio

Atracúrio é um BNM não despolarizante benzilisoquinolínico biquaternário (mistura de 10 estereoisômeros) com uma DE_{95} de 0,2 mg/kg, início de ação de 3 a 5 minutos e duração de ação de 20 a 35 minutos (Quadro 11.4 e Fig. 11.3). A eliminação desse fármaco ocorre por um mecanismo químico (degradação não enzimática espontânea a temperatura corporal e pH normais, conhecida como eliminação de Hofmann) e um mecanismo biológico (hidrólise de éster por esterases plasmáticas não específicas). A laudanosina é o principal metabólito de ambas as vias. Esse metabólito não é ativo na JNM, mas pode, em concentrações elevadas, não clínicas, causar estimulação do sistema nervoso central. As duas vias de metabolismo ocorrem simultaneamente e são independentes da função hepática e renal, assim como a atividade da colinesterase

plasmática. Como tal, a duração do bloqueio neuromuscular induzido por atracúrio é semelhante em pacientes normais e naqueles com função hepática ou renal ausente ou deficiente, ou naqueles com colinesterase plasmática atípica (enfatizando que a hidrólise éster de atracúrio não está relacionada com a colinesterase plasmática responsável pela hidrólise de SCh e mivacúrio). A hidrólise éster é responsável por cerca de dois terços do atracúrio degradado. A eliminação de Hofmann (também conhecida como *metilação exaustiva*) é responsável pela degradação restante do atracúrio.

Efeitos Cardiovasculares

Devido à liberação de histamina com doses maiores, o atracúrio pode causar hipotensão e taquicardia. No entanto, doses menores do que $2 \times DE_{95}$ raramente causam efeitos cardiovasculares.

Cisatracúrio

Cisatracúrio é um BNM não despolarizante benzilisoquinolínico com uma DE_{95} de 50 µg/kg, um início de ação de 3 a 5 minutos e duração de ação de 20 a 35 minutos (Quadro 11.4 e Fig. 11.3).[18] Estruturalmente, o cisatracúrio é uma forma isolada de um dos 10 estereoisômeros de atracúrio. Esse fármaco sofre principalmente degradação por eliminação de Hofmann. Diferente do atracúrio, esterases plasmáticas não específicas não parecem estar envolvidas na eliminação do cisatracúrio. A eliminação independente do órgão do cisatracúrio significa que este BNM não despolarizante, como o atracúrio, pode ser administrado em pacientes com insuficiência renal ou hepática, sem uma mudança em sua duração de ação. O cisatracúrio é frequentemente utilizado em pacientes submetidos a transplante renal. O cisatracúrio, ao contrário do atracúrio, é desprovido de efeitos de liberação de histamina e, portanto, as alterações cardiovasculares não acompanham a administração intravenosa rápida ou até mesmo grandes doses de cisatracúrio.

BLOQUEADORES NEUROMUSCULARES NÃO DESPOLARIZANTES DE AÇÃO CURTA

Mivacúrio

Mivacúrio é um BNM não despolarizante benzilisoquinolínico com uma DE_{95} de 80 µg/kg, com início de ação de 2 a 3 minutos e duração de ação de 12 a 20 minutos (Quadro 11.4 e Fig. 11.3). Como tal, a duração de ação do mivacúrio é aproximadamente duas vezes a da SCh e 30% a 40% da dos BNM não despolarizantes de ação intermediária. O mivacúrio consiste em três estereoisômeros, com os dois isômeros mais ativos submetidos a hidrólise pela colinesterase plasmática, a uma taxa equivalente a 88% daquela da SCh. A hidrólise desses dois isômeros é responsável pela curta duração da ação do mivacúrio. Tal como acontece com a SCh, a hidrólise do mivacúrio é diminuída, e a sua duração de ação aumentada em pacientes com colinesterase plasmática atípica (Tabela 11.2). O mivacúrio não está sendo comercializado atualmente nos Estados Unidos e não está disponível para o provimento de cuidados anestésicos.

MONITORAMENTO DOS EFEITOS DE BLOQUEADORES NEUROMUSCULARES NÃO DESPOLARIZANTES

A avaliação das respostas evocadas mecanicamente por estimulação elétrica a partir de um estimulador de nervo periférico é o método mais confiável de monitorar os efeitos farmacológicos dos BNMs. O uso de um estimulador de nervo periférico permite a titulação do BNM para produzir o efeito farmacológico desejado, e, na conclusão da cirurgia, as respostas provocadas pelo estimulador do nervo são usadas para avaliar a recuperação espontânea de um bloqueio neuromuscular induzido por BNM, o que é facilitado pela administração de fármacos anticolinesterásicos (p. ex., neostigmina ou sugammadex) (veja discussão na seção "Antagonismo de Bloqueadores Neuromusculares Não Despolarizantes").

O monitoramento de rotina da função e do bloqueio neuromuscular é bastante recomendado por todos os especialistas na área[19] e apoiado por grandes estudos epidemiológicos[20] e várias organizações de segurança, como o Anesthesia Patient Safety Foundation (APSF). No entanto, surpreendentemente, o monitoramento do bloqueio neuromuscular por BNM não é usado como rotina durante a administração de anestesia. A maioria das pesquisas mostrou que apenas 30% a 70% dos anestesiologistas nos Estados Unidos e Europa utilizam a estimulação do nervo periférico como um monitor, embora tal monitoramento permita que BNM sejam dados de forma mais eficaz. O monitoramento também fornece um guia mais preciso para requerimentos de BNM no intraoperatório e para o antagonismo eficaz pela neostigmina ou sugammadex. Mais recentemente, documentou-se que complicações na unidade de Recuperação Pós-anestésica (RPA) foram menos frequentes quando o monitoramento foi realizado.

Embora não realizado de forma consistente, o monitoramento dos efeitos dos BNM deve ser rotineiro.[21] Como com muitos outros monitores (p. ex., oximetria de pulso, veja Capítulo 20), talvez o monitoramento objetivo (isto é, estimulação do nervo periférico) se torne obrigatório. Independentemente do padrão de estimulação do nervo periférico aplicado, o cuidado clínico será melhorado se tal monitoramento for realizado. Apesar de haver estudos destinados a determinar a eficácia relativa de diferentes tipos de estimulação,[22] o tipo de estimulação aplicada é de importância secundária. No entanto, o clínico bem informado deve ter algum conhecimento básico dos vários tipos de estimulação propostos e usados. Além disso, os vários tipos de estimulação têm sensibilidade que variam com o grau de bloqueio neuromuscular detectado (Tabela 11.5). Conceitualmente, a pergunta que pode ser feita é: "Quantos receptores podem ser ainda ocupados e têm uma resposta normal a esse padrão particular de estimulação?" Quando o padrão de estimulação requer que mais receptores estejam desocupados a fim de ter uma resposta normal, essa abordagem será mais sensível na detecção de bloqueio neuromuscular residual. Agora serão descritos os aspectos técnicos do monitoramento do bloqueio neuromuscular.

Na maioria das vezes, os eletrodos superficiais ou agulhas subcutâneas (devem ter uma ponta metálica) são colocados sobre o nervo ulnar no pulso ou cotovelo ou no nervo facial na parte lateral da face, e um estímulo elétrico supramáximo é liberado a partir do estimulador do nervo periférico.[23,24] O músculo adutor do polegar é inervado exclusivamente pelo nervo ulnar, o que explica a popularidade da colocação de eletrodos estimulantes do estimulador de nervo periférico sobre o nervo ulnar. A estimulação do nervo facial e a observação do músculo orbicular do olho, embora difíceis de quantificar, podem ser consideradas quando respostas mecanicamente evocadas à estimulação do nervo ulnar não são visíveis por causa do posicionamento dos membros superiores.[25] Outra consideração é a

Tabela 11.5   Escolha do Fármaco Anticolinesterásico

Contrações Visíveis ao TOF	Fadiga ao TOF Estimada	Fármaco Anticolinesterásico e dose (mg/kg IV)	Fármaco Anticolinérgico e Dose (μg/kg IV)[a]
Nenhuma[b]		Não recomendado	Não recomendado
≤ 2	+ + + +	Neostigmina 0,07	Glicopirrolato 7 ou atropina 15
3-4	+++	Neostigmina 0,04	Glicopirrolato 7 ou atropina 15
4	++	Edrofônio 0,5	Atropina 7
4	0	Edrofônio 0,25	Atropina 7

+ + + +, Marcante; + + +, moderado; + +, mínimo; 0, nenhum; IV, intravenoso; TOF, train-of-four.
[a]Administrado simultaneamente com um fármaco anticolinesterásico.
[b]Antagonismo com fármaco adiado até estar visível alguma resposta evocada.
Modificado de Bevan DR, Donati F, Kopman AF. Reversal of neuromuscular blockade. Anesthesiology. 1992;77:785-792, usada com permissão.

observação de que o monitoramento da resposta do músculo orbicular do olho à estimulação de nervo facial reflete mais intimamente o aparecimento de bloqueio neuromuscular na laringe do que a resposta do adutor do polegar à estimulação do nervo ulnar (Fig. 11.6).[26] Além disso, o início do bloqueio neuromuscular após a administração de BNM não despolarizantes é mais rápido, mas menos intenso, nos músculos da laringe (cordas vocais) do que nos músculos periféricos (adutor do polegar) (Fig. 11.5).[25] A esse respeito, o período de paralisia da laringe pode ser dissipado antes de o efeito máximo ser alcançado no adutor do polegar. Por outro lado, o início do bloqueio neuromuscular nos músculos da laringe e nos músculos enervados pelo nervo ulnar é semelhante quando a SCh é administrada. Portanto, o monitoramento da resposta de contração no adutor do polegar é mais provavelmente associado à intensidade do efeito induzido por fármaco nos adutores da laringe quando a SCh é administrada.

Padrões de Estimulação

Respostas evocadas mecanicamente utilizadas para monitorar os efeitos de BNMs incluem as respostas a simples contração ou estímulo simples (*single twitch response)*, à sequência de quatro estímulos (*train-of-four* ratio, TOF), à estimulação de dupla salva (*double burst estimulation)*, ao tétano e à estimulação pós-tetânica (Figs. 11.6 a 11.10).[23,24] Essas respostas mecanicamente evocadas são avaliadas visualmente, manualmente pelo toque (tátil) ou por registro. A profundidade do bloqueio neuromuscular pode ser definida como a porcentagem de uma inibição predeterminada da resposta de contração a partir da altura de controle (DE$_{95}$, a dose necessária para deprimir 95% da resposta ao estímulo à simples contração muscular) e a duração do efeito do fármaco desde o tempo da adminis-

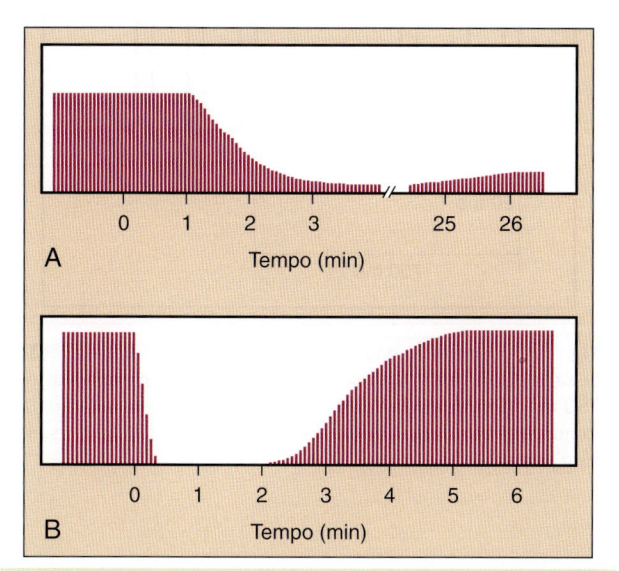

Fig. 11.7 Ilustração esquemática do início e recuperação dos efeitos do bloqueio neuromuscular de um BNM não despolarizante (A) ou despolarizante (B) ("tempo 0" indica a injeção do bloqueador neuromuscular), como representado pela resposta de contração única mecanicamente evocada à estimulação elétrica repetida do nervo. (Modificado de Viby-Mogensen J. Clinical assessment of neuromuscular transmission. *Br J Anaesth*. 1982;54:209-223, usada com permissão.)

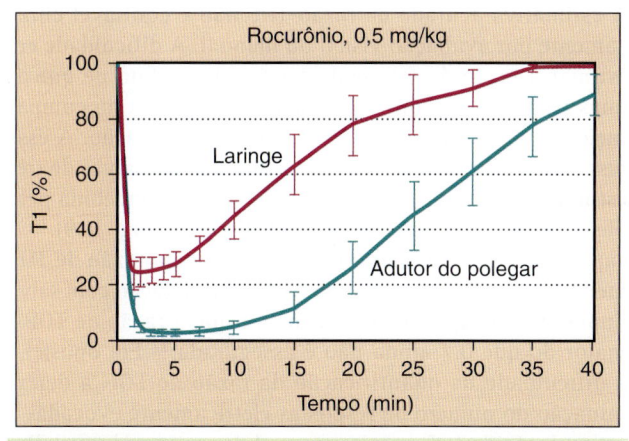

Fig. 11.6 Os efeitos do rocurônio (em termos de depressão máxima da resposta de contração única [T1]) são menos intensos, e a duração de ação é menor nos músculos adutores da laringe do que no adutor do polegar. (De: Meistelman C, Plaud B, Donati F. Rocuronium [ORG 9426] neuromuscular blockade at the adductor muscles of the larynx and adductor pollicis in humans. *Can J Anaesth*. 1992;39:665-669, usada com permissão.)

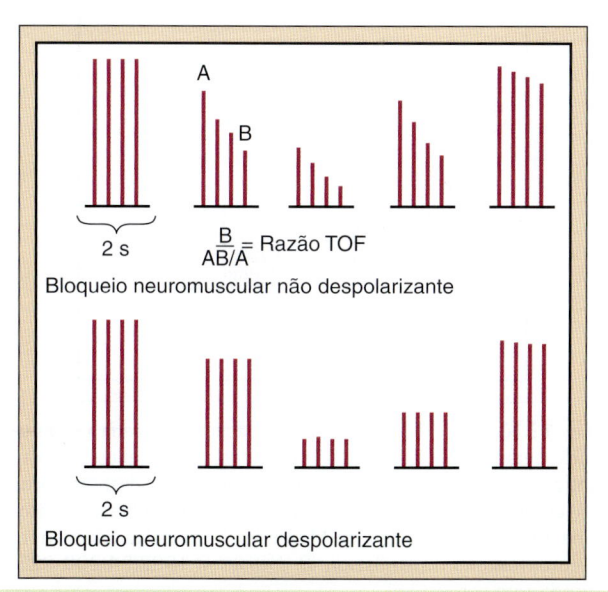

Fig. 11.8 Ilustração esquemática da resposta mecanicamente evocada à estimulação elétrica *train-of-four* (TOF) do nervo após a injeção de um bloqueador neuromuscular não despolarizante (painel superior) ou um bloqueador neuromuscular despolarizante (succinilcolina) (painel inferior). A razão TOF, determinada pela relação entre a primeira resposta (painel superior) e a quarta resposta (painel inferior), é inferior a 1 (fadiga) apenas na presença de efeitos (painel superior) na junção neuromuscular produzidos por um bloqueador neuromuscular não despolarizante. (Modificado de Viby-Mogensen J. Clinical assessment of neuromuscular transmission. *Br J Anaesth*. 1982;54:209-223, usada com permissão.)

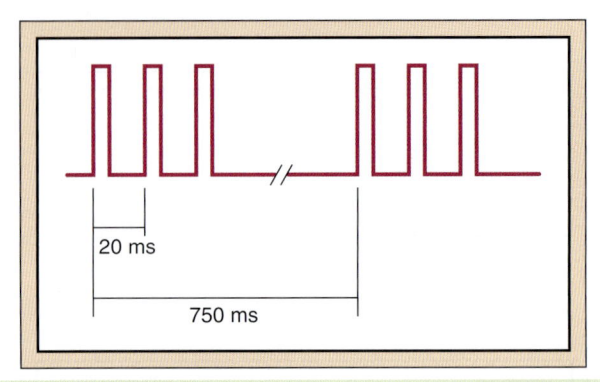

Fig. 11.9 Ilustração esquemática do padrão de estimulação de salva dupla (três impulsos elétricos a 50 Hz com intervalos de 750 ms). (De: Bevan DR, Donati F, Kopman AF. Reversal of neuromuscular blockade. *Anesthesiology*. 1992;77:785- 792, usada com permissão.)

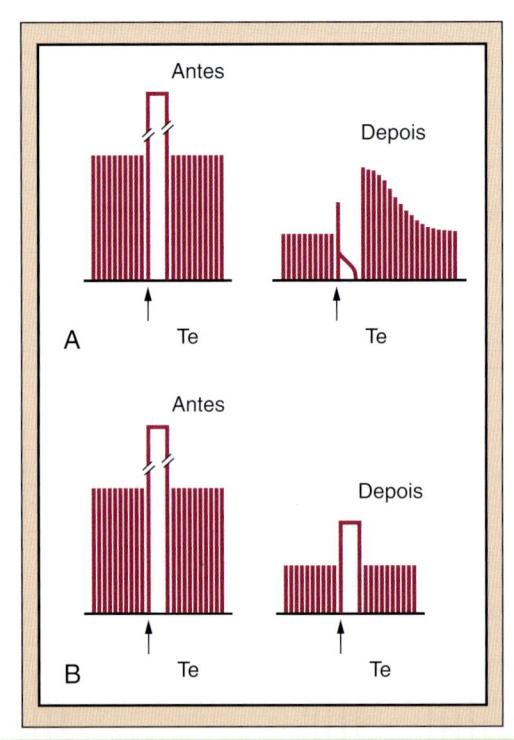

Fig. 11.10 Ilustração esquemática da resposta evocada à estimulação tetânica (Te) (50 Hz por 5 segundos) antes e após a injeção intravenosa de um bloqueador neuromuscular não despolarizante (A) ou um bloqueador neuromuscular despolarizante (succinilcolina) (B). (Modificado de Viby-Mogensen J. Clinical assessment of neuromuscular transmission. *Br J Anaesth*. 1982;54:209-223, usada com permissão.)

tração do fármaco até que a resposta à simples contração se recupere a uma porcentagem da altura de controle (Tabela 11.4).

A resposta à estimulação do nervo periférico pode ser usada para as seguintes perguntas:

1. O bloqueio neuromuscular é adequado para a cirurgia?
2. O bloqueio neuromuscular é excessivo?
3. Este bloqueio neuromuscular pode ser antagonizado?

A depressão da resposta de contração maior do que 90% ou a eliminação de duas a três contrações do TOF se correlaciona com relaxamento aceitável do músculo esquelético para a realização de cirurgia intra-abdominal, na presença de uma concentração adequada de anestésico volátil. Se todas as contrações musculares da estimulação TOF estiverem ausentes, não deve ser administrado mais BNM até que alguma contração esteja presente. Se algumas das contrações da estimulação TOF estiverem presentes, o antagonismo é provavelmente bem-sucedido (veja seção "Antagonismo de Bloqueadores Neuromusculares Não Despolarizantes").

Estimulação *Train-of-four*
A estimulação TOF (quatro estímulos elétricos a 2 Hz liberados a cada 0,5 s) é baseada no conceito de que a ACh é esgotada por estimulações sucessivas. Apenas quatro contrações são necessárias porque a estimulação subsequente falha em alterar mais a liberação de ACh adicional. Na presença de efeitos produzidos na JNM por BNMs não despolarizantes, a altura da quarta contração é menor do que a da primeira contração, permitindo, assim, o cálculo da razão TOF (fadiga) (Fig. 11.8).[23] A recuperação da razão de TOF a mais do que 0,7 correlaciona-se com o retorno completo para a altura de controle de uma única resposta de contração. Na presença de efeitos produzidos na JNM pela SCh, a razão de TOF permanece perto de 1,0 porque a altura de todas as quatro respostas de contração é diminuída por uma quantidade semelhante (bloqueio de fase I) (Fig. 11.8).[23] A razão TOF de menos de 0,3 na presença de SCh reflete bloqueio de fase II (Tabela 11.1).

Estimulação com Salva Dupla
A estimativa acurada da razão TOF não é confiável clinicamente por avaliação visual ou manual. A dificuldade em estimar a razão de TOF pode ser devida ao fato de que as duas respostas de contração médias interferem na comparação da primeira e última respostas de contração. A esse respeito, a estimulação com salva dupla (duas salvas de três estímulos elétricos separados por 750 ms) é percebida pelo observador como duas contrações distintas (Fig. 11.9).[24] A capacidade do observador para detectar uma razão de TOF menor do que 0,3 é melhorada com a estimulação com salva dupla, mas a capacidade de concluir que a razão de TOF é maior do que 0,7 ainda não é assegurada.[27] Em oposição à dificuldade na quantificação da razão de TOF, a determinação do número de respostas eletricamente evocadas à estimulação de TOF é mais provável de ser reprodutível. Por exemplo, a quarta contração pode ser observada quando a primeira contração é equivalente a 30% a 40% da altura de contração de controle, o que corresponde a uma razão de TOF de cerca de 0,35 TOF. Contar o número de respostas visíveis de TOF pode ser útil na previsão da facilidade com

Tabela 11.6 Testes Clínicos da Transmissão Neuromuscular			
Teste	**Função Normal**	**% de Receptores Ocupados**[a]	**Comentário**
Volume corrente	5 mL/kg	80	Insensível
TOF	Sem fadiga	70	Um pouco desconfortável.
Capacidade vital	Pelo menos 20 mL/kg	70	Requer a cooperação do paciente
Tétano sustentado (50 Hz)	Sem fadiga	60	Desconfortável
Estimulação de dupla salva	Sem fadiga	60	Desconfortável
Elevação da cabeça	180 graus por 5 segundos	50	Requer a cooperação do paciente
Preensão palmar	Sustentada por 5 segundos	50	Requer a cooperação do paciente

[a]Porcentagem aproximada de receptores ocupados quando a resposta retorna ao seu valor normal.
Modificado de Naguib M, Lien CA. Pharmacology of muscle relaxants and their antagonists. In Miller RD, ed. *Miller's Anesthesia*. 6th ed. Philadelphia: Churchill Livingstone; 2005; and from Viby-Morgensen J, Claudius C. Neuromuscular monitoring. In Miller RD, ed. Miller's Anesthesia. 8th ed. Philadelphia: Elsevier Saunders; 2015.

que o bloqueio neuromuscular pode ser antagonizado com um fármaco anticolinesterase (Tabela 11.6) (veja a seção "Antagonismo dos Bloqueadores Neuromusculares Não Despolarizantes").[24]

Tétano

O tétano (estimulação elétrica contínua ou tetânica por 5 segundos a cerca de 50 Hz) é um estímulo intenso para a liberação de ACh na JNM. Na presença de efeitos produzidos na JNM por BNMs não despolarizantes, a resposta ao tétano não é sustentada (fadiga), ao passo que na presença de efeitos induzidos por SCh na JNM, a resposta ao tétano é grandemente diminuído, mas não desaparece com um bloqueio de fase I (Fig. 11.10).[23] Uma resposta sustentada ao tétano está presente quando a razão de TOF é maior do que 0,7. Na cessação do tétano, há um aumento nos armazenamentos imediatamente disponíveis de ACh de tal modo que as respostas de contração subsequentes são transitoriamente aumentadas (facilitação pós-tetânica) (Fig. 11.10).[23,25,26]

ANTAGONISMO DOS BLOQUEADORES NEUROMUSCULARES NÃO DESPOLARIZANTES

Durante décadas, tem-se conseguido o antagonismo dos efeitos de BNM não despolarizantes pela administração intravenosa de um fármaco anticolinoesterase (geralmente neostigmina, mas possível e raramente edrofônio ou piridostigmina) como rotina. Agora ambos, neostigmina e sugamadex estão disponíveis. Alguns princípios são os mesmos para ambos os fármacos de reversão. Mesmo que todos os testes da adequação da função neuromuscular normal sejam normais, 50% dos receptores na JNM ainda podem ser ocupados por um BNM. Os pacientes provavelmente vão precisar de mais receptores disponíveis para a força do músculo

esquelético adequada. A questão não resolvida é: se a resposta à estimulação do nervo periférico é normal, deve-se ainda dar uma pequena dose de neostigmina (p. ex., 1,0 mg/70 kg) ou sugammadex (p. ex., 2 mg/kg)? Uma excelente regra a seguir é: "Em caso de dúvida, é melhor ter o máximo possível de receptores livres dos efeitos dos BNM" (Quadros 11.5 e 11.6).[23,24] A confirmação clínica inequívoca (elevação sustentada da cabeça ou da perna, ou ambos, durante 5 segundos, o teste de depressor da língua, ou um TOF> 0,9) fornece garantia de recuperação adequada (espontânea e auxiliada por fármaco) a dos efeitos de BNMs.

RESULTADOS ADVERSOS DO ANTAGONISMO INADEQUADO DO BLOQUEIO NEUROMUSCULAR

O momento de início da extubação da traqueia, de transporte à RPA, e os primeiros 30 minutos na RPA podem ser um dos momentos mais perigosos no período perioperatório. O bloqueio neuromuscular antagonizado inadequadamente ou residual pode prejudicar a integridade da via respiratória[28] e causar eventos respiratórios críticos na RPA.[29] A análise de um grande número de pacientes indica que o bloqueio neuromuscular residual, em geral, é um componente de resultados adversos e até mesmo morte. Especificamente, o bloqueio neuromuscular residual contribui para a obstrução das vias respiratórias, ventilação inadequada e hipoxia e tem incidência de 0,8% a 6,9%.[29] Outros fatores que contribuem para os efeitos adversos na RPA incluem obesidade, opioides, cirurgia de emergência, longa duração da cirurgia e cirurgia abdominal.[29] Obviamente, os médicos devem fazer todo o possível para assegurar que o bloqueio neuromuscular residual não continua pelo período pós-operatório, com um monitoramento cuidadoso,[30,31] observação atenta e alerta de que pode haver tal bloqueio.[32] A importância do bloqueio neuromuscular residual é cada vez mais reconhecida pela análises acadêmicas deste tópico.[31-33]

Fármacos Anticolinesterásicos (Neostigmina)

Fármacos anticolinesterásicos são tipicamente administrados durante o tempo de recuperação espontânea do bloqueio neuromuscular de modo que o efeito do antagonista farmacológico contribui para a taxa de recuperação espontânea do BNM não despolarizante. A neostigmina é o fármaco anticolinesterásico mais usado atualmente. A taxa de recuperação espontânea rápida característica do BNM de ação intermediária é uma vantagem sobre um BNM de ação longa como pancurônio. Por exemplo, a incidência de fraqueza no período pós-operatório apesar da administração de neostigmina é mais frequente em pacientes que recebem pancurônio do que um BNM de ação intermediária ou curta.

Fármacos anticolinesterásicos, como a neostigmina, aceleram o padrão já estabelecido de recuperação espontânea na JNM por meio da inibição da atividade da acetilcolinesterase, levando, assim, ao acúmulo da ACh nos sítios neuromusculares nicotínicos e muscarínicos. Quantidades aumentadas de ACh na região da JNM elevam a chance de que duas moléculas de ACh se liguem a subunidades α dos receptores colinérgicos nicotínicos (Fig. 11.2). Essa ação altera o equilíbrio da competição entre ACh e um BNM não despolarizante em favor do neurotransmissor (ACh) e restaura a transmissão neuromuscular. Além disso, a neostigmina pode gerar potenciais de ação antidrômicos e descarga repetitiva de terminações nervosas motoras (efeitos pré-sinápticos).

A estrutura de amônio quaternário dos fármacos anticolinesterásicos limita muito a sua entrada no sistema nervoso central, de tal modo que o antagonismo seletivo dos efeitos nicotínicos perificos de BNMs não despolarizantes na JNM se torna possível. Por exemplo, os efeitos muscarínicos cardíacos periféricos da neostigmina (bradicardia) são prevenidos pela administração intravenosa prévia ou simultânea de atropina ou glicopirrolato. Na verdade, ou a atropina ou o glicopirrolato devem ser dados quando a neostigmina é administrada.

Fatores que Influenciam o Sucesso do Antagonismo de Bloqueadores Neuromusculares

Os fatores que influenciam o sucesso do antagonismo dos BNMs incluem (1) a intensidade do bloqueio neuromuscular no momento em que o antagonista farmacológico é administrado, (2) a escolha do fármaco antagonista, (3) a dose do fármaco antagonista, (4) a taxa de recuperação espontânea do BNMs e (5) a concentração do anestésico inalado.

Embora sugamadex seja um excitante antagonista relativamente novo de vecurônio e rocurônio, por mais de 50 anos a neostigmina foi o antagonista mais administrado para quase todos os BNMs não despolarizantes. Em primeiro lugar, será descrita a neostigmina. Quanto maior for a recuperação espontânea, avaliada pela resposta à estimulação do nervo periférico, mais rapidamente ocorrerá a recuperação completa da administração da neostigmina. Apesar de grandes doses de neostigmina resultarem em antagonismo mais

rápido, a dose máxima deve ser limitada a 60 a 70 µg/kg. O antagonismo será mais rápido na presença de um BNM com eliminação rápida (atracúrio em vez de pancurônio). A taxa de antagonismo pode também ser acelerada com a redução da concentração do anestésico volátil.

Avaliação da Adequação do Antagonismo

A adequação da recuperação (espontânea e assistida por fármaco) dos efeitos do bloqueio neuromuscular produzidos por BNMs não despolarizantes deve ser determinada pelo resultado de vários testes de força do músculo esquelético (Tabela 11.6).[30-33] Mesmo que uma razão TOF de pelo menos 0,9 tenha sido recomendada, a estimativa visual de TOF não é nem precisa nem confiável. Sem a medida precisa da razão TOF, uma resposta sustentada ao tétano ou a capacidade de manter a elevação da cabeça durante 5 a 10 segundos normalmente indica uma razão TOF maior do que 0,9. A força de preensão é também um indicador útil de recuperação dos efeitos de BNM. Embora uma razão TOF maior que 0,7 ou o seu equivalente forneça evidência da capacidade do paciente de sustentar uma ventilação adequada, a musculatura da faringe pode ainda estar fraca, e a obstrução das vias respiratórias superiores continua sendo um risco. Além disso, diplopia, disfagia, maior risco de aspiração de conteúdos gástricos e uma resposta ventilatória diminuída a hipoxia na presença de uma razão TOF maior do que 0,9 enfatizam a importância de métodos clínicos mais sensíveis de avaliação da função neuromuscular, como a elevação da cabeça ou elevação da perna (ou ambas) sustentada por 5 segundos ou uma avaliação da força do músculo masséter (teste de depressor da língua).[33]

Não é recomendado permitir a recuperação espontânea de BNM sem o auxílio de antagonismo assistido por fármaco (isto é, administração de neostigmina ou sugammadex), a menos que haja evidência clínica convincente de que o bloqueio neuromuscular residual significativo não persiste.

Quando a resposta inicial a um fármaco anticolinesterásico (ou seja, neostigmina) parece inadequada, as seguintes questões devem ser respondidas antes da administração de um fármaco antagonista adicional:

1. Houve tempo suficiente para que a neostigmina ou o sugammadex antagonizasse o BNM não despolarizante (15 a 30 minutos com neostigmina e mais rapidamente com sugammadex)?
2. O bloqueio neuromuscular é intenso demais para ser antagonizado?
3. O estado ácido-base e eletrolítico está normal?
4. A temperatura corporal está normal?
5. O paciente está tomando algum fármaco que possa interferir no antagonismo?
6. A eliminação do BNM não despolarizante do plasma diminuiu por causa de disfunção hepática ou renal (ou ambas)?

As respostas a essas perguntas geralmente indicam o motivo para a falha de anticolinesterásicos, como a neostigmina, em antagonizar adequadamente o bloqueio neuromuscular não despolarizante.

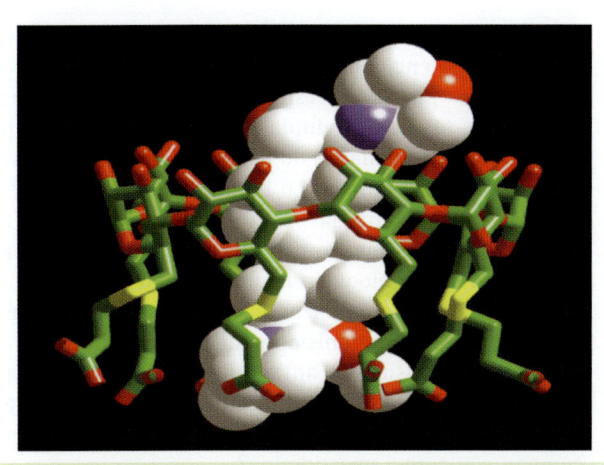

Fig. 11.11 O complexo sugammadex-rocurônio. A estrutura central branca é o rocurônio. A estrutura tubular verde, vermelho e um pouco amarela é sugammadex. Uma explicação simples é que o sugammadex "circunda" o rocurônio e o transporta para longe da junção neuromuscular. Na literatura, afirma-se que o sugammadex "encapsula o rocurônio." Esse complexo deixa a junção neuromuscular para ser excretado. A junção neuromuscular pode então restabelecer a sua função normal. (De: Bom A, Bradley M, Cameron K, et al. A novel concept of reversing neuromuscular block: chemical encapsulation of rocuronium bromide by a cyclodextrin-based synthetic host. *Angew Chem Int Ed Engl.* 41:266-270, 2002.)

Um Novo Antagonista de Bloqueadores Neuromusculares[34]

A γ-ciclodextrina (sugammadex) (Fig. 11.11) é um antagonista relativamente novo que antagoniza BNM esteroides, em especial rocurônio e vecurônio, encapsulando e inativando-os. O sugammadex transporta rocurônio ou vecurônio para longe da JNM. Esse mecanismo de ação é totalmente diferente do da neostigmina em que não ocorre nenhuma ação em nenhuma colinesterase. O sugammadex não tem ação própria na JNM. A taxa em que ele inverte de forma confiável até mesmo um bloqueio neuromuscular profundo é rápida (2 a 3 minutos) e completa. Além disso, não ocorrem efeitos cardiovasculares; por conseguinte, não é necessário outro fármaco, como a atropina. Grandes doses de sugammadex podem ser administradas isoladamente, sem efeitos cardiovasculares. Isso poderia ter um impacto significativo de três modos principais. Em primeiro lugar, uma combinação de rocurônio e sugammadex pode ser usada para indução rápida da anestesia e recuperação mais rápida do que com SCh. Em segundo lugar, pode permitir que bloqueios neuromusculares mais profundos sejam induzidos no intraoperatório sem medo de reversão inadequada. Por último, como indicado anteriormente, a incidência de bloqueio neuromuscular residual deve ser reduzida ou possivelmente eliminada.[35-37]

Sugammadex foi aprovado para uso na Europa e é utilizado com sucesso em milhares de pacientes. Foi aprovado em muitos outros países em 2010. Em dezembro de 2015, foi aprovado nos Estados Unidos. Há muitos anos, este autor acreditava que o sugammadex iria substituir por completo a neostigmina. Embora a popularidade do sugammadex esteja crescendo, a neostigmina é ainda bastante usada como um antagonista de rotina do bloqueio neuromuscular de rocurônio ou, possivelmente, vecurônio. O sugammadex é muito mais caro do que a neostigmina. Ironicamente, como relatado na "Carta ao Editor" na edição de agosto 2015 da AANA, a neostigmina pode passar por uma revisão adicional, que poderia alterar a sua apresentação e custo.

Em determinadas situações clínicas, doses específicas de sugammadex são recomendadas: (1) sugamadex, 2 mg/kg, se duas das quatro contrações da estimulação de TOF aparecerem; e (2) sugammadex, 4 mg/kg, deve ser administrado se uma ou duas contagens pós-tetânicas (CPT) ocorrerem e não houver recuperação da resposta de contração da estimulação de TOF. Essas recomendações aplicam-se tanto ao vecurônio quanto ao rocurônio. A última recomendação é apenas para o rocurônio. Se o rocurônio, 1,2 mg/kg, tiver sido administrado para indução rápida da anestesia, o bloqueio neuromuscular pode ser terminado pela administração de sugammadex, 16 mg/kg. Essa abordagem pode ser necessária com extremos problemas nas vias respiratórias. De primordial importância é que quase todas as instruções ou recomendações da FDA assumem que o monitoramento adequado da função neuromuscular está sendo realizado.

Um conceito comum é permitir o máximo possível de recuperação espontânea do bloqueio neuromuscular antes de dar a neostigmina. A capacidade da neostigmina para antagonizar um bloqueio neuromuscular profundo sempre foi questionável. É evidente que o uso adequado de sugammadex deve permitir a aplicação mais clínica do bloqueio neuromuscular profundo e com uma reversão bem-sucedida resultante. Uma possibilidade é que os procedimentos de cirurgia laparoscópica podem se beneficiar do bloqueio neuromuscular profundo contínuo, especialmente no fechamento da ferida cirúrgica. Sugammadex pode inverter um bloqueio neuromuscular profundo.[37,38] Compreensivelmente, os cirurgiões preferem um bloqueio neuromuscular profundo durante todo o procedimento cirúrgico.[39] No entanto, o resultado do paciente não é claramente melhor. Por exemplo, Staehr-Rye et al[38] descobriram que o bloqueio neuromuscular profundo foi apenas marginalmente melhor do que o bloqueio moderado para colecistectomia laparoscópica.

A anestesia para a terapia eletroconvulsiva é normalmente conseguida pela administração de tiopental e SCh. O uso de rocurônio e sugammadex para terapia eletroconvulsiva pode estar associado a menos arritmias cardíacas e dor muscular.

RESUMO

Os BNMs são componentes essenciais dos cuidados anestésicos e controle das vias respiratórias. Quando esses fármacos foram introduzidos há mais de 50 anos, fomos ensinados a administrar pequenas doses ou mesmo evitar a paralisia se possível. Agora há fármacos muito mais seguros, melhores fármacos antagonistas e dispositivos de monitoramento, além de mais conhecimento. Temos até mesmo evidências de que o uso adequado de BNMs pode adicionar uma medida de segurança se apropriadamente utilizado.[33] Os princípios neste capítulo representam o uso contemporâneo dos BNM e seus antagonistas.[34]

PERGUNTAS DO DIA

1. Qual é a sequência normal da transmissão neuromuscular, começando com a chegada de um impulso no terminal do nervo motor?
2. Que mecanismo é responsável pelo término do bloqueio neuromuscular da succinilcolina (SCh)? Como isso se compara com o término da ação da acetilcolina (ACh) na junção neuromuscular?
3. Quais são os potenciais efeitos adversos da SCh? Quais efeitos são potencialmente fatais?
4. O que são os padrões de estimulação do nervo periférico *train-of-four* (TOF), dupla salva e tétano? Como os resultados da estimulação do nervo periférico podem ser usados para determinar se o bloqueio neuromuscular é adequado para a cirurgia?
5. Como o monitoramento de TOF pode ser usado para determinar se um bloqueio neuromuscular não despolarizante pode ser antagonizado com neostigmina? Como a adequação do antagonismo pode ser avaliada?
6. Qual é o mecanismo do antagonismo do sugammadex do bloqueio neuromuscular esteroide? Quais são as vantagens e desvantagens clínicas do sugammadex em comparação com a neostigmina?

REFERÊNCIAS

1. McNeill O, Kerridge RK, Boyle MJ. Review of procedures for investigation of anaesthesia-associated anaphylaxis in Newcastle, Australia. *Anaesth Intensive Care.* 2008;36:201-207.
2. Harboe T, Guttormsen AB, Irgens A, et al. Anaphylaxis during anesthesia in Norway: a 6-year single-center follow-up study. *Anesthesiology.* 2005;102:897-903.
3. Gurrieri C, Weingarten TN, Martin DP. Allergic reactions during anesthesia at a large United States referral center. *Anesth Analg.* 2011;113:1202-1212.
4. Fagerlund MJ, Eriksson LI. Current concepts in neuromuscular transmission. *Br J Anaesth.* 2009;103:108-114.
5. Gronert GA. Succinylcholine-induced hyperkalemia and beyond. *Anesthesiology.* 1975;2009(111):1372-1377.
6. Martyn JAJ, Richtsfeld M. Succinylcholine-induced hyperkalemia in acquired pathologic states: etiologic factors and molecular mechanisms. *Anesthesiology.* 2006;104:158-169.
7. Miller R. Will succinylcholine ever disappear?. *Anesth Analg.* 2004;98:1674-1675.
8. Naguib M, Lien CA, Aker J, et al. Posttetanic potentiation and fade in the response to tetanic and train-of-four stimulation during succinylcholine-induced block. *Anesth Analg.* 2004;98:1686-1691.
9. Baumann A, Studnicska D, Audibert G, et al. Refractory anaphylactic cardiac arrest after succinylcholine administration. *Anesth Analg.* 2009;109:137-140.
10. Holak EJ, Connelly JF, Pagel PS. Suxamethonium-induced hyperkalaemia 6 weeks after chemoradiotherapy in a patient with rectal carcinoma. *Br J Anaesth.* 2007;98:766-768.
11. Schreiber JU, Lysakowski C, Fuchs-Buder T, et al. Prevention of succinylcholine-induced fasciculation and myalgia: a meta-analysis of randomized trials. *Anesthesiology.* 2005;103:877-884.
12. Libonati MM, Leahy JJ, Ellison N. The use of succinylcholine in open eye surgery. *Anesthesiology.* 1985;62:637-640.
13. Kelly RE, Dinner M, Turner LS, et al. Succinylcholine increases intraocular pressure in the human eye with the extraocular muscles detached. *Anesthesiology.* 1993;79:948-952.
14. Farhan H, Moreno-Duarte I, Latronico N, et al. Acquired muscle weakness in the surgical intensive care unit: nosology, epidemiology, diagnosis, and prevention. *Anesthesiology.* 2016;124:207-234.
15. Appleton R, Kinsella J. Intensive care unit-acquired weakness. *Contin Educ Anaesth Crit Care Pain.* 2012;12:62-65.
16. Magorian T, Flannery KB, Miller RD. Comparison of rocuronium, succinylcholine and vecuronium for rapid sequence induction of anesthesia. *Anesthesiology.* 1993;79:913-918.
17. Sluga M, Ummenhofer W, Studer W, et al. Rocuronium versus succinylcholine for rapid sequence induction of anesthesia and endotracheal intubation: a prospective, randomized trial in emergent cases. *Anesth Analg.* 2005;101:1356-1361.
18. Mellinghoff H, Radbruch L, Diefenbach C, et al. A comparison of cisatracurium and atracurium: onset of neuromuscular block after bolus injection and recovery after subsequent infusion. *Anesth Analg.* 1996;83:1072-1075.
19. Brull SJ, Prielipp RC. Reversal of neuromuscular blockade. *Anesthesiology.* 2015;122:1183-1184.
20. McLean DJ, Diaz-Gil D, Farhan HN, et al. Dose-dependent association between intermediate-acting neuromuscular-blocking agents and postoperative respiratory complications. *Anesthesiology.* 2015;122:1201-1216.
21. Ericksson LI. Evidence-based practice and neuromuscular monitoring: it's time for routine quantitative assessment. *Anesthesiology.* 2003;98:1037-1039.
22. Claudius C, Skovgaard LT, Viby-Mogensen J. Is the performance of acceleromyography improved with preload and normalization?. *Anesthesiology.* 2009;110:1261-1270.
23. Viby-Mogensen J. Clinical assessment of neuromuscular transmission. *Br J Anaesth.* 1982;54:209-223.
24. Bevan DR, Donati F, Kopman AF. Reversal of neuromuscular blockade. *Anesthesiology.* 1992;77:785-792.
25. Sayson SC, Mongan PD. Onset of action of mivacurium chloride: a comparison of neuromuscular blockade monitoring at the adductor pollicis and the orbicularis oculi. *Anesthesiology.* 1994;81:35-42.
26. Meistelman C, Plaud B, Donati F. Rocuronium (ORG 9426) neuromuscular blockade at the adductor muscles of the larynx and adductor pollicis in humans. *Can J Anaesth.* 1992;39:665-669.
27. Kopman AF, Yee PS, Neuman GG. Relationship of the train-of-four fade to the clinical signs and symptoms of residual paralysis in awake volunteers. *Anesthesiology.* 1997;86:765-771.

28. Herbstreit F, Peters J, Eikermann M. Impaired upper airway integrity by residual neuromuscular blockade: increased airway collapsibility and blunted genioglossus muscle activity in response to negative pharyngeal pressure. *Anesthesiology.* 2009;110:1253-1260.

29. Murphy GS, Szokol JW, Marymont JH, et al. Residual neuromuscular blockade and critical respiratory events in the postanesthesia care unit. *Anesth Analg.* 2008;107:130-137.

30. Brull SJ, Naguib M, Miller RD. Residual neuromuscular block: rediscovering the obvious. *Anesth Analg.* 2008;107:11-14.

31. Murphy GS, Szokol JW, Marymont JH, et al. Intraoperative acceleromyographic monitoring reduces the risk of residual neuromuscular blockade and adverse respiratory events in the postanesthesia care unit. *Anesthesiology.* 2008;109:389-398.

32. Kopman AF. Residual neuromuscular block and adverse respiratory events. *Anesth Analg.* 2008;107:1756.

33. Srivastava A, Hunter JM. Reversal of neuromuscular block. *Br J Anaesth.* 2009;103:115-129.

34. Caldwell JE, Miller RD. Clinical implications of sugammadex. *Anaesthesia.* 2009;64:66-72.

35. Hammaguchi S, Tezuka N, Nagao M. Rocuronium and sugammadex under TOF monitoring on mECT. *J Anesth.* 2015;29:815.

36. Bruekmann B, Sasaki N, Grobara P, et al. Effects of sugammadex on incidence of postoperative residual neuromuscular blockade: a randomized, controlled study. *Br J Anaesth.* 2015;115:743-751.

37. Kim HJ, Lee K, Park WK, et al. Deep neuromuscular block improves the surgical conditions for laryngeal microsurgery. *Br J Anaesth.* 2015;115:867-872.

38. Staehr-Rye AM, Rassmussen LS, Rosenberg J, et al. Surgical space conditions during low-pressure laparoscopic cholecystectomy with deep versus moderate neuromuscular blockade. *Anesth Analg.* 2014;119:1084-1091.

39. Donati F, Brull SJ. More muscle relaxation does not necessarily mean better surgeons or "the problem of muscle relaxation in surgery". *Anesth Analg.* 2014;119:1019-1021.

II

12 NEUROTOXICIDADE DE ANESTÉSICOS*

Mary Ellen McCann e Sulpicio G. Soriano, II

Por muitos anos, uma grande preocupação na especialidade de anestesiologia tem sido o impacto da anestesia geral e dos fármacos sedativos no neurodesenvolvimento e na cognição ao longo da vida. Embora não possam ser feitas conclusões definitivas, os anestesistas devem acompanhar o progresso do nosso conhecimento sobre os efeitos a longo prazo da anestesia no cérebro. Certamente, a morte das células neuronais e as deficiências neurocognitivas após anestesia geral têm sido inequivocamente demonstradas em modelos animais de laboratório.[1] Esse problema de saúde pública levou a Food and Drug Administration (FDA) a emitir uma Drug Safety Communication "advertindo que o uso repetido ou prolongado de fármacos anestésicos e sedativos gerais durante cirurgias ou procedimentos em crianças menores de 3 anos ou em mulheres grávidas durante o terceiro trimestre pode afetar o desenvolvimento do cérebro das crianças"[2] (Capítulo 34). No entanto, esta não é uma preocupação nova. Em 1953, Eckenhoff advertiu sobre uma incidência anormal de alterações de personalidade pós-operatórias em crianças.[3] Desde então, relatórios pré-clínicos sobre modelos de animais jovens demonstram inequivocamente um efeito causal da anestesia geral na subsequente disfunção neurotóxica e neurocognitiva.[4] Além disso, em 1955, Bedford escreveu sobre mudanças comportamentais em idosos após anestesia geral.[5] Os relatos de laboratório de vários grupos mostraram que os medicamentos anestésicos induzem déficits histológicos, bioquímicos e neurocognitivos em roedores maduros.[6]

Os fármacos anestésicos são potentes moduladores do sistema nervoso central (SNC) e reversivelmente tornam os pacientes insensíveis a procedimentos dolorosos e cirúrgicos.[7] Embora os mecanismos moleculares exatos que produzem imobilidade, analgesia e amnésia sejam desconhecidos, a maioria dos medicamentos anestésicos e sedativos são ou agonistas do receptor do ácido γ-aminobutírico (GABA), antagonistas do receptor de glutamato

*Este trabalho foi apoiado pelo subsídio dos National Institutes of Health 1-R01 HD06 1136-01A1 (MEM) e pela cadeira do Departamento de Neuroanestesia Pediátrica (SGS) do Boston Children's Hospital.

N-metil-d-aspartato (NMDA), ou uma combinação dos dois. Anestesia geral e sedação podem ser alcançadas pela administração inalada ou intravenosa de medicamentos específicos. Tanto os agonistas GABA quanto os antagonistas de NMDA têm sido implicados na causa de neurotoxicidade do desenvolvimento induzido por anestesia (NDIA). Os efeitos neurocognitivos de curto e longo prazo da anestesia geral devem ser considerados.

ANESTÉSICOS COMO CAUSA DE NEURODEGENERAÇÃO E DÉFICITS NEUROCOGNITIVOS DE LONGO PRAZO

Ciência Básica da Neurotoxicidade do Desenvolvimento Induzida por Anestesia

A determinação da causa principal do efeito neurotóxico dos fármacos depressivos do SNC no cérebro em desenvolvimento é complicada pela miríade de alvos moleculares e pelo mecanismo ainda desconhecido de alcançar a anestesia geral.[8] A NDIA foi demonstrada em modelos de laboratório, *in vivo* e *in vitro*, pela exposição à maioria dos fármacos anestésicos e sedativos comumente administrados em pacientes pediátricos (Capítulo 34). Um padrão comparável de neurodegeneração e déficit do desenvolvimento neurocognitivo foi descrito com a administração perinatal de álcool e fármacos anticonvulsivantes.[9,10] A NDIA foi descrita pela primeira vez há mais de 40 anos em fetos de ratos e em ratos recém-nascidos expostos ao halotano,[11] mas o seu impacto não foi totalmente divulgado tanto para a comunidade científica quanto para a comunidade laica até um relatório de 1999, que enfatizou que a cetamina aumentou a neurodegeneração em ratos recém-nascidos.[12] Mais tarde se verificou que a combinação de anestésicos de uso comum— isoflurano, óxido nitroso e midazolam — não só induziu neuroapoptose como também resultou em déficits na função sináptica do hipocampo e no comportamento de aprendizagem.[13] Embora os mecanismos anestésicos dos antagonistas de NMDA (cetamina e óxido nitroso) e agonistas de GABA (isoflurano, sevoflurano, desflurano, propofol e midazolam) sejam divergentes, os relatórios pré-clínicos demonstram claramente mudanças neurodegenerativas e neurocognitivas em modelos animais.

A anestesia inibe o sistema sensorial e suprime a atividade neural normal, que, por sua vez, diminui o suporte trófico necessário para neurogênese e a modulação contexto dependente da neuroplasticidade. No entanto, vários relatórios descreveram mecanismos de morte de células neuronais, como excitotoxicidade, disfunção mitocondrial, reentrada do ciclo celular aberrante, desregulação dos fatores tróficos e ruptura da estrutura citoesquelética.[14-18] Embora o GABA atue inibindo o cérebro maduro, é um agente excitatório durante os estágios iniciais do desenvolvimento cerebral devido à imaturidade da proteína transportadora Na/K/2Cl, NKCC1, que produz um influxo de cloreto que leva à despolarização dos neurônios. Portanto, GABA continua excitatório até que os receptores GABA sejam trocados para o modo inibidor normal quando é expresso o transportador de cloreto maduro, KCC2, que transporta ativamente cloreto para fora da célula neural.[19]

Vulnerabilidade do Anestésico Dependente da Idade

O desenvolvimento neuronal progride em várias etapas que incluem neurogênese, morfogênese neuronal e sinaptogênese.[20] A neurogênese começa com a criação de células progenitoras, que se proliferam e se diferenciam em neurônios ou células gliais. Os oligodendrócitos e astrócitos, que servem como células de suporte para os neurônios, aparecem. Esse estágio proliferativo (ciclo celular) produz uma superabundância de células progenitoras que se desenvolvem em células neurais e gliais.[21] Essas células podem sair do ciclo celular em momentos diferentes para assumir funções específicas. Uma subpopulação continua indiferenciada e permanece no ciclo celular. Como os neurônios sofrem diferenciação terminal em um estado pós-mitótico, eles não podem mais replicar. Dendritos e axônios se estendem a partir do corpo celular para formar sinapses funcionais com outros neurônios. A maioria dos neurônios (até 70%) são eliminados durante o desenvolvimento normal por eliminação precoce e morte celular programada (apoptose), ambos componentes normais de desenvolvimento neurológico.[22] O desenvolvimento neural do SNC é regulado por eliminação precoce durante o estágio embrionário e morte celular programada após o nascimento. Células progenitoras neurais excedentes e neurônios que não migram corretamente ou fazem sinapses são fisiologicamente reduzidos pela apoptose.[23]

Períodos críticos de plasticidade durante o desenvolvimento do cérebro são modulados por sinais ambientais e têm sido envolvidos no desenvolvimento perceptivo da visão e da fala.[24,25] Da mesma forma, o ambiente perioperatório pode influenciar o desenvolvimento do cérebro. Os fármacos anestésicos são poderosos moduladores de circuitos neuronais e têm um impacto sobre o fluxo constante do desenvolvimento e remodelamento do SNC tanto em estados de saúde quanto de doença.[26] Como a neurogênese continua ao longo da vida, desde feto até idoso, essas células progenitoras neurais são vulneráveis aos efeitos tóxicos de fármacos anestésicos. A exposição ao isoflurano causa morte neuronal em regiões cerebrais nas quais residem os neurônios progenitores.[27] Assim, a suscetibilidade à NDIA se estende desde o período fetal até o final da idade adulta.

O pico de crescimento cerebral na maioria das espécies é provavelmente o tempo de suscetibilidade máxima à NDIA. Esse tempo corresponde ao tempo de sinaptogênese máxima. O pico de crescimento de cérebros humanos ocorre no último trimestre de gestação até cerca de 3 a 4 anos de idade, que é o momento que as crianças são mais vulneráveis aos efeitos negativos da anestesia geral (Capítulo 34). No entanto, há controvérsias sobre isso. O mapeamento neuroinformático do desenvolvimento de traços corticoespinais entre as espécies demonstra que os filhotes de ratos de 7 dias de idade estão, quanto ao neurodesenvolvimento, mais próximos dos fetos humanos de 20 a 22 semanas.[28] Este é também o momento de suscetibilidade máxima à síndrome do álcool fetal, que envolve a exposição fetal ao álcool, que é tanto um agonista GABA quanto um antagonista de NMDA.

O momento do crescimento máximo do cérebro durante o desenvolvimento depende da espécie. Os roedores são espécies autônomas, e grande parte do seu desenvolvimento neurológico ocorre após o nascimento. Esse período de tempo ocorre aproximadamente do 6° dia pós-natal até o 21° dia pós-natal. Espécies simianas, incluindo os humanos, geralmente são considerados precoces e tipicamente têm uma gestação mais longa porque os filhos nascem em um estágio de desenvolvimento relativamente avançado. Macacos rhesus são suscetíveis à neuroapoptose induzida por anestesia quando expostos como fetos ou até o 6° dia de vida.[29-32] No entanto, a NDIA não tem sido demonstrada quando a exposição ocorre no 35° dia após o nascimento.[14] Macados rhesus de 5 dias de idade que receberam concentrações humanas equivalentes (0,5%-1,5%) de isoflurano por 4 a 6 horas, com ou sem óxido nitroso, desenvolveram neuroapoptose extensa encontrada nas áreas temporal, frontal e hipocampal do cérebro.[31] No entanto, a cetamina administrada em doses elevadas por tempo prolongado causa tanto um aumento do nível de neuroapoptose quanto, mais tarde, déficits de aprendizagem em macacos rhesus expostos.[32,33]

O tempo de exposição durante o desenvolvimento resulta em padrões contrastantes do desfecho neural. A exposição de anestésicos em fêmeas de rato grávidas resulta em células apoptóticas aumentadas no cérebro dos fetos.[34] A administração de anestésicos em roedores neonatais leva a uma maior apoptose, crescimento axonal atrofiado e arborização dendrítica. No entanto, a exposição anestésica em modelos de ratos jovens não aumenta a apoptose, mas leva a maior formação dendrítica e densidade sináptica.[35,36] É preocupante que semelhante aparência morfológica dendrítica alterada tem sido observada em distúrbios psiquiátricos e neurológicos.[37]

Caracterização da NDIA

Apoptose Patológica

A apoptose acelerada é a marca da NDIA (Tabela 12.1).[12,13] Embora um processo essencial no controle do desenvolvimento neuronal, a via apoptótica também é ativada pelo estresse celular.[38] Tais estresses incluem glicocorticoides,

calor, radiação, fome, infecção, hipóxia, dor e anestésicos. A apoptose é quase sempre realizada por enzimas caspases, que são proteases de aspartato dependentes de cisteína que iniciam o processo apoptótico (caspases 2, 8, 9 e 10) ou afetam o processo (caspases 3 e 7). As duas vias principais são a extrínseca e a intrínseca. A via extrínseca é mediada por receptores de morte na parede da membrana celular, enquanto a via intrínseca é dependente da ativação mitocondrial.

A via extrínseca envolve o ligando Fas até o receptor de parede celular Fas, que então se torna o domínio de morte associado a Fas, ou FADD. Estes se unem a uma pró-caspase 8 ou 10 para se tornar um complexo de sinalização indutor da morte (DISC). Isso ativa o efetor caspase 3 para induzir a morte celular. A via extrínseca também pode ser induzida pelo ligando indutor de apoptose relacionado ao fator de necrose tumoral (TRAIL), que também causa ativação de FADD, formação de DISC e apoptose.

A via intrínseca envolve as mitocôndrias, que sob estresse liberam proteínas pró-apoptóticas como citocromo *c*, pró-caspases, Smac/Diablo, endonuclease G, adenilato quinase-2 e fator indutor de apoptose (FIA). O FIA pode induzir apoptose sem ativação de caspase, o que difere de outras proteínas. Essas proteínas pró-apoptóticas são liberadas do espaço entre as camadas mitocondriais interna e externa pela maior permeabilidade da parede mitocondrial externa. As proteínas citosólicas Bcl-2 têm compontentes pró-apoptose e pró-sobrevivência. A permeabilidade da parede mitocondrial externa é induzida pelas proteínas Bax (Bcl-2 pró-apoptóticas) e conduz à libertação de citocromo *c*, bem como outras proteínas que ativam a caspase 9. A exposição a anestésicos voláteis prejudica a função mitocondrial, que, por sua vez, ativa a via apoptótica intrínseca.[15,39] Removedores de espécies reativas de oxigênio (ROS) e a restauração da integridade de células mitocondriais atenuam essa resposta.[40,41]

Neurogênese Impedida

Os anestésicos afetam a neurogênese em animais de forma dependente da idade. O isoflurano causa perda de células-tronco neurais e neurogênese reduzida em ratos recém-nascidos, mas não em adultos, nos quais ele causa um breve aumento na neurogênese.[42] Do mesmo modo, o propofol diminui a proliferação de células do hipocampo em ratos jovens, mas não em adultos. A exposição ao isoflurano prejudica o crescimento e atrasa a maturação dos astrócitos em animais jovens. A inflamação causada por anestésicos também pode causar uma diminuição da neurogênese em animais. Com base em evidências *in vivo* e *in vitro*, a anestesia geral pode diminuir tanto o grupo de células-tronco neurais quanto a sua capacidade de autorrenovação, espewcialmente em jovens e adultos.[27,43]

Desenvolvimento Dendrítico Alterado

As espinhas dendríticas são pequenas protuberâncias dos neurônios que normalmente recebem entrada de uma única sinapse de um axônio e são componentes essenciais da sinaptogênese. A exposição a cetamina e isoflurano reduz a sinapse e densidade espinhal em ratos muito jovens.[44-46]

Tabela 12.1	Características-chave da Neurotoxicidade do Desenvolvimento Induzida por Anestesia (NDIA)
Características	**Comentários (ver detalhes no texto)**
Apoptose patológica	A marca da NDIA Pode ser induzida por vias extrínsecas ou intrínsecas
Neurogênese impedida	O efeito de anestésicos na neurogênese é dependente da idade
Desenvolvimento dendrítico alterado	Os anestésicos afetam a morfogênese dendrítica de forma dependente da idade
Desenvolvimento glial aberrante	Isoflurano pode interferir na liberação de fatores tróficos por astrócitos

No entanto, em ratos um pouco mais velhos (15°, 16° e 20° dias de idade pós-natal), a exposição a propofol, midazolam, isoflurano, sevoflurano, desflurano e cetamina gera um aumento da formação da espinha dendrítica.[35,36] As implicações da diminuição na formação da espinha dendrítica em uma idade muito jovem e do aumento em animais um pouco mais velhos não estão claras. Contudo, o impacto da vulnerabilidade de estágios de desenvolvimento específicos na NDIA é evidente. A aprendizagem de habilidades motoras, submetendo ratos a correr em uma barra rotatória, melhora o desenvolvimento dendrítico. A exposição a cetamina e xilazina no 14° dia pós-natal resultou na redução da formação de espinha dendrítica.[47] Tomado em conjunto, o impacto de anestésicos na morfogênese dendrítica claramente difere conforme a idade em que a exposição ocorre.

Desenvolvimento Glial Aberrante

As células gliais dentro do SNC formam a estrutura que orienta a migração e a sinaptogênese dos neurônios durante o desenvolvimento. Os astrócitos são prejudicados durante o desenvolvimento neural pela exposição ao isoflurano.[48] Esse anestésico interfere na liberação de fator neurotrófico de liberação cerebral (FNLC) por astrócitos, que, por sua vez, privam os neurônios em desenvolvimento do suporte trófico para o crescimento axonal. O isoflurano também induz a apoptose de oligodendrócitos em macacos rhesus fetos e recém-nascidos.[30,31]

Efeitos dos Anestésicos na Medula Espinhal

A exposição a anestésicos inalatórios (isoflurano, óxido nitroso) de ratos muito jovens causa um aumento da apoptose na medula espinhal com preponderância de lesões nos cornos ventrais.[49.] No entanto, nenhuma deficiência na função motora foi detectada em ratos expostos que continuaram a maturação. Filhotes de ratos no 3° dia pós-natal que receberam uma injeção intratecal de cetamina tiveram aumento da apoptose e da ativação microglial no exame histológico da medula espinhal e disfunção espinhal na idade adulta.[50] A morfina intratecal produziu analgesia, mas não alterações histológicas ou funcionais na medula espinhal.[51] A exposição a um anestésico local (bupivacaína) na mesma população não causou aumento do nível de apoptose.[52]

Neuroinflamação

A ativação de cascatas neuroinflamatórias pode influenciar o desenvolvimento da disfunção cognitiva pós-operatória[53] (Capítulo 35). O trauma cirúrgico claramente ativa a neuroinflamação.[54,55] Portanto, a administração de anestésicos e analgésicos durante cirurgia e procedimentos dolorosos deve minimizar essa resposta. Contudo, o sevoflurano aumenta os marcadores de neuroinflamação em ratos jovens, mas não em adultos.[56] Não está claro se o impacto do trauma cirúrgico e a exposição anestésica ajudam a induzir a neuroinflamação.

Neuropatologia Relacionada à Doença de Alzheimer

Relatórios pré-clínicos demonstram a expressão de precursores biológicos da doença de Alzheimer.[57] Cirurgia experimental em camundongos aumentou o acúmulo de amiloide β no hipocampo. Além disso, a exposição ao isoflurano leva ao aumento dos níveis de amiloide β em cultura de células e cérebro de roedores.[58,59] Neuroinflamação e neuropatologia da doença de Alzheimer é uma combinação potente que poderia diminuir a função neurocognitiva.[60]

Função Neurocognitiva

Decréscimos na função neurocognitiva ocorrem claramente após a exposição fetal e neonatal a fármacos anestésicos em roedores.[13,61,62] Medidas comportamentais padrão em roedores incluem o teste do labirinto aquático de Morris, labirinto de braço radial, sobressalto, inibição do reflexo de sobressalto e teste de reconhecimento do odor. Testes comportamentais também foram descritos em macacos rhesus expostos a cetamina ou sevoflurano com bateria de testes de condicionamento operante ou paradigma de intruso humano, respectivamente.[33,63] A bateria de testes de condicionamento operante é uma medida de memória de motivação e reconhecimento, enquanto o paradigma do intruso humano é um teste de reatividade emocional. Ambos os relatórios demonstraram uma diminuição do desempenho em uma idade mais avançada após a exposição neonatal a esses fármacos.

A exposição a fármacos anestésicos também afeta negativamente avaliações neurocomportamentais de ratos velhos. Ratos de 6 e 20 meses de idade anestesiados com isoflurano e óxido nitroso também desenvolveram déficits persistentes no teste de labirinto de braço radial.[64.] No entanto, o propofol não causou resultados prejudicados no teste de labirinto de braço radial em um paradigma experimental semelhante.[65] Esses relatórios demonstram claramente que a exposição a fármacos anestésicos pode levar a consequências funcionais neurocomportamentais em uma idade maior (Capítulo 35).

Durações e Concentrações Anestésicas Relevantes

A duração da exposição pode ser mais relevante do que a concentração de exposição, embora ambas sejam importantes. Quase todos os estudos em animais envolveram uma exposição a anestésico de pelo menos 4 horas com alguns ensaios expondo primatas a 24 horas de anestesia contínua. Exposições de menos de 1 hora, independentemente do animal estudado, não causaram aumento da neuroapoptose. A exposição a anestésicos voláteis de 0,25% a 0,5% de concentração alveolar mínima (CAM) durante 6 horas aumentou os níveis de marcador de caspase 3, indicando aumento da morte celular ou apoptose em ratos filhotes. Há inconsistência sobre o potencial neurotóxico relativo de anestésicos voláteis individuais. Não está claro se o desflurano induz mais neuroapoptose do que o sevoflurano ou o halotano. Além disso, não se sabe se anestésicos dados em combinação são mais neurotóxicos do que anestésicos isolados. Embora o óxido nitroso em combinação com isoflurano seja mais neurotóxico do que o isoflurano isolado, isso pode ocorrer porque a exposição a CAM total é maior quando ele é dado em combinação, em vez de um efeito sinérgico.

Fármacos Anestésicos e Sedativos

Anestésicos gerais GABAérgicos atuam no receptor $GABA_A$. Embora o GABA seja inibitório no cérebro maduro, ele é um agente excitatório durante os estágios iniciais do desenvolvimento do cérebro.[66,67] A proteína transportadora de Na/K/2Cl imatura NKCC1 produz um influxo de cloreto que leva à despolarização do neurônio. Como consequência, o GABA continua excitatório até que os neurônios de GABA passem para o modo inibidor normal, modo quando é expresso o transportador de cloreto maduro, KCC2, que transporta ativamente cloreto para fora da célula neural.[68] Essa mudança começa por volta da 15ª semana pós-natal em bebês humanos a termo, mas não está completa até cerca de 1 ano.

O receptor de glutamato N-metil-D-aspartato (RNMDA) é encontrado em neurônios e ativado quando glutamato, glicina ou D-serina se ligam a ele. É essencial para a plasticidade sináptica, que é necessária para o aprendizado e a memória. Estruturalmente, o RNMDA é uma proteína composta por quatro subunidades — duas GluN1 (antes chamada de NR1) e duas GluN2 (antes chamada de NR2). A subunidade GluN1 liga-se a glicina coagonista, e a subunidade GluN2 liga-se ao glutamato. A cetamina, que é um antagonista do RNMDA não competitivo, foi associada a NDIA em animais e causa suprarregulação da subunidade GluN1.[69]

Em geral, os opioides não aumentam a neuroapoptose, mas, em algumas condições experimentais, a administração repetida de morfina ao longo de 7 dias está associada a aumento da apoptose no córtex sensorial e na amígdala de ratos neonatais.[70] No entanto, uma única dose de morfina dada aos filhotes de ratos no 7° dia pós-natal não aumentou neuroapoptose.[71] Além disso, a administração diária de morfina por 9 dias consecutivos não alterou a aparência morfológica dendrítica. Essas áreas do cérebro não são as áreas afetadas por anestésicos voláteis e intravenosos, que atingem preferencialmente as áreas de aprendizagem e memória (hipocampo) de cérebros em desenvolvimento.

Alívio da NDIA

Vários mecanismos moleculares para a apoptose induzida por anestesia têm sido elucidados. Essa descoberta levou a estudos destinados a determinar se existem estratégias neuroprotetoras clinicamente disponíveis que podem melhorar os efeitos negativos dos anestésicos gerais em crianças pequenas em desenvolvimento. Vários fármacos inespecíficos, que têm propriedades neuroprotetoras (lítio, melatonina, estrogênio, eritropoietina, estradiol e dexmedetomidina), aliviam a NDIA. A dexmedetomidina atenua a neuroapoptose induzida por isoflurano e o comprometimento comportamental.[72] No entanto, grandes doses de dexmedetomidina podem induzir neuroapoptose.[73] O efeito neuroprotetor da dexmedetomidina provavelmente induz as vias de sinalização de sobrevivência celular em doses clínicas.[74] Finalmente, um ambiente melhor e estimulante atenua os déficits neurocomportamentais após a exposição neonatal ao sevoflurano.[56,75]

EVIDÊNCIA CLÍNICA DE NEUROTOXICIDADE

Em conjunto, três fatores parecem induzir a NIA em modelos de laboratório: (1) suscetibilidade durante um período crítico de desenvolvimento, (2) grande dose do anestésico e (3) duração prolongada da exposição. A extrapolação desses dados de laboratório para o recém-nascido humano é problemática. O cérebro de um rato desenvolve-se por uma questão de semanas, enquanto um cérebro humano se desenvolve ao longo de anos. Seis horas de anestesia em um filhote de rato recém-nascido pode equiparar-se a semanas em um ser humano recém-nascido. Com exceção da sedação em pacientes em terapia intensiva, essa condição extrema não é comum na prática clínica. Portanto, é difícil descobrir o efeito de uma exposição equivalente no resultado neurológico em um recém-nascido humano. A exposição prolongada e repetitiva e a exposição em jovens à anestesia geral causa a maior parte da neuroapoptose e atrasos de desenvolvimento tardios em animais. Crianças que precisam de exames frequentes sob anestesia ou tratamentos de radiação para câncer teoricamente apresentam maior risco aos efeitos neurotóxicos da anestesia.

A sugestão de que a anestesia geral pode ser prejudicial a crianças é limitada a análises epidemiológicas retrospectivas (Capítulo 34). Essa evidência pode ser confundida pelos efeitos da cirurgia e os efeitos das comorbidades associadas. Embora se tenha tentado controlar os fatores de confusão óbvios, a natureza retrospectiva dessas pesquisas torna impossível controlar todos os fatores de confusão conhecidos e desconhecidos. Houve vários estudos epidemiológicos originados da Mayo Clinic. A população no município de Olmsted, Minnesota, é estável, e os pesquisadores têm acesso tanto aos registros médicos quanto aos registros escolares dessa população. Um estudo de coorte retrospectivo de mais de 5.000 crianças nascidas entre 1976 a 1982 encontrou mais dificuldades de leitura, linguagem escrita e aprendizado de matemática nos 593 pacientes que foram expostos à anestesia antes dos 4 anos.[76] Os fatores de risco incluíram mais de uma exposição a anestésico e anestesia geral com duração maior que 2 horas. Um estudo semelhante foi feito com uma coorte pareada de 8.530 crianças do município de Olmsted, descobriu-se que as 64 crianças com menos de 2 anos de idade que tiveram mais de uma exposição a anestésico tinham quase duas vezes mais probabilidade de ter dificuldades de fala e linguagem do que as crianças que tiveram uma única ou nenhuma exposição a anestésico.[77] Uma análise desses estudos retrospectivos revelou que o halotano (um anestésico inalatório que não é mais comumente usado) foi o principal anestésico utilizado, a maioria dos casos foi realizada antes da oximetria de pulso, e os registros utilizados foram escritos à mão podendo ter algum viés informativo.

Um banco de dados de mais de 200 mil crianças foi desenvolvido usando os códigos de cobrança do Medicaid do estado de Nova York. Os estudos iniciais desse banco de dados revelaram que as crianças que se submeteram a reparo de hérnia inguinal com menos de 1 ano tiveram quase três vezes mais diagnósticos relativos a problemas de desenvolvimento e comportamentais.[78] Quando esse grupo foi controlado por gênero e peso ao nascer ainda havia um aumento de quase duas vezes desses problemas. No entanto, um estudo de acompanhamento combinando gêmeos expostos com gêmeos não expostos a anestésico descobriu que não havia associação entre o uso de anestesia geral e posteriores problemas neurológicos ou de desenvolvimento.[79] Um pequeno artigo de coorte retrospectivo sobre crianças que receberam anestesia antes dos 4 anos foi publicado.[80] Cinquenta e três crianças expostas foram pareadas com o mesmo número de crianças de controle. Todas elas foram submetidas a ressonância magnética craniana e exames neurocognitivos. Eles descobriram que as crianças anteriormente expostas tiveram pontuação significativamente mais baixa na compreensão auditiva e no desempenho do quociente de inteligência (QI). A exposição não levou à eliminação importante de substância cinzenta nas regiões anteriormente identificadas como vulneráveis em animais. Menor desempenho de QI e compreensão da linguagem diminuída, no entanto, foram associados a menor densidade de substância cinzenta no córtex occipital e cerebelo. A conclusão geral é de que existe um risco mais frequente para as crianças que tiveram duas ou mais exposições a anestesia. No entanto, um estudo de coorte de 2012 de acompanhamento prospectivo da Austrália com 2.608 crianças expostas a uma ampla variedade de anestésicos gerais e procedimentos cirúrgicos antes dos 3 anos descobriu que mesmo uma única exposição à anestesia geral estava relacionada à diminuição do desempenho em linguagem expressiva e receptiva e em testes cognitivos realizados aos 10 anos.[81] Outra avaliação prospectiva comparou um grupo menor de crianças expostas à anestesia antes de 1 ano a um número similar de crianças igualadas por idade e gênero que não receberam anestesia. O estudo revelou que as crianças anestesiadas tinham déficits em medidas de memória de reconhecimento de longo prazo, mas sem diferenças em familiaridade, QI e pontuação do Child Behavior Checklist.[62]

Grandes pesquisas clínicas de banco de dados do Canadá e da Suécia revelam que a exposição à cirurgia e à anestesia em uma idade maior que 2 a 4 anos aumentou as razões de chance dos déficits cognitivos, embora não na extensão de relatórios retrospectivos publicados anteriormente de populações menores.[82-84] O exame desses grandes conjuntos de dados revela uma percentagem mais baixa em pontuações de resultados acadêmicos de crianças pequenas submetidas a cirurgia de ouvido, nariz e garganta. Esse achado sugere que os primeiros distúrbios na audição e na fala podem ter um impacto nos domínios cognitivos subsequentes avaliados pelo desempenho escolar.

Outros estudos lançaram dúvidas sobre a associação entre a exposição à anestesia geral em uma idade jovem e problemas escolares posteriores. Um estudo dos Países Baixos avaliando as realizações educacionais de 1.143 gêmeos idênticos descobriu que pares de gêmeos nos quais um deles foi exposto à anestesia geral tinham menores realizações educacionais do que os pares de gêmeos não expostos.[85] No entanto, as realizações educacionais de pares de gêmeos discordantes (um gêmeo exposto, um gêmeo não exposto)

foram semelhantes, o que significa que receber anestesia geral não parece ser um fator relevante. Similarmente, em um grande estudo de coorte, 2.689 crianças nascidas na Dinamarca entre 1986 e 1990 que se submeteram a herniorrafia inguinal quando lactentes foram comparadas com sujeitos controle que foram selecionados aleatoriamente de uma amostra pareada para a idade representando 5% da população.[86] Esse estudo não encontrou diferenças estatisticamente significativas entre crianças expostas e não expostas após o ajuste para fatores de confusão conhecidos.

Dois grandes estudos de coorte prospectivos publicados sustentam a afirmação de que não há impacto da exposição a anestesia nos domínios neurocognitivos subsequentes em crianças. O estudo GAS é o único ensaio prospectivo controlado randomizado até o momento que compara os efeitos da anestesia geral e da anestesia regional para cirurgia de hérnia inguinal no início da infância.[87] Essa análise intermediária não encontrou nenhuma evidência de que 1 hora de anestesia com sevoflurano na infância aumenta o risco de resultado neurológico adverso aos 2 anos em comparação com a anestesia regional com o paciente acordado. O resultado primário, que é uma avaliação de 5 anos, está em curso. O estudo PANDA examinou prospectivamente o impacto da cirurgia de hérnia inguinal em bebês com menos de 36 meses. Uma extensa bateria de testes neurocognitivos foi usada para comparar cada criança anestesiada com um irmão que não tinha sido exposto a anestesia.[88] Quando comparado com um grupo de irmãos sem cirurgia e anestesia geral, não houve diferença significativa nos domínios neurocognitivos testados. Ambos os estudos negativos apenas examinaram o impacto de exposições curtas a anestesia e cirurgia. Esses achados são consistentes com a ausência de NDIA após exposições de curta duração em animais de laboratório. Além disso, as avaliações neurocognitivo em todos os relatórios clínicos foram realizadas na infância e na adolescência, não na idade adulta. Assim sendo, a relação entre a exposição prolongada ao anestésico e o desempenho neurocognitivo em estágios posteriores da vida precisa ser abordada em pesquisas futuras.

No outro extremo da faixa etária, pacientes idosos têm risco aumentado de desenvolver disfunção cognitiva pós-operatória após cirurgia e anestesia[89] (Capítulo 35).

CURSO INTRAOPERATÓRIO E RESULTADOS NEUROCOGNITIVOS

Até o momento, os medicamentos anestésicos não são administrados clinicamente em um vácuo. O SNC em desenvolvimento é um ambiente interno muito sensível. Como períodos críticos de plasticidade durante o desenvolvimento do cérebro são modulados pelo meio ambiente,[24,25] o ambiente perioperatório tem o potencial de influenciar o desenvolvimento do cérebro. Fármacos anestésicos são poderosos moduladores de circuitos neuronais e têm um impacto no fluxo constante do desenvolvimento e da remodelação do SNC em estados de saúde e doença.[26] Portanto, a exposição não fisiológica a vários fármacos e estressores (estímulos dolorosos, privação materna, hipoglicemia, hipoxia e isquemia) durante esses períodos críticos de desenvolvimento pode levar a lesões neuronais e alteração na neuroplasticidade.[90] Existem outras variáveis de confusão envolvidas neste processo? A deterioração no desenvolvimento neurológico em longo prazo ocorre em recém-nascidos que se submetem a cirurgia, o que poderia causar anomalias congênitas. Deve ser considerada a potencial contribuição das síndromes genéticas antes desconhecidas que estão associadas às lesões que requerem cirurgia infantil e ao atraso no desenvolvimento.

Em pacientes anestesiados ou sedados submetidos a cirurgia ou procedimentos dolorosos, respectivamente, alterações hemodinâmicas e metabólicas podem influenciar os resultados neurocognitivos de pacientes expostos a anestesia geral. Essas influências poderiam funcionar em conjunto com o potencial neurotóxico da anestesia geral ou de forma independente para causar resultados neurocognitivos desfavoráveis. Alguns dos fatores que estão implicados nos resultados desfavoráveis de bebês que recebem cuidados intensivos neonatais podem ser importantes para lactentes submetidos a anestesia geral (Capítulo 34). Esses fatores incluem pressão arterial perioperatória, tensões de dióxido de carbono, hiperóxia ou hipóxia, temperatura e níveis de glicose no soro (Tabela 12.2). Além disso, o declínio cognitivo que ocorre com o envelhecimento (Capítulo 35) terá um impacto sobre a função cognitiva em idosos.[91]

Pressão Arterial

É complicado determinar o controle ideal da pressão arterial em bebês pelas muitas definições para hipotensão no recém-nascido e lactente. Duas definições comumente usadas são pressão arterial média (PAM) abaixo do percentil 5 ou 10 para idade ou PAM menor que a idade gestacional do lactente em semanas nas crianças que nasceram prematuras. Além disso, as pressões arteriais normais de bebês aumentam rapidamente durante as primeiras 6 semanas de vida e, posteriormente, são bastante cons-

tantes para o primeiro ano de vida. É ideal manter a pressão arterial dentro dos limites da autorregulação cerebral para a proteção, embora às vezes seja necessário sustentar a perfusão cerebral abaixo do limite de autorregulação cerebral. Os limites inferiores da autorregulação cerebral em recém-nascidos são provavelmente variáveis e não precisamente conhecidos. Além disso, é provável que haja uma grande variabilidade entre lactentes. Os limites mais baixos de autorregulação cerebral para algumas crianças são realmente próximos da definição de hipotensão usando a idade da criança em semanas de gestação. No entanto, alguns lactentes prematuros têm autorregulação cerebral a um nível de PAM consideravelmente inferior à sua idade gestacional em semanas.[92] Um estudo de crianças com menos de 2 anos, submetidas a anestesia com sevoflurano, descobriu que, em crianças com menos de 6 meses, o limite mais baixo de autorregulação ocorreu a 38 mmHg ou uma diminuição de 20% a partir da linha de base da PAM em estado alerta.[93] Por outro lado, em lactentes com mais de 6 meses, o menor limite de autorregulação não ocorreu até que a pressão arterial tenha diminuído para 40% da pressão arterial normal. Um estudo de acompanhamento desse grupo de crianças usando espectroscopia de infravermelho próximo e tecnologia de fluxo de Doppler mostrou que os limites inferiores de autorregulação ocorreram em uma PAM a 45 mmHg, mas que os pacientes não apresentaram risco de isquemia cerebral até que a PAM fosse inferior a 35 mmHg. Assim, os lactentes têm menor reserva autorreguladora cerebral e podem estar em risco de perfusão cerebral inadequada após uma diminuição da pressão arterial seguindo a indução da anestesia geral. A perfusão inadequada da hipotensão pode levar a asfixia parcial. A isquemia parcial geralmente provoca danos nas áreas divisórias entre os principais vasos sanguíneos cerebrais e, em geral, é causada mais por diminuições acentuadas na pressão arterial.[94] A maioria dos anestésicos gerais causam algum grau de hipotensão, o que pode ser melhorado por estimulação cirúrgica. Induções de anestesia ou tempos de preparação cirúrgica prolongados podem levar a maiores períodos de hipotensão em recém-nascidos.

Tabela 12.2	Fatores Intraoperatórios que Influenciam os Resultados Neurocognitivos
Fatores	**Comentários (ver detalhes no texto)**
Pressão arterial	Variabilidade entre pacientes em limites inferiores da autorregulação cerebral
Tensão do dióxido de carbono	A hipocapnia causa vasoconstrição cerebral
Hiperóxia ou hipóxia	A hiperóxia produz espécies reativas de oxigênio. A hipóxia pode causar isquemia cerebral
Temperatura	A hipotermia leve é protetora em recém-nascidos com lesão isquêmica anterior. A hipertermia com lesão isquêmica lesão é associada a deficiência neurocognitiva
Glicose sérica	Extremos de hipoglicemia e hiperglicemia são associados a resultados adversos

Hipocapnia e o Cérebro

A pressão parcial arterial de dióxido de carbono ($Paco_2$) é um importante modulador do fluxo sanguíneo cerebral (FSC), com o seu principal efeito nas artérias cerebrais[95] (Capítulo 30). A hipocapnia resulta na vasoconstrição de vasos cerebrais, levando a diminuições no FSC. A vasoconstrição induzida por hipocapnia pode alterar membranas nucleares neuronais e aumentar o influxo de Ca^{2+} nuclear por meio de hipoxia tecidual induzida por isquemia e geração de radicais livres, por alterações na NMDAR ou por mudanças no metabolismo energético cerebral, levando a morte celular por apoptose. A hipocapnia, que leva a alcalose cerebral, não apenas diminui a perfusão cerebral, mas também reduz a capacidade da hemoglobina de liberar oxigênio. Lactentes prematuros podem ser particularmente suscetíveis aos efeitos da hipercapnia. Em geral, é recomendado manter os níveis de CO2 no final da expiração acima de 35 mmHg em lactentes e crianças submetidas a anestesia geral.

Controle de Oxigênio

A administrado excessiva de oxigênio durante anestesia geral pode levar a um aumento da produção de radicais de superóxido reativos (RSR), causando estresse celular e apoptose. Habitualmente há um equilíbrio entre RSR e antioxidantes celulares. Esse equilíbrio é facilmente sobrecarregado em lactentes jovens porque as suas defesas a antioxidantes não estão bem desenvolvidas ao nascer. Durante os últimos estágios do desenvolvimento fetal, há um aumento na produção endógena de antioxidantes, bem como um aumento na transferência materno-fetal de antioxidantes, a fim de preparar o feto para o ambiente pós-natal relativamente hiperóxico em comparação com o ambiente fetal relativamente hipóxico. Os lactentes prematuros correm mais risco de danos por oxigênio do que os lactentes a termo porque são deficientes em ambos os fatores anteriores. As enzimas antioxidantes envolvidas incluem superóxido dismutase, catalase e glutationa peroxidase. Essas enzimas convertem os radicais superóxido reativos em peróxido de hidrogênio e, em seguida, em água. A hiperoxia em animais jovens leva a neuroapoptose presumivelmente por estresse oxidativo e diminuição da atividade da neurotrofina. O oxigênio pode desencadear citocinas inflamatórias, que causam mais estresse celular.

Hipóxia e anóxia podem causar isquemia cerebral. Os neurônios começam a perder seus gradientes eletroquímicos, e há um influxo de cálcio para o citosol como resultado da liberação de glutamato das vesículas sinápticas. Isso leva a morte celular precoce por necrose e é anunciado por inchaço nuclear, colapso mitocondrial e inflamação. Uma proporção de neurônios que sofrem estresse por isquemia não morrerá imediatamente, mas sofrerão morte por apoptose em algum momento depois de eliminado o estresse isquêmico.

Temperatura

A manutenção da temperatura durante a anestesia é um dos desafios da anestesia pediátrica (Capítulos 20 e 34). Os lactentes têm uma grande relação área de superfície da pele/massa corporal e uma alta taxa metabólica basal, que aceleram a perda de calor radiante e evaporativa. Além disso,

a vasoconstrição reduzida e a gordura subcutânea diminuída aumentam as suas perdas de calor radiante e condutora durante procedimentos. Crianças que estão hipotérmicas na conclusão da anestesia podem não ter as reservas de energia tanto para se reaquecer quanto para ventilar de forma espontânea, precisando de ventilação pós-operatória. No entanto, a hipotermia (temperatura interna de 32 °C a 34 °C) é neuroprotetora em recém-nascidos que tenham sofrido lesão hipóxico-isquêmica anteriormente. A hipertermia nesses mesmos recém-nascidos foi associada a mais deficiências neurocognitivas quando eles se submeteram a testes aos 18 meses.

CONCLUSÃO

As evidências acumuladas a partir de pesquisas laboratoriais demonstram definitivamente que fármacos anestésicos e sedativos são potentes moduladores do desenvolvimento e da função do SNC ao longo da vida, que, por sua vez, podem causar neuroapoptose, formação dendrítica alterada, sinaptogênese e déficits cognitivos subsequentes.[96] No entanto, as evidências de relatórios clínicos retrospectivos de populações cirúrgicas pediátricas e idosas são inconclusivas. Como fármacos anestésicos e sedativos são importantes no tratamento de pacientes cirúrgicos, o problema da NDIA deverá ser, enfim, resolvido. Enquanto isso, os anestesistas devem se atentar à possibilidade de que o desenvolvimento do cérebro nos pacientes mais jovens e o seu declínio em pacientes mais velhos pode ser um problema para os cuidados perioperatórios.

PERGUNTAS DO DIA

1. Que processo patológico é a marca da neurotoxicidade do desenvolvimento induzida por anestesia (NDIA)?
2. Que medicamentos anestésicos têm sido associados à NDIA em modelos animais?
3. Em modelos de laboratório, que fatores são mais importantes no desenvolvimento de NDIA?
4. Qual é a evidência clínica para neurotoxicidade em crianças que receberam anestesia geral?
5. Quais fatores intraoperatórios podem ter influência nos resultados neurocognitivos em uma criança que está sendo submetida a anestesia geral?

REFERÊNCIAS

1. Lin EP, Soriano SG, Loepke AW. Anesthetic neurotoxicity. *Anesthesiol Clin.* 2014;32:133-155.

2. Rappaport B, Mellon RD, Simone A, Woodcock J. Defining safe use of anesthesia in children. *N Engl J Med.* 2011;364:1387-1390.

3. Eckenhoff JE. Relationship of anesthesia to postoperative personality changes in children. *Am J Dis Child.* 1953;86:587-591.

4. Stratmann G. Review article: neurotoxicity of anesthetic drugs in the developing brain. *Anesth Analg.* 2011;113:1170-1179.

5. Bedford PD. Adverse cerebral effects of anaesthesia on old people. *Lancet.* 1955;269:259-263.

6. Terrando N, Eriksson LI, Eckenhoff RG. Perioperative neurotoxicity in the elderly: summary of the 4th International Workshop. *Anesth Analg.* 2015;120:649-652.

7. Rudolph U, Antkowiak B. Molecular and neuronal substrates for general anaesthetics. *Nat Rev Neurosci.* 2004;5:709-720.

8. Franks NP. General anaesthesia: from molecular targets to neuronal pathways of sleep and arousal. *Nat Rev Neurosci.* 2008;9:370-386.

9. Ikonomidou C, Bittigau P, Ishimaru MJ, et al. Ethanol-induced apoptotic neurodegeneration and fetal alcohol syndrome. *Science.* 2000;287:1056-1060.

10. Bittigau P, Sifringer M, Genz K, et al. Antiepileptic drugs and apoptotic neurodegeneration in the developing brain. *Proc Natl Acad Sci U S A.* 2002;99(23):15089-15094.

11. Quimby KL, Katz J, Bowman RE. Behavioral consequences in rats from chronic exposure to 10 ppm halothane during early development. *Anesth Analg.* 1975;54:628-633.

12. Ikonomidou C, Bosch F, Miksa M, et al. Blockade of NMDA receptors and apoptotic neurodegeneration in the developing brain. *Science.* 1999;283:70-74.

13. Jevtovic-Todorovic V, Hartman RE, Izumi Y, et al. Early exposure to common anesthetic agents causes widespread neurodegeneration in the developing rat brain and persistent learning deficits. *J Neurosci.* 2003;23:876-882.

14. Slikker Jr W, Paule MG, Wright LK, et al. Systems biology approaches for toxicology. *J Appl Toxicol.* 2007;27:201-217.

15. Sanchez V, Feinstein SD, Lunardi N, et al. General anesthesia causes long-term impairment of mitochondrial morphogenesis and synaptic transmission in developing rat brain. *Anesthesiology.* 2011;115:992-1002.

16. Boscolo A, Milanovic D, Starr JA, et al. Early exposure to general anesthesia disturbs mitochondrial fission and fusion in the developing rat brain. *Anesthesiology.* 2013;118:1086-1097.

17. Soriano SG, Liu Q, Li J, et al. Ketamine activates cell cycle signaling and apoptosis in the neonatal rat brain. *Anesthesiology.* 2010;112:1155-1163.

18. Head BP, Patel HH, Niesman IR, et al. Inhibition of p75 neurotrophin receptor attenuates isoflurane-mediated neuronal apoptosis in the neonatal central nervous system. *Anesthesiology.* 2009;110:813-825.

19. Ben-Ari Y. Excitatory actions of GABA during development: the nature of the nurture. *Nat Rev Neurosci.* 2002;3:728-739.

20. Tau GZ, Peterson BS. Normal development of brain circuits. *Neuropsychopharmacology.* 2010;35:147-168.

21. Ohnuma S, Harris WA. Neurogenesis and the cell cycle. *Neuron.* 2003;40:199-208.

22. de la Rosa EJ, de Pablo F. Cell death in early neural development: beyond the neurotrophic theory. *Trends Neurosci.* 2000;23:454-458.

23. Buss RR, Sun W, Oppenheim RW. Adaptive roles of programmed cell death during nervous system development. *Annu Rev Neurosci.* 2006;29:1-35.

24. Hensch TK. Critical period plasticity in local cortical circuits. *Nat Rev Neurosci.* 2005;6:877-888.

25. Werker JF, Hensch TK. Critical periods in speech perception: new directions. *Annu Rev Psychol.* 2015;66:173-196.

26. Vutskits L. General anesthesia: a gateway to modulate synapse formation and neural plasticity?. *Anesth Analg.* 2012;115:1174-1182.

27. Hofacer RD, Deng M, Ward CG, et al. Cell-age specific vulnerability of neurons to anesthetic toxicity. *Ann Neurol.* 2013;73:695-704.

28. Clancy B, Kersh B, Hyde J, et al. Web-based method for translating neurodevelopment from laboratory species to humans. *Neuroinformatics.* 2007;5:79-94.

29. Brambrink AM, Evers AS, Avidan MS, et al. Ketamine-induced neuroapoptosis in the fetal and neonatal rhesus macaque brain. *Anesthesiology.* 2012;116:372-384.

30. Brambrink AM, Back SA, Riddle A, et al. Isoflurane-induced apoptosis of oligodendrocytes in the neonatal primate brain. *Ann Neurol.* 2012;72:525-535.

31. Creeley CE, Dikranian KT, Dissen GA, et al. Isoflurane-induced apoptosis of neurons and oligodendrocytes in the fetal rhesus macaque brain. *Anesthesiology.* 2014;120:626-638.

32. Slikker W, Zou X, Hotchkiss CE, et al. Ketamine-induced neuronal cell death in the perinatal rhesus monkey. *Toxicol Sci.* 2007;98:145-158.

33. Paule MG, Li M, Allen RR, et al. Ketamine anesthesia during the first week of life can cause long-lasting cognitive deficits in rhesus monkeys. *Neurotoxicol Teratol.* 2011;33:220-230.

34. Wang S, Peretich K, Zhao Y, et al. Anesthesia-induced neurodegeneration in fetal rat brains. *Pediatr Res.* 2009;66:435-440.

35. De Roo M, Klauser P, Briner A, et al. Anesthetics rapidly promote synaptogenesis during a critical period of brain development. *PLoS One.* 2009;4:e7043.

36. Briner A, De Roo M, Dayer A, et al. Volatile anesthetics rapidly increase dendritic spine density in the rat medial prefrontal cortex during synaptogenesis. *Anesthesiology.* 2010;112:546-556.

37. Penzes P, Cahill ME, Jones KA, et al. Dendritic spine pathology in neuropsychiatric disorders. *Nat Neurosci.* 2011;14:285-293.

38. Blomgren K, Leist M, Groc L. Pathological apoptosis in the developing brain. *Apoptosis.* 2007;12:993-1010.

39. Amrock LG, Starner ML, Murphy KL, Baxter MG. Long-term effects of single or multiple neonatal sevoflurane exposures on rat hippocampal ultrastructure. *Anesthesiology.* 2015;122:87-95.

40. Boscolo A, Starr JA, Sanchez V, et al. The abolishment of anesthesia-induced cognitive impairment by timely protection of mitochondria in the developing rat brain: the importance of free oxygen radicals and mitochondrial integrity. *Neurobiol Dis.* 2012;45:1031-1041.

41. Boscolo A, Ori C, Bennett J, et al. Mitochondrial protectant pramipexole prevents sex-specific long-term cognitive impairment from early anaesthesia exposure in rats. *Br J Anaesth.* 2013;110(suppl 1):i47-i52.

42. Stratmann G, Sall JW, May LD, et al. Isoflurane differentially affects neurogenesis and long-term neurocognitive function in 60-day-old and 7-day-old rats. *Anesthesiology.* 2009;110:834-848.

43. Culley DJ, Boyd JD, Palanisamy A, et al. Isoflurane decreases self-renewal capacity of rat cultured

neural stem cells. *Anesthesiology.* 2011;115:754-763.

44. Vutskits L, Gascon E, Potter G, et al. Low concentrations of ketamine initiate dendritic atrophy of differentiated GABAergic neurons in culture. *Toxicology.* 2007;234:216-226.

45. Vutskits L, Gascon E, Tassonyi E, Kiss JZ. Effect of ketamine on dendritic arbor development and survival of immature GABAergic neurons in vitro. *Toxicol Sci.* 2006;91:540-549.

46. Vutskits L, Gascon E, Tassonyi E, Kiss JZ. Clinically relevant concentrations of propofol but not midazolam alter in vitro dendritic development of isolated gamma-aminobutyric acid-positive interneurons. *Anesthesiology.* 2005;102:970-976.

47. Huang L, Yang G. Repeated exposure to ketamine-xylazine during early development impairs motor learning-dependent dendritic spine plasticity in adulthood. *Anesthesiology.* 2015;122:821-831.

48. Ryu YK, Khan S, Smith SC, Mintz CD. Isoflurane impairs the capacity of astrocytes to support neuronal development in a mouse dissociated coculture model. *J Neurosurg Anesthesiol.* 2014;26:363-368.

49. Sanders RD, Xu J, Shu Y, et al. General anesthetics induce apoptotic neurodegeneration in the neonatal rat spinal cord. *Anesth Analg.* 2008;106:1708-1711.

50. Walker SM, Westin BD, Deumens R, et al. Effects of intrathecal ketamine in the neonatal rat: evaluation of apoptosis and long-term functional outcome. *Anesthesiology.* 2010;113:147-159.

51. Westin BD, Walker SM, Deumens R, et al. Validation of a preclinical spinal safety model: effects of intrathecal morphine in the neonatal rat. *Anesthesiology.* 2010;113:183-199.

52. Yahalom B, Athiraman U, Soriano SG, et al. Spinal anesthesia in infant rats: development of a model and assessment of neurologic outcomes. *Anesthesiology.* 2011;114:1325-1335.

53. Vacas S, Degos V, Feng X, Maze M. The neuroinflammatory response of postoperative cognitive decline. *Br Med Bull.* 2013;106:161-178.

54. Terrando N, Monaco C, Ma D, et al. Tumor necrosis factor-alpha triggers a cytokine cascade yielding postoperative cognitive decline. *Proc Natl Acad Sci U S A.* 2010;107:20518-20522.

55. Cibelli M, Fidalgo AR, Terrando N, et al. Role of interleukin-1beta in postoperative cognitive dysfunction. *Ann Neurol.* 2010;68:360-368.

56. Shen X, Dong Y, Xu Z, et al. Selective anesthesia-induced neuroinflammation in developing mouse brain and cognitive impairment. *Anesthesiology.* 2013;118:502-515.

57. Xu Z, Dong Y, Wang H, et al. Age-dependent postoperative cognitive impairment and Alzheimer-related neuropathology in mice. *Sci Rep.* 2014;4:3766.

58. Xie Z, Dong Y, Maeda U, et al. Isoflurane-induced apoptosis: a potential pathogenic link between delirium and dementia. *J Gerontol A Biol Sci Med Sci.* 2006;61:1300-1306.

59. Xie Z, Culley DJ, Dong Y, et al. The common inhalation anesthetic isoflurane induces caspase activation and increases amyloid beta-protein level in vivo. *Ann Neurol.* 2008;64:618-627.

60. Tang JX, Mardini F, Janik LS, et al. Modulation of murine Alzheimer pathogenesis and behavior by surgery. *Ann Surg.* 2013;257:439-448.

61. Palanisamy A, Baxter MG, Keel PK, et al. Rats exposed to isoflurane in utero during early gestation are behaviorally abnormal as adults. *Anesthesiology.* 2011;114:521-528.

62. Stratmann G, Lee J, Sall JW, et al. Effect of general anesthesia in infancy on long-term recognition memory in humans and rats. *Neuropsychopharmacology.* 2014;39:2275-2287.

63. Raper J, Alvarado MC, Murphy KL, Baxter MG. Multiple anesthetic exposure in infant monkeys alters emotional reactivity to an acute stressor. *Anesthesiology.* 2015;123:1084-1092.

64. Culley DJ, Baxter MG, Yukhananov R, Crosby G. Long-term impairment of acquisition of a spatial memory task following isoflurane-nitrous oxide anesthesia in rats. *Anesthesiology.* 2004;100:309-314.

65. Jagodic MM, Pathirathna S, Joksovic PM, et al. Upregulation of the T-type calcium current in small rat sensory neurons after chronic constrictive injury of the sciatic nerve. *J Neurophysiol.* 2008;99:3151-3156.

66. Zhang LL, Pathak HR, Coulter DA, et al. Shift of intracellular chloride concentration in ganglion and amacrine cells of developing mouse retina. *J Neurophysiol.* 2006;95:2404-2416.

67. Dzhala VI, Talos DM, Sdrulla DA, et al. NKCC1 transporter facilitates seizures in the developing brain. *Nat Med.* 2005;11:1205-1213.

68. Edwards DA, Shah HP, Cao W, et al. Bumetanide alleviates epileptogenic and neurotoxic effects of sevoflurane in neonatal rat brain. *Anesthesiology.* 2010;112:567-575.

69. Wang C, Sadovova N, Hotchkiss C, et al. Blockade of N-methyl-D-aspartate receptors by ketamine produces loss of postnatal day 3 monkey frontal cortical neurons in culture. *Toxicol Sci.* 2006;91:192-201.

70. Bajic D, Commons KG, Soriano SG. Morphine-enhanced apoptosis in selective brain regions of neonatal rats. *Int J Dev Neurosci.* 2013;31:258-266.

71. Massa H, Lacoh CM, Vutskits L. Effects of morphine on the differentiation and survival of developing pyramidal neurons during the brain growth spurt. *Toxicol Sci.* 2012;130:168-179.

72. Sanders RD, Xu J, Shu Y, et al. Dexmedetomidine attenuates isoflurane-induced neurocognitive impairment in neonatal rats. *Anesthesiology.* 2009;110:1077-1085.

73. Pancaro C, Segal BS, Sikes RW, et al. Dexmedetomidine and ketamine show distinct patterns of cell degeneration and apoptosis in the developing rat neonatal brain. *J Matern Fetal Neonatal Med.* 2016;29(23):3827-3833.

74. Sanders RD, Sun P, Patel S, et al. Dexmedetomidine provides cortical neuroprotection: impact on anaesthetic-induced neuroapoptosis in the rat developing brain. *Acta Anaesthesiol Scand.* 2010;54:710-716.

75. Shih J, May LD, Gonzalez HE, et al. Delayed environmental enrichment reverses sevoflurane-induced memory impairment in rats. *Anesthesiology.* 2012;116:586-602.

76. Wilder RT, Flick RP, Sprung J, et al. Early exposure to anesthesia and learning disabilities in a population-based birth cohort. *Anesthesiology.* 2009;110:796-804.

77. Flick RP, Katusic SK, Colligan RC, et al. Cognitive and behavioral outcomes after early exposure to anesthesia and surgery. *Pediatrics.* 2011;128:e1053-e1061.

78. DiMaggio C, Sun LS, Kakavouli A, et al. A retrospective cohort study of the association of anesthesia and hernia repair surgery with behavioral and developmental disorders in young children. *J Neurosurg Anesthesiol.* 2009;21:286-291.

79. Dimaggio C, Sun L, Li G. Early childhood exposure to anesthesia and risk of developmental and behavioral disorders in a sibling birth cohort. *Anesth Analg.* 2011;113:1143-1151.

80. Backeljauw B, Holland SK, Altaye M, Loepke AW. Cognition and brain structure following early childhood surgery with anesthesia. *Pediatrics.* 2015;136(1):e1-e12.

81. Ing C, DiMaggio C, Whitehouse A, et al. Long-term differences in language and cognitive function after childhood exposure to anesthesia. *Pediatrics.* 2012;130:e476-e485.

82. O'Leary JD, Janus M, Duku E, et al. A population-based study evaluating the association between surgery in early life and child development at primary school entry. *Anesthesiology.* 2016;125:272-279.

83. Graham MR, Brownell M, Chateau DG, et al. Neurodevelopmental assessment in kindergarten in children exposed to general anesthesia before the age of 4 years: a retrospective matched cohort study. *Anesthesiology.* 2016;125(4):667-677.

84. Glatz P, Sandin RH, Pedersen NL, et al. Association of anesthesia and surgery during childhood with long-term academic performance. *JAMA Pediatr.* 2017;171(1):e163470.

85. Bartels M, Althoff RR, Boomsma DI. Anesthesia and cognitive performance in children: no evidence for a causal relationship. *Twin Res Hum Genet.* 2009;12:246-253.

86. Hansen TG, Pedersen JK, Henneberg SW, et al. Academic performance in adolescence after inguinal hernia repair in infancy: a nationwide cohort study. *Anesthesiology.* 2011;114(5):1076-1085.

87. Davidson AJ, Disma N, de Graaff JC, et al. GAS consortium. Neurodevelopmental outcome at 2 years of age after general anaesthesia and awake-regional anaesthesia in infancy (GAS): an international multicentre, randomised controlled trial. *Lancet.* 2015;387(10015):239-250.

88. Sun LS, Li G, Miller TL, et al. Association between a single general anesthesia exposure before age 36 months and neurocognitive outcomes in later childhood. *JAMA.* 2016;315:2312-2320.

89. Berger M, Nadler JW, Browndyke J, et al. Postoperative cognitive dysfunction: minding the gaps in our knowledge of a common postoperative complication in the elderly. *Anesthesiol Clin.* 2015;33(3):517-550.

90. McCann ME, Soriano SG. Perioperative central nervous system injury in neonates. *Br J Anaesth.* 2012;109(suppl 1):i60-i67.

91. Hovens IB, Schoemaker RG, van der Zee EA, et al. Thinking through postoperative cognitive dysfunction: how to bridge the gap between clinical and pre-clinical perspectives. *Brain Behav Immun.* 2012;26:1169-1179.

92. Cayabyab R, McLean CW, Seri I. Definition of hypotension and assessment of hemodynamics in the preterm neonate. *J Perinatol.* 2009;29(suppl 2):S58-S62.

93. Vavilala MS, Lee LA, Lee M, et al. Cerebral autoregulation in children during sevoflurane anaesthesia. *Br J Anaesth.* 2003;90:636-641.

94. Torvik A. The pathogenesis of watershed infarcts in the brain. *Stroke.* 1984;15:221-223.

95. Meng L, Gelb AW. Regulation of cerebral autoregulation by carbon dioxide. *Anesthesiology.* 2015;122:196-205.

96. Xie Z, Vutskits L. Lasting impact of general anaesthesia on the brain: mechanisms and relevance. *Nat Rev Neurosci.* 2016;17(11):705-717.

PREPARO PRÉ-OPERATÓRIO E MANEJO INTRAOPERATÓRIO

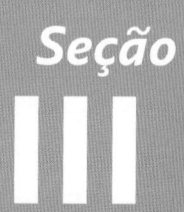

13 AVALIAÇÃO E MEDICAÇÃO PRÉ-ANESTÉSICA

Rebecca M. Gerlach e Bobbie Jean Sweitzer

AVALIAÇÃO PRÉ-OPERATÓRIA: VISÃO GERAL

A anestesiologia como especialidade está continuamente expandindo seus horizontes, em especial na área de medicina perioperatória. O atual papel do anestesiologista engloba não somente o período intraoperatório, mas também a avaliação de risco pré-operatório e a implementação de estratégias para reduzir o risco perioperatório com finalidade de melhorar o resultado cirúrgico. A avaliação pré-operatória é o pilar da segurança e da eficácia anestésica. Seja realizada em um ambiente médico específico para exame pré-operatório ou imediatamente antes da anestesia, o objetivo da anamnese e do exame físico é o mesmo: formular um planejamento anestésico para minimizar o risco e maximizar a qualidade da recuperação. Exames complementares e consulta com outros médicos podem ser indicados antes da cirurgia para diagnosticar uma doença com base nos fatores de risco identificados ou otimizar o tratamento. Os registros médicos e de anestesias prévias com frequência revelam detalhes acerca de diagnósticos ou complicações passadas, sendo sempre revisados durante a avaliação. As *Normas Práticas da Avaliação Pré-anestésica* da American Society of Anesthesiologists (ASA) fornecem diretrizes para o consulta pré-anestésica e exame físico, além da seleção dos exames pré-operatórios e do melhor momento para realizá-los.[1]

Histórico e Exame Físico

A avaliação pré-anestésica leva em conta o procedimento planejado, a doença atual, as comorbidades, a revisão detalhada de sistemas, o histórico de anestesias passadas com revisão das complicações, a avaliação de alergias e medicações, a documentação de uso ou abuso de substâncias e a última ingestão oral, caso tenha ocorrido no dia da cirurgia. A severidade da doença, a eficácia do tratamento e o impacto da doença na rotina são explorados a fim de determinar a necessidade de se alterar o planejamento anestésico. O histórico pré-anestésico é uma abordagem abrangente do estado atual de saúde do paciente e sua capacidade de realizar as atividades

Tabela 13.1 Sistema de Classificação do Estado Físico da American Society of Anesthesiologists

Classificação ES ASA[a]	Definição	Exemplos, incluindo, mas não limitado a
ASA I	Paciente normal e saudável	Saudável, não fumante, consumo nulo ou mínimo de álcool
ASA II	Paciente com doença sistêmica leve	Doenças leves somente sem limitações funcionais substanciais. Exemplos incluem (mas não se limitam a) fumantes, consumidores de bebida alcoólica socialmente, gravidez, obesidade (30 < IMC < 40), DM/HTN controlada, doença pulmonar leve
ASA III	Paciente com doença sistêmica grave	Limitações funcionais substanciais; uma ou mais doenças moderadas a severas. Exemplos incluem (mas não se limitam a) DM ou HTN mal controlada, DPOC, obesidade mórbida (IMC ≥ 40), hepatite ativa, dependência ou abuso de álcool, marcapasso implantado, redução moderada da fração de ejeção, DRET submetida à diálise regularmente, neonato prematuro com IPC < 60 semanas, histórico (> 3 meses) de IM, AVC, AIT ou DAC/stents
ASA IV	Paciente com doença sistêmica grave que representa ameaça constante à vida	Exemplos incluem (mas não se limitam a) IM recente (< 3 meses), AVC, AIT ou DAC/stents, isquemia cardíaca presente ou disfunção valvar grave, redução grave da fração de ejeção, sepse, CID, SARA ou DRET não submetida à diálise regularmente
ASA V	Paciente moribundo sem expectativa de sobrevivência sem a cirurgia	Exemplos incluem (mas não se limitam a) ruptura de aneurisma abdominal/torácico, trauma massivo, hemorragia intracraniana ocupadora de volume, isquemia intestinal devido a patologia cardíaca significativa ou falência múltipla de órgãos/sistemas
ASA VI	Paciente com morte cerebral declarada cujos órgãos estão sendo removidos para fins de doação	

SARA, Síndrome da angústia respiratória aguda; ASA, American Society of Anesthesiologists; ES ASA, Estado físico ASA; IMC, índice de massa corpórea; DAC, doença arterial coronariana; DPOC, doença pulmonar obstrutiva crônica; AVC, acidente vascular cerebral; CID, coagulação intravascular disseminada; DM, diabetes melito; DRET, doença renal em estágio terminal; HTN, hipertensão; IM, infarto do miocárdio; IPC, idade pós-conceptual; AIT, ataque isquêmico transitório.

[a]A adição da letra "E" denota cirurgia de emergência. (Define-se emergência quando a demora no tratamento do paciente levaria a aumento significativo da ameaça à vida ou parte do corpo.)

De American Society of Anesthesiologists. ASA Physical Status Classification System. www.asahq.org.

diárias, aspectos que são combinados para se determinar um escore de estado físico ASA (escore EF ASA) (Tabela 13.1). A avaliação da capacidade funcional, ou condição cardiorrespiratória, norteia pesquisas adicionais. A capacidade de se realizar atividade de moderada intensidade sem sintomas, correspondendo a um escore de equivalentes metabólicos (METS) igual ou maior que 4, prediz um baixo risco de complicações perioperatórias (Quadro 13.1).[2] A incapacidade de realizar tarefas cotidianas indica ausência de reserva cardiorrespiratória ou pode resultar de doença neuromuscular ou pulmonar, anemia ou sedentarismo geral, sendo todos indicativos de risco elevado.

Preditores clínicos de via aérea difícil, identificados por meio de questionário de triagem, podem requerer alterações de abordagem (Tabela 13.2; Capítulo 16). O histórico pessoal ou familiar de hipertermia maligna ou deficiência de pseudocolinesterase (Capítulo 11) deve ser anotado, e precauções apropriadas devem ser tomadas.

Um exame físico pré-anestésico inicia-se com a inspeção geral do paciente, como presença de deficiências físicas (p. ex., uso de andador ou cadeira de rodas) ou dificuldade respiratória (p. ex., uso de oxigênio ou musculatura acessória, cianose). Também é importante detectar

Quadro 13.1 Equivalentes Metabólicos da Capacidade Funcional

METs—Níveis de Exercício
1 – Alimentando-se, trabalhando no computador, vestindo-se
2 – Descendo escadas ou em sua casa, cozinhando
3 – Caminhando 1 a 2 quarteirões
4 – Varrendo folhas, cuidando do jardim
5 – Subindo 1 a 2 andares de escadas, dançando, andando de bicicleta
6 – Jogando golfe, carregando tacos
7 – Jogando tênis individualmente
8 – Subindo escadas rapidamente, praticando *cooper* de baixa velocidade
9 – Pulando corda lentamente, andando de bicicleta moderadamente
10 – Nadando rapidamente, correndo ou praticando *cooper* de alta velocidade
11 – Esquiando longas distâncias, jogando basquete em quadra inteira
12 – Correndo rapidamente por distâncias moderadas a longas

MET, Equivalente metabólico. 1 MET = consumo de 3,5 mL de O_2/min/kg de peso corpóreo.
De Jette M, Sidney K, Blümchen G. Metabolic equivalents (METS) in exercise testing, exercise prescription, and evaluation of functional capacity. *Clin Cardiol*. 1990;13:555-565.

Tabela 13.2 Características Pré-operatórias dos Pacientes Associadas a Possível Dificuldade de Manejo das Vias Aéreas	
Ventilação Sob Máscara Difícil[a]	**Laringoscopia Direta Difícil**
Idade > 55 anos	Histórico relatado de intubação difícil, pneumonia aspirativa após intubação, trauma dental ou oral secundário à intubação
Apneia do sono obstrutiva (ASO) ou ronquidão	ASO ou ronquidão
Radioterapia, cirurgia ou trauma prévios em cabeça/pescoço	Radioterapia, cirurgia ou trauma prévios em cabeça/pescoço
Ausência de dentes	Doença congênita: Síndrome de Down, síndrome de Treacher-Collins, síndrome de Pierre Robin
Barba	Doença inflamatória/artrítica: artrite reumatoide, espondilite anquilosante, esclerodermia
Índice de massa corpórea (IMC) > 26 kg/m²	Obesidade Doença ou cirurgia prévia da coluna cervical

[a]Dados de Langeron O, Masso E, Huraux C, et al. Prediction of difficult mask ventilation. *Anesthesiology*. 2000;92:1229-1236.

Tabela 13.3 Componentes do Exame de Vias Aéreas	
Componente do Exame de Vias Aéreas	**Achados Preocupantes**
Comprimento dos incisivos superiores	Relativamente longos
Relação entre incisivos maxilares e mandibulares durante o fechamento normal da boca	Mordida proeminente (incisivos maxilares anteriores aos incisivos mandibulares)
Relação entre incisivos maxilares e mandibulares durante a protrusão voluntária da mandíbula (capacidade de induzir o prognatismo; teste de mordida do lábio superior)	Incapacidade de trazer os incisivos mandibulares anteriormente (à frente) aos incisivos maxilares; incapaz de morder o lábio superior
Distância entre incisivos	Menor que 3 cm
Visibilidade da úvula	Não visualizável quando a língua está protraída com o paciente sentado (p. ex., Mallampati classe II)
Complacência do espaço mandibular/oral	Altamente arqueado ou muito estreito; radioterapia ou alterações cirúrgicas; tenso, rígido, ocupado por massa ou não resiliente
Distância tireomentoniana	<3 dedos ou <6 cm
Comprimento do pescoço	Curto
Espessura do pescoço	Espesso
Alcance do movimento de cabeça e pescoço	Incapaz de tocar a extremidade do queixo no tórax ou de estender o pescoço

Modificado de Apfelbaum JL, Hagberg CA, Caplan RA, et al. Practice guidelines for management of the difficult airway: an updated report by the American Society of Anesthesiologists Task Force on Management of the Difficult Airway. *Anesthesiology*. 2013;118:251.

alteração do estado mental. O exame inclui a avaliação das vias aéreas (Tabela 13.3)[3] incluindo a classificação de Mallampati (Fig. 13.1); sinais vitais, incluindo a saturação de oxigênio; e mensuração de altura e peso. Realizam-se inspeção da frequência e ritmo do pulso, auscultação de sopros e exame de possíveis edemas periféricos. É importante realizar auscultação em busca de ruídos respiratórios anormais. Desvios da normalidade podem indicar doença recente ou em evolução.

Investigações e Exames

As investigações pré-operatórias são indicadas para se avaliarem condições clínicas presentes ou para diagnosticar doenças quando um resultado anormal pode ter impacto sobre o manejo do paciente, ou ainda direcionar exames complementares (Quadro 13.2). Raramente é útil realizar uma bateria de exames pré-operatórios de *triagem ou rotina*, embora seja uma prática que persista entre alguns médicos com base na "tradição da prática, crença de que outros médicos irão querer tais testes, preocupações médico-legais, preocupações acerca de atraso ou cancelamento da cirurgia e falta de ciência sobre evidência ou diretrizes."[4] Não obstante, exames pré-operatórios de rotina (e não indicados por uma doença) raramente resultam em alterações do manejo ou em benefício ao paciente.[5] Exames pré-operatórios obrigatórios não levam em consideração o custo do atendimento, uma vez que são onerosos e a interpretação dos resultados consome tempo para uma utilidade clínica limitada.[6] Exames pré--operatórios podem ser indicados com base em critérios de doença, conforme sumarizado na Tabela 13.4, tendo em vista que resultados anormais terão impacto sobre o manejo do paciente. Ademais, exames para pacientes específicos podem ser indicados com base no procedimento planejado ou no estado do paciente (Tabela 13.5).

Para a maior parte dos pacientes que são submetidos a cirurgias ambulatoriais ou de baixo risco, não são necessários exames pré-operatórios (Capítulo 37). Para pacientes que serão submetidos a cirurgia ambulatorial com doença estável ou controlada, não há aumento dos eventos adversos perioperatórios ou diferenças nos resultados em comparação àqueles que não realizam exames pré-operatórios.[7] Ademais, em cirurgias de catarata (Capítulo 31), a eliminação dos exames pré-operatórios não altera o resultado e fornece economia significativa do ponto de vista financeiro.[8] As investigações são necessárias somente quando a avaliação clínica do paciente revela sintomas novos ou que apresentem piora que exijam exames adicionais, mesmo que não se tenha um procedimento cirúrgico em vista. O histórico de

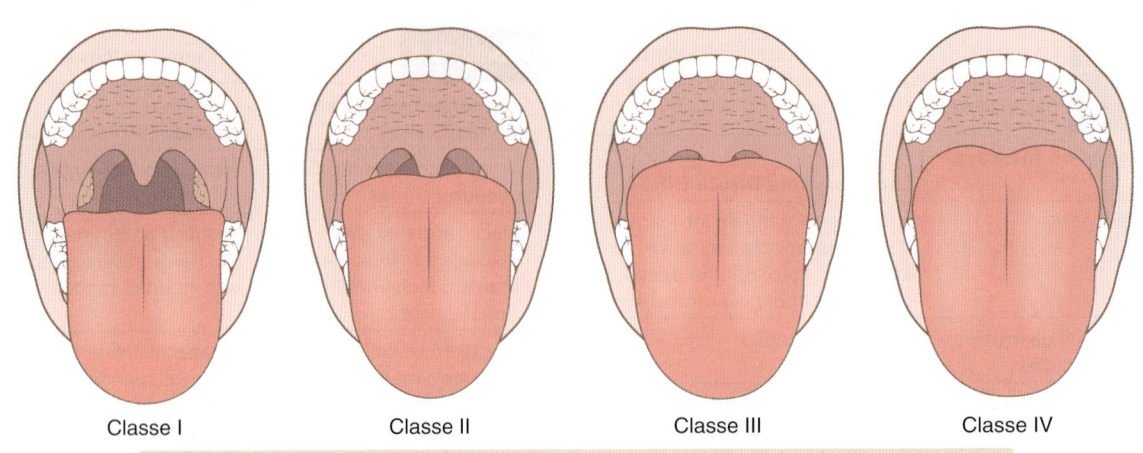

Classe I   Classe II   Classe III   Classe IV

Fig. 13.1 A classificação Mallampati das vias aéreas é um instrumento clínico utilizado para avaliar a facilidade de obtenção de via aérea patente. Classe I, visualização do palato mole, fauces, úvula e pilares anterior e posterior. Classe II, visualização do palato mole, fauces e úvula. Classe III, visualização do palato mole e base da úvula. Classe IV (difícil), palato mole não visualizável.

Quadro 13.2 Indicações Adequadas para Exames Complementares Pré-operatórios

Exames complementares pré-operatórios são recomendados quando se suspeita de resultado anormal com base nos fatores de risco clínicos, de forma que o resultado irá:

- Estabelecer novo diagnóstico
- Direcionar outros exames ou consultas pré-operatórios
- Informar sobre uso de medicação pré-operatória
- Alterar a monitoração e o manejo intraoperatórios
- Influenciar a escolha da abordagem cirúrgica ou técnica anestésica
- Influenciar a decisão de adiar ou cancelar a cirurgia
- Alterar a disposição pós-operatória
- Estabelecer o perfil de risco transoperatório para comunicação entre outros médicos e paciente

---

dispneia progressiva ao esforço, dor torácica recente ou síncope fornece maior benefício do que o eletrocardiograma (ECG) de rotina ou radiografias de tórax. Ao se optar por uma investigação pré-operatória, tanto os exames dirigidos à doença quanto o perfil de risco do procedimento cirúrgico proposto são considerados para garantir que somente os exames indicados sejam requisitados e que exames desnecessários sejam evitados.

Embora seja bastante requisitado, o ECG pré-operatório de rotina não acrescenta informações úteis ao cuidado dos pacientes cirúrgicos, particularmente se solicitado para pacientes com idade avançada[5,9] (Capítulo 35). As recomendações de exames com base na idade derivam da incidência aumentada de anormalidades encontradas no ECG de pacientes idosos. A especificidade de uma anormalidade do ECG em predizer eventos cardíacos adversos no período pós-operatório é de apenas 26%, sendo que o ECG normal não exclui doença cardíaca.[10] As Normas Práticas de Avaliação Pré-anestésica da ASA advertem que a idade isolada, na ausência de outros fatores de risco clínicos, pode não ser uma indicação para ECG (Quadro 13.3).[1] O ECG pode ser útil para suspeita de distúrbios eletrolíticos, sintomas cardíacos ativos, suspeita de hipertensão pulmonar conhecida ou arritmias (Tabela 13.4). A Tabela 13.5 fornece recomendações da American College of Cardiology/American Heart Association (ACC/AHA) no que diz respeito ao ECG pré-operatório.

Exame de rotina para gravidez, particularmente em adolescentes, é um tema controverso. Algumas instituições fornecem informação aos pacientes acerca dos riscos potenciais para anestesia e cirurgia da gestante, contudo permitem que tais pacientes recusem o exame. Outras instituições exigem que todas as mulheres com idade fértil sejam submetidas a teste de gravidez por meio da urina no dia da cirurgia (Capítulo 34). *As Normas Práticas de Avaliação Pré-anestésica da ASA* afirmam que "a literatura é imprecisa em informar pacientes e médicos se a anestesia pode causar ou não efeitos deletérios no início da gestação" e recomenda que exames de gravidez sejam oferecidos às mulheres somente se o resultado do exame for alterar o manejo.[1] Se os exames forem realizados, resultados rápidos e confiáveis são melhores quando obtidos no dia da cirurgia e não com antecedência, exceto quando o histórico sugere gravidez.

Consultas

O planejamento adequado dos cuidados pré-operatórios para um paciente com comorbidade complexa ou pouco investigada é, com frequência, melhor conduzido em colaboração com médicos especialistas. O propósito de se consultarem outros profissionais é buscar aconselhamento específico relacionado ao diagnóstico ou manejo de uma doença, a fim de auxiliar o planejamento anestésico seguro, e não para *rastreio pré-operatório*, o que raramente seria útil. Um resumo do histórico médico do paciente, exames diagnósticos relevantes, juntamente com perguntas direcionadas e objetivos claros aumentam a utilidade da consulta. A boa coordenação e comunicação pré-operatória entre anestesio-

Tabela 13.4	Recomendações de Exames Complementares Diagnósticos Pré-operatórios[a]
Exame	**Quadro Clínico**
Albumina	Anasarca; doença hepática; desnutrição; má absorção
β-hCG	Suspeita de gravidez
Hemograma	Abuso de álcool; anemia; dispneia; doença hepática ou renal; malignidade; desnutrição; histórico pessoal de hemorragia; baixa tolerância a exercício; quimioterapia ou radioterapia recentes[b]
Creatinina	Doença renal; diabetes mal controlada
Radiografia de tórax	Sintomas pulmonares significativos agudos ou crônicos e ativos, como tosse ou dispneia; achados físicos anormais ou sem explicação ao exame do tórax; insuficiência cardíaca descompensada; malignidade no tórax; radioterapia[b]
Eletrocardiograma	Abuso de álcool; condição cardíaca ativa (dor torácica nova ou que piora, ou dispneia, palpitações, taquicardia, ritmo irregular, bradicardia sem explicação, sopro não diagnosticado, S_3, insuficiência cardíaca descompensada); desfibrilador-cardioversor implantável (DCI); apneia do sono obstrutiva; marca-passo; hipertensão pulmonar; radioterapia;[b] obesidade severa; síncope; uso de amiodarona ou digoxina
Eletrólitos	Abuso de álcool; doença cardiovascular, hepática, renal ou tireóidea; diabetes; desnutrição; uso de digoxina ou diuréticos
Glicose e/ou HbA$_{1c}$	Diabetes; obesidade severa; uso de corticosteroides
EFHs	Abuso de álcool; doença hepática; exposição a hepatite recente; distúrbio hemorrágico não diagnosticado
Contagem de plaquetas	Abuso de álcool; doença hepática; distúrbio hemorrágico (histórico pessoal ou familiar); malignidade hematológica; quimioterapia ou radioterapia recentes; trombocitopenia
TP	Abuso de álcool; doença hepática; desnutrição; distúrbio hemorrágico (histórico pessoal ou familiar); uso de warfarina
TTP	Distúrbio hemorrágico (histórico pessoal ou familiar); estado hipercoagulável não diagnosticado; uso de heparina não fracionada
TSH, T$_3$, T$_4$	Bócio; doença tireóidea; dispneia sem explicação; fadiga; palpitações; taquicardia
Urinálise	Infecção de trato urinário (suspeita)

β-hCG, Gonadotrofina coriônica humana β [ensaio] (teste de gravidez); *HbA$_{1c}$*, hemoglobina glicada; *EFHs*, exames de função hepática (albumina, bilirrubina, alanina aminotransferase e aspartato aminotransferase); *TP*, tempo de protrombina; *TTP*, tempo de tromboplastina parcial; *S3*, terceira bulha cardíaca; *T$_3$*, triiodotironina; *T$_4$*, tiroxina; *TSH*, hormônio tireoestimulante.

[a]Esses exames são indicados somente com finalidade de estabelecer diagnóstico, prever riscos ou alterar tratamentos em situações nas quais haverá impacto no manejo perioperatório. É improvável que sejam úteis para procedimentos de baixo risco ou em pacientes com condições crônicas estáveis.
[b]Somente com radioterapia de tórax, mamas e pulmões.

logista, cirurgião e especialista são de vital importância para a melhoria dos resultados perioperatórios e para evitar eventos adversos.

Consultas pré-operatórias podem ser indicadas para os seguintes casos:

(1) Diagnóstico, avaliação e melhora de uma doença nova ou mal controlada, ou
(2) Estratificação de um perfil de risco clínico que paciente e equipe médica podem usar para tomada de decisões.

IMPLICAÇÕES ANESTÉSICAS DE COMORBIDADES COMUNS

Hipertensão

A severidade e duração da hipertensão (HAS) correlacionam-se com o grau de lesão de órgão-alvo e riscos de morbimortalidade. Doença cardíaca isquêmica, insuficiência cardíaca, insuficiência renal e doença cerebrovascular são comuns em pacientes hipertensos. A hipertensão grave pré-indução anestésica (pressão arterial sistólica [PAS] > 200 mmHg) é um fator de risco independente para infarto do miocárdio (IM) pós-operatório.[11] Pacientes hipertensos são mais propensos a arritmias, instabilidade pressórica intraoperatória e isquemia do miocárdio. Contudo, em pacientes com PA menor que 180/110 mmHg, há pouca evidência de que o adiamento da cirurgia aumente a segurança para o paciente.[12] Uma PA basal confiável é melhor estabelecida por meio de diversas medidas consecutivas em um ambiente de baixo estresse, comparada à medida imediatamente antes da indução na sala de cirurgia. Recomenda-se a manutenção da PA dentro de um intervalo de 20% do valor basal do paciente para adequada perfusão tecidual. Se estiver presente lesão importante de órgão-alvo ou planeja-se lançar mão de

Tabela 13.5	Recomendações para Exames Basais Pré-anestésicos Específicos do Paciente[a]
Procedimento/Tipo de Paciente	**Exame**
Injeção de contraste	Creatinina[b]
Potencial para perda significativa de sangue	Hemoglobina/hematócrito[b]
Probabilidade de necessidade de transfusão	Tipagem e triagem
Possibilidade de gravidez	Teste de gravidez[c]
Doença renal em estágio terminal	Nível de potássio[d]
Diabetes	Mensuração da glicemia no dia da cirurgia[d]

[a]Não para estabelecer diagnóstico ou guiar o manejo *pré-operatório*.
[b]Resultados de exames laboratoriais dentro de três meses da data da cirurgia são aceitáveis, exceto quando estão presentes anormalidades graves, ou quando a condição do paciente mudou.
[c]O teste de gravidez de rotina não é recomendado no dia anterior à cirurgia. O histórico cuidadoso e a rotina local determinam se é indicado o teste de gravidez.
[d]Nenhum nível absoluto de potássio ou de glicose foi determinado previamente à cirurgia e à anestesia. Os benefícios do procedimento devem ser contrabalançados com os riscos de se proceder com um paciente que possua resultados anormais.

Quadro 13.3 Recomendações para Eletrocardiograma de 12 Derivações em Repouso Pré-operatório

Classe IIa
- O eletrocardiograma (ECG) em repouso de 12 derivações é razoável em pacientes com doença arterial coronariana conhecida, arritmia significativa ou outra doença cardíaca estrutural significativa, exceto em pacientes submetidos à cirurgia de baixo risco

Classe IIb
- O eletrocardiograma (ECG) em repouso de 12 derivações pode ser considerado para pacientes assintomáticos sem doença cardíaca coronariana conhecida exceto aqueles submetidos à cirurgia de baixo risco

Classe III: Sem Benefício
- O eletrocardiograma (ECG) em repouso de 12 derivações de rotina não é útil para pacientes assintomáticos submetidos à cirurgia de baixo risco

De Fleisher LA, Fleischmann KE, Auerbach AD, et al. 2014 ACC/AHA guideline on perioperative cardiovascular evaluation and management of patients undergoing noncardiac surgery: a report of the American College of Cardiology/American Heart Association Task Force on practice guidelines. *J Am Coll Cardiol*. 2014;64:e77-137.

---

técnica hipotensora intraoperatória, o risco é minimizado pelo controle excelente da PA por meio de titulação das medicações previamente ao ato cirúrgico.[12] Esse controle requer semanas de terapia para regressão gradual de alterações vasculares, uma vez que diminuições abruptas da PA podem resultar em isquemia miocárdica ou eventos cerebrovasculares.

Doença Arterial Coronariana

A doença arterial coronariana (DAC) abrange desde uma doença leve e estável com pouco impacto sobre o resultado perioperatório, até uma doença grave que cursa com complicações significativas durante a anestesia e a cirurgia. A história, o exame físico e especialmente a determinação do estado funcional formam a base para a avaliação cardíaca. O objetivo é identificar pacientes com chance de se beneficiar de tratamento clínico adicional e, em casos mais raros, da revascularização coronariana antes da cirurgia. As diretrizes da ACC/AHA acerca de avaliação e manejo cardiovascular perioperatório de pacientes submetidos a cirurgias não cardíacas direciona a avaliação da DAC e os exames adequados para identificar pacientes com risco de eventos adversos cardiovasculares graves (EACG).[9]

Nem todos os pacientes com suspeita de DAC necessitam de testes de estresse ou angiografia. Em pacientes com sintomas estáveis (p. ex., excluindo-se pacientes com insuficiência cardíaca sintomática, arritmias significativas, doença cardíaca valvar grave, angina recente ou síndrome coronariana aguda), uma capacidade funcional moderada ou alta (METS ≥ 4) exclui a necessidade de investigação cardíaca adicional.[9] Pacientes com baixo risco ($< 1\%$) de EACG com base na associação do risco clínico e cirúrgico *não* necessitam de exames adicionais.[9] A Figura 13.2 detalha um algoritmo para a avaliação da DAC. O risco de EACG é facilmente calculado por meio de ferramentas online estabelecidas pela American College of Surgeons National Surgical Quality Improvement Program (ACS NSQIP).[13] Essas ferramentas de avaliação foram desenvolvidas por meio de análise de dados de mais de 1,4 milhões de pacientes de diversas instituições com incorporação das características de seus pacientes, bem como códigos de terminologia de procedimentos, para estimar risco de desfechos adversos específicos. Alternativamente, o Índice de Risco Cardíaco Revisado (IRCR) é uma ferramenta validada para avaliar o risco de EACG, incorporando seis critérios: (1) presença de doença cardíaca isquêmica, (2) histórico de insuficiência cardíaca, (3) histórico de doença cerebrovascular, (4) diabetes melito tratada com insulina, (5) nível de creatinina de 2 mg/mL ou maior e (6) procedimentos vasculares intratorácicos, intra-abdominais ou suprainguinais.[14] A presença de 0, 1, 2 ou 3 desses fatores é associada a 0,5, 1,3, 4 e 9% de risco de EACG, respectivamente.[14] Portanto, a presença de dois ou mais critérios de IRCR constitui-se em risco aumentado. Pacientes com risco elevado de EACG ($> 1\%$) com classe funcional menor que METS 4 podem beneficiar-se de teste de estresse farmacológico, porém somente se os resultados apresentarem impacto sobre o cuidado perioperatório.[9]

Ao contrário do esperado, a angioplastia coronariana percutânea (ACP) ou a revascularização miocárdica cirúrgica (RVM) antes de cirurgia não cardíaca não beneficia a maior parte dos pacientes com DAC. O único estudo randomizado prospectivo sobre revascularização pré-operatória comparada ao manejo clínico não conseguiu demonstrar

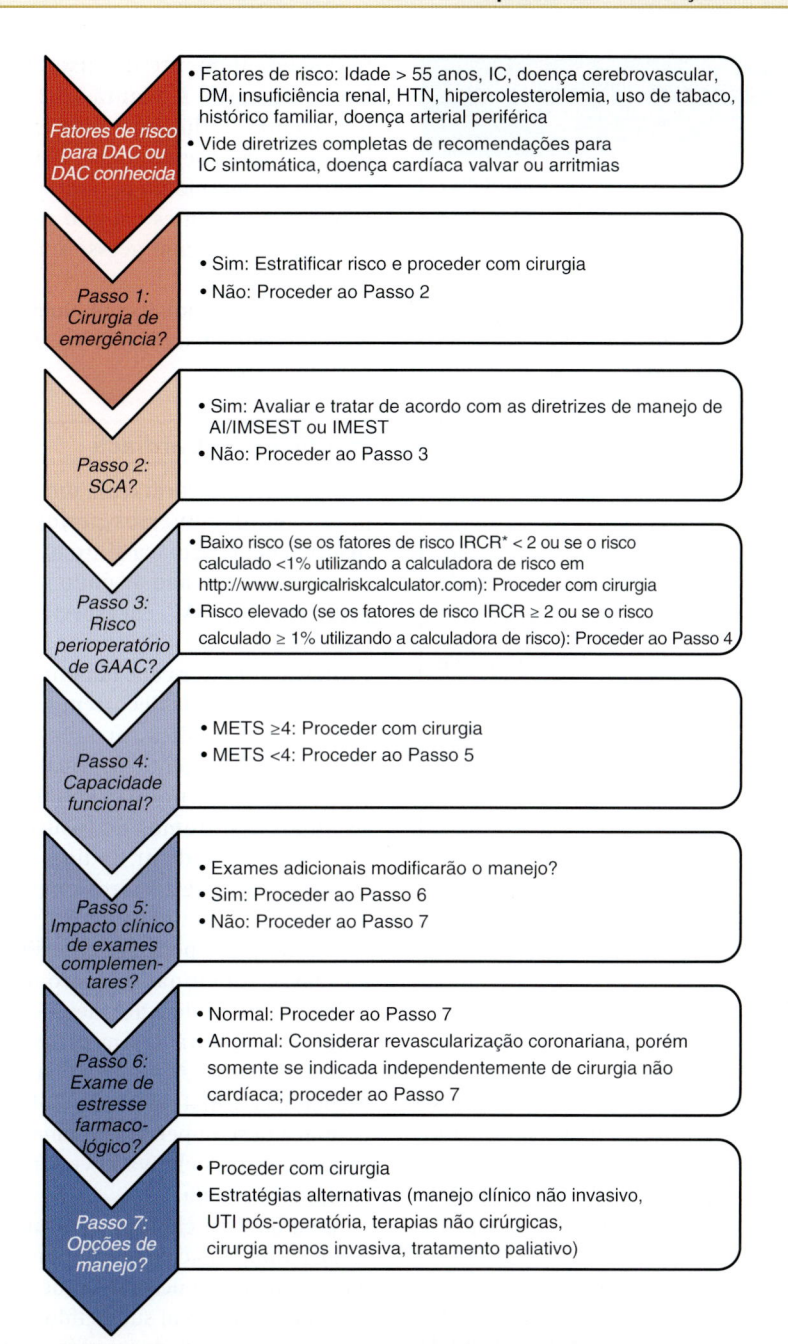

Fig. 13.2 Algoritmo simplificado para a avaliação cardiovascular de pacientes para cirurgia não cardíaca. *SCA,* Síndrome coronariana aguda; *DAC,* doença arterial coronariana; *Cr,* creatinina sérica; *DM,* diabetes melito; *IC,* insuficiência cardíaca; *UTI,* unidade de terapia intensiva; *EACG,* evento adverso cardíaco grave; *METS,* equivalente metabólico de pontuação por atividade; *IMSEST,* infarto do miocárdio sem elevação do segmento ST; *IMEST,* IM com elevação do segmento ST; *AI,* angina instável. *Índice de risco cardíaco revisado (IRCR) = doença isquêmica, IC, DM, Cr > 2, doença cerebrovascular ou cirurgia de alto risco (intratorácica, intra-abdominal ou vascular). (Modificado de Fleisher LA, Fleischmann KE, Auerbach AD, et al. 2014 ACC/AHA guideline on perioperative cardiovascular evaluation and management of patients undergoing noncardiac surgery: a report of the American College of Cardiology/American Heart Association Task Force on practice guidelines. *J Am Coll Cardiol.* 2014;64:e77-137.)

Quadro 13.4 Recomendações para Manejo Perioperatório de Fármacos Antiplaquetários em Pacientes com *Stents* Coronários

- A descontinuação precoce da terapia com tienopiridinas (p. ex., clopidogrel ou triclopidina) possui consequências potencialmente catastróficas. Os profissionais da saúde devem discutir estratégias para terapia antiplaquetária perioperatória com o cardiologista do paciente antes da descontinuação.
- Procedimentos eletivos que requerem descontinuação da terapia com tienopiridinas devem ser deferidos até 1 mês após da colocação de *stents* metálicos não recobertos (SMNR).
- Procedimentos eletivos que requerem descontinuação da terapia com tienopiridinas devem ser deferidos até 6 meses após colocação de um *stent* farmacológico (SF) caso seja colocado para doença arterial coronariana estável, ou até 12 meses após a colocação de SF se utilizado para síndrome coronariana aguda (SCA), ou em outras situações de alto risco (p.ex., *stents* múltiplos, *stents* pequenos, estenose de *stent* recente).
- A realização de cirurgia de urgência dentro de 3 a 6 meses após a colocação do SF pode ser considerada se o risco de cirurgia tardia for maior do que o risco de trombose de *stent*.
- Pacientes com SMNR ou SF devem continuar utilizando aspirina possivelmente ao longo de todo o procedimento. A dose diária recomendada é de 81 mg (faixa de 75 a 100 mg), por apresentar menor risco de hemorragia e fornecer proteção isquêmica comparável.

Levine GN, Bates ER, Bittl JA, et al. 2016 ACC/AHA Guideline Focused Update on Duration of Dual Antiplatelet Therapy in Patients With Coronary Artery Disease. A Report of the American College of Cardiology/American Heart Association Task Force on Clinical Practice Guidelines 68(10): 1082-1115.

diferenças nos resultados.[15] A cirurgia não cardíaca logo após uma revascularização é associada, na verdade, a altas taxas de morbidade e mortalidade.[15] Somente os pacientes com doença instável ou grave que seriam submetidos à revascularização pré-operatória, independentemente do preparo para a cirurgia não cardíaca, tendem a usufruir benefício da mesma. O manejo de agentes antiplaquetários é complexo em pacientes submetidos a ICP, especialmente com *stents* farmacológicos (SF), uma vez que requerem meses, ou mesmo toda a vida, de terapia antiplaquetária para prevenir eventos catastróficos como reobstrução ou trombose aguda do *stent*. O tipo de *stent*, SF ou metálico não revestido (SMNR), deve ser identificado e acompanhado com auxílio de um cardiologista, de acordo com as recomendações publicadas, que foram atualizadas em 2016 pela ACC/AHA (Quadro 13.4).[16,16a] A terapia antiplaquetária prescrita não deve ser interrompida durante o período de alto risco sem consulta prévia a um cardiologista familiarizado com *stents* coronarianos, ou sem discussão aprofundada com o paciente acerca dos riscos de se interromperem esses fármacos, especialmente para procedimentos eletivos.[16] Se for possível, a aspirina deverá ser continuada ao longo de todo o período perioperatório, e a tienopiridina (em geral, o clopidogrel) deverá ser reiniciada tão logo for possível. Evidências sustentam a continuação da aspirina em pacientes de alto risco (prevenção secundária ou após *stent* coronariano) durante a maioria dos procedimentos,

independentemente do discreto risco de complicações hemorrágicas.[17] A Figura 13.3 traz mais detalhes acerca dos agentes antiplaquetários em situações específicas. Se ocorrer trombose do *stent*, a ICP pode ser realizada com segurança, mesmo no período pós-operatório imediato, de forma que pacientes em alto risco são melhor conduzidos em instituições com acesso imediato a cardiologia intervencionista.[12]

A terapia adicional com bloqueadores β-adrenérgicos ou estatinas pode reduzir EACG. O Quadro 13.5 resume essas recomendações.

Insuficiência Cardíaca

A insuficiência cardíaca é um fator de risco significativo para eventos adversos perioperatórios. Pacientes com insuficiência cardíaca sintomática possuem risco significativamente elevado de óbito perioperatório comparados a pacientes com DAC, em especial com fração de ejeção ventricular esquerda (FEVE) menor que 30%.[9] A insuficiência cardíaca pode ser causada por disfunção sistólica (fração de ejeção reduzida decorrente de contratilidade anormal), disfunção diastólica (pressões de enchimento aumentadas com relaxamento anormal, mas com contratilidade e fração de ejeção normais) ou uma combinação de ambas. Os sinais e sintomas de insuficiência cardíaca incluem queixa de falta de ar, fadiga, ortopneia, dispneia paroxítica noturna, estertores crepitantes ou terceira bulha. A avaliação da função ventricular esquerda por meio de ecocardiografia pode ser indicada em pacientes com piora da classe funcional (Quadro 13.6).[9] A disfunção diastólica corresponde a até metade dos casos de insuficiência cardíaca, embora sejam escassas diretrizes de cuidado perioperatório. A idade avançada e a hipertensão são associadas a disfunção diastólica. Como a insuficiência cardíaca descompensada é uma condição cardíaca de alto risco, a cirurgia eletiva deve ser adiada até que a condição esteja controlada.

Com base na classificação funcional da New York Heart Association,[18] pacientes com insuficiência classe IV (sintomas em repouso) necessitam de avaliação por um cardiologista antes de serem submetidos à anestesia. Procedimentos menores com cuidado anestésico monitorado (CAM) podem ser realizados, contanto que a condição do paciente seja estável.

Doença Valvar

Sopros cardíacos podem ser clinicamente irrelevantes ou um sinal de anormalidades valvares. Sopros funcionais por fluxo turbulento através dos tratos aórtico e pulmonar são encontrados em estados de alto débito cardíaco (hipertireoidismo, gravidez, anemia). Pacientes idosos e com fatores de risco para DAC, histórico de febre reumática, volume intravascular aumentado, doença pulmonar, cardiomegalia, ECG anormal e presença de sopro formam um grupo mais propenso a doenças orovalvares. Sopros diastólicos são sempre patológicos e requerem avaliação. Se há suspeita de doença valvar significativa, a avaliação com ecocardiografia

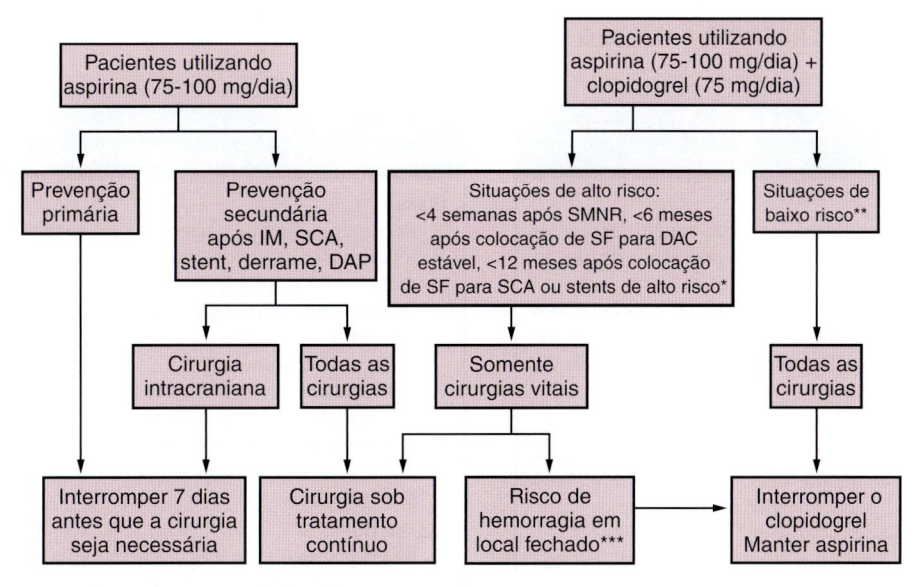

IM, Infarto do miocárdio; *SCA*, síndrome coronariana aguda; *DAP*, doença arterial periférica;
ICP, intervenção coronariana percutânea; *SMNR*, stent metálico não revestido; *SF*, stent farmacológico.

*Stents de alto risco: longos (>36 mm), proximais, com sobreposição, ou *stents* múltiplos,
stents em obstruções totais crônicas, ou em pequenos vasos ou lesões bifurcadas.

**Exemplos de situações de baixo risco: >1 mês após SMNR, derrame, IM não complicado,
ICP sem stent.

***Risco de hemorragia em local fechado: neurocirurgia intracraniana, cirurgia do canal intramedular,
Cirurgia oftálmica da câmara posterior. Nessas situações, a relação risco/benefício de se manter
vs interromper a aspirina deve ser avaliada para cada caso individualmente; caso seja mantida,
é importante a reinstituição pós-operatória precoce.

Fig. 13.3 Algoritmo para manejo perioperatório de pacientes sob terapia antiplaquetária. (De
Chassot PG, Delabays A, Spahn DR. Perioperative antiplatelet therapy: the case for continuing
therapy in patients at risk of myocardial infarction. *Br J Anaesth*. 2007;99:316-328. Modificado
para refletir atualizações de Levine GN, Bates ER, Bittl JA, et al. 2016 ACC/AHA Guideline focused
update on duration of dual antiplatelet therapy in patients with coronary artery disease. A report
of the American College of Cardiology/American Heart Association Task Force on clinical practice
guidelines. 2016;68[10]: 1082-1115.)

Quadro 13.5 Redução do Risco Perioperatório com Bloqueadores β-Adrenérgicos e Estatinas: Recomendações

Bloqueadores β-Adrenérgicos

Classe I
- Bloqueadores β-adrenérgicos devem ser continuados em pacientes submetidos a cirurgias e que têm sido cronicamente tratados com esses fármacos.

Classe IIa
- É razoável que o manejo pós-operatório de bloqueadores β-adrenérgicos seja guiado pelas circunstâncias clínicas, independentemente de quando o agente foi iniciado.

Classe IIb
- Em pacientes com isquemia de miocárdio de risco intermediário a alto descoberta em exames de estratificação de risco pré-operatórios, pode ser razoável iniciar terapia com bloqueadores β-adrenérgicos no período perioperatório.
- Em pacientes com três ou mais fatores de risco do Índice de Risco Cardíaco Revisado (IRCR) (p. ex., diabetes melito, IC, DAC, insuficiência renal, acidente vascular cerebral), pode ser razoável iniciar a terapia com bloqueadores β-adrenérgicos antes da cirurgia.
- Em pacientes com indicação antiga para terapia com bloqueadores β-adrenérgicos mas sem fatores de risco IRCR, o benefício da conduta de iniciar a terapia no período perioperatório é incerto na redução do risco perioperatório.
- Em pacientes nos quais a terapia com bloqueadores β-adrenérgicos é iniciada, pode ser razoável começá-la no período perioperatório com antecedência suficiente para avaliar a segurança e tolerabilidade, preferencialmente mais que 1 dia antes da cirurgia.

Classe III: Dano
- A terapia com bloqueadores β-adrenérgicos não deve ser iniciada no dia da cirurgia.

Estatinas

Classe I
- Estatinas devem ser continuadas em pacientes que as estão recebendo e que serão submetidos a cirurgia não cardíaca.

Classe IIa
- A instituição perioperatória da terapia com estatinas é razoável em pacientes que serão submetidos a cirurgia vascular.

Classe IIb
- A instituição perioperatória da terapia com estatinas pode ser considerada em pacientes com indicações clínicas e que serão submetidos a procedimentos de alto risco, segundo diretrizes de terapia clínica.

DAC, Doença arterial coronariana; *IC*, insuficiência cardíaca.
De Fleisher LA, Fleischmann KE, Auerbach AD, et al. 2014 ACC/AHA guideline on perioperative cardiovascular evaluation and management of patients undergoing noncardiac surgery: a report of the American College of Cardiology/American Heart Association Task Force on practice guidelines. *J Am Coll Cardiol*. 2014;64:e77-e137.

Quadro 13.6 Avaliação da Função Ventricular Esquerda: Recomendações

Classe IIa
- É razoável que pacientes com dispneia de origem desconhecida sejam submetidos a avaliação pré-operatória da função do ventrículo esquerdo (VE).
- É razoável que pacientes com insuficiência cardíaca com dispneia que se agrava ou outras alterações do estado clínico sejam submetidos a avaliação pré-operatória da função do VE.

Classe IIb
- A reavaliação da função do VE em pacientes clinicamente estáveis com disfunção do VE previamente documentada pode ser considerada se não foi realizada uma avaliação dentro de um ano.

Classe III: Sem benefício
- Avaliação pré-operatória de rotina da função do VE não recomendada.

De Fleisher LA, Fleischmann KE, Auerbach AD, et al. 2014 ACC/AHA guideline on perioperative cardiovascular evaluation and management of patients undergoing noncardiac surgery: a report of the American College of Cardiology/American Heart Association Task Force on practice guidelines. *J Am Coll Cardiol.* 2014;64:e77-e137.

é recomendada quando se planeja realizar anestesia espinhal ou geral. Em pacientes com lesão valvar severa (regurgitação ou estenose) nos quais a intervenção seria indicada, deve-se considerar o reparo pré-operatório antes de cirurgia eletiva (Quadro 13.7).[19]

A profilaxia antibiótica para prevenção de endocardite infecciosa não é mais recomendada em pacientes com anormalidades valvares em coração nativo (Quadro 13.8).[20] Pacientes com transplante cardíaco prévio e doença valvar ou valva protética requerem profilaxia, porém somente para certos casos de procedimentos dentários ou manipulação de tecido infectado. As recomendações para a profilaxia de endocardite infecciosa encontram-se no Quadro 13.8.

Dispositivos Eletrônicos Cardíacos Implantados

Marcapassos e desfibriladores-cardioversores implantáveis (DCIs) são tipos de dispositivos eletrônicos cardíacos implantáveis (DECIs). Podem ser afetados pela interferência eletromagnética (IEM) comumente encontrada durante procedimentos, como de cautério monopolar, radiação externa, magnetismo ou outro estímulo elétrico. Um DECI pode perceber IEM e interpretá-la (1) como uma frequência cardíaca subjacente e suspender inapropriadamente o ritmo (chamado *oversensing*) quando o paciente encontra-se bradicárdico ou (2) como uma arritmia, fornecendo desfibrilação inadequada para a anormalidade detectada. O fenômeno de *oversensing* pode causar instabilidade hemodinâmica em um paciente dependente do marcapasso (cuja frequência cardíaca subjacente esteja baixa ou ausente) durante períodos de IEM contínua (p. ex., períodos prolongados de cauterização, exame de ressonância magnética). A desfibrilação inadequada pode resultar em movimento inesperado do paciente em um momento crítico, como durante cirurgia ocular ou neurocirurgia, causando grave dano ao paciente.

Quadro 13.7 Doença Cardíaca Valvar: Recomendações Perioperatórias para Doença Valvar Aórtica e Mitral

Classe I
1. Recomenda-se que pacientes com suspeita de estenose ou regurgitação valvar de grau moderado ou severo sejam submetidos a ecocardiografia pré-operatória se (1) não tiver sido realizada a ecocardiografia dentro de 1 ano ou (2) se houve alteração significativa do estado clínico ou exame físico desde a última avaliação.
2. Para adultos que atendem às indicações clínicas para intervenção valvar (substituição e reparo) com base nos sintomas e severidade da estenose ou regurgitação, a intervenção antes da cirurgia não cardíaca eletiva é eficaz na redução do risco perioperatório.

Classe IIa
1. É razoável realizar cirurgia não cardíaca eletiva de alto risco com monitoração hemodinâmica intraoperatória e pós-operatória adequadas em pacientes com estenose aórtica severa assintomática.
2. É razoável realizar cirurgia não cardíaca eletiva de alto risco com monitoração hemodinâmica intraoperatória e pós-operatória adequadas em adultos com regurgitação mitral severa assintomática.
3. É razoável realizar cirurgia não cardíaca eletiva de alto risco com monitoração hemodinâmica intraoperatória e pós-operatória adequadas em adultos com regurgitação aórtica (RA) severa assintomática e FEVE normal.

Classe IIb
1. Cirurgia não-cardíaca eletiva de alto risco usando monitorização hemodinâmica intraoperatória e pós-operatória apropriada pode ser razoável em pacientes assintomáticos com estenose mitral grave se a aparência morfológica da válvula não for favorável para comissurotomia percutânea por balão mitral.

FEVE, Fração de ejeção do ventrículo esquerdo.
De Nishimura RA, Otto CM, Bonow RO, et al. 2014 AHA/ACC guideline for the management of patients with valvular heart disease: a report of the American College of Cardiology/American Heart Association Task Force on Practice Guidelines. *Circulation.* 2014;129:e521-e643.

Se ocorrer durante repolarização ventricular (onda R a T), a desfibrilação pode causar fibrilação ventricular. Por essas razões, quando se antecipa uma IEM, o DECI requer ajuste pré-operatório (p. ex., desativação do DCI ou colocação do marcapasso em modo assíncrono). Pode ser necessária uma consulta com o fabricante do dispositivo ou um cardiologista, sendo a informação do contato gravada em um cartão que ficará em posse do paciente.

Em alguns casos, o uso de um magneto é adequado para alterar temporariamente a função do DECI. Em geral, o magneto fará com que o marcapasso funcione em modo assíncrono sob determinada frequência (p. ex., irá ignorar todos os estímulos externos e continuará gerando ritmo independentemente da IEM ou da frequência subjacente do paciente). O magneto geralmente fará o DCI suspender suas configurações de controle de taquiarritmias.

Essas regras nem sempre se aplicam a certos dispositivos, o que torna recomendável uma verificação pré-operatória pelo serviço de eletrofisiologia para verificar a função do magneto e reprogramar o DECI quando necessário. Uma exceção importante se aplica a DECIs que funcionam tanto como marcapasso quanto DCI. Nesse

Quadro 13.8 Recomendações para Profilaxia de Endocardite em Condições Cardíacas Associadas ao mais Alto Risco de Evolução Adversa

Classe IIa

1. A profilaxia contra endocardite infecciosa é razoável para os seguintes pacientes *com o maior risco* de evolução adversa com essa condição e que serão submetidos a procedimentos odontológicos que envolvem manipulação de tecido gengival ou da região periapical dos dentes, ou ainda perfuração da mucosa oral:
   - Pacientes com valvas cardíacas protéticas ou material protético utilizado para reparo de valva cardíaca.
   - Pacientes com endocardite infecciosa prévia.
   - Pacientes com DCC.
   - DCC cianótica não tratada, incluindo *shunts* e tubos paliativos.
   - Defeito cardíaco congênito completamente reparado com material ou dispositivo protético, quer posicionado cirurgicamente ou por cateterismo, durante os primeiros 6 meses após o procedimento.
   - DCC reparada com defeitos residuais no local ou adjacente ao local de um adesivo ou dispositivo protético (ambos inibem a endotelialização).
   - Receptores de transplante cardíaco com regurgitação valvar devido a uma válvula estruturalmente anormal.

Classe III

1. A profilaxia contra endocardite infecciosa não é recomendada para procedimentos não odontológicos (como ecocardiograma transesofágico, esofagogastroduodenoscopia ou colonoscopia) diante da ausência de infecção ativa.

DCC, Doença cardíaca congênita.
Modificado de Nishimura RA, Carabello BA, Faxon DP, et al. ACC/AHA 2008 guideline update on valvular heart disease: focused update on infective endocarditis: a report of the American College of Cardiology/American Heart Association Task Force on Practice Guidelines: endorsed by the Society of Cardiovascular Anesthesiologists, Society for Cardiovascular Angiography and Interventions, and Society of Thoracic Surgeons. *Circulation.* 2008;118:887-896.

Tabela 13.6 Fatores Preditivos Positivos de Complicações Pulmonares Pós-operatórias[a]

Fator de Risco	Relação de Probabilidade
Fator de Risco Potencial Relacionado ao Paciente	
Idade avançada	2,09-3,04
Classificação ASA ≥ II	2,55-4,87
ICC	2,93
Dependência funcional	1,65-2,51
DPOC	1,79
Perda de peso	1,62
Sensibilidade prejudicada	1,39
Consumo de tabaco	1,26
Consumo de álcool	1,21
Fator de Risco Potencial Relacionado ao Procedimento	
Reparo de aneurisma aórtico	**6,90**
Cirurgia torácica	**4,24**
Cirurgia abdominal	**3,01**
Cirurgia abdominal superior	**2,91**
Neurocirurgia	**2,53**
Cirurgia prolongada	**2,26**
Cirurgia de cabeça e pescoço	**2,21**
Cirurgia de emergência	**2,21**
Cirurgia vascular	**2,10**
Anestesia geral	**1,83**
Transfusão perioperatória	**1,47**
Exames Laboratoriais	
Níveis de albumina < 35 g/L	**2,53**
Radiografia torácica	4,81

ASA, American Society of Anesthesiologists; *ICC*, insuficiência cardíaca congestiva; *DPOC*, doença pulmonar obstrutiva crônica.
[a]Ao menos evidência razoável para sustentar o fator de risco particular. Modificado de Smetana GW, Lawrence VA, Cornell JE. American College of Physicians: preoperative pulmonary risk stratification for noncardiothoracic surgery: systematic review for the American College of Physicians. *Ann Intern Med.* 2006;144:581-595.

caso, o magneto irá desativar somente o DCI e *não* afetará a função de marcapasso, de forma que esses dispositivos necessitam de reprogramação caso se antecipe uma IEM em paciente dependente de marcapasso.[21] Os DCIs devem ser desativados pelo magneto ou por reprogramação somente em ambiente provido com dispositivos de monitoração e cardioversão externa. Se um DECI for reprogramado, deve ser novamente examinado e ligado antes que o paciente deixe o local de monitoração. Os métodos de se evitar interferência por IEM incluem o uso de cauterização bipolar (*versus* monopolar) quando possível e posicionar a placa do eletrocautério de forma a evitar transmissão da corrente através do DECI. Geralmente, procedimentos abaixo do umbigo não causarão IEM com o DECI.

Doença Pulmonar

Doenças pulmonares elevam tanto complicações perioperatórias pulmonares quanto não pulmonares. Os preditores de complicações pulmonares pós-operatórias (CPP) incluem idade avançada, insuficiência cardíaca, doença pulmonar obstrutiva crônica (DPOC), tabagismo, estado geral de saúde (incluindo deficiências físicas ou mentais)

e apneia do obstrutiva do sono (AOS) (Tabela 13.6).[22] A asma bem controlada não aumenta as complicações perioperatórias, ao passo que pacientes com asma mal controlada (evidenciada por sibilo durante a indução anestésica) apresentam risco de complicações. Diferentemente da asma, quanto maior a severidade da DPOC, maior o risco de complicações pulmonares; contudo, não há grau de severidade que absolutamente contraindique a cirurgia. Os riscos com DPOC são menores do que os de pacientes com insuficiência cardíaca, idade avançada ou estado geral precário.

O valor dos exames pré-operatórios de rotina, geralmente onerosos, tem sido muito questionado. Surpreendentemente, exames de função pulmonar de rotina, radiografias torácicas e gasometria arterial não predizem risco pulmonar e oferecem pouca informação adicional à avaliação

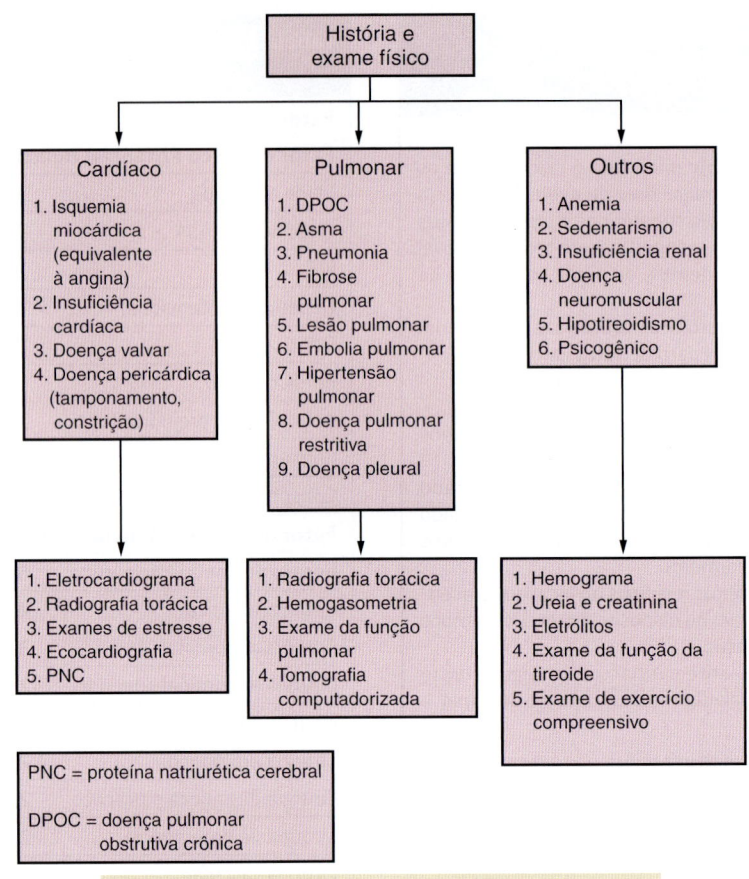

Fig. 13.4 Diretrizes para avaliação de dispneia.

clínica. As taxas de CPP são reduzidas maximizando-se o fluxo aéreo na doença obstrutiva, tratando infecções e insuficiência cardíaca e utilizando manobras de expansão pulmonar como tosse, recrutamento, espirometria ativa, pressão positiva ao final da expiração (PEEP) e pressão positiva contínua das vias aéreas (CPAP). A "reabilitação" prévia à cirurgia por meio de exercícios controlados para aumentar a capacidade funcional dos pacientes pode ser um meio eficaz de melhorar a recuperação e diminuir as complicações.[23]

Um histórico de dispneia pode ser comumente causado por DPOC ou asma. Contudo, há muitas outras causas pulmonares e não pulmonares de dispneia, das quais estas precisam ser diferenciadas. Outras causas de dispneia incluem a isquemia do miocárdio, insuficiência cardíaca, doença pulmonar restritiva, anemia e distúrbios neuromusculares. A Figura 13.4 sugere um planejamento diagnóstico para investigar a dispneia.

Apneia Obstrutiva do Sono

A apneia obstrutiva do sono (AOS) é causada por obstrução intermitente das vias aéreas (Capítulo 50) e constitui fator de risco para complicações perioperatórias.[24] Pacientes com AOS possuem maior incidência de diabetes, hipertensão,

fibrilação atrial, bradiarritmias, ectopia ventricular, derrame, insuficiência cardíaca, hipertensão pulmonar, cardiomiopatia dilatada e DAC.[22] Esses pacientes apresentam predisposição a obstrução de vias aéreas perioperatória, hipoxemia, atelectasia, isquemia miocárdica, pneumonia e hospitalização prolongada.[25]

Ronquidão, sonolência diurna, hipertensão, obesidade e histórico familiar de AOS são fatores de risco para AOS.[26] O questionário STOP-BANG foi desenvolvido e validado na clínica pré-operatória anestésica para triar pacientes com AOS (Fig. 13.5).[26] Pacientes que utilizam dispositivos de CPAP devem trazê-los consigo para os procedimentos. A ASA e a Sociedade de Anestesia Ambulatorial (SAMBA) publicaram recomendações para o cuidado perioperatório de pacientes com AOS, que inclui diagnóstico e tratamento pré-operatórios da AOS quando possível e adequação da cirurgia ambulatorial.[27,28]

Obesidade

A obesidade extrema define-se como índice de massa corpórea (IMC) igual ou maior a 40. Pacientes obesos podem apresentar AOS, insuficiência cardíaca, diabetes, hipertensão, hipertensão pulmonar, via aérea difícil, oxigenação arterial reduzida e aumento do volume gástrico. Equipamentos especiais são necessários para manejar pacientes obesos: manguitos de PA de tamanho grande, dispositivos de manejo das vias áreas, bem como mesas de cirurgia e macas maiores para suportar o peso excessivo.

Diabetes Melito

Pacientes com diabetes mal controlado possuem risco aumentado de complicações perioperatórias por múltiplas razões. A lesão tecidual causada por hiperglicemia crônica resulta em insuficiência renal, derrames, neuropatias periféricas, deficiências visuais e doença cardiovascular. O diabetes mal controlado, revelado pelo aumento a hemoglobina glicada (HbA$_{1c}$ ≥ 7%), contribui para infecções de sítio operatório, infecções sistêmicas, outras morbidades e óbito.[29] A HbA$_{1c}$ aumentada no pré-operatório é um preditor dos níveis de glicemia perioperatórios.[30] A tentativa de controle durante o curto período perioperatório provavelmente não impactará substancialmente nos resultados de diabéticos submetidos a cirurgias; contudo, o controle pré-operatório ideal da glicemia deve ser um objetivo antes de cirurgias eletivas de alto risco. A cetoacidose diabética e a hipoglicemia (glicose < 70 g/dL) são as únicas condições que absolutamente indicam necessidade de intervenção perioperatória. Os objetivos do controle da glicemia são prevenir a hipoglicemia durante o jejum e evitar hiperglicemia e cetose extremas.

Doença Renal

A doença renal é associada a hipertensão, doença cardiovascular, volume intravascular excessivo, distúrbios eletrolíticos, acidose metabólica e, com frequência, gera a necessidade de se alterarem os tipos e as quantidades de fármacos anestésicos administrados. A hemodiálise deve ser realizada no dia anterior à cirurgia eletiva para evitar complicações relacionadas a hiper ou hipovolemia e maiores distúrbios eletrolíticos. Muitos pacientes com insuficiência renal são cronicamente hipercalêmicos e toleram aumentos discretos do potássio sérico sem maiores consequências. Uma concentração sérica de potássio menor que 6 mEq/dL obtida imediatamente antes da cirurgia é aceitável.

Meios de contraste radiográfico reduzem transitoriamente a taxa de filtração glomerular (TFG) em quase todos os pacientes, porém pacientes diabéticos ou insuficientes renais apresentam risco bastante maior de desenvolver nefropatia induzida por contraste. A simples hidratação com solução não hiperclorêmica e a manutenção de PA média adequada reduzem a lesão.[31]

Anemia

A anemia pré-operatória é um achado comum e é fortemente associado à necessidade de transfusão sanguínea (Capítulo 24). Tanto a anemia quanto a transfusão aumen-

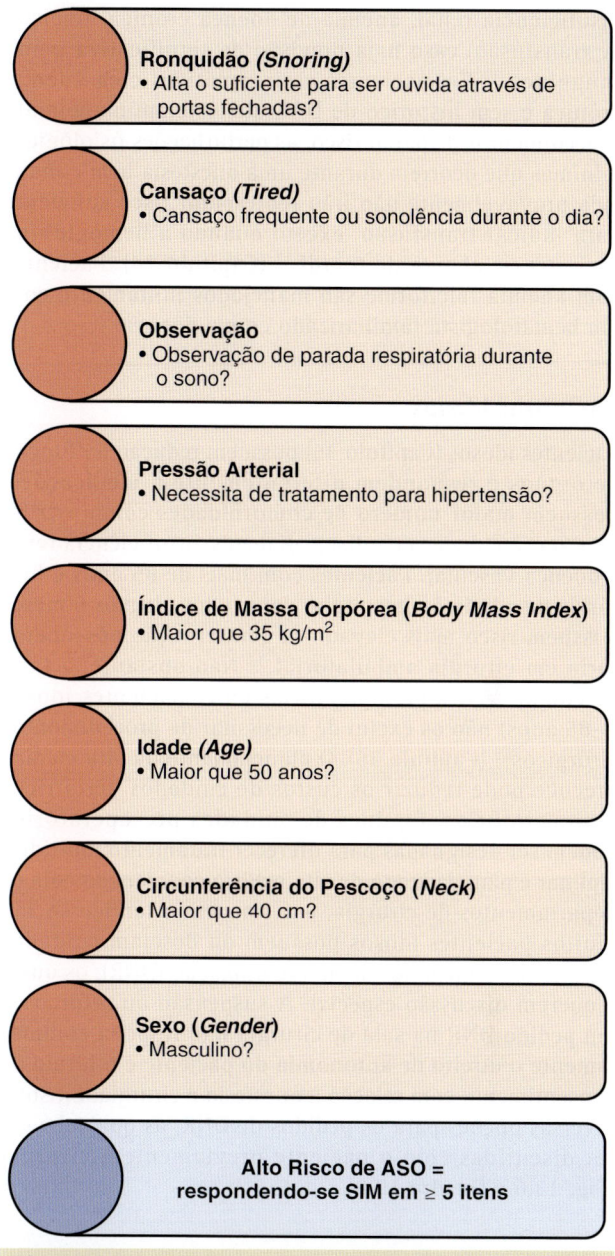

Fig. 13.5 Questionário de triagem STOP-BANG para apneia do sono obstrutiva (ASO). (De Chung F, Yegneswaran B, Liao P, et al. STOP Questionnaire. A tool to screen patients for obstructive sleep apnea. *Anesthesiology*. 2008;108:812-821.)

tam os riscos de morbidade e mortalidade.[32] É indicada uma avaliação da causa da anemia antes de procedimentos eletivos. A simples revisão do volume corpuscular médio (VCM) para classificação em micro, normo ou macrocítica guiará a indicação de exames adicionais. O exame do ferro e a pesquisa de sangue oculto na presença de anemia microcítica são especialmente úteis, tendo em vista que esse tipo comum de anemia pode ser minimizado com suplementação pré-operatória de ferro. A administração de eritropoietina é indicada em alguns pacientes (p. ex., insuficiência renal, anemia de doença crônica, rejeição de transfusão) caso haja previsão de significativa perda sanguínea.[33] Em pacientes assintomáticos com anemia crônica e sem histórico de DAC que estejam planejando procedimentos de baixo risco, as perturbações fisiológicas mínimas que ocorrem durante uma anestesia bem conduzida provavelmente não irão representar risco suficiente para indicar transfusão, exceto quando a hemoglobina encontra-se abaixo de 6 g/dL[33] (Capítulo 24). Pacientes com anemia falciforme são manejados juntamente com um hematologista familiarizado com a doença.

Pacientes Idosos

Pacientes idosos (Capítulo 35) possuem redução da função de órgãos e respondem diferentemente a medicações. Possuem maior número de comorbidades como artrite, hipertensão, doença cardíaca, diabetes, insuficiência renal e doença vascular. Pacientes com mais de 85 anos e histórico de admissão hospitalar dentro dos últimos 6 meses possuem risco mais elevado de reinternação pós-operatória em cirurgia ambulatorial.[34] Não obstante, a taxa de complicações perioperatórias entre pacientes idosos (>85 anos) não os exclui de necessitar de procedimentos cirúrgicos[35] (Capítulo 35). O planejamento da alta médica precoce pode reduzir os custos de cuidados geriátricos perioperatórios. Equipes de cuidados pré-operatórios podem ser designadas para oferecer tratamento multidisciplinar e planejamento de alta médica coordenado com os departamentos de cirurgia, enfermagem e serviço social. Muitos pacientes idosos possuem ou desejam cuidados específicos ou pedidos de não reanimação (DNR), os quais requerem discussão especial. A suspensão ou reforço de um pedido DNR na sala de cirurgia não respeita completamente o direito de autonomia do paciente e o termo de consentimento com relação à anestesia e cirurgia. Existem diversas opções para os pedidos de DNR, as quais devem ser discutidas com o paciente previamente à cirurgia (Fig. 13.6 e Quadro 13.9).

FORMULAÇÃO DE UM PLANO ANESTÉSICO

Avaliação de Risco e Termo de Consentimento

Há diversos fatores importantes a serem considerados quando se formula um plano anestésico os quais podem tornar certas escolhas mais recomendáveis que outras (Quadro 13.10). A avaliação do risco é útil para se compararem desfechos, controlarem custos, considerar compensação e ajudar nas decisões difíceis de recomendar o cancelamento ou adiamento de um procedimento, quando os riscos são muito elevados ou prováveis. Uma ferramenta simples e importante da avaliação de risco comumente utilizada é a classificação ES ASA (Tabela 13.1); contudo, riscos adicionais relacionados ao procedimento também devem ser considerados (Fig. 13.7). A calculadora de risco cirúrgico da ACS NSQIP fornece uma estimativa mais

completa do risco relacionado ao paciente e ao procedimento.[13] A avaliação do risco é importante para informar aos pacientes acerca do processo de consentimento (Quadro 13.11).

O termo de consentimento deve ser obtido para todos os procedimentos não emergenciais e é um requerimento legal em todas as jurisdições dos Estados Unidos, além de ser extensamente utilizado em nível internacional. O documento envolve, no mínimo, indicações de tratamento em termos que um leigo possa compreender, bem como elucidação de alternativas. Muitos anestesiologistas realizam avaliação pré-operatória e obtêm o termo de consentimento momentos antes de um paciente ser submetido a um procedimento grande e potencialmente fatal ou desfigurante. Os efeitos do esclarecimento extensivo são estressantes em um momento no qual os pacientes e familiares podem estar despreparados para considerar racionalmente as implicações. O termo de consentimento deve conter uma discussão dos riscos que são comuns, porém menores, assim como as complicações raras e graves (Quadro 13.11). Ao longo da discussão pré-operatória, uma interação profissional e tranquilizadora auxiliará na redução da ansiedade do paciente.

Medicações

As instruções para o paciente manter ou descontinuar medicações são uma parte crítica do planejamento perioperatório, tendo em vista que medicações podem ser benéficas ou deletérias durante a cirurgia, ou que a cessação abrupta da terapia pode ser prejudicial. As comorbidades do paciente e a natureza do procedimento são levadas em consideração quando se realiza manejo das medicações. Um resumo de recomendações para administração perioperatória de medicações encontra-se disponível na Tabela 13.7. Diversas classes farmacológicas merecem menção especial.

Em geral, medicações cardíacas e fármacos anti-hipertensivos são mantidos antes da cirurgia. Inibidores da enzima conversora de angiotensina (IECAs), bloqueadores do receptor de angiotensina (BRAs), diuréticos e anticoagulantes podem ser benéficos mesmo no dia da cirurgia. A decisão acerca desses fármacos depende do volume intravascular, do estado hemodinâmico, do grau de disfunção cardíaca, da adequação do controle da PA do paciente e de quaisquer preocupações antecipadas sobre a anestesia ou o volume intravascular. A melhor abordagem para pacientes com doença grave é continuar todas as medicações cardíacas. Uma abordagem similar é presumidamente benéfica em pacientes que não requerem anestesia geral ou que estão sendo submetidos a procedimentos de risco baixo a intermediário. Se os IECAs e BRAs forem mantidos, a dose dos fármacos indutores anestésicos e demais anestésicos deve ser ajustada. O potencial de ocorrência de hipotensão deve ser contrabalançado com o impacto terapêutico positivo de se manterem esses fármacos durante o período perioperatório.[36]

Recomenda-se (indicação classe I) que β-bloqueadores sejam mantidos em pacientes que os utilizam para trata-

_____ Opção 1 – Reanimação Total

Eu, _____, desejo que medidas de ressuscitação total sejam empregadas durante minha anestesia e na unidade de cuidados pós-anestésicos, em qualquer situação.

_____

_____ Opção 2 – Reanimação Limitada: Direcionada pelo procedimento

Durante minha anestesia e na unidade de cuidados pós-anestésicos, eu, _____, rejeito os seguintes procedimentos:

_____

_____

_____ Opção 3 – Reanimação Limitada: Direcionada pelo objetivo

Eu, _____, desejo que sejam realizadas tentativas de me reanimar durante minha anestesia e na unidade de cuidados pós-anestésicos somente se, diante do julgamento clínico do anestesiologista e cirurgião responsáveis, os eventos clínicos adversos forem temporários e reversíveis.

_____ Opção 4 – Reanimação Limitada: Direcionada pelo objetivo

Eu, _____, desejo que sejam realizadas tentativas de me reanimar durante minha anestesia e na unidade de cuidados pós-anestésicos somente se, diante do julgamento clínico do anestesiologista e cirurgião responsáveis, esses esforços de ressuscitação sustentarão meus seguintes objetivos e valores: _____

_____

Assinatura do paciente ou responsável	Data
Assinatura do médico	Data
Assinatura da testemunha	Data

Fig. 13.6 Cuidados anestésicos para o paciente com pedido de não reanimação (DNR, _do-not-ressuscitate_). (De Truog RD, Waisel DB. Do-not-resuscitate orders: from the ward to the operating room; from procedures to goals. _Int Anesthesiol Clin._ 2001;39:53-65.)

Quadro 13.9 Pedido de não Reanimação (DNR, _Do-Not-Ressuscitate_) no Período Perioperatório

A administração da anestesia envolve, necessariamente, algumas práticas e procedimentos que podem ser vistos como "reanimação" em outros cenários. Previamente a procedimentos que requerem anestesia, quaisquer diretivas existentes que limitem o emprego de procedimentos de ressuscitação (ou seja, pedidos de não reanimação e/ou diretivas avançadas) devem, quando possível, ser revisados com o paciente ou responsável designado. Como resultado dessa revisão, o estado dessas diretivas deve ser esclarecido ou modificado com base nas preferências do paciente. Uma das três seguintes alternativas pode fornecer resultado satisfatório em muitos casos.

A. _Tentativas Totais de Reanimação_: O paciente ou responsável podem requerer a suspensão completa de diretivas existentes durante anestesia e período pós-operatório imediato consentindo, dessa forma, utilização de quaisquer procedimentos de ressuscitação que possam ser apropriados para tratar eventos clínicos que ocorram nesse período.

B. _Tentativas Limitadas de Reanimação Definidas em Relação a Procedimentos Específicos_: O paciente ou responsável podem escolher continuar a recusar certos procedimentos específicos de ressuscitação (p.ex., compressões torácicas, desfibrilação ou intubação traqueal). O anestesiologista deve informar o paciente ou responsável sobre quais procedimentos são (1) essenciais para o sucesso da anestesia e procedimento proposto e (2) quais procedimentos não são essenciais e podem ser recusados.

C. _Tentativas Limitadas de Reanimação Definidas com Relação aos Objetivos e Valores do Paciente_: O paciente ou responsável pode permitir que o anestesiologista e a equipe cirúrgica ou procedimental faça julgamento clínico na determinação de quais procedimentos de ressuscitação são apropriados no contexto da situação e dos objetivos e valores declarados pelo paciente. Por exemplo, alguns pacientes podem desejar todos os procedimentos de reanimação para o manejo de eventos clínicos adversos que sejam julgados como breves e facilmente reversíveis, porém podem negar tratamento em condições que provavelmente resultem em sequela permanente, como comprometimento neurológico ou dependência indesejável de tecnologia de sustentação da vida.

De American Society of Anesthesiologists. Ethical Guidelines for the Anesthesia Care of Patients With Do-Not-Resuscitate Orders or Other Directives That Limit Treatment. October 16, 2013. www.asahq.org.

Quadro 13.10 Considerações que Influenciam a Escolha da Técnica Anestésica

Fatores do Paciente
- Doenças coexistentes
- Risco de aspiração
- Idade
- Cooperação do paciente
- Facilidade antecipada de manejo das vias aéreas
- Estado de coagulação
- Resposta prévia à anestesia
- Preferência do paciente

Fatores do Procedimento
- Local da cirurgia
- Técnica cirúrgica (p. ex., laparoscópica *versus* abordagem aberta)
- Posição do paciente durante a cirurgia
- Duração da cirurgia

Fatores Logísticos
- Disposição pós-operatória
- Planejamento analgésico pós-operatório
- Disponibilidade de equipamentos (p. ex., ultrassonografia)

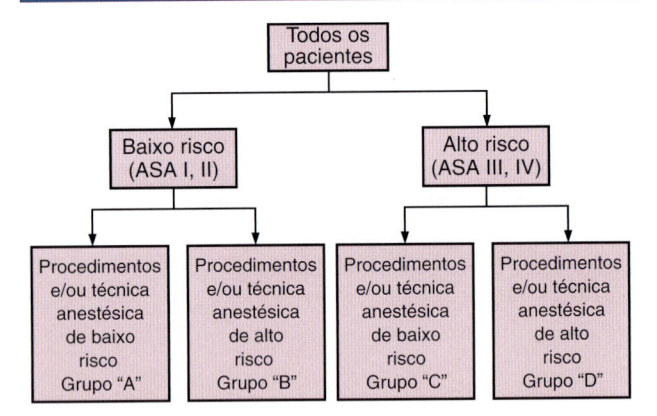

Fig. 13.7 Exemplo de uma classificação de risco que incorpora tanto as comorbidades quanto a severidade cirúrgica. ASA, American Society of Anesthesiologists. (De Pasternak LR. Risk assessment in ambulatory surgery: challenges and new trends. *Can J Anaesth.* 2004;51[S1]:R1-R5.)

Quadro 13.11 Riscos Anestésicos Comumente Informados

Com Anestesia Geral
Ocorrência frequente com impacto mínimo
- Lesão oral ou dental
- Inflamação da garganta
- Rouquidão
- Náusea/vômito pós-operatório
- Sonolência/confusão
- Retenção urinária

Ocorrência infrequente com impacto grave
- Consciência
- Perda da visão
- Aspiração
- Falência de órgãos
- Hipertermia maligna
- Reações farmacológicas
- Insucesso na recuperação
- Óbito

Com Anestesia Regional
Ocorrência frequente com impacto mínimo
- Dormência/fraqueza prolongada
- Cefaleia pós punção dural
- Falha técnica

Ocorrência infrequente com impacto grave
- Hemorragia
- Infarto
- Lesão nervosa/paralisia
- Dormência/fraqueza persistente
- Convulsões
- Coma
- Óbito

Modificado de O'Leary CE. Informed consent: principles and practice. *ASA Monitor.* 2010;74:20-21.

mento de angina, arritmias sintomáticas ou hipertensão (Quadro 13.5).[37] A minimização do risco de pacientes de alto risco agendados para cirurgias eletivas pode implicar em adiamento da mesma para otimizar a terapia com β-bloqueadores e estatinas (Quadro 13.5). As estatinas reduzem o tempo de estadia hospitalar e o risco de derrame, disfunção renal, IM e mesmo de morte.[38,39] A cessação da administração de estatinas está associada a maior risco.[40]

A aspirina, em geral, é utilizada para diminuir eventos vasculares em pacientes com doença vascular conhecida ou suspeita, diabetes, insuficiência renal ou, simplesmente, idade avançada. No passado, a aspirina era retirada no período perioperatório devido à preocupação com hemorragias, contudo tal prática tem sido criticada. Uma metanálise realizada com cerca de 50.000 pacientes submetidos a uma variedade de cirurgias não cardíacas (30% sob tratamento com aspirina perioperatória) demonstrou que a aspirina aumenta complicações hemorrágicas em fator igual a 1,5, porém não a

severidade da hemorragia, exceto em pacientes submetidos a cirurgia intracraniana e possivelmente ressecção prostática via transuretral.[17] Todavia, síndromes coronarianas agudas são mais comuns em pacientes de risco após cessação da aspirina, de forma que permanece a incerteza acerca das recomendações ideais.[17,41] A aspirina é suspensa por 5 a 7 dias antes da cirurgia eletiva em pacientes sem indicações baseadas em diretrizes para terapia com aspirina.[41] Na maioria dos procedimentos menores e superficiais, como cirurgia de catarata, endoscopias e procedimentos periféricos, o risco relacionado à interrupção da aspirina em pacientes de risco é maior que o risco de hemorragia, de tal forma que a aspirina é mantida nesses casos. Interrompe-se a terapia com aspirina somente se utilizada para prevenção primária (ausência de histórico de *stents*, derrames, IM) (Fig. 13.3 e Tabela 13.7).[42] A administração de aspirina deve ser mantida quando utilizada para prevenção secundária (histórico de *stents* ou doença vascular), exceto em procedimentos com risco de hemorragia em locais fechados (p. ex., intracraniana, intraespinal).[41]

O manejo de agentes antiplaquetários (p. ex., aspirina, anti-inflamatórios não esteroidais [AINEs], clopidogrel) e anticoagulantes (p. ex., heparina, heparina de baixo peso molecular [HBPM], dabigatrana, rivaroxabana) em pacientes

Tabela 13.7   Instruções para Medicação Pré-anestésica

Continuar no Dia da Cirurgia	Descontinuar no Dia da Cirurgia, Exceto Quando Indicado de Outra Forma
Medicações antidepressivas, ansiolíticas e psiquiátricas (incluindo inibidores das monoaminoxidases[a])	
Anti-hipertensivos • Geralmente devem ser mantidos	Anti-hipertensivos • Pode-se considerar descontinuar inibidores da enzima conversora de angiotensina ou bloqueadores de receptor de angiotensina 12-24 h antes da cirurgia, se estiverem sendo tomados apenas para hipertensão; especialmente com procedimentos longos, perda sanguínea significativa ou mudanças de fluido, emprego de anestesia geral, medicações anti-hipertensivas múltiplas, pressão arterial bem controlada
Aspirina[b] • Pacientes com doença vascular conhecida • Pacientes com *stents* cardíacos prévios • Antes da cirurgia de catarata • Antes de cirurgia vascular • Profilaxia secundária (doença vascular de qualquer tipo)	Aspirina[b] • Descontinuar 5-7 dias antes da cirurgia • Se o risco de hemorragia > risco de trombose • Para cirurgias com consequência graves de hemorragia • Se tomada somente como profilaxia primária (sem doença vascular conhecida)
Medicações para asma	
Medicações autoimunes • Metotrexato (se não houver risco de insuficiência renal)	Medicações autoimunes • Metotrexato (se houver risco de insuficiência renal) • Etanercept (Enbrel®), infliximabe (Remicade®), adalinumabe (Humira®): checar com o médico (normalmente não é interrompido para doença intestinal inflamatória)
β-Bloqueadores	
Pílulas contraceptivas	Pílulas contraceptivas (se houver alto risco de trombose)
Clopidogrel (Plavix®)a • Pacientes com *stents* farmacológicos por <6 meses • Pacientes com *stents* metálicos não revestidos por <1 mês • Antes da cirurgia de catarata	Clopidogrel (Plavix®)a • Pacientes não incluídos em grupo de continuação recomendada • Pacientes com stents farmacológicos por 3-6 meses caso o risco de protelar a cirurgia seja maior que o risco de trombose do *stent*
Diuréticos • Triantereno, hidroclorotiazida	Diuréticos • Diuréticos de alça potentes
Colírios	
Compostos estrogênicos • Quando utilizados como contraceptivo ou terapia para câncer (exceto quando existe alto risco de trombose)	Compostos estrogênicos • Quando utilizados para controlar sintomas de menopausa ou para osteoporose
Medicações para refluxo gastrointestinal • Antagonistas histamínicos, inibidores de bomba de próton, agentes de motilidade gástrica	Medicações para refluxo gastrointestinal • Antiácidos particulados (p. ex., Tums®)
	Suplementos herbais e não vitamínicos • 7-14 dias antes da cirurgia
Insulina • *Diabetes tipo 1*: tomar ~ 1 terço de agente de ação intermediária a longa (NPH, lenta) • *Diabetes tipo 2*: tomar até metade de um agente de longa ação (NPH) ou preparações combinadas (70/30) • Glargina (Lantus®): reduzir somente se a dose for ≥1 UI/kg • Com a bomba de insulina, continuar com menor taxa basal noturna • Descontinuar se a glicemia for <100	Agentes hipoglicêmicos, insulina oral • Insulina regular (*exceção*: com bomba de insulina, continuar menor taxa basal—geralmente dose noturna)

(Continua)

Tabela 13.7 Instruções para Medicação Pré-anestésica *(Cont.)*

Continuar no Dia da Cirurgia	Descontinuar no Dia da Cirurgia, Exceto Quando Indicado de Outra Forma
Medicações opioides para dor ou vício	
Medicações para convulsão	
	Fármacos anti-inflamatórios não esteroidais
	• Descontinuar por 5 meias-vidas do fármaco[c]
Estatinas	
	Cremes e unguentos tópicos
Corticosteroides (orais ou inalados)	
Medicações para a tireoide	
	Vitaminas, minerais, ferro
	Viagra® ou medicações similares
	• Descontinuar 24 h antes da cirurgia
Warfarina Cirurgia de catarata	Warfarina[d]
	• Descontinuar 5 dias antes da cirurgia se for necessário avaliar a RNI (razão normalizada internacional)

[a]Ver texto para detalhes.
[b]Exceto quando o risco ou consequências da hemorragia forem graves (geralmente apenas com procedimentos intracranianos ou de região posterior do olho). Se for considerada a anestesia regional, ver Tabela 13.8.
[c]Ver Tabela 13.8.
[d]Pode ser necessário realizar ponte; ver texto e Tabela 13.9 para detalhes.

que são submetidos a anestesia regional ou neuraxial é complexo. A Sociedade Americana de Anestesia Regional (ASRA) apresenta recomendações para o manejo de acordo com o risco de complicação hemorrágica do procedimento: baixo risco (p. ex., bloqueios de nervos periféricos); risco intermediário (p. ex., bloqueios paravertebrais); e alto risco (p. ex., instrumentação epidural, cateter intratecal).[43] A anestesia regional periférica é segura em pacientes sob terapia com aspirina e é aprovada pela ASRA; contudo, a decisão acerca de continuar a terapia durante procedimentos de risco intermediário ou alto requer avaliação compartilhada e estratificação de risco.[43] Fármacos AINEs são mantidos por cinco meias-vidas somente em procedimentos de alto risco.[43] O clopidogrel é descontinuado 7 dias antes de procedimentos neuraxiais planejados.[43] A HBPM é interrompida 12 horas (para dose profilática) a 24 horas (para dose terapêutica) antes de procedimentos com risco de hemorragia ou procedimento neuraxial planejado[43] (Capítulo 17). A varfarina pode aumentar a hemorragia, exceto em procedimentos menores como cirurgia de catarata, sendo suspensa 5 dias antes da cirurgia se houver necessidade de se obter a razão normalizada internacional (RNI).[43] A Tabela 13.8 detalha as atuais recomendações para medicações mais encontradas (para as recomendações completas, o leitor é orientado a buscar as diretrizes da ASRA).[43]

A ponte anticoagulante com HBPM pode ser indicada enquanto não são fornecidos anticoagulantes de longa duração para pacientes de alto risco (> 10% do risco anual)

de tromboembolismo arterial (p. ex., derrame) ou tromboembolismo venoso recorrente. A Tabela 13.9 detalha uma abordagem de estratificação de risco, embora existam características adicionais dos pacientes de alto risco que possam não se encaixar diretamente nessas categorias.[44] Para pacientes de baixo risco, a ponte anticoagulante não é recomendada.[45]

O diabetes tipo 1 diz respeito a uma deficiência absoluta de insulina e requer reposição para prevenir cetoacidose, mesmo quando o paciente não está hiperglicêmico. A diabetes tipo 2 é geralmente resistente à insulina e susceptível à hiperglicemia extrema. Nos dois casos, a insulina de curta duração intermitente deve ser descontinuada (Capítulo 29). Pacientes com bombas de insulina continuam com sua menor taxa basal, que é tipicamente a taxa noturna. Diabéticos tipo 1 mantêm uma pequena quantidade (geralmente um terço a metade) da dose matinal de insulina de ação intermediária a longa (p. ex., lenta ou NPH) no dia da cirurgia, a fim de evitar a cetoacidose. Diabéticos tipo 2 tomam nenhuma ou até metade da dose de insulina de ação intermediária a longa (p. ex., lenta ou NPH), ou uma combinação de ambas (preparações 70/30) no dia da cirurgia. A insulina de ultralonga ação, como a glargina, deve ser mantida conforme prescrição. A metformina é suspensa no dia da cirurgia, porém não causará hipoglicemia caso continuada durante períodos de jejum de 1 a 2 dias. Não há risco de acidose lática com metformina em pacientes com fígado e rins funcionantes, de forma que a cirurgia não necessita ser postergada em

Tabela 13.8 Recomendações de Manejo para Medicações Antiplaquetárias/Anticoagulantes Específicas antes de Procedimentos Regionais ou Neuraxiais

Fármaco	Quando Parar			Quando Reiniciar
	Procedimento de Alto Risco	Procedimento de Risco Intermediário	Procedimento de Baixo Risco	
Aspirina e combinação	Profilaxia primária: 6 dias OU profilaxia secundária: avaliação compartilhada e estratificação de risco[a]	Avaliação compartilhada e estratificação de risco[a]	Não	24 horas
AINEs	5 meias-vidas	Não	Não	24 horas
Diclofenaco	1 dia			
Cetorolaco	1 dia			
Ibuprofeno	1 dia			
Indometacina	2 dias			
Naproxeno	4 dias			
Meloxicam	4 dias			
Antiplaquetários				
Dipiridamol	2 dias	Não	Não	N/A
Clopidogrel	7 dias	7 dias	Não	12-24 horas
Anticoagulantes				
Warfarina	5 dias, RNI normal	5 dias, RNI normal	Não OU avaliação compartilhada e estratificação de risco[a]	24 horas
Infusão de heparina IV	4 horas	4 horas	4 horas	2 horas[b]
Heparina subcutânea, bid e tid	8-10 horas	8-10 horas	8-10 horas	2 horas
HBPM: profilática	12 horas	12 horas	12 horas	4 horas após procedimento de baixo risco OU 12-24 horas após procedimento de risco intermediário a alto
HBPM: terapêutica	24 horas	24 horas	24 horas	
Dabigatrana	4-5 dias OU 6 dias (função renal prejudicada)	4-5 dias OU 6 dias (função renal prejudicada)	Avaliação compartilhada e estratificação de risco[a]	24 horas
Rivaroxabana	3 dias	3 dias		
Apixabana	3-5 dias	3-5 dias		
Agentes fibrinolíticos	48 horas	48 horas	48 horas	48 horas

bid, Duas vezes ao dia; *RNI*, razão normalizada internacional; *IV*, intravenoso; *HBPM*, heparina de baixo peso molecular; *tid*, três vezes ao dia.
[a]Recomenda-se análise caso a caso de riscos e benefícios da terapia continuada.
[b]Se um procedimento de risco intermediário ou alto cursou com hemorragia, deve-se realizar intervalo de 24 horas.
Modificado de Narouze S, Benzon HT, Provenzano DA, et al. Interventional spine and pain procedures in patients on antiplatelet and anticoagulante medications: guidelines from the American Society of Regional Anesthesia and Pain Medicine, the European Society of Regional Anaesthesia and Pain Therapy, the American Academy of Pain Medicine, the International Neuromodulation Society, the North American Neuromodulation Society, and the World Institute of Pain. *Reg Anesth Pain Med*. 2015;40:182-212.

Tabela 13.9	Estratificação de Risco para Tromboembolismo Perioperatório: Avaliação da Necessidade de Ponte de Anticoagulação Perioperatória

	Indicação para Ponte de Anticoagulação Perioperatória		
Estrato de Risco	**Valva Cardíaca Mecânica**	**Fibrilação Atrial**	**Tromboembolismo Venoso**
Alto[a]	• Qualquer prótese de valva mitral • Qualquer prótese de valva aórtica bola e gaiola ou disco basculante • Derrame ou AIT recente (dentro de 6 meses)	• Escore CHADS$_2$ de 5 ou 6 • Derrame ou AIT recente (dentro de 3 meses) • Doença cardíaca valvar reumática	• TEV recente (dentro de 3 meses) • Trombofilia grave (p.ex., deficiência de proteína C, proteína S ou antitrombina; anticorpos antifosfolipídeos; anormalidades múltiplas)
Moderado	• Prótese de valva aórtica de duplo folheto e um ou mais dos seguintes fatores de risco: FA, derrame prévio ou AIT, HTN, DM, insuficiência cardíaca, idade >75 anos	• Escore CHADS$_2$ de 3 ou 4	• TEV nos últimos 3-12 meses • Trombofilia não grave (p.ex., heterozigose do fator V_{Leiden} ou mutação do gene de protrombina) • TEV recorrente • Câncer ativo (tratado dentro de 6 meses ou paliativo)
Baixo	• Prótese de valva aórtica de duplo folheto sem FA e sem outros fatores de risco de derrame	• Escore CHADS$_2$ de 0 a 2 (supondo não haver derrame ou AIT prévio)	• TEV > 12 meses e ausência de outros fatores de risco

FA, Fibrilação atrial; *CHADS$_2$*, insuficiência cardíaca congestiva, hipertensão, idade ≥75 anos, diabetes melito e derrame ou AIT (2 pontos para derrame ou AIT); *DM*, diabetes melito; *HTN*, hipertensão; *AIT*, ataque isquêmico transitório; *TEV*, tromboembolismo venoso.

[a]Pacientes de alto risco também podem incluir aqueles que possuem histórico de derrame ou AIT >3 meses antes da cirurgia planejada e escore CHADS$_2$ <5, pacientes com TEV prévio durante interrupção temporária da anticoagulação, ou pacientes que serão submetidos a certos tipos de cirurgias associadas a maior risco de derrame ou outro tromboembolismo (p. ex., substituição de valva cardíaca, endarterectomia carotídea, cirurgia vascular extensa).

De Douketis JD, Spyropoulos AC, Spencer FA, et al. Perioperative management of antithrombotic therapy: Antithrombotic Therapy and Prevention of Thrombosis, 9th ed: American College of Chest Physicians Evidence-Based Clinical Practice Guidelines. *Chest*. 2012;141(2 Suppl):e326Se350S.

pacientes que utilizam metformina no dia da cirurgia.[46] Sulfonilureias com meia-vida muito longa (p. ex., clorpropamida) podem causar hipoglicemia em pacientes em jejum. Fármacos recentes orais (acarbose, pioglitazona) utilizados como terapia de agente único não causam hipoglicemia durante o jejum. Contudo, para se evitar confusão, todos os fármacos orais hipoglicemiantes são em geral interrompidos no dia da cirurgia.

Pacientes sob terapia com corticosteroides tomam regularmente sua dose usual no dia da cirurgia. A insuficiência adrenal relacionada ao estresse pode, em alguns pacientes, necessitar de corticosteroides adicionais no período perioperatório. A produção normal diária de cortisol (30 mg) pela adrenal equivale a 5 a 7,5 mg de prednisona. O eixo hipotalâmico-hipofisário (EHH) não é suprimido com menos de 5 mg/dia de prednisona ou um equivalente. O EHH é suprimido com mais de 20 mg/dia de prednisona ou equivalente quando utilizada por mais de 3 semanas. O risco de insuficiência adrenal pode permanecer por até 1 ano após uso de altas doses de corticosteroides. A suplementação depende da quantidade de estresse, duração e severidade do procedimento, bem como da dose diária regular (Tabela 13.10). Altas doses de corticosteroides perioperatórios aumentam a incidência de infecções, psicose, má cicatrização e hiperglicemia, sendo tais doses raramente necessárias.[47]

Fitoterápicos e suplementos são descontinuados 7 a 14 dias antes da cirurgia. Uma exceção é a valeriana, um depressor do sistema nervoso central, que pode causar o similar a uma abstinência a benzodiazepínicos quando interrompida. Se possível, a ingestão de valeriana deve ser reduzida gradualmente antes de uma anestesia planejada. A interrupção obrigatória dessas medicações ou o cancelamento da cirurgia em face da manutenção dessas terapias não são confirmados pela literatura atual.

Historicamente, inibidores da monoaminoxidase (IMAOs) foram descontinuados por 3 semanas antes da cirurgia, devido a longa duração de ação e potencial para respostas extremamente exageradas a simpatomiméticos. Contudo, a interrupção pode produzir depressão grave ou resultar em suicídio, de forma que a alternativa mais segura é manter IMAOs e ajustar o plano anestésico. Outros fármacos associados a abstinência são mantidos no período perioperatório, incluindo ansiolíticos, opioides e terapias de reposição de nicotina.

Pacientes com histórico de náusea e vômito pós-operatório (NVPO) grave podem receber prescrição de adesivo de escopolamina a ser colocado 2 a 4 horas antes da cirurgia. Pacientes com glaucoma de ângulo fechado não devem ingerir escopolamina. A pré-medicação para alterar o conteúdo gástrico pode ser benéfica em pacientes com risco de aspiração. Antagonistas H$_2$ (ranitidina, famotidina), inibidores da bomba de prótons (omeprazol) e antiácidos (citrato de sódio) aumentam o líquido gástrico, ao passo que pró-cinéticos (metoclopramida) estimulam o esvaziamento gástrico.

Tabela 13.10 Recomendações para Cobertura de Glicocorticoides Perioperatória

Estresse Cirúrgico	Equivalente de Hidrocortisona	Pré-operatório	Perioperatório	Pós-operatório Dias 1 e 2
Mínimo (p. ex., herniorrafia inguinal)	25 mg/dia por 1 dia, seguido de dose usual diária	Nenhuma[a]	Nenhuma[a]	Dose diária usual[a,b]
Moderado (p. ex., colectomia, substituição articular total, revascularização de extremidade inferior)	50-75 mg/dia por 1-2 dias, seguidos de dose usual diária	50 mg[a] de hidrocortisona	20 mg[a] de hidrocortisona a cada 8 h	20 mg[a] de hidrocortisona a cada 8 h
Máximo (p. ex., pancreatoduodenectomia, esofagectomia)	100-150 mg/dia por 2-3 dias, seguidos de dose usual diária	50 mg[a] de hidrocortisona	50 mg[a] de hidrocortisona a cada 8 h	50 mg[a] de hidrocortisona a cada 8 h

[a]Se houver complicações pós-operatórias, será necessária administração contínua de glicocorticoide proporcional ao nível de estresse.
[b]Se o curso pós-operatório não apresentar complicações, o paciente pode retomar a dose usual de corticosteroide no primeiro dia de pós-operatório.
De Salem M, Tainsh RE, Bromberg J, et al. Perioperative glucocorticoid coverage. A reassessment 42 years after emergence of a problem. *Ann Surg.* 1994;219:416-425.

Tabela 13.11 Diretrizes para Ingestão de Alimento e Líquidos antes de Cirurgia Eletiva[a] em Pacientes Saudáveis[b]

Ingestão de Alimento e Líquidos	Período Mínimo de Jejum	Exemplos
Líquidos translúcidos	2 h	Água, sucos de fruta sem polpa, bebidas esportivas, bebidas carbonatadas, chá e café (sem laticínios)
Leite materno	4 h	
Papinha infantil	6 h	
Leite não humano	6 h	Leite de vaca, cabra ou soja
Alimento leve	6 h	Torradas, líquidos translúcidos, bebidas não alcoólicas
Alimento pesado	> 8 h	Alimentos fritos ou gordurosos, carne, bebidas alcoólicas

[a]Essas diretrizes se aplicam a qualquer paciente que será submetido a anestesia geral, regional ou cuidado anestésico monitorado. Não são direcionadas a pacientes que serão submetidos a procedimentos com apenas anestesia local, nos quais o comprometimento das vias aéreas não é esperado.
[b]Essas diretrizes podem não se aplicar, ou podem necessitar de modificação a (1) pacientes com doenças ou condições coexistentes que possam afetar o esvaziamento gástrico ou volume de fluido (p. ex., gravidez, obesidade, diabetes, hérnia de hiato, doença do refluxo gastroesofágico, íleo paralítico ou obstrução intestinal, pacientes emergenciais, alimentação por sonda enteral) e (2) pacientes nos quais o manejo das vias aéreas possa ser difícil.
Modificado de American Society of Anesthesiologists Committee. Practice guidelines for preoperative fasting and the use of pharmacologic agents to reduce the risk of pulmonary aspiration: application to healthy patients undergoing elective procedures: an updated report by the American Society of Anesthesiologists Committee on Standards and Practice Parameters. *Anesthesiology.* 2011;114:495-511.

Diretrizes de Jejum

Durante o preparo para cirurgia eletiva, as atuais diretrizes da ASA recomendam permitir que pacientes saudáveis consumam líquidos (p. ex., água, suco sem polpa, café ou chá sem creme de leite ou leite) até 2 horas antes da anestesia; leite materno até 4 horas antes da anestesia; leite não humano, papinha infantil ou refeição leve até 6 horas antes da anestesia; e alimentos não gordurosos ou bebidas alcoólicas pelo menos 8 horas antes da anestesia (Tabela 13.11).[48] No passado, os pacientes eram submetidos a restrição total (nada por via oral, ou *nil per os* [NPO]) após a meia-noite antes da anestesia, o que pode ser ainda aconselhável para pacientes com esvaziamento gástrico prolongado (p. ex., gastroparesia, diabetes, íleo paralítico ou obstrução intestinal); todavia, pacientes saudáveis podem ingerir fluidos ricos em carboidratos até 2 a 3 horas antes da cirurgia, como parte dos protocolos de melhoria da recuperação após cirurgia (Enhanced Recovery After Surgery, ERAS), tendo em vista a melhora do retorno precoce da função intestinal.[49]

CONCLUSÃO

A avaliação minuciosa pré-operatória e a adaptação das instruções acerca da medicação pré-anestésica reduzem as complicações e melhoram os resultados durante e após procedimentos que requerem anestesia. A inovação na busca da melhor prática para preparo pré-operatório requer pesquisa contínua e o ímpeto de modificar os modelos de cuidado. Os anestesiologistas exercem papel-chave nos resultados perioperatórios por meio da identificação e modificação do risco ao longo de todo o período perioperatório.

PERGUNTAS DO DIA

1. Quais princípios devem guiar o anestesista na decisão acerca de obter exames diagnósticos pré-operatórios antes da cirurgia eletiva? Qual a diferença entre exames pré-operatórios de rotina e exames pré-operatórios direcionados à doença?

2. Um paciente apresenta-se para avaliação pré-operatória com pressão arterial de 180/110 mmHg. Quais riscos perioperatórios encontram-se aumentados para esse paciente? Quais fatores adicionais devem ser avaliados antes de se decidir proceder com a cirurgia?

3. Quais são os riscos intraoperatórios de um paciente com dispositivo eletrônico cardíaco implantado (DECI) (desfibrilador-cardioversor ou marcapasso implantado)? Existe uma resposta consistente de um DECI à colocação de um magneto? Sob que circunstâncias um DECI deve ser reprogramado antes da cirurgia?

4. Um paciente está recebendo clopidogrel (**Plavix**®) após colocação de *stent* farmacológico coronariano. Após quantos meses o clopidogrel pode ser descontinuado antes de uma cirurgia eletiva com risco de hemorragia? O período de tempo seria diferente se o paciente houvesse recebido um *stent* metálico não revestido?

5. Um paciente com fibrilação atrial crônica está recebendo terapia profilática com warfarina. Como o anestesista deveria decidir acerca de realizar ponte anticoagulante nesse paciente antes de uma cirurgia eletiva?

6. Quais são as diretrizes de jejum pré-operatório da ASA para líquidos e alimentos sólidos? Sob que circunstâncias um paciente se beneficiaria de um período de jejum restritivo "nada por via oral após a meia-noite"?

REFERÊNCIAS

1. Apfelbaum JL, Connis RT, Nickinovich DG, et al. Practice advisory for preanesthesia evaluation: an updated report by the American Society of Anesthesiologists Task Force on Preanesthesia Evaluation. *Anesthesiology.* 2012;116:522-538.

2. Jette M, Sidney K, Blümchen G. Metabolic equivalents (METS) in exercise testing, exercise prescription, and evaluation of functional capacity. *Clin Cardiol.* 1990;13:555-565.

3. Apfelbaum JL, Hagberg CA, Caplan RA, et al. Practice guidelines for management of the difficult airway: an updated report by the American Society of Anesthesiologists Task Force on Management of the Difficult Airway. *Anesthesiology.* 2013;118:251.

4. Brown SR, Brown J. Why do physicians order unnecessary preoperative tests? A qualitative study. *Fam Med.* 2011;43(5):338-343.

5. van Klei WA, Bryson GL, Yang H, et al. The value of routine preoperative electrocardiography in predicting myocardial infarction after noncardiac surgery. *Ann Surg.* 2007;246:165-170.

6. Finegan BA, Rashiq S, McAlister FA, O'Connor P. Selective ordering of preoperative investigations by anesthesiologists reduces the number and cost of tests. *Can J Anaesth.* 2005;52:575-580.

7. Chung F, Yuan H, Yin L, et al. Elimination of preoperative testing in ambulatory surgery. *Anesth Analg.* 2009;108:467.

8. Keay L, Lindsley K, Tielsch J, et al. Routine preoperative medical testing for cataract surgery. *Cochrane Database Syst Rev.* 2012;(3.):CD007293.

9. Fleisher LA, Fleischmann KE, Auerbach AD, et al. 2014 ACC/AHA guideline on perioperative cardiovascular evaluation and management of patients undergoing noncardiac surgery: a report of the American College of Cardiology/American Heart Association Task Force on practice guidelines. *J Am Coll Cardiol.* 2014;64:e77-e137.

10. Liu LL, Dzankic S, Leung JM. Preoperative electrocardiogram abnormalities do not predict postoperative cardiac complications in geriatric surgical patients. *J Am Geriatr Soc.* 2002;50:1186-1191.

11. Wax DB, Porter SB, Lin H-M, et al. Association of preanesthesia hypertension with adverse outcomes. *J Cardiothorac Vasc Anesth.* 2010;24:927-930.

12. Howell SJ, Sear JW, Foëx P. Hypertension, hypertensive heart disease and perioperative cardiac risk. *Br J Anaesth.* 2004;92:570-583.

13. Bilimoria KY, Liu Y, Paruch JL, et al. Development and evaluation of the universal ACS NSQIP surgical risk calculator: a decision aid and informed consent tool for patients and surgeons. *J Am Coll Surg.* 2013;217:833-842.e1-e3. See also http://www.riskcalculator.facs.org. or surgicalriskcalculator.com/miorcardiacarrest.com.

14. Lee TH, Marcantonio ER, Mangione CM, et al. Derivation and prospective validation of a simple index for prediction of cardiac risk of major noncardiac surgery. *Circulation.* 1999;100:1043-1049.

15. McFalls EO, Ward HB, Moritz TE, et al. Coronary-artery revascularization before elective major vascular surgery. *N Engl J Med.* 2004;351:2795-2804.

16. Grines CL, Bonow RO, Casey DE, et al. Prevention of premature discontinuation of dual antiplatelet therapy in patients with coronary artery stents: a science advisory from the American Heart Association, American College of Cardiology, Society for Cardiovascular Angiography and Interventions, American College of Surgeons, and American Dental Association, with representation from the American College of Physicians. *Circulation.* 2007;115:813-818.

16a. Levine GN, Bates ER, Bittl JA, et al. ACC/AHA Guideline Focused Update on Duration of Dual Antiplatelet Therapy in Patients With Coronary Artery Disease. *A Report of the American College of Cardiology/American Heart Association Task Force on Clinical Practice Guidelines.* 2016;68(10):1082-1115.

17. Burger W, Chemnitius JM, Kneissl GD, Rücker G. Low-dose aspirin for secondary cardiovascular prevention—cardiovascular risks after its perioperative withdrawal versus bleeding risks with its continuation—review and meta-analysis. *J Intern Med.* 2005;257:399-414.

18. American Heart Association. About Heart Failure: classes of Heart Failure.

April 6, 2015 http://www.heart.org/HEARTORG/Conditions/HeartFailure/AboutHeartFailure.

19. Nishimura RA, Otto CM, Bonow RO, et al. 2014 AHA/ACC guideline for the management of patients with valvular heart disease: a report of the American College of Cardiology/American Heart Association Task Force on Practice Guidelines. *Circulation*. 2014;129:e521-e643.

20. Nishimura RA, Carabello BA, Faxon DP, et al. ACC/AHA 2008 guideline update on valvular heart disease: focused update on infective endocarditis: a report of the American College of Cardiology/American Heart Association Task Force on Practice Guidelines: endorsed by the Society of Cardiovascular Anesthesiologists, Society for Cardiovascular Angiography and Interventions, and Society of Thoracic Surgeons. *Circulation*. 2008;118:887-896.

21. Crossley GH, Poole JE, Rozner MA, et al. The Heart Rhythm Society (HRS)/American Society of Anesthesiologists (ASA) Expert Consensus Statement on the perioperative management of patients with implantable defibrillators, pacemakers and arrhythmia monitors: facilities and patient management this document was developed as a joint project with the American Society of Anesthesiologists (ASA), and in collaboration with the American Heart Association (AHA), and the Society of Thoracic Surgeons (STS). *Heart Rhythm*. 2011;8:1114-1154.

22. Smetana GW, Lawrence VA, Cornell JE. American College of Physicians: preoperative pulmonary risk stratification for noncardiothoracic surgery: systematic review for the American College of Physicians. *Ann Intern Med*. 2006;144:581-595.

23. Mayo NE, Feldman L, Scott S, et al. Impact of preoperative change in physical function on postoperative recovery: argument supporting prehabilitation for colorectal surgery. *Surgery*. 2011;150:505-514.

24. Liao P, Yegneswaran B, Vairavanathan S, et al. Postoperative complications in patients with obstructive sleep apnea: a retrospective matched cohort study. *Can J Anaesth*. 2009;56:819-828.

25. Hwang D, Shakir N, Limann B, et al. Association of sleep-disordered breathing with postoperative complications. *Chest*. 2008;133:1128-1134.

26. Chung F, Yegneswaran B, Liao P, et al. STOP questionnaire: a tool to screen patients for obstructive sleep apnea. *Anesthesiology*. 2008;108:812-821.

27. American Society of Anesthesiologists Task Force on Perioperative Management of patients with obstructive sleep apnea. Practice guidelines for the perioperative management of patients with obstructive sleep apnea: an updated report by the American Society of Anesthesiologists Task Force on Perioperative Management of patients with obstructive sleep apnea. *Anesthesiology*. 2014;120(2):268-286.

28. Joshi GP, Ankichetty SP, Gan TJ, Chung F. Society for Ambulatory Anesthesia consensus statement on preoperative selection of adult patients with obstructive sleep apnea scheduled for ambulatory surgery. *Anesth Analg*. 2012;115(5):1060-1068.

29. Lipshutz AK, Gropper MA. Perioperative glycemic control. *Anesthesiology*. 2009;110:408-421.

30. Moitra VK, Greenberg J, Arunajadai S, Sweitzer B. The relationship between glycosylated hemoglobin and perioperative glucose control in patients with diabetes. *Can J Anaesth*. 2010;57:322-329.

31. Zarbock A, Milles K. Novel therapy for renal protection. *Curr Opin Anaesthesiol*. 2015;28:431-438.

32. Lasocki S, Krauspe R, von Heymann C, et al. PREPARE: the prevalence of perioperative anaemia and need for patient blood management in elective orthopaedic surgery: a multicentre, observational study. *Eur J Anaesthesiol*. 2015;32:160-167.

33. American Society of Anesthesiologists Task Force on Perioperative Blood Management. Practice guidelines for perioperative blood management: an updated report by the American Society of Anesthesiologists Task Force on Perioperative Blood Management. *Anesthesiology*. 2015;122(2):241-275.

34. Fleisher LA, Pasternak LR, Herbert R, Anderson GF. Inpatient hospital admission and death after outpatient surgery in elderly patients: importance of patient and system characteristics and location of care. *Arch Surg*. 2004;139:67-72.

35. Polanczyk CSA, Marcantonio E, Goldman L, et al. Impact of age on perioperative complications and length of stay in patients undergoing noncardiac surgery. *Ann Intern Med*. 2001;134:637-643.

36. Rosenman DJ, McDonald FS, Ebbert JO, et al. Clinical consequences of withholding versus administering renin-angiotensin-aldosterone system antagonists in the preoperative period. *J Hosp Med*. 2008;3:319-325.

37. Wijeysundera DN, Duncan D, Nkonde-Price C, et al. Perioperative beta blockade in noncardiac surgery: a systematic review for the 2014 ACC/AHA Guideline on Perioperative Cardiovascular Evaluation and Management of Patients Undergoing Noncardiac Surgery: a report of the American College of Cardiology/American Heart Association Task Force on Practice Guidelines. *Circulation*. 2014;130:2246-2264.

38. Ouattara A, Benhaoua H, Le Manach Y, et al. Perioperative statin therapy is associated with a significant and dose-dependent reduction of adverse cardiovascular outcomes after coronary artery bypass graft surgery. *J Cardiothorac Vasc Anesth*. 2009;23:633-638.

39. Kapoor AS, Kanji H, Buckingham J, et al. Strength of evidence for perioperative use of statins to reduce cardiovascular risk: systematic review of controlled studies. *BMJ*. 2006;333:1149.

40. Le Manach Y, Godet G, Coriat P, et al. The impact of postoperative discontinuation or continuation of chronic statin therapy on cardiac outcome after major vascular surgery. *Anesth Analg*. 2007;104:1326-1333.

41. Gerstein NS, Carey MC, Cigarroa JE, Schulman PM. Perioperative aspirin management after POISE-2: some answers, but questions remain. *Anesth Analg*. 2015;120:570-575.

42. Chassot PG, Delabays A, Spahn DR. Perioperative antiplatelet therapy: the case for continuing therapy in patients at risk of myocardial infarction. *Br J Anaesth*. 2007;99:316-328.

43. Narouze S, Benzon HT, Provenzano DA, et al. Interventional spine and pain procedures in patients on antiplatelet and anticoagulant medications: guidelines from the American Society of Regional Anesthesia and Pain Medicine, the European Society of Regional Anaesthesia and Pain Therapy, the American Academy of Pain Medicine, the International Neuromodulation Society, the North American Neuromodulation Society, and the World Institute of Pain. *Reg Anesth Pain Med*. 2015;40:182-212.

44. Douketis JD, Spyropoulos AC, Spencer FA, et al. Perioperative management of antithrombotic therapy: antithrombotic Therapy and Prevention of Thrombosis, 9th ed: American College of Chest Physicians Evidence-Based Clinical Practice Guidelines. *Chest*. 2012;141(2 suppl):e326S-e350S.

45. Langeron O, Masso E, Huraux C, et al. Prediction of difficult mask ventilation. *Anesthesiology*. 2000;92:1229-1236.

46. Salpeter SR, Greyber E, Pasternak GA, Salpeter EE. Risk of fatal and nonfatal lactic acidosis with metformin use in type 2 diabetes mellitus. *Cochrane Database Syst Rev.* 2010;(4):CD002967.

47. Salem M, Tainsh RE, Bromberg J, et al. Perioperative glucocorticoid coverage A reassessment 42 years after emergence of a problem. *Ann Surg.* 1994;219:416-425.

48. American Society of Anesthesiologists Committee. Practice guidelines for preoperative fasting and the use of pharmacologic agents to reduce the risk of pulmonary aspiration: application to healthy patients undergoing elective procedures: an updated report by the American Society of Anesthesiologists Committee on Standards and Practice Parameters. *Anesthesiology.* 2011;114(3):495-511.

49. Miller TE, Roche AM, Mythen M. Fluid management and goal-directed therapy as an adjunct to Enhanced Recovery After Surgery (ERAS). *Can J Anaesth.* 2015;62:158-168.

14 ESCOLHA DA TÉCNICA ANESTÉSICA

Elizabeth L. Whitlock e Manuel C. Pardo, Jr

TIPOS DE ANESTESIA

ESCOLHENDO UMA TÉCNICA ANESTÉSICA ADEQUADA

ASPECTOS PRÁTICOS DA ESCOLHA DA ANESTESIA
Anestesia Geral
Anestesia Regional
Cuidado Anestésico Monitorado

IMPACTO AMBIENTAL

PERGUNTAS DO DIA

O processo de tomada de decisão acerca da técnica anestésica inicia-se com a avaliação pré-operatória (Capítulo 13). Os três fatores mais importantes são o tipo de cirurgia, as doenças coexistentes e as preferências do paciente. A responsabilidade final da escolha da anestesia pertence ao anestesista. Com frequência, não há escolha única que seja a melhor. O anestesista deve possuir a capacidade de implementar uma variedade de planejamentos anestésicos e estar preparado para tratar eventos inesperados que possam necessitar de mudança abrupta de planos.

TIPOS DE ANESTESIA

As modalidades anestésicas são (1) anestesia geral, (2) anestesia regional e (3) cuidado anestésico monitorado (CAM).

Embora haja certo debate acerca da definição clínica de anestesia geral, seus componentes incluem imobilidade, amnésia, analgesia e ausência de dano ao paciente.[1] A American Society of Anesthesiologists (ASA) define a anestesia geral como um "estado de perda da consciência induzido por fármacos do qual pacientes não podem ser acordados, mesmo diante de estímulo álgico."[2] As abordagens modernas da anestesia geral envolvem a administração de uma combinação de fármacos, como hipnóticos (Capítulos 7 e 8), agentes bloqueadores neuromusculares (Capítulo 11) e analgésicos (Capítulo 9).

A anestesia regional inclui a anestesia neuroaxial (espinhal, epidural e caudal) (Capítulo 17) e bloqueios de nervos periféricos (Capítulo 18). Nos pacientes cooperativos, a anestesia regional pode garantir imobilidade e analgesia adequadas necessárias à cirurgia, evitando que os mesmos sejam expostos aos riscos da anestesia geral.

A expressão *cuidado anestésico monitorado* foi criada pela ASA na década de 1980 para substituir o termo *anes-*

Os editores e a editora gostariam de agradecer ao Dr. Ronald D. Miller por contribuir com este capítulo na edição prévia deste trabalho. Sua contribuição serviu como base para este capítulo.

Tabela 14.1 Gradação da Profundidade Anestésica				
Função	**Sedação Mínima (Ansiólise)**	**Sedação Moderada (Sedação Consciente)**	**Sedação Profunda**	**Anestesia Geral**
Resposta (tipo de estímulo)	Normal (estímulo verbal)	Significativa (estímulo verbal ou tátil)	Significativa (estímulo repetido ou álgico)	Nenhuma (mesmo com estímulo álgico)
Capacidade de manter vias aéreas e ventilação espontânea	Não afetada	Vias aéreas mantidas sem intervenção; ventilação adequada	Intervenção das vias aéreas pode ser necessária; ventilação pode estar inadequada	Intervenção das vias aéreas frequentemente necessária; ventilação frequentemente inadequada
Função cardiovascular	Não afetada	Normalmente mantida	Normalmente mantida	Pode estar prejudicada

De Continuum of Depth of Sedation: Definition of General Anesthesia and Levels of Sedation/Analgesia (aprovado pela ASA House of Delegates em 13 de outubro de 1999, e último emendamento em 15 de outubro de 2014).

tesia standby e facilitar a cobrança de taxas de serviço profissionais. A descrição original do CAM referia-se a um anestesiologista que fornece serviços de anestesia a um paciente sob anestesia local ou nenhuma anestesia.[3] Atualmente, a ASA define CAM como um "serviço específico de anestesia no qual um anestesiologista foi solicitado a participar do cuidado para com um paciente submetido a procedimento diagnóstico ou terapêutico". A ASA também descreveu uma continuidade da profundidade de sedação que inclui níveis progressivos da mesma (Tabela 14.1). Essas definições são utilizadas por órgãos regulatórios como a comissão adjunta para a criação de padrões de administração de sedação por indivíduos não anestesiologistas. A expressão CAM não faz parte da descrição do padrão de sedação, uma vez que o nível de sedação pode se alterar durante um procedimento e até progredir para uma anestesia geral "não planejada". A avaliação pré-operatória, o monitoramento e outros cuidados anestésicos-padrão aplicam-se igualmente ao paciente que está recebendo CAM.

ESCOLHENDO UMA TÉCNICA ANESTÉSICA ADEQUADA

Determinados fatores identificados na avaliação pré-operatória podem indicar que a anestesia geral pode ser a escolha mais adequada (Quadro 14.1). Se for escolhida a anestesia geral, o anestesista deve então determinar um planejamento para o manejo das vias aéreas, indução anestésica, manutenção da anestesia e cuidado pós-operatório imediato. Se não for escolhida a anestesia geral, outras opções anestésicas são a anestesia regional ou o CAM.

Certas características do paciente ou do procedimento podem impossibilitar a segurança da anestesia regional (Quadro 14.2). Dependendo do nível de sedação necessário, uma técnica regional pode permitir anestesia cirúrgica com completa preservação dos reflexos das vias aéreas superiores, mesmo em pacientes com risco de aspiração de conteúdos gástricos. A anestesia regional não pode fornecer analgesia cirúrgica para todos os procedimentos. O fator mais importante é a localização planejada da incisão cirúrgica. (Fig. 14.1).

Quadro 14.1 Casos Clínicos Adequados para a Anestesia Geral

Requisição para bloqueio neuromuscular sistêmico
Requisição para estabelecimento de vias aéreas seguras
   Devido aos procedimentos cirúrgicos que possam comprometer a integridade das vias aéreas nativas, oxigenação ou ventilação
   Devido ao nível de consciência necessário para promover imobilidade, analgesia ou ansiólise
Características do paciente ou do procedimento inadequadas para cuidado anestésico monitorado
   Paciente não cooperativo ou rejeição do paciente
   Dor cirúrgica não amenizável por anestesia local ou tópica
Características do paciente ou do procedimento inadequadas para anestesia regional
Preferências do paciente, anestesista e/ou cirurgião

Quadro 14.2 Situações nas quais a Anestesia Regional Pode não Ser Adequada

Preferências e experiência do paciente, anestesista e cirurgião
Necessidade de exame neurológico pós-operatório imediato na área anatômica afetada pela anestesia regional
Coagulopatia
Doença neurológica preexistente (p. ex., esclerose múltipla, neurofibromatose)
Pele infeccionada ou anormal no sítio de punção planejado

Considerações Específicas para a Anestesia Neuroaxial
A hipovolemia aumenta o risco para uma hipotensão significativa
A coagulopatia (incluindo terapia medicamentosa anticoagulante e antiplaquetária) aumenta o risco de hematoma epidural
O aumento da pressão intracraniana pode resultar em herniação cerebral quando se realiza punção intencional ou inadvertida da dura-máter

Se os requisitos analgésicos para o procedimento planejado puderem ser atendidos com anestesia local ou tópica, ou se o procedimento não for associado à dor (p. ex., procedimento radiológico diagnóstico como ressonância magnética), o CAM pode ser a melhor escolha. Contudo, o anestesista deve estar preparado para partir para uma anestesia geral caso se torne aparente que a analgesia adequada

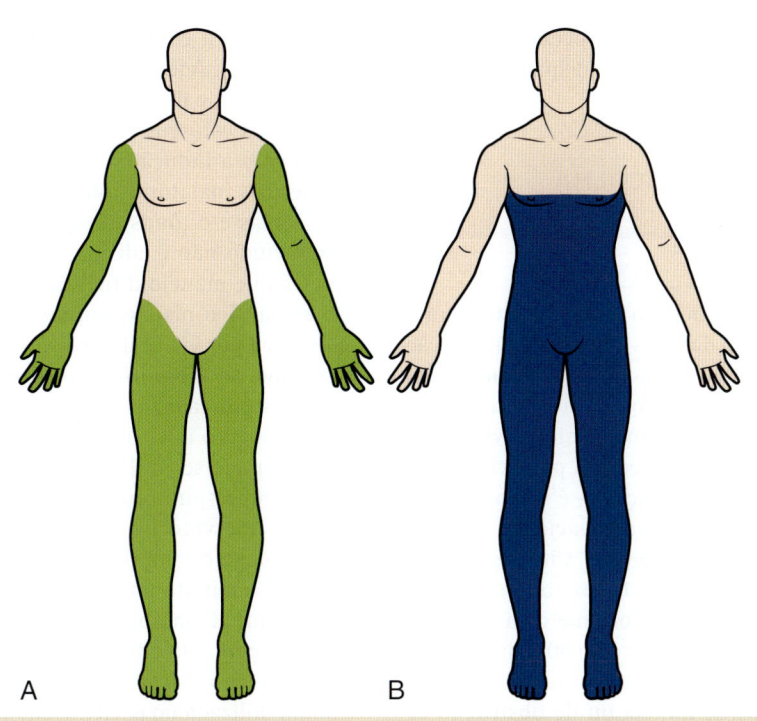

Fig. 14.1 Regiões anatômicas potencialmente acessíveis com bloqueio de nervo periférico ou neuroaxial. (A) Bloqueio de nervo periférico: as áreas verdes indicam onde pode ser fornecida analgesia cirúrgica completa. (B) Bloqueio neuroaxial: as áreas azuis indicam onde pode ser fornecida analgesia cirúrgica completa.

e a imobilidade não poderão ser obtidas por outros meios. Os riscos anestésicos associados ao CAM não são necessariamente diferentes dos da anestesia geral ou regional. Um estudo retrospectivo de lesão em pacientes realizado pela ASA documentou gravidade similar entre a incidência de lesão com CAM e a com anestesia geral.[4] Nos pacientes submetidos ao CAM, a depressão respiratória causada por fármacos sedativos (p. ex., propofol, benzodiazepínicos, opioides) foi um importante mecanismo de lesão.

As técnicas anestésicas podem ser combinadas para atender aos objetivos cirúrgicos ou anestésicos do paciente. Por exemplo, um paciente com hemorragia subaracnóidea que necessite de uma angiografia cerebral diagnóstica pode, inicialmente, receber CAM. Caso a imagem revele aneurisma cerebral que requeira embolização com mola, é possível que seja solicitado ao anestesista realizar a conversão para anestesia geral para proporcionar imobilidade e controle da ventilação durante o procedimento.

Os bloqueios neuroaxiais ou de nervos periféricos podem ser combinados com a anestesia geral para fornecer uma analgesia pós-operatória de longa duração após um procedimento cirúrgico que pode não ser possível somente com anestesia regional (Capítulo 40). Uma revisão sistemática realizada em 2013 documentou, em uma ampla gama de procedimentos cirúrgicos, que o emprego de infiltração local ou de bloqueio de nervo periférico juntamente com a anestesia geral resultou em melhora dos escores de dor pós-operatória, além de diminuição do consumo de opioides.[5] Esse resultado pode advir diretamente da

analgesia fornecida pela técnica ou de uma "analgesia preemptiva", que é definida como analgesia com duração superior a 5,5 meias-vidas de um fármaco analgésico. Mesmo o uso de um bloqueio de nervo periférico conjuntamente com o bloqueio neuroaxial com injeção única melhora a analgesia pós-operatória para muitas cirurgias da extremidade inferior.[5]

A adição de uma técnica regional à anestesia geral pode reduzir a perda de sangue intraoperatória e, em alguns casos, a incidência de transfusão perioperatória.[6] A adição de um bloqueio neuroaxial ou de nervo periférico à anestesia geral também reduz a incidência de dor crônica pós-operatória.[7] Uma metanálise realizada com revisões sistemáticas não encontrou benefício sobre a taxa de mortalidade com a adição de anestesia neuroxial à anestesia geral.[8] A mesma metanálise sugeriu que a anestesia neuroaxial esteve associada a taxas de mortalidade de 30 dias mais baixas em comparação com a anestesia geral isolada em pacientes com risco intermediário de complicações cardíacas. Contudo, a maioria dos estudos revisados foram realizados nos anos 1970 a 1990, e o manejo de doenças cardiovasculares evoluiu muito nas décadas subsequentes.[8]

Uma crescente ênfase na melhoria da evolução de pacientes tem acontecido não apenas a curto prazo (p. ex., no período intraoperatório), como também na facilitação da recuperação hospitalar, atenuando os riscos de desenvolvimento de dor crônica pós-operatória e melhorando a sobrevida no longo prazo.

A Figura 14.2 fornece um resumo do processo de tomada de decisão na escolha de um anestésico adequado para um determinado paciente.

ASPECTOS PRÁTICOS DA ESCOLHA DA ANESTESIA

Anestesia Geral

A escolha da anestesia geral inclui o planejamento para a indução anestésica, o manejo das vias aéreas, a manutenção anestésica e o cuidado pós-operatório. A indução anestésica pode ser realizada por via inalatória ou intravenosa. Ambas as escolhas podem ser beneficiadas com ansiólise verbal ou farmacológica (p. ex., benzodiazepínicos). A pré-oxigenação – também denominada *desnitrogenação* – é a substituição deliberada do nitrogênio presente na capacidade residual funcional (CRF) do paciente por oxigênio. Oito respirações de capacidade vital com oxigênio a 100% ao longo de 60 segundos, ou respiração de volume corrente com oxigênio a 100% por 3 minutos, substituem cerca de 80% da CRF por oxigênio. Isso proporciona uma margem crucial de segurança durante os períodos de apneia ou de obstrução de vias aéreas superiores, que pode ocorrer com a indução da anestesia geral. Portanto, a pré-oxigenação adequada pode retardar ou eliminar o início da hipoxemia durante o período de tempo entre a indução anestésica intravenosa e o início da ventilação controlada.

A indução da anestesia por via inalatória é frequentemente indicada para pacientes pediátricos nos quais seja impraticável a colocação de um cateter antes da indução (Capítulo 34). Ademais, pode ser indicada aos pacientes em que se antecipe dificuldade de manejo das vias aéreas, uma vez que os esforços respiratórios espontâneos são preservados com a indução anestésica inalatória. Entretanto, os anestésicos inalatórios obliteram os reflexos protetores das vias aéreas e o tônus muscular faríngeo, de tal forma que esse método não é adequado para todos os pacientes com previsão de manejo difícil das vias aéreas. O sevofluorano é o anestésico mais comumente utilizado para a indução anestésica por via inalatória devido à sua baixa pungência, alta potência (permitindo o fornecimento de alta concentração inspirada de oxigênio) e velocidade de indução. Para acelerar mais o início da anestesia, uma técnica denominada *priming* pode ser utilizada. Isso envolve o preenchimento do circuito respiratório com sevofluorano a 8% esvaziando o balão reservatório, abrindo a valva limitadora de pressão e utilizando um fluxo de gás diluente alto (p. ex., 8 L/min) por 1 minuto antes que a máscara facial seja aplicada ao paciente. Essa abordagem da anestesia inalatória pode produzir perda da consciência dentro de 1 minuto.

A indução intravenosa da anestesia é a técnica mais comum utilizada no paciente adulto. As opções farmacológicas incluem o propofol, tiopental, etomidato, cetamina e uma combinação de benzodiazepínicos e opioides (Capítulos 8 e 9). Após a perda da consciência do paciente, inicia-se a ventilação por meio da máscara. O anestesista pode escolher administrar um anestésico inalatório para aumentar a profundidade anestésica antes da instrumentação das vias aéreas. Caso se planeje realizar uma intubação traqueal,

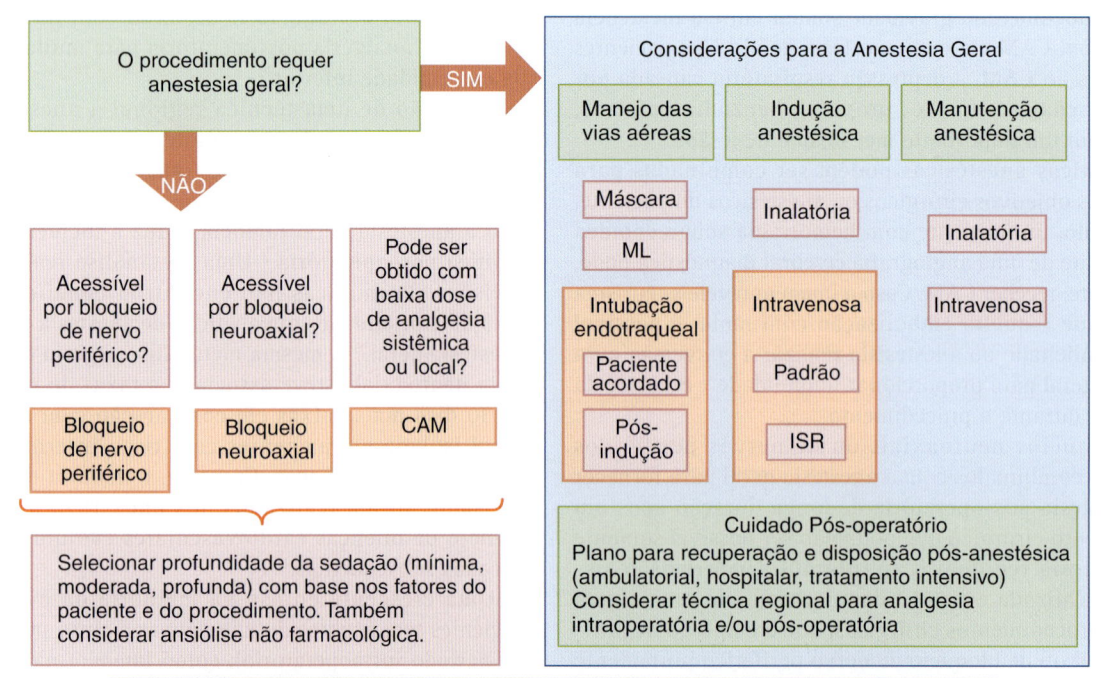

Fig. 14.2 Processo de tomada de decisão para a escolha anestésica. Uma abordagem para determinar o plano anestésico baseada no procedimento cirúrgico, doenças coexistentes e preferências do paciente. *AG*, Anestesia geral; *CAM*, cuidado anestésico monitorado; *ISR*, indução de sequência rápida; *ML*, máscara laríngea.

geralmente utiliza-se um fármaco bloqueador neuromuscular para facilitar a laringoscopia direta (veja o Capítulo 11).

Algumas vezes, é indicada a indução em sequência rápida (ISR), que é realizada nos pacientes com alto risco de aspiração de conteúdos gástricos (p. ex., doença de refluxo gastresofágico clinicamente significativa), esvaziamento gástrico prolongado, estado de jejum desconhecido ou estômago sabidamente cheio). O objetivo da ISR é minimizar o tempo entre a perda da consciência e a intubação traqueal, além de reduzir o risco de regurgitação por aplicação de pressão cricoide. A sequência de eventos envolve (1) pré-oxigenação; (2) administração intravenosa de um hipnótico (p. ex., propofol); (3) administração imediata de um agente bloqueador neuromuscular de ação rápida (p. ex., 1-1,5 mg/kg de succinilcolina ou 1-1,2 mg/kg de rocurônio a); (4) aplicação de pressão cricoide (usando força de 30 newtons, aproximadamente 3 kg); (5) evitar ventilação via máscara ou (6) intubação traqueal; e (7) liberação da pressão cricoide após confirmação da correta localização do tubo endotraqueal. Embora a ventilação por máscara seja geralmente evitada na ISR, o uso de uma pressão positiva menor que 20 cmH$_2$O (denominada ISR *modificada*) deve minimizar o risco de insuflação gástrica e pode ser necessário se o paciente desenvolver hipoxemia antes da intubação traqueal. Ainda que a ISR com pressão cricoide tenha sido utilizada por muitas décadas e seja o padrão de abordagem, uma metanálise recente não demonstrou impacto mensurável da pressão cricide sobre os resultados clínicos durante a ISR.[9]

As técnicas de manejo das vias aéreas (p. ex., laringoscopia direta, posicionamento de dispositivo supraglótico nas vias aéreas) são implementadas após a indução intravenosa ou inalatória da anestesia. Contudo, se o anestesista prever dificuldade de ventilação sob máscara ou intubação traqueal, esta última deverá ser iniciada antes da indução anestésica (ou seja, intubação com o paciente acordado) (Capítulo 16).

Após a indução anestésica e o manejo adequado das vias aéreas, a manutenção da anestesia é tipicamente realizada por meio de administração de uma combinação de fármacos anestésicos, cada um titulado para atingir o objetivo desejado juntamente com a minimização dos efeitos adversos. Por exemplo, embora altas concentrações de anestésicos inalatórios possam produzir relaxamento muscular, os riscos de depressão cardíaca e vasodilatação aumentam. Os fármacos bloqueadores neuromusculares podem facilitar a exposição cirúrgica quando forem obtidas a hipnose e analgesia adequadas. Nessa perspectiva, o anestesista seleciona as medicações que atendem a requisitos anestésicos específicos ao mesmo tempo em que minimizam o risco cumulativo de efeitos indesejados. Determinados pacientes e procedimentos cirúrgicos podem exigir considerações especiais que influenciam a escolha da estratégia de manutenção anestésica.

Na maioria das situações clínicas, os anestésicos inalatórios potentes (Capítulo 7) representam os principais fármacos utilizados para a manutenção anestésica. São facilmente dosáveis, reduzem a resposta autonômica a estímulos nociceptivos e, em doses clinicamente relevantes,

podem promover relaxamento muscular suficiente para facilitar a exposição cirúrgica. Outro anestésico inalatório, o óxido nitroso, pode fornecer tanto hipnose quanto analgesia em doses clinicamente relevantes; contudo, não pode ser utilizado como fármaco único para a anestesia geral por ser desprovido da potência dos anestésicos inalatórios voláteis (veja o Capítulo 47), como demonstrado por monitor de eletroencefalograma (EEG) processado.[10] Todavia, os anestésicos inalatórios aumentam o risco de náusea e vômito pós-operatórios. O despertar da hipnose fornecido pelos anestésicos voláteis pode estar associado à hiper-reatividade das vias aéreas e tosse, embora esses efeitos adversos possam ser atenuados pela coadministração de outros fármacos. Outro anestésico inalatório, o óxido nitroso, pode fornecer tanto hipnose quanto analgesia em doses clinicamente relevantes, contudo não pode ser utilizado como fármaco único para anestesia geral, por ser desprovido da potência que possuem os anestésicos inalatórios voláteis. A concentração alveolar mínima necessária para prevenir movimentação em resposta ao estímulo cirúrgico é maior que a concentração que pode ser fornecida em pressão atmosférica, de forma que esse fármaco não pode ser fornecido isoladamente para promover uma hipnose confiável. A substituição de uma parte da dose de anestésico inalatório por óxido nitroso pode reduzir os efeitos cardiovasculares observados com os anestésicos inalatórios potentes, ao passo que se mantém a mesma profundidade anestésica. O óxido nitroso também fornece analgesia e é rapidamente ajustável devido a seu baixo coeficiente de partição sangue-gás. A preocupação acerca do uso de óxido nitroso poder aumentar as taxas de complicações perioperatórias após cirurgia não cardíaca não pôde ser documentada em um amplo estudo de 2015.[11]

Os fármacos hipnóticos intravenosos também podem ser utilizados para manutenção anestésica (Capítulo 8). O propofol reduz a incidência de náusea e vômito pós-operatórios e pode proporcionar um despertar mais favorável, com menor risco de tosse e laringoespasmo, em comparação com os anestésicos inalatórios isolados. Contudo, a profundidade da hipnose não pode ser confiavelmente mensurada na ausência de um EEG ou monitoramento do potencial evocado auditivo. Para certos procedimentos cirúrgicos, a manutenção anestésica intravenosa é mais adequada. Por exemplo, as cirurgias laríngeas com ventilação a jato intraoperatória são realizadas sem tubo endotraqueal, tornando difícil o fornecimento de anestésicos inalatórios. Os pacientes submetidos à cirurgia de escoliose frequentemente necessitam de monitoramento do potencial evocado somatossensorial e motor. Os anestésicos inalatórios produzem diminuição da amplitude e aumento da latência de sinais de potencial evocado tanto somatossensorial quanto motor. Portanto, uma combinação de propofol, cetamina e infusões de opioides pode ser comumente administrada para a manutenção anestésica nesses pacientes.[12]

A disposição pós-operatória do paciente também influencia a escolha anestésica para a manutenção e o despertar da anestesia. Por exemplo, se o paciente for receber uma ventilação mecânica pós-operatória na unidade de terapia intensiva, o uso de fármacos anestésicos de curta duração é menos importante e o bloqueio neuromuscular prolongado provavelmente não será um problema clínico significativo. Os pacientes submetidos a cirurgia ambulatorial requerem atenção especial para prevenir a náusea e o vômito pós-operatórios ou após a alta médica (Capítulo 37). Isso pode envolver a seleção de um fármaco de manutenção menos emetogênico (p. ex., propofol), bem como a administração de vários fármacos antieméticos (veja o Capítulo 39).

Anestesia Regional

Cirurgias superficiais e profundas das extremidades – particularmente as distais – podem ser possíveis por meio de bloqueio de nervos periféricos (Capítulo 18). Como a anestesia cirúrgica pode ser obtida sem sedação, essa técnica é particularmente atraente para os pacientes nos quais as doenças sistêmicas (p. ex., doença pulmonar grave, doença cardiovascular ou insuficiência renal) possam representar um significativo desafio durante a anestesia geral. Diferentemente da anestesia neuroaxial, a simpatectomia localizada resultante do bloqueio de nervo periférico raramente resulta em hipotensão sistêmica. Contudo, quando utilizados como técnica anestésica primária, esses bloqueios requerem cooperação do paciente e podem ser inadequados nos pacientes com demência, intoxicação aguda ou outras condições associadas a alterações no estado mental. Os bloqueios de nervos periféricos podem ser difíceis de se obter ou podem resultar em um bloqueio inadequado e "desigual". Se a anestesia cirúrgica não for obtida com um bloqueio periférico, o anestesista se depara com as opções de suplementar o bloqueio com anestesia local administrando analgésicos intravenosos e hipnóticos, protelar a cirurgia para nova tentativa de bloqueio em outro momento, ou converter o procedimento em uma anestesia geral.

A anestesia neuroaxial pode fornecer excelentes condições operatórias nas extremidades inferiores e no abdome inferior. Níveis alto de bloqueio neuroaxial (p. ex., torácico médio a alto) com concentrações cirúrgicas de anestésicos locais (p. ex., epidural com lidocaína a 2%) resultam em simpatectomia mais profunda e maior risco de hipotensão, o que pode requerer infusão de medicações vasoativas para manter a estabilidade hemodinâmica. Todavia, as concentrações analgésicas de anestésicos locais (p. ex., epidural com ropivacaína a 0,1%) são comumente fornecidas por meio de cateter epidural torácico para promover analgesia pós-operatória após cirurgia torácica aberta. A menor concentração de anestésico local necessária para analgesia (ao contrário de anestesia cirúrgica) resulta em menor incidência de hipotensão.

A disposição pós-operatória do paciente também influencia a escolha medicamentosa ou o tipo de anestesia regional. Os pacientes submetidos à cirurgia ambulatorial e que receberam anestesia espinhal podem apresentar uma recuperação prolongada se forem administrados anestésicos locais de longa ação, uma vez que estes indivíduos precisam deambular para receberem alta. Os pacientes cirúrgicos ambulatoriais que serão submetidos a procedimentos associados a significativa dor pós-operatória podem beneficiar-se de um bloqueio de nervo periférico de longa duração ou de uma introdução de cateter perineural.[13]

Cuidado Anestésico Monitorado

A sedação farmacológica utilizando opioides ou medicações hipnóticas é geralmente fornecida como componente do CAM (Capítulos 8 e 9). Abordagens não farmacológicas, como distração por vídeo ou áudio, bem como ansiólise verbal, também podem complementar uma técnica de CAM. A gradação de profundidade anestésica da ASA pode ser utilizada para se escolher o nível de sedação mais adequado para o paciente submetido ao CAM. A anestesia local ou tópica fornecida pelo cirurgião é comumente utilizada durante o CAM para fornecer uma analgesia adequada ao procedimento. O anestesista deve tomar nota da dose total do anestésico local e estar alerta para os sinais de toxicidade anestésica local (Capítulo 10). A injeção de anestésicos locais próximo de áreas sensíveis (p. ex., face, olhos) pode, inicialmente, requerer um nível mais profundo de sedação até que a injeção seja finalizada. O risco anestésico mais importante durante o CAM é a depressão respiratória causada por sedação excessiva. As manifestações de depressão respiratória incluem obstrução das vias aéreas superiores, hipoventilação e hipoxemia. Durante o CAM, a capnografia expiratória deve ser obtida por meio de cânula nasal acoplada à linha de amostra. Contudo, o monitoramento capnométrico é menos confiável nesse cenário, além do fato de a ausência de aumento do CO_2 expirado não garantir ventilação adequada. As medicações tipicamente empregadas para sedação durante o CAM (benzodiazepínicos, opioides, propofol) produzem depressão respiratória dependente da dose. A cetamina e a dexmedetomidina são menos propensas a causar hipoventilação, mas possuem o potencial de causar outros efeitos adversos, além de produzirem efeitos sedativos sinérgicos com outras medicações hipnóticas (Capítulo 8).

O anestesista pode escolher administrar uma sedação para melhorar o conforto do paciente durante um procedimento realizado sob anestesia regional, embora o termo CAM não seja utilizado se a anestesia primária for uma técnica regional. Recentemente, a profundidade da hipnose tornou-se objeto de investigação como possível contribuidora dos desfechos pós-operatórios. Um estudo clínico randomizado que comparou a sedação leve com a profunda em pacientes idosos cirúrgicos submetidos a reparo de fraturas do quadril sob anestesia espinhal demonstrou redução a curto prazo do delírio pós-operatório, bem como redução da taxa de mortalidade em 1 ano nos pacientes mais enfermos do grupo de sedação leve (isto é, a sedação profunda esteve associada a maior risco de complicações).[14]

IMPACTO AMBIENTAL

A escolha da anestesia possui implicações importantes para o impacto ambiental e o custo do serviço de saúde. Os anestésicos inalatórios potentes e o oxido nitroso são prejudiciais à camada de ozônio, além de serem importantes colaboradores do efeito estufa. Em 2006, o uso anestésico do óxido nitroso foi responsável por 3% de todas as emissões deste composto nos Estados Unidos. Esse anestésico é estimado como a maior emissão com potencial de depleção da camada de ozônio até o final do século XXI. Dos anestésicos halogenados, o desflurano é o pior agressor, com potencial de agravar o aquecimento global estimado em 4.000 vezes mais que o dióxido de carbono.[15,16] O impacto ambiental dos anestésicos inalatórios pode ser minimizado pelo uso de anestesia total intravenosa, anestesias de baixo fluxo ou anestesia de circuito fechado.

PERGUNTAS DO DIA

1. Quais são os fatores mais importantes para determinar se a anestesia geral é uma escolha adequada a um paciente que será submetido a um procedimento cirúrgico?
2. Quais são os benefícios potenciais da adição de uma técnica de anestesia regional à anestesia geral?
3. Quais são as vantagens e desvantagens dos anestésicos voláteis *versus* anestésicos intravenosos na manutenção anestésica?
4. Qual o risco anestésico mais prejudicial a um paciente que será submetido ao cuidado anestésico monitorado? Quais passos podem ser seguidos para se diagnosticar e prevenir complicações anestésicas durante o cuidado anestésico monitorado?

REFERÊNCIAS

1. Urban BW, Bleckwenn M. Concepts and correlations relevant to general anaesthesia. *Br J Anaesth.* 2002;89(1):3-16.
2. American Society of Anesthesiologists. Continuum of Depth of Sedation: Definition of General Anesthesia and Levels of Sedation/Analgesia. *Amended.* October 15, 2014. http://www.asahq.org/~/media/Sites/ASAHQ/Files/Public/Resources/standards-guidelines/continuum-of-depth-of-sedation-definition-of-general-anesthesia-and-levels-of-sedation-analgesia.pdf. Accessed May 3, 2016.
3. Cohen NA, McMichael JP. What's New in ... Definitions of monitored anesthesia care. *American Society of Anesthesiologists Newsletter.* 2004;68(6):22-26.
4. Bhananker SM, Posner KL, Cheney FW, et al. Injury and liability associated with monitored anesthesia care: a closed claims analysis. *Anesthesiology.* 2006;104(2):228-234.
5. Barreveld A, Witte J, Chahal H, et al. Preventive analgesia by local anesthetics: the reduction of postoperative pain by peripheral nerve blocks and intravenous drugs. *Anesth Analg.* 2013;116:1141-1161.
6. Guay J. The effect of neuraxial blocks on surgical blood loss and blood transfusion requirements: a meta-analysis. *J Clin Anesth.* 2006;18:124-128.
7. Andreae MH, Andreae DA. Regional anaesthesia to prevent chronic pain after surgery: a Cochrane systematic review and meta-analysis. *Br J Anaesth.* 2013;111:711-720.
8. Guay J, Choi PT, Suresh S, et al. Neuraxial anesthesia for the prevention of postoperative mortality and major morbidity: an overview of Cochrane Systematic Reviews. *Anesth Analg.* 2014;119:716-725.
9. Algie CM, Mahar RK, Tan HB, et al. Effectiveness and risks of cricoid pressure during rapid sequence induction for endotracheal intubation. *Cochrane Database Syst Rev.* 2015;(11):CD011656.
10. Mashour GA, Shanks A, Tremper KK, et al. Prevention of intraoperative awareness with explicit recall in an unselected surgical population: a randomized comparative effectiveness trial. *Anesthesiology.* 2012;117(4):717-725.
11. Leslie K, Myles PS, Kasza J, et al. Nitrous oxide and serious long-term morbidity and mortality in the Evaluation of Nitrous Oxide in the Gas Mixture for Anaesthesia (ENIGMA)-II Trial. *Anesthesiology.* 2015;123(6):1267-1280.
12. Glover CD, Carling NP. Neuromonitoring for scoliosis surgery. *Anesthesiol Clin.* 2014;32(1):101-114.
13. Ilfeld BM. Continuous peripheral nerve blocks: a review of the published evidence. *Anesth Analg.* 2011;113(4):904-925.
14. Brown CHt, Azman AS, Gottschalk A, et al. Sedation depth during spinal anesthesia and survival in elderly patients undergoing hip fracture repair. *Anesth Analg.* 2014;118:977-980.
15. Ryan SM, Nielsen CJ. Global warming potential of inhaled anesthetics: application to clinical use. *Anesth Analg.* 2010;111:92-98.
16. Ishizawa Y. Special article: general anesthetic gases and the global environment. *Anesth Analg.* 2011;112:213-217.

15 APARELHOS DE ANESTESIA

Patricia Roth

Um sistema de anestesia consiste em uma estação de trabalho para anestesia (aparelho de anestesia) e em um sistema (circuito) de ventilação anestésico, que permite fornecimento de concentrações conhecidas de anestésicos inalatórios e oxigênio ao paciente, bem como remoção do dióxido de carbono por ele expirado. Essa remoção pode ser realizada por extração de CO_2 (fluxo de gás fornecido pelo aparelho de anestesia maior que 5 L/min) ou por neutralização química.

ESTAÇÃO DE TRABALHO PARA ANESTESIA

O aparelho de anestesia evoluiu de um simples dispositivo pneumático a uma complexa estação de trabalho com multicomponentes controlados por computador integrado (Figs. 15.1 e 15.2).[1] Os componentes da estação de trabalho funcionam em harmonia para fornecer concentrações conhecidas de anestésicos inalatórios ao paciente. Esses múltiplos componentes incluem o que previamente se reconhecia como o aparelho de anestesia (componentes reguladores de pressão e misturadores de gases), vaporizadores, circuito ventilatório anestésico, ventilador, sistema de coleta e eliminação, bem como sistemas de monitoração respiratória e fisiológica (eletrocardiograma, pressão arterial, temperatura, oximetria de pulso e concentrações inspiradas e expiradas de oxigênio, dióxido de carbono, gases e vapores anestésicos) (Quadro 15.1).[1] Estão incluídos, ainda, sistemas de alarme para sinalizar apneia ou desconexão entre o sistema ventilatório anestésico e o paciente. Os alarmes presentes na estação de trabalho, incluindo os da oximetria de pulso e do capnógrafo, devem estar ativados e audíveis para o anestesista. A maior parte dos aparelhos de anestesia funciona tanto por energia elétrica quanto pneumática.

A estação de trabalho para anestesia tem como finalidade o fornecimento de gases médicos e vapores de anestésicos voláteis em concentrações conhecidas na saída comum de gases. Estes adentram o sistema anestésico para serem fornecidos ao paciente por meio de ventilação espontânea ou mecânica. Gases expirados deixam o sistema por meio do sistema de coleta e eliminação ou retornam ao paciente após passarem por um absorvedor de CO_2.

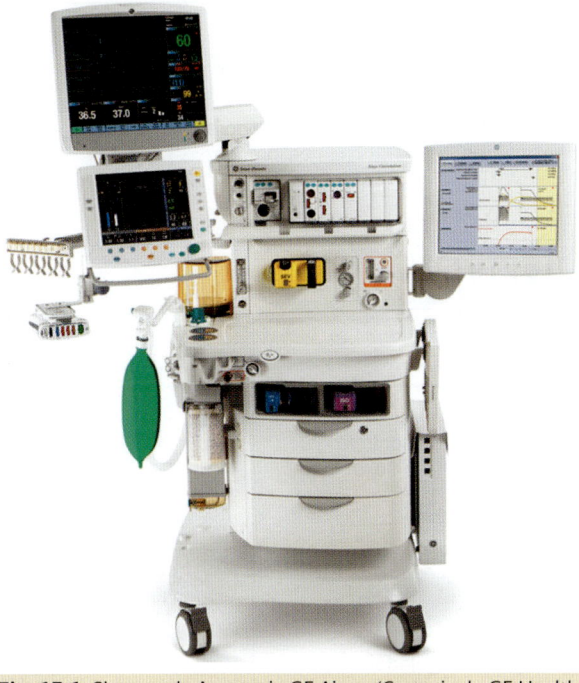

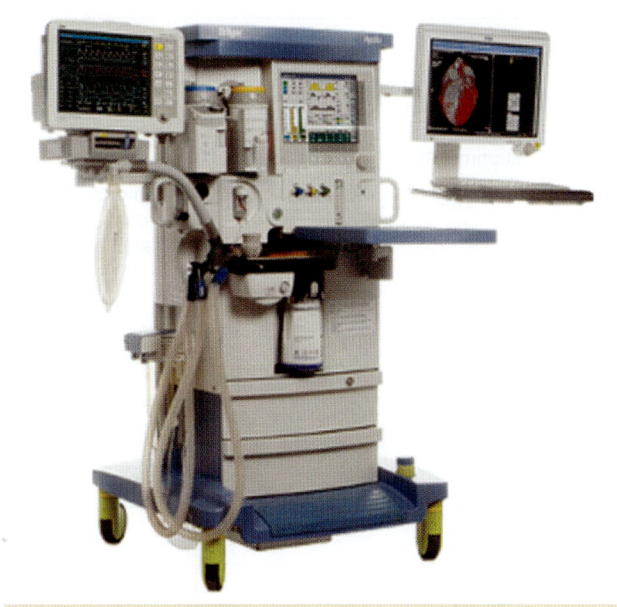

Fig. 15.2 Estação de Trabalho para Anestesia Dräger Apollo. (Cortesia de Dräger, Lübeck, Alemanha.)

Fig. 15.1 Sistema de Anestesia GE Aisys. (Cortesia de GE Healthcare, Little Chalfont, Reino Unido.)

Válvula de Segurança

Aparelhos de anestesia são equipados com uma válvula de segurança desenvolvida para prevenir o fornecimento de mistura de gás hipóxica do aparelho na ocasião de falha do suprimento de oxigênio. Essa válvula se fecha ou reduz proporcionalmente o fluxo de todos os gases quando a pressão da linha de suprimento de oxigênio decai a menos que 30 psi. Essa medida de segurança foi desenvolvida para proteger contra exaustão não reconhecida do suprimento de oxigênio de um cilindro conectado ao aparelho de anestesia por uma fonte central. A válvula, contudo, não previne o fornecimento de 100% de óxido nitroso quando o fluxo de oxigênio é zero, mas a pressão de gases no circuito do aparelho de anestesia se mantém. Nessa situação, necessita-se de um analisador de oxigênio para detectar o fornecimento de mistura de gases hipóxica. A contínua presença de um anestesista é muito superior a uma válvula de segurança ou um analisador de oxigênio.

Gases Comprimidos

Os gases utilizados na administração da anestesia (oxigênio, óxido nitroso, ar) são mais comumente fornecidos ao aparelho de anestesia por uma fonte de suprimento central localizada no hospital (Fig. 15.3).[2] Gases fornecidos em hospitais adentram a sala de cirurgia a partir de uma fonte central por meio de tubulações com saídas de cor específica (verde para o oxigênio, azul para o óxido nitroso e amarelo para o ar). Chicotes ou mangueiras de pressão identificadas por cores são conectadas às saídas da parede por meio de engates não intercambiáveis (sistema de segurança indexado por diâmetro [SSID] ou engates rápidos), que foram desenvolvidos para

> **Quadro 15.1** Características Comuns dos Aparelhos de Anestesia
>
> - Entrada de mangueiras de gases comprimidos hospitalares (oxigênio, óxido nitroso e ar)
> - Entrada de cilindros de gases comprimidos
> - Válvulas reguladoras de pressão para reduzir a pressão de admissão dos gases a níveis seguros e consistentes
> - Dispositivo de segurança
> - Fluxômetros para controlar a quantidade de gases fornecidos ao componente ventilatório
> - Vaporizadores para adicionar gases de anestésicos voláteis ao gás diluente
> - Linha comum de gases através da qual gases comprimidos são misturados ao agente volátil para adentrar o componente ventilatório
> - Componente ventilatório, incluindo analisador de oxigênio, válvula inspiratória, sistema circular, linha de amostragem de gás, expirômetro para mensurar a frequência e volume ventilatórios, absorvedor de dióxido de carbono, balão reservatório, ventilador mecânico e sistema de coleta e eliminação

prevenir conexões errôneas de linhas de gases. O oxigênio ou o ar da fonte de suprimento central pode também ser utilizado para propulsionar pneumaticamente o ventilador do aparelho de anestesia.

O gás adentra o aparelho por meio de conexões nas linhas de entrada específicas para cada gás (conexões de rosca não intercambiáveis) para minimizar a possibilidade de conexão errônea. O gás deve ser fornecido da fonte de suprimento central em pressão adequada (cerca de 50 psi) para que os fluxômetros do aparelho de anestesia funcionem corretamente.

Aparelhos de anestesia também são equipados com cilindros de oxigênio e óxido nitroso para uso em casos de falha

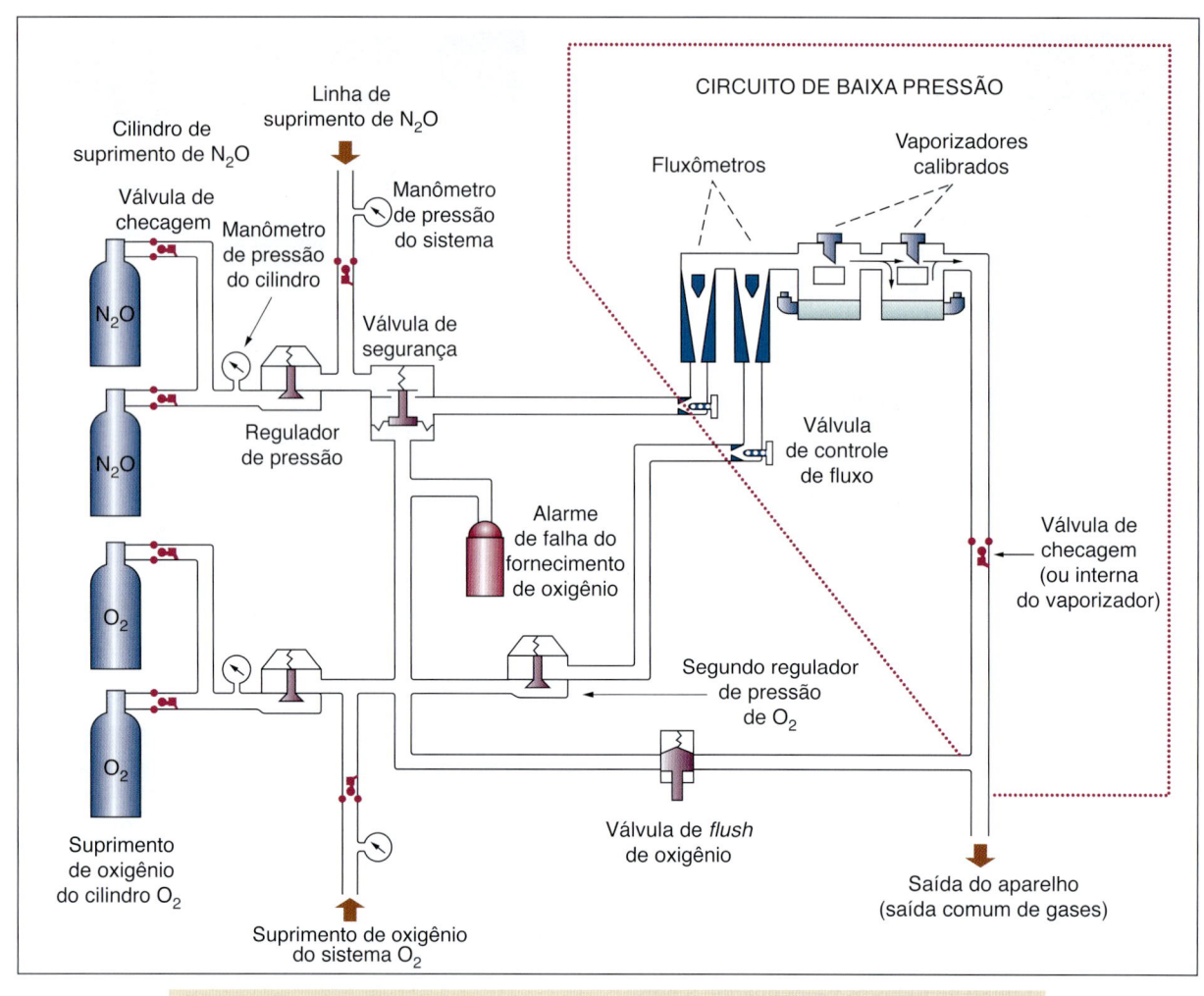

Fig. 15.3 Diagrama esquemático do circuito interno de um aparelho de anestesia. O oxigênio e o óxido nitroso adentram o aparelho através de uma linha de suprimento central (mais comum); alternativamente (com menor frequência), são fornecidos por cilindros de gases acoplados por um sistema indexadas por pino no aparelho de anestesia. Válvulas de checagem previnem o enchimento ou fluxo de cilindros de gases para a linha central de fornecimento. Válvulas reguladoras de pressão diminuem a pressão de admissão da tubulação dos cilindros a cerca de 50 psi (cerca de 3,5 kg/cm²). A válvula de segurança impede fluxo de óxido nitroso caso a pressão do circuito de suprimento de oxigênio seja reduzida a menos que 30 psi (cerca de 2,0 kg/cm²). Válvulas agulha controlam o fluxo de gás para rotâmetros (fluxômetros). Vaporizadores específicos para diferentes agentes proporcionam meio confiável de fornecimento de concentrações pré-selecionadas dos anestésicos voláteis. Um sistema de intertravamento permite que apenas um vaporizador esteja no modo "ligado" (fornecimento) por vez. Após mistura de gases na linha central do aparelho, o fluxo total de gás vai para a saída comum de gases para ser fornecido ao paciente por meio do sistema (circuito) ventilatório de anestesia. (Modificado de American Society of Anesthesiologists. *Check-Out. A Guide for Preoperative Inspection of an Anesthetic Machine*. Park Ridge, IL: American Society of Anesthesiologists; 1987:1-14, usado mediante permissão.)

do suprimento central (Fig. 15.3).[2] Cilindros codificados por cores são conectados ao aparelho de anestesia por um sistema de encaixe, que consiste em dois pinos de metal, os quais correspondem a entradas na válvula do cilindro de gás (sistema de segurança indexado por pinos [SSIP]) (Tabela 15.1). Esse design torna impossível acoplar um cilindro de oxigênio a qualquer encaixe do aparelho de anestesia que não seja o de oxigênio. De outro modo, um cilindro contendo óxido nitroso poderia ser acoplado ao grampo de oxigênio, o que resultaria no fornecimento de óxido nitroso quando o fluxômetro de oxigênio estivesse ativado. Manômetros identificados por cores (verde para oxigênio, azul para óxido nitroso) no aparelho de anestesia indicam a pressão do gás no cilindro correspondente (Tabela 15.1).

Tabela 15.1 Características de Gases Comprimidos Estocados em Cilindros Tamanho e Acoplados ao Aparelho de Anestesia				
Característica	**Oxigênio**	**Óxido Nitroso**	**Dióxido de Carbono**	**Ar**
Cor do cilindro	Verde[a]	Azul	Cinza	Amarelo[a]
Estado físico no cilindro	Gás	Líquido e gás	Líquido e gás	Gás
Conteúdo do cilindro (L)	625	1.590	1.590	625
Peso do cilindro vazio (kg)	5,90	5,90	5,90	5,90
Peso do cilindro cheio (kg)	6,76	8,80	8,90	
Pressão do cilindro cheio (psi)	2.000	750	838	1.800

[a]A Organização Mundial da Saúde especifica que cilindros que contêm oxigênio para uso médico devem ser pintados de branco, porém os fabricantes dos Estados Unidos utilizam verde. Da mesma forma, a cor internacional para o ar é branco e preto, ao passo que cilindros dos Estados Unidos são codificados com a cor amarela.

Cálculo do Conteúdo dos Cilindros

A pressão de um cilindro de oxigênio é diretamente proporcional ao volume de oxigênio do cilindro. Por exemplo, um cilindro de oxigênio tamanho E repleto contém cerca de 625 L de oxigênio a uma pressão de 2000 psi (aproximadamente 140 kg/cm²) e metade desse volume quando a pressão é de 1000 psi (cerca de 70 kg/cm²). Portanto, é possível calcular quanto tempo um fluxo de oxigênio pode ser mantido antes que o cilindro seja esvaziado. Ao contrário do oxigênio, o manômetro de pressão do óxido nitroso não indica a quantidade de gás remanescente no cilindro porque a pressão no cilindro permanece em 750 psi (aproximadamente 53 kg/cm²) enquanto houver qualquer óxido nitroso líquido presente. Quando o óxido nitroso deixa o cilindro como vapor, parte do líquido se vaporiza para manter pressão constante no cilindro. Após a vaporização de todo o óxido nitroso, a pressão começa a decair, podendo-se assumir que cerca de 75% o conteúdo do cilindro já foi esgotado. Como o cilindro de óxido nitroso repleto (tamanho E) contém cerca de 1590 L, cerca de 400 L do anestésico restarão quando a pressão do manômetro começar a diminuir de seu valor constante prévio de 750 psi. A vaporização de um gás liquefeito (óxido nitroso), bem como a expansão de um gás comprimido (oxigênio), absorve calor, que é extraído do cilindro de metal e da atmosfera circunjacente. Por essa razão, o vapor de ar atmosférico normalmente se acumula como uma camada de gelo nos cilindros e válvulas, em especial durante fluxos de gás elevados. Não ocorre congelamento interno porque gases comprimidos são livres de vapor de água.

Fluxômetros

Os fluxômetros do aparelho de anestesia controlam e mensuram precisamente o fluxo de gás para a entrada comum de gases (Fig. 15.3).[2] A mensuração do fluxo de gases baseia-se no princípio de que o fluxo contra uma resistência é proporcional à pressão. Em geral, o fluxo de gás adentra a parte inferior de um tubo de gás posicionado verticalmente e afunilado (a área transversa aumenta para cima a partir da entrada do gás). O fluxo de gás dentro do fluxômetro eleva uma boia com formato esférico ou de bobina. A boia atinge um repouso quando a gravidade é equilibrada pela redução da pressão por ela causada. A extremidade superior da bobina ou o equador da bola indicam o fluxo de gás em mililitros ou litros por minuto. A proporção entre pressão e fluxo é determinada pelo formato do tubo (resistência) e as propriedades físicas (densidade e viscosidade) do gás. Os fluxômetros são inicialmente calibrados para o gás indicado pelo fabricante. Como poucos gases possuem a mesma densidade e viscosidade, fluxômetros não são intercambiáveis com outros gases. A escala que acompanha o fluxômetro de oxigênio é verde, ao passo que a escala para óxido nitroso é azul.

O fluxo de gás deixa o fluxômetro e passa para uma via principal (câmara de mistura) localizada no topo do mesmo (Fig. 15.3).[2] O fluxômetro de oxigênio deve ser o último em uma sequência de fluxômetros, fazendo com que o oxigênio seja o último gás adicionado à mistura. Esse arranjo reduz a possibilidade de vazamentos no aparato proximal ao oxigênio diminuírem a concentração fornecida de oxigênio, enquanto vazamentos distais a esse ponto resultam em perda de volume sem alteração qualitativa da mistura. Não obstante, um vazamento no tubo do fluxômetro de oxigênio pode produzir mistura hipóxica independentemente do arranjo dos fluxômetros (Fig. 15.4).[3] De fato, vazamentos no tubo do fluxômetro são um perigo que reflete a constituição frágil desse componente do aparelho de anestesia. Rachaduras sutis podem ser negligenciadas e resultar em erros do fluxo fornecido.

Os gases misturam-se no coletor principal e fluem por uma porta de saída no aparelho de anestesia, onde são direcionados a um vaporizador ou a um sistema ventilatório anestésico (Fig. 15.3).[2] Para fins emergenciais, abastece-se um alto volume de oxigênio para fornecimento (35 a 75 L/min) à porta de saída por meio de uma válvula de fluxo

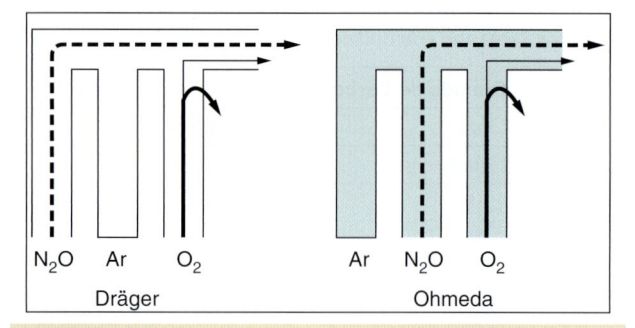

Fig. 15.4 Vazamento no tubo de fluxo de oxigênio. Um vazamento na tubulação do oxigênio pode produzir mistura hipóxica, independentemente do arranjo da tubulação. (De Brockwell RC. Inhaled anesthetic delivery systems. In Miller RD, ed. *Miller's Anesthesia*. 7ª ed. Filadélfia: Churchill Livingstone; 2010:680, usado mediante permissão.)

direto (*flush*) de oxigênio que desvia dos fluxômetros e da via principal. A válvula de *flush* de oxigênio permite direta comunicação entre o oxigênio do circuito de alta pressão e de baixa pressão (Fig. 15.3).[2] A ativação dessa válvula durante inspiração realizada mecanicamente pelo ventilador do aparelho de anestesia permite a transmissão de alta pressão das vias aéreas aos pulmões do paciente, com possibilidade de barotrauma.

VAPORIZADORES

Anestésicos voláteis são líquidos a temperatura ambiente e pressão atmosférica. A vaporização, que é a conversão de um líquido em vapor, ocorre em um recipiente fechado, denominado *vaporizador*. A concentração do vapor resultante da vaporização de um líquido anestésico volátil deve ser fornecida ao paciente com a mesma precisão e previsibilidade de outros gases (oxigênio, óxido nitroso).

Física da Vaporização

As moléculas que constituem um líquido estão em constante movimento aleatório. Dentro de um vaporizador contendo um líquido anestésico volátil, há um arranjo assimétrico das forças intermoleculares aplicadas às moléculas da interface líquido-oxigênio. O resultado desse arranjo assimétrico é uma força de atração resultante que mantém as moléculas da superfície no estado líquido. Essa força deve ser vencida para que as moléculas adentrem o estado gasoso, no qual a densidade relativamente esparsa constitui um vapor. A energia necessária para que as moléculas escapem do líquido é fornecida na forma de calor. O calor da vaporização de um líquido é o número de calorias necessárias a uma temperatura específica para converter 1 g do líquido em vapor. O calor da vaporização necessário para as moléculas deixarem a fase líquida aumenta conforme a temperatura do líquido diminui.

A vaporização na câmara fechada de um vaporizador cessa quando se atinge o equilíbrio entre os estados líquido e vapor, de forma que o número de moléculas que deixam a fase líquida seja o mesmo das que a adentram. As moléculas no estado de vapor colidem umas com as outras e com as paredes do recipiente, gerando pressão. Essa pressão é denominada pressão de vapor e é peculiar a cada anestésico volátil. Ademais, a pressão de vapor depende da temperatura, de forma que uma redução da temperatura do líquido está associada a uma menor pressão de vapor e menos moléculas na fase vapor. O resfriamento do líquido anestésico reflete perda de calor (calor de vaporização) necessário para fornecer energia para a vaporização. Esse resfriamento é indesejável porque diminui a pressão de vapor e limita a concentração alcançável do vapor.

Classificação e Design dos Vaporizadores

Vaporizadores são classificados segundo especificidade por agente, desvio variável, fluxo de superfície, compensação por temperatura (são equipados com dispositivo de compensação automática por temperatura que auxilia na manutenção de débito constante do vaporizador em uma ampla faixa de temperaturas) e localização fora de circuito (Fig. 15.5).[1] Esses vaporizadores contemporâneos não são adequados para a vaporização controlada de desfluorano, que possui pressão de vapor próxima de 1 atm (664 mmHg) a 20 °C. Por essa razão, o vaporizador de desfluorano é aquecido eletricamente a 23-25 °C e pressurizado com um regulador de pressão a 1500 mmHg para criar um ambiente no qual esse anestésico possua volatilidade relativamente menor, porém previsível.

O desvio variável descreve a divisão (separação) do fluxo total de gás diluente através do vaporizador para duas porções. A primeira porção do gás diluente (20% ou menos) flui para a câmara de vaporização do vaporizador, em que se torna saturada (fluxo de superfície) com o vapor do líquido anestésico. A segunda porção do gás diluente passa pela câmara de desvio do vaporizador. Ambas as porções do gás diluente se misturam na saída do lado do paciente do aparelho de anestesia. A proporção de fluxo de gás diluente desviado através da câmara de vaporização e, portanto, a concentração de anestésico volátil fornecida ao paciente, é determinada pelo painel de controle da concentração na forma de volume por cento para o fármaco específico. Uma fita bimetálica sensível à temperatura ou um elemento de expansão influencia a proporção total do fluxo de gás entre as câmaras de vaporização e de desvio conforme a temperatura do vaporizador se altera (compensação por temperatura) (Fig. 15.5).[1] Por exemplo, conforme a temperatura do líquido anestésico da câmara de vaporização diminui, os elementos sensíveis à temperatura permitem maior fluxo de gás para dentro dessa câmara, a fim de compensar o efeito da diminuição da pressão de vapor do anestésico.

Os vaporizadores são frequentemente fabricados com metal com alta condutibilidade térmica (cobre, bronze) para minimizar mais a perda de calor. O resultado é um débito de vaporização aproximadamente linear entre 20 e 35 °C. A designação dos vaporizadores como específicos por agente e

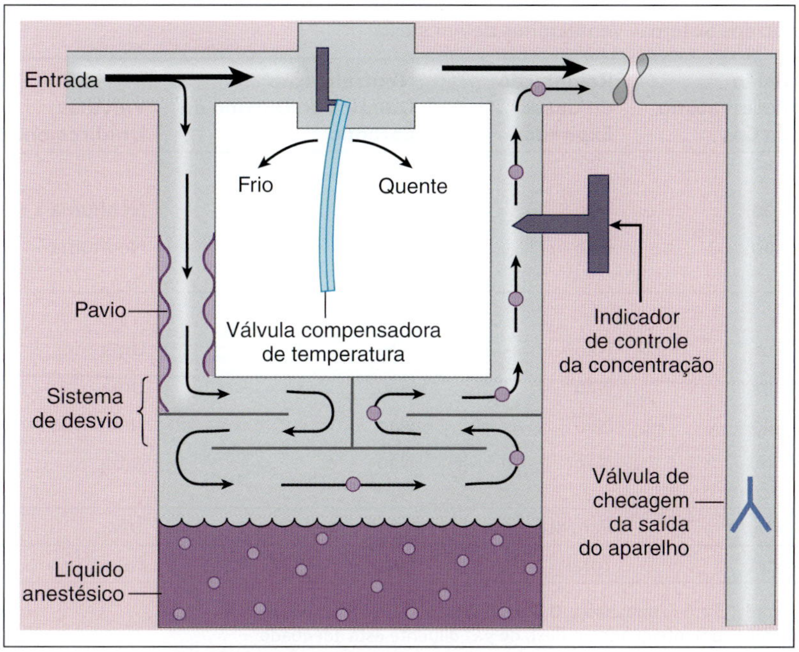

Fig. 15.5 Esquema simplificado do vaporizador Tec-Type Ohmeda. A rotação do controle de concentração desvia uma porção do fluxo total de gás diluente através da câmara de vaporização, onde pavios saturados com líquido anestésico garantem maior interface gás-líquido para vaporização eficiente. Uma válvula compensadora de temperatura desvia mais ou menos fluxo de gás diluente através da câmara de vaporização para atenuar os efeitos de alterações da temperatura sobre a pressão de vapor do líquido anestésico (vaporizador compensado pela temperatura). Os gases saturados com o vapor do líquido anestésico unem-se aos gases que passaram através da câmara de desvio para fornecer à saída do aparelho pela válvula de checagem. Quando o controle da concentração está na posição desligada, nenhuma parte do fluxo de gás diluente adentra a câmara de vaporização.

fora de circuito enfatiza que esses dispositivos são calibrados para acomodar somente um anestésico volátil específico e que são isolados do sistema ventilatório anestésico. A inclinação dos vaporizadores pode fazer com que o líquido anestésico seja derramado da câmara de vaporização para a câmara de desvio, resultando em maior concentração do vapor na saída do vaporizador. Todavia, a probabilidade de inclinação é minimizada porque os vaporizadores ficam seguramente acoplados ao aparelho de anestesia e há pouca necessidade de movê-los. Vazamentos associados a vaporizadores são mais frequentemente devidos a mal fechamento da tampa de enchimento.

É comum que dois a três vaporizadores calibrados estejam presentes no aparelho de anestesia. Um mecanismo de segurança intermediário garante que somente um vaporizador possa ser ligado por vez. Quando se liga um vaporizador, ocorre depressão de um botão de liberação no painel de controle, seguida de rotação do mesmo em sentido anti-horário. Isso impede movimento acidental do painel de controle da posição desligada à ligada. A localização da porta de enchimento na porção inferior do vaporizador minimiza a probabilidade de enchimento excessivo da câmara de vaporização (>125 mL) com líquido anestésico. Uma janela próxima à porta de enchimento permite verificação visual do nível de líquido anestésico na câmara de vaporização. O uso

de um dispositivo de enchimento específico de cada anestésico travado com chave impede a colocação de um líquido anestésico na câmara de vaporização que seja diferente daquele para o qual o vaporizador foi calibrado. Isso é peculiarmente importante para o desfluorano, porque sua pressão de vapor aproxima-se de 1 atm, de forma que a colocação acidental desse anestésico em um vaporizador diferente poderia resultar em overdose anestésica.[4] Assim como com aparelhos de anestesia, recomenda-se manutenção periódica (geralmente a cada 12 meses) dos vaporizadores pelos fabricantes.

SISTEMAS VENTILATÓRIOS ANESTÉSICOS

A função dos sistemas ventilatórios anestésicos é fornecer oxigênio e gases anestésicos ao paciente, ao passo que devem eliminar dióxido de carbono. Conceitualmente, o sistema ventilatório anestésico é uma extensão tubular das vias aéreas superiores do paciente. Os sistemas ventilatórios anestésicos podem adicionar considerável resistência à inspiração porque picos tão altos quanto 60 L/min são atingidos durante a inspiração espontânea. A resistência sofre influência de válvulas e conectores unidirecionais. Os componentes do sistema ventilatório, particularmente o conector do tubo

| Tabela 15.2 | Classificação dos Sistemas Ventilatórios de Anestesia |

Sistema	Balão Reservatório de Gás	Reinalação de Gases Expirados	Neutralização Química do Dióxido de Carbono	Válvulas Unidirecionais	Taxa de Entrada do Fluxo de Gás Diluente[a]
Aberto					
Insuflação	Não	Não	Não	Nenhuma	Desconhecida
Gotejamento aberto	Não	Não	Não	Nenhuma	Desconhecida
Semiaberto					
Mapleson A, B, C, D	Sim	Não[b]	Não	Uma	Alta
Bain	Sim	Não[b]	Não	Uma	Alta
Mapleson E	Não	Não[b]	Não	Nenhuma	Alta
Mapleson F (Jackson-Rees)	Sim	Não[b]	Não	Uma	Alta
Circuito semifechado	Sim	Parcial	Sim	Três	Moderada
Circuito fechado	Sim	Total	Sim	Três	Baixa

[a]Alta, maior que 6 L/min; moderada, 3 a 6 L/min; baixa, 0,3 a 0,5 L/min.
[b]Reinalação de gases expirados nula somente quando o fluxo de gás diluente está adequado.

traqueal, devem ter um lúmen tão amplo quanto possível para minimizar essa resistência à respiração. Conectores de ângulo reto devem ser substituídos por conectores curvos para minimizar a resistência. A substituição da ventilação espontânea dos pulmões do paciente por ventilação controlada pode atenuar a alta resistência à inalação causada pelos sistemas ventilatórios anestésicos.

Sistemas ventilatórios anestésicos são classificados como abertos, semiabertos, semifechados e fechados, segundo a presença ou a ausência de (1) um balão reservatório no circuito, (2) reinalação de gases expirados, (3) meios de neutralizar quimicamente o dióxido de carbono e (4) válvulas unidirecionais (Tabela 15.2). Os sistemas ventilatórios anestésicos mais utilizados são (1) Mapleson F (Jackson-Rees), (2) circuito de Bain e (3) sistema circular.

Sistemas Ventilatórios de Mapleson

Em 1954, Mapleson analisou e descreveu cinco diferentes arranjos da tubulação de gás inspirado, tubulação reservatória, máscara facial, balão reservatório e válvula expiratória para administrar gases anestésicos (Fig. 15.6).[5] Esses cinco diferentes sistemas ventilatórios anestésicos semiabertos são designados como Mapleson A a E. O sistema Mapleson F, que é uma modificação do sistema Mapleson D realizada por Jackson-Rees, foi adicionado mais tarde. O circuito de Bain é uma modificação do sistema Mapleson D (Fig. 15.7).[6]

Características do Fluxo
Os sistemas Mapleson caracterizam-se pela ausência de válvulas que direcionam gases para ou a partir do paciente, bem como ausência de um neutralizador químico de dióxido de carbono. Como não há separação clara entre gases inspirados e expirados, ocorre reinalação quando o fluxo da inspiração do paciente excede o fluxo de gás inspiratório. A composição da mistura inspirada depende de quanta reina-

lação está presente. A quantidade de reinalação associada a cada sistema é altamente dependente da taxa de fluxo inspiratório. Pode ser difícil determinar um fluxo inspiratório ideal. O fluxo de gás inspiratório deve ser ajustado quando a ventilação espontânea é alterada para controlada. O melhor método para determinar o fluxo de gás inspiratório adequado é a monitoração da pressão de CO_2 ao final da expiração. A performance desses circuitos é mais bem compreendida quando se estuda a disposição do gás no final da expiração durante ventilação espontânea e controlada (Fig. 15.8).[7]

Sistema Mapleson F (Jackson-Rees)

O sistema Mapleson F (Jackson-Rees) é um arranjo em forma de T com balão reservatório e uma válvula de ajuste de fluxo excessivo que limita a pressão na extremidade distal do balão reservatório (Fig. 15.6).[5] O grau de reinalação durante uso desse sistema é influenciado pelo método de ventilação (espontânea ou controlada) e pelo ajuste da válvula limitadora de pressão (escape). Recomenda-se fluxo de gás inspiratório igual a duas ou três vezes a ventilação por minuto do paciente para prevenir reinalação de gases expirados.

Características do Fluxo
Durante a ventilação espontânea, os gases expirados desviam-se do componente expiratório e misturam-se com os gases inspiratórios (Fig. 15.8).[7] A pausa expiratória permite que o gás inspiratório propulsione o gás exalado para o componente expiratório. Na próxima inspiração, a mistura de gases inalada advém do fluxo de gás inspiratório e do componente expiratório, incluindo o balão reservatório.

Usos Clínicos
O sistema Mapleson F é bastante utilizado para ventilação controlada durante o transporte de pacientes intubados. Como não há partes móveis com exceção da válvula

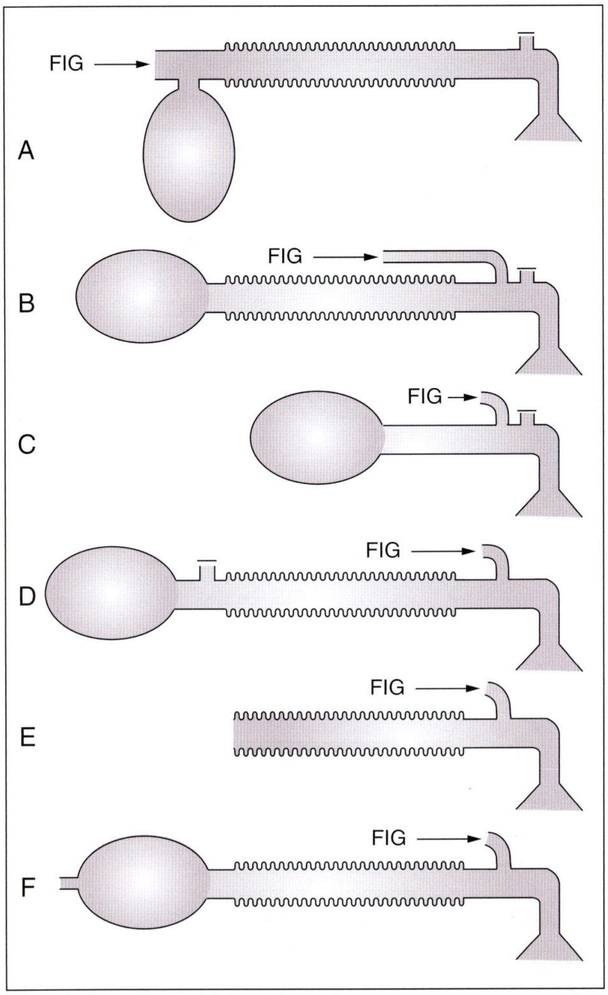

Fig. 15.6 Sistemas ventilatórios de anestesia classificados como semiabertos tipos Mapleson A a F. *FIG*, Fluxo inspiratório de gás. (Modificado de Willis BA, Pender JW, Mapleson WW. Rebreathing in a T-piece: volunteer and theoretical studies of Jackson-Rees modification of Ayre's T-piece during spontaneous respiration. *Br J Anaesth*. 1975;47:1239-1246, usado mediante permissão.)

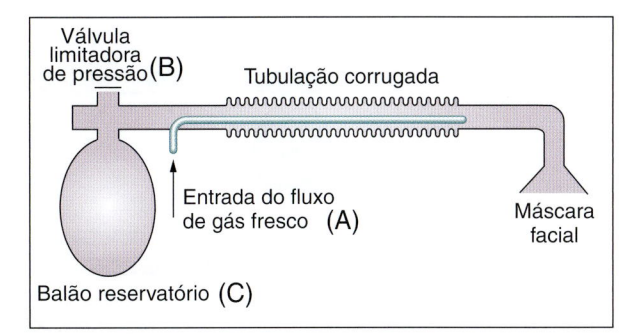

Fig. 15.7 Diagrama esquemático do sistema de Bain demonstrando o fluxo de gás fresco (FGF) adentrando um tubo estreito dentro de um componente maior expiratório corrugado (A). A única válvula do sistema (B) é uma válvula limitadora de pressão (fluxo excessivo) ajustável, localizada próximo da entrada de FGF e do balão reservatório (C). (Modificado de Bain JA, Spoerel WE. A streamlined anaesthetic system. *Can Anaesth Soc* J. 1972;19:426-435, usado mediante permissão.)

limitadora de pressão, o espaço morto e a resistência do circuito são mínimos. Isso é ideal para anestesia pediátrica (Capítulo 34). O sistema Mapleson F pode ser utilizado tanto para ventilação espontânea quanto controlada. Apresenta baixo custo, pode ser usado com máscara facial ou tubo endotraqueal, é leve e pode ser reposicionado facilmente. A poluição da atmosfera com gases anestésicos pode ser diminuída durante o uso desse sistema por meio de sistemas de coleta e eliminação.

Desvantagens

As desvantagens do sistema Mapleson F incluem (1) a necessidade de fluxos inspiratórios altos para prevenir reinalação, (2) a possibilidade de altas pressões das vias aéreas e barotrauma caso a válvula limitadora de pressão torne-se obstruída e (3) a ausência de umidificação. A falta de umidificação pode ser atenuada permitindo-se fluxo de gás inspiratório através de um umidificador aquecido.

Sistema de Bain

O circuito de Bain é uma versão coaxial do sistema Mapleson D na qual o suprimento de gás inspiratório passa de forma coaxial dentro do tubo expiratório corrugado (Fig. 15.7).[6] O tubo contendo o gás inspiratório adentra o circuito próximo ao balão reservatório, mas o gás é fornecido na extremidade do paciente no circuito. Os gases expirados são eliminados por meio da válvula próxima ao balão reservatório. O circuito de Bain pode ser utilizado tanto para ventilação espontânea quanto controlada. A prevenção da reinalação durante a ventilação espontânea requer fluxo de gás inspiratório de 200 a 300 mL/kg/min, que pode ser de apenas 70 mL/kg/min durante a ventilação controlada.

Vantagens

As vantagens do circuito de Bain incluem (1) aquecimento do gás inspiratório pelos gases expirados circunjacentes no tubo expiratório corrugado, (2) conservação de umidade como resultado da reinalação parcial e (3) facilidade de limpeza dos gases anestésicos descartados pela válvula limitadora de pressão. O sistema é leve, facilmente esterilizável, reutilizável e útil quando o acesso ao paciente é limitado, como durante cirurgias de cabeça e pescoço.

Desvantagens

Os perigos do circuito de Bain incluem a desconexão despercebida ou dobramento do tubo interno de gás inspiratório. O tubo externo expiratório deve ser translúcido para permitir inspeção do tubo interno.

Sistema Circular

O sistema circular é o sistema ventilatório anestésico mais comum nos Estados Unidos. Recebe esse nome porque seus

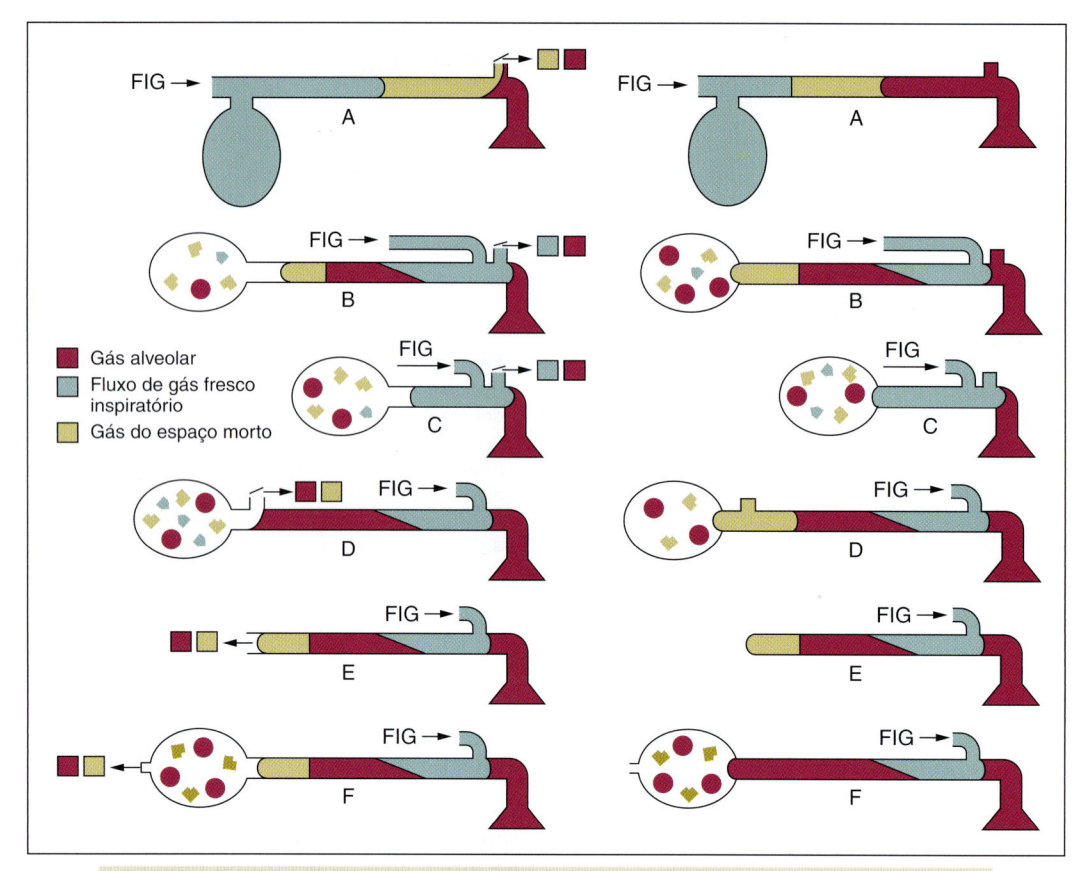

Fig. 15.8 Disposição dos gases no final da expiração durante ventilação espontânea (*à esquerda*) ou controlada (*à direita*) dos pulmões nos sistemas ventilatórios de anestesia semiabertos de Mapleson tipos A a F. A relativa eficiência dos diferentes sistemas de Mapleson em prevenir a reinalação durante a ventilação espontânea é A > DF > C > B. A relativa eficiência dos diferentes sistemas de Mapleson em prevenir reinalação durante ventilação controlada é DF > B > C > A. *FGF,* Fluxo gás fresco. (Modificado de Sykes MK. Rebreathing circuits. A review. *Br J Anaesth.* 1968;40:666-674, usado mediante permissão.)

componentes essenciais são arranjados de forma circular (Fig. 15.9).[3] O sistema circular previne a reinalação de dióxido de carbono por meio de neutralização química do composto com absorvedores de dióxido de carbono.

Classificação

O sistema circular pode ser classificado como semiaberto, semifechado ou fechado, dependendo da quantidade de fluxo de gás inspiratório (Tabela 15.2). No sistema semiaberto, utiliza-se fluxo de gás inspiratório muito alto para eliminar a reinalação de gases. O sistema semifechado é associado a reinalação de gases e é a forma mais utilizada. No sistema fechado, o fluxo de gás inspiratório coincide exatamente com o gás consumido pelo paciente. A reinalação de gases expirados dos sistemas semifechado e fechado resulta em (1) certa conservação da umidade das vias aéreas e calor corpóreo, bem como (2) redução da poluição da atmosfera circunjacente com gases anestésicos quando o fluxo inspiratório é configurado abaixo da ventilação minuto do paciente.

Desvantagens

As desvantagens do sistema circular incluem (1) aumento da resistência à respiração devido à presença de válvulas unidirecionais e do absorvedor de dióxido de carbono, (2) tamanho grande, tornando-o menos portátil, e (3) maior oportunidade de mau funcionamento devido à complexidade do aparato.

Impacto da Reinalação

A reinalação dos gases expirados no sistema semifechado influencia as concentrações anestésicas inspiradas desses gases. Por exemplo, quando o fornecimento do gás anestésico é alto, como durante a indução anestésica, a reinalação de gases com menor concentração de anestésico dilui de sobremaneira a concentração do anestésico no fluxo inspiratório. Esse efeito de diluição é atenuado clinicamente pelo aumento da concentração fornecida de anestésico. Conforme diminui a extração de anestésico, o impacto da diluição sobre a concentração inspirada produzido pela reinalação de gases expirados é reduzido.

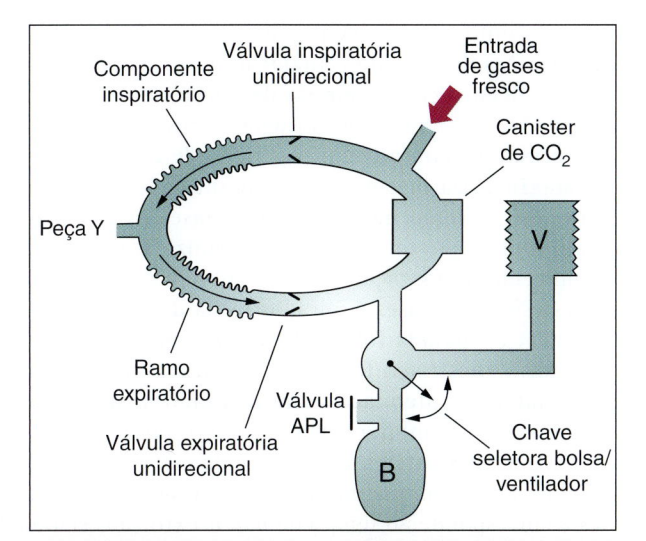

Fig. 15.9 Diagrama esquemático dos componentes de um sistema circular ventilatório de anestesia com absorvedor de CO_2. A modificação da ventilação entre manual/mecânica permite a substituição do balão reservatório (B) por um ventilador do aparelho de anestesia (V). O volume do balão reservatório é determinado pelo fluxo de gás fresco inspiratório e por ajuste da válvula limitadora de pressão (APL, *adjustable pressure-limiting*). (De Brockwell RC, Andrews JJ. Delivery systems for inhaled anesthetics. In Barash PG, Cullen BF, Stoelting RK, eds. *Clinical Anesthesia*. Filadélfia: Lippincott Williams & Wilkins; 2006:557-594, usado mediante permissão.)

Componentes

O sistema circular consiste em (1) uma entrada de gás inspiratório, (2) válvulas de retenção unidirecionais inspiratória e expiratória, (3) tubulação inspiratória e expiratória corrugada, (4) um conector em Y, (5) uma válvula ajustável limitadora de pressão (APL), também chamada de *pop-off*, (6) um balão reservatório, (7) um canister contendo um absorvedor de dióxido de carbono, (8) uma chave de seleção entre ventilação manual/controlada e (9) um ventilador mecânico para anestesia (Fig. 15.9).[3]

Entrada de Gases Inspiratórios e Válvulas Unidirecionais

O gás inspiratório adentra o sistema circular através de uma conexão da saída comum de gases do aparelho de anestesia. Duas válvulas unidirecionais situam-se em diferentes componentes do tubo corrugado, de forma que uma funciona para a inspiração e outra para a expiração. Essas válvulas (1) permitem respiração com pressão positiva e (2) impedem reinalação de gases expirados até que tenham passado pelo canister de absorvedor de dióxido de carbono e tenham renovado seu conteúdo de oxigênio. A reinalação e a hipercapnia podem ocorrer se as válvulas unidirecionais permanecerem na posição aberta, assim como ocorre oclusão total do circuito quando estão presas na posição fechada. Se a válvula expiratória estiver presa nesta posição, ocorrerá acúmulo da ventilação e barotrauma. Quando as válvulas unidirecionais estão funcionando corretamente, o único espaço morto no sistema circular é o espaço entre a peça Y e o paciente.

Tubos Corrugados

Os tubos corrugados inspiratório e expiratório servem como condutores de gases na inspiração e na expiração do paciente. Seu amplo diâmetro oferece mínima resistência, e a corrugação fornece flexibilidade, resistência ao dobramento e fluxo turbulento, em vez de laminar. Durante a ventilação com pressão positiva, parte do gás fornecido distende o tubo corrugado e parte se comprime dentro do circuito, o que resulta em menor volume corrente fornecido ao paciente.

Conector em Y

O conector em Y situado na extremidade do paciente no circuito possui (1) um cotovelo curvo, (2) diâmetro externo de 22 mm para encaixar-se em uma máscara facial e (3) diâmetro interno de 15 mm para encaixar um conector de tubo endotraqueal.

Válvula Limitadora de Pressão Ajustável

Quando a chave manual/controlada está no modo "manual." A válvula APL (ou *pop-off*) (1) permite escape de gás excessivo no sistema ventilatório para o sistema de coleta e eliminação e (2) pode ser ajustada para permitir que o anestesista forneça ventilação assistida ou controlada aos pulmões do paciente por meio de compressão manual do balão reservatório. A válvula APL deve permanecer completamente aberta durante a ventilação espontânea para que a pressão do circuito seja mínima ao longo da inspiração e da expiração.

Balão Reservatório

Quando a chave manual/controlada está no modo "manual," o gás do balão reservatório mantém um volume de reserva disponível para satisfazer a taxa de fluxo inspiratório espontâneo do paciente (até 60 L/min), o que excede sobremaneira os fluxos de gás inspiratório convencionais (comumente 3 a 5 L/min) do aparelho de anestesia. O balão também serve como dispositivo de segurança porque sua distensibilidade limita a pressão no circuito ventilatório a menos que 60 cmH_2O, mesmo quando a válvula APL está fechada.

Sistema de Ventilação Anestésico Fechado

No sistema de ventilação fechado, há total reinalação de gases expirados após a absorção do dióxido de carbono, ficando a válvula APL ou de alívio do ventilador totalmente fechada. O sistema fechado é utilizado quando o fluxo de gás inspiratório para o sistema circular (150 a 500 mL/min) satisfaz os requerimentos metabólicos do paciente (150 a 250 mL/min durante a anestesia) e substitui gases anestésicos perdidos por meio de extração tecidual. Se forem utilizados analisadores de gases em linha *sidestream*, o gás analisado que sai do analisador deve retornar ao sistema para mantê-lo fechado.

Vantagens

As vantagens do sistema ventilatório anestésico fechado comparado ao sistema semifechado incluem (1) umidificação máxima e aquecimento dos gases inalados, (2) menor poluição da atmosfera circunjacente com gases anestésicos e (3) economia no uso de anestésicos.

Desvantagens

Uma desvantagem do sistema fechado é sua incapacidade de rapidamente alterar a concentração fornecida de gases anestésicos e oxigênio, visto que o fluxo de gases é baixo.

Perigos do Sistema de Ventilação Anestésico Fechado

Os principais perigos do sistema de ventilação anestésico fechado são o fornecimento de (1) concentrações imprevisíveis e possivelmente insuficientes de oxigênio e (2) concentrações desconhecidas e possivelmente excessivas de gases anestésicos potentes.

Concentrações Imprevisíveis de Oxigênio

É mais provável que concentrações imprevisíveis e possivelmente insuficientes de oxigênio ocorram no sistema fechado quando o óxido nitroso é incluído na mistura de gases. Por exemplo, a menor extração tecidual do óxido nitroso ao longo do tempo na presença de extração inalterada de oxigênio pode resultar em menor concentração de oxigênio nos alvéolos (Quadro 15.2). Portanto, o emprego de um analisador de oxigênio posicionado no componente inspiratório ou expiratório do sistema circular é crucial quando se utiliza óxido nitroso em sistema ventilatório anestésico fechado.

Concentrações Desconhecidas de Gases Anestésicos Potentes

Gases expirados, após se tornarem desprovidos de dióxido de carbono, formam uma grande parte dos gases inalados quando se utiliza sistema ventilatório anestésico fechado. Isso significa que a composição dos gases inalados sofre influência da concentração presente nos gases expirados. A concentração de anestésico nesses gases reflete a extração tecidual do anestésico. Inicialmente, a extração é máxima, mantendo mínima a concentração de anestésico no gás expirado. A subsequente reinalação de gases expirados dilui a concentração inspirada de anestésico fornecida ao paciente. Portanto, concentrações altas de anestésico são necessárias para atenuar o período de extração tecidual máxima. Da mesma forma, quantidades pequenas de anestésicos serão necessárias nos gases inspiratórios quando a extração tecidual estiver reduzida. O impacto desconhecido da extração tecidual sobre a concentração de anestésico dos gases expirados torna difícil estimar a concentração inalada fornecida ao paciente em sistema ventilatório anestésico fechado. Essa desvantagem pode ser parcialmente atenuada administrando-se alto fluxo inspiratório (3 L/min) por cerca de 15 minutos antes de se instituir o uso de sistema ventilatório anestésico fechado. Essa manobra permite eliminação do nitrogênio dos pulmões e corresponde ao tempo de maior extração tecidual do anestésico.

APARELHOS DE VENTILAÇÃO PARA ANESTESIA

Quando a chave manual/controlada está no modo "controlado", o balão reservatório e a válvula APL são eliminados do sistema anestésico circular, sendo a ventilação do paciente fornecida pelo ventilador mecânico anestésico. Ventiladores anestésicos são propulsionados por gás comprimido, eletricidade ou ambos. A maior parte dos ventiladores presentes em aparelhos de anestesia convencionais possui propulsão pneumática por oxigênio ou ar pressurizado que, durante a fase inspiratória, é direcionado ao espaço dentro do ventilador, entre o fole compressível e a câmara rígida. O ar comprimido ou o oxigênio que adentra esse espaço força o fole a esvaziar seu conteúdo para os pulmões do paciente através do componente inspiratório do circuito ventilatório. Esse ar comprimido ou oxigênio também causa fechamento da válvula *pop-off*, impedindo que o gás anestésico inspiratório escape para o sistema de coleta e eliminação.

O oxigênio é preferível ao ar para realizar propulsão do gás, uma vez que, diante de vazamento no fole, a fração de oxigênio inspirado aumentará. Se houver vazamento no fole em um ventilador propulsionado por 50 psi de oxigênio ou ar, as pressões de pico inspiratório aumentarão. Durante a expiração, o gás propulsor ou é expulsado para o ambiente ou direcionado para o sistema de coleta e eliminação, de forma que o fole se preenche novamente conforme o paciente expira. Alguns aparelhos de anestesia mais recentes possuem ventiladores propulsionados mecanicamente por pistão. O pistão opera similarmente ao êmbolo de uma seringa para fornecer o volume corrente desejado ou a pressão desejada nas vias aéreas do paciente.

Foles

Ventiladores com foles que ascendem durante a expiração (fole de pé ou ascendente) são preferíveis porque o fole não irá subir (preencher-se) se houver vazamento no sistema

---

> **Quadro 15.2** Concentração de Gás Alveolar com Sistema Ventilatório de Anestesia de Circuito Fechado
>
> **Exemplo 1**
>
> O gás diluente inclui óxido nitroso, 300 mL/min, e oxigênio, 300 mL/min, por 15 minutos. A extração de óxido nitroso pelos tecidos nesse momento é de 200 mL/min, e o consumo de oxigênio é de 250 mL/min. O gás alveolar, após a extração tecidual, consiste em 100 mL de óxido nitroso e 50 mL de oxigênio. A concentração alveolar do oxigênio (F_{AO2}) é
>
> F_{AO2} = 50 mL de oxigênio/(100 mL de óxido nitroso + 50 mL de oxigênio) × 100 = 33%
>
> **Exemplo 2**
>
> Fluxo de gás diluente como no Exemplo 1, porém duração de administração igual a 1 hora. Nesse momento, a extração tecidual de óxido nitroso reduziu-se para 100 mL/min, mas o consumo de oxigênio permanece inalterado em 250 mL/min. O gás alveolar após a extração tecidual consiste em 200 mL de óxido nitroso e 50 mL de oxigênio.
>
> A concentração alveolar do oxigênio (F_{AO2}) é
>
> F_{AO2} = 50 mL de oxigênio/(200 mL de óxido nitroso + 50 mL de oxigênio) × 100 = 20%

ventilatório de anestesia, ou se o sistema se tornar acidentalmente desconectado (Fig. 15.10).[8] Ventiladores com
foles que descendem durante a expiração (fole suspenso ou
descendente) são potencialmente perigosos porque o fole
continuará a subir e descer durante uma desconexão. Sempre
que um ventilador for utilizado, é preciso manter o alarme
de desconexão ativado e audível.

Umidade e Troca de Calor no Circuito Respiratório

O trato respiratório superior (especialmente o nariz) funciona
como o principal ponto de troca de calor e umidade (TCU)
para trazer o gás inspiratório à temperatura corpórea e a
100% de umidade relativa quando de sua passagem para os

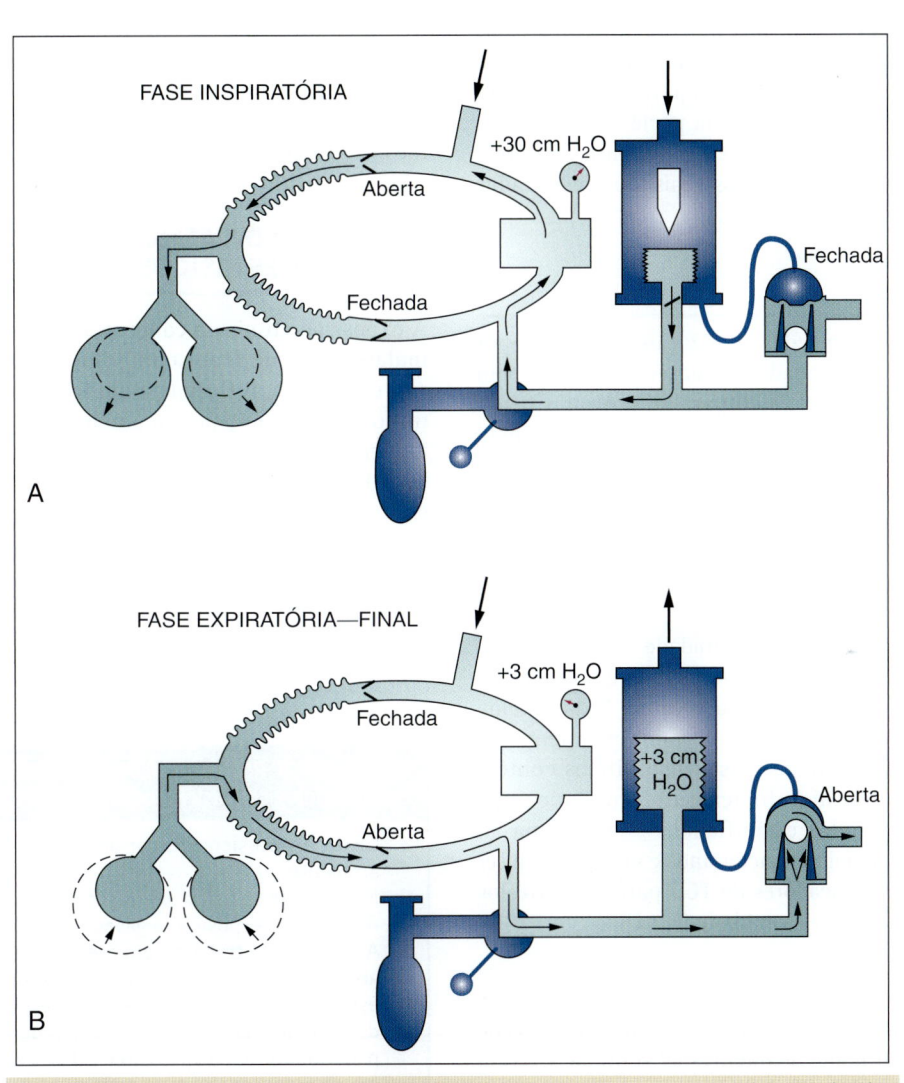

Fig. 15.10 Fases inspiratória (A) e expiratória (B) do fluxo de gases em um sistema circular tradicional com ventilador de fole ascendente. O fole separa fisicamente o circuito de gás propulsor do circuito de gás do paciente. O circuito de gás propulsor localiza-se fora do fole, ao passo que o circuito de gás do paciente encontra-se dentro do fole. Durante a fase inspiratória (A), o gás propulsor adentra a câmara do fole e provoca aumento de sua pressão interna. Esse aumento fecha a válvula de alívio do ventilador, impedindo que o gás anestésico escape para o sistema de coleta e eliminação, ao mesmo tempo em que comprime o fole, fornecendo o gás anestésico de seu interior para os pulmões do paciente. Durante a fase expiratória (B), o gás propulsor deixa a câmara do fole. A pressão dentro dessa câmara e a linha de base decaem a zero, o que faz com que a porção em formato de cogumelo da válvula de alívio do ventilador se abra. O gás exalado pelo paciente preenche o fole antes que qualquer limpeza aconteça, porque uma bola com peso é incorporada à base da válvula de alívio do ventilador. A limpeza do sistema ocorre somente durante a fase expiratória, porque a válvula de alívio do ventilador se encontra aberta somente nessa fase. (De Andrews JJ. *The Circle System*. A Collection of 30 Color Illustrations. Washington, DC: Library of Congress; 1998, usado mediante permissão.)

alvéolos. A água é removida dos gases anestésicos (cilindros ou tubos) para prevenir corrosão e condensação. A intubação traqueal e o emprego de máscara laríngea promovem desvio da via aérea superior, deixando para a mucosa da traqueia o fardo de aquecer e umidificar os gases inspirados. A umidificação dos gases inspirados pelo trato respiratório inferior em pacientes intubados pode causar desidratação da mucosa, comprometimento da função ciliar, comprometimento da função do líquido surfactante, espessamento das secreções, atelectasia e aumento no gradiente alvéolo-arterial. A respiração de gases secos na temperatura ambiente por pacientes intubados está associada a perda de água e calor desses pacientes. A perda de calor é mais importante que a perda de água, sendo que a mais importante razão para se fornecer umidificação aquecida em pacientes intubados é a redução da perda de calor e da temperatura corpórea, especialmente em bebês e crianças, os quais são considerados pecilotérmicos à anestesia geral.

Umidificação

A umidificação é uma forma de vaporização na qual o vapor de água (umidade) é adicionado aos gases fornecidos pelo sistema ventilatório de anestésico para minimizar a perda de água e calor. A água formada e o calor gerado pela neutralização química do dióxido de carbono auxiliam na umidificação e no aquecimento dos gases do circuito anestésico. Os umidificadores utilizados em anestesia e terapia intensiva incluem (1) umidificadores de TCU, (2) vaporizadores e umidificadores de água aquecida e (3) nebulizadores.

Umidificadores de Troca de Calor e Umidade

Umidificadores de TCU são dispositivos que, quando colocados entre o tubo endotraqueal e a peça em Y do sistema circular, conservam parte da água e do calor expirados e os reenviam aos gases inspirados. Esses dispositivos contêm uma membrana porosa hidrofóbica ou higroscópica que aprisiona gases expirados umidificados e os retorna ao paciente na inspiração. Filtros bacterianos e virais podem ser incorporados aos umidificadores de TCU para convertê-los em filtros de troca de calor e umidade (FTCU).

Vantagens

As vantagens dos umidificadores de TCU sobre outros tipos de umidificadores são o fato de serem (1) simples e fáceis de utilizar, (2) leves, (3) não dependentes de fonte de energia externa, (4) descartáveis e (5) de baixo custo.

Desvantagens

As desvantagens dos umidificadores de TCU incluem o fato de (1) não serem tão eficazes como vaporizadores e umidificadores de água aquecida na manutenção da temperatura do paciente, (2) adicionarem resistência e aumentarem o trabalho respiratório, sendo, portanto, necessária cautela em seu uso com ventilação espontânea, (3) poderem se tornar obstruídos por secreções ou sangue do paciente e (4) poderem aumentar o espaço morto, o que pode causar significativa reinalação em pacientes pediátricos. Umidificadores de TCU especiais de baixo volume estão disponíveis para pacientes pediátricos.

Vaporizadores e Umidificadores de Água Aquecida

Vaporizadores e umidificadores de água aquecida são utilizados para fornecer umidade relativa maior que a fornecida por umidificadores de TCU. São mais frequentemente utilizados em anestesia pediátrica e pacientes em terapia intensiva. Os riscos com o uso desses aparelhos incluem (1) trauma térmico, (2) infecção nosocomial, (3) aumento do trabalho respiratório e (4) aumento do risco de mau funcionamento devido à complexidade desses sistemas.

Nebulizadores

Nebulizadores produzem uma bruma de microgotas de água suspensas em meio gasoso. A quantidade de gotículas de água fornecidas não se limita pela temperatura do gás carreador. Além da água, nebulizadores podem fornecer medicações para vias aéreas periféricas.

POLUIÇÃO DA ATMOSFERA COM GASES ANESTÉSICOS

A exposição crônica a concentrações baixas de anestésicos inalatórios pode representar perigo à saúde da equipe da sala de cirurgia. A Occupational Safety and Health Administration (OSHA) não possui atualmente limites de exposição requeridos para regular anestésicos voláteis e óxido nitroso. Na sala de cirurgia, a OSHA recomenda que a concentração de óxido nitroso não deve exceder 25 ppm e a exposição a concentrações de anestésicos voláteis não deve exceder 2 ppm. As recomendações acerca de gases anestésicos dispersos foram estabelecidas pela ASA (Quadro 15.3).[9]

O controle da poluição da atmosfera com gases anestésicos requer (1) eliminação de gases descartados,

---

Quadro 15.3 Recomendações da American Society of Anesthesiologists Task Force on Waste Anesthetic Gases

- Gases anestésicos descartados devem ser removidos do ambiente
- Medidas de trabalho adequadas devem ser utilizadas para minimizar a exposição a gases anestésicos descartados
- A equipe que trabalha em áreas onde possa haver gases anestésicos descartados deve ser informada acerca de (1) estudos atuais sobre os efeitos da exposição a anestésicos descartados na saúde, (2) medidas de trabalho adequadas para minimizar a exposição e (3) procedimentos de checagem e manutenção do aparelho
- Há evidência insuficiente para se recomendar monitoração de rotina de concentrações detectáveis dos gases anestésicos descartados na sala de cirurgia e na unidade de cuidados pós-anestésicos
- Há evidência insuficiente para se recomendar fiscalização médica de rotina de pessoas expostas a concentrações detectáveis de gases anestésicos descartados, embora cada instituição deva possuir mecanismos por meio do qual os funcionários possam relatar problemas de saúde nos quais haja suspeita de relação com o trabalho

De McGregor DG, Baden JM, Bannister C, et al. Waste Anesthetic Gases: Information for the Management in Anesthetizing Areas and the Postanesthesia Care Unit (PACU). Park Ridge, IL: American Society of Anesthesiologists; 1999.

(2) manutenção preventiva periódica do equipamento de anestesia, (3) atenção à técnica anestésica e (4) ventilação adequada nas salas de cirurgia.

Sistemas de Coleta e Eliminação

Tais sistemas são responsáveis por coletar e posteriormente eliminar gases descartados para fora da sala de cirurgia. O gás em excesso advém ou da válvula APL, caso a chave manual/controlada esteja no modo "manual," ou da válvula de alívio do ventilador, quando a chave se encontra no modo "controlada." Todo o gás em excesso do paciente deixa o sistema ventilatório de anestesia por meio dessas válvulas. Ademais, quando a chave manual/controlada está no modo "controlado", alguns sistemas ventilatórios de anestesia direcionam o gás propulsor dentro do canister do fole para o sistema de coleta e eliminação. A quantidade fornecida de gás utilizado para anestesiar um paciente comumente excede em alto grau as necessidades do paciente. O anestesista deve ter certeza de que o sistema de coleta está funcionando corretamente e ajustado de forma adequada para garantir eliminação correta. Se analisadores *sidestream* estiverem sendo utilizados, o gás analisado que deixa o analisador deve ser direcionado ao sistema de coleta e eliminação, ou enviado novamente ao sistema ventilatório.

Sistemas de coleta e eliminação podem ser caracterizados como ativos ou passivos. O sistema ativo é conectado ao sistema a vácuo do hospital, de forma que os gases são retirados do aparelho por vácuo. O sistema passivo é conectado ao duto de ventilação do hospital, de forma que os descartados do aparelho fluem por conta própria.

Muitos aparelhos de anestesia fornecem coleta e eliminação de gases descartados com um receptor instalado na lateral do aparelho. As vantagens desse sistema incluem (1) uma válvula agulha que permite ajuste manual da quantidade de fluxo a vácuo através do sistema de eliminação por parte do anestesista, (2) uma válvula agulha que pode ser ajustada para que o balão reservatório de 3 L seja ligeiramente insuflado e aparente "respirar" com o paciente e, (3) diferentemente de outros sistemas de eliminação, um receptor de gás descartado que não requer grande quantidade de vácuo para funcionar.

Perigos

Os perigos relacionados ao sistema de coleta e eliminação incluem (1) obstrução das vias de eliminação, o que pode resultar em pressão positiva excessiva no circuito ventilatório e possível barotrauma, ou (2) vácuo excessivo aplicado ao sistema, que pode causar pressões negativas no sistema ventilatório. Sistemas de coleta e eliminação contêm duas válvulas de alívio para minimizar tais riscos. Se houver acúmulo de gás no sistema de eliminação, sem que o mesmo saia adequadamente do aparelho de anestesia, a válvula de alívio do sistema de eliminação com pressão positiva abrirá quando a pressão atingir 10 cmH$_2$O, para permitir que o gás escape dentro da sala. Se for aplicada pressão negativa no sistema, a válvula de alívio abrirá e permitirá que ar do ambiente adentre o sistema (em vez

de gás do paciente). Além disso, se a quantidade de fluxo de gás inspiratório exceder a capacidade do sistema de eliminação, o gás excessivo disperso deixará o sistema de coleta e eliminação através da válvula de alívio com pressão positiva e poluirá a sala de cirurgia.

Manutenção Periódica Preventiva do Equipamento de Anestesia

É possível ocorrer vazamento de alta pressão de óxido nitroso como resultado de falha dos encaixes que conectam o cilindro de óxido nitroso ao aparelho de anestesia, ou de falha da conexão do suprimento central de óxido nitroso ao aparelho de anestesia. O vazamento de baixa pressão pode ocorrer devido a vazamentos dentro do aparelho de anestesia e entre o mesmo e o paciente. Recomenda-se manutenção preventiva periódica do aparelho de anestesia por representantes de serviço qualificado.

Técnica Anestésica

As técnicas anestésicas que podem causar poluição da sala de cirurgia incluem (1) máscaras faciais que não servem adequadamente, (2) *flush* do circuito anestésico, (3) enchimento dos vaporizadores anestésicos, (4) uso de tubos endotraqueais sem balão (*cuff*), (5) erro no momento de desligar o fluxo de óxido nitroso ou vaporizadores ao final de uma anestesia e (6) emprego de circuitos ventilatórios semiabertos, como o tipo Jackson-Rees, que são difíceis de esvaziar.

Ventilação Ambiente Adequada

O ar da sala de cirurgia deve ser trocado pelo menos 15 vezes por hora pelo sistema de ventilação da sala. Essa frequência deve ser checada periodicamente pelo departamento de engenharia clínica do hospital.

ELIMINAÇÃO DO DIÓXIDO DE CARBONO

Sistemas abertos e semiabertos eliminam dióxido de carbono por meio de expulsão de todos os gases expirados para a atmosfera. Sistemas semifechados e fechados eliminam dióxido de carbono por meio de neutralização química. Esta última é obtida direcionando-se os gases expirados a um absorvedor de dióxido de carbono, composto por um canister contendo grânulos de absorvedor. O fluxo de gás através do absorvedor durante a expiração geralmente ocorre do topo ao fundo. O espaço abaixo do canister na base do absorvedor permite a coleta de poeira e água.

Absorvedores de Dióxido de Carbono

Todos os absorvedores de dióxido de carbono utilizam hidróxido de cálcio (Ca[OH]$_2$) como base neutralizadora para o dióxido de carbono produzido na respiração. A água é um ingrediente essencial comum a todos os tipos de absorvedores, por ser necessária para absorção eficiente e segura do dióxido de carbono. Absorvedores de dióxido de carbono

Tabela 15.3	Comparação entre Absorvedores de Dióxido de Carbono			
Característica		**Cal Sodada**	**Amsorb Plus®**	**Litholyme®**
Conteúdo				
$Ca(OH)_2$ (%)		76-81	>80	>75
Água (%)		14-19	13-18	12-19
NaOH (%)		4	0	0
KOH (%)		1	0	0
$CaCl_2$ (%)		0	4	0
LiCl (%)		0	0	3
Tamanho da *mesh*		4-8	4-8	4-10
Geração de composto A com o sevofluorano		Sim	Não	Não
Geração de monóxido de carbono com anestésicos inalatórios		Sim	Não	Não
Risco de reações exotérmicas e incêndio na presença do sevofluorano		Não	Não	Não

também contêm catalisadores responsáveis pelas diferenças nas propriedades absortivas e no perfil de segurança entre absorvedores individuais.

Absorvedores de Dióxido de Carbono Tradicionais: Cal Sodada

Grânulos de cal sodada consistem em hidróxido de cálcio, água e pequenas quantidades das bases fortes hidróxido de sódio (NaOH) e hidróxido de potássio (KOH), as quais servem como catalisadores para a absorção de dióxido de carbono (Tabela 15.3). Os grânulos de cal sodada fragmentam-se facilmente e produzem poeira alcalina, que pode levar a broncoespasmo quando inalada. A sílica é adicionada aos grânulos para promover firmeza e minimizar a formação de poeira alcalina.

A neutralização do dióxido de carbono com cal sodada inicia-se com a sua reação com a água presente nos grânulos de cal sodada e subsequente formação de ácido carbônico. Este último reage com os hidróxidos presentes nos grânulos de cal sodada para formar carbonatos (com bicarbonatos como intermediários), água e calor (Quadro 15.4).

A água formada a partir da neutralização do dióxido de carbono, a água presente nos grânulos de cal sodada e a água condensada dos gases expirados pelo paciente coam as bases alcalinas dos grânulos de cal sodada e produzem uma pasta que contém NaOH e KOH no fundo do canister. Essas bases monovalentes podem ser corrosivas à pele.

As bases fortes catalisadoras NaOH e KOH da cal sodada podem causar degradação do sevofluorano ao composto A e degradação de anestésicos inalatórios a concentrações clinicamente significativas de monóxido de carbono.

Absorvedores de Dióxido de Carbono de Nova Geração: Amsorb Plus® e Litholyme®

Amsorb Plus® e Litholyme® são absorvedores de dióxido de carbono de nova geração compostos por hidróxido de cálcio e água. Contudo, diferentemente da cal sodada, esses absorvedores não contêm as bases fortes NaOH ou KOH. Como alternativa, contêm catalisadores quimicamente inertes que

---

Quadro 15.4 Neutralização Química do Dióxido de Carbono

Cal Sodada
$CO_2 + H_2O \rightarrow H_2CO_3$
$H_2CO_3 + 2NaOH$ (*ou* KOH) $\rightarrow Na_2CO_3$ (*ou* K_2CO_3) + $2H_2O$ + Calor
Na_2CO_3 (*ou* K2CO3) + $Ca(OH)_2 \rightarrow CaCO_3 + 2NaOH$ (*ou* KOH)
$H_2CO_3 + Ca(OH)_2 \rightarrow CaCO_3 + 2H_2O$ + Calor

Amsorb Plus® e Litholyme®
$CO_2 + H_2O \rightarrow H_2CO_3$
$H_2CO_3 + Ca(OH)_2 \rightarrow CaCO_3 + 2H_2O$ + Calor

---

não degradam o sevofluorano em composto A ou anestésicos inalatórios em monóxido de carbono.

A neutralização do dióxido de carbono com Amsorb Plus® ou Litholyme® inicia-se com a reação do dióxido de carbono com a água presente nos grânulos e subsequente formação de ácido carbônico. Este reage com o hidróxido de cálcio presente nos grânulos para formar carbonato de cálcio, água e calor (Quadro 15.4).

Calor da Neutralização

A água formada pela neutralização do dióxido de carbono com a cal sodada, com o Amsorb Plus® ou com o Litholyme® é útil para umidificar os gases e dissipar parte do calor gerado pelas reações exotérmicas. O calor gerado durante a neutralização do dióxido de carbono pode ser detectado pelo aquecimento do canister. A não ocorrência de aquecimento do canister deve servir de alerta para o anestesista sobre a possibilidade de a neutralização química do dióxido de carbono não estar acontecendo.

Eficiência da Neutralização do Dióxido de Carbono

A eficiência da neutralização do dióxido de carbono sofre influência do tamanho dos grânulos de absorvedor do dióxido de carbono e da presença ou ausência de canalização dentro do canister de dióxido de carbono.

Tamanho do Grânulo de Absorvedor

O tamanho ideal do absorvedor representa uma concordância entre a eficiência absortiva e a resistência ao fluxo através do canister de absorvedor de dióxido de carbono. A eficiência do absorvedor aumenta quanto menor for o grânulo do absorvedor, porque a área de superfície total de contato com o dióxido de carbono será maior. Quanto menor o grânulo, contudo, menores os espaços através dos quais o gás poderá fluir, ou seja, maior a resistência ao fluxo. O tamanho do grânulo absorvedor é designado como *mesh*, que se refere ao número de aberturas por polegada linear em uma peneira através da qual a partícula de grânulo pode passar. O tamanho granular dos absorvedores de dióxido de carbono na rotina anestésica está entre 4 a 10 *mesh*, um tamanho cuja eficiência absortiva é máxima com a menor resistência. Uma tela de 4 *mesh* significa que há 4 quartos de polegada de abertura por polegada linear. Uma tela de 10 *mesh* possui aberturas de 10 décimos de polegada por polegada linear.

Canalização

A canalização é a passagem preferencial do gás expirado através do canister do absorvedor de dióxido de carbono por meio de vias de baixa resistência, de tal forma que ocorre desvio do maior grupamento de grânulos absorvedor de dióxido de carbono. A canalização resultante de aglomeração frouxa dos grânulos absorvedores pode ser minimizada agitando-se gentilmente o canister antes do uso, para garantir acúmulo firme dos grânulos absorvedores. Canisters de absorvedor de dióxido de carbono foram desenvolvidos para facilitar a dispersão uniforme do gás expirado através dos grânulos absorvedores.

Capacidade Absortiva

A capacidade absortiva é determinada pela quantidade máxima de dióxido de carbono que pode ser absorvida por 100 g do absorvedor. A canalização dos gases expirados através dos grânulos de absorvedor de dióxido de carbono pode reduzir substancialmente sua eficiência. O design do canister do absorvedor também influencia a capacidade absortiva do mesmo.

Indicadores

Absorvedores de dióxido de carbono contêm um corante sensível ao pH que muda de cor quando seus grânulos são exauridos. Quando isso ocorre, o ácido carbônico se acumula e produz uma alteração no pH, ou seja, na cor do corante indicador.

O corante indicador da cal sodada muda a cor do grânulo de branco a roxo quando é exaurido. Contudo, ao longo do tempo, grânulos exauridos de cal sodada podem reverter-se à sua coloração original, embora a capacidade absortiva não retorne com o tempo. Ao ser reutilizado, o corante rapidamente produz a cor roxa novamente.

Em contrapartida, Amsorb Plus® e Litholyme® contêm, cada um, um corante indicador que muda a cor do grânulo de branco a roxo quando ocorre exaustão, sendo que essa cor não retorna à original.

Degradação de Anestésicos Inalatórios

A cal sodada, quer esteja úmida com conteúdo normal de água complementar ou seca, degrada o sevofluorano em compostos nefrotóxicos (composto A). A cal sodada ressecada pode degradar o desfluorano, o enfluorano ou o isofluorano a monóxido de carbono. Por outro lado, Amsorb Plus® e Litholyme®, estejam ressecados ou úmidos, não degradam anestésicos inalatórios.

Geração do Composto A

A degradação do sevofluorano pela cal sodada pode resultar na produção do composto A, uma nefrotoxina dose e tempo-dependente. Sua produção com a cal sodada aumenta com (1) baixos fluxos de gás diluente, (2) altas concentrações de sevofluorano e (3) alta temperatura do absorvedor. Até atualmente, não houve nefrotoxicidade significativa associada ao uso do sevofluorano.[10] Em contrapartida, o Amsorb Plus® e o Litholyme® não degradam o sevofluorano em composto A.

Geração de Monóxido de Carbono

O monóxido de carbono é um gás inodoro tóxico porque retira o oxigênio da molécula de hemoglobina do sangue, causando formação de carboxi-hemoglobina. A degradação de anestésicos inalatórios pela cal sodada ressecada pode resultar em concentrações significativas de monóxido de carbono, capaz de produzir concentrações de carboxi-hemoglobina de até 30% ou maiores.[11] A produção do monóxido de carbono e da carboxi-hemoglobina aumenta segundo (1) o anestésico inalatório sendo utilizado (desfluorano = enfluorano > isofluorano >> halotano = sevofluorano), (2) fluxos de gás diluente baixos, (3) concentrações altas de anestésicos inalatórios, (4) temperatura elevada do absorvedor e, mais importante, (5) grau de ressecamento do absorvedor.

O ressecamento da cal sodada aumenta a degradação de anestésicos inalatórios a monóxido de carbono. Esse ressecamento requer período prolongado (geralmente 48 horas) com fluxo de gás seco alto entre cada caso. O ressecamento é mais grave quando o balão ventilatório é deixado fora do circuito. Nesse caso, a válvula inspiratória produz resistência ao fluxo, e o gás inspiratório assume caminho retrógrado de menor resistência do fundo ao topo do canister de absorvedor e para fora da entrada de 22 mm do balão. Da mesma forma, a maior parte dos casos de alta concentração sanguínea de carboxi-hemoglobina ocorre em pacientes anestesiados em uma segunda-feira após fluxo contínuo de oxigênio (fluxômetro deixado acidentalmente ligado) através do absorvedor de dióxido de carbono cal sodada no final de semana. Em contrapartida, Amsorb Plus® e Litholyme® não degradam anestésicos inalatórios a monóxido de carbono.

Incêndio e Calor Extremo no Sistema de Ventilação

O ressecamento do absorvedor de dióxido de carbono Baralyme® (não mais disponível clinicamente) pode produzir fogo dentro do sistema circular com o uso de sevofluorano.[12] Uma reação química pouco caracterizada ocorre

> **Quadro 15.5** Termo de Consentimento e Recomendações da Força Tarefa em Ressecamento dos Absorvedores de Dióxido de Carbono pela Anesthesia Patient Safety Foundation (APSF)
>
> A APSF recomenda uso de absorvedores de dióxido de carbono com composição que, quando exposta a anestésicos voláteis, não resulte em degradação significativa do anestésico volátil.
>
> A APSF recomenda, ainda, que é preciso haver políticas institucionais, hospitalares e/ou de departamento com relação à prevenção do ressecamento do absorvedor de dióxido de carbono, caso sejam escolhidos absorvedores que possam causar degradação de anestésicos voláteis em caso de ressecamento.
>
> Quando se utilizam absorvedores que podem degradar anestésicos voláteis, conferencistas geralmente concordam que os usuários podem seguir estes passos, consistentes com as recomendações do Emergency Care Research Institute (ECRI):
>
> 1. Desligar todos os fluxos de gás quando o aparelho não está em uso.
> 2. Trocar o absorvedor regularmente, na segunda-feira de manhã, por exemplo.
> 3. Trocar o absorvedor sempre que a mudança de coloração indicar exaustão.
> 4. Trocar todo o absorvedor, não somente um canister, quando o sistema for de dois canisters.
> 5. Trocar o absorvedor quando houver incerteza acerca do estado de hidratação, como quando um fluxo de gás foi mantido ativo por período extenso ou indeterminado.
> 6. Se estiverem sendo utilizados canisters compactos, considerar trocá-los com maior frequência.

De Olympio MA. Carbon dioxide absorbent desiccation safety conference convened by APSF. *Anesth Pat Saf Found Newsletter*. 2005; Summer:25-29 (www.apsf.org).

entre o sevofluorano e o Baralyme®, capaz de produzir calor e produtos de degradação de combustível em quantidade suficiente para causar geração espontânea de fogo dentro do canister de absorvedor de dióxido de carbono e do circuito de ventilação. Casos de calor extremo sem ocorrência de incêndio foram relatados na Europa com o ressecamento da cal sodada. Para evitar esse problema, os anestesistas devem fazer todo o esforço para que não seja utilizado um absorvedor de dióxido de carbono ressecado.

Recomendações Acerca do Uso Seguro de Absorvedores de Dióxido de Carbono

A Anesthesia Patient Safety Foundation (Capítulo 1) publicou sugestões de passos a serem seguidos para selecionar absorvedores de dióxido de carbono, bem como para seguir em situações nas quais o ressecamento do absorvedor de dióxido de carbono seja um risco potencial (Quadro 15.5).[13]

CHECAGEM DO APARELHO DE ANESTESIA E FUNÇÃO DO SISTEMA CIRCULAR

Uma checagem inadequada do equipamento de anestesia antes do uso pode levar a lesões nos pacientes, além de já ter sido associada a maior risco de grave morbidade e mortalidade relacionadas à anestesia.[14,15] Em 1993, uma checagem pré-anestésica (CPA) foi desenvolvida pela Food and Drug Administration, tendo sido amplamente aceita como passo importante no processo de preparo para fornecimento da anestesia.[16] Desde essa época, sistemas de fornecimento de anestesia têm evoluído ao ponto de um procedimento de checagem não ser mais aplicável a todos os sistemas atualmente disponíveis no mercado.

Recomendações de 2008 da ASA para Procedimentos de Checagem Pré-anestésica

Em 2008, a ASA desenvolveu uma nova Recomendação de Procedimentos para Checagem Pré-Anestésica (CPA) a fim de fornecer diretrizes aplicáveis a todos os sistemas de anestesia, de forma que departamentos individuais pudessem desenvolver uma CPA específica ao sistema que estivesse sendo utilizado em suas instalações, para ser aplicada de forma consistente e rápida. Especificamente, para sistemas de anestesia mais novos que incorporam características de checagem automática, os itens não avaliados por essa checagem necessitam ser identificados, e os procedimentos de checagem manual suplementares devem ser incluídos conforme a necessidade. Essa informação está disponível no website da ASA, dentro da seção de Informação Clínica (Quadro 15.6).[17]

A checagem completa da função do aparelho de anestesia e do sistema circular deve ser realizada todo dia antes do primeiro procedimento (Quadro 15.6, itens 1-15).[17] Uma checagem rápida deve ser realizada antes de cada uso subsequente do mesmo dia (Quadro 15.6, itens 2, 4, 7, 11-15).[17] A checagem pré-operatória mais importante inclui (1) verificação da função e disponibilidade do cilindro reserva de oxigênio e dispositivo de ventilação manual de autoinsuflação (balão Ambu), (2) checagem de vazamentos do sistema de baixa pressão, (3) calibração do monitor de oxigênio e (4) checagem de vazamento com pressão positiva do sistema de ventilação.

Verificação da Função e Disponibilidade do Cilindro Reserva de Oxigênio e Dispositivo de Ventilação Manual

A falha na ventilação é uma grande causa de morbidade e óbito relacionados à anestesia. Como a falha do equipamento resultante em incapacidade de ventilar o paciente pode ocorrer a qualquer momento, um dispositivo de ventilação manual de autoinsuflação (p. ex., balão Ambu) deve estar presente em toda localidade de anestesia para cada caso, devendo ser checado para averiguar sua adequada função. Ademais, uma fonte de oxigênio separada do aparelho de anestesia e da tubulação de suprimento, especificamente um cilindro de oxigênio com válvula reguladora e meios para abri-la, deve estar imediatamente disponível e checada (Quadro 15.6, item 1).[17]

Checagem de Vazamento do Sistema de Baixa Pressão

Deve-se realizar checagem do sistema de baixa pressão do sistema para confirmar a integridade do aparelho de anestesia desde os fluxômetros até a saída comum de gases (Quadro 15.6, item 8).[17] Isso avalia a porção do aparelho situada abaixo de todos os dispositivos de segurança, exceto o monitor de oxigênio. O circuito de baixa pressão é a parte mais vulnerável do aparelho de anestesia, porque

Quadro 15.6 Recomendações de 2008 da American Society of Anesthesiologists para Procedimentos de Checagem Pré-anestésica

A Serem Realizados Diariamente

Item 1: Verificar se o cilindro de oxigênio auxiliar e a ventilação manual de autoinsuflação estão disponíveis e funcionais.

Item 2: Verificar se o sugador está adequado para a limpeza das vias aéreas do paciente.

Item 3: Ligar o aparelho de anestesia e confirmar se a fonte de energia AC está disponível.

Item 4: Verificar a disponibilidade de monitores necessários, incluindo alarmes.

Item 5: Verificar se a pressão está adequada no cilindro de oxigênio reserva conectado ao aparelho de anestesia.

Item 6: Verificar se as pressões dos gases no sistema estão ≥50 psig.

Item 7: Verificar se os vaporizadores estão adequadamente repletos e, quando aplicável, verificar se a porta de enchimento está fechada hermeticamente.

Item 8: Verificar se não há vazamentos nas linhas de suprimento de gases entre os fluxômetros e a saída comum de gases.

Item 9: Testar a função do sistema de coleta e eliminação de gases.

Item 10: Calibrar ou verificar a calibração do monitor de oxigênio e checar o alarme de nível baixo de oxigênio.

Item 11: Verificar se o absorvedor de dióxido de carbono não está exaurido.

Item 12: Instituir pressão no sistema ventilatório e realizar teste de vazamento.

Item 13: Verificar se o fluxo de gás flui adequadamente através do circuito ventilatório durante a inspiração e expiração.

Item 14: Documentar a finalização dos procedimentos de checagem.

Item 15: Confirmar a configuração do ventilador e avaliar prontidão do fornecimento de cuidados da anestésicos. (INTERVALO DA ANESTESIA)

A Ser Completado antes de cada Procedimento

Item 2: Verificar se o aspirador está adequado para a limpeza das vias aéreas do paciente.

Item 4: Verificar a disponibilidade de monitores necessários, incluindo alarmes.

Item 7: Verificar se os vaporizadores estão preenchidos e, quando aplicável, verificar se as portas de enchimento estão firmemente fechadas.

Item 11: Verificar se o absorvedor de dióxido de carbono não está esgotado.

Item 12: Realizar teste de pressão e de vazamento no sistema ventilatório.

Item 13: Verificar se o fluxo de gás flui adequadamente através do circuito ventilatório durante a inspiração e expiração.

Item 14: Documentar a finalização dos procedimentos de checagem.

Item 15: Confirmar a configuração do ventilador e avaliar prontidão para fornecer cuidados anestésicos. (INTERVALO DA ANESTESIA)

De American Society of Anesthesiologists Committee on Equipment and Facilities. *Recommendations for Pre-Anesthesia Checkout Procedures.* 2008. https://www.asahq.org/resources/clinical-information/2008-asa-recommendations-for-pre-anesthesia-checkout.

os componentes localizados nessa área são os mais suscetíveis a quebra e vazamentos (Fig. 15.11).[18] O sistema de baixa pressão do aparelho deve ser checado, visto que vazamentos nesse circuito levam a hipóxia ou despertar do paciente, ou ambos.

O teste de vazamento do sistema de baixa pressão varia para alguns designs de aparelhos de anestesia, de forma que o anestesista deve basear-se no manual de instruções. Aparelhos de anestesia mais recentes utilizam checagem automática do sistema de baixa pressão, porém vazamentos internos podem não ser detectados, a não ser que cada vaporizador seja ligado individualmente durante o teste automático do sistema de baixa pressão.

Calibração do Monitor de Oxigênio

O monitor de oxigênio é o único dispositivo de segurança do aparelho que detecta problemas abaixo dos fluxômetros (Quadro 15.6, item 10).[17] Outros dispositivos de segurança do aparelho (válvula *fail-safe*, alarme de falha do suprimento de oxigênio e sistema proporcional) situam-se todos acima dos fluxômetros.

Checagem de Vazamento de Pressão Positiva do Sistema Ventilatório

Antes de cada procedimento, deve-se realizar checagem de vazamentos de pressão positiva no sistema ventilatório de anestesia (Quadro 15.6, item 12).[17] Esse teste não avalia a integridade das válvulas unidirecionais porque o sistema ventilatório irá passar pelo teste de vazamento mesmo quando as válvulas unidirecionais estiverem com falhas ou travadas (Quadro 15.6, item 13).[17]

PERGUNTAS DO DIA

1. Quais características da estação de trabalho de anestesia foram desenvolvidas para prevenir fornecimento de mistura de gases hipóxica?

2. Um paciente com traqueia intubada recebendo 10 L/min de oxigênio pelo circuito de Jackson-Rees requer transporte da sala de cirurgia à unidade de terapia intensiva. O cilindro de oxigênio E está com pressão de 1000 psi. Quantos minutos de oxigênio restam no cilindro?

3. Quais são as vantagens e desvantagens do sistema ventilatório Mapleson F (Jackson-Rees) comparado à máscara facial simples ou à cânula nasal? Sob que circunstâncias o sistema Jackson-Rees poderia causar reinalação do dióxido de carbono?

4. Quais são as vantagens e potenciais perigos de um sistema ventilatório anestésico fechado?

5. Quais gases são removidos pelo sistema de coleta e eliminação da estação de trabalho de anestesia? Quais são os potenciais perigos desse sistema e como podem ser evitados?

6. Quais as vantagens do Amsorb Plus® e do Litholyme® comparados à cal sodada para remoção do dióxido de carbono em um sistema ventilatório circular?

7. Quais os componentes mais importantes da Recomendação de Procedimento para Checagem Pré-Anestésica pela ASA? Para o sistema de anestesia de sua instituição, quais (se houver algum) desses itens são realizados pela função de checagem automática do aparelho?

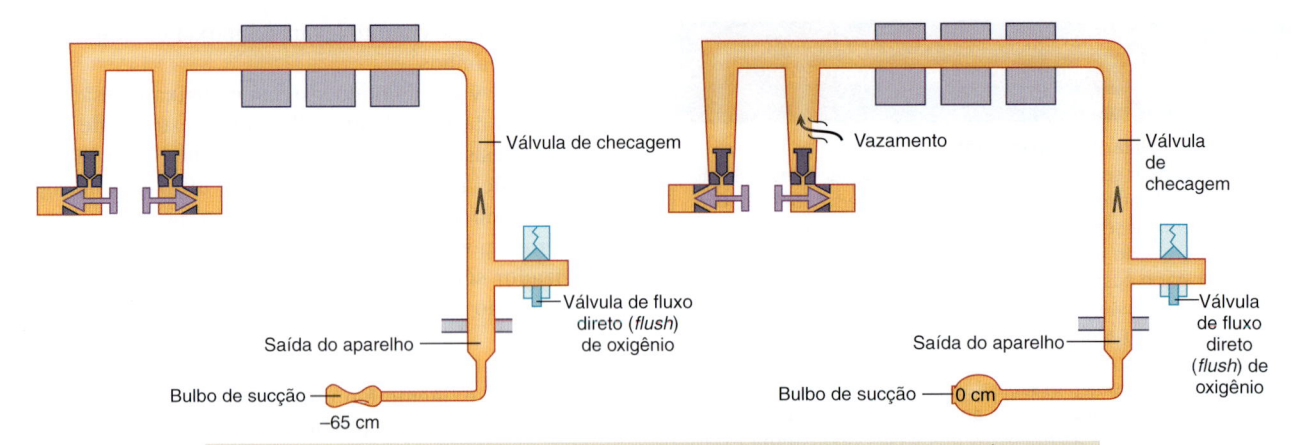

Fig. 15.11 Teste de vazamento com pressão negativa da Food and Drug Administration. À esquerda, um dispositivo de teste de vazamento com pressão negativa encontra-se acoplado diretamente à saída do aparelho. Quando se pressiona o bulbo, cria-se um vácuo dentro do circuito de baixa pressão, abrindo a válvula de checagem. À direita, quando há um vazamento no circuito de baixa pressão, o ar ambiente é trazido através do vazamento e o bulbo de sucção infla. (De Andrews JJ. Understanding anesthesia machines. *In* 1988 Review Course Lectures. Cleveland, OH: International Anesthesia Research Society; 1988:78, reimpresso mediante permissão.)

REFERÊNCIAS

1. Brockwell RC, Andrews JJ. Delivery systems for inhaled anesthetics. In: Barash PG, Cullen BF, Stoelting RK, eds. *Clinical Anesthesia*. Philadelphia: Lippincott Williams & Wilkins; 2006:557-594.
2. American Society of Anesthesiologists *Check-Out: A Guide for Preoperative Inspection of an Anesthetic Machine*. Park Ridge, IL: American Society of Anesthesiologists; 1987:1–14.
3. Brockwell RC, Andrews JJ. Inhaled anesthetic delivery systems. In: Miller RD, ed. *Miller's Anesthesia*. Philadelphia: Churchill Livingstone; 2010:667-718.
4. Andrews JJ, Johnston RV, Kramer GC. Consequences of misfilling contemporary vaporizers with desflurane. *Can J Anaesth*. 1993;40:71-74.
5. Willis BA, Pender JW, Mapleson WW. Rebreathing in a T-piece: volunteer and theoretical studies of Jackson-Rees modification of Ayre's T-piece during spontaneous respiration. *Br J Anaesth*. 1975;47:1239-1246.
6. Bain JA, Spoerel WE. A streamlined anaesthetic system. *Can Anaesth Soc J*. 1972;19:426-435.
7. Sykes MK. Rebreathing circuits: a review. *Br J Anaesth*. 1968;40:666-674.
8. Andrews JJ. *The Circle System. A Collection of 30 Color Illustrations*. Washington, DC: Library of Congress; 1998.
9. McGregor DG, Baden JM, Bannister C, et al. *Waste Anesthetic Gases: Information for the Management in Anesthetizing Areas and the Postanesthesia Care Unit (PACU)*. Park Ridge, IL: American Society of Anesthesiologists; 1999.
10. Kharasch ED, Frink EJ, Artru A, et al. Long-duration low-flow sevoflurane and isoflurane effects on postoperative renal and hepatic function. *Anesth Analg*. 2001;93:1511-1520.
11. Baxter PJ, Garton K, Kharasch ED. Mechanistic aspects of carbon monoxide formation from volatile anesthetics. *Anesthesiology*. 1998;89:929-941.
12. Lester M, Roth P, Eger EI. Fires from the interaction of anesthetics with desiccated absorbent. *Anesth Analg*. 2004;99:769-774.
13. Olympio MA. Carbon dioxide absorbent desiccation safety conference convened by APSF. *Anesth Pat Saf Found Newsletter*. 2005. Summer:25-29 (www.apsf.org).
14. Cooper JB, Newbower RS, Kitz RJ. An analysis of major errors and equipment failures in anesthesia management: considerations for prevention and detection. *Anesthesiology*. 1984;60:34-42.
15. Arbous MS, Meursing AE, van Kleef JW, de Lange JJ. Impact of anesthesia management characteristics on severe morbidity and mortality. *Anesthesiology*. 2005;102:257-268.
16. Food and Drug Administration *Anesthesia Apparatus Checkout Recommendations*. Rockville, MD: Food and Drug Administration; 1993.
17. American Society of Anesthesiologists Committee on Equipment and Facilities. *Recommendations for Pre-Anesthesia Checkout Procedures*; 2008. http://www.asahq.org/clinical/fda.htm.
18. Andrews JJ. *Understanding Anesthesia Machines*. Cleveland, OH: International Anesthesia Research Society Review Course Lectures; 1988.

16 MANEJO DAS VIAS AÉREAS

Kerry Klinger e Andrew Infosino

A experiência no manejo das vias aéreas é crucial para administrar seguramente a anestesia. Dificuldades no manejo das vias aéreas definem-se como uma situação clínica na qual o profissional treinado em anestesia experimenta dificuldade com a ventilação por máscara facial ou intubação endotraqueal, ou ambos.[1] O manejo dificultoso ou sem sucesso das vias aéreas é um grande fator de morbidade anestésica (lesão dentária, aspiração de conteúdos gástricos, trauma das vias aéreas, acesso cirúrgico às vias aéreas não antecipado, lesão cerebral anóxica, parada cardiopulmonar) e fatalidade.[1,2] A competência no manejo de vias aéreas requer (1) conhecimento acerca da anatomia e fisiologia das vias aéreas, (2) capacidade de avaliar a história do paciente relevante ao manejo das vias aéreas, (3) exame físico das características anatômicas correlacionadas com dificuldade de manejo das vias aéreas, (4) habilidade com os diversos dispositivos para manejo das vias aéreas e (5) aplicação correta do algoritmo da American Society of Anesthesiologists (ASA) para manejo de vias aéreas difíceis (Fig. 16.1).[1]

[1]Os editores e a editora gostariam de agradecer a Dra. Robin A. Stackhouse por contribuir com este capítulo na edição prévia deste trabalho. Sua contribuição serviu como base para o capítulo atual.

ALGORITMO DAS VIAS AÉREAS DIFÍCEIS

1. Avaliar a probabilidade de impacto clínico dos problemas básicos de manejo:
   - Dificuldade com a cooperação ou consentimento do paciente
   - Dificuldade com a ventilação por máscara
   - Dificuldade com a colocação de dispositivo supraglótico
   - Dificuldade com a laringoscopia
   - Dificuldade com a intubação
   - Dificuldade de acesso cirúrgico das vias aéreas

2. Buscar ativamente oportunidades de fornecer oxigênio suplementar longo do processo de manejo difícil das vias aéreas.

3. Considerar os relativos méritos e a viabilidade de escolhas de manejo básicas:
   - Intubação com paciente acordado vs. intubação após indução da anestesia geral
   - Técnica não invasiva vs. técnicas invasivas para abordagem inicial da intubação
   - Laringoscopia assistida por vídeo como abordagem inicial para intubação
   - Preservação vs. ablação da ventilação espontânea

4. Desenvolver estratégias primárias e alternativas:

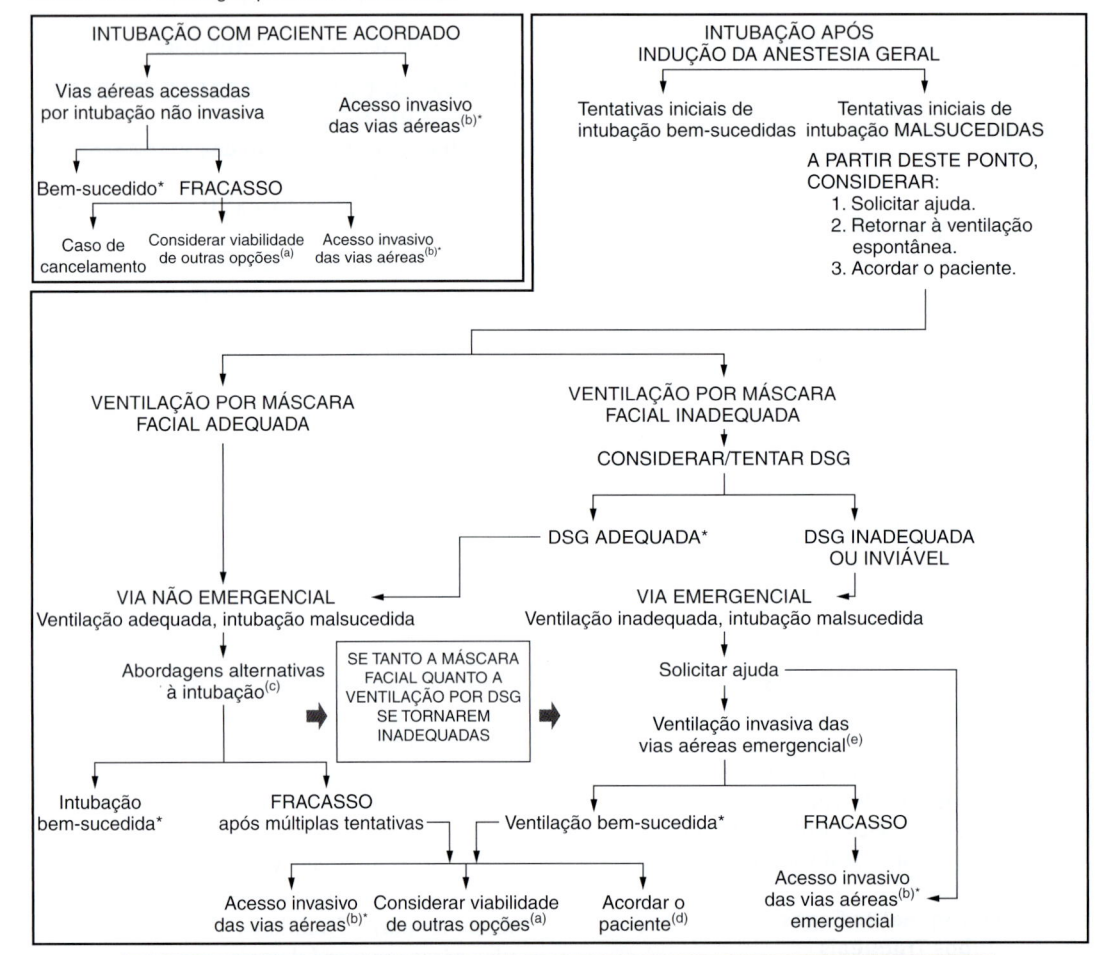

Fig. 16.1 Algoritmo das vias aéreas difíceis. *DSG*, Dispositivo supraglótico. *Confirmar ventilação, intubação traqueal ou colocação de DSG pelo CO_2 expirado. [a]Outras opções incluem (mas não se limitam a): cirurgia utilizando anestesia por máscara facial ou dispositivo supraglótico (DSG) (p. ex., ML, MLI, tubo laríngeo), infiltração local anestésica ou bloqueio nervoso regional. A busca por uma dessas opções geralmente implica que a ventilação por máscara não será problemática. Portanto, essas opções podem possuir valor limitado se esse passo do algoritmo houver sido alcançado pela Via Emergencial. [b]O acesso invasivo das vias aéreas inclui acesso cirúrgico ou percutâneo, ventilação transtraqueal por jato e intubação retrógrada. [c]Abordagens de intubação difícil alternativas incluem (mas não se limitam a): laringoscopia assistida por vídeo, lâminas de laringoscopia alternativas, DSG (p. ex., ML, MLI) como guia para intubação (com ou sem auxílio de fibra óptica), intubação por fibrobroncoscopia, guia de intubação ou de troca de tubo, estilete luminoso, ou intubação às cegas nasal ou oral. [d]Considerar novo preparo do paciente para intubação acordado ou cancelamento da cirurgia. [e]A ventilação não invasiva de emergência das vias aéreas consiste em uma DSG. (De Apfelbaum JL, Hagberg CA, Caplan RA, et al. Practice guidelines for management of the difficult airway: an updated report by the American Society of Anesthesiologists Task Force on Management of the Difficult Airway. *Anesthesiology*. 2013;118(2):251-270, usado mediante permissão.)

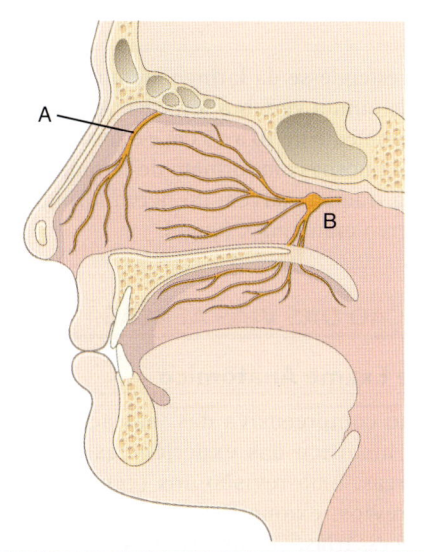

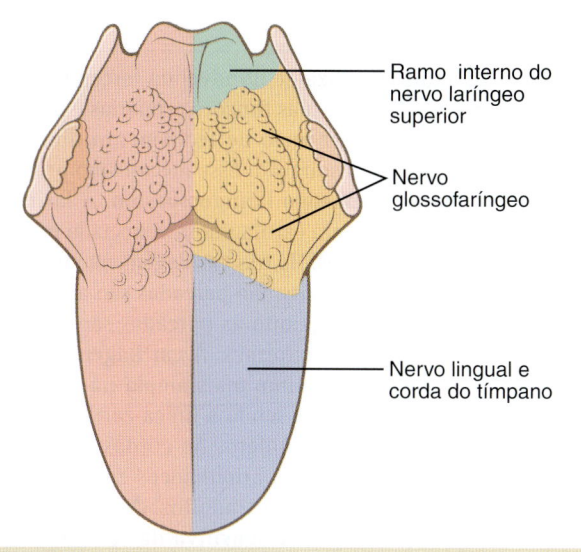

Fig. 16.3 Inervação sensitiva da língua. (De Stackhouse RA. *Fiberoptic airway management. Anesthesiol Clin North Am.* 2002;20:933-951.)

Fig. 16.2 Inervação da cavidade nasal. O diagrama da parede lateral da cavidade nasal ilustra seu suprimento nervoso sensitivo. O nervo etmoidal anterior, ramo da divisão oftálmica do nervo trigêmeo, inerva o terço anterior do septo e da parede lateral (*A*). A divisão maxilar do nervo trigêmeo inerva, por meio do gânglio esfenopalatino, os dois terços posteriores do septo e da parede lateral (*B*). (De Ovassapian A. *Fiberoptic Airway Endoscopy in Anesthesia and Critical Care.* Nova Iorque: Raven Press; 1990:57-79, usado mediante permissão.)

ANATOMIA E FISIOLOGIA DA VIA AÉREA SUPERIOR

Nariz

O ar é aquecido e umidificado conforme passa através das narinas durante a respiração normal. A resistência ao fluxo de ar através das passagens nasais equivale ao dobro da boca e corresponde a cerca de 50% a 75% de toda a resistência das vias aéreas.[3] A maior parte da inervação sensitiva da cavidade nasal deriva do ramo etmoidal do nervo oftálmico e de ramos da divisão maxilar do nervo trigêmeo, a partir do gânglio esfenopalatino (Fig. 16.2).[3,4]

Boca e Faringe

Os ramos da divisão maxilar do nervo trigêmeo que inervam a boca incluem os nervos palatinos maior e menor, bem como o nervo lingual. Os nervos palatinos maior e menor fornecem a maior parte da inervação sensitiva do palato duro, palato mole e das tonsilas, ao passo que o nervo lingual fornece sensibilidade aos dois terços anteriores da língua. O terço posterior da língua, o palato mole e a orofaringe são inervados pelo nervo glossofaríngeo (nervo craniano IX) (Figs. 16.3 e 16.4).[5]

A faringe conecta as cavidades nasal e oral à laringe e ao esôfago. É composta pela nasofaringe, orofaringe e hipofaringe. A nasofaringe separa-se da orofaringe pelo palato mole. A epiglote demarca o bordo entre a orofaringe e a hipofaringe. O ramo interno do nervo laríngeo superior,

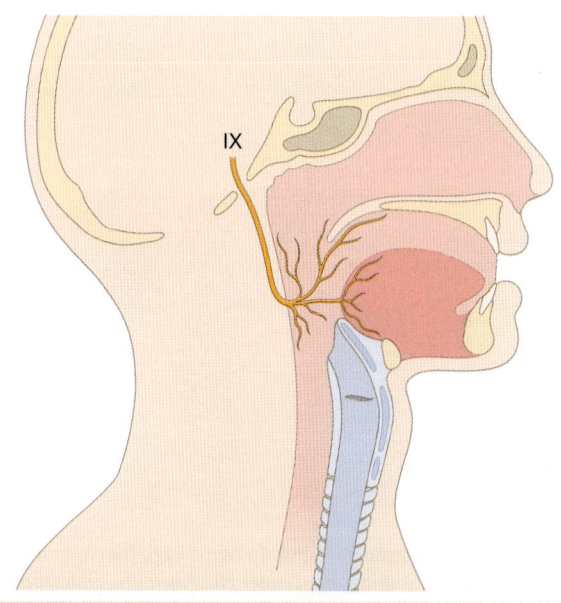

Fig. 16.4 Distribuição sensitiva do nervo glossofaríngeo (nervo craniano IX). (De Patil VU, Stehling LC, Zauder HL. *Fiberoptic Endoscopy in Anesthesia.* St. Louis: Mosby; 1983.)

o qual é um ramo do nervo craniano X (vago), proporciona inervação sensitiva à hipofaringe, incluindo a base da língua, superfície posterior da epiglote, pregas ariepiglóticas e aritenoides (Fig. 16.5).[6]

A resistência das vias aéreas pode aumentar com a presença de tecido linfoide proeminente na nasofaringe. A língua é a causa predominante de resistência das vias aéreas na orofaringe. A obstrução pela língua aumenta como relaxamento do músculo genioglosso durante anestesia.

Laringe

A laringe do adulto localiza-se no nível da terceira à sexta vértebra cervical.[7] Uma de suas funções primárias é proteger as vias aéreas distais por meio de fechamento diante de estímulo, para prevenir aspiração. Esse mecanismo protetor, quando exagerado, torna-se o laringoespasmo. A laringe é composta por uma estrutura cartilaginosa conectada por fáscias, músculos e ligamentos. Há três cartilagens não pareadas e três pareadas. As cartilagens não pareadas são a epiglote, a tireoide e a cricoide, enquanto as pareadas são as aritenoides, corniculadas e cuneiformes. A cartilagem cricoide possui formato de boca de sino, mais ampla na dimensão craniocaudal posteriormente, sendo a única cartilagem que possui estrutura de anel completo. As cordas vocais são formadas pelos ligamentos tireoaritenóideos e são a porção mais estreita das vias aéreas dos adultos. A compreensão acerca da inervação motora e sensitiva das estruturas da laringe é importante para realização da anestesia das vias aéreas superiores (Tabela 16.1).

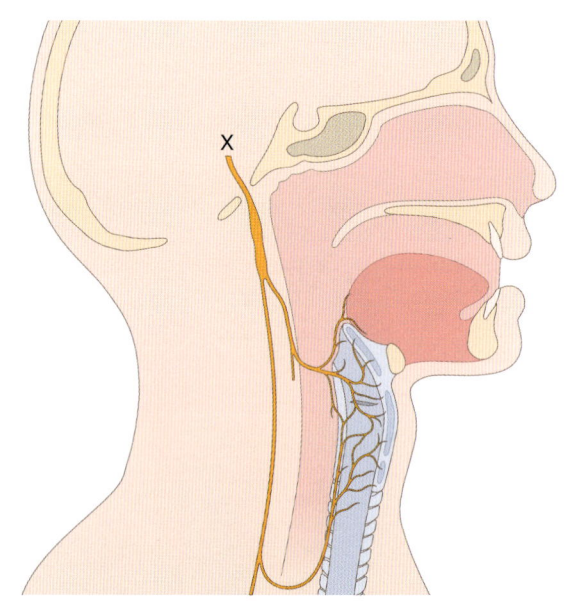

Fig. 16.5 Distribuição sensitiva do nervo vago (nervo craniano X). (De Patil VU, Stehling LC, Zauder HL. *Fiberoptic Endoscopy in Anesthesia*. St. Louis: Mosby; 1983.)

Traqueia

A traqueia estende-se da laringe até a carina, que se situa na região da quinta vértebra torácica. A traqueia do adulto possui comprimento de 10 a 15 cm e é sustentada por 16 a 20 anéis cartilaginosos com formato de ferradura. A inervação sensitiva da traqueia advém do nervo laríngeo recorrente, ramo do nervo craniano X (vago).

AVALIAÇÃO DAS VIAS AÉREAS

História e Exame Anatômico

A avaliação compreensiva das vias aéreas deve consistir em um histórico das experiências do paciente com as vias aéreas, uma revisão dos registros anestésicos e clínicos prévios, exame físico e avaliações adicionais, quando necessárias.[1] A história das vias aéreas deve ser avaliada para determinar se existe algum fator clínico, cirúrgico ou anestésico que possuam implicações em seu manejo, incluindo o risco de aspiração de conteúdos gástricos.[1,8] Diversas enfermidades congênitas e adquiridas correlacionam-se com dificuldade de manejo das vias aéreas (Tabelas 16.2 e 16.3). Pacientes que já apresentaram previamente dificuldade com o manejo das vias aéreas devem ser informados acerca do problema. Especificidades das dificuldades de manejo das vias aéreas do paciente podem ser documentadas por carta escrita, por alerta ou nota no registro médico, por uma pulseira como o sistema de alerta médico ou dispositivo equivalente, ou por discussão com cirurgião, clínico, membro da família ou representante do paciente. O registro médico prévio deve conter uma descrição das dificuldades com as vias aéreas (p. ex., dificuldade com máscara laríngea, na intubação ou acesso supraglótico, ou ambos), quais técnicas de manejo foram utilizadas e se foram ou não bem-sucedidas.[1]

Achados do Exame Físico

O exame físico das vias aéreas deve avaliar características múltiplas a fim de detectar preditores de via aérea dificultosa (Tabela 16.4). Essas características e outros exames à beira do leito possuem baixa sensibilidade e especificidade para qualquer teste específico e implicações para vias aéreas

---

Tabela 16.1 Inervação Motora e Sensitiva da Laringe

Nervo	Sensitivo	Motor
Laríngeo superior, divisão interna	Epiglote Base da língua Mucosa supraglótica Articulação tireoepiglótica Articulação cricotireóidea	Nenhum
Laríngeo superior, divisão externa	Mucosa subglótica anterior	Músculo cricotireóideo
Laríngeo recorrente	Mucosa subglótica Fusos musculares	Músculo tireoaritenóidea Músculo cricoaritenóideo lateral. Músculo interaritenóideo Músculo cricoaritenóideo posterior

difíceis.[9,10] A combinação de exames e outros fatores de risco correlaciona-se com alguma melhora na acurácia da previsão de via aérea difícil.[10,11] O exame do espaço da orofaringe, espaço submandibular e complacência, bem como a mobilidade da coluna cervical e a avaliação do tipo corporal do paciente auxiliam na identificação do alto risco de dificuldade de manejo das vias aéreas. Reconhecer pacientes que possam ser casos de difícil laringoscopia e intubação, ventilação sob máscara facial, dispositivo supraglótico ou cirúrgico pode enfatizar a necessidade de avaliação e preparo adicionais.[1]

Espaço Orofaríngeo

O teste de Mallampati é utilizado para avaliar o espaço orofaríngeo e o efeito que pode ser antecipado sobre a facilidade de laringoscopia direta ou intubação endotraqueal.[12] Existe correlação entre o escore modificado de Mallampati de 3 e 4 e a laringoscopia difícil. As vias aéreas são classificadas segundo quais estruturas estão visíveis. Para o escore modificado de Mallampati, o observador deve situar-se no nível dos olhos com o paciente mantendo a cabeça em posição neutra, com a boca aberta ao máximo e protraindo a língua sem fonação (Fig. 16.6).[13]

Classe I: O palato mole, as fauces, a úvula e os pilares das tonsilas são visíveis.
Classe II: O palato mole, as fauces e a úvula são visíveis.
Classe III: O palato mole e a base da úvula são visíveis.
Classe IV: O palato mole não é visível.

Juntamente com o exame de Mallampati, pode-se avaliar o espaço entre os incisivos, o tamanho e a posição dos dentes maxilares e mandibulares e a conformação do palato.[1] O espaço entre incisivos menor que 3 a 4,5 cm correlaciona-se com dificuldade em obter linha de visualização à laringoscopia direta.[11] Maxilar proeminente ou a mandíbula retraída

também se correlacionam com má visualização laringoscópica. A sobremordida resulta em redução do espaço efetivo entre incisivos quando a cabeça e o pescoço do paciente estão idealmente posicionados para laringoscopia direta. Um palato estreito e altamente arqueado constitui outro achado do exame das vias aéreas associado a potencial dificuldade de acesso.[1]

O espaço submandibular é a área para a qual os tecidos da faringe devem ser deslocados a fim de se obter linha de visão durante a laringoscopia direta. Qualquer fator que limite esse espaço ou a complacência tecidual reduzirá a quantidade de deslocamento anterior que poderá ser atingida. A micrognatia limita o espaço faríngeo (língua posicionada mais posterior) e o espaço para o qual os tecidos moles necessitam ser deslocados. Isso faz com que as estruturas glóticas fiquem anteriorizadas à linha de visualização durante laringoscopia direta.

A extensão da capacidade de um indivíduo protrair a mandíbula é outro fator que se correlaciona com a visualização das estruturas glóticas à laringoscopia direta. O sistema de classificação pelo teste de mordida do lábio superior (TMLS) estabelece (a classe III é associada a maior dificuldade de intubação):[11]

Classe I: Incisivos inferiores conseguem morder acima do bordo superior do lábio superior.
Classe II: Incisivos inferiores não conseguem alcançar acima do bordo do lábio superior.
Classe III: Incisivos inferiores não conseguem morder o lábio superior.[14]

Condições que podem reduzir a complacência submandibular incluem a angina de Ludwig, tumores ou massas, cicatrizes de radioterapia, queimaduras e cirurgia prévia de pescoço.[1]

Distância Tireomentoniana/Esternomentoniana

A distância tireomentoniana (do mento à cartilagem tireóidea) menor que 6 a 7 cm correlaciona-se com má visualização laringoscópica. Isso é observado tipicamente em pacientes com mandíbula retraída ou pescoço curto, o que cria ângulo mais agudo entre os eixos oral e faríngeo, limitando a capacidade do paciente de trazê-los a alinhamento. A distância é geralmente estimada por largura de dedos. Três dedos comuns são a distância aproximada. Se a distância esternomentoniana for empregada, deverá ser maior que 12,5 a 13,5 cm.[9,11]

Extensão Atlanto-occipital/Mobilidade da Coluna Cervical

A extensão da cabeça na articulação atlanto-occipital é importante para o alinhamento dos eixos oral e faríngeo, de modo a obter uma linha de visualização durante a laringoscopia direta (Fig. 16.7). A flexão da porção inferior do pescoço por meio da elevação da cabeça em aproximadamente 10 cm alinha os eixos da laringe e da faringe. Essas manobras colocam a cabeça na "posição olfativa" e trazem os três eixos a um alinhamento ideal. A extensão atlantoaxial é quantificada pelo ângulo atravessado pela superfície de oclusão dos dentes maxilares quando a cabeça está totalmente estendida a partir da posição neutra. Uma limitação

Tabela 16.2	Síndromes Congênitas Associadas a Dificuldade de Intubação Endotraqueal
Síndrome	**Descrição**
Trissomia 21	A língua larga e a boca pequena tornam difícil a laringoscopia Possível diâmetro subglótico pequeno O laringoespasmo é comum
Goldenhar (anomalias oculoauriculovertebrais)	A hipoplasia de mandíbula e a anormalidade da coluna cervical tornam difícil a laringoscopia
Klipper-Feil	Rigidez cervical devido à fusão de vértebras cervicais
Pierre Robin	Boca pequena, língua larga, anomalia mandibular
Treacher Collins (disostose mandibular)	Laringoscopia difícil
Turner	Alta probabilidade de dificuldade na intubação endotraqueal

Tabela 16.3 Estados Patológicos que Influenciam o Manejo das Vias Aéreas

Estado Patológico	Dificuldade
Epiglotite (infecciosa)	A laringoscopia pode piorar a obstrução
Abscesso (submandibular, retrofaríngeo, angina de Ludwig)	A distorção das vias aéreas torna a ventilação por máscara facial ou intubação endotraqueal extremamente difíceis
Difteria, bronquite, pneumonia	Irritabilidade das vias aéreas com tendência a tosse, laringoespasmo, broncoespasmo
Papilomatose	Obstrução das vias aéreas
Tétano	O trismo torna impossível a intubação endotraqueal
Corpo estranho traumático	Obstrução das vias aéreas
Trauma da coluna cervical	A manipulação do pescoço pode traumatizar a medula espinhal
Fratura basilar do crânio	Tentativas de intubação nasotraqueal podem resultar em colocação de tubo intracraniano
Trauma maxilar ou mandibular	Obstrução das vias aéreas, dificuldade de ventilação por máscara facial e intubação endotraqueal A cricotireoidostomia pode ser necessária com traumas associados
Fratura de laringe	A obstrução das vias aéreas pode se agravar durante a instrumentação O tubo traqueal pode ser deslocado para fora da laringe e agravar a lesão
Edema de laringe (após intubação)	Vias aéreas irritáveis Entrada da laringe estreitada
Lesão de tecidos moles cervicais (edema, hemorragia, enfisema subcutâneo)	Distorção anatômica das vias aéreas superiores Obstrução das vias aéreas
Neoplasias de vias aéreas superiores (faringe, laringe)	Obstrução inspiratória com ventilação espontânea
Neoplasias de vias aéreas inferiores (traqueia, brônquios, mediastino)	A obstrução das vias aéreas pode não ser aliviada pela intubação traqueal Vias aéreas inferiores distorcidas
Radioterapia	A fibrose pode distorcer as vias aéreas ou tornar a manipulação difícil
Artrite reumatoide inflamatória	A hipoplasia mandibular, artrite da articulação temporomandibular, vértebras cervicais imóveis, rotação da laringe e artrite cricoaritenóidea tornam a intubação traqueal difícil
Espondilite anquilosante	A fusão da coluna cervical pode tornar impossível a laringoscopia direta
Síndrome da articulação temporomandibular	Comprometimento grave da abertura da boca
Esclerodermia	A pele inelástica e o envolvimento da articulação temporomandibular tornam difícil a abertura da boca
Sarcoidose	Obstrução das vias aéreas (tecido linfoide)
Angioedema	O edema obstrutivo torna a ventilação e a intubação endotraqueal difíceis
Acromegalia endócrina ou metabólica	Língua larga Crescimentos ósseos excessivos
Diabetes melito	Pode ocorrer redução da mobilidade da articulação atlanto-occipital
Hipotireoidismo	A língua larga e o tecido mole anormal (mixedema) tornam a ventilação e a intubação traqueal difíceis
Tireomegalia	O bócio pode produzir compressão extrínseca ou desvio das vias aéreas
Obesidade	Obstrução das vias aéreas superiores com perda da consciência A massa de tecido dificulta o sucesso da ventilação por máscara facial

Tabela 16.4 Componentes do Exame Físico Pré-Operatório das Vias Aéreas

Componente do Exame das Vias Aéreas	Achados Preocupantes
Comprimento dos incisivos superiores	Relativamente longos
Relação entre incisivos maxilares e mandibulares durante o fechamento normal da boca	Mordida proeminente (incisivos maxilares anteriores aos incisivos mandibulares)
Relação entre incisivos maxilares e mandibulares durante a protrusão voluntária da mandíbula (capacidade de induzir o prognatismo; teste de mordida do lábio superior)	Incapacidade de trazer os incisivos mandibulares anteriormente (à frente) aos incisivos maxilares; incapaz de morder o lábio superior
Distância entre incisivos	Menor que 3 cm
Visibilidade da úvula	Não visualizável quando a língua está protraída com o paciente sentado (p. ex., Mallampati classe III ou IV)
Formato do palato	Altamente arqueado ou muito estreito
Complacência do espaço mandibular/oral	Tenso, rígido, ocupado por massa ou não resiliente
Distância tireomentoniana	<3 dedos ou <6 cm
Comprimento do pescoço	Curto
Espessura do pescoço	Espesso
Alcance do movimento de cabeça e pescoço	Paciente incapaz de tocar a extremidade do queixo no tórax ou de estender o pescoço

da extensão atlanto-occipital maior que 30% a partir de um padrão de 35 graus, ou extensão/flexão menor que 80 graus, está associada à maior incidência de dificuldade durante intubação endotraqueal.[15,16]

Tipo Corporal/Outros Achados do Exame

A obesidade, com índice de massa corpórea (IMC) maior que 30, está associada a maior incidência de dificuldade do manejo das vias aéreas.[9,17] O posicionamento correto com um travesseiro em formato de cunha atrás das costas do paciente resulta em posição olfativa mais correta. Entretanto, ainda persiste o problema da capacidade residual funcional (CRF) reduzida com subsequente diminuição do tempo antes que ocorra dessaturação arterial após apneia. Outros fatores associados à dificuldade de acesso das vias aéreas incluem a circunferência cervical aumentada e a presença de barba.[17,18]

Membrana Cricotireóidea

A avaliação da facilidade de se realizarem procedimentos invasivos das vias aéreas antes da instrumentação das mesmas tem sido recomendada e é especialmente importante quando há previsão de dificuldade de manejo das vias aéreas.[1,19] Quando técnicas de rotina para manejo das vias aéreas fracassam, a ventilação não é adequada, e a intubação endotraqueal é malsucedida, sendo indicado o controle invasivo das vias aéreas através da membrana cricotireóidea; portanto, a identificação correta dessa membrana pode ser crucial (Fig. 16.1).[1] A membrana pode ser identificada localizando-se, em primeiro lugar, a cartilagem tireóidea e posteriormente deslizando os dedos para baixo no pescoço até a membrana, que está situada imediatamente abaixo. De forma alternativa, em pacientes que não possuem cartilagem tireóidea proeminente, identifica-se a

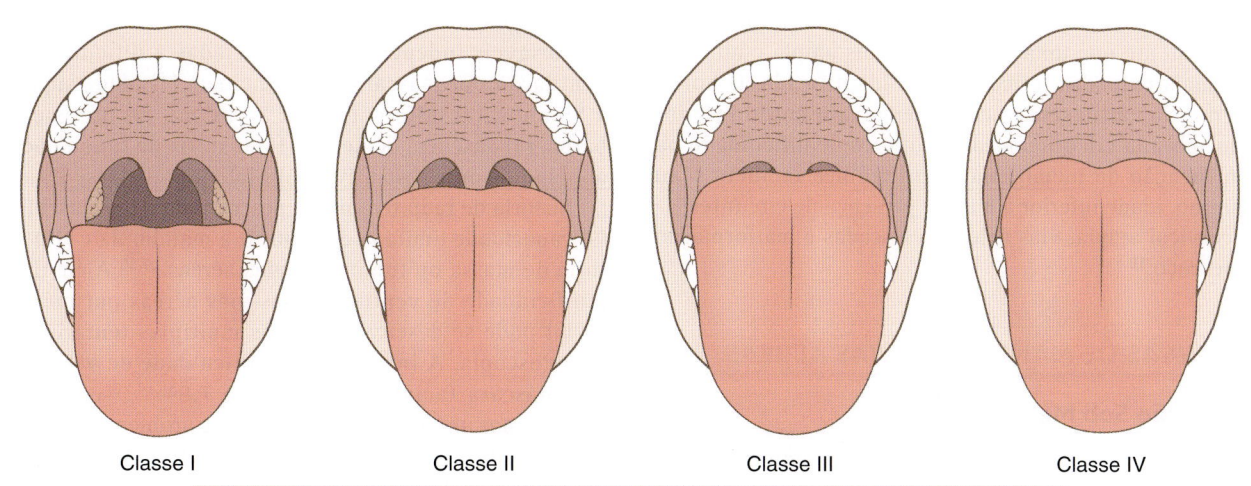

Classe I   Classe II   Classe III   Classe IV

Fig. 16.6 Classificação de Mallampati. (De Samsoon GLT, Young JRB. Difficult tracheal intubation: a retrospective study. *Anaesthesia*. 1987;42:487-490, usado mediante permissão.)

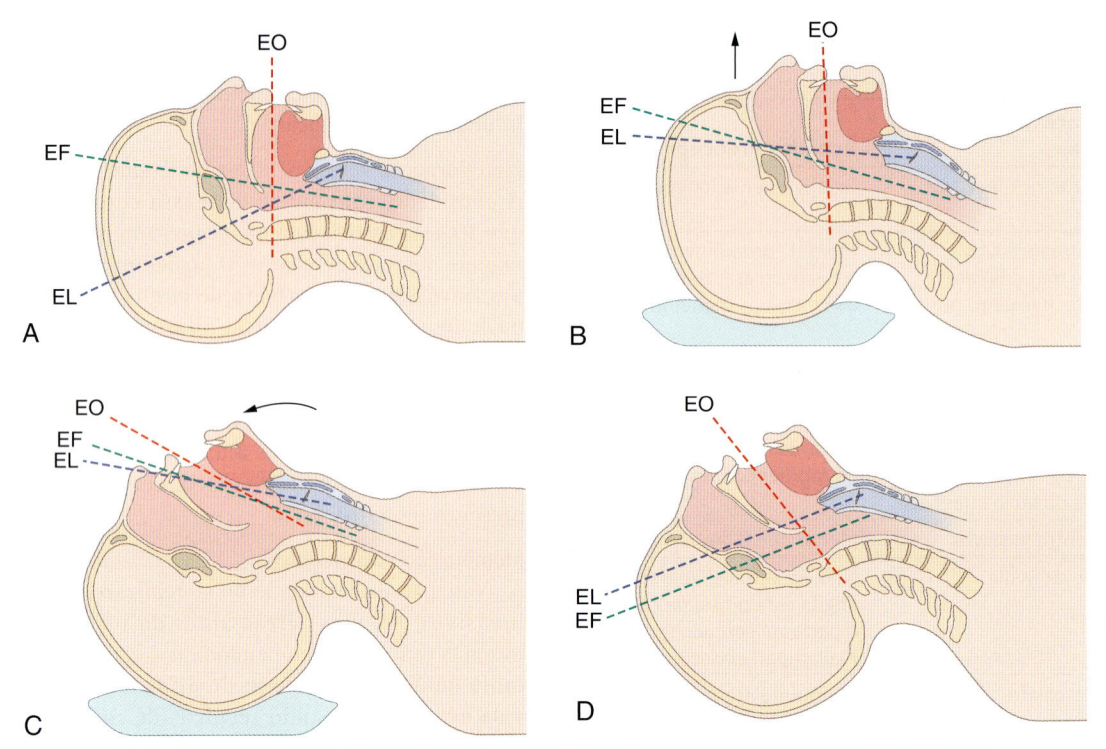

Fig. 16.7 Diagrama esquemático demonstrando alinhamento do eixo oral (EO), eixo faríngeo (EF) e eixo laríngeo (EL) em quatro diferentes posições de cabeça. Cada posição da cabeça está acompanhada por um esquema que magnifica as vias aéreas superiores (cavidade oral, faringe e laringe) e se sobrepõe, na forma de linhas pontilhadas espessas com inclinação variável, à continuidade desses três eixos com a via aérea superior. (A) A cabeça está em posição neutra com grau marcante de mau alinhamento do EO, EF e EL. (B) A cabeça está repousando sobre um largo travesseiro que flexiona o pescoço sobre o tórax e o EL com o EF. (C) A cabeça está repousando sobre um travesseiro (que flexiona o pescoço sobre o tórax) com concomitante extensão da cabeça sobre o pescoço, o que traz todos os eixos a um alinhamento (posição olfativa). (D) Extensão da cabeça sobre o pescoço sem elevação concomitante da cabeça.

cartilagem cricoide por meio da palpação inicial do pescoço na incisura esternal e posterior deslizamento dos dedos para cima até que uma cartilagem mais ampla e alta que as demais palpadas (cricoide) seja identificada. O bordo superior da cartilagem cricoide demarca o bordo inferior da membrana cricotireóidea. Preditores de dificuldade na identificação da membrana cricotireóidea incluem sexo feminino, idade inferior a 8 anos, presença de circunferência cervical ampla, vias aéreas deslocadas e malformação do pescoço.[18]

TÉCNICAS DE MANEJO DAS VIAS AÉREAS

Ventilação Sob Máscara Facial

A ventilação por máscara facial é uma ferramenta vital no manejo das vias aéreas. A identificação prospectiva de pacientes com risco de ventilação difícil por máscara facial antes que sejam administrados fármacos bloqueadores neuromusculares e o desenvolvimento de habilidades pro-

ficientes de ventilação sob máscara facial são fundamentais à prática da anestesia.

Variáveis independentes associadas a dificuldade de ventilação por máscara facial incluem (1) idade superior a 55 anos, (2) IMC maior que 30 kg/m^2, (3) presença de barba, (4) ausência de dentes, (5) história de ronquidão ou apneia do sono obstrutiva, (6) Mallampati classe III a IV, (7) história de radioterapia do pescoço, (8) sexo masculino, (9) capacidade limitada de protrair a mandíbula e (10) história de massa ou tumor nas vias aéreas.[19,20] Além disso, a dificuldade de ventilação das vias aéreas por máscara facial pode se desenvolver após múltiplas tentativas de laringoscopia. A incidência de dificuldade de ventilação por máscara facial varia de 0,9 a 7,8%[18,20] e pode ser causada por um ou mais dos seguintes problemas: vedação inadequada pela máscara ou dispositivo supraglótico, vazamento excessivo de gás ou resistência excessiva à entrada ou saída de gás.[1] As evoluções adversas graves relacionadas à dificuldade de ventilação por máscara incluem a incapacidade de oxigenar, ventilar e prevenir

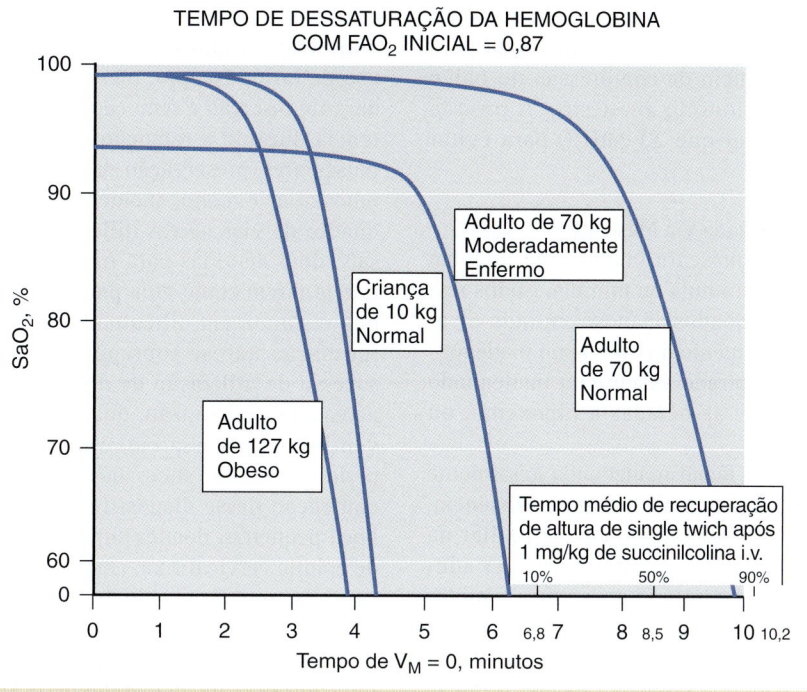

Fig. 16.8 Saturação de oxigênio (SaO₂) *versus* tempo de apneia em vários tipos de pacientes. O tempo para se atingir saturação de oxigênio de 80% foi de 8,7 minutos em um adulto saudável de 70 kg, mas de 3,1 minutos em um paciente obeso. F_AO_2, fração alveolar de oxigênio; V_M, ventilação por minuto. (De Benumof JL, Dagg R, Benumof R. Critical hemoglobin desaturation will occur before return to an unparalyzed state following 1 mg/kg intravenous succinylcholine. *Anesthesiology.* 1997;87(4):979-982.)

a aspiração de conteúdos gástricos, ou uma combinação desses fatores, os quais podem resultar em lesão cerebral hipóxica ou morte.[2,20]

Características da Máscara Facial

Há máscaras faciais disponíveis em uma variedade de tamanhos. Uma máscara de tamanho adequado deve ter seu topo acomodado sobre a ponte do nariz, o bordo superior alinhado com as pupilas e a parte inferior da máscara situada entre o lábio inferior e o queixo. A maior parte das máscaras faciais vêm com uma margem curva próxima dos 15 a 22 mm de medida padrão que se acopla ao circuito respiratório do aparelho de anestesia. Essa margem permite a colocação de tiras que mantêm a máscara na face quando o paciente respira espontaneamente, ou para melhorar a vedação durante ventilação por máscara.

Antes da indução anestésica, a inalação de oxigênio 100% permite apneia de maior duração sem dessaturação, por aumento das reservas de oxigênio (desnitrogenação). Um adulto saudável, que não seja obeso, pode ficar em apneia por aproximadamente 9 minutos antes que ocorra dessaturação significativa. Esse tempo depende primariamente do consumo de oxigênio e da CRF. A obesidade, a gestação e outras condições que reduzem bastante a CRF ou fatores que aumentam o consumo de oxigênio reduzem o tempo de dessaturação (Fig. 16.8)[21] (Capítulos 29 e 33).

Diversas técnicas de pré-oxigenação foram desenvolvidas com o objetivo de atingir nível expirado de oxigênio de cerca de 90%. A ventilação de volume corrente com O₂ 100% por três minutos é superior a quatro respirações profundas em 30 segundos. Oito respirações profundas realizadas em 60 segundos equivalem a respirar oxigênio 100% por 3 minutos.[22] A pré-oxigenação realizada em pacientes obesos com a cabeça elevada em 25 graus pode aumentar o tempo de dessaturação por reduzir a atelectasia e melhorar a relação ventilação/perfusão.[22,23] Além disso, a pré-oxigenação com ventilação por pressão positiva não invasiva seguida de manobra de recrutamento imediatamente após a intubação endotraqueal em pacientes obesos pode preservar volumes pulmonares e a oxigenação mais adequadamente comparada à pré-oxigenação somente[24] (Capítulo 29).

Após indução da anestesia, a máscara facial deve ser mantida na face do paciente com os dedos da mão esquerda do anestesista suspendendo a mandíbula (queixo elevado, mandíbula protraída) para a máscara facial. Deve-se evitar pressão sobre o tecido mole submandibular porque pode causar obstrução das vias aéreas. O polegar e o indicador esquerdos do anestesista aplicam contrapressão sobre a máscara facial. A pressão anterior sobre o ângulo da mandíbula (protrusão da mandíbula), a extensão da articulação atlanto-occipital e a suspensão do queixo juntas maximizam o espaço da faringe. A aplicação diferencial de pressão com dedos separados pode melhorar a vedação obtida com a máscara. A mão direita do anestesista é empregada para gerar pressão positiva por meio de compressão do balão reservatório do circuito respiratório anestésico. A pressão de ventilação deve ser menor que 20 cmH$_2$O para evitar insuflação do estômago.

Manejo da Ventilação Inadequada Via Máscara

Os sinais de ventilação por máscara inadequada incluem amplitude de elevação do tórax nula ou mínima, ruídos respiratórios ausentes ou inadequados, cianose, entrada de ar no estômago, saturação de oxigênio diminuída ou inadequada, traçado capnográfico expirado ausente ou inadequado e alterações hemodinâmicas associadas a hipoxemia ou hipercapnia, ou ambas.[1]

A ventilação por máscara facial inadequada geralmente ocorre devido a menor complacência e maior resistência. Cânulas orofaríngeas ou nasofaríngeas podem auxiliar na geração de pressão positiva suficiente para ventilar adequadamente com o circuito respiratório anestésico. Cânulas orofaríngeas ou nasofaríngeas foram desenvolvidas para criar uma passagem de ar por meio de deslocamento da língua da parede posterior da faringe. É possível escolher o tamanho adequado do dispositivo das vias aéreas ao biotipo do paciente, levando em consideração a distância do trajeto que ele fará para estimar o tamanho adequado. A extremidade distal da cânula orofaríngea ou nasofaríngea deve situar-se no ângulo da mandíbula quando sua extremidade proximal está alinhada com a boca ou o nariz, respectivamente. Cânulas nasofaríngeas são mais bem toleradas em planos mais superficiais de anestesia, mas são relativamente contraindicadas em pacientes com distúrbio de coagulação ou anormalidades plaquetárias, gestantes ou com fratura basilar do crânio.

A presença de barba ou a ausência de dentes pode resultar em vedação inadequada entre a face do paciente e a máscara, tornando difícil ter pressão positiva. Se o paciente permitir, pode-se fazer ou aparar a barba para melhorar a vedação com máscara facial. Se a dentadura do paciente estiver bem aderida, permitindo que permaneça no lugar ou possibilitando o uso de uma via aérea oral, a vedação da máscara facial será possivelmente melhorada nos pacientes desdentados.

Caso cânulas orofaríngeas e nasofaríngeas não otimizem a ventilação com máscara facial, deve-se empregar uma técnica de máscara facial com duas mãos. O anestesista utiliza a mão direita para espelhar a posição da esquerda, melhorando a vedação da máscara e a protrusão da mandíbula. Uma segunda pessoa pode assistir ventilando o paciente com o balão reservatório. Se a dificuldade ou impossibilidade de ventilar por máscara facial persistirem, em lugar de medidas corretivas, deve-se tentar a intubação ou colocação de um dispositivo supraglótico de vias aéreas.[1]

DISPOSITIVOS SUPRAGLÓTICOS DE VIAS AÉREAS

Dispositivos supraglóticos de vias aéreas tornaram-se valiosos na rotina e no manejo de vias aéreas difíceis. No manejo eletivo de vias aéreas, as vantagens desses dispositivos sobre a intubação traqueal incluem: rápido posicionamento sem uso de laringoscópio, menores alterações hemodinâmicas durante inserção e remoção, menor reflexo de tosse e resistência durante a remoção sem necessidade de relaxantes musculares, preservação da competência laríngea e função mucociliar e menor incidência de trauma da laringe.[25] No quadro de vias aéreas difíceis, podem ser uma ferramenta salvadora de vidas para oxigenação e ventilação, além de funcionarem como guia para intubação. Muitos dos fatores que resultam em dificuldade de ventilação por máscara e intubação não se sobrepõem àqueles que influenciam o sucesso de utilização de dispositivo supraglótico das vias aéreas. Por essa razão, quando técnicas de oxigenação ou ventilação fracassarem, o dispositivo supraglótico ainda pode apresentar sucesso.[26] A dificuldade ou fracasso na colocação desse dispositivo foi associada a aberturas de boca pequenas, doença supra ou extraglótica, deformidade de coluna cervical fixa, emprego de pressão cricoide, pouca dentição ou presença de incisivos grandes, sexo masculino, rotação da mesa cirúrgica e maior IMC.[18,27] A incidência de dificuldade na colocação do dispositivo supraglótico, indicada pela incapacidade de o anestesiologista fornecer ventilação adequada, equivale a 1,1%.[27]

Algumas contraindicações ao uso de dispositivos supraglóticos de vias aéreas são as seguintes: pacientes com risco de regurgitação de conteúdos gástricos, posição não supina, obesidade, pacientes gestantes, tempo cirúrgico prolongado e procedimentos intra-abdominais ou nas vias aéreas.[25] Embora muitos estudos tenham sido realizados em pacientes dessas categorias nos quais o acesso supraglótico foi obtido com sucesso, deve-se considerar o risco-benefício de seu uso nessas situações. Após colocação do dispositivo supraglótico, é importante confirmar seu correto posicionamento observando-se o CO$_2$ expirado e auscultando-se os ruídos respiratórios.

Complicações relatadas com o emprego de máscara laríngea (ML) em pacientes com vias aéreas difíceis incluem broncoespasmo, dificuldade de deglutição pós-operatória, obstrução respiratória, lesão de nervos laríngeos, edema e paralisia do nervo hipoglosso.[1] A aspiração continua sendo uma preocupação com a colocação de acesso supraglótico, e seu risco aumenta com insuflação gástrica, pressões altas nas vias aéreas e mau posicionamento do dispositivo sobre a glote.[8] Há diversos tipos diferentes de dispositivo supraglótico de vias aéreas de uso único ou reutilizáveis, incluindo dispositivos para intubação e outros que permitem descompressão gástrica. Dispositivos supraglóticos possuem tamanho correspondente ao peso do paciente, sendo variável segundo o fabricante. Dispositivos selecionados são delineados a seguir.

Máscara Laríngea

ML Clássica e Unique®

A ML original, ou ML Clássica, é reutilizável, ao passo que a ML **Unique**® é o dispositivo comparável de uso único. Essas MLs consistem em uma haste flexível conectada a uma máscara de silicone emborrachada (Clássica), ou de cloreto de polivinila (**Unique®**) que sela as vias aéreas na hipofaringe (Fig. 16.9). A extremidade distal do *cuff* deve ser posicionada contra o esfíncter esofágico superior (músculo cricofaríngeo), os bordos laterais sobre os seios piriformes e a extremidade proximal abaixo da base da língua. Antes da colocação, o *cuff* deve ser desinflado, o dispositivo lubrificado e a cabeça do paciente deve ser posicionada na posição olfativa. Essas MLs foram desenvolvidas para serem inseridas segurando-se a haste entre o dedo indicador e o polegar com a extremidade do indicador na junção entre a máscara e o tubo. Aplica-se pressão em sentido superior contra o palato duro conforme se avança em direção à laringe, até que seja percebida uma resistência. A intubação pode ser facilitada com o emprego de um cateter de intubação e um fibrobroncoscópio (vide seção a seguir sobre o Cateter de Intubação **Aintree®** [CIA]). A ML Clássica e a ML Única estão disponíveis em tamanhos para bebês, pacientes pediátricos e adultos.

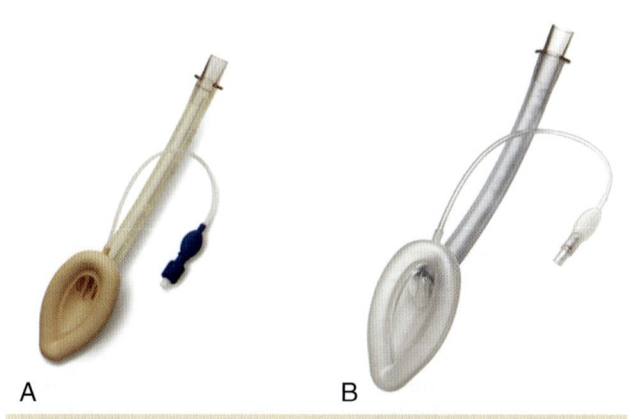

Fig. 16.9 (A) Máscara laríngea (ML) reutilizável. (B) ML clássica de uso único. (Imagens cortesia de Teleflex, Morrisville, NC, modificadas mediante permissão.)

ML Fastrach®

A ML **Fastrach®** (ML de intubação, MLI) foi desenvolvida para solucionar os problemas encontrados durante tentativa de intubação traqueal às cegas utilizando a ML Clássica. A MLI é utilizada com um tubo traqueal especializado que sai pela máscara laríngea em ângulo diferente de um tubo traqueal padrão e resulta em melhor alinhamento com as vias aéreas. Também está disponível em versão de uso único.

ML ProSeal®/ML Supreme®

A ML reutilizável **ProSeal®** e a de uso único **Supreme®** são modificações da ML clássica (Fig. 16.10). Seus *cuffs* são modificados para estender-se até a superfície posterior da máscara, o que resulta em melhor vedação das vias aéreas sem aumentar a pressão da mucosa. Isso permite ventilação com maiores valores de pressão positiva. Ambas contêm um segundo lúmen que se abre na extremidade distal da máscara para atuar como um escape esofágico, mantendo gases e fluidos separados das vias aéreas e facilitando a colocação de tubo orogástrico. Essa característica foi desenvolvida para reduzir o risco de regurgitação e aspiração de conteúdos gástricos. Ademais, a colocação de um tubo orogástrico pode auxiliar na confirmação do posicionamento correto desses dispositivos. As MLs **ProSeal®** e **Supreme®** também possuem bloqueadores de mordida embutidos para reduzir a chance de obstrução do tubo das vias aéreas. A ML **Supreme®** é mais rápida e fácil de inserir, possui menores pressões do *cuff* e maior pressão de vazamento orofaríngeo comparada à ML clássica em pacientes submetidos à cirurgia.[28] Contudo, quando há dificuldade com a ventilação, a ML Clássica permanece o dispositivo supraglótico de vias aéreas "padrão ouro."[26] A intubação com esses dispositivos pode ser realizada utilizando-se um cateter de intubação e um fibrobroncoscópio. Ambas estão disponíveis em tamanho pediátrico e adulto.

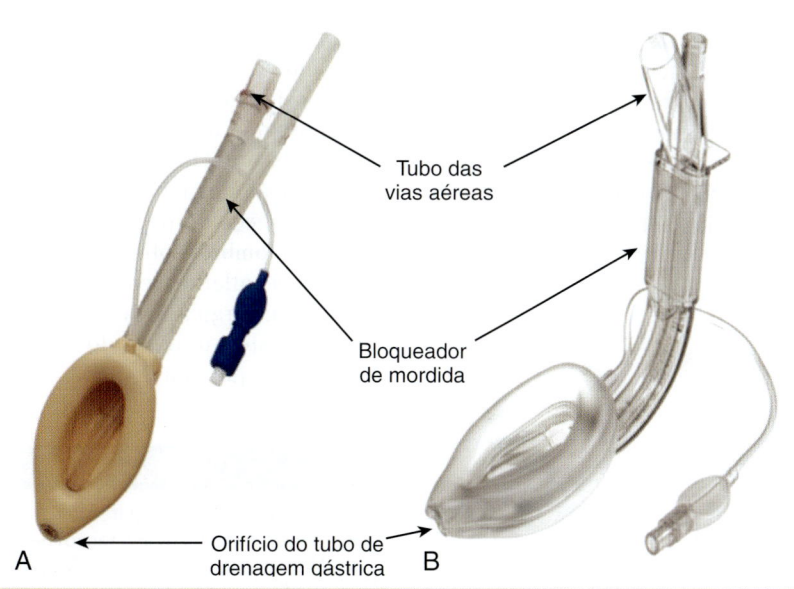

Tubo das vias aéreas

Bloqueador de mordida

Orifício do tubo de drenagem gástrica

Fig. 16.10 (A) Máscara laríngea (ML) reutilizável **ProSeal®**. (B) ML de uso único **Supreme®**. Essas modificações da ML clássica possuem um dreno gástrico, um bloqueador de mordida embutido e *cuffs* modificados para melhor vedação das vias aéreas. (Imagens cortesia de Teleflex, Morrisville, NC, modificadas mediante permissão.)

ML Flexible®

A ML **Flexible®** possui um tubo flexível aramado, que permite seu posicionamento fora do campo cirúrgico, enquanto minimiza a perda de vedação. Isso pode ser útil em procedimentos envolvendo a cabeça e o pescoço. A inserção da ML **Flexible®** é mais difícil que a ML Clássica.[25] O emprego de um guia ou introdutor pode auxiliar na inserção do dispositivo. Encontra-se disponível em forma reutilizável e de uso único em tamanhos adultos e pediátricos.

Máscara Laríngea Air-Q®

A **Air-Q®** é um dispositivo que pode ser utilizado tanto como via aérea primária quanto como um dispositivo intermediário para intubação traqueal. Possui um *cuff* elíptico, inflável e com um tubo ligeiramente curvo e conector destacável. Diversas características servem para auxiliar a intubação: haste curta, ausência de aberturas na máscara, conector destacável a fim de que o amplo lúmen da haste possa ser utilizado para intubação e tubo distal com formato para direcionar um tubo traqueal em direção à laringe.[25] Quando utilizada como guia para intubação, cada tamanho da máscara laríngea **Air-Q®** possui um tamanho máximo de tubo endotraqueal com *cuff* correspondente. Após colocação do tubo endotraqueal, a remoção da **Air-Q®** é auxiliada por um guia de remoção. A máscara **Air-Q®** está disponível para bebês, crianças e adultos em forma reutilizável e de uso único. O maior tamanho pode ser empregado com tubo endotraqueal padrão de tamanho até 8,5 mm (Fig. 16.11).

I-Gel®

O **I-Gel®** é um dispositivo supraglótico de vias aéreas de uso único composto por um *cuff* não inflável macio similar a um gel. Possui um tronco chato alargado com um bloqueador de mordida rígido que age como um estabilizador bucal para reduzir a rotação e o mau posicionamento do dispositivo, além de uma porta para inserção de tubo gástrico. Pode servir como via aérea primária, porém também possui um canal de vias aéreas de calibre amplo que pode ser utilizado como guia para intubação com auxílio de fibrobroncoscópio.[29,30] Esse dispositivo supraglótico de vias aéreas está disponível

em tamanho para bebês, crianças e adultos. O tamanho adulto pode acomodar tubos endotraqueais de tamanho 6,0 a 8,0 mm.

Combitube Traqueal Esofágico e Tubo Laríngeo King®

O combitube (Combitube) traqueal esofágico e o Tubo Laríngeo **King®** (TL **King®**) são utilizados primariamente para controle emergencial das vias aéreas em cenários pré-hospitalares, quando a intubação traqueal não é possível ou viável. O Combitube é um dispositivo traqueal e esofágico de duplo lúmen, ao passo que o TL **King®** possui um lúmen único com *cuff* faríngeo proximal amplo e *cuff* esofágico distal. Técnicas de inserção às cegas requerem mínimo treinamento e nenhum movimento de cabeça ou pescoço com esses dispositivos. O Combitube encontra-se disponível em tamanhos adultos, enquanto o TL **King®** está disponível em tamanho adulto e pediátrico.

O Combitube deve ser substituído após 8 horas de uso, devido à pressão que exerce sobre a mucosa da faringe. A substituição pode ser realizada por meio da desinflação do balão da orofaringe e colocação de um tubo traqueal anterior ou lateral ao Combitube.[31]

INTUBAÇÃO TRAQUEAL

A intubação traqueal pode ser considerada em todo paciente que está recebendo anestesia geral (Quadro 16.1). A intubação orotraqueal com laringoscopia direta é rotineiramente escolhida em pacientes anestesiados, exceto quando circunstâncias específicas ou a história do paciente e exame físico indicarem abordagem diferente. O equipamento e os fármacos utilizados para a intubação endotraqueal incluem tubo endotraqueal de tamanho apropriado, cateter de sucção funcionante, fármacos anestésicos adequados e equipamento para fornecer ventilação pulmonar por pressão positiva com oxigênio.

O posicionamento correto é crucial para o sucesso da laringoscopia direta quando é necessário o alinhamento dos eixos oral, faríngeo e laríngeo para criar linha de visualização dos lábios até a abertura da glote. A elevação da cabeça do paciente 8 a 10 cm com apoios sob o occipício (ombros sobre a mesa) e a extensão da cabeça na articulação atlanto-occipital alinham esses eixos. A altura da mesa cirúrgica deve ser ajustada para que a face do paciente esteja próxima do nível da cartilagem xifoide do anestesista que está de pé.

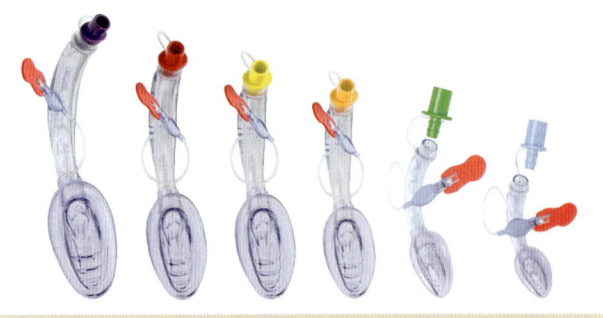

Fig. 16.11 Dispositivos supraglóticos descartáveis **Air-Q®** em tamanho adulto e pediátrico. O conector removível identificado por cores permite intubação com tubo endotraqueal padrão. (Imagem cortesia de Cookgas, St. Louis, MO.)

> **Quadro 16.1** Indicações para Intubação Traqueal
>
> - Promover via aérea patente
> - Prevenir inalação (aspiração) de conteúdos gástricos
> - Necessidade de aspiração frequente
> - Facilitar ventilação pulmonar por pressão positiva
> - Posição cirúrgica diferente da supina
> - Local da cirurgia próximo ou envolvendo vias aéreas superiores
> - Manutenção das vias aéreas por máscara difícil

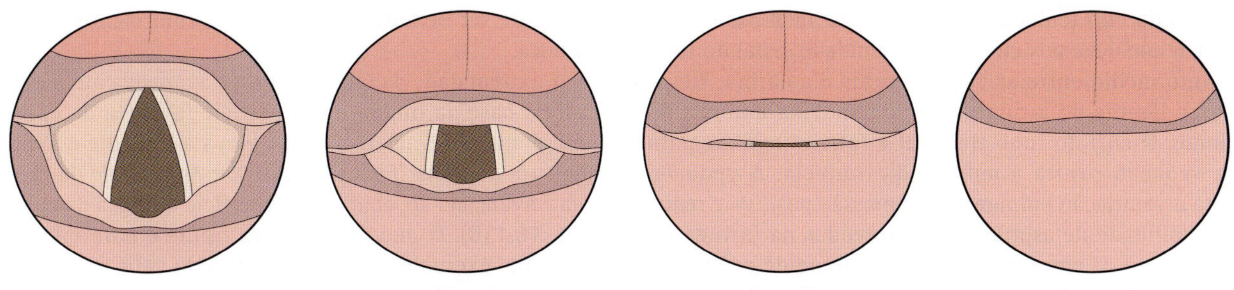

| Grau I | Grau II | Grau III | Grau IV |

Fig. 16.12 Quatro graus de visualização laringoscópica. O grau I é a visualização de toda a abertura da laringe, o grau II é a visualização somente da porção posterior da abertura da laringe, o grau III é a visualização somente da epiglote e o grau IV é a visualização somente do palato mole. (De Cormack RS, Lehane J. Difficult tracheal intubation in obstetrics. *Anaesthesia*. 1984;39(11):1105-1111.)

A visualização laringoscópica obtida é classificada segundo o escore de Cormack e Lehane. Visualizações de Grau III ou IV estão associadas a dificuldade de intubação (Fig. 16.12).[32]

Grau I: A maior parte da glote está visível.

Grau II: Somente a porção posterior da glote está visível.

Grau III: A epiglote, porém nenhuma parte da glote, está visível.

Grau IV: Nenhuma estrutura das vias aéreas está visível.

Manejo de Vias Aéreas Difíceis

A laringoscopia difícil é definida como a incapacidade de se visualizar qualquer porção das cordas vocais após múltiplas tentativas de laringoscopia direta. A intubação traqueal difícil define-se como uma intubação traqueal que necessita de múltiplas tentativas. Ambas ocorrem em cerca de 0,8 a 7,0% dos pacientes no cenário de sala de cirurgia.[9,19] O fracasso na intubação traqueal ocorre em cerca de um a cada 2000 pacientes em procedimentos eletivos.[2,33]

A informação obtida por meio de avaliação cuidadosa das vias aéreas deve permitir o desenvolvimento de um plano de manejo das vias aéreas do paciente. Dispositivos de vias aéreas possuem diferentes vantagens que os tornam benéficos em situações específicas. As opções incluem a laringoscopia direta, emprego de dispositivos alternativos como a videolaringoscopia e guias para tubos endotraqueais, técnicas especiais como intubação endotraqueal por fibrobroncoscopia no paciente acordado ou anestesiado, ou técnicas de resgate invasivas. Em pacientes nos quais se antecipa ou existe histórico de via aérea difícil, os princípios de manejo adiante devem ser considerados: (1) intubação traqueal com o paciente acordado *versus* intubação após indução da anestesia geral, (2) método de intubação inicial por técnica não invasiva *versus* invasiva, (3) videolaringoscopia como abordagem inicial para a intubação e (4) manutenção *versus* ablação da ventilação espontânea.[1] A capacidade do paciente de cooperar no manejo das vias aéreas deve ser considerada quando se elabora o plano inicial e um carrinho preparado para vias aéreas difíceis deve estar imediatamente dis-

ponível para prática de planos secundários. As tentativas de intubação necessitam ser minimizadas e a laringoscopia só deve ser repetida quando uma tática diferente está sendo utilizada.[19] O algoritmo de vias aéreas difíceis da ASA detalha abordagens para estratégias alternativas de manejo das vias aéreas quando há fracasso do plano primário (Fig. 16.1).[1]

Laringoscopia Direta

O laringoscópio é tradicionalmente segurado pela mão esquerda do anestesista próximo à junção entre o cabo e a lâmina. A boca do paciente, quando aberta pela extensão da cabeça, deve ser aberta manualmente por contrapressão dos dentes mandibulares com o polegar direito e dos dentes maxilares com o indicador direito ("tesouramento"). Juntamente à inserção da lâmina do laringoscópio, o lábio inferior do paciente pode ser afastado com o indicador esquerdo do anestesista para impedir que ocorra hematoma causado pela lâmina do laringoscópio. A lâmina é então inserida do lado direito da cavidade oral para que os dentes incisivos sejam evitados e a língua seja afastada para a esquerda. Deve-se evitar pressão sobre os dentes e a gengiva conforme se avança a lâmina para frente e para o centro em direção à epiglote. O pulso do anestesista deve ser mantido rígido conforme o laringoscópio é suspendido ao longo do eixo do cabo a fim de causar deslocamento anterior dos tecidos moles e trazer as estruturas da laringe para o campo de visão. O cabo não deve ser rotacionado enquanto é suspendido, para impedir lesão dos dentes e gengiva superiores do paciente. A manipulação da cartilagem tireóidea do paciente externamente no pescoço, utilizando pressão em sentido posterior, superior e para a direita (manobra BURP), pode facilitar a exposição da abertura da glote.[19]

O tubo traqueal é mantido na mão direita do anestesista como um pincel e introduzido pelo lado direito da boca do paciente com sua curvatura natural direcionada anteriormente. O tubo deve ser avançado em direção à glote a partir do lado direito da cavidade oral, porque a inserção pela linha média geralmente obscurece a visualização da abertura da glote. O tubo é avançado até que a extremidade proximal do *cuff* tenha passado 1 a 2 cm além das cordas vocais, o que deve posicionar a extremidade distal do tubo no ponto médio entre as cordas vocais e a carina. Nesse ponto, a lâmina do laringoscópio é removida da boca do paciente. O *cuff* do tubo traqueal é inflado com ar para criar vedação contra a mucosa da traqueia. A vedação facilita a ventilação pulmonar com pressão positiva e reduz a probabilidade de aspiração de conteúdos da faringe ou do estômago. O emprego de baixo volume de ar em um *cuff* de baixa pressão e alto volume que impeça vazamento durante a ventilação com pressão positiva (20 a 30 cmH$_2$O) minimiza a probabilidade de isquemia da mucosa, que resulta de pressão prolongada sobre a parede da traqueia. Após confirmação de seu correto posicionamento (CO$_2$ expirado, auscultação de ruídos respiratórios bilaterais, balotamento do *cuff* na incisura supraesternal), o tubo endotraqueal é fixado na posição com fita adesiva. A taxa de sucesso da intubação traqueal utilizando laringoscopia direta em pacientes sem dificuldade de intubação prevista é mais frequente que 90%, ao passo que em pacientes com dificuldade prevista é de 84%.[34,35]

Escolha da Lâmina para Laringoscopia Direta

As vantagens da lâmina curva, como a lâmina de Macintosh, incluem menos trauma aos dentes, mais espaço para a passagem do tubo endotraqueal, maior tamanho do bordo saliente, que melhora a capacidade de afastar a língua, e menor formação de hematoma na epiglote, visto que a extremidade da lâmina não suspende diretamente essa estrutura. As vantagens da lâmina reta, como a lâmina de Miller, são a melhor exposição da abertura da glote e a menor silhueta,

que pode ser benéfica em pacientes com menor abertura da boca.

A extremidade da lâmina curva é avançada até o espaço entre a base da língua e a superfície faríngea da epiglote para dentro da valécula, o que eleva a epiglote e expõe a abertura da glote (Fig. 16.13A). A extremidade da lâmina reta é avançada até abaixo da superfície laríngea da epiglote (Fig. 16.13B). O movimento para frente e para cima com a lâmina, exercido ao longo do eixo do cabo do laringoscópio, eleva diretamente a epiglote para expor a abertura da glote.

Lâminas de laringoscópio são numeradas segundo seu comprimento. A Macintosh 3 e a Miller 2 são as lâminas padrão para intubação de pacientes adultos. A Macintosh 4 e a Miller 3 podem ser utilizadas em adultos maiores (Fig. 16.14).

Videolaringoscópios

Videolaringoscópios podem auxiliar na obtenção de visualização da laringe porque oferecem visualização direta da abertura da glote sem o alinhamento dos eixos oral, faríngeo e traqueal, além de permitir intubação endotraqueal em pacientes com condições (abertura de boca limitada, incapacidade de flexionar pescoço) que possam tornar difícil ou impossível a laringoscopia tradicional. Sua facilidade de uso é uma vantagem em relação à fibrobroncoscopia nesses pacientes. Consistem em um cabo, uma fonte de luz e uma lâmina com uma câmera de vídeo na extremidade distal, que permite visualização indireta da glote em um monitor de vídeo. Videolaringoscópios são classificados como com canal para passagem do tubo ou sem canal.

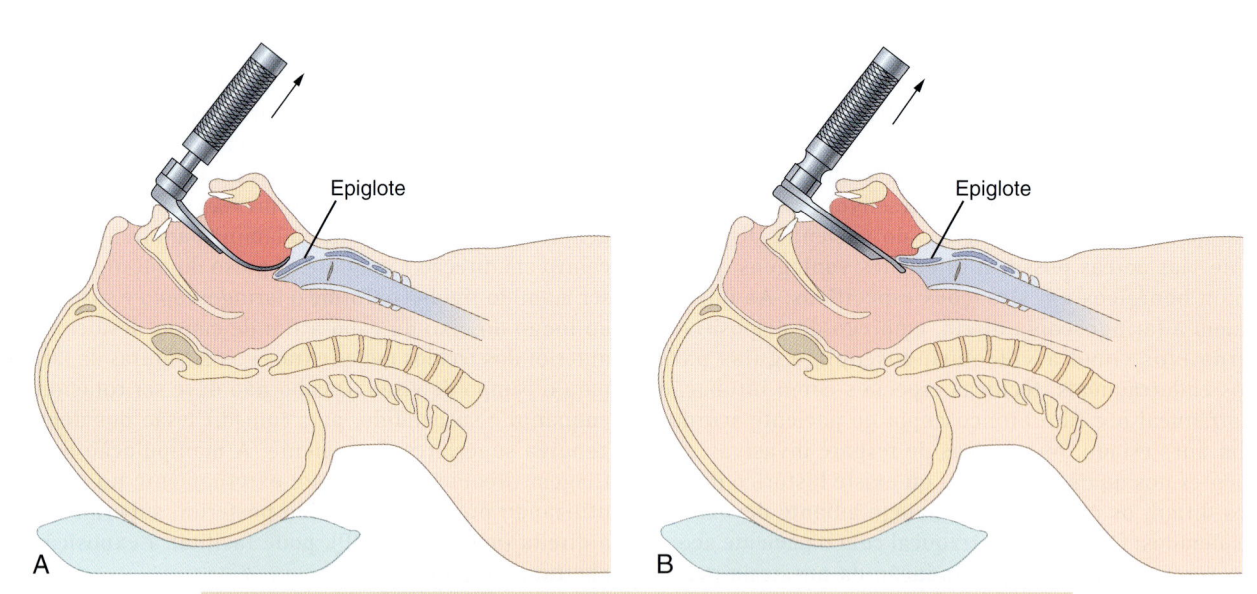

Fig. 16.13 Diagrama esquemático representando a posição adequada da lâmina do laringoscópio para exposição da abertura da glote. (A) A extremidade distal da lâmina curva é avançada até o espaço entre a base da língua e a superfície faríngea da epiglote. (B) A extremidade distal da lâmina reta é avançada abaixo da superfície laríngea da epiglote. Independentemente do design da lâmina, o movimento para frente e para cima exercido ao longo do eixo do cabo do laringoscópio, como demonstrado pelas setas, serve para elevar a epiglote e expor a abertura da glote.

Lâminas sem canal são do tipo curvo ou estilo Macintosh, do tipo reta ou estilo Miller e anguladas.[18] Os tipos de lâmina sem canal incluem **Glide Scope®**, **C-MAC®** e **McGrath®**.

As lâminas estilo Macintosh e Miller podem ser utilizadas para laringoscopia direta ou por visualização em monitor. Elas são inseridas utilizando técnicas de laringoscopia padrão com ou sem guia no tubo endotraqueal. A imagem obtida durante a visualização do monitor em geral oferece visão ligeiramente melhorada comparada à visualização direta na cavidade oral do paciente, tendo em vista que a câmera estará localizada mais distalmente e proporcionará campo visual mais amplo.[36] A vantagem dessas lâminas é a familiaridade de uso com seu tipo e o formato que pode ser utilizado para fins educacionais.[36]

Lâminas anguladas permitem visualização orientada mais anteriormente, que pode ser obtida com flexão ou extensão mínima da cabeça e do pescoço do paciente.[37] A extremidade da lâmina do laringoscópio pode ser posicionada na valécula ou ser utilizada para elevar diretamente a epiglote. Muitas vezes essas lâminas requerem um guia com formato previamente determinado que seja igual à sua curvatura e são em geral inseridas na linha média da cavidade oral, diferentemente das lâminas estilo Macintosh. O tubo traqueal com guia de formato predeterminado é avançado utilizando a visualização direta na faringe, até que possa ser visto pelo monitor, após cujo momento o tubo é avançado para a traqueia, próximo à lâmina, com base na imagem observada na tela de monitoração. Lesões das tonsilas e da faringe podem ocorrer quando se utiliza videolaringoscopia, especialmente com guias rígidos, na ocasião de serem avançados através da orofaringe por visualização do monitor e não em visualização direta.[38] Uma limitação desses dispositivos é a dificuldade de direcionar o tubo traqueal para dentro da glote, mesmo com boa visualização da mesma. Isso geralmente ocorre quando o laringoscópio é inserido muito profundamente.[36] Retirar um pouco e levemente a lâmina, embora muitas vezes forneça visualização laringoscópica ruim, pode melhorar a capacidade de direcionar o tubo traqueal através da abertura da glote.

Dispositivos com canal incluem o **Airtraq®** e o Videolaringoscópio **King Vision®**. Esses videolaringoscópios possuem um canal guia que direciona o tubo traqueal para a abertura da glote por meio de lâminas que são mais anguladas que as tradicionais Macintosh.[36] O tubo traqueal é posicionado no canal guia, e o videolaringoscópio é inserido na linha média da cavidade oral até que seja visualizada a epiglote. A lâmina é avançada até a valécula ou a epiglote pode ser diretamente elevada pela extremidade da lâmina até que sejam visualizadas as cordas vocais. A glote necessita ser bem alinhada na tela para intubação bem-sucedida pelo canal. Lâminas com canal guia tendem a possuir maior espessura do que as lâminas sem canal, o que requer maior distância entre incisivos.

Essas técnicas podem ser prejudicadas se secreções das vias aéreas obscurecerem a óptica. Videolaringoscópios podem também ser utilizados em pacientes acordados com aplicação tópica de anestésico local na via aérea e são tão fáceis de utilizar, com comparável desconforto ao paciente, quanto a intubação por fibrobroncoscopia.[39] Videolaringoscópios selecionados são detalhados a seguir.

GlideScope®

O **GlideScope®** possui dois tipos principais de lâminas: uma lâmina angulada e uma lâmina estilo Macintosh. As lâminas reutilizáveis são constituídas ou por titânio ou por plástico (AVL, GVL e Ranger). A lâmina de titânio oferece a vantagem de ser mais delgada e, portanto, possuir menor espessura (permitindo inserção com menor distância entre incisivos). A lâmina angulada possui formato anatômico fixo em ângulo (de 60 graus) e deve ser utilizada com o guia rígido **GlideRite®**, que se adequa a seu formato. As lâminas possuem uma câmera de vídeo resistente a embaçamento inserida sob a superfície que transmite a imagem digital a um monitor de alta resolução colorido, o qual pode ser montado em uma haste. Também há um dispositivo portátil (Ranger) disponível. Existem diversos tamanhos diferentes pediátricos e adultos de lâminas reutilizáveis e de uso único (Fig. 16.15).

O **GlideScope®** é associado a melhor visualização da glote, especialmente em pacientes com vias aéreas potencialmente difíceis.[34] Um estudo demonstrou taxa de sucesso geral com o uso do **GlideScope®** de 96% em pacientes com vias aéreas previsivelmente difíceis e 94% quando utilizado como dispositivo de resgate para laringoscopia direta fracassada.[38] A alta taxa de sucesso tanto da laringoscopia direta quanto da videolaringoscopia em pacientes sem via aérea difícil enfatiza a vantagem do **GlideScope®** em pacientes com características clínicas sugestivas de dificuldade de intubação, ou como método de resgate após fracasso da laringoscopia direta.[34] Preditores que foram associados a dificuldade com o emprego do **GlideScope®** incluem anatomia de pescoço anormal, visualização de Cormack e Lehane grau 3 ou 4 à laringoscopia direta, protrusão mandibular limitada e mobilidade limitada da coluna cervical.[18,38]

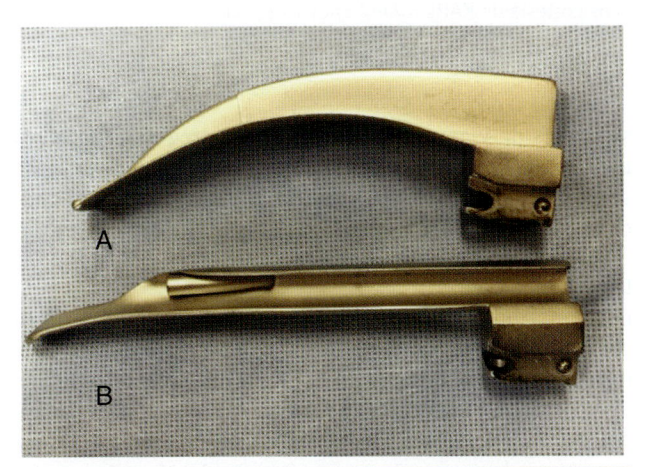

Fig. 16.14 Exemplos de lâminas de laringoscópio desacopláveis que podem ser utilizadas de forma intercambiável no mesmo cabo. A Macintosh (A) é uma lâmina curva, ao passo que a Miller (B) é uma lâmina reta.

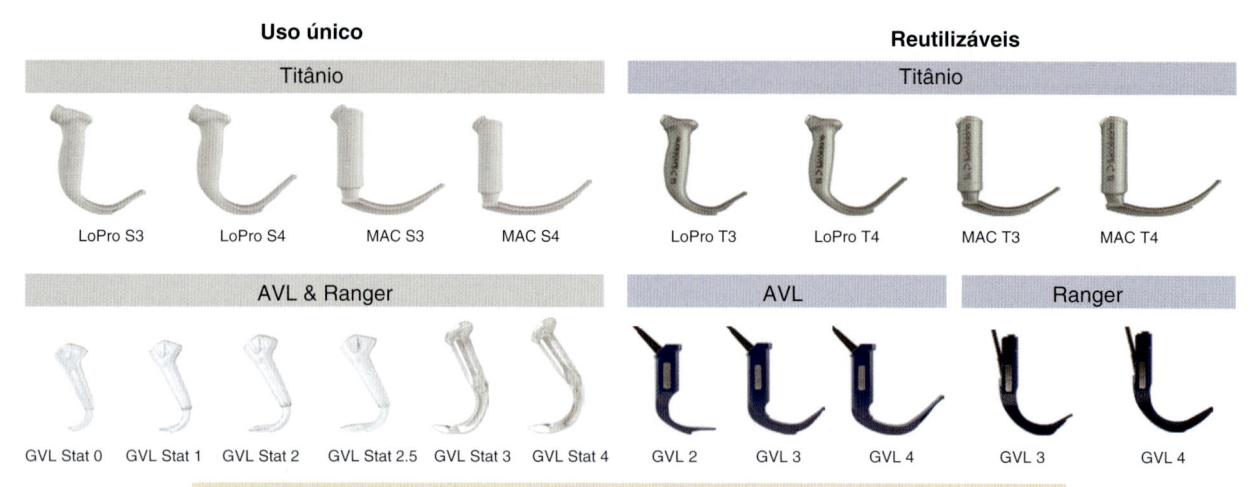

Fig. 16.15 Comparação entre lâminas de **GlideScope®** de uso único e reutilizáveis de diferentes tamanhos e estilos. (Imagem cortesia de Verathon, Bothell, WA.)

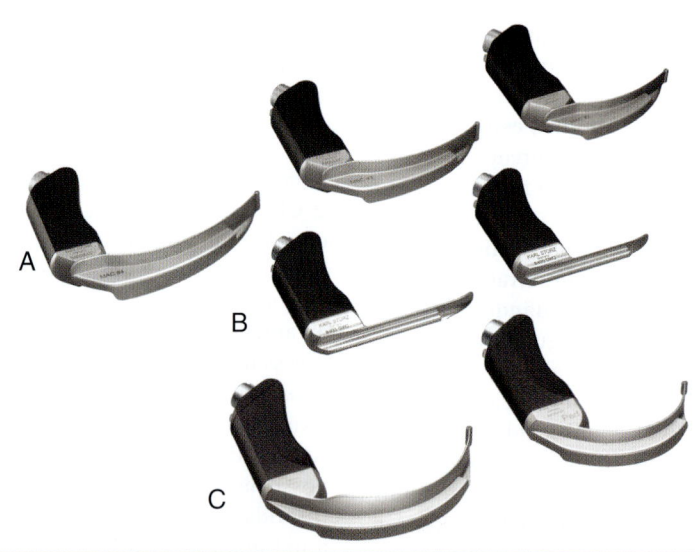

Fig. 16.16 Comparação entre diferentes tipos de lâmina do **C-MAC®**. (A) Lâmina estilo Macintosh, (B) lâmina estilo Miller e (C) lâmina D. (Imagens cortesia de KARL STORZ Endoscopy, El Segundo, CA.)

C-MAC®

O **C-MAC®** (KARL STORZ Endoscopy) possui uma lâmina de aço inoxidável com uma câmera situada em sua extremidade distal, que projeta a imagem em um monitor de alta definição. A interface entre a lâmina do laringoscópio e o monitor permite fácil intercâmbio entre diferentes câmeras. As lâminas reutilizáveis vêm em diversos tamanhos e com diferentes guias, incluindo a Miller (tamanhos 0 e 1), Macintosh (tamanhos 2, 3 e 4) e uma lâmina D angulada (tamanho pediátrico e adulto) para vias aéreas difíceis (Fig. 16.16). A lâmina D e a Macintosh tamanhos 3 e 4 possuem um guia lateral para cateter de oxigênio ou de sucção. O **C-MAC®** também está disponível com uma lâmina D e Macintosh 3 ou 4 de uso único. Em situações de vias aéreas difíceis, o emprego da lâmina D melhora a visualização da glote e possui taxa de sucesso similar ao **GlideScope®** quando comparado à laringoscopia direta.[30,40]

Laringoscópio McGrath®

O videolaringoscópio **McGrath®** é um dispositivo portátil composto por uma lâmina de policarbonato estilo Macintosh ou angulado (**McGrath®** série 5 ou lâmina X) de uso único. As lâminas acoplam-se a um cabo que contém bateria conectado a um monitor colorido que pode ser rotacionado ou girado para otimizar o ângulo de visualização. O videolaringoscópio **McGrath®** está disponível em tamanho pediátrico e adulto.

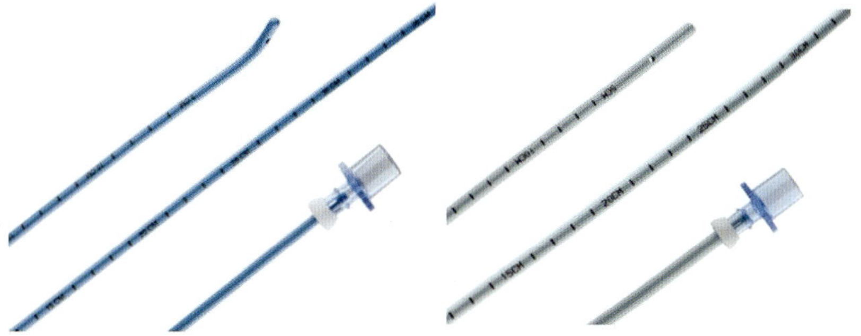

Fig. 16.17 (A) Introdutor de intubação **Frova®**. (B) Cateter de intubação **Aintree®**. (Imagens cortesia de Cook Medical, Bloomington, IN.)

Laringoscópios com Canal Guia: Airtraq® e King Vision®

O **Airtraq®** é um dispositivo óptico de uso único que cria uma imagem por meio de prismas e espelhos, para fornecer visualização magnificada angular da glote. O dispositivo possui dois canais, um para visualização e outro para servir de guia, suporte e direcionamento do tubo endotraqueal até a abertura da glote.[30] As imagens são demonstradas em uma tela ajustável por uma câmera. Existem dois modelos: o modelo Avant com óptica reutilizável e o modelo SP inteiramente de uso único. Este último está disponível em vários tamanhos para bebês, pacientes pediátricos, intubações nasotraqueais e tubos de duplo-lúmen.

O laringoscópio **King Vision®** é totalmente portátil com display digital reutilizável e lâminas de uso único canalizadas ou não canalizadas.

Guias de Tubos Traqueais, Introdutores e Cateteres Trocadores de Tubo

Diversos guias de tubo traqueal, introdutores e cateteres trocadores de tubo (CTT) podem ser utilizados em pacientes específicos, a fim de facilitar a intubação traqueal dificultosa, a troca de tubo traqueal e a troca de dispositivo supraglótico por tubo traqueal. Ademais, CTTs podem servir como guias para auxiliar na reintubação das vias aéreas. Alguns dos dispositivos possuem um lúmen oco e conectores que permitem a ventilação por jato. A ventilação através do lúmen deve ser empregada somente em situações de emergência devido ao alto risco de complicações. Quando se utilizam guias de intubação em pacientes com vias aéreas difíceis, a intubação é bem-sucedida em 78% a 100% desses pacientes.[1] As complicações de guias de intubação incluem hemorragia, trauma da orofaringe, trauma da traqueia e dor na garganta. As complicações dos cateteres de troca incluem laceração traqueal/brônquica e perfuração gástrica.[1]

Guias

Guias são compostos por metal maleável revestido por plástico, usado para enrijecer e proporcionar curvatura a um tubo traqueal. Após a colocação do guia através do lúmen do tubo endotraqueal, este pode ser moldado, como no caso da curvatura que se adeque à lâmina Macintosh, ou em formato de "taco de hóquei". Embora os guias não sejam necessários com a laringoscopia direta, podem com frequência facilitar a manipulação do tubo endotraqueal na via aérea. A extremidade do guia não deve se protrair além do final do tubo traqueal. Quando um tubo traqueal é introduzido através das cordas vocais, o guia deve ser removido conforme se avança o tubo pela traqueia, a fim de evitar trauma.

Introdutor Bougie

O introdutor Bougie é um guia sólido de 60 cm de comprimento tamanho 15-F com curvatura de 40 graus aproximadamente 3,5 cm distante de sua extremidade distal. É empregado para facilitar a intubação em pacientes com má visualização laringoscópica. O dispositivo é avançado para baixo da epiglote e dentro da via aérea. Um obstáculo ou clique característico pode ser percebido na maior parte dos casos conforme o introdutor é avançado para as cartilagens da traqueia, o que não é percebido quando se adentra o esôfago. O tubo traqueal é então avançado sobre o dispositivo, para o interior das vias aéreas.

Introdutor para Intubação Frova®

O introdutor para intubação **Frova®** está disponível com guia pediátrico de 35 cm, 8-F ou adulto de 65 cm, 14-%, com extremidade distal angulada e canal interno para acomodar haste rígida ou permitir ventilação por jato. O introdutor pediátrico pode ser utilizado com tubos traqueais de 3,0 mm e maiores, enquanto o adulto pode ser utilizado com tubos traqueais de 6,0 mm ou maiores. O Introdutor para Intubação **Frova®** é inserido de forma similar ao introdutor Bougie para pacientes com má visualização laringoscópica (Fig. 16.17A).

Cateter de Intubação Aintree®

O CIA (Cook Medical) é um cateter de 56 cm de comprimento e diâmetro 19-F que possui lúmen amplo de 4,7 mm. Vem acompanhado de adaptadores *Rapi-Fit*. Um funciona com ventilação por jato e outro para conexão com o circuito anestésico ou balão Ambu. Também pode ser usado para trocar dispositivos supraglóticos por tubos traqueais de tamanho 7,0 ou maior.[30]

Para realizar a troca de um dispositivo supraglótico, o CIA é inserido por dentro de um fibrobroncoscópio. A extremidade distal do fibrobroncoscópio não deve ser recoberta pelo CIA, para permitir manipulação. O CIA e o fibrobroncoscópio de fibra óptica são posicionados no lúmen do dispositivo supraglótico e avançados como uma unidade através das cordas vocais até a traqueia. O fibrobroncoscópio é removido enquanto o CIA permanece na traqueia. O dispositivo supraglótico é removido por sobre o CIA, e um tubo endotraqueal é então posicionado acima do CIA até a traqueia. Finalmente, remove-se o CIA (Fig. 16.17B).

Cateter Trocador de Tubo Cook®

Cateteres **Cook**® estão disponíveis em tamanho pediátrico e adulto (45 e 83 cm de comprimento e 8-, 11-, 14- ou 19-F), bem como em versão extrafirme com extremidade macia com 100 cm de comprimento e 11- ou 14-F, para troca de tubo de duplo lúmen. Também podem ser utilizados na traqueia após remoção do tubo traqueal para auxiliar a reintubação, quando necessária em pacientes com vias aéreas difíceis. Esses cateteres são ocos e podem permitir ventilação por jato ou oxigenação por meio de um circuito anestésico ou balão Ambu, utilizando adaptadores *Rapi-Fit* em situações de emergência.[41] Para intubação orotraqueal, o CTVA **Cook**® é inserido até 20 a 22 cm de profundidade, ao passo que para a intubação nasotraqueal 27 a 30 cm de profundidade são suficientes para a troca do tubo, além de se evitarem complicações. Quando o cateter é inserido muito profundamente, há risco de perfuração brônquica ou pneumotórax. Para auxiliar na colocação de um tubo traqueal sobre um CTT, o laringoscópio pode ser utilizado de modo a deslocar partes moles e facilitar o uso deste. O uso de tubo traqueal menor também pode facilitar o emprego de CTTs.

Intubação Traqueal por Fibrobroncoscopia

A intubação por fibra óptica foi uma das primeiras técnicas introduzidas para manejo de vias aéreas difíceis e revolucionou a capacidade do anestesista de cuidar seguramente desses pacientes. Pode ser realizada através do nariz e da boca em pacientes acordados, sedados ou anestesiados. A decisão acerca de realizar a intubação traqueal por fibrobroncoscopia óptica em pacientes acordados *versus* anestesiados depende do risco de uma via aérea difícil e da cooperação do paciente. A intubação por fibrobroncoscopia óptica pode ser vantajosa em pacientes com instabilidade de coluna cervical. A técnica não requer movimento do pescoço do paciente e pode ser realizada antes da indução da anestesia geral, permitindo avaliação da função neurológica do paciente após intubação traqueal e posicionamento cirúrgico.

Em pacientes que sofreram trauma do trato respiratório superior, quer seja por contusão quer por perfuração, há risco de que o tubo traqueal crie uma falsa passagem saindo das vias aéreas pelo tecido rompido durante a laringoscopia direta. Durante a intubação por fibra óptica, não apenas a lesão pode ser avaliada, como também o tubo traqueal pode ser posicionado além do nível da lesão, minimizando o risco de enfisema subcutâneo.

Uma desvantagem da intubação traqueal por fibra óptica é que requer tempo para preparar o dispositivo e a via aérea do paciente. Outra desvantagem é que o broncoscópio de fibra óptica necessita de espaço para ser inserido. Qualquer coisa que prejudique o tamanho das vias aéreas superiores (edema da faringe ou da língua, infecção, hematoma, massas infiltrativas) tornará a intubação mais difícil. Pode ser útil inflar o *cuff* do tubo traqueal para manter as paredes da faringe abertas. Sangue e secreções podem facilmente obscurecer a óptica de um fibrobroncoscópio, tornando o procedimento mais desafiador. A administração de um antissialagogo antes do início da intubação com fibra óptica e sucção podem minimizar a obstrução visual. Uma contraindicação relativa à intubação por fibrobroncoscopia é a presença de abscesso na faringe, que poderia romper conforme o tubo traqueal é avançado, o que resultaria em aspiração de material purulento.

Intubação Traqueal por Fibrobroncoscopia no Paciente Acordado

A intubação por fibrobroncoscopia no paciente acordado é comumente realizada devido a achados de exames consistentes, ou com histórico, de via aérea difícil, instabilidade da coluna cervical ou lesão de vias aéreas. Realizar a intubação antes da indução anestésica permite a manutenção da ventilação espontânea, a preservação do tônus muscular, a preservação dos reflexos das vias aéreas e a avaliação da função neurológica após intubação. Isso é especialmente importante em pacientes com risco de dificuldade de ventilação por máscara ou alto risco de aspiração. A cooperação do paciente é crítica a essa técnica.

A intubação por fibrobroncoscopia no paciente acordado pode ser realizada através do nariz ou da boca. Em geral, a via nasal é mais fácil porque o ângulo de curvatura do tubo traqueal naturalmente se aproxima da via aérea superior do paciente. O risco de induzir hemorragia é mais frequente na via nasal e, portanto, a técnica é relativamente contraindicada em pacientes com risco de hemorragia, como anormalidades plaquetárias ou distúrbios de coagulação.

Preparação do Paciente

O procedimento deve ser totalmente explicado ao paciente. Recomenda-se a administração de um antissialagogo (glicopirrolato 0,2-0,4 mg intravenoso [IV]) para inibir a formação de secreções. O paciente deve ser cuidadosamente sedado e monitorado ao longo da intubação traqueal. Há diversas opções para sedação, porém quanto mais difícil a via aérea, menos sedação deve ser utilizada.

Anestesia das Vias Aéreas

A anestesia das vias aéreas é obtida por meio de aplicação tópica de um anestésico local ou por bloqueios neurais específicos. A aplicação tópica é eficaz e menos invasiva que os bloqueios de nervos e é geralmente o método de preferência. Pode ser realizada borrifando (atomizando ou nebulizando) ou aplicando diretamente (pomadas, géis, soluções para gargarejo) o anestésico. Há diversos dispositivos comerciais disponíveis para auxiliar a aplicação tópica de anestésico local. O maior tamanho da partícula do *spray* tende a resultar em deposição na faringe, com apenas uma pequena porção atingindo a traqueia. Da mesma forma, a partícula pequena de um spray nebulizado é carreada mais efetivamente para a traqueia e vias aéreas menores, em que o anestésico não é necessário e as quais sofrem absorção sistêmica mais rapidamente. A lidocaína é o anestésico local tópico de escolha devido à sua ampla janela terapêutica. Geralmente se utilizam soluções a 1% e 2% para bloqueios neurais e infiltração, enquanto soluções a 4% são utilizadas por via tópica.[42] A benzocaína é menos preferível porque pode causar metemoglobinemia mesmo em doses terapêuticas. A tetracaína possui janela terapêutica muito estreita, e sua dose máxima permitida (1,2 mg/kg) pode facilmente ser excedida. A cetacaína é uma mistura de benzocaína e tetracaína e possui as mesmas desvantagens de cada anestésico local.

Nariz e Nasofaringe
A mucosa nasal deve se anestesiada, sendo recomendada a vasoconstrição com cloridrato de oximetazolina (HCL) *spray* a 0,05%. Juntamente com o *spray*, soluções de anestésico local podem ser aplicadas diretamente nas narinas em *swabs* ou compressas de algodão embebidas com anestésico ou em cânulas nasofaríngeas com pomada de lidocaína.

Língua e Orofaringe
A anestesia tópica pode ser obtida com *spray*, aplicação direta ou bloqueios bilaterais do nervo glossofaríngeo na base de cada pilar tonsilar anterior. Aproximadamente 2 mL de lidocaína 2% injetados em profundidade de 0,5 cm são suficientes para bloquear os nervos glossofaríngeos de cada lado. É necessário aspirar a seringa antes de cada injeção da solução de anestésico local para garantir que a agulha não esteja em posição intravascular ou tenha atravessado o pilar tonsilar.

Laringe e Traqueia
A anestesia da laringe e da traqueia pode ser obtida por meio dos métodos descritos anteriormente ou por bloqueio do nervo laríngeo superior e bloqueio transtraqueal.

Bloqueio do Nervo Laríngeo Superior
A injeção bilateral de solução anestésica local ao redor dos nervos laríngeos superiores no local onde se situam entre o corno maior do osso hioide e o corno superior da cartilagem tireóidea, conforme atravessam a membrana tireo-hióidea até a submucosa do seio piriforme, bloqueia o ramo interno do nervo laríngeo superior. Deve-se realizar antissepsia da pele sobrejacente com solução antisséptica. Como referência anatômica, utiliza-se o corno do osso hioide ou a cartilagem tireóidea. Uma agulha 22 a 25G é "arrastada" do bordo cranial da cartilagem tireóidea ou do bordo caudal do osso hioide, e aproximadamente 2 a 3 mL de solução anestésica local são injetados de cada lado.

Bloqueio Transtraqueal
Para o bloqueio transtraqueal, a pele deve ser preparada com solução antisséptica, e um cateter 20G é avançado através da membrana cricotireóidea enquanto se aspira simultaneamen-te uma seringa preenchida por 4 mL de solução anestésica local. Quando ocorrer aspiração de ar, o cateter é avançado para dentro da traqueia, e o mandril é retirado. Reacopla-se a seringa ao cateter, aspira-se ar para nova confirmação e injeta-se a solução de anestésico local rapidamente. O bloqueio deve ocorrer na distribuição sensitiva do nervo laríngeo recorrente e deve impedir o reflexo de tosse com a inserção de tubo endotraqueal na traqueia.

Técnica
A intubação da traqueia por via nasal utilizando fibobroncoscopia envolve o emprego de tubo endotraqueal lubrificado no mínimo 1,5 mm mais largo que o diâmetro do fibrobroncoscópio. A imersão do tubo traqueal em água morna torna-o mais macio e menos propenso a causar trauma da mucosa ou tunelização submucosa. O tubo traqueal é avançado através do nariz até a faringe em angulação perpendicular ao plano da face do paciente, imediatamente acima do bordo inferior do bordo alar do nariz. Se houver resistência na porção posterior da nasofaringe, a rotação de 90 graus em sentido anti-horário permitirá que o tubo traqueal passe de forma menos traumática, porque seu bisel estará voltado para a parede posterior da faringe. Secreções devem ser aspiradas antes da inserção do broncoscópio de fibra óptica através do tubo endotraqueal.

Para intubação por via oral utilizando fibrobroncoscopia, o emprego de uma cânula orofaríngea com canal guia que se encaixe no tubo endotraqueal pode ajudar a manter o broncoscópio na linha média e criar espaço na orofaringe. Para auxiliar na elevação da epiglote, solicita-se que um assistente estenda gentilmente a língua para fora da boca do paciente. O tubo traqueal pode ser avançado na cavidade oral com o fibrobroncoscópio ou ser fixado no topo do dispositivo e avançado após a entrada do fibrobroncoscópio na traqueia. A insuflação do *cuff* do tubo traqueal durante o avanço do fibrobroncoscópio na faringe pode aumentar o espaço faríngeo e ajudar a melhorar a visualização. O *cuff* inflado também direciona a extremidade do tubo endotraqueal anteriormente. Se a técnica de insuflação do *cuff* for utilizada para facilitar a entrada do fibrobroncoscópio na traqueia, o anestesista deve lembrar-se de desinflar o *cuff* antes de avançar o tubo para dentro da mesma.

O fibrobroncoscópio é manipulado para trazer a laringe até o campo visual, sendo o fibrobroncoscópio avançado até a abertura da glote. O alvo deve ser sempre mantido no centro do campo de visão do anestesista por meio de flexão/extensão e rotação do fibrobroncoscópio conforme é avançado. Quando o dispositivo passar através das cordas vocais, os anéis da traqueia ficarão visíveis. O broncoscópio deve ser posicionado imediatamente acima da carina conforme se insere o tubo endotraqueal. Caso haja resistência enquanto se avança o tubo, não é recomendado exercer força, pois o broncoscópio pode se dobrar e o tubo traqueal pode passar para o esôfago, causando danos à fibra óptica. A resistência ao avanço do tubo frequentemente significa que ele se encontra impactado em uma cartilagem aritenoide. A rotação do tubo conforme se avança gentilmente pode aliviar esse problema. A profundidade adequada do posicionamento do tubo traqueal pode ser verificada observando-se a distância entre a carina e a extremidade do tubo conforme se retira o fibrobroncoscópio. É essencial que o fibrobroncoscópio saia pela extremidade do tubo e não pelo olho de Murphy. Se houver qualquer resistência à retirada do dispositivo, provavelmente está inserido pelo olho de Murphy ou está dobrado na faringe. Em ambos os casos, o tubo traqueal e o fibrobroncoscópio devem ser retirados juntos, a fim de evitar danificar o aparelho.

Intubação Traqueal por Fibrobroncoscopia após Indução da Anestesia Geral

A intubação por fibrobroncoscopia no paciente inconsciente é comumente realizada diante de achados do exame consistentes, ou com histórico de via aérea difícil ou instabilidade de coluna cervical, em casos nos quais não se previa dificuldade na ventilação por máscara. Também é uma opção quando os pacientes não são cooperativos com a intubação por fibrobroncoscopia enquanto acordados.

A intubação por fibrobroncoscopia durante a anestesia geral pode ser realizada ou através do nariz ou da boca, esteja o paciente sob ventilação espontânea ou controlada. A fim de fornecer oxigênio suplementar durante o procedimento, uma cânula nasofaríngea pode ser posicionada e conectada ao circuito respiratório anestésico com um conector de 15 mm.

Uma importante diferença na realização de laringoscopia por broncofibroscopia em pacientes anestesiados é que os tecidos moles da faringe, ao contrário de com o paciente acordado, tendem a relaxar e limitar o espaço de visualização com o fibrobroncoscópio. A protrusão da mandíbula, o uso de cânulas orofaríngeas especializadas, insuflação do *cuff* do tubo endotraqueal na faringe ou a aplicação de tração na língua podem solucionar esse problema. É aconselhável ter uma segunda pessoa treinada em anestesia como assistente quando se realiza intubação por fibrobroncoscopia durante anestesia geral, uma vez que sozinho é difícil manter a via aérea do paciente, estar atento aos monitores e realizar a intubação ao mesmo tempo.

Ao se utilizar a abordagem nasal, é importante aplicar um vasoconstritor na mucosa nasal, a fim de reduzir o risco de hemorragia, que pode obscurecer a óptica do broncoscópio.

A curvatura do tubo traqueal não é ideal para intubação endotraqueal por via oral, o que pode ser auxiliado por uma cânula orofaríngea com canal guia de tamanho adequado. É preciso cuidado para manter a via aérea da intubação sobre a linha média. Alternativamente, um dispositivo supraglótico fornece excelente canal para intubação oral por fibrobroncoscopia.

Máscara de Endoscopia

A máscara de endoscopia de uso único foi desenvolvida com uma porta que acomoda um tubo traqueal e um fibrobroncoscópio através de um diafragma. Esse dispositivo permite ventilação espontânea ou controlada enquanto se realiza intubação nasal ou oral. Está disponível em tamanho neonatal, infantil, pediátrico e adulto.

Intubação Nasotraqueal às Cegas

O emprego da intubação nasotraqueal às cegas teve sua frequência reduzida ao longo dos anos a partir da introdução de outros dispositivos para manejo de vias aéreas difíceis. Contudo, ainda há situações clínicas nas quais essa técnica pode salvar vidas.

Para adultos, geralmente é selecionado um tubo traqueal de diâmetro interno (DI) igual a 6,0 a 7,0 mm. O tubo traqueal é avançado através do nariz para dentro da faringe enquanto se auscultam os ruídos pulmonares na extremidade distal do tubo endotraqueal. De forma alternativa, o tubo traqueal pode ser acoplado a um circuito respiratório anestésico, monitorando-se o movimento do balão reservatório e o dióxido de carbono a fim de verificar que o tubo está sendo avançado para a traqueia.

Tamanhos de Tubos Traqueais

Os tamanhos dos tubos traqueais são especificados segundo DI, que está demarcado em cada tubo. Tubos são disponibilizados em aumentos de 0,5 mm do DI. O tubo traqueal ainda possui demarcações de centímetros que se iniciam na extremidade traqueal distal para permitir determinação precisa do comprimento inserido para dentro dos lábios do paciente. Os tubos traqueais são mais frequentemente compostos de plástico de cloreto de polivinila inerte translúcido que se molda ao contorno da via aérea após se tornarem macios com a exposição à temperatura corporal. O material do tubo deve ainda ser radiopaco para que seja verificada a posição de sua extremidade distal em relação à carina, bem como transparente para permitir visualização de secreções ou fluxo de ar, evidenciado pela condensação do vapor de água no lúmen do tubo ("vapor da respiração") durante a expiração.

Como denotado previamente, deve-se utilizar volume mínimo de ar em um *cuff* de baixa pressão e alto volume que impede vazamento durante ventilação com pressão positiva (20 a 30 cmH$_2$O) para minimizar o risco de isquemia da mucosa. Outras complicações graves atribuíveis à pressão do *cuff* traqueal incluem estenose de traqueia, ruptura de traqueia, fístula traqueoesofágica, fístula traqueocarotídea e fístula traqueobraquiocefálica.[43]

Confirmação da Intubação Traqueal

A confirmação do posicionamento do tubo traqueal na traqueia é verificada por meio de identificação do dióxido de carbono no volume corrente expirado do paciente, bem como por exame clínico. A presença de dióxido de carbono nos gases expirados do tubo traqueal, conforme detectado pela capnografia (PCO$_2$ ao final da expiração > 30 mmHg por três a quatro respirações consecutivas) deve ser imediata e contínua. O dióxido de carbono pode estar inicialmente presente em baixas concentrações, porém não persistirá no gás expirado de um tubo acidentalmente posicionado no esôfago.

O movimento torácico simétrico com ventilação manual, ruídos respiratórios bilaterais e ausência de ruídos respiratórios sobre a região epigástrica podem ser confirmados após

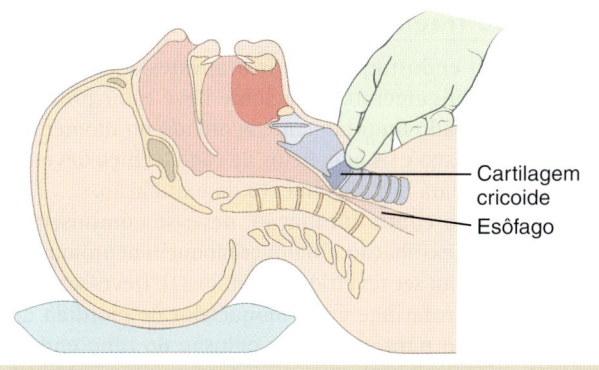

Fig. 16.18 Pressão da cricoide realizada por um assistente exercendo pressão para baixo com o polegar e dedo indicador sobre a cartilagem cricoide (aproximadamente 5 kg de pressão) de forma que o anel cartilaginoso cricotireóideo seja deslocado posteriormente e o esôfago seja ocluído contra as vértebras cervicais subjacentes.

a intubação traqueal. Palpação ou balotamento do *cuff* do tubo endotraqueal na incisura supraesternal podem auxiliar na determinação de intubação traqueal *versus* endobrônquica. Diminuições progressivas na saturação de oxigênio demonstradas pelo oxímetro de pulso podem alertar o anestesista acerca de uma intubação esofágica não reconhecida previamente.

Em adultos, a fixação do tubo traqueal nos lábios do paciente correspondendo a suas demarcações de 21 a 23 cm geralmente posiciona a extremidade distal do tubo na metade da traqueia. Deve-se atentar ao fato de que a flexão da cabeça do paciente pode avançar o tubo e converter a intubação traqueal à endobrônquica, especialmente em crianças. Da mesma forma, a extensão da cabeça pode retirar o tubo e resultar em extubação inadvertida.

Indução Anestésica de Sequência Rápida com Pressão Cricoide

A pressão cricoide (manobra de Sellick) pode prevenir o retorno de conteúdos gástricos na faringe durante o período desde a indução anestésica (inconsciência) até a colocação bem-sucedida de um tubo traqueal com *cuff*. A pressão pode ser aplicada por um assistente exercendo-a externamente para baixo com o polegar e o dedo indicados sobre a cartilagem cricoide, a fim de deslocar o anel cartilaginoso cricotireóideo posteriormente, comprimindo o esôfago superior subjacente contra as vértebras cervicais (Fig. 16.18). A magnitude de pressão externa para baixo (recomendam-se 30 newtons) sobre a cartilagem cricoide necessária para ocluir de forma confiável o esôfago é de difícil determinação. O uso de pressão da cricoide tem sido questionado por diversas razões, incluindo as seguintes: (1) não existe validação em modelos que não sejam cadáveres; (2) houve relatos de aspiração mesmo com seu uso; (3) pode ocorrer relaxamento do esfíncter esofágico inferior, favorecendo a regurgitação; (4) pode causar complicações como aumento da dificuldade de ventilação por máscara ou piora da visualização laringoscópica, náusea, vômito e ruptura de esôfago e (5) imagens de ressonância magné-

tica demonstraram que o esôfago pode estar lateral e não diretamente posterior à cartilagem cricoide em pacientes com ou sem aplicação de pressão da cricoide, resultando em compressão esofágica inadequada.[44,45] Outros exames de ressonância magnética sugeriram que, embora o esôfago esteja deslocado lateralmente em alguns pacientes, a hipofaringe é a estrutura comprimida pela pressão da cricoide, de forma que a cricoide e a hipofaringe movem-se juntas em unidade. Mesmo quando ocorre movimento lateral, não há compressão dessa estrutura.[46] O emprego de pressão cricoide permanece controverso. Deve ser considerado provavelmente em pacientes específicos com risco aumentado de regurgitação de conteúdos gástricos durante a indução anestésica, mas a pressão pode ser liberada se impedir oxigenação, ventilação ou visualização das estruturas da glote.

TÉCNICAS TRANSTRAQUEAIS

Em situações nas quais a ventilação e a intubação são malsucedidas mesmo com uso de acesso supraglótico, o acesso invasivo emergencial deverá ser empregado.[1] O acesso emergencial invasivo consiste em via percutânea ou cirúrgica, ventilação por jato e intubação retrógrada. Os preditores de acesso difícil através da membrana cricotireóidea incluem circunferência de pescoço ampla, malformação da região sobrejacente do pescoço e deformidade flexora com fixação de coluna cervical.[18,47]

Cricotireoidostomia

A cricotireoidostomia pode salvar a vida em situações em que "não é possível intubar, não é possível ventilar", ou pode ser utilizada como técnica de primeira linha para assegurar uma via aérea quando o uso de técnica menos invasiva não é possível devido a fatores como trauma, hemorragia ou obstrução das vias aéreas superiores. A cricotireotomia é melhor realizada com o paciente na posição olfativa, a fim de otimizar a capacidade de identificação da membrana cricotireóidea. A cricotireoidostomia percutânea utiliza a técnica de Seldinger. Uma agulha é avançada em ângulo de 90 graus através da membrana cricotireóidea enquanto se aspira uma seringa a ela acoplada. A mudança da resistência é sentida como um *pop* no momento em que a agulha adentra a traqueia e o ar é aspirado na seringa. A agulha deve ser direcionada caudalmente em ângulo de 30 a 45 graus. Um fio-guia é então avançado através da agulha, seguido de remoção da mesma e de uma pequena incisão adjacente ao fio, para posterior colocação de uma via aérea e dilatador de calibre adequado (>4 mm). Finalmente, o fio e o dilatador são removidos, deixando a via aérea posicionada.[47]

A técnica cirúrgica envolve uma incisão de pele vertical ou horizontal seguida de incisão horizontal através da membrana cricotireóidea, através da qual um tubo endotraqueal padrão ou um tubo de traqueostomia podem ser inseridos. Para auxiliar na colocação da via aérea, pode-se utilizar um gancho de traqueia, um dilatador, um CTVA ou um introdutor Bougie.[48,49] Uma cricotireoidostomia cirúrgica também pode ser valiosa como técnica de resgate caso a cricotireoidostomia subcutânea seja malsucedida. Existem kits comerciais de cricotireoidostomia percutânea e cirúrgica disponíveis que requerem mínima montagem para uso em circunstâncias emergenciais.

Ambas as técnicas podem fornecer tubo endotraqueal com *cuff* para desviar da obstrução da via aérea superior, ventilação e proteção contra aspiração. Não há consenso acerca de qual técnica seja superior.[48,49] O sucesso de qualquer técnica depende do conhecimento, da prática, da proficiência e da precocidade de realização da cricotireoidostomia em situações nas quais "não é possível intubar, não é possível ventilar". Algumas contraindicações relativas de qualquer uma das técnicas são a ruptura de laringe ou traqueia e a coagulopatia. As complicações incluem hemorragia, lesão de laringe, traqueia ou esôfago e estenose subglótica.[18,49]

Ventilação Transtraqueal a Jato

A ventilação transtraqueal a jato é realizada por meio de colocação de um cateter com mandril dentro da traqueia através da membrana cricotireóidea. A membrana deve ser identificada e o cateter deve ser acoplado a uma seringa para perfurar a membrana em ângulo de 90 graus até que seja aspirado ar. O cateter é então avançado sobre o mandril para dentro da traqueia em ângulo de 30 a 45 graus caudalmente. Após nova confirmação do correto posicionamento pela aspiração de ar, o cateter deve ser conectado a uma fonte de oxigênio de alta pressão. Produtos disponíveis comercialmente contêm cateteres resistentes a dobramento e tubos especializados para ventilação por alta pressão (50 psi). O risco da ventilação transtraqueal a jato inclui pneumotórax, pneumomediastino, hemorragia, infecção e enfisema subcutâneo.[49] As contraindicações à ventilação transtraqueal a jato são a obstrução da via aérea superior ou qualquer ruptura da via aérea.[50]

Intubação Traqueal Retrógrada

A intubação traqueal retrógrada pode ser realizada sem identificação da abertura da glote. Já foi utilizada em casos nos quais tenha sido antecipada ou não a dificuldade de manejo das vias aéreas, particularmente quando há hemorragia, trauma das vias aéreas, abertura de boca reduzida ou movimento limitado do pescoço.

A membrana cricotireóidea é perfurada com uma agulha no método previamente descrito. Uma vez dentro da traqueia, a seringa é desacoplada e um guia (normalmente um fio ou um cateter) é inserido através da agulha em direção *cefálica*. O guia é então retraído pela boca ou pelo nariz. Um tubo traqueal, com ou sem fibrobroncoscópio, é inserido sobre o fio-guia até que pare com impacto contra a parede anterior da traqueia. A tensão sobre o guia pode ser aliviada para permitir que o tubo traqueal passe mais para dentro da traqueia antes que o fio seja removido. Kits disponíveis comercialmente melhoraram essa técnica pela adição de um cateter-guia que se encaixa sobre o fio e dentro do tubo traqueal. As contraindicações incluem doença do aspecto anterior do pescoço (tumores, infecção, estenose) ou coagulopatia.[51]

Extubação Traqueal

A extubação endotraqueal após a anestesia geral requer habilidade e julgamento. O paciente deve estar profundamente anestesiado ou totalmente acordado no momento da realização. O risco e os benefícios de cada técnica devem ser considerados para o planejamento da extubação.

Assim como com a intubação, deve-se administrar O_2 100% antes da extubação. Qualquer bloqueio neuromuscular residual necessita ser revertido (Capítulo 11). Deve-se realizar aspiração da orofaringe e um bloqueador de mordida deve ser posicionado para prevenir a oclusão do tubo endotraqueal. Assim que o paciente apresentar os critérios de rotina para extubação, como respirações espontâneas com volume por minuto adequada, oxigenação e estado ácido-base satisfatórios, bem como estabilidade hemodinâmica, o tubo traqueal pode ser removido. Pacientes obesos ou com histórico de apneia do sono obstrutiva podem beneficiar-se do posicionamento com a cabeça elevada durante a extubação.[52] Para extubação em anestesia profunda, é necessário confirmar o plano anestésico, ao passo que para extubação com paciente acordado é necessário que o mesmo possa atender a comandos. A extubação traqueal durante nível superficial de anestesia (pacientes com olhar desconjugado, segurando a respiração ou tossindo e não responsivos a comandos) aumenta o risco de laringoespasmo. O laringoespasmo é improvável se a profundidade anestésica for suficiente para que os reflexos da laringe sejam suprimidos ou para que seja permitido ao paciente acordar antes da extubação traqueal, com reflexos laríngeos intactos. Um paciente que tenta pegar o tubo endotraqueal pode ser indicação de resposta local ao estímulo nocivo mesmo que não esteja acordado o suficiente da anestesia para seguir comandos. O *cuff* do tubo endotraqueal é desinflado e o tubo é rapidamente removido da traqueia do paciente e da via aérea superior enquanto se fornece ventilação com pressão positiva para auxiliar na expectoração de secreções. Após a extubação traqueal, deve-se fornecer O_2 100% por máscara facial e confirmar patência da via aérea e ventilação e oxigenação adequadas.

A extubação traqueal antes do retorno de reflexos protetores das vias aéreas (extubação traqueal profunda) geralmente está associada a menor incidência de tosse e efeitos hemodinâmicos atenuados durante a emergência da anestesia. Isso pode ser preferível em pacientes com risco de efeitos adversos de aumento da pressão intracraniana ou pressão intraocular, hemorragia na ferida cirúrgica ou deiscência da ferida. Contraindicações relativas à extubação traqueal profunda incluem dificuldade prévia de ventilação por máscara ou intubação endotraqueal, riso elevado de aspiração, acesso restrito à via aérea, apneia do sono obstrutiva ou obesidade e procedimento cirúrgico que possa ter resultado em edema, hemorragia ou maior irritabilidade das vias aéreas. A extubação profunda também pode predispor à obstrução das vias aéreas devido ao fármaco anestésico remanescente.

Se um paciente apresenta risco de fracasso da extubação e pode ser difícil de reintubar, o plano de reintubação deve ser traçado (Fig. 16.19). Pacientes de alto risco incluem os que apresentam edema das vias aéreas, ventilação inade-

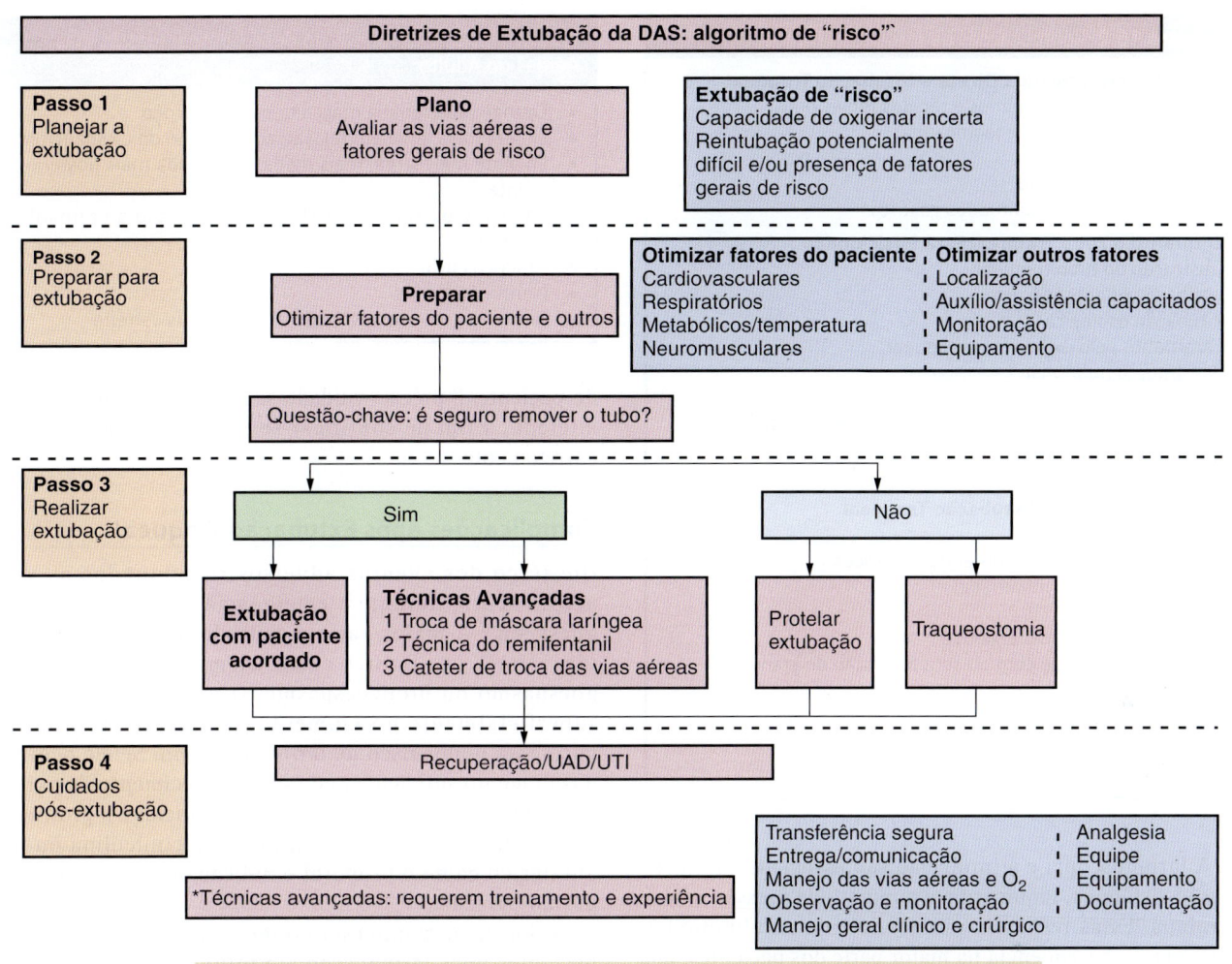

Fig. 16.19 Diretrizes da sociedade de vias aéreas difíceis (DAS) para extubação de pacientes de "risco". *UAD*, unidade de alta dependência; *UTI*, unidade de terapia intensiva. (De Mitchell V, Dravid R, Patel A, et al. Difficult airway society guidelines for the management of tracheal extubation. *Anaesthesia*. 2012;67(3):318-340.)

quada e histórico de intubação difícil.[18] A checagem de vazamento do *cuff* pode ajudar a determinar se há edema significativo das vias aéreas. Isso pode ser facilmente realizado em paciente com ventilação espontânea removendo-o do circuito da ventilação, desinflando o *cuff* do tubo endotraqueal e obstruindo a extremidade do tubo. Ruídos respiratórios são evidência de movimento do ar ao redor do tubo endotraqueal. A extubação sobre um CTT ou a inserção de dispositivo supraglótico antes da extubação fornecem um guia para a reintubação, além de permitir oxigenação e/ou ventilação, caso necessário.[1,53] A extubação da traqueia é sempre eletiva, de forma que protelá-la pode ser adequada em casos nos quais o paciente apresenta risco elevado de necessitar nova intubação.

COMPLICAÇÕES

As complicações da intubação endotraqueal são raras e não devem influenciar a decisão acerca de se inserir um tubo traqueal. As complicações podem ser categorizadas segundo sua ocorrência (1) durante a laringoscopia direta e intubação traqueal, (2) enquanto o tubo traqueal está posicionado e (3) após a extubação traqueal (Quadro 16.2).

Complicações durante Laringoscopia e Intubação Endotraqueal

O trauma direto das vias aéreas ocorre mais provavelmente com a dificuldade de intubação traqueal, visto que muitas vezes se aplica força física maior que o normal nas vias aéreas do paciente, bem como múltiplas tentativas de intubação. Uma das consequências mais comuns de se utilizar maior força física com o laringoscópio é a lesão dos dentes (ocorre em 1 a cada 4.500 pacientes).[54] Outros pacientes com risco de lesão dentária incluem os que possuem dentição pobre preexistente ou aparelho dentário fixo. O emprego de um escudo plástico posicionado sobre os dentes superiores pode ser útil em pacientes selecionados, contudo há redução da distância entre incisivos, o que pode tornar mais difícil a laringoscopia. Outros riscos incluem lesão oral ou faríngea, laceração e hematomas dos lábios e dano à laringe, aritenoide, esôfago ou traqueia.

Quadro 16.2 Complicações da Intubação Traqueal

Durante Laringoscopia Direta e Intubação Traqueal
Trauma de tecidos dentários e tecidos moles orais
Hipertensão sistêmica e taquicardia
Arritmias cardíacas
Isquemia do miocárdio
Inalação (aspiração) conteúdos gástricos

Enquanto o Tubo Traqueal Está Posicionado
Obstrução do tubo traqueal
Intubação Endobrônquica
Intubação esofágica
Vazamento pelo *cuff* do tubo traqueal
Barotrauma pulmonar
Distensão nasogástrica
Desconexão acidental do circuito respiratório anestésico
Isquemia da mucosa da traqueia
Extubação acidental

Complicações após Extubação Traqueal
Laringoespasmo
Inalação (aspiração) de conteúdos gástricos
Faringite (garganta inflamada)
Laringite
Edema de laringe ou subglótico
Ulceração de laringe com ou sem formação de granuloma
Traqueíte
Estenose de traqueia
Paralisia de cordas vocais
Deslocação da cartilagem aritenoide

Quadro 16.3 Vias Aéreas do Bebê Comparadas às Vias Aéreas do Adulto

- Laringe posicionada mais alta que o pescoço
- Língua mais larga em relação ao tamanho da cavidade oral
- Epiglote mais larga, mais rígida e angulada mais posteriormente
- Cabeça e occipício mais largos em relação ao tamanho corporal
- Pescoço curto
- Narinas estreitas
- O anel cricoide corresponde à região mais estreita

A laringoscopia e a intubação são associadas a hipertensão sistêmica, taquicardia e aumento da pressão intracraniana. Essas respostas são geralmente autolimitantes com pouca consequência na maior parte dos pacientes. Em pacientes com hipertensão, doença cardíaca isquêmica ou certas condições neurológicas preexistentes as respostas podem ser prejudiciais. A broncoaspiração representa outro risco potencial, especialmente em pacientes que não fizeram jejum, pacientes com refluxo gastresofágico sintomático, esvaziamento gástrico prolongado ou obesidade mórbida. A broncoaspiração é a causa mais comum de óbito dentre as maiores complicações anestésicas relacionadas às vias aéreas.[8] Se a oxigenação ou a ventilação inadequadas forem prolongadas após a indução anestésica, os pacientes poderão desenvolver arritmias cardíacas e, em casos raros, parada cardíaca e lesão neurológica.

Complicações enquanto o Tubo Traqueal Está Posicionado

Essas complicações incluem obstrução ou inserção acidental de tubo traqueal no esôfago ou em um brônquio. A obstrução do tubo endotraqueal pode ocorrer como resultado de secreções ou dobramento. A chance de intubação endobrônquica ou extubação acidental pode ser minimizada calculando-se o comprimento adequado do tubo traqueal para o paciente e, posteriormente, denotando a marcação de centímetros no tubo em seu ponto de fixação aos lábios

do paciente. É preciso cuidado se a posição do pescoço for alterada, a fim de confirmar se o tubo está posicionado corretamente.

Complicações após Extubação Traqueal

Um terço dos eventos adversos relacionados às vias aéreas ocorre durante a emergência ou recuperação da anestesia.[8] A maior parte é causada por obstrução das vias aéreas por fatores como edema de laringe, laringoespasmo ou broncoespasmo. O paciente anestesiado superficialmente no momento da extubação traqueal apresenta maior risco de laringoespasmo. Se ele ocorrer, o tratamento suficiente pode ser o fornecimento de oxigênio com pressão positiva por máscara facial e a protrusão da mandíbula. A administração de succinilcolina ou um anestésico como o propofol é indicada caso o laringoespasmo persista.

A dor na garganta está presente em cerca de 40% dos pacientes após laringoscopia e intubação traqueal e em 20 a 42% dos pacientes após colocação de ML.[55] A dor é mais frequente em mulheres e existe evidência de trauma prévio das vias aéreas em ambos os sexos. O emprego de tubos traqueais maiores e a hiperinsuflação do *cuff* também aumentam a probabilidade de dor de garganta. A dor é geralmente autolimitante e se resolve em 24 a 72 horas.

A maior complicação da intubação traqueal prolongada (>48 horas) é a lesão da mucosa traqueal, o que pode progredir para destruição dos anéis cartilaginosos e subsequente formação de cicatriz fibrosa e estenose de traqueia. O uso de *cuffs* de alto volume e baixa pressão, bem como a manutenção de pressão menor que 25 cmH$_2$O no *cuff*, podem ajudar a prevenir essa complicação.

MANEJO DAS VIAS AÉREAS EM BEBÊS E CRIANÇAS

Diferenças do Manejo das Vias Aéreas entre Bebês e Adultos

A compreensão acerca das diferenças entre a via aérea de bebês e de adultos é crítica para o manejo adequado das vias aéreas em anestesia pediátrica (Quadro 16.3; Capítulo 34). As diferenças anatômicas e fisiológicas entre as vias aéreas de bebês e adultos diminuem conforme a criança cresce, e terminam aproximadamente aos 10 a 12 anos de idade (Capítulo 34).

A laringe dos bebês localiza-se mais alta no pescoço do que em adultos. Em bebês, a laringe situa-se tipicamente no nível de C3-C4, ao passo que em adultos está situada no nível de C4-C5. A alta laringe dos bebês faz com que a língua fique em posição mais elevada, próxima ao palato. Como resultado, a língua se opõe mais facilmente ao palato, o que pode causar obstrução das vias aéreas em situações como indução anestésica por via inalatória. A língua do bebê também é proporcionalmente maior em relação à cavidade oral comparada a do adulto. Seu tamanho relativamente maior torna mais difícil a laringoscopia direta e pode contribuir para uma obstrução da via aérea superior durante sedação, indução anestésica inalatória e emergência da anestesia. A pressão anterior sobre o ângulo da mandíbula, comumente referida como protrusão da mandíbula, irá com frequência deslocar a língua a uma posição mais anterior, resolvendo a obstrução da via aérea. O emprego de uma cânula orofaríngea também pode ser benéfico nessas situações.

A epiglote da via aérea do bebê em geral é descrita como relativamente maior, mais rígida e em formato mais parecido com um ômega comparada à do adulto. Mais importante, a epiglote do bebê é tipicamente angulada em posição mais posterior, bloqueando a visualização das cordas vocais durante a laringoscopia direta. Em bebês e crianças pequenas, é geralmente necessário elevar a epiglote com a extremidade da lâmina do laringoscópio para visualizar as cordas vocais e intubar corretamente a traqueia.

A via aérea do bebê em geral é descrita como uma forma de funil, com a cartilagem tireóidea relativamente grande sobre uma cartilagem cricoide relativamente estreita abaixo. Esta constitui a porção mais estreita da via aérea do bebê; as cordas vocais são a porção mais estreita da via aérea do adulto. A cartilagem cricoide é circular, permitindo que tubos endotraqueais com ou sem *cuff* vedem e protejam adequadamente a via aérea contra aspiração.

A cabeça do bebê e o occipício são relativamente maiores do que no adulto. A posição adequada para a laringoscopia direta e intubação endotraqueal do adulto costuma ser descrita como a posição olfativa, na qual a cabeça é elevada e o pescoço flexionado no nível de C6-C7 e estendido no nível de C1-C2. O bebê, por outro lado, requer rotação do ombro ou do pescoço para que seja estabelecida uma posição ideal para ventilação por máscara e laringoscopia direta. As narinas do bebê são relativamente menores que do adulto e podem oferecer significativa resistência ao fluxo de ar, aumentando o trabalho respiratório, em especial quando secreções, edema ou sangramento as estreitam.

O consumo de oxigênio por quilograma é muito maior em bebês comparados a adultos. Isso resulta em tempo limite muito mais curto para intubação antes que ocorra dessaturação, mesmo quando é realizada pré-oxigenação adequada (Fig. 16.8). Esse pode ser um problema significativo, especialmente quando ocorre dificuldade na intubação.

Manejo das Vias Aéreas Normais em Bebês e Crianças

O histórico completo e o exame físico cuidadoso são os primeiros passos do manejo de vias aéreas em pediatria (Capítulo 34).

História

A história do paciente deve incluir possíveis problemas em anestesias prévias; registros anestésicos prévios devem ser avaliados quando disponíveis. O histórico de rouquidão deve indicar questionamento acerca da possibilidade de o bebê ou a criança apresentar apneia do sono obstrutiva. Se houver, a obstrução respiratória pode se desenvolver durante as fases de indução e emergência da anestesia, bem como no período pós-operatório, especialmente quando opioides são empregados para manejo de dor. Há diversas síndromes associadas à dificuldade de manejo das vias aéreas, muitas das quais envolvendo hipoplasia de mandíbula ou anormalidades da coluna cervical que limitam a flexão e a extensão do pescoço (Tabela 16.2).

Exame Físico

Muitas vezes é difícil realizar um exame físico completo em bebês e crianças. Uma forma de avaliar a extensão e a flexão do pescoço é solicitar que a criança olhe para cima no céu e para baixo no chão, respectivamente. Diante da presença de quaisquer massas, tumores ou abscessos no pescoço ou na via aérea superior que comprometam a flexão e a extensão cervical ou a função respiratória, a avaliação complementar é importante e deve incluir tomografia computadorizada a fim de avaliar a localização e o grau de qualquer comprometimento das vias aéreas. Em geral, as crianças abrem a boca voluntariamente para permitir a determinação da classificação de Mallampati. Se a criança ou bebê não forem cooperativos, o exame externo das vias aéreas muitas vezes fornecerá informação suficiente para determinar se se trata de via aérea normal ou potencialmente difícil. O exame do bebê ou da criança em perfil pode indicar se a distância tireomentoniana está curta e se o paciente apresenta micrognatia ou mandíbula hipoplásica.

É preciso perguntar diretamente ao responsável pela criança se há algum dente solto. Caso forem identificados dentes soltos, deve-se ter cuidado para evitar o trauma desses dentes durante o manejo das vias aéreas. Dentes muito soltos devem ser removidos antes de se proceder com manejo das vias aéreas, a fim de prevenir a possibilidade de deslocamento e aspiração.

Medicação Pré-anestésica e Presença dos Pais durante Indução Anestésica

A presença dos pais durante a indução anestésica tem se tornado padrão crescente em pacientes pediátricos. Isso pode minimizar a necessidade de medicação pré-anestésica em bebês e crianças (Capítulo 34). Pais ansiosos podem transferir sua ansiedade aos filhos. Portanto, é importante passar tempo adequado com os pais no período pré-operatório a fim de responder quaisquer dúvidas ou preocupações tanto da criança quanto dos pais. Serviços de assistência devem estar disponíveis antes da cirurgia para utilizar terapia de jogo adequada à idade da criança, instrução pré-operatória e habilidade de lidar com a situação, tanto para a criança quanto para os pais. O objetivo é reduzir a ansiedade e prepará-los para a experiência da indução anestésica na sala de cirurgia. É importante designar um membro da equipe cirúrgica para acompanhar os pais da sala de cirurgia até a sala de espera após o término da indução anestésica, bem como atender a quaisquer preocupações que os pais possam apresentar após testemunhar o procedimento.

A medicação pré-anestésica pode facilitar a indução anestésica em crianças muito ansiosas. É com frequência desnecessária em bebês com menos de 6 meses de idade, uma vez que a ansiedade com estranhos geralmente não se desenvolve até 6 a 9 meses de idade. Se a criança estiver com um cateter IV posicionado, midazolam pode ser administrado em doses menores e titulado a efeito. É importante reconhecer a necessidade de maior dose de midazolam por quilograma IV em crianças comparadas a adultos. Embora o objetivo da pré-medicação com midazolam em adultos seja geralmente a ansiólise, o objetivo da pré-medicação em crianças pequenas é em geral a sedação, razão pela qual é necessária maior dose por quilograma.

Se a criança não estiver com cateter IV posicionado, é possível administrar xarope de midazolam por via oral em dose de aproximadamente 0,5 mg/kg até um máximo de 20 mg. Caso a criança não seja cooperativa em tomar o midazolam e a medicação pré-anestésica seja essencial, também é possível fornecer midazolam intranasal, intramuscular ou retal. Em casos raros nos quais crianças maiores não são cooperativas, estão agitadas ou violentas, pode ser necessário administrar cetamina por via intramuscular em dose de cerca de 3 mg/kg a fim de facilitar o acesso IV e a indução anestésica.

Indução Anestésica

Se o bebê ou a criança estiver com cateter IV, a indução anestésica com propofol é em geral mais segura e rápida que a indução por via inalatória. Após a perda da consciência e a verificação da possibilidade de ventilar por máscara facial, é possível inserir um dispositivo supraglótico ou administrar um fármaco bloqueador neuromuscular para facilitar a laringoscopia direta e intubação endotraqueal. Ainda que seja possível realizar laringoscopia em bebês e crianças sem bloqueadores neuromusculares, o emprego desses fármacos, como o rocurônio, facilita a laringoscopia e a intubação, reduz a incidência de laringoespasmo e diminui a quantidade necessária de propofol para indução anestésica. Em situações de rotina, a dose de 0,3 a 0,6 mg/kg de rocurônio é recomendada (Capítulo 11).

Quando o bebê ou a criança não estiverem com cateter IV, a indução poderá ser realizada por via inalatória. A melhor abordagem na criança cooperativa é iniciar a indução anestésica com uma mistura inodora de óxido nitroso e oxigênio por máscara facial, seguida de aumento gradual da concentração de sevofluorano. Se a criança não for cooperativa, é melhor induzir com 8% de sevofluorano. Quando o bebê ou a criança perdem a consciência, deve-se interromper o óxido nitroso e fornecer oxigênio 100% para pré-oxigenar adequadamente o paciente antes da laringoscopia. O aumento da profundidade anestésica reduzirá o tônus muscular, podendo causar obstrução das vias aéreas em bebês e crianças. Caso ocorra, pode ser geralmente aliviada pela manobra de protrusão da mandíbula ou pela inserção de uma via aérea oral ou nasal. Em seguida, deve-se introduzir um cateter IV. Assim que for confirmada a capacidade de ventilar o paciente, pode-se inserir um dispositivo supraglótico ou administrar um fármaco bloqueador neuromuscular para facilitar a laringoscopia e a intubação endotraqueal.

Laringoscopia Direta e Intubação Traqueal

Quando se realiza a laringoscopia direta e intubação endotraqueal em bebês e crianças, é importante posicionar adequadamente o paciente com um apoio sob o pescoço ou ombros. A orofaringe necessita ser visualizada como uma divisão em três compartimentos: (1) a língua afastada para a esquerda pela lâmina do laringoscópio, (2) a lâmina do laringoscópio no centro da cavidade oral e (3) o tubo traqueal adentrando pelo lado direito da boca. Por vezes é necessária pressão posterior externa suavemente aplicada com os dedos da mão direita do anestesista no nível da cartilagem tireóidea ou cricoide para trazer as cordas vocais ao campo de visão.

Quando a traqueia é intubada, o posicionamento correto do tubo traqueal deve ser confirmado pelo CO_2 expirado, pela observação do movimento do tórax e pela auscultação de ambos os pulmões. Como a traqueia de bebês e crianças é curta, é fácil ocorrer intubação acidental de um brônquio principal. A profundidade correta do tubo endotraqueal com *cuff* pode ser estimada palpando-se o tubo traqueal na incisura supraesternal. Já no caso de tubo traqueal sem *cuff*, pode-se estimar a profundidade correta posicionando-se a linha dupla na extremidade distal do tubo nas cordas vocais durante a laringoscopia direta. Em bebês e crianças, é importante confirmar novamente se o tubo está corretamente posicionado auscultando-se ruídos respiratórios bilaterais iguais após fixação do tubo endotraqueal e sempre que houver mudança na posição do paciente.

Equipamento de Vias Aéreas
Cânulas Orofaríngeas e Nasofaríngeas

Cânulas orofaríngeas e nasofaríngeas podem ser úteis em alguns pacientes pediátricos para alívio de obstrução das vias aéreas, especialmente durante a ventilação por máscara facial no início ou no final da anestesia. A cânula nasofaríngea deve ser cuidadosamente posicionada através de uma das narinas após lubrificação de seu exterior. A cânula nasofaríngea necessita ser longa o suficiente para passar através da nasofaringe, porém curta o suficiente para ainda permanecer sobre a glote.

Cânulas orofaríngeas aliviam obstrução das vias aéreas por deslocamento da língua anteriormente. Uma cânula muito grande irá obstruir a glote ou causar tosse, reflexo de vômito ou laringoespasmo em pacientes que não estiverem profundamente anestesiados. Uma cânula muito pequena irá tracionar a língua posteriormente e agravar a obstrução. Cânulas orofaríngeas devem ser inseridas com cautela a fim de prevenir trauma aos dentes e à orofaringe.

Dispositivos Supraglóticos

Dispositivos supraglóticos são posicionados na orofaringe do paciente para facilitar a oxigenação e a ventilação; podem também fornecer anestésicos inalatórios. Podem ser utilizados tanto no manejo de rotina das vias aéreas quanto em situações de via aérea difícil. Embora sejam idealmente apropriados para situações nas quais o paciente está ventilando espontaneamente, também podem ser empregados para ventilação com pressão positiva. É preciso cuidado quando se utiliza ventilação com pressão positiva por dispositivos supraglóticos para minimizar a pressão de pico inspiratório. Pacientes com doença pulmonar ou que apresentam pressão de pico inspiratório maior que o normal são maus candidatos a dispositivos supraglóticos. Nesses pacientes, pode ocorrer vazamento de ar no esôfago, resultando em distensão do estômago e aumento do risco de êmese e aspiração. Dispositivos supraglóticos não protegem as vias aéreas da aspiração. Não devem ser utilizados rotineiramente em pacientes com estômago cheio ou com maior risco de aspiração. Muitos dispositivos supraglóticos encontram-se disponíveis tanto para uso único quando em versão reutilizável.

Máscaras Laríngeas

As ML são dispositivos supraglóticos que se provaram úteis no manejo da via aérea pediátrica. A ML Clássica e a ML **Unique®**, que é uma versão de uso único da ML Clássica, estão disponíveis em sete tamanhos apropriados para uma ampla gama de pacientes pediátricos. A ML **ProSeal®** e a **Supreme®**, que é uma versão de uso único da **ProSeal®**, também estão disponíveis nos mesmos sete tamanhos. As MLs **ProSeal®** e **Supreme®** possuem lúmen adicional para esvaziar o esôfago. A ML **Flexible®** é essencialmente a ML Clássica com tubo reforçado aramado que resiste ao dobramento. Pode minimizar a interferência com procedimentos cirúrgicos que envolvem a cabeça e o pescoço. A ML **Flexible®** não está disponível nos tamanhos 1 e 1½. É a ML mais difícil de ser inserida; pode ser necessário um guia para facilitar sua inserção.

O tamanho adequado da ML é mais facilmente determinado utilizando-se o peso do bebê ou da criança (Tabela 16.5). Uma ML muito grande será mais difícil de posicionar, ao passo que uma ML muito pequena não fornecerá vedação adequada, tornando a ventilação com pressão positiva mais desafiadora.

Após a inserção da ML e insuflação de seu *cuff*, o posicionamento correto deve ser confirmado pela auscultação de ruídos respiratórios e pelo CO_2 expirado. Idealmente,

Tabela 16.5	Máscara Laríngea (ML) de Tamanho Adequado com Base no Peso do Paciente e Tamanhos Máximos dos Tubos Endotraqueais Orais

Tamanho da ML	Peso (kg)	Tamanho Máximo do Tubo Endotraqueal Oral (mm)
1	<5	3,0 sem *cuff*
1,5	5-10	4,0 sem *cuff*, 3,5 com *cuff*
2	10-20	4,5 sem *cuff*, 4,0 com *cuff*
2,5	20-30	4,5 com *cuff*
3	30-50	5,5 com *cuff*
4	50-70	5,5 com *cuff*
5	70-100	6,5 com *cuff*
6	>100	6,5 com *cuff*

o *cuff* da ML deve ser insuflado com ar suficiente para permitir a ventilação com pressão positiva. A insuflação excessiva do *cuff* foi associada a lesão da mucosa e dor de garganta pós-operatória, sendo que não necessariamente reduz a pressão de vazamento.[56,57] É importante perceber que a pressão do *cuff* pode ser muito maior que a pressão de vazamento. O ideal é que a pressão do *cuff* da ML seja mensurada com um manômetro (Fig. 16.20) e seja menor que 30 a 40 cmH_2O.

Máscara Laríngea Air-Q®

A máscara laríngea de intubação (MLI) Air-Q® é outro tipo de dispositivo supraglótico utilizado em bebês e crianças. Encontra-se disponível para uso único ou em versão reutilizável. A grande vantagem em comparação com as MLs é o design que facilita a intubação endotraqueal com tubo endotraqueal oral padrão. O tubo da Air-Q® possui maior diâmetro que a ML, permitindo intubação com tubo endotraqueal de maior diâmetro que uma ML de tamanho correspondente. A MLI Air-Q® pode ser utilizada com um guia de remoção desenvolvido especialmente para estabilizar o tubo endotraqueal e permitir remoção controlada da ML, sem deslocar o tubo endotraqueal da traqueia. A MLI Air-Q® está disponível em sete tamanhos apropriados para uma ampla gama de pacientes pediátricos. Assim como com a ML, é mais fácil determinar o tamanho apropriado utilizando o peso do bebê ou da criança (Tabela 16.6). O tamanho 0,5 está disponível somente na versão reutilizável.

Tubos Traqueais

O tubo traqueal de tamanho adequado para bebês e crianças pode ser estimado utilizando a seguinte fórmula, que se aplica somente a tubos sem *cuff*:

(Idade + 16)/4 = tamanho do tubo traqueal (DI)

A fim de adaptar essa fórmula para tubos endotraqueais com *cuff*, é necessário subtrair metade de um tamanho do tamanho calculado, uma vez que o *cuff* está localizado na porção externa do tubo endotraqueal. Tubos com metade de um tamanho a mais ou a menos do que o calculado também podem ser baseados na idade e no peso corporal do paciente.

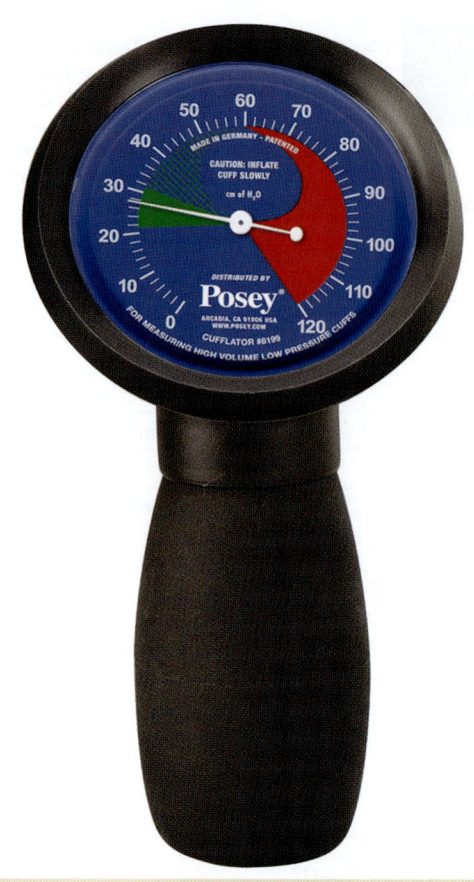

Fig. 16.20 Insuflador de Tubo Endotraqueal e Manômetro **Posey Cufflator®** 8199. (Imagem cortesia de Posey Company, Arcadia, CA.)

Tabela 16.6	Recomendações de Tamanho Adequado da Máscara Laríngea **Air-Q®** pelo Tamanho das Vias Aéreas e Tamanho Máximo do Tubo Endotraqueal Oral com *Cuff*	
Tamanho da Air-Q®	**Peso (kg)**	**Tamanho Máximo do Tubo Endotraqueal Oral**
0,5	<4	4,0
1	4-7	4,5
1,5	7-17	5,0
2,0	17-30	5,5
2,5	30-50	6,5
3,5	50-70	7,5
4,5	70-100	8,5

Quando se utilizam tubos traqueais com *cuff* em bebês e crianças, a pressão do *cuff* deve ser mensurada e ajustada para situar-se entre 20 e 25 cm H_2O. A pressão de vazamento pode ser utilizada para aproximar a pressão do *cuff*, porém esta deve ser mensurada idealmente com um manômetro (Fig. 16.20), visto que essa pressão irá se correlacionar mais adequadamente com a pressão do *cuff* na mucosa traqueal. Se a pressão do *cuff* for muito baixa, será difícil ventilar o paciente com pressão positiva. Se estiver muito alta, pode causar lesão da mucosa traqueal, dor de garganta pós-operatória e difteria pós-extubação.[61] Em casos raros, frequentemente envolvendo intubação prolongada, as pressões do *cuff* muito altas podem resultar em estenose de traqueia. Se o óxido nitroso for utilizado durante o caso, ou em casos nos quais há potencial de edema significativo das vias aéreas, a pressão do *cuff* deve ser monitorada periodicamente. A pressão deve ser mensurada e registrada no prontuário anestésico.

Quando tubos traqueais sem *cuff* são empregados em bebês e crianças, a pressão de vazamento necessita ser checada. O tubo traqueal sem *cuff* de tamanho adequado deve resultar em pressão de vazamento de aproximadamente 20 a 25 cmH_2O. Caso o tubo sem *cuff* seja muito grande, a pressão de vazamento será muito alta. Nessa situação, o tubo traqueal deve ser substituído por um tamanho menor, a fim de prevenir lesão da mucosa da traqueia, estridor pós-extubação e a possibilidade de subsequente estenose de traqueia. Se o tubo sem *cuff* for muito pequeno, a pressão de vazamento será muito baixa. Nessa situação, será difícil ventilar o paciente com pressão positiva e o tubo endotraqueal deve ser substituído por um tamanho maior. A pressão de vazamento deve ser mensurada e documentada no prontuário anestésico.

Tubos Traqueais Microcuff®

Tubos endotraqueais pediátricos **Microcuff®** oferecem diversas vantagens distintas em relação aos tubos traqueais com *cuff* convencionais. Tubos traqueais **Microcuff®** possuem um *cuff* composto por uma membrana de

Um cateter de aspiração de tamanho adequado deve sempre estar disponível para aspirar secreções, sangue ou fluido do tubo traqueal (Tabela 16.7).

Tubos Traqueais com *Cuff Versus* sem *Cuff*

Historicamente, tubos sem *cuff* eram utilizados em bebês e crianças pequenas, contudo os tubos traqueais com *cuff* têm sido cada vez mais utilizados em anestesia pediátrica mais recentemente. O *cuff* do tubo traqueal com *cuff* situa-se na parte externa do tubo e soma-se ao diâmetro externo. A utilização de um tubo com *cuff* geralmente necessita ser com tamanho do DI 0,5 mm menor do que de um tubo endotraqueal sem *cuff*. O tubo de menor DI fornece maior resistência ao fluxo de ar e cria maior trabalho respiratório. O aumento do trabalho respiratório no tubo ligeiramente mais estreito é insignificante agora que ventiladores estão disponíveis para diminuir o trabalho respiratório. A utilização de tubos traqueais com *cuff* minimiza a necessidade de repetição da laringoscopia, permite menores fluxos de gás, reduz a quantidade de anestésico inalatório utilizada e diminui as concentrações dos gases anestésicos detectáveis nas salas de cirurgia.[58] O emprego de tubos com *cuff* não aumenta a incidência de estridor pós-extubação comparado ao uso de tubos traqueais sem *cuff*.[59,60]

Tabela 16.7	Tamanho do Tubo Endotraqueal, Cateter de Sucção e Guia com Base na Idade e no Peso				
Idade (Anos)	Peso (kg)	DI do Tubo Endotraqueal (mm)		Cateter de Sucção (F)	Guia (F)
Prematuro	<1,5	2,5		6	6
Prematuro	1,5-2,5	3,0		6	6
Neonato	3,5	3,5		8	6
1	10	4,0		8	6
2-3	15	4,5		10	6
4-6	20	5,0		10	10
7-9	30	5,5		12	10
10-12	40	6,0		14	10
13-15	50	6,5		14	14
>16	>60	7,0		18	14

DI, Diâmetro interno.

poliuretano muito delgada com 10 μm de espessura. O *cuff* também é cilíndrico em vez de redondo ou oval. Esses tubos selam a via aérea com pressões menores que tubos traqueais convencionais, reduzindo o potencial de edema de mucosa e estridor pós-extubação; contudo, o emprego de um tubo traqueal **Microcuff®** não elimina a incidência de estridor pós-extubação. O tubo traqueal deve possuir tamanho adequado, e a pressão de insuflação deve ser mensurada.[62] O *cuff* do tubo **Microcuff®** também é mais curto e posicionado mais próximo da extremidade do tubo endotraqueal, o que aumenta a probabilidade de o tubo ser corretamente posicionado. Ademais, o tubo traqueal **Microcuff®** possui uma marca de profundidade da intubação que indica a profundidade correta para inserção, aumentando a probabilidade de posicionamento correto. Tubos traqueais **Microcuff®** encontram-se disponíveis em tamanhos que variam de 3,0 a 7,0 mm, com aumentos de 0,5 mm, tanto em versão reta quanto curva.

Guias

O uso de guias enrijece o tubo traqueal e torna sua manipulação mais fácil durante a laringoscopia direta e intubação endotraqueal. O guia de tamanho adequado deve sempre estar imediatamente disponível (Tabela 16.7).

Laringoscópios

Em geral, o laringoscópio de lâmina reta é mais fácil de se utilizar em bebês e crianças pequenas comparado ao de lâmina curva. A menor silhueta da lâmina reta é mais fácil de utilizar em bocas menores comparada à lâmina curva. A menor extremidade da lâmina reta eleva mais efetivamente a epiglote do que a lâmina curva. Contudo, lâminas curvas possuem bordo maior que retrai a língua para a esquerda mais efetivamente, além de serem úteis em pacientes com língua maior que o normal (p. ex., síndrome de Beckwith-Wiedemann, trissomia 21).

Em bebês com menos de 1 ano de idade, a lâmina de laringoscópio reta Miller 1 é a mais útil. Em crianças entre 1 e 3 anos de idade, recomenda-se lâmina de laringoscópio reta 1½, como uma Wis-Hipple. Uma lâmina de laringoscópio mais longa, como uma Miller 2, é adequada para a maior parte das crianças entre 3 e 10 anos de idade. As traqueias de crianças maiores que 11 anos de idade em geral são mais facilmente intubadas com lâmina curva, como a Macintosh 3. Lâminas tanto retas quanto curvas e de vários tamanhos devem estar disponíveis de imediato.

Videolaringoscópios

Videolaringoscópios são ferramentas muito úteis para manejo da intubação pediátrica previsível ou imprevisivelmente difícil. Videolaringoscópios possuem uma câmera e uma fonte de luz próxima à extremidade da lâmina, bem como uma tela de vídeo separada. Embora a laringoscopia direta requeira linha de visualização direta da abertura da glote e cordas vocais, a videolaringoscopia permite que o anestesista visualize a abertura da glote indiretamente, sem a necessidade de alinhamento dos eixos oral, faríngeo e laríngeo (Fig. 16.7). Portanto, a maior vantagem da videolaringoscopia em relação à laringoscopia direta é a capacidade de ver "ao redor dos cantos", para visualizar a abertura da glote e cordas vocais, mesmo em pacientes com extensão de pescoço limitada, mandíbula hipoplásica ou vias aéreas "anteriores".

A videolaringoscopia é fácil de aprender comparada à broncoscopia por fibra óptica, visto que mimetiza as habilidades da laringoscopia direta. A videolaringoscopia é uma ferramenta melhor que a laringoscopia direta para ensinar tanto o manejo de vias aéreas normais quanto difíceis, porque o aluno e o professor podem visualizar o monitor ao mesmo tempo.

A videolaringoscopia requer abertura de boca adequada de modo a proporcionar um espaço tanto para o posicionamento do laringoscópio com visão ideal quanto a manipulação do tubo endotraqueal, de forma que seja capaz de passar através das cordas vocais. A videolaringoscopia demonstrou, em estudos, melhorar a capacidade de se visualizar a abertura da glote e as cordas vocais em pacientes pediátricos tanto com vias aéreas normais quanto difíceis. Contudo, esses estudos também têm demonstrado a necessidade de maior tempo para a intubação, bem como maiores taxas de insucesso comparadas à laringoscopia direta.[34,63,64]

Videolaringoscópios GlideScope®

O videolaringoscópio **GlideScope®** consiste em diferentes tipos de videolaringoscópios de uso único ou reutilizáveis. As câmeras digitais estão presentes na extremidade das lâminas ou dos bastões de vídeo. A imagem de vídeo é visualizada em monitor de alta resolução. Os **GlideScopes®** mais novos são modelos de titânio disponíveis tanto para uso único quanto reutilizáveis (Fig. 16.15). O T3 é um guia de lâmina curva adequado para crianças com mais de 10 kg, ao passo que o T4 é adequado para crianças com mais de 40 kg. Os modelos de titânio não estão disponíveis atualmente nos tamanhos adequados para neonatos, bebês e crianças com menos de 10 kg. Os modelos AVL do **GlideScope®** são bastões de vídeo inseridos em uma lâmina plástica de uso único. O GVL 0 foi desenvolvido para bebês com menos de 1,5 kg, o GVL 1 para bebês com 1,5 a 3,0 kg, o GVL 2 para bebês com 1,8 a 10 kg e o GVL 2,5 para crianças entre 10 e 28 kg (Tabela 16.8).

Videolaringoscópios C-MAC®

O videolaringoscópio **C-MAC®** é composto por uma câmera com lente de ângulo amplo na extremidade de uma lâmina de aço inoxidável reutilizável, com uma tela de vídeo em monitor de alta resolução automático. As lâminas estão disponíveis em formato curvo Macintosh tamanhos 2, 3 e 4, bem como em formato reto Miller 0 e 1 para neonatos e bebês, respectivamente. Há também uma lâmina D mais curva que a Macintosh desenvolvida para vias aéreas difíceis (Fig. 16.6). A lâmina D está disponível em dois tamanhos, pediátrico e adulto, porém é muito grande para bebês e crianças pequenas (Tabela 16.8).

Videolaringoscópios McGrath® MAC

Os videolaringoscópios **McGrath®** MAC são reutilizáveis e inseridos em uma lâmina curva plástica de uso único, com uma tela de vídeo situada no cabo do laringoscópio. Está disponível nos tamanhos 2, 3 e 4, que correspondem aos tamanhos de lâmina Macintosh regular 2, 3 e 4, respectivamente. Os videoslaringoscópios **McGrath®** MAC são mais apropriados para crianças de 4 anos de idade ou maiores (Tabela 16.8).

Fibrobroncoscopia

O fibrobroncoscópio é outra ferramenta para o manejo da via aérea difícil pediátrica. É particularmente valioso quando a abertura da boca do paciente ou a mobilidade do pescoço são limitadas. Suas desvantagens incluem o limitado campo de visão e a interferência de sangramentos e secreções. Os menores broncoscópios de fibra óptica possuem 2,2 mm de diâmetro e podem ser utilizados para tubos endotraqueais tão pequenos quanto 3,0 mm de DI. Esses broncoscópios menores, contudo, não possuem canal de sucção; também possuem ópticas inferiores aos maiores. Em geral, o broncoscópio de fibra óptica deve ter diâmetro externo 1 mm menor que o DI do tubo endotraqueal.

Bebês e crianças são pouco propensos a cooperar com a intubação por fibra óptica quando acordados. Portanto, é mais fácil realizá-la com o paciente inconsciente. Alguns anestesistas preferem manter a ventilação espontânea durante a laringoscopia por fibrobroncoscopia óptica e intubação traqueal, especialmente se houver preocupação com a capacidade de realizar ventilação pulmonar por máscara facial. Geralmente é mais fácil administrar fármacos bloqueadores neuromusculares ao paciente pediátrico para promover melhores condições de visualização, incluindo menos movimentação, menos embaçamento do broncoscópio e menor chance de laringoespasmo. A utilização de peça em forma de cotovelo com uma porta que permita inserção do fibrobroncoscópio possibilita manter a ventilação espontânea ou realizar ventilação por pressão positiva pela máscara facial.

Para a laringoscopia por fibrobroncoscopia e intubação traqueal por via nasal, é preciso administrar um vasoconstritor, como o cloridrato de oximetazolina 0,05% *spray* para prevenir ou minimizar o sangramento nasal, que torna a visualização da glote e das cordas vocais mais desafiadora. A fenilefrina não deve ser administrada para vasoconstrição da mucosa nasal de bebês e crianças pequenas devido ao risco de toxicidade.

| **Tabela 16.8** | Videolaringoscópios Adequados para Bebês, Crianças, Adolescentes e Adultos |

Grupo de Idade	Peso	Modelo
Bebês prematuros	<2,5 kg	GlideScope® GVL 0 C-MAC® Miller 0
Neonatos	2,5-5 kg	GlideScope® GVL 1 C-MAC® Miller 1
Bebês	5-15 kg	GlideScope® GVL 2 C-MAC® Miller 1
Crianças pequenas	15-30 kg	GlideScope® GVL 2,5 C-MAC® Macintosh 2 McGrath® MAC 2
Crianças/adolescentes	30-70 kg	GlideScope® GVL 3 GlideScope® Titânio S3 ou T3 C-MAC® lâmina Macintosh 3 ou C-MAC D Pediátrica McGrath® MAC 3
Adolescentes/adultos	>70 kg	GlideScope® GVL 4 GlideScope® Titânio S4 ou T4 C-MAC® lâmina Macintosh 4. C-MAC® lâmina D adulto McGrath® MAC 4

Para a laringoscopia por fibra óptica e intubação traqueal por via nasal, um dispositivo supraglótico pode fornecer excelente canal direto às cordas vocais, protegendo o broncoscópio de secreções e sangue. Recomenda-se escolher o maior tubo traqueal que se adeque facilmente no dispositivo e o maior broncoscópio que se adeque ao tubo traqueal. Caso o dispositivo supraglótico seja empregado como guia para a laringoscopia por fibra óptica e intubação traqueal por via oral, é mais simples deixá-lo inserido até o final do procedimento, enquanto se desinfla parcialmente o *cuff* para prevenir pressão desnecessária na mucosa da orofaringe.

Manejo de Vias Aéreas Difíceis em Bebês e Crianças

Os mesmos princípios gerais de manejo das vias aéreas pediátricas aplicam-se à via aérea previsível ou imprevisivelmente difícil (Capítulo 34). É improvável que bebês e crianças cooperem com os procedimentos, como intubação traqueal por fibrobroncoscopia com o paciente acordado. Portanto, frequentemente há necessidade de indução anestésica e manejo da via aérea com o paciente inconsciente. Bebês e crianças sofrem dessaturação muito mais rápido que adultos devido a seu maior consumo de oxigênio por quilograma. Essa limitação de tempo gera um desafio adicional quando do manejo de vias aéreas difíceis tanto previsíveis quanto imprevisíveis em bebês e crianças.

Via Aérea Difícil Imprevisível

Quando há uma via aérea difícil imprevisível em pacientes pediátricos, o primeiro passo mais importante é pedir ajuda de colegas anestesistas (Fig. 16.21), bem como um cirurgião experiente em manejo cirúrgico das vias aéreas caso seja necessário o acesso cirúrgico de emergência. Um carro para vias aéreas difíceis pediátrico deve ser preparado. Seu conteúdo deve incluir equipamento adicional de vias aéreas, como videolaringoscópios de tamanho adequado, fibrobroncoscópios e dispositivos supraglóticos, cânulas nasofaríngeass e orofaríngeas. É crítico que o anestesista não persista em repetidas tentativas de laringoscopia direta. Isso pode resultar em trauma da via aérea superior, edema e hemorragia. Na maioria das situações, o dispositivo supraglótico deve ser inserido para oxigenar e ventilar o paciente, bem como permitir maior tempo para obter equipe e equipamentos de vias aéreas adicionais. Caso haja sangue ou secreções significativas na passagem, a melhor opção para visualizar a glote e intubar a traqueia é o videolaringoscópio, comparado ao fibrobroncoscópio. O uso de um dispositivo supraglótico como guia para intubação por fibrobroncoscopia pode fornecer um canal que minimiza o sangue e as secreções e permite intubação por fibrobroncoscopia bem-sucedida.

Via Aérea Difícil Previsível

A via aérea difícil previsível deve ser abordada com cuidado em pacientes pediátricos. Somente medicações pré-anestésicas que possuem mínimo efeito depressor da ventilação, como o midazolam, devem ser utilizadas. Essas medicações

devem ser administradas em um local com equipamento apropriado para vias aéreas, incluindo aspiração e um método de se fornecer oxigênio com pressão positiva. A monitoração da oximetria de pulso deve ser instituída.

Um colega anestesista adicional deve estar disponível para auxílio durante a indução anestésica, inserção de linha IV e obtenção de uma via aérea segura. Um cirurgião capaz de estabelecer via aérea cirúrgica com equipamentos de emergência para vias aéreas deve estar na sala de cirurgia antes do início da indução anestésica. A decisão mais difícil no manejo de vias aéreas pediátricas previsivelmente difíceis é tentar a laringoscopia direta ou proceder diretamente com uma estratégia alternativa para manejo da via aérea (isto é, dispositivo supraglótico, intubação por fibrobroncoscopia, videolaringoscopia ou acesso cirúrgico). O histórico e o exame físico podem indicar situações nas quais a laringoscopia direta não será bem-sucedida, como no caso de pacientes com tração halocraniana. Nesses casos, deve-se evitar a laringoscopia direta e proceder diretamente com uma estratégia alternativa para manejo das vias aéreas. Assim como com a via aérea difícil imprevisível, se a laringoscopia direta não for bem-sucedida, não se deve insistir na técnica.

Extubação Traqueal em Bebês e Crianças

Estridor Pós-extubação

Bebês e crianças pequenas apresentam maior risco de desenvolver estridor após extubação traqueal comparados a adultos (Capítulo 34). O estridor ocorre mais comumente quando um tubo traqueal é muito grande ou quando se utiliza tubo endotraqueal com *cuff* excessivamente cheio. A pressão resultante sobre a mucosa traqueal causa congestão venosa e edema. Em casos graves, o aporte sanguíneo pode ser comprometido, causando isquemia da mucosa. O edema pode estreitar o lúmen da traqueia, especialmente em pacientes pediátricos. Como a resistência ao fluxo através das vias aéreas é inversamente proporcional ao raio do lúmen elevado à quarta potência, 1 mm de edema em uma

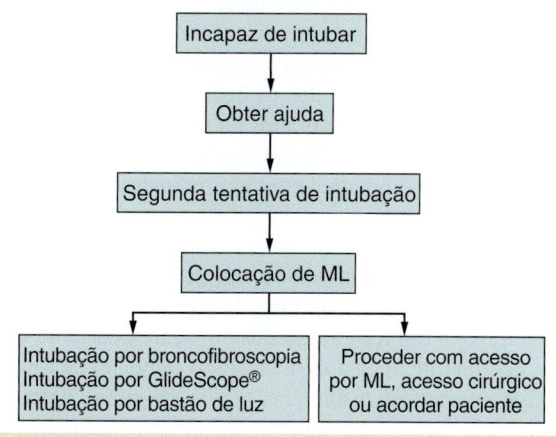

ALGORITMO SIMPLIFICADO DE VIAS AÉREAS DIFÍCEIS PARA BEBÊS E CRIANÇAS

Fig. 16.21 Algoritmo simplificado sugerido para o manejo de vias aéreas difíceis em bebês e crianças. *ML*, máscara laríngea.

via aérea pediátrica significa muito mais que 1 mm de edema em uma via aérea adulta. Outros fatores de risco de estridor incluem múltiplas tentativas de intubação endotraqueal, posicionamento anormal da cabeça durante cirurgia, tempo cirúrgico prolongado e procedimentos envolvendo as vias aéreas superiores, como a broncoscopia rígida.

Manifestações

O bebê ou criança com estridor pós-extubação geralmente apresenta dispneia na unidade de recuperação pós-anestésica. Achados clínicos comuns incluem o aumento da abertura das narinas, retrações, aumento da frequência respiratória, estridores audíveis e redução da saturação de oxigênio.

Tratamento

O tratamento de estridor pós-extubação depende do grau de dispneia. Sintomas leves podem ser tratados com oxigênio umidificado e observação prolongada na unidade de cuidados pós-anestésicos. Casos graves podem necessitar de epinefrina racêmica em aerossol e observação em unidade de terapia intensiva. Pacientes cuja dispneia é grave e não diminui com essas medidas podem necessitar ser reintubados com tubo traqueal de menor tamanho. A fim de prevenir o edema das vias aéreas superiores, corticosteroides (p. ex., dexametasona) devem ser administrados por via intravenosa antes que as vias aéreas sejam instrumentadas em procedimentos como broncoscopia rígida.

Apneia Obstrutiva do Sono

Bebês e crianças com apneia obstrutiva do sono possuem risco significativo de obstrução das vias aéreas, angústia respiratória e potencial para desenvolver apneia no período pós-operatório. No basal, esses bebês e crianças hipoventilam, o que resulta em hipercapnia e em geral hipoxemia arterial quando dormem. Anestésicos inalatórios ou bloqueadores neuromusculares residuais podem deprimir os reflexos das vias aéreas, reduzir o tônus e a força muscular esquelética e diminuir o *drive* respiratório. Isso pode resultar em comprometimento significativo das vias aéreas. Opioides devem ser cuidadosamente titulados tanto no período intraoperatório quanto pós-operatório, visto que podem deprimir o *drive* respiratório e contribuir para significativa hipercapnia e hipoxemia arterial nesses pacientes.

A extubação traqueal em pacientes com apneia do sono obstrutiva deve ser realizada somente quando estão completamente acordados. Todos os bebês e crianças com essa condição devem ser monitorados no período pós-operatório com oximetria de pulso. Pacientes de alto risco devem ser monitorados em unidade de terapia intensiva.

Laringoespasmo

Bebês e crianças são mais suscetíveis ao laringoespasmo que crianças maiores e adultos. O laringoespasmo ocorre mais durante a indução anestésica ou a emergência da anestesia, geralmente após a extubação ou remoção de um dispositivo supraglótico das vias aéreas. A maior parte dos episódios de laringoespasmo em pacientes pediátricos pode ser tratada com sucesso utilizando ventilação com pressão positiva por meio de máscara facial com O_2 100%, ao mesmo tempo em que se aplica a manobra de elevação do queixo

e protrusão de mandíbula. A pressão positiva talvez necessite ser alta, como 50 cmH_2O, para vencer com sucesso o laringoespasmo. Se a pressão positiva não surtir efeito e se o bebê estiver em dessaturação ou bradicardia, será necessária intervenção adicional. Caso exista um acesso IV, o laringoespasmo deve ser tratado com aproximadamente 0,6 a 1,0 mg/kg de propofol IV e, quando necessário, 0,2 a 0,3 mg/kg de rocurônio IV. No caso de não haver acesso IV, deve-se tratar com 0,6 a 1,0 mg/kg de rocurônio intramuscular ou 1,5 a 2,0 mg/kg de succinilcolina intramuscular.[65]

Extubação após Intubação Difícil

A extubação traqueal de um bebê ou criança cuja intubação foi difícil deve ser considerada cuidadosamente porque a reintubação pode ser mais difícil que a intubação inicial. As traqueias de bebês e crianças com vias aéreas difíceis devem ser extubadas somente quando o paciente está totalmente acordado e quando não houver mais nenhum bloqueio neuromuscular residual. A extubação deve ser realizada somente quando equipamentos e pessoas estiverem disponíveis para reintubação de urgência.

Fatores pós-operatórios que podem comprometer ainda mais a função respiratória também devem ser considerados quando da extubação traqueal de um bebê ou criança cuja intubação foi difícil. Por exemplo, a dor pós-operatória, especialmente quando houver imobilização de uma incisão abdominal ou torácica, pode comprometer a função respiratória. A dor pós-operatória que requer uso significativo de opioides também comprometerá a respiração por diminuir o *drive* respiratório. O emprego de anestesia regional, como caudal ou epidural, pode permitir extubação mais precoce desses pacientes.

O edema das vias aéreas oriundo de trauma cirúrgico, posicionamento ou administração excessiva de fluidos pode afetar significativamente a capacidade de se extubarem as traqueias de bebês e crianças com intubação difícil e tornar mais dificultosa a reintubação. Bebês e crianças com edema de vias aéreas pós-operatório e vias aéreas difíceis devem permanecer intubados até que o edema se tenha resolvido. A fibrobroncoscopia é uma excelente ferramenta para examinar as vias aéreas supraglóticas no bebê ou na criança intubados, a fim de determinar se há algum edema residual significativo.

PERGUNTAS DO DIA

1. Qual a inervação sensitiva e motora da laringe? Quais são os métodos para fornecer anestesia tópica antes da intubação por fibrobroncoscopia no paciente acordado?
2. Quais achados do exame físico preveem dificuldade de intubação traqueal difícil ou ventilação por máscara?
3. Quais são os riscos e as contraindicações de se utilizar um dispositivo supraglótico de vias aéreas em vez de um tubo traqueal para o manejo das vias aéreas?
4. Quais são as vantagens e desvantagens da video-laringoscopia *versus* laringoscopia direta convencional ou laringoscopia por fibrobroncoscopia durante o manejo de vias aéreas de rotina ou difíceis?

5. Quais são as diferenças clínicas mais importantes entre os seguintes dispositivos de vias aéreas: guia de tubo endotraqueal de metal revestido com plástico, introdutor Bougie e guia de intubação (p. ex., **Frova**® ou **Aintree**®)?

6. Durante uma situação de "não é possível intubar, não é possível ventilar" na qual a colocação de um dispositivo supraglótico também fracassou, quais são as relativas vantagens e desvantagens da cricotireoidostomia comparada à ventilação transtraqueal por jato?

7. Quais são as complicações mais comuns após extubação traqueal em adultos e crianças? Qual o tempo esperado de curso das complicações?

8. Quais são as principais diferenças entre a anatomia das vias aéreas do bebê comparada à do adulto?

9. Quando um tubo traqueal sem *cuff* é utilizado em um bebê, quais passos devem ser seguidos para se determinar o tamanho adequado?

REFERÊNCIAS

1. Apfelbaum JL, Hagberg CA, Caplan RA, et al. Practice guidelines for management of the difficult airway: an updated report by the American Society of Anesthesiologists Task Force on Management of the Difficult Airway. *Anesthesiology.* 2013;118(2):251-270.

2. Cook TM, MacDougall-Davis SR. Complications and failure of airway management. *Br J Anaesth.* 2012;109(suppl 1):i68-i85.

3. Sahin-Yilmaz A, Naclerio RM. Anatomy and physiology of the upper airway. *Proc Am Thorac Soc.* 2011;8(1):31-39.

4. Ovassapian A. *Fiberoptic Airway Endoscopy in Anesthesia and Critical Care.* New York: Raven Press; 1990.

5. Stackhouse RA. Fiberoptic airway management. *Anesthesiol Clin North Am.* 2002;20(4):933-951.

6. Patil VU, Stehling LC, Zauder HL. *Fiberoptic Endoscopy in Anesthesia.* St. Louis: Mosby; 1983.

7. Isaacs RS, Sykes JM. Anatomy and physiology of the upper airway. *Anesthesiol Clin North Am.* 2002;20(4):733-745.

8. Cook TM, Woodall N, Frerk C. Fourth National Audit Project Major complications of airway management in the UK: results of the fourth national audit project of the royal college of anaesthetists and the difficult airway society. Part 1: anaesthesia. *Br J Anaesth.* 2011;106(5):617-631.

9. Shiga T, Wajima Z, Inoue T, Sakamoto A. Predicting difficult intubation in apparently normal patients: a meta-analysis of bedside screening test performance. *Anesthesiology.* 2005;103(2):429-437.

10. Baker P. Assessment before airway management. *Anesthesiol Clin.* 2015;33(2):257-278.

11. Khan ZH, Mohammadi M, Rasouli MR, et al. The diagnostic value of the upper lip bite test combined with sternomental distance, thyromental distance, and interincisor distance for prediction of easy laryngoscopy and intubation: a prospective study. *Anesth Analg.* 2009;109(3):822-824.

12. Mallampati SR, Gatt SP, Gugino LD, et al. A clinical sign to predict difficult tracheal intubation: a prospective study. *Can Anaesth Soc J.* 1985;32(4):429-434.

13. Samsoon G, Young J. Difficult tracheal intubation: a retrospective study. *Anaesthesia.* 1987;42(5):487-490.

14. Khan ZH, Kashfi A, Ebrahimkhani E. A comparison of the upper lip bite test (a simple new technique) with modified Mallampati classification in predicting difficulty in endotracheal intubation: a prospective blinded study. *Anesth Analg.* 2003;96(2):595-599.

15. El-Ganzouri AR, McCarthy RJ, Tuman KJ, et al. Preoperative airway assessment: predictive value of a multivariate risk index. *Anesth Analg.* 1996;82(6):1197-1204.

16. Bellhouse CP, Dore C. Criteria for estimating likelihood of difficulty of endotracheal intubation with the Macintosh laryngoscope. *Anaesth Intensive Care.* 1988;16(3):329-337.

17. Kheterpal S, Healy D, Aziz MF, et al. Incidence, predictors, and outcome of difficult mask ventilation combined with difficult laryngoscopy: a report from the multicenter perioperative outcomes group. *Anesthesiology.* 2013;119(6):1360-1369.

18. Law JA, Broemling N, Cooper RM, et al. The difficult airway with recommendations for management—part 2—the anticipated difficult airway. *Can J Anesth.* 2013;60(11):1119-1138.

19. Law JA, Broemling N, Cooper RM, et al. The difficult airway with recommendations for management—part 1—difficult tracheal intubation encountered in an unconscious/induced patient. *Can J Anesth.* 2013;60(11):1089-1118.

20. El-Orbany M, Woehlck HJ. Difficult mask ventilation. *Anesth Analg.* 2009;109(6):1870-1880.

21. Benumof JL, Dagg R, Benumof R. Critical hemoglobin desaturation will occur before return to an unparalyzed state following 1 mg/kg intravenous succinylcholine. *Anesthesiology.* 1997;87(4):979-982.

22. Bouroche G, Bourgain JL. Preoxygenation and general anesthesia: a review. *Minerva Anestesiol.* 2015;81(8):910-920.

23. Dixon BJ, Dixon JB, Carden JR, et al. Preoxygenation is more effective in the 25 degrees head-up position than in the supine position in severely obese patients: a randomized controlled study. *Anesthesiology.* 2005;(102):1110-1115.

24. Futier E, Constantin JM, Pelosi P, et al. Noninvasive ventilation and alveolar recruitment maneuver improve respiratory function during and after intubation of morbidly obese patients: a randomized controlled study. *Anesthesiology.* 2011;114(6):1354-1363.

25. Hernandez MR, Klock Jr PA, Ovassapian A. Evolution of the extraglottic airway: a review of its history, applications, and practical tips for success. *Anesth Analg.* 2012;114(2):349-368.

26. Timmermann A. Supraglottic airways in difficult airway management: successes, failures, use and misuse. *Anaesthesia.* 2011;66(suppl 2):45-56.

27. Ramachandran SK, Mathis MR, Tremper KK, et al. Predictors and clinical outcomes from failed laryngeal mask airway unique: a study of 15,795 patients. *Anesthesiology.* 2012;116(6):1217-1226.

28. Wong DT, Yang JJ, Jagannathan N. Brief review: the LMA supreme supraglottic airway. *Can J Anesth J.* 2012;59(5):483-493.

29. Cook T, Howes B. Supraglottic airway devices: recent advances. *Contin Educ Anaesth Crit Care Pain.* 2011;11(2):56-61.

30. Hagberg C. Current concepts in the management of difficult airway. *Anesthesiol News.* 2014;11(1):1-28.

31. Agro F, Frass M, Benumof JL, Krafft P. Current status of the Combitube: a review of the literature. *J Clin Anesth.* 2002;14(4):307-314.

32. Cormack R, Lehane J. Difficult tracheal intubation in obstetrics. *Anaesthesia.* 1984;39(11):1105-1111.

33. McKeen DM, George RB, O'Connell CM, et al. Difficult and failed intubation: incident rates and maternal, obstetrical, and anesthetic predictors. *Can J Anesth.* 2011;58(6):514-524.

34. Griesdale DE, Liu D, McKinney J, Choi PT. Glidescope® video-laryngoscopy versus direct laryngoscopy for endotracheal intubation: a systematic review and meta-analysis. *Can J Anesth.* 2012;59(1):41-52.

35. Aziz MF, Dillman D, Fu R, Brambrink AM. Comparative effectiveness of the C-MAC video laryngoscope versus direct laryngoscopy in the setting of the predicted difficult airway. *Anesthesiology.* 2012;116(3):629-636.

36. Cooper RM. Strengths and limitations of airway techniques. *Anesthesiol Clin.* 2015;33(2):241-255.

37. Paolini J, Donati F, Drolet P. Review article: video-laryngoscopy: another tool for difficult intubation or a new paradigm in airway management?. *Can J Anesth.* 2013;60(2):184-191.

38. Aziz MF, Healy D, Kheterpal S, et al. Routine clinical practice effectiveness of the glidescope in difficult airway management: an analysis of 2,004 glidescope intubations, complications, and failures from two institutions. *Anesthesiology.* 2011;114(1):34-41.

39. Rosenstock CV, Thogersen B, Afshari A, et al. Awake fiberoptic or awake video laryngoscopic tracheal intubation in patients with anticipated difficult airway management: a randomized clinical trial. *Anesthesiology.* 2012;116(6):1210-1216.

40. Serocki G, Neumann T, Scharf E, et al. Indirect videolaryngoscopy with C-MAC D-blade and GlideScope: a randomized, controlled comparison in patients with suspected difficult airways. *Minerva Anestesiol.* 2013;79(2):121-129.

41. Duggan LV, Law JA, Murphy MF. Brief review: supplementing oxygen through an airway exchange catheter: efficacy, complications, and recommendations. *Can J Anesth.* 2011;58(6):560-568.

42. Simmons ST, Schleich AR. Airway regional anesthesia for awake fiberoptic intubation. *Reg Anesth Pain Med.* 2002;27(2):180-192.

43. Sengupta P, Sessler DI, Maglinger P, et al. Endotracheal tube cuff pressure in three hospitals, and the volume required to produce an appropriate cuff pressure. *BMC Anesthesiol.* 2004;4(1):8.

44. Smith KJ, Dobranowski J, Yip G, et al. Cricoid pressure displaces the esophagus: an observational study using magnetic resonance imaging. *Anesthesiology.* 2003;99(1):60-64.

45. Ovassapian A, Salem MR. Sellick's maneuver: to do or not do. *Anesth Analg.* 2009;109(5):1360-1362.

46. Rice MJ, Mancuso AA, Gibbs C, et al. Cricoid pressure results in compression of the postcricoid hypopharynx: the esophageal position is irrelevant. *Anesth Analg.* 2009;109(5):1546-1552.

47. Schaumann N, Lorenz V, Schellongowski P, et al. Evaluation of Seldinger technique emergency cricothyroidotomy versus standard surgical cricothyroidotomy in 200 cadavers. *J Am Soc Anesthesiol.* 2005;102(1):7-11.

48. Kristensen MS, Teoh WH, Baker PA. Percutaneous emergency airway access; prevention, preparation, technique and training. *Br J Anaesth.* 2015;114(3):357-361.

49. Hamaekers A, Henderson J. Equipment and strategies for emergency tracheal access in the adult patient. *Anaesthesia.* 2011;66(suppl 2):65-80.

50. Ross-Anderson DJ, Ferguson C, Patel A. Transtracheal jet ventilation in 50 patients with severe airway compromise and stridor. *Br J Anaesth.* 2011;106(1):140-144.

51. Dhara SS. Retrograde tracheal intubation. *Anaesthesia.* 2009;64(10):1094-1104.

52. Mitchell V, Dravid R, Patel A, et al. Difficult airway society guidelines for the management of tracheal extubation. *Anaesthesia.* 2012;67(3):318-340.

53. Cavallone LF, Vannucci A. Review article: extubation of the difficult airway and extubation failure. *Anesth Analg.* 2013;116(2):368-383.

54. Warner ME, Benenfeld SM, Warner MA, et al. Perianesthetic dental injuries: frequency, outcomes, and risk factors. *Anesthesiology.* 1999;90(5):1302-1305.

55. Hagberg C, Georgi R, Krier C. Complications of managing the airway. *Best Pract Res Clin Anaesthesiol.* 2005;19(4):641-659.

56. Schloss B, Rice J, Tobias JD. The laryngeal mask in infants and children: what is the cuff pressure?. *Int J Pediatr Otorhinolaryngol.* 2012;76(2):284-286.

57. Jagannathan N, Sohn L, Sommers K, et al. A randomized comparison of the laryngeal mask airway supreme and laryngeal mask airway unique in infants and children: does cuff pressure influence leak pressure?. *Pediatr Anesth.* 2013;23(10):927-933.

58. Tobias JD, Schwartz L, Rice J, et al. Cuffed endotracheal tubes in infants and children: should we routinely measure the cuff pressure?. *Int J Pediatr Otorhinolaryngol.* 2012;76(1):61-63.

59. Weiss M, Dullenkopf A, Fischer JE, et al. European Paediatric Endotracheal Intubation Study Group Prospective randomized controlled multi-centre trial of cuffed or uncuffed endotracheal tubes in small children. *Br J Anaesth.* 2009;103(6):867-873.

60. Litman RS, Maxwell LG. Cuffed versus uncuffed endotracheal tubes in pediatric anesthesia: the debate should finally end. *Anesthesiology.* 2013;118(3):500-501.

61. Liu J, Zhang X, Gong W, et al. Correlations between controlled endotracheal tube cuff pressure and postprocedural complications: a multicenter study. *Anesth Analg.* 2010;111(5):1133-1137.

62. Sathyamoorthy M, Lerman J, Lakshminrusimha S, Feldman D. Inspiratory stridor after tracheal intubation with a MicroCuff(R) tracheal tube in three young infants. *Anesthesiology.* 2013;118(3):748-750.

63. Sun Y, Lu Y, Huang Y, Jiang H. Pediatric video laryngoscope versus direct laryngoscope: a meta-analysis of randomized controlled trials. *Pediatr Anesth.* 2014;24(10):1056-1065.

64. Fiadjoe JE, Gurnaney H, Dalesio N, et al. A prospective randomized equivalence trial of the GlideScope cobalt® video laryngoscope to traditional direct laryngoscopy in neonates and infants. *Anesthesiology.* 2012;116(3):622-628.

65. Orliaguet GA, Gall O, Savoldelli GL, Couloigner V. Case scenario: perianesthetic management of laryngospasm in children. *Anesthesiology.* 2012;116(2):458-471.

17 RAQUIANESTESIA, PERIDURAL E CAUDAL

Alan J.R. Macfarlane, Richard Brull
e Vincent W.S. Chan

PRINCÍPIOS

Bloqueios espinhais, peridurais e caudais são coletivamente chamados de *bloqueios neuraxiais centrais*. Existem diferenças técnicas, fisiológicas e farmacológicas significativas entre as técnicas, embora todas resultem em bloqueio isolado ou combinado de fibras simpáticas, sensitivas e motoras. A anestesia espinhal ou raquidiana requer uma quantidade pequena de fármaco para produzir analgesia sensitiva rápida, profunda, reprodutível, porém finita. Em contrapartida, a anestesia peridural progride mais lentamente, em geral é prolongada utilizando-se um cateter e requer maior quantidade de anestésico local, o que pode estar

Os editores e a editora gostariam de agradecer ao Dr. Kenneth Drasner e Merlin D. Larson por contribuírem com este capítulo na edição prévia deste trabalho. Sua contribuição serviu como base para o capítulo atual.

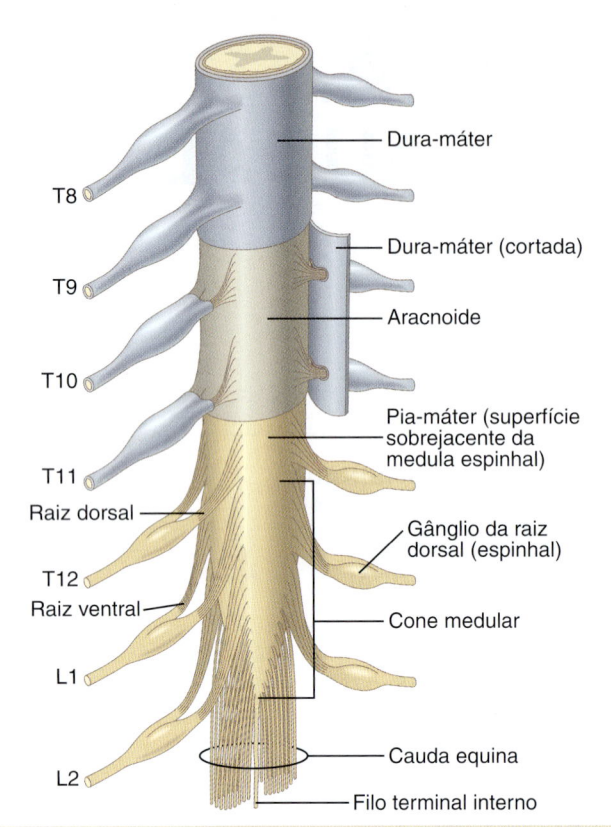

Fig. 17.1 Medula espinhal terminal e cauda equina (De Bridenbaugh PO, Greene NM, Brull SJ. Spinal [subarachnoid] blockade. In Cousins MJ, Bridenbaugh PO, eds. *Neural Blockade in Clinical Anesthesia and Management of Pain*. Philadelphia: Lippincott-Raven; 1998:203-242.)

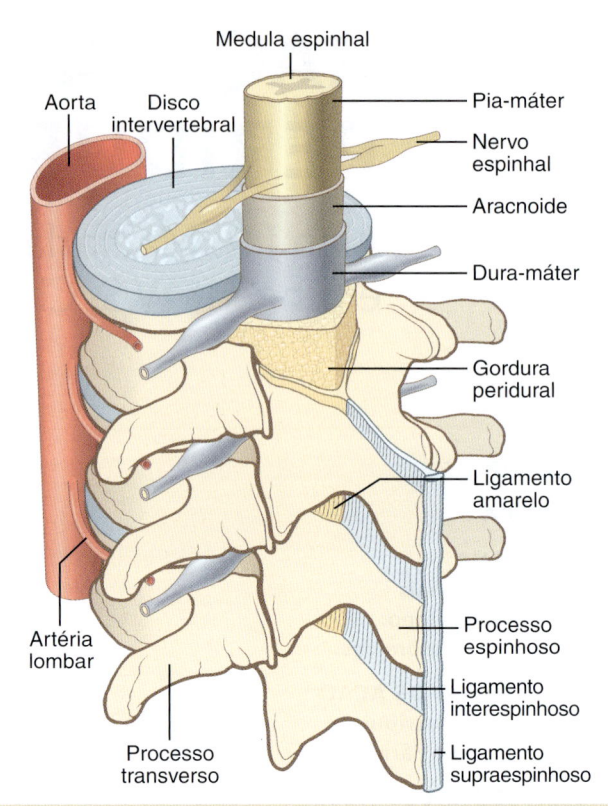

Fig. 17.2 Coluna vertebral em visão oblíqua. (De Afton-Bird G. Atlas of regional anesthesia. In Miller RD, ed. *Miller's Anesthesia*. Philadelphia: Elsevier; 2005.)

associado a efeitos adversos sistêmicos e complicações que não ocorreriam com a anestesia raquidiana. Técnicas de anestesia raquidiana e peridural combinadas obscurecem algumas dessas diferenças, mas adicionam flexibilidade à prática clínica.

PRÁTICA

Bloqueios neuroaxiais são amplamente utilizados em cirurgia, obstetrícia, manejo de dor pós-operatória aguda e alívio da dor crônica. A anestesia espinhal ou peridural com injeção única é bastante utilizada para cirurgia de abdome inferior, órgãos da pelve (p. ex., próstata) e membros inferiores ou para cesarianas. Infusões contínuas por cateter peridural são utilizadas para analgesia obstétrica durante o parto e para proporcionar alívio da dor pós-operatória após cirurgias extensas (p. ex., torácica, abdominal, de membros pélvicos). A analgesia neuroaxial pode reduzir a morbidade pulmonar e possivelmente cardíaca, embora os benefícios relacionados à mortalidade pareçam mínimos.[1-3] Recentemente, os objetivos da analgesia peridural modificaram-se para a facilitação da recuperação após cirurgia *fast-track*. Bloqueios caudais são mais realizados para anestesia e analgesia cirúrgica em crianças (Capítulo 34), bem como

analgesia terapêutica em adultos com dor crônica (Capítulo 44). Cateteres espinhais permanentes de longo prazo podem ser inseridos para manejo de dor crônica maligna e não maligna.

ANATOMIA

A medula espinhal é contínua com o bulbo em seu aspecto proximal e termina distalmente no cone medular, como o filo terminal (extensão fibrosa) e a cauda equina (extensão neural) (Fig. 17.1). Essa terminação distal varia desde L3 em bebês até o bordo inferior de L1 em adultos.

A medula espinhal situa-se dentro da coluna vertebral óssea, circundada por três membranas: do aspecto interno para o externo está a pia-máter, a aracnoide e a dura-máter (Fig. 17.2). O líquido cefalorraquidiano (LCR) está situado no *espaço subaracnóideo (ou intratecal)* entre a pia-máter e a aracnoide. A pia-máter é uma membrana altamente vascularizada que reveste intimamente a medula espinhal e o encéfalo. A aracnoide é uma membrana avascular delicada que funciona como barreira principal contra fármacos que adentram (ou deixam) o LCR.[4] A dura-máter é uma membrana fibroelástica rígida.

O espaço peridural situa-se ao redor da dura-máter, estendendo-se desde o forame magno até o hiato sacral. O espaço é delimitado anteriormente pelo ligamento longitudinal

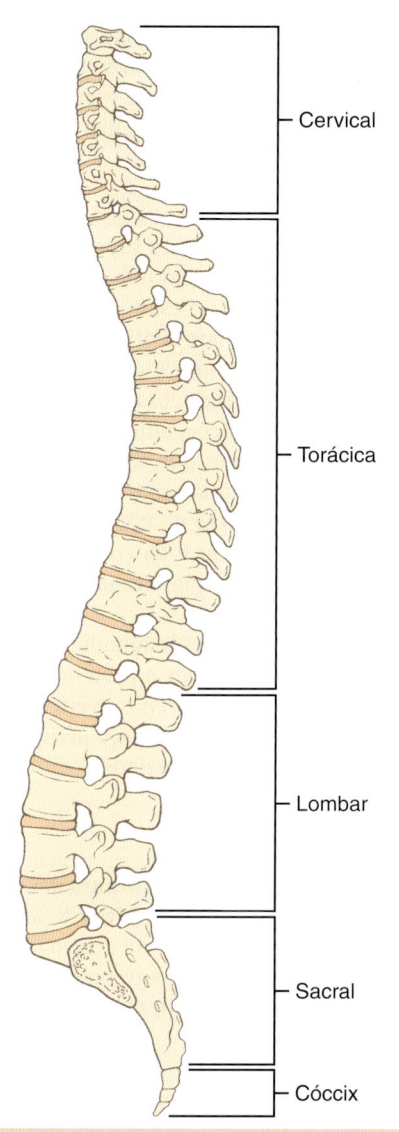

Fig. 17.3 A coluna vertebral em vista lateral exibe quatro curvaturas. (De Covino BG, Scott DB, Lambert DH. *Handbook of Spinal Anaesthesia and Analgesia*. Philadelphia: WB Saunders; 1994:12-24.)

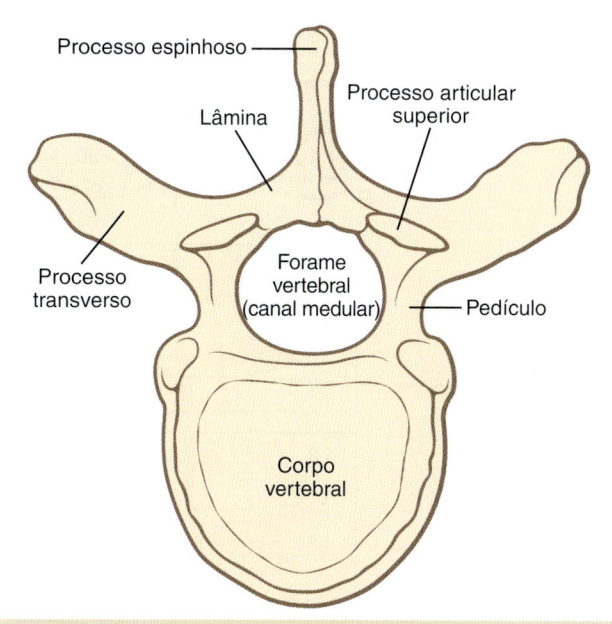

Fig. 17.4 Vértebra torácica típica. (De Covino BG, Scott DB, Lambert DH. *Handbook of Spinal Anaesthesia and Analgesia*. Philadelphia: WB Saunders; 1994.)

posterior, lateralmente pelos pedículos e forames intervertebrais e posteriormente pelo ligamento amarelo. Seu conteúdo inclui raízes nervosas, gordura, tecido areolar, vasos linfáticos e sanguíneos.

O ligamento amarelo (ou ligamento *flavum*) também se estende desde o forame magno até o hiato sacral. Embora seja classicamente referido como um ligamento único, é na verdade composto pelos ligamentos amarelos direito e esquerdo, que se unem para formar um ângulo agudo na linha média com uma abertura ventral (Fig. 17.2).[5] A espessura do ligamento, sua distância da dura-máter e a distância entre pele e dura-máter variam conforme a área do canal vertebral. Este, por sua vez, é triangular com maior área no nível lombar e circular com menor área no nível torácico. Imediatamente posteriores ao ligamento amarelo estão ou as lâminas dos corpos vertebrais ou os ligamentos

interespinhosos (que unem os processos espinhosos). Finalmente, há o ligamento supraespinhoso, que se estende desde a protuberância occipital externa até o cóccix, ligando-se às espinhas vertebrais (Fig. 17.2).

Há sete vértebras cervicais, doze torácicas, cinco lombares e um sacro (Fig. 17.3). O arco vertebral, os processos espinhosos, os pedículos e as lâminas formam os elementos posteriores da vértebra, ao passo que o corpo vertebral forma o elemento anterior (Fig. 17.4). As vértebras são unidas umas às outras anteriormente pelas articulações fibrocartilaginosas com discos centrais que contêm o núcleo pulposo e posteriormente pelas articulações zigapofisárias (facetas). Os processos espinhosos torácicos são mais angulados em sentido caudal, ao contrário da angulação quase horizontal dos processos espinhosos lombares. As diferenças entre os processos espinhosos caudais e lombares são clinicamente importantes para inserção e avanço da agulha (Fig. 17.5).

O canal sacral contém a porção terminal do saco dural, que termina ao nível de S2 nos adultos e mais caudalmente em crianças. O canal sacral também contém um plexo venoso.

Nervos Espinhais

Raízes nervosas dorsais (aferentes) e ventrais (eferentes) fundem-se distalmente ao gânglio da raiz dorsal para formar nervos espinhais (Fig. 17.6). Existem 31 pares de nervos espinhais (oito cervicais, doze torácicos, cinco lombares, cinco sacrais e um coccígeo). Os nervos passam através do forame intervertebral, tornando-se embainhados pela dura-máter, aracnoide e pia-máter, as quais se tornam respectivamente epineuro, perineuro e endoneuro. Fibras

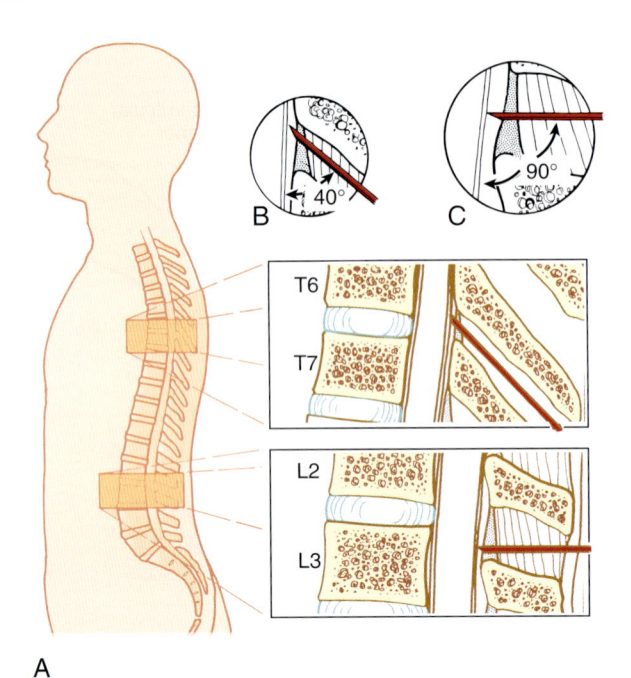

A

Fig. 17.5 Técnica peridural lombar e torácica. O maior ângulo de inserção da agulha durante a cateterização peridural torácica pode proporcionar distância ligeiramente maior de "caminho da agulha" antes de adentrar o espaço peridural (A). Ao contrário da cateterização peridural lombar (B), a distância percorrida é modificada por um ângulo mais perpendicular de inserção da agulha (C). (De Brull R, Macfarlane AJR, Chan VWS. Spinal, epidural, and caudal anesthesia. In Miller RD, Cohen NH, Eriksson LI, et al, eds. *Miller's Anesthesia*. 8th ed. Philadelphia: Saunders Elsevier; 2015:Fig. 56-9.)

simpáticas pré-ganglionares originam-se nas colunas de substância cinzenta intermediolaterais entre T1 e L2 e passam através da raiz nervosa ventral para os gânglios simpáticos paravertebrais e plexos mais distantes (Fig. 17.7).

Aporte Sanguíneo

Duas artérias espinhais posteriores suprem o terço posterior da medula espinhal, enquanto os dois terços anteriores são supridos por uma única artéria espinhal anterior (Fig. 17.8). Uma das maiores artérias anastomóticas que irriga o sistema anterior é a artéria de Adamkiewicz, que emerge da aorta e adentra um forame intervertebral entre T7 e L4 do lado esquerdo. A isquemia do sistema anterior resulta na *síndrome da artéria espinhal anterior*, que se manifesta como lesão de neurônio motor na coluna ventral com deflagração de dor e sensação térmica abaixo do nível afetado. A isquemia pode resultar de um fator ou uma combinação de fatores, incluindo hipotensão, obstrução mecânica, vasculopatia ou hemorragia.

Veias anteriores e posteriores longitudinais comunicam-se com veias radiculares anteriores e posteriores segmentares antes de drenarem para o plexo venoso vertebral interno nos componentes medial e lateral do espaço peridural. Estes, por sua vez, drenam para o sistema ázigos.

Variações Anatômicas

Existem variações de tamanho e estrutura das raízes nervosas espinhais, bem como do volume de LCR, ambos os quais podem contribuir para a variação na qualidade de bloqueio raquidiano, altura e tempo de regressão do bloqueio. Da mesma forma, o espaço peridural é mais segmentado e

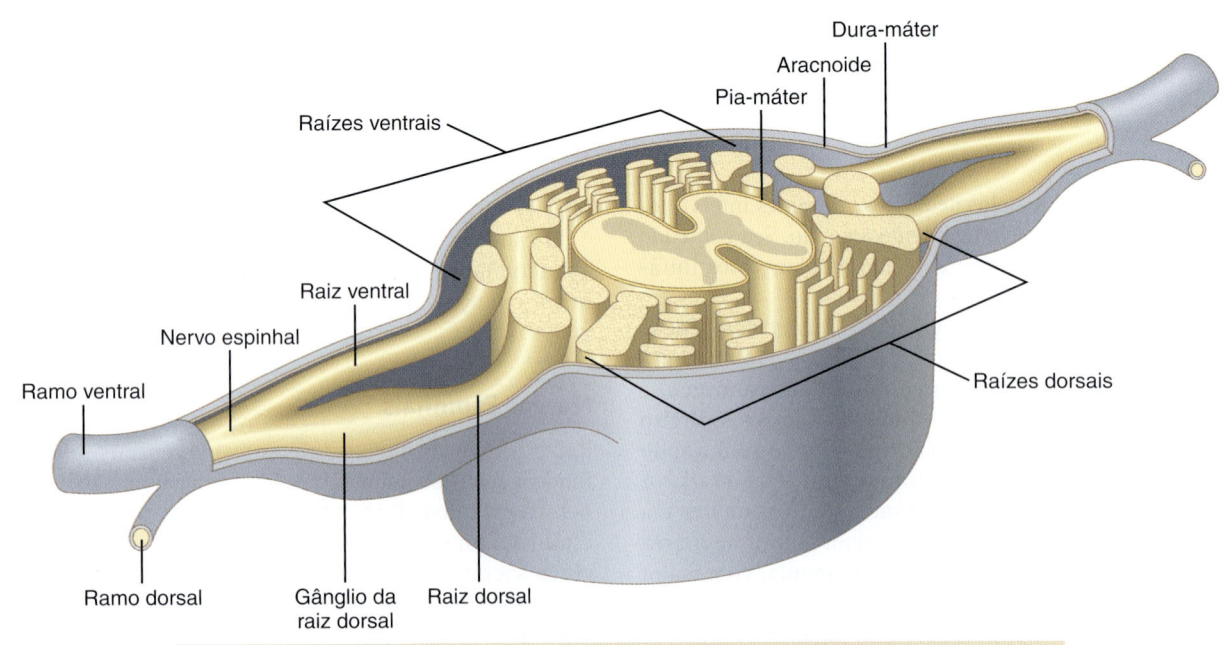

Fig. 17.6 Medula espinhal e raízes nervosas. (De Covino BG, Scott DB, Lambert DH. *Handbook of Spinal Anaesthesia and Analgesia*. Philadelphia: WB Saunders; 1994:19.)

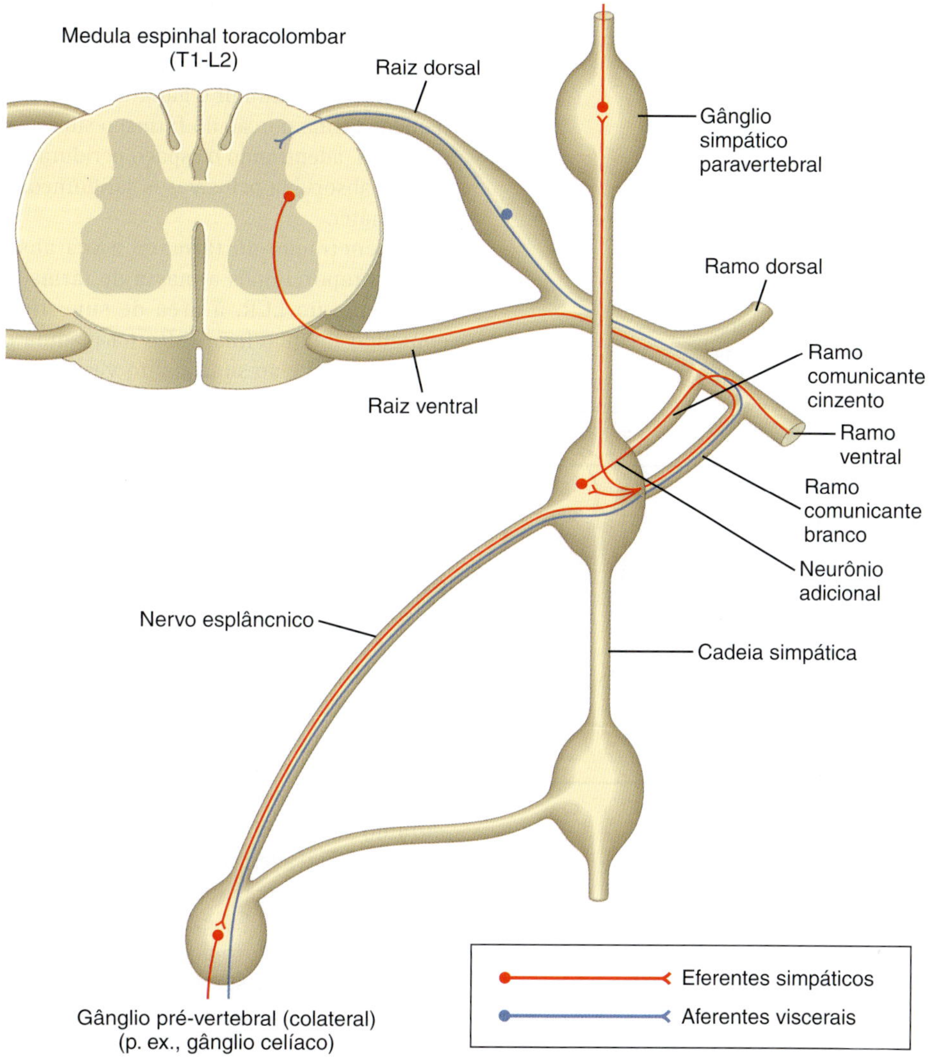

Fig. 17.7 Corpos celulares na porção toracolombar da medula espinhal (T1-L2) originam o sistema nervoso simpático periférico. Fibras eferentes pré-ganglionares correm pela raiz ventral e então pelo ramo comunicante branco para gânglios simpáticos paravertebrais ou para sítios mais distantes, como o gânglio celíaco. Fibras aferentes correm pelo ramo comunicante branco para unir-se a nervos somáticos, que passam através do gânglio dorsal para a medula espinhal.

menos uniforme do que se acreditava anteriormente, o que pode ser um fator que influencia a imprevisibilidade de dispersão do fármaco. Por fim, o conteúdo do espaço peridural também varia e pode interferir no volume necessário de anestésico local.

MECANISMO DE AÇÃO

Anestésicos locais bloqueiam a transmissão nervosa dentro da medula espinhal, das raízes nervosas espinhais e dos gânglios das raízes dorsais. Os nervos do espaço subaracnóideo são facilmente anestesiados, mesmo com doses baixas de anestésico local, comparados aos nervos extradurais, os quais são frequentemente embainhados pela dura-máter (a "manga dural"). A velocidade do bloqueio neural depende do tamanho, da área de superfície e do grau de mielinização das fibras nervosas expostas ao anestésico local. As pequenas fibras simpáticas pré-ganglionares (fibras B, 1 a 3 µm, minimamente mielinizadas) são mais sensíveis ao bloqueio dos anestésicos locais. As fibras C (0,3 a 1 µm, amielinizadas), que conduzem sensação de temperatura fria, são bloqueadas mais prontamente que as fibras sensitivas de dor aguda A-delta (1 a 4 µm, mielinizadas). As fibras A-beta (5 a 12 µm, mielinizadas), que conduzem a sensação do tato, são as últimas fibras sensitivas afetadas pelo bloqueio. As fibras maiores A-alfa motoras (12 a 20 µm, mielinizadas) são as mais resistentes ao bloqueio pelos anestésicos locais.

A regressão ("recuperação") do bloqueio segue a ordem inversa.[6] A altura máxima do bloqueio varia conforme

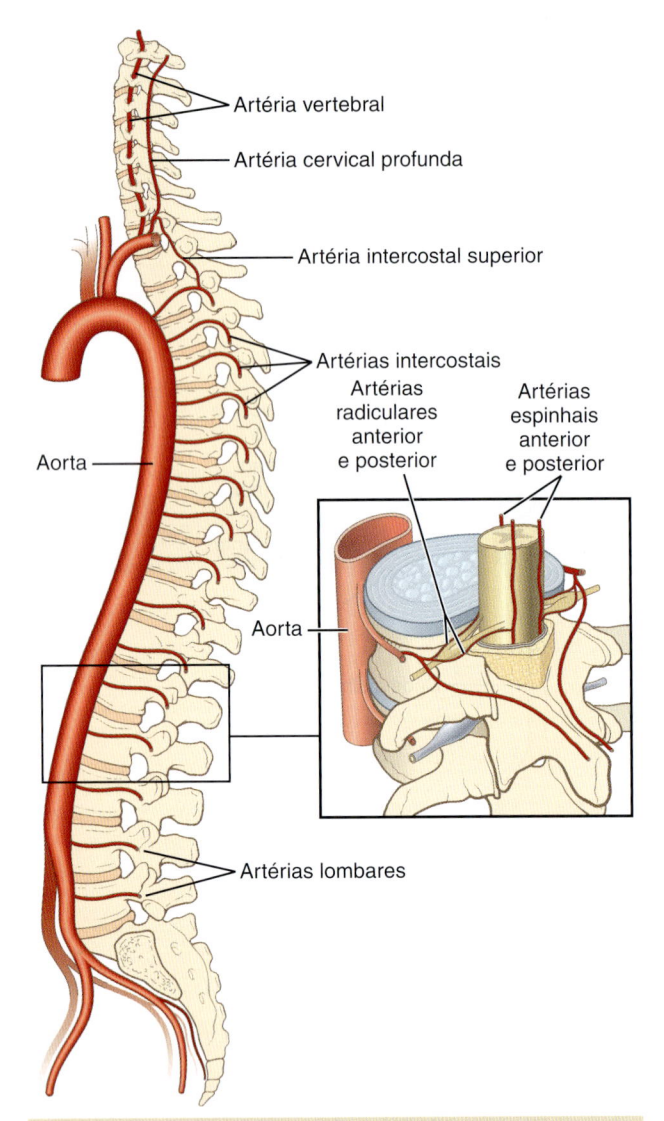

Fig. 17.8 Suprimento arterial da medula espinhal. (Modificado de Covino BG, Scott DB, Lambert DH. *Handbook of Spinal Anaesthesia and Analgesia*. Philadelphia: WB Saunders; 1994:24.)

cada modalidade sensitiva, denominada *bloqueio sensitivo diferencial*. Portanto, a sensação do frio (também um nível aproximado de bloqueio simpático) é mais cranial, em média um a dois segmentos medulares mais alta que o nível de anestesia da dor aguda que, por sua vez, está um ou dois segmentos acima da anestesia da sensação de tato.

Absorção e Distribuição

O anestésico local injetado diretamente no LCR difunde-se de áreas de maior concentração até outros segmentos da medula espinhal.[7] A dispersão rostral, frequentemente denotada dentro de 10 a 20 minutos, relaciona-se ao tempo de circulação do LCR. O anestésico local também se difunde através da pia-máter e penetra através dos espaços de Virchow-Robin (extensões do espaço subaracnóideo que acompanham os vasos sanguíneos que se invaginam na medula a partir da pia-máter) para atingir o gânglio da raiz dorsal mais profundamente. Uma porção do fármaco subaracnóideo difunde-se para fora, adentrando o espaço peridural, ao passo que outra parte é absorvida pelos vasos sanguíneos da pia-máter e da dura-máter.

A penetração do fármaco e sua absorção são diretamente proporcionais à massa de fármaco, à concentração do mesmo no LCR, à área de superfície de contato, ao conteúdo lipídico (mais alto na medula espinhal e nervos mielinizados) e ao suprimento vascular local do tecido, ao passo que são inversamente proporcionais ao tamanho da raiz nervosa.

A absorção e distribuição de fármacos na via peridural são mais complexas. Uma parte do anestésico local injetado (<20%) move-se do espaço peridural para o LCR a fim de exercer seu efeito de bloqueio neural, enquanto outra parte é perdida ou por absorção vascular, por absorção pelo tecido adiposo ou por saída pelo forame intervertebral. Ademais, outra parte do anestésico difunde-se por fluxo de massa circunferencial e longitudinalmente no espaço peridural. Os fatores que podem influenciar a distribuição do anestésico local dentro do espaço peridural são diâmetro reduzido (maior dispersão no espaço torácico), menor complacência do espaço peridural, conteúdo de gordura do espaço diminuído, extravasamento de anestésico diminuído através dos forames intervertebrais (p. ex., em idosos e pacientes com estenose espinhal) e aumento da pressão peridural (p. ex., durante a gestação).[8] A direção da dispersão do fármaco também varia conforme o nível vertebral. Assume sentido mais cranial na região lombar e região torácica inferior e mais caudal após injeção torácica alta.[8]

Eliminação do Fármaco

Não ocorre metabolismo dentro do LCR. A regressão do bloqueio neural resulta de decréscimo da concentração do fármaco no LCR causada pela absorção por tecidos não nervosos e, mais importante, por absorção vascular. O aumento da dispersão expõe o fármaco a uma maior área de absorção vascular, resultando, dessa forma, em menor duração de ação. Anestésicos locais lipossolúveis (p. ex., bupivacaína) ligam-se à gordura peridural para formar um depósito que pode prolongar a absorção vascular.

EFEITOS FISIOLÓGICOS

A anestesia neuroaxial trata-se do bloqueio dos sistemas nervosos simpático e somático (sensitivo e motor). Os efeitos fisiológicos da anestesia peridural são similares aos efeitos da anestesia raquidiana, exceto que os níveis sanguíneos de anestésicos locais atingem concentrações suficientes para produzir efeitos sistêmicos.

Cardiovasculares

O bloqueio de fibras simpáticas periféricas (T1-L2) e cardíacas (T1-T4), bem como a liberação de catecolaminas medulares adrenais, diminui a resistência vascular sistêmica (RVS) e, em menor grau, o débito cardíaco. O grau de redução da pressão arterial com a técnica raquidiana ou com a peridural depende de múltiplos fatores.

Resistência Vascular Sistêmica

As alterações vasodilatadoras dependem tanto do tônus simpático basal (ou seja, o maior tônus simpático do idoso equivale a uma maior alteração hemodinâmica) e da extensão de simpatectomia (isto é, altura do bloqueio). A simpatectomia estende-se tipicamente por dois a seis dermátomos acima do nível de bloqueio sensitivo com a anestesia raquidiana, porém até o mesmo nível com a anestesia epidural.[9] Se ocorrer manutenção do débito cardíaco normal, a RVS deverá diminuir somente 15% a 18% após o bloqueio neuroaxial em pacientes saudáveis normovolêmicos, mesmo com simpatectomia quase total.

Débito Cardíaco

O débito cardíaco é o produto da frequência cardíaca e do volume sistólico, e em geral é mantido ou ligeiramente diminuído durante o período de bloqueio espinhal. A vasodilatação venosa e arterial reduz a pré-carga (retorno venoso) e a pós-carga (RVS), respectivamente. Como 75% da volemia total situa-se no sistema venoso, predomina o efeito da venodilatação, reduzindo o volume sistólico. Mesmo com a resposta compensatória simpática mediada pelos barorreceptores (vasoconstrição e aumento da frequência cardíaca), a redução do retorno venoso e do enchimento atrial direito diminuem a sinalização de mecanorreceptores cronotrópicos intrínsecos do átrio e das grandes veias,[9] causando aumento da atividade parassimpática. As duas respostas opostas resultam em mínima alteração da frequência cardíaca, exceto quando o bloqueio se estende até o nível de T1, no qual serão bloqueadas fibras cardioaceleradoras (juntamente com redução marcante do retorno venoso), podendo resultar em bradicardia severa e até assistolia. O reflexo de Bezold-Jarisch também pode causar bradicardia profunda e colapso circulatório após anestesia raquidiana, em especial quando existe hipovolemia, em cujo caso o menor volume sistólico final do ventrículo esquerdo poderá deflagrar bradicardia mediada por mecanorreceptores.[10]

Fluxo Sanguíneo Coronariano

A diminuição da pressão arterial média é acompanhada por redução do fluxo sanguíneo coronariano. Todavia, pode ser benéfico o bloqueio torácico alto em pacientes com doença cardíaca isquêmica, havendo melhora da função global e regional do miocárdio, bem como reversão das alterações sistêmicas, provavelmente devido à redução da demanda de oxigênio do miocárdio e da pós-carga ventricular esquerda.[11]

Sistema Nervoso Central

A hipotensão induzida pela anestesia espinhal pode diminuir o fluxo sanguíneo cerebral (FSC) em pacientes idosos e pacientes com hipotensão preexistente. Contudo, os estudos que demonstraram redução da perfusão cerebral[12] não observaram alteração pós-operatória da função cognitiva de nenhum dos pacientes. Mesmo diante desses achados, é prudente evitar a hipotensão.

Respiratórios

As alterações de variáveis pulmonares durante o bloqueio neuroaxial são geralmente de baixa importância clínica. Há redução da capacidade vital secundária a uma redução do volume de reserva expiratório relacionada à paralisia dos músculos abdominais necessários para a expiração forçada, sem comprometimento da função do nervo frênico ou do diafragma. Essas alterações são mais marcantes em pacientes obesos e podem afetar pacientes com doença respiratória grave.[13] A parada respiratória pode ocorrer em casos raros, devido à hipoperfusão de centros respiratórios no tronco encefálico, contudo quase sempre desaparece após restabelecimento do débito cardíaco e da pressão arterial.

Gastrointestinais

O bloqueio neuroaxial de T6 a L1 interrompe a transmissão simpática esplâncnica do trato gastrointestinal, resultando em alças contraídas e aumento do peristaltismo devido à atividade parassimpática (vagal) livre. Pode ocorrer náusea e vômito em até 20% dos pacientes. A atropina é eficaz no tratamento da náusea associada à anestesia subaracnóidea extensa (T5).

A anestesia eperidural torácica (AET) apresenta efeito direto dependente da pressão arterial sobre a perfusão intestinal.[14] A correção da hipotensão sistêmica por meio de terapia vasopressora (p. ex., norepinefrina) reverte a má perfusão do cólon. Em contrapartida, a AET pode melhorar o fluxo sanguíneo anastomótico da mucosa de pacientes submetidos a esofagectomia, bem como diminuir a incidência de extravasamento anastomótico após laparotomia emergencial, cirurgias de esôfago e outras intervenções gastrointestinais.

Renais

Apesar da diminuição previsível do fluxo sanguíneo renal que ocorre com o bloqueio neuroaxial, sua importância fisiológica é mínima. A crença de que bloqueios neuroaxiais são causa frequente de retenção urinária é questionável (ver a seção "Complicações" adiante neste capítulo).

INDICAÇÕES

Anestesia Neuroaxial

A anestesia espinhal com injeção única é útil em procedimentos de duração conhecida que envolvem as extremidades inferiores, o períneo, a cintura pélvica ou o abdome inferior. Também pode ser indicada em pacientes que desejam permanecer conscientes ou que apresentam alguma comorbidade, como doença respiratória grave ou via aérea de difícil manejo, as quais aumentam os riscos da anestesia geral. A anestesia peridural permite anestesia cirúrgica mais prolongada quando se faz uso de técnica com cateter peridural. A anestesia espinhal por cateter permanente é menos convencional, mas pode ser útil quando a inserção de um cateter peridural é dificultosa, ou quando há doença cardíaca grave, em cujo caso a confiabilidade da anestesia por injeção única deverá ser combinada com aumento da dosagem de forma hemodinamicamente estável.

Analgesia Neuroaxial

Anestésicos administrados por via intratecal ou peridural combinados com aditivos, como opioides, ou opioides isolados, podem fornecer analgesia pós-operatória de excelente qualidade e duração prolongada durante o parto[15] (Capítulo 33), durante e após cirurgia de artroplastia total do quadril[16] ou joelho (Capítulo 32), em laparotomias[18] e toracotomias[19] e, de forma crescente, em cirurgias cardíacas (Capítulo 25).[20] Também podem ser utilizados no manejo da dor crônica (Capítulo 44).

CONTRAINDICAÇÕES

Absolutas

Os problemas mais importantes incluem recusa pelo paciente, sepse localizada e alergia a quaisquer fármacos administrados. A incapacidade do paciente de se manter imóvel durante a punção (que pode expor estruturas a uma lesão traumática),[12] bem como o aumento da pressão intracraniana (que pode em teoria predispor à herniação de tronco encefálico)[22] podem ser contraindicações absolutas à técnica neuroaxial.

Relativas

Contraindicações relativas podem ser abordadas por sistema e devem ser comparadas com os potenciais benefícios do bloqueio neuroaxial.

Neurológicas
Mielopatia ou Neuropatia Periférica
Embora nunca tenha sido demonstrado que o déficit neurológico central ou periférico preexistente aumente a suscetibilidade à lesão após anestesia ou analgesia neuroaxial (fenômeno da dupla compressão), deve-se considerar a relação risco-benefício de se realizarem técnicas neuroaxiais, especialmente em pacientes com doenças neurológicas centrais ou periféricas preexistentes, como esclerose múltipla (EM) ou polineuropatia diabética. A dor crônica na região inferior das costas sem déficit neurológico não é contraindicação ao bloqueio neuroaxial.

Estenose Espinhal
Existe associação entre a presença de estenose espinhal e lesão nervosa após técnicas de anestesia neuroaxial,[23] contudo a relativa contribuição dos fatores cirúrgicos e do histórico natural da doença espinhal em si é desconhecida.

Cirurgia Espinhal
A cirurgia espinhal prévia não predispõe pacientes a maiores riscos de complicações neurológicas.[23] Contudo, diante da presença de tecido cicatricial, aderências, próteses ou enxertos ósseos, o acesso da agulha ao LCR ou ao espaço peridural, bem como a inserção de cateter peridural, podem ser dificultosos ou impossíveis. Ademais, a dispersão resultante do anestésico local no LCR ou no espaço peridural pode ser, em particular, imprevisível e incompleta.

Esclerose Múltipla
Pacientes com EM podem ser mais sensíveis a anestésicos locais neuroaxiais e demonstrar bloqueio motor e sensitivo mais prolongado. As associações entre a anestesia peridural e a exacerbação dos sintomas de EM não possuem embasamento em evidências.[24]

Espinha Bífida
Dependendo da severidade do defeito da tuba neural, pode haver aumento do potencial para lesão traumática da medula espinhal causada pela agulha. A dispersão do anestésico local no LCR e espaço peridural (quando presente) pode ser notavelmente variável. Em quaisquer dessas circunstâncias, é preciso primeiro realizar avaliação do estado neurológico e registrá-lo juntamente com a documentação da discussão de riscos e benefícios.

Cardíacas (Capítulo 25)
Estenose Aórtica ou Débito Cardíaco Fixo
A potencial redução rápida e significativa da RVS causada pela anestesia espinhal é, em teoria, um risco para pacientes com dependência de pré-carga, podendo reduzir de forma perigosa a perfusão coronariana.[25] Diante da presença de estenose aórtica, a anestesia neuroaxial deve ser considerada com base em fatores individuais do paciente no contexto de severidade da doença, função ventricular esquerda e urgência do caso. A anestesia por cateter neuroaxial com doses baixas intermitentes de anestésico local pode permitir melhor controle hemodinâmico.

Hipovolemia

Uma resposta hipotensiva exagerada pode ocorrer devido aos efeitos vasodilatadores.

Hematológicas

Tromboprofilaxia e Anticoagulantes

Casos catastróficos de hematoma espinhal com paralisia associados à heparina de baixo peso molecular (HBPM) já foram relatados. A Tabela 17.1 reproduz um resumo das diretrizes da American Society of Regional Anesthesia and Pain Medicine (ASRA) e outras sociedades profissionais com relação a técnicas neuroaxiais (incluindo a remoção de cateter) em pacientes sob terapia antitrombótica ou trombolítica.

Coagulopatia Hereditária

Complicações hemorrágicas secundárias a técnicas neuroaxiais parecem infrequentes em pacientes com hemofilia, doença de von Willebrand ou púrpura trombocitopênica conhecidas quando os níveis dos fatores são maiores que 0.5 UI/mL para o fator VIII, fator de von Willebrand e atividade do cofator de ristocetina, ou quando a contagem de plaquetas é maior que 50×10^9/L antes da realização do bloqueio. Os valores mínimos seguros para níveis de fatores de coagulação e contagem de plaquetas em anestesia neuroaxial permanecem indefinidos tanto em populações obstétricas quanto gerais.[26]

Infecção

Existem preocupações teóricas acerca da disseminação iatrogênica no neuroeixo em casos de infecção sistêmica, particularmente quando se mantém cateter *in situ*. Esses casos, juntamente com a vasodilatação profunda, podem ser motivo suficiente para se evitar realizar técnicas neuroaxiais em pacientes com bacteremia significativa ou choque séptico. Alguns anestesistas evitam técnicas neuroaxiais em pacientes febris, embora a punção lombar seja um componente crítico a ser pesquisado quando há febre de origem desconhecida. Pacientes com evidência de infecção sistêmica podem ser submetidos com segurança à anestesia neuroaxial quando a terapia antibiótica houver demonstrado resposta.[27]

ANESTESIA ESPINHAL

Fatores que Afetam a Altura do Bloqueio

Os níveis de dermátomos necessários a diversos procedimentos cirúrgicos encontram-se delineados na Figura 17.9. Estruturas intra-abdominais como o peritônio (T4), a bexiga (T10) e o útero (T10) possuem inervação segmentar espinhal que pode ser muito mais cranial do que a incisão de pele correspondente utilizada para operar essas estruturas. Fatores relacionados aos fármacos, aos pacientes e aos procedimentos podem afetar a distribuição do anestésico local dentro do espaço intratecal,[28] embora não sejam todos controláveis pelo anestesista, o que gera significativa variabilidade interpaciente (Tabela 17.2). De maneira geral, os fatores mais importantes são a dose, a baricidade e o posicionamento do paciente.

Fatores Relacionados ao Fármaco

Baricidade

A baricidade é a razão entre a densidade da solução anestésica local e a densidade do LCR. Sua definição é convencionalmente realizada a 37 °C porque a densidade varia inversamente à temperatura. A bupivacaína 0,5 % pura, por exemplo, pode ser isobárica a 24 °C, porém é ligeiramente hipobárica a 37 °C. A densidade do LCR é 1,00059 g/L. Soluções anestésicas locais que possuem a mesma densidade do LCR são denominadas *isobáricas*, enquanto soluções com densidade superior à do LCR chamam-se *hiperbáricas* e com densidade inferior à do LCR *hipobáricas*. Dextrose e água estéril, em geral, são adicionados para tornar as soluções anestésicas locais hiperbáricas ou hipobáricas, respectivamente. Soluções hiperbáricas apresentam dispersão mais previsível,[29] movendo-se preferencialmente às regiões dependentes do canal espinhal. Soluções hipobáricas dispersam-se a regiões não dependentes, ao passo que soluções isobáricas tendem a não sofrer influência de forças gravitacionais. A administração de um anestésico local hiperbárico a pacientes posicionados em decúbito lateral irá, portanto, afetar preferencialmente o lado dependente. As curvaturas naturais da coluna vertebral influenciam a dispersão do anestésico local em pacientes posicionados na posição supina imediatamente após administração intratecal. Anestésicos locais hiperbáricos injetados no nível de L3-L4 ou L4-L5 distribuir-se-ão desde a altura da lordose lombar até a depressão da cifose torácica, resultando em maior nível de efeito anestésico comparado à injeção de soluções isobáricas ou hipobáricas.[28]

Dose, Volume e Concentração

A dose, o volume e a concentração estão intrinsecamente interligados (volume $\times$ concentração = dose), mas a dose é o determinante mais confiável da dispersão do anestésico local (e, portanto, da altura do bloqueio) de soluções isobáricas e hipobáricas.[30] Injeções de anestésicos locais hiperbáricos sofrem influência primariamente da baricidade.

A escolha do anestésico local ou do aditivo (que não opioides) não interfere com a dispersão se todos os outros fatores forem controlados. Opioides podem aumentar a dispersão média,[28] possivelmente como resultado de potencialização das extremidades da dispersão em que o bloqueio do anestésico local isolado teria sido subclínico.[31]

Fatores Relacionados ao Paciente

Muitos fatores relacionados ao paciente podem influenciar o número de níveis espinhais anestesiados (bloqueados) por uma técnica espinhal. Esses fatores incluem extremos de altura (pacientes altos ou baixos), peso (magros ou obesos) e idade (crianças ou idosos), além do sexo. Dentro da faixa de adultos "de tamanho normal", a altura do paciente não afeta a dispersão da anestesia espinhal. Todavia, o comprimento da coluna vertebral, que é relacionado à dispersão do anestésico local, deve influenciar a dose.

Embora a pressão do LCR seja razoavelmente constante, o volume de LCR varia entre pacientes, o que influencia o pico de altura e regressão do bloqueio.[32] Ainda que a

Tabela 17.1 Anestesia Neuroaxial[a] no Paciente Recebendo Tromboprofilaxia

Fonte	Medicações Antiplaquetárias	HNF Subcutânea	HNF Intravenosa	HBPM
German Society for Anaesthesiology and Intensive-Care Medicine[b]	AINEs: sem contraindicação; suspender HPBM, fondaparinux 36-42 h. Tienopiridinas e GPIIb/IIIa são contraindicadas	Inserção de agulha 4 h após a heparina; heparina 1 h após inserção da agulha ou remoção do cateter	Inserção da agulha e/ou remoção do cateter 4 h após descontinuação da heparina, heparinizar 1 h após técnica neuroaxial; adiar cirurgia de revascularização por 12 h em caso de trauma	Técnica neuroaxial 10-12 h após HBPM; próxima dose 4 h após inserção da agulha ou cateter. Adiar bloqueio por 24 h após dose terapêutica
Belgian Association for Regional Anesthesia[c]	AINEs: sem contraindicação. Descontinuar ticlopidina 14 d, clopidogrel 7 d, inibidores da GPIIb/IIIa 8-48 h de antecedência	Não discutido	Heparinizar 1 h após técnica neuroaxial. Remover cateter durante TTPa normal; re-heparinizar após 1 h	Técnica neuroaxial 10-12 h após HBPM; próxima dose 4 h após inserção da agulha ou cateter. Adiar bloqueio por 24 h após dose terapêutica
American Society of Regional Anesthesia and Pain Medicine	AINEs: sem contraindicação. Descontinuar ticlopidina 14 d, clopidogrel 7 d, inibidores da GPIIb/IIIa 8-48 h de antecedência	Sem contraindicação com dosagem duas vezes ao dia e dose total <10.000 U, considerar adiar a heparina até depois do bloqueio em casos de dificuldade antecipada da técnica. A segurança do bloqueio neuroaxial em pacientes que recebem dose superior a 10.000 unidades de HNF diária, ou dosagem de HNF duas vezes ou mais ao dia não foi estabelecida.	Heparinizar 1 h após técnica neuroaxial, remover cateter 2-4 h após última dose de heparina; adiamento não obrigatório caso haja trauma	Dosagem duas vezes ao dia: HBPM 24 h após cirurgia, independentemente da técnica; remover cateter neuroaxial 2 h antes da primeira dose de HBPM. Dosagem uma vez ao dia: segundo as diretrizes europeias, PORÉM sem fármacos adicionais que alteram hemostasia. Dose terapêutica: adiar bloqueio por 24 h
American College of Chest Physicians[d]	AINEs: sem contraindicação. Descontinuar clopidogrel 7 d antes do bloqueio neuroaxial	Inserção da agulha 8-12 h após a dose; dose subsequente 2 h após bloqueio ou retirada do cateter	Inserção da agulha adiada até que o efeito anticoagulante seja mínimo	Inserção da agulha 8-12 h após a dose; dose subsequente 2 h após bloqueio ou retirada do cateter. Cateter permanente seguro com dosagem duas vezes ao dia. Dose terapêutica: adiar bloqueio por 18+ h

TTPa, Tempo de tromboplastina parcial ativada; *GPIIb/IIIa*, glicoproteína IIb/IIIa; *HBPM*, heparina de baixo peso molecular; *AINEs*, anti-inflamatórios não esteroidais; *HNF*, heparina não fracionada.

[a]Para pacientes submetidos a bloqueio de plexo ou periférico profundo, recomenda-se seguir as diretrizes da American Society of Regional Anesthesia (ASRA) para técnicas neuroaxiais.

[b]*Modificado da German Society for Anaesthesiology and Intensive-Care Medicine Consensus Guidelines.*

[c]*Modificado da Belgian Association for Regional Anesthesia.* Equipe de trabalho em anticoagulantes e bloqueios nervosos centrais.

[d]*Modificado do American College of Chest Physicians.*

De Horlocker TT, Wedel DJ, Rowlingson JC, et al. Regional Anesthesia in the Patient Receiving Antithrombotic or Thrombolytic Therapy American Society of Regional Anesthesia and Pain Medicine Evidence-Based Guidelines (Third Edition). *Reg Anesth Pain Med.* 2010;35(1):64-101.

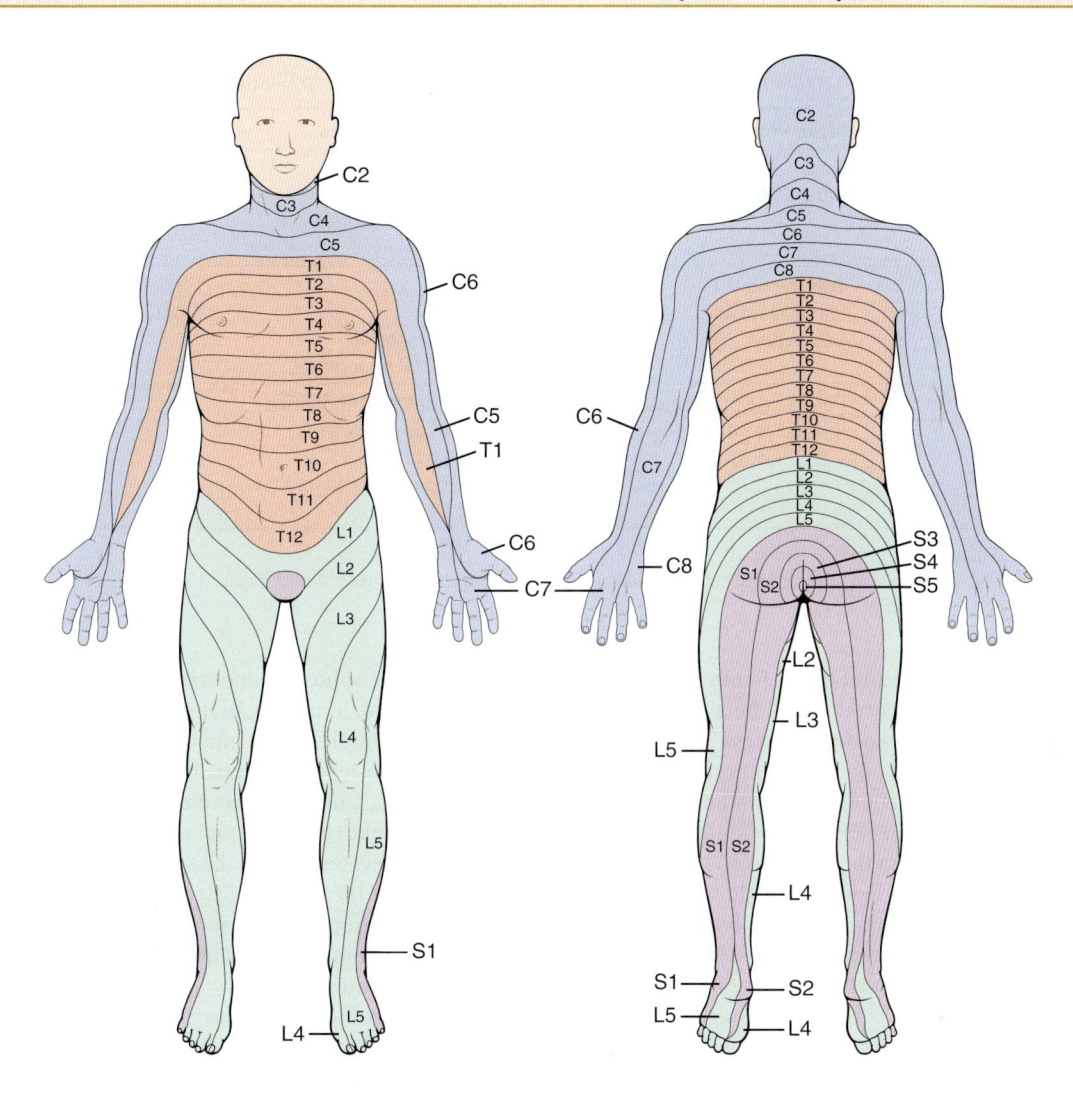

Nível sensorial de anestesia necessário para procedimentos cirúrgicos

Nível sensorial	Tipo de cirurgia
S2-S5	Hemorroidectomia
L2-L3 (joelho)	Cirurgia do pé
L1-L3 (ligamento inguinal)	Cirurgia da extremidade inferior
T10 (umbigo)	Cirurgia do quadril Ressecção prostática transuretral Parto vaginal
T6-T7 (processo xifoide)	Cirurgia abdominal inferior Apendectomia
T4 (mamilo)	Cirurgia abdominal superior Cesariana

Fig. 17.9 Áreas de inervação sensitiva por nervos espinhais e nível sensorial necessário para diversos procedimentos cirúrgicos. Note que os nervos torácicos inervam o tórax e abdome, enquanto os nervos lombares e sacrais inervam o membro inferior. (Modificado de Veering BT, Cousins MJ. Epidural neural blockade. In Cousins MJ, Bridenbaugh PO, Carr DB, Horlocker TT, eds. *Neural Blockade in Clinical Anesthesia and Management of Pain*. Philadelphia: Lippincott-Raven; 2009:241-295.)

Tabela 17.2	Fatores que Afetam a Distribuição Espinhal do Anestésico Local e Altura do Bloqueio		
Fatores	**Mais Importantes**	**Menos Importantes**	**Sem Importância**
Fatores relacionados ao fármaco	Dose Baricidade	Volume Concentração Temperatura da injeção Viscosidade	Aditivos que não opioides
Fatores relacionados ao paciente	Volume do LCR Idade avançada Gestação	Peso Altura Anatomia espinhal Pressão intra-abdominal	Menopausa Sexo
Fatores relacionados ao procedimento	Posição do paciente Injeção peridural pós-espinhal	Nível da injeção (hipobárica mais que hiperbárica) Correntes de fluido Direção do orifício da agulha Tipo de agulha	

LCR, Líquido cefalorraquidiano.
Modificado de Greene NM. Distribution of local anesthetic solutions within the subarachnoid space. *Anesth Analg*. 1985;64(7):715-730.

altura do bloqueio varie indiretamente com o volume do LCR, este por si só não se correlaciona bem com medidas antropomórficas simples, exceto pelo peso corpóreo.[32] A maior massa abdominal dos pacientes obesos, bem como a gordura peridural possivelmente aumentada, podem em teoria diminuir o volume do LCR, aumentando a dispersão do anestésico local e a altura do bloqueio.[33]

A densidade do LCR varia dependendo do sexo, do estado de menopausa e gestação (Capítulo 33), embora a relevância clínica desses fatores provavelmente não seja grande.

A idade avançada está associada a aumento da altura do bloqueio (Capítulo 35). Em pacientes idosos, o volume do LCR diminui, ao passo que sua gravidade específica aumenta. Ademais, as raízes nervosas são mais sensíveis a anestésicos locais na população idosa.

Na posição lateral, os ombros dos homens, que são relativamente mais largos que os quadris, fazem com que a cabeça esteja mais elevada nessa posição, ao passo que ocorre o oposto em mulheres. Apesar desse fato, não está elucidado se homens de fato apresentam menor dispersão cranial comparados a mulheres em posição lateral.

Variações da coluna vertebral como a escoliose podem dificultar a inserção da agulha quando o paciente está em posição supina, porém com pouco efeito sobre a dispersão do anestésico. A cifose, todavia, pode afetar a dispersão da solução hiperbárica no paciente supino.

A dispersão do anestésico local é potencializada por alterações da lordose lombar durante a gestação, bem como pelo volume e a densidade do LCR, pela presença de gêmeos comparados a feto único, pelo aumento da pressão intra-abdominal (possivelmente) e por aumento da sensibilidade neuronal mediado pela progesterona (Capítulo 33).

Fatores Relacionados ao Procedimento

A dispersão do anestésico local dentro do espaço subaracnóideo parece cessar 20 a 25 minutos após a injeção; portanto, o posicionamento do paciente é mais importante durante esse período, particularmente nos primeiros minutos. Embora a inclinação com a cabeça elevada em 10 graus possa reduzir a dispersão de soluções hiperbáricas sem comprometimento hemodinâmico, a inclinação inversa nem sempre aumenta a dispersão da bupivacaína hiperbárica. A flexão dos quadris associada à posição de Trendelenburg atenua a lordose lombar e aumenta a dispersão cranial de soluções hiperbáricas.[34] O "bloqueio em sela", no qual somente as raízes de nervos sacrais são anestesiadas, pode ser realizado com dose baixa de anestésico local hiperbárico, enquanto o paciente permanece sentado por até 30 minutos. A altura do bloqueio é mais extensa com soluções hipobáricas quando são administradas a pacientes sentados.

O tipo específico de agulha e a orientação do bisel podem afetar a qualidade do bloqueio. No caso de soluções hipobáricas, o alinhamento do bisel em direção cranial com a agulha de Whitacre produz maior dispersão, o que não ocorre com a agulha de Sprotte.[35] A orientação do bisel não parece afetar a dispersão de soluções hiperbáricas. Quando o bisel da agulha é direcionado para um lado (utilizando anestésico hiperbárico), obtém-se bloqueio unilateral mais pronunciado também com a agulha de Whitacre, comparada à agulha de Quincke.[36]

O nível da injeção não afeta a altura do bloqueio com soluções hiperbáricas. Já com soluções hipobáricas, a altura é geralmente maior quanto mais cranial for a injeção.[37] A velocidade da injeção e a barbotagem (aspiração de LCR e reinjeção repetidas) de soluções isobáricas e hiperbáricas não se demonstraram capazes de afetar a altura do bloqueio. A injeção de anestésico local ou solução salina no espaço peridural após anestesia espinhal aumenta a altura do bloqueio, o que é discutido mais adiante.

Duração do Bloqueio

A duração é afetada primariamente pela dose,[38] pelas propriedades intrínsecas do anestésico local (que afetam a eliminação do anestésico do espaço subaracnóideo) e pelo emprego de aditivos (quando aplicável). Soluções hiperbáricas possuem duração de ação mais curta comparadas a soluções isobáricas.[38]

| **Tabela 17.3** | Dose, Altura do Bloqueio, Tempo de Latência e Duração de Anestésicos Espinhais Comumente[a] Utilizados |

Mistura de Anestésico Local	Dose (mg)			Duração (min)		
	Até T10	**Até T4**	**Sem Aditivo**	**Epinefrina (0,2 mg)**	**Latência (min)**	
Lidocaína 5% (com/sem dextrose)	40-75	75-100	60-150[b]	20-50%	3-5	
Mepivacaína 1,5% (sem dextrose)	30-45[c]	60-80[d]	120-180[e]	-	2-4	
Cloroprocaína 3% (com/sem dextrose)	30-40	40-60	40-90[f]	N/R	2-4	
Bupivacaína 0,5-0,75% (sem dextrose)	10-15	12-20	130-230[g]	20-50%	4-8	
Levobupivacaína 0,5% (sem dextrose)	10-15	12-20	140-230[g]	-	4-8	
Ropivacaína 0,5-1% (com/sem dextrose)	12-18	18-25	80-210[h]	-	3-8	

Note que a duração depende de como é mensurada a regressão do bloqueio, que varia amplamente entre estudos.
N/R, Não recomendado.
[a]A lidocaína não é comumente utilizada nos dias atuais.
[b]Regressão a T12.
[c]Note que o pico com essas doses foi T12, não em todos os casos.
[d]A mediana do pico de altura do bloqueio nesse estudo com 60 mg foi T5, não T4.
[e]Regressão a S1 para duração do bloqueio.
[f]Regressão a L1.
[g]Regressão a L2.
[h]Regressão a S2.
De Brull R, Macfarlane AJR, Chan VWS. Spinal, peridural, and caudal anesthesia. In Miller RD, Cohen NH, Eriksson LI, et al, eds. *Miller's Anesthesia*. 8. ed. Philadelphia: Saunders Elsevier; 2015:1696, Table 56-4.

Farmacologia

Os efeitos clínicos dos anestésicos locais intratecais são mediados pela absorção e distribuição do fármaco dentro do LCR, bem como sua eliminação. Essas variáveis, por sua vez, são reguladas em parte pelo pKa (constante de ionização e dissociação), pela lipossolubilidade e pela ligação da solução anestésica local a proteínas. Além de sua estrutura farmacológica (isto é, amidas ou ésteres), anestésicos locais são geralmente classificados segundo a duração de ação. A escolha e dose do anestésico local dependem tanto da duração esperada quanto da natureza da cirurgia (localização, ambulatório). A Tabela 17.3 demonstra vários anestésicos locais comumente utilizados para anestesia espinhal, com doses, tempo de latência e duração de ação correspondentes.

Anestésicos Locais de Ação Curta e Intermediária

A *Procaína* é um anestésico local do tipo éster e é um dos mais antigos anestésicos espinhais. Não é muito utilizada porque possui incidência de insucesso mais frequente comparada à lidocaína, além de significativa ocorrência de náusea e tempo de recuperação mais lento.

A *cloroprocaína* é um éster de ação ultracurta que sofre rápida metabolização pela pseudocolinesterase, com mínimos efeitos sistêmicos ou fetais. A cloroprocaína sem conservantes é de interesse em cirurgia ambulatorial devido à sua anestesia espinhal confiável de curta duração,[39] com tempo de recuperação mais rápido comparada a procaína, lidocaína e bupivacaína. Sintomas neurológicos transitórios (SNT) podem ocorrer, embora com incidência consideravelmente menor (0,6%) em comparação com a lidocaína (14%).[40]

A *articaína* é um éster metabolizado por colinesterases inespecíficas que tem sido amplamente utilizado para bloqueios nervosos em odontologia. Não foi empregada em anestesia espinhal.

A *lidocaína* é um anestésico local do tipo amida hidrossolúvel e com pouca ligação a proteínas que apresenta início de ação rápido e duração intermediária. Devido a uma associação com lesão neural permanente e SNT (os quais são discutidos posteriormente na seção "Complicações"), sua utilização por via intratecal tem decaído.

A *prilocaína* é um anestésico local do tipo amida com duração de ação intermediária. Sua associação com SNT é rara, podendo ser utilizada em cirurgias ambulatoriais (Capítulo 37). Em doses mais altas (>600 mg; não utilizadas em anestesia espinhal), a prilocaína pode resultar em metemoglobinemia.

A *mepivacaína* é um anestésico local do tipo amida, e a incidência de SNT com seu uso na forma hiperbárica demonstrou-se similar à da lidocaína.[40] A ocorrência de SNT é menor com a preparação isobárica.

Anestésicos Locais de Ação Longa

A *tetracaína* é um anestésico local do tipo éster comercializado em forma de cristais ou como solução isobárica a 1%. É possível criar uma preparação 0,5% hiperbárica para cirurgias perineais e abdominais. A tetracaína é geralmente utilizada em combinação com um aditivo vasoconstritor porque sua duração com uso isolado pode não ser confiável. Embora essas combinações possam promover anestesia de até 5 horas, a adição de fenilefrina, em particular, já foi associada a SNT.

A *bupivacaína* é uma amida com alta ligação a proteínas que apresenta início de ação lento devido a seu alto pKa e duração de ação de 2,5 a 3 horas.[41] Doses baixas em torno de 4 a 5 mg são utilizadas em procedimentos ambulatoriais.[42] A bupivacaína raramente é associada a SNT.

A *levobupivacaína* é o enantiômero S(–) puro da bupivacaína racêmica. Embora sua potência pareça ser ligeiramente menor que a da bupivacaína, a maior parte dos estudos clínicos que utilizaram doses idênticas de levobupivacaína e bupivacaína não observou diferenças significativas na eficácia clínica para anestesia espinhal. A levobupivacaína é menos cardiotóxica que a bupivacaína, embora este seja um risco apenas teórico da anestesia espinhal.

A *ropivacaína* é outro anestésico local do tipo amida com alta ligação a proteínas. Por apresentar pKa igual ao da bupivacaína (8,1), também possui início de ação lento e duração longa, embora seja menos potente. As vantagens propostas da ropivacaína por via raquidiana foram a menor cardiotoxicidade e maior diferenciação entre bloqueio motor e sensitivo, resultando em menor bloqueio motor. Quando administrada em dose equivalente à da bupivacaína, ocorre bloqueio motor discretamente menor e recuperação mais precoce com a ropivacaína.[43]

Aditivos Espinhais

Diversos fármacos podem exercer efeito direto analgésico sobre a medula espinhal e as raízes nervosas, ou prolongar a duração do bloqueio sensitivo e motor. A coadministração desses fármacos com frequência permite redução da dose de anestésico local, com a vantagem de se poupar o bloqueio motor e promover recuperação mais rápida, produzindo o mesmo grau de analgesia.

Opioides adicionados ao LCR são complexos, devido à combinação da ativação direta de receptores opioides da coluna dorsal da medula, ativação de receptores opioides cerebrais após transporte pelo LCR e efeitos centrais sistêmicos devidos à absorção vascular. O efeito em cada local depende tanto da dose administrada quanto das propriedades do opioide, em especial sua lipossolubilidade. Fármacos altamente lipossolúveis como o fentanil e o sufentanil apresentam tempo de latência e duração de ação mais curtos comparados a opioides hidrossolúveis. A maior lipossolubilidade também resulta em rápida absorção para vasos sanguíneos (com efeito sistêmico resultante) e tecido adiposo. A dispersão de opioides lipossolúveis dentro do LCR é, portanto, mais limitada que a de opioides hidrossolúveis, como a morfina (sem conservantes), que demonstra maior dispersão resultante de menor absorção e eliminação do LCR. Dessa forma, opioides hidrossolúveis apresentam risco mais frequente de depressão respiratória tardia. A extensão do tecido nervoso e absorção vascular também afetam a potência dos opioides administrados por via intratecal. Por exemplo, a potência relativa intratecal-intravenosa da morfina é de 200:1 a 300:1, ao passo que para o fentanil é de apenas 10:1 a 20:1.[44] Outros efeitos adversos dos opioides intratecais são discutidos adiante na seção "Complicações."

Opioides Hidrossolúveis

A morfina sem conservantes é amplamente utilizada, fornecendo analgesia de até 24 horas.[45] Em cirurgias de cesariana, obtém-se analgesia adequada com efeitos adversos mínimos utilizando-se 100 µg de morfina (Capítulo 33). A dose mais eficaz para cirurgias ortopédicas extensas é menos conhecida,[46] porém os efeitos adversos aumentam com a melhora da analgesia com doses de 300 µg ou mais. Muitas vezes, opioides são administrados isoladamente pela via espinhal como uma alternativa à analgesia peridural baseada em anestésicos locais. Para cirurgias abdominais e torácicas extensas, podem ser utilizados 500 µg de morfina ou mais. Contudo, a dose ideal permanece incerta.

A diamorfina é um pró-fármaco lipossolúvel que cruza a dura-máter mais rápido e é eliminado do LCR mais rapidamente comparado à morfina. É convertida em morfina e 6-monoactil morfina, ambas agonistas de receptores µ com duração de ação relativamente longa.

A hidromorfona não é muito utilizada para analgesia espinhal e não fornece vantagem comparada à morfina. Além disso, há poucas informações disponíveis na literatura.

A meperidina é um opioide de lipossolubilidade intermediária, porém também apresenta propriedades de anestésico local. Embora já tenha sido administrada como anestésico intratecal isoladamente tanto em cirurgia obstétrica quanto geral, seu emprego por essa via é raro. Seu perfil de neurotoxicidade ainda não está elucidado.

Opioides Lipossolúveis

O fentanil e o sufentanil são empregados com frequência em obstetrícia e analgesia para parto e cesariana, conforme discutido em outra seção desta obra (Capítulo 33). O fentanil é útil para cirurgias ambulatoriais devido a seu curto período de latência, de 10 a 20 minutos, e duração relativamente curta, de 4 a 6 horas.

Vasoconstritores

A epinefrina e a fenilefrina prolongam o bloqueio sensitivo e motor quando adicionadas a anestésicos locais. A vasoconstrição mediada por receptores α_1-adrenérgicos reduz a absorção sistêmica do anestésico local, além de a epinefrina também poder potencializar a analgesia por efeito direto sobre receptores α_2-adrenérgicos. Os efeitos espinhais da tetracaína, da lidocaína e da bupivacaína podem todos ser prolongados pela epinefrina. Embora não existam dados em humanos que sustentem a teoria, existe certa preocupação acerca de se prejudicar a irrigação sanguínea da medula espinhal com a ação vasoconstritora potente. A fenilefrina prolonga a anestesia espinhal tanto com lidocaína quanto tetracaína, porém já foi associada a SNT.

Agonistas α_2-Adrenérgicos

A clonidina, a dexmedetomidina e a epinefrina administradas por via intratecal agem sobre receptores α_2-adrenérgicos pré- e pós-sinápticos da coluna dorsal da medula espinhal. A clonidina prolonga o bloqueio sensitivo e motor por aproximadamente 1 hora e promove melhora da analgesia. A incidência de retenção urinária com seu uso é menor comparada à morfina, contudo pode ocorrer hipotensão e sedação (não dose-dependentes) por até 8 horas. A dexmedetomidina possui seletividade pelo receptor α_2-adrenérgico cerca de 10 vezes maior que a clonidina e pode prolongar o bloqueio motor e sensitivo sem comprometimento hemodinâmico.

Outros Fármacos

A neostigmina intratecal prolonga o bloqueio motor e sensitivo e reduz o requerimento analgésico pós-operatório, contudo seus benefícios são limitados pela ocorrência de náusea, vômito, bradicardia e, em doses mais elevadas, fraqueza das extremidades inferiores. O midazolam também aumenta o bloqueio sensitivo e motor sem efeitos adversos e parece ser seguro pela via intratecal. A cetamina, a adenosina, o tramadol, o magnésio e fármacos anti-inflamatórios não esteroidais não parecem possuir valor clínico quando administrados por via intratecal.

Técnica

A técnica pode ser classificada em uma série de passos: preparação, posicionamento, projeção e punção (isto é, os quatro Ps).

Preparação

É preciso obter consentimento mediante termo assinado com documentação dos riscos. Equipamentos de reanimação devem estar disponíveis, acessos intravenosos devem estar seguros e recursos de monitoração padrão são necessários.

As características mais importantes de uma agulha espinhal são o formato da extremidade e seu diâmetro. A extremidade da agulha pode cortar (Pitkin e Quincke-Babcock) ou afastar (Whitacre e Sprotte) a dura-máter (Fig. 17.10). O segundo grupo apresenta agulhas de extremidade cônica similar a uma ponta de lápis que fornece melhor sensação tátil, entretanto, mais importante, que reduz a incidência de cefaleia pós-punção da dura-máter de 40% com a agulha 22-G a menos que 2 % com a agulha 29-G. A taxa de insucesso aumenta, contudo, com agulhas 29-G,[47] de forma que agulhas com ponta cônica 25, 26 e 27-G provavelmente representam a melhor escolha para a técnica.

III

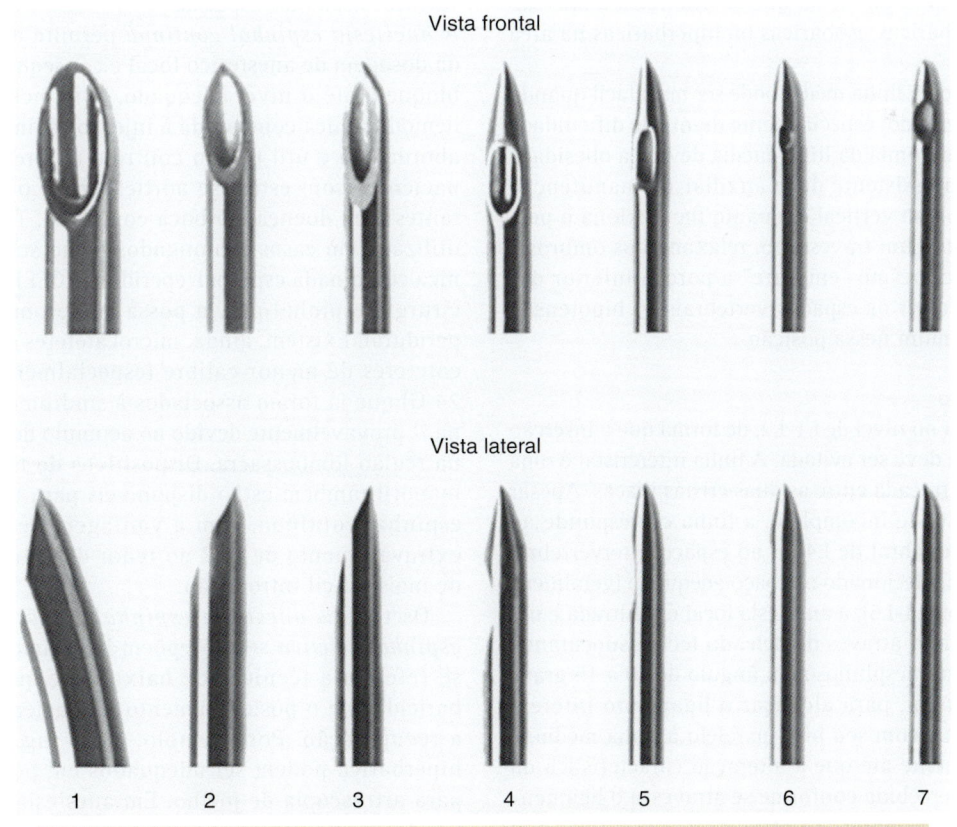

Vista frontal

Vista lateral

1   2   3   4   5   6   7

Fig. 17.10 Comparação entre configurações de agulhas para (1) Tuohy 18 gauge, (2) Quincke 20 gauge, (3) Quincke 22 gauge, (4) Sprotte 24 gauge, (5) Polymedic 25 gauge, (6) Whitacre 25 gauge e (7) Gertie Marx 26 gauge. (De Schneider MC, Schmid M. (5) Postdural puncture headache. In Birnbach DJ, Gatt SP, Datta S, eds. *Textbook of Obstetric Anesthesia*. Philadelphia: Churchill Livingstone; 2000:487-503.)

A técnica asséptica criteriosa é de crucial importância. Um dos microrganismos mais comuns responsáveis pela meningite pós-anestesia raquidiana é o *Streptococcus viridans* comensal oral, o que enfatiza a necessidade de se utilizar máscara. A solução mais eficaz para antissepsia das costas é a combinação de clorexidina e álcool.[48] A clorexidina deve secar completamente antes da punção, devido à sua neurotoxicidade.

Diretrizes de consensos atuais afirmam que bloqueios neuroaxiais devem ser realizados com o paciente acordado,[21] exceto quando o médico e o paciente concluírem que os benefícios se sobressaem aos riscos. A anestesia geral ou uma sedação intensa podem impedir que o paciente reconheça sinais indicativos de dor ou parestesia quando a agulha está muito próxima do tecido nervoso.

Posicionamento (Capítulo 19)

As duas posições primárias do paciente são o decúbito lateral e sentado. A posição prona raramente é utilizada. Não há certeza acerca da vantagem de alguma posição particular em relação a outras. O decúbito lateral facilita a administração da medicação sedativa caso seja necessária e é geralmente mais confortável. Os pacientes são posicionados com as costas paralelas à beira da mesa de cirurgia, com as coxas flexionadas até o abdome e o pescoço flexionado para permitir que a testa esteja o mais próxima possível dos joelhos, a fim de "abrir" os espaços vertebrais. O paciente deve ser posicionado de forma que se otimize a dispersão de soluções hipobáricas, isobáricas ou hiperbáricas na área da cirurgia.

A identificação da linha média pode ser mais fácil quando o paciente está sentado, especialmente diante de dificuldade em examinar a anatomia da linha média devido a obesidade ou escoliose. Um assistente deve auxiliar na manutenção do paciente em plano vertical enquanto lhe flexiona o pescoço e braços sobre um travesseiro, relaxando os ombros e solicitando que o mesmo "empurre" a porção inferior das costas, a fim de abrir os espaços vertebrais. A hipotensão pode ser mais comum nessa posição.

Projeção e Punção

A medula termina no nível de L1-L2, de forma que a inserção acima desse nível deve ser evitada. A linha intercristal é uma linha imaginária traçada entre as duas cristas ilíacas. Apesar de sua confiabilidade incompleta, a linha corresponde ao nível do corpo vertebral de L4 ou ao espaço intervertebral L4-L5.[49] Uma vez selecionado o espaço adequado (geralmente L3-L4, L2-L3 ou L4-L5), a anestesia local é infiltrada e um introdutor é inserido através da pele, do tecido subcutâneo e do ligamento supraespinhoso em ângulo de 10 a 15 graus ligeiramente cranial, para alcançar o ligamento interespinhoso. A agulha, com seu bisel paralelo à linha média, é avançada lentamente até que a alteração característica da resistência seja percebida conforme se atravessa o ligamento amarelo e a dura-máter. Ao atravessar esta última, um ligeiro "clique" ou "pop" geralmente é percebido. O mandril é então removido, e o LCR límpido deve surgir no canhão

da agulha. Se não houver fluxo de LCR, é possível que a agulha tenha sido obstruída, de forma que a rotação gradual em aumentos de 90 graus pode ser realizada até que ocorra fluxo de LCR. Caso não ocorra fluxo de LCR em nenhum quadrante, deve-se avançar a agulha alguns milímetros e verificar novamente. Nos casos em que não ocorrer fluxo de LCR mesmo com essas manobras, deve-se retirar a agulha e repetir os passos de inserção. Uma razão comum para o fracasso da inserção da agulha é seu posicionamento fora da linha média. Após obtenção do fluxo livre de LCR, a dose do anestésico é injetada em taxa de aproximadamente 0,2 mL/segundo. Ao término da injeção, o LCR pode ser aspirado na seringa e reinjetado no espaço subaracnóideo para confirmar novamente a localização.

A abordagem paramediana pode ser especialmente útil em casos de calcificação difusa dos ligamentos interespinhosos. Uma prega de pele é elevada em 1 cm lateral e 1 cm caudal ao processo espinhoso correspondente. O introdutor e a agulha são inseridos 10 a 15 graus fora do plano sagital em um plano craniomedial (Fig. 17.11). Se a agulha entrar em contato com osso, deve ser redirecionada ligeiramente em direção cranial e "deslizada" sobre a lâmina. A sensação característica do ligamento amarelo e da dura-máter é possível, mas com essa abordagem a agulha não está passando através dos ligamentos supraespinhoso e interespinhoso.

Técnicas Espinhais Especiais

A *anestesia espinhal contínua* permite aumento gradual da dosagem de anestésico local e consequente titulação do bloqueio até o nível adequado, com melhor estabilidade hemodinâmica comparada à injeção espinhal única.[50] Essa abordagem é útil para o controle da pressão arterial em pacientes com estenose aórtica grave ou mulheres gestantes com doença cardíaca complexa. Também pode ser utilizada em casos prolongados como substituição à técnica combinada espinhal-eperidural (CEE), ou quando uma cirurgia espinhal prévia possa comprometer a dispersão peridural. Existem, ainda, microcateteres espinhais, porém cateteres de menor calibre (especialmente menores que 24 G) que já foram associados à síndrome da cauda equina,[51] provavelmente devido ao acúmulo do anestésico local na região lombossacra. Dispositivos do tipo cateter sobre mandril também estão disponíveis para uso em anestesia espinhal contínua, com a vantagem de minimizarem o extravasamento de LCR ao redor do cateter, todavia são de mais difícil introdução.

Os termos *anestesia espinhal unilateral* e *anestesia espinhal seletiva* se sobrepõem ligeiramente, mas ambos se referem a técnicas de baixa dose que aproveitam a baricidade e o posicionamento do paciente para acelerar a recuperação. Por exemplo, 4 a 5 mg de bupivacaína hiperbárica podem ser adequados em posição unilateral para artroscopia de joelho. Em anestesia espinhal seletiva, doses mínimas de anestésico local são utilizadas com objetivo de anestesiar somente as fibras sensitivas de uma área específica.[52]

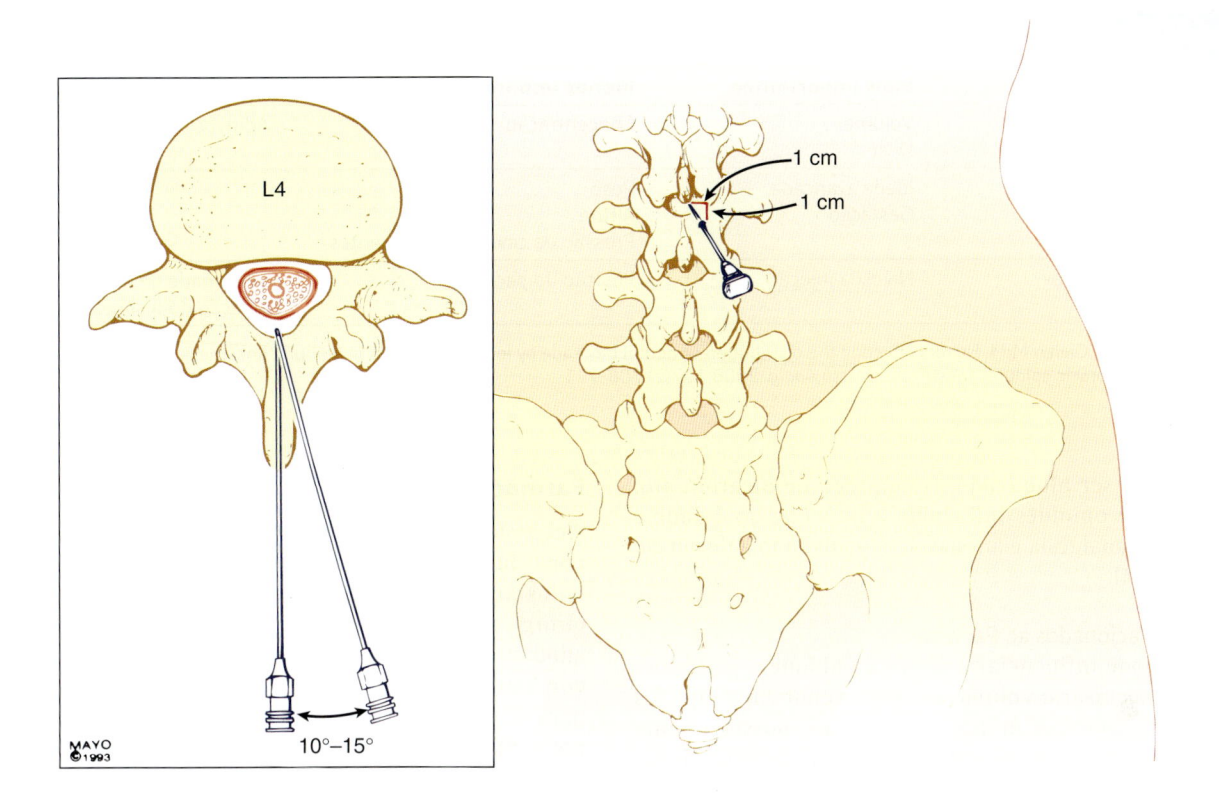

Fig. 17.11 Anatomia vertebral da abordagem pela linha média e paramediana de bloqueios neuroaxiais centrais. A abordagem pela linha média destacada no quadro requer projeção anatômica em apenas dois planos: sagital e horizontal. A abordagem paramediana demonstrada no quadro e na vista posterior requer plano adicional oblíquo para ser considerada, embora a técnica possa ser mais fácil em pacientes incapazes de cooperar durante a minimização da lordose lombar. A agulha paramediana é inserida 1 cm lateral e 1 cm caudal ao bordo caudal do processo espinhoso vertebral mais superior. A agulha paramediana é inserida aproximadamente 15 graus em relação ao plano sagital, como demonstrado no quadro. (Cortesia da Fundação Mayo, Rochester, Minn.)

Monitoração do Bloqueio

Uma vez administrado o anestésico espinhal, a latência, a extensão e a qualidade do bloqueio sensitivo e motor devem ser avaliadas enquanto se monitora a frequência cardíaca e a pressão arterial em busca de qualquer bloqueio simpático resultante. A sensação de frio e de dor aguda, as quais representam respectivamente fibras C e A-delta, são as mais utilizadas para se avaliar o bloqueio sensitivo. A perda da sensação de frio geralmente ocorre primeiro, verificada por meio de um *spray* de cloreto de etila, gelo ou álcool, seguida da perda de sensibilidade ao agulhamento, verificada utilizando-se uma agulha que não perfura a pele.[6] Finalmente, ocorre a perda da sensação do tato. A escala modificada de Bromage (Quadro 17.1) é a mais utilizada para mensurar o bloqueio motor, embora represente apenas fibras motoras lombossacrais.[53] A verificação do nível do bloqueio utilizando o frio ou o agulhamento está dois a três segmentos acima do nível esperado do estímulo cirúrgico, e a presença de bloqueio motor em geral é considerada adequada.

Quadro 17.1 Escala de Bromage Modificada
0 Bloqueio motor ausente
1 Incapacidade de elevar perna estendida; capaz de mover joelhos e pés
2 Incapacidade de elevar perna e mover joelho; capaz de mover os pés
3 Bloqueio completo do membro motor

De Brull R, Macfarlane AJR, Chan VWS. Spinal, epidural, and caudal anesthesia. In Miller RD, Cohen NH, Eriksson LI, et al, eds. *Miller's Anesthesia*. 8. ed. Philadelphia: Saunders Elsevier; 2015, Box 56-1.

ANESTESIA EPIDURAL

Fatores que Afetam a Altura do Bloqueio

Fatores Relacionados ao Fármaco

O volume e a massa total da solução injetada são os mais importantes fatores relacionados ao fármaco. Como princípio geral, 1 a 2 mL de solução devem ser injetados por

Tabela 17.4	Fatores que Afetam a Distribuição Peridural do Anestésico Local e Altura do Bloqueio		
Fatores	**Mais Importantes**	**Menos Importantes**	**Sem Importância**
Fatores relacionados ao fármaco	Volume Dose	Concentração	Aditivos
Fatores relacionados ao paciente	Idade avançada Gestação	Peso Altura Pressão de cavidades adjacentes	
Fatores relacionados ao procedimento	Nível da injeção	Posição do paciente	Velocidade de injeção Direção do bisel da agulha

Visser WA, Lee RA, Gielen MJM. Factors affecting the distribution of neural blockade by local anesthetics in epidural anesthesia and a comparison of lumbar versus thoracic epidural anesthesia. *Anesth Analg.* 2008;107(2):708-721.

segmento a ser bloqueado. O emprego de bicarbonato, epinefrina e opioides influencia a latência, qualidade e duração da analgesia e anestesia, não afetando a dispersão (Tabela 17.4).

Fatores Relacionados ao Paciente

A idade pode influenciar a altura do bloqueio peridural. Pode ser necessário volume até 40% menor em bloqueios peridurais torácicos de pacientes idosos, possivelmente devido ao menor extravasamento de anestésico local através dos forames intervertebrais, à menor complacência do espaço peridural ou ao aumento da sensibilidade dos nervos (Capítulo 35). Somente os extremos de altura do paciente influenciam a dispersão do anestésico local no espaço peridural. O peso não se correlaciona com a altura do bloqueio. É preciso menos anestésico local para produzir a mesma dispersão da anestesia peridural em gestantes, parcialmente devido ao ingurgitamento dos vasos venosos peridurais causado pela maior pressão abdominal (Capítulo 33). A pressão positiva contínua das vias aéreas aumenta a altura do bloqueio peridural torácico.

Fatores Relacionados ao Procedimento

O nível da injeção é o fator relacionado ao procedimento mais importante que influencia a altura do bloqueio peridural. Na região cervical superior, a dispersão da solução é mais caudal, enquanto na região torácica média é igualmente cranial e caudal e na região torácica inferior é primariamente cranial.[54] Após o bloqueio peridural lombar, a dispersão é mais cranial que caudal. Alguns estudos sugerem que o número total de segmentos bloqueados é menor na região lombar comparada aos níveis torácicos de um determinado volume de solução injetado. A posição do paciente afeta as injeções peridurais lombares, com dispersão preferencial e menor latência do lado dependente durante o decúbito lateral. As posições sentada e supina não afetam a altura do bloqueio peridural. Contudo, a posição inclinada com cabeça mais baixa de fato aumenta a dispersão em pacientes obstétricos. A direção do bisel da agulha e a velocidade da injeção não parecem influenciar a dispersão da injeção em bólus.

Farmacologia

Anestésicos locais para uso peridural podem ser classificados como fármacos de curta, intermediária e longa ação. Um bólus único de anestésico local pode promover anestesia cirúrgica de 45 minutos até 4 horas, dependendo do tipo administrado e do emprego de aditivos (Tabela 17.5). Mais comumente, todavia, fixa-se um cateter peridural *in situ* para que a anestesia e a analgesia possam ser estendidas por tempo indeterminado.

Anestésicos Locais de Ação Curta e Intermediária

A *procaína* não é rotineiramente utilizada porque o bloqueio resultante pode ser de baixa qualidade e não confiável.

A *cloroprocaína* está disponível na forma de soluções sem conservantes a 2% e 3%. Antes das preparações sem conservantes, volumes altos de cloroprocaína haviam sido associados a dor pungente e profunda na região lombar.[55] Acreditou-se que esse efeito fosse secundário ao ácido etilenodiaminotetracético, capaz de quelar o cálcio e causar hipocalcemia localizada.

A *articaína* não é muito utilizada para anestesia peridural e não foi estudada extensivamente.

A *lidocaína* encontra-se disponível em soluções a 1% e 2%. Diferentemente da anestesia espinhal, SNT não são comumente associados a lidocaína por via peridural.

A *prilocaína* está disponível em soluções a 2% e 3%. A solução a 2% produz bloqueio sensitivo com mínimo bloqueio motor. Em doses maiores, a prilocaína está associada à metemoglobinemia.

A *mepivacaína* encontra-se disponível como soluções sem conservantes a 1%, 1,5% e 2%. A preparação a 2% possui latência similar à da lidocaína, de aproximadamente 15 minutos, porém duração um pouco mais longa (até 200 minutos com epinefrina).

Anestésicos Locais de Ação Longa

A *tetracaína* não é muito utilizada devido à altura do bloqueio não confiável e, em doses maiores, à toxicidade sistêmica.

A *bupivacaína* está disponível como soluções sem conservantes a 0,25%, 0,5% e 0,75%. Concentrações mais diluídas

Tabela 17.5	Comparação do Tempo de Latência e Duração da Analgesia de Anestésicos Locais Administrados por Via Peridural em Volume de 20 a 30 mL			

Fármaco	Conc. (%)	Latência (min)	Duração (min) Puro	Duração (min) Epinefrina 1:200.000
2-Cloroprocaína	3	10-15	45-60	60-90
Lidocaína	2	15	80-120	120-180
Mepivacaína	2	15	90-140	140-200
Bupivacaína	0,5-0,75	20	165-225	180-240
Etidocaína	1	15	120-200	150-225
Ropivacaína	0,75-1,0	15-20	140-180	150-200
Levobupivacaína	0,5-0,75	15-20	150-225	150-240

Dados de Cousins MJ, Bromage PR. Epidural neural blockade. In Cousins MJ, Bridenbaugh PO, eds. *Neural Blockade in Clinical Anesthesia and Management of Pain*. Philadelphia: JB Lippincott; 1988:255; Brown DL. Spinal, epidural, and caudal anesthesia. In Miller RD, Cohen NH, Eriksson LI, et al, eds. *Miller's Anesthesia*. 7. ed. Philadelphia: Saunders Elsevier; 2010:1611-1638.

como 0,125% e 0,25% podem ser utilizadas para analgesia. Contudo, as desvantagens incluem a toxicidade cardíaca e ao sistema nervoso central, além do potencial bloqueio motor com doses altas.

A *levobupivacaína* administrada por via peridural possui as mesmas características clínicas da bupivacaína e é menos cardiotóxica. A bupivacaína lipossomal não está licenciada para uso por via peridural.

A *ropivacaína* encontra-se disponível nas preparações sem conservantes a 0,2%, 0,5% e 0,75%. Seu uso é associado a perfil de maior segurança comparado à bupivacaína, com maior limiar convulsivo e menor cardiotoxicidade.

Aditivos Epidurais
Vasoconstritores
A epinefrina reduz a absorção vascular de anestésicos locais no espaço peridural. O efeito é máximo com a lidocaína,[56] mepivacaína e cloroprocaína (prolongação de até 50%); menor com a bupivacaína e a levobupivacaína; e limitado com a ropivacaína, que já possui propriedades vasoconstritoras intrínsecas (Tabela 17.5). A epinefrina por si só pode apresentar alguns benefícios analgésicos devido a absorção para o LCR e ativação de receptores α_2-adrenérgicos na coluna dorsal. A fenilefrina é menos utilizada e menos eficaz que a epinefrina.

Opioides
Opioides potencializam sinergisticamente os efeitos analgésicos de anestésicos locais peridurais sem prolongar o bloqueio motor. A combinação de anestésicos locais e opioides reduz os efeitos adversos dose-dependentes de cada fármaco individualmente. Efeitos adversos relacionados a opioides são dose-dependentes, e parece haver um efeito teto terapêutico acima do qual aumentam somente efeitos adversos. Opioides também podem ser utilizados isoladamente. Opioides administrados por via peridural cruzam a dura-máter e a membrana aracnoide, atingindo o LCR e a coluna dorsal da medula espinhal. Opioides lipossolúveis, como o fentanil e o sufentanil, solubilizam-se na gordura peridural e são, portanto, encontrados em menores concentrações no LCR comparados a opioides hidrossolúveis, como a morfina e a hidromorfona. O fentanil e o sufentanil também são prontamente absorvidos para a circulação sistêmica, o que pode corresponder a seu principal mecanismo analgésico.

A morfina peridural pode ser administrada como bólus (duração de até 24 horas) ou de forma contínua. A dose analgésica em bólus ideal capaz de minimizar os efeitos adversos é de 2,5 a 3,75 mg.[57] A hidromorfona é mais hidrossolúvel que o fentanil, porém mais lipossolúvel que a morfina, e possui duração de 18 horas. A administração peridural de fentanil e sufentanil resulta em menor latência e menor duração (somente 2 a 3 horas). A diamorfina encontra-se disponível no Reino Unido. O DepoDur® é uma formulação lipossomal de morfina de liberação prolongada utilizada para peridural lombar de injeção única, potencialmente evitando problemas com infusão anestésica local contínua e cateteres permanentes.

Agonistas α_2-Adrenérgicos
A clonidina peridural pode prolongar o bloqueio sensitivo a uma extensão maior que o bloqueio motor, além de reduzir o requerimento de anestésicos locais e opioides peridurais. A clonidina também reduz o estresse imunológico e a resposta mediada por citocinas, contudo seus efeitos adversos incluem hipotensão, bradicardia, boca seca e sedação. A dexmedetomidina pode reduzir o requerimento anestésico intraoperatório, melhorar a analgesia pós-operatória e prolongar tanto o bloqueio sensitivo quanto motor.

Outros Fármacos
Cetamina, neostigmina, midazolam, tramadol, dexametasona e droperidol foram estudados, mas não são comumente utilizados.

Tabela 17.6 Sítios Sugeridos de Inserção Peridural para Procedimentos Cirúrgicos Comuns		
Natureza da Cirurgia	**Nível de Inserção Sugerido**	**Comentários**
Cirurgia de quadril Extremidade inferior Analgesia obstétrica	Lombar L2-L5	
Colectomia, ressecção anterior	Torácica inferior T6-T8	Dispersão mais cranial que caudal
Torácica	T2-T6	Ponto médio da incisão cirúrgica

Modificado de Visser WA, Lee RA, Gielen MJM. Factors affecting the distribution of neural blockade by local anesthetics in epidural anesthesia and a comparison of lumbar versus thoracic epidural anesthesia. *Anesth Analg*. 2008;107(2):708-721.

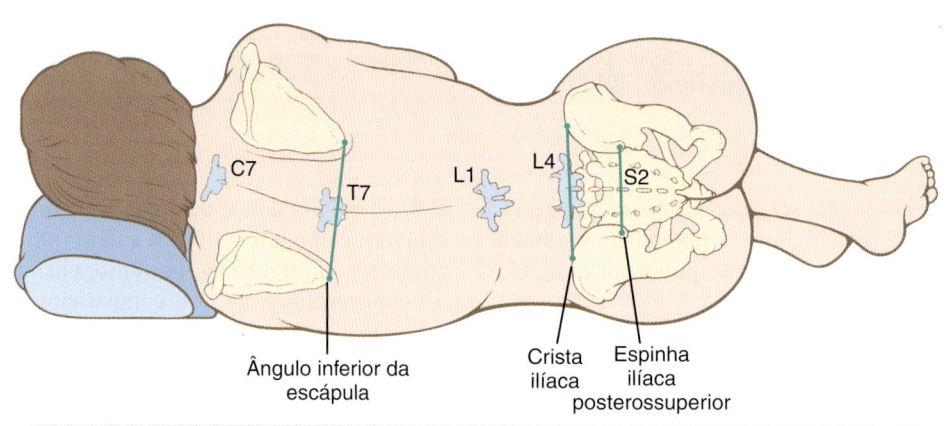

Fig. 17.12 Delimitações superficiais servem como guia para o nível vertebral. (De Brown DL, ed. Atlas of Regional Anesthesia. Philadelphia: WB Saunders; 1992.)

Carbonação e Bicarbonato

Tanto a carbonação da solução quanto a adição de bicarbonato aumentam o pH da mesma e, consequentemente, a proporção da forma de base livre não ionizada do anestésico local. Embora isso possa, em teoria, reduzir o tempo de latência e aumentar a qualidade do bloqueio produzindo rápida difusão intraneural e penetração no tecido conjuntivo ao redor do tronco nervoso, estudos sugerem que não há vantagens clínicas com soluções carbonatadas.[58,59]

Técnica

Preparação

A preparação do paciente, como descrita anteriormente para a anestesia espinhal, deve ser realizada igualmente para a anestesia peridural, incluindo o termo de consentimento, monitoração, equipamentos de ressuscitação e acesso intravenoso. A antissepsia é sem dúvida até mais importante do que com anestesia espinhal, visto que, com frequência, é deixado um cateter *in situ*. A natureza e a duração da cirurgia necessitam ser compreendidas de forma que a peridural seja realizada no nível adequado (Tabela 17.6) e que sejam escolhidos os fármacos apropriados.[8] Os riscos e benefícios variarão conforme a severidade das comorbidades do paciente. Agulhas de Tuohy são mais utilizadas (Fig. 17.10). Em geral, possuem 16 a 18 G de diâmetro e uma marcação em intervalos de 1 cm com extremidade tipo Huber romba e curva em 15 a 30 graus, desenvolvida para reduzir o risco de punção acidental da dura-máter e para guiar o cateter em sentido cranial. O cateter é fabricado em plástico flexível, calibrado e radiopaco com uma abertura única na extremidade ou múltiplos orifícios laterais. Estes últimos podem melhorar a analgesia, porém aumentar o risco de canulação da veia peridural em parturientes.

Posicionamento

A posição sentada e o decúbito lateral necessários para a punção peridural são os mesmos da anestesia espinhal, com taxa de sucesso comparável. Assim como na anestesia espinhal, as peridurais são idealmente realizadas com o paciente acordado.[21]

Projeção e Punção

Delimitações superficiais importantes incluem a linha intercristal (que corresponde ao espaço entre L4 e L5), o ângulo inferior da escápula (que corresponde ao corpo vertebral de T7), a raiz da espinha da escápula (T3) e a vértebra proeminente (C7) (Fig. 17.12). A ultrassonografia pode ser útil para identificar o espaço torácico correto.

Há diversas abordagens diferentes da agulha: linha média, paramediana, paramediana modificada (abordagem de Taylor) e caudal. A abordagem pela linha média, na qual o ângulo de entrada é apenas ligeiramente cranial, é bastante escolhida para anestesia lombar e torácica baixa. Na região torácica média, a abordagem deve ser mais cranial devido à angulação inferior significativa dos processos espinhosos (Fig. 17.5). A agulha deve ser avançada de forma controlada com seu mandril através do ligamento supraespinhoso até o ligamento interespinhoso, em cujo ponto pode-se remover o mandril e acoplar a seringa. Esse método pode aumentar a chance de falsa perda de resistência, possivelmente devido a defeitos no ligamento interespinhoso.

Ar ou salina (ou uma combinação de ambos) são comumente utilizados para detectar a perda de resistência quando se identifica o espaço peridural (Fig. 17.13). Cada um envolve pressão suave intermitente (para o ar) ou constante (para a salina) no êmbolo da seringa com o polegar dominante enquanto se avança a agulha com a mão não dominante. Em geral, o ligamento amarelo é identificado como uma estrutura mais forte com aumento da resistência, sendo que a subsequente entrada no espaço peridural resulta em fluxo da solução para dentro do espaço peridural sem resistência devido à pressão aplicada sobre o êmbolo da seringa. O ar é provavelmente menos confiável para a identificação do espaço peridural, resulta em possível chance de bloqueio incompleto e pode causar tanto pneumocefalia (que pode resultar em cefaleia) quanto embolia gasosa venosa em casos raros. Não obstante, resultados adversos em pacientes obstétricos não variam com utilização de ar comparado à solução salina.[60] A inserção de fluido através da agulha peridural antes da introdução do cateter também pode reduzir o risco de canulação da veia peridural pelo cateter.[61] Contudo, a solução salina pode tornar mais difícil a detecção de punção acidental da dura-máter.

Com a técnica da gota pendente, uma gota de solução como a salina é colocada no canhão da agulha após sua chegada no ligamento amarelo. Quando a agulha adentra o espaço peridural, a solução é "sugada para dentro" como resultado da pressão subatmosférica do espaço peridural.

Quando se utiliza a abordagem lombar pela linha média, a profundidade da pele até o ligamento amarelo da maioria dos pacientes (80%) é de 3,5 a 6 cm. A ultrassonografia pode predizer essa profundidade antes da inserção da agulha. Quando for identificado o espaço peridural, é preciso notar a profundidade, remover a seringa e introduzir gentilmente um cateter, deixando 4 a 6 cm do mesmo dentro do espaço. O comprimento menor que 4 cm do cateter no espaço peridural pode aumentar o risco de deslocamento e analgesia inadequada. A introdução de uma extensão maior do cateter pode aumentar a probabilidade de mau posicionamento ou complicações.[62] O teste de Tsui pode ser utilizado para confirmar a localização da extremidade da agulha utilizando-se um cateter especial de condução elétrica.[63] Esse cateter estimula as raízes nervosas com corrente elétrica pequena, resultando em espasmos dos músculos correspondentes.

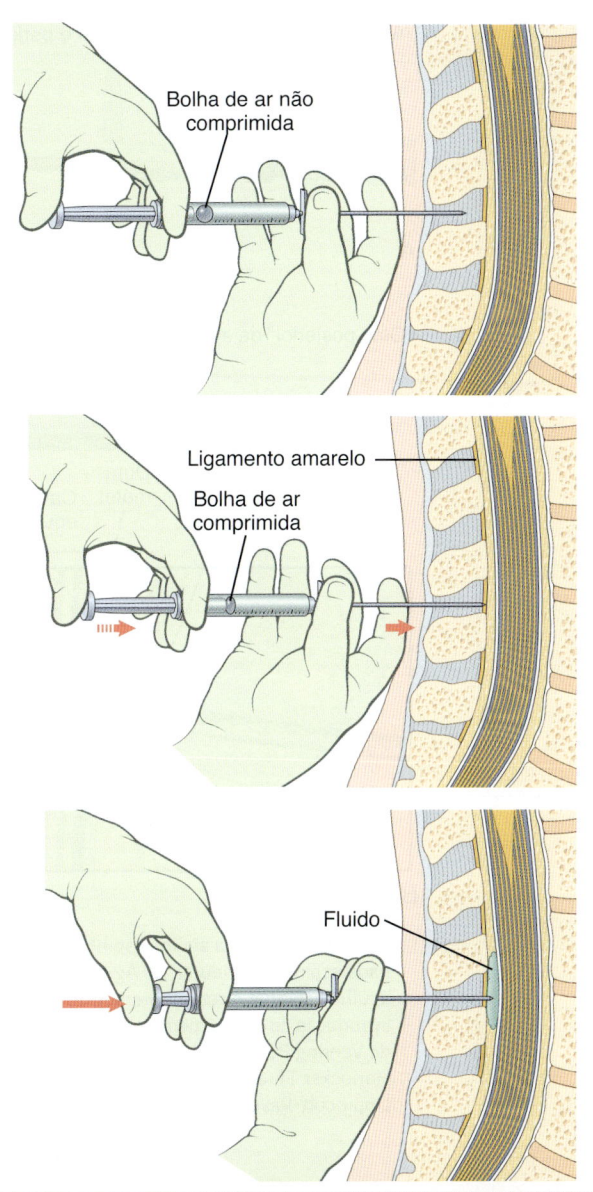

Bolha de ar não comprimida

Ligamento amarelo

Bolha de ar comprimida

Fluido

Fig. 17.13 Técnica de perda da resistência. A agulha é inserida no ligamento amarelo, e uma seringa contendo solução salina e uma bolha de ar é acoplada em seu canhão. Após a compressão da bolha de ar por meio de aplicação de pressão no êmbolo da seringa, a agulha é cuidadosamente avançada até sua entrada no espaço peridural, confirmada pela característica perda de resistência à pressão do êmbolo da seringa, com fácil entrada de fluido para dentro do espaço. (De Afton-Bird G. Atlas of regional anesthesia. In Miller RD, ed. *Miller's Anesthesia*. Philadelphia: Elsevier; 2005.)

Abordagem Paramediana

A abordagem paramediana é particularmente útil na região torácica média a alta, na qual a angulação dos processos espinhosos é mais inclinada e os espaços são mais estreitos. A agulha deve ser inserida 1 a 2 cm lateral à extremidade inferior do processo espinhoso correspondente à vértebra acima do interespaço desejado. A agulha é avançada horizontalmente até que a lâmina seja atingida e então

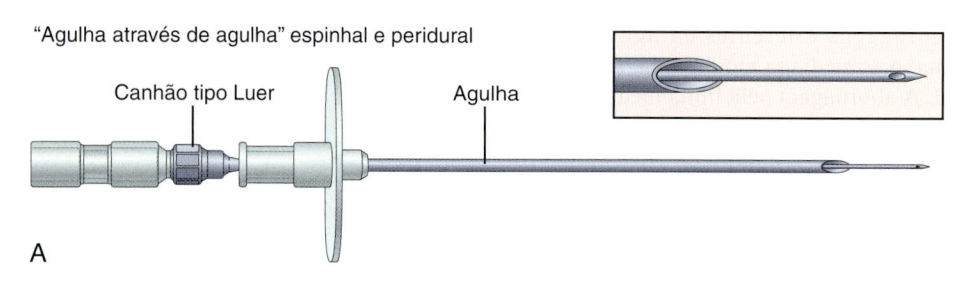

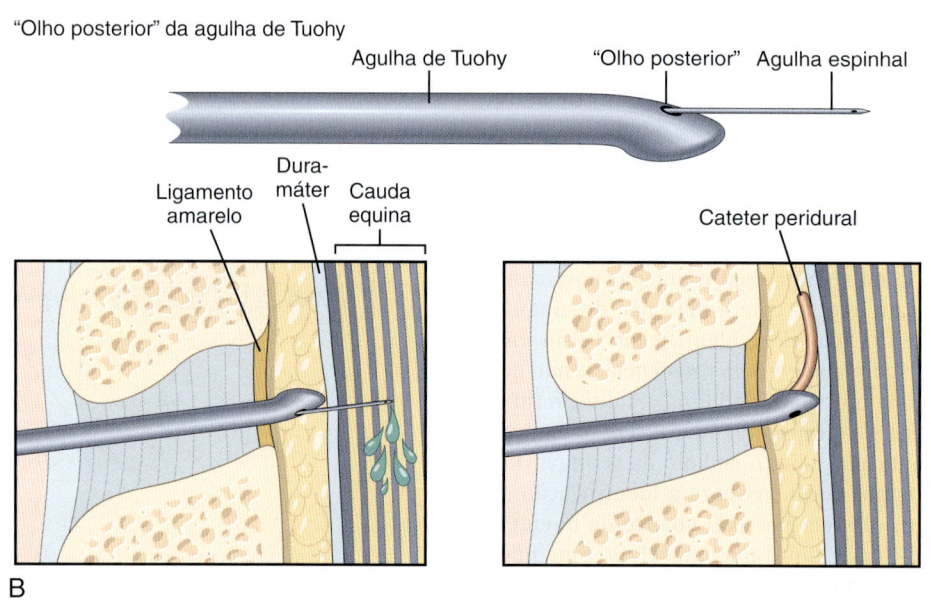

Fig. 17.14 (A) Uma agulha espinhal e uma agulha peridural são utilizadas para a técnica combinada espinhal-peridural. (B) Agulha de Tuohy com um "olho posterior" que permite inserção da agulha espinhal diretamente dentro do espaço subaracnóideo (*painel esquerdo*) e subsequente introdução do cateter peridural no espaço peridural após remoção da agulha espinhal. (Modificado de Veering BT, Cousins MJ. Peridural neural blockade. In Cousins MJ, Bridenbaugh PO, Carr DB, Horlocker TT, eds. *Neural Blockade in Clinical Anesthesia and Management of Pain*. Philadelphia: Lippincott-Raven; 2009:241-295.)

redirecionada medial e cranialmente para adentrar o espaço peridural. A abordagem de Taylor é uma abordagem paramediana modificada pelo interespaço L5-S1, que pode ser útil em pacientes traumatizados que não toleram ou não são capazes de manter-se em posição sentada. A agulha é inserida 1 cm medial e 1 cm inferior à espinha ilíaca posterossuperior e angulada medial e cranialmente em 45 a 55 graus. Antes de se iniciar a infusão do anestésico local peridural, é preciso administrar uma dose teste. O propósito desse teste é descartar a possibilidade de inserção intratecal ou intravascular do cateter.

ANESTESIA COMBINADA ESPINHAL-EPIDURAL

A anestesia CEE permite a flexibilidade de um bloqueio espinhal de curta latência enquanto o cateter peridural permite anestesia ou analgesia que se estende à medida que regride a anestesia espinhal. Isso é particularmente útil em obstetrícia (Capítulo 33). Outra vantagem é a capacidade de administrar dose mais baixa de anestésico local intratecal e, caso necessário, utilizar o cateter peridural para estender o bloqueio. A adição de anestésico local ou salina isolada ao espaço peridural por meio do cateter comprime o saco dural e aumenta a altura do bloqueio. Essa última técnica de extensão do volume peridural (EVE) permite doses menores de anestésicos locais intratecais, ao passo que acelera bastante a recuperação do bloqueio motor.[64] A técnica sequencial também proporciona maior estabilidade hemodinâmica para pacientes de alto risco.

Técnica

Em geral, a agulha peridural é inserida primeiro, seguida de uma técnica de "agulha através de agulha" utilizando kits disponíveis especiais (Fig. 17.14) ou uma agulha separada

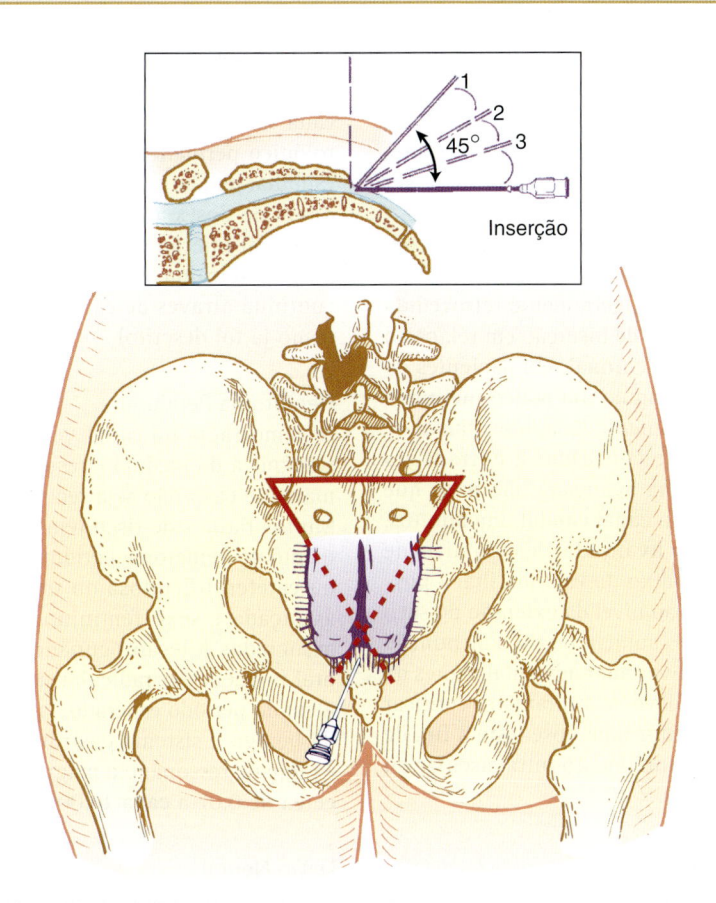

Fig. 17.15 Técnica caudal. Os cornos sacrais são localizados por meio de palpação com os dedos utilizando o triângulo equilátero. A inserção da agulha é completada inserindo-se e retirando-se gradualmente (excerto, conhecido como "inserção 1-2-3") até que a agulha possa ser avançada para o canal caudal e a solução possa ser injetada facilmente (sem criação de um "nódulo" de fluido subcutâneo). (De Brull R Macfarlane AJR, Chan VWS. Spinal, epidural, and caudal anesthesia. In Miller RD, Cohen NH, Eriksson LI, et al, eds. *Miller's Anesthesia*. 8. ed. Philadelphia: Saunders Elsevier; 2015:Fig. 56-10.)

espinhal no mesmo espaço ou em espaço diferente. A técnica de inserção da agulha separada[65] possui a vantagem de poder confirmar que o cateter peridural é funcional antes de se administrar a anestesia espinhal, contudo, em teoria, aumenta o risco de secção do cateter peridural *in situ*.

ANESTESIA CAUDAL

A anestesia caudal é comum em anestesia pediátrica (Capítulo 34). Em adultos, essa técnica é imprevisível quando se necessita de dispersão abdominal superior ou torácica. Por essa razão, suas indicações em adultos são as mesmas da anestesia peridural lombar. A anestesia caudal é mais útil quando se deseja dispersão sacral do anestésico (p. ex., procedimentos em períneo, ânus e reto), quando a cicatriz espinhal pode impedir a técnica anestésica lombar ou, mais comumente, em casos de manejo de dor crônica e oncológica (Capítulo 44). Tanto a fluoroscopia quanto a ultrassonografia podem servir de guia para o correto posicionamento da agulha.

Farmacologia

Os anestésicos locais utilizados são similares aos descritos para anestesia e analgesia peridural. Em adultos, necessita-se de aproximadamente o dobro da dose peridural para obter bloqueio similar com a abordagem caudal.

Técnica

A preparação do paciente aplica-se à anestesia caudal da mesma forma como descrito previamente. Podem ser utilizadas a posição prona, o decúbito lateral e a posição com joelhos flexionados no tórax. A anestesia caudal requer identificação do hiato sacral. O ligamento sacrococcígeo (isto é, a extensão do ligamento amarelo) situa-se sobre o hiato sacral, entre os dois cornos do sacro. As espinhas ilíacas posterossuperiores devem ser localizadas e, utilizando-se a linha imaginária entre ambas como um dos lados de um triângulo equilátero, localiza-se aproximadamente o hiato sacral (Fig. 17.15).

Após identificação do hiato, infiltra-se anestésico local, e a agulha caudal (ou agulha de Tuohy em casos nos quais se pretende inserir um cateter) é inserida em ângulo de aproximadamente 45 graus em relação ao sacro. A redução da resistência à inserção da agulha deve ser percebida conforme a mesma adentra o canal caudal. A agulha é então avançada até que entre em contato com o osso (ou seja, com o aspecto dorsal da placa ventral do sacro), momento em que deve ser ligeiramente retrocedida e redirecionada para que o ângulo de inserção em relação à pele seja quase paralelo ao plano coronal; em pacientes do sexo feminino, necessita-se de ângulo um pouco inclinado (15 graus). Durante o redirecionamento da agulha, busca-se a perda de resistência a fim de confirmar a entrada no espaço peridural, sendo a agulha avançada não mais que cerca de 1 a 2 cm para dentro do canal caudal. Em adultos, a extremidade nunca deverá ser avançada além do nível de S2 (aproximadamente 1 cm abaixo da espinha ilíaca posterossuperior), que corresponde ao nível da extensão do saco dural. Avançar além desse ponto aumenta o risco de punção da dura-máter e canulação intravascular acidental. Antes da injeção de quaisquer fármacos, deve-se aspirar para verificar se há retorno de LCR e administrar uma dose teste a fim de excluir a possibilidade de posicionamento intravascular ou intratecal da agulha.

COMPLICAÇÕES

É preciso fazer uma distinção exata entre os efeitos fisiológicos da técnica neuroaxial e suas complicações, que implicam em dano ao paciente.[66] Os riscos materiais associados à anestesia neuroaxial devem ser intimamente compreendidos e respeitados, visto que lesões catastróficas não são desconhecidas.

Neurológicas

Complicações neurológicas graves associadas à anestesia neuroaxial são raras.

Paraplegia

A frequência relatada é de cerca de 0,1 por 10.000.[67] O mecanismo de uma lesão grave é provavelmente multifatorial. O trauma direto à medula espinhal pela agulha é possível, contudo a injeção intratecal pode ser neurotóxica. No início dos anos 1980, muitos pacientes desenvolveram aracnoidite adesiva, síndrome da cauda equina ou paresia permanente, possivelmente relacionadas a uma combinação do baixo pH e do conservante antioxidante bissulfito de sódio utilizado nas preparações iniciais (já descontinuadas) do anestésico local do tipo éster cloroprocaína.[68]

Hipotensão profunda ou isquemia da medula espinhal também podem ser um fator contribuinte importante. A síndrome arterial espinhal anterior, caracterizada por perda indolor da função motora e sensitiva potencialmente irreversível sem comprometimento da propriocepção já foi descrita anteriormente.

Síndrome da Cauda Equina

A incidência de síndrome da cauda equina é de cerca de 0,1 a cada 10.000 casos e invariavelmente resulta em déficit neurológico permanente.[69] As raízes lombossacrais da medula espinhal podem ser particularmente susceptíveis à exposição direta de doses altas do anestésico local, seja ele administrado em injeção única de concentração relativamente alta (p. ex., lidocaína 5%) ou por exposição prolongada de forma contínua através de cateter (em especial de menor calibre, como já foi descrito).

Hematoma Peridural

A hemorragia no canal vertebral pode causar compressão isquêmica da medula e resultar em déficit neurológico permanente caso não seja reconhecida e drenada de imediato. Muitos fatores de risco têm sido associados ao desenvolvimento do hematoma peridural, incluindo inserção de agulha ou cateter dificultosa ou traumática, coagulopatias, idade avançada e sexo feminino.[70] Características comumente associadas à lesão ocupadora de espaço do canal vertebral incluem dor radicular nas costas, bloqueio prolongado além do período esperado da técnica neuroaxial e disfunção da bexiga e sistema gastrointestinal, sendo necessário um exame de ressonância magnética urgente. A incidência é de cerca de 0,07 a cada 10.000 casos.[67]

Lesão Neural

A conclusão atual é de que a anestesia peridural (incluindo a técnica CEE) é associada a uma maior incidência de radiculopatia ou neuropatia periférica comparada à anestesia raquidiana.[69] A técnica neuroaxial realizada em adultos com finalidade de anestesia ou analgesia perioperatória está associada à maior probabilidade de complicações neurológicas comparada à anestesia neuroaxial obstétrica, pediátrica e para casos de dor crônica.[67] A incidência de lesão neural permanente é de cerca de 0,1 em 10.000.[67] A dor radicular ou a parestesia durante o procedimento constituem fatores de risco.

Cefaleia Pós-punção Dural

Essa cefaleia é relativamente comum e resulta de punção acidental ou não da dura-máter. A incidência é de aproximadamente 1% em anestesia raquidiana e pode ser minimizada por meio do emprego de agulhas menores com extremidade romba e bisel orientado paralelo ao eixo da medula espinhal. Em obstetrícia, a punção acidental da dura-máter pode ocorrer em cerca de 1,5% dos pacientes, sendo que 52% a 80% destes desenvolvem cefaleia pós-punção dural subsequente.[71] Fatores de risco adicionais encontram-se listados no Quadro 17.2.

A perda de LCR através da dura-máter pode causar tração de estruturas cranianas sensíveis à dor conforme o encéfalo perde seu suporte e decai (Fig. 17.16). Talvez a perda do LCR deflagre uma vasodilatação compensatória, porém dolorosa, para se contrapor à queda da pressão intracraniana.[72] A característica marcante da cefaleia pós-punção da dura-máter é uma dor de cabeça frontal ou occipital que se agrava quando o paciente está de pé ou sentado e é aliviada pela posição supina. Sintomas associados podem incluir náusea, vômito, dor cervical, tontura, zumbido no ouvido, diplopia, perda auditiva, cegueira cortical, paralisias de nervos cranianos e até convulsões. Os sintomas geralmente se iniciam dentro de 3 dias após o procedimento, sendo que 66% iniciam-se nas primeiras 48 horas. A resolução espontânea geralmente ocorre dentro de 7 dias na maior parte (72%) dos casos, enquanto 87% dos casos se resolvem dentro de 6 meses.

Quadro 17.2 Relações entre Variáveis e Cefaleia Pós-punção da Dura-máter

Fatores que Podem Aumentar a Incidência de Cefaleia após Punção da Dura-máter

- Idade: Jovens, maior frequência
- Sexo: Mulheres > homens
- Tamanho da agulha: maior > menor
- Bisel da agulha: menor incidência quando o bisel é posicionado no eixo longo do neuroeixo.
- Gravidez: maior incidência em gestantes
- Punções da dura-máter: maior incidência com punções múltiplas

Fatores que não Aumentam a Incidência de Cefaleia após Punção Espinhal

- Infusão espinhal contínua
- Momento da deambulação

De Brull R, Macfarlane AJR, Chan VWS. Spinal, epidural, and caudal anesthesia. In Miller RD, Cohen NH, Eriksson LI, et al, eds. *Miller's Anesthesia*. 8. ed. Philadelphia: Saunders Elsevier; 2015:Box 56-2.

O manejo conservativo da cefaleia pós-punção dural inclui a manutenção de posição supina, hidratação, administração de cafeína e analgésicos por via oral. O emprego do sumatriptano apresenta efeitos variados. A administração de sangue autólogo por via peridural é a terapia definitiva para a cefaleia pós-punção dural,[73] sendo que uma única administração resulta em 90% de melhora inicial e resolução persistente dos sintomas em 61% a 75% dos casos. O ideal é que essa técnica seja realizada 24 horas após a punção e após o desenvolvimento dos sintomas clássicos da cefaleia. A administração profilática não possui eficácia. Recomenda-se administrar o sangue autólogo no mesmo nível ou em nível mais caudal em relação à punção dural, sendo razoável iniciar com 20 mL de sangue.[74] Uma segunda injeção pode ser realizada 24 a 48 horas após a primeira caso haja insucesso.

Sintomas Neurológicos Transitórios

Os SNT caracterizam-se por dor bilateral ou unilateral nas nádegas irradiando-se às pernas ou, menos comum, dor isolada nas nádegas ou pernas. Os sintomas ocorrem dentro de 24 horas após a resolução de uma anestesia espinhal normal e não estão associados a quaisquer déficits neurológicos ou anormalidades laboratoriais. A dor pode ser leve ou severa, contudo, em geral, se resolve em menos de uma semana. Os SNT são mais comuns após administração intratecal de lidocaína e mepivacaína e são muito menos frequentes com a bupivacaína.[75] O fenômeno está relacionado à concentração da lidocaína, à adição de dextrose ou epinefrina e à osmolaridade da solução. Sintomas neurológicos

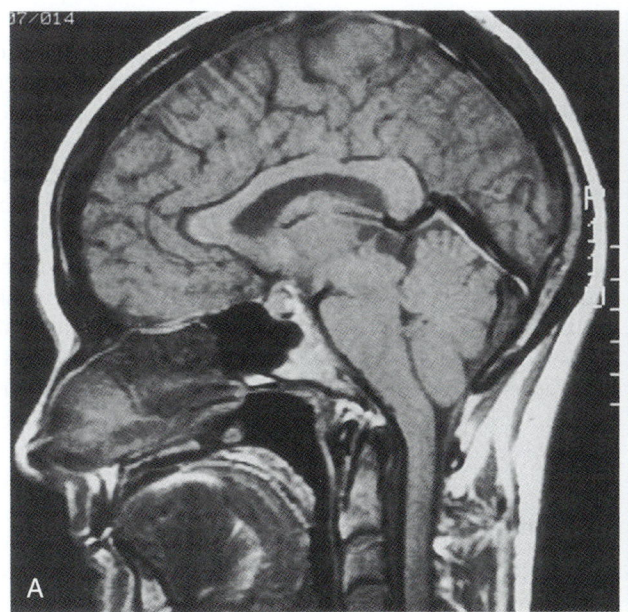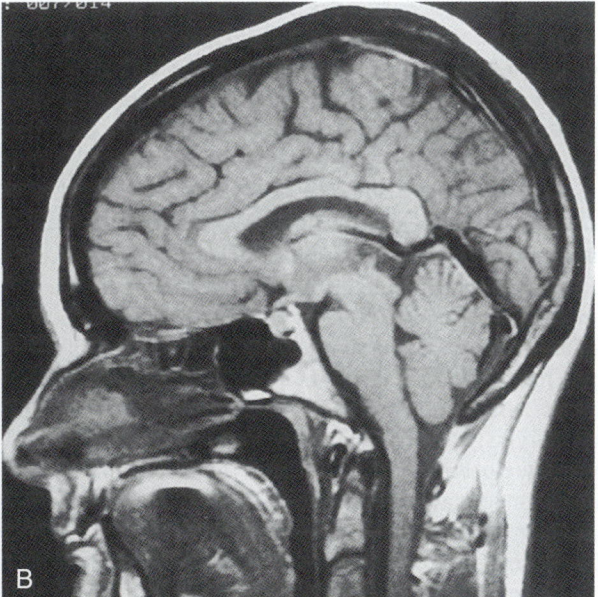

Fig. 17.16 Anatomia da cefaleia de "baixa pressão". (A) Imagem de ressonância magnética ponderada em T1 demonstrando "encéfalo ptótico", que se manifesta como herniação tonsilar abaixo do forame magno, deslocação frontal da ponte, ausência da cisterna suprasselar, inclinação do quiasma e glândula hipófise repleta. (B) Imagem comparativa do mesmo paciente após administração peridural de sangue autólogo e resolução dos sintomas demonstrando anatomia normal. (De Drasner K, Swisher JL. In Brown DL, ed. *Regional Anesthesia and Analgesia*. Philadelphia: WB Saunders; 1996.)

transitórios não são muito associados a procedimentos peridurais. O risco também é mais provável na posição cirúrgica para litotomia. Fármacos anti-inflamatórios não esteroidais são a primeira linha de tratamento, contudo podem ser necessários opioides.

Cardiovasculares

Hipotensão

A hipotensão é mais provável com pico de altura do bloqueio maior ou igual no nível de T5, com idade de 40 anos ou mais, pressão arterial sistólica basal menor que 120 mmHg, técnica combinada de anestesia espinhal e peridural, punção espinhal no nível de L2-L3 ou acima e com a adição de fenilefrina ao anestésico local. A hipotensão também é associada independentemente a consumo crônico de álcool, histórico de hipertensão, índice de massa corpórea (IMC) e urgência da cirurgia.[76] A náusea é um sintoma comum da hipotensão com anestesia neuroaxial; outros sintomas incluem vômito, tontura e dispneia.

Bradicardia

O mecanismo foi descrito previamente, porém alguns fatores que podem aumentar a probabilidade de bradicardia exagerada incluem frequência cardíaca basal menor que 60 batimentos/minuto, idade inferior a 37 anos, sexo masculino, estado não emergencial, bloqueio β-adrenérgico e duração prolongada da cirurgia.

Parada Cardíaca

Trata-se de evento raro, sendo que a causa de parada cardíaca súbita após anestesia espinhal permanece desconhecida. A hipoxemia e a sedação excessiva podem ser um fator de bradicardia grave e assistolia os quais podem ocorrer repentinamente durante anestesia espinhal bem conduzida. Curiosamente, esses eventos raros são mais associados à anestesia espinhal que a peridural.

Respiratórias

O risco de depressão respiratória associada a opioides neuraxiais é dose-dependente, com frequência relatada que se aproxima de 3% após administração intratecal de 0,8 mg de morfina.[77] A depressão respiratória pode originar-se da dispersão rostral de opioides no LCR até centros respiratórios quimiossensíveis no tronco encefálico. Com anestésicos lipossolúveis, a depressão é um fenômeno geralmente precoce que ocorre dentro dos primeiros 30 minutos (não tendo sido relatada após 2 horas), ao passo que com a morfina intratecal essa depressão pode ocorrer até 24 horas após a injeção. Recomenda-se monitoração respiratória pelas primeiras 24 horas após a administração de morfina intratecal. Pacientes com apneia do sono podem ser especialmente sensíveis, sendo necessária cautela considerável nesse grupo.[78] Pacientes idosos também possuem risco mais frequente de depressão respiratória e, portanto, a dose

de opioides neuroaxiais deve ser reduzida (Capítulo 35). A coadministração de sedativos sistêmicos também aumenta esse risco.

Infecção

A meningite bacteriana e abscessos peridurais são complicações raras, porém potencialmente catastróficas. Infecções estafilocócicas advindas dos organismos da pele do paciente estão entre as infecções relacionadas à anestesia peridural mais comuns, enquanto bactérias orais, como *S. viridans*, são a causa comum de infecção com anestesia espinhal. A presença de infecção sistêmica concomitante, diabetes, estados imunológicos comprometidos e manutenção prolongada de cateter peridural (ou espinhal) constituem fatores de risco. A incidência de infecção neuroaxial grave é menor que 0,3 por 10.000[79] casos após anestesia espinhal, enquanto complicações infecciosas após técnicas peridurais podem ser no mínimo duas vezes mais comuns.[67] Pacientes obstétricas são menos susceptíveis a infecções relacionadas à anestesia peridural. A clorexidina diluída em álcool é o antisséptico mais eficaz para técnicas neuroaxiais.

Dor nas Costas

Não existe associação entre a analgesia peridural e início recente de dor nas costas até 6 meses após o parto.

Náusea e Vômito

A náusea e o vômito podem ser secundários tanto à exposição direta à área desencadeante quimiorreceptora do encéfalo quanto a fármacos emetogênicos (p. ex., opioides), hipotensão ou hiperperistaltismo intestinal secundário à atividade parassimpática livre. A incidência de náusea e vômito após anestesia espinhal é mais provável com a adição de fenilefrina ou epinefrina ao anestésico local, com pico de altura do bloqueio maior ou igual a T5, frequência cardíaca basal mais alta que 60 batimentos/min, uso de procaína, histórico de enjoo de movimento e desenvolvimento de hipotensão durante a anestesia espinhal. A morfina administrada pela via intratecal apresenta o maior risco de náusea ou vômito induzidos por opioides, ao passo que o fentanil e o sufentanil possuem o menor risco.[80] Ademais, esses efeitos adversos são dose-dependentes. A utilização de dose inferior a 0,1 mg de morfina reduz o risco sem comprometer o efeito analgésico.

Retenção Urinária

A retenção urinária pode ocorrer em até um terço dos pacientes após anestesia neuroaxial. O bloqueio anestésico local das raízes nervosas de S2, S3 e S4 inibe a função urinária devido ao enfraquecimento do músculo detrusor. Opioides neuroaxiais podem comprometer ainda mais a função urinária por meio da supressão da contratilidade do detrusor e diminuição da vontade de urinar.[81] O retorno espontâneo da função é esperado assim que o nível sensitivo for reduzido a menos que S2-S3. Juntamente com o sexo masculino e a idade, a morfina intratecal também já foi relacionada à retenção urinária após anestesia neuroaxial.[81]

Prurido

O prurido pode ser estressante e é o efeito adverso mais comum relacionado à administração intratecal de opioides, com incidência entre 30 e 100%.[82] Não há dependência do tipo ou dose de opioide administrado, embora a redução da dose possa diminuir a probabilidade do prurido. A naloxona, a naltrexona ou o agonista parcial nalbufina podem ser utilizados para o tratamento. A ondansetrona e o propofol também constituem terapias úteis.

Tremores

A incidência de tremores é de até 55%[83] e está mais relacionada à anestesia peridural do que espinhal. Uma causa postulada seria a temperatura relativamente fria da solução injetada, que pode afetar os seios basais termossensíveis. A adição de opioides neuroaxiais, especificamente o fentanil e a meperidina, reduz a probabilidade de tremores.[83] O pré-aquecimento do paciente com um cobertor de ar quente e a administração da anestesia peridural e fluidos intravenosos aquecidos pode reduzir a incidência de tremores.

Complicações Exclusivas da Anestesia Peridural

Injeção Intravascular

A anestesia peridural pode produzir toxicidade sistêmica local induzida por anestésicos locais, primariamente pela administração acidental do fármaco em um vaso peridural. A frequência de punção vascular pela agulha ou cateter pode chegar a 10%, sendo a maior incidência na população obstétrica, na qual esses vasos encontram-se relativamente dilatados.[84] Convulsões relacionadas à anestesia peridural podem apresentar frequência de até 1%.[79] Em obstetrícia (Capítulo 33), a probabilidade de injeção intravascular diminui com o posicionamento da paciente em decúbito lateral durante a inserção da agulha e do cateter, a administração de fluido através da agulha peridural antes da introdução do cateter, a utilização de cateter de orifício único em vez de múltiplos orifícios ou de cateter peridural de poliuretano revestido comparado à poliamida e, por fim, avançando-se o cateter menos que 6 cm para dentro do espaço peridural. A abordagem paramediana e o emprego de agulha ou cateter peridural de menor calibre não reduzem o risco de canulação venosa peridural.

A utilização de epinefrina juntamente com anestésicos locais na dose teste pode não ser confiável e, portanto, a prevenção da toxicidade sistêmica deve sempre envolver a aspiração do cateter e administração gradual do anestésico local.

Injeção Subdural

O espaço subdural extra-aracnóideo é facilmente adentrado durante tentativas de autópsia em humanos. Trata-se de problema clínico infrequente com anestesia peridural (<1%). Não obstante, quando uma técnica peridural é realizada e resulta em bloqueio mais alto que o esperado 15 a 30 minutos após a injeção, é preciso considerar a possibilidade de injeção subdural do anestésico local. Nesses casos, o bloqueio motor será modesto comparado à extensão do bloqueio sensitivo, e o bloqueio simpático pode ser mais exagerado. O tratamento é sintomático.

AVANÇOS RECENTES EM ULTRASSONOGRAFIA

O exame ultrassonográfico pré-anestésico pode identificar precisamente os níveis intervertebrais, a linha média dos processos espinhosos, a janela interespinhosa média e a janela interlaminar paramediana.[49] A imagem da coluna lombar é bem mais fácil de se obter comparada à coluna torácica, que possui janelas interespinhosas e interlaminares mais estreitas. Através dessas janelas, pode-se visualizar a dura-máter hiperecogênica (uma linha branca), o espaço subaracnóideo e o aspecto posterior do corpo vertebral. A visualização do ligamento amarelo e do espaço peridural é em geral mais difícil. A ultrassonografia facilita a identificação da localização ideal de inserção da agulha e a estipulação da distância entre a pele e a dura-máter. Isso pode ser útil em pacientes com delimitações anatômicas superficiais difíceis (p. ex., obesidade), distúrbios espinhais (p. ex., escoliose) ou cirurgia espinhal prévia. A técnica guiada em tempo real é altamente desafiadora. A ultrassonografia é impressionante na população pediátrica devido à limitada ossificação da coluna vertebral. É possível visualizar a extremidade do cateter peridural, o deslocamento da dura-máter e a extensão da dispersão cranial do bólus de fluido.

PERGUNTAS DO DIA

1. Qual a terminação distal da medula espinhal em adultos e bebês? Por que é importante conhecer essa delimitação quando se realiza anestesia espinhal?
2. Como a forma do processo espinhoso se altera da região torácica à lombar? Qual a implicação dessa alteração para a técnica de bloqueio peridural?
3. Qual o mecanismo de bloqueio sensitivo diferencial durante anestesia espinhal? Qual a implicação clínica para a avaliação da altura do bloqueio?
4. Quais são os efeitos cardiovasculares, respiratórios e gastrointestinais da anestesia neuroaxial?
5. Quais são as contraindicações absolutas e relativas da anestesia neuroaxial?
6. Como a baricidade do anestésico local interfere em sua dispersão durante a anestesia espinhal? Quais posições do paciente podem alterar a dispersão da anestesia espinhal hiperbárica?

7. Quais anestésicos locais estão disponíveis para uso por via espinhal em sua instituição? Como diferem em termos de duração da ação e perfil de efeitos adversos?

8. Qual o efeito dos seguintes aditivos de anestesia espinhal sobre a qualidade e/ou duração da anestesia: opioides, vasoconstritores, agonistas alfa-adrenérgicos?

9. Quais fatores afetam a altura do bloqueio anestésico peridural?

10. Quais são as possíveis complicações neurológicas da anestesia espinhal? Quais os fatores de risco para cada uma?

REFERÊNCIAS

1. Guay J, Choi PT, Suresh S, et al. Neuraxial anesthesia for the prevention of postoperative mortality and major morbidity: an overview of Cochrane Systematic Reviews. *Anesth Analg.* 2014;119:716-725.

2. Leslie K, McIlroy D, Kasza J, et al. Neuraxial block and postoperative epidural analgesia: effects on outcomes in the POISE-2 trial. *Br J Anaesth.* 2016;116:100-112.

3. Beattie WS, Badner NH, Choi P. Epidural analgesia reduces postoperative myocardial infarction: a meta-analysis. *Anesth Analg.* 2001;93:853-858.

4. Bernards CM, Hill HF. Morphine and alfentanil permeability through the spinal dura, arachnoid, and pia mater of dogs and monkeys. *Anesthesiology.* 1990;73:1214-1219.

5. Zarzur E. Anatomic studies of the human ligamentum flavum. *Anesth Analg.* 1984;63:499-502.

6. Liu S, Kopacz DJ, Carpenter RL. Quantitative assessment of differential sensory nerve block after lidocaine spinal anesthesia. *Anesthesiology.* 1995;82:60-63.

7. Greene NM. Distribution of local anesthetic solutions within the subarachnoid space. *Anesth Analg.* 1985;64:715-730.

8. Visser WA, Lee RA, Gielen MJM. Factors affecting the distribution of neural blockade by local anesthetics in epidural anesthesia and a comparison of lumbar versus thoracic epidural anesthesia. *Anesth Analg.* 2008;107:708-721.

9. Greene NM. *Physiology of Spinal Anesthesia.* 3rd ed Baltimore: Williams & Wilkins; 1981.

10. Crystal GJ, Salem MR. The Bainbridge and the "reverse" Bainbridge reflexes: history, physiology, and clinical relevance. *Anesth Analg.* 2012;114:520-532.

11. Olausson K, Magnusdottir H, Lurje L, et al. Anti-ischemic and anti-anginal effects of thoracic epidural anesthesia versus those of conventional medical therapy in the treatment of severe refractory unstable angina pectoris. *Circulation.* 1997;96:2178-2182.

12. Minville V, Asehnoune K, Salau S, et al. The effects of spinal anesthesia on cerebral blood flow in the very elderly. *Anesth Analg.* 2009;108:1291-1294.

13. Groeben H. Epidural anesthesia and pulmonary function. *J Anesth.* 2006;20:290-299.

14. Freise H, Fischer LG. Intestinal effects of thoracic epidural anesthesia. *Curr Opin Anaesthesiol.* 2009;22:644-648.

15. Hawkins JL. Epidural analgesia for labor and delivery. *N Engl J Med.* 2010;362:1503-1510.

16. Macfarlane AJR, Prasad GA, Chan VWS, Brull R. Does regional anaesthesia improve outcome after total hip arthroplasty? A. systematic review. *Br J Anaesth.* 2009;103:335-345.

17. Macfarlane AJR, Prasad GA, Chan VWS, Brull R. Does regional anesthesia improve outcome after total knee arthroplasty?. *Clin Orthop Relat Res.* 2009;467:2379-2402.

18. Nishimori M, Low JHS, Zheng H, Ballantyne JC. Epidural pain relief versus systemic opioid-based pain relief for abdominal aortic surgery. *Cochrane Database Syst Rev.* 2012;(7):CD005059.

19. Joshi GP, Bonnet F, Shah R, et al. The comparative effects of postoperative analgesic therapies on pulmonary outcome: cumulative meta-analyses of randomized, controlled trials. *Anesth Analg.* 2008;107:1026-1040.

20. Svircevic V, van Dijk D, Nierich AP, et al. Meta-analysis of thoracic epidural anesthesia versus general anesthesia for cardiac surgery. *Anesthesiology.* 2011;114:271-282.

21. Neal JM, Barrington MJ, Brull R, et al. The Second ASRA Practice Advisory on Neurologic Complications Associated With Regional Anesthesia and Pain Medicine: executive Summary 2015. *Reg Anesth Pain Med.* 2015;40(5):401-430.

22. Hilt H, Gramm HJ, Link J. Changes in intracranial pressure associated with extradural anaesthesia. *Br J Anaesth.* 1986;58:676-680.

23. Hebl JR, Horlocker TT, Kopp SL, Schroeder DR. Neuraxial blockade in patients with preexisting spinal stenosis, lumbar disk disease, or prior spine surgery: efficacy and neurologic complications. *Anesth Analg.* 2010;111:1511-1519.

24. Perlas A, Chan VWS. Neuraxial anesthesia and multiple sclerosis. *Can J Anaesth.* 2005;52:454-458.

25. McDonald SB. Is neuraxial blockade contraindicated in the patient with aortic stenosis?. *Reg Anesth Pain Med.* 2004;29:496-502.

26. Choi S, Brull R. Neuraxial techniques in obstetric and non-obstetric patients with common bleeding diatheses. *Anesth Analg.* 2009;109:648-660.

27. Wedel DJ, Horlocker TT. Regional anesthesia in the febrile or infected patient. *Reg Anesth Pain Med.* 2006;31:324-333.

28. Hocking G, Wildsmith JAW. Intrathecal drug spread. *Br J Anaesth.* 2004;93:568-578.

29. Tetzlaff JE, O'Hara J, Bell G, et al. Influence of baricity on the outcome of spinal anesthesia with bupivacaine for lumbar spine surgery. *Reg Anesth.* 1995;20:533-537.

30. Van Zundert AA, Grouls RJ, Korsten HH, Lambert DH. Spinal anesthesia: volume or concentration—what matters?. *Reg Anesth.* 1996;21:112-118.

31. Sarantopoulos C, Fassoulaki A. Systemic opioids enhance the spread of sensory analgesia produced by intrathecal lidocaine. *Anesth Analg.* 1994;79:94-97.

32. Carpenter RL, Hogan QH, Liu SS, et al. Lumbosacral cerebrospinal fluid volume is the primary determinant of sensory block extent and duration during spinal anesthesia. *Anesthesiology.* 1998;89:24-29.

33. Taivainen T, Tuominen M, Rosenberg PH. Influence of obesity on the spread of spinal analgesia after injection of plain 0.5% bupivacaine at the L3-4 or L4-5 interspace. *Br J Anaesth.* 1990;64:542-546.

34. Kim JT, Shim JK, Kim SH, et al. Trendelenburg position with hip flexion as a rescue strategy to increase spinal anaesthetic level after spinal block. *Br J Anaesth.* 2007;98:396-400.

35. Urmey WF, Stanton J, Bassin P, Sharrock NE. The direction of the Whitacre needle aperture affects the extent and duration of isobaric spinal anesthesia. *Anesth Analg.* 1997;84:337-341.

36. Casati A, Fanelli G, Cappelleri G, et al. Effects of spinal needle type on lateral distribution of 0.5% hyperbaric bupivacaine. *Anesth Analg.* 1998;87:355-359.

37. Sanderson P, Read J, Littlewood DG, et al. Interaction between baricity (glucose concentration) and other factors influencing intrathecal drug spread. *Br J Anaesth.* 1994;73: 744-746.

38. Malinovsky JM, Renaud G, Le Corre P, et al. Intrathecal bupivacaine in humans: influence of volume and baricity of solutions. *Anesthesiology.* 1999;91:1260-1266.

39. Goldblum E, Atchabahian A. The use of 2-chloroprocaine for spinal anaesthesia. *Acta Anaesthesiol Scand.* 2013;57:545-552.

40. Zaric D, Pace NL. Transient neurologic symptoms (TNS) following spinal anaesthesia with lidocaine versus other local anaesthetics. *Cochrane Database Syst Rev.* 2009;(2): CD003006.

41. Casati A, Vinciguerra F. Intrathecal anesthesia. *Curr Opin Anaesthesiol.* 2002;15:543-551.

42. Nair GS, Abrishami A, Lermitte J, Chung F. Systematic review of spinal anaesthesia using bupivacaine for ambulatory knee arthroscopy. *Br J Anaesth.* 2009;102:307-315.

43. Whiteside JB, Burke D. Comparison of ropivacaine 0.5% (in glucose 5%) with bupivacaine 0.5% (in glucose 8%) for spinal anaesthesia for elective surgery. *Br J Anaesth.* 2003;90:304-308.

44. Hamber EA, Viscomi CM. Intrathecal lipophilic opioids as adjuncts to surgical spinal anesthesia. *Reg Anesth Pain Med.* 1999;24:255-263.

45. Meylan N, Elia N, Lysakowski C, Tramèr MR. Benefit and risk of intrathecal morphine without local anaesthetic in patients undergoing major surgery: meta-analysis of randomized trials. *Br J Anaesth.* 2009;102:156-167.

46. Murphy PM, Stack D, Kinirons B, Laffey JG. Optimizing the dose of intrathecal morphine in older patients undergoing hip arthroplasty. *Anesth Analg.* 2003;97:1709-1715.

47. Flaatten H, Rodt SA, Vamnes J, et al. Postdural puncture headache. A comparison between 26- and 29-gauge needles in young patients. *Anaesthesia.* 1989;44:147-149.

48. Hebl JR. The importance and implications of aseptic techniques during regional anesthesia. *Reg Anesth Pain Med.* 2006;31:311-323.

49. Chin KJ, Karmakar MK, Peng P. Ultrasonography of the adult thoracic and lumbar spine for central neuraxial blockade. *Anesthesiology.* 2011;114:1459-1485.

50. Moore JM. Continuous spinal anesthesia. *Am J Ther.* 2009;16:289-294.

51. Rigler ML, Drasner K, Krejcie TC, et al. Cauda equina syndrome after continuous spinal anesthesia. *Anesth Analg.* 1991;72:275-281.

52. Vaghadia H, Viskari D, Mitchell GW, Berrill A. Selective spinal anesthesia for outpatient laparoscopy. I: characteristics of three hypobaric solutions. *Can J Anaesth.* 2001;48:256-260.

53. Bromage PR. A comparison of the hydrochloride and carbon dioxide salts of lidocaine and prilocaine in epidural analgesia. *Acta Anaesthesiol Scand Suppl.* 1965;16:55-69.

54. Visser WA, Liem TH, van Egmond J, Gielen MJ. Extension of sensory blockade after thoracic epidural administration of a test dose of lidocaine at three different levels. *Anesth Analg.* 1998;86:332-335.

55. Stevens RA, Urmey WF, Urquhart BL, Kao TC. Back pain after epidural anesthesia with chloroprocaine. *Anesthesiology.* 1993;78:492-497.

56. Marinacci AA. Neurological aspects of complications of spinal anesthesia, with medicolegal implications. *Bull Los Angeles Neurol Soc.* 1960;25:170-192.

57. Sultan P, Gutierrez MC, Carvalho B. Neuraxial morphine and respiratory depression: finding the right balance. *Drugs.* 2011;71:1807-1819.

58. Covino BG, Scott DB, McClure JH. *Handbook of Epidural Anaesthesia and Analgesia.* Fribourg. Switzerland: <PN'>Mediglobe</PN'>; 1999;.

59. Morison DH. Alkalinization of local anaesthetics. *Can J Anaesth.* 1995;42:1076-1079.

60. Schier R, Guerra D, Aguilar J, et al. Epidural space identification: a meta-analysis of complications after air versus liquid as the medium for loss of resistance. *Anesth Analg.* 2009;109:2012-2021.

61. Mhyre JM, Lou VH, Greenfield M, et al. A systematic review of randomized controlled trials that evaluate strategies to avoid epidural vein cannulation during obstetric epidural catheter placement. *Anesth Analg.* 2009;108:1232-1242.

62. Afshan G, Chohan U, Khan FA, et al. Appropriate length of epidural catheter in the epidural space for postoperative analgesia: evaluation by epidurography. *Anaesthesia.* 2011;66:913-918.

63. Tsui BC, Gupta S, Finucane B. Confirmation of epidural catheter placement using nerve stimulation. *Can J Anaesth.* 1998;45:640-644.

64. Lew E, Yeo SW, Thomas E. Combined spinal-epidural anesthesia using epidural volume extension leads to faster motor recovery after elective cesarean delivery: a prospective, randomized, double-blind study. *Anesth Analg.* 2004;98:810-814.

65. Rawal N. Combined spinal-epidural anaesthesia. *Curr Opin Anaesthesiol.* 2005;18:518-521.

66. Mackey D. Physiologic effects of regional block. In: Brown DL, ed. *Regional Anesthesia and Analgesia.* Philadelphia: WB Saunders; 1996.

67. Cook TM, Counsell D, Wildsmith JAW. Royal College of Anaesthetists Third National Audit Project. Major complications of central neuraxial block: report on the Third National Audit Project of the Royal College of Anaesthetists. *Br J Anaesth.* 2009;102:179-190.

68. Moore DC, Spierdijk J, vanKleef JD, et al. Chloroprocaine neurotoxicity: four additional cases. *Anesth Analg.* 1982;61:155-159.

69. Brull R, McCartney CJL, Chan VWS, El-Beheiry H. Neurological complications after regional anesthesia: contemporary estimates of risk. *Anesth Analg.* 2007;104:965-974.

70. Horlocker TT. What's a nice patient like you doing with a complication like this? Diagnosis, prognosis and prevention of spinal hematoma. *Can J Anaesth.* 2004;51:527-534.

71. Choi PT, Galinski SE, Takeuchi L, et al. PDPH is a common complication of neuraxial blockade in parturients: a meta-analysis of obstetrical studies. *Can J Anaesth.* 2003;50:460-469.

72. Turnbull DK, Shepherd DB. Post-dural puncture headache: pathogenesis, prevention and treatment. *Br J Anaesth.* 2003;91:718-729.

73. Harrington BE. Postdural puncture headache and the development of the epidural blood patch. *Reg Anesth Pain Med.* 2004;29:136-163.

74. Paech MJ, Doherty DA, Christmas T, Wong CA. Epidural Blood Patch Trial Group. The volume of blood for epidural blood patch in obstetrics: a randomized, blinded clinical trial. *Anesth Analg.* 2011;113:126-133.

75. Gozdemir M, Muslu B, Sert H, et al. Transient neurological symptoms after spinal anaesthesia with levobupivacaine 5 mg/ml or lidocaine 20 mg/ml. *Acta Anaesthesiol Scand.* 2010;54:59-64.

76. Hartmann B, Junger A, Klasen J, et al. The incidence and risk factors for hypotension after spinal anesthesia

III

induction: an analysis with automated data collection. *Anesth Analg.* 2002;94:1521-1529.

77. Gwirtz KH, Young JV, Byers RS, et al. The safety and efficacy of intrathecal opioid analgesia for acute postoperative pain: seven years' experience with 5969 surgical patients at Indiana University Hospital. *Anesth Analg.* 1999;88:599-604.

78. American Society of Anesthesiologists Task Force on Neuraxial Opioids, Horlocker TT, Burton AW, Connis RT, et al. Practice guidelines for the prevention, detection, and management of respiratory depression associated with neuraxial opioid administration. *Anesthesiology.* 2009;110:218-230.

79. Auroy Y, Benhamou D, Bargues L, et al. Major complications of regional anesthesia in France: the SOS Regional Anesthesia Hotline Service. *Anesthesiology.* 2002;97:1274-1280.

80. Borgeat A, Ekatodramis G, Schenker CA. Postoperative nausea and vomiting in regional anesthesia: a review. *Anesthesiology.* 2003;98:530-547.

81. Kuipers PW, Kamphuis ET, van Venrooij GE, et al. Intrathecal opioids and lower urinary tract function: a urodynamic evaluation. *Anesthesiology.* 2004;100:1497-1503.

82. Rathmell JP, Lair TR, Nauman B. The role of intrathecal drugs in the treatment of acute pain. *Anesth Analg.* 2005;101(5 suppl):S30-S43.

83. Crowley LJ, Buggy DJ. Shivering and neuraxial anesthesia. *Reg Anesth Pain Med.* 2008;33:241-252.

84. Bell DN, Leslie K. Detection of intravascular epidural catheter placement: a review. *Anaesth Intensive Care.* 2007;35:335-341.

18 BLOQUEIOS DE NERVOS PERIFÉRICOS

Edward N. Yap e Andrew T. Gray

INTRODUÇÃO

O Papel da Anestesia Regional

Os bloqueios de nervos periféricos podem fornecer anestesia cirúrgica e alívio da dor pós-operatória (Tabela 18.1). As técnicas parestésicas e os bloqueios de nervos periféricos são usados há décadas. No entanto, a principal ênfase deste capítulo será a orientação por ultrassom para bloqueios de nervos periféricos. Além disso, as técnicas de orientação por ultrassonografia e estimulação nervosa podem ser combinadas para alguns bloqueios regionais.

Preparação para Realizar um Bloqueio Nervo Regional

Fundamentação do Conhecimento

Para realizar bloqueios de nervos periféricos seguros e eficazes, é necessária uma compreensão da neuroanatomia periférica, da tecnologia de ultrassom, da farmacologia dos anestésicos locais e dos riscos associados aos bloqueios de nervos periféricos.

Fatores do Paciente e do Cirurgião

A disposição do paciente e do cirurgião, bem como a localização anatômica da cirurgia, devem ser levados em consideração quando se incorporam bloqueios de nervos periféricos em um plano anestésico. Uma revisão pré-operatória minuciosa do histórico médico do paciente, incluindo doenças coexistentes, alergias, neuropatia prévia e uso de drogas anticoagulantes , deve ser realizada para descartar quaisquer contraindicações na utilização de um bloqueio de nervo periférico.

Monitores e Equipamentos

Os bloqueios de nervos periféricos podem ser realizados no pré-operatório em uma área dedicada a bloqueios ou na sala cirúrgica. O paciente deve ter um acesso intravenoso periférico funcionante e os equipamentos de monitoramento,

Os redatores e editores gostariam de agradecer ao Dr. Adam B. Collins por contribuir com um capítulo sobre este tema para a edição anterior deste trabalho. Ele serviu de base para o capítulo atual.

incluindo oximetria de pulso, eletrocardiograma (ECG) e equipamento para aferir a pressão arterial de modo não invasivo. O oxigênio suplementar, bem como os medicamentos de emergência e o equipamento de manejo de vias aéreas devem estar facilmente acessíveis. A sedação pode ser indicada, dependendo da ansiedade e da magnitude da dor do paciente.

O paciente, o aparelho de ultrassom e o anestesiologista devem estar posicionados de forma a otimizar a realização do bloqueio de nervo que está sendo planejado. Para a maioria dos bloqueios, o profissional está posicionado no lado ipsolateral e o ultrassom no lado contralateral da região do bloqueio. A escolha da sonda de ultrassom (Fig. 18.1) e da agulha são dependentes da localização do bloqueio de nervo periférico, e a colocação de um cateter dependerá do tipo de cirurgia a ser realizada, da duração da internação hospitalar e da preferência do paciente e do cirurgião.

Escolha do Anestésico Local

A escolha do anestésico local para o bloqueio de nervo periférico depende de vários fatores, incluindo a latência, a duração e o grau de bloqueio da condução desejados (Capítulo 10). A lidocaína e a mepivacaína, de 1% a 1,5%, produzem anestesia cirúrgica em 10 a 20 minutos que dura de 2 a 3 horas. A ropivacaína a 0,5% e a bupivacaína, de 0,375 a 0,5%, apresentam um início mais lento e produzem menos bloqueio motor, mas o efeito dura pelo menos 6 a 8 horas. A adição de epinefrina, 1:200.000 (5 µg/mL), pode

Tabela 18.1	Exemplos de Bloqueios de Nervos Periféricos
Origem	**Bloqueio Específico**
Plexo cervical	Superficial
Plexo braquial	Interescalênico Supraclavicular Infraclavicular Axilar
Plexo lombar	Cutâneo femoral lateral[a] Femoral Canal adutor Safeno Obturador[a]
Plexo sacral	Ciático proximal Ciático poplíteo

[a]Não coberto.

servir como um marcador para injeção intravascular e pode aumentar a duração de um bloqueio condutivo. Além disso, com a diminuição na taxa de absorção sistêmica, a epinefrina pode reduzir os níveis plasmáticos máximos de anestesia local. As considerações para a escolha da solução anestésica local para a anestesia regional intravenosa são diferentes daquelas dos bloqueios de nervos periféricos (discussão em "Anestesia Regional Intravenosa [Bloqueio de Bier]").

Lista de Verificação do Bloqueio Regional

Uma lista de verificação de bloqueio regional padronizada deve ser revisada antes de se realizar um bloqueio de nervo periférico para melhorar a segurança.[1] A lista de verificação deve incluir consentimento cirúrgico e marcação do local, alergias e estado de anticoagulação, bloqueio de nervo periférico proposto e dose de anestésico local, lado do bloqueio, monitores utilizados, equipamentos de emergência disponíveis e plano de sedação.

Riscos e Prevenção

Infecção

O risco infeccioso associado ao bloqueio de nervo periférico ou a colocação de um cateter nervoso periférico é raro.[2] Contudo, uma infecção pode causar morbidade significativa e pode levar à lesão neurológica permanente. Realizando-se a higiene adequada das mãos, usando-se barreiras máximas durante o bloqueio de nervo e colocação do cateter e fornecendo-se solução antisséptica no local de inserção, a taxa de infecção pode ser reduzida.

Hematoma

O risco de desenvolver um hematoma depende da localização do bloqueio de nervo periférico que está sendo realizado, da proximidade com as estruturas vasculares e da compressibilidade vascular. Com o uso de ultrassom e técnica de aspiração apropriada, a punção vascular pode ser reduzida.[3] É importante uma revisão da história médica do paciente com ênfase em qualquer medicação anticoagulante. A American Society of Regional Anesthesia and Pain Medicine fornece diretrizes sobre o tratamento de anticoagulação.[4]

Toxicidade Sistêmica do Anestésico Local (Capítulo 10)

A toxicidade sistêmica do anestésico local (TSAL) secundária à absorção de anestésico local pode variar de sintomas leves a toxicidade neurológica e cardiovascular importantes. Uma variedade de fatores, incluindo os de risco do

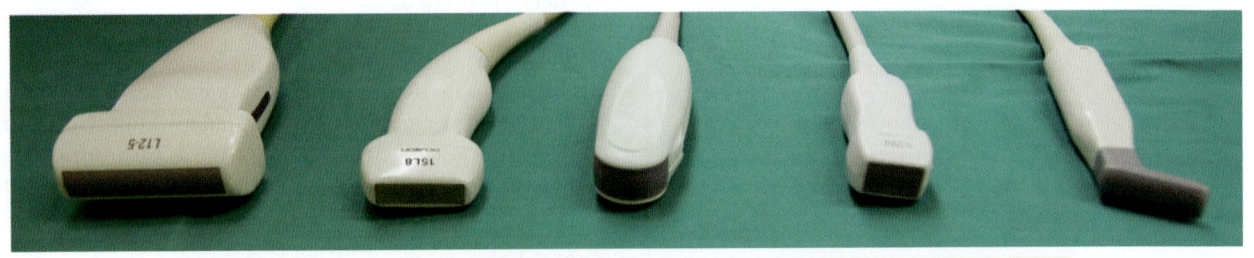

Fig. 18.1 Transdutores de ultrassom para bloqueios regionais. (De Gray AT. *Atlas of Ultrasound-Guided Regional Anesthesia*. 2nd ed. Philadelphia: Elsevier; 2013:22.)

paciente, medicamentos associados, dose de anestésico local total e localização anatômica do bloqueio de nervo periférico desempenham um papel no risco de TSAL. Não existe uma medida única para evitar a TSAL; entretanto, usar a menor dose efetiva, injeções em incremento, a aspiração antes da injeção, um marcador intravascular (i.e., epinefrina) e a orientação por ultrassom pode diminuir o risco de TSAL. A ressuscitação com emulsão lipídica continua sendo o pilar da terapia para tratar pacientes com TSAL.[5]

Lesão Nervosa

A lesão nervosa pode resultar de trauma direto da agulha, injeção intraneural inadvertida ou neurotoxicidade do medicamento. A lesão neurológica grave de um bloqueio de nervo periférico é rara; todavia, a taxa de parestesia transitória que se resolve dentro de dias a semanas do pós-operatório é substancialmente maior.[6,7] O uso de ultrassom para identificar nervos, limitar a pressão de injeção e o *feedback* do paciente pode ajudar a diminuir a incidência de lesão nervosa, embora os dados com relação a tal desfecho clínico sejam limitados.

Bloqueio do Lado Errado

Erros quanto a local, procedimento e bloqueios de nervos periféricos do paciente são falhas médicas potencialmente sérias que representam riscos inerentes na realização de qualquer procedimento médico.[8] Embora rara, essa complicação pode ser reduzida tendo-se um protocolo universal que inclua uma lista de verificação para assegurar o paciente correto, o local adequado da cirurgia e a lateralidade correta (Tabela 18.2).

FUNDAMENTOS DE ULTRASSOM

Uma compreensão da imagem ultrassonográfica e da manipulação dos transdutores é importante na realização de bloqueios de nervos periféricos seguros e eficazes.

Física de Ultrassom Básica

A imagem ultrassonográfica usa ondas sonoras com frequência superior a 20 kHz. O uso de ultrassom para fins médicos foi reconhecido pela primeira vez nos anos 1930. Desde então, as melhorias na tecnologia prepararam o caminho para produzir imagens em tempo real de modo a ajudar nos diagnósticos e nas intervenções. As máquinas de ultrassom médicas usam cristais piezoelétricos no transdutor que convertem correntes elétricas em ondas de pressão mecânicas

e vice-versa, enviando e recebendo ecos de ultrassom para assim gerar imagens.

À medida que as ondas de ultrassom passam por diferentes tecidos do corpo, a resistência à propagação de ondas de ultrassom, ou impedância acústica, muda dependendo da densidade do tecido. Os tecidos sólidos têm partículas mais densas que efetivamente refletem ondas que serão recebidas pelo transdutor, exibidas como estruturas mais brilhantes ou hiperecoicas. O tecido menos denso não reflete as ondas de ultrassom tão efetivamente, exibidas como estruturas mais escuras ou hipoecoicas. Os tecidos que não refletem nenhuma onda de ultrassom são considerados anecoicos.

Melhorar a resolução da imagem, ou a capacidade de distinguir uma estrutura de outra, irá otimizar o desempenho dos bloqueios de nervos periféricos. Aumentar a frequência da onda de ultrassom irá melhorar a resolução da imagem, mas diminuirá a penetração das ondas de ultrassom. Diminuir a frequência irá diminuir a resolução, mas irá melhorar a penetração no tecido mais profundo porque há menos atenuação. Aumentar o ganho do receptor (i.e., a ampliação do sinal de eco de retorno) pode, em certa medida, compensar a atenuação.

Propriedades Ecogênicas de Nervos e Tecidos

Os nervos periféricos podem ser reconhecidos em ultrassonografias por sua ecotextura fascicular. Os nervos centrais (tais como os ramos ventrais cervicais) e os nervos muito pequenos (tais como o nervo frênico) apresentam uma aparência monofascicular ou oligofascicular (Fig. 18.2). A maioria dos nervos periféricos tem uma aparência polifascicular, que consiste em uma coleção de pequenos pontos redondos hipoecoicos (dos fascículos do nervo ou conteúdo da fibra nervosa) circundados por estroma hiperecoico (do tecido conjuntivo do nervo). Esse padrão pode ser chamado de "favo de mel" ou "cacho de uvas". Embora usemos

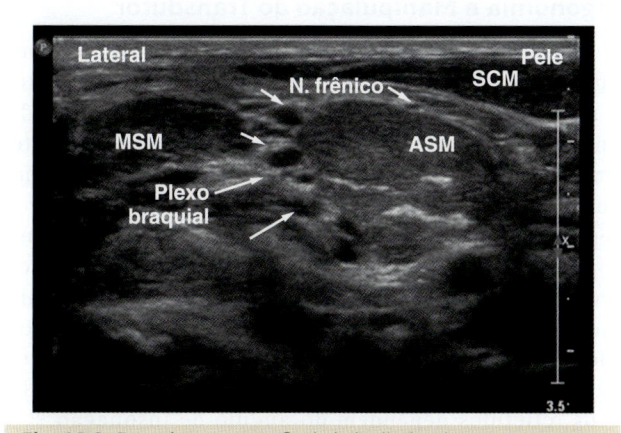

Fig. 18.2 Esta ultrassonografia do lado direito do pescoço mostra as raízes do plexo braquial conforme elas passam entre os músculos escalenos anterior e médio. A parte central destes nervos periféricos grandes é menos ecogênica do que o músculo circundante. O nervo frênico é uma estrutura hipoecoica pequena observada na superfície anterior do músculo escaleno anterior. *ASM*, Músculo escaleno anterior; *MSM*, músculo escaleno médio; *SCM*, músculo esternocleidomastóideo.

Tabela 18.2	Incidência Aproximada de Eventos Adversos durante os Bloqueios de Nervos Periféricos

Evento Adverso	Incidência Aproximada
Toxicidade sistêmica por anestésico local	1 em 1.000
Lesão de nervo periférico	1 em 1.000
Bloqueio no lado/local errado	1 em 10.000

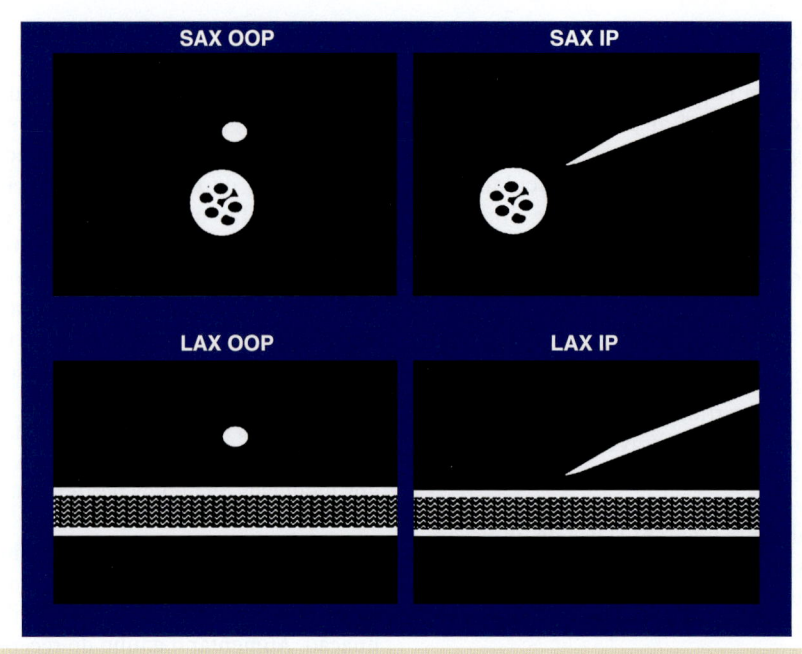

Fig. 18.3 Abordagens ao bloqueio regional com ultrassom. *LAX IP*, imagem do eixo longo, abordagem de agulha no plano; *LAX OOP*, imagem do eixo longo, abordagem da agulha fora do plano; *SAX IP*, imagem de curto eixo, abordagem de agulha no plano; *SAX OOP*, imagem de curto eixo, abordagem de agulha fora do plano. (De Gray AT. *Atlas of Ultrasound-Guided Regional Anesthesia*, 2nd ed. Philadelphia: Elsevier; 2013:32, Fig. 12-1.)

o termo *fascículos nervosos*, entende-se que apenas um subconjunto do número total de fascículos será evidente em uma imagem de ultrassom porque camadas finas de tecido conjuntivo que dividem os fascículos não podem ter boa resolução na imagem.[9] Os nervos têm uma área de seção transversal relativamente constante ao longo de seu curso, o que ajuda a distinguir essas estruturas anatômicas dos tendões.

Ergonomia e Manipulação do Transdutor

A ergonomia adequada é essencial para intervenções guiadas por ultrassom. É importante manter a postura e a posição adequadas a fim de reduzir a fadiga do anestesiologista (p.ex., otimizar a posição do paciente, a altura do leito e a posição do monitor). Uma forma confortável de segurar o transdutor do ultrassom e o repouso do aspecto ulnar da mão do transdutor sobre o paciente promoverão a estabilidade. Existem cinco técnicas básicas de manipulação de transdutores para ajudar a otimizar a imagem de ultrassom: deslizamento, inclinação, balanço, rotação e compressão. Os nervos periféricos exibem anisotropia, o que significa que os ecos refletidos dependem do ângulo de insonação.[10] O transdutor pode ser inclinado para maximizar os ecos retornados ao nervo periférico. Deslize e gire o transdutor para encontrar a ponta da agulha enquanto se mantém a visibilidade do nervo. Para alguns bloqueios regionais, o tecido mole permitirá que o transdutor retroceda e reduza o ângulo de insonação, melhorando, assim, a visibilidade

da ponta da agulha. A inspeção visual é uma boa técnica antes de se usar a orientação por ultrassom ou se os alinhamentos da agulha forem difíceis.[11] A maioria dos profissionais comprime as veias adjacentes ao mesmo tempo em que introduz a agulha para reduzir a chance de punção venosa.

Técnica de Bloqueio Regional

Existem múltiplas abordagens para bloqueios de nervos periféricos. A maioria dos bloqueios pode ser realizada com uma visão de eixo curto do nervo a ser bloqueado. Essa visão é estável para os nervos com um caminho relativamente reto. A técnica em plano, com toda a haste da agulha e ponta dentro do plano de imagem, é frequentemente utilizada para guiar a colocação da agulha (Fig. 18.3). Alternativamente, a abordagem fora do plano pode ser usada de modo que a ponta da agulha cruze o plano da imagem como um ponto ecogênico. A qualidade da imagem e a identificação das estruturas é mais importante do que a abordagem. Diferenças nos resultados são difíceis de se mostrar quando se comparam várias abordagens aos bloqueios nos estudos clínicos.

Cateteres de Nervo Periférico

Os cateteres podem ser colocados adjacentes aos nervos periféricos para analgesia pós-operatória por infusão de soluções anestésicas locais diluídas. Os bloqueios de nervos periféricos contínuos podem ser utilizados no

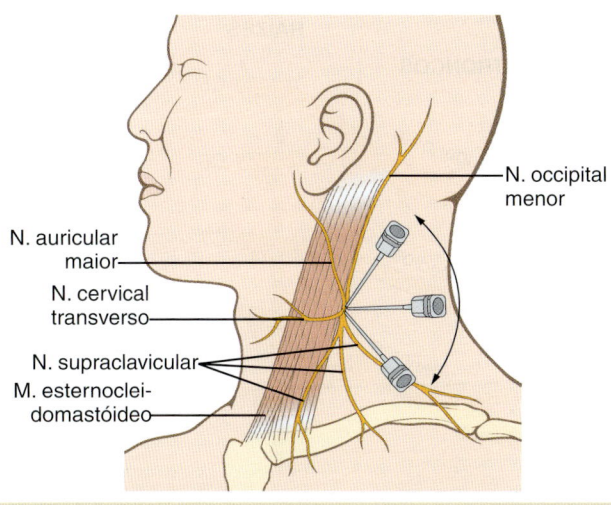

Fig. 18.4 Pontos de referência anatômica e método de colocação de agulha para um bloqueio de plexo cervical superficial. Com a cabeça do paciente virada para o lado, o anestésico local é infiltrado ao longo da borda posterolateral do músculo esternocleidomastóideo. (Modificado de Brown DL, Factor DA, eds. *Regional Anesthesia and Analgesia*. WB Saunders; 1996:245.)

ambiente hospitalar para facilitar a mobilização articular precoce vigorosa após a cirurgia ortopédica. Eles também podem ser usados a fim de fornecer analgesia potente para cirurgia ambulatorial (Capítulo 37). Para a colocação desses cateteres, o nervo periférico deve primeiro ser localizado de forma semelhante à dos bloqueios de injeção única (tipicamente orientação por ultrassom com uma agulha de grande calibre) e então o cateter é posicionado. A injeção de um anestésico local ou solução de dextrose imediatamente antes da colocação do cateter pode ser útil, criando mais espaço adjacente ao nervo. Os cateteres do nervo periférico são mais propensos a deslocamento do que os cateteres peridurais porque o movimento da pele próximo ao ponto de entrada do cateter é mais provável.

BLOQUEIO DO PLEXO CERVICAL

O plexo cervical é formado pelos segundo, terceiro e quarto nervos cervicais. Com a cabeça do paciente voltada para o lado oposto, o plexo cervical superficial pode ser bloqueado pela infiltração de uma solução anestésica local bem profunda ao platisma e à fáscia de revestimento do pescoço ao longo da margem lateral posterior do músculo esternocleidomastoideo (Fig. 18.4). A anestesia produzida por um bloqueio do plexo cervical inclui a área desde a superfície inferior da mandíbula até o nível da clavícula. Um bloqueio de plexo cervical é usado com maior frequência para fornecer anestesia em pacientes conscientes submetidos a endarterectomia carotídea (Capítulo 25). Embora os bloqueios de plexo cervical superficial e profundo combinados sejam tradicionalmente utilizados para este procedimento cirúrgico, muitas vezes um bloqueio superficial apenas é suficiente.

BLOQUEIOS DE EXTREMIDADE SUPERIOR

Plexo Braquial

O plexo braquial é uma rede de nervos composta de cinco raízes nervosas (C5, C6, C7, C8 e T1) que fornecem ambos estímulos motor e sensorial para quase toda a extremidade superior (Fig. 18.5). A pele sobre o ombro é suprida pelos nervos supraclaviculares do plexo cervical, e o aspecto medial do braço é suprido pelo ramo intercostobraquial do segundo nervo intercostal (Fig. 18.6). As raízes nervosas de C5 a T1 formam ramos ventrais e troncos no espaço entre os músculos de escaleno anterior e médio na região cervical e depois passam sobre a primeira costela e debaixo da clavícula. Os troncos formam três divisões anteriores e três posteriores, que se recombinam para criar três cordões na região infraclavicular. Esses cordões dividem-se em ramos terminais na região axilar. A localização da cirurgia, a experiência do anestesiologista e os fatores relacionados ao paciente, tais como constituição corporal, ajudam a determinar onde, ao longo do plexo braquial, deve ser realizado um bloqueio de nervo periférico (Tabela 18.3).

Bloqueio Interescalênico

Um bloqueio interescalênico visa os ramos ventrais do plexo braquial (derivado das raízes nervosas de C5, C6, C7, C8 e T1) e, portanto, é adequado para cirurgias que envolvem a clavícula distal, o ombro e a parte superior do braço.[12] O bloqueio interescalênico pode poupar o tronco inferior (de C8 e T1, parcialmente a distribuição ulnar do plexo braquial) e, portanto, nem sempre é adequado para o antebraço distal e cirurgias de mão.

Um bloqueio interescalênico é tradicionalmente realizado próximo ao nível vertebral de C6, no qual o plexo braquial emerge entre os músculos escaleno anterior e médio. A cabeça do paciente é virada para o lado contralateral do bloqueio de modo a ajudar a expor o sulco interescalênico. Uma sonda de ultrassom linear é colocada em um plano transversal no nível vertebral de C6, proporcionando uma visão de eixo curto do plexo braquial. As estruturas anatômicas que são identificadas devem ser o músculo escaleno médio, o músculo escaleno anterior, o músculo esternocleidomastóideo e o plexo braquial (Fig. 18.7). A visão obtida tem uma aparência de "semáforo" do plexo braquial que se refere aos ramos ventrais de C5, C6 e C7 como alinhado de forma paralela de cranial para caudal.

Na técnica em plano, a agulha é inserida na direção de lateral para medial através do músculo escaleno médio em direção ao plexo braquial. Uma vez que a agulha passa dentro da bainha da fáscia do plexo braquial, o anestésico local é injetado. Para garantir um bloqueio adequado, a disseminação do anestésico local deve ser observada ao longo dos ramos ventrais cervicais.

O bloqueio interescalênico tem o risco potencial de síndrome de Horner, bloqueio recorrente do nervo laríngeo, injeção peridural ou subaracnoide, injeção da artéria

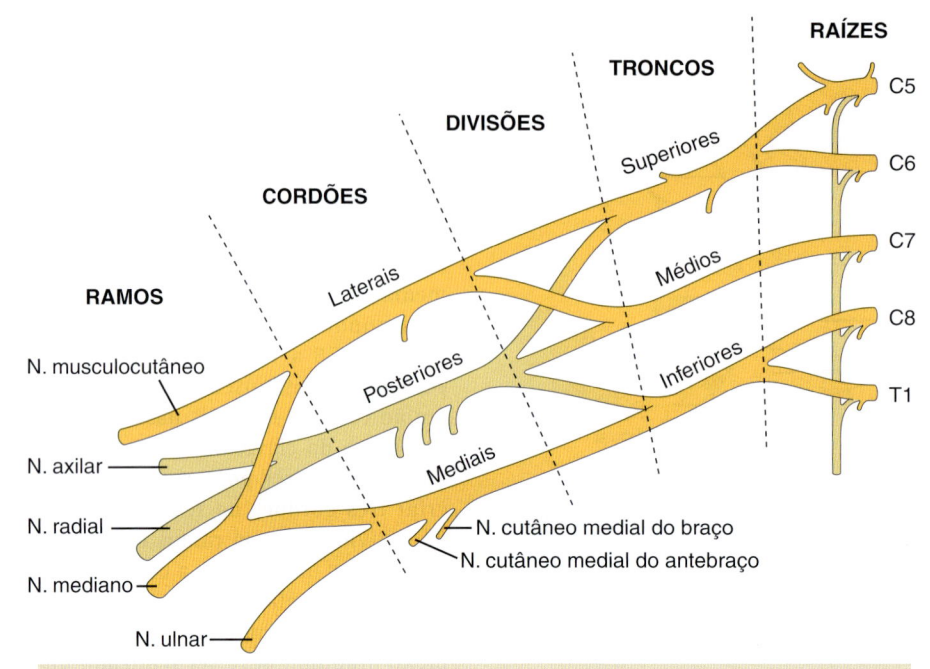

Fig. 18.5 Raízes, troncos, divisões, cordões e ramos do plexo braquial direito. (Modificado de Horlocker TT, Kopp SL, Wedel DJ. Nerve blocks. In Miller RD, ed. *Miller's Anesthesia.* 8th ed. Philadelphia: Elsevier; 2015:1724, Fig. 57-3.)

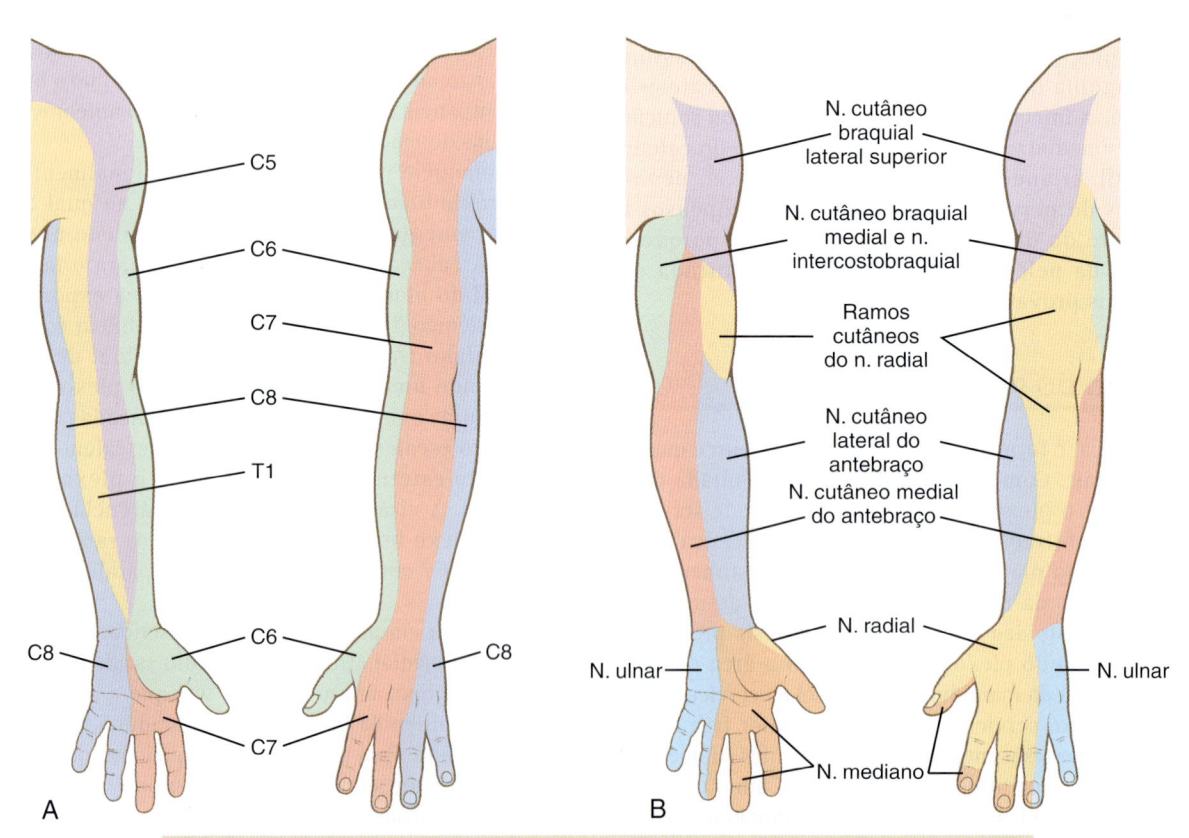

Fig. 18.6 (A) Distribuição cutânea das raízes cervicais e torácicas da extremidade superior. (B) Distribuição cutânea dos nervos periféricos da extremidade superior. (Modificado de Horlocker TT, Kopp SL, Wedel DJ. Nerve blocks. In Miller RD, ed. *Miller's Anesthesia.* 8th ed. Philadelphia: Elsevier; 2015:1725, Fig. 57-4.)

Tabela 18.3	Técnicas para Bloqueio de Plexo Braquial		
Técnica	**Nível**	**Vantagem**	**Desvantagem(ns) Potencial(is)**
Interescalênico	Raízes/troncos	Cobertura do ombro	Paresia hemidiafragmática Poupa o tronco inferior
Supraclavicular	Troncos/divisões	Completude geral	Risco de pneumotórax
Infraclavicular	Cordões	Colocação do cateter	Profundo em músculos peitorais
Axilar	Ramos	Bloqueio raso	Escassa em nervo musculocutâneo

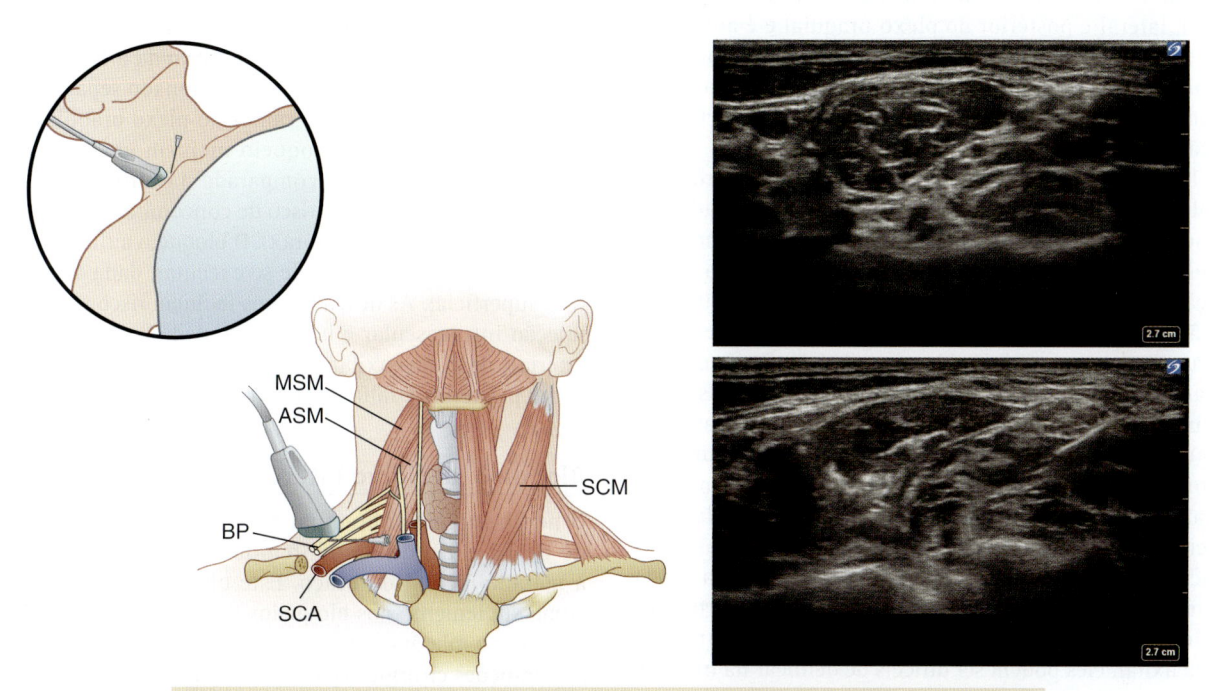

Fig. 18.7 O plexo braquial passa entre os músculos escalenos anterior e médio e une-se à artéria subclávia conforme ela passa sobre a primeira costela *(desenho inferior esquerdo)*. O bloqueio interescalênico do plexo braquial é realizado com o paciente na posição de decúbito dorsal e a cabeça virada para o lado contralateral *(desenho superior, esquerdo)*. O sulco interescalênico tem sua imagem obtida com ultrassom de alta frequência *(ultrassonografia direita, superior)*. A agulha avança de lateral para medial dentro do plano da imagem. O bloqueio interescalênico é realizado pela infiltração do anestésico local ao redor das raízes do plexo braquial conforme elas passam entre os músculos escalenos anterior e médio *(ultrassonografia direita, inferior)*. *ASM*, Músculo escaleno anterior; *BP*, plexo braquial; *MSM*, músculo escaleno médio; *SCA*, artéria subclávia; *SCM*, músculo esternocleidomastóideo.

vertebral e pneumotórax. O risco de bloqueio transitório do nervo frênico e paresia hemidiafragmática resultante pode ser reduzido com injeções interescalênicas mais inferiormente no pescoço com um menor volume e menor concentração de anestésico local.[13,14]

Bloqueio Supraclavicular

O bloqueio supraclavicular do plexo braquial é conseguido com injeção de 20 a 30 mL de solução anestésica local em torno do plexo braquial, que, em geral, está firmemente fasciculado e adjacente à artéria subclávia, exatamente cefálico à clavícula. O pneumotórax é a complicação grave mais comum de um bloqueio supraclavicular (cerca de 1% de incidência) e, a princípio, pode se manifestar como tosse,

dispneia ou dor torácica pleurítica. O bloqueio do nervo frênico ocorre com frequência (50% dos procedimentos), mas em geral não causa sintomas clinicamente significativos. Os bloqueios supraclaviculares bilaterais não são recomendados por receio de pneumotórax bilateral ou paralisia do nervo frênico. De modo semelhante, pacientes com doença pulmonar obstrutiva crônica podem não ser candidatos ideais para um bloqueio supraclavicular. As vantagens de um bloqueio supraclavicular são o início rápido e a capacidade de realizar o bloqueio com o braço em qualquer posição. O risco aumentado de pneumotórax pode limitar o uso de bloqueio supraclavicular para pacientes ambulatoriais. Por causa desses riscos, muitos profissionais têm defendido o uso de imagem de ultrassom para guiar os bloqueios supraclaviculares.

O bloqueio supraclavicular pode ser realizado com uma técnica semelhante aos bloqueios interescalênicos descritos anteriormente. A sonda de ultrassom é movimentada mais perto da clavícula e voltada caudalmente para facilitar a imagem do plexo braquial adjacente à artéria subclávia e sobre a primeira costela. Nessa localização, quase todos os profissionais utilizam a técnica em plano por causa da proximidade da pleura.

Bloqueio Infraclavicular

O bloqueio infraclavicular tem como alvo os cordões medial, lateral e posterior do plexo braquial e é adequado para cirurgias do braço abaixo do ombro. Os cordões do plexo braquial são denominados em relação à artéria axilar quando o plexo faz um percurso por baixo da clavícula em direção à axila.

O bloqueio infraclavicular é realizado com a abordagem em plano no eixo curto (Fig. 18.8). Pode ser utilizado um transdutor de ultrassom linear ou curvilíneo com uma pegada pequena. A escolha da agulha depende da constituição corporal do paciente e se um cateter contínuo será ou não colocado. O paciente é posicionado em decúbito dorsal com o braço abduzido, o cotovelo flexionado e o braço rotacionado externamente, se possível. Isso irá retrair a clavícula e deixar mais reto o feixe neurovascular. O transdutor de ultrassom é colocado medial ao processo coracoide em um plano parassagital (cerca de metade do caminho entre as regiões supraclavicular e axilar). As principais estruturas para identificar a imagem ultrassonográfica são músculos peitorais maior e menor, artéria e veia axilares e cordões do plexo braquial. Embora os cordões do plexo braquial possam ser visualizados em torno da artéria axilar, eles podem ser difíceis de delinear na imagem ultrassonográfica.

A agulha aproxima-se no plano de cranial para caudal (lateral para medial) no bloqueio infraclavicular. Após anestesia da pele com um botão de anestésico local ser realizado, a agulha é direcionada para o espaço entre o cordão lateral e a artéria axilar. O objetivo do bloqueio infraclavicular é espalhar o anestésico local em torno da artéria axilar em forma de U, pois isso assegurará o bloqueio de todos os três cordões do plexo braquial.

As vantagens do bloqueio infraclavicular são a grande proximidade do plexo braquial com a artéria, a anatomia relativamente consistente e um local estável para a colocação de um cateter de nervo periférico contínuo. Por causa da proximidade da clavícula e da profundidade do bloqueio, realizar esse bloqueio pode ser desafiador em alguns pacientes.

Bloqueio Axilar

O bloqueio axilar visa os ramos terminais do plexo braquial na axila: os nervos mediano, ulnar, radial e musculocutâneo. O bloqueio axilar é adequado para cirurgias do cotovelo, antebraço, punho e mão.

O bloqueio axilar é normalmente realizado com um transdutor linear usando uma visão de eixo curto dos nervos e vasos na axila e com abordagem em plano (Fig. 18.9). O paciente está posicionado em decúbito dorsal com o braço a ser bloqueado abduzido e rodado externamente. A imagem ultrassonográfica deve exibir a artéria e a(s) veia(s) axilares, os ramos terminais do plexo braquial, os tendões e os músculos bíceps, tríceps e coracobraquial.[15] A relação dos ramos terminais com a artéria axilar é geralmente a seguinte: mediano (superficial), ulnar (medial), radial (posterior) e musculocutâneo (lateral, passando pelo músculo coracobraquial). O bloqueio é realizado com uma agulha de 5 a 7 cm, abordando no plano de cefálico para caudal (lateral para medial) em direção aos ramos do plexo braquial. O objetivo é circundar cada ramo terminal do plexo braquial com anestésico local, em geral levando a anestesia local a se espalhar circunferencialmente em torno da artéria axilar. O nervo musculocutâneo pode ser direcionado separadamente após o bloqueio dos outros ramos do plexo braquial.[16]

As vantagens deste bloqueio incluem um menor risco de complicações quando comparado a outros bloqueios de plexo braquial (p.ex., sem risco de concomitante bloqueio do nervo frênico ou pneumotórax). O bloqueio axilar também é um bloqueio mais simples de se executar, dada a sua natureza superficial. As desvantagens incluem risco potencial de injeção intravascular e hematoma, dada a proximidade da artéria e das veias axilares, inadequação para um cateter de nervo periférico e falta de cobertura para o braço e o ombro.

Bloqueio do Nervo Intercostobraquial

O nervo intercostobraquial é um nervo torácico (derivado de T2 e T3) que proporciona inervação cutânea para a metade medial do braço. Este bloqueio pode ser usado como suplemento aos bloqueios de plexo braquial a fim de melhorar a tolerância de um torniquete do braço ou melhorar as condições cirúrgicas para a cirurgia do braço proximal. O nervo intercostobraquial pode ser bloqueado por infiltração subcutânea na metade medial do braço com 2 a 3 mL de anestésico local.

BLOQUEIOS DE EXTREMIDADE INFERIOR

Os nervos das extremidades inferiores originam-se dos plexos lombar e sacral (Fig. 18.10). O plexo lombar é composto pelos primeiros quatro nervos lombares (L1 a L4). Os nervos da extremidade inferior que surgem do plexo lombar incluem os nervos cutâneo femoral lateral, femoral e obturador. O plexo sacral é composto pelos primeiros quatro nervos sacrais (S1 a S4) e também recebe contribuições de L4 e L5. Esse plexo dá origem ao nervo ciático.

Nervo Femoral

Bloqueio de Nervo Femoral

O nervo femoral é o maior ramo do plexo lombar e deriva dos ramos ventrais de L2 a L4. Este nervo proporciona inervação motora para o quadríceps e sensação da parte anterior da coxa e medial da perna. O nervo femoral desce através do músculo psoas e então percorre um trajeto entre os músculos psoas e ilíaco, saindo da pelve sob o ligamento inguinal. O bloqueio do nervo femoral é adequado para

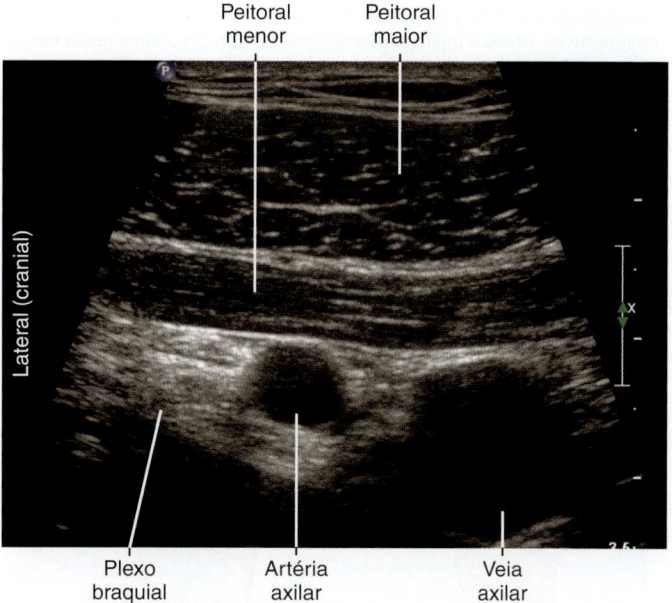

Artéria
axilar

Lateral (cranial)

Ponta da   Anestésico
agulha   local

Peitoral   Peitoral
menor   maior

Lateral (cranial)

Plexo   Artéria   Veia
braquial   axilar   axilar

Fig. 18.8 Técnica de bloqueio infraclavicular. *(Esquerda)* Com o paciente na posição de decúbito dorsal e o braço abduzido e rotacionado externamente, um transdutor de ultrassonografia é colocado inferior à clavícula para visualizar a artéria subclávia e os cordões adjacentes do plexo braquial. Uma agulha é avançada em direção caudal dentro do plano da imagem até que sua ponta fique dentro da bainha fascial que circunda o plexo braquial profundo à artéria axilar. Na ultrassonografia *(direita)* a ponta da agulha passa entre os cordões lateral e medial do plexo braquial e injeta o anestésico local que circunda os três cordões. *BP,* Plexo braquial; *LC,* cordão lateral; *MC,* cordão medial; *PC,* cordão posterior; *PMa,* músculo peitoral maior; *PMi,* músculo peitoral menor; *SA,* artéria subclávia. (Ultrassonografias de Gray AT. *Atlas of Ultrasound-Guided Regional Anesthesia.* 2nd ed. Philadelphia: Elsevier; 2013:93, Figs. 31-2 and 31-3.)

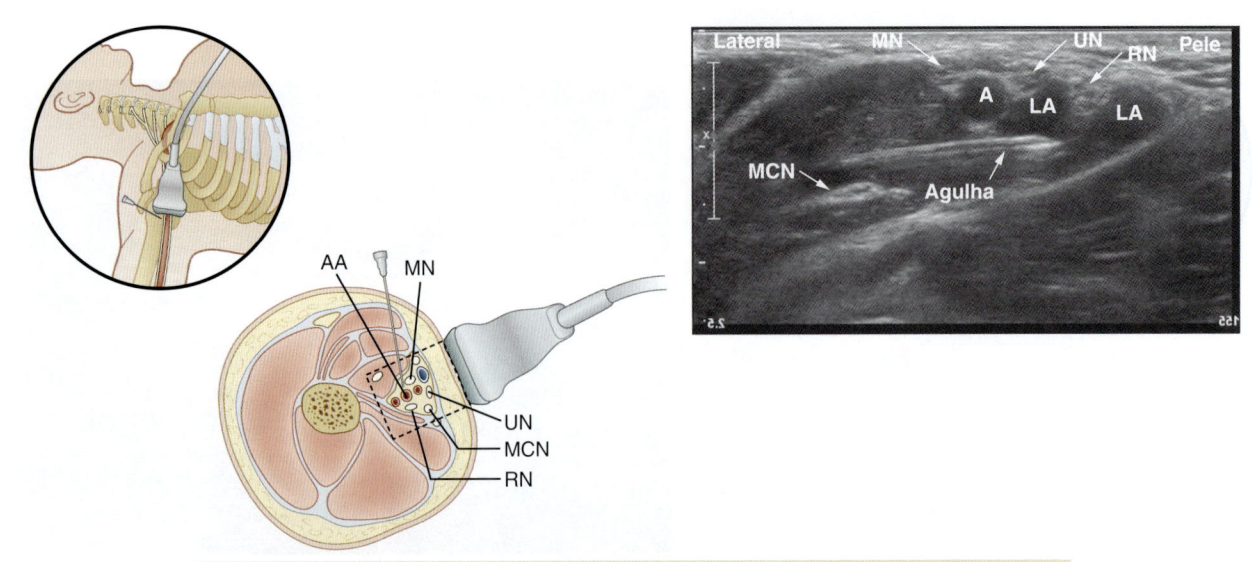

Fig. 18.9 Bloqueio axilar. O braço está abduzido a 90 graus. As estruturas fundamentais na axila direita são visualizadas com um transdutor de ultrassom de alta frequência. O arranjo dos ramos do plexo braquial ao redor da artéria axilar é mostrado na gravura. O ultrassom mostra a agulha de bloqueio avançando a partir da lateral para o plano da imagem. A ponta da agulha passa profundamente na artéria e injeta o anestésico local que circunda o nervo radial. As injeções adicionais garantem a disseminação do anestésico local ao redor dos nervos ulnar e mediano. *A* e *AA*, Artéria axilar; *LA*, anestésico local; *MCN*, nervo musculocutâneo; *MN*, nervo mediano; *RN*, nervo radial; *UN*, nervo ulnar.

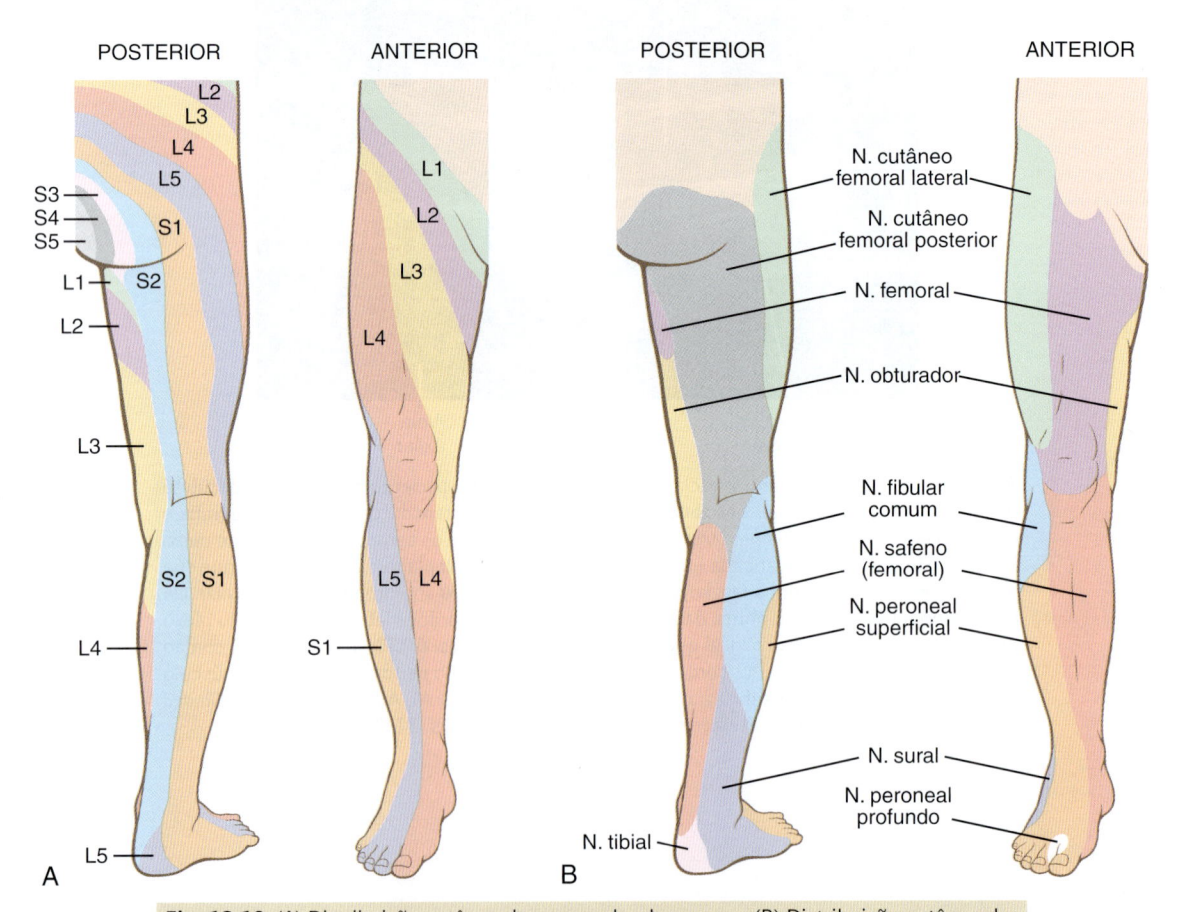

Fig. 18.10 (A) Distribuição cutânea dos nervos lombossacros. (B) Distribuição cutânea dos nervos periféricos da extremidade inferior. Observe que a distribuição cutânea do nervo obturador é altamente variável, mas mostrada aqui no aspecto medial da coxa. (Modificado de Horlocker TT, Kopp SL, Wedel DJ. Nerve blocks. In Miller RD, ed. *Miller's Anesthesia.* 8th ed. Philadelphia: Elsevier; 2015.)

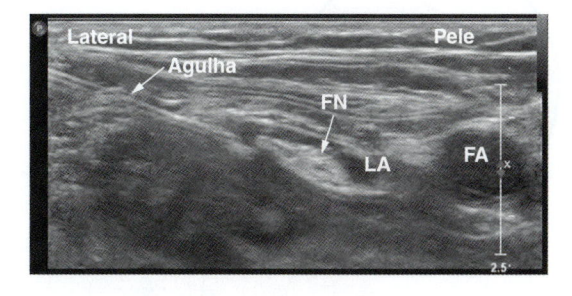

Fig. 18.11 Bloqueio do nervo femoral. O nervo femoral faz um percurso sobre a superfície do músculo ileopsoas conforme ele passa debaixo do ligamento inguinal. A fáscia ilíaca envolve o nervo femoral e o músculo ilepsoas, que é anatomicamente separado da bainha femoral. O bloqueio do nervo femoral é realizado com imagem de curto eixo do nervo e artéria femoral. Na ultrassonografia, a agulha do bloqueio passa de lateral para medial, profunda na fáscia ilíaca e injeta o anestésico local que circunda o nervo femoral. *FA*, Artéria femoral; *FN*, nervo femoral; *LA*, anestésico local.

cirurgias da parte anterior da coxa (p.ex., cirurgia do tendão do quadríceps) e fornece analgesia às cirurgias de quadril, fêmur e joelho.

O bloqueio do nervo femoral é tipicamente realizado distal ao ponto em que o nervo femoral passa sob o ligamento inguinal (Fig. 18.11). O bloqueio do nervo é realizado com uma agulha ecogênica de 5 a 7 cm com um transdutor linear e abordagem em plano no eixo curto. O paciente é posicionado em decúbito dorsal, e o transdutor é colocado em um plano transversal de 1 a 2 cm distal ao ligamento inguinal. Estruturas importantes para se identificar na imagem ultrassonográfica são a artéria e veia femorais, o nervo femoral, os músculos sartório e iliopsoas e a fáscia lata e a fáscia ilíaca (que podem ser difíceis de delinear). O nervo femoral está lateral à artéria femoral e pode ser observado como uma estrutura oval plana ou polifascicular triangular debaixo de ambas as fáscia lata e fáscia ilíaca. A agulha é avançada de lateral para medial em direção ao canto lateral do nervo femoral, e tipicamente dois "estalos" podem ser sentidos à medida que a agulha avança através da fáscia lata e fáscia ilíaca. Uma vez que a ponta da agulha esteja debaixo da fáscia ilíaca e adjacente ao nervo femoral, o anestésico local é injetado para circundar o nervo.

A vantagem do bloqueio do nervo femoral é a sua confiabilidade no fornecimento de analgesia para a parte anterior da coxa e medial da perna. É uma boa localização para um cateter de nervo periférico porque ele está longe do torniquete da coxa e do local cirúrgico. Sua anatomia previsível e superficial o torna um bloqueio relativamente fácil de controlar. No entanto, o bloqueio do nervo femoral causa

fraqueza muscular do músculo quadríceps, o que pode não ser favorável para a mobilização precoce e pode aumentar o risco de queda no pós-operatório.[17]

Bloqueios do Canal Adutor e do Nervo Safeno

O bloqueio do canal adutor almeja os ramos distais do nervo femoral enquanto eles fazem um percurso profundamente no músculo sartório na coxa. Os nervos sensoriais do nervo femoral ainda estão presentes perto do canal adutor (p.ex., nervo safeno e nervo infrapatelar). No entanto, muitos nervos motores já se ramificaram e inervaram seus músculos correspondentes (todos exceto os nervos para o músculo vasto medial). Portanto, a vantagem do bloqueio do canal adutor inclui analgesia para cirurgia no joelho, com fraqueza muscular mínima no quadríceps.[18,19]

O paciente é posicionado em decúbito dorsal com a perna a ser bloqueada um pouco rodada externamente e com o joelho flexionado (Fig. 18.12). É utilizada uma abordagem em plano de eixo curto com um transdutor linear. Uma agulha ecogênica de 5 a 7 cm é apropriada para esse bloqueio. O bloqueio do canal adutor é realizado na metade da coxa, onde a artéria femoral superficial está perto da metade da superfície inferior do ventre do músculo sartório. Os nervos subsartoriais podem ser visíveis exatamente laterais à artéria femoral superficial; todavia, em muitos casos, esses nervos são difíceis de discernir. O objetivo é direcionar a agulha de lateral para medial e de anterior para posterior e conseguir a disseminação do anestésico local sob a fáscia espessa que cobre a superfície posterior do músculo sartório, lateral à artéria femoral superficial.

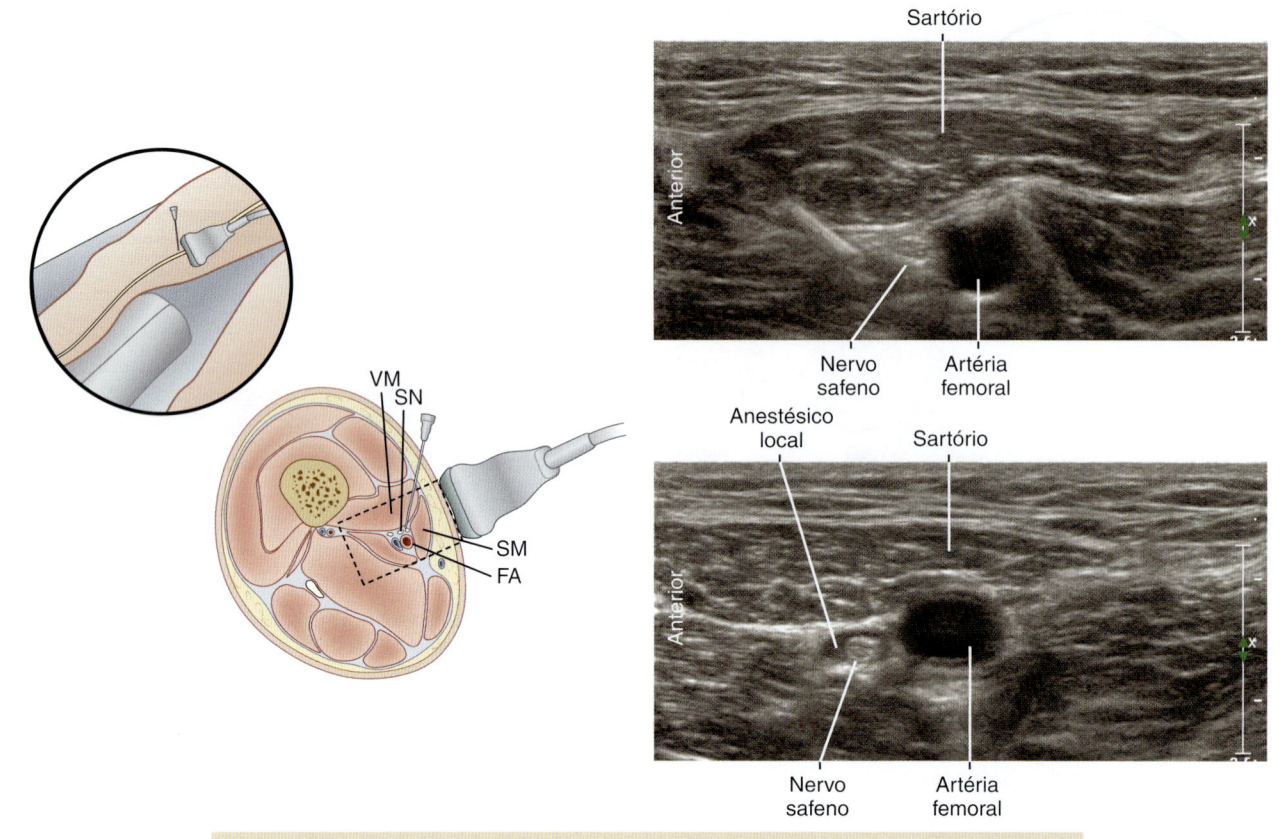

Fig. 18.12 Bloqueio do nervo safeno próximo ao canal adutor. Com o paciente na posição de decúbito dorsal e a perna rotacionada externamente, a porção medial da coxa é examinada na secção axial com ultrassom de alta frequência. A agulha avança de anterior para posterior dentro do plano da imagem. O nervo safeno não está sempre visível, mas ele faz um percurso com a artéria femoral superficial, profundo no músculo sartório. O anestésico local circunda o nervo safeno. *FA*, Artéria femoral; *SM*, músculo sartório; *SN*, nervo safeno; *VM*, músculo vasto medial. (Ultrassonografias de Gray AT. *Atlas of Ultrasound-Guided Regional Anesthesia*. 2nd ed. Philadelphia: Elsevier; 2013:165, Fig. 41-2C and D.)

O nervo safeno é um ramo terminal do nervo femoral que transporta fibras nervosas sensoriais a partir do aspecto medial da perna, do tornozelo e do pé. Dependendo da localização desejada de bloqueio, o nervo safeno pode ser bloqueado na coxa, na perna ou no tornozelo. Muitos profissionais usam a abordagem do canal adutor descrita anteriormente para bloquear o nervo safeno na coxa.

Nervo Ciático

Bloqueio do Nervo Ciático Proximal

O nervo ciático é o maior ramo do plexo sacral e consiste nos nervos L4, L5 e espinhais de S1 a S4. Ele fornece inervação motora e sensação da coxa posterior e da maior parte da perna. À medida que o nervo ciático sai da pelve através do forâmen ciático maior, ele faz um percurso ao longo da parte posterior da coxa anterior ao glúteo máximo e bíceps femoral e posterior ao músculo adutor magno. O bloqueio do nervo ciático é adequado para cirurgias que envolvem a parte posterior da coxa, a parte inferior da perna, o pé e o tornozelo e também pode melhorar a analgesia após a cirurgia do joelho.

Existem três abordagens principais para o bloqueio do nervo ciático: a anterior, a transglútea e a subglútea. Somente a abordagem transglútea será descrita aqui. Para a abordagem transglútea, o paciente é colocado na posição lateral com a perna do bloqueio para cima e a perna ligeiramente flexionada no quadril (Fig. 18.13). Para o bloqueio é usada uma abordagem no plano de eixo curto transversa com um transdutor linear ou curvilíneo de baixa frequência e uma agulha ecogênica de 10 cm. O nervo ciático pode ser localizado de forma confiável na metade do caminho entre o trocânter maior do fêmur e tuberosidade isquiática, profundamente no músculo glúteo máximo. O nervo nesse nível aparece como uma estrutura triangular polifascicular hiperecóoca. A agulha é direcionada de lateral para medial e de posterior para anterior em direção à borda lateral do nervo ciático. O objetivo é colocar a agulha abaixo do plano fascial do

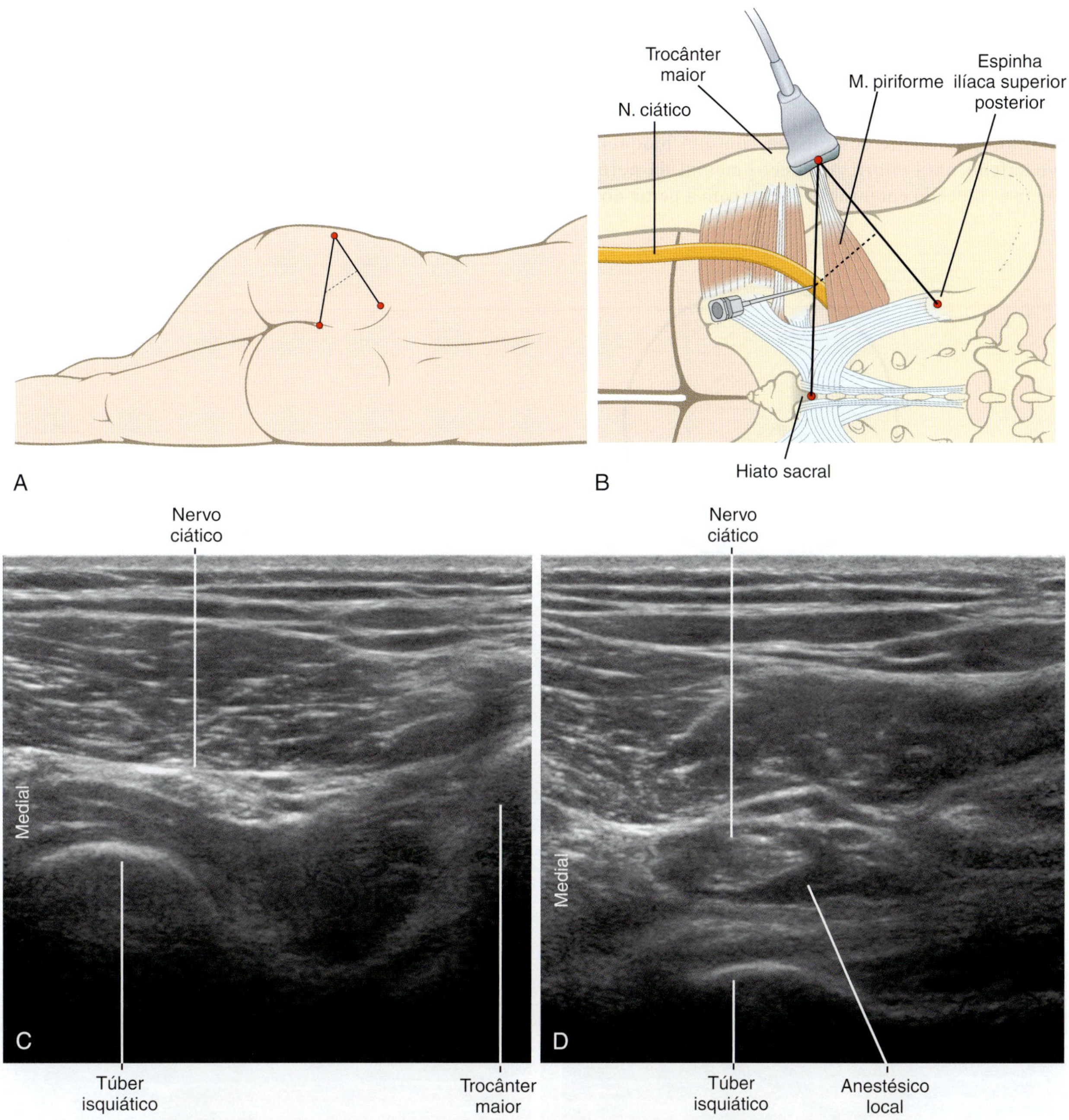

Fig. 18.13 Bloqueio do nervo ciático. (A) Posicionamento do paciente. (B) Pontos de referência anatômica. (C e D) O nervo ciático situa-se abaixo de um ponto 5 cm caudal ao longo de uma linha perpendicular que bisseciona uma linha a qual une a espinha ilíaca posterior e o trocânter maior do fêmur. Este ponto também é normalmente a intersecção daquela linha perpendicular com uma linha que une o trocânter maior e o hiato sacral. (C e D de Gray AT. *Atlas of Ultrasound-Guided Regional Anesthesia*. 2nd ed. Philadelphia: Elsevier; 2013:182, Fig. 43-8A and B.)

músculo glúteo máximo e fazer com que o anestésico local espalhe-se ao redor do nervo.

As vantagens do bloqueio do nervo ciático são a analgesia confiável da coxa posterior e da perna para as cirurgias mencionadas anteriormente. Essa localização está longe do torniquete da coxa ou do local cirúrgico para a colocação de um cateter nervoso periférico contínuo. As desvantagens do bloqueio do nervo ciático são a fraqueza dos tendões do jarrete, bem como o potencial desconforto do procedimento e a dificuldade por causa do aumento da profundidade do bloqueio.

Bloqueio Poplíteo do Nervo Ciático

O bloqueio poplíteo visa o nervo ciático conforme ele entra na fossa poplítea, ponto em que o nervo se divide em seus componentes nervosos comuns peroneal e tibial. Esse bloqueio é bastante usado para a cirurgia do pé e do tornozelo, geralmente combinado com um bloqueio do nervo safeno para cobrir o aspecto medial da perna. O paciente é colocado em posição lateral com a perna do blo-

queio elevada e o joelho estendido.[20] Uma abordagem no plano de eixo curto transversal é usada com um transdutor linear e uma agulha ecogênica de 5 a 7 cm (Fig. 18.14). O transdutor de ultrassom é colocado na fossa poplítea, localizando o nervo ciático posterior à veia e à artéria poplíteas. O nervo é bloqueado na bifurcação do nervo ciático nos nervos tibial e fibular comum, que podem ser localizados deslizando-se o transdutor de ultrassom

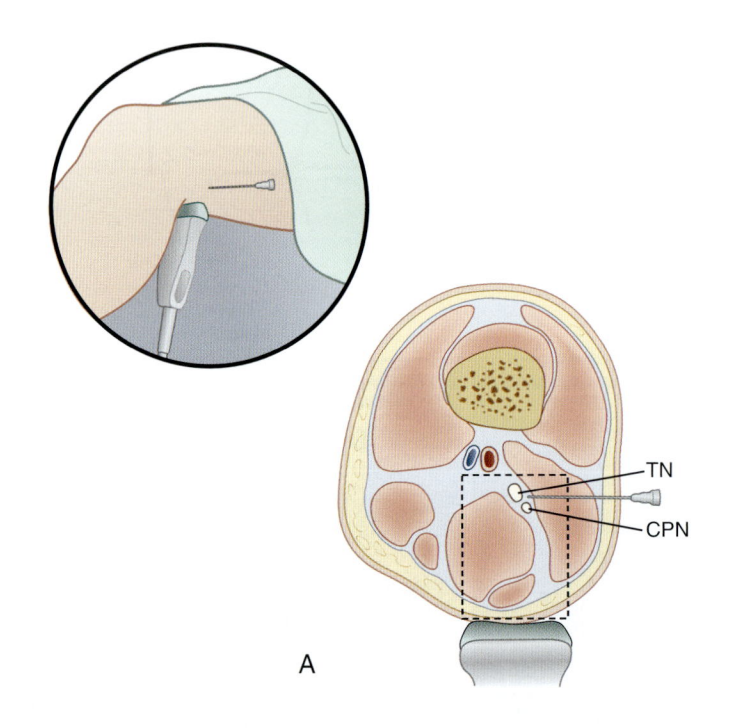

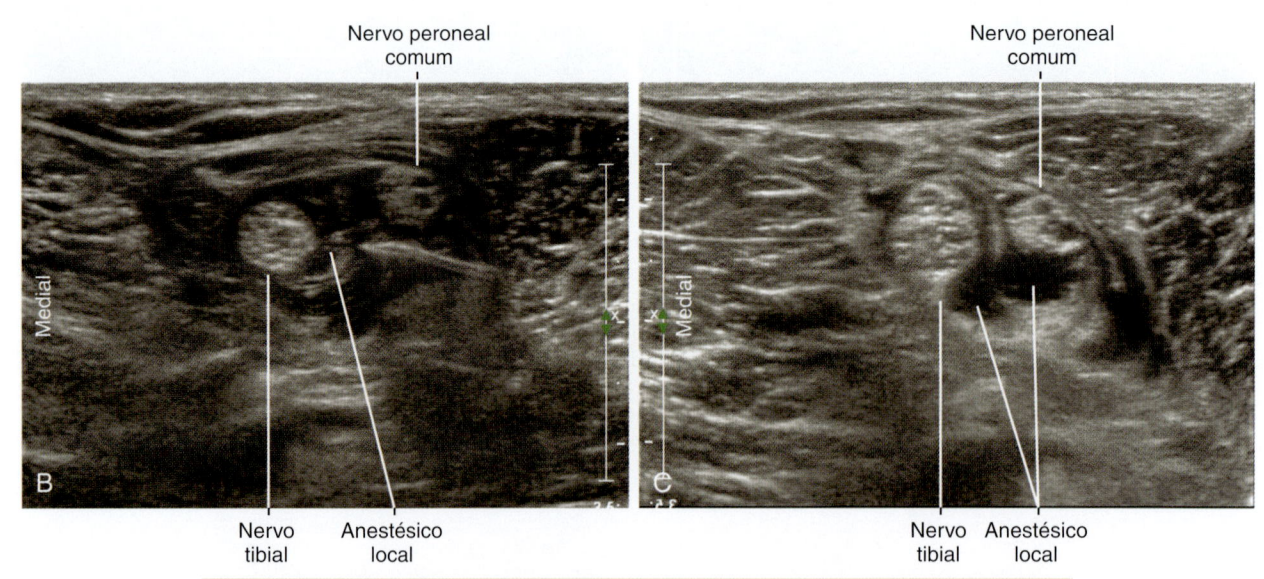

Fig. 18.14 Bloqueio poplíteo do nervo ciático. (A) O paciente está na posição de decúbito dorsal com a perna elevada para permitir que a fossa poplítea seja examinada a partir de baixo com ultrassom de alta frequência. (B e C) A agulha de bloqueio passa da parte lateral da coxa através do músculos bíceps femoral e injeta o anestésico local ao redor dos nervos tibial e peroneal comum. *CPN,* Nervo peroneal comum; *TN,* nervo tibial. (B e C de Gray AT. *Atlas of Ultrasound-Guided Regional Anesthesia.* 2nd ed. Philadelphia: Elsevier; 2013:192, Fig. 45-6A and B.)

cefálico e caudal. A agulha é avançada de lateral para medial, com o objetivo de distribuição de anestésico local em torno de ambos os componentes do nervo ciático, criando uma "rosquinha" de anestésico local em torno de cada nervo. Após a injeção, o transdutor pode ser deslizado distalmente para verificar o rastreamento do anestésico local com os nervos fibular e tibial comuns conforme se separam na fossa poplítea distal.

Bloqueio do Tornozelo

Todos os cinco nervos periféricos que suprem o pé podem ser bloqueados (bloqueio do tornozelo) no nível dos maléolos (Fig. 18.15). O nervo tibial é o principal nervo da região plantar do pé. Este nervo situa-se lateralmente à artéria tibial posterior no nível do tendão calcâneo e pode ser bloqueado infiltrando-se 3 a 5 mL de solução anestésica local em um padrão de leque ao redor dessa artéria. O nervo sural inerva o lado lateral do pé e pode

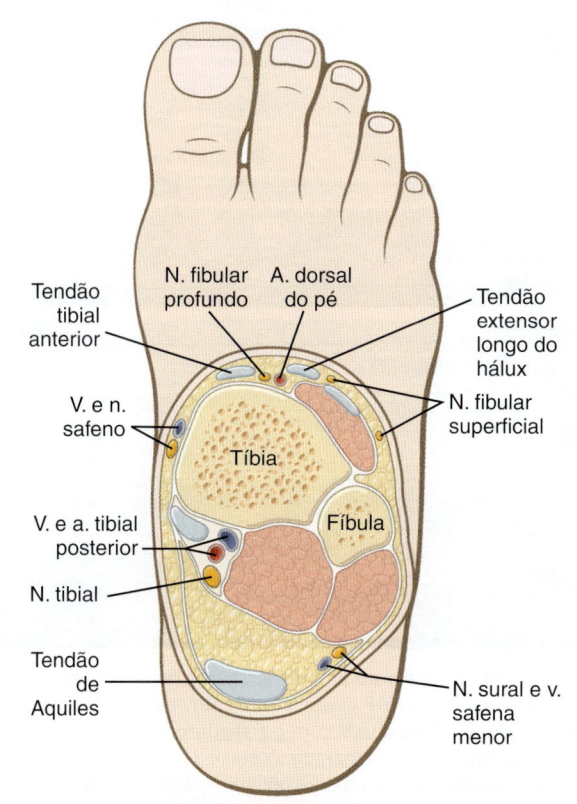

Fig. 18.15 Anatomia transversal para um bloqueio do tornozelo. Um bloqueio do tornozelo é realizado por injeção de solução anestésica local em cinco locais de nervos distintos. O nervo fibular superficial, o nervo sural e o nervo safeno são geralmente bloqueados por infiltração subcutânea porque eles podem já ter ramificado quando atravessam a articulação do tornozelo. Os nervos tibial e fibular profundo requerem uma injeção mais profunda adjacente aos vasos sanguíneos que os acompanham (as artérias tibial posterior e tibial anterior, respectivamente). Como a agulha do bloqueio se aproxima do tornozelo de muitos ângulos, é conveniente elevar o pé apoiando a panturrilha. (Modificado de Brown DL, Factor DA, eds. *Regional Anesthesia and Analgesia*. Philadelphia: WB Saunders; 1996.)

ser bloqueado injetando-se 5 mL de solução anestésica local no sulco entre o maléolo lateral e o calcâneo perto da veia safena menor. O nervo safeno inerva o aspecto medial do pé. A infiltração de 5 mL de solução anestésica local anterior ao maléolo medial, perto da veia safena maior, bloqueia esse nervo. O nervo fibular profundo inerva o espaço entre o primeiro e o segundo dedos do pé e é bloqueado pela injeção de 5 mL de solução anestésica local adjacente à artéria tibial anterior. De maneira alternativa, se a pulsação arterial estiver ausente, o nervo fibular profundo também pode ser bloqueado profundamente no tendão extensor longo do hálux e no extensor do retináculo. A região anterior do pé é inervada pelo nervo fibular superficial. Os ramos superficiais desse nervo são bloqueados pela injeção de anestésico local em uma prega subcutânea entre os maléolos medial e lateral sobre a superfície anterior do pé. Como o pé não tem um suprimento de sangue generoso, a toxicidade sistêmica após um bloqueio do tornozelo é rara.

BLOQUEIOS DE TÓRAX E ABDÔMEN

Os bloqueios de nervos periféricos para o tórax e o abdômen podem fornecer analgesia intraoperatória e pós-operatória, reduzir medicamentos para dor sistêmica, melhorar a satisfação do paciente e reduzir o tempo para alta dos pacientes da área de recuperação pós-anestésica.

Bloqueio do Nervo Intercostal

Os bloqueios do nervo intercostal visam os ramos ventrais dos nervos espinhais torácicos. Os nervos intercostais fazem um percurso inferior à costela associada dentro do sulco subcostal e inferior à veia e à artéria intercostais que os acompanham. No ângulo das costelas, esses nervos viajam no espaço entre os músculos intercostais internos e músculos intercostais mais profundos. Esses bloqueios são benéficos para cirurgia torácica e abdominal superior, bem como após o trauma da parede torácica. Contudo, devido à proximidade da pleura, existe um risco potencial de pneumotórax. TSAL é possível por causa dos altos níveis plasmáticos após a injeção, bem como a necessidade de múltiplos bloqueios de nervos para cobertura de dermátomos adequada da incisão cirúrgica.

Para este bloqueio, o paciente é posicionado em decúbito ventral, e um transdutor linear colocado em um plano parassagital de eixo curto é usado na linha mesoescapular. Uma agulha ecogênica de 5 cm é usada para injetar 3 a 5 mL de anestésico local em cada nível, prosseguindo em uma direção caudal para cefálica. A imagem de ultrassom deve evidenciar os músculos intercostais, a pleura e as costelas adjacentes e suas sombras acústicas. O objetivo do bloqueio é obter a propagação do anestésico local entre os músculos intercostais mais internos e músculos intercostais internos ao longo da margem inferior da costela.

Bloqueio do Plano Transverso do Abdômen

O bloqueio do plano transverso do abdômen (TAP) é um bloqueio de parede abdominal que visa os ramos ventrais dos nervos espinhais torácicos e lombares (T7 a L1) à medida que eles fazem um percurso no plano entre os músculos transverso abdominal e oblíquo interno. O bloqueio fornece analgesia para cirurgia abdominal inferior e pode ajudar na cirurgia laparoscópica. Como o bloqueio depende de um grande volume de anestésico local para a propagação apropriada, existe algum risco de toxicidade anestésica local. Existe também um pequeno potencial de injeção intraperitoneal e injeção intra-hepática.

Para este bloqueio, o paciente é posicionado em decúbito dorsal, e um transdutor linear é colocado em um plano transversal na linha mesoaxilar (Fig. 18.16). A imagem ultrassonográfica deve demonstrar os músculos oblíquo externo, oblíquo interno e transverso do abdômen. Uma agulha ecogênica de 7 a 10 cm é utilizada para injetar pelo menos 20 mL de anestesia local de cada lado. A agulha é colocada na direção de anterior para posterior, com o objetivo de distribuição anestésica local entre os músculos transverso do abdômen e oblíquo interno.

ANESTESIA REGIONAL INTRAVENOSA (BLOQUEIO DE BIER)

A anestesia regional intravenosa (ou bloqueio de Bier, assim denominado em homenagem a August Bier) é um método para produzir anestesia no braço ou na perna. Esta técnica anestésica é utilizada para procedimentos cirúrgicos com dor pós-operatória mínima e duração de 2 horas ou menos. A técnica envolve a injeção intravenosa de grandes volumes de anestésico local diluído em uma extremidade após exsanguinação e isolamento da circulação por um torniquete. As contraindicações para o bloqueio de Bier incluem as contraindicações para um torniquete (p.ex., anemia falciforme, doença vascular isquêmica ou infecção na extremidade). As lacerações no braço bloqueado podem causar escape do anestésico local e pacientes com fraturas podem sentir dor durante a exsanguinação da extremidade. A dor do torniquete e o tempo de torniquete máximo permitido limitam a duração do bloqueio. Os bloqueios simpáticos regionais intravenosos com guanetidina, reserpina ou bretílio são usados algumas vezes para o tratamento da dor crônica.

Para realizar o bloqueio de Bier, um pequeno cateter intravenoso periférico (p.ex., 22 G) é colocado na porção distal da extremidade que está sendo bloqueada (Fig. 18.17). A extremidade é então exsanguinada envolvendo-a com uma bandagem de Esmarch de distal para proximal, e então um torniquete é inflado de 250 a 275 mm Hg (pelo menos 100 mm Hg acima da pressão arterial sistólica do paciente). A solução de anestésico local simples (40 a 50 mL para um torniquete de braço em adultos) é injetada através do cateter intravenoso e, em seguida, o cateter é removido. Os pacientes podem começar a sentir dor no local do torniquete após 45 minutos; uma técnica de duplo torniquete pode ser empregada para ajudar a mitigar isso. Com um duplo

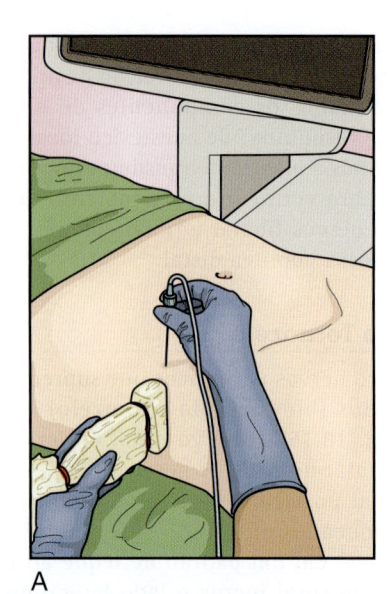

A

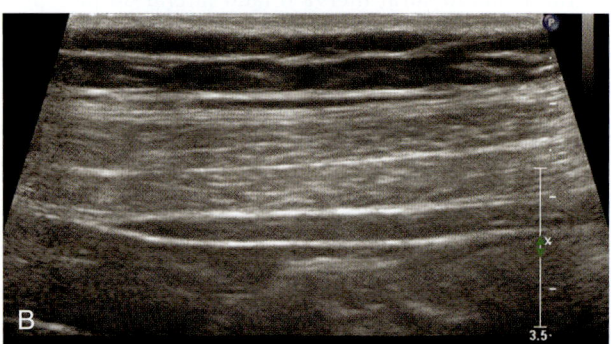

B

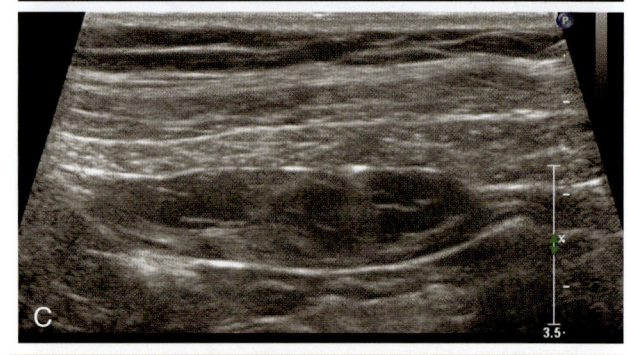

C

Fig. 18.16 Bloqueio do plano transverso do abdômen (TAP). (A) Para o bloqueio TAP clássico posterior, o paciente está em posição de decúbito dorsal com o transdutor colocado perto da linha mesoaxilar entre a margem costal e a margem pélvica. (B e C) A agulha percorre os músculos oblíquo externo e oblíquo interno para entrar no plano fascial entre os músculos oblíquo interno e músculos transversos do abdômen subjacentes. A injeção deve ser realizada perto da borda posterior do músculo transverso do abdome para que se distribua com margens bem definidas onde os nervos entram no plano. (Retirado de Gray AT. *Atlas of Ultrasound-Guided Regional Anesthesia*. 2nd ed. Philadelphia: Elsevier; 2013:245, Fig. 54-2A.)

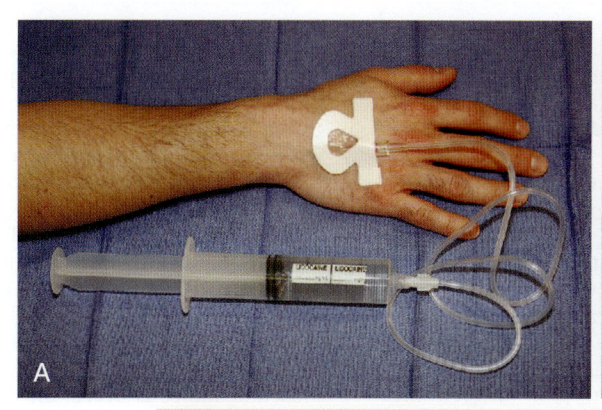 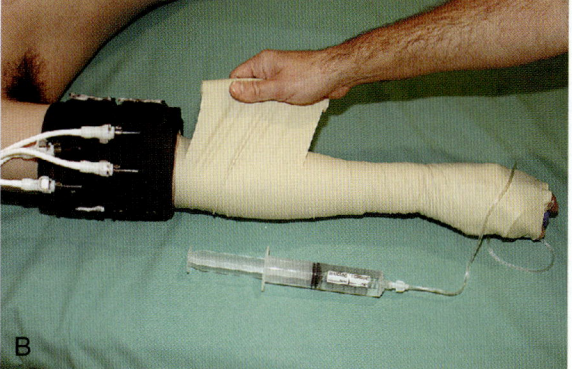

Fig. 18.17 (A) Colocação e fixação de um pequeno cateter intravenoso. (B) Exsanguinação do braço com uma bandagem de Esmarch antes da inflação do torniquete e injeção da solução anestésica local através do cateter.

torniquete, o manguito proximal é inflado inicialmente e, uma vez que o paciente sinta dor, o manguito distal é inflado sobre o braço anestesiado e o manguito proximal desinflado.

Seleção de Anestésico Local

As soluções de anestesia local comumente utilizadas para anestesia regional intravenosa são lidocaína a 0,5% ou cloroprocaína (soluções simples sem adrenalina). A bupivacaína racêmica é evitada por causa da toxicidade sistêmica potencial, que pode incluir disritmias cardíacas ventriculares malignas, levando a parada cardíaca refratária. São recomendadas soluções de anestesia local sem conservantes, pois os conservantes estão associados à tromboflebite.

Características do Bloqueio

O início da anestesia ocorre rapidamente após a administração intravenosa de solução anestésica local na extremidade isolada. A duração da anestesia cirúrgica depende do tempo em que o torniquete está inflado e não do medicamento anestésico local selecionado. Tecnicamente, um bloqueio de anestesia intravenosa regional é mais fácil e mais rápido de se realizar do que um bloqueio do plexo braquial ou bloqueio de extremidade inferior e é facilmente aplicável a todas as faixas etárias, incluindo pacientes pediátricos.

Riscos

O principal risco associado à anestesia regional intravenosa é a potencial toxicidade sistêmica que pode ocorrer quando o torniquete é desinflado e grandes quantidades de solução anestésica local da parte previamente isolada da extremidade entram na circulação sistêmica. Os níveis anestésicos locais atingem um pico cerca de 2 a 5 minutos após o desinflar do torniquete. Uma abordagem para reduzir o risco de toxicidade é manter o torniquete durante pelo menos 20 minutos, mesmo que o procedimento cirúrgico seja concluído em menos tempo. Se já tiver decorridos 40 minutos, o

torniquete pode ser desinflado em uma manobra simples. Se a duração cirúrgica for entre 20 e 40 minutos, o torniquete pode ser desinflado, inflado de novo imediatamente e, por fim, desinflado depois de 1 minuto. Esse método reduzirá o nível plasmático de pico de anestesia local. A limitação do movimento da extremidade (incluindo evitar a elevação da extremidade) após a liberação do torniquete também é útil para minimizar os níveis sanguíneos de anestésico local.

Se a extremidade não for adequadamente exsanguinada, a pele terá uma aparência manchada após a injeção do anestésico local. Nessa situação, a qualidade do bloqueio e campo cirúrgico será pobre.

PERGUNTAS DO DIA

1. Um bloqueio supraclavicular pode ser realizado com sucesso sem o uso de ultrassom? O uso de ultrassom melhora a taxa de sucesso? Como você posicionaria o paciente, os administradores de anestesia, os monitores e os equipamentos de ultrassom para otimizar o desempenho do bloqueio? Como a ergonomia adequada facilita a localização de bloqueios?
2. Como os nervos periféricos podem ser reconhecidos em exames de ultrassom? Quais características os separam de outras estruturas, tais como tendões, veias e artérias? Que técnicas de manipulação de transdutores podem melhorar a visualização do nervo?
3. Um paciente está agendado para redução aberta de uma fratura do rádio distal. Quais são as vantagens e as desvantagens do bloqueio axilar *versus* interescalênico para este procedimento?
4. Quais são os benefícios potenciais do bloqueio do nervo femoral para um paciente submetido a cirurgia no joelho?
5. Um bloqueio do plano transverso do abdome (TAP) proporcionaria analgesia adequada para quais tipos de cirurgias?
6. Que tipo de cirurgia é mais apropriada para um bloqueio regional intravenoso (Bier)? Quais as precauções que podem ser tomadas para minimizar o risco de toxicidade sistêmica com esse bloqueio?

REFERÊNCIAS

1. Mulroy MF, Weller RS, Liguori GA. A checklist for performing regional nerve blocks. *Reg Anesth Pain Med.* 2014;39:195-199.

2. Alakkad H, Naeeni A, Chan VW, et al. Infection related to ultrasound-guided single-injection peripheral nerve blockade: a decade of experience at Toronto Western hospital. *Reg Anesth Pain Med.* 2015;40:82-84.

3. Barrington MJ, Kluger R. Ultrasound guidance reduces the risk of local anesthetic systemic toxicity following peripheral nerve blockade. *Reg Anesth Pain Med.* 2013;38:289-297.

4. Horlocker TT, Wedel DJ, Rowlingson JC, et al. Regional anesthesia in the patient receiving antithrombotic or thrombolytic therapy: American Society of Regional Anesthesia and Pain Medicine Evidence-Based Guidelines (Third Edition). *Reg Anesth Pain Med.* 2010;35(1):64-101.

5. Weinberg GL. Lipid emulsion infusion: resuscitation for local anesthetic and other drug overdose. *Anesthesiology.* 2012;117:180-187.

6. Sites BD, Taenzer AH, Herrick MD, et al. Incidence of local anesthetic systemic toxicity and postoperative neurologic symptoms associated with 12,668 ultrasound-guided nerve blocks: an analysis from a prospective clinical registry. *Reg Anesth Pain Med.* 2012;37:478-482.

7. Neal JM, Barrington MJ, Brull R, et al. The Second ASRA Practice Advisory on Neurologic Complications Associated With Regional Anesthesia and Pain Medicine: executive Summary 2015. *Reg Anesth Pain Med.* 2015;40(5):401-430.

8. Hudson ME, Chelly JE, Lichter JR. Wrong-site nerve blocks: 10 yr experience in a large multihospital health-care system. *Br J Anaesth.* 2015;114:818-824.

9. Silvestri E, Martinoli C, Derchi LE, et al. Echotexture of peripheral nerves: correlation between US and histologic findings and criteria to differentiate tendons. *Radiology.* 1995;197:291-296.

10. Soong J, Schafhalter-Zoppoth I, Gray AT. The importance of transducer angle to ultrasound visibility of the femoral nerve. *Reg Anesth Pain Med.* 2005;30:505.

11. Lam NC, Fishburn SJ, Hammer AR, et al. A randomized controlled trial evaluating the see, tilt, align, and rotate (STAR) maneuver on skill acquisition for simulated ultrasound-guided interventional procedures. *J Ultrasound Med.* 2015;34(6):1019-1026.

12. Kapral S, Greher M, Huber G, et al. Ultrasonographic guidance improves the success rate of interscalene brachial plexus blockade. *Reg Anesth Pain Med.* 2008;33:253-258.

13. Kessler J, Schafhalter-Zoppoth I, Gray AT. An ultrasound study of the phrenic nerve in the posterior cervical triangle: implications for the interscalene brachial plexus block. *Reg Anesth Pain Med.* 2008;33:545-550.

14. Gautier P, Vandepitte C, Ramquet C, et al. The minimum effective anesthesia volume of 0.75% ropivacaine in ultrasound-guided interscalene brachial plexus block. *Anesth Analg.* 2011;113:951-955.

15. Gray AT. The conjoint tendon of the latissimus dorsi and teres major: an important landmark for ultrasound-guided axillary block. *Reg Anesth Pain Med.* 2009;34:179-180.

16. Schafhalter-Zoppoth I, Gray AT. The musculocutaneous nerve: ultrasound appearance for peripheral nerve block. *Reg Anesth Pain Med.* 2005;30:385-390.

17. Ilfeld BM. Single-injection and continuous femoral nerve blocks are associated with different risks of falling. *Anesthesiology.* 2014;121:668-669.

18. Andersen HL, Gyrn J, Møller L, et al. Continuous saphenous nerve block as supplement to single-dose local infiltration analgesia for postoperative pain management after total knee arthroplasty. *Reg Anesth Pain Med.* 2013;38:106-111.

19. Machi AT, Sztain JF, Kormylo NJ, et al. Discharge readiness after tricompartment knee arthroplasty: adductor canal versus femoral continuous nerve blocks—a dual-center, randomized trial. *Anesthesiology.* 2015;123(2):444-456.

20. Gray AT, Huczko EL, Schafhalter-Zoppoth I. Lateral popliteal nerve block with ultrasound guidance. *Reg Anesth Pain Med.* 2004;29:507-509.

19 POSICIONAMENTO DO PACIENTE E RISCOS ASSOCIADOS

Kristine E. W. Breyer

O posicionamento do paciente na sala de operação facilita os procedimentos cirúrgicos; no entanto, o posicionamento pode ser uma fonte de lesão do paciente e pode alterar a fisiologia intraoperatória. As lesões de posicionamento durante a cirurgia permanecem uma fonte significativa de morbidade perioperatória. Os anestesiologistas compartilham uma responsabilidade crítica quanto ao posicionamento apropriado de pacientes na sala de operação.[1] Este capítulo revisará as mudanças fisiológicas gerais durante o posicionamento, as posições intraoperatórias gerais, algumas questões específicas de posicionamento e lesões relacionadas ao posicionamento intraoperatório.

ASPECTOS FISIOLÓGICOS DE POSICIONAMENTO

As respostas fisiológicas têm um papel essencial no embotamento de adaptações hemodinâmicas que de outra forma ocorreriam das mudanças posicionais em nossa vida cotidiana. Mecanismos centrais, regionais e locais estão envolvidos. Quando uma pessoa reclina de uma posição vertical para supina, o retorno venoso para o coração aumenta, e isso eleva a pré-carga, o volume sistólico e o débito cardíaco. Essas mudanças causam um breve aumento na pressão arterial, o que, por sua vez, ativa os barorreceptores aferentes da aorta (através do nervo vago) e dentro das paredes dos seios carotídeos (através do nervo glossofaríngeo) para diminuir a descarga simpática e aumentar os impulsos parassimpáticos para o nódulo sinoatrial e miocárdio. Essa descarga parassimpática contrabalança a tendência ao aumento da pressão arterial sanguínea resultante da elevação na pré-carga e, como resultado, a pressão sanguínea arterial sistêmica é mantida com uma margem estreita durante as mudanças posturais no indivíduo não anestesiado.

As respostas centrais, regionais e locais fisiológicas são importantes para equilíbrio hemodinâmico nas mudanças posturais durante as atividades cotidianas. Sob vários tipos

Os editores gostariam de agradecer aos Drs. Jae-Woo Lee e Lydia Cassorla pela contribuição neste capítulo na edição anterior a este trabalho. Ela serviu como base para o capítulo atual.

de anestesia algumas dessas respostas podem estar embotadas, o que pode mudar as respostas hemodinâmicas do paciente às mudanças posicionais.

A fisiologia pulmonar também é alterada por mudanças posicionais, as quais são ainda mais exageradas durante a anestesia. Por exemplo, quando pessoas não anestesiadas deitam-se, há uma redução na capacidade residual funcional (CRF) como resultado da movimentação cranial diafragmática. Em pacientes anestesiados, a diminuição de CRF é mais dramática, e frequentemente o volume de fechamento excede a CRF, levando a aumentos no desequilíbrio ventilação-perfusão (V/Q) e hipoxemia. Ademais, o posicionamento que limita a movimentação diafragmática por compressão da parede abdominal ou torácica produz atelectasia e *shunt* intrapulmonar.

POSICIONAMENTO GERAL

O posicionamento apropriado requer a cooperação entre anestesiologista, cirurgiões e enfermeiras para assegurar o bem-estar e a segurança do paciente enquanto permite a exposição cirúrgica. O posicionamento também envolve a manutenção da neutralidade da coluna e extremidade, estofamento adequado e fixação do paciente a fim de prevenir mudanças involuntárias em posição. Os pacientes frequentemente permanecem na mesma posição por longos períodos; portanto, a prevenção de complicações relacionadas ao posicionamento frequentemente exige comprometimento e julgamento. Durante o sono normal, mudamos de posição, o que previne a compressão prolongada e o alongamento excessivo. Durante a anestesia, os pacientes perdem a habilidade de perceber o dano e mudar de posição, aumentando o risco de lesão.[2] O ideal é que os pacientes sejam colocados em uma posição cirúrgica que possam tolerar quando acordados. A permanência em posições extremas, quando necessária, deve ser limitada o máximo possível. Tecidos suprajacentes a todas as prominências ósseas, tais como calcanhar e sacro, devem ser forrados para prevenir a isquemia do tecido mole devido à pressão. Manter a neutralidade da coluna e das extremidades do paciente previne estiramento indevido.

Supina

A posição supina, também chamada de posição decúbito dorsal, é a posição mais comum para cirurgia (Fig. 19.1A). Na posição supina clássica, a cabeça, o pescoço e a coluna mantêm neutralidade. Um ou ambos braços podem ser abduzidos ou aduzidos junto ao paciente. A abdução do braço deve ser limitada a menos de 90 graus a fim de prevenir lesão do plexo braquial da cabeça do úmero pressionando à axila.

As mãos e os antebraços estão supinados ou mantidos em uma posição neutra com a palma em direção ao corpo para reduzir pressão externa sobre o nervo ulnar (Fig. 19.1B). Quando os braços estão aduzidos, eles estão normalmente mantidos junto ao corpo com um "lençol impermeável" que passa embaixo do corpo e sobre o braço e é então colocada direto sob o torso (não sob o colchão) para assegurar que o braço permaneça apropriadamente ao longo do corpo. O anestesiologista deve acolchoar todas as prominências ósseas bem como torneiras ou linhas intravenosas que possam exercer pressão sobre a pele durante a operação (Fig. 19.1C).[3]

Variações da Posição Supina

Variações da posição supina também são frequentemente usadas, tais como posição de cadeira de jardim, posição de perna de sapo e Trendelenburg. A posição em cadeira de jardim (Fig. 19.1D) flexiona os quadris e joelhos levemente, o que reduz o estresse nas costas, quadris e joelhos. Essa posição supina modificada em geral é mais bem tolerada pelos pacientes que estão acordados ou submetidos ao cuidado de anestesia monitorada. As pernas são colocadas levemente acima do nível do coração, o que facilita a drenagem venosa das extremidades inferiores. Além disso, a distância do xifoide ao púbico é diminuída, reduzindo a tensão sobre a musculatura abdominal. Tipicamente, o dorso da mesa cirúrgica é elevado, as pernas abaixo do joelho são abaixadas a um ângulo equivalente, e uma inclinação Trendelenburg leve é usada para nivelar os quadris com os ombros.

A posição de perna de sapo, na qual quadris e joelhos são flexionados e os quadris são externamente rotacionados com as solas dos pés de frente uma para a outra, facilita procedimentos ao períneo, coxas mediais, genitália e reto. Os joelhos devem estar apoiados a fim de minimizar o estresse ou o deslocamento dos quadris.

A inclinação de um paciente em supino de cabeça para baixo com a sínfise púbica como a parte mais alta do tronco é chamada de posição Trendelenburg (Fig. 19.1E). Ela é assim denominada em homenagem ao cirurgião alemão do século XIX que primeiro descreveu seu uso em uma cirurgia abdominal. Walter Cannon, fisiologista de Harvard, é responsável pela popularização do uso da posição Trendelenburg para melhorar a hemodinâmica de pacientes em choque hipovolêmico durante a Primeira Guerra Mundial. A posição Trendelenburg é bastante usada atualmente para aumentar o retorno venoso durante a hipotensão, melhorar a exposição durante cirurgia abdominal e laparoscópica e prevenir a embolia de ar durante a colocação de linha central.

A posição Trendelenburg produz mudanças hemodinâmicas e respiratórias. Inicialmente, a colocação do paciente de cabeça para baixo causa uma autotransfusão das pernas com cerca de 9% de aumento no débito cardíaco em 1 minuto. No entanto, essas mudanças não são mantidas, e no prazo de 10 minutos muitas variáveis hemodinâmicas, incluindo débito cardíaco, retornam aos valores basais. Não obstante, a posição Trendelenburg ainda é parte dos esforços de reanimação para tratar hipovolemia. Os conteúdos abdominais são deslocados em direção ao diafragma, o que diminui o CRF e pode também diminuir a complacência pulmonar, necessitando de pressões mais altas de vias aéreas durante a ventilação mecânica. A pressão intraocular e a pressão intracraniana (PIC) também podem aumentar. Em pacientes com PIC aumentada e autorregulação cerebral prejudicada, a posição Trendelenburg deve ser evitada. Para pacientes que recebem anestesia geral que irão assumir posição de

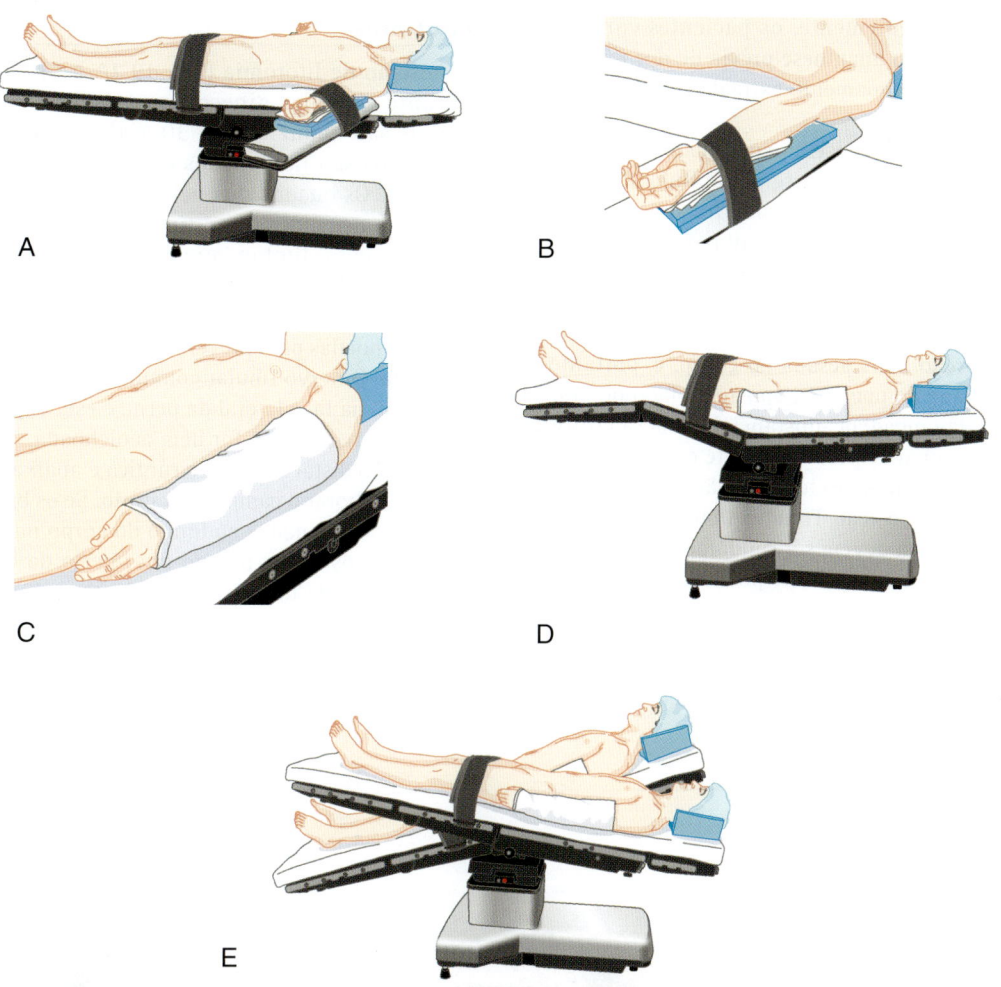

Fig. 19.1 (A) Posicionamento supino. Observe a assimetria da base da mesa, colocando o centro de gravidade do paciente sobre a base quando posicionado na direção habitual. (B) Posição do braço sobre o suporte de braço. A abdução do braço deve ser limitada a menos de 90 graus, sempre que possível. O braço está supinado, e o cotovelo é acolchoado. (C) O braço é colocado ao longo do paciente. O braço em uma posição neutra com palma para o quadril. O cotovelo é acolchoado, e é necessário verificar se os braços estão bem fixados. (D) Posição em cadeira de jardineiro. Flexão dos quadris e joelhos diminuem a tensão nas costas. (E) Posição Trendelenburg (cabeça inclinada para baixo) e posição Trendelenburg reversa (cabeça inclinada para cima). Cintas de ombro devem ser evitadas para prevenir lesões de compressão do plexo braquial.

Trendelenburg, a intubação endotraqueal é fortemente recomendada em vez de dispositivo supraglóticos devido ao risco de aspiração pulmonar de conteúdos gástricos.

A posição de cabeça para baixo prolongada pode levar ao inchaço do rosto, conjuntivas, laringe e língua, com um potencial aumentado para obstrução pós-operatória das vias aéreas superiores. Deve-se verificar se há vazamento de ar em torno do tubo endotraqueal ou da laringe antes da extubação.[4]

Ao colocar o paciente na posição Trendelenburg, medidas devem ser tomadas para assegurar que o paciente não deslize ou desloque-se. Colchões não deslizantes são recomendados para prevenir o deslizar cefálico do paciente. Deve-se ter cautela quando são usadas cintas nos ombros devido ao risco considerável de lesão por compressão ou estiramento do plexo braquial.

Em contrapartida, a posição Trendelenburg reversa (Fig. 19.1E) inclina o paciente em supino para cima a fim de que a cabeça esteja mais alta do que qualquer outra parte do corpo. Essa posição é mais usada para facilitar a cirurgia abdominal superior. Novamente, os pacientes devem ser prevenidos de deslizar na mesa. Os pacientes na posição Trendelenburg reversa, em especial aqueles que estão hipovolêmicos, têm risco de hipotensão devido ao retorno venoso diminuído. O monitoramento da pressão sanguínea arterial invasiva deve ser calibrado (p. ex., zerado) ao nível do meato auditivo externo a fim de otimizar a perfusão cerebral.

Complicações

Pode ocorrer dor nas costas na posição supina visto que a curvatura lordótica lombar normal é perdida durante a anestesia geral com o relaxamento múscular ou bloqueio neuroaxial. Consequentemente, os pacientes com cifose extensiva, escoliose, ou anamnese prévia de dor nas costas podem precisar de acolchoamento extra da coluna ou flexão leve de quadril e joelhos.

Em pacientes obesos, aconselha-se cuidado ao colocá-los no eixo reverso na mesa de cirurgia (Capítulo 29). A base da mesa cirúrgica é assimétrica, com o torso normalmente sobre o pé da mesa. No entanto, muitas vezes, pacientes são posicionados com o torso sobre o lado aberto da mesa para melhorar o acesso cirúrgico ou permitir o uso de equipamentos tais como dispositivos de raio x com arco em C. Isso coloca a porção mais pesada do corpo, e, portanto, o centro de gravidade do paciente, oposto ao lado pesado da mesa, fazendo alavancagem substancial. A mesa cirúrgica pode inclinar e tombar se peso suficiente é colocado longe da base, especialmente se extensões são usadas ou se a mesa é inclinada na posição Trendelenburg. Os limites de peso da mesa cirúrgica devem ser rigidamente observados; eles diferem bastante em relação ao posicionamento normal e reverso.

Litotomia

A posição de litotomia (Fig. 19.2A a C) é bastante usada durante cirurgias ginecológicas, retais e urológicas. As pernas são abduzidas de 30 a 45 graus da linha média, os joelhos são flexionados e as pernas são seguradas por suportes. Os quadris do paciente são flexionados em graus variáveis dependendo do tipo de litotomia exigida para o procedimento; litotomia padrão, baixa ou alta. As pernas devem ser elevadas e abaixadas simultaneamente a fim de prevenir torção espinhal. As extremidades inferiores devem ser acolchoadas para prevenir compressão contra os suportes de perna. O nervo fibular comum passa ao longo da cabeça da fíbula, na face lateral da perna e está exposto ao risco de lesão se a região não for bem acolchoada.

A seção distal da mesa cirúrgica é abaixada ou retirada a fim de melhorar o campo operatório. Se os braços do paciente estão posicionados ao longo do corpo na mesa cirúrgica, as mãos e os dedos podem ficar perto da borda aberta da seção abaixada da mesa. Quando o pé da cama é elevado

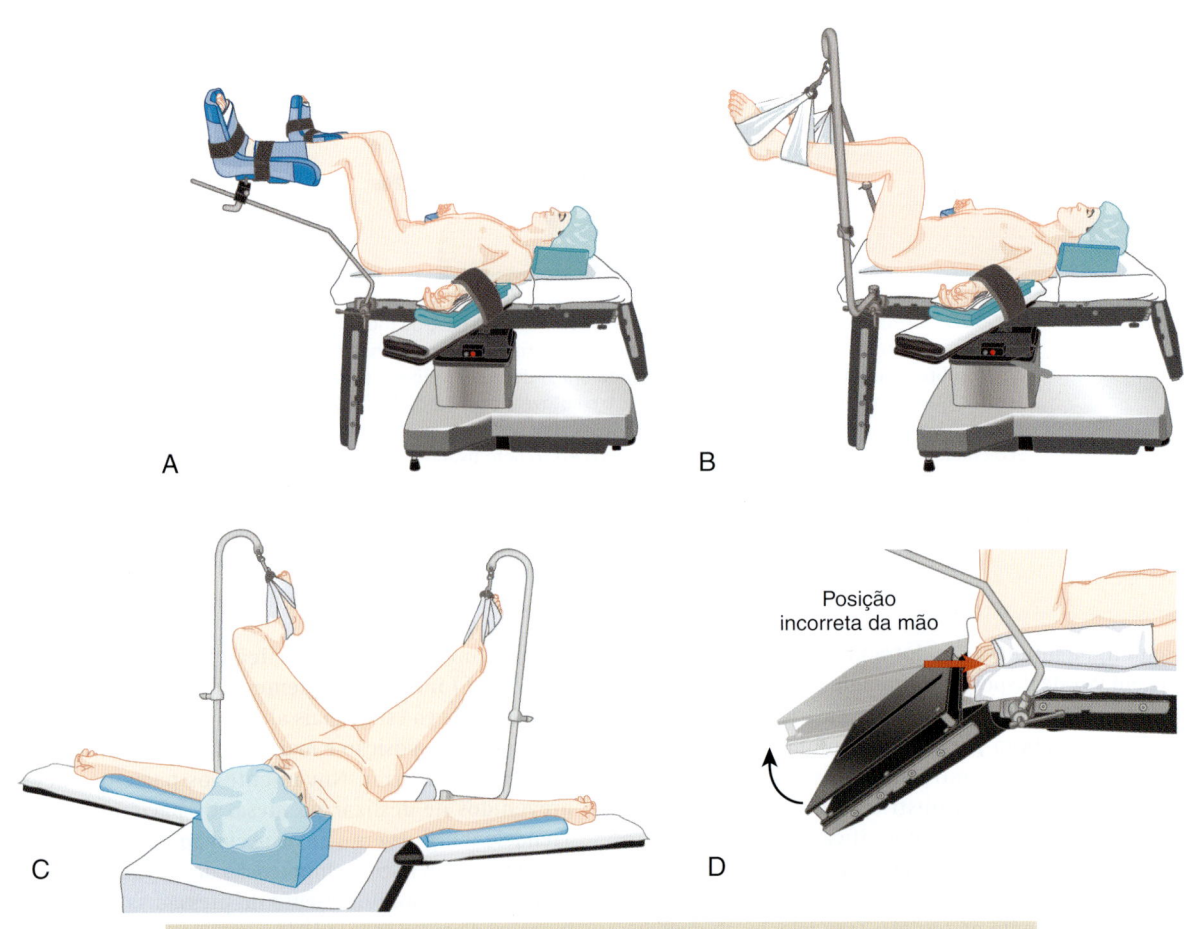

Fig. 19.2 (A) Posição de litotomia. Os quadris estão flexionados de 80 a 100 graus com a perna paralela ao corpo. Os braços estão em suportes de braço longe do ponto de dobradiça da seção do pé. (B) Posição de litotomia com apoio "em estribo". (C) Posição de litotomia com posição correta do estribo para longe da cabeça lateral da fíbula. (D) Posição imprópria dos braços na posição de litotomia com os dedos em risco de compressão quando a seção inferior da cama é elevada.

novamente ao fim do procedimento, deve-se ter atenção rigorosa com a posição da mão para evitar uma lesão por esmagamento dos dedos (Fig. 19.2D). Por essa razão, o posicionamento dos braços sobre braçadeiras adequadas, longe do ponto de dobradiça da mesa, é recomendado em todos os momentos quando o paciente está em posição de litotomia.

A posição de litotomia causa algumas mudanças fisiológicas. Quando as pernas estão elevadas, a pré-carga aumenta, causando um aumento transitório no débito cardíaco. Além disso, na posição de litotomia, as vísceras abdominais deslocam cefalicamente o diafragma, reduzindo a complacência pulmonar e potencialmente produzindo um volume corrente diminuído. Além disso, a curvatura lordótica normal da coluna lombar é perdida nessa posição, podendo, desse modo, agravar uma lombalgia preexistente.

A síndrome compartimental da extremidade inferior é uma complicação rara, mas devastadora, associada à posição de litotomia. Ela ocorre quando a perfusão a uma extremidade é inadequada devido à restrição do fluxo arterial (por elevação das pernas) ou à obstrução à drenagem venosa (compressão direta do membro ou flexão excessiva do quadril). Isso resulta em isquemia, edema e rabdomiólise produzidos pelo aumento da pressão tecidual dentro do compartimento fascial. Em uma ampla revisão retrospectiva de 572.498 cirurgias, a incidência de síndromes compartimentais foi mais alta nas posições de litotomia (1 em 8.720) e decúbito lateral (1 em 9.711) quando comparadas à posição supina (1 em 92.441). O tempo longo de procedimento cirúrgico foi a única característica distintiva das cirurgias nas quais os pacientes desenvolveram síndromes compartimentais das extremidades inferiores.[5] Em uma revisão retrospectiva multicêntrica de 185 pacientes urológicos que foram colocados em uma posição alta de litotomia, a taxa de complicação geral devido ao posicionamento foi de 10%. A neurapraxia foi a complicação mais comum relacionada ao posicionamento (12 de 18 pacientes). Dois pacientes dessa coorte apresentaram a síndrome compartimental, e para ambos o tempo em litotomia alta excedeu 5 horas.[6] Portanto, é recomendado abaixar periodicamente as pernas ao nível do corpo se a cirurgia estender-se por diversas horas.

Decúbito Lateral

Na posição de decúbito lateral, o paciente deita no lado não operatório a fim de facilitar a cirurgia no tórax, no retroperitônio ou no quadril (Fig. 19.3A). O paciente deve estar bem seguro para evitar cair ou inclinar-se para frente ou para trás. Frequentemente, suportes almofadados ou rolos de cama são usados. Um apoio renal também é às vezes usado para ajudar a segurar o paciente.

As extremidades devem ser cuidadosamente posicionadas a fim de prevenir lesões. A perna dependente deve ser um pouco flexionada. Em geral, um travesseiro ou outro estofamento é colocado entre os joelhos com a perna dependente flexionada de modo a minimizar pressão excessiva nas proeminências ósseas ou estirar os nervos da extremidade inferior. O braço dependente é colocado na frente do paciente

em uma braçadeira acolchoada. O braço não dependente é frequentemente apoiado sobre um travesseiro ou suspenso por um descanso de braço ou suporte de espuma (Fig. 19.3B). Nenhum braço deve ser abduzido mais de 90 graus a fim de prevenir lesão ao plexo braquial. Além disso, um rolo axilar deve ser colocado embaixo do paciente justamente caudal à axila, *não* colocado na própria axila. O coxim axilar previne lesão de compressão ao plexo braquial dependente e estruturas vasculares axilares dependentes (Fig. 19.3C). Por vezes, o rolo axilar é descartado se um suporte almofadado inflável está sendo usado para posicionamento; no entanto, a equipe deve assegurar que não haja compressão na axila. Com o monitoramento arterial invasivo, considere colocar o cateter no braço dependente a fim de detectar compressão de posicionamento sobre as estruturas neurovasculares axilares.

A cabeça do paciente deve ser mantida em uma posição neutra para prevenir rotação lateral excessiva do pescoço e lesões por estiramento do plexo braquial. Esse posicionamento pode exigir suporte adicional de cabeça (Fig. 19.3B). Deve-se checar a orelha dependente para evitar dobra e pressão indevida. Os olhos devem ser seguramente protegidos antes do reposicionamento se o paciente estiver dormindo. Deve-se checar o olho dependente com frequência quanto a compressão externa.

Por fim, a posição de decúbito lateral muda a função pulmonar. Em um paciente que é mecanicamente ventilado, a combinação do peso lateral no mediastino e pressão desproporcional cefálica dos conteúdos abdominais no diafragma dependente diminui a complacência do pulmão dependente e favorece o pulmão não dependente. Ao mesmo tempo, o fluxo do sangue pulmonar ao pulmão dependente aumenta devido ao efeito da gravidade. Isso produz um distúrbio ventilação-perfusão e pode afetar a ventilação alveolar e a troca gasosa.

Prona

A posição decúbito ventral ou prona (Fig. 19.4A) é usada principalmente para acesso cirúrgico a fossa posterior do crânio, coluna dorsal, glúteos, períneo e extremidades inferiores. Quando se exige a anestesia geral na posição prona, intubação endotraqueal, acesso intravenoso, cateter Foley e acesso hemodinâmico invasivo devem ser ajustados na posição supina primeiro, enquanto o paciente ainda está na maca. Assegure-se de que todas as linhas e os tubos estejam muito bem seguros para prevenir desalojamento durante a virada e evitar migração do tubo durante a mudança de decúbito.

Virar o paciente da supina para prona requer coordenação de toda a equipe presente na sala de cirurgia. O anestesista é o principal responsável pela coordenação do movimento e pelo reposicionamento da cabeça. Uma exceção ocorre nos casos em que a cabeça é colocada em fixação rígida de pinos e o cirurgião segura o fixador. Durante a virada para prona, cabeça, pescoço e coluna são mantidos em posição neutra. Alguns pacientes que precisam da posição prona apresentam colunas instáveis que precisam de operação cirúrgica. Além

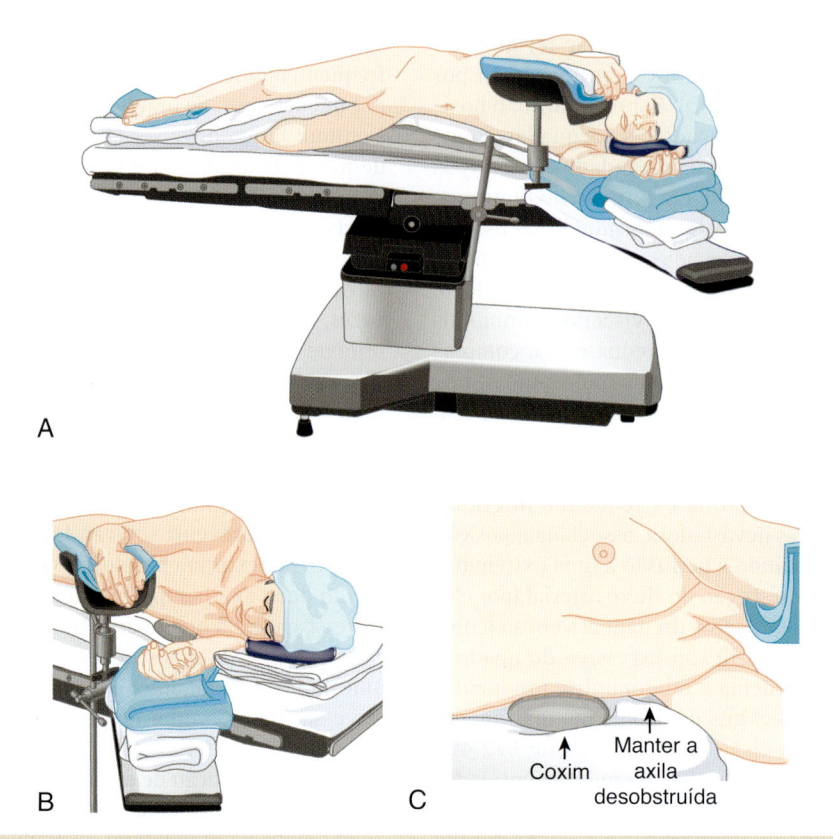

Fig. 19.3 (A) Posição decúbito lateral. Observe a flexão da perna inferior, estofamento entre as pernas e o apoio apropriado de ambos os braços. (B) Posição decúbito lateral, mostrando a colocação de braços e cabeça. Observe estofamento adicional embaixo do descanso de cabeça para assegurar o alinhamento da cabeça com a coluna. O descanso de cabeça deve ser mantido distante do olho dependente. (C) Uso de coxim axilar na posição de decúbito lateral. O coxim, neste caso, uma bolsa de fluido intravenoso, é colocado longe da axila para prevenir a compressão da artéria axilar e o plexo braquial.

disso, acidentes vasculares cerebrais podem ocorrer por lesão da carótida e artéria vertebral durante a virada. Em alguns casos, quando a neuromonitorização será usada durante o procedimento cirúrgico, registros de base antes da "virada" são obtidos para documentação de segurança.

A fim de minimizar o risco de desconexão inadvertida, desconecte tantos monitores e linhas quanto for seguro e possível antes de virar o paciente da posição supina para prona. Isso é particularmente útil em relação a linhas e monitores no lado que gira para mais longe (o braço que gira por cima). Nossa prática é desconectar o tubo endo-traqueal durante o movimento e reconectar imediatamente após o posicionamento prona. O posicionamento da cabeça é muito importante. Na maioria dos casos, a cabeça é mantida em uma posição neutra usando um travesseiro cirúrgico, descanso de cabeça em ferradura, ou pinos de Mayfield. Muitos travesseiros disponíveis são especialmente projetados para a posição prona. A maior parte, incluindo versões des-cartáveis de espuma, apoia testa, regiões malares e queixo, com um corte para olhos, nariz e boca. A posição prona é um fator de risco para perda visual perioperatória, a qual é discutida em uma seção separada posteriormente nes-

te capítulo. Sistemas com espelho estão disponíveis para facilitar a checagem do posicionamento facial (Fig. 19.4B). O anestesista deve assegurar que os olhos e o nariz estejam livres da pressão e documentar essas checagem em intervalos regulares ao longo do caso. Feridas de pressão facial são uma complicação da posição prona. O descanso de cabeça em ferradura apoia apenas a testa e as regiões malares e permite acesso excelente às vias aéreas (Fig. 19.4C e D). Os pinos de fixação rígida apoiam a cabeça sem qualquer pressão direta na face, permitem acesso às vias aéreas e seguram a cabeça firmemente em uma posição que pode ser delicadamente ajustada para exposição neurocirúrgica ideal (Fig. 19.5A). A movimentação do paciente deve ser prevenida quando a cabeça é segurada em pinos rígidos; a soltura dos pinos pode resultar em lacerações do escalpo, fraturas cranianas e até lesão da coluna cervical.

As pernas devem ser estofadas e flexionadas levemente nos joelhos e quadris. Ambos os braços devem estar posi-cionados ao lado do paciente, colocados na posição neutra como descrito para o paciente em supina, ou posicionados próximos à cabeça do paciente sobre suportes de braço. Novamente, os braços não devem ser abduzidos mais do que

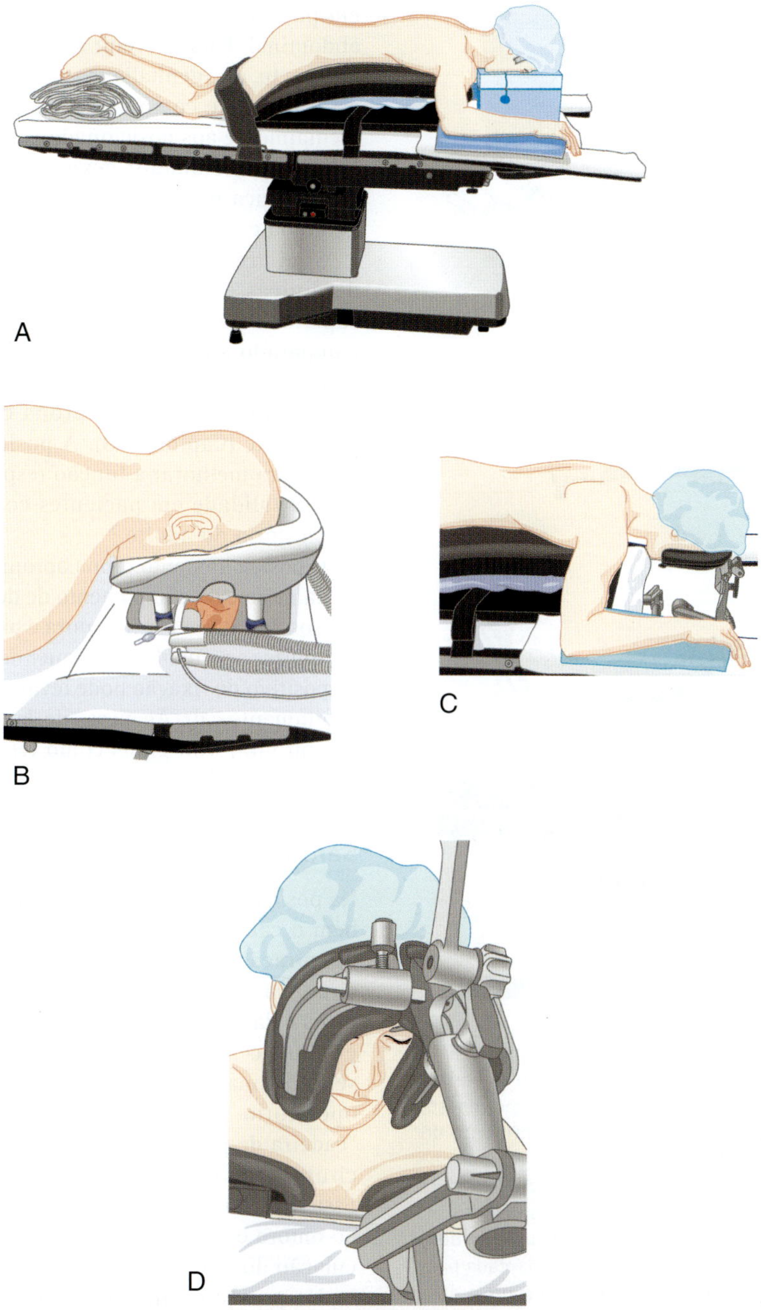

Fig. 19.4 (A) Posição prona com Posicionador de Wilson. Os braços são abduzidos menos de 90 graus sempre que possível. Os pontos de pressão são estofados, e o tórax e abdômen estão apoiados para longe da cama a fim de minimizar a pressão abdominal e preservar a complacência pulmonar. O travesseiro para a cabeça é de espuma e tem cortes para os olhos e nariz e um encaixe para permitir a saída do tubo endotraqueal. Os olhos devem ser checados frequentemente. (B) Sistema de espelho para a posição prona. As estruturas ósseas da cabeça e da face são apoiadas e o monitoramento dos olhos e vias aéreas é facilitado com um espelho de plástico. (C) Posição prona com um suporte de cabeça em ferradura. A altura da cabeça é ajustada para posicionar o pescoço na posição neutra. (D) Em posição prona, face vista de baixo. O suporte em ferradura permite acesso amplo às vias aéreas e visualização dos olhos. A largura pode ser ajustada para assegurar o apoio apropriado aos ossos faciais.

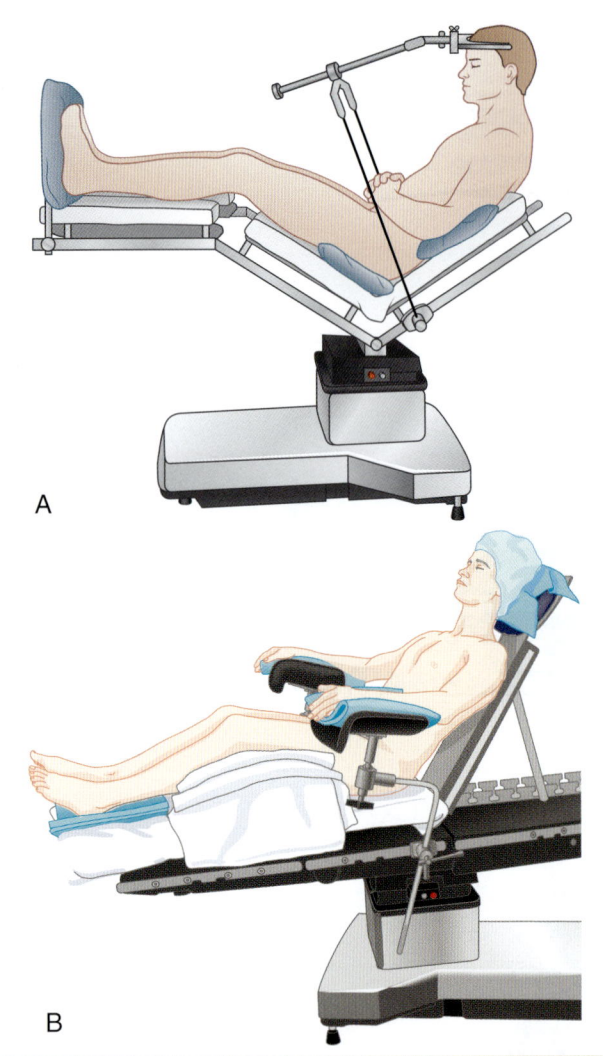

Fig. 19.5 (A) Posição sentada com posicionador de crânio May-field. O paciente está normalmente semideitado com as pernas mantidas tão altas quanto possível para melhorar o retorno venoso. Os braços devem ser apoiados para prevenir a estiramento do ombro. Observe que o apoio de suporte ao crânio é preferencialmente anexado à parte de trás em vez da seção das coxas da mesa para que as costas do paciente possam ser ajustadas ou abaixadas em caso de emergência, sem a necessidade de desconectar o suporte de cabeça. (B) Posição sentada adaptada para cirurgia do ombro. Observe a ausência de pressão sobre a área ulnar do cotovelo.

em posição prona servem para minimizar a compressão abdominal. Para prevenir a lesão do tecido, estruturas pendulares (p. ex., genitália masculina e seios femininos) devem estar livres de compressão; os seios devem ser colocados medialmente aos posicionadores. A porção inferior de cada rolo ou posicionador deve ser colocada embaixo de sua cresta ilíaca respectiva para prevenir lesão por pressão da genitália e vasculatura femoral.

Similarmente à posição supina, a estabilidade hemodinâmicas é preservada e a função pulmonar é de fato superior à posição supina. O CRF é na verdade superior se comparado à posição supina, permitindo melhora da oxigenação. Para pacientes obesos, a complacência pulmonar é melhorada na posição prona com o abdome pendendo livremente (Capítulo 29). A posição prona tem sido utilizada para melhorar a função respiratória e diminuir a taxa de mortalidade em pacientes com síndrome da angústia respiratória do adulto.[7]

O posicionamento prona apropriado dos pacientes depende da mesa e do equipamento de descanso de cabeça. Os descansos de cabeça em ferradura e pinos de fixação ajustam-se a suportes articulados; qualquer deslizamento ou falha desse dispositivo de fixação pode levar a complicações se a cabeça subitamente cair. As mesas de Jackson podem de fato inclinar ou virar 180 graus como resultado do desencaixe dos mecanismos de travamento.

Sentada

Na posição sentada (Fig. 19.5B) a cabeça do paciente e também o campo operatório estão localizados acima do nível do coração. A posição sentada pode fornecer exposição cirúrgica excelente para alguns procedimentos neurocirúrgicos e da coluna cervical, especialmente da fossa posterior e coluna cervical superior. A perda sanguínea também pode ser reduzida devido à queda da pressão venosa no campo operatório. Uma variação da posição sentada, a posição "cadeira de praia", tem sido crescentemente utilizada para cirurgias de ombro incluindo procedimento artroscópico. Essa posição oferece acesso tanto anterior quanto posterior ao ombro e permite excelente mobilidade do braço na articulação do ombro.

Na posição sentada, a cabeça do paciente deve estar adequadamente fixada. Isso pode ser feito com tecido, fita ou fixação rígida da cabeça. Os braços devem ser apoiados e acolchoados. O anestesiologista deve assegurar que os ombros estejam equilibrados ou discretamente elevados a fim de evitar lesão por estiramento entre o pescoço e os ombros. Os joelhos são levemente flexionados para equilíbrio a fim de reduzir o estiramento do nervo ciático, e os pés também são apoiados e protegidos.

A complicação mais significativa da posição sentada é o risco de embolia aérea venosa (EAV). Durante os procedimentos intracranianos, uma quantidade significativa de ar pode penetrar através dos seios venosos durais abertos. A baixa pressão venosa no campo operatório cria um gradiente para entrada de ar no sistema venoso, similar ao risco de entrada de ar na veia durante a colocação da linha central.

90 graus a fim de prevenir o estiramento excessivo do plexo braquial. O estofamento extra sob o cotovelo é necessário para prevenir a compressão do nervo ulnar.

O abdome deve pender relativamente livre nos pacientes em posição prona. Isso alivia a pressão externa sobre o abdome, o que poderia, de outro modo, causar problemas ventilatórios, hipotensão pela compressão da veia cava inferior e redução do retorno venoso. O tórax deve ser apoiado por rolos firmes ou suportes colocados ao longo de cada lado a partir da clavícula à crista ilíaca. Múltiplos rolos e suportes estão disponíveis, incluindo posicionador de Wilson (Fig. 19.4A), mesa de Jackson, posicionador de Relton e a modificação Mouradian/Simmons do posicionador de Relton. Todos os dispositivos e mesas especiais para sala de cirurgia

Preocupação maior é com a ocorrência de embolia aérea paradoxal. Os pacientes submetidos à cirurgia eletiva na posição sentada devem ser primeiro avaliados para descartar desvios anatômicos intracardíacos. Se um desvio intracardíaco está presente, até pequenas quantias de ar venoso existente podem resultar em acidente vascular cerebral ou infarto do miocárdio. A ecocardiografia transesofágica (ETE) mostrou algum grau de ar venoso na maioria dos pacientes submetidos à neurocirurgia na posição sentada, de até 100%. A EAV clinicamente significativa tem uma incidência muito menor, de 0,5% a 3%.[8,9] Atualmente, ETE é o padrão ouro para detecção de *shunt* intracardíaco. Mesmo com o rastreio, a permeabilidade septal à ecocardiografia com contraste nem sempre pode ser detectada. Uma metanálise recente avaliando a precisão de ETE para detecção de *shunts* intracardíacos comparada à autópsia, cateterização cardíaca ou cirurgia encontrou uma sensibilidade de 89% e especificidade de 91% para ETE. Outros meios de avaliação para desvios intracardíacos incluem ecocardiografia transtorácica (ETT) e Doppler transcraniano (DTC). Estudos recentes comparando ETT ou DTC a ETE revelam sensibilidades e especificidades de 46% e 99% para ETT e 97% e 93% para DTC, respectivamente.[9-12] Outras complicações de EAV incluem arritmias, hipertensão pulmonar aguda e colapso circulatório. O diagnóstico pré-operatório de *shunt* intracardíaco é uma contraindicação para cirurgia na posição sentada. Com volume intravascular adequado, o uso de ETE intraoperatório ou ultrassom Doppler pré-cordal pode auxiliar na detecção precoce de ar cavitário..[13]

Os pacientes estão em risco para hipotensão por represamento de sangue na parte inferior do corpo. As extremidades inferiores devem ser enroladas com faixas ou meias de compressão. Fluidos intravenosos ou vasopressores são geralmente necessários a fim de aumentar a pressão arterial média. O monitoramento invasivo da pressão arterial é recomendado nesses casos e deve ser medido no nível do meato acústico externo a fim de otimizar a pressão da perfusão cerebral. Recomenda-se também o cateter venoso central (CVC) para esses casos. Os CVCs alongados fornecem acesso intravenoso sem estarem perto do campo cirúrgico. Os CVCs multiorifícios oferecem uma vantagem sobre os CVCs convencionais, pois permitem uma melhor aspiração de ar caso ocorra uma EAV.

O pneumoencéfalo ocorre em quase todos os pacientes submetidos a cirurgia da coluna cervical ou fossa posterior na posição sentada se pesquisados em imagem pós-operatória. O pneumoencéfalo clinicamente significativo é mais raro e ocorre devido à pressão mais baixa do fluido cerebrospinal na posição sentada. Os pacientes sintomáticos podem sentir dor de cabeça, confusão, convulsão ou até mesmo hemiparesia temporária. Os pacientes que sentem quaisquer desses sintomas também precisam ser avaliados para descartar outras complicações pós-operatórias, tais como sangramento intravascular ou acidente vascular cerebral. As complicações do posicionamento de cabeça e pescoço também são um risco da posição sentada. A flexão excessiva da coluna cervical pode impedir fluxo de escoamento venoso cerebral contribuindo para edema e também pode impedir fluxo de irrigação arterial cerebral causando hipoperfusão cerebral. A macroglossia também pode ocorrer com flexão excessiva do pescoço. O monitoramento ETE combinado com flexão do pescoço pode causar compressão das estruturas laríngeas e da língua. Uma distância mínima de duas polegadas entre a mandíbula e o esterno é recomendada para um adulto de tamanho normal a fim de prevenir essas complicações. Se o exame pré-operatório revela que o paciente tem uma amplitude de movimento ainda mais diminuída, então o posicionamento intraoperatório não deve exceder os limites normais do paciente.[14]

POSICIONAMENTO PARA CIRURGIA ROBÓTICA

A cirurgia robótica começou a ser usada em torno de 1999 e rapidamente transformou-se no padrão para muitas operações urológicas, bem como em cirurgias ginecológicas em que também vem crescendo dramaticamente.[12,13,15,16] Para os cirurgiões, a cirurgia robótica oferece vantagens em relação a amplitude de movimento e precisão da instrumentação laparoscópica. No entanto, a cirurgia robótica introduz alguns desafios novos de posicionamento. Ela é geralmente realizada com o paciente em Trendelenburg acentuado (30 a 45 graus) e litotomia com braços mantidos abertos na posição neutra bilateral. O paciente deve estar muito bem fixado a fim de evitar o deslizamento na posição Trendelenburg acentuada.

Muitas instituições médicas usam um colchão antideslizante (tal como suporte almofadado ou espumado) na mesa de cirurgia. A fim de melhor fixar o paciente, as faixas de tórax são colocadas em uma configuração em X sobre o peito. O uso de reforços nos ombros também pode ajudar, embora haja relatos de casos de lesões do plexo braquial devido ao alongamento entre o ombro e o pescoço. Se o reforço de ombro é empregado, monitore o estiramento excessivo do pescoço do paciente. O tubo endotraqueal deve ser bem preso para evitar migração. Frequentemente, uma bandeja ou mesa de metal é colocada acima da face do paciente para proteger do equipamento laparoscópico.[14-19]

Assim que o robô esteja encaixado, o acesso direto ao paciente é limitado. O anestesiologista deve colocar todos os monitores, as linhas intravenosas e as linhas invasivas que possam ser exigidas durante o caso antes do encaixe do robô. É prudente realizar um teste colocando o paciente na posição Trendelenburg acentuada antes do encaixe do robô para assegurar que o paciente esteja apropriadamente posicionado e não escorregue, e também a fim de que ele possa tolerar o posicionamento Trendelenburg acentuado de uma perspectiva fisiológica.

As mudanças fisiológicas durante a cirurgia robótica são devidas tanto à insuflação laparoscópica bem como ao posicionamento Trendelenburg acentuado. As mudanças hemodinâmicas em grande medida são devidas à insuflação laparoscópica, enquanto as mudanças na mecânica respiratória também são afetadas pelo posicionamento. A CRF diminui com laparoscopia e a adição do Trendelenburg acentuado prejudica ainda mais. O mecanismo é a combinação de pressões de conteúdo abdominal da laparoscopia e do Trendelenburg pressionando o diafragma. Isso também pode ser maximizado pela fixação do tórax que é aplicada de modo a prevenir o paciente de deslizar para fora da mesa. As pressões de pico e de platô das vias aéreas também mostraram aumento em até 50%. Entre as mudanças na conformidade pulmonar, CRF diminuída e a necessidade de ventilação-minuto aumentada com insuflação de dióxido de carbono, a ventilação mecânica intraoperatória pode ser bem desafiadora durante esses casos.[14-20]

Outras complicações das cirurgias robóticas laparoscópicas incluem edema laríngeo e neuropatia óptica. Considere checar o vazamento de vias aéreas no começo e no fim do procedimento cirúrgico antes da extubação.

LESÕES DE PRESSÃO

As lesões de pressão são devidas à pressão prolongada que impede o fluxo de sangue capilar sobre a proeminência óssea. Em modelos animais, mostrou-se que o dano começa dentro de 2 horas com força de 70 mm Hg. A classificação de úlceras de pressão está de acordo com o painel de consenso do National Pressure Sore Advisory Panel. Os estágios variam de intacto, eritema não branqueável (estágio 1) à perda de espessura completa do tecido (estágio 4). O dano ao músculo ocorre antes do dano à pele e ao tecido subcutâneo e é provavelmente devido às exigências crescentes de oxigênio do músculo. Na posição supina, as áreas em maior risco incluem sacro, calcanhares e occipital. Na posição prona, o peito e os joelhos estão em maior risco de lesão de pressão; na posição sentada, as tuberosidades isquiáticas estão em risco mais frequente.[18,21]

A maior parte das lesões de pressão (>80%) são descobertas dentro das primeiras 72 horas após a cirurgia e ocorrem com mais frequência em operações que duram mais de 3 horas. Quanto mais longa a cirurgia, maior a incidência de lesão por pressão. Pacientes de cirurgia cardíaca, torácica, ortopédica e vascular tiveram as incidências mais altas.

Além das lesões de pressão sobre proeminências ósseas, as lesões de pressão nos lábios, língua e asas do nariz podem ocorrer por ação de tubos endotraqueais, tubos nasogástricos e outros dispositivos médicos. Deve-se garantir que a pressão dos dispositivos médicos seja minimizada. Isso é particularmente importante durante hipotensão ou hipotermia quando o tecido está mais vulnerável às lesões induzidas por pressão.

LESÕES POR MORDIDA

Os potenciais evocados motores transcranianos (PEM-TC) estão tornando-se ubíquos tanto em procedimentos de cirurgia da coluna quanto em procedimentos neurocirúrgicos. Os PEM-TC envolvem contrações dos músculos temporal e masseter, que foram implicadas em lesões na língua, no lábio e até nos dentes devido ao movimento de mordida. Uma revisão retrospectiva de mais de 17.000 casos empregando PEM-TC encontrou uma incidência geral de 0,14%, e a língua foi a mais frequentemente lesionada (~80% de todas as lesões associadas).[19,22] A gravidade das lesões variou de hematomas menores à necessidade de reparo de laceração com sutura em 25 de 111 pacientes. Algumas instituições médicas usam blocos de mordida entre os molares direito e esquerdo ("blocos de mordida dobrada") para esses casos a fim de prevenir essas lesões. Mesmo assim, cerca de 50% dos pacientes lesionados estavam com blocos de mordida dobrada colocados. Há outros dispositivos disponíveis no mercado, mas geralmente oferecem benefícios adicionais questionáveis.

LESÕES DE NERVOS PERIFÉRICOS

A lesão de nervo periférico permanece uma complicação perioperatória séria e uma fonte significativa de responsabilidade profissional apesar de sua baixa incidência. A incidência de lesão do nervo periférico está entre 0,03% a 0,11% de acordo com a base de dados do Closed Claims Project da American Society of Anesthesiologists (ASA). As lesões do nervo periférico representaram 22% de todas as reclamações. As lesões ocorrem quando os nervos periféricos estão sujeitos a compressão, estiramento, isquemia, disfunção metabólica e trauma/laceração direto durante a cirurgia.[23] Devido à sensibilidade estar bloqueada pela inconsciência ou anestesia regional, os sintomas precoces de aviso de dor com reposicionamento normal espontâneo estão ausentes.[1,20,24]

A lesão do nervo periférico é um fenômeno complexo com uma causa multifatorial. A ASA lançou orientações práticas atualizadas em 2010 para ajudar a prevenir neuropatias perioperatórias (Quadro 19.1). A neuropatia ulnar é a lesão mais comum, representando 28% de todas as reclamações de lesão ao nervo periférico, seguida de lesão ao plexo braquial (20%), raiz do nervo lombossacral (16%) e medula espinhal (13%) (Tabela 19.1). Curiosamente, a distribuição das reclamações de lesão ao nervo mudou ao longo do tempo. A neuropatia ulnar diminuiu de 37% de 1980 a 1984 para 17% na década de 1990, e a lesão a medula espinhal cresceu de 8% em 1980 a 1984 para 27% na década de 1990. As neuropatias de lesão de medula espinhal e raiz do nervo lombossacral eram predominantemente associadas à anestesia regional. Hematoma epidural e lesão química representaram 29% dos mecanismos conhecidos de lesão entre as reclamações registradas. As lesões eram provavelmente relacionadas à realização de bloqueio neuroaxial em pacientes que estavam recebendo fármacos anticoagulantes e o uso crescente de bloqueio para controle de dor crônica (Tabela 19.2).[1,21,25,26]

Não há evidência direta de que o posicionamento ou acolchoamento por si só podem prevenir as neuropatias perioperatórias. A maior parte das lesões, particularmente lesões aos nervos da extremidade superior tais como o nervo ulnar e o plexo braquial, ocorreu na presença de posicionamento e estofamento adequados. Lesões por estiramento

Quadro 19.1 Relatório Atualizado pela Força Tarefa da American Society of Anesthesiologists sobre Prevenção de Neuropatias Periféricas Perioperatórias

I Anamnese Pré-operatória e Avaliação Física

- Quando julgar-se apropriado, é importante verificar se os pacientes podem tolerar confortavelmente a posição operatória prevista.
- Biotipo, sintomas neurológicos preexistentes, diabetes melito, doença vascular periférica, dependência ao álcool, artrite e gênero (p. ex., gênero masculino e sua associação à neuropatia ulnar) são elementos importantes da história pré-operatória.

II Estratégias de Posicionamento para Extremidades Superiores

- A abdução do braço em pacientes em supina deve ser limitada a 90 graus. Os pacientes que estão posicionados em prona podem confortavelmente tolerar uma abdução de braço de mais de 90 graus.
  - *Paciente Supina com Braço em um Suporte de Braço:* A extremidade superior deve estar posicionada para diminuir a pressão sobre o sulco do côndilo posterior do úmero (sulco ulnar). Tanto as posições de supinação ou antebraço neutro facilitam essa ação.
  - *Paciente Supina com Braços Posicionados ao Longo*: O antebraço deve estar na posição neutra. A flexão do cotovelo pode aumentar o risco de neuropatia ulnar, mas não há consenso sobre um grau aceitável de flexão durante o período perioperatório. A pressão prolongada sobre o nervo radial no sulco espiral do úmero deve ser evitada. A extensão do cotovelo além do que é confortável durante a avaliação pré-operatória pode estirar o nervo mediano. A avaliação perioperatória periódica pode assegurar a manutenção da posição desejada.

III Estratégias Específicas de Posicionamento para as Extremidades Inferiores

- *Alongamento do Grupo de Músculos Isquiotibiais:* As posições que alongam o grupo de músculos isquiotibiais além do que é confortável durante a avaliação pré-operatória podem estirar o nervo ciático.
- Limite da *Flexão do Quadril:* Devido ao nervo ciático ou seus ramos cruzarem o quadril e as articulações dos joelhos, a extensão e flexão

dessas articulações, respectivamente, devem ser consideradas ao determinar o grau de flexão do quadril. Nem a extensão nem a flexão do quadril aumenta o risco de neuropatia femoral. A pressão prolongada do nervo peroneal na cabeça fibular deve ser evitada.

IV Acolchoamento Protetor

- *Suportes de Braço Estofados:* Suportes de braço estofados podem diminuir o risco de neuropatia da extremidade superior.
- *Coxins para Tórax:* O uso de rolos de tórax no paciente lateralmente posicionado pode diminuir o risco de neuropatia da extremidade superior.
- *Proteção do Cotovelo:* O acolchoamento no cotovelo pode diminuir o risco de neuropatia da extremidade superior.
- *Acolchoamento para Proteção do Nervo Peroneal (Fibular):* O uso de estofamento específico para prevenir a pressão de uma superfície rígida contra o nervo peroneal na cabeça fibular pode diminuir o risco de neuropatia peroneal.
- *Complicações do Uso de Acolchoamento:* O uso inapropriado de acolchoamento (p. ex., estofar muito justo) pode aumentar o risco de neuropatia perioperatória.

V Equipamento

O uso de manguitos automatizados de pressão sanguínea com funcionamento apropriado no braço (p. ex., colocados acima da fossa antecubital) não mudam o risco de neuropatia da extremidade superior. O uso de reforços nos ombros em uma posição íngreme de cabeça para baixo pode *aumentar* o risco de neuropatias perioperatórias.

VI Avaliação Pós-operatória

Uma avaliação pós-operatória simples da função do nervo de extremidade pode levar ao reconhecimento precoce de neuropatias periféricas.

VII Documentação

A documentação de ações de posicionamento perioperatórias específicas pode ser útil para processos contínuos de melhoria e pode resultar em melhorias por ajudarem os médicos a focarem a atenção em aspectos relevantes do posicionamento do paciente e fornecer informação em estratégias de posicionamento que acabam levando a melhoras nos cuidados ao paciente.

De: American Society of Anesthesiologists Task Force on Prevention of Perioperative Peripheral Neuropathies. Practice advisory for the prevention of perioperative peripheral neuropathies: an updated report by the American Society of Anesthesiologists Task Force on Prevention of Perioperative Peripheral Neuropathies. *Anesthesiology.* 2011;114(4):741-754

dos nervos periféricos são devidas ao comprometimento dos plexos vasculares (*vasa nervorum*) que suprem esses nervos. Isso pode ser devido a uma obstrução ao fluxo do retorno venoso ou a uma obstrução ao fluxo de irrigação arterial. Lesões de compressão podem manifestar-se de diversas maneiras. A neuropraxia é causada por um tempo de isquemia relativamente curto e em geral causa apenas uma disfunção passageira. A axonotmese é uma lesão desmielinizante. A neurotmese ocorre pela lesão ou ruptura do nervo e geralmente os déficits são permanentes.[2]

Como as causas das lesões ao nervo periférico frequentemente não são claras, é difícil identificar fatores modificáveis para prevenção. Geralmente, a manutenção do posicionamento neutro tanto quanto possível é recomendada. Estiramento, flexão e/ou extensão acentuadas devem ser evitados. Os nervos superficiais, especialmente perto

de proeminências ósseas, devem ser protegidos (fibular comum na cabeça da fíbula, nervo ulnar no cotovelo). O acolchoamento e o suporte devem distribuir o peso tão uniformemente quanto possível. Assegure-se de que o equipamento (tal como equipamento laparoscópico, arco em C e outros equipamentos de raio X) nunca estejam apoiados diretamente no paciente.

Em um estudo retrospectivo de 1.000 cirurgias de coluna consecutivas que usaram o monitoramento de potencial evocado somatossensorial (PESS), cinco posições de braço foram comparadas em relação às mudanças de PESS nas extremidades superiores. Uma modificação da posição de braço reverteu 92% das mudanças PESS da extremidade superior. A incidência de mudanças PESS na extremidade superior relacionadas à posição foi bem mais frequente nas posições "super-homem" prona (7%) e decúbito lateral (7,5%)

| Tabela 19.1 | Reclamações de Lesão ao Nervo no Closed Claims Project Database da American Society of Anesthesiologists |

Nervo	Distribuição de Reclamações para Lesão ao Nervo			
	Número de Reclamações na Base de Dados Atual (N = 4183)	Porcentagem do Total (N = 670)	Número de Reclamações Desde Relatório de 1990	Porcentagem desde 1990 (N = 445)
Ulnar	190	28	113	25
Plexo braquial	137	20	83	19
Raiz do nervo lombossacral	105	16	67	15
Medula espinal	84	13	73	16
Ciático[a]	34	5	23	5
Mediano	28	4	19	4
Radial	18	3	13	3
Femoral	15	2	9	2
Outros nervos individuais	43	6	35	8
Nervos múltiplos	16	2	10	2
Total	670	100	445	100

[a]Inclui nervo peroneal.
De Cheney FW, Domino KB, Caplan RA, Posner KL. Lesão ao nervo associada à anestesia: uma análise de reclamações fechadas. *Anestesiology*. 1999;90 (4): 1062-1069

| Tabela 19.2 | Lesões mais Comuns ao Nervo do Closed Claims Project Database da American Society of Anesthesiologists |

Lesão ao Nervo	Recomendações para Prevenção
Nervo ulnar (25%)	Evitar pressão excessiva no sulco condilar posterior do úmero. Manter a mão e o antebraço supinados ou em posição neutra.
Plexo braquial (19%)	Evitar o uso de faixas para ombros em pacientes na posição Trendelenburg (usar colchões não deslizantes). Evitar rotação lateral excessiva da cabeça tanto na posição supina quanto prona. Limitar abdução do braço para menos do que 90 graus na posição supina. Evitar o posicionamento de coxim "axilar" alto na posição decúbito – manter o rolo fora da axila. Usar a imagem de ultrassom a fim de encontrar a veia jugular interna para a colocação da linha central.
Cordão espinal (16%) e raiz do nervo lombossacral (15%)	Esteja ciente de que a fração das lesões de medula espinhal está aumentando, provavelmente devido ao uso de cateteres epidurais para controle da dor. Seguir diretrizes atuais para anestesia regional em pacientes anticoagulados.
Nervos ciático e peroneal (5%)	Minimizar o tempo de cirurgia na posição de litotomia. Usar dois assistentes para coordenar o movimento simultâneo de ambas as pernas para e da posição de litotomia. Evitar flexão excessiva dos quadris, extensão dos joelhos ou torção da coluna lombar. Evitar pressão excessiva no nervo fibular na cabeça fibular.
Nervos mediano (4%) e radial (3%)	Esteja ciente de que 25% das lesões aos nervos medianos e radiais foram associadas a bloqueio axilar, e 25% das lesões estavam associadas a inserção traumática ou infiltração de um acesso venoso.

De Cheney FW, Domino KB, Caplan RA, Posner KL. Nerve injury associated with anesthesia: a closed claims analysis. *Anesthesiology*.c 1999;90(4):1062-1069; Cheney FW. The American Society of Anesthesiologists Closed Claims Project: what have we learned, how has it affected practice, and how will it affect practice in the future? *Anesthesiology*. 1999;91(2):552-556.

comparada às posições com braços em supina abertos, braços em supina mantidos ao longo do corpo e braços em prona mantidos ao longo do corpo (1,8% a 3,2%). As mudanças PESS reversíveis não foram associadas aos déficits pós-operatórios.[22,27]

Nervo Ulnar

A incidência de neuropatia do ulnar pelo posicionamento intraoperatório é baixa, mas o grau de morbidade pode ser grave. Os déficits ulnares resultam na incapacidade de abduzir o quinto dedo e produzem perda sensitiva aos quarto e quinto dedos dando a aparência de uma mão "garra".

Diversos estudos tentaram elucidar as causas e os fatores de risco para neuropatia ulnar. Em uma ampla revisão retrospectiva da neuropatia ulnar perioperatória com duração maior que 3 meses, os fatores de risco foram pacientes que eram muito magros ou obesos e aqueles que ficaram longos períodos acamados no pós-operatório. Nesse estudo não houve associação com posicionamento intraoperatório do paciente ou técnica anestésica. Na base de dados do Closed Claims Project da ASA, diabetes, alcoolismo, consumo de cigarros e câncer foram considerados fatores de risco. Nesse estudo, 9% das reclamações de lesão ulnar tinham um mecanismo explícito de lesão, e em 27% das reclamações o acolchoamento dos cotovelos foi explicitamente declarado.[1,23,28]

Plexo Braquial

O plexo braquial é suscetível a lesão por estiramento e compressão devido ao seu curso superficial na axila e proximidade à cabeça umeral. Os déficits motores e sensoriais são de ampla gama, embora os déficits sensoriais na distribuição do nervo ulnar sejam comuns. A lesão é mais comumente associada a abdução do braço de mais de 90 graus, rotação lateral da cabeça, retração assimétrica do esterno para dissecção interna da artéria mamária durante cirurgia cardíaca e trauma direto. Em pacientes de cirurgia cardíaca que requerem esternotomia mediana, a lesão do plexo braquial foi especificamente associada às raízes dos nervos C8-T1. Os pacientes devem ser posicionados com a cabeça na linha média, braços mantidos lateralmente, cotovelos um pouco flexionados e antebraços supinados.

Outros Nervos da Extremidade Superior

Lesões isoladas dos nervos radiais e medianos são raras. Lesão ao nervo radial pode causar queda do punho, a incapacidade em abduzir o dedão e a incapacidade em estender os dedos nas articulações metacarpofalângicas. A porção mais superficial do nervo radial percorre o terço inferior do braço onde o nervo atravessa em espiral o sulco do úmero. O nervo mediano é relativamente protegido, com a sua localização mais vulnerável sendo na fossa antecubital adjacente às veias usadas para acesso intravenoso.

Nervos da Extremidade Inferior

Lesões dos nervos ciático e fibular comum ocorrem com mais frequência na posição de litotomia. O nervo ciático pode ser lesionado com o estiramento da rotação externa da perna e também na hiperflexão no quadril. Conforme mencionado anteriormente, o nervo fibular comum têm maior risco de lesão durante seu percurso em torno da cabeça da fíbula. A lesão ao nervo fibular comum pode causar pé caído, inversão do pé e déficit sensorial. Uma neuropatia femoral apresentar-se-á com flexão diminuída do quadril, extensão diminuída do joelho ou perda de sensibilidade proximal da coxa e medial/anteromedial da perna. O nervo obturador pode ser lesionado durante um parto difícil com fórceps, na posição de litotomia, ou pela flexão excessiva da coxa na virilha. Uma neuropatia do obturador apresentar-se-á com incapacidade de aduzir a coxa e sensibilidade diminuída sobre face medial da coxa. Um estudo cadavérico revelou que a abdução dos quadris em mais de 30 graus coloca tensão significativa no nervo obturador. Essa tensão foi bastante reduzida ou eliminada pela adição de ao menos 45 graus de flexão do quadril.[24,29]

De acordo com um estudo prospectivo de quase 1.000 pacientes, a incidência geral de lesão nervosa na posição de litotomia é 1,5%. O nervo obturador foi o mais frequentemente lesionado, seguido de perto pelo nervo cutâneo femoral lateral, bem como nervos ciático e fibular. A neuropatia estava evidente dentro de 4 horas após o de fim da cirurgia. Os sintomas foram parestesia e dor e, curiosamente, nenhuma fraqueza motora foi encontrada nesse estudo. A duração da cirurgia maior que 2 horas foi o único fator de risco encontrado neste estudo.[25,30] Para 14 dos 15 pacientes com lesão nervosa, os sintomas desapareceram em 4 meses de cirurgia. Em um estudo retrospectivo anterior, os mesmos autores encontraram a incidência de deficiência motora grave em pacientes submetidos a cirurgia na posição de litotomia de 1 para 3.608; nesse estudo, o nervo cutâneo femoral lateral foi a neuropatia motora mais comum da litotomia.[27,31]

AVALIAÇÃO E TRATAMENTO DE NEUROPATIAS PERIOPERATÓRIAS

Quando uma lesão ao nervo se torna aparente no pós-operatório, é essencial que um exame físico dirigido seja realizado para correlacionar e documentar a extensão dos déficits sensoriais ou motores com o exame pré-operatório, bem como com quaisquer eventos intraoperatórios. Uma consulta neurológica pode ajudar a definir a base neurogênica, encontrar o local da lesão e determinar a gravidade da lesão para guiar o prognóstico. Com diagnóstico e tratamento apropriado, a maioria das lesões desaparece, contudo, meses ou anos podem ser necessários.

A maioria das neuropatias sensoriais são geralmente transitórias e exigem apenas passar segurança para o paciente com acompanhamento, enquanto a maioria das neuropatias motoras inclui desmielinização de fibras periféricas de um tronco nervoso (neuropraxia) e geralmente leva de 4 a 6 semanas para recuperação. A lesão ao axônio dentro de uma bainha de nervo intacta (axonotmese) ou ruptura completa do nervo (neurotmese) pode causar dor grave e déficit. Quando reversível, a recuperação frequentemente leva de 3 a 12 meses. A fisioterapia durante esse período é recomendada para prevenir contraturas e atrofia muscular.

Se um novo déficit sensorial ou motor é encontrado no pós-operatório, uma avaliação eletrofisiológica por um neurologista dentro de uma semana pode fornecer informação útil relativa ao padrão característico e temporal da lesão. No entanto, outro exame após 4 semanas, quando tempo suficiente tenha decorrido para as mudanças eletrofisiológicas evoluírem, fornecerá informação mais definitiva sobre o local, a natureza e a gravidade da lesão ao nervo. Independentemente, o teste eletrofisiológico deve ser interpretado dentro do conteúdo clínico para o qual ele foi obtido. Nenhum teste por si só pode definir a causa da lesão.

LESÃO PERIOPERATÓRIA OCULAR E PERDA DA VISÃO

A incidência de lesões perioperatórias oculares é de cerca de 0,05% e elas representam 3% das reclamações na base de dados do Closed Claims Project da ASA (Capítulo 31). Acordos financeiros maiores foram associados às lesões oculares quando comparadas com lesões não oculares. As lesões oculares perioperatórias incluem abrasões de córnea e perda de visão pós-operatória (PVPO).[1,28,32]

As abrasões de córnea são de longe o tipo mais comum de lesão ocular perioperatória, com uma incidência de 0,11% em um estudo recente.[33] Durante a anestesia geral, o reflexo natural da pálpebra é suspenso, e a produção de lágrimas é diminuída, o que põe a córnea em risco. Os sintomas mais comuns manifestam-se como uma sensação de um corpo estranho no olho ao acordar da anestesia, fotofobia, visão desfocada e eritema. Os fatores de risco incluem idade aumentada, duração da cirurgia, posição prona, posição Trendelenburg e oferta suplementar de oxigênio na unidade de cuidado pós-anestesia.[33] Os cuidados para reduzir a incidência de abrasão corneana incluem a proteção precoce e cuidadosa das pálpebras após indução anestésica, atenção aos objetos suspensos sobre o paciente e durante o despertar do mesmo. Pomadas oftálmicas podem acrescentar uma camada extra de proteção e combater o ressecamento ocular. Os pacientes muitas vezes tentam esfregar os olhos ou nariz ainda quando em uso de oxímetro de pulso, suporte de braço e acesso venoso antes de estarem completamente acordados.

PVPO é uma complicação devastadora que tem sido associada a cirurgias específicas e fatores de risco do paciente. A incidência varia, é mais baixa para cirurgias não cardíacas e chega a 0,09% para pacientes submetidos à cirurgia de coluna na posição prona.[28,32] A neuropatia óptica isquêmica (NOI) e em menor grau a oclusão da artéria central da retina por pressão direta sobre a retina são as condições mais citadas como causas potenciais. Os fatores de risco perioperatórios associados ao risco aumentado de NOI incluem hipotensão prolongada, duração longa de cirurgia, grande perda de sangue, amplo uso de cristaloide, anemia ou hemodiluição, além de pressão aumentada intraocular ou venosa devido à posição prona. Os fatores de risco ao paciente associados ao NOI incluem hipotensão, diabetes, aterosclerose, obesidade mórbida e uso de tabaco. No entanto, com exceção da compressão externa óbvia dos olhos, a causa para PVPO parece ser de natureza multifatorial, sem mecanismo subjacente consistente.[30,34]

Em 1999, o ASA Comittee on Professional Liability estabeleceu o ASA Postoperative Visual Loss Registry para melhor entendimento da complicação. Até 2005, 131 casos foram reportados ao registro; 73% desses casos reportados envolveram pacientes submetidos a cirurgias de coluna, e 9% envolveram cirurgias cardíacas. De 93 pacientes com PVPO posterior à cirurgia de coluna em prona, Lee et al. relataram que 89% foram diagnosticados com NOI, predominantemente posterior e 11% com oclusão da artéria central da retina (OACR). Em pacientes que foram diagnosticados com NOI, 66% tiveram envolvimento bilateral documentado, dos quais 42% tiveram alguma melhora na visão, embora, em geral, clinicamente insignificante. Comparado ao OACR, os pacientes com NOI tiveram duração anestésica bastante maior (9,8 ± 3,1 *vs.* 6,5 ± 2,2 horas), maior perda de sangue estimada (média 2 *vs.* 0,75 L) e maior infusão de cristaloide (9,7 ± 4,7 *vs.* 4,6 ± 1,7 L). Os pacientes com NOI também eram relativamente mais saudáveis (64% ASA I e II) e 72% eram homens. Em 2006, a ASA publicou recomendações práticas para combate a perda visual perioperatória associada à cirurgia de coluna (Capítulo 32). Infelizmente, nenhuma recomendação definitiva foi feita em relação à questão da hipotensão induzida, uso de vasopressores ou limiar de transfusão devido à natureza multifatorial e à baixa incidência da lesão. Apesar da falta de evidência direta, diversas sugestões foram feitas para pacientes de alto risco submetidos à cirurgia complexa de coluna.[31,32,35,36]

Até que os fatores causadores desse tipo devastador de lesão sejam mais bem definidos, as estratégias de tratamento de paciente continuarão a ser debatidas. Com relação ao posicionamento do paciente, o anestesiologista deve estar ciente de que as pressões intraoculares são aumentadas no olho dependente na posição lateral e ambos os olhos na posição prona na ausência de qualquer pressão externa. A verificação dos olhos deve ser realizada com frequência e documentada. O tempo na posição prona deve ser limitado sempre que possível. Felizmente, em uma revisão retrospectiva de 5,6 milhões de pacientes na National (Nationwide) Inpatient Sample, a maior base de dados de pacientes internados em hospitais privados dos Estados Unidos, a taxa de PVPO diminuiu de 1996 a 2005, talvez devido ao aumento de informação quanto a esta complicação.[33,37]

ANESTESIA FORA DA SALA DE OPERAÇÃO

Os anestesiologistas estão cada vez mais envolvidos com procedimentos realizados em locais remotos, tais como endoscopia digestiva, cateterização cardíaca, radiologia intervencionista, neurorradiologia, imagem de ressonância magnética/tomografia computadorizada e procedimentos em consultório (Capítulo 38). A vigilância é particularmente importante fora do centro cirúrgico para manter a segurança do paciente devido a: ambiente menos familiar, relativa falta de equipamento de posicionamento e variabilidade em treinamento de funcionários e enfermeiros em relação ao posicionamento do paciente. Por exemplo, muitos locais normalmente não têm cintas de segurança ou suportes de braço disponíveis. Em alguns contextos, tais como imagem de ressonância, radioterapia e tomografia computadorizada, o anestesiologista não está continuamente próximo ao paciente. Em tais ambientes, onde a rotina está voltada para pacientes não anestesiados, o anestesista será principalmente responsável pela verificação da segurança do posicionamento do paciente e pela implementação das diretrizes para pacientes que recebem anestesia.

CONCLUSÃO

O posicionamento de pacientes sob cuidados de anestesia é um aspecto essencial do cuidado intraoperatório. Cada posição tem efeitos fisiológicos diferentes sobre ventilação e circulação. Apesar da conscientização do profissional, as complicações relacionadas ao posicionamento, incluindo lesões do nervo periférico, continuam sendo uma fonte significativa de morbidade ao paciente. Toda a equipe, incluindo o anestesista, deve trabalhar junta ao posicionar cada paciente para assegurar o conforto e a segurança do mesmo, além da exposição cirúrgica desejada. Idealmente, a posição final deve parecer natural: uma posição que o paciente toleraria confortavelmente se acordado e não sedado na duração prevista do procedimento.

PERGUNTAS DO DIA

1. Quais são os efeitos fisiológicos da posição Trendelenburg após 1 minuto? Após 10 minutos? Quais são as complicações a longo prazo da posição Trendelenburg prolongada (>2 horas)?
2. Quais são os riscos para posição de litotomia? Quais passos devem ser tomados para reduzir os riscos?
3. Um paciente é colocado na posição decúbito lateral. Como o risco de compressão neurovascular axilar pode ser reduzido?
4. Quais fatores contribuem para o risco de perda visual pós-operatória durante a cirurgia de coluna na posição prona? Qual é o fator mais importante?
5. Quais são as manifestações clínicas de embolia aérea venosa (EAV) na posição sentada? Quais monitores são os mais sensíveis para detecção de EAV?
6. Quais estratégias de posicionamento devem ser usadas para as extremidades superiores a fim de reduzir o risco de neuropatia periférica perioperatória? Quais estratégias de posicionamento devem ser usadas para as extremidades inferiores a fim de reduzir o risco de neuropatia?

REFERÊNCIAS

1. Cheney FW, Domino KB, Caplan RA, Posner KL. Nerve injury associated with anesthesia: a closed claims analysis. *Anesthesiology.* 1999;90(4):1062-1069.
2. Johnson RL, Warner ME, Staff NP, Warner MA. Neuropathies after surgery: anatomical considerations of pathologic mechanisms. *Clin Anat.* 2015;28(5):678-682.
3. American Society of Anesthesiologists Task Force on Prevention of Perioperative Peripheral Neuropathies. Practice advisory for the prevention of perioperative peripheral neuropathies: an updated report by the American Society of Anesthesiologists Task Force on prevention of perioperative peripheral neuropathies. *Anesthesiology.* 2011;114(4):741-754.
4. Geerts BF, van den Bergh L, Stijnen T, et al. Comprehensive review: is it better to use the Trendelenburg position or passive leg raising for the initial treatment of hypovolemia?. *J Clin Anesth.* 2012;24(8):668-674.
5. Warner ME, LaMaster LM, Thoeming AK, et al. Compartment syndrome in surgical patients. *Anesthesiology.* 2001;94(4):705-708.
6. Anema JG, Morey AF, McAninch JW, et al. Complications related to the high lithotomy position during urethral reconstruction. *J Urol.* 2000;164(2):360-363.
7. Guérin C, Reignier J, Richard JC, Study Group PROSEVA, et al. Prone positioning in severe acute respiratory distress syndrome. *N Engl J Med.* 2013;368(23):2159-2168.
8. Black S, Ockert DB, Oliver Jr WC, et al. Outcome following posterior fossa craniectomy in patients in the sitting or horizontal positions. *Anesthesiology.* 1988;69:49-56.
9. Ganslandt O, Merkel A, Schmitt H, et al. The sitting position in neurosurgery: indications, complications and results. a single institution experience of 600 cases. *Acta Neurochir (Wien).* 2013;155(10):1887-1893.
10. Mojadidi MK, Bogush N, Caceres JD, et al. Diagnostic accuracy of transesophageal echocardiogram for the detection of patent foramen ovale: a meta-analysis. *Echocardiography.* 2014;31(6):752-758.
11. Mojadidi MK, Roberts SC, Winoker JS, et al. Accuracy of transcranial Doppler for the diagnosis of intracardiac right-to-left shunt: a bivariate meta-analysis of prospective studies. *JACC Cardiovasc Imaging.* 2014;7(3):236-250.
12. Mojadidi MK, Winoker JS, Roberts SC, et al. Accuracy of conventional transthoracic echocardiography for the diagnosis of intracardiac right-to-left shunt: a meta-analysis of prospective studies. *Echocardiography.* 2014;31(9):1036-1048.
13. Mammoto T, Hayashi Y, Ohnishi Y, et al. Incidence of venous and paradoxical air embolism in neurosurgical patients in the sitting position: detection by transesophageal echocardiography. *Acta Anaesthesiol Scand.* 1998;42:643-647.
14. Warner M. Positioning the head and neck. In: Martin JT, Warner MA, eds. *Positioning in Anesthesia and Surgery.* Philadelphia: WB Saunders; 1997.

15. Hu JC, Gu X, Lipsitz SR, et al. Comparative effectiveness of minimally invasive vs open radical prostatectomy. *JAMA*. 2009;302(14):1557-1564.

16. Wright JD, Ananth CV, Lewin SN, et al. Robotically assisted vs laparoscopic hysterectomy among women with benign gynecologic disease. *JAMA*. 2013;309(7):689-698.

17. Gainsburg DM. Anesthetic concerns for robotic-assisted laparoscopic radical prostatectomy. *Minerva Anestesiol*. 2012;78(5):596-604.

18. Hsu RL, Kaye AD, Urman RD. Anesthetic challenges in robotic-assisted urologic surgery. *Rev Urol*. 2013;15(4):178-184.

19. Kalmar AF, De Wolf AM, Hendrickx JFA. Anesthetic considerations for robotic surgery in the steep Trendelenburg position. *Adv Anesth*. 2012;30:75-96.

20. Lestar M, Gunnarsson L, Lagerstrand L, et al. Hemodynamic perturbations during robot-assisted laparoscopic radical prostatectomy in 45 degrees Trendelenburg position. *Anesth Analg*. 2011;113(5):1069-1075.

21. Cushing CA, Phillips LG. Evidence-based medicine: pressure sores. *Plast Reconstr Surg*. 2013;132(6):1720-1732.

22. Tamkus A, Rice K. The incidence of bite injuries associated with transcranial motor-evoked potential monitoring. *Anesth Analg*. 2012;115(3):663-667.

23. Winfree CJ, Kline DG. Intraoperative positioning nerve injuries. *Anesthesiology*. 2009;111:490-497.

24. Welch MB, Brummett CM, Welch TD, et al. Perioperative peripheral nerve injuries: a retrospective study of 380,680 cases during a 10-year period at a single institution. *Anesthesiology*. 2009;111(3):490-497.

25. Fitzgibbon DR, Posner KL, Domino KB, et al. Chronic pain management: American society of Anesthesiologists Closed Claims Project. *Anesthesiology*. 2004;100(1):98-105.

26. Cheney FW. The American Society of Anesthesiologists Closed Claims Project: what have we learned, how has it affected practice, and how will it affect practice in the future?. *Anesthesiology*. 1999;91(2):552-556.

27. Kamel IR, Drum ET, Koch SA, et al. The use of somatosensory evoked potentials to determine the relationship between patient positioning and impending upper extremity nerve injury during spine surgery: a retrospective analysis. *Anesth Analg*. 2006;102(5):1538-1542.

28. Warner MA, Warner ME, Martin JT. Ulnar neuropathy Incidence, outcome, and risk factors in sedated or anesthetized patients. *Anesthesiology*. 1994;81(6):1332-1340.

29. Litwiller JP, Wells Jr RE, Halliwill JR, et al. Effect of lithotomy positions on strain of the obturator and lateral femoral cutaneous nerves. *Clin Anat*. 2004;17(1):45-49.

30. Warner MA, Warner DO, Harper CM, et al. Lower extremity neuropathies associated with lithotomy positions. *Anesthesiology*. 2000;93(4):938-942.

31. Warner MA, Martin JT, Schroeder DR, et al. Lower-extremity motor neuropathy associated with surgery performed on patients in a lithotomy position. *Anesthesiology*. 1994;81(1):6-12.

32. Roth S, Thisted RA, Erickson JP, et al. Eye injuries after nonocular surgery A study of 60,965 anesthetics from 1988 to 1992. *Anesthesiology*. 1996;85(5):1020-1027.

33. Segal KL, Fleischut PM, Kim C, et al. Evaluation and treatment of perioperative corneal abrasions. *J Ophthalmol*. 2014;2014:901901.

34. Cheng MA, Todorov A, Tempelhoff R, et al. The effect of prone positioning on intraocular pressure in anesthetized patients. *Anesthesiology*. 2001;95(6):1351-1355.

35. American Society of Anesthesiologists Task Force on Perioperative Visual Loss. Practice advisory for perioperative visual loss associated with spine surgery: an updated report by the American Society of Anesthesiologists Task Force on Perioperative Visual Loss. *Anesthesiology*. 2012;116(2):274-285.

36. Lee LA, Roth S, Posner KL, et al. The American Society of Anesthesiologists Postoperative Visual Loss Registry: analysis of 93 spine surgery cases with postoperative visual loss. *Anesthesiology*. 2006;105(4.):652-659:quiz 867-868.

37. Shen Y, Drum M, Roth S. The prevalence of perioperative visual loss in the United States: a 10-year study from 1996 to 2005 of spinal, orthopedic, cardiac, and general surgery. *Anesth Analg*. 2009;109(5):1534-1545.

20 MONITORIZAÇÃO ANESTÉSICA

James Szocik, Magnus Teig e Kevin K. Tremper

INTRODUÇÃO

Os anestesiologistas há muito tempo estão na vanguarda da monitorização do paciente. Isso é necessário porque somos responsáveis por avaliar continuamente o estado fisiológico do paciente e os efeitos da cirurgia e dos medicamentos anestésicos. Eis a seguir uma introdução à função básica e à utilidade da vasta gama de monitores empregados no cuidado moderno de anestesia. Os dispositivos de monitorização serão organizados por orgão ou sistema de orgãos que monitoram e não pela propriedade física ou técnica da qual o monitor deriva suas informações. Como os monitores de cada sistema de orgãos podem empregar as mesmas propriedades físicas, como absorção de luz ou transdução de pressão, cada monitor será descrito como se fosse usado para um orgão específico, mas a descrição do princípio pode se referir a outra seção dentro do capítulo. Para uma revisão aprofundada desses princípios, o leitor é encaminhado a um texto mais abrangente.[1]

Visão Geral

Em 1986, a American Society of Anesthesiologists (ASA) estabeleceu um conjunto de padrões básicos de monitorização, afirmando que a oxigenação, a ventilação, a circulação e a temperatura do paciente devem ser continuamente avaliadas.[2] Essas normas, as primeiras do tipo (ratificadas pela última vez em 2015), devem ser vistas como um requisito mínimo, e muitas situações exigirão monitorização adicional. Todos os sistemas de orgãos monitorados são perfundidos pelo sistema circulatório (Fig. 20.1). A monitorização do paciente permite que o anestesiologista avalie continuamente se o estado do paciente é "normal" ou "anormal" e corrija a causa da anormalidade, ou pelo menos trate o número anormal gerado pelo monitor. No entanto, devem-se compreender as limitações dos monitores e o modo de usar os dados de vários dispositivos para confirmar o diagnóstico e seguir o tratamento prescrito.

Os redatores e editores gostariam de agradecer ao Dr. Anil de Silva por contribuir para este capítulo na edição anterior deste trabalho. Ele serviu de base para o capítulo atual.

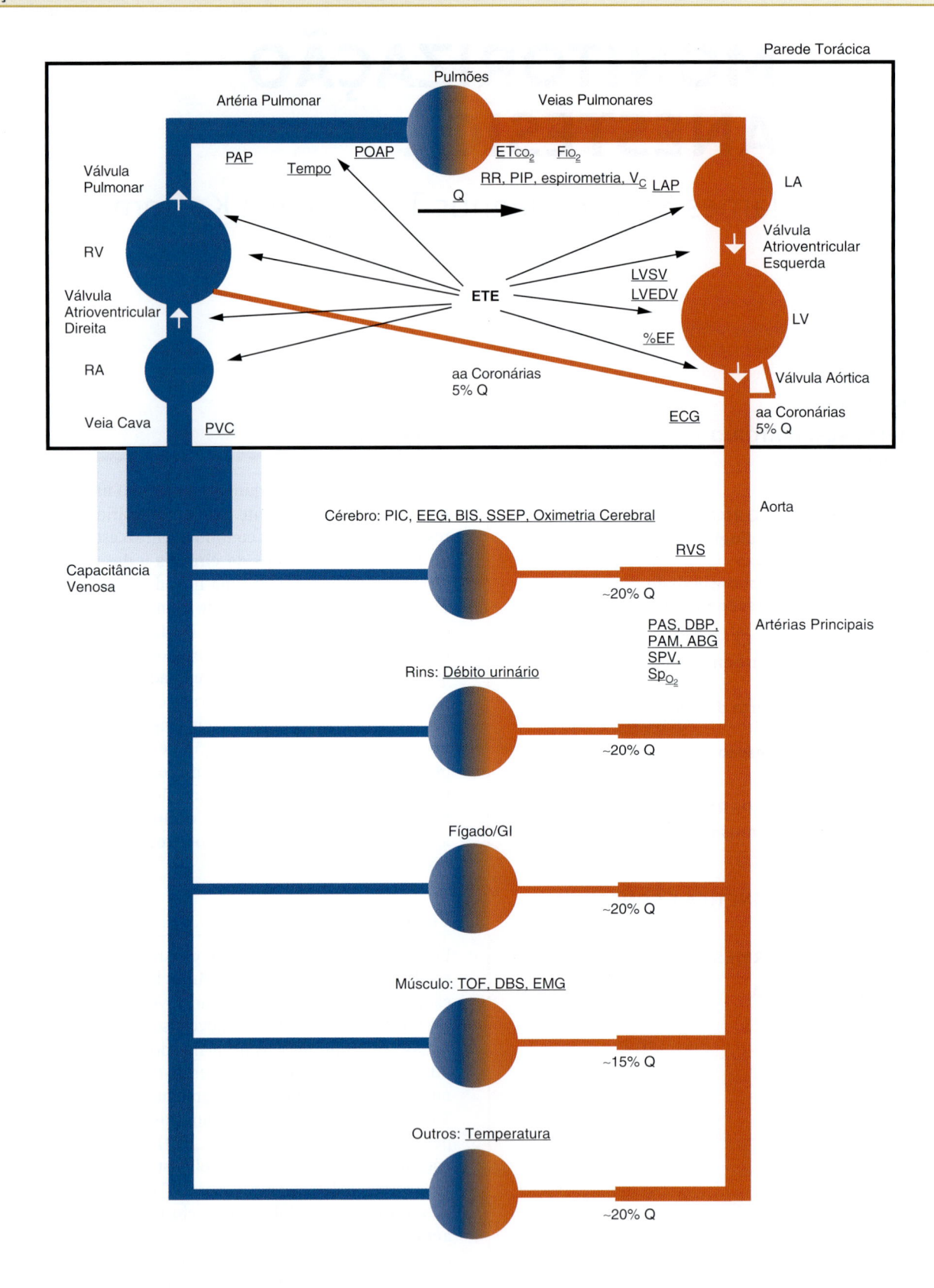

Fig. 20.1 Resumo dos monitores e a circulação. As características anatômicas estão relacionadas ao redor da periferia, com variáveis monitoradas centrais e sublinhadas (Tabela 20-1 para valores normais de variáveis monitoradas). O sangue flui em um circuito com um débito cardíaco de aproximadamente 20% para o cérebro, 20% para os rins, 20% para o fígado, 20% para o trato GI e 20% para a massa muscular e outros órgãos (pele etc.). A resistência vascular sistêmica (RVS) é uma variável calculada, refletindo a totalidade do fluxo sanguíneo e pressão. Aproximadamente 70% do sangue está no lado venoso. A capacitância venosa é altamente variável e atua como um tamponamento para mudanças no volume. Algumas variáveis podem ser medidas ou derivadas, dependendo da metodologia. *aa*, Artérias; *ABG*, gasometria arterial; *BIS*, índice bispectral; *PVC*, pressão venosa central; *DBP*, pressão arterial diastólica; *DBS*, estimulação com salva dupla; *ECG*, eletrocardiograma; *EEG*, eletroencefalografia; *EF*, fração de ejeção; *EMG*, eletromiografia; ET_{CO2}, CO$_2$ final; F_{IO2}, fração de oxigênio inspirado; *GI*, gastrointestinal; *PIC*, pressão intracraniana; *LA*, átrio esquerdo; *LAP*, pressão atrial esquerda; *LV*, ventrículo esquerdo; *LVEDV*, volume diastólico final ventricular esquerdo; *LVSV*, volume sistólico ventricular esquerdo; *PAM*, pressão arterial média; *PAP*, pressão arterial pulmonar; *POAP*, pressão de oclusão de artéria pulmonar pulmonar; *PIP*, pressão inspiratória máxima; *Q*, débito cardíaco; *RA*, átrio direito; *RR*, frequência respiratória; *RV*, ventrículo direito; *PAS*, pressão arterial sistólica; Sp_{O2}, saturação arterial de O$_2$; *SPV*, variação de pressão sistólica; *SSEP*, potencial evocado somatossensorial; *ETE*, ecocardiografia transesofágica; *TOF*, sequência de quatro estímulos; V_T, volume corrente.

SISTEMA RESPIRATÓRIO

O oxigênio (O$_2$) é um gás incolor e inodoro crítico para a respiração celular. A defiência no transporte de oxigênio aos tecidos resultará em morte celular. O dióxido de carbono é uma consequência do metabolismo celular e deve ser removido dos tecidos para manter o equilíbrio acído-básico. Esta seção irá revisar os monitores da oxigenação e da ventilação do paciente.

Oxigenação

Oxigênio Inspirado
O conteúdo de oxigênio inspirado (ou fração de O$_2$ inspirado, F_{IO2}) pode ser medido por uma variedade de métodos. Os equipamentos de anestesia geralmente utilizam um sensor amperométrico para medir o O$_2$ no fluxo de gás fresco. Recomenda-se a calibração, pois o sensor, que é basicamente uma célula de combustível que consome oxigênio e gera corrente, tem "desvio"; isto é, as leituras em uma concentração constante de oxigênio não serão constantes. É um dispositivo de resposta lenta, o que significa que ele não pode ser usado para medir o oxigênio inspirado/expirado, que muda rapidamente. Um método alternativo de medir o oxigênio inspirado usa o fato de que o oxigênio é paramagnético. Um sensor de oxigênio paramagnético pode ser autocalibrável, usando o ar ambiente como uma fonte de O$_2$ a 21%. O gradiente entre a amostra e o ar ambiente pode ser medido por um transdutor de pressão ou um fio de torção. O tempo de resposta rápido permite a medição de ambos os conteúdos de oxigênio inspirado e expirado. Medir a concentração de O$_2$ expirado (Fe_{O2}) durante a pré-oxigenação (imediatamente antes da indução da anestesia) também permite a determinação da pré-oxigenação/desnitrogenação completa.

Oximetria de Pulso
O oxímetro de pulso fornece uma estimativa contínua não invasiva da saturação da hemoglobina arterial (Sa_{O2}) analisando a luz vermelha e infravermelha transmitida através do tecidos, tal como a ponta do dedo ou o lóbulo da orelha (Fig. 20.2).[3] Ele utiliza o princípio físico conhecido como *Lei de Lambert Beer*, que relaciona a concentração de uma substância dissolvida com o log da taxa da intensidade da luz incidente e a intensidade da luz transmitida através de uma distância conhecida. Por causa das diferentes quantidades de luz vermelha e infravermelha absorvida pela oxiemoglobina e hemoglobina reduzida, o dispositivo faz esta estimativa utilizando apenas dois comprimentos de onda de luz emitida por diodos emissores de luz, ou LEDs (vermelho a 660 nm e infravermelho a 940 nm) detectados por um fotodiodo. O dispositivo determina o sinal relacionado com a saturação de hemoglobina arterial pela análise do componente pulsátil dos absorventes, daí o nome oxímetro de pulso (Fig. 20.3). O dispositivo determina continuamente a proporção de absorção de luz vermelha adicionada pulsada para luz infravermelha adicionada pulsada:

$$R = \frac{AC_{red} / DC_{red}}{AC_{IR} / DC_{IR}} \quad \text{(Eq. 1)}$$

Essa razão (R) de absorção é empiricamente calibrada para estimar Sa_{O2}. Ou seja, o dispositivo utiliza os dados de Sa_{O2} derivados de voluntários humanos para determinar a relação entre a saturação do oxímetro de pulso (Sp_{O2}) e a proporção de absorção da luz (Fig. 20.4).

Corantes e Dis-hemoglobinas
Os oxímetros de pulso padrão que usam dois comprimentos de onda de luz podem determinar a saturação funcional, ou seja, a porcentagem de oxi-hemoglobina (HbO$_2$) sobre HbO$_2$ mais hemoglobina reduzida (Hb). Duas equações são usadas para resolver duas incógnitas:

$$SaO_2 = \frac{HbO_2}{HbO_2 + Hb} \quad \text{(Eq. 2)}$$

Saturação funcional

$$SO_2 = \frac{HbO_2}{COHb + MetHb + HbO_2 + Hb} \quad \text{(Eq. 3)}$$

Saturação fracionada

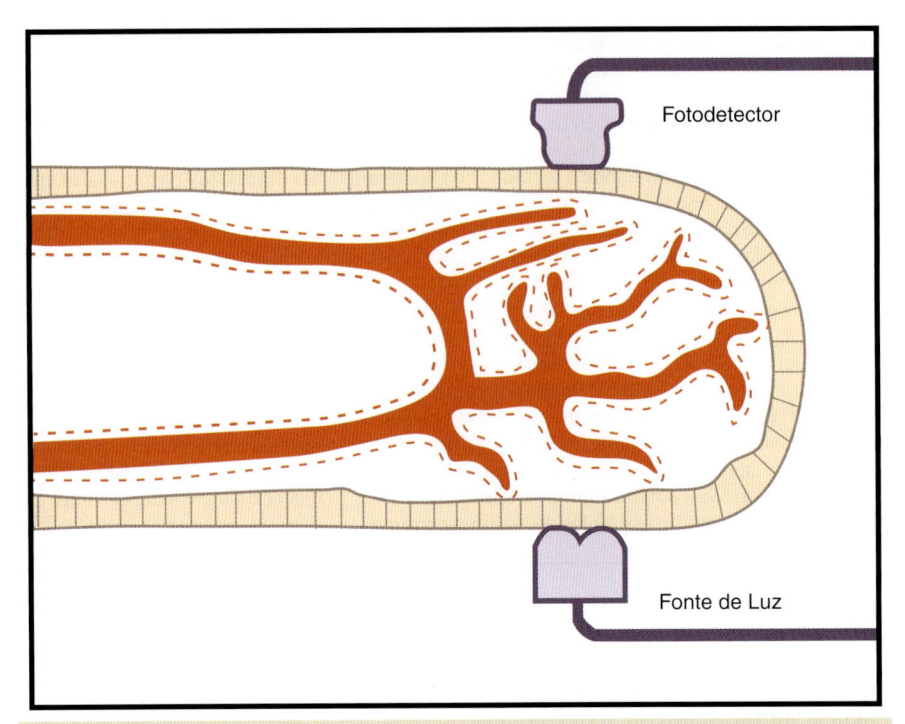

Fig. 20.2 Oxímetro de pulso. Os oxímetros de pulso (Sp_{O2}) fornecem uma estimativa da saturação arterial de hemoglobina (Sa_{O2}), analisando a absorção pulsátil de duas frequências de luz (660 nm e 940 nm) emitidas por diodos emissores de luz (LEDs), a fonte de luz, e detectadas por um fotodiodo no lado oposto do leito de tecido do dedo. O fotodiodo gera uma corrente quando detecta qualquer luz: vermelho ou infravermelho, ou a luz da sala. Por esse motivo, o fotodiodo alterna um pulso de luz vermelha e luz da sala com um pulso de luz infravermelha e a luz da sala. Então, quando ambos os LEDs estão desligados, o fotodiodo mede apenas a luz da sala, e então subtrai o sinal da luz da sala dos dois sinais anteriores, corrigindo continuamente para as mudanças na luz da sala. Dessa forma ele deriva um sinal associado aos sinais de LED pulsantes. O sinal pode ser melhorado pela diminuição da luz ambiente cobrindo-se a sonda com um material opaco.

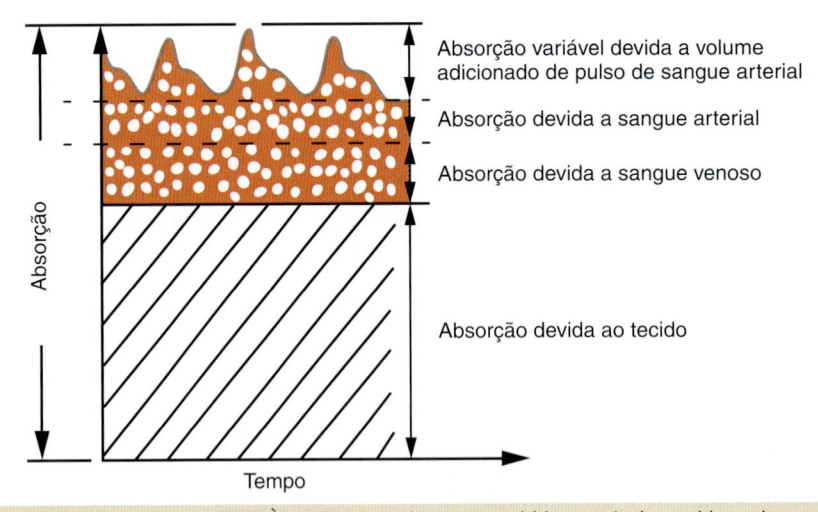

Fig. 20.3 Absorção de tecidos. À medida que a luz é transmitida através dos tecidos e detectada pelo fotodiodo, ela é absorvida por todos os tecidos entre a fonte de luz e o detector, isto é, pele, músculo, osso e sangue. Como o oxímetro de pulso serve para determinar um sinal relacionado apenas com o sangue arterial, ele analisa apenas a absorção pulsátil observada no topo da figura. O oxímetro de pulso, portanto, faz supor que o que quer que seja pulsante deve ser sangue arterial. Na maioria dos casos isso é verdade, mas em algumas situações (p. ex., movimento do paciente) pode haver grandes pulsações venosas que podem produzir valores de saturação erroneamente baixos.

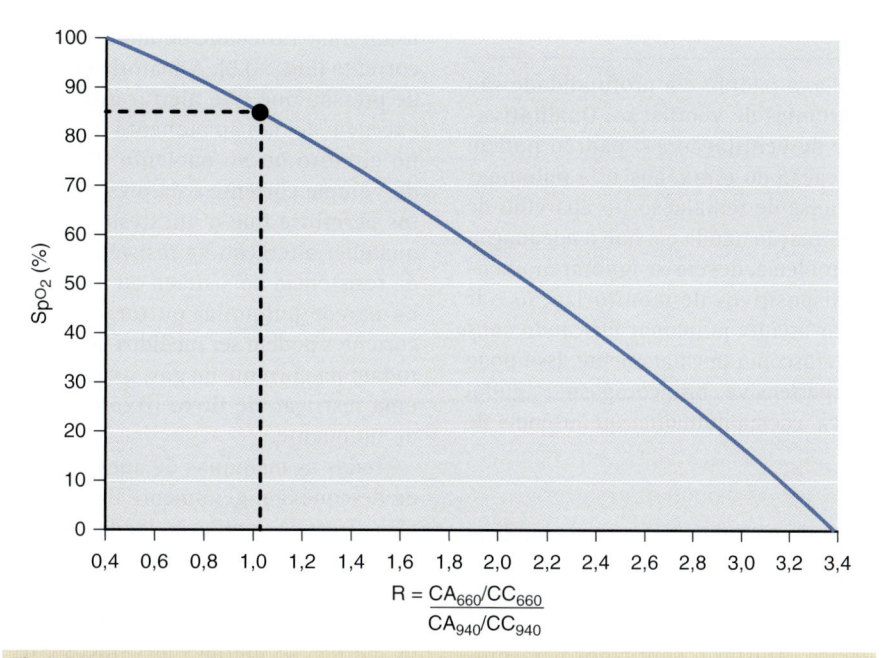

$$R = \frac{CA_{660}/CC_{660}}{CA_{940}/CC_{940}}$$

Fig. 20.4 Curva de calibração de oxímetro de pulso. Devido a todos os padrões de absorção entre a fonte de luz e o fotodetector, as concentrações de oxi-hemoglobina e hemoglobina reduzida não podem ser medidas especificamente; ou seja, o comprimento do caminho exato da luz é desconhecido. Usando a absorção de pulso adicionada tanto da fonte de luz infravermelha quanto da vermelha, uma proporção dessa absorção de pulso adicionado (Eq. 1) pode ser empírica em relação a Sp_{O_2}. Isto é, os indivíduos voluntários respiram concentrações baixas de oxigênio inspirado para produzir dessaturação, enquanto as amostras de sangue são obtidas para a medição de Sa_{O_2}. Essas medidas de Sa_{O_2} são calibradas para a proporção de absorção pulsátil vermelha para infravermelha para desenvolver a curva de calibração, que é incorporada ao dispositivo. Note-se que a proporção varia de aproximadamente 0,4 a 3,4, pois a saturação diminui de 100% para 0%. Os dados de voluntários estão disponíveis apenas de 100% de saturação até 75% e todos os valores abaixo que são extrapolados a partir dos dados. Observe-se que em aproximadamente 85% de Sa_{O_2} a proporção das duas obsorções é de 1,0. Portanto, qualquer situação que faça com que a proporção de luz vermelha de pulso adicionado para luz infravermelha de pulso adicionado tenda para uma proporção de 1,0 produz uma saturação de aproximadamente 85%. Isso ocorre com artefatos de movimento, corantes e toxicidade de metemoglobina. *CA*, Corrente alternada; *CC*, corrente contínua.

Os oxímetros de pulso são calibrados usando voluntários humanos que possuem pouca carboxiemoglobina (COHb) ou metemoglobina (MetHb). Por conseguinte, se estiver presente carboxiemoglobina (intoxicação por monóxido de carbono) ou metemoglobina (toxicidade da metemoglobina da benzocaína, por exemplo), os dispositivos produzirão um valor de saturação errôneo. No caso da carboxiemoglobina, como ela é vermelha e absorve a luz vermelha de forma semelhante à da oxi-hemoglobina, o oxímetro de pulso dará uma leitura aproximadamente igual à soma da carboxiemoglobina e oxi-hemoglobina, dando a impressão de que o paciente está adequadamente saturado com oxi-hemoglobina mesmo quando ele tem toxicidade grave de carboxiemoglobina. No caso da metemoglobina, que é escura e absorve tanto a luz vermelha quanto a infravermelha em um alto grau, ela faz com que a proporção de absorção tenda para uma. A partir da curva de calibração pode-se observar que uma proporção de 1 produzirá uma Sp_{O_2} de 85% (Fig. 20.4 [curva de calibração]). Portanto, se houver uma quantidade significativa (> 20%) de metemoglobina presente, o valor do oxímetro de pulso tenderá para 85%. Desta forma, ele produzirá valores falsamente baixos quando o paciente tiver valores elevados de Sa_{O_2} e falsamente "altos" de 85% quando o paciente estiver severamente hipoxêmico. Os corantes produzem erros semelhantes, assim como a metemoglobina; isto é, eles forçam a saturação em direção a 85%, embora sendo eles eliminados rapidamente da circulação, este erro é apenas transitório. Oxímetros de pulso mais novos de oito comprimentos de onda estão disponíveis e podem detectar todas as saturações: oxiemoglobina, carboxiemoglobina e metemoglobina.[4] O artefato de movimento também fará com que o valor de Sp_{O_2} tenha uma tendência em direção a 85% porque o artefato de movimento produz ruído no numerador e denominador, a razão R é forçada em direção a 1,0, tal como ocorre com a metemoglobina. De fato, qualquer situação que resulte em uma pequena relação sinal-ruído pode fazer com que a Sp_{O_2} tenha uma tendência em direção a 85%.[3]

Ventilação

A frequência respiratória, o padrão e a profundidade são todos descritores importantes de ventilação. Qualitativamente, a profundidade de ventilação e o padrão podem ser observados pela elevação do tórax, ausculta pulmonar ou nova expansão da bolsa de reinalação no aparelho de anestesia. Em qualquer situação aguda em que a adequação da ventilação seja um problema, devem-se ignorar momentaneamente todos os dispositivos de monitorização e ir até ao paciente e realizar asculta pulmonar buscando sons pulmonares com um estetoscópio imediatamente. Isso pode excluir pneumotórax hipertensivo, broncoespasmo agudo, intubação endobrônquica, edema pulmonar ou ausência de ventilação total.

Pressão das Vias Aéreas

Os aumentos na pressão de pico das vias aéreas, também chamado de *pressão inspiratória de pico (PIP)*, merecem investigação, pois eles implicam um aumento agudo na resistência ao fluxo de ar ou redução na complacência da parede pulmonar/torácica. Ajustar o ventilador para produzir uma pausa inspiratória final permitirá a medição de uma pressão de platô, que será apenas um reflexo da complacência da parede pulmonar/torácica. A diferença entre a pressão de pico e a de platô será apenas um reflexo da resistência das vias aéreas. Se a pressão da via aérea de pico estiver aumentada e a pressão de platô estiver aumentada de forma similar, isso significa complacência da parede pulmonar/torácica reduzida, que pode ser causada por condições como pneumotórax hipertensivo ou edema pulmonar. Outros achados clínicos podem ajudar a determinar a causa específica, como a hipotensão arterial que acompanha um pneumotórax hipertensivo ou secreção bolhosa no tubo traqueal (ETT) com edema pulmonar. A obstrução externa de um ETT (de um paciente que morda a sonda ou em caso de torção da sonda) pode causar um aumento na PIP com um menor aumento na pressão de platô. Isso pode ser facilmente descartado passando um cateter de sucção através do ETT. Uma perda ou diminuição abrupta na pressão da via aérea não é específica, mas pode indicar uma variedade de problemas importantes, incluindo desconexões de circuitos, vazamentos, extubação da traqueia, falha no transporte de gases frescos, falha no ajuste correto do ventilador e outros problemas relacionados ao aparelho de anestesia.[5] A pressão da via aérea pode ser medida com medidores analógicos ou transdutores eletrônicos de pressão.

Volume Corrente

Um grande estudo demonstrou desfechos pulmonares melhores após a cirurgia abdominal de grande porte usando volume corrente de 6 a 8 mL/kg de peso corporal ideal (com base na altura e no gênero), bem como uso de manobras de recrutamento e pressão expiratória final positiva (PEEP).[6] Essas configurações são semelhantes àquelas associadas a melhores resultados em pacientes com síndrome de angústia respiratória aguda (Capítulo 41). Uma vez que estes volumes correntes estejam ajustados, a frequência respiratória deve ser ajustada para manter um CO_2 expirado (ET_{CO2}) na faixa normal de 35 a 40 mm Hg. Os ventiladores modernos usam uma variedade de modos para alcançar esse volume corrente (Fig. 20.5). A maioria dos ventiladores tem limites de pressão que irão alertar quando as pressões de pico se excedem devido ao aumento da resistência das vias aéreas no circuito ou no paciente (Fig. 20.6). A monitorização do volume corrente e da pressão da via aérea de pico juntos permitirá que o anestesiologista detecte rapidamente qualquer alteração na resistência ao fluxo de ar por causa da resistência no sistema ou pela complacência diminuída na parede pulmonar ou torácica (Fig. 20.7). Os volumes correntes podem ser medidos por ventoinhas mecânicas que rodam na corrente de gás, gradientes de pressão através de uma restrição de fluxo (fixa ou variável) e anemômetros de fio quente.

Todas as máquinas de anestesia precisam de um alarme de desconexão, geralmente ligado à leitura da pressão das vias aéreas. A ventilação inadequada pode ocorrer apesar de uma pressão nominalmente normal. Ao se usar a ventilação controlada por pressão pode ocorrer uma alteração significativa no volume do ventilador sem ocorrer uma condição de alarme. Os alarmes mecânicos e os indicadores de ventilação não garantem a intubação traqueal. Uma intubação esofágica pode apresentar pressões e volumes "adequados" e, com transmissão de sons, parecer ter sons respiratórios bilaterais. Com uma circulação intacta, a medida do CO_2 expirado, é o melhor monitor de ventilação, conforme discutido detalhadamente na próxima seção.

Capnografia/CO_2 Final

Capnografia é a análise da forma de onda contínua do CO_2 expirado. O gás é aspirado continuamente a partir do circuito do ventilador exatamente do lado do paciente do conector em Y. A amostra de gás é extraída através de uma pequena sonda para um analisador infravermelho e a forma de onda de CO_2 é exibida no monitor (Figs. 20.8 e 20.9). O dióxido de carbono gerado nos tecidos é liberado no lado direito do coração através do sistema venoso e atinge os pulmões através das artérias pulmonares. A troca do dióxido de carbono no espaço alveolar é bastante eficiente porque o CO_2 tem 20 vezes a solubilidade na água, assim como o oxigênio. Portanto, os alvéolos bem perfundidos alcançam o equilíbrio com dióxido de carbono no sangue. Durante a expiração, o gás alveolar deixa os pulmões, saindo da traqueia através da ETT onde o gás aspirado é evidenciado pelo capnômetro, produzindo um CO_2 expirado de pico próximo à pressão parcial do dióxido de carbono arterial (Pa_{CO2}) e em pacientes saudáveis (ET_{CO2} é geralmente 3 a 5 mm Hg inferior a Pa_{CO2} durante a anestesia geral).

O volume corrente é composto de volume de gás alveolar e de gás do espaço morto. Aproximadamente um terço do volume corrente em pacientes saudáveis é espaço morto (Fig. 20.8 para detalhes). Como o gás inspirado não contém dióxido de carbono (a menos que o absorvedor de CO_2 esteja funcionando mal e permitindo que ocorra a reinalação do CO_2), os gases do espaço morto não conterão dióxido de carbono. Quando a expiração começa no ciclo respiratório, o primeiro gás detectado é o espaço morto do aparelho, seguido pelo espaço morto anatômico. Nenhum desses espaços contém dióxido de carbono, portanto o capnograma per-

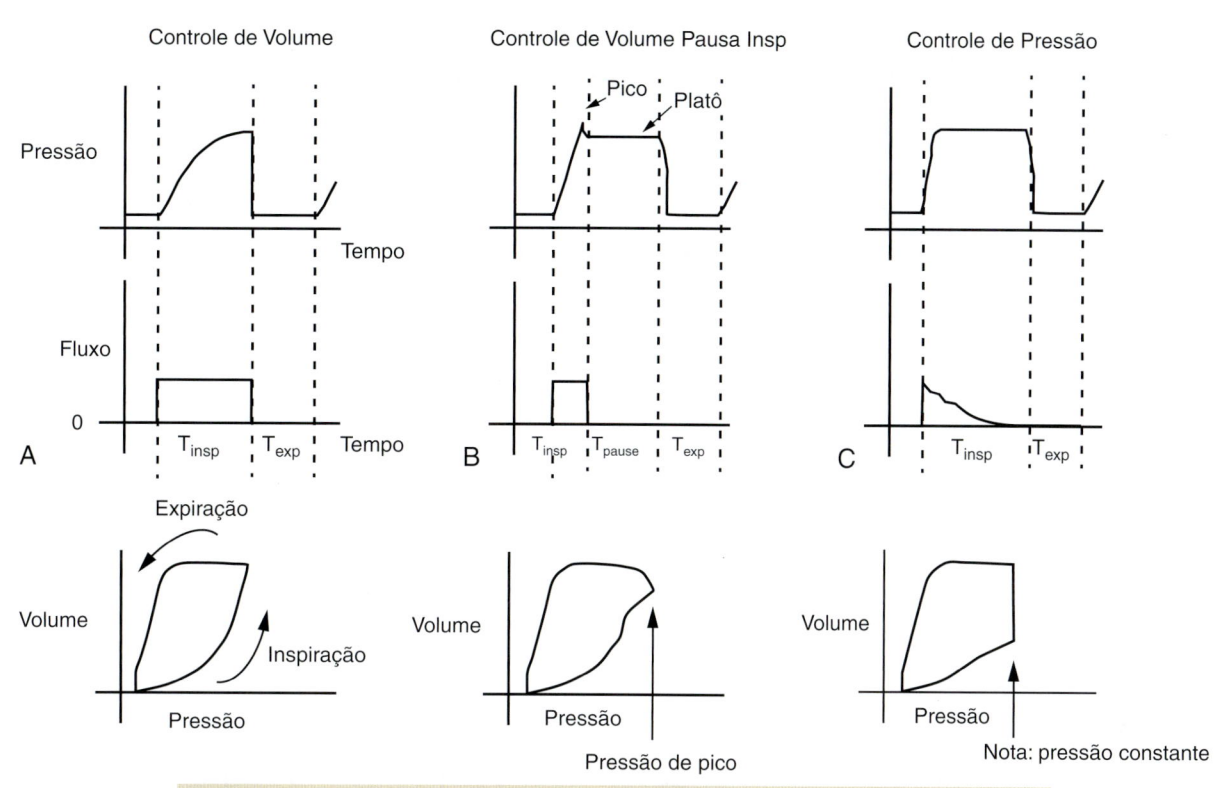

Fig. 20.5 Curvas de tempo de pressão do ventilador. Três modos de ventilação geralmente utilizados geram curvas características. (A) Na ventilação controlada por volume, a pressão e o volume aumentam suavemente até a expiração (que é passiva). (B) Com a adição de uma pausa inspiratória, a pressão cai com uma mudança mínima no volume. (C) Na ventilação controlada por pressão, a pressão é constante à medida que o volume aumenta, até a expiração. Apenas quatro variáveis determinam a ventilação mecânica baseada em volume: (1) tempo de inspiração (T_{insp}), (2) tempo de pausa inspiratória (T_{pause}), (3) tempo expiratório (T_{exp}) e (4) taxa de fluxo inspiratório. Nos ventiladores com alças de controle, a monitorização defeituosa pode resultar em ventilação inadequada ou perigosa. A complacência do pulmão pode ser medida dividindo-se o volume corrente pela pressão de distensão (pressão de pico ou de platô menos PEEP). A complacência dinâmica reflete a complacência durante o fluxo de ar, de modo que ela inclui a resistência do tubo traqueal bem como a complacência dos pulmões. Com uma pausa inspiratória (B), tanto a complacência dinâmica quanto a complacência estática (dos pulmões e da parede torácica) podem ser medidas usando a pressão máxima ou a pressão de platô, respectivamente. Da mesma forma, as alças de pressão-volume são diferentes para os vários modos de ventilação. *PEEP*, pressão expiratória final positiva.

manecerá em zero durante a fase inicial I do capnograma (Fig. 20.9). À medida que o gás do espaço alveolar (bem perfundido) e a do espaço morto alveolar se misturam e são detectados no tubo de amostragem, a forma de onda do dióxido de carbono aumentará de zero até um valor de platô produzindo uma onda quadrada aproximada até que a inspiração comece e a forma de onda de CO_2 retorna imediatamente para zero. O valor final de platô do capnograma (ET_{CO2}) será aproximadamente igual ao valor do CO_2 arterial se não houver espaço morto alveolar. O valor ET_{CO2} será sempre menor do que o valor de Pa_{CO2}: o grau deste gradiente estará na proporção direta da quantidade de espaço morto alveolar no volume expirado em relação ao gás alveolar. Quanto maior a proporção de espaço morto, menor o valor ET_{CO2}. As anormalidades comuns do capnograma são retratadas na Figura 20.10.

O espaço morto alveolar pode ser aumentado na doença pulmonar obstrutiva crônica (Capítulo 41) em que grandes áreas enfisematosas do pulmão aumentam o espaço morto alveolar e produzem um grande gradiente entre ET_{CO2} e Pa_{CO2}. Em outras situações, ocorrem alterações agudas no espaço morto alveolar. O caso clássico envolve embolias pulmonares que obstruem completamente o fluxo sanguíneo para alguns capilares, causando um aumento agudo no espaço morto alveolar e resultando em uma diminuição aguda do valor de ET_{CO2} (Fig. 20.10D). O espaço morto aumentado também pode ocorrer quando há um desequilíbrio ventilação-perfusão causando diminuição da perfusão para áreas bem ventiladas do pulmão. Por exemplo, quando um paciente é colocado na posição lateral (Cap. 19), o pulmão dependente é bem perfundido e ventilado, mas o pulmão não dependente é menos bem

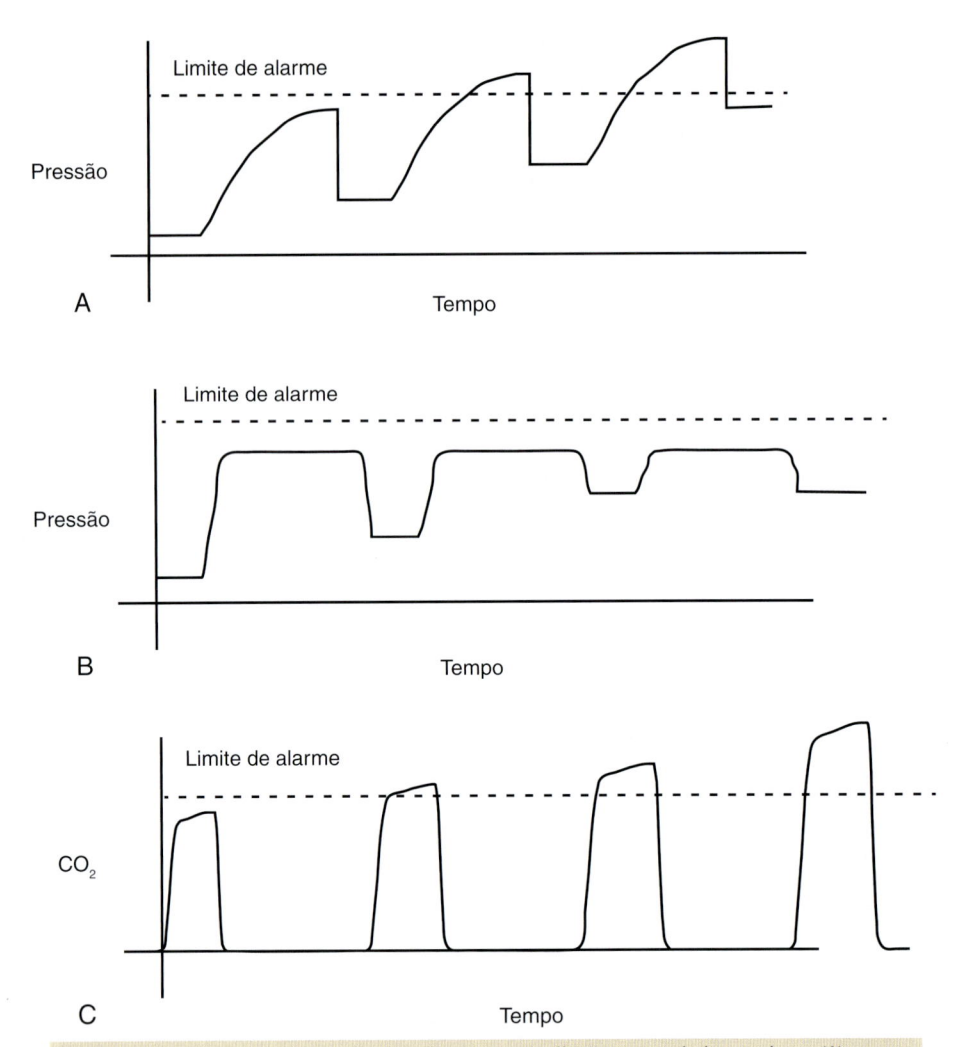

Fig. 20.6 Empilhamento de ventilações. Tanto nas ventilações controladas a volume (A) quanto nas de a pressão (B), o tempo expiratório insuficiente leva a "empilhamento" de respirações e mudanças na forma de onda de pressão. No caso da ventilação de controle de volume, a pressão pode aumentar, disparando um alarme. Com a ventilação de controle de pressão, os volumes correntes diminuem e a pressão permanece constante (isso pode desencadear um alto alarme PEEP). (C) O capnograma também demonstra diminuição da ventilação (aumento de CO_2) e uma alteração na forma da curva de CO_2. *PEEP,* Pressão expiratória final positiva.

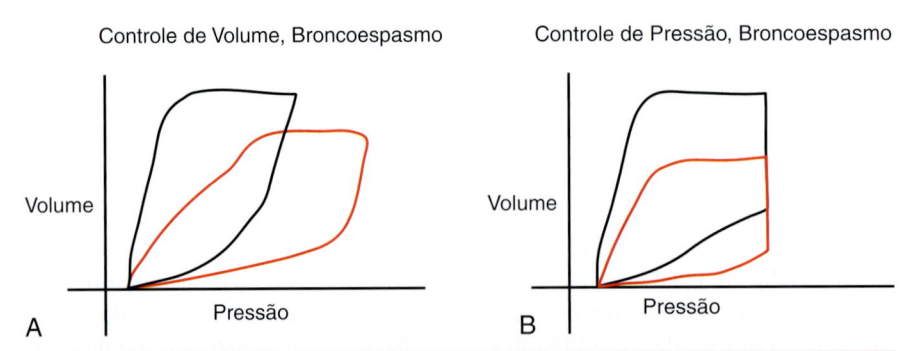

Fig. 20.7 Broncoespasmo. Com a ventilação de controle de volume (A), tenta-se transportar o volume corrente ajustado, com um aumento na pressão. Isso faz com que a alça de volume de pressão seja movida para a direita e achatada. Na ventilação de controle de pressão (B), a rigidez do pulmão resulta em um menor volume corrente, sem uma alteração na pressão (porque esse é o ponto de ajuste do ventilador).

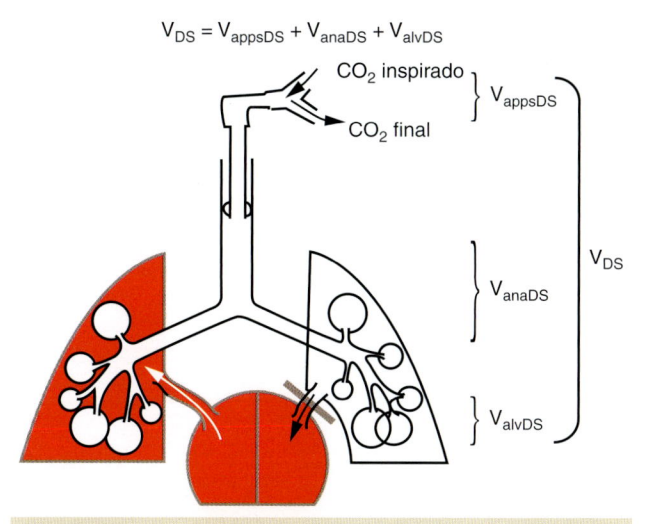

$$V_{DS} = V_{appsDS} + V_{anaDS} + V_{alvDS}$$

CO₂ inspirado — V_{appsDS}

CO₂ final

V_{anaDS}

V_{alvDS}

V_{DS}

Fig. 20.8 Espaço morto do aparelho, anatômico e alveolar. Para interpretar o capnograma, primeiro deve-se entender o espaço morto alveolar e seus componentes. Este esquema mostra o coração, o pulmão e o circuito do ventilador até o conector Y. O volume de espaço morto (V_{DS}) é definido como qualquer porção do volume corrente que não participa na troca de gás. O V_{DS} é ainda dividido em três componentes: espaço morto do aparelho (V_{appsDS}), espaço morto anatômico (V_{anaDS}) e espaço morto alveolar (V_{alvDS}). O espaço morto do aparelho é o volume de gás entre o conector Y e a extremidade do tubo traqueal. O espaço morto anatômico é o espaço morto da traqueia e todas as vias aéreas conectadas até os alvéolos. Nesta figura, o pulmão à direita não tem fluxo sanguíneo de modo que todos esses alvéolos não são perfundidos e no final da expiração haverá zero dióxido de carbono. O pulmão à esquerda é bem perfundido e pode-se supor que esses alvéolos no final da expiração se equilibram com o valor do dióxido de carbono arterial (P_{aCO2}). A mistura expirada do gás alveolar (P_{ACO2}) e o gás do espaço morto alveolar (sem CO₂) produz CO₂ final (ET_{CO2}).

perfundido e, portanto, tem maior espaço morto alveolar, produzindo novamente uma diminuição do valor de ET_{CO2} em comparação com o de Pa_{CO2}. Finalmente, um aumento progressivo do espaço morto alveolar pode ocorrer devido a uma falta global de perfusão quando o débito cardíaco diminui (Fig. 20.10D). Por exemplo, se o débito cardíaco diminuir repentinamente de 5 L/min para 2,5 L/min com a ventilação alveolar permanecendo constante, menos sangue irá fluir por unidade de tempo para perfundir o mesmo número de alvéolos ventilados. O resultado é um aumento no espaço morto alveolar e uma diminuição em ET_{CO2}. Por esta razão, o capnograma de ET_{CO2} é frequentemente designado como "medida de débito cardíaco do homem pobre". Qualquer diminuição significativa no débito cardíaco está associada a uma diminuição de ET_{CO2} (Fig. 20.10D). Na situação mais aguda de parada cardíaca quando a reanimação cardiopulmonar (CPR) é iniciada (Capítulo 45), o monitor mais importante a seguir para assegurar a eficácia das compressões torácicas durante a CPR é o capnograma. Um capnograma que mostra ET_{CO2} maior que 20 mm Hg com cada ventilação durante a CPR garante tanto a ventilação quanto a perfusão do pulmão. Se o capnograma mostrar ET_{CO2} inferior a 20 mm Hg durante as compressões torácicas, é provável que o débito cardíaco seja inadequado.

Nessa situação, a CPR deve ser ajustada até que ET_{CO2} seja maior do que 20 mm Hg. A outra vantagem de monitorar o capnograma durante a CPR é que não há nenhum artefato de movimento associado a um capnograma ao contrário de quase todos os outros monitores durante a CPR ou as compressões torácicas, tais como o eletrocardiograma (ECG) e o oxímetro de pulso. Por causa da utilidade da forma de onda do capnograma contínua assegurando a existência de ventilação e perfusão intactas (*i.e.*, débito cardíaco), alguns consideram o capnograma como sendo o monitor mais importante usado durante a anestesia geral.

Embora a sonda possa ser posicionada na cânula nasal ou em torno da boca em pacientes não intubados, uma forma de onda capnográfica confiável é obtida apenas em um paciente cuja traqueia esteja intubada. Em sistemas não fechados (onde a sonda é colocada pela via aérea sob uma máscara ou uma cânula nasal), pode haver aspiração de ar ambiente (sem dióxido de carbono), que irá diluir a amostra capnográfica.

SISTEMA CIRCULATÓRIO

As características múltiplas da circulação podem ser medidas, incluindo a frequência cardíaca, o ECG, a pressão arterial, o débito urinário, as pressões venosas centrais (PVCs), as pressões arteriais pulmonares (PAPs), o débito cardíaco e a variação de pressão sistólica (SPV) (Tabela 20.1). Alguns destes são difíceis de medir e todos requerem interpretação. Muitas variáveis importantes não podem ser medidas, como capacitância venosa, fluxo/perfusão sanguínea de orgãos e volume sanguíneo circulante. Outros valores são derivados de combinações de valores medidos (p. ex., volume sistólico, resistência vascular). Nenhuma característica específica determina a adequação da perfusão, e uma compreensão sólida da fisiologia subjacente é necessária para interpretar até mesmo o monitor mais simples.

Medição do Eletrocardiograma

O monitorização contínua do ECG é um dos padrões da ASA, e fornece informações sobre a frequência cardíaca e o ritmo. Simplesmente, o ECG é a atividade elétrica do coração, medida na superfície do corpo. Tecnicamente, é o momento dipolo líquido do coração exibido no eixo vertical em milivolts *versus* o tempo no eixo horizontal. A sala de cirurgia é um ambiente eletricamente barulhento, e as mudanças sutis de ECG podem ser obscurecidas pela filtragem, e podem-se introduzir artefatos (falsos positivos). Os monitores de ECG na sala de cirurgia têm um modo de filtragem que reduz a interferência elétrica, mas eles podem produzir artefatos que se parecem com mudanças de ECG, como mudanças de onda T. Esses monitores também possuem um "modo de diagnóstico" que remove toda a filtragem e os artefatos que ela pode induzir.

Portanto, se o ECG no monitor for diferente do ECG pré--operatório, é melhor desligar os filtros e colocar o monitor no modo de diagnóstico para ver se essas alterações são

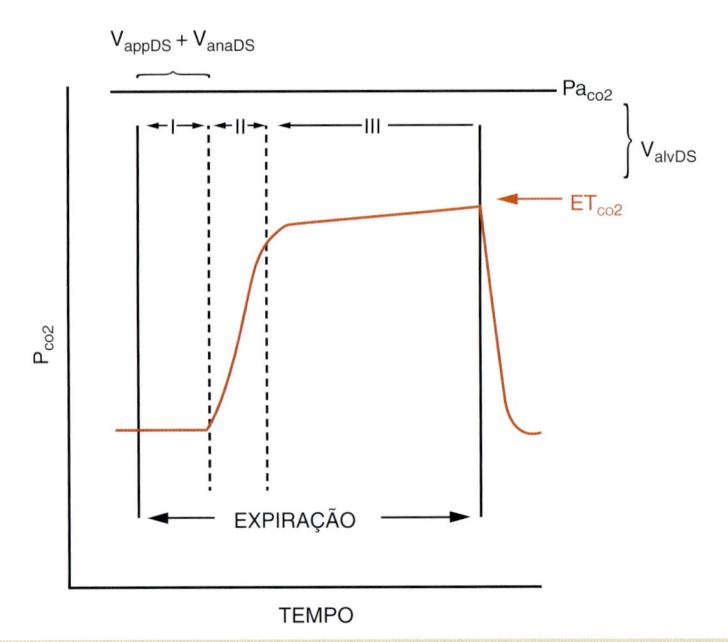

Fig. 20.9 Capnograma normal. Um capnograma é um traçado contínuo da concentração de dióxido de carbono colhida no conector Y em um paciente intubado e ventilado e marcado em um gráfico em função do tempo durante o ciclo inspiratório e expiratório. Pode ser dividido em três fases. A fase I é o início da expiração quando o espaço morto do aparelho (V_{appDS}) e o espaço morto anatômico (V_{anaDS}) estão sendo amostrados, ambos com dióxido de carbono zero. A fase II começa quando os gases alveolares misturados são detectados e o capnograma sobe e atinge um valor de platô. A fase III tem apenas um ligeiro aumento à medida que os gases alveolares misturados são amostrados durante o final do ciclo expiratório. Com o início da inspiração, o valor do CO_2 cai para zero e permanece em zero até a expiração seguinte. Observe-se que o valor final de pico é o CO_2 final (ET_{CO2}). O ET_{CO2} é sempre inferior à Pa_{CO2}; a magnitude desse intervalo é diretamente proporcional à razão do gás do espaço morto alveolar em relação ao gás alveolar.

reais. Um sistema de três derivações, que usa eletrodos colocados em ambos os ombros e no abdome esquerdo abaixo da caixa torácica, fornece as derivações I, II e III. O método preferido é um sistema de cinco derivações, usando uma única derivação precordial colocada na posição V_5 (Fig. 20.11). A maioria das disritmias e isquemia observadas durante a anestesia podem ser detectadas por uma combinação de monitorização de derivações II e V_5.[7] A monitorização do ECG permite que disritmias, como o bloqueio atrioventricular, a fibrilação atrial, a fibrilação ventricular, a bradicardia, a assistolia e a taquicardia, sejam diagnosticadas (e o tratamento avaliado). O ECG também pode auxiliar o diagnóstico de isquemia miocárdica e distúrbios eletrolíticos (Tabela 20-2).

Pressão Arterial e Fluxo

A principal utilidade do sistema circulatório é manter um suprimento constante de fluxo sanguíneo para todos os orgãos para permitir que eles funcionem e mantenham o metabolismo aeróbio. Este sistema é composto por uma bomba básica, o coração; os condutos, os vasos sanguíneos; e a resistência conforme o sangue circula através da microcirculação. Este é um sistema de lei de Ohm, V = IR, onde V (pressão arterial) é igual ao fluxo sanguíneo (débito

cardíaco) multiplicado pela resistência (resistência vascular sistêmica). O gradiente de pressão através da circulação de qualquer orgão é definido como a pressão de perfusão, ou seja, a pressão no lado a montante daquele sistema menos a pressão no lado a jusante. Para a circulação sistêmica, a diferença de pressão é a pressão arterial média (PAM) menos a PVC; e para a circulação pulmonar ela é a pressão da artéria pulmonar média (PAPM) menos a pressão atrial esquerda, geralmente estimada por uma pressão de oclusão da artéria pulmonar (POAP). A pressão média é aproximada pela fórmula:

$$\text{Eq. 4}$$
$$PA\ \text{Média} = PA\ \text{Diastólica} + \frac{(PA\ \text{Sistólica} - PA\ \text{Diastólica})}{3}$$

Para os orgãos mais vitais, o cérebro e o coração, essas pressões de perfusão são ligeiramente diferentes. Para o cérebro ela é a PAM menos a pressão intracraniana (PIC) ("Monitorização da Pressão Intracraniana") e para o coração ela é a pressão diastólica aórtica menos o lado direito do coração ou a pressão do seio coronário. Como o coração se perfunde durante a diástole, a pressão diastólica é usada como cabeça de pressão a montante. Em todos esses sistemas, a pressão arterial correlaciona-se diretamente com o

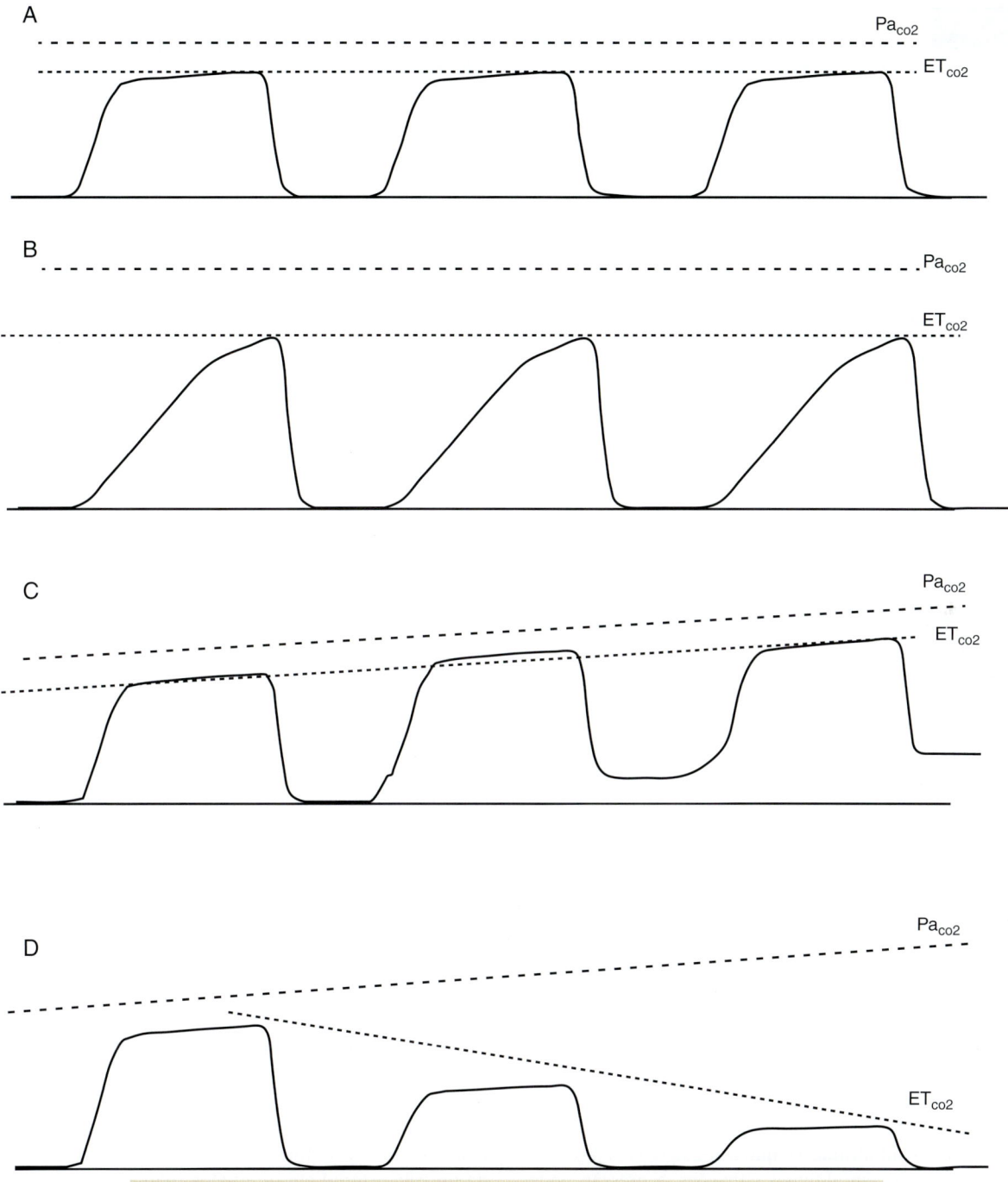

Fig. 20.10 Anormalidades do capnograma. (A) O gradiente normal de Pa_{CO2} para ET_{CO2} é de 2 a 5 mm Hg. (B) Esta inclinação para a direita do início da detecção do gás alveolar é observada quando existe a presença de asma ou doença pulmonar obstrutiva crônica. Quanto maior a inclinação para a direita, maior a resistência expiratória. O gradiente de Pa_{CO2} para ET_{CO2} aumentou. (C) Esta forma de onda mostra um aumento progressivo no valor de base do CO_2; isto é, há um aumento progressivo no dióxido de carbono inspiratório, observando-se uma reinalação de CO_2 mais comumente devido a um absorvente de CO_2 esgotado. (D) Esta forma de onda significa uma queda progressiva no ET_{CO2}, isto é, uma diminuição na altura da forma de onda. Esta forma é notada sempre que há uma redução abrupta no fluxo sanguíneo pulmonar (débito cardíaco), como ocorre com uma embolia pulmonar ou uma parada cardíaca. *ET_{CO2}*, dióxido de carbono final.

Tabela 20.1	Valores Normais
Variável Medida (Abreviação)	**Valor Normal**
Pressão arterial sistólica (PAS)	90-140 mm Hg
Pressão arterial diastólica (DBP)	60-90 mm Hg
Pressão arterial média (PAM)	70-105 mm Hg
Variação de pressão sistólica (SPV)	5 mm Hg
Variação de pressão de pulso (VPP)	10%-13%
Pressão venosa central (PVC)	2-6 mm Hg
Pressão ventricular direita	15-30/2-8 mm Hg
Pressão da artéria pulmonar (PAP)	15-30/5-15 mm Hg
Pressão da artéria pulmonar média	9-20 mm Hg
Pressão de oclusão capilar pulmonar (POAP)	6-12 mm Hg
Pressão atrial esquerda (LAP)	4-12 mm Hg
Frequência cardíaca (FC)	60-90 batimentos/min
Saturação de O_2 arterial (Sa_{O2})	95%-100%
Débito cardíaco (Q ou DC)	4-8 L/min/m^2
Índice cardíaco (IC)	2,4-4,0 L/min/m^2
Fração de ejeção (EF)	55%-70%
Volume diastólico final	65-240 mL
Valores Calculados	
Volume sistólico (VS), índice de volume sistólico (IVS)	50-100 mL/batimento, 33-47 mL/m^2/batimento
Resistência vascular sistêmica (RVS)	800-1.300 dinas · s/cm^5
Resistência vascular pulmonar (RVP)	< 250 dinas · s/cm^5
Parâmetros Respiratórios	
Frequência respiratória (RR)	12-20 respirações/min
Pressão inspiratória de pico (PIP)	15-20 cm H_2O
Volume corrente (V_c)	6-8 mL/kg peso corporal ideal
CO_2 final (ET_{CO2})	35-40 mm Hg
Parâmetros Cerebrais	
Pressão intracraniana (PIC)	5-15 mm Hg
Eletroencefalografia (EEG)	A forma de onda varia de acordo com o nível de consciência
Potencial evocado somatossensorial (SSEP)	Amplitude e latência normais
Índice bispectral (BIS)	80-100 acordado
Parâmetros Musculares	
Sequência de quatro estímulos (TOF)	4 contrações musculares presentes
Proporção de TOF	> 0,9
Estimulação de dupla salva (DBS)	Sem amortecimento
Estimulação Tetânica	Sem amortecimento
Eletromiografia (EMG)	Depende do estímulo

A variação de valores normais para variáveis monitoradas e medidas na prática clínica é mostrada nesta tabela. Os índices são comumente obtidos pela divisão do valor pela área da superfície corporal (ASC).

fluxo sanguíneo, admitindo-se que a resistência seja constante. Infelizmente, em algumas situações, a pressão pode ser normal, mas o fluxo pode ser reduzido por causa de uma alta resistência. O inverso certamente é verdadeiro: à medida que a pressão arterial diminui, o fluxo de sangue para aquele órgão, ou para o corpo em geral, acabará por ser insuficiente para perfundir os órgãos adequadamente. Portanto, o propósito de medições constantes e repetidas da pressão arterial é garantir que a hipotensão não esteja ocorrendo. A Figura 20-12 apresenta uma árvore de decisão para o diagnóstico de hipotensão.

Pressão Arterial: Hipotensão
A documentação da frequência cardíaca e da pressão arterial, pelo menos a cada cinco minutos, é um dos padrões da ASA. No entanto, apesar desta longa história de medição da pressão arterial em intervalos frequentes, a definição de hipotensão baseada em resultados clínicos foi determinada de forma relativamente recente. Em 2009, uma associação entre uma PAM de menos de 50 mm Hg ou uma diminuição de 40% na PAM da pressão arterial pré-operatória durante mais de 10 minutos foi correlacionada a um aumento da incidência de eventos cardíacos pós-operatórios (i.e., aumentos de troponina).[8] Em 2013, observou-se que o tempo cumulativo com PAM média inferior a 55 mm Hg estava associado a incidências progressivamente crescentes de lesão renal e cardíaca pós-operatória (aumento da creatinina e troponina no período pós-operatório).[9] Em 2015, observou-se que as PAMs médias inferiores a aproximadamente 50 mm Hg e inferiores a 60 mm Hg por uma duração tão

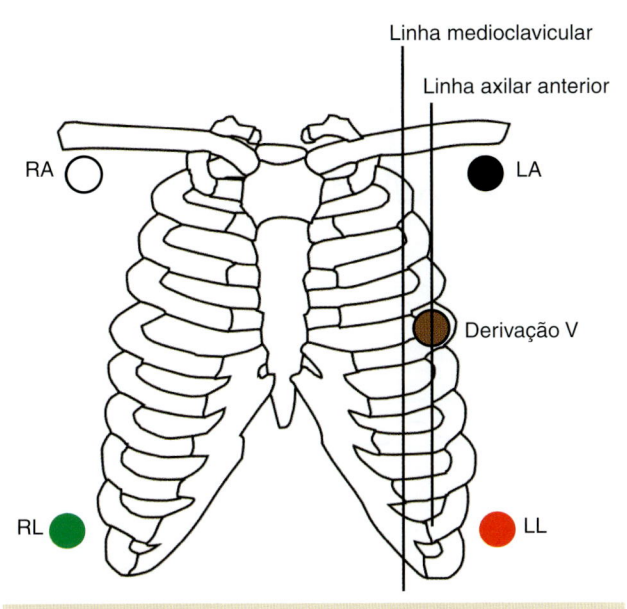

Linha medioclavicular

Linha axilar anterior

RA

LA

Derivação V

RL

LL

Fig. 20.11 Posicionamento de derivação do eletrocardiógrafo. As derivações dos membros (RA, LA, RL, LL) são colocadas periferi-camente no toráx (ou nos membros, se disponível). A derivação V é colocada no quinto espaço intercostal da linha axilar anterior (entre o meio da clavícula e o meio da axila).

curta quanto cinco e 10 minutos, respectivamente, estavam associadas a uma taxa de mortalidade pós-operatória em 30 dias aumentada.[10] Portanto, a hipotensão intraoperatória para adultos pode ser definida como uma PAM média entre 55 e 60 mm Hg.

Pressão Arterial não Invasiva

O uso de um manguito automático não invasivo, que mede a pressão arterial pelo método oscilométrico, é a rotina no cuidado anestésico. O manguito infla-se além da pressão sistólica e desinfla-se lentamente até detectar um pulso, continua a desinflar-se até atingir oscilações máximas (as PAMs) e depois desinfla-se até que não seja detectado um pulso. Apesar de apresentar pressões sanguíneas sistólica e diastólica, a pressão mais precisa de um manguito oscilométrico é a PAM (Fig. 20.13).[11] O tamanho do manguito de pressão arterial influenciará a medida da pressão arterial resultante. Se o manguito estiver bem dimensionado, a largura será de aproximadamente 40% da circunferência do braço. Se o manguito for muito pequeno, a medida da pressão arterial será muito alta; se for muito grande, a medida será muito baixa. O método não invasivo mais antigo de determinação da pressão arterial é a técnica de Riva-Rocci, que usa um manguito para ocluir o fluxo arterial, desinflando lentamente o manguito e indicando a pressão quando o fluxo

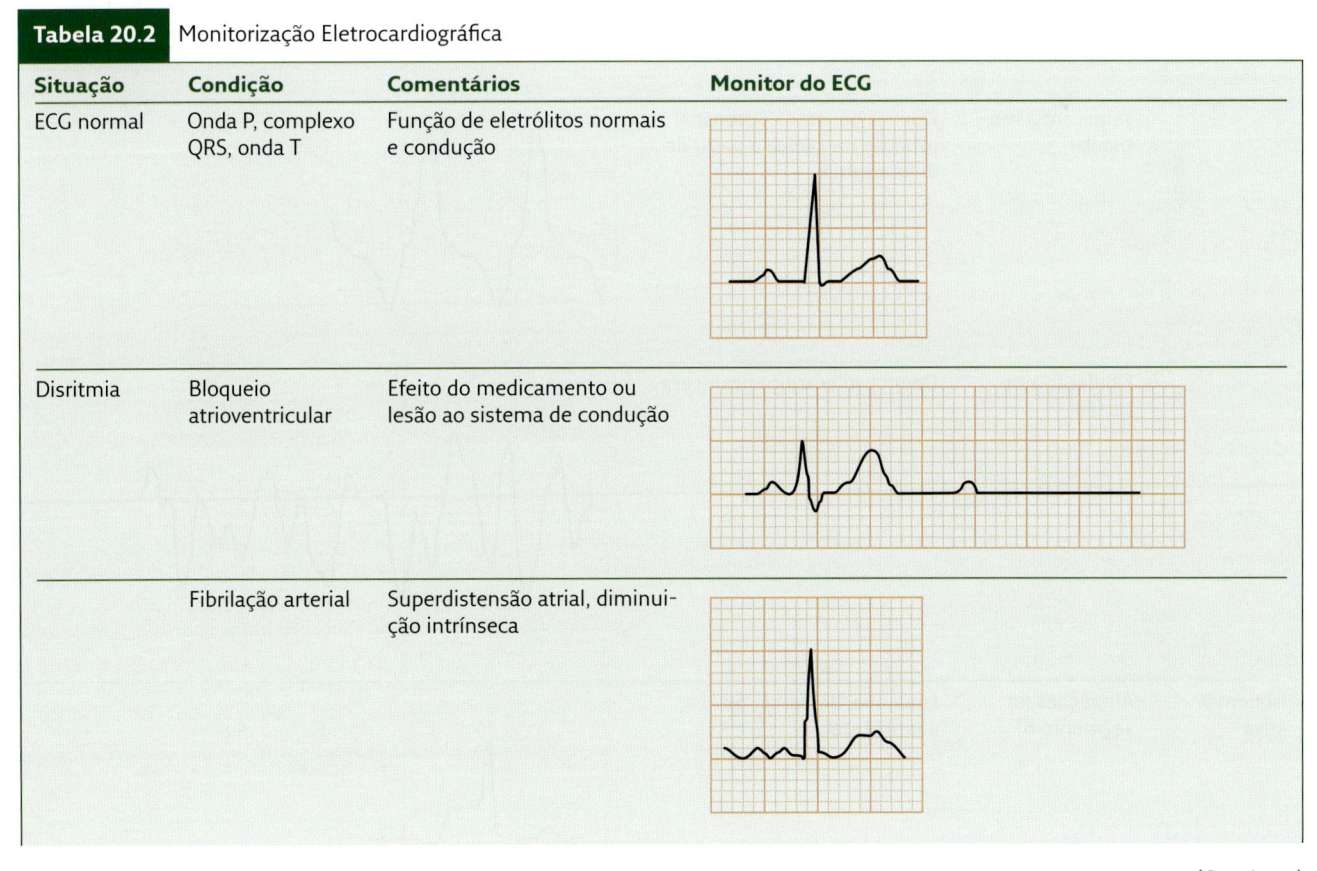

Tabela 20.2 Monitorização Eletrocardiográfica

Situação	Condição	Comentários	Monitor do ECG
ECG normal	Onda P, complexo QRS, onda T	Função de eletrólitos normais e condução	
Disritmia	Bloqueio atrioventricular	Efeito do medicamento ou lesão ao sistema de condução	
	Fibrilação arterial	Superdistensão atrial, diminui-ção intrínseca	

(Continua)

Tabela 20.2 Monitorização Eletrocardiográfica *(Cont.)*

Situação	Condição	Comentários	Monitor do ECG
	Taquicardia sinusal	Hipovolemia, anestesia leve, hipóxia, hipercarbia	
	Bradicardia sinusal	Tônus vagal em excesso, efeitos do medicamento, hipóxia	
	Assistolia	Tônus vagal extremo, hipóxia extrema	
	Torsades	Diferenças no canal de íon genéticas, síndrome de QT longo, medicamentos	
	Taquicardia ven-tricular	Doença de artéria coronária, irritação mecânica a partir de linha central	
	Fibrilação ven-tricular	Doença miocárdica intrínseca	
Isquemia ativa	Alterações no segmento ST	Isquemia, demanda ou suprimento	

Tabela 20.2	Monitorização Eletrocardiográfica *(Cont.)*		
Situação	**Condição**	**Comentários**	**Monitor do ECG**
Infarto antigo completo	Ondas Q	Localizado à área de lesão	
Eletrólito	Hipocalemia	Onda T deprimida, onda U	
	Hipercalemia	Ondas T em pico, ECG sinusoidal na hipercalemia extrema	
	Hipercalcemia	Intervalo QT encurtado, onda J possível	
Temperatura	Hipotermia	Onda J de Osborne	

As alterações do eletrocardiograma (ECG) induzidas em muitas condições fisiológicas não são nem sensíveis nem específicas mas podem ser confirmativas. As alterações de ECG para o ritmo do coração são diagnósticas.

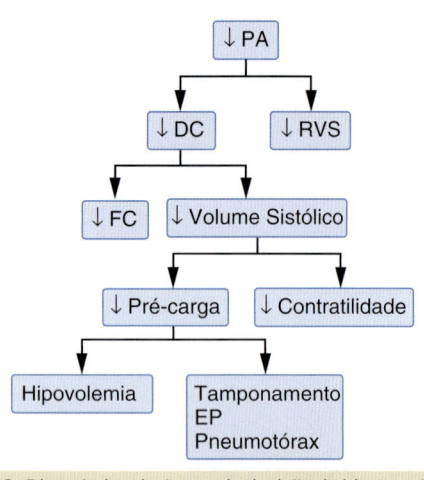

Fig. 20.12 Diagnóstico de árvore de decisão de hipotensão aguda. Como o sistema cardiovascular é um "circuito" de pressão = fluxo x resistência, o diagnóstico e o tratamento da hipotensão aguda devem seguir os princípios descritos no texto. Este esquema não conta com o aumento da complacência venosa. As diminuições da pressão arterial (PA) devem ser decorrentes de uma queda da resistência ou do débito cardíaco (DC). Se não houver razão óbvia para uma queda aguda da resistência (p. ex., uma simpatectomia da anestesia espinal), então a queda de DC deve ser devida a uma diminuição ou da frequência cardíaca (FC) ou do volume sistólico. Se a FC não tiver diminuído, então a diminuição do volume sistólico deve ser devida a uma diminuição ou da pré-carga ou da contratilidade. Se não houver nenhuma razão para uma queda na contratilidade e a pré-carga tiver diminuído, isto é mais comumente devido à falta de volume relativo, frequentemente por causa de um aumento da capacitância venosa com anestésicos. Deve-se sempre ter em mente as três obstruções mecânicas agudas ao fluxo sanguíneo: tamponamento cardíaco, embolia pulmonar (EP) e pneumotórax hipertensivo. *RVS,* Resistência vascular sistêmica.

retorna (conforme determinado pela palpação, Doppler ou qualquer outro método). Ao usar uma sonda Doppler, este método pode ser bem sucedido em pacientes com hipotensão ou fluxo não pulsátil, incluindo pacientes com dispositivo de assistência ventricular esquerda (LVAD).

Monitorização Invasiva da Pressão Arterial

Nos casos em que um paciente tem doença cardiovascular significativa ou em que se espera que o procedimento tenha grandes variações volêmicas, uma medida contínua da pressão arterial a partir de um cateter invasivo (geralmente na artéria radial) é de grande valor (Capítulo 41). Uma linha arterial fornece a medição da pressão arterial batimento a batimento, permite a avaliação de hematócrito, a análise de gases sanguíneos arteriais, a glicose sérica e outros componentes sanguíneos e a avaliação do volume intravascular medindo SPV ou outras medidas de fluidorresponsividade ("Medidas de Fluidorresponsividade"). A artéria radial é mais comumente usada porque tem o menor risco associado e é mais facilmente palpável. Podem ser utilizados outros locais, tais como as artérias braquial, femoral ou pediosa. A Tabela 20.3 fornece uma comparação de diferentes técnicas de medição da pressão arterial e locais de canulação arterial. A linha arterial

está conectada a um transdutor de pressão, que converte a energia mecânica do pulso arterial em um sinal elétrico. Esta configuração de sonda/transdutor preenchido com fluido é um sistema subamortecido que pode causar artefato de amplificação da pressão arterial sistólica. Este artefato é piorado por uma frequência cardíaca elevada e aumento da quantidade de líquido no sistema (comprimento da tubulação); no entanto, a PAM deve permanecer precisa.[1] A colocação de uma linha arterial é um procedimento estéril, com muitas variações técnicas na colocação. Algumas instituições criaram protocolos para serem seguidos para qualquer colocação de linha arterial ou acesso venoso profundo.

Medidas de Fluidorresponsividade

Variação de Pressão Sistólica

O padrão ouro para determinar a adequação do volume intravascular e da função cardíaca é a ecocardiografia transesofágica (ETE). Embora a ETE seja extremamente útil para o diagnóstico e, em alguns casos, monitore o desempenho cardíaco, não é necessária ou prática durante o uso da maioria dos procedimentos anestésicos. Contudo, existem muitos procedimentos que causam mudanças no volume intravascular e levam a questões sobre o desempenho cardíaco, resultando na necessidade de mais informações do que as que estão disponíveis com monitores padrão. Em situações em que a monitorização de PVC não é necessária ou viável, informações substanciais podem ser derivadas da análise das variações de uma forma de onda de pressão arterial invasiva associada à ventilação com pressão positiva. Medir o grau em que a ventilação com pressão positiva pode resultar em diminuição da pressão sistólica pode prever a capacidade de resposta de um paciente a um teste de fluido intravascular[12] (Tabela 20.4).[13] A *fluidorresponsividade* é tipicamente definida como uma melhora no volume sistólico, na pressão arterial ou no débito cardíaco.[12] SPV é definida como a diferença entre a pressão arterial sistólica máxima e sistólica mínima durante um ciclo respiratório de pressão positiva. A SPV pode ser calculada manualmente por meio do congelamento do traçado da onda de pressão arterial invasiva no monitor, deslocando o cursor para cima e para baixo, subtraindo o valor médio das pressões sistólicas máximas entre as ventilações com pressão positiva dos valores de pressões sistólicas mínimas durante as ventilações com pressão positiva (Fig. 20.14). A diminuição da pressão arterial associada à ventilação com pressão positiva deve-se, em parte, à pressão intratorácica positiva que impede transitoriamente o retorno venoso para o lado direito do coração (Fig. 20.1). Isso por sua vez reduz o volume sistólico do coração do lado direito, o que reduz o volume sistólico do coração do lado esquerdo e a pressão arterial. A SPV é uma avaliação indireta da capacitância venosa que, quando anormal, indica uma potencial melhora da pressão arterial com a administração de fluidos.

Uma das principais limitações da SPV é que o paciente deve ter ritmo cardíaco regular, ou seja, ela não pode ser utilizada na fibrilação atrial, o que por sua vez provoca

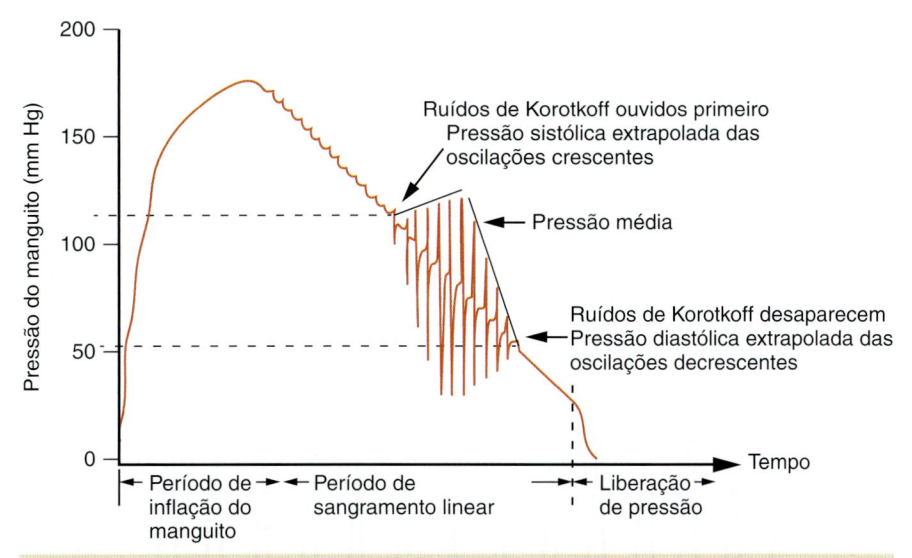

Fig. 20.13 Manguito oscilométrico e sons de Korotkoff. Os ruídos de Korotkoff iniciais parecem correlacionar-se com as oscilações do manguito crescentes. A magnitude das oscilações aumenta progressivamente até um pico, e então diminui. O pico nas oscilações é uma medida da pressão arterial média, que é a medida mais precisa em um manguito oscilométrico. As pressões sistólica e diastólica oscilométricas são inferidas da inclinação do envelope em torno das oscilações. As oscilações decrescentes correlacionam-se com a pressão diastólica e o desaparecimento dos ruídos de Korotkoff. (Adaptado de Ehrenwerth J, Eisenkraft J, Berry J. *Anesthesia Equipment: Principles and Applications*. 2nd ed. Philadelphia: Elsevier Saunders; 2013.)

Tabela 20.3	Medição da Pressão Arterial		
Método	**Como se Obtém**	**Vantagem/Benefício/Indicação**	**Desvantagem/Risco**
Riva-Rocci	Palpar o pulso, inflar o manguito, desinflar lentamente até que o pulso retorne	Pode ser usado sem um estetoscópio, por palpação de pulso ou detecção de fluxo de Doppler	Apenas fornece uma pressão sistólica; pode funcionar com fluxo não pulsátil
Korotkoff	Auscultar sobre a fossa antecubital, inflar o manguito, desinflar lentamente, observando primeiro os sons e os sons finais auscultatórios	Fornece a pressão diastólica assim como a sistólica	Necessita de estetoscópio, ambiente quieto
Pressão arterial – não invasivo (PANI)	Escolher o tamanho correto do manguito, iniciar a inflação do manguito	Pode ser automatizada, para monitorização de rotina, mede a pressão média, interpola pressão sistólica e diastólica	Não funciona com hipotensão grave, artefato de movimento ou paciente com dispositivo de assistência ventricular esquerda
Invasivo	Conectar o cateter intra-arterial ao transdutor	Variação ampla de pressão, mede pressão média, pressão sistólica e diastólica Útil quando há instabilidade hemodinâmica, administração de vasopressor Pode servir como via de acesso para coletas de sangue	Invasivo, potencial para artefato de amplificação, amortecimento, hemorragia, hematoma, infecção, lesão à artéria ou áreas distais
	Radial	Mais comumente utilizado na medida em que geralmente acessível; a mão tipicamente tem dois suprimentos de sangue	Pode produzir valores artificialmente baixos com vasoconstrição sistêmica grave
	Braquial	Algumas vezes disponível quando o local radial não o é	Sem suprimento de sangue abundante, desconfortável, não se pode flexionar o braço
	Femoral	Grande vaso, pode fornecer valores precisos com vasoconstrição profunda	Propensão a infecção, afetado por posição de decúbito ventral
	Dorsal do pé	Pode ser um local acessível quando outros não o são	Algumas vezes amplificação da forma de onda

Tabela 20.4	Medição da Capacidade de Resposta de Volume a Bolo de Fluido Intravenoso[a]	
	Capacidade de Resposta de Fluido	**Sem Capacidade de Resposta de Fluido**
SPV	> 10 mm Hg	< 5 mm Hg
VPP	> 15%	< 7%
VVS	>15%	< 5%

As três medidas de capacidade de resposta de volume são variação de pressão sistólica (SPV), variação de pressão de pulso (VPP) e variação de volume sistólico (VVS). Conforme a tabela indica, há uma "zona cinza" entre os níveis de capacidade de resposta onde não está claro se o paciente se beneficiaria ou não do tratamento.[13]

[a]Definido como um volume sistólico melhorado ou área diastólica final conforme avaliado por ecocardiografia transesofágica.

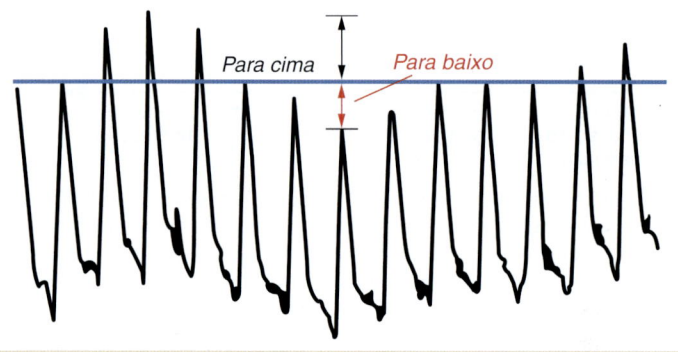

Para cima   *Para baixo*

Fig. 20.14 Variação da pressão sistólica. Uma ventilação com pressão positiva pode resultar em uma diminuição transitória na pressão arterial sistólica. O mecanismo está predominantemente relacionado com a pressão intratorácica positiva que provoca uma diminuição do retorno venoso e subsequente diminuição do volume sistólico cardíaco do lado direto e, por fim, do volume sistólico cardíaco do lado esquerdo, o que faz com que a pressão sistólica diminua. A magnitude da queda na pressão arterial sistólica pode prever a capacidade de resposta de um paciente a uma prova de líquidos.

variações irregulares na pressão arterial sistólica. Os valores também podem ser afetados pelo aumento da complacência da parede pulmonar ou torácica, posicionamento em decúbito ventral e PEEP alta e não poderá ser utilizada quando a cavidade torácica estiver aberta. A nova geração de monitores fisiológicos calcula automaticamente a SPV.

Variação de Pressão de Pulso

Outro método de obtenção de informações semelhantes é medir as mudanças relativas na pressão do pulso durante o ciclo respiratório, conhecida como *variação de pressão de pulso (VPP)*. Nessa situação, a pressão do pulso entre as respirações menos a pressão do pulso durante a respiração de pressão positiva é subtraída e em seguida dividida pela pressão de pulso média vezes 100%.

$$\text{(Eq. 5)}$$
$$VPP\% = \dfrac{PP_{máx} - PP_{mín} \times 100}{\dfrac{PP_{máx} + PP_{mín}}{2}}$$

A VPP pode ser usada para prever a resposta a um bolo de líquido intravenoso, de modo semelhante à SPV.[13]

Variação do Volume Sistólico

A variação do volume sistólico é outra técnica que utiliza a forma de onda arterial para avaliar a capacidade de res-

posta do volume. Nesta situação, um algoritmo de contorno de pulso é empregado para estimar o volume sistólico a partir da onda de pulso arterial.[14] Estas estimativas do volume do pulso arterial são comparadas durante o ciclo respiratório de forma análoga à SPV e à VPP descritas anteriormente. A redução percentual do volume sistólico estimado associada à ventilação com pressão positiva é utilizada para avaliar se o paciente se beneficiaria ou não de fluido adicional. Todas essas medidas de capacidade de resposta de volume requerem ventilação com pressão positiva em um tórax fechado com ritmo cardíaco regular sem níveis excessivamente elevados de PEEP (Tabela 20.4).

Monitorização da Pressão Venosa Central

Conforme descrito na análise teórica anterior, a pressão arterial sozinha não é uma variável suficiente para avaliar a perfusão (Capítulo 25). O conhecimento de PVC, PAP e débito cardíaco (DC) pode ser útil na orientação da terapia do paciente. Além disso, o acesso venoso central pode ser necessário para a administração de certos medicamentos e pode atuar como acesso seguro para a administração de grandes volumes de fluidos de ressuscitação. A Tabela 20.5 lista uma comparação de diferentes *sites* para a colocação da linha central.

Tabela 20.5	Acesso Venoso Central e Aferição de Pressão			

Via	Indicações	Risco	Benefício
Qualquer cateter de pressão venosa central (PVC)	Incapaz de obter acesso periférico, via para medicamentos vasoativos potentes	Sangramento, infecção	Acesso IV estável
JID (jugular interna direita)	Incapaz de obter acesso periférico, via para medicamentos vasoativos potentes	Lesão da artéria carótida	Via direta para o coração para o cateter da artéria pulmonar (AP)
JIE (jugular interna esquerda)	Incapaz de usar JID	Lesão da artéria carótida, lesão do ducto torácico, curta distância para veia inominada	Pode ser usado se JID não estiver disponível
Subclávia	Incapaz de usar JID ou JIE	Risco de pneumotórax, lesão ao plexo braquial, artéria/veia subclávia	Mais confortável para o paciente após cirurgia, pode inserir-se com colar cervical em posição; menor risco de infecção
Femoral	Doença da cabeça e pescoço impedindo o acesso ao pescoço	Risco de infecção aumentado	Pode-se aplicar pressão se houver sangramento
Cateter AP	Paciente instável	Além dos riscos de PVC: ruptura de PA, disritmias	Pode obter informação de débito cardíaco

As diretrizes da prática para cateterização da artéria pulmonar foram publicadas: American Society of Anesthesiologists Task Force on Pulmonary Artery Catheterization. Practice guidelines for pulmonary artery catheterization: an updated report by the American Society of Anesthesiologists Task Force on Pulmonary Artery Catheterization. *Anesthesiology.* 2003;99(4):988-1014. Essas diretrizes ressaltam três áreas: (1) doença do paciente (Tem o paciente uma cardiopatia séria para a qual o conhecimento do débito cardíaco e pressões de enchimento podem alterar o tratamento?), (2) cirurgia (É a cirurgia um procedimento de grande porte em que haverá possibilidade de grandes variações volêmicas ou alterações que serão refletidas no monitor?) e (3) ambiente (Têm os profissionais experiência para realizar o procedimento com risco potencial mínimo e benefício potencial máximo?).

Pressão Venosa Central

As informações obtidas a partir de uma curva de pressão venosa central incluem a pressão venosa central e as formas de onda (Fig. 20.15). A forma de onda venosa central tem vários elementos, cada um refletindo a fisiologia cardiovascular subjacente. A *onda a* reflete a contração atrial contra a válvula tricúspide aberta; a *onda c* reflete a projeção tricúspide em direção ao átrio à medida que o ventrículo se contrai; *o colapso x* corresponde ao relaxamento atrial; a *onda v* ocorre durante o preenchimento atrial e *o colapso Y* reflete o esvaziamento atrial. Apesar da base fisiológica da forma de onda, a PVC é um guia minimamente útil para a terapia de fluidos intravasculares devido à complexidade das relações entre volume intravascular, capacitância venosa, retorno venoso, desempenho cardíaco e pressão arterial.[15]

Embora os valores de PVC não sejam considerados muito preditivos do estado do volume intravascular, eles podem ser úteis nos extremos. Ou seja, uma PVC inferior a 2 mm Hg pode sugerir um efeito cardiovascular benéfico pela administração intravenosa de fluidos, enquanto um valor superior a 15 mm Hg sugere que pode não ser necessário mais fluido. Essa abordagem para avaliar a utilidade de uma variável fisiológica foi descrita como uma "análise de zona cinza". Ou seja, nos extremos, a variável fornece informações úteis, mas na variação entre esses extremos ou no intervalo normal é uma área onde a utilidade da variável é menos valiosa na avaliação do estado clínico. Todavia, mesmo em valores extremos, a decisão de administrar fluidos ou de removê-los (com

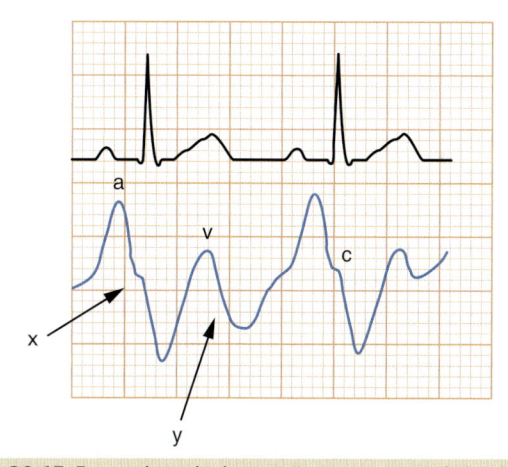

Fig. 20.15 Forma de onda de pressão venosa central. O valor de pressão venosa central (PVC) média pode ser usado para avaliar as pressões de enchimento das cavidades cardíacas direitas . A forma de onda também pode ser instrutiva.

diuréticos) deve-se basear nas circunstâncias clínicas individuais do paciente.

Colocação do Cateter Venoso Central

Antes de colocar um cateter venoso central, deve-se obter um consentimento informado devido a riscos como hemorragia, infecção e danos potenciais às estruturas circundantes (nervos, linfa, vasos, pulmão, pneumotórax e mais) e informar o paciente dos riscos e benefícios. A ASA tem uma diretriz de prática excelente para o acesso venoso central.[16]

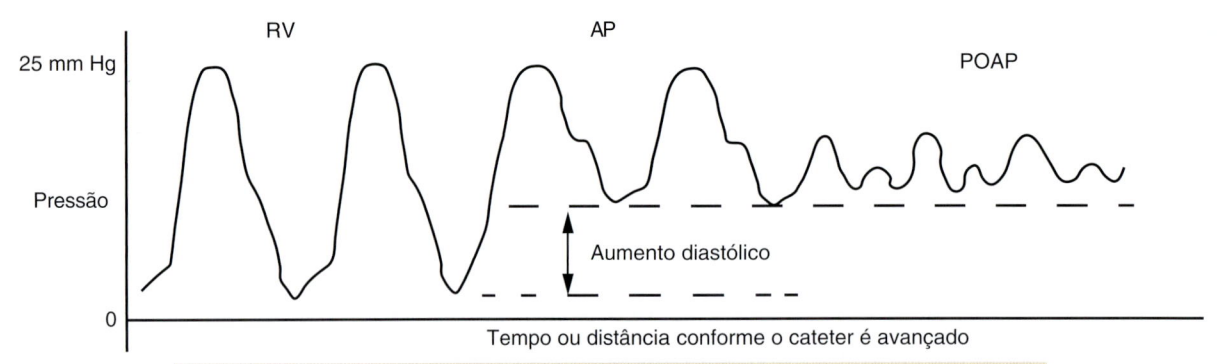

Fig. 20.16 Um traço de pressão *versus* distância conforme um cateter da artéria pulmonar é avançado a partir do átrio direito através do ventrículo direito (RV) na artéria pulmonar e, finalmente, descansando em uma posição de oclusão na artéria pulmonar. Note-se que, conforme o cateter é avançado do ventrículo direito para a artéria pulmonar, a pressão diastólica é cortada e aumenta para a AP diastólica, que é apenas um pouco maior do que a pressão de oclusão da artéria pulmonar. *AP*, Artéria pulmonar; *POAP*, pressão de oclusão de artéria pulmonar.

Tabela 20.6 Diagnóstico Diferencial de Hipotensão Grave

Diagnóstico	PVC	PAP	POAP	DC	Pressão da Via Aérea
Pneumotórax	↑	↑	↑	↓	↑
Tamponamento	↑	↑	↑	↓	↔
Embolia pulmonar	↑	↑	↓	↓	↔
Choque hipovolêmico	↓	↓	↓	↓	↔
Choque cardiogênico	↑	↑	↑	↓	↔
Choque séptico	↓	↓	↓	↑	↔

As alterações na hemodinâmica invasiva e pressões das vias aéreas estão associadas a causas específicas de hipotensão.
DC, Débito cardíaco; *PVC*, pressão venosa central; *PVC*, pressão da artéria pulmonar; *POAP*, pressão de oclusão capilar pulmonar.

Pressão da Artéria Pulmonar e Débito Cardíaco

Um cateter de artéria pulmonar (PAC) é um cateter avançado do átrio direito para o ventrículo direito e até a artéria pulmonar, onde deve ser encunhado, seguindo as formas de onda de pressão conforme observado na Figura 20.16. Os dados de um CAP podem ser usados para diagnosticar uma série de condições por causa de sua capacidade de medir as pressões de enchimento dos lados direito e esquerdo do coração, bem como o débito cardíaco. Em condições normais, como o sistema vascular pulmonar é um sistema de resistência muito baixa, a pressão diastólica da AP e a pressão de oclusão da AP são muito semelhantes. A Tabela 20.6 descreve uma variedade de causas agudas de hipotensão grave e os resultados de parâmetros monitorados específicos.

Métodos de Medição do Débito Cardíaco

A termodiluição é um método comum de medição do débito cardíaco. Uma quantidade medida de fluido "frio" é injetada na circulação central através do orifício proximal de um CAP e um termistor mede a temperatura na extremidade distal. Estas leituras de temperatura são registradas como uma curva ao longo do tempo. A área sob a curva é proporcional ao débito cardíaco. Normalmente, várias medidas são tomadas em média em diferentes pontos do ciclo respiratório. Os CAPs especiais podem medir e exibir o débito cardíaco de forma contínua. Apesar de todos os dados hemodinâmicos fornecidos pelo CAP, não há estudos documentando resultados melhorados em pacientes cirúrgicos.[17] Os riscos são substanciais, incluindo sepse relacionada ao cateter, trombose e ruptura da artéria pulmonar. Se um CAP é utilizado para o manejo de comprometimento hemodinâmico grave, ele deve ser removido o mais rápido possível. Embora o uso de CAPs em cirurgia e cuidados críticos tenha diminuído drasticamente, houve um aumento no uso da ecocardiografia para o diagnóstico agudo de doenças cardíacas.

Monitorização com Ecocardiograma Transesofágico

Uma maneira de avaliar rapidamente a função cardíaca é realizar uma ETE (Capítulo 25). Uma sonda de ultrassom é inserida no esôfago e várias imagens do coração são obtidas em tempo real. As informações sobre a estrutura cardíaca (válvulas cardíacas, tamanho da câmara), atividade contrátil (fração de ejeção), disfunção sistólica e diastólica e doença pericárdica (derrame, tamponamento) podem ser todas diagnosticadas com ETE. Por conseguinte, ela tornou-se o padrão ouro na avaliação cardíaca. As limitações da ETE incluem a necessidade de experiência por parte do anestesiologista, acesso à cabeça do paciente e risco de lesão esofágica.

SISTEMA NERVOSO CENTRAL

Monitorização de Eletroencefalograma Processado

Embora a atividade elétrica do cérebro possa ser monitorada com o eletroencefalógrafo multicanal (EEG), os monitores de EEG processados focados na área frontal foram desenvolvidos por conveniência. Esses dispositivos são derivados através de uma comparação empírica do EEG em vigília e sob anestesia e fornecem uma resposta como um índice gerado por um processo de múltiplos passos. As características do EEG são extraídas, o artefato é minimizado e um algoritmo converte as características do EEG em um índice numérico, variando frequentemente de 100 (acordado) para 0 (EEG isoelétrico). Esses monitores têm como objetivo avaliar a profundidade anestésica e reduzir a incidência de consciência com recordação pós--operatória (Capítulo 47) (evitando a dosagem subterapêutica) e minimizar a administração anestésica desnecessária (evitando a dosagem supraterapêutica). A incidência de memória intraoperatória está entre 1:500 a 1:1.000.[18,19] O trabalho mais definitivo nestes dispositivos – em particular, o monitor do índice bispectral (BIS) – demonstrou uma redução na incidência de memória pós-operatória de eventos intraoperatórios, em comparação com nenhuma monitorização da profundidade anestésica, mas não em um maior grau do que os alertas baseados nas concentrações anestésicas expiradas[18,19] (Capítulo 47).

Monitorização de Alerta de Concentração Alveolar Mínima

A concentração alveolar mínima (CAM) foi desenvolvida como um método para avaliar e comparar a potência relativa dos anestésicos inalatórios. A CAM é a concentração expirada final de um anestésico em equilíbrio em que 50% dos indivíduos se movimentariam em resposta a um estímulo nociceptivo. Na anestesia clínica, ela foi utilizada apenas para avaliar a profundidade da anestesia, e os ensaios clínicos controlados randomizados sugerem manter a CAM acima de 0,5 a 0,7 para evitar a recordação de eventos intraoperatórios.

Os resultados em grandes ensaios randomizados sugerem que, nos casos em que são utilizados anestésicos inalatórios, os alertas relacionados à CAM de anestésico expirado (0,5 a 0,7) ajustados pela idade são equivalentes ao monitor de BIS na prevenção de despertar intraoperatório com recordação pós-operatória.[20] Esses estudos também observaram que os pacientes monitorados por qualquer um dos métodos apresentaram menor incidência de recordação do que os pacientes sem qualquer monitorização de profundidade anestésica. Quando a anestesia intravenosa total (TIVA) é utilizada sem qualquer anestesia inalatória, não é possível produzir nenhum alerta

de CAM calculada e recomenda-se o uso de um monitor neurológico, especialmente se for utilizado um relaxante muscular não despolarizante[20] (Capítulo 11).

Um estudo de 2012 demonstrou uma associação entre a ocorrência simultânea de um BIS baixo (< 45), uma CAM baixa (< 0,8) e uma PAM baixa (< 75) – um chamado estado *triple low* – e aumentou a taxa de mortalidade em 30 dias. Um dos dois estudos subsequentes do estado *triple low* demonstrou a mesma associação independente fraca, embora não esteja claro se a mudança de um dos três parâmetros (BIS, CAM, PAM) alteraria ou não a taxa de mortalidade.[21,22]

Monitorização da Pressão Intracraniana

Como o cérebro é fechado em uma abóbada craniana fixa, a pressão de perfusão do cérebro (pressão de perfusão cerebral, PPC) é definida como a PAM menos a PIC. Por esse motivo, em condições em que o edema cerebral ou o aumento do líquido cerebrospinal podem aumentar drasticamente a PIC, a monitorização contínua da PIC pode ser útil para garantir a perfusão cerebral. Dois métodos são comumente usados para monitorar a PIC (Capítulo 30). O primeiro é um cateter de ventriculostomia, inserido percutaneamente em um ventrículo lateral do cérebro. A PIC é transduzida com um transdutor descartável tradicional, zerado no trago da orelha. Uma vantagem da monitorização de PIC com uma ventriculostomia é que o líquido cerebrospinal pode ser removido para reduzir o volume intracraniano e, portanto, a PIC. Numa segunda técnica de medição de PIC, emprega-se um dispositivo com um transdutor de pressão de fibra óptica na ponta de um cateter, que pode ser inserido no parênquima cerebral ou no espaço subdural. Esses dispositivos não precisam ser zerados.

Oximetria Cerebral

A oxigenação de uma porção do cérebro (*i.e.*, porção do córtex cerebral) pode ser monitorada com um oxímetro de reflectância. Este dispositivo usa comprimento de luz próximo ao infravermelho de uma forma semelhante a um oxímetro de pulso. Entretanto, em vez de usar a absorção pulsátil da luz transmitida através do tecido para estimar a saturação arterial, usa-se a luz infravermelha refletida através do couro cabeludo e crânio a partir de uma porção do córtex cerebral abaixo do dispositivo. Este parâmetro é chamado de *saturação de oxigênio regional (Sr_{O_2})*. A luz é refletida predominantemente a partir da hemoglobina nos glóbulos vermelhos dentro da vasculatura do córtex cerebral. O dispositivo apresenta um número entre 1% e 100% de saturação, novamente semelhante a um oxímetro de pulso. Os algoritmos para determinar esta saturação são propriedade dos fabricantes. Esses dispositivos têm sido usados em procedimentos cirúrgicos cardíacos e vasculares quando há uma preocupação de diminuição da oxigenação cerebral por causa da fraca perfusão do cérebro. Um estudo sobre a cirurgia do ombro na posição de "cadeira de praia" demonstrou que o Sr_{O_2} pode ser útil para determinar quando as mudanças na $F_{I_{O_2}}$ ou na ventilação podem ser necessárias.[23] Os valores de Sr_{O2} são normalmente cerca de 70% (como sangue venoso misturado). Os valores inferiores a 50% ou com uma diminuição de 20% a partir dos valores basais podem estar associados à diminuição da oxigenação cerebral.

SISTEMA NERVOSO PERIFÉRICO

Monitorização Neuromuscular

O uso de medicamentos bloqueadores neuromusculares é uma parte importante de muitos anestésicos (Capítulo 11). A monitorização dos efeitos de medicamentos que bloqueiam a transmissão neuromuscular na junção sináptica é vital para evitar o movimento do paciente em momentos inoportunos durante a cirurgia e para evitar a paralisia parcial com riscos de consciência, aspiração de conteúdo gástrico e hipoventilação no fim de uma cirurgia. Nos últimos anos, o bloqueio neuromuscular residual no pós-operatório tem sido uma grande preocupação. Se o bloqueio neuromuscular foi revertido ou não por neostigmina ou sugammadex só pode ser determinado de modo confiável pelos resultados da monitorização com um estimulador nervoso periférico.

Fisiologia e Farmacologia Básicas

A transmissão neuromuscular normal começa com um impulso nervoso motor que chega à placa motora. Os *quanta* de acetilcolina são liberados em resposta à despolarização, difundem-se através da fenda sináptica neuromuscular, ligam-se ao receptor colinérgico nicotínico pós-sináptico e desencadeiam a despolarização do nervo, abrindo canais de cálcio com a ativação subsequente de cadeias de actina-miosina e contração muscular. A maior parte da acetilcolina é hidrolisada enzimaticamente pela acetilcolinesterase. A colina resultante é reciclada para o terminal nervoso. Os fármacos bloqueadores neuromusculares não despolarizantes atuam inibindo competitivamente a ligação da acetilcolina com o receptor. Embora o bloqueio seja competitivo, ele pode ser superado com os *quanta* adicionais de acetilcolina. Os bloqueadores não despolarizantes demonstram fadiga com estimulação repetida, embora se acredite que seja devido a uma exaustão do receptor de $\alpha 3\beta 2$ acetilcolina pré-sináptico.[24-26] A succinilcolina atua de maneira diferente ligando-se ao receptor e ativando-o, resultando em despolarização prolongada e bloqueio da transmissão.

Monitor de Bloqueio Neuromuscular

O método mais comum para acompanhar os efeitos de um medicamento bloqueador neuromuscular não despolarizante é usar um "monitor de estímulos" e seguir uma contagem de sequência de quatro estímulos (TOF). O monitor TOF gera quatro estímulos supramáximos em intervalos de 0,5 segundo (2 Hz). À medida que o grau de bloqueio se aprofunda, as contrações primeiro apresentam fadiga, então são progressivamente perdidas (Tabela 20.7). A avaliação de níveis muito profundos ou profundos de bloqueio pode ser feita usando-se uma contagem pós-tetânica. Um estímulo tetânico por cinco segundos supre e preenche o terminal nervoso com mais acetilcolina, permitindo que uma contagem pós-tetânica seja feita. Mesmo níveis baixos de bloqueio podem estar associados a resultados adversos. Para testar níveis de bloqueio mais superficiais pode-se realizar um dupla salva de tétano ou *double burst* (DBS). Apesar de ser quantitativo, existe um grande grau de subjetividade no monitor. Os monitores mais novos são mais quantitativos, permitindo a medição da proporção de TOF e a detecção de níveis de bloqueio mais leves, o que ainda pode ser clinicamente significativo. A succinilcolina induz um bloqueio não competitivo, que pode ser seguido por uma única contração.[25,26]

Potencial Evocado

A monitorização do potencial evocado (PE) é indicada para procedimentos em que possa haver lesão neurológica por causa de trauma mecânico ou isquemia, tal como cirurgia da coluna vertebral, aneurisma abdominal torácico ou cirurgia de face ou pescoço. A monitorização do PE exige atenção constante de pessoal treinado. É importante que os anestesiologistas entendam seu uso e limitações, pois afetarão a escolha do anestésico. Os PEs mais comumente empregados são os potenciais evocados somatossensoriais (SSEPs) e potenciais evocados motores (MEPs). Ambos envolvem um eletrodo de estimulação e um eletrodo de sensação avaliando continuamente a função da faixa nervosa sensorial ou motora.

Os SSEPs envolvem liberar uma pequena corrente para um nervo sensorial e medir a resposta no córtex sensorial com um eletrodo de couro cabeludo. A resposta é vista como voltagem *versus* gráfico de tempo. Para reduzir o ruído de fundo, as respostas múltiplas são calculadas na média para produzir uma forma de onda de SSEP. A lesão nervosa ou isquemia está associada a uma diminuição da amplitude e a um aumento da latência dos picos na forma de onda em comparação com a forma de onda da linha de base. Os anestésicos inalatórios (éteres halogenados e óxido nitroso) também produzem diminuições acentuadas na amplitude e aumentos na latência em doses maiores. Os pacientes com comprometimento preexistente da integridade do cérebro ou da medula espinal são especialmente suscetíveis aos efeitos dos anestésicos inalatórios. O propofol é considerado a melhor escolha de medicamento para a manutenção da inconsciência durante a monitorização do PE. A dexmedetomidina também é utilizada como complemento de anestesia com depressão mínima de sinais neurofisiológicos em adultos. Uma limitação dos SSEPs para a cirurgia da coluna vertebral é que eles monitoram os tratos sensoriais mas não os tratos motores (o trato espinal ventral). Portanto, pode haver falsos negativos; isto é, os procedimentos podem ter SSEPs intactos quando há de fato danos aos tratos motores.

Os MEPs envolvem a estimulação do córtex motor e a detecção de uma resposta no músculo. Os MEPs, portanto, têm a vantagem de garantir uma medula espinal ventral intacta e são mais sensíveis a lesão neural e a medicamentos anestésicos. A desvantagem é que eles requerem uma

Tabela 20.7 Avaliação de Bloqueio Neuromuscular por Monitor

% Bloqueio	PTC	TOF	DBS	Proporção de TOF	Tetania	Resposta Clínica
> 100%	0	0/4	0	N/A	0	Flácida
> 100%	0 < PTC < 10	0	0	N/A		
90%	PTC > 10	1 de 4	N/A	N/A		
80%		2 de 4		N/A		Pode respirar, manter ET_{CO2}, mas não há patência de via aérea
75%		3 de 4		N/A		
0-75%	N/A	4 de 4	Amortecimento significante	0,2		
	N/A		Amortecimento detectável	0,4		Risco de aspiração ainda presente
	N/A		Algum amortecimento	0,7		Levantar a cabeça > 5 s
	N/A			0,9		Amortecimento em 50 Hz
60%	N/A					Sem amortecimento em 50 Hz, amortecimento em 100 Hz
30%	N/A					Amortecimento em 200 Hz
0%	N/A			1,0		

A tabela fornece as respostas de um monitor de bloqueio neuromuscular como uma função do bloqueio *versus* estímulo. A contagem pós-tetânica (PTC), sequência de quatro estímulos (TOF), supressão de estimulação de explosão dupla (DBS), proporção da sequência de quatro estímulos (proporção de TOF) e resposta clínica são fornecidas como uma função da porcentagem de bloqueio neuromuscular.

junção neuromuscular intacta, ou seja, evitar os relaxantes musculares não despolarizantes neuromusculares durante o tratamento anestésico. Os MEPs são mais profundamente afetados por anestésicos voláteis e óxido nitroso do que os SSEPs; portanto, os anestésicos intravenosos são comumente usados. É comum combinar a monitorização de SSEP e MEP, bem como eletromiografia (EMG) em um paciente submetido a cirurgia da coluna vertebral de grande porte. Deve haver uma estreita comunicação entre o anestesiologista, o técnico de monitorização e o cirurgião em todos os momentos durante a cirurgia.

TEMPERATURA

Os anestésicos interferem na autorregulação da temperatura normal e podem causar aumentos abruptos de temperatura associados à hipertermia maligna (HM).[27] Portanto, a temperatura do paciente é monitorada para administrar a hipotermia intraoperatória (inadvertida ou desejada), prevenir a hipertermia e confirmar e detectar HM (embora a temperatura crescente seja com frequência uma descoberta posterior em HM). Historicamente, a temperatura corporal central foi medida oralmente ou retalmente com termômetros líquidos. Embora precisos, estes eram lentos para responder, frágeis e incômodos no ambiente de uma sala de cirurgia. Os escaneadores infravermelhos direcionados para a membrana timpânica são amplamente utilizados no pré-operatório e no pós-operatório. O tempo de resposta do infravermelho é mais rápido, mas as leituras estão sujeitas a erros causados por cerume e outras obstruções do caminho ótico. Frequentemente se emprega o intraoperatório, a baixa massa e os termistores pequenos. Estes funcionam convertendo as mudanças na temperatura para uma mudança na resistência elétrica, que é convertida e exibida. A precisão aceitável é de +/- 0,5° C.

A verdadeira temperatura central é medida por sondas na artéria pulmonar, no esôfago distal, na membrana timpânica ou nas zonas nasofaríngeas. Outros locais que podem aproximar a temperatura central incluem a boca, a axila e a bexiga. A temperatura da bexiga é altamente afetada pelo débito urinário, aproximando-se da temperatura central verdadeira nos altos fluxos de urina. As temperaturas retais e cutâneas são altamente variáveis em relação à temperatura do núcleo verdadeira (Tabela 20-8).

Para os anestésicos de curta duração (menos de 30 minutos), o mecanismo principal para a queda na temperatura central é a redistribuição do calor do núcleo para a periferia.

RESSONÂNCIA MAGNÉTICA E CONDIÇÕES ADVERSAS

A ressonância magnética (RM) usa pulsos de radiofrequência para alterar a rotação dos núcleos em átomos alinhados em um campo magnético muito forte (Capítulo 38). À medida que o pulso é removido, a energia é liberada e pode ser visualizada em várias dimensões. Uma vez que diferentes tecidos do corpo têm diferentes taxas de relaxamento, pode-se obter uma melhor diferenciação tecidual (p. ex., matéria branca *versus* matéria cinzenta no sistema nervoso central).

A força do campo magnético diminui com a distância da bobina. A taxa real de diminuição é não linear e depende de múltiplos fatores, incluindo a forma e a orientação do ímã. Uma distância segura em uma direção pode não ser uma distância segura em outra direção. As salas de RM têm linhas de demarcação indicando a força do campo a várias distâncias. As acomodações mais bem projetadas têm uma série de salas, de modo que o acesso direto ao alto ambiente magnético não é possível sem ser selecionado. O equipamento que funciona a certa distância pode não funcionar mais perto do ímã (e pode se tornar um projétil).

Tabela 20.8 — Locais de Monitorização de Temperatura

Local	Vantagens	Desvantagens
Arterial Pulmonar	Fornece a temperatura do sangue real	Extremamente invasiva
Timpânico	Fornece a temperatura do "cérebro"	Pode causar lesão na membrana timpânica
Esofágico	Tende a refletir a temperatura central	Sujeito a resfriamento por gases respiratórios
Nasofaríngeo	Fornece a temperatura do "cérebro"	Sangramentos nasais, resfriamento/aquecimento ambiente
Oral	Confortável em paciente acordado	Não facilmente realizado em paciente adormecido
Bexiga	Facilmente realizado se um cateter de Foley estiver em posição	Depende do débito urinário para refletir a temperatura central
Pele	Fácil, não invasiva	Não reflete a temperatura central, temperatura ambiente
Retal		Pode não refletir a central real, invasiva, área não estéril

Todas as leituras de temperatura são dependentes do fluxo sanguíneo para a área. As alterações no fluxo de sangue podem resultar em leituras de temperatura errôneas. O local cirúrgico pode comprometer a monitorização; por exemplo, um tórax aberto pode alterar as leituras de temperatura esofágica.

Todos os monitores são afetados pelo ambiente de RM.[28] Os níveis de ruído em uma sala de RM são de até 95 dB, dificultando a ausculta de quaisquer sons (sons de respiração, bulhas cardíacas, sons de Korotkoff). O campo magnético também irá interferir na monitorização de ECG. A orientação do campo magnético, que muda rapidamente, pode induzir uma corrente em qualquer alça, causando aquecimento e queimaduras (também se aplica ao equipamento de oximetria de pulso). A ventilação prolongada e a sonda de amostragem ajudam a manter os equipamentos sensíveis longe do ímã. O inverso também é verdade, uma vez que os monitores podem afetar a qualidade da ressonância magnética.

MONITORES E ALARMES

Os falsos positivos são o grande problema das configurações de alarme, em consequência de uma configuração muito sensível e da fadiga do alarme. Uma configuração não suficientemente sensível pode levar a estados críticos que ocorrem sem notificação. Por esta razão, o tom de pulso do oxímetro de pulso (diminuindo com saturação decrescente) é o único "alarme" audível contínuo usado na sala de cirurgia. A desconexão do ventilador (baixa pressão de circuito) é o alarme audível verdadeiro mais comumente utilizado na sala de operação. Numa tentativa de tentar resolver os problemas de sobredosagem de alarme/fadiga de alarme associados a múltiplos sistemas de monitorização, uma geração mais nova de sistemas de alerta integrados foi desenvolvida, tal como AlertWatch®.[29]

PERGUNTAS DO DIA

1. Como a precisão da oximetria de pulso é afetada por hemoglobinas anormais como a carboxiemoglobina ou a metemoglobina?
2. Durante a ventilação mecânica, como se deve investigar um aumento da pressão máxima na via aérea para determinar a causa clínica?
3. Quais são as vantagens e as desvantagens da medição da pressão arterial não invasiva em comparação com a medição da pressão arterial invasiva com uma linha arterial?
4. Qual é o fundamento lógico para o uso da variação da pressão arterial sistólica, a variação da pressão do pulso ou a variação do volume sistólico como uma medida da capacidade de resposta intravascular do volume? Em que circunstâncias clínicas a variação da pressão sistólica seria imprecisa como medida da fluidorresponsividade?
5. Um paciente necessita de uma linha venosa central por causa de um acesso intravenoso periférico precário. Quais fatores devem ser usados para determinar o local da canulação?
6. Quais os locais de monitorização refletem mais adequadamente a temperatura corporal central?

REFERÊNCIAS

1. Szocik J, Barker SJ, Tremper KK. Fundamental principles of monitoring instrumentation. In: Miller RD, Cohen NH, Eriksson LI, eds. *Miller's Anesthesia*. Philadelphia: Elsevier Saunders; 2014:1315-1344.

2. American Society of Anesthesiologists. Standards for Basic Anesthetic Monitoring, Approved on October 21, 1986, and last amended on October 20, 2010, and last affirmed on October 28, 2015. http://www.asahq.org/~/media/Sites/ASAHQ/Files/Public/Resources/standards-guidelines/standards-for-basic-anesthetic-monitoring.pdf. TG Accessed on September 2, 2015.

3. Tremper KK, Barker SJ. Pulse oximetry. *Anesthesiology*. 1989;70:98-108.

4. Barker SJ, Curry J, Redford D, Morgan S. Measurement of carboxyhemoglobin and methemoglobin by pulse oximetry. *Anesthesiology*. 2006;105:892-897.

5. Raphael DT. The low-pressure alarm condition: safety considerations and the anesthesiologist's response. *Anesthesia Patient Safety Foundation Newsletter*. 1998-1999;13(4.):Winter.

6. Futier E, Constantin JM, Paugam-Burtz C, et al. A trial of intraoperative low-tidal-volume ventilation in abdominal surgery. *N Engl J Med*. 2013;369:428-437.

7. Landesberg G, Mosseri M, Wolf Y, et al. Perioperative myocardial ischemia and infarction: identification by continuous 12-lead electrocardiogram with online ST-segment monitoring. *Anesthesiology*. 2002;96:264-270.

8. Kheterpal S, O'Reilly M, Englesbe MJ, et al. Preoperative and intraoperative predictors of cardiac adverse events after general, vascular, and urological surgery. *Anesthesiology*. 2009;110:58-66.

9. Walsh M, Devereaux PJ, Garg AX, et al. Relationship between intraoperative mean arterial pressure and clinical outcomes after noncardiac surgery. *Anesthesiology*. 2013;119:507-515.

10. Monk TG, Bronsert MR, Henderson WG, et al. Association between intraoperative hypotension and hypertension and 30-day postoperative mortality in noncardiac surgery. *Anesthesiology*. 2015;123:307-319.

11. Ehrenwerth J, Eisenkraft JB, Berry JM. *Anesthesia Equipment Principles and Applications*. 2nd ed. Philadelphia: Elsevier Saunders; 2013.

12. Perel A, Minkovich L, Preisman S, et al. Assessing fluid-responsiveness by a standardized ventilatory maneuver (the respiratory systolic variation test). *Anesth Analg*. 2005;100:942-945.

13. Cannesson M, Slieker J, Desebbe O, et al. The ability of a novel algorithm for automatic estimation of the respiratory variations in arterial pulse pressure to monitor fluid responsiveness in the operating room. *Anesth Analg*. 2008;106:1195-1200.

14. Lahner D, Kabon B, Marscalek C, et al. Evaluation of stroke volume variation obtained by arterial pulse contour analysis to predict fluid responsiveness intraoperatively. *Br J Anaesth*. 2009;103(3):346-351.

15. Marik PE, Cavallazzi R. Does the central venous pressure predict fluid responsiveness? An updated meta-analysis and a plea for some common sense. *Crit Care Med*. 2013;41:1774-1781.

16. American Society of Anesthesiologists Task Force on Central Venous Access; , Rupp SM, Apfelbaum JL, Blitt C, et al. Practice guidelines for central venous access: a report by American Society of Anesthesiologists Task Force on Central Venous Access. *Anesthesiology*. 2012;116(3):539-573.

17. Sandham JD, Hull RD, Brant RF, et al. A randomized, controlled trial of the use of pulmonary-artery catheters in high risk surgical patients. *N Engl J Med*. 2003;348:5-14.

18. Avidan MS, Jacobsohn E, Glick D, et al. Prevention of intraoperative awareness in a high-risk surgical population. *N Engl J Med*. 2011;365:591-600.

19. Mashour GA, Shanks A, Tremper KT, et al. Prevention of intraoperative awareness with explicit recall in an unselected surgical population A randomized comparative effectiveness trial. *Anesthesiology*. 2012;117:717-725.

20. Mashour GA, Orser BA, Avidan M. Intraoperative awareness from neurobiology to clinical practice. *Anesthesiology*. 2011;114:1218.

21. Sessler DI, Sigl JC, Kelley SD, et al. Hospital stay and mortality are increased in patients having a "triple low" of low blood pressure, low bispectral index, and low minimum alveolar concentration of volatile anesthesia. *Anesthesiology*. 2012;116:1195-1203.

22. Willingham MD, Karren E, Shanks AM, et al. Concurrence of intraoperative hypotension, low minimum alveolar concentration, and low bispectral index is associated with postoperative death. *Anesthesiology*. 2015;123:775-785.

23. Picton P, Dering A, Alexander A, et al. Influence of ventilation strategies and anesthetic techniques on regional cerebral oximetry in the beach chair position: a prospective interventional study with a randomized comparison of two anesthetics. *Anesthesiology*. 2015;123(4):765-774.

24. Fagerlund MJ, Eriksson LI. Current concepts in neuromuscular transmission. *Br J Anaesth*. 2009;103(1):108-114.

25. Murphy GS, Brull SJ. Residual neuromuscular block: lessons unlearned Part I: definitions, incidence, and adverse physiologic effects of residual neuromuscular block. *Anesth Analg*. 2010;111:120-128.

26. Brull SJ, Murphy GS. Residual neuromuscular block: lessons unlearned Part II:methods to reduce the risk of residual weakness. *Anesth Analg*. 2010;111:129-140.

27. Sessler D. Temperature monitoring and perioperative thermoregulation. *Anesthesiology*. 2008;109:318-338.

28. Patteson SK, Chesney JT. Anesthetic management for magnetic resonance imaging: problems and solutions. *Anesth Analg*. 1992;74:121-128.

29. Sathishkumar S, Lai M, Picton P, et al. Behavioral modification of intraoperative hyperglycemia management with a novel real-time audiovisual monitor. *Anesthesiology*. 2015;123:29-37.

21 EQUILÍBRIO ÁCIDO-BÁSICO E ANÁLISE DOS GASES SANGUÍNEOS

Linda L. Liu

As concentrações de íons hidrogênio e bicarbonato no plasma devem ser precisamente reguladas para otimizar a atividade enzimática, o transporte de oxigênio e as taxas de reações químicas no interior das células. Diariamente, cerca de 15.000 mmol de dióxido de carbono (que pode gerar ácido carbônico conforme este se combina com água) e 50 a 100 mEq de ácido não volátil (principalmente ácido sulfúrico) são produzidos e devem ser eliminados de forma segura. O organismo é capaz de manter este complexo equilíbrio ácido-básico por meio da utilização de tampões, excreção pulmonar de dióxido de carbono e eliminação renal de ácido. Este capítulo definirá conceitos importantes para o entendimento dos ácidos e bases, discussão de medições dos gases sanguíneos e sua interpretação e apresentação de uma abordagem diagnóstica para distúrbios ácido-básicos comuns.

DEFINIÇÕES

Ácidos e Bases

Bronsted e Lowry definiram ácido como uma molécula que pode agir como um doador de próton (H^+), e uma base, como uma molécula que pode agir como um receptor de próton. Em soluções fisiológicas, um ácido forte é uma substância que pronta e irreversivelmente cede um H^+, e uma base forte se liga avidamente a um H^+. Em contraste, moléculas biológicas são ácidos ou bases fracos, que reversivelmente doam H^+ ou reversivelmente se ligam a H^+.

Acidemia e Acidose

Um pH sanguíneo menor que 7,35 é chamado *acidemia*, e um pH acima de 7,45 é chamado de *alcalemia*, independentemente do mecanismo. O processo subjacente que diminui o pH é chamado de *acidose* e o processo que aumenta o pH é conhecido como *alcalose*. Um paciente pode ter um distúrbio misto tanto com acidose quanto com alcalose simultaneamente, mas só pode estar acidêmico ou alcalêmico. Os dois últimos termos são mutuamente excludentes.

Excesso de Base

O excesso de base (BE) é geralmente definido como a quantidade de ácido forte (ácido hidroclorídricohidroclorídrico para BE maior que zero) ou base forte (hidróxido de sódio para BE menor que zero) necessária para retornar 1 litro de sangue total a um pH de 7,4, estando exposto *in vitro* a uma P_{CO_2} de 40 mm Hg.[1] Em vez de uma titulação real, o aparelho de gasometria calcula o BE com algoritmos utilizando pH plasmático, P_{CO_2} sanguíneo e concentração de hemoglobina. Supõe-se que o número se refere a um componente não respiratório ou metabólico de um distúrbio ácido-básico. Um BE menor que zero (também chamado de *déficit de base*) sugere a presença de uma acidose metabólica, e um valor acima de zero sugere a presença de uma alcalose metabólica. *In vitro*, o número costuma ser preciso, mas no organismo vivo, devido aos íons que cruzam as barreiras vascular e celular, uma alteração aguda primária na P_{aCO_2} algumas vezes pode causar movimento do BE na direção oposta, apesar do estado metabólico ácido-básico inalterado.[2] Na prática clínica, o BE é frequentemente utilizado como uma medida substituta para acidose láctica, que é uma referência para ajudar a determinar o volume intravascular adequado para ressuscitação.

REGULAÇÃO DA CONCENTRAÇÃO DE ÍON HIDROGÊNIO

A 37º C, a concentração normal de íon hidrogênio no sangue arterial e no fluido extracelular é de 35 a 45 nmol/L, que é equivalente ao pH arterial de 7,45 a 7,35, respectivamente. A concentração de íon bicarbonato no plasma normal é 24 +/- 2 mEq/L. A concentração intracelular de íon hidrogênio é aproximadamente 160 nmol/L, que é equivalente a um pH de 6,8.

As alterações fisiológicas nos distúrbios ácido-básicos são corrigidas por três sistemas – tampão, ventilação e resposta renal. Os sistemas tampão proporcionam uma resposta química imediata. A resposta ventilatória ocorre em minutos sempre que possível e, finalmente, a resposta renal pode lentamente proporcionar quase completa restauração do pH, mas isto pode levar dias.

Sistemas Tampão

Um tampão é definido como uma substância dentro de uma solução que pode prevenir alterações extremas no pH. Um sistema tampão é composto de uma base molecular e de um ácido fraco conjugado. As moléculas de base do sistema tampão ligam os íons de hidrogênio em excesso e o ácido fraco adiciona prótons ao excesso de moléculas de base. A *constante de ionização de dissociação* (pKa) indica a força de um ácido e é derivada da equação de Henderson-Hasselbach (Fig. 21.1). A pKa é o pH no qual um ácido é 50% ionizado e 50% não ionizado. O ácido hidroclorídrico, um ácido forte, tem uma pKa de -7, embora o ácido carbônico, um ácido fraco, tenha uma pKa de 6.

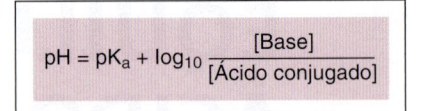

$$pH = pK_a + \log_{10} \frac{[\text{Base}]}{[\text{Ácido conjugado}]}$$

Fig. 21.1 Equação de Henderson-Hasselbach. [*Base*], Concentração de base [*ácido conjugado*], concentração de ácido conjugado.

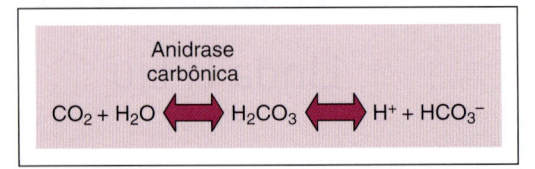

$$CO_2 + H_2O \Longleftrightarrow H_2CO_3 \Longleftrightarrow H^+ + HCO_3^-$$

Anidrase carbônica

Fig. 21.2 Hidratação de dióxido de carbono resulta em ácido carbônico, que dissocia em bicarbonato e íons hidrogênio.

Os mais importantes sistemas tampão no sangue em ordem de importância são (1) sistema tampão do bicarbonato (H_2CO_3/HCO_3^-), (2) sistema tampão da hemoglobina (HbH/Hb), (3) outros sistemas tampão de proteínas (PrH/Pr⁻), (4) sistema tampão fosfato (HPO_4^- / HPO_4^{2-}) e (5) sistema tampão da amônia (NH_3/ NH_4^+).

Sistema Tampão Bicarbonato

O dióxido de carbono, gerado através do metabolismo aeróbico, combina-se lentamente com água para formar ácido carbônico, que espontânea e rapidamente perde prótons para formar bicarbonato (Fig. 21.2). Neste sistema, a molécula básica é o bicarbonato, e o ácido fraco conjugado é o ácido carbônico. Menos de 1% do dióxido de carbono dissolvido passa por esta reação, porque ela é muito lenta. Entretanto, a enzima anidrase carbônica, presente no endotélio, eritrócitos e rins, catalisa esta reação para acelerar a formação de ácido carbônico, e isto o torna o mais importante sistema tampão do corpo humano quando combinado com controle renal de bicarbonato e controle pulmonar de dióxido de carbono.

Sistema Tampão de Hemoglobina

A proteína hemoglobina é o segundo sistema tampão mais importante devido aos múltiplos resíduos de histidina. A histidina é um tampão efetivo a partir de pH de 5,7 a 7,7 (pKa 6,8), porque ela contém múltiplos sítios doadores de prótons sobre as cadeias laterais de imidazol. O tampão de hemoglobina depende do sistema bicarbonato para facilitar o movimento do dióxido de carbono para o meio intracelular. O dióxido de carbono se difunde livremente dentro dos eritrócitos, onde reside a anidrase carbônica. Lá, o dióxido de carbono combina-se com água para formar o ácido carbônico, que rapidamente perde prótons. Os prótons gerados são ligados pela hemoglobina. Os ânions de bicarbonato são trocados eletroneutramente de volta para o plasma com cloreto extracelular (cloreto ou *shift* de Hamburger) (Fig. 21.3). Nos pulmões, ocorre o processo reverso. Íons de cloreto movem-se para fora dos eritrócitos, à medida que o bicarbonato entra para conversão a dióxido

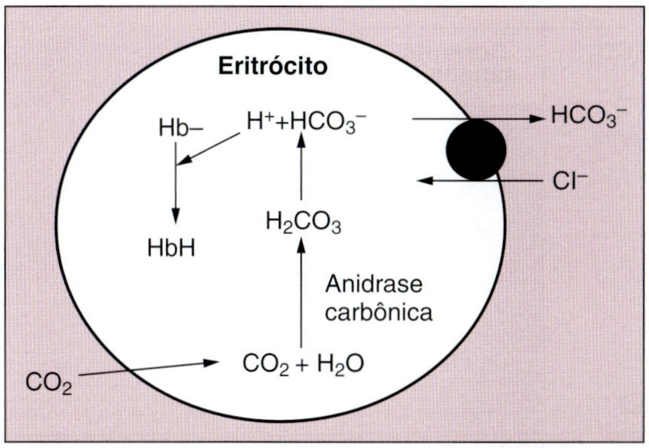

Fig. 21.3 Sistema Tampão de Hemoglobina: o dióxido de carbono se difunde livremente dentro dos eritrócitos, onde se combina com água para formar ácido carbônico, que rapidamente perde prótons. Os prótons gerados são ligados à hemoglobina. Os ânions bicarbonato são trocados de volta ao plasma com cloreto.

de carbono. O dióxido de carbono é liberado no plasma e eliminado pelos pulmões. Este processo permite que uma grande fração de dióxido de carbono extrapulmonar seja transportada de volta para os pulmões como bicarbonato plasmático.

A hemoglobina oxigenada e a desoxigenada têm diferentes afinidades pelos íons hidrogênio e dióxido de carbono. A desoxi-hemoglobina capta mais íons de hidrogênio, que deslocam o equilíbrio dióxido de carbono/bicarbonato para produzir mais bicarbonato e facilitar a remoção de dióxido de carbono, a partir dos tecidos periféricos para liberação pelos pulmões. A oxi-hemoglobina favorece a ligação de íons hidrogênio e desloca o equilíbrio para mais formação de dióxido de carbono. No pH fisiológico, uma pequena quantidade de dióxido de carbono é também carreada como carbamino-hemoglobina. A desoxi-hemoglobina tem maior afinidade (3,5 vezes) pelo dióxido de carbono; portanto, o sangue venoso carreia mais dióxido de carbono do que o sangue arterial. Estes dois mecanismos combinam-se para avaliar a diferença do conteúdo de dióxido de carbono do plasma arterial *versus* venoso (25,6 mmol/L *versus* 27,7 mmol/L, respectivamente) (Efeito Haldane).

Resposta Ventilatória

Os quimiorreceptores centrais repousam sobre a superfície anterolateral do bulbo e respondem a alterações no pH do líquido cefalorraquidiano. O dióxido de carbono se difunde através da barreira hematoencefálica para elevar a concentração de íons hidrogênio no líquido cefalorraquidiano (CSF), que ativa os quimiorreceptores e aumenta a ventilação alveolar. A relação entre Pa_{CO_2} e a ventilação-minuto é quase linear, exceto no caso de Pa_{CO_2} arterial muito elevada, quando se desenvolve narcose por dióxido de carbono, quando o limiar apneico é alcançado. Existe uma ampla variação individual de curvas com resposta

a Pa_{CO_2}/ventilação, mas a ventilação-minuto geralmente aumenta de 1 a 4 L/minuto para cada 1 mm Hg de aumento na Pa_{CO_2}. Durante anestesia geral, a ventilação espontânea cessará quando a Pa_{CO_2} diminuir para menos que o limiar apneico, enquanto no paciente acordado as influências corticais previnem a apneia, tanto que o limiar apneico não é ordinariamente observado.

Os quimiorreceptores periféricos estão localizados na bifurcação das artérias carótidas comuns e ao redor do arco aórtico. Os corpos carotídeos são os principais quimiorreceptores periféricos e são sensíveis a alterações na Pa_{O_2}, Pa_{CO_2}, pH e pressão de perfusão arterial. Eles se comunicam com os centros respiratórios centrais via os nervos glossofaríngeos. Ao contrário, dos quimiorreceptores centrais, que são mais sensíveis aos íons hidrogênio, os corpos carotídeos são mais sensíveis à Pa_{O_2}. As endarterectomias carotídeas bilaterais abolem a resposta quimiorreceptora periférica, e estes pacientes quase não têm *drive* ventilatório hipóxico (Capítulo 25).

O estímulo a partir de quimiorreceptores periféricos e centrais tanto para aumentar quanto diminuir a ventilação alveolar diminui conforme o pH se aproxima de 7,4, e assim a correção completa ou excessiva não é possível. A resposta pulmonar à alcalose metabólica é geralmente menor que a resposta à acidose metabólica. A razão disso é que a hipoventilação progressiva resulta em hipoxemia quando se respira em ar ambiente. A hipoxemia ativa os quimiorreceptores sensíveis ao oxigênio e limita a redução da compensação na ventilação-minuto. Por causa disso, a Pa_{CO_2}, em geral, não aumenta acima de 55 mm Hg em resposta à alcalose metabólica para os pacientes que estão recebendo suplementação de oxigênio.

Resposta Renal

Os efeitos renais são lentos no início e podem não ser máximos em até cinco dias. A resposta ocorre por três mecanismos: (1) reabsorção de HCO_3^- filtrado, (2) excreção de ácidos tituláveis e (3) amônia (Fig. 21.4).[3] O dióxido de carbono se combina com água na célula tubular renal. Com a ajuda da anidrase carbônica, o bicarbonato produzido entra na corrente sanguínea enquanto o íon de hidrogênio é trocado com sódio e liberado no túbulo renal. Lá, o H^+ combina-se com o bicarbonato filtrado e se dissocia em dióxido de carbono e água, com ajuda da anidrase carbônica localizada na borda em escova luminal das células tubulares, e o dióxido de carbono difunde-se anteriormente na célula tubular renal. O túbulo proximal reabsorve de 80% a 90% do bicarbonato neste caminho, enquanto o túbulo distal cuida dos 10% a 20% remanescentes. Uma vez recuperado o bicarbonato, íons de hidrogênio adicionais podem se combinar com HPO_4^{2-} para formar HPO_4^-, que é eliminado pela urina. O último tampão urinário importante é a amônia. A amônia é formada pela desaminação de glutamina, um aminoácido. A amônia cruza passivamente a membrana celular para entrar no fluido tubular. No fluido tubular, combina-se com hidrogênio para formar NH_4^+, que é preso no túbulo e

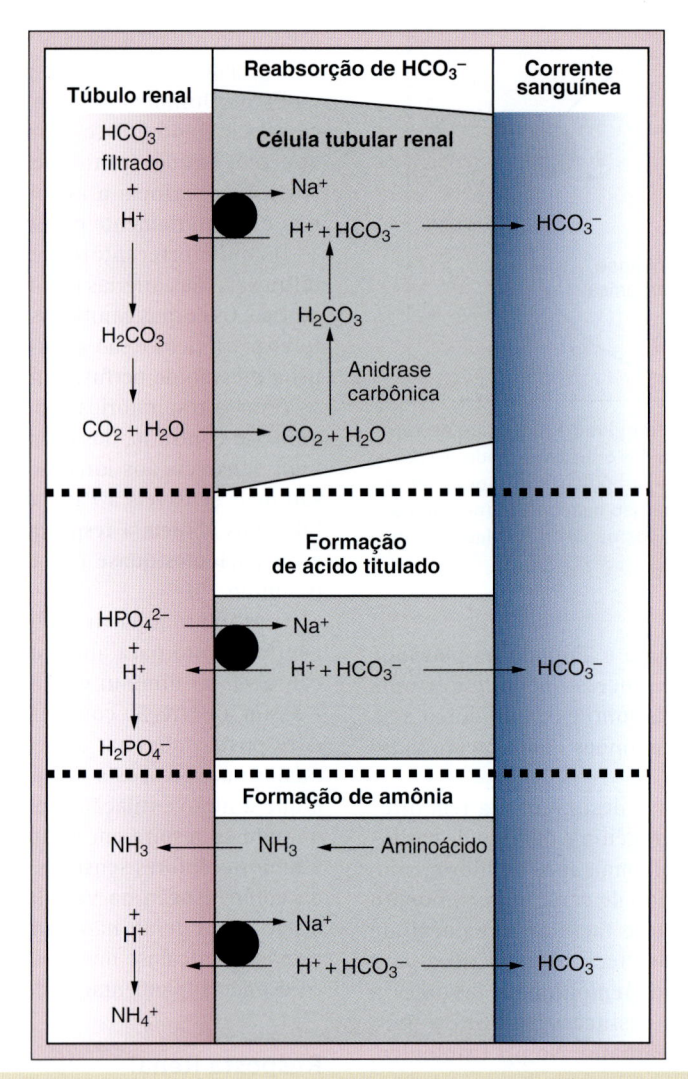

Fig. 21.4 Os três mecanismos da compensação renal durante a acidose para sequestrar íons hidrogênio e reabsorver bicarbonato: (1) reabsorção de HCO_3^-, (2) excreção de ácidos titulados e (3) produção de amônia.

excretado na urina. Todos estes passos permitem a geração e retorno do bicarbonato para a corrente sanguínea. A maior quantidade de bicarbonato filtrado pelos rins permite rápida excreção, se necessário, para compensação durante alcalose. Os rins são altamente efetivos na proteção do corpo contra a alcalose, exceto em associação com deficiência de sódio ou excesso de mineralocorticoides.

ANÁLISE DOS GASES SANGUÍNEOS ARTERIAIS

A habilidade para medir gases sanguíneos arteriais (ABGs) e gases sanguíneos venosos foi revolucionada para o cuidado do paciente durante a anestesia e em unidade de terapia intensiva. Embora se possa monitorar continuamente o oxímetro de pulso e a capnografia, a análise de ABG tem aumentado nossa capacidade diagnóstica e a precisão de nossas medições.

Gases Sanguíneos e Eletrodos para pH

Eletrodos para pH

O eletrodo para pH é um eletrodo de cloreto prata/prata revestido por um vidro especial sensível ao pH que contém uma solução tampão com um pH conhecido. O eletrodo é colocado em uma amostra de sangue e mede as mudanças na voltagem. A diferença de potencial gerada através do vidro e um eletrodo de referência é proporcional à diferença da concentração de íon hidrogênio. Ambos os eletrodos devem ser deixados a 37° C e calibrados com soluções tampão com pH conhecido.

Eletrodo para Oxigênio

O eletrodo para O_2 é conhecido como eletrodo de Clark ou polarográfico.[4] Tem um eletrodo referência de cloreto prata/prata que é imerso em uma solução de cloreto de potássio. Os elétrons são formados pela reação de oxidação da prata com os íons de cloreto da solução eletrolítica de cloreto de potássio. Os elétrons estão, portanto, livres para se combinar com as moléculas de O_2 no catodo de platina. A superfície de platina é coberta com uma membrana permeável de oxigênio (polietileno), e sobre o outro lado é colocada a amostra desconhecida. O fluxo corrente é aumentado se a concentração de oxigênio for maior e mais elétrons são captados. A corrente é diretamente proporcional à P_{O_2}.

Eletrodo para Dióxido de Carbono

O sensor de dióxido de carbono foi primeiramente descrito por Stow em 1957 e, então, modificado por Bradley e Severinghaus.[5] O eletrodo para dióxido de carbono é um eletrodo para pH imerso em uma solução de bicarbonato de sódio e é separado da amostra de sangue por uma membrana semipermeável de Teflon. O dióxido de carbono na amostra difunde-se na solução de bicarbonato produzindo íons de hidrogênio e bicarbonato. O pH medido no banho de solução é alterado em proporção direta ao logaritmo da P_{CO_2}.

Amostragem

O sangue arterial é muito frequentemente obtido por punção percutânea das artérias radial, braquial ou femoral. Em determinadas situações clinicamente estáveis, o sangue venoso periférico pode se aproximar e poupar uma punção arterial. O pH venoso é somente 0,03 a 0,04 menor do que os valores arteriais. O sangue venoso não pode ser utilizado para estimar a oxigenação, porque a P_{O_2} venosa (P_{VO_2}) é significativamente menor que a P_{aO_2}. Além disso, dependendo do local de extração do sangue venoso, as diferenças na atividade metabólica tecidual podem alterar a P_{VO_2}. A correlação entre as medidas dos gases sanguíneos arterial e venoso varia com a estabilidade hemodinâmica do paciente. Devem-se fazer correlações periódicas das medições arteriais e venosas, especialmente quando as venosas são utilizadas para monitorização seriada em pacientes críticos.[6]

Uma amostra de sangue fresco heparinizado sem bolhas é necessária para a análise dos gases sanguíneos. No passado, a heparina líquida era aspirada para dentro de uma seringa e depois expelida. Esta pequena quantidade de heparina permanecia na seringa e era suficiente para anticoagular a amostra. Quantidades excessivas de anticoagulante na amostra na seringa podem diluir falsamente a medida de P_{O_2}, P_{CO_2} e cálcio ionizado. Seringas comercialmente preparadas com heparina liofilizada pré-pesada e eletroliticamente balanceada são utilizadas atualmente na maioria dos hospitais. Bolhas de ar devem ser removidas, porque o equilíbrio do oxigênio e do dióxido de carbono com as correspondentes pressões parciais na bolha de ar podem influenciar nos resultados das medidas. Um atraso na análise pode levar a consumo do oxigênio e geração de dióxido de carbono pelos leucócitos metabolicamente ativos. Em geral, este erro é pequeno e pode ser reduzido pela colocação da amostra sob refrigeração. Em alguns pacientes, com leucemia com leucócitos marcadamente elevados, este erro pode ser alargado e levar a uma P_{O_2} falsamente baixa, conquanto a oxigenação do paciente esteja aceitável. Este fenômeno é frequentemente relacionado como *roubo leucocitário* e tem também sido descrito com trombocitose extrema (roubo plaquetário).[7]

Correção de Temperatura

A redução da temperatura diminui a pressão parcial de gás na solução, apesar de o conteúdo gasoso total não se alterar. Tanto a P_{CO_2} quanto a P_{O_2} diminuem durante hipotermia, mas o bicarbonato sérico fica inalterado. Isto leva a um aumento no pH, se o sangue puder ser medido na temperatura do paciente. Uma amostra sanguínea arterial com um pH de 7,4 e P_{CO_2} de 40 mm Hg a 37° C terá um pH de 7,58 e uma P_{CO_2} de 23 mm Hg a 25° C.[8] Infelizmente, todas as amostras gasosas de sangue são medidas a 37° C, o que levanta a questão de qual o melhor manejo para medida de ABG nos pacientes hipotérmicos. Isto tem conduzido a duas escolas de pensamento: *alfa stat* e *pH stat*.

Alfastat

Alfa refere-se ao estado de adição de prótons do imidazol da cadeia lateral da histidina. A pKa da histidina altera-se com a temperatura conforme este estado de adição de prótons fica relativamente constante independentemente da temperatura. O termo *alfa stat* foi desenvolvido porque à medida que o pH do paciente flutua com a temperatura, o estado de protonação dos resíduos de histidina permanece *estático*. Este conceito surge a partir da observação de que animais poiquilotérmicos com *sangue frio* funcionam bem em uma faixa ampla de temperaturas corporais, ainda que eles dependam de funcionamento similar de enzimas conforme os animais homeotérmicos com *sangue quente*. Durante *bypass* cardiopulmonar, um anestesista utilizando o *alfa stat* pode manejar o paciente baseado nas medidas da ABG a 37° C e se esforçar para deixar o pH em 7,4, mas o pH verdadeiro do paciente deve estar mais elevado. Ajustes extras não devem ser feitos para a hipotermia do paciente.

pH stat

O *pH stat* é diferente do *alfa stat*, no qual é necessário deixar o paciente com pH estático de 7,4 baseado na temperatura central do paciente (similar àquela do animal homeotérmico em hibernação). Durante o *bypass* cardiopulmonar, um anestesista utilizando *pH stat* deve manejar o paciente baseando-se no ABG corrigido pela temperatura do paciente. Com hipotermia, isto geralmente significa adicionar dióxido de carbono para que a gasometria arterial (hipotérmica) correta para a temperatura do paciente tenha um pH de 7,4. O pH mais baixo e a P_{CO_2} mais elevada mantidos durante o *pH stat* podem melhorar a perfusão cerebrovascular durante a hipotermia; entretanto, ainda existe debate sobre que método proporciona os melhores resultados.[9]

Oxigenação

As mesmas propriedades físicas existem para oxigênio e hipotermia como para dióxido de carbono. Reduções na temperatura diminuem a pressão parcial de um gás em solução, assim como a temperatura de correção da P_{O_2} permanece relativamente importante para avaliação da oxigenação nos extremos da temperatura. Para ser exato, a alteração na P_{O_2} relacionada à temperatura depende do grau em que a hemoglobina é saturada com oxigênio; porém, como diretriz, a P_{O_2} diminui em aproximadamente 6% para cada 1º C que a temperatura do paciente cai abaixo de 37º C. A P_{O_2} é aumentada em cerca de 6% para cada 1º C que a temperatura corporal excede 37º C.

DIAGNÓSTICO DIFERENCIAL DE DISTÚRBIOS ÁCIDO-BÁSICOS

Os distúrbios ácido-básicos são categorizados como acidose respiratória ou metabólica (pH menor que 7,35) ou alcalose (pH maior que 7,45). Estas desordens são adicionalmente estratificadas em aguda *versus* crônica, com base na sua duração, que é calculada clinicamente pelas respostas compensatórias do paciente.[10] Deve-se ter em mente que um paciente pode ter um distúrbio ácido-básico misto. A abordagem para o manejo dos distúrbios ácido-básicos deve primeiro envolver a procura das causas, em vez de uma tentativa imediata de normalizar o pH. Algumas vezes, o tratamento pode ser mais deletério do que o problema ácido-básico original.

Respostas Adversas à Acidemia e à Alcalemia

Respostas adversas podem estar associadas com acidemia e alcalemia graves. As consequências da acidose grave podem ocorrer independentemente de a acidose ser de origem respiratória, metabólica ou mista. A acidemia geralmente leva à diminuição da contratilidade miocárdica e liberação de catecolaminas. Com acidose leve, a liberação de catecolaminas atenua a depressão miocárdica. A hipercapnia permissiva, que é utilizada como uma estratégia ventilatória de proteção pulmonar para pacientes com síndrome da angústia respiratória aguda (ARDS), tem sido bastante bem tolerada. Não tem sido visto significativo impacto sobre a resistência vascular sistêmica, resistência vascular pulmonar, débito cardíaco ou oferta sistêmica de oxigênio.[11] Com acidemia grave (pH < 7,2), a responsividade miocárdica a catecolaminas diminui, assim a depressão miocárdica e a hipotensão predominam (Fig. 21.5). A acidose respiratória pode produzir disfunção miocárdica mais rápida e profunda do que a acidose metabólica, devido à entrada rápida de dióxido de carbono na célula cardíaca. No cérebro, este rápido aumento do dióxido de carbono pode levar à confusão, perda da consciência e convulsões. Isto é provavelmente devido a uma diminuição abrupta do pH intracelular, pois aumentos do dióxido de carbono acima de 150 mm Hg são tipicamente bem tolerados.

A alcalemia grave (pH > 7,6) pode levar à diminuição do fluxo sanguíneo cerebral e coronariano como resultado de vasoconstricção arteriolar. As consequências da alcalose grave são mais proeminentes nas causas respiratórias do que nas metabólicas, devido ao movimento rápido do dióxido de

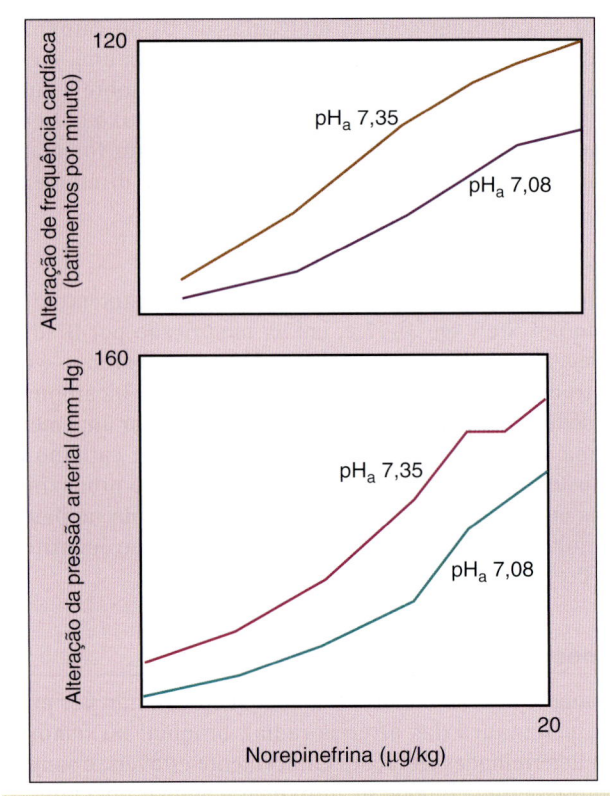

Fig. 21.5 Resposta hemodinâmica diminuída à administração intravenosa de norepinefrina em modelo canino de acidose láctica. pHa = pH arterial. (De Ford GD, Cline WH, Fleming WW. Influence of lactic acidosis on cardiovascular response to sympathomimetic amines. *Am J Physiol.* 1968; 215(5):1123-1129, usado com permissão.)

carbono através das membranas celulares.[12] A hiperventilação aguda pode produzir confusão, mioclonia, depressão do nível de consciência e convulsões.

Acidose Respiratória

A acidose respiratória ocorre quando a ventilação alveolar-minuto é inadequada em relação à produção de dióxido de carbono (Quadro 21.1). Isto pode ocorrer com ventilação-minuto normal ou aumentada, se a produção de dióxido de carbono estiver aumentada, devido a sepse ou alimentação excessiva ou, se existir, eliminação diminuída de dióxido de carbono por causa de ARDS ou doença pulmonar obstrutiva crônica. A eliminação diminuída de dióxido de carbono pela ventilação-minuto reduzida pode ocorrer com anestésicos voláteis ou intravenosos (Capítulo 8), drogas para bloqueio neuromuscular (Capítulo 11) ou doença neuromuscular. Absorção ou reinalação aumentadas, encontradas com a exaustão da cal sodada, uma valva unidirecional incompetente ou cirurgia laparoscópica podem causar acidose respiratória.

Respostas Compensatórias e Tratamento

Durante o curso de horas a dias, os rins compensam a acidose respiratória pelo aumento da secreção de íon hidrogênio e reabsorção de bicarbonato. Após alguns dias, a

---

Quadro 21.1 Causas de Acidose Respiratória

Produção de CO_2 aumentada
- Hipertermia maligna
- Hipertireoidismo
- Sepse
- Superalimentação

Eliminação diminuída de O_2
- Doença pulmonar intrínseca (pneumonia, ARDS, fibrose, edema)
- Obstrução de vias aéreas superiores (laringoespasmo, corpo estranho, OSA)
- Obstrução de vias aéreas inferiores (asma, COPD)
- Restrição da mobilidade torácica (obesidade, escoliose, queimaduras)
- Depressão do CSN (anestésicos, opióides, lesões do CSN)
- Diminuição da força dos músculos esqueléticos (efeitos residuais de bloqueadores neuromusculares, miopatia, neuropatia)

Reinalação ou absorção aumentada de CO_2
- Exaustão da cal sodada
- Válvula de via única incompetetnte no circuito do ventilador
- Cirurgia laparoscópica

ARDS, Síndrome da angústia respiratória aguda; CSN, sistema nervoso central; CO_2, dióxido de carbono; COPD, doença pulmonar obstrutiva crônica; OSA, apneia obstrutiva do sono.

Quadro 21.2 Causas de Alcalose Respiratória

Ventilação-minuto aumentada
- Hipóxia (elevada altitude, baixa FIO_2, anemia grave)
- Iatrogênica (ventilação mecânica)
- Ansiedade e dor
- Doença do CSN (tumor, infecção, trauma)
- Febre, sepse
- Drogas (salicilatos, progesterona, doxapram)
- Doença hepática
- Gravidez
- Doença pulmonar restritiva
- Embolia pulmonar

CSN, sistema nervoso central; FIO_2, fração inspirada de oxigênio.

Quadro 21.3 Causas de Acidose Metabólica

Acidose com Ânion *Gap*
- Metanol, etilenoglicol
- Uremia
- Acidose láctica = CHF, sepse, toxicidade por cianeto
- Etanol
- Paraldeído
- Aspirina, INH
- Cetonas = fome, cetoacidose diabética

Acidose sem Ânion *Gap*
- Administração excessiva de cloreto
- Perdas GI = diarreia, ileostomia, fístula pancreática, neobexiga
- Perdas renais = RTA
- Drogas = acetazolamida

CHF, Insuficiência cardíaca congestiva; GI, gastrointestinal; ING, isoniazida; RTA, acidose tubular renal.

PCO_2 permanecerá aumentada, porém o pH estará próximo do normal, que é a característica da acidose respiratória crônica. A acidose respiratória com um pH menor que 7,2 indica a necessidade de intubação orotraqueal ou intensificação do suporte ventilatório. Em pacientes com acidose respiratória crônica, a chave é evitar a hiperventilação. A alcalose por ventilação excessiva e a hipocapnia relativa podem resultar em irritabilidade do sistema nervoso central (CSN) e isquemia cardíaca. Da mesma forma, os rins agora começarão a perder bicarbonato. O aumento do bicarbonato tem permitido ao paciente manter o pH normal com uma ventilação-minuto alveolar relativamente menor. A perda de bicarbonato aumentará o trabalho respiratório quando o suporte ventilatório estiver diminuído, o que dificultará o desmame do ventilador.

Alcalose Respiratória

A alcalose respiratória ocorre quando a ventilação-minuto alveolar está aumentada em relação à produção de dióxido de carbono. A ventilação-minuto alveolar aumentada pode estar relacionada a uma variedade de causas (Quadro 21.2). A $PaCO_2$ está diminuída em relação aos níveis de bicarbonato, resultando em um pH acima de 7,45. A $PaCO_2$ diminuída e o pH aumentado são o gatilho para ativação dos quimiorreceptores periféricos e centrais para reduzir o estímulo respiratório. Durante alcalose respiratória prolongada, o transporte ativo de íons de bicarbonato para fora do CSF causa a reprogramação dos quimiorreceptores centrais para diminuir o nível de $PaCO_2$.

Respostas Compensatórias e Tratamento

A alcalose respiratória é compensada pela diminuição da reabsorção de íons bicarbonato, a partir dos túbulos renais e aumento da excreção urinária de bicarbonato. O tratamento da alcalose respiratória é direcionado para a correção do distúrbio subjacente. A alcalemia leve usualmente não necessita de tratamento. Em raros casos, alcalose respiratória aguda grave (pH > 7,6) pode necessitar de sedação. Durante a anestesia geral, a alcalose respiratória aguda é facilmente remediada pela diminuição da ventilação-minuto.

Acidose Metabólica

A acidose metabólica está presente quando há acúmulo de qualquer ácido no organismo, exceto no caso de dióxido de carbono, que resulta em pH menor que 7,35 (Quadro 21.3). Uma ventilação compensatória aumentada inicia a eliminação de dióxido de carbono em minutos após o desenvolvimento da acidose metabólica para proporcionar um pH próximo do normal. Alguns pacientes, entretanto, podem não ser capazes de sustentar uma ventilação-minuto aumentada e necessitam de intubação orotraqueal e ventilação mecânica.

Ânion *Gap*

O melhor caminho para categorizar o diagnóstico diferencial para acidose metabólica é distribuir as causas no grupo das que causam aumento do ânion *gap* e no grupo das que

$$\text{Ânion } gap = [Na^+] - ([Cl^-] + [HCO_3^-])$$

Fig. 21.6 Cálculo de ânion *gap*: a diferença entre os cátions e os ânions é igual à concentração de ânions não medida no soro.

não geram aumento de ânion *gap*. O ânion *gap* é a diferença entre os cátions medidos (sódio) e os ânions (cloreto e bicarbonato) e representa a concentração de ânions no soro que estão desaparecidos nesta equação (Fig. 21.6). Um valor normal de ânion *gap* é de 8 a 12 mEq/L e é, comumente, composto por albumina sérica aniônica.[13] Um paciente com uma baixa concentração de albumina sérica terá provavelmente um valor menor do ânion *gap* (aumento ou diminuição de 1 g/dL na albumina sérica, acima ou abaixo de 4,4 g/dL, diminui ou aumenta, respectivamente, a concentração real de ânions não medidos em aproximadamente 2,5 mEq/L). Um aumento no ânion *gap* ocorre quando o ânion bicarbonato substituído não é aquele que rotineiramente é medido. Os ânions mais comumente aferidos são o ácido láctico e os cetoácidos. A acidose metabólica com um ânion *gap* normal ocorre quando o cloreto substitui o bicarbonato perdido tal como em um processo de perda deste composto pelos rins (acidose renal tubular) ou pelo trato gastrointestinal (diarreia). Ressuscitação hídrica agressiva com solução salina normal (> 30 mL/kg/h) induzirá a uma acidose metabólica sem aníon *gap* alargado, secundária à administração excessiva de cloreto, que enfraquece a reabsorção renal de bicarbonato.[14]

Diferença de Íons Fortes

Um segundo caminho para categorizar a acidose metabólica é a diferença de íons fortes (SID) introduzida por Peter Stewart nos anos de 1980.[15] Seu maior princípio é que apesar do bicarbonato sérico e BE poderem ser utilizados para determinar a extensão de um distúrbio ácido-básico clínico, eles podem não ajudar a determinar o mecanismo de anormalidade. Em vez disso, ele propõe que aquelas variáveis independentes responsáveis pelas alterações no equilíbrio ácido-básico sejam a SID (a diferença entre dissociação completa de cátions e ânions no plasma) (Fig. 21.7), a concentração plasmática de ácidos fracos não voláteis (A_{TOT}) e a tensão de dióxido de carbono arterial (Pa_{CO_2}). A abordagem do íons fortes distingue seis distúrbios ácido-básicos primários (acidose devido à diminuição de SID, alcalose devido ao aumento de SID, acidose devido a A_{TOT}

aumentados, alcalose devido a A_{TOT} diminuídos, acidose ou alcalose respiratórias), em vez dos quatro distúrbios ácido-básicos primários (acidose ou alcalose respiratórias ou acidose ou alcalose metabólicas) diferenciados pela tradicional equação de Henderson-Hasselbach. Sob condições normais, a SID é aproximadamente de 40 mEq/L. Os processos que aumentam a SID também aumentam o pH, enquanto os processos que a reduzem, diminuem o pH. Por exemplo, no caso de ressuscitação volêmica maciça com solução salina normal, os íons principais são Na$^+$ e Cl$^-$, que dão ao fluido uma SID de 0. Como as infusões de soluções salina reduziriam a SID mais do que o normal (40), isto levaria a uma acidose com íon forte. Com a abordagem de Stewart, a administração de solução com SID elevada, tal como bicarbonato de sódio, deve tratar a acidose com íon forte resultante.

A principal diferença prática entre as duas teorias (Stewart *versus* Henderson-Hasselbach) é a inclusão da concentração de albumina sérica na abordagem de Stewart, que proporciona alguns aumentos na precisão em determinados cenários clínicos. Se as alterações na concentração de albumina sérica forem consideradas para a medida de ânion *gap*, a mais complexa abordagem de Stewart não parece oferecer uma significativa vantagem clínica acima da abordagem tradicional para os distúrbios ácido-básicos.[16]

Respostas Compensatórias e Tratamento

As respostas compensatórias para a acidose metabólica incluem aumento da ventilação alveolar, a partir do estímulo do corpo carotídeo e secreção tubular renal de íons hidrogênio na urina. As acidoses metabólicas crônicas, como visto com a insuficiência renal crônica, estão comumente associadas com perda de massa óssea, devido a tampões presentes no osso que são utilizados para neutralizar os ácidos não voláteis.

O tratamento da acidose metabólica está baseado na presença ou ausência de aumento de ânion *gap*. A administração intravenosa de bicarbonato de sódio é, frequentemente, realizada para a acidose metabólica sem *gap*, porque o problema está na perda de bicarbonato. O manejo da acidose metabólica com ânion *gap* aumentado é guiado pelo diagnóstico e tratamento da causa subjacente de modo a remover os ácidos não voláteis a partir da circulação. A hipóxia tecidual levando à acidose láctica deve ser corrigida se possível com oxigênio, ressuscitação volêmica e suporte circulatório. A cetoacidose diabética requer terapia intravenosa com fluidos e insulina. A ventilação-minuto pode estar aumentada em um paciente que é ventilado mecanicamente

$$\begin{aligned} SID \ &= [\text{cátions fortes}] - [\text{ânions fortes}] \\ &= [Na^+] + [K^+] + [Ca^{2+}] + [Mg^{2+}] - ([Cl^-] + [SO_4^{2-}] + [\text{Ácidos orgânicos}^-]) \\ &\approx [Na^+] + [K^+] - [Cl^-] \end{aligned}$$

Figura 21-7 Cálculo de diferença de íons fortes (SID): a diferença entre os cátions e os ânions completamente dissociados no plasma.

para compensar até alcançar os resultados mais definitivos do tratamento.

A terapia com bicarbonato é mais controversa, porém pode ser considerada no cenário de extrema acidose metabólica como uma medida para ganhar tempo, particularmente quando o paciente está hemodinamicamente instável. A administração de bicarbonato de sódio gera dióxido de carbono, que, salvo se eliminado pela ventilação, pode agravar qualquer acidose intracelular e extracelular. Uma abordagem comum é administrar uma pequena dose de bicarbonato de sódio e, então, repetir a medida do pH e realizar monitorização hemodinâmica do paciente para determinar o impacto do tratamento. As drogas alcalinizadoras, devido a suas propriedades osmóticas, introduzem o risco de causar hipervolemia e hipertonicidade.

Alcalose Metabólica

A alcalose metabólica está presente quando o pH é mais elevado que 7,45, devido a ganho de íons de bicarbonato ou perda de íons hidrogênio. A perda de íons hidrogênio ocorre geralmente a partir do trato gastrointestinal ou do rim. O estímulo para a reabsorção ou ganho de bicarbonato é, frequentemente, hipovolemia, hipocalemia ou hiperaldosteronismo (Quadro 21.4). Na hipovolemia, o bicarbonato é reabsorvido com sódio por causa dos íons cloreto insuficientes. Com a adoção de baixos volumes correntes (de 4 a 6 mL/kg) e a hipercapnia permissiva para manejo ventilatório de pacientes com ARDS, uma alcalose metabólica compensatória é frequentemente um achado comum para os pacientes criticamente doentes.

Respostas Compensatórias e Tratamento

As respostas compensatórias para alcalose metabólica incluem reabsorção aumentada e secreção reduzida de íons hidrogênio pelas células tubulares renais e hipoventilação alveolar. A eficiência do mecanismo renal compensatório é dependente da presença de cátions (sódio, potássio) e cloreto. A falta destes íons prejudica a capacidade dos rins em excretar o excesso de bicarbonato e resulta na compensação renal incompleta. A compensação respiratória por alcalose metabólica pura, em contraste com acidose metabólica, nunca é maior que 75%. Conforme o resultado,

o pH permanece aumentado em pacientes com alcalose metabólica primária. O tratamento da alcalose metabólica deve ser destinado à redução da perda de ácidos (p. ex., pela parada de drenagem gástrica) ou hidratação com solução salina e cloreto de potássio, que permite aos rins excretarem o excesso de íons bicarbonato. Ocasionalmente, uma tentativa com acetazolamida pode ser útil nos casos de bicarbonatúria. Risco de morte por alcalose metabólica é raramente encontrado.

Diagnóstico

O diagnóstico de um distúrbio ácido-básico deve ser feito de uma maneira estruturada. A Fgura 21.8 mostra um algoritmo com o passso-a-passo para a interpretação da gasometria arterial. O passo 1, que determina a oxigenação, será discutido posteriormente neste capítulo. O passo 2 envolve a determinação de acidemia (pH < 7,35) ou alcalemia (pH > 7,45). O passo 3 mostra se a causa é um processo metabólico ou um processo respiratório. Os processos metabólicos envolvem uma alteração na concentração de bicarbonato a partir de 24 mEq/L, e processos respiratórios relacionam-se com uma mudança da P_{CO_2} a partir de 40 mm Hg. Se a origem for um processo respiratório primário, então o passo 4 avalia se a anormalidade é crônica ou aguda (Quadro 21.5). Se estiver presentealcalose metabólica, então deve-se seguir para o passo 7 e determinar se a compensação respiratória apropriada está presente (Quadro 21.6). Se a medida da P_{CO_2} estiver acima da esperada, uma acidose respiratória concomitante está presente. Se a medida da P_{CO_2} está abaixo da esperada, então está presente uma alcalose respiratória concomitante. Se estiver presente acidose metabólica, deve-se então calcular o ânion *gap* (passo 5). Se houver um *gap*, deve-se determinar Δgap. Δgap é o excesso de ânion *gap* (ânion *gap* menos 12) trazendo de volta o bicarbonato para o sangue. Se o valor estiver abaixo de 22 mEq/L, está presente acidose metabólica concomitante sem anion *gap* aumentado. Se o valor estiver acima de 26 mEq/L, então uma alcalose metabólica concomitante está presente. O último passo (passo 7) determina se há uma compensação respiratória apropriada para a acidose metabólica. Se a medida da P_{CO_2} estiver acima da esperada [conforme calculado pela fórmula $P_{CO_2} = (0,7 \times HCO_3^-) + 21$], está presente acidose respiratória concomitante. Se o valor da P_{CO_2} é menor que o calculado, então alcalose respiratória concomitante está presente. Ver as amostras de cálculos na Figura 21.9.

OUTRAS INFORMAÇÕES PROPORCIONADAS PELA ANÁLISE DOS GASES E DO PH DO SANGUE ARTERIAL

Ao lado dos problemas ácido-básicos, medidas adicionais e informação disponível pela análise dos gases sanguíneos incluem capacidade de o paciente ventilar e oxigenar, além de estimativas do débito cardíaco.

Quadro 21.4 Causas de Alcalose Metabólica

Responsivas ao Cloreto
Perda renal – terapia diurética
Perda GI – vômitos, cateter NG em succção
Administração alcalina – citrato em produtos sanguíneos, acetato em TPN, bicarbonato

Resistência a cloreto
Hiperaldosteronismo
Síndrome da realimentação
Hipocalemia profunda

GI, Gastrointestinal; *NG*, nasogástrica; *TPN*, nutrição parenteral total.

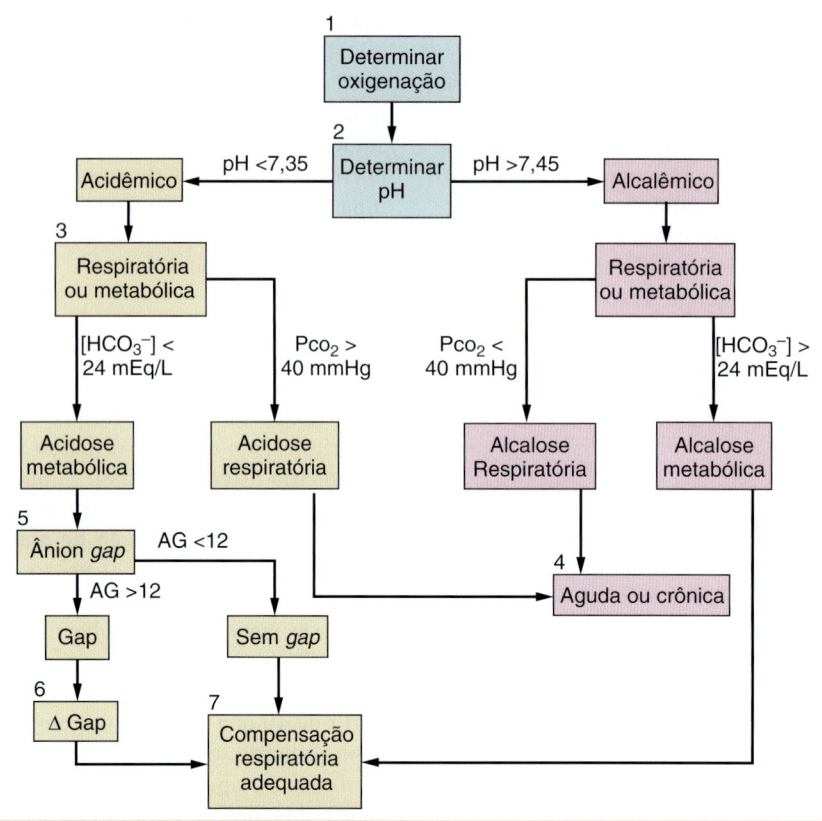

Fig. 21.8 Sete passos para o diagnóstico ádico-básico. Δgap = ânion *gap* – 12 + [HCO_3^-]. Se Δgap for menor que 22 mEq/L, então existe acidose metabólica sem *gap*. Se Δgap for maior que 26 mEq/L, está presente alcalose metabólica. *AG*, ânion *gap*.

Quadro 21.5 Determinar se o Processo Respiratório é Agudo ou Crônico

Processo Agudo
pH Δ 0,08 para 10 mm Hg Δ na Pco_2 a partir de 40 mm Hg

Processo Crônico
pH Δ 0,03 para cada 10 mm Hg Δ na Pco_2 a partir de 40 mm Hg

Quadro 21.6 Determinação Apropriada da Compensação dos Distúrbios Ácido-básicos

Alcalose Metabólica

$Pco_2 = (0,7 \times HCO_3^-) + 21$
Se a Pco_2 medida > que a Pco_2 calculada, então acidose respiratória está presente
Se a Pco_2 medida < que a Pco_2 calculada, então alcalose respiratória está presente

Acidose Metabólica
Fórmula de Winter:
$Pco_2 = (1,5 \times HCO_3^-) + 8$
Se a Pco_2 medida > que a Pco_2 calculada, então acidose respiratória está presente
Se a Pco_2 medida < que a Pco_2 calculada, então alcalose respiratória está presente

---

Ventilação

A $Paco_2$ reflete a adequação da ventilação pela remoção do dióxido de carbono do sangue. Uma medida de $Paco_2$ acima de 45 mm Hg sugere que o paciente está hipoventilando em relação à produção de dióxido de carbono, ao passo que a $Paco_2$ abaixo de 35 mm Hg sugere que o paciente está hiperventilando. A ventilação aumentada do espaço morto marcadamente diminui a eficiência da ventilação. A razão V_D/V_T é a fração de cada volume corrente que está envolvido na ventilação do espaço morto. Este valor está usualmente ao redor de 0,25 a 0,3, por causa do espaço morto anatômico. Quando a ventilação-minuto está mantida constante durante a anestesia, o gradiente entre $Paco_2$ e o volume final de CO_2 ($ETCO_2$) aumentará se o espaço morto estiver maior (p. ex., embolia pulmonar ou redução do débito cardíaco).

Oxigenação

A oxigenação é avaliada pela medida da PaO_2. A hipoxemia arterial pode ser causada por (1) diminuição da Po_2 nos gases inalados (altitude, ocorrência acidental durante anestesia), (2) hipoventilação ou (3) mistura venosa com ou sem conteúdo venoso misto de oxigênio diminuído. A hipoxemia aguda causa ativação do sistema nervoso simpático com liberação de catecolaminas endógenas, que

Um homem de 23 anos com diabetes melito insulinodependente apresentase na emergência com sonolência, sintomas de influenza, náuseas, vômitos e anorexia.

Resultados laboratoriais: Na: 130 mEq/L, Cl 80 mEq/L, HCO_3^- 10 mEq/L
ABG: pH 7.20, P_{CO_2} 35 mm Hg, P_{O_2} 68 mm Hg em ar ambiente.

Passo 1: Determinar a oxigenação:

$$\text{Gradiente A-a} = [(P_B - P_{H_2O})F_{IO_2} - Pa_{CO_2}/RQ] - Pa_{O_2}$$
$$= (150 - Pa_{CO_2}/0,8) - Pa_{O_2}$$
$$= (150 - 35/0,8) - 68$$
$$= 38$$

Existe um gradiente A-a, possivelmente devido a uma pneumonia ou broncoaspiração

Passo 2: Determinar pH: pH < 7,4, então existe acidose.

Passo 3: $[HCO_3^-]$ <24 mEq/L e P_{CO_2} <40 mm Hg
Anormalidade primária a partir de acidose metabólica.

Passo 4: Não aplicável nesse caso, porque estamos seguindo a via da acidose metabólica.

Passo 5: Determinar ânion *gap*

$$\text{Ânion gap} = [Na] - ([Cl] + [HCO_3^-]) \text{ deve ser } <12$$
$$= 130 - (80 + 10)$$
$$= 40 \text{ mEq/L}$$

Existe um ânion gap, provavelmente por fome ou cetoacidose diabética.

Passo 6: Determinar Δ *gap*

$$\Delta gap = \text{ânion } gap - 12 + [HCO_3^-]$$
$$= 40 - 12 + 10$$
$$= 38 \text{ mEq/L}$$

Existe alcalose metabólica provavelmente por vômitos.

Passo 7: Existe apropriada compensação respiratória?

$$\text{Fórmula de Winter} = 1,5 [HCO_3^-] + 8 = \text{esperada } P_{CO_2}$$
$$= 1,5 (10) + 8$$
$$= 23 \text{ mm Hg}$$

Existe também uma acidose respiratória provavelmente devido a sonolência.

Fig. 21.9 Exemplo de cálculo de anormalidades ácido-básicas. *ABG*, Gasometria arterial.

aumentam a pressão arterial e o debito cardíaco, apesar dos efeitos vasodilatadores da hipoxemia. O débito cardíaco aumentado elevará o transporte de oxigênio pelos pulmões para os tecidos periféricos.

Equação de Gás Alveolar

A equação de gás alveolar estima a pressão parcial de oxigênio pelo cálculo da pressão barométrica, pressão do vapor de água e a concentração de oxigênio inspirado (Fig. 21.10). O oxigênio atmosférico é uma constante de 21% da pressão barométrica; entretanto, a pressão barométrica diminui com a altitude, de maneira que a redução no oxigênio inspirado pode tornar-se significativa. A hipoventilação leva ao aumento da P_{CO_2} que invade o espaço disponível nos alvéolos para oxigênio e dilui a concentração deste. A equação de gás alveolar estima esta redução na concentração de oxigênio alveolar pela subtração de uma quantidade semelhante de dióxido de carbono dividido pelo quociente respiratório.

Gradiente Alveolar-Arterial

O cálculo do gradiente alveolar-arterial (A-a) proporciona a estimativa de uma mistura venosa como causa da hipoxemia (Fig. 21.10). A mistura venosa refere-se à mistura de sangue venoso desoxigenado com sangue arterial oxigenado através de *shunt*. Pela fórmula do gradiente A-a calcula-se a diferença na pressão parcial de oxigênio entre sangue alveolar ($P_{A}O_2$) e arterial (PaO_2). Normalmente, o gradiente A-a é menor que 15 mm Hg durante a respiração em ar ambiente e como resultado do desvio através das veias brônquicas ou das veias de Thebesius. A idade aumenta o gradiente A-a devido à progressiva elevação na capacidade de fechamento relativa à capacidade residual funcional. Um aumento da fração de oxigênio inspirado (F_{IO_2}) pode levar a um gradiente maior (acima de 60 mm Hg, enquanto a F_{IO_2} da respiração é 1.0). Drogas vasodilatadoras (nitroglicerina, nitroprussiato, anestésicos inalatórios), que inibem a vasoconstrição pulmonar hipóxica e o aumento da ventilação-perfusão (incompatibilidade V/Q), podem também aumentar o gradiente A-a.

Maiores gradientes A-a sugerem a presença de *shunt* patológico, como *shunt* intrapulmonar direita-esquerda (atelectasia, pneumonia, intubação endobronquial) ou *shunts* intracardíacos (doença cardíaca congênita). O gradiente A-a proporciona uma avaliação da fração de *shunt* do paciente e é mais sensível do que o oxímetro de pulso. Um paciente pode ter uma Sa_{O_2} de 100%, porém uma Pa_{O_2} de somente 90 mm Hg, enquanto respira oxigênio a 100%.

Equação de gás alveolar: $P_{AO_2} = (P_b - P_{H_2O})F_{IO_2} - P_{ACO_2}/RQ$

P_{AO_2} = pressão alveolar parcial de oxigênio (mm Hg)
P_B = pressão barométrica (760 mm Hg ao nível do mar)
P_{H_2O} = pressão parcial do vapor de água (47 mm Hg a 37° C)
F_{IO_2} = concentração de fração de oxigênio inspirada
RQ = quociente respiratório (0,8 para a dieta normal)

Gradiente A-a = $P_{AO_2} - P_{AO_2}$

Para paciente com P_{AO_2} de 363 mm Hg e P_{ACO_2} de 40 mm Hg respirando a F_{IO_2} 1,0

$$P_{AO_2} = (760 - 47)(1,0) - 40/0,8$$
$$= (713) - 50$$
$$= 663 \text{ mm Hg}$$

Gradiente A-a = 663 − 363
= 300 mm Hg

% shunt = 1% para cada 20 mm Hg do Gradiente A-a
= 300/20
= 15%

Fig. 21.10 Equação de gás alveolar, cálculo do gradiente alveolar-arterial (A-a) e estimativa do percentual de *shunt*.

Apesar do oxímetro de pulso reafirmar o valor da leitura, ocorre significativo *shunt* secundário a um processo cardíaco ou pulmonar. Em pacientes com grandes *shunts* (> 50%), administração de oxigênio a 100% será incapaz de aumentar a P_{AO_2}.

Para estimar a extensão de *shunt* presente, quando a P_{AO_2} está acima de 150 mm Hg, a fração de *shunt* é aproximadamente 1% do débito cardíaco para cada 20 mm Hg de diferença no gradiente A-a. Quando a P_{AO_2} está abaixo de 150 mm Hg ou quando existe débito cardíaco aumentado devido ao metabolismo, este protocolo subestimará a quantidade real de mistura venosa.

Relação P_{AO_2} / F_{IO_2}

A relação P_{AO_2} / F_{IO_2} (P/F) é uma simples alternativa para o gradiente A-a para comunicar o grau de hipoxemia. Os padrões têm sido criados para definir a razão de P/F para lesão pulmonar aguda (ALI) *versus* ARDS, para tornar os dados de pesquisa mais homogêneos. Pacientes com ARDS leve têm uma relação P/F abaixo de 300, apesar dos pacientes com ARDS moderada terem uma relação P/F abaixo de 200.[17] Uma relação abaixo de 200 sugere uma fração de *shunt* acima de 20%.

Débito Cardíaco Estimado

A P_{O_2} do sangue venoso misto normal (P_{VO_2}) é de 40 mm Hg e é o balanço entre a liberação de oxigênio e o consumo tecidual deste. A verdadeira P_{VO_2} deve refletir o sangue da veia cava inferior e superior. Isto é usualmente obtido pela ponta distal de um cateter de artéria pulmonar (PA) não encunhado. Devido à complexidade e aos riscos para colocação de um cateter, muitos clínicos simplesmente acompanham a tendência de um cateter central colocado na veia cava superior.[18] Se o consumo tecidual de oxigênio está inalterado, mudanças na P_{VO_2} refletem alterações diretas no débito cardíaco. A P_{VO_2} diminuirá quando existir débito cardíaco inadequado, porque os tecidos periféricos têm maior extração de oxigênio para o metabolismo aeróbico. A P_{VO_2} aumentará quando o débito cardíaco estiver alto (sepse) e quando houver desvio periférico (fístulas arteriovenosas [AV]) ou extração reduzida de oxigênio (toxicidade por cianeto).

Equação de Fick

Se a P_{AO_2}, a P_{VO_2} e a hemoglobina forem dosadas, o débito cardíaco pode, então, ser calculado, utilizando-se a equação de Fick (Fig. 21.11), a qual estabelece que a oferta venosa de oxigênio deve equivaler à oferta arterial de oxigênio subtraindo o que foi consumido (V_{O_2}). A oferta de oxigênio é o débito cardíaco multiplicado pelo conteúdo arterial de oxigênio. O conteúdo arterial de oxigênio é a quantidade ligada à hemoglobina e à quantidade dissolvida em solução. Como a vasta maioria do conteúdo de oxigênio está ligada à hemoglobina, a quantidade dissolvida pode, frequentemente, estar fora da equação para simplificar os cálculos. A quantidade dissolvida torna-se importante em situações como anemia grave, quando a quantidade carreada pela hemoglobina é baixa.

Diferença Arteriovenosa

A diferença entre o conteúdo de oxigênio na mistura venosa e arterial (diferença AV) é uma boa estimativa da liberação adequada de oxigênio (Fig. 21.11). A diferença AV normal é de 4 a 6 mL/dL de sangue. Quando o consumo tecidual de oxigênio é constante, uma diminuição do débito cardíaco (insuficiência cardíaca congestiva) leva a extração mais elevada de oxigênio, que aumenta a diferença AV.

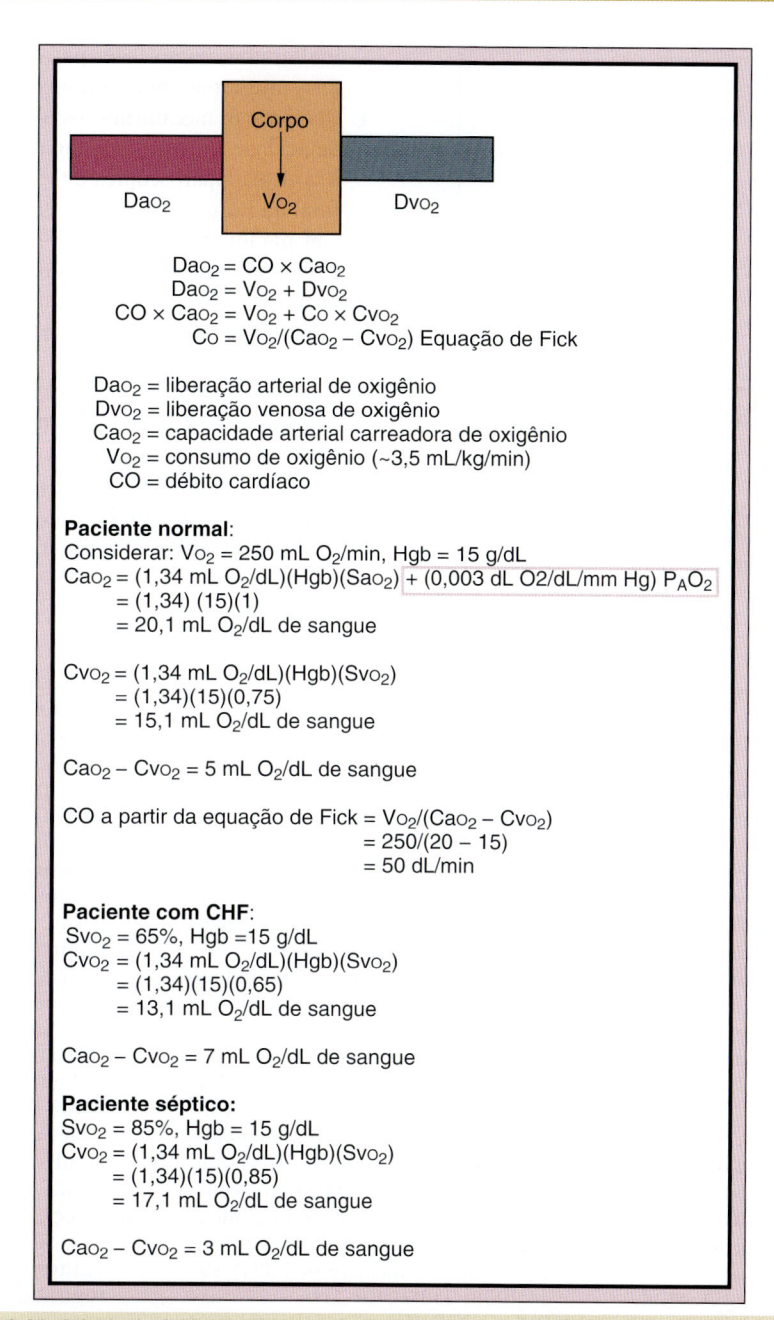

Fig. 21.11 Cálculo do débito cardíaco via equação de Fick, conteúdo de oxigênio venoso e arterial misturado, e diferença arteriovenosa em pacientes normais, sépticos e com insuficiência cardíaca. *CHF*, insuficiência cardíaca congestiva.

Um débito cardíaco aumentado (sepse) ou extração mais baixa (envenenamento por cianeto) leva a uma diminuição da diferença AV.

Quando a oferta de oxigênio é a primeira reduzida, o consumo de oxigênio permanece normal devido à habilidade do corpo em aumentar a extração. Com reduções adicionais na oferta de oxigênio, um ponto crítico é alcançado quando o consumo de oxigênio se torna proporcional à liberação. Quando o consumo de oxigênio se torna dependente do fornecimento, ocorre hipóxia celular, que leva a acidose láctica progressiva e eventual morte, se não corrigido (Fig. 21.12).

1. Qual é o aumento esperado na ventilação minuto para cada 1 mm Hg de aumento na Pa_{CO_2}? O que o termo limite da apneia significa no contexto da respiração espontânea do paciente recebendo anestesia geral?

2. Um paciente com doença pulmonar desenvolve acidose respiratória crônica. Qual a compensação renal esperada e o tempo de curso da resposta compensatória?

3. Um paciente hipotérmico tem um perfil de gás sanguíneo arterial para análise. Admitindo ventilação e oxigenação

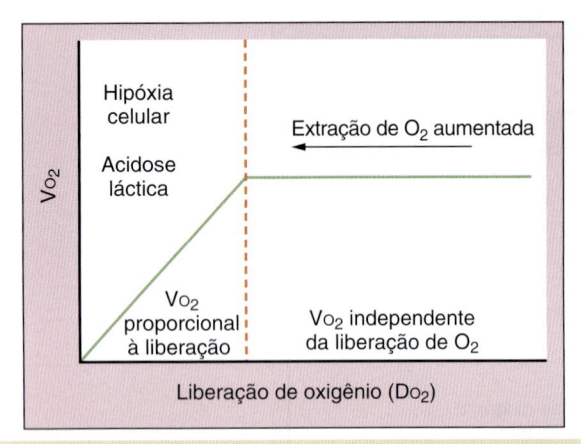

Fig. 21.12 Relação entre o consumo de oxigênio (V_{O_2}) e a liberação de oxigênio (D_{O_2}). Quando o consumo de oxigênio torna-se suplemento dependente, ocorre hipóxia celular, que leva à acidose láctica progressiva e, eventualmente, morte.

inalteradas, como fazer para bicarbonato sérico, P_{aCO_2} e P_{aO_2} alterarem com a hipotermia?

4. Quais são os mecanismos fisiológicos para desenvolvimento de acidose respiratória aguda? Se um paciente submetido à cirurgia laparoscópica desenvolver aumento do volume final da P_{CO_2}, como você deve determinar a causa?

5. Um paciente apresenta-se no departamento de emergência com acidose metabólica. Como você deve determinar se o processo era agudo ou crônico? Como deve ajudar a medida do ânion *gap* para determinar a causa da acidose?

6. Qual é a equação gás alveolar? Como é empregada para calcular o se difunde livremente dentro dos eritrócitos, onde se combina com água para formar ácido carbônico, que rapidamente perde prótons. Os prótons gerados são ligados à hemoglobina. Os ânions bicarbonato são trocados de volta ao plasma com cloreto.

REFERÊNCIAS

1. Adrogue HJ, Gennari FJ, Galla JH, et al. Assessing acid-base disorders. *Kidney Int.* 2009;76:1239-1247.

2. Morgan TJ. The Stewart approach—one clinician's perspective. *Clin Biochem Rev.* 2009;30:41-54.

3. McNamara J, Worthley LIG. Acid-base balance: part 1, physiology. *Crit Care Resusc.* 2001;3(3):181-187.

4. Clark LC. Monitor and control of blood and tissue O2 tensions. *Trans Am Soc Artif Intern Organs.* 1956;2:41-48.

5. Severinghaus JW, Bradley AF. Electrodes for blood pO2 and pCO2 determination. *J Appl Physiol.* 1958;13:515-520.

6. Malinoski DJ, Todd SR, Slone S, et al. Correlation of central venous and arterial blood gas measurements in mechanically ventilated trauma patients. *Arch Surg.* 2005;140:1122-1125.

7. Mehta A, Lichtin AE, Vigg A, et al. Platelet larceny: spurious hypoxaemia due to extreme thrombocytosis. *Eur Respir J.* 2008;31:469-472.

8. Ashwood ER, Kost G, Kenny M. Temperature correction of blood-gas and pH measurements. *Clin Chem.* 1983;29:1877-1885.

9. Piccioni MA, Leirner AA, Auler JO. Comparison of pH-stat versus alpha-stat during hypothermic cardiopulmonary bypass in the prevention and control of acidosis in cardiac surgery. *Artif Organs.* 2004;28:347-352.

10. Adrogue HJ, Madias NE. Secondary responses to altered acid-base status: the rules of engagement. *J Am Soc Nephrol.* 2010;21:920-923.

11. McIntyre RC, Haenel JB, Moore FA, et al. Cardiopulmonary effects of permissive hypercapnia in the management of adult respiratory distress syndrome. *J Trauma.* 1994;37:433-438.

12. Adrogue HJ, Madias NE. Management of life-threatening acid-base disorders. *N Engl J Med.* 1998;338(1):26-34:1998; 338(2):107-111.

13. Fidkowski C, Helstrom J. Diagnosing metabolic acidosis in the critically ill: bridging the anion gap, Stewart, and base excess methods. *Can J Anaesth.* 2009;56:247-256.

14. Lira A, Pinsky MR. Choices in fluid type and volume during resuscitation: impact on patient outcomes. *Ann Intensive Care.* 2014;4:1-13.

15. Stewart PA. Modern quantitative acid-base chemistry.. *J Physiol Pharmacol.* 1983;61:1444-1461.

16. Dubin A, Menises MM, Masvicius FD, et al. Comparison of three different methods of evaluation of metabolic acid-base disorders. *Crit Care Med.* 2007;35:1254-1270.

17. Rubenfeld GD, Thompson BT, The ARDS Definition Task Force Ranieri VMet al. Acute respiratory distress syndrome: the Berlin definition. *JAMA.* 2012;307(23):2526-2533.

18. Dueck MH, Klimek M, Appenrodt S, et al. Trends but not individual values of central venous oxygen saturation agree with mixed venous oxygen saturation during varying hemodynamic conditions. *Anesthesiology.* 2005;103:249-257.

22 HEMOSTASIA

Lindsey L. Huddleston e Linda L. Liu

A hemostasia é a formação do coágulo sanguíneo no local da lesão do vaso. A hemostasia fisiológica envolve uma complexa interligação de quatro componentes: endotélio vascular; plaquetas; fatores da coagulação e sistema fibrinolítico. Esse complexo sistema de controles e equilíbrios permite ao sangue manter sua fluidez dentro do vaso, promove a formação de coágulo no local da lesão vascular, dissolve coágulos e previne a formação de trombos em outros locais. Se houver disfunção de um componente ou desequilíbrio entre os componentes, sangramento anormal ou trombose patológica poderá ocorrer. Tanto os estados patológicos congênitos quanto os adquiridos, como também uso de medicamentos, podem romper o equilíbrio deste complexo sistema e levar ao sangramento ou trombose.

HEMOSTASIA PRIMÁRIA

A hemostasia primária refere-se à lesão do endotélio vascular levando ao depósito de plaquetas no local da lesão (ou tampão plaquetário). Sob condições e fluxo sanguíneo normais, as plaquetas não aderem à superfície endotelial ou agregam-se umas com as outras, mas com lesão vascular a matriz endotelial é exposta. Este início desencadeado leva à adesão plaquetária ao colágeno ou fator de von Willebrand (vWF) via múltiplos receptores de superfície.

A ativação plaquetária, então, desempenha um papel crítico na agregação das plaquetas. Integrinas que estão normalmente presentes na superfície das plaquetas sob a forma inativa são ativadas e ligadas a múltiplos ligantes, incluindo vWF, colágeno, fibrinogênio, fibronectina e vitronectina. As plaquetas ativadas degranulam e liberam agonistas que atuam nos receptores acoplados à proteína G para adicionalmente propagar agregação e formação de tampão de plaqueta. Estes agonistas incluem adenosina difosfato (ADP), tromboxano A_2

Os editores gostariam de agradecer ao Dr. Greg Stratmann por contribuir para este capítulo na edição anterior deste trabalho, que serviu de base para o capítulo atual.

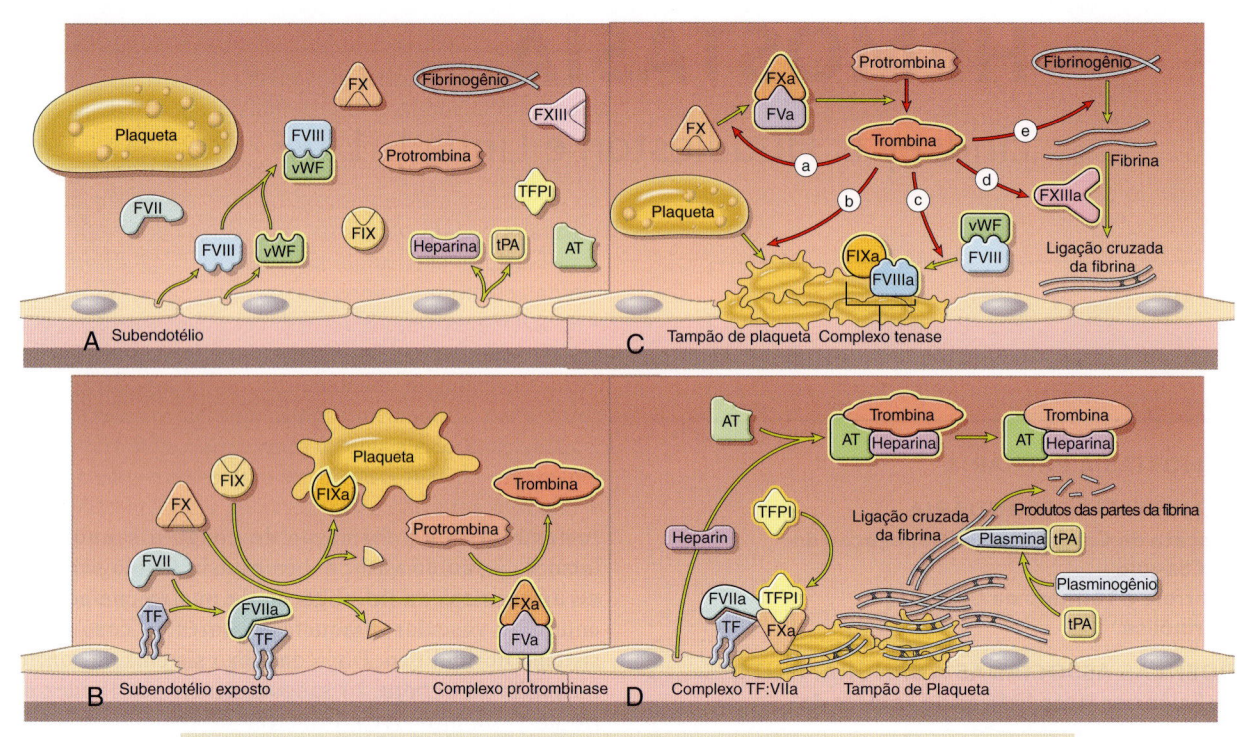

Fig. 22.1 (A) Endotélio normal. Procoagulantes (fatores [F] VII, VIII, IX, X, XIII, protrombina), fibrinogênio e plaquetas circulam sob formas inativas. Anticoagulantes (inibidor da via de fator tecidual [TFPI], heparina e ativador do plasminogênio tecidual [tPA] previnem ativamente a formação espontânea de trombo endotelial. (B) Lesão vascular, fase inicial. Fator subendotelial tecidual (TF) exposto ao FVII circulante forma um complexo TF:VII. TF:VII ativa FIX e FX. FIXa se liga às plaquetas. FXa ativa FV (FVa) para formar complexo protrombinase, que converte pequenas quantidades localizadas de protrombina em trombina. (C) Lesão vascular, papel da trombina. A tombina (a) ativa FX e FV para formar complexos de protrombinase, que geram uma explosão secundária de trombina, (b) plaquetas ativas, (c) separa FVIII a partir do fator de von Willebrand (vWF) e ativa FVIII, (d) converte fibrinogênio em fibrina, (e) ativa fator IX e (f) ativa FXIII, a ligação cruzada do estabilizador de fibrina. Forma-se coágulo estável. (D) Controle da coagulação e dissolução de coágulo de fibrina. Antittrombina (AT) liga-se à heparina e potencialmente inibe a atividade de trombina. TFPI se liga ao FXa para inibir o complexo TF:VIIa. O plasminogênio é ativado em plasmina pela tPA e quebra a fibrina nos produtos solúveis de partes da fibrina. (De Stratmann G. Hemostasis. In Miller RD, Pardo MC, eds. *Basics of Anesthesia*. 6th ed. Philadelphia: Elsevier, 2011.)

(TxA$_2$), serotonina, epinefrina e vasopressina. Assim, com as integrinas ativadas sobre as superfícies plaquetárias, cada um destes agonistas mira e ativa a fosfolipase C (PLC). A ativação de PLC leva à liberação de grandes quantidades de cálcio, que catalisam a degranulação e induzem à mudança na forma da plaquetas, deixando-as extremamente aderentes.

Seguindo a ativação plaquetária, a maioria dos receptores sobre a superfície das plaquetas, glicoproteína IIb/IIIa (GPIIb/IIIa), submete-se a uma alteração conformacional e ganha alta afinidade por fibrinogênio, e promove a agregação plaquetária e a estabilização do tampão de plaquetas. Além disso, a porção citosólica da GPIIb/IIIa se liga ao citoesqueleto plaquetário para mediar a disseminação e retração do coágulo. Pela integração das interações receptor-ligante com os eventos citosólicos, a GPIIb/IIIa é a via final comum para a agregação plaquetária.[1]

HEMOSTASIA SECUNDÁRIA

Cascata de Coagulação e Propagação do Coágulo

As proteases clivam precursores inativos de proteína (zimogênios) para enzimas ativas que se reúnem em complexos que, subsequentemente, ativam trombina e propagam a formação de coágulo. Tradicionalmente, a cascata da coagulação tem sido descrita como vias intrínseca, extrínseca e comum. Apesar desta visão ser útil para proporcionar uma armação estrutural para entender a coagulação e interpretar *in vivo* os testes de coagulação (p. ex., tempo de protrombina [PT], tempo parcial de tromboplastina [PTT]), a visão atual é aquela que após a formação do tampão de plaqueta, a coagulação progride através da interligação de mecanismos, que incluem ativação do fator tecidual (TF) dos fatores da coagulação, amplificação dos fatores da coagulação e propagação da formação de coágulo, a partir da trombina[2] (Fig. 22.1).

O evento fisiológico primário que se pensa iniciar a coagulação é a interação do FT no local da lesão vascular com fator VII ativado (fator VIIa). O complexo FT-VIIa ativa os fatores X e IX. O fator Xa forma um complexo que, por sua vez, ativa o fator V (que é liberado pelos grânulos plaquetários durante a ativação plaquetária), formando o complexo protrombinase. Este complexo converte uma pequena quantidade de protrombina (fator II) em trombina. Esta pequena quantidade de trombina amplifica a cascata pela ativação de fatores adicionais V, VIII, XI e plaquetas. O fator IXa e o VIIIa formam um complexo (complexo tenase) sobre a superfície das plaquetas ativadas. O complexo tenase ativa fator X adicional, levando ao aumento da produção do complexo protrombinase e da formação de trombina. Uma vez que níveis suficientes de trombina estejam disponíveis, a fibrina é gerada a partir do fibrinogênio. Finalmente, para formar um coágulo forte de sangue, a fibrina ativa o fator XIII para estabelecer ligações cruzadas dos monômeros de fibrina.

Controle e Término da Coagulação

As três principais moléculas reguladoras do controle da coagulação e facilitadoras do término da cascata de coagulação são: (1) antitrombina (AT) (antigamente antitrombina III), (2) via inibidora do TF (TFPI), e (3) proteína C ativada (aPC). A AT inibe a trombina (fator IIa) e os fatores Xa, IXa, XIa e VIIa. Quando a heparina se liga à AT, uma alteração conformacional ocorre e a inativação do processo é acelerada em mais de 100 vezes. A heparina endógena é encontrada na superfície celular endotelial normal e previne a formação espontânea de coágulos; portanto, limitando o processo de coagulação somente ao endotélio danificado. A TFPI inibe diretamente o fator Xa e também os complexos com fator Xa para inibir o complexo TF-fator VIIa. A proteína C torna-se ativa quando a trombina se liga à trombomodulina na superfície da célula endotelial, conforme o coágulo progride. O complexo trombina-trombomodulina não mais promove a ativação plaquetária ou a formação de fibrina, porém, às vezes, ativa a proteína C. A aPC inativa os fatores Va e VIIa, assim inativando os complexos protrombinase e os complexos tenase intrínsecos. Este processo é imensamente realçado pela presença da proteína S.

Fibrinólise

Sob condições fisiológicas normais, a plasmina circula sob sua forma inativa, o plasminogênio. O inibidor do ativador do plasminogênio tipo 1 (PAI-1) é sintetizado pelas células endoteliais e secretado para prevenir a ativação do plasminogênio. O endotélio lesado secreta ativador do plasminogênio tecidual (tPA), que cliva o plasminogênio em sua forma ativa, plasmina. Como o tPA se liga à fibrina, a geração de plasmina ocorre na superfície do coágulo de fibrina, limitando a ação da plasmina à área do coágulo. A fibrina é clivada pela plasmina em produtos solúveis (D-dímero, produtos de degradação da fibrina) e também inibe a atividade da trombina. Da mesma forma que há a formação do coágulo,

a resolução do coágulo é um processo altamente regulado. A plasmina que não está consolidada no coágulo de fibrina e circulante é inibida pela α_2- antiplasmina. Se a ativação da plasmina não for regulada, fibrinólise sistêmica e hemorragia maciça podem se desenvolver.[3]

DOENÇAS ASSOCIADAS A SANGRAMENTO

Alguns distúrbios hereditários ou adquiridos, doenças sistêmicas e condições ambientais podem predispor um paciente a sangramento excessivo após lesão tecidual, incluindo cirurgia. Isso é o resultado de uma ruptura do processo hemostático e envolve uma complexa interação entre fatores da coagulação, plaquetas, fibrinólise e integridade vascular. Pacientes com menos de 20% a 30 % dos valores dos fatores da coagulação normais ou contagem de plaquetas abaixo de 50.000 células/µL têm mais probabilidade de ter sangramento intraoperatório descontrolado do que os pacientes com valores normais. Diáteses hemorrágicas variam na apresentação clínica, dependendo de que componente do sistema hemostático está acometido.

As doenças envolvendo deficiências de fatores da coagulação podem estar presentes desde muito cedo na infância com hemorragias subcutâneas, intramusculares ou intra-articulares após pequenos traumas. Doenças envolvendo diminuição ou disfunção das plaquetas estão, tipicamente, associadas com sangramento gengival, epistaxe, sangramento prolongado após procedimentos dentários e menorragia. Um cuidadoso histórico e exame físico, análise laboratorial e consulta com hematologista, quando apropriado, são necessários para avaliar qualquer paciente com suspeita de distúrbios de sangramento.

Deficiências Hereditárias de Fatores da Coagulação

Hemofilia A e B

A hemofilia A e a hemofilia B são distúrbios ligados ao gene recessivo X, que são as mais comuns deficiências hereditárias dos fatores específicos da coagulação. A hemofilia A é uma deficiência do fator VIII e ocorre em aproximadamente 1 em 5.000 meninos nascidos vivos. A hemofilia B é uma deficiência do fator IX e ocorre em 1 em 30.000 meninos nascidos vivos. A doença severa, definida como menos de 1% da atividade deste fator de coagulação, ocorre em aproximadamente dois terços dos pacientes com hemofilia A e metade dos pacientes com hemofilia B. A análise laboratorial mostra um PTT ativado prolongado (aPTT) que aparece corrigido em exames laboratoriais com contagem de plaquetas e PT normais. O antígeno plasmático do fator de von Willebrand (vWF:Ag) está normal na hemofilia, distinguindo deficiência do fator de von Willebrand da doença de von Willebrand (vWD). Muitos pacientes com hemofilia A (acima de 25%) e alguns com hemofilia B (aproximadamente 3% a 5%) desenvolverão anticorpos inibidores como resposta a adiministração do fator exógeno. Nestes casos, o aPTT não é corrigido em exames laboratoriais e o tratamento alternativo é necessário.

As deficiências adquiridas dos fatores são causadas pelos autoanticorpos, mais comumente para fator VIII. Os fatores inibidores adquiridos podem se desenvolver em pacientes que estão recebendo infusões de concentrados de fatores, grávidas (Capítulo 33), ou tenham doença sistêmica subjacente como lúpus eritematoso sistêmico ou artrite reumatóide, ou como uma reação medicamentosa. Em contraste com a hemofilia, estes inibidores adquiridos dos fatores, tipicamente, ocorrerem na idade adulta. Além disso, exames laboratoriais falham em mostrar a correção do aPTT que é característico da hemofilia.

Deficiências de Outros Fatores

As deficiências hereditárias dos fatores menos comuns incluem deficiências dos fatores XI, XII e XIII. A deficiência do fator XI, também conhecida como hemofilia C ou doença de Rosenthal, é um distúrbio recessivo autossômico que pode estar associado com sangramento e é caracterizado pelo aPTT prolongado. A deficiência de fator XII pode resultar em um aPTT prolongado, porém está associada com hipercoagulabilidade em vez de sangramento. O fator XIII está envolvido na estabilização do coágulo de fibrina. Os pacientes com deficiência do fator XIII apresentam-se com sangramento tardio após hemostasia, dificultando a cicatrização da ferida e, ocasionalmente, abortamento. A avaliação laboratorial mostra aPTT e PT normais e níveis baixos de fator XIII.

Doença de von Willebrand

A vWD é o distúrbio de sangramento hereditário mais comum. A prevalência estimada é de 1% na população geral; entretanto, a verdadeira prevalência é provavelmente maior, devido ao gene de von Willebrand, altamente polimórfico, e às variáveis fenotípicas do distúrbio. O vWF é sintetizado por megacariócitos e células endoteliais. Uma vez liberados por estas células, circulam como uma série de multímeros formados a partir de subunidade dímera básica. As formas mais ativas de vWF são multímeros de alto peso molecular que têm múltiplos locais de ligação tanto para receptores de plaquetas quanto para estruturas subendoteliais. Na hemostasia normal, ocorrem ligações do vWF tanto às plaquetas quanto à matriz extracelular no local da lesão endotelial, contribuindo assim para a hemostasia primária pela facilitação da adesão plaquetária. O vWF também exerce papel na cascata de coagulação e formação do coágulo de fibrina, por atuar como um carreador da proteína para fator VIII, aumentando sua concentração e prolongando sua meia-vida. A vWD é classificada em três tipos de acordo com os níveis de vWF e função proteica (Tabela 22.1).

Além das formas hereditárias da vWD, várias doenças estão associadas com vWD adquirida. Estas consistem em distúrbios autoimunes, doenças linfoproliferativas, mieloproliferativas, neoplásicas e cardiovasculares. A fisiopatologia subjacente da vWD adquirida inclui autoanticorpos para vWF, aumento da depuração de vWF no plasma, proteólise aumentada após estresse de cisalhamento e síntese diminuída.

Deficiências Adquiridas de Fatores da Coagulação

Deficiência de Vitamina K

A vitamina K é uma vitamina essencial lipossolúvel que é necessária para carboxilação dos fatores II, VII, IX e X e

Tabela 22.1 Classificação da Doença de von Willebrand

Tipo	Característica	Frequência	Herança	Diagnóstico	Tratamento
1	vWF não suficiente	70-80%	**AD**	vWF:Ag, vWF:RCo, FVIII	1. DDAVP 2. FVII/vWF concentrado
2	Defeito qualitativo do vWF	15-20%	**AD**		
A	↓ ligação de vWF a plaquetas, ↓multímeros grandes	Comum		vWF:RCo << vWF:Ag (↓multímeros grandes)	
B	↑ ligação de vWF a plaquetas, ↓multímeros grandes			RIPA (muito menos ristocetina requerida para agregação)	**FVII/vWF concentrado (DDAVP contraindicado)**
M	↓ Função de vWF normal, apesar de multímeros grandes			↓ vWF:RCo comparado com vWF:Ag	1. FVII/vWF concentrado 2. DDAVP
N	**↓ ligação de vWF A FVIII**	**Rara**			1. FVIII/vWF concentrado? 2. DDAVP?
3	vWF ausente	**Muito rara**	**AR**	vWF:Ag	1. FVIII/vWF concentrado/rFVIII 2. Concentrado de plaqueta

AD, dominante autossômico; *AR*, recessivo autossômico; *DDAVP*, acetato de desmopressina; *FVIII*, fator VIII de coagulação; *rFVIIa*, fator VIIa recombinante; *RIPA*, agregação plaquetária induzida por ristocetina; *vWF*, fator de von Willebrand; *vWF:AG*, fator de von Willebrand: antígeno; *vWF:RCo*, fator de von Willebrand: atividade do cofator ristocetina; ↓ diminuída; ↑, aumentada; <<, muito mais baixo que; *?*, incerto.
De Stratmann G. Hemostasis. In: Miller RD, Pardo MC, eds. *Basics of Anesthesia*. 6th ed. Philadelphia: Elsevier, 2011.

proteínas C e S. Sem carboxilação, estes fatores não podem se ligar à membrana fosfolipídica das plaquetas durante a hemostasia secundária. A vitamina K está em fontes dietéticas (folhas verdes) e também é sintetizada por bactérias no trato gastrointestinal. Pacientes em jejum, que têm pobre ingestão dietética ou que recebem nutrição parenteral total e aqueles com absorção intestinal diminuída (icterícia obstrutiva, íleo paralítico ou obstrução intestinal ou nutrição parenteral total) estão susceptíveis à deficiência de vitamina K. Recém-nascidos, que ainda não desenvolveram flora intestinal normal e pacientes submetidos a antibioticoterapia oral que alteram a flora intestinal também estão propensos à deficiência de vitamina K.

Doença Hepática

As múltiplas causas para diáteses hemorrágicas ocorrem em pacientes com doença hepática severa. A hemostasia primária pode estar aumentada devido à trombocitopenia secundária ao sequestro plaquetário pelo baço em pacientes com hipertensão portal e produção diminuída dos fatores trombopoiéticos. Ademais, comorbidades como insuficiência renal e infecção podem levar a disfunção das plaquetas. A hemostasia secundária pode estar comprometida devido aos fatores plasmáticos de coagulação, com exceção do fator VIII sintetizado pelo fígado. Os valores laboratoriais das plaquetas, PT e aPTT podem superestimar o risco de sangramento nestes pacientes, pois o fígado também é responsável pela síntese dos fatores anticoagulantes: proteína C, proteína S e AT. Frequentemente, esta deficiência tanto do fator procoagulante quanto do anticoagulante leva a equilíbrio hemostático tênue, que pode ser alterado por qualquer pequeno distúrbio.

Tratamento de Deficiências de Fatores da Coagulação

Hemofilia A e Hemofilia B

Os pacientes com conhecida hemofilia devem ter uma avaliação pré-operatória completa, incluindo história de sangramento e análise laboratorial com dosagem de níveis dos fatores e presença de inibidores. Dada a significativa variabilidade da reposta individual para a reposição de fator, consulta com hematologista é necessária para manejo dos cuidados pré-operatórios. Os concentrados de fatores são o tratamento de escolha para pacientes com hemofilia A (concentrado de fator VIII) e hemofilia B (concentrado de fator IX). Os cálculos das doses visam alcançar pelo menos 50% dos níveis de atividade normal do fator para cirurgias de pequeno porte e 80% a 100% dos níveis normais de atividade do fator para cirurgias de grande porte. O tratamento com concentrados de fatores deve ser continuado no pós-operatório, até que a ferida tenha cicatrizado completamente. A resposta do paciente e o tipo de cirurgia determinam a duração necessária do tratamento.

Nas áreas com recursos limitados, o tratamento com crioprecipitado e plasma fresco congelado (FFP) pode ser necessário, apesar de não ideal. O crioprecipitado contém grandes quantidades de fator VIII, vWF, fibrinogênio e fator XIII, mas não contém fator IX e não deve ser utilizado para reposição

terapêutica na hemofilia B. Níveis suficientes do fator VIII ou fator IX são dificilmente alcançados com FFP somente, por causa dos níveis inadequados do fator e da necessidade de administração de grandes volumes. Os concentrados de complexo de protrombina (PCCs) contêm fator IX e podem ser utilizados para o controle de sangramento na hemofilia B quando os concentrados de fator IX não estão disponíveis. Entretanto, PCCs induzem a risco trombótico mais elevado do que o concentrado de fator IX puro, e extremo cuidado deve ser tomado na utilização, quando administrado antifibrinolítico concomitantemente. Outras terapias adjuvantes incluem acetato de desmopressina (DDAVP), que aumenta os níveis plasmáticos de fator VIII e vWF e podem ser úteis para hemofilia A, e antifibrinolíticos (ácido tranexâmico [TXA], ácido ε-aminocaproico [EACA]), que podem diminuir o risco de sangramento.

Doença de von Willebrand

O DDAVP é o tratamento de escolha na vWD do tipo I. Uma dose de DDVAP (0,3 μg/kg) produzirá uma resposta completa ou próxima da completa na maioria dos pacientes.[4] Além disso, crioprecipitado e concentrados de fator VIII de pureza intermediária, que contêm ambos elevados níveis de vWF, podem ser utilizados para atenuar o sangramento durante a cirurgia. O DDAVP é contraindicado na vWD do tipo 2b, pois causa de uma trombocitopenia transitória. Ademais, pacientes com vWD severa (tipo 3) não respondem a DDVAP e devem ser tratados com uma combinação de concentrados de fator VIII e vWF. Os antifibrinolíticos podem também ser adjuvantes úteis no manejo do sangramento perioperatório nesta população de pacientes.

Distúrbios de Coagulação Adquiridos

A deficiência de vitamina K pode ser tratada com reposição de vitamina K por via oral, intravenosa, intramuscular ou subcutânea. Em casos de sangramentos graves, o tratamento com vitamina K intravenosa é recomendado, iniciando-se com uma dose de 5 mg. Em casos de deficiência isolada de vitamina K, a correção do PT ocorrerá em 3-4 horas após a administração da vitamina K intravenosa.

O tratamento do sangramento severo em um cenário de insuficiência hepática é geralmente guiado pelas anormalidades laboratoriais (Capítulo 28). As plaquetas são administradas para trombocitopenia, FFP para PT prolongado, e crioprecipitados podem ser necessários para tratar sangramentos em quadros de hipofibrinogenemia (Capítulo 24). Devido ao complexo equilíbrio entre as deficiências de fatores procoagulantes e anticoagulantes, a administração rotineira de derivados hematológicos para corrigir os valores laboratoriais na ausência de sangramento ou de cirurgia de grande porte não é recomendado nestes pacientes. Não está bem estabelecido se a reposição com hemocompononentes ou concentrado de fatores em pacientes sem sangramento com insuficiência hepática deve ser utilizada para procedimentos com risco mínimo, como a punção venosa profunda.

O tratamento de pacientes com fatores inibidores adquiridos é complexo, uma vez que estes pacientes podem não responder às terapias padronizadas utilizando concentrado de fatores. Os "agentes ponte" tratam sangramento pela produção de trombina através de vias que não necessitam do fator VIII ou IX. Os "agentes ponte" são a principal terapêutica para pacientes com sangramento e altos níveis de inibidores, nos quais a administração de concentrado de fatores é inefetiva.[5] Os "agentes ponte" atualmente disponíveis incluem o fator recombinante VIIa (rFVIIa) e PCCss. Outra estratégia terapêutica em situações clínicas sem urgência é a "indução de tolerância imune", quando pacientes estão expostos a elevadas e prolongadas concentrações do fator, em um esforço para eliminar o inibidor da coagulação.

Distúrbios Plaquetários

Tanto a diminuição do número de plaquetas (trombocitopenia) quanto os distúrbios plaquetários qualitativos podem resultar em sangramento severo. Desordens plaquetárias hereditárias são doenças congênitas raras, que tipicamente podem afetar a função qualitativa das plaquetas. Adicionalmente às desordens hereditárias, uma miríade de desordens adquiridas pode afetar o número, a função plaquetária ou ambos. Ambas as desordens, hereditárias e adquiridas, da função plaquetária são caracterizadas pelo tempo prolongado de sangramento e exames anormais da função plaquetária.

Trombocitopenia

As baixas contagens de plaquetas podem ser o resultado da produção diminuída destas, destruição aumentada ou sequestro. A produção diminuída de plaquetas na medula óssea ocorre nas síndromes mielodisplásicas, infecções (especialmente no caso de sepse) e deficiências nutricionais. Pacientes com estas desordens, tipicamente, apresentam pancitopenia, por estar comprometida a produção de todas as linhagens celulares na medula óssea. Outras causas de produção prejudicada de plaquetas incluem trombocitopenia imune (púrpura trombocitopênica idiopática [ITP]) e supressão de medula óssea induzida por fármacos. A destruição plaquetária periférica por anticorpos antiplaquetários pode ser induzida por determinados medicamentos ou ingestão de substâncias, assim como no caso de doenças autoimunes específicas. A trombocitopenia induzida por heparina (HIT) ocorre em menos de 50% dos pacientes expostos à heparina. Anticorpos para fator 4 plaquetário podem causar trombocitopenia e ativação das plaquetas, potencialmente levando ao risco de morte por trombose venosa e arterial. O consumo aumentado de plaquetas nos trombos é visto na coagulação intravascular disseminada (DIC) e na púrpura trombocitopênica trombótica/síndromes hemolítico-urêmicas (TTP/HUS). As doenças que causam esplenomegalia ou congestão esplênica por hipertensão portal (p. ex., cirrose) levam ao sequestro plaquetário no baço, inibindo sua liberação na circulação.

Desordens múltiplas da gravidez resultam em trombocitopenia, incluindo trombocitopenia gestacional, pré-eclâmpsia e desordens hipertensivas associadas à gestação (Capítulo 33). A mais severa das desordens é a síndrome HELLP (hemólise, testes de função hepática elevados e baixa contagem plaquetária), que necessita de parto emergencial, antes que ocorram complicações com risco de morte materna.

Distúrbios Plaquetários Qualitativos

Mesmo com número adequado de plaquetas, a disfunção qualitativa plaquetária pode aumentar o risco de sangramento e afetar as medidas de agregação plaquetária. Várias drogas comuns prejudicam a função plaquetária, incluindo aspirina, anti-inflamatórios não esteroides (NSAIDs), álcool, dipiridamol e clopidogrel. Uremia, quando severa, está associada com aumento do sangramento clínico. Os mecanismos fisiopatológicos propostos incluem defeitos metabólicos intrínsecos das plaquetas, liberação prejudicada dos grânulos plaquetários e prejuízo nas interações celulares plaqueta-endotélio. A função plaquetária normal também está prejudicada nas condições com níveis elevados de proteínas anormais circulantes (mieloma múltiplo, disproteinemia, uso de soluções de dextrana). Várias raras condições envolvem desordens hereditárias da função plaquetária. A trombastenia de Glanzmann é uma desordem recessiva autossômica caracterizada pelos receptores defeituosos de GPIIb/IIIa nas plaquetas, levando a prejuízo na agregação plaquetária. Grandes distúrbios plaquetários incluem anormalidades de glicoproteínas plaquetárias, como na síndrome de Bernard-Soulier. A síndrome de Wiskott-Aldrich é uma desordem recessiva ligada ao X, na qual os pacientes têm imunodeficiência, plaquetas severamente disfuncionais e trombocitopenia. Esta síndrome é um exemplo de uma desordem de acúmulo de estocagem, na qual as deficiências granulares levam ao prejuízo da agregação plaquetária.

Tratamento dos Distúrbios Paquetários (Capítulo 24)

Em pacientes sem sangramento, o tratamento da trombocitopenia sob a forma de transfusão plaquetária é, usualmente, recusado até que a contagem de plaquetas esteja abaixo de 10.000 células/μL. No paciente com sangramento ativo ou que necessita de intervenção cirúrgica, a transfusão plaquetária é recomendada para alcançar o objetivo de 50.000 células/μL ou, em alguns casos, tais como hemorragia intracraniana ou neurocirurgia, 100.000 células/μL. A principal preocupação com a transfusão de plaquetas é o potencial de formar anticorpos para antígeno leucocitário humano (HLA) ou anticorpos para antígeno plaquetário humano. No caso de exposição a múltiplas transfusões plaquetárias, deve-se cruzar para HLA, sempre que possível. Para pacientes com contagem plaquetária normal, mas com suspeita de disfunção, a administração de plaquetas é, frequentemente, ineficaz, porque as condições subjacentes dos pacientes causam anormalidade funcional nas plaquetas transfundidas. Nesses casos, DDVAP pode ser efetivo.

DOENÇAS ASSOCIADAS A TROMBOSE

O desenvolvimento de trombose venosa (mais comumente trombose venosa profunda [DVP] ou embolia pulmonar) é uma ocorrência comum na população cirúrgica e leva ao aumento dos índices de morbidade e mortalidade. O ensino clássico da patogênese do tromboembolismo venoso (VTE), que normalmente se refere à tríade de Virchow, propõe que a VTE ocorre como resultado de (1) estase do fluxo sanguíneo,

(2) lesão endotelial e (3) estado de hipercoagulabilidade (hereditário ou adquirido).

Pacientes com trombofilia hereditária (deficiências de proteína C, proteína S e AT; mutações genéticas do fator V de Leiden e protrombina) têm uma tendência aumentada a VTE. Outras numerosas condições como malignidade, gravidez, imobilização, trauma, DIC, síndrome antifosfolipídica, infecção, drogas (p. ex., contraceptivos orais) e cirurgia recente também predispõem os pacientes a evoluir com VTE.

Estados Hereditários de Hipercoagulabilidade

Mutações Genéticas do Fator V de Leiden e Protrombina

As mais comuns das trombofilias hereditárias são mutação do fator V de Leiden e mutação do gene da protrombina, que perfazem 50% a 60% dos casos. Indivíduos com fator V de Leiden têm uma mutação anormal do fator V que é resistente à ação de uma aPC. A aPC regula o processo de coagulação pela inibição do fator V, a partir da formação excessiva de fibrina em indivíduos normais. A mutação genética de protrombina (protrombina 20210) leva à superprodução de protrombina (fator II) e torna o sangue mais susceptível a coagular. Indivíduos com fator V de Leiden ou mutação genética de protrombina têm risco aumentado de desenvolver DVTs, com homozigotos tendo risco ainda mais elevado. Apesar do risco relativo aumentado, o risco absoluto de formação de coágulos sanguíneos nestes pacientes permanece baixo na ausência de outros fatores de risco para hipercoagulabildade.

Deficiências de Proteína C e Proteína S

Em condições fisiológicas abaixo do normal, a proteína C inativa fatores Va e VIIIa (realçada pela proteína S). Ademais, a proteína C atua diretamente sobre as células para proteger a função de barreira endotelial e também tem atividades anti-inflamatórias. A deficiência de proteína C é um traço autossômico dominante que afeta aproximadamente 1 em 500 indivíduos na população geral. As manifestações clínicas da deficiência incluem VTE, púrpura neonatal (em neonatais homozigotos), perda fetal e necrose de pele induzida por warfarina. A proteína S é um cofator para proteína C e é sintetizada pelos hepatócitos, células endoteliais e megacariócitos. Quarenta a 50% da proteína S circula sob a forma livre, a única forma com atividade para o cofator da proteína C. Na presença de proteína S, a proteína C inativa fatores Va e VIIIa em velocidade acelerada. A proteína S também serve como cofator para proteína C no aprimoramento da fibrinólise e pode diretamente inibir a ativação da protrombina. Os indivíduos com deficiência de proteína S apresentam-se similarmente àqueles com outras trombofilias hereditárias e têm risco aumentado de VTE, tromboflebites superficiais e embolia pulmonar (PE).

Tanto as deficiências de proteína S quanto as de proteína C podem ser adquiridas secundariamente a doenças subjacentes. A deficiência adquirida de proteína C pode ser vista em doença hepática, infecção severa (especialmente meningocemia), choque séptico e DIC. A deficiência adquirida de proteína S tem sido associada com gravidez, uso de contraceptivos orais, CID, infecção pelo vírus da imunodeficiência humana (HIV), síndrome nefrótica e doença hepática.

Estados de Hipercoagulabilidade Adquiridos

Síndrome Antifosfolipídio

A síndrome do (anticorpo) antifosfolipídio (APS) é uma condição caracterizada por trombose venosa e arterial ou complicações recorrentes na gestação (Capítulo 33). Os pacientes com esta síndrome têm circulação persistente de anticorpos antifosfolipídios (aPLs), que incluem anticoagulante lúpico, anticorpo anticardiolipina ou anticorpos β2GP1. Este é um dos poucos dos estados protrombóticos, nos quais ocorrem tromboses arteriais e venosas. Muitos casos de APS são esporádicos ou adquiridos. Raramente, a condição ocorre em famílias, e ainda não exibe um claro padrão de hereditariedade.

A DVT é a trombose venosa mais comum, e o acidente vascular encefálico, a trombose arterial mais comum. O diagnóstico é feito pelos critérios clínicos (tromboses arterial/venosa, complicações gestacionais recorrentes) e pela presença de um ou mais dos 3 aPLs detectados em duas ou mais ocasiões, em pelo menos 12 semanas de intervalo. Pacientes que têm aPLs persistentemente positivos (especialmente aqueles com múltiplos aPLs diferentes) que se apresentam com trombose arterial ou que têm tromboses recorrentes em vigência de anticoagulação têm, mais provavelmente, risco para trombose. O anticoagulante lúpico, apesar de frequentemente encontrado em pacientes com lúpus eritemantoso sistêmico, pode também estar associado com medicações (fenotiazinas, fenitoína, hidralazina, quinina e antibióticos), doença inflamatória intestinal (doença de Crohn e colite ulcerativa), infecções e certos tipos de tumores. A APS catastrófica (CAPS) é uma rara forma acelerada de APS na qual os pacientes se apresentam com coagulopatia, necrose isquêmica das extremidades e falência de múltiplos órgãos com circulação positiva de aPLs e evidência histopatológica de oclusão de pequenos vasos. Embora a CAPS ocorra em menos de 1% dos pacientes com APS, o índice de mortalidade é de aproximadamente 30%.[6] O reconhecimento precoce e o tratamento com anticoagulação e terapia imunossupressora são primordiais para a sobrevivência.

Coagulação Intravascular Disseminada

A DIC é um distúrbio adquirido causado por condição subjacente (mais comumente sepse), que é caracterizada pela ativação sistêmica generalizada da coagulação (Capítulo 24). Isto resulta em geração intravascular descontrolada de trombina e depósito de fibrina em pequenos vasos sanguíneos. A formação de trombos microvasculares, em última análise, leva à disfunção final do órgão e falência de múltiplos órgãos. O consumo excessivo de fatores da coagulação circulantes, plaquetas e fibrinogênio ocorre simultaneamente com formação de trombos microvasculares, que pode resultar em sangramento com risco de morte. Um paciente com DIC pode apresentar tanto complicações trombóticas ou quanto hemorrágicas.

Nenhum teste laboratorial isoladamente identifica DIC; entretanto, uma combinação de exames laboratoriais nesses

Tabela 22.2	Condições Associadas com Coagulação Intravascular Disseminada
Categoria	**Condições**
Infecções	Bacteriana (bacilos Gram-negativos, cocos Gram-positivos) Viral (CMV, EBV, HIV, VZV, hepatite) Fúngica (histoplasma) Parasitária (malária)
Malignidade	Hematológica (AML) Tumores sólidos (câncer de próstata, câncer pancreático) Tumores malignos (adenocarcinoma secretor de mucina)
Causas obstétricas	Embolismo de líquido amniótico Pré-eclâmpsia/eclâmpsia Descolamento de placenta Esteatose hepática aguda da gravidez Morte fetal intrauterina
Inflamação maciça	Trauma severo Queimaduras Traumatismo cranioencefálico Lesão por esmagamento Pancreatite grave
Tóxica/ imunológica	Envenenamento por cobra Transfusão maciça Incompatibilidade ABO Doença enxerto versus hospedeiro
Outras	Doença hepática/insuficiência hepática fulminante Doença vascular (aneurismas aórticos, hemangiomas gigantes) Dispositivos ventriculares assistidos

AML, leucemia mieloide aguda; *CMV*, citomegalovírus; *EBV*, vírus Epstein-Barr; *HIV*, vírus da imunodeficiência humana; *VZV*, vírus varicela-zóster.

cenários de condições conhecidas como causadoras de DIC podem ser suficientes para o diagnóstico (Tabela 22.2). As anormalidades laboratoriais mais comuns associadas com DIC são trombocitopenia, elevação de produtos da degradação da fibrina (D-dímeros), PT e aPTT prolongados e fibrinogênio baixo. As anormalidades encontradas na DIC também podem ser vistas em outras condições, como perda de sangue maciça, insuficiência hepática, HIT e microangiopatia trombótica, sendo um sistema de graduação desenvolvido pela International Society on Thrombosis and Hemostasis (ISTH). O sistema de graduação da ISTH utiliza exames laboratoriais simples (contagem de plaquetas, PT, aPTT, fibrinogênio, D-dímero) mais a presença de uma condição subjacente desencadeante para diagnosticar DIC. Tem sensibilidade e especificidade elevadas (91% e 97%, respectivamente) e é um preditor independente de risco de mortalidade.[7]

Tratamento de Estados de Hipercoagulabilidade

As trombofilias hereditárias são relativamente raras na população em geral, e não se recomenda triagem para essas doenças na ausência de VTE. Nos pacientes com trombofilia conhecida, porém sem história de VTE (ou complicações na gravidez), profilaxia primária com anticoagulação não está recomendada. Pacientes que apresentam VTE e teste positivo para uma trombofilia hereditária são anticoagulados para suas manifestações agudas. A continuação de anticoagulação após resolução da VTE aguda é determinada pela gravidade da apresentação, pela presença de mais de uma trombofilia e homozigose ou heterozigose para trombofilia.[8] No caso de pacientes gestantes com trombibifilia conhecida, anticoagulação é frequentemente recomendada no pré-parto e no pós parto (Capítulo 33). A duração necessária e o tipo de terapia de anticoagulação não são claros devido à raridade dessas doenças; um hematologista deve manejar todos os pacientes. Os pacientes com síndrome antifosfolipídica (APS) têm risco aumentado de trombose recorrente e são, mais frequentemente, tratados com anticoagulação de longa duração. O tratamento específico e os alvos para uma terapia de anticoagulação ótima permanecem controversos.

Para DIC, a principal da terapia é tratar a causa subjacente. O cuidado de suporte para pacientes com sangramento ativo é guiado pelos exames laboratoriais para assegurar transfusão sanguínea apropriada (Capítulo 24). Em pacientes com sangramento ativo e suspeita de fibrinólise, antifibrinolíticos, como TXA, podem ser utilizados. As transfusões para pacientes sem sangramento são tipicamente restritas, a menos que plaquetas, fibrinogênio ou fatores da coagulação estejam severamente diminuídos, ou se os pacientes forem submetidos a procedimento invasivo. A anticoagulação em pacientes com DIC permanece controversa, e a terapia com heparina é raramente iniciada, a menos que trombose severa esteja presente.

AVALIAÇÃO LABORATORIAL DA HEMOSTASIA

Atualmente, os exames de coagulação mais comumente realizados no laboratório têm limitado valor clínico e são pobres como preditores de sangramentos cirúrgicos (Tabela 22.3; ver também Capítulo 24). Embora os exames de coagulação de rotina tenham sido padronizados para acompanhamento de terapia com heparina e warfarina e certamente tenham desempenhado papel no diagnóstico e manejo das deficiências de fatores (p. ex., hemofilia), eles não foram desenvolvidos com o objetivo de manejar o paciente com sangramento ativo. Ensaios mais novos para coagulação global (tromboelastografia, tromboelastometria rotacional) podem proporcionar um quadro mais detalhado da hemostasia complexa e ajudar a guiar a terapia direcionada a anormalidades específicas da coagulação ou fibrinólise.

Exames de Coagulação

Tempo de Protrombina

O PT pode ser utilizado para avaliar o que foi tradicionalmente pensado como via extrínseca da coagulação. O PT prolongado ocorrerá com níveis baixos de FT, fator

Tabela 22.3	Testes Laboratoriais Comuns para Hemostasia e Faixas de Normalidade	
Testes Plaquetários	**Testes de Coagulação**	**Testes de Fibrinólise**
Contagem de plaquetas: 140.000-450.000 células/µL	Tempo de protrombina: 11,5-14,5 segundos[a]	Tempo de trombina: 22,1-31,2 segundos
Tempo de sangramento: < 11 minutos	Tempo de trombosplatina parcial: 24,5-35,2 segundos[a]	Fibrinogênio – produtos da degradação da fibrina: > 5 µg/dL
Análise da função plaquetária	Tempo de trombina: 22,1-31,2 segundos[a]	Ensaio de fibrina D-dímero: < 250 µg/mL
Colágeno/epinefrina: 94-193 segundos	Fibrinogênio: 175-433 mg/dL	
Colágeno/difosfato de adenosina: 71-118 segundos	Tempo de coagulação ativado: 70-180 segundos	
Agregação plaquetária (resposta aos agentes agregadores: colágeno, difosfato de adenosina, epinefrina e ristocetina)		

[a]A faixa de normalidade varia de acordo com os lotes de reagentes.
De Stratmann G. Hemostasis. In: Miller RD, Pardo MC, eds. *Basics of Anesthesia*. 6th ed. Philadelphia: Elsevier, 2011.

VII, fator II, fator V, fator X e fibrinogênio. Para o teste, o plasma citratado do paciente é recalcificado na presença de tromboplastina (que ativa o fator X na presença do fator VIII). O ponto final do exame é o tempo de formação de coágulo de fibrina, conforme medido por meios visual, óptico ou eletromecânico. Como o PT pode medir a atividade reduzida de fatores dependentes de vitamina K, é utilizado para monitorar terapia com warfarina. Heparina, heparina de baixo peso molecular (LMWH), e fondaparinux inibem a trombina e, portanto, devem prolongar o PT. Entretanto, muitos reagentes de PT contêm elementos químicos de heparina que bloqueiam este efeito e, então, o PT permanece normal nas situações com uso dessas terapias. Como os reagentes do PT podem variar amplamente entre os laboratórios e levarem a valores diferentes, o índice internacional de normalização (INR) foi desenvolvido pela Organização Mundial da Saúde e permitiu que os valores fossem diretamente comparados entre os laboratórios.

Tempo de Tromboplastina Parcial Ativado

O aPTT é utilizado para avaliar a integridade das vias intrínseca e comum da coagulação. Isto pode detectar níveis baixos de pré-calicreína; cininogênio de alto peso molecular; fatores XII, XI, IX e VIII (via intrínseca); como também níveis baixos de fatores II, V e X e fibrinogênio (via comum final). O plasma citratado é recalcificado na presença de um material tromboplástico que não teve atividade de TF. Uma substância negativamente alterada como caolin, celite, ácido elágico ou sílica proporciona uma superfície para ativação de contato de fator e acelera a reação. Assim como com o PT, o ponto final do aPTT é a formação de coágulo de fibrina. Tanto a hemofilia A quanto a B, como também vWD (por causa dos níveis potencialmente baixos de fator VIII) prolongarão o aPTT. A terapia com heparina não fracionada (HNF) e com inibidores diretos de trombina (DTIs) (argatroban) por via parenteral são monitoradas com níveis de aPTT.

Tempo de Trombina

O tempo de trombina mede a conversão de fibrogênio em fibrina, que é o passo final da via de coagulação. O exame é realizado através do plasma citratado recalcificado e trombina adicionada. Tempo para formação de coágulo é medido em segundos. As condições que prolongam o tempo de trombina incluem terapia com anticoagulantes (incluindo heparina e DTIs), hipofibrinogenemia (< 100 mg/dL), presença de fibrinogênio anormal ou de produtos da degradação de fibrinogênio, elevadas concentrações de proteínas séricas (mieloma múltiplo, amiloidose) e anticorpos a trombos bovinos circulantes (após exposição durante cirurgia).

Nível de Fibrinogênio

Numerosos métodos estão disponíveis para medida de fibrinogênio. O método mais comum é o ensaio de Clauss, no qual o plasma diluído é exposto a elevada concentração de trombina. O tempo de formação de coágulo é comparado à curva de calibração padrão e a concentração de fibrinogênio é deduzida. Ensaios de fibrinogênio imunológico são utilizados quando os ensaios de fibrinogênio baseados em coagulação sugerem fibrinogênio reduzido devido a uma razão clínica não clara, ou quando houver suspeita de disfibrinogenemia.

Tempo de Coagulação Ativado

O tempo de coagulação ativado (ACT) mede o tempo em segundos para a formação de um coágulo após um agente ativador (p. ex., celite, caolin) ser adicionado à amostra fresca de sangue total retirada. O aPTT tem substituído este exame em muitas situações clínicas, exceto na sala cirúrgica. Em cenário com concentrações elevadas de heparina (> 1 unidade/mL), o aPTT torna-se infinitamente prolongado; portanto, para procedimentos que necessitam de elevadas doses de heparina. como cirurgia de *bypass* de artéria coronária ou intervenções coronarianas percutâneas (PCIs), o ACT ainda é utilizado para monitoar a atividade de heparina.

Teste de Fibrinólise

A análise laboratorial de fibrinólise é difícil devido à complexidade do sistema fibrinolítico e o intercâmbio entre hemostasia e proteínas de fibrinólise. Ensaios atuais em estudos clínicos são pobres preditores de trombose ou sangramento. Adicionalmente, outros estados inflamatórios podem aumentar as concentrações de produtos da degradação da fibrina na ausência de fibrinólise. Testes globais para fibrinólise, incluindo tempo de lise de coágulo e tromboelastografia, têm sido promissores como preditores de sangramento perioperatórios e permitem a avaliação do tratamento da fibrinólise com antifibrinolíticos e crioprecipitado. Estes ensaios globais permitem análise rápida em tempo real da hemostasia e são, especialmente, úteis nos casos com risco aumentado de hemorragia, como trauma (Capítulo 42), transplante hepático (Capítulo 36), hemorragia pós-parto (Capítulo 33), cirurgia cardíaca (Capítulo 25) ou múltiplas transfusões de sangue (Capítulo 24).

Produtos da Degradação da Fibrina

Os níveis elevados de diferentes produtos da degradação da fibrina resultam da ação da plasmina sobre a fibrina e fibrinogênio durante fibrinólise. O D-dímero é formado quando a plasmina quebra os polímeros reticulados de fibrina em fragmentos D e têm sido utilizado como um marcador dos estados fibrinolíticos. As concentrações aumentadas de D-dímero têm valor preditivo e prognóstico nos estados de fibrinólise, como DIC e nas desordens trombóticas, como embolia pulmonar ou DVT. Embora o nível aumentado de D-dímero esteja próximo de 90% de sensibilidade (no caso de DIC), não é muito específico e, portanto, não é frequentemente utilizado para detectar fibrinólise.

Ensaios Globais de Coagulação

Existem atualmente dois aparelhos semiautomáticos disponíveis que usam medidas viscoelásticas para analisar o tempo de formação de coágulo sanguíneo, estabilidade máxima do coágulo e resolução do coágulo devido a fibrinólise (Fig. 22.2). A tromboelastografia (TEG) usa sangue total fresco colocado em um recipiente que gira continuamente ao redor de um pino. Conforme os coágulos se formam, existe resistência aumentada para a rotação do recipiente, que é transmitida ao sensor no pino e graficamente exibido. Na tromboelastometria (ROTEM), um método rotacional similar e exibição gráfica são utilizados; entretanto, neste caso, o recipiente com sangue total fresco é fixado, enquanto os pinos rodam. Desde o advento das medidas viscoelásticas da coagulação em 1948, melhorias na técnica têm levado ao uso mais fácil e à habilidade de realizar teste *point-of-care* com resultados rápidos. A adição de vários reagentes desencadeantes proporciona informação adicional sobre a via extrínseca, níveis de fibrinogênio, efeitos da presença de heparina e resistência a lise.[9] Apesar de as medidas viscoelásticas poderem avaliar agregação plaquetária, existem testes que não medem a disfunção plaquetária (tanto hereditária quanto induzida por droga). Além disso, são incapazes de detectar

os efeitos do vWF. Outros conceitos incluem dificuldade com controle de qualidade e a habilidade de padronizar estas medidas entre diferentes centros. Apesar dessas limitações, TEG e ROTEM claramente podem auxiliar a detectar coagulopatia, direcionar a terapia transfusional e até diminuir a necessidade para algumas transfusões sanguíneas (Fig. 22.3) (Capítulo 24).

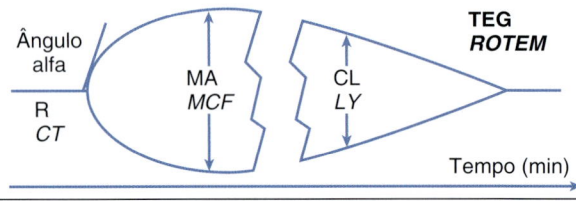

Variável	TEG	ROTEM
Do início a 2 mm de amplitude (início do coágulo)	R (tempo de reação)	CT (tempo de coagulação)
De 2 mm a 20 mm de amplitude (coágulo cinético)	K (cinético)	CFT (tempo de formação do coágulo)
Ângulo alfa	Declive entre R e K	Ângulo da tangente em 2 mm de amplitude
Força máxima (coágulo forte)	MA (amplitude máxima)	MCF (tempo de coagulação máximo)
Lise do coágulo (em minutos)	CL 30, CL 60	LY 30, LY 60

Fig. 22.2 Comparação de variáveis comuns para ensaios de coagulação globais TEG (tromboelastografia) e ROTEM (tromboelastometria rotacional). *CL*, lise do coágulo; *LY*, lise.

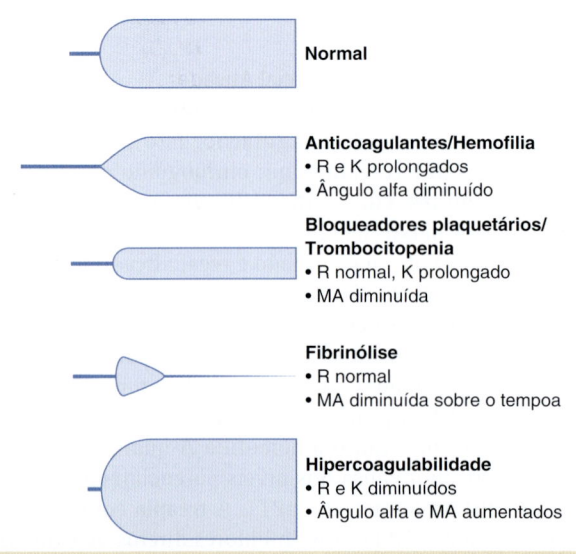

Fig. 22.3 Exemplos de tromboelastografia comum com análise. *K*, cinético; *MA*, amplitude máxima; *R*, tempo de reação.

Testes de Função Plaquetária

Contagem de Plaquetas

A contagem de plaquetas é determinada como parte da contagem sanguínea completa e é realizada por máquinas automáticas que utilizam métodos ópticos, impedância ou citometria de fluxo. Aglomerados de plaquetas (que resulta de ativação plaquetária mínima) e a presença de plaquetas gigantes podem levar à contagem plaquetária artificialmente diminuída. Por outro lado, se uma amostra contém debris celulares (talassemias, leucemias, TTP), a contagem de plaquetas pode ser superestimada por alguns métodos.

Tempo de Sangramento

No passado, o tempo de sangramento era utilizado como um teste de triagem para função plaquetária; entretanto, devido à dificuldade na realização de um teste acurado, é raramente utilizado na prática clínica hoje. Para realizar o exame, um manguito de aparelho de pressão é insuflado sobre a parte superior do braço a 40 mmHg e uma incisão padronizada com 9 mm de comprimento e 1 mm de profundidade é feita na superfície volar do antebraço. O sangue é absorvido com filtro de papel a cada 30 segundos e um tempo de sangramento prolongado (> 11 minutos) pode significar tanto disfunção plaquetária quanto contagem de plaquetas abaixo de 100.000 células/µL.

Estudos de Agregação Plaquetária

Os estudos de agregação plaquetária não são comumente utilizados no perioperatório, porém podem ser usados na avaliação pré-operatória dos pacientes com distúrbios plaquetários potenciais. Um agonista plaquetário (p. ex., colágeno, ADP, epinefrina ou ristocetina) é adicionado ao plasma rico em plaquetas e, então, a agregação plaquetária é medida pela diminuída dispersão de luz. Estes estudos podem ajudar a diferenciar entre desordens plaquetárias hereditárias e disfunção plaquetária (p. ex., trombastenia de Glanzmann,

síndrome de Bernard-Soulier, vWD), assim como monitorar a terapia antiplaquetária com aspirina ou clopidogrel.

Análise da Função Plaquetária

As plaquetas no sangue citratado são expostas a uma membrana revestida com colágeno e ADP ou epinefrina para iniciar a adesão. Os testes medem o tempo para que a abertura do instrumento se oclua como resultado do trombo plaquetário. Os tempos de fechamento anormal indicam disfunção plaquetária; entretanto, o resultado não é especifico para qualquer desordem. O teste pode ser útil como ferramenta de triagem para avaliar disfunção plaquetária, porque é simples, rápido e não requer treinamento especial.

ANTITROMBÓTICOS E PROCOAGULANTES

As drogas antitrombóticas são usualmente utilizadas para tratar doença cardiovascular, acidente vascular encefálico, DVT ou PE. Elas podem ser adicionalmente subdivididas em agentes antiplaquetários, anticoagulantes (Tabela 22.4) e trombolíticos.

Antiplaquetários

As plaquetas são envolvidas na formação de trombos patológicos levando a doença arterial coronariana. As drogas antiplaquetárias podem ser divididas em três classes: (1) inibidores da ciclo-oxigenase (COX), (2) antagonistas de receptor P2Y12 e (3) antagonistas de plaquetas GPIIb/IIIa.

Inibidores de Ciclo-oxigenase

Existem duas isoenzimas COX primárias: COX-1 e COX-2. A COX-1 mantém a integridade da mucosa gástrica e do fluxo sanguíneo renal e inicia a formação de TxA_2, que é importante para a agregação plaquetária. A COX-2 é responsável por sintetizar mediadores de prostaglandina em situação de dor e inflamação.

Tabela 22.4 Anticoagulantes Comuns com a Necessidade de Monitoração e Possíveis Drogas para Reversão em Emergência

Anticoagulantes	Nome da Droga	Monitorização	Agentes de Reversão
Antagonistas da vitamina K	Warfarina	PT, INR	PCC, FFP, vitamina K
Heparinas	Heparina não fracionada (UFH)	aPTT	Protamina
	Heparina de baixo peso molecular (LMWH)	Nenhuma necessidade, mas o ensaio de antifator Xa pode monitorar níveis	Parcialmente revertida pela protamina
Pentassacarídios	Fondaparinux	Nenhuma necessidade, mas o ensaio de antifator Xa pode monitorar níveis	Nenhuma
Inibidores diretos da trombina	Hirudina, argatroban, bivalirudina	aPTT ou ACT	Nenhuma
	Dabigatran	Nenhuma necessidade	Idarucizumab, diálise pode remover a droga
Inibidores do fator Xa	Rivaroxaban, apixaban	Nenhuma necessidade	Nenhuma

ACT, Tempo de coagulação ativada; *aPTT*, tempo de tromboplastina parcial ativada; *FFP*, plasma fresco congelado; *INR*, razão internacional de normatização; *PCC*, complexo concentrado de protrombina; *PT*, tempo de protrombina.

Pequenas doses de aspirina inibem a COX-1 irreversivelmente. Grandes doses de aspirina inibem tanto COX-1 quanto COX-2 irreversivelmente, o que leva a efeitos anti-inflamatórios e analgésicos. Como as plaquetas não têm ácido desoxirribonucleico (DNA), elas não são capazes de sintetizar nova COX-1, uma vez que a aspirina tenha inibido irreversivelmente a enzima. Apesar da sua meia-vida curta (15 a 20 minutos), a aspirina atua de sete a 10 dias, expectativa de vida das plaquetas anucleadas. A recuperação da função plaquetária após uso de aspirina depende do *turnover* da plaqueta. Geralmente, megacariócitos geram de 10% a 12% de plaquetas diariamente, portanto espera-se hemostasia normal em 2-3 dias após a última dose de aspirina, considerando um *turnover* plaquetário normal. Por outro lado, a reversão imediata pode somente ser alcançada com transfusões de plaquetas.

A maioria dos NSAIDs são inibidores de COX reversível não seletivo (Capítulos 40 e 44). A função plaquetária retorna ao normal em três dias após a descontinuidade do uso de NSAIDs. Os antagonistas seletivos COX-2, como celecoxib, foram desenvolvidos para proporcionar alívio da dor sem complicações hemorrágicas gastrointestinais, mas recentes ensaios clínicos com antagonistas seletivos COX-2 têm demonstrado riscos aumentados para complicações cardiovasculares.[10] Os inibidores específicos de COX-2 não afetam a função plaquetária, porque as plaquetas não expressam COX-2. O aumento de risco cardiovascular é provavelmente devido à inibição de prostaciclina (PGI_2) sem inibição de TxA_2, inclinando, portanto, o balanço em direção à trombose. Recomendações atuais são para o uso de inibidores COX-2 somente quando necessário e, então, com a menor dose efetiva possível junto com dose baixa de aspirina.

Antagonistas de Receptor P2Y12

Estas drogas (ticlopidina, clopidogrel, prasugrel, ticagrelor) interferem na função plaquetária pela inibição do receptor P2Y12, que previne a expressão de GPIIb/IIIa sobre a superfície das plaquetas ativadas e inibe a adesão e agregação plaquetária. O clopidogrel (Plavix®) é a droga mais comumente prescrita desta classe. As funções plaquetárias normalizam-se sete dias após descontinuidade de clopidogrel e 14 a 21 dias após a descontinuidade de ticlopidina.

Clopidogrel, um antagonista irreversível e não competitivo, é uma pró-droga que requer CYP2C19 para ativação. Tem ampla variabilidade interindividual na inibição da função plaquetária induzida por ADP. Apesar de muitos fatores poderem estar envolvidos, fatores genéticos merecem consideração. Pacientes tratados com clopidogrel que têm atividade de CY2C19 diminuída mostraram ter risco significativamente aumentado de eventos cardiovasculares maiores. A Food and Drug Administration (FDA) coloca aviso de caixa preta sobre o clopidogrel para conscientizar os pacientes e profissionais de saúde em relação aos pacientes que metabolizam pobremente CYP2C19, o que representa mais de 14% destes, e que têm elevado risco de falha do tratamento; além disso, testes genotípicos podem ser úteis.

Ticagrelor tem mais baixa variabilidade interindividual, pois se liga para separar o local sobre o receptor P2Y12 a fim de inibir a ativação e sinalização de proteína-G, e o ticagrelor não é uma pró-droga. O ticagrelor deve ser dosado duas vezes ao dia, porque tem ação mais curta do que o clopidogrel.

Antagonistas de Glicoproteína IIb/IIIa

O receptor GPIIb/IIIa medeia a agregação plaquetária pela ligação de fibrinogênio e vWF. Drogas disponíveis que bloqueiam o receptor são abciximab (ReoPro®), epitifibatide (Integrilin®) e tirofiban (Aggrastat®). Elas são administradas por via intravenosa em ordem para (1) parar trombose arterial em progressão e (2) eliminar reatividade plaquetária excessiva em vasos doentes, a fim de que trombos oclusivos e reestenoses não ocorram. Abciximab é um inibidor de GPIIb/IIIa irreversível e não competitivo, enquanto eptifibatide e tirofiban são competitivos, antagonistas reversíveis de GPIIb/IIIa. A inibição proporcionada por abciximab continua em diferentes níveis por vários dias após a infusão ter parado. A agregação plaquetária normaliza-se em 24 a 48 horas após a descontinuidade de abciximab e oito horas após descontinuidade de eptifibatide e tirofiban. Todas estas drogas causam trombocitopenia, mas o efeito é mais forte com abciximab (incidência de quase 2,5%).

Anticoagulantes

Antagonistas da Vitamina K

Warfarina, o antagonista de vitamina K (VKA) oral mais frequentemente utilizado, rompe a formação dos fatores II, VII, IX e X e das proteínas C e S. Sem vitamina K, estas proteínas não se submetem à carboxilação e, portanto, não podem se ligar ativamente à membrana fosfolipídica das plaquetas durante a hemostasia (Fig. 22.4).

A warfarina tem longa meia-vida (40 horas), e os efeitos anticoagulantes completos levam de 48 a 72 horas para se desenvolverem após administração, devido à meia-vida de fatores de coagulação preexistente. A protrombina (fator

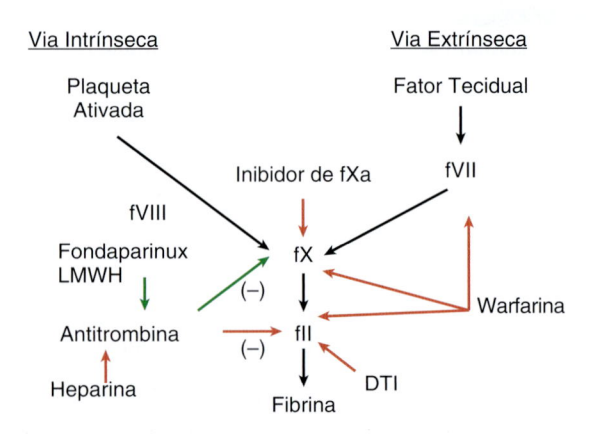

Fig. 22.4 Locais de ação para anticoagulantes comuns. *DTI,* inibidor direto de trombina; *f,* fator; *LMWH,* heparina de baixo peso molecular.

II) tem a meia-vida mais longa ($\sim$ 60 horas). Fator VII e proteína C têm a meia-vida mais curta (de três a seis horas). Reduções precoces no anticoagulante proteína C podem causar um desequilíbrio relativamente ao estado hipercoagulável durante o início da terapia com warfarina, resultando em trombose ou necrose de pele induzida por warfarina. Pacientes com elevado risco para tromboembolismo devem ser mantidos com outro anticoagulante (usualmente heparina) até o INR alvo ser alcançado.

A faixa terapêutica para anticoagulação com warfarina é, geralmente, um INR de 2,0 a 3,0, exceto para pacientes com valvas cardíacas mecânicas, nos quais valores mais elevados são necessários (INR de 2,5 a 3,5). O INR não é calibrado para avaliar as deficiências de coagulação na doença hepática e não deve ser utilizado para avaliar efeitos terapêuticos de outros anticoagulantes. A warfarina é difícil de manejar devido a sua estreita janela terapêutica. Fármacos, alimentos e álcool podem alterar profundamente o perfil farmacocinético da warfarina, tornando a monitorização laboratorial uma necessidade frequente. A warfarina é contraindicada na gestação em virtude de a exposição fetal poder levar a embriopatia.

A farmacologia da warfarina é também afetada pelas variações genéticas no metabolismo da droga (citocromo P450, CYP2C9). Testes farmacogenéticos para polimorfismos que afetam o metabolismo da warfarina podem ser considerados quando existe dificuldade para alcançar o INR alvo.

Heparina não Fracionada

A heparina não fracionada (UFH) inibe indiretamente a trombina e o fator Xa pela ligação à AT (Fig. 22.1). A terapia com heparina é monitorada com aPTT ou ACT. Os benefícios da heparina são a meia-vida curta e a capacidade de reversão total com protamina, uma proteína alterada positivamente, isolada do salmão. Os pacientes podem ser resistentes à UFH se têm insuficiência hereditária de AT ou uma deficiência adquirida de AT, devido à administração prolongada de heparina. O tratamento consiste em transfusões de FFP, que reabastecerá os níveis de AT.

A dose plena de heparina para cirurgia cardíaca é administrada em bolo intravenoso de 300 a 400 U/kg. Um ACT acima de 400 segundos é, usualmente, considerado seguro para início de *bypass* cardiopulmonar. Um miligrama de protamina para 100 unidades de heparina é a dose que reverterá a utilizada na conclusão do *bypass* cardiopulmonar.

A principal complicação da heparina, a parte do risco de sangramento, é HIT. A UFH e, em menor grau, a LMWH podem estimular a produção de anticorpos contra o complexo fator 4 heparina-plaqueta (PF4). A HIT é a mais temida complicação não hemorrágica da heparina e tem um índice de mortalidade de 20% a 30%. Estes anticorpos podem ativar plaquetas para induzir trombose e causar HIT. A HIT deve ser suspeitada se a contagem de plaquetas diminuir a menos que 100.000 células/μL ou menos que 50% do valor basal 5-10 dias após o início da terapia com heparina. Se trombocitopenia ou trombose se desenvolverem em pacientes

em uso de heparina, testes para anticorpos HIT devem ser realizados para confirmar o diagnóstico. O ELISA (*enzyme-linked immunosorbent assay*) é sensível, porém não tão específico como um ensaio de liberação de serotonina, que é atualmente o padrão ouro. Os pacientes com suspeita de HIT devem iniciar anticoagulante alternativo (não UFH ou LMWH) imediatamente, enquanto os resultados dos testes estiverem pendentes. Os agentes mais comumente utilizados são os DTIs como bivalirudina, argatroban e lepirudina. A warfarina é contraindicada para tratamento de HIT, porque a síntese inicial diminuída das proteínas C e S realça o estado pró-trombótico do paciente. As transfusões de plaquetas devem também ser reservadas, a menos que o paciente esteja severamente trombocitopênico (< 20.000 células/μL) com sinais de sangramento.

Quando pacientes com historia de HIT necessitam de *bypass* cardiopulmonar, surge uma difícil decisão sobre anticoagulação. Se o tempo permitir, devem-se medir titulações de anticorpos para complexo PF4-heparina. Se os títulos estiverem baixos, então uma dose única de heparina pode ser considerada para *bypass* cardíaco. De outro modo, bivalirudina, DTI de ação mais curta, é o agente alternativo para a anticoagulação enquanto ocorre o *bypass*. O tratamento pré-cirúrgico com plasmaférese para depuração rápida de anticorpos é um plano alternativo, porém riscos e benefícios devem ser discutidos com um hematologista.

Heparina de Baixo Peso Molecular e Fondaparinux

A LMWH produzida pela clivagem da heparina em fragmentos mais curtos, e a fondaparinux, um pentassacárideo sintético, atuam mais especificamente ao inibir o fator Xa via AT. A LMWH e a fondaparinux não afetam o exame de aPTT, e o teste de coagulação usualmente não é necessário. Entretanto, se necessário, os níveis plasmáticos de atividade das drogas podem ser avaliados pelos níveis de fator Xa. Isto pode ser útil em pacientes com insuficiência renal, que afeta a excreção das drogas, ou em mulheres grávidas, pacientes obesos e neonatos, para os quais os níveis medicamentosos são menos seguros após injeção subcutânea. LMWH e fondaparinux têm meias-vidas mais longas do que a heparina e podem ser administradas por via subcutânea, uma ou duas vezes ao dia. A protamina é só parcialmente efetiva na reversão da LMWH e não é efetiva para fondaparinux. A LMWH é contraindicada na HIT. Apesar da incidência de HIT ser relativamente rara para fondaparinux, casos têm sido relatados e não é aprovada para uso em HIT.

Inibidores Trombina Diretos

Todos os DTIs inibem trombina nos estados livres e ligados à fibrina, ao contrário da heparina, que tem efeito somente sobre a trombina livre. Os efeitos clínicos podem ser monitorados com aPTT ou ACT na sala cirúrgica. A hirudina é um anticoagulante natural encontrado nas sanguessugas. A lepirudina é uma hirudina recombinante derivada de células de levedura, enquanto que o argatroban e a bivalirudina são agentes sintéticos. O argatroban, que têm meia-vida de 45 minutos, é o DTI preferido para pacientes com insuficiência renal, porque é eliminado por via hepática. A bivalirudina é um DTI reversível e é metabolizada pelas proteases plasmáticas e excretada por via renal. Tem a meia-vida mais curta e é o medicamento de escolha para pacientes com disfunção renal e hepática. Não existem anticorpos para nenhum dos DTIs, assim como a reversão depende de sua depuração. Todos os DTIs interferirão no INR, mas o com warfarina no caso de anticoagulação de longo prazo.

Novos Anticoagulantes Orais

Alguns poucos anos atrás, vários novos anticoagulantes orais diretos (DOACs) têm sido introduzidos no mercado. Esses novos fármacos tinham mais preditivos farmacocinéticos e farmacodinâmicos e poucas interações com alimentos e outras drogas. A previsibilidade permite doses diárias fixas sem a necessidade de monitorização, mas o inconveniente é a falta de antídotos específicos para reverter a anticoagulação e uma escassez de evidência para guiar a colocação de bloqueadores neuroaxiais/periféricos (Capítulo 40).

Os DOACs têm uma meia-vida mais curta do que a warfarina e têm demonstrado eficácia não inferior a esta. Uma metanálise da fase II e da fase III de ensaios clínicos randomizados comparando DOACs com VKAs em pacientes com fibrilação atrial mostrou que a utilização de DOACs era associada com uma significativa redução em sangramento importante (risco relativo [RR] de 0,86, intervalo de confiança [IC] de 95%, 0,72-1,02) e uma diminuição significativa do risco de hemorragia intracraniana (RR de 0,46, IC de 95%, 0,39 a 0,56).[11] A comparação do apixaban, um inibidor do fator Xa, *versus* warfarina em pacientes com fibrilação atrial mostrou uma redução de acidente vascular encefálico com uma significativa diminuição de sangramento importante.[12]

O dabigatran (Pradaxa®), um DTI oral, foi aprovado para prevenção de acidente vascular encefálico isquêmico em pacientes com fibrilação atrial não valvar e o tratamento de VTE. Os inibidores diretos do fator Xa, rivaroxabana (Xarelto®) e apixaban (Eliquis®) são novas drogas cuja atividade é dirigida contra o sítio ativo do fator Xa. Estas drogas são aprovadas para uso na profilaxia de TVP/EP, profilaxia de acidente vascular encefálico em pacientes com fibrilação atrial e tratamento de VTE.

Apesar da monitorização não ser rotineira, deve ser útil em pacientes com peso corporal relativamente alto ou baixo, insuficiência renal (dabigatran), pacientes em uso de outros medicamentos que alteram P-glicoproteína e metabolismo do citocromo P450, overdoses, sangramento com risco de morte ou necessidade de cirurgia de emergência. O teste laboratorial perfeito deve ser o tempo de trombina diluído ou tempo de coagulação de ecarina para DTI e um ensaio anti-fator Xa calibrado para inibidor específico direto de fator Xa; entretanto, estes testes não são atualmente amplamente disponíveis.

Existem dados limitados em relação à utilização desses novos anticoagulantes com anestesia regional, que incluem técnicas neuroaxiais. A maioria das recomendações é baseada exclusivamente na farmacocinética e farmacodinâmica dessas drogas.[13]

No cenário de emergência, antídotos estão tornando-se disponíveis. Idarucizumab, um antídoto específico para dabigatran, é um fragmento de anticorpo humanizado que se liga ao dabigatran com uma afinidade 350 vezes maior que a trombina. Alfa-andexanet, um fator Xa recombinante, foi desenvolvido para reverter os inibidores do fator Xa. Ultimamente, ciraparantag (PER977), uma pequena molécula catiônica sintética hidrossolúvel, uma molécula catiônica que se liga e neutraliza UFH, LMWH, fondaparinux, dabigatran e os novos inibidores de fator Xa através de ligação ao hidrogênio e interações carga-carga. O idarucizumab foi aprovado pela FDA, embora o alfa-andexanet e o ciraparantag ainda estejam sendo submetidos a ensaios clínicos.

Como dabigatran e rivaroxiban/apixaban são, respectivamente, inibidores competitivos de trombina e fator Xa, em teoria, deve fazer sentido fisiológico tentar a reversão com um PCC, porém estudos randomizados controlados *in vivo* são deficientes. Existem alguns resultados de casos que a hemodiálise pode eliminar o dabigatran. Pesquisa adicional é necessária para documentar o melhor método de reversão dos efeitos clínicos desses DOACs. Felizmente, suas meias-vidas são relativamente curtas, e tanto o tempo quanto o cuidado médico de suporte são, frequentemente, suficientes para manejar a situação clínica aguda.

Trombolíticos

A terapia trombolítica é utilizada para quebrar ou dissolver os coágulos sanguíneos durante infartos agudos do miocárdio (dentro de 12 horas), acidentes vasculares encefálicos (dentro de três horas) ou embolia pulmonar maciça. A trombólise pode ser feita através de um acesso venoso ou diretamente no local do bloqueio. A maioria dos agentes trombolíticos é protease da serina, que age na conversão do plasminogênio em plasmina, que, então, lisa o coágulo pela quebra de fibrinogênio em fibrina.

As drogas fibrinolíticas são divididas em duas categorias: (1) drogas específicas à fibrina e (2) drogas não específicas à fibrina. Os tPAS recombinantes (p. ex., alteplase, reteplase e tenecteplase) são drogas específicas à fibrina que teoricamente produzem menos conversão de plasminogênio na ausência de fibrina. As drogas não específicas à fibrina (p. ex., estreptoquinase) catalisam a fibrinólise sistêmica. A estreptoquinase, produzida por estreptococos β-hemolíticos, é altamente antigênica e pode causar sensibilização imunológica e reações alérgicas, particularmente com administração repetida. A estreptoquinase não é amplamente utilizada nos Estados Unidos, porém ainda é utilizada em outros lugares devido ao baixo custo.

Os tPAS são tanto trombolíticos quanto anticoagulantes por causa da fibrinólise, que gera quantidades aumentadas de produtos da degradação da fibrina na circulação, o que inibe a agregação plaquetária pela ligação com as superfícies das plaquetas. Cirurgia ou punção de vasos não compressíveis estão contraindicadas no período de 10 dias após o uso de drogas trombolíticas.

Procoagulantes

Só existem realmente duas grandes causas de sangramento perioperatório. A primeira e mais comum o é sangramento cirúrgico, que não será discutido aqui (Capítulo 24). A segunda é o sangramento de causa não cirúrgica ou insuficiência das vias hemostáticas. As causas para essa insuficiência incluem transfusão de sangue maciça (levando à trombocitopenia, baixo fibrinogênio e coagulopatia) (Capítulo 24), fibrinólise (induzida pelo procedimento cirúrgico, como prostatectomia, transplante hepático ortotópico [Capítulo 36] ou exposição a material de enxerto exógeno), DIC (devido a sepse, *bypass* cardiopulmonar [Capítulo 25] ou reações transfusionais [Capítulo 24], uma desordem de sangramento preexistente não detectada ou uma combinação das possibilidades acima expostas.

Os principais manejos para perda sanguínea maciça incluem reposição de hemácias, plaquetas, fatores da coagulação e fibrinogênio. O paciente necessita ser mantido aquecido, e resultados laboratoriais frequentes são necessários para ajudar a guiar transfusões e reposição eletrolítica. Um perfil laboratorial básico na sala cirúrgica deve incluir hematócrito, contagem de plaquetas, PT, aPTT e nível de fibrinogênio. Apesar de os hemocomponentes e transfusões limiares serem discutidas separadamente no Capítulo 24, alguns outros procoagulantes existentes podem ser úteis para anestesistas, quando o paciente está sangrando intensamente.

Antifibrinolíticos

Existem dois tipos de antifibrinolíticos: (1) os análogos da lisina, EACA e TXA, e (2) inibidor da protease da serina, aprotinina. A aprotinina foi removida do mercado nos Estados Unidos e agora só está disponível na Europa e no Canadá. Os análogos da lisina agem inibindo competitivamente o local de ligação do plasminogênio e previnem a clivagem para plasmina. A TXA e EACA provavelmente são equivalentes em eficácia e diminuem a perda sanguínea perioperatória na cirurgia cardíaca, transplante hepático e cirurgia ortopédica.

Nos pacientes vítimas de trauma (Capítulo 42), a administração de TXA pode reduzir o índice de mortalidade (14,5% *vs.* 16%, $p = 0,0035$), incluindo o risco de morte devido a sangramento (4,9% *vs.* 5,8%, $p = 0,0077$), sem aumento nos eventos oclusivos vasculares fatais e não fatais.[14] Os tratamentos mais precoces ($\leq$ 1 hora) após lesão traumática reduzem significativamente o risco de morte, devido a eventos hemorrágicos com o grupo do ácido tranexâmico (5,3%) *versus* grupo placebo (7,7%). De forma global, os análogos da lisina (TXA e EACA) provavelmente devem ser considerados para uso nas cirurgias de grande porte ou sangramento crítico.

Fator VIIa Recombinante

O rFVIIa aumenta a geração de trombina (fator II), que intensifica a hemostasia. A droga foi originalmente aprovada pela FDA para utilização em pacientes hemofílicos. Atua provocando efeito em ambas as vias do sistema de coagulação. No TF dependente ou sistema extrínseco, o rFVIIa liga-se ao TF no local da lesão vascular, causando a ativação do fator X.

No TF independente ou sistema intrínseco, rFVIIa liga-se à superfície da plaqueta ativada, ativando o fator X. Ambos os mecanismos resultam em uma "explosão" de geração de trombina e fibrina, que leva à formação de coágulo. A meia-vida do rFVIIa é de somente 2 a 2,5 horas, assim a dose inicial pode requerer repetição até o sangramento ser controlado.

O rFVIIa tem gerado um grande acordo de interesse devido a sua habilidade em realçar a hemostasia em pacientes com hemorragia severa. As utilizações de forma *off label* de rFVIIa têm sido bastante variadas e incluem hemorragia intracraniana, cirurgia cardíaca, trauma, traumatismo cranioencefálico e transplante hepático. Se todos os estudos forem analisados juntos, existe uma leve redução no número de pacientes que necessitam de transfusões de concentrados de hemácias, mas não existe evidência de que a utilização de rFVIIa altere globalmente o índice de sobrevida.

O uso profilático de rFVIIa é questionável por causa de trombose venosa e arterial. Considerando que ensaios clínicos randomizados controlados têm sido capazes de demonstrar um benefício significativo em termos de permanência na unidade de tratamento intensivo (UTI), no hospital ou índice de mortalidade, cada médico deverá ponderar o risco de eventos tromboembólicos contra o benefício da coagulação para o paciente individualmente.

Concentrado de Complexo de Protrombina

Os PCCss são comercialmente disponíveis como formulações contendo quantidades variadas de fatores da coagulação (fatores II, VII, IX e X), como também um ou mais tipos de anticoagulantes (proteína C ou S). Os PCCs de três fatores diferem dos PCCs de quatro fatores, porque eles não contêm quantidades significativas de fator VII. A maioria dos fatores é administrada no estado inativo, que supostamente diminui os riscos trombogênicos. Os PCCss são, agora, a droga de escolha para a reversão emergencial de VKAs no lugar de rFVIIa ou FFP. Apesar dos PCCss serem derivados de plasma humano, eles são tratados com pelo menos um processo de redução viral, que reduz o risco para infecções e reações transfusionais não infecciosas.

MANEJO PERIOPERATÓRIO DA ANTICOAGULAÇÃO

O manejo perioperatório de pacientes que necessitam de anticoagulação crônica ou terapia antiplaquetária envolve duas importantes determinações de risco: (1) o risco de uma complicação trombótica para o paciente e (2) o risco de uma complicação hemorrágica importante em um procedimento em andamento. Uma equipe multidisciplinar deve avaliar os pacientes algumas semanas antes da cirurgia eletiva para realizar essas análises de risco necessárias e tomar decisão sobre o manejo em relação a continuação, suspensão e reinstituição de terapia de anticoagulação ou antiplaquetária.

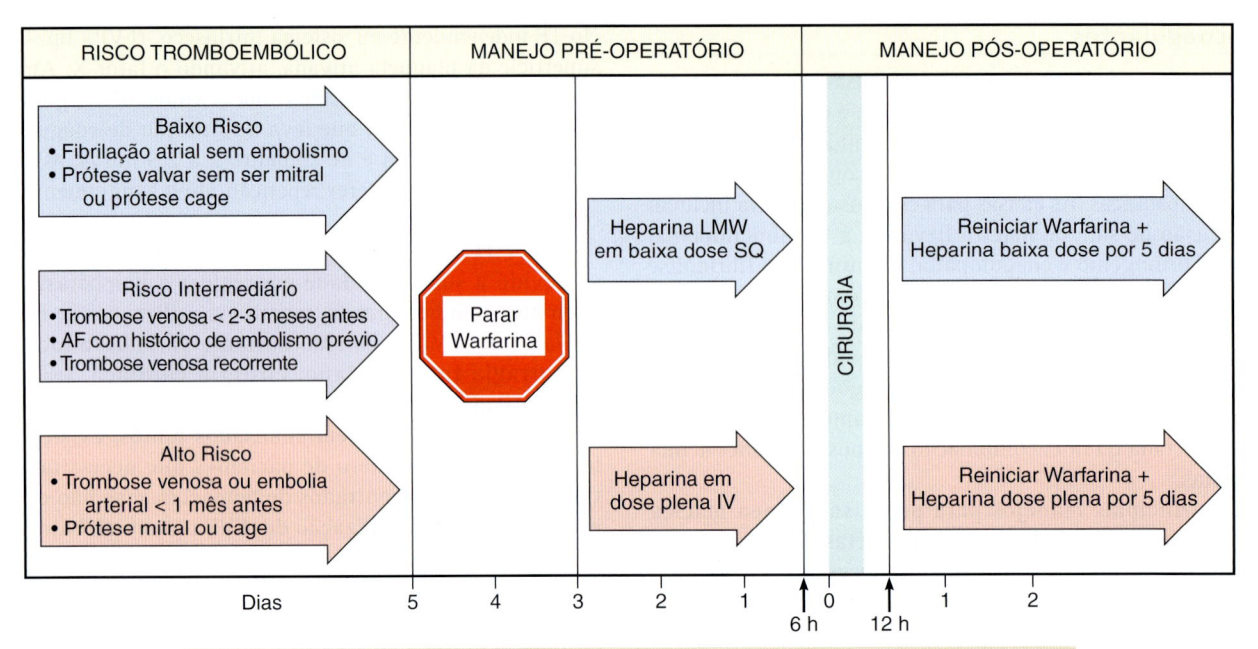

Fig. 22.5 Manejo perioperatório de um paciente anticoagulado. *AF*, fibrilação atrial; *IV*, intravenosa; *LMW*, baixo peso molecular; *SQ*, subcutâneo. (De Stratmann G. Hemostasis. In: Miller RD, Pardo MC, eds. *Basics of Anesthesia*. 6th ed. Philadelphia: Elsevier, 2011.)

Para aqueles pacientes utilizando VKAs, a recomendação atual é suspender os VKAs cinco dias antes da cirurgia para aqueles pacientes que têm baixo risco para VTE perioperatória. Os VKAs devem ser restaurados em 12 a 24 horas de pós-operatório. Para os pacientes com elevado risco de VTE, a recomendação atual é ponte com heparina ou LMWH após descontinuidade de VKAs antes da cirurgia. Não existem evidências claras para pacientes com risco moderado para VTE com relação à descontinuidade e ponte, assim a abordagem escolhida é baseada no paciente individualmente e nos fatores de risco cirúrgico. Para aqueles pacientes recebendo ponte terapêutica com UFH, a infusão deve ser parada 4 a 6 horas antes da cirurgia e retomada sem dose em bolo não antes de 12 horas do pós-operatório. Nas cirurgias com risco hemorrágico aumentado no pós-operatório, a retomada da UHF deve ser atrasada em 48 a 72 horas. Em pacientes recebendo ponte terapêutica com LMWH, a última dose de LMWH deve ser administrada 24 horas antes da cirurgia, e a dose dever ser retomada em 24 horas do pós-operatório (ou atrasada até 48 a 72 horas do pós-operatório para cirurgias com risco hemorrágico elevado)[15] (Fig. 22.5).

Para pacientes recebendo terapia antiplaquetária, a avaliação do risco está baseada nos seus riscos para evento perioperatório cardiovascular, se a cirurgia for um procedimento menor, procedimento não cardíaco de grande porte ou procedimento cardíaco, e o tempo e tipo de colocação de *stent* para estes pacientes que foram submetidos a PCI recente. Muitos estudos têm analisado o manejo de terapia com aspirina no perioperatório, porém existem poucos dados sobre manejo de clopidogrel no perioperatório. Para aqueles pacientes submetidos a procedimentos menores que estão recebendo ácido acetilsalicílico (AAS) ou aspirina para prevenção secundária de eventos cardiovasculares, o AAS deve ser continuado ao longo do período perioperatório. Adicionalmente, pacientes que têm elevado ou moderado risco de eventos cardiovasculares, como também aqueles submetidos a cirurgia cardíaca ou vascular, devem continuar o AAS ao longo do período perioperatório. Pacientes que têm baixo risco de eventos cardiovasculares e que foram submetidos a cirurgia não cardíaca devem descontinuar a terapia com AAS 7-10 dias antes da cirurgia. Os pacientes com dupla terapia antiplaquetária (AAS e clopidogrel) devem descontinuar o clopidogrel cinco dias antes da cirurgia cardíaca ou não cardíaca.

Ultimamente, para pacientes que foram submetidos a PCI recente com colocação de *stent* coronariano, a cirurgia deve ser atrasada em pelo menos seis semanas após a colocação de um *stent* convencional (BMS) e por pelo menos seis meses após a colocação de um *stent* farmacológico (DES). Se a cirurgia for necessária antes deste tempo passar, a terapia antiplaquetária combinada deve ser continuada a não ser que o risco de sangramento supere o risco de trombose no *stent*.

Em adição à avaliação de risco hemorrágico na cirurgia, muitos pacientes que estão recebendo terapia anticoagulante ou antiplaquetária podem, potencialmente,

Tabela 22.5	Protocolo da Universidade de São Francisco, na Califórnia, para o Uso de Drogas Antitrombóticas em Procedimentos Neuroaxiais			
Anticoagulante	**Tempo Mínimo entre a Última Dose e Quando o Cateterismo Neuroaxial Pode Ocorrer**	**Tempo Mínimo Após a Colocação do Cateter e o Início da Medicação**	**Tempo Mínimo entre a Última Dose e a Remoção do Cateter**	**Tempo Mínimo entre a Remoção do Cateter Neuroaxial e Quando Deve ser Dada a Próxima Dose**
NSAIDs/ASA		Sem restrições para a colocação e remoção do cateter		
Heparina SQ duas vezes ao dia		Sem restrições para a colocação e remoção do cateter		
Heparina SQ três vezes ao dia	4 horas	2 horas	4 horas	2 horas
Lovenox todo dia	12 horas	6 horas	12 horas	4 horas
Clopidogrel	7 dias	Contraindicado enquanto cateter estiver colocado		2 horas
Ticlopidina	14 dias	Contraindicado enquanto cateter estiver colocado		2 horas
Dabigatran	5 dias	Contraindicado enquanto cateter estiver colocado		6 horas
Rivaroxaban	3 dias	Contraindicado enquanto cateter estiver colocado		6 horas
Apixaban	3 dias	Contraindicado enquanto cateter estiver colocado		6 horas
Abciximab	48 horas	Contraindicado enquanto cateter estiver colocado		2 horas
Eptifibatide	8 horas	Contraindicado enquanto cateter estiver colocado		2 horas
Alteplase	10 dias	Contraindicado enquanto cateter estiver colocado		10 dias

ASA, ácido acetilsalicílico; *NSAIDs*, drogas anti-inflamatórias não esteroidais; *SQ*, subcutâneo.

se beneficiar com procedimentos anestésicos neuroaxiais. Dada a abundância de diferentes medicamentos antitrombóticos sendo utilizados no perioperatório para tratar trombose e prevenir eventos trombóticos pós-operatórios, anestesistas devem estar conscientes dos riscos de sangramento e lesão neurológica associada com cada terapia. Estes protocolos e recomendações continuarão a ser atualizados conforme emergem evidências sobre o risco de sangramento e perfis farmacológicos dos mais novos anticoagulantes. Na ausência de dados concretos, muitas comissões hospitalares estão utilizando protocolos práticos locais (Tabela 22.5).

O manejo da anticoagulação perioperatória está se tornando imensamente mais complexo com o advento dos DOACs e o número de pacientes que agora recebem anticoagulação crônica. Pesquisa contínua sobre eventos tromboembólicos e risco de sangramento no cenário de algumas dessas novas terapias é necessária antes das recomendações oficiais poderem ser feitas em relação ao seu manejo. Avaliação pré-operatória precoce de pacientes recebendo anticoagulação e uma abordagem de equipe multidisciplinar entre o paciente, clínico geral, cirurgião, anestesiologista e hematologista é essencial para garantir a segurança perioperatória destes pacientes.

PERGUNTAS DO DIA

1. Quais são os passos na cascata da coagulação após a formação inicial do tampão plaquetário no local da lesão no endotélio vascular?
2. Que moléculas regulatórias facilitam a terminação da cascata da coagulação?
3. Um paciente tem história de doença de von Willebrand (vWD). Quais são os diferentes tipos de vWD?
4. Quais são os dois mais comuns estados de hipercoagulabilidade hereditários? Qual é o mecanismo do estado pró-trombótico para cada um?
5. Quais são as manifestações clínicas da trombocitopenia induzida por heparina (HIT)? Quais exames diagnósticos podem ser utilizados para confirmar o diagnóstico? Se um paciente com HIT necessita ser submetido a anticoagulação, quais medicamentos podem ser utilizados como uma alternativa?
6. Um paciente desenvolve sangramento difuso durante cirurgia. Como a tromboelastografia pode ser usada para avaliar o estado de coagulação?
7. Que fatores da coagulação estão presentes no concentrado de complexo de protrombina (PCC)? Quais são as indicações para administração deste concentrado?

REFERÊNCIAS

1. Stalker TJ, Welsh JD, Brass LF. Shaping the platelet response to vascular injury. *Curr Opin Hematol.* 2014;21(5):410-417.
2. Berndt MC, Metharom P, Andrews RK. Primary haemostasis: newer insights. *Haemophilia.* 2014;20(suppl 4):15-22.
3. Chapin JC, Hajjar KA. Fibrinolysis and the control of blood coagulation. *Blood Rev.* 2015;29(1):17-24.
4. Mensah PK, Gooding R. Surgery in patients with inherited bleeding disorders. *Anaesthesia.* 2015;70(suppl 1):112-120:e39–e40.
5. Kempton CL, Meeks SL. Toward optimal therapy for inhibitors in hemophilia. *Blood.* 2014;124(23):3365-3372.
6. Lim W. Antiphospholipid syndrome. *Hematology Am Soc Hematol Educ Program.* 2013;2013:675-680.
7. Venugopal A. Disseminated intravascular coagulation. *Indian J Anaesth.* 2014;58(5):603-608.
8. De Stefano V, Rossi E. Testing for inherited thrombophilia and consequences for antithrombotic prophylaxis in patients with venous thromboembolism and their relatives. A review of the Guidelines from Scientific Societies and Working Groups. *Thromb Haemost.* 2013;110(4):697-705.
9. Lancé MD. A general review of major global coagulation assays: thrombelastography, thrombin generation test and clot waveform analysis. *Thromb J.* 2015;13:1-6.
10. Coxib, traditional NSAID., Trialists' (CNT) CollaborationVascular and upper gastrointestinal effects of non-steroidal anti-inflammatory drugs: meta-analyses of individual participant data from randomised trials. *Lancet.* 2013;382:769-779.
11. Dentali F, Riva N, Crowther M, et al. Efficacy and safety of the novel oral anticoagulants in atrial fibrillation: a systematic review and meta-analysis of the literature. *Circulation.* 2012;126:2381-2391.
12. Granger CB, Alexander JH, McMurray JJ, et al. Apixaban versus warfarin in patients with atrial fibrillation. *N Engl J Med.* 2011;365:981-992.
13. Horlocker T, Wedel D, Rowlingson J, et al. Regional anesthesia in the patient receiving antithrombotic or thrombolytic therapy: American Society of Regional Anesthesia and Pain Medicine Evidence-Based Guidelines (third edition). *Reg Anesth Pain Med.* 2010;35:64-101.
14. Shakur H, Roberts I, Bautista R, et al. Effects of tranexamic acid on death, vascular occlusive events, and blood transfusion in trauma patients with significant hemorrhage (CRASH2): a randomized, placebo controlled trial. *Lancet.* 2010;376(9734):23-32.
15. Douketis JD, Spyropoulos AC, Spencer FA, et al. American College of Chest Physicians. Perioperative management of antithrombotic therapy: Antithrombotic Therapy and Prevention of Thrombosis, 9th ed: American College of Chest Physicians Evidence-Based Clinical Practice Guidelines. *Chest.* 2012;141(suppl 2):e326S-e350S.

23 REPOSIÇÃO HÍDRICA

Elizabeth A.M. Frost

Propõem-se os objetivos do manejo da reposição hídrica perioperatória para proporcionar quantidades apropriadas de líquido parenteral e manter o volume intravascular e o débito cardíaco, o transporte adequado de oxigênio, o ótimo estado de coagulação, o equilíbrio ácido-básico e o balanço eletrolítico. Exatamente como estes objetivos podem ser alcançados ainda permanece controverso e, frequentemente, enganoso. Há alguns anos, tem ocorrido uma mudança no paradigma do manejo hídrico perioperatório, não somente em relação à quantidade, mas também com a qualidade, que é decorrente em parte das alterações nas técnicas cirúrgicas e anestésicas e no estado da população de pacientes.

HISTÓRICO

Antes da explanação do sistema cardíaco e vascular por Harvey em 1628, pouco se sabia sobre a circulação.[1] A necessidade de reposição hídrica intravenosa provavelmente começou durante a epidemia de cólera que assolou a Índia em 1827, propagou-se para a Rússia em 1829 e para a Inglaterra em 1831, finalmente alcançando os Estados Unidos em 1832.[2]

O'Shaughnessy, um recente graduado de Edimburgo, realizou uma análise do sangue e de excretas de várias vítimas e concluiu que o sangue [...]

> "perdeu uma grande proporção de água [...] perdeu também grande proporção dos ingredientes salinos neutros."[2] [...] as indicações de cura [...] são duas em ordem. Primeiro, restaurar a gravidade específica normal do sangue; segundo, corrigir seus problemas de salinidade deficiente [...] a primeira destas pode somente ser alcançada pela absorção, inibição ou injeção de fluido aquoso nas veias. [...] Quando a absorção é inteiramente suspensa [...] naqueles casos desesperadores [...] o autor recomenda a injeção nas veias de água morna contendo uma solução de sais normais do sangue."[3]

Embora a administração intravenosa de anestésicos para induzir a anestesia se tenha tornado uma abordagem padrão durante a segunda metade do século XX, líquidos intravenosos eram restritos a casos extremos e complicados. Em

Os editores gostariam de agradecer ao Dr. Alan David Kaye por contribuir para este capítulo na edição anterior deste trabalho, que serviu de base para o capítulo atual.

vez disso, durante os anos 1950 era prática comum proteger uma veia com uma agulha de aço de ângulo reto. Um braço móvel com um coxim de borracha na parte externa da pele era, então, movido para cobrir o orifício da agulha que se encontrava na veia. Caso fossem necessárias infusões de líquido ou de sangue, pequenas quantidades eram injetadas por seringa ou por conjuntos de infusões pré-esterilizados e embalados. Estes conjuntos não tinham filtros quando o sangue era administrado.

VISÃO GERAL DA FISIOLOGIA HIDROELETROLÍTICA

A água, o principal componente dos compartimentos hídricos corporais, representa cerca de 60% do peso corporal, ou 600 mL/kg. Em um indivíduo de 70 kg, isso representa algo em torno de 40 litros. Idade, gênero, adiposidade e atividade física são os maiores fatores que alteram esses percentuais. A água corporal é dividida entre os espaços intracelular (66%) e extracelular (34%), separados por membranas celulares permeáveis à água. O compartimento extracelular compreende o volume sanguíneo (60 a 65 mL/kg) e o volume de líquido intersticial (120 a 165 mL/kg). O percentual do plasma, o componente não celular do sangue, é uma fração de sangue, conforme medida pelo hematócrito, e suas taxas médias são de 30 a 35 mL/kg. Cerca de 15% do sangue está no leito arterial, e 85% no leito venoso (e capilar). A mais elevada pressão oncótica do plasma consiste em conteúdo proteico (20 mm Hg maior do que a pressão intersticial) e ajuda a manter o volume intravascular. A manutenção diária necessária para adultos é de aproximadamente 1,5 a 2,5 litros de água, 50 a 100 mEq de sódio, 50 a 100 g de glicose e 40 a 80 mEq de potássio.[4] A composição eletrolítica normal nos compartimentos corporais é mostrada na Tabela 23.1.

BALANÇO HÍDRICO PERIOPERATÓRIO

Tradicionalmente, o jejum pré-operatório produz déficit hídrico, que é calculado de acordo com a necessidade de manutenção hídrica multiplicada pela duração do jejum

Tabela 23.1	Composição Eletrolítica Normal nos Compartimentos Corporais		
Eletrólito	**Líquido Plasmático (mEq/L)**	**Líquido Intracelular (mEq/L)**	**Líquido Extracelular (mEq/L)**
Sódio	142	10	140
Potássio	4	150	4,5
Magnésio	2	40	2
Cálcio	5	1	5
Cloreto	103	103	117
Bicarbonato	25	7	28

Modificado de Rhoades, RA, Tanner GA. *Medical Physiology.* Boston: Little Brown; 1995.

desde a última ingestão hídrica. Após jejum de oito a 10 horas, o estado normal após o sono, as necessidades de indivíduos não comatosos podem ser pouco maiores que 250 mL. Muito poucos pacientes provavelmente precisarão de 1.500 a 2.000 mL de líquido em 1-2 horas de cirurgia. O jejum pré-operatório causa uma leve diminuição no líquido extracelular, enquanto mantém o volume intravascular.[5] Atualmente, as necessidades de jejum encorajam a ingestão de líquidos claros até duas horas antes da anestesia. O uso de anestésicos de curta duração assegura um rápido retorno à consciência. Além disso, perdas insensíveis encontram-se diminuídas nas incisões laparoscópicas e pela constante irrigação da ferida. O uso de medicamentos para realização de preparo intestinal no pré-operatório também tem diminuído significativamente. Finalmente, a liberação de hormônio antidiurético durante a anestesia reduz severamente a habilidade dos rins em remover o excesso de líquido.

O conceito de "terceiro espaço" cresceu em um estudo de 1960 com dois grupos de pacientes: o grupo 1 consistia de cinco pacientes submetidos a cirurgia de pequeno porte com anestesia geral (ciclopropano e éter); o grupo 2 (13 pacientes) foi submetido a procedimentos cirúrgicos maiores (colecistectomia, gastrectomia e colectomia). O volume plasmático, as hemácias e o volume de líquido extracelular foram medidos em todos os paciente em duas ocasiões durante o período operatório através do uso de albumina sérica marcada com I[131], hemácias rotuladas com Cr[51] e sulfato de sódio marcado com S[35]. Os autores determinaram que a perda de líquido extracelular funcional no grupo 2 foi consequência da redistribuição interna por causa da cirurgia; em outras palavras, existe um "terceiro espaço" que deve ser reposto.[6] Esta conclusão foi questionada por Moore, segundo o qual a redistribuição foi decorrente da liberação de hormônio antidiurético e a administração de fluido intravenoso deve seguir uma abordagem mais restrita.[7] O conceito de "terceiro espaço" tornou-se firmemente estabelecido, apesar de ambos os grupos, posteriormente, terem recomendado uma abordagem de reposição mais restrita. Embora a administração inadequada de líquidos possa ser prejudicial, a reposição hídrica excessiva está também associada com desfechos inexpressivos. Apesar do conceito de "terceiro espaço" ter tido alguma validade, a validade global tem sido questionada.[8]

Atualmente, pacientes submetidos a procedimentos cirúrgicos de grande porte necessitam de reposição hídrica baseada principalmente em perdas decorrentes da incisão cirúrgica, assim como pelas horas necessárias à realização do procedimento, o que se definirá mais adiante.

SOLUÇÕES DE REPOSIÇÃO HÍDRICA

Muitas soluções cristaloides e coloides estão disponíveis e são apropriadas para adultos (Tabela 23.2). Sangue total e derivados são discutidos no Capítulo 24. As British Consensus Guidelines on Intravenous Fluid Therapy for Adult Surgical Patients (Diretrizes do Consenso Britânico sobre Terapia com Fluidos Intravenosos para Pacientes Cirúrgicos Adultos) contêm muitas recomendações graduadas por evidências

Tabela 23.2	Composição dos Líquidos de Reposição						
Líquido	**Na (mEq/L)**	**K (mEq/L) (g/L)**	**Glicose (g/L)**	**Osm**	**pH**	**Outros**	
Albumina a 5%	145 ± 15	< 2,5	0	330	7,4	PCO 32-35 mm Hg	
Plasmanate®	145 ± 15	< 2			7,4	PCO 20 mm Hg	
Dextrana 40 a 10%	0	0	0	255	4,0		
HES 450/0,7	154	0	0	310	5,9		
NaCl a 0,9%	154	0	0	308	6,0		
Ringer lactato	130	4	0	273	6,5	Lactato 28 mEq/L	
Glicose a 5%	0	0	50	252	4,5		
G5RL	130	4	50	525	5,0		
G5 0,45% NaCl	77	0	50	406	4,0		
Normosol-R®	140	5	0	294	6,6	Mg 3 mEq/L, acetato 27 mEq/L, gluconato 23 mEq/L	
Plasma-Lyte A®	140	5	0	295	7,4		

PCO, pressão coloide oncótica; *G5RL*, glicose a 5% em solução de Ringer lactato; *G5RL.0,45% NaCL*, glicose a 5% em NaCl a 0,45%; *HES*, hidroxietila-midas; *Osm*, osmolaridade.
De Kaye AD. Fluid management. In Miller RD, Pardo MC Jr, eds. *Basics of Anesthesia*. 6th ed. Philadelphia: Elsevier, 2011:364.

para auxiliar a reposição hídrica.[4] Entretanto, as controvérsias sobre a reposição hídrica são ainda comuns e muitas recomendações estão sendo seriamente questionadas.[9]

Cristaloides

Os cristaloides são divididos como soluções salinas em água, balanceadas, isotônicas, hipertônicas e hipotônicas, dependendo da quantidade de eletrólitos que contêm. Elas passam rapidamente do espaço vascular para o intersticial (p. ex., intestino, pulmões, partes pendentes),e somente um terço do volume infundido permanece no espaço intravascular.

Soluções Salinas Balanceadas

A composição eletrolítica das soluções salinas balanceadas é similar à do líquido extracelular. Exemplos incluem solução de Ringer lactato (similar à solução de Hartmann), Plasma-Lyte® e Normosol®. Essas soluções são hipotônicas com relação ao sódio. O tampão adicionado (p. ex., lactato) é metabolizado *in vivo* para gerar bicarbonato. Cada um deles contém pequenas quantidades de outros eletrólitos como potássio, magnésio e cálcio. Segundo a base de dados de revisões Cochrane, concluiu-se que a administração de fluidos tamponados é tão segura quanto as soluções salinas não tamponadas e está associada com menos distúrbios metabólicos, especialmente hipercloremia e acidose metabólica.[10]

Salina Normal ou Solução Fisiológica

A salina normal (NaCl a 0,9%) é hipertônica com concentrações iguais de Na^+ e Cl^-, apesar da concentração plasmática de Na^+ ser normalmente mais elevada do que a de Cl^-, em 40 mEq/L. Têm sido levantadas preocupações segundo as quais a salina normal, provavelmente a mais amplamente utilizada de todas as soluções para ressuscitação, está associada com acidose metabólica hiperclorêmica significativa e

com a necessidade de terapia de substituição renal, quando comparada com ressuscitação com soluções cristalóides balanceadas.[4,11] Esses efeitos podem ser dependentes da dose, e por outro lado em indivíduos saudáveis podem não ter significado clínico.[9] Evitando uma concentração aumentada de Cl^- ou utilizando fluidos que diminuam o aumento no Cl^-, reduz-se o risco de disfunção renal, infecções e, possivelmente, até a morte.[12] Salina normal ou Plasma-Lyte® podem ser utilizados para diluição de concentrado de hemácias, mas a solução de Ringer lactato deve ser evitada por conter cálcio.

Salina Hipertônica

A utilização de soluções hipertônicas geralmente é restrita a situações específicas, como controle de hipertensão intracraniana ou, caso seja necessário, na ressuscitação volêmica intravascular rápida. As concentrações de sódio variam de 250 a 1.200 mEq/L; a relação inversa entre a concentração de sódio e a quantidade de líquido necessária é devido ao gradiente osmótico dos espaços intracelulares para os extracelulares. Os pacientes predispostos a edema tecidual podem se beneficiar com o uso de solução hipertônica. Entretanto, a meia-vida das soluções hipertônicas é similar à das soluções isotônicas. A expansão sustentada de volume plasmático não é alcançada a menos que coloides estejam presentes. Além disso, a osmolaridade pode causar hemólise no local da injeção.

Glicose a 5%

A glicose a 5% é similar à água livre conforme é metabolizada. Ela é iso-osmótica e não causa hemólise. Levando em consideração que a hiperglicemia está associada com mau resultado e o estresse do período cirúrgico causa aumento dos níveis de glicose no sangue, soluções de glicose a 5% são hoje raramente utilizadas, exceto para o tratamento e/ou prevenção de hipoglicemia ou hipernatremia.

Coloides

Soluções coloidais, albumina e gelatinas contêm substâncias com elevado peso molecular, que permanecem no espaço intravascular por períodos significativamente mais prolongados do que os cristaloides. As gelatinas sintéticas têm pouco ou nenhum risco de infecção, mas reações alérgicas podem ocorrer. Elas são mais caras do que os cristaloides, porém mais baratas e com menos riscos do que a transfusão sanguínea.

Albumina

A albumina é fornecida como solução a 5% ou 25%. A albumina abrange quase 50% das proteínas plasmáticas. O volume inicial de distribuição é equivalente ao volume plasmático e permanece no espaço intravascular por período de tempo mais longo do que os cristaloides. A preparação remove vírus e bactérias. Existe pequeno efeito sobre a coagulação.

Dextrana

Primeiramente descobertas por Pasteur como um produto microbiano do vinho, as dextranas são complexos polissacarídios ramificados compostos por cadeias longas variando de 3 a 2.000 quilodaltons (kDa). Os dois utilizados medicamente são a dextrana 40 (40 kDa) e a dextrana 70 (70 kDa). As dextranas são usadas como antitrombóticos para reduzir a viscosidade sanguínea e como expansores do volume intravascular na hipovolemia. As dextranas são sintetizadas a partir da sacarose por lactobacilos, tais como *Leuconostoc mesenteroides* e *Streptococcus mutans*. O efeito antitrombótico é devido à ligação aos eritrócitos, plaquetas e endotélio vascular, aumentando a eletronegatividade e reduzindo a agregação eritrocitária e a adesividade plaquetária. As dextranas também reduzem o fator VIII-Ag do fator de von Willebrand e, consequentemente, a função plaquetária. Pela inibição da α_2-antiplasmina, a dextrana serve como um ativador de plasminogênio e, logo, apresenta características trombolíticas. As dextranas permanecem no espaço intravascular, são potentes agentes osmóticos e têm sido usadas para tratar hipovolemia, apesar de menos utilizadas nos dias atuais. A hemodiluição causada pela expansão do volume intravascular também aumenta o fluxo sanguíneo, o que proporciona uma vantagem teórica na promoção da patência das microanastomoses e na redução da trombose. Entretanto, um recente estudo não demonstrou que antitrombóticos, incluída a dextrana, melhoraram o sucesso de enxertos.[13]

Ambas as soluções são degradadas a glicose. Efeitos colaterais incluem reações anafiláticas ou anafilactoides em quase 1:3.300 administrações, aumentando os tempos de sangramento e, raramente, causando edema pulmonar não cardiogênico.

Hidroxietilamida

As hidroxietilamidas (HES) são derivados não iônicos de amidos e estão entre os expansores de volume intravascular mais frequentemente utilizados. Estes coloides sintéticos são modificações dos polissacarídios naturais. São caracterizados pela concentração e peso molecular. Seis por cento das soluções são isotônicas. Os pesos moleculares variam de menos de 70 kDa a mais de 450 kDa. A substituição molar e as taxas de substituição de C2/C6 também são fatores importantes. Preparações com sete resíduos de hidroxietil por 10 unidades de glicose (uma razão de 0,7) são os *hetastarches*. Quanto maior o peso molecular e a substituição molar, mais longa será a duração do aumento efetivo no volume intravascular; porém, tal vantagem é contabalanceada pelo aumento nos efeitos colaterais. O índice C2/C6 descreve o padrão da substituição de hidroxietil sobre átomos específicos de carbono das subunidades de glicose HES. As preparações de HES com taxas de substituição elevadas de C2/C6 são mais resistentes à quebra pela amilase e têm maior duração de ação sem aumento dos efeitos colaterais. Várias preparações estão disponíveis: Hespan® (B. Braun Medical Inc.) é a de 6% com HES 450/0,7; Hextend® (Biotime Inc.) é a de 6% com HES 670/0,7; Voluven® (Fresenius Kabi) é a de 6% com HES 130/0,4 em NaCl a 0,9%, ou Volvulyte® (Fresenius Kabi), 6% com HES 130/0,4 em uma solução eletrolítica balanceada. O penta-amido é um subgrupo de HES com cinco grupos hidroxietil de cada 11 hidroxilas, dando aproximadamente 50% de hidroxietilação, o que se compara com o tetra-amido a 40% e HES a 70% de hidroxietilação, respectivamente.

HES interfere no fator de von Willebrand, no fator VIII e na função plaquetária. O risco dependente da dose da coagulopatia dilucional difere entre coloides (dextrana > heta-amido > penta-amido > tetra-amido, gelatinas > albumina). A monitorização dos sinais precoces dos efeitos colaterais pode incluir o uso de tromboelastometria/tromboelastografia rotacional para avaliar a deterioração não só da força do coágulo, mas também na formação do coágulo e na interação plaquetária.[14]

As preparações com mais elevado peso molecular podem ter efeitos colaterais relacionados ao solvente, como o Hespan®, dissolvido em salina, e Hextend®, em solução salina balanceada. A complicação mais comum associada com administração de HES é prurido, que ocorre em mais de 22% dos pacientes.

Uma revisão sistemática sobre a administração de HES em pacientes de unidade de tratamento intensivo (UTI) que necessitaram de ressuscitação volêmica intravascular revelou uma associação entre o uso de HES e risco de mortalidade e lesão renal aguda.[15] A FDA (Food and Drug Admistration) adequadamente emitiu um alerta de tarja preta em 2013, aconselhando que as soluções de HES não sejam utilizadas em pacientes criticamente doentes, incluindo aqueles com sepse.[16]

A escolha do fluido para administração intravenosa deve ser guiada pela causa da hipovolemia, pelo estado cardiovascular do paciente e pela função renal, como também pela osmolaridade sérica, comorbidades e quaisquer distúrbios eletrolíticos ou do equilíbrio ácido-básico coexistentes.[17]

Cristaloides *Versus* Coloides

O debate sobre cristaloide *versus* coloide persiste e tem estimulado muitos estudos clínicos, principalmente na população de pacientes adultos em situação crítica. Os princípios fundamentais estão descritos nesta seção (ver também Capítulo 41). Os cristaloides diluem as proteínas plasmáticas e diminuem a pressão oncótica do plasma. O líquido extravasa para os compartimentos intersticiais causando edema do trato gastrointestinal e de todas as partes dependentes e aumento da água pulmonar extravascular. Os coloides ministrados após perda de sangue em uma razão de 1:1 restauram o volume sanguíneo intravascular rapidamente. Os coloides, apesar de permanecerem no espaço vascular por mais tempo, têm mais complicações e são mais caros. Uma revisão Cochrane de 78 ensaios clínicos randomizados sobre ressuscitação volêmica intravascular em pacientes em estado crítico concluiu que a ressuscitação com coloide (principalmente albumina) não reduz o risco de morte e que HES pode aumentar a taxa de mortalidade.[18] Outro estudo Cochrane da função renal em pacientes recebendo HES *versus* outras terapias hídricas para depleção de volume revisou mais de 40 ensaios clínicos randomizados. O uso de HES era associado com risco aumentado de lesão renal aguda e necessidade de terapia de substituição renal.[19] Um volume seguro de HES não foi determinado. O Surviving Sepsis Campaign (SSC) tem publicado diretrizes internacionais em relação ao manejo de pacientes com sepse grave e choque séptico, incluindo o manejo da terapia volêmica.[20] As recomendações incluem utilização de cristaloides como fluido de escolha inicial, que se evite a administração de fluidos HES, e que se use albumina quando os pacientes necessitarem de quantidades grandes de cristaloides. The Saline versus Albumin Fluid Evaluation (SAFE) é um estudo sobre albumina *versus* salina para ressuscitação volêmica intravascular na UTI com avaliação de quase 7.000 pacientes em um ensaio clínico randomizado. Em 28 dias, não houve diferença nos resultados (incluindo morte, tempo de internação na UTI ou falência de órgãos), mas um pequeno grupo de pacientes com traumatismo cranioencefálico teve o índice de mortalidade aumentado após a ressuscitação com albumina.[21]

Embora os estudos acima mencionados tenham sido principalmente na população de adultos em situação crítica, eles podem ser relevantes no perioperatório, especialmente para procedimentos cirúrgicos complexos ou prolongados.

ESTRATÉGIAS PARA REPOSIÇÃO HÍDRICA PERIOPERATÓRIA

Embora possa parecer simples descobrir a fórmula de reposição hídrica que pode ser aplicada universalmente no perioperatório, muitas dificuldades têm surgido. Primeiro, houve um breve consenso sobre o que representa reposição volêmica liberal (20 mL/kg/h), padrão (5 a 10 mL/kg/h) ou restritiva (2 a 5 mL/kg/h). A maioria dos estudos não é padronizada; portanto, não se podem fazer comparações razoáveis. Os alvos clínicos específicos também estão abertos à especulação (Quadro 23.1). Muitos médicos não querem alterar protocolos estabelecidos em sua prática. Não existe diferença clara entre cirurgias pequenas e grandes. Talvez o alvo que tenha sido mais cautelosamente associado com resultado adverso é de ganho de peso. Um pequeno estudo de pacientes internados em UTI em pós-operatório de cirurgia cardíaca demonstrou índice de mortalidade aumentado nos pacientes com maior aumento de peso no pós-operatório

Quadro 23.1 Alvos de Estudo

Ganho de peso	Velocidade de cicatrização da ferida cirúrgica
Náuseas e vômitos no pós-operatório	Infecção
Dor	Complicações cardiovasculares
Oxigenação tecidual	Tempo de internação hospitalar
Íleo pós-operatório	
Pneumonia	Desenvolvimento de coagulopatias
Necessidade de revisão cirúrgica	

durante a internação na UTI.[22] Embora isso não tenha demonstrado uma relação de causa e efeito, levanta-se a questão "quanto é muito de líquido? " Pelo via da contradição, para pacientes saudáveis tendo realizado pequenas cirurgias eletivas (p. ex., mulheres jovens submetidas a pequenos procedimentos ginecológicos), a administração volêmica abundante (20 a 30 mL/kg/h) foi associada com menos náusea e vômitos e melhorou o controle da dor.[8]

Como evoluiu o manejo volêmico no perioperatório? Seguindo a descoberta do "terceiro espaço" por Shires e colaboradores[6] nos anos 1960, protocolos foram desenvolvidos para compensá-lo e para outras necessidades presumíveis no intraoperatório. A regra 4:2:1 ou 100-50-20 foi desenvolvida e permaneceu em uso geral apesar da falta de relevância para a prática anestésica atual.[23] Os líquidos são infundidos dependendo do peso: 4 mL/kg/h para os primeiros 10 kg, 2 mL/kg/h para os 10 kg seguintes, e finalmente 1 mL/kg/h subsequentemente; ou observando diariamente a reposição, 100 mL/kg para os primeiros 10 kg, 50 mL/kg para os 10 kg seguintes e 20 mL/kg para o peso acima disso. O artigo de Holliday,[23] publicado há quase 60 anos, foi entendido como um guia geral para necessidades diárias de crianças e não especificamente para aplicação intraoperatória. Foi baseado em três teorias com base em trabalhos anteriores:

1. A área de superfície pode estimar a água consumida.[24]
2. Necessidades calóricas dependem da idade, peso, atividade e alimentação.[25]
3. Débito urinário e perdas insensíveis correspondem à idade.[26]

As "regras" para reposição volêmica, portanto, foram desenvolvidas sem evidência científica, e muita informação foi baseada em dados não publicados. Independentemente de aquelas fórmulas não terem significado para adultos, as técnicas anestésicas e cirúrgicas evoluíram muito desde então logo a A relevância de tais "regras" na prática atual deve ser questionada.

Uma recente metanálise mostra que maiores volumes de líquido são necessários para alcance dos mesmos alvos, se uma abordagem utiliza cristaloides em vez de coloides, com uma taxa estimada de 1,5 (1,36-1,65).[27] Mais uma vez, existe uma pequena consistência entre os estudos e as razões por trás desta heterogeneidade não estão claras. A taxa cristaloide-coloide sugerida diminuiu durante os anos, uma vez que menores quantidades de cristaloides vêm sendo utilizadas. As diferenças nas taxas se correlacionam, principalmente, com a concentração das soluções de albumina.

Tabela 23.3 Suposições Subjacentes a Abordagens "Clássicas" para o Manejo de Reposição Volêmica Perioperatória	
Suposição	**Problemas com Suposição**
O paciente está em jejum e, portanto, hipovolêmico	PORÉM, os protocolos atuais sobre jejum permitem a ingestão de água até 2 horas antes da cirurgia. O chamado déficit de líquido em cirurgia eletiva é insignificante.
Perdas insensíveis continuam durante a cirurgia e devem ser quantificadas	PORÉM, com cirurgias laparoscópicas e outras minimamente invasivas existe uma pequena perda insensível.
Fluidos deslocam-se para o "terceiro espaço" e devem ser repostos.	PORÉM, é improvável que o "terceiro espaço" exista.
Perda sanguínea deve ser reposta em três a quatro vezes a quantidade de cristaloide	PORÉM, deve ser uma avaliação da capacidade de fluidorresponsividade para guiar a administração volêmica após perda sanguínea.
Hipotensão seguindo a indução anestésica é decorrente da vasodilatação e o espaço vascular deve ser preenchido.	PORÉM, vasodilatação induzida por anestésico é melhor manejada com vasopressores e/ou planos de anestesia mais leve para manter a resistência vascular periférica.
Débito urinário deve ser aferido pela importância e ser reposto	PORÉM, excreção de hormônio antidiurético (ADH) durante a cirurgia faz com que o débito urinário seja um guia não muito confiável.
Os rins regularão, mesmo se o paciente tiver excessivo volume intravascular	PORÉM, os rins já estão estressados pelo ADH, e com isto pode levar dias a semanas para secretar uma grande carga de líquido.

Líquidos Intraoperatórios

Em várias suposições prévias, considerou-se necessário modificar a terapia de reposição volêmica intraoperatória. Algumas dessas suposições estão listadas na Tabela 23.3.

Com nos achados atuais, as estratégias de reposição volêmica apropriadas para procedimentos cirúrgicos eletivos devem considerar os seguintes princípios:

1. A administração não excessiva de líquidos intravenosos no início de um caso ou antes da analgesia epidural.
2. A não reposição volêmica do "terceiro espaço" ou débito urinário.
3. A reposição da perda sanguínea na cirurgia em 1:1 com coloide.
4. A utilização de coloide de maneira restrita para hipovolemia.
5. A limitação do volume de cristaloide administrado durante a cirurgia (p. ex., 100 a 200 mL/h no adulto).
6. A preferência por soluções salinas balanceadas em vez da salina normal.
7. A restrição pós-operatória de líquidos e uso de diuréticos, se o ganho de peso exceder 1 kg.

Monitorização Adequada de Reposição Hídrica

A avaliação da adequação do volume intravascular é essencial para assegurar volume vascular, função cardíaca e oxigenação tecidual apropriados. Medidas tradicionais, como pressão arterial e frequência cardíaca, reagem lentamente a alterações no volume intravascular, dependendo também da contratilidade e da compensação.[28,29] Infelizmente, essas medidas podem não se alterar com provas de volume, especialmente em pacientes idosos ou naqueles recebendo medicações cardiovasculares (Capítulos 25 e 35). O estímulo cirúrgico e as drogas anestésicas podem também impactar nos sinais vitais basais sem alteração do estado volêmico intravascular. A pressão venosa central (CVP) registra a pressão a partir do átrio direito e não indica de forma confiável o volume sanguíneo circulante ou a capacidade de resposta do volume intravascular. A CVP pode permanecer "normal" por longo tempo após ter havido declínio da pressão arterial e da frequência cardíaca. Tem havido diminuição da frequência do uso de cateteres na artéria pulmonar. Os níveis seriados de hemoglobina também são notoriamente assuntos da variabilidade intraoperatória.

A variação da pressão de pulso induzida pela ventilação mecânica tem sido avaliada por décadas como um indicador de "capacidade de resposta ao fluido", ou fluidorresponsividade. Análises computadorizadas que incorporam informação a partir da forma de onda do oxímetro de pulso proporcionam uma estimativa da variabilidade do volume sistólico e uma predição da resposta a provas de volume. Vários monitores comerciais estão disponíveis, incluindo Edwards Vigileo®, System-Flo Trac® e Lidco®, entre outros.[30,31] Além disso, o ecocardiograma transesofágico (TEE) pode ser utilizado para avaliar o débito cardíaco e a pré-carga para guiar a terapia volêmica (Capítulo 20). Uma combinação de monitor de TEE e variação de pressão de pulso (PPV) está disponível, como o Cardio-EDM®.[32] Outros monitores incorporam sensores sobre os tubos endotraqueais e sondas digitais capazes de aferir a variação de pressão de pulso. Assim, a terapia de reposição hídrica *versus* terapia com vasopressores pode ser adaptada às necessidades do paciente em vez de aplicação geral de fórmulas.

Embora ainda exista controvérsia em relação à quantidade e ao tipo de fluidos por utilizar, recomendações atuais estão se tornando mais claras. As fórmulas mais antigas têm pequeno ou nenhum lugar nos cuidados perioperatórios praticados atualmente. Nossos monitores padrão não fornecem informação precisa e devem ser suplementados com técnicas mais novas, como medidas de variação de pressão de pulso e variação de volume sistólico. Acima de tudo, o paciente deve ser tratado individualmente, deve-se levantar histórico e exame físico completos, permitindo um sólido julgamento clínico preponderante.

PERGUNTAS DO DIA

1. Qual a razão para a reposição de líquido intravenoso a partir do suposto déficit do jejum pré-operatório? Estudos clínicos sustentam essa prática?
2. Quais anormalidades metabólicas estão associadas com a administração de salina normal, quando comparada com soluções salinas balanceadas?
3. Quais são os potenciais efeitos adversos da administração da hidroxietilamida(HES)? Que população de pacientes não deve receber soluções de HES?
4. Quais suposições comuns sobre manejo de líquido perioperatório devem ser desafiadas?

REFERÊNCIAS

1. Harvey W. Exercitatio Anatomica de Motu Cordis et Sanguinis in Animalibus. Frankfurt am Main, Germany: Sumptibus Guilielmi Fitzeri; 1628. Retrieved June 30, 2015. http://special.lib.gla.ac.uk/exhibns/month/june2007.html.
2. O'Shaughnessy WB. The cholera in the North of England. *Lancet*. 1831;1:401-404.
3. O'Shaughnessy WB. Chemical pathology of cholera. *Lancet*. 1832;2:225-232.
4. National Institute for Health and Care Excellence. CG174 Intravenous Fluid Therapy in Adults in Hospital: guidelines, issued. . December 2013 http://www.nice.org.uk (under "search" CG 175). Accessed August 10, 2015.
5. Jacob M, Chappell D, Conzen P, et al. Blood volume is normal after pre-operative overnight fasting. *Acta Anaesthesiol Scand*. 2008;52(4):522-529.
6. Shires T, Williams J, Brown F. Acute changes in extracellular fluids associated with major surgical procedures. *Ann Surg*. 1961;154:803-810.
7. Moore FD. Common patterns of water and electrolyte changes in injury, surgery and disease. *N Engl J Med*. 1958;258(7):325-333.
8. Doherty M, Buggy DJ. Intraoperative fluids: how much is too much?. *Br J Anaesth*. 2012;109(1):69-79.
9. Woodcock T. GIFTAHo; an improvement on GIFTASuP? New NICE guidelines on intravenous fluids. *Anaesthesia*. 2014;69(5):410-415.
10. Burdett E, Dushianthan A, Bennett-Guerrero E, et al. Perioperative buffered versus non-buffered fluid administration for surgery in adults. *Cochrane Database Syst Rev*. 2012;12:CD004089.
11. McCluskey SA, Karkouti K, Wijeysundera D, et al. Hyperchloremia after noncardiac surgery is independently associated with increased morbidity and mortality: a propensity-matched cohort study. *Anesth Analg*. 2013;117(2):412-421.
12. Magder S. Balanced versus unbalanced salt solutions: what difference does it make?. *Best Pract Res Clin Anaesthesiol*. 2014;28(3):235-247.
13. Lee KT, Mun GH. The efficacy of postoperative antithrombotics in free flap surgery: a systematic review and meta-analysis. *Plast Reconstr Surg*. 2015;135(4):1124-1139.
14. Kozek-Langenecker SA. Fluids and coagulation. *Curr Opin Crit Care*. 2015;21(4):285-291.
15. Zarychanski R, Abou-Setta AM, Turgeon AF. Association of hydroxyethyl starch administration with mortality and acute kidney injury in critically ill patients requiring volume resuscitation: a systematic review and meta-analysis. *JAMA*. 2013;309(7):678-688.
16. Food and Drug Administration. FDA Safety Communication: Boxed warning on increased mortality and severe renal injury, and additional warning on risk of bleeding, for use of hydroxylethyl starch solutions in some settings. . November 25, 2013 http://www.fda.gov/BiologicsBloodVaccines/SafetyAvailability/ucm358271.htm Accessed April 26, 2016.
17. Liamis G, Filippatos TD, Elisaf MS. Correction of hypovolemia with crystalloid fluids: individualizing infusion therapy. *Postgrad Med*. 2015;127(4):405-412.
18. Perel P, Roberts I, Ker K. Colloids versus crystalloids for fluid resuscitation in critically ill patients. *Cochrane Database Syst Rev*. 2013;:2:CD000567.
19. Mutter TC, Ruth CA, Dart AB. Hydroxyethyl starch (HES) versus other fluid therapies: effects on kidney function. *Cochrane Database Syst Rev*. 2013;:7:CD007594.
20. Dellinger RP, Levy MM, Rhodes A, et al. Surviving sepsis campaign: international guidelines for management of severe sepsis and septic shock: 2012. *Crit Care Med*. 2013;41(2):580-637.
21. Infer S, Bellomo R, Boyce N, SAFE Study Investigatorset al. A comparison of albumin and saline for fluid resuscitation in the intensive care unit. *N Eng/ J Med*. 2004;350:2247-2256.
22. Lowell JA, Schifferdecker C, Driscoll DF, et al. Postoperative fluid overload: not a benign problem. *Crit Care Med*. 1990;18(7):728-733.
23. Holliday MA, Segar WE. The maintenance need for water in parenteral fluid therapy. *Pediatrics*. 1957;19:823-832.
24. Crawford JD, Terry ME, Rourke GM. Simplification of drug dosage calculation by application of the surface area principle. *Pediatrics*. 1950;5:783-790.
25. Darrow DC, Pratt EL. Fluid therapy; relation to tissue composition and the expenditure of water and electrolyte. *JAMA*. 1950;143(4):365-373.
26. Wallace WM. Quantitative requirements of the infant and child for water and electrolyte under varying conditions. *Am J Clin Pathol*. 1953;23(11):1133-1141.
27. Orbegozo Cortés D, Gamarano Barros T, Njimi H, Vincent JL. Crystalloids versus colloids: exploring differences in fluid requirements by systematic review and meta-regression. *Anesth Analg*. 2015;120(2):389-402.
28. Arulkumaran N, Corredor C, Hamilton MA, et al. Cardiac complications associated with goal directed therapy in high-risk surgical patients: a meta-analysis. *Br J Anaesth*. 2014;112(4):648-659.
29. Zheng H, Guo H, Ye J, et al. Goal directed fluid therapy in gastrointestinal surgery in older coronary heart disease patients; a randomized trial. *World J Surg*. 2013;37:2820-2829.
30. Auler Jr JO, Galas F, Hajjar L, et al. Online monitoring of pulse pressure variation to guide fluid therapy after cardiac surgery. *Anesth Analg*. 2008;106(4):1201-1206.
31. Peng K, Li J, Cheng H, Ji FH. Goal-directed fluid therapy based on stroke volume variations improves fluid management and gastrointestinal perfusion in patients undergoing major orthopedic surgery. *Med Princ Pract*. 2014;23(5):413-420.
32. Chytra I, Pradi R, Bosman R, et al. Esophageal Doppler-guided fluid management decreases blood lactate levels in multiple-trauma patients: a randomized controlled trial. *Crit Care*. 2007;11(1):R24.

24 HEMOTERAPIA

Ronald D. Miller

As transfusões sanguíneas alogênicas são realizadas pela inadequada capacidade de carrear oxigênio/liberação e correção de déficits da coagulação. Além disso, as transfusões sanguíneas proporcionam líquido adicional ao volume intravascular. A American Society of Anesthesiologists (ASA) Committee on Standards and Parameters e a Task Force on Perioperative Blood Management analisaram a literatura e solicitaram muitas opiniões que foram publicadas em 2015.[1] As "Practice Guidelines for Perioperative Blood Management" tiveram um importante impacto sobre a elaboração deste capítulo, como uma versão anterior deste relatório em 2006, que serviu como base para este capítulo na sexta edição.[2]

Nos últimos 5-10 anos, muitos novos termos conceituais têm sido adicionados à literatura sobre transfusão sanguínea. Esses termos incluem *gatilhos para transfusão*, manejo do sangue do paciente (*patient blood management* – PBM), *taxas de transfusão* e *anemia pré-operatória*. Esses termos e conceitos tendem a esclarecer como a segurança pode ser melhorada na medicina transfusional. Por outro lado, alguns termos enfatizam as complicações severas que podem ocorrer quando múltiplas transfusões são realizadas. Por exemplo, o termo *tríade letal* descreve hipotermia, acidose e coagulopatia e é um importante indicador negativo da medicina transfusional.[3] A *regra 50/50* foi recentemente introduzida e recebeu atenção considerável.[4] Basicamente, um aumento de 10% na taxa de mortalidade foi observado com cada 10 unidades de sangue transfundida. Assim, quando são transfundidas 50 unidades de sangue para um paciente, existe um índice de 50% de mortalidade. Ao passo que um médico raramente prescreve a transfusão de 50 unidades de sangue para um paciente, a regra 50/50 simplesmente confirma a conclusão lógica de que os pacientes com necessidade de número elevado de transfusões têm condições clínicas ou cirúrgicas muito graves, com índice de mortalidade elevados. Contudo, transfusões de hemácias para situações clínicas específicas podem diminuir os índices de mortalidade.[5,6] Claramente, indicações para transfusão sanguínea devem ser bem definidas e, se utilizadas, são com frequência clinicamente benéficas e até salvam vidas.

O aperfeiçoamento da precisão das indicações para transfusão sanguínea é complexo. Por exemplo, é mais provável que pacientes idosos recebam transfusão sanguínea quando comparados com pacientes mais jovens.[7] Foi feita ainda uma recomendação para desenvolver uma ajuda a uma decisão baseada em evidências para transfusões de sangue.[8]

PROCEDIMENTOS HEMOTERÁPICOS

A determinação dos tipos sanguíneos do receptor e do doador é o primeiro passo na seleção de sangue para hemotransfusão. A tipagem do sangue de rotina é realizada para identificar os antígenos (A, B, Rh) nas membranas dos eritrócitos (Tabela 24.1). Os anticorpos (anti-B, anti-A) ocorrem naturalmente e são formados sempre que faltar nas membranas eritrocitárias antígeno A ou B (ou ambos). Esses anticorpos são capazes de causar rápida destruição intravascular dos eritrócitos que contêm os antígenos correspondentes.

Prova Cruzada

A principal prova cruzada ocorre quando os eritrócitos de doadores são incubados com o plasma do receptor. A incubação do plasma do doador com os eritrócitos do receptor constitui uma prova cruzada menor. A aglutinação ocorre se a prova cruzada principal ou menor for incompatível. A prova cruzada principal também checa anticorpos para imunoglobulina G (Kell, Kidd). O sangue de tipo específico significa que somente o tipo ABO-Rh foi determinado. A chance de uma reação hemolítica significativa ser relatada devido a transfusão de sangue de tipo específico é de 1 em 1.000.

Transfusão Emergencial

Em uma situação de emergência que requer transfusão antes do teste de compatibilidade ser completado, a abordagem mais desejável é a transfusão de sangue de tipo específico cruzado parcialmente. Os eritrócitos de doadores são misturados com o plasma receptor, centrifugados, e se observa a aglutinação microscopicamente. Se o tempo necessário para completar esse exame (tipicamente < 10 minutos) não for aceitável, a segunda opção é administrar o sangue de tipo específico sem prova cruzada, se disponível, ou, caso contrário, concentrado de hemácias 0 negativo. O sangue total 0 negativo não é selecionado porque pode conter elevados títulos de anticorpos hemolíticos anti-A e anti-B. Para pacientes adultos, exceto mulheres em idade reprodutiva, a administração de emergência de concentrado de hemácias 0 positivo é considerada prática aceitável até o tipo sanguíneo do paciente ser determinado. Se o tipo sanguíneo do paciente torna-se conhecido e disponível após terem sido transfundidas duas unidades de concentrados de hemácias do tipo 0 negativo, o ensino clássico era que as transfusões subsequentes devessem provavelmente continuar com sangue 0 negativo. Entretanto, não está claro se a prática é necessária e a abordagem geralmente recomendada é trocar para o sangue de tipo específico, quando estiver disponível.

Logo após o sangue ser tipado, cruzado e armazenado, as plaquetas funcionais começam a desaparecer. O sangue total fresco é extremamente efetivo na restauração da coagulação normal após lesão severa. A efetividade do sangue total fresco depende do tempo de armazenamento e da temperatura de armazenamento. Nas forças armadas no Vietnã, nos anos 1960,[9] o sangue de tipo específico que era mantido a temperatura ambiente e armazenado por não mais que 24 horas era extremamente efetivo na prevenção e tratamento do trauma e de coagulopatias induzidas por líquido (p. ex., cristaloides). Há 50 anos, esta dedução foi confirmada muitas vezes, incluindo análise retrospectiva.[10] Não surpreendentemente, o uso de sangue total fresco pelas equipes avançadas de cirurgia do Afeganistão está associado com sobrevida melhor, comparado com a terapia com derivado sem plaquetas.[10]

Em uma situação clínica urgente, o sangue necessita ser liberado do banco de sangue de forma urgente. Mesmo um hospital que não atenda trauma deve ser capaz de liberar sangue rapidamente. Na instituição dos autores (UCSF Medical Center), uma transfusão maciça e um protocolo de liberação de emergência asseguram que derivados do sangue estejam disponíveis o tempo todo. Uma chamada ativando o protocolo de transfusão maciça liberará automaticamente quatro unidades de hemácias não cruzadas do tipo 0 negativo, quatro unidades de plasma fresco congelado e uma unidade de plaquetas. As hemácias serão liberadas em cinco minutos com os outros derivados disponíveis em 10 minutos. A maioria dos hospitais para cuidados agudos tem algum tipo de política para liberação de emergência ou transfusão maciça.

| Tabela 24.1 | Grupos Sanguíneos: Tipagem e Prova Cruzada |

Grupo Sanguíneo	Antígeno no Eritrócito	Anticorpos Plasmáticos	Incidência (%) Branco	Incidência (%) Afro-americano
A	A	Anti-B	40	27
B	B	Anti-A	11	20
AB	AB	Nenhum	4	4
0	Nenhum	Anti-A, Anti-B	45	40
Rh	Rh		42	17

Tipagem e Provas de Compatibilidade

O sangue tem sido tipado e triado para antígenos A, B e Rh e para anticorpos comuns. Esta abordagem é utilizada quando o procedimento cirúrgico eletivo provavelmente não necessitará de transfusão de sangue (histerectomia, colecistectomia), mas o sangue deve estar disponível. A tipagem e triagem do sangue permitem melhor relação custo-benefício do uso do sangue armazenado, porque o sangue está disponível para mais de um paciente. A chance de uma reação hemolítica significativa relacionada ao uso de sangue tipado e triado é de aproximadamente 1 em 10.000 unidades transfundidas.

Armazenamento de Sangue

O sangue pode ser armazenado em uma variedade de soluções que contêm fosfato, glicose e, possivelmente, adenina, em temperaturas de 1° C a 6° C. O tempo de armazenamento (viabilidade de 70% dos eritrócitos transfundidos 24 horas após transfusão) é de 21 a 35 dias, dependendo do ambiente de armazenamento. A adenina aumenta a sobrevida dos eritrócitos por permitir que as células ressintetizem a adenosina trifosfato, que é o combustível necessário para as reações metabólicas. Alterações que ocorrem no sangue durante o armazenamento refletem a duração deste período e o tipo de preservativo utilizado. Por muitos anos, o sangue mais fresco (< 5 dias de armazenamento) tem sido recomendado para doentes críticos como um esforço para melhorar a liberação de oxigênio (melhor manutenção das concentrações de 2,3-difosfoglicerato [2,3-DPG]). A administração de sangue mais novo (< 14 dias de armazenamento) tem sido associada com os melhores resultados (p. ex., índice de mortalidade diminuído e menos complicações pós-operatórias), especialmente com cirurgias de grande porte.[11] No entanto, alguns autores ocasionalmente concluem que a qualidade das hemácias não pode ser determinada pela duração do armazenamento.[12] Mais recentemente, Heddle e colaboradores concluíram que o índice de morte na população de hospitais gerais não foi relacionado com a duração do armazenamento.[13] Entretanto, cada especialidade publica diretrizes para transfusões sanguíneas, que frequentemente incluem tempo de duração do armazenamento. Estas diferenças variam com a especialidade.[13] Todavia, a transfusão relacionada com evidência sustentada pelos comitês de especialidades e experiência clínica, de modo crescente, concluem que o médico deve considerar a duração do armazenamento como um dos critérios para a seleção de um derivado de sangue para transfusão.

DECISÃO DE TRANSFUSÃO

A decisão de transfusão deve ser baseada numa combinação de fatores: (1) PBM e anemia pré-operatória; (2) monitorização de perda de sangue; (3) avaliação da quantidade de perda adicional que possa ocorrer; (4) monitorização para inadequada perfusão e oxigenação de órgãos vitais; (5) quantificação de líquidos intravenosos infundidos glo-

balmente; e (6) monitorização de indicadores transfusionais, especialmente a concentração de hemoglobina.

Manejo do Sangue do Paciente (*Patient Blood Management* – PBM)

O PBM tem sido a parte principal de nossa terminologia transfusional nos últimos cinco a 10 anos. Um dos principais componentes do PBM tem sido a presença de anemia pré-operatória.[14] Por exemplo, a anemia pré-operatória é um fator de risco para um desfecho clínico mais reservado e um fator predisponente para transfusões sanguíneas intraoperatórias. Além disso, o termo cada, vez mais comum, *medicina de precisão* é uma ampla chamada para prática mais precisa da medicina, incluindo especificamente as indicações para transfusão sanguínea.[15] A principal limitação destas conclusões diz respeito a se ter atenção a uma ou duas variáveis quando outras existem. Por exemplo, não podemos esquecer que hipotermia, frequentemente, ocorre em pacientes com lesão severa.[16]

Monitorização de Perda de Sangue

A estimativa visual é a técnica mais simplista para quantificar a perda sanguínea intraoperatória. A estimativa é baseada na combinação da visualização e medidas gravimétricas de sangue sobre gazes e compressas e nos aparelhos de aspiração. Especificamente, diferenças de peso entre compressas de gaze seca e embebidas em sangue podem rotineiramente ser determinadas. Entretanto, esses métodos para medida de perda de sangue isoladamente são modestamente precisos.

Monitorização de Perfusão Inadequada e Oxigenação de Órgãos Vitais

Os monitores padrão, como o eletrocardiograma e aqueles que medem a pressão arterial, frequência cardíaca, débito urinário e saturação de oxigênio, são comumente utilizados. Análise de gases sanguíneos, saturação de oxigênio venoso misto e ecocardiografia podem ser úteis em pacientes selecionados. A taquicardia é um indicador insensível e inespecífico para hipovolemia, especialmente em pacientes recebendo anestésicos voláteis. A manutenção adequada da pressão sanguínea arterial e da pressão venosa central (6 a 12 mmHg) sugere um volume sanguíneo intravascular apropriado. A hipoperfusão tecidual decorrente de hipovolemia de moderada a severa gera, normalmente, um débito urinário diminuído. O pH arterial pode cair, porém somente quando a hipoperfusão tecidual se torna grave.

Monitorização de Indicadores Transfusionais (Especialmente Concentração de Hemoglobina)

A decisão de transfundir está baseada no risco que a anemia causa para o paciente e na habilidade de ele compensar a capacidade diminuída do oxigênio carreado, assim como nos riscos inerentes associados com transfusão (Capítulo 20). Como membro do UCSF Transfusion Committee por mais de 20 anos, este autor pode afirmar que muitas variáveis utilizadas para a hemotransfusão são baseadas tanto no julgamento clínico quanto nos estudos de revisão.

Nos últimos 20 anos, apareceram novas terminologias sobre as políticas de hemotransfusão. Um médico pode estar usando uma politica de sangue *restritiva*, significando "dar sangue somente quando absolutamente necessário". Esta abordagem restritiva evoluiu muitos anos atrás, quando o medo de transmissão de hepatite e do vírus da imunodeficiência humana (HIV) foi muito difundido. Entretanto, a transmissão de tais doenças atualmente é rara. As hemotransfusões realizadas em resposta a indicações apropriadas devem diminuir os índices de mortalidade dos pacientes em condições variadas.[17,18] A preparação pré-operatória adequada pode reduzir o número de transfusões sanguíneas utilizadas no período intraoperatório. Por exemplo, anemia pré-operatória deve ser tratada (p. ex., com eritropoetina humana recombinante e ferro). Esta ação diminui não somente a necessidade de hemotransfusão intraoperatória, mas a morbidade global e os índices de mortalidade.[19]

Em paralelo à nova terminologia, um padrão geral de cuidados evoluiu de tal forma que os pacientes saudáveis com valores de hemoglobina acima de 10 g/dL raramente requerem transfusão, embora aqueles com valores de hemoglobina abaixo de 6 g/dL quase sempre precisam de transfusão, especialmente quando a anemia ou sangramento na cirurgia (ou ambos) são agudos e contínuos. A determinação de que as concentrações intermediárias de hemoglobina (6 a 10 g/dL) justifica ou requer transfusão deve ser baseada no risco do paciente para complicações, devido à oferta inadequada de oxigênio. Por exemplo, determinadas situações clínicas (p. ex., doença arterial coronariana, doença pulmonar crônica, cirurgia associada com perda maciça de sangue) podem justificar a transfusão de sangue com valores de hemoglobina mais elevados do que nos pacientes saudáveis. Uma concentração de hemoglobina de 8 g/dL pode ser um limite apropriado para a hemotransfusão em pacientes cirúrgicos sem fatores de risco para isquemia (enfisema, doença arterial coronariana). São poucos os estudos controlados para determinar a concentração de hemoglobina, na qual a transfusão de sangue melhora o desfecho no paciente cirúrgico com perda sanguínea aguda. Contudo, valores de hemoglobina em uma complexa situação clínica devem ser vistos com cautela.

Mais recentemente, a política de PBM enfocou as palavras *restritiva* e *liberal* para transfusões sanguíneas. Esta política foi dominada pelo uso do valor da hemoglobina como o indicador. Uma política liberal deve permitir a administração de sangue quando os níveis de hemoglobina estiverem acima de 9 g/dL. Uma política restritiva permite a transfusão somente quando os níveis de hemoglobina estão preferencialmente em 8 g/dL ou menos. A análise da literatura claramente favorece a abordagem restritiva. Entretanto, alguns grupos têm recomendado uma abordagem liberal para pacientes mais críticos. Um destes grupos é o de Fominskly e colaboradores, segundo o qual, "conforme evidência randomizada publicada, os pacientes adultos no perioperatório têm uma sobrevida melhorada ao receber uma política de transfusão sanguínea liberal".[20]

Outro problema é que os proponentes da abordagem restritiva não especificam como esta deve ser aplicada à administração de sangue repetitiva ou adicional. As indicações para a administração inicial de sangue devem ser iguais para cada administração de sangue subsequente? Claramente, o médico deve também estimar se o sangue adicional será perdido no paciente com sangramento ativo.

A transfusão de concentrado de hemácias em pacientes com concentrações de hemoglobina acima de 10 a 12 g/dL não aumenta substancialmente a oferta de oxigênio. Além disso, a diminuição na concentração de hemoglobina pode, às vezes, ser compensada pelos aumentos de débito cardíaco. O valor de hemoglobina exato no qual o débito cardíaco aumenta varia entre os indivíduos e é influenciado pela idade, se a anemia for aguda ou crônica e, às vezes, pela anestesia. Por exemplo, a resposta cardiovascular para anemia no idoso está diminuída, assim como ocorre durante a anestesia geral. Por muitos anos, manteve-se o foco na hemoglobina como um *indicador de transfusão*; e essa conduta permanece.[21] Ademais, um monitor espectrofotométrico não invasivo relativamente novo (Masimo SpHb®) fixado ao dedo permite a monitorização contínua dos níveis de hemoglobina. Ainda não está claro se este monitor atualmente pode ser utilizado para decisões transfusionais, sem uma determinação laboratorial com co-oxímetro.[22] Em questões de segurança, este monitor proporcionará mais oportunidade para definição da relação entre níveis de hemoglobina e necessidades transfusionais.

As considerações supracitadas indicam que a decisão para administrar a transfusão de sangue necessita de um processo cuidadoso, que é baseado em indicações clínicas objetivas e num conhecimento da clínica da transfusão global.

COMPONENTES SANGUÍNEOS

Concentrado de Hemácias

O concentrado de hemácias (250-300 mL de volume com hematócrito de 70% a 80%) é utilizado para o tratamento de anemia, geralmente associado com perda sanguínea cirúrgica. O principal objetivo é o aumento da capacidade carreadora de oxigênio do sangue. Embora o concentrado de hemácias possa aumentar o volume líquido intravascular, derivados não sanguíneos, como cristaloides e coloides, podem também alcançar esse objetivo. Uma única unidade de concentrado de hemácias aumentará a concentração de hemoglobina em 1,0 a 1,5 g/dL no adulto. A administração de concentrado de hemácias pode ser facilitada pela reconstituição destes em soluções de cristaloide, como 50 a 100 mL de salina normal. O uso de soluções de glicose hipotônica pode, teoricamente, causar hemólise, enquanto a presença de cálcio na solução de Ringer lactato pode precipitar a coagulação, se misturado com concentrado de hemácias.

Complicações

As complicações associadas com transfusão de concentrado de hemácias são similares àquelas ocorridas com sangue total. Constitui uma exceção a possibilidade de desenvolver intoxicação por citrato, que pode ser menor com concentrado de hemácias do que com sangue total, pois menos citrato é infundido. A remoção do plasma diminui a concentração de fatores I (fibrinogênio), V e VIII em comparação com sangue total.

Decisão para Administrar Concentrado de Hemácias

A decisão para administrar concentrado de hemácias deve ser baseada na medida de perda sanguínea e na capacidade de transportar oxigênio inadequada.

Perda de Sangue Aguda

A perda de sangue aguda na faixa de 1.500 a 2.000 mL (aproximadamente 30% do volume sanguíneo de um paciente adulto) pode exceder a capacidade dos cristaloides de repor o volume de sangue, sem prejudicar a capacidade de transportar oxigênio do sangue. Hipotensão e taquicardia são prováveis, mas estas respostas compensatórias podem ser atenuadas pela anestesia ou por outras drogas (p. ex., drogas bloqueadoras β-adrenérgicas). A vasoconstrição compensatória pode ocultar os sinais agudos de perda sanguínea em pelo menos 10% do volume de sangue perdido, e pacientes saudáveis podem perder mais de 20% do seu volume de sangue total antes de apresentar sinais de hipovolemia. Para assegurar um conteúdo de oxigênio adequado no sangue, concentrados de hemácias devem ser administrados quando a perda de sangue for suficientemente ampla. A administração de sangue total, quando disponível, diminui a incidência de hipofibrinogenemia e talvez coagulopatias associadas com a administração de concentrado de hemácias.[2] Na guerra do Vietnã, sangue total fresco (tipado e cruzado, mas não resfriado) foi muito efetivo, especialmente com as coagulopatias maciças associadas com transfusão.[9] Quarenta anos mais tarde, no Iraque, médicos militares administraram sangue total fresco pré-selecionado de "soldados doadores", que também podia tratar ou prevenir trombocitopenia. De fato, o sangue total fresco aquecido pode ser mais eficaz do que a terapia com derivado armazenado, quando o tratamento de pacientes críticos necessita de transfusões sanguíneas maciças.[23] Além disso, sangue total pode ser preferível ao concentrado de hemácias quando a reposição das perdas de sangue excede 30% do volume sanguíneo total. Alternativamente, recomendam-se taxas específicas de transfusões de hemácias com plasma fresco congelado (FFP) e plaquetas.[24] Por exemplo, tem-se proposta uma taxa de 1,5 unidade de hemácias com 1 unidade de FFP. Então, 1 unidade de plaquetas para 6 unidades de hemácias tem sido recomendada para pacientes com grandes perdas de sangue e trauma.[24]

Com perda aguda de sangue, o líquido intersticial e as proteínas extravasculares são transferidos para o espaço intravascular, o que tende a manter o volume plasmático. Por esta razão, quando as soluções cristaloides são utilizadas para repor perda sanguínea, elas devem ser administradas em quantidades iguais a quase três vezes a quantidade de sangue perdida, não somente para repor o volume de líquido intravascular, mas também para repor a perda proveniente do espaço intersticial. Albumina e a gelatina são exemplos de soluções que são úteis para expansão aguda do volume de líquido intravascular. Em contraste com as soluções cristaloides, albumina e a gelatina, mais provavelmente, permanecem no espaço intravascular por períodos prolongados (em torno de 12 horas). Essas soluções evitam complicações associadas com produtos contendo sangue, mas não melhoram a capacidade carreadora de oxigênio do sangue e em grandes volumes (> 20 mL/kg) podem causar defeitos de coagulação.

Plaquetas

A administração de plaquetas permite tratamento específico de trombocitopenia sem a infusão desnecessária de componentes sanguíneos. As plaquetas são derivadas de doadores voluntários (citaférese e plaquetoférese). Os concentrados de plaquetas reunidos são derivados da doação de sangue total e podem ser chamados de *plaquetas de doadores aleatórios*. Durante a cirurgia, as transfusões de plaquetas são provavelmente desnecessárias, a menos que a contagem de plaquetas esteja inferior a 50.000 células/mm^3, conforme determinado pela análise laboratorial ou em taxas pré-determinadas com hemácias, como descrito previamente.

Complicações

Os riscos associados com as infusões de concentrados de plaquetas são (1) reações de sensibilização, devido aos antígenos leucocitários humanos sobre as membranas celulares das plaquetas e (2) transmissão de doenças infecciosas, o que é raro. Uma das principais causas de mortes relacionadas com transfusão nos Estados Unidos é a contaminação bacteriana, que é mais provável de ocorrer com os concentrados plaquetários (Tabela 24.2). A sepse relacionada com plaquetas pode ser fatal e ocorre na frequência de 1 em 5.000 transfusões; isso é provavelmente sub-reconhecido por causa de muitas outras variáveis que podem confundir e estão presentes nos pacientes criticamente doentes. Quando as plaquetas doadas são submetidas a culturas antes da infusão (e não liberadas até a cultura permanecer negativa após no mínimo 24 horas de incubação), a incidência de sepse pode ser significativamente reduzida, mas ainda é possível. O fato de as plaquetas estarem armazenadas de 20º C a 24º em vez de 4° C provavelmente conta para maior risco de crescimento bacteriano do que com outros hemocomponentes. Como resultado, em qualquer paciente que desenvolva febre em seis horas da administração de concentrados de plaquetas

Tabela 24.2	Risco Estimado de Infecção Transmitida por Transfusão de Sangue	
Infecção	**Risco**	
Hepatite B	1 em 220.000	
Hepatite C	1 em 1,6 milhões	
HIV	1 em 1,8 milhões	
HTLV-1	1 em 640.000	
Vírus do Nilo Ocidental	1 em > 1 milhão	

HIV, Vírus da imunodeficiência humana; *HTLV-1*, vírus linfotrópico de célula T humana tipo 1.

deve ser considerada a possibilidade de manifestação de sepse induzida pelas plaquetas, e antibioticoterapia empírica deve ser instituída.

Plasma Fresco Congelado

O FFP é a porção líquida obtida de uma unidade única de sangue total, que é congelado dentro de seis horas da coleta. Todos os fatores da coagulação, exceto plaquetas, estão presentes no FFP, o que explica a utilização deste componente para o tratamento de hemorragia por deficiência de fatores de coagulação. As transfusões de FFP durante a cirurgia não são provavelmente necessárias, a menos que o tempo de protrombina (PT) ou tempo parcial de tromboplastina (PTT), ou ambos, esteja pelo menos 1,5 vez acima do normal. Mais recentemente, o FFP é administrado em taxas específicas com hemácias nos pacientes vítimas de trauma (Capítulo 42). Outras indicações para FFP são reversão urgente do efeito de warfarina e manejo da resistência à heparina. O papel do FFP como uma causa de lesão pulmonar aguda relacionada a transfusão (TRALI) será discutido mais adiante.

Crioprecipitado

O crioprecipitado é a fração do plasma que precipita quando o FFP é degelado. Este componente é útil para tratamento de hemofilia A (contém elevadas concentrações de fator VIII em um volume pequeno) que não é responsiva à desmopressina. O crioprecipitado pode também ser utilizado para tratar hipofibrinogenemia (como induzida por concentrado de hemácias), pois ele contém mais fibrinogênio do que o FFP.

COMPLICAÇÕES DA HEMOTERAPIA

As transfusões sanguíneas são extremamente valiosas na medicina clínica e têm se tornado cada vez mais seguras, principalmente, devido à triagem mais efetiva do doador e à testagem pré-transfusional do sangue (Tabela 24.3). As complicações da hemoterapia, com efeito adverso e provável de qualquer terapia, devem ser consideradas quando da avaliação da relação risco-benefício para o tratamento individualizado de pacientes com derivados do sangue.

A Food and Drug Administration (FDA) analisa e publica mortes e relata resultados com base em hemotransfusões. A Tabela 24.3 lista os tipos de reações fatais associadas com transfusões sanguíneas de 2010 a 2015, sobre uma base cumulativa, e somente de 2015. Por vários anos, a conclusão foi que as reações fatais são raras e têm sido similares em ocorrência nos últimos cinco anos, e o risco de ter um desfecho fatal por transfusão de sangue é remoto, mas possível. As principais causas de desfecho fatal por transfusão sanguínea são TRALI, transfusão associada com sobrecarga circulatória (TACO) e reações transfusionais hemolíticas (Tabela 24.3). Nos últimos cinco anos, a FDA tem relatado que as transfusões sanguíneas são mais seguras do que em qualquer tempo da história, mas ainda devem ser administradas somente quando absolutamente necessárias. Historicamente, a transmissão de doenças infecciosas, hepatite

| **Tabela 24.3** | Comparação de Mortes Relacionadas a Transfusão nos Estados Unidos entre 2011 e 2015 |

Causa	Números de 2011 até 2015		Somente Números de 2015
TRALI	66	38%	12
TACO	41	24%	11
HTR (não-ABO)	24	14%	4
HTR (ABO)	13	7,5%	2
Infecção microbiana	18	10%	5
Anafilaxia	8	5%	2
Hipotensivo	2	1%	1
Outra	1	0,5%	-

HTR, Reação transfusional hemolítica; *TACO*, transfusão associada com sobrecarga circulatória; *TRALI*, lesão pulmonar aguda relacionada a transfusão. De Fatalities Reported to FDA Following Blood Collection and Transfusion. Annual Summary for Fiscal Year 2015. Acessado online em 28 de novembro, 2016. http://www.fda.gov/BiologicsBloodVaccines/SafetyAvailability/ReportaProblem/TransfusionDonationFatalities/.

e HIV e reações transfusionais hemolíticas têm, provavelmente, sido as complicações mais temidas da hemoterapia.

No entanto, a descrição otimista anterior deve ser cautelosa. Outra causa de infecções relacionadas com transfusão é a associação com infecções hospitalares.[25] O conceito é que as transfusões tornam um paciente cada vez mais susceptível a infecções. Os pacientes mais velhos ou doentes requerem mais transfusões e, portanto, são expostos a maior risco de infecções.[25] Todas as especialidades devem ter indicações para a hemotransfusão que sejam aproximadamente compatíveis com as diretrizes gerais de 2016 do United Kingdom's National Clinical Guideline Centre (NCGC). conforme publicado em *JAMA*.[26] Estas indicações são compatíveis com os valores dados neste capítulo. De vital importância é a utilização de limiares restritivos de transfusão de hemácias (7 a 9 g/dL) para pacientes que não têm hemorragia significativa ou síndrome coronariana aguda (ACS).

Transmissão de Doenças Infecciosas

Historicamente, a incidência de infecção por transfusões sanguíneas tem diminuído marcadamente. Por exemplo, em 1980, a incidência de hepatite era acima de 10%. A melhora na testagem do doador de sangue e a triagem diminuíram drasticamente o risco de transmissão de hepatite C e HIV paramenos de 1 em 1 milhão de transfusões. Apesar de muitos fatores contarem para a diminuição significativa na incidência de transmissão de agentes infecciosos pela hemotransfusão, o mais importante é a melhora na testagem do doador de sangue. Atualmente, hepatite C, HIV e vírus do Nilo Ocidental são testados pela tecnologia de ácido nucleico. Em 2002, ocorreram mais de 30 casos de vírus do Nilo Ocidental transmitidos por transfusão. Em 2003, a quase universal triagem de doador de sangue pela tecnologia de ácido nucleico reduziu a incidência de HIV.

A preocupação infecciosa mais recentes é a possibilidade de transmissão do vírus Zika. Em novembro de 2016, houve transmissões de vírus Zika não confirmadas por hemotransfusão nos Estados Unidos. O vírus Zika tem sido transmitido via transfusão plaquetária no Brasil. A FDA recomendou o uso de um teste sanguíneo de triagem.

Outros agentes infecciosos menos comumente transmitidos incluem doença de Chagas, hepatite B, vírus linfotrópico T humano, citomegalovírus, malária e, possivelmente, variante da doença de Creutzfeldt-Jakob.

Riscos de Transfusão não Infecciosos

As causas de riscos não infecciosos graves de transfusões (NISHOT) são numerosas e dominadas pela TRALI e pela imunomodulação relacionada a transfusão.

Lesão Pulmonar Aguda Relacionada a Transfusão (TRALI)

A TRALI é a principal causa de morte relacionada à transfusão (Tabela 24.3). A TRALI é uma lesão pulmonar aguda que ocorre seis horas após a transfusão de um derivado de sangue, especialmente concentrado de hemácias ou FFP. A exclusão de mulheres doadoras de sangue e sangue fresco (isto é, armazenagem < 14 dias) podem diminuir o risco de TRALI,[27] que se caracteriza por dispneia e hipoxemia arterial secundária a edema pulmonar não cardiogênico. O diagnóstico de TRALI é confirmado quando ocorre edema pulmonar na ausência de hipertensão atrial esquerda e o líquido do edema pulmonar tem elevado conteúdo proteico. As ações imediatas adotadas quando há suspeita TRALI incluem (1) interrupção da transfusão, (2) terapia de suporte respiratório e cardiovascular (3) determinação da concentração de proteína no líquido do edema pulmonar via tubo endotraqueal, (4) obtenção de hemograma completo e radiografia de tórax, e (5) notificação ao banco de sangue de possível TRALI, para que outras unidades associadas possam ficar em quarentena.

Como o diagnóstico é algumas vezes difícil de ser feito, o seguimento do protocolo é especialmente importante, incluindo envio de amostra de sangue e bolsas de unidades de sangue para o banco de sangue. Todas as cópias dos formulários de transfusão e os relatos anestésicos serão requeridos pelo banco de sangue.

Imunomodulação Relacionada a Transfusão

A transfusão sanguínea suprime a imunidade celular mediada, que, quando combinada com efeitos similares produzidos pelo trauma cirúrgico, podem colocar os pacientes em risco para infecção no pós-operatório. A associação com prognóstico em longo prazo da cirurgia oncológica não está clara, mas existe a sugestão de uma correlação entre recorrência de tumor e transfusões sanguíneas.[28,29] Inversamente, pacientes que receberam transfusões de sangue podem ter doença mais extensa e um pior diagnóstico independentemente da administração de sangue. Desta forma, o papel das transfusões sanguíneas nas infecções pós-operatórias e câncer é difícil de ser determinado. O concentrado de hemácias, que contém menos plasma do que o sangue total, pode produzir menos imunossupressão; portanto, sugere-se que o plasma contenha um fator imunossupressor indefinido.

A remoção da maioria das células sanguíneas brancas do sangue e plaquetas (leucorredução) está se tornando cada vez mais comum. Esta prática reduz a incidência de reações transfusionais febris não hemolíticas e a transmissão de vírus associados com leucócitos. Outros possíveis benefícios (redução de recorrência de câncer e infecções pós-operatórias) são mais especulativos.

Anormalidades Metabólicas

As anormalidades metabólicas que acompanham o armazenamento de sangue total incluem acúmulo de íons hidrogênio e potássio e diminuição das concentrações de 2,3-DPG. O citrato presente como preservativo do sangue pode produzir alterações no recipiente.

Íons Hidrogênio

A adição de muitos preservativos prontamente aumenta o conteúdo de íons hidrogênio no sangue total estocado. A função metabólica continuada de eritrócitos resulta em produção adicional de íons hidrogênio com o pH do sangue armazenado ficando em torno de 7,0. Apesar dessas mudanças, a acidose metabólica não é uma ocorrência consistente em receptores de produtos de sangue, mesmo com infusão rápida de grandes volumes de sangue armazenado. Assim, a administração intravenosa de bicarbonato de sódio para pacientes recebendo transfusões de sangue total deve ser determinada pela medida de pH e não baseada em regimes arbitrários.

Potássio

O conteúdo de potássio do sangue estocado aumenta progressivamente com a duração do armazenamento, mas mesmo transfusões maciças raramente aumentam as concentrações plasmáticas de potássio. A incapacidade dessas concentrações de aumentar mais provavelmente reflete a pequena quantidade de potássio realmente presente em 1 unidade sangue estocado. Por exemplo, como 1 unidade de sangue total contém somente 300 mL de plasma, a medida da concentração de potássio de 21 mEq/L deve representar a administração de menos que 7 mEq de potássio para o paciente.

2,3-Difosfoglicerato Diminuído

O armazenamento de sangue está associado com uma progressiva diminuição das concentrações de 2,3-DPG nos eritrócitos, o que resulta na afinidade aumentada de hemoglobina pelo oxigênio (valores diminuídos de P_{50}). Dentro do possível, esta afinidade aumentada pode carrear menos oxigênio disponível para os tecidos e comprometer a liberação de oxigênio para o tecido. Existe uma especulação segundo a qual o sangue fresco (com mais oxigênio disponível para os tecidos) dever ser utilizado em pacientes criticamente doentes. Apesar destas observações, o significado clínico das alterações de afinidade de oxigênio de 2,3-DPG permanece sem confirmação.

Citrato

O metabolismo do citrato em bicarbonato contribui para alcalose metabólica, apesar da ligação do cálcio pelo citrato poder resultar em hipocalcemia. De fato, alcalose metabólica em vez de acidose metabólica pode acompanhar transfusões sanguíneas maciças. A hipocalcemia como resultado da ligação do citrato ao cálcio é rara, devido à mobilização do cálcio armazenado no osso e à capacidade do fígado de rapidamente mobilizar citrato a bicarbonato. Portanto, a administração arbitrária de cálcio na ausência de evidência objetiva de hipocalcemia (intervalos QT prolongados no eletrocardiograma, concentrações plasmáticas de cálcio ionizado diminuídas) não está indicada. Cálcio suplementar pode ser necessário quando (1) a taxa de infusão de sangue for mais rápida do que 50 mL/min, (2) hipotermia ou doença hepática interferir no metabolismo do citrato ou (3) o paciente for neonato. Os pacientes submetidos a transplante de fígado têm maior probabilidade de apresentar intoxicação por citrato. Estes pacientes podem requerer administração de cálcio durante a transfusão maciça de sangue armazenado.

Hipotermia

A administração de sangue armazenado a menos de 6° C pode resultar em diminuição da temperatura corporal do paciente. A passagem de sangue através de aquecedores desenhados especialmente diminui enormemente a probabilidade de hipotermia relacionada à transfusão. Um desconhecido mau funcionamento destes aquecedores, causando sobreaquecimento, pode resultar em hemólise do sangue que está sendo transfundido.

Coagulação

A conclusão de que sangramento microvascular excessivo está ocorrendo pode ser o julgamento combinado tanto da equipe cirúrgica quando da anestésica. Os testes laboratoriais são somente um suplemento para o sangramento microvascular excessivo determinado clinicamente. A perda de sangue deve ser determinada pela checagem de aspiradores de sucção, compressas cirúrgicas e drenos. Uma decisão precisa ser tomada para considerar se o sangramento é devido ao controle cirúrgico inadequado do sangramento vascular ou a uma coagulopatia. Uma contagem de plaquetas, PT ou razão de normalização internacional (INR), PTT e nível de fibrinogênio podem confirmar tanto a presença quanto o tipo de coagulopatia. Os concentrados de plaquetas podem ser administrados caso a contagem plaquetária seja menor que 50.000 células/mm³.[9,17] Um defeito plaquetário qualitativo (drogas antiplaquetárias, *bypass* cardiopulmonar) pode exigir administração de concentrados de plaquetas, mesmo com uma contagem plaquetária normal. A administração de FFP deve ser considerada quando o PT estiver mais prolongado que 1,5 vez o normal ou o INR for maior que 2,0 e se os testes laboratoriais não estiverem disponíveis, mais de uma volemia (em torno de 70 mL/kg) tiver sido transfundida e se o sangramento microvascular excessivo estiver presente. A dose de FFP (10 a 15 mL/kg) deve alcançar pelo menos 30% da maioria das concentrações dos fatores plasmáticos. Como indicado anteriormente, taxas específicas de FFP e plaquetas com administração de hemácias mostram redução nos problemas de coagulação em pacientes com trauma e

perda de sangue maciça. A descrição prévia está embasada nos valores de coagulação provenientes dos exames de laboratório (p. ex., contagem de plaquetas), o que demora algum tempo. O uso do exame viscoelástico *point-of-care* com tromboelastografia rotacional (ROTEM) tem sido utilizado com sucesso em variadas situações clínicas. Entretanto, a maioria dos estudos publicados sobre medicina transfusional e sangramento é baseada em testes laboratoriais padronizados.

O crioprecipitado deve ser considerado se os níveis de fibrinogênio estiverem abaixo de 100 mg/dL. Além disso, concentrado de fibrinogênio liofilizado altamente purificado com vírus inativado proveniente de plasma humano (Riastap®, CSL Behring, Kankakee, IL) pode ser utilizado para tratar hipofibrinogenemia e é eficaz em algumas coagulopatias mais amplas.[30] Baixos níveis sanguíneos de fibrinogênio estão altamente associados com coagulopatias e transfusões sanguíneas maciças. Consequentemente, a administração de fibrinogênio via Riastap® ou crioprecipitado é altamente reconhecida como importante no tratamento de pacientes com perda de sangue significativa.[31] Ademais, a desmopressina ou um hemostático tópico (cola de fibrina) podem ser usados para sangramento excessivo. O fator VII ativado recombinante pode ser considerado uma droga "de resgate", quando não se obtém sucesso no tratamento da coagulopatia (sangramento microvascular) com terapia padrão.[32] Isso aparentemente melhora a geração de trombina por intermédio de plaquetas ativadas. Isso também apresenta o risco de induzir complicações tromboembólicas.[32]

Reações Transfusionais

Embora as reações transfusionais sejam tradicionalmente categorizadas como febril, alérgica e hemolítica, anestesia, especialmente anestesia geral, pode mascarar os sinais e sintomas de todos os tipos de reações transfusionais.[33] A possibilidade de uma reação transfusional durante a anestesia deve ser suspeitada na presença de hipertermia, pressão de pico de fluxo de ar na via aérea aumentada ou mudança aguda no débito urinário ou na cor da urina.

Considerando a ocorrência de reações transfusionais, é importante checar periodicamente os sinais e sintomas de contaminação bacteriana, TRALI e reações transfusionais hemolíticas, incluindo urticária, hipotensão, taquicardia, aumento da pressão de pico de fluxo de ar na via aérea, hipertermia, diminuição do débito urinário, hemoglobinúria e sangramento microvascular.[2] Antes de instituir terapia para reações transfusionais, interromper a transfusão sanguínea e solicitar exames diagnósticos apropriados.[2]

Reações Febris

As reações febris são as respostas não hemolíticas adversas mais comuns à transfusão de sangue e elas acompanham 0,5% a 1% das transfusões. A explicação mais provável para as reações febris está na interação entre anticorpos receptores e antígenos presentes nos leucócitos e plaquetas dos doadores. A temperatura do paciente raramente aumenta acima de 38° C, e a condição é tratada por diminuição da velocidade da infusão e administração de antipiréticos. As reações febris severas acompanhadas por calafrios e tremores podem necessitar de descontinuidade da transfusão sanguínea.

Reações Alérgicas

As reações alérgicas a um sangue com tipagem e prova cruzada adequadas se manifestam como aumento da temperatura corporal, prurido e urticária. O tratamento frequentemente inclui administração intravenosa de anti-histamínicos e, em casos severos, descontinuidade da transfusão sanguínea. O exame do plasma e da urina para hemoglobina livre é útil a fim de descartar reações hemolíticas.

Reações Hemolíticas

As reações hemolíticas ocorrem quando se administra ao paciente um tipo sanguíneo errado. O fator comum na produção de hemólise intravascular e o desenvolvimento de hemorragia espontânea é a ativação do sistema complemento. Com exceção da hipotensão, os sinais imediatos das reações hemolíticas (dor lombar e subesternal, febre, calafrio, dispneia, rubor) são mascarados pela anestesia geral. Até a hipotensão pode ser atribuída a outras causas em um paciente anestesiado. O surgimento da hemoglobina livre no plasma ou na urina é uma evidência presumível de uma reação hemolítica. A insuficiência renal aguda reflete a precipitação dos conteúdos do estroma e dos lipídios (hemoglobina não livre) dos eritrócitos hemolisados nos túbulos renais distais. A coagulação intravascular disseminada causando uma coagulopatia é iniciada pelo material liberado pelos eritrócitos hemolisados.

Tratamento

O tratamento de reações hemolíticas agudas é a imediata descontinuidade da transfusão sanguínea incompatível e a manutenção do débito urinário pela infusão de soluções cristaloides e administração de manitol ou furosemida. O uso de bicarbonato de sódio para alcalinizar a urina e melhorar a solubilidade dos produtos da degradação da hemoglobina nos túbulos renais é de valor não comprovado, assim como a administração de corticosteroides.

TRANSFUSÕES SANGUÍNEAS AUTÓLOGAS

Os tipos de transfusões sanguíneas autólogas são (1) doação autóloga prévia (PAD), (2) recuperação de sangue intraoperatória e pós-operatória e (3) hemodiluição normovolêmica. As duas razões primárias para o uso de sangue autólogo são a diminuição ou eliminação das complicações relacionadas às transfusões sanguíneas alogênicas e para conservar os recursos sanguíneos. Nos anos 1980, o medo de pacientes e médicos intensificou-se por causa da legítima preocupação com doenças infecciosas, especialmente hepatite C e HIV. Embora ainda haja uma convicção inerente ao conceito de que o sangue de PAD é seguro, índices marcadamente diminuídos de transmissão de doenças infecciosas de sangue alogênico torna esta visão difícil de ser provada. Além disso, sangue de PAD é mais caro e não muito eficaz na redução de transfusão de sangue alogênico. Portanto, a PAD não é geralmente uma alternativa custo-benefício para o sangue alogênico.

Doação Autóloga Prévia

Pacientes selecionados para cirurgia eletiva com a possibilidade de transfusão de sangue podem escolher a pré-coleta de sangue para possível transfusão no período perioperatório. Os pacientes-doadores devem ter uma concentração de hemoglobina de pelo menos 11 g/dL. A maioria dos pacientes pode doar aproximadamente 10,5 mL/kg de sangue a cada 5 a 7 dias (máximo de 2 a 3 unidades), com a última unidade coletada 72 horas ou mais antes da cirurgia para permitir restauração do volume plasmático. Recomenda-se suplementação de ferro oral quando o sangue é retirado alguns dias antes da cirurgia. O tratamento com eritropoetina recombinante é muito caro, mas aumenta a quantidade de sangue que os pacientes podem coletar previamente em torno de 25%.

Recuperação de Sangue Intraoperatória e Pós-operatória

O sangue recuperado no período intraoperatório para reinfusão no paciente diminui a quantidade de sangue alogênico necessário. Tipicamente, empregam-se sistemas semiautomáticos, nos quais as hemácias são coletadas e lavadas e, então, enviadas para um reservatório para futura administração tanto no período intraoperatório quanto pós-operatório. A presença de doença infecciosa ou maligna no local cirúrgico é considerada uma contraindicação para recuperação de sangue. As complicações da recuperação intraoperatória incluem coagulopatia dilucional, reinfusão excessiva de anticoagulante (heparina), hemólise, embolia gasosa e coagulação intravascular disseminada. Um documentado programa de qualidade de segurança, conforme recomendado pela American Association of Blood Banks, é necessário para aqueles que utilizam as técnicas de recuperação intraoperatória.

Hemodiluição Normovolêmica

A hemodiluição normovolêmica consiste na retirada de uma fração de volemia do paciente no início do período intraoperatório e infusão simultânea de cristaloides ou coloides para manter o volume intravascular. O ponto final é o hematócrito de 27% a 33%, dependendo do estado cardiovascular e respiratório do paciente. Pela hemodiluição inicial do paciente, algumas hemácias serão perdidas por milímetro de sangue perdido durante a cirurgia. Ao fim da cirurgia, o sangue do paciente com melhor capacidade de carrear oxigênio em virtude de um hematócrito mais elevado e da maior capacidade de coagular, em virtude de plaquetas e outros fatores da coagulação, é reinfundido. É questionável se a utilização desta técnica realmente diminui a administração de sangue alogênico. A sobrevida de hemácias recuperadas parece ser similar àquela das células alogênicas transfundidas.

CONCLUSÕES E DIREÇÕES FUTURAS

A transfusão de derivados do sangue tem se tornado progressivamente segura, especialmente por causa da incidência drasticamente diminuída de transmissão de doença infecciosa (Tabela 24.2). Se administrada em concordância com indicações próprias, o índice de mortalidade dos pacientes não estará aumentado por receberem transfusões de sangue propriamente ditas.[17,18] Como indicado anteriormente, há um aumento progressivo na ênfase dada à definição de índices de derivados de sangue que devem ser administrados (p. ex., 1:1 concentrado de hemácias com plasma fresco congelado ou plaquetas).[34,35] Alternativamente, talvez no futuro sangue total seja ofertado mais frequentemente. Outras possibilidades incluem carreadores de oxigênio baseados em hemoglobina (HBOCs) (sangue sintético). Por mais de 20 anos, com todas suas vantagens (p. ex., tipagem e prova cruzada), esperamos que um ou mais destes produtos deva parcialmente substituir as transfusões de sangue humano. Entretanto, uma conferência em 2008 da FDA e dos National Institutes of Health indicou que produtos de HBOC não estarão disponíveis em breve.[36] Além disso, o impacto final do longo tempo de armazenamento do sangue sobre a prática global de transfusão não está claro.[11] Por fim, consistente com a prática geral da medicina, protocolos bem desenhados serão progressivamente a base sobre a qual a prática da transfusão estará assentada.[37]

PERGUNTAS DO DIA

1. Um paciente requer emergencialmente transfusão de concentrado de hemácias. Como se realiza a prova cruzada? Quais são os riscos de reação hemolítica transfusional por administração de concentrado de hemácias de tipo específico sem prova cruzada?
2. Que fatores são utilizados para determinar se uma transfusão de hemácias está indicada durante a cirurgia?
3. Quais são as causas mais comuns de morte relacionadas a transfusões sanguíneas nos Estados Unidos?
4. Quais são as anormalidades metabólicas possíveis associadas com transfusão de derivados do sangue?
5. Quais são as manifestações da reação transfusional hemolítica em paciente sob anestesia geral? Que é adequado no manejo inicial?
6. Quais são as complicações da recuperação de sangue intraoperatória?

REFERÊNCIAS

1. American Society of Anesthesiologists Task Force on Perioperative Blood ManagementPractice guidelines for perioperative blood management: an updated report by the American Society of Anesthesiologists Task Force on Perioperative Blood Management. *Anesthesiology*. 2015;122:241-275.
2. American Society of Anesthesiologists Task Force on Perioperative Blood Transfusion and Adjuvant TherapiesPractice guidelines for perioperative blood transfusion and adjuvant therapies: an updated report by the American Society of Anesthesiologists Task Force on Perioperative Blood Transfusion and Adjuvant Therapies. *Anesthesiology*. 2006;105:198-208.
3. Holcomb JB, Hoyt DB. Comprehensive injury research. *JAMA*. 2015;:313:1463–1435.
4. Frank SM. 50/50 rule ties blood transfused to increasing mortality. *Anesthesiol News*. 2015;41:10-15.
5. Park DW, Chun BC, Kwon SS, et al. Red blood cell transfusions are associated with lower mortality in patients with severe sepsis and septic shock: a propensity-matched analysis. *Crit Care Med*. 2012;40:3140-3145.
6. Goudie R, Sterne JA, Verheyden V, et al. Risk scores to facilitate preoperative prediction of transfusion and large volume blood transfusion associated with adult cardiac surgery. *Br J Anaesth*. 2015;114:757-766.
7. Brown 4th CH, Savage WJ, Masear CG, et al. Odds of transfusion for older adults compared to younger adults undergoing surgery. *Anesth Analg*. 2014;118:1168-1178.
8. Toledo P. Shared decision-making and blood transfusions: is it time to share more?. *Anesth Analg*. 2014;118:1151-1153.
9. Miller RD. Massive blood transfusions: the impact of Vietnam military data on modern civilian transfusion medicine. *Anesthesiology*. 2009;110:1412-1416.
10. Nessen SC, Eastridge BJ, Cronk D, et al. Fresh whole blood use by forward surgical teams in Afghanistan is associated with improved survival compared to component therapy without platelets. *Transfusion*. 2013;53(suppl 1):107S-113S.
11. Adamson JW. New blood, old blood, or no blood?. *N Engl J Med*. 2008;358:1295-1296.
12. Spinella PC, Acker J. Storage duration and other measures of quality of red blood cells for transfusions. *JAMA*. 2015;314:2509-2510.
13. Heddle NM, Cook RJ, Arnold DM, et al. Effect of short-term vs. long-term blood storage on mortality after transfusion. *N Engl J Med*. 2016;375(20):1937-1945.
14. Muñoz M, Gómez-Ramírez S, Kozek-Langeneker SK, et al. Fit to fly": overcoming barriers to preoperative haemoglobin optimization in surgical patients. *Br J Anaesth*. 2015;115(1):15-24.
15. Klein HG, Flegel WA, Natanson C. Red blood cell transfusion: precision vs imprecision medicine. *JAMA*. 2015;314:1557-1558.
16. Perlman R, Callum J, Laflamme C, et al. A recommended early goal-directed management guideline for prevention of hypothermia-related transfusion, morbidity and mortality in severely injured trauma patients. *Crit Care*. 2016;20:107.
17. Vincent JL, Sakr Y, Sprung C, et al. Are blood transfusions associated with greater mortality rates?. *Anesthesiology*. 2008;108:31-39.
18. Weightman WM, Gibbs NM, Sheminant MR, et al. Moderate exposure to allogeneic blood products is not associated with reduced long-term survival after surgery for coronary artery disease. *Anesthesiology*. 2009;111:327-333.
19. Beattie WS, Karkouti K, Wijeysundera DN, et al. Risk associated with preoperative anemia in noncardiac surgery. *Anesthesiology*. 2009;110:574-581.

20. Fominskiy E, Putzu A, Monaco F, et al. Liberal transfusion strategy improves survival in perioperative but not in critically ill patients. A meta-analysis of randomized trials. *Br J Anaesth.* 2015;115(4):511-519.

21. Weiskopf RB. Emergency transfusion for acute severe anemia: a calculated risk. *Anesth Analg.* 2010;111:1088-1092.

22. Miller RD, Ward TA, Shiboski S, et al. A comparison of three methods of hemoglobin monitoring in patients undergoing spine surgery. *Anesth Analg.* 2011;112:858-863.

23. Spinella PC. Warm fresh whole blood transfusion for severe hemorrhage: U.S. military and potential civilian applications. *Crit Care Med.* 2008;36:S340-S345.

24. Inaba K, Lustenberger T, Talving P, et al. The impact of platelet transfusions in massively transfused trauma patients. *J Am Coll Surg.* 2010;211:573-579.

25. Rohde JM, Dimcheff DE, Blumberg N, et al. Health care-associated infection after red blood cell transfusion: a systematic review and meta-analysis. *JAMA.* 2014;311:1317-1326.

26. Alexander J, Cifu AS. Transfusion of red blood cells. *JAMA.* 2016;316:2038-2039.

27. Benson AB, Moss M. Trauma and acute respiratory distress syndrome. *Anesthesiology.* 2009;110:216-217.

28. Spahn DR, Moch H, Hofmann H, et al. Patient blood management. *Anesthesiology.* 2008;109:951-953.

29. Arad S, Glasner A, Abiri N, et al. Blood transfusion promotes cancer progression: a critical role for aged erythrocytes. *Anesthesiology.* 2008;109:989-997.

30. Rahe-Meyer N, Pichlmaier M, Haverich A, et al. Bleeding management with fibrinogen concentrate targeting a high-normal plasma fibringogen level: a pilot study. *Br J Anaesth.* 2009;102:785-792.

31. Stinger HK, Spinella PC, Perkins JG, et al. The ratio of fibrinogen to red cells transfused affects survival in casualties receiving massive transfusions at an army combat support hospital. *J Trauma.* 2008;64:S79-S85.

32. Aledort LM. Off-label use of recombinant activated factor VII—safe or not safe?. *N Engl J Med.* 2010;363:1853-1854.

33. Kopko PM, Holland PV. Mechanisms of severe transfusion reaction. *Transfus Clin Biol.* 2001;8:278-281.

34. Holcomb JB, Wade CE, Michalek JE, et al. Increased plasma and platelet to red blood cell ratios improves outcome in 466 massively transfused civilian trauma patients. *Ann Surg.* 2008;248:447-458.

35. Perkins JG, Andrew PC, Blackbourne LH, et al. An evaluation of the impact of apheresis platelets used in the setting of massively transfused trauma patients. *J Trauma.* 2009;66:S77-S84.

36. Silverman TA, Weiskoph RB. Planning committee: hemoglobin-based oxygen carriers. *Anesthesiology.* 2009;111:946-963.

37. Cotton BA, Dossett LA, Au BK, et al. Room for (performance) improvement: provider-related factors associated with poor outcomes in massive transfusions. *J Trauma.* 2009;67:1004-1012.

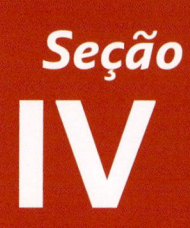

CONSIDERAÇÕES ANESTÉSICAS ESPECIAIS

Seção IV

25 DOENÇA CARDIOVASCULAR

Arthur Wallace

A doença cardiovascular é a principal causa de morte global, com uma estimativa de 17 milhões de mortes por ano, e em 2030 este número pode ser maior que 23 milhões. Esta é a principal causa de morte nos Estados Unidos.[1,2] Muitos dos fatores de risco identificados como preditores de mortalidade perioperatória são de origem cardiovascular. Doença arterial coronariana (CAD), doença vascular periférica (PVD) e risco para CAD aumentam o risco cirúrgico.[3,4] Infarto miocárdico recente, presença de insuficiência cardíaca congestiva (CHF) e estenose aórtica estão entre os fatores de risco mais importantes. O manejo de anestesia para pacientes com doença cardiovascular requer um entendimento da fisiopatologia do processo da doença, exames pré-operatórios apropriados, aplicação de estratégias para redução de risco perioperatório e seleção cuidadosa de drogas anestésicas e analgésicas, bloqueadores neuromusculares e autonômicos. A utilização de monitores adequados para corresponder às necessidades criadas pela doença cardiovascular é muito importante.

DOENÇA ARTERIAL CORONARIANA

A CAD (doença cardíaca isquêmica), frequentemente assintomática, é comumente encontrada na população americana à medida que esta envelhece (Capítulo 35). Dos pacientes adultos que se submetem a cirurgia anualmente nos Estados Unidos, cerca de 40% terá CAD ou risco para CAD.[1] A presença de CAD em pacientes submetidos a anestesia para cirurgia não cardíaca pode estar associada com índices de morbidade e mortalidade aumentados. A história e o exame físico com atenção específica para doença pulmonar e cardíaca e fatores de risco cardíaco são muito importantes. Ademais, a determinação da tolerância a exercício, sintomas cardíacos e eletrocardiograma (ECG) são componentes importantes da avaliação de rotina cardíaca pré-operatória (Capítulo 13).[5] A presença de sintomas de doença cardíaca inclui dispneia com exercício em homens e fadiga em mulheres. As pessoas com CAD severa frequentemente não têm dor torácica ou dispneia com caminhada ou atividade. Quando se lhes pergunta sobre subir escadas, eles prontamente admitem apresentar dispneia. A presença de angina, angina de repouso, ortopneia, dispneia paroxística noturna e tonteira ou síncope pode também ser sinal de doença cardiovascular.

Os procedimentos mais especializados, como monitorização ambulatorial com ECG (monitorização com Holter), teste de esforço, ecocardiografia transtorácica ou transesofágica, ventriculografia com radionuclídeos (determinação de fração de ejeção), cintilografia com dipiridamol-tálio (mimetiza resposta vasodilatadora coronariana, porém a frequência cardíaca não tem resposta associada com exercício), cateterismo cardíaco e angiografia são realizados em pacientes selecionados. Não existe evidência de que um teste invasivo pré-operatório ajude apreciavelmente à informação proporcionada pela história e exame físico de rotina e dados eletrocardiográficos como preditores para desfechos adversos.[1] Por exemplo, a determinação ecocardiográfica da fração de ejeção pode não propiciar informação que melhore a habilidade de predizer a presença de um infarto miocárdico pré-operatório acima do que é proporcionado pela cuidadosa avaliação clínica pré-operatória.[6] A cintilografia com tálio, que avalia fluxo sanguíneo coronariano adequado, não prediz risco de eventos cardíacos perioperatórios.[7,8] Finalmente, a história e o exame físico com atenção específica para sinais e sintomas de novo início de angina, alteração do padrão da angina, angina instável, infarto miocárdico recente, CHF ou estenose aórtica e presença de terapia medicamentosa apropriada devem determinar se os pacientes estão nas melhores condições médicas possíveis antes de cirurgia eletiva cardíaca ou não cardíaca.[6]

História do Paciente

Importantes aspectos da história de pacientes com CAD antes da cirurgia não cardíaca incluem reserva cardíaca, características de angina do peito, presença de infarto miocárdico prévio, intervenção médica cardiológica, intervenção coronariana percutânea prévia (PCI) e terapia cirúrgica cardíaca para aquelas condições. As potenciais interações de medicamentos utilizados no tratamento de CAD com drogas usadas para produzir anestesia também devem ser consideradas. As doenças não cardíacas coexistentes que estão presentes, frequentemente, nestes pacientes incluem hipertensão, PVD, doença pulmonar obstrutiva crônica (COPD) por tabagismo, disfunção renal associada com hipertensão crônica e diabetes melito. Como mencionado

anteriormente, uma avaliação minuciosa é especialmente importante porque os pacientes podem permanecer assintomáticos, apesar de 50% a 70% de estenose de uma artéria coronária principal.

Reserva Cardíaca

A tolerância limitada a exercício na ausência de doença pulmonar significativa é a evidência mais notável da reserva cardíaca diminuída. A incapacidade para deitar a zero grau, despertar do sono devido à angina, ou dispneia, ou angina de repouso ou com esforço mínimo são evidências de doença cardíaca significativa. Se um paciente pode subir dois a três lances de escada sem sintomas, a reserva cardíaca está provavelmente adequada. Isso é muito comum para pacientes com CAD severa necessitando de revascularização, que são capazes de andar tanto quanto eles gostariam em superfície plana, mas, não conseguem subir um simples lance de escada sem dispneia. A habilidade para andar lentamente em um pavimento requer somente o mínimo de esforço.

Angina do Peito

A angina do peito é considerada como sendo estável quando ocorre por pelo menos 60 dias sem alteração nos fatores desencadeantes, frequência e duração. Dor torácica ou dispneia causadas com menos atividade do que a normal ou em repouso, ou aumentadas em frequência, ou ou com períodos cada vez mais longos são consideradas características da angina instável e podem ser sinal de infarto do miocárdio iminente. Dispneia acompanhando o início da angina do peito pode ser indicativa de disfunção ventricular esquerda aguda devido à isquemia miocárdica. A angina do peito devida a espasmo das artérias coronarianas (angina variante ou de Prinzmetal) difere da angina do peito clássica, a qual pode ocorrer em repouso e, então, estar ausente durante o esforço vigoroso. A isquemia miocárdica silenciosa não evoca angina do peito (assintomática) e usualmente ocorre com frequência cardíaca e pressão menor do que as presentes na isquemia miocárdica induzida por exercício. Quase 70% dos episódios isquêmicos não estão associados com angina do peito, e mais de 15% dos infartos miocárdicos agudos são silenciosos. Mulheres e diabéticos mais provavelmente têm menos dor na isquemia miocárdica e infartos. O sintoma mais comum de angina nos homens é dispneia com exercício (p. ex., subir escadas), e o sintoma mais comum nas mulheres é fadiga.

A frequência cardíaca e a pressão arterial sistólica na angina do peito ou na evidência de isquemia do miocárdio indicada pelo ECG são úteis informações pré-operatórias. Frequência cardíaca aumentada é mais provável do que hipertensão para produzir sinais de isquemia miocárdica (Fig. 25.1). A taquicardia aumenta as necessidades de oxigenação miorcárdica, enquanto ao mesmo tempo diminui a duração da diástole, assim diminuindo o fluxo sanguíneo coronário ventricular esquerdo, que ocorre na diástole, e a liberação de oxigênio para o ventrículo esquerdo. Por outro lado, a pressão diastólica e sistólica aumentada, enquanto aumenta o consumo de oxigênio, simultaneamente faz o mesmo com a perfusão coronariana, apesar da presença de artérias coronárias ateroscleróticas.

Infarto Miocárdico Prévio

A incidência de reinfarto miocárdico no período perioperatório é relacionada ao tempo transcorrido desde o infarto do miocárdio prévio (Tabela 25.1)[9-12] A incidência de reinfarto miocárdico perioperatório geralmente não se estabiliza em 5% a 6% até seis meses após o infarto miocárdico anterior. Portanto, uma recomendação comum é adiar a cirurgia eletiva, especialmente torácica, abdominal superior ou outros procedimentos de grande porte por um período de 2-6 meses após o infarto do miocárdio.[6] A duração exata do adiamento sugerido não está clara. Mesmo após seis meses, 5% a 6% de incidência de reinfarto miocárdico é quase 50 vezes maior do que a incidência de 0,13% de infarto miocárdico perioperatório em pacientes submetidos a cirurgias similares, mas na ausência de infarto miocárdico prévio.[13] Os reinfartos miocárdicos perioperatórios ocorrem nas primeiras 48-72 horas pós-operatórias. Entretanto, se a isquemia for iniciada pelo estresse da cirurgia, pode ter um risco aumentado de infarto miocárdico por alguns meses após a cirurgia.[3,14]

Alguns fatores influenciam a incidência de infarto do miocárdio no período perioperatório. Por exemplo, a incidência de reinfarto miocárdico está aumentada em pacientes submetidos a cirurgias intratorácicas ou intra-abdominais com duração de mais de três horas. Os fatores que não predispõem a reinfarto miocárdico incluem (1) local do infarto miocárdico anterior, (2) história prévia de cirurgia de revascularização miocárdica, (3) local do procedimento cirúrgico, se a duração da cirurgia for menor que três horas, e (4) técnicas utilizadas para produzir anestesia. Em pacientes com CAD ou PVD, o uso apropriado de bloqueador β-adrenérgico reduz o risco de morbidade cardíaca (infarto do miocárdio ou morte cardíaca) (Capítulo 6).[6] A terapia com estatina do tipo fluvastatina por 30 dias antes e após a cirurgia, acrescida de bloqueador β-adrenérgico, reduz o risco de infarto do miocárdio e morte em 50%.[15] A monitorização hemodinâmica intensiva utilizando um cateter arterial invasivo e intervenções farmacológicas precisas ou infusão de volume para tratar alterações hemodinâmicas fisiológicas, que variam a partir das condições basais, podem diminuir o risco de morbidade cardíaca perioperatória nos pacientes de alto risco (Tabela 25.1)[11].

Medicamentos Atuais

As drogas que mais provavelmente são prescritas para os pacientes com CAD são os antagonistas β-adrenérgicos, nitratos, bloqueadores de canais de cálcio, inibidores da enzima conversora da angiotensina, drogas que diminuem o lipídios séricos, diuréticos, anti-hipertensivos e anti-agregantes plaquetários. O conhecimento da farmacologia destas drogas e as potenciais interações adversas com anestésicos é uma importante consideração pré-operatória (Capítulos 6 e 8). Consequentemente, pacientes com CAD conhecida, PVD ou aqueles recebendo drogas antagonistas β-adrenérgicas devem ser monitorados completamente no período perioperatório.[6] Embora a COPD não seja uma contraindicação para bloqueio β-adrenérgico no perioperatório,[16,17] asma reativa é. Os pacientes com CAD ou doença vascular devem receber uma droga do tipo estatina a menos que exista uma contraindicação específica.[15] Apesar das potenciais interações adversas das drogas, medicamentos cardíacos ministrados no pré-operatório devem ser continuados sem interrupção no

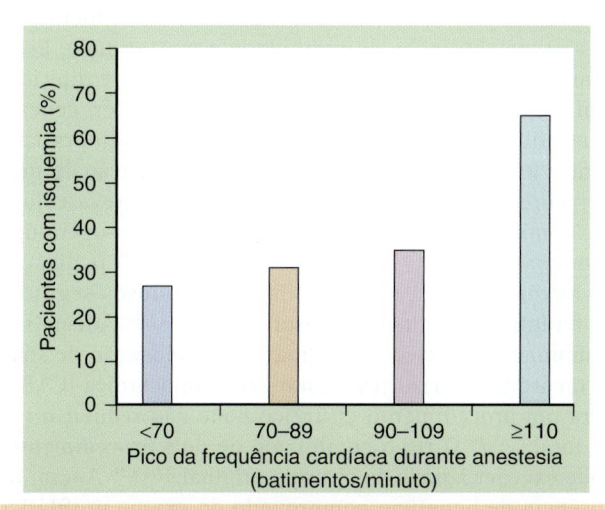

Fig. 25.1 A incidência de isquemia miocárdica aumenta com frequências cardíacas, tendo os maiores efeitos sobre o coração as frequências cardíacas acima de 110 batimentos/minuto. (De Slogoff S, Keats AS. Does chronic treatment with calcium entry blocking drugs reduce perioperative myocardial ischemia? *Anesthesiology*. 1988;68:676-680, com permissão.)

| Tabela 25.1 | A Incidência de Infarto Miocárdico Perioperatório |

Tempo Transcorrido desde o Infarto Miocárdico Prévio	Incidência Relatada			
	Tarhan *et al.*[9]	Steen *et al.*[10]	Rao *et al.*[11]	Shah *et al.*[12]
0-3 meses	37%	27%	5,7%	4,3%
4-6 meses	16%	11%	2,3%	0
> 6 meses	5%	6%		5,7%

Tabela 25.2	Área de Isquemia Miocárdica como Refletido no Eletrocardiograma	
Derivações Eletrocardiográficas	**Artérias Coronárias Responsáveis pela Isquemia Miocárdica**	**Área do Miocárdio que Pode ser Envolvida**
II, III, aVF	Artéria coronária direita	Átrio direito Nó sinusal Nó atrioventricular Ventrículo direito
V_3-V_5	Artéria coronária descendente anterior esquerda	Face anterolateral do ventrículo esquerdo
I, aVL	Artéria coronária circunflexa	Face lateral do ventrículo esquerdo

período perioperatório. A descontinuidade de bloqueadores β-adrenérgicos,[18] bloqueadores de canais de cálcio, nitratos, estatinas, inibidores da enzima conversora da angiotensina[19,20] ou bloqueadores de receptores de angiotensina no período perioperatório pode aumentar o risco de morbidade e mortalidade perioperatória e não devem ser descontinuados.

Eletrocardiograma

Avaliação pré-operatória com um ECG de 12 derivações em repouso é razoável para pacientes com doença coronariana conhecida, arritmias significativas, doença arterial periférica, doença cerebrovascular ou outras doenças cardíacas estruturais significativas, e pode ser indicada para alguns pacientes assintomáticos sem doença coronariana conhecida (Capítulo 20). O ECG de 12 derivações em repouso não é indicado em pacientes submetidos a cirurgia de baixo risco.[6] O ECG pré-operatório deve ser avaliado para evidência de (1) isquemia miocárdica, (2) infarto miocárdico prévio, (3) hipertrofia cardíaca, (4) ritmo cardíaco anormal e distúrbios da condução e (5) anormalidades eletrolíticas. O ECG em exercício simula a estimulação do sistema nervoso simpático, assim como pode acontecer em eventos perioperatórios como laringoscopia direta, intubação traqueal, incisão cirúrgica, dor pós-operatória e recuperação. O ECG em repouso na ausência de angina do peito pode ser normal, apesar de CAD extensiva. Entretanto, um ECG demonstrando depressão do segmento S-T acima de 1 mm, particularmente durante a angina do peito, confirma a presença de isquemia miocárdica. Além disso, a derivação do ECG demonstrando alterações da isquemia miocárdica pode ajudar a determinar especificamente a artéria coronariana doente (Tabela 25.2). Isto é de particular importância se o infarto miocárdico prévio, especialmente se subendocárdico, pode não estar acompanhado por alterações persistentes no ECG. A presença de extrassístoles ventriculares no pré-operatório pode sinalizar sua provável ocorrência no período intraoperatório. Um intervalo PR prolongado no ECG (maior que 200 ms) pode estar relacionado com terapia medicamentosa, como amiodarona, digoxina, pregabalina ou dolasetron. Por outro lado, o bloqueio da condução de impulsos cardíacos abaixo do nó atrioventricular (bloqueio de ramo direito, bloqueio de ramo esquerdo ou atraso na condução intraventricular) mais provavelmente reflete alterações patológicas do que efeitos das medicações.

Estratificação de Risco *Versus* Redução de Risco

Uma das abordagens padrão para o cuidado perioperatório de pacientes com doença cardíaca é a estratificação de risco. A estratificação de risco consiste em uma história pré-operatória e exame físico seguido de algumas séries de exames com vistas ao valor preditivo perioperatório dos riscos cardíacos de morbidade e mortalidade. Estes exames podem incluir cintilografia com tálio e dipiridamol, ecocardiografia, monitoração com Holter, ecocardiografia sob estresse com dobutamina e angiografia, e podem levar à angioplastia com ou sem colocação de *stent* intracoronariano ou realização de cirurgia de revascularização miocárdica. A estratificação de risco pré-operatória com exame invasivo pode não ser superior à realização de história clínica e exame físico cuidadosos seguidos de terapia medicamentosa profilática.[6-8,17,22] Ademais, a combinação de risco de angiografia e colocação de *stent* intracoronariano ou revascularização miocárdica (CABG) para um procedimento cirúrgico pode não reduzir o risco total.[6,23,24] O risco combinado de dois procedimentos pode exceder àquele da cirurgia original.[23,25,26] Apesar da ausência de benefício comprovado do exame profilático invasivo combinado com CABG ou angioplastia coronariana com implante de *stent* comparado com terapia medicamentosa, o American College of Cardiology (ACC) e a American Heart Association (AHA) desenvolveram um protocolo intitulado de ACC/AHA Guideline Perioperative Cardiovascular Evaluation for Noncardiac Surgery.[6,27-30] A Figura 25.2 fornece um protocolo sugerido para a avaliação pré-operatória. Infelizmente, o protocolo da ACC/AHA tem sido estudado e encontra-se dificuldade para aplicá-lo na prática, devido a orientações conflitantes sobre as indicações de exames pelos médicos, com solicitação de mais exames do que os sugeridos pelas diretrizes.[31] A redução de risco perioperatório com terapia com bloqueadores β-adrenérgicos e estatinas pode ser superior ao risco de estratificação com exame invasivo, angioplastia e CABG.[6,15-17,23,32-35]

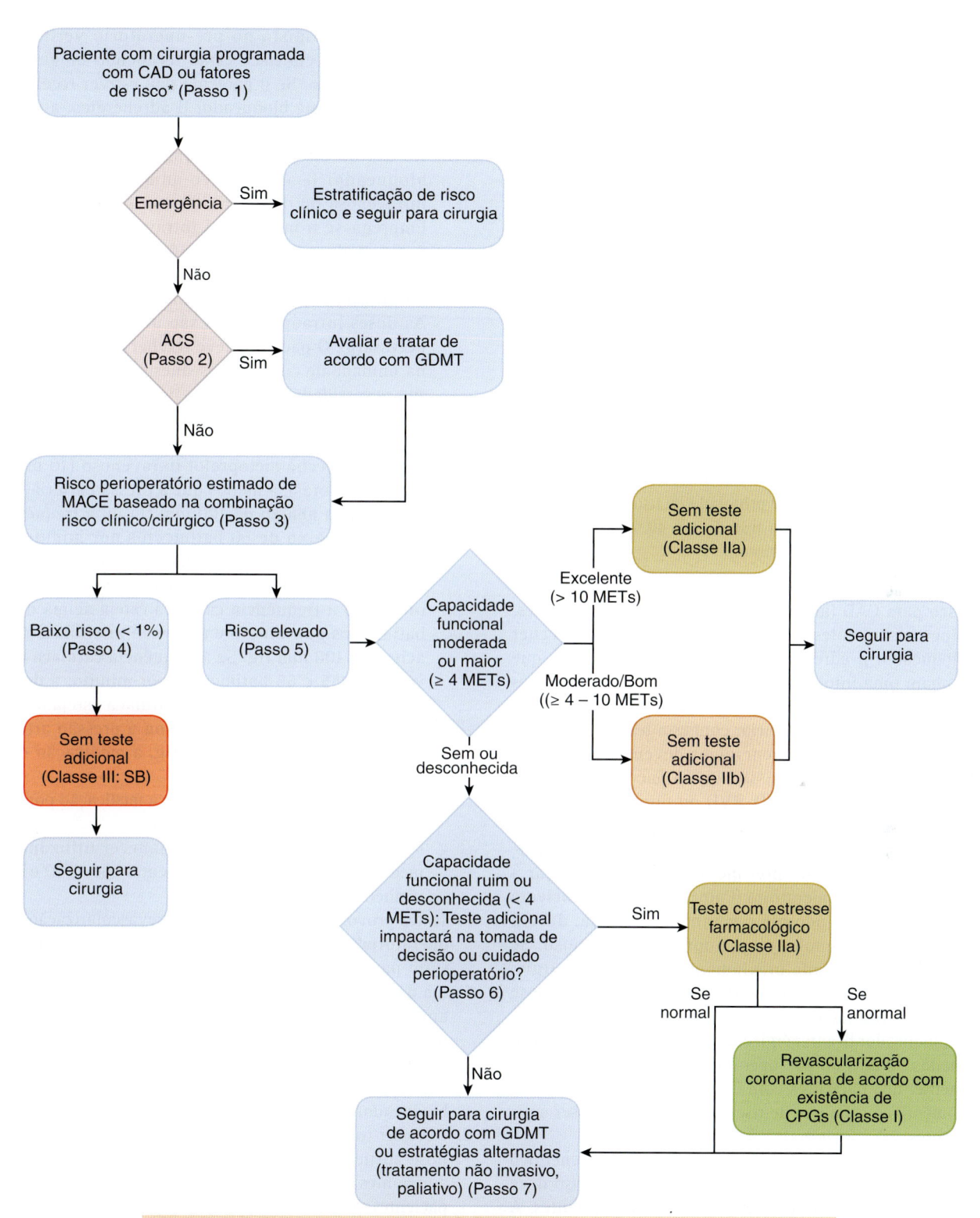

Fig. 25.2 Abordagem progressiva para avaliação cardíaca perioperatória para doença arterial coronariana (CAD). *ACS*, Síndrome coronariana aguda; *CPG*, protocolo de prática clínica; *GDMT*, protocolo direcionado à terapêutica medicamentosa; *HF*, insuficiência cardíaca; *MACE*, importante evento cardíaco adverso; *MET*, equivalente metabólico; *NB*, sem benefício; *STEMI*, infarto do miocárdio com elevação do segmento S-T; *UA/NSTEMI*, angina instável/infarto do miocárdio sem elevação do segmento S-T; *VHD*, doença valvar cardíaca. (De Fleisher L, Fleischmann K, Auerbach AD, et al. 2014 ACC/AHA Guideline on Perioperative Cardiovascular Evaluation and Management of Patients Undergoing Noncardiac Surgery. A report of the American College of Cardiology/American Heart Association Task Force on Practice Guidelines. *J Am Coll Cardiol.* 2014;64(22):e77-e137.)

IV

Terapia de Redução de Risco Cardíaco Perioperatório

Passou a existir uma controvérsia após a publicação do estudo POISE sobre a utilização de bloqueadores β-adrenérgicos profilático perioperatório.[36,37] A continuação de drogas anti-isquêmicas no período perioperatório é recomendada.[6,32,33] O uso perioperatório de bloqueadores β-adrenérgicos em pacientes com CAD ou PVD conhecidas é recomendado.[6] A adição profilática de bloqueadores β-adrenérgicos para pacientes com risco para CAD é recomendada em pacientes com risco cardíaco significativo (índice de risco cardíaco revisado [RCRI] ≥ 3) e naqueles com risco intermediário ou elevado nos exames pré-operatórios.[6] Se o início da administração de bloqueador β-adrenérgico for planejado, deve-se começá-lo com tempo suficiente de antecedência da cirurgia para avaliar a segurança e tolerabilidade, preferencialmente com antecedência maior que 1 dia.[6] A terapia com altas doses de bloqueador β-adrenérgico[36,37] não deve ser iniciada no dia da cirurgia.[6,16,17] O seguinte protocolo de uso de bloqueador β-adrenérgico[14,17] tem sido testado em 40.000 pacientes e tem mostrado redução no risco.[32,33]

1. Todos os pacientes que têm CAD, PVD ou dois fatores de risco para CAD (idade ≥ 60 anos, tabagismo, diabetes, hipertensão, colesterol ≥ 240 mg/dL) devem receber bloqueador β-adrenérgico perioperatório, a menos que tenham uma intolerância específica para bloqueadores β-adrenérgicos. Os pacientes com insuficiência renal podem também se beneficiar com esta terapia.

2. Os bloqueadores β-adrenérgicos devem ser iniciados o mais breve possível assim que o paciente for identificado como tendo CAD, PVD ou fatores de risco. Se o cirurgião identifica o paciente como tendo risco, ele deve iniciar a medicação. Se o anestesiologista identificar o paciente no pré-operatório, deve começar a medicar no pré-operatório (Capítulo 13). Se o paciente não for identificado até a manhã da cirurgia, deverá ser utilizado atenolol ou metoprolol intravenoso. Se a droga for iniciada previamente ao dia da cirurgia, atenolol de 25 mg por via oral (VO) ao dia é uma dose inicial apropriada.

3. O bloqueador β-adrenérgico deve ser continuado até pelo menos 30 dias do pós-operatório, senão for indefinidamente, nos pacientes com CAD ou PVD. Em pacientes somente com fatores de risco, sete dias podem ser suficientes.

4. O tempo ótimo para iniciar o bloqueador β-adrenérgico é o tempo da identificação do risco. Este processo deve ser multiescalonado para evitar a perda de pacientes. A abordagem seguinte deve ser utilizada para proporcionar o benefício máximo com o custo mínimo.
   a. O cirurgião deve dar bloqueador β-adrenérgico se o paciente tiver CAD, PVD ou dois fatores de risco. Atenolol 25 mg/dia VO é uma dose de início apropriada.
   b. Se uma consulta clínica ou de cardiologia for requerida pela cirurgia, o conselho mais comum é iniciar um bloqueador β-adrenérgico.
   c. O anestesiologista no pré-operatório verifica se os pacientes em risco estão recebendo bloqueador β-adrenérgico. Se o paciente não estiver recebendo adequadamente bloqueador β-adrenérgico, a dose é aumentada.
   d. No dia da cirurgia, o tratamento com a dose de bloqueador β-adrenérgico administrado por via intravenosa ou o aumento devem ser considerados. Emprega-se o metoprolol intravenoso *in bolus* de 5 mg. A dose padrão é de 10 mg IV (exceto para frequência cardíaca abaixo de 50 batimentos/minuto ou pressão arterial sistólica abaixo de 100 mm Hg). As doses intraoperatórias são utilizadas conforme necessário. O paciente deve receber doses adicionais na unidade de cuidado pós-anestésico, com base na sua necessidade.
   e. O paciente deve receber a droga no pós-operatório por 30 dias. Se o paciente estiver em jejum (dieta zero), ele recebe metoprolol intravenoso (10 mg IV a cada 12 horas), a menos que a pressão arterial sistólica esteja abaixo de 100 mm Hg ou a frequência cardíaca abaixo de 50 batimentos por minuto. Se o paciente estiver utilizando medicamentos orais, recebe 100 mg de atenolol uma vez ao dia por via oral, caso a frequência cardíaca esteja acima de 65 batimentos por minuto e a pressão arterial sistólica acima de 100 mm Hg. Se a frequência cardíaca estiver entre 55 e 65 batimentos por minuto, a dose é de 50 mg. Caso a frequência cardíaca esteja abaixo de 50 batimentos por minuto ou a pressão arterial sistólica abaixo de 100 mm Hg, a medicação deve ser suspensa.
   f. O paciente permanece utilizando a medicação por pelo menos 30 dias no pós-operatório.
   g. Muitos pacientes devem permanecer utilizando a medicação por toda a vida (pacientes com CAD e PVD conhecidas e hipertensão).

5. Testes provocativos de isquemia e revascularização[2] pré operatória[6] devem somente ser usados quando necessário para indicações específicas não profiláticas.[38] Se um paciente for identificado com angina de início atual, angina instável, uma alteração no padrão da angina ou CHF, então é apropriada uma estratificação de risco adicional. Se o paciente tiver estável com CAD, PVD conhecidas ou dois fatores de risco, ele deve receber bloqueador β-adrenérgico.[16,17,32,33]

6. Deve ser tomado cuidado com pacientes com CHF, estenose aórtica, *stents* intracoronarianos em uso de anti-agregantes plaquetários ou insuficiência renal. Todos os pacientes que têm CHF devem ser avaliados por cardiologista para início da terapia com bloqueador β-adrenérgico. O tratamento com bloqueador β-adrenérgico reduz o risco de morte na CHF. Muitos pacientes com CHF melhoram profundamente pelo bloqueio β-adrenérgico; entretanto, a dose deve ser titulada lentamente e, em geral, sob supervisão de umcardiologista. Os pacientes com estenose aórtica devem ser avaliados pelo cardiologista e o bloqueador β-adrenérgico iniciado sob supervisão deste.

7. Os pacientes com *stents* intracoronarianos em uso de anti agregantes plaquetários devem ser vistos pelo cardiologista. ATENÇÃO: A interrupção de antiagregantes plaquetários em pacientes com *stents* intracoronarianos pode ser letal.[24,39,40] Os pacientes com insuficiência renal devem ser tratados com drogas apropriadas, mas especial atenção é necessária.

8. Os pacientes com uma indicação para terapia com estatina e, especialmente, aqueles com CAD ou PVD conhecidas devem ser considerados para terapia com estatina.[15] O tratamento deve ser iniciado 30 dias antes da cirurgia e continuado por pelo menos 30 dias após a cirurgia,[15] possivelmente indefinidamente.

Manejo da Anestesia

O cuidado anestésico para pacientes com CAD e PVD conhecidos ou dois fatores de risco para CAD (idade ≥ 60 anos, hipertensão, diabetes, história significativa de tabagismo ou hiperlipidemia) deve começar tão logo seja identificada a necessidade de realização de cirurgia para o paciente.[16,17,32,33] Todos os pacientes com angina de início recente, mudança no padrão da angina, angina instável, angina não tratada com medicamentos, estenose aórtica, CHF ou *stent* intracorornariano recebendo antiagregantes plaquetários devem ser referenciados ao cardiologista. Pacientes com colocação recente de *stents* intracoronarianos recebendo antiagregantes plaquetários têm elevado risco de trombose intracoronariana e morte quando os antiagregantes plaquetários são descontinuados no período perioperatório.[24,39,40] Pacientes com *stents* metálicos podem necessitar de três ou mais meses de terapia antiplaquetária.[40] Pacientes com *stents* intracoronarianos farmacológicos podem necessitar de antiagregantes plaquetários por um ano ou mais.[39] Pacientes com doença coronariana estável sob terapia medicamentosa sem evidência de CHF ou estenose aórtica devem receber um bloqueador β-adrenérgico oral (atenolol ou metoprolol 25 mg/dia por via oral) e uma estatina.[15] Pacientes com CHF devem ter administração de bloqueador β-adrenérgico iniciada por um cardiologista por um período de tempo prolongado. A dose de bloqueadores β-adrenérgicos deve ser aumentada conforme o tolerado. Os bloqueadores β-adrenérgicos devem ser evitados em pacientes com história de bloqueio atrioventricular (AV) de alto grau sem marca-passo, asma reativa ou intolerância a bloqueadores β-adrenérgicos. O diabetes é uma indicação para bloqueador β-adrenérgico no perioperatório. Para o efeito máximo, os bloqueadores β-adrenérgicos devem ser iniciados o mais rapidamente possível após a identificação de necessidade de cirurgia para o paciente.[14,17] O início de dose elevada de bloqueador β-adrenérgico no dia da cirurgia não está indicado.[6,36,37] Se um paciente é identificado no dia da cirurgia, atenolol ou metoprolol intravenoso pode ser começado na área pré-operatória (atenolol ou metoprolol 10 mg IV, se a frequência cardíaca estiver acima de 55 batimentos/minuto ou se a pressão arterial sistólica estiver acima de 100 mm Hg) e continuado no pós-operatório.[16] Os bloqueadores β-adrenérgicos iniciados no período perioperatório devem ser continuados por pelo menos sete dias no pós-operatório.[16] Em pacientes com riscos mais elevados (aqueles com CAD ou PVD conhecidos), os bloqueadores β-adrenérgicos devem ser continuados por pelo menos 30 dias, senão indefinidamente.[14,17] O esmolol *in bolus* durante a cirurgia não constitui bloqueio β-adrenérgico perioperatório e não reduz adequadamente o risco cardíaco perioperatório.[41] Deve-se ter prudência com uso de dosagem apropriada de bloqueadores β-adrenérgicos para evitar sequelas relacionadas à hipotensão e bradicardia.[37]

O manejo anestésico intraoperatório como também da dor no pós-operatório (Capítulo 40) em pacientes com CAD deve permitir a modulação das respostas dos sistema nervoso simpático e proporcionar rigoroso controle das variações hemodinâmicas.[1] O manejo da anestesia nestes pacientes é baseado na avaliação pré-operatória da função ventricular esquerda e da manutenção do balanço favorável entre as demandas miocárdicas de oxigênio e oferta de oxigênio para o miocárdio, a fim de prevenir isquemia miocárdica (Tabela 25.3 e Quadro 25.1). Qualquer evento associado com taquicardia persistente, hipertensão sistólica, hipoxemia arterial ou hipotensão diastólica podem influenciar adversamente este delicado balanço. A frequência cardíaca acima de 100 batimentos/minuto aumenta o risco de morte pós-operatória em pacientes com risco de CAD; as frequências cardíacas acima de 120 batimentos/minuto aumentam o risco significativamente.

IV

Tabela 25.3 Avaliação da Função Ventricular Esquerda		
Avaliação da Característica	**Função Boa**	**Função Prejudicada**
Infarto miocárdico prévio	Não	Sim
Evidência de insuficiência cardíaca congestiva	Não	Sim
Fração de ejeção	> 0,55	< 0,4
Pressão diastólica ventricular esquerda	< 12 mm Hg	> 18 mm Hg
Índice cardíaco	> 2,5 L/min/m²	< 2 L/min/m²
Áreas de discinesia ventricular	Não	Sim

Quadro 25.1 Determinantes das Necessidades e Liberação de Oxigênio Miocárdico

Necessidades de Oxigênio Miocárdico
- Frequência cardíaca.
- Pressão arterial sistólica.
- Contratilidade miocárdica.
- Volume ventricular.

Liberação de Oxigênio Miocárdico
- Fluxo sanguíneo coronariano.
- Conteúdo de oxigênio no sangue arterial.

As alterações persistentes e excessivas na frequência cardíaca e na pressão arterial devem ser minimizadas (Fig. 25.1)[42] A manutenção da frequência cardíaca e da pressão arterial dentro de 20% dos valores basais é comumente recomendada. A monitorização da pressão arterial invasiva aumenta enormemente a capacidade para manter a pressão estável. Entretanto, estima-se que metade de todos os novos episódios isquêmicos perioperatórios não sejam antecedidos ou associados com significativas mudanças na frequência cardíaca e na pressão arterial sistêmica.[43] Um episódio único de um minuto de isquemia miocárdica detectada por elevação ou depressão do segmento S-T de 1 mm aumenta o risco de eventos cardíacos em 10 vezes e de morte em duas vezes.[3,4] aquicardia por cinco minutos acima de 120 batimentos/minuto no período pós-operatório pode aumentar o risco de morte em 10 vezes. O único método clinicamente comprovado para reduzir o risco de isquemia miocárdica perioperatória e morte associada é o bloqueio β-adrenérgico perioperatório (atenolol ou metoprolol).[16,17,32,33]

Monitorização (Capítulo 20)

A antecipação de problemas e a prevenção de potenciais desastres são componentes chave para o sucesso do manejo anestésico de pacientes com doença cardiovascular. A terapia profilática e a monitorização mais extensiva reduzem o risco. A monitorização continuada da pressão arterial invasiva pode reduzir o risco de eventos hemodinâmicos pela identificação precoce dos problemas. A monitorização continuada com ECG rapidamente identifica arritmias, taquicardia e isquemia miocárdica. A monitorização deve ser contínua, se possível. As alterações abruptas na hemodinâmica podem rapidamente levar a parada cardíaca; a monitorização pode brevemente identificar essas mudanças e permitir pronto tratamento antes do desenvolvimento de complicações adicionais. Quando as cirurgias estão concluídas, a monitorização deve ser continuada na sala de recuperação ou unidade de tratamento intensivo (UTI). Quando os pacientes são transferidos da mesa cirúrgica para a maca ou para o leito da UTI, ou quando são mobilizados da posição supina para decúbito ventral ou retornam para a posição supina, a monitorização deve ser continuada, conforme possível. Os pacientes inconscientes com doença cardíaca podem ter rápido colapso hemodinâmico na transferência da mesa cirúrgica para a maca ou leito da UTI ou durante transporte, e devem ser monitorizados durante as transferências. Se a pressão arterial, o ECG e a saturação estiverem monitorados, o problema pode ser rapidamente identificado e corrigido antes de sequelas sérias. Líquidos para infusão, vasoconstritores, β-agonistas, bloqueadores β-adrenérgicos, anticolinérgicos e drogas vasodilatadoras devem estar imediatamente disponíveis. A perda do sinal do oxímetro de pulso ou a dessaturação podem implicar em hipóxia, ou pressão arterial inadequada, ou débito cardíaco inadequado e devem sinalizar uma busca imediata de causa e início de ação corretiva. O oxímetro de pulso é um monitor tanto de saturação quanto de perfusão. Se o oxímetro de pulso perder o sinal, deve ser avaliada a adequação da perfusão. A perda do sinal do oxímetro de pulso pode ocorrer simplesmente pelo dedo ter ficado frio ou, mais significativamente, pode ser o primeiro aviso de colapso hemodinâmico. A monitorização contínua e a terapia profilática podem reduzir os riscos nos pacientes com doença cardiovascular.

A intensidade da monitorização no período perioperatório é influenciada pela complexidade do procedimento cirúrgico e pela gravidade da doença cardiovascular. O ECG com cinco derivações serve como um monitor não invasivo do balanço entre demanda de oxigênio do miocárdio e oferta de oxigênio para o miocárdio nos pacientes inconscientes (Capítulo 20). Quando este balanço está desfavoravelmente alterado, ocorre a isquemia miocárdica, como evidenciado no ECG através de um segmento S-T com infradesnivelamento de pelo menos 1 mm do traçado de base. Uma derivação precordial V_5 é uma seleção útil para detecção de alterações do segmento S-T características da isquemia do ventrículo esquerdo durante anestesia. A monitorização da pressão arterial invasiva pode acelerar a identificação e tratamento de alterações hemodinâmicas. A monitorização deve ser contínua, se possível. Anormalidades do movimento da parede ventricular observadas pelo ecocardiograma transesofágico (TEE) podem ser o indicador mais sensível de isquemia miocárdica, mas este monitor é caro, invasivo e requer de treinamento adicional antes de ser usado como método de rotina para detecção de desequilíbrio entre liberação de oxigênio para o miocárdio e necessidade miocárdica de oxigênio. A monitorização intraoperatória de pressões arteriais pulmonares ou uso de TEE podem ser reservados para pacientes selecionados com elevado risco (cirurgia cardíaca, infarto do miocárdio recente, presença de CHF, angina instável).[1] A monitorização contínua do débito cardíaco através da medida da variação do volume sistólico (SVV) avalia a capacidade de resposta aos fluidos, o que pode melhorar o manejo de fluidos.[44]

Indução Anestésica

A ansiedade pré-operatória pode levar à isquemia miocárdica pré-operatória.[41] A isquemia miocárdica predispõe a isquemia miocárdica subsequente. A terapia com bloqueador β-adrenérgico no pré-operatório reduz a incidência de isquemia miocárdica.[17,41] Os pacientes devem receber suas medicações de rotina, exceto hipoglicemiantes orais. A medicação sedativa pré-anestésica é destinada a produzir sedação e reduzir a ansiedade, a qual, senão tratada pode levar à secreção de catecolaminas e aumento da demanda de oxigênio pelo miocárdio, devido ao aumento da frequência cardíaca e da pressão arterial . A administração oral de benzodiazepínicos (diazepam ou lorazepam por via oral) é uma abordagem farmacológica efetiva para aliviar a ansiedade severa. A suplementação de oxigênio pode ser necessária se opioides estiverem combinados com benzodiazepínicos para sedação.

A indução anestésica é feita de forma aceitável com administração intravenosa de drogas de ação rápida. A colocação de um cateter intra-arterial na pré-indução para monitorização da pressão arterial permite manipulações farmacológicas rápidas e uma indução anestésica muito estável. Uma infusão de fenilefrina (0,2 a 0,4 µg/kg/min) iniciada profilaticamente estabiliza a pressão arterial e pode eliminar a maioria das alterações hemodinâmicas que ocorre com a indução. O etomidato é um anestésico popular para induzir a anestesia devido a sua limitada inibição do sistema nervoso simpático e limitados efeitos hemodinâmicos[45] (Capítulo 8). A ausência de inibição de reflexos autonômicos pelo etomidato pode levar à hipertensão com laringoscopia e intubação endotraqueal. O propofol é um anestésico popular devido a seus efeitos antieméticos e a recuperação rápida, mas a dose deve ser reduzida para evitar hipotensão. O fentanil e o midazolan em combinação com uma infusão de fenilefrina e um relaxante muscular não despolarizante causam mínimas alterações na pressão arterial ou na frequência cardíaca.

A cetamina não é frequentemente utilizada para induzir anestesia em pacientes com doença coronariana devido à associação com aumento de frequência cardíaca e de pressão arterial , o que pode elevar as necessidades miocárdicas de oxigênio. Quando ministrado desflurano, a concentração inspirada deve ser lentamente aumentada para evitar estimulação simpática e associação com taquicardia, hipertensão pulmonar, isquemia miocárdica e broncoespasmo.[46] A intubação traqueal é facilitada pela administração de succinilcolina ou uma droga bloqueadora neuromuscular não despolarizante (Capítulo 11).

A isquemia miocárdica pode ser acompanhada por taquicardia e hipertensão, que resultam da estimulação da laringoscopia direta necessária para intubação traqueal. A anestesia adequada e a laringoscopia direta de breve duração são importantes para minimizar a magnitude das alterações hemodinâmicas. Quando a duração da laringoscopia direta não é breve ou quando coexiste hipertensão, deve-se considerar a adição de outras drogas para minimizar a resposta pressórica produzida pela intubação traqueal. Por exemplo, a lidocaína laringotraqueal (2 mg/kg), administrada logo antes da colocação do tubo na traqueia, produz anestesia tópica rápida da mucosa traqueal e minimiza a magnitude e a duração do aumento da pressão arterial. Alternativamente, a lidocaína (1,5 mg/kg IV), administrada logo antes do início da laringoscopia direta, é eficaz (Capítulo 16).

A administração de opioides (fentanil, sufentanil, alfentanil ou remifentanil) antes do início da laringoscopia direta reduz a estimulação produzida pela intubação traqueal. Os bloqueadores β-adrenérgicos são efetivos em atenuar os aumentos de frequência cardíaca associados com intubação traqueal. A taquicardia deve ser evitada em todos os pacientes com doença coronariana ou vascular ou fatores de risco para doença coronariana.

Manutenção da Anestesia

A escolha da anestesia é, frequentemente, baseada na função ventricular esquerda do paciente (Tabela 25.3). Por exemplo, pacientes com CAD, porém com função ventricular esquerda normal, podem desenvolver taquicardia e hipertensão em resposta à estimulação intensa. A depressão miocárdica controlada produzida pelos anestésicos voláteis com ou sem óxido nitroso pode ser apropriada, se o objetivo primário é prevenir o aumento da demanda miocárdica de oxigênio. Igualmente aceitável para a manutenção da anestesia é a utilização da técnica de óxido nitroso-opioide com a adição de um anestésico volátil, conforme necessário, para tratar aumentos agudos na pressão arterial produzidos pela altera-ção no nível de estimulação cirúrgica. Quando a hipertensão é tratada com anestésico volátil (isoflurano, desflurano, sevoflurano), a diminuição da resistência vascular periférica (PVR) induzida por tais drogas tem mais impacto na redução da pressão arterial do que a depressão miocárdica induzida por esses fármacos. A habilidade para rapidamente aumentar a concentração alveolar de sevoflurano faz com que essa droga seja excepcionalmente eficaz para tratamento de aumento súbito da pressão arterial. Os aumentos abruptos e intensos nas concentrações de desflurano podem ser acompanhados pela estimulação do sistema nervoso simpático e aumentos transitórios na pressão arterial, frequência cardíaca, hipertensão pulmonar e isquemia miocárdica[51] (Capítulo 7).

Os anestésicos voláteis são vasodilatadores. Sob circunstâncias clínicas não usuais, vasodilatadores podem desviar o fluxo de sangue das áreas isquêmicas do miocárdio (vasos sanguíneos prontamente dilatados e cheios) para áreas não isquêmicas supridas pelos vasos capazes de vasodilatação. A isquemia miocárdica regional associada com vasodilatação induzida por droga é conhecida como roubo da artéria coronariana. Existem estudos sobre a incidência de isquemia miocárdica inalterada ou aumentada em pacientes com CAD e anestesiados com isoflurano, comparados com aqueles recebendo um diferente anestésico volátil ou um regime anestésico baseado em opioides.[47-49] Os anestésicos voláteis em graus variáveis (halotano, isoflurano, sevoflurano e desflurano) induzem um pré-condicionamento isquêmico e podem proteger o miocárdio de uma isquemia subsequente.[50,51] Considerando todos os fatos, os anestésicos voláteis podem tanto ser benéficos em pacientes com CAD, porque eles diminuem as demandas miocárdicas de oxigênio e induzem um pré-condicionamento isquêmico, como ter efeitos deletérios, pois diminuem a pressão arterial e a pressão de perfusão coronariana, ou produzem roubo coronariano (isoflurano) ou taquicardia (desflurano).[46] Numa grande pesquisa clínica em pacientes submetidos a cirurgia cardíaca, não se conseguiu demonstrar a diferença entre halotano, enflurano, isoflurano e regimes anestésicos baseados em opioides.[52] Evitar taquicardia com o uso de bloqueadores β-adrenérgicos de longa ação (metoprolol ou atenolol) é mais importante do que a escolha do anestésico.[16,17,32,33] Não se tem demonstrado que as doses intraoperatórias in bolus de bloqueadores β-adrenérgicos de curta ação (esmolol) sejam eficazes na redução de risco cardíaco intraoperatório. A administração perioperatória profilática de bloqueadores β-adrenérgicos de longa ação (metoprolol ou atenolol) é necessária para reduzir o risco perioperatório.[41]

Os pacientes com função ventricular esquerda reduzida associada com um infarto miocárdico prévio podem não tolerar a depressão miocárdica direta produzida pelos anestésicos voláteis. Nestes pacientes, a utilização de opioides de curta duração com óxido nitroso pode ser uma seleção mais aceitável. O óxido nitroso, quando administrado para pacientes que receberam opióides para anestesia pode produzir diminuições indesejáveis na pressão arterial e no débito cardíaco. Dose elevada de fentanil (50 a 100 µg/kg IV) ou doses equivalentes de sufentanil ou alfentanil como regime anestésico primário com benzodiazepínicos ajudam a garantir amnésia, e pode ser útil para pacientes que não toleram a depressão miocárdica mesmo com baixas concentrações de anestésicos voláteis. Esta técnica ainda não é claramente melhor do que doses moderadas de opioides com anestésicos inalatório ou intravenosos.[52] As infusões de dexmedetomidina combinadas com doses menores de fentanil (1-10 μg/kg) e anestésicos inalatórios atuam bem e, aparentemente, reduzem o *delirium* no pós-operatório em pacientes submetidos a CABG.[53]

A anestesia regional é uma excelente técnica em pacientes com CAD (Capítulos 17 e 18). A anestesia regional para cirurgia periférica (ortopédica, vascular periférica) e cirurgia de abdome inferior (ginecológica e urológica) é uma técnica muito segura para pacientes com elevado risco cardíaco. Entretanto, o fluxo através de artérias coronárias criticamente estenosadas é dependente da pressão. Portanto, as diminuições na pressão arterial associadas com um anestésico regional, maior do que 20% do valor no período do pré--bloqueio, provavelmente, devem ser tratadas com infusão intravenosa de soluções cristaloides ou um vasoconstritor, como fenilefrina. A fenilefrina melhora a pressão de perfusão coronariana, mas à custa do aumento da pós-carga e das demandas de oxigênio pelo miocárdio. Todavia, o aumento na pressão de perfusão coronariana é provavelmente maior do que qualquer aumento contrabalançado na demanda de oxigênio pelo miocárdio. Os bloqueadores β-adrenérgicos perioperatórios devem ser utilizados em pacientes com elevado risco cardíaco ao se submeterem a cirurgia com anestesia regional.

Drogas Bloqueadoras Neuromusculares (Capítulo 11)

A escolha de drogas bloqueadoras neuromusculares não despolarizantes durante a manutenção da anestesia para pacientes com CAD pode ser influenciada pelos efeitos hemodinâmicos destas drogas. Vecurônio, rocurônio e cisatracúrio não evocam liberação de histamina e não diminuem a pressão arterial, mesmo com a rápida administração intravenosa de grandes doses. Do mesmo modo, os efeitos de redução da pressão arterial do atracúrio e do mivacúrio são em geral modestos, especialmente se a droga for injetada por mais de 30 a 45 segundos para minimizar a probabilidade de a droga induzir a liberação de histamina. Nenhum destes agentes bloqueadores neuromusculares alterarão adversamente as demandas miocárdicas de oxigênio. O pancurônio aumenta a frequência cardíaca e a pressão arterial, mas essas alterações são, usualmente, menores que 15% acima dos valores anteriores ao uso da droga, o que faz com que esta seja uma possível escolha de administração para pacientes com CAD. Além disso, as alterações hemodinâmicas produzidas pelo pancurônio podem ser utilizadas para contrabalançar os efeitos inotrópico e cronotrópico negativos da droga, sendo utilizada como anestésico. Em contraste com o pancurônio, não se deve esperar que outras drogas bloqueadores neuromusculares não despolarizantes compensem as diminuições da pressão arterial ou frequência cardíaca, como associadas com a administração de grandes doses de opioides. Com a utilização aumentada de mais agentes bloqueadores neuromusculares seletivos (vecurônio, rocurônio e cisatracúrio), o uso de pancurônio foi marcadamente diminuído e, em alguns casos, eliminado.

Os bloqueadores neuromusculares não despolarizantes em pacientes com CAD podem ser seguramente antagonizados com drogas anticolinesterásicas (isto é, neostigmina) combinadas com drogas anticolinérgicas. O glicopirrolato tem mais efeitos cronotrópicos tituláveis do que a atropina. Ainda pode ocorrer taquicardia após reversão dos relaxantes musculares não despolarizantes. Uma das causas comuns de isquemia miocárdica e isquemia no pós-operatório é a taquicardia após uma emergência, o que pode ser o resultado da combinação da emergência, dor cirúrgica e reversão dos relaxantes musculares não despolarizantes. A adição de bloqueadores β-adrenérgicos de longa ação por via intravenosa deve ser utilizada para evitar taquicardia, que pode levar a isquemia miocárdica neste período. O sugamadex tem sido utilizado em muitos países e agora nos Estados Unidos (Capítulo 11 para detalhes). O Sugamadex não tem efeitos cardiovasculares significativos. Os leitores são aconselhados a ler as informações sobre prescrição da Food and Drug Administration (FDA), que proporciona uma excelente descrição sobre sua farmacologia.

Tratamento da Isquemia Miocárdica

O aparecimento de sinais de isquemia miocárdica no ECG sustenta o tratamento agressivo de alterações adversas na frequência cardíaca ou pressão arterial. Somente 5% de isquemia miocárdica perioperatória encontrada no traçado do Holter é identificadaa pelos médicos. A terapia profilática com bloqueadores β-adrenérgicos de longa ação é essencial para reduzir o risco perioperatório.[16,17,32,33] A taquicardia é tratada com administração de atenolol, metoprolol, propranolol ou esmolol. Os aumentos excessivos na pressão arterial respondem a narcóticos, aumento nos bloqueadores β-adrenérgicos, anestésicos inalatórios ou infusão intravenosa continuada de nitroprussiato. A nitroglicerina é uma escolha mais apropriada do que o nitroprussiato, quando a isquemia miocárdica está associada com uma pressão arterial normal. A hipotensão deve ser tratada com infusão de fenilefrina para restaurar rapidamente a pressão dependente de perfusão através de artérias coronárias ateroscleróticas. Além dos medicamentos, a infusão intravenosa de fluidos para restaurar a pressão arterial pode aumentar a oferta de oxigênio para o miocárdio. Uma desvantagem dessa abordagem é o tempo necessário para a infusão terapêutica ser eficaz.

Apesar de uns poucos ou nenhum dado sustentar o uso de cateter de artéria pulmonar;[54,55] em pacientes selecionados, o uso de cateter de artéria pulmonar em combinação com sonda de TEE pode ser útil para monitorar as respostas à reposição volêmica e os efeitos terapêuticos das drogas na função ventricular esquerda e no débito cardíaco. A medida contínua da SVV ou da variação da pressão de pulso (PPV) pode predizer a fluidorresponsividade e pode ser utilizada para otimizar a administração de volume, como parte da meta terapêutica programada. A pressão atrial direita (venosa central) não deve predizer o estado volêmico do lado esquerdo do coração.[56] Em pacientes saudáveis que têm uma necessidade reduzida de monitorização e em pacientes com CAD, cuja fração de ejeção está acima de 0,5 e quando não existe a evidência de uma disfunção ventricular esquerda, é mais provável que a pressão atrial direita se correlacione com a pressão de oclusão da artéria pulmonar.[57,58] As pressões medidas com cateter de artéria pulmonar correlacionam-se pobremente com o estado volêmico em pacientes com disfunção diastólica, isquemia miocárdica, insuficiência ou estenose mitral, hipertensão pulmonar, pressão expiratória final positiva (PEEP), estenose pulmonar ou insuficiência tricúspide. Os aumentos abruptos na pressão da artéria pulmonar podem também refletir a isquemia miocárdica ou insuficiência mitral agudas. Quando comparada com TEE, a monitorização com cateter na artéria pulmonar não é uma abordagem altamente sensível para detecção de isquemia miocárdica. O TEE também proporciona uma avaliação da motilidade regional da parede ventricular, da função ventricular global, da função valvar, do volume do líquido intravascular e do enchimento ventricular associado. O TEE é mais caro do que a cateterização da artéria pulmonar, mas a informação é mais acurada e útil do que os dados obtidos pelo cateter de artéria pulmonar.

As diminuições na temperatura corporal que ocorrem durante o período intraoperatório podem predispor a *shivering* ao despertar, levando a aumentos abruptos na demanda de oxigênio pelo miocárdio. As tentativas de minimizar as diminuições na temperatura corporal e a manutenção da provisão de oxigênio suplementar são de grande importância. O alívio da dor pós-operatória é importante, uma vez que a ativação do sistema nervoso simpático induzida pela dor pode aumentar as demandas miocárdicas de oxigênio.

Manejo Pós-operatório

O manejo pós-operatório do paciente com CAD está baseado na provisão de drogas anti-isquêmicas no perioperatório (bloqueadores β-adrenérgicos ou estatinas), analgesia e, se necessário, sedação para bloqueio da atividade excessiva do sistema nervoso simpático e facilitar o controle rigoroso das variáveis hemodinâmicas (Capítulo 39). A monitorização intensiva e contínua no pós-operatório é útil para detecção de isquemia miocárdica, que é frequentemente assintomática. Episódios de isquemia miocárdica levam ao risco aumentado e a uma frequência crescente de eventos.[3,17,59] A redução da incidência de isquemia miocárdica com bloqueadores β-adrenérgicos diminui os índices de mortalidade em 30 dias e 2 anos.[17,41] Os pacientes com CAD e PVD conhecidas ou dois fatores de risco para CAD (≥ 60 anos, hipertensão, doença vascular, diabetes, história significativa de tabagismo ou hiperlipidemia) devem receber bloqueadores β-adrenérgicos no perioperatório, a menos que tenha uma contraindicação específica.[16,17,32,33] Eles devem receber bloqueadores β-adrenérgicos o mais breve possível, tão logo tenham sido identificados com risco para complicações cardíacas.[6,16,17,32,33] Pacientes com menor risco devem receber a droga por pelo menos sete dias no pós-operatório.[16,17] Pacientes com doença coronariana ou vascular conhecida devem permanecer em uso da medicação por pelo menos 30 dias, senão definitivamente. A COPD não é uma contraindicação para bloqueio β-adrenérgico no perioperatório, mas a asma reativa é. O diabetes não é uma contraindicação para bloqueio β-adrenérgico no perioperatório; na verdade, é uma indicação. Todas as medicações têm um índice terapêutico, e

bloqueadores β-adrenérgicos não são uma exceção. A dose de bloqueadores β-adrenérgicos perioperatórios deve seguir o protocolo padrão da indústria farmacêutica, para evitar hipotensão, bradicardia, morbidade e morte.[37]

O principal determinante das complicações pulmonares (atelectasia, pneumonia) após cirurgia cardíaca é a função cardíaca ruim. A mobilização precoce e o controle da dor possivelmente minimizam a incidência de complicações pulmonares clinicamente significativas.

DOENÇA CARDÍACA VALVAR

As formas mais frequentemente encontradas de doença cardíaca valvar produzem sobrecarga de pressão (estenose mitral, estenose aórtica) ou sobrecarga de volume (regurgitação mitral, regurgitação aórtica).[60] O efeito final da doença cardíaca valvar é a interferência no fluxo anterógrado de sangue a partir do coração para a circulação sistêmica. O TEE revolucionou a avaliação e o manejo intraoperatório da doença cardíaca valvar (Quadro 25.2). A seleção de drogas anestésicas para pacientes com doença cardíaca valvar está frequentemente baseada nos prováveis efeitos das alterações induzidas pelas próprias drogas no ritmo cardíaco, na frequência cardíaca, na pressão arterial, na SVR e na resistência vascular pulmonar (PVR) relacionados à manutenção do débito cardíaco nesses pacientes. Apesar de nenhum anestésico geral específico ser superior, quando a reserva cardíaca é mínima, uma combinação anestésica de opioides, um benzodiazepínico que causa amnésia e um anestésico inalatório é comum. As infusões de dexmedetomidina podem ser extremamente úteis em combinação com outras drogas. Pacientes com doença cardíaca valvar devem receber antibióticos apropriados no período perioperatório para proteção contra endocardite infecciosa. A monitorização da pressão arterial invasiva é útil em pacientes com doença cardíaca valvar clinicamente significativa.

Estenose Mitral

A estenose mitral é caracterizada por obstrução mecânica ao enchimento diastólico do ventrículo esquerdo secundário à diminuição progressiva no orifício da valva mitral. A obstrução produz um aumento na pressão atrial esquerda e venosa pulmonar. A PVR aumentada ocorre, provavelmente, quando a pressão atrial esquerda está cronicamente acima de 25 mm Hg. A distensão do átrio esquerdo predispõe à fibrilação atrial, que pode resultar

---

Quadro 25.2 Diagnóstico: Ecocardiografia e Doença Valvar Cardíaca

- Determinar o significado dos sopros cardíacos (mais frequentemente estenose aórtica).
- Identificar anormalidades hemodinâmicas associadas com achados físicos (mais frequentemente regurgitação mitral).
- Determinar gradiente de pressão transvalvar.
- Determinar regurgitação da valva cardíaca.
- Avaliar função da prótese valvar.

em estase de sangue, formação de trombos e embolia sistêmica. A anticoagulação plena ou terapia antiplaquetária (ou ambas) dos pacientes com fibrilação atrial pode reduzir o risco de eventos embólicos sistêmicos. A estenose mitral é, comumente, devida à fusão dos folhetos da valva mitral durante o processo de cicatrização da cardite reumática aguda. Os sintomas de estenose mitral não se desenvolvem geralmente até quase 20 anos após o episódio inicial de febre reumática. Um aumento súbito na demanda do débito cardíaco, como produzido pela gravidez ou sepse, entretanto, pode desmascarar uma estenose mitral previamente assintomática.

Pacientes com estenose mitral cronicamente tratados com digitálicos para o controle da frequência cardíaca devem continuar a usar a medicação durante o período perioperatório. O efeito adequado dos digitálicos para controle da frequência cardíaca é geralmente refletido pela frequência ventricular abaixo de 80 batimentos/minuto. A concentração sérica de potássio deve ser medida no pré-operatório, porque é comum o uso de terapêutica com diuréticos nesses pacientes. Outras drogas antiarrítmicas comuns como bloqueadores β-adrenérgicos devem também ser continuadas. A descontinuidade com terapia anticoagulante ou antiplaquetária deve ser discutida com o cirurgião e o cardiologista. A terapêutica com warfarina (Coumadin®) deve ser trocada para heparina antes da cirurgia, de acordo com o tipo de caso. Ademais, pacientes com estenose mitral podem ser mais susceptíveis que indivíduos normais aos efeitos de depressão ventilatória dos medicamentos sedativos usados na medicação pré-anestésica. Se forem administradas medicações sedativas aos pacientes, suplementação de oxigênio pode aumentar a margem de segurança. A maioria das medicações administradas aos pacientes, exceto anticoagulantes, drogas antiplaquetárias e agentes hipoglicemiantes orais, deve ser continuada durante o período pré-operatório.

Manejo da Anestesia

A colocação de um cateter intra-arterial para monitorização da pressão arterial durante a indução anestésica pode acelerar a identificação e o tratamento de alterações hemodinâmicas nos pacientes com doença valvar significativa. A indução anestésica na presença de estenose mitral pode ser alcançada com medicações intravenosas, com exceção da cetamina, que deve ser evitada devido a sua propensão a aumentar a frequência cardíaca. A intubação traqueal é facilitada pela administração de bloqueador neuromuscular. As drogas utilizadas para manutenção da anestesia devem causar alterações mínimas na frequência cardíaca e na SVR e PVR. Adicionalmente, essas drogas não devem diminuir de maneira importante a contratilidade miocárdica. Nenhum regime anestésico tem sido comprovado como superior. Esses objetivos podem ser alcançados com as combinações de um opioide e baixas concentrações de anestésico volátil ou intravenoso como propofol ou dexmedetomidina. Embora o óxido nitroso possa aumentar a PVR, este aumento não é suficiente para justificar o não uso dessa droga em todos os pacientes com estenose mitral.[61] O efeito do óxido nitroso sobre a PVR,

entretanto, mostra-se bem acentuado quando há coexistência de hipertensão pulmonar severa. Evitar a utilização de óxido nitroso permite concentrações mais elevadas de oxigênio inspirado e pode reduzir a vasoconstrição pulmonar. Os aumentos rápidos na concentração de desflurano podem causar taquicardia, broncoespasmo e hipertensão pulmonar e devem ser evitados.[46] O controle da pressão arterial com infusão intravenosa profilática do vasoconstritor fenilefrina pode reduzir as alterações hemodinâmicas com a indução anestésica.

Bloqueadores neuromusculares não despolarizantes com efeitos circulatórios mínimos são úteis em pacientes com estenose mitral. Os efeitos adversos da taquicardia induzida por droga em resposta ao antagonismo assistido pelos bloqueadores neuromusculares não despolarizantes devem ser evitados (Quadro 25.3). O sugamadex, que pode substituir a neostigmina, não causa alterações cardiovasculares. Permitir que os bloqueadores neuromusculares não despolarizantes sejam eliminados metabolicamente pode reduzir o risco de taquicardia com antagonismo assistido pelas drogas, se os casos forem prolongados e o bloqueio neuromuscular não for necessário para condução da cirurgia. A reposição volêmica intra-operatória deve ser cuidadosamente titulada, pois os pacientes são susceptíveis à sobrecarga volêmica intravascular e ao desenvolvimento de insuficiência ventricular esquerda e edema pulmonar. Dessa forma, a posição de cefalodeclive pode não ser bem tolerada, porque o volume sanguíneo pulmonar é prontamente aumentado.

A monitorização da pressão arterial invasiva e SVV ou PPV é um guia útil para a reposição volêmica intravascular adequada. Se as pressões venosas são medidas, um aumento na pressão atrial direita pode também refletir a vasoconstrição venosa pulmonar, sugerindo a necessidade de checar outras causas, o que inclui óxido nitroso, desflurano, acidose, hipóxia, exacerbação da regurgitação mitral ou plano anestésico superficial.

No pós-operatório, pacientes com estenose mitral têm elevado risco para desenvolver de edema pulmonar e insuficiência ventricular direita. A ventilação mecânica pode ser necessária, particularmente após grandes cirurgias torácicas ou abdominais. A troca de ventilação com pressão positiva para ventilação espontânea com desmame e extubação pode levar ao aumento do retorno venoso e das pressões venosas centrais com piora da insuficiência cardíaca.

Quadro 25.3 Considerações Anestésicas em Pacientes com Estenose Mitral

- Evitar taquicardia sinusal ou taxa de reposta ventricular alta durante fibrilação atrial.
- Evitar aumentos marcantes no volume sanguíneo central associado com transfusão excessiva ou posição de cefalodeclive.
- Evitar diminuições induzidas por droga na resistência vascular sistêmica.
- Evitar eventos como hipoxemia arterial ou hipoventilação, que podem exacerbar a hipertensão pulmonar e evocar insuficiência ventricular direita.

Regurgitação Mitral

A regurgitação mitral é caracterizada pela sobrecarga do volume atrial esquerdo e diminuição do volume sistólico anterógrado do ventrículo esquerdo, devido ao refluxo de parte do volume sistólico para o átrio esquerdo, através de uma valva mitral incompetente. Este fluxo regurgitante é responsável pelas ondas V características, mostradas nos registros da pressão de oclusão da artéria pulmonar.[62] A regurgitação mitral secundária à febre reumática geralmente tem um componente de estenose mitral. A cardiomiopatia dilatada que pode ser devido a isquemia, infartos miocárdicos múltiplos, infecções virais ou parasitárias, ou outras causas, pode levar à regurgitação mitral. A regurgitação mitral isolada pode ser aguda, refletindo a disfunção da musculatura papilar após infarto do miocárdio ou ruptura da cordoalha tendinosa secundária a endocardite infecciosa.

Manejo da Anestesia

O manejo da anestesia em pacientes com regurgitação mitral deve evitar diminuições no volume sistólico anterógrado ventricular esquerdo. Inversamente, o débito cardíaco pode ser melhorado por aumento leve na frequência cardíaca e pequena diminuição na SVR (Quadro 25.4). A colocação de um cateter arterial invasivo para monitorização pressórica na pré-indução anestésica pode acelerar a identificação e tratamento de alterações hemodinâmicas em pacientes com doença valvar clinicamente significativa.

Um regime anestésico geral é a escolha usual para os pacientes com regurgitação mitral significativa. Embora as diminuições na SVR sejam teoricamente benéficas, o rápido início e a natureza incontrolável desta resposta com bloqueio neuroaxial espinal pode contraindicar a utilização dessa técnica. A anestesia local ou regional pode ser utilizada seguramente em cirurgia periféricas. A anestesia neuroaxial contínua pode permitir uma lenta titulação do bloqueio regional e pode ser uma boa escolha anestésica. A manutenção da anestesia geral pode ser proporcionada com anestésico volátil, com ou sem óxido nitroso, ou uma infusão contínua de anestésico intravenoso. A concentração de anestésico volátil pode ser ajustada para atenuar aumentos indesejáveis na pressão arterial e na SVR, que podem acompanhar a estimulação cirúrgica. Evitar o uso de óxido nitroso permite concentrações elevadas de oxigênio inspirado e pode reduzir a vasoconstrição pulmonar. Os aumentos rápidos na concentração de desflurano podem causar taquicardia, broncoespasmo e hipertensão pulmonar,

---

Quadro 25.4 Considerações Anestésicas em Pacientes com Insuficiência Mitral ou Aórtica

- Evitar diminuições súbitas na frequência cardíaca.
- Evitar diminuições súbitas na resistência vascular sistêmica.
- Minimizar depressão miocárdica induzida por droga.
- Monitorar a magnitude da onda V como uma reflexo do fluxo na valva mitral regurgitante.
- Manter o ritmo sinusal.
- Manter a pressão diastólica, se possível.

---

e devem ser evitados.[46] O controle da pressão arterial ar com uma infusão intravenosa profilática do vasoconstritor fenilefrina pode reduzir as alterações hemodinâmicas com a indução anestésica. O volume intravascular deve ser mantido pela pronta reposição da perda de sangue para assegurar um retorno venoso adequado e uma ótima ejeção do volume sistólico anterógrado ventricular esquerdo.

Estenose Aórtica

A estenose aórtica é caracterizada pelo aumento da pressão sistólica ventricular esquerda para manter o volume sistólico através da valva aórtica estenosada. A magnitude do gradiente de pressão através da valva serve como uma estimativa da gravidade da estenose valvar. A estenose aórtica hemodinamicamente significativa está associada com gradientes de pressão acima de 50 mm Hg ou áreas valvares com menos de 1,2 cm². Um gradiente de pico sistólico excedendo 50 mm Hg na presença de um débito cardíaco normal ou um orifício aórtico efetivo com menos de 0,75 cm² em um adulto de tamanho mediano (isto é, superfície de área corporal de 0,4 cm²/m² ou menos que aproximadamente um quarto do orifício normal) é geralmente considerado como representação de uma estenose aórtica crítica. A combinação de sintomas (angina, insuficiência congestiva ou síncope), sinais (severa disfunção ventricular esquerda e cardiomegalia progressiva) e uma área valvar reduzida também indicam o diagnóstico de estenose aórtica crítica, requerendo substituição cirúrgica. As pressões intraventriculares aumentadas são acompanhadas pelo aumento compensatório na espessura da parede do ventrículo esquerdo. A angina do peito ocorre frequentemente nesses pacientes na ausência de CAD, refletindo uma demanda aumentada de oxigênio para o miocárdio, devido a quantidades aumentadas de músculo ventricular associado com hipertrofia miocárdica em combinação com pressões intraventriculares mais elevadas. Existe uma diminuição na liberação de oxigênio secundária ao gradiente de pressão na valva aórtica em combinação com maiores demandas de oxigênio a partir do aumento na pressão ventricular esquerda e do trabalho sistólico. Portanto, a estenose aórtica resulta em um aumento do trabalho sistólico ventricular esquerdo e nas necessidades de oxigênio (demanda aumentada), enquanto ocorre redução de fluxo sanguíneo coronariano (oferta reduzida). Os fatores que determinam o fluxo sanguíneo coronariano estão descritos na seguinte equação:

$$\text{Fluxo sanguíneo coronariano} = (\text{pressão aórtica diastólica} - \text{pressão diastólica final ventricular esquerda}) / \text{resistência vascular coronariana}.$$

A estenose aórtica isolada não reumática usualmente resulta de uma calcificação progressiva e da estenose de uma valva congenitamente anormal (geralmente, bicúspide). A estenose aórtica devido a febre reumática quase sempre ocorre em associação com doença valvar mitral. Da mesma forma, a estenose aórtica é geralmente acompanhada de algum grau de regurgitação aórtica. Independentemente da causa de estenose aórtica, a história natural da doença inclui um longo período latente, frequentemente 30 anos ou mais, antes que os sintomas apareçam. Como a estenose aórtica pode ser assintomática, é importante auscultar o coração em busca de sopro (sopro sistólico no segundo espaço intercostal direito que pode irradiar para a carótida direita) em pacientes programadas para cirurgia. A incidência de morte súbita está aumentada em pacientes com estenose aórtica.

Manejo da Anestesia

Com o advento da substituição percutânea da valva aórtica (TAVR), as indicações de substituição da valva aórtica (AVR) tem sido trocada e muitos pacientes que anteriormente tinham elevado risco para cirurgia AVR são agora considerados candidatos a TAVR. Os pacientes com estenose aórtica crítica ou estenose aórtica com reduzida função ventricular esquerda ou sintomas de angina ou CHF devem ser avaliados para AVR antes de cirurgia eletiva.

Os objetivos durante o manejo da anestesia em pacientes com estenose aórtica são evitar a hipotensão arterial, prolongadas e extremas alterações na frequência cardíaca, SVR e volume intravascular, e manutenção do ritmo sinusal normal (Quadro 25.5). A hipotensão na indução anestésica pode rapidamente levar a isquemia miocárdica, devido a necessidades elevadas de oxigênio para o miocárdio, secundárias à sobrecarga constante sobre o ventrículo esquerdo, a partir da valva estenótica combinada com uma diminuição da pressão de perfusão coronariana, secundária ao aumento da pressão diastólica final ventricular esquerda e uma hipotensão diastólica relativa. O principal papel crítico na indução anestésica é evitar a hipotensão. A preservação do ritmo sinusal normal é fundamental, porque o ventrículo esquerdo é dependente propriamente do tempo das contrações atriais para assegurar um ótimo enchimento ventricular esquerdo e volume sistólico. Aumentos marcantes na frequência cardíaca (mais de 100 batimentos/minuto) diminuem o tempo para o enchimento ventricular esquerdo e a ejeção e diminuição do fluxo sanguíneo coronariano, enquanto ocorre aumento do consumo de oxigênio pelo miocárdio. O fluxo sanguíneo coronariano para o ventrículo esquerdo ocorre durante a diástole, e as alterações na frequência cardíaca primariamente afetam o tempo diastólico. A bradicardia (menos de 50 batimentos por minuto) pode levar a uma superdistensão aguda do ventrículo esquerdo. A taquicardia pode levar a isquemia miocárdica e disfunção

ventricular. Em vista da obstrução da ejeção ventricular esquerda, a diminuição na SVR pode estar associada com significativas diminuições na pressão arterial e fluxo sanguíneo coronariano e resulta em isquemia miocárdica. A monitorização da pressão arterial invasiva é essencial antes da indução anestésica e durante o período anestésico, e pode acelerar a identificação e tratamento das alterações hemodinâmicas. As infusões profiláticas de vasoconstritores, como fenilefrina, iniciadas antes da indução podem reduzir as alterações hemodinâmicas.

Uma anestesia geral pode ser preferida em relação à anestesia regional, porque o bloqueio do sistema nervoso simpático pode levar a diminuições indesejáveis na SVR. Se a cirurgia for periférica, um regime anestésico regional com monitorização da pressão arterial invasiva pode ser igualmente útil. É possível alcançar a manutenção da anestesia geral tanto com anestésicos intravenosos quanto voláteis. Uma potencial desvantagem dos anestésicos inalatórios voláteis é a depressão da automaticidade do nó sinusal, o que pode levar a ritmo juncional e diminuição do enchimento ventricular esquerdo, devido à perda propriamente do tempo de contrações atriais. As técnicas com vasodilatação periférica devem ser utilizadas cuidadosamente. O mais importante aspecto do manejo dos pacientes com estenose aórtica é a monitorização da pressão arterial invasiva com cuidado para evitar a hipotensão.

O volume intravascular deve ser mantido pela pronta substituição da perda de sangue e administração liberal de líquidos intravenosos. Se for introduzido um cateter na artéria pulmonar, deve ser relembrado que a pressão de oclusão pode superestimar o volume diastólico final ventricular esquerdo devido à complacência diminuída do ventrículo esquerdo, que acompanha a estenose aórtica crônica. Esta é a dificuldade para demonstrar qualquer benefício nos desfechos do paciente com monitorização por cateter de artéria pulmonar. Um desfibrilador cardíaco deve estar prontamente disponível, quando a anestesia for administrada em pacientes com estenose aórtica, porque as compressões cardíacas externas são improvavelmente capazes de gerar um volume sistólico adequado através de uma valva aórtica estenosada. A reanimação cardiopulmonar (CPR) tem um índice de sucesso mais baixo em pacientes com estenose aórtica secundária a baixas pressões de perfusão coronariana como resultado de uma valva com estenose aórtica.

Regurgitação Aórtica

A regurgitação aórtica é caracterizada pela diminuição do volume sistólico ventricular esquerdo anterógrado, devido à regurgitação de parte do volume sistólico ejetado da aorta para dentro do ventrículo esquerdo através de uma valva aórtica incompetente. Um início gradual da regurgitação aórtica resulta em marcada hipertrofia ventricular esquerda e, finalmente, dilatação. As necessidades de oxigênio pelo miocárdio aumentadas por causa da hipertrofia ventricular esquerda, somadas a uma diminuição característica da pressão diastólica aórtica, que diminui o fluxo sanguíneo

---

Quadro 25.5 Considerações Anestésicas em Pacientes com Estenose Aórtica

- Monitorização da pressão arterial invasiva.
- Rápida disponibilidade ou administração profilática de vasoconstritores intravenosos (fenilefrina).
- Manter o ritmo sinusal normal.
- Evitar bradicardia ou taquicardia extrema.
- Evitar diminuições súbitas na resistência vascular sistêmica.
- Otimizar o volume intravascular.

coronariano, podem se manifestar como uma angina do peito na ausência de CAD. O fluxo sanguíneo coronariano do ventrículo esquerdo ocorre durante a diástole. Na insuficiência aórtica severa ou aguda com pressão diastólica baixa e pressão ventricular diastólica final elevada, o fluxo sanguíneo coronariano pode estar severamente comprometido. A combinação de uma pressão diastólica baixa pela regurgitação aórtica com aumento da pressão diastólica ventricular esquerda diminui substancialmente o gradiente de pressão de perfusão coronariana. A insuficiência aórtica aguda é mais frequentemente consequência de endocardite infecciosa, traumatismo ou dissecção de aneurisma aórtico torácico. A regurgitação aórtica crônica é, em geral, decorrente de febre reumática anterior. Em contraste com a estenose aórtica, a ocorrência de morte súbita em pacientes com regurgitação aórtica é rara.

Manejo da Anestesia

O manejo da anestesia para cirurgia não cardíaca em pacientes com regurgitação aórtica é similar à abordagem descrita para pacientes com regurgitação mitral (Quadro 25.4). A monitorização da pressão arterial invasiva no período de pré-indução anestésica pode acelerar a identificação e tratamento das alterações hemodinâmicas, e deve ser usada para pacientes com regurgitação aórtica significativa. Devem-se selecionar os anestésicos com mínimos efeitos sobre a SVR ou função cardíaca.

Prolapso da Valva Mitral

O prolapso da valva mitral (síndrome do *click* sistólico, síndrome de Barlow) é caracterizado pela anormalidade da estrutura de suporte da valva mitral, o que permite um prolapso da valva para dentro do átrio esquerdo durante a contração do ventrículo esquerdo.[63] Estimativas anteriores de que prolapso da valva mitral estava presente em 5% a 15% dos indivíduos eram, provavelmente, superestimadas.[64] A ecocardiografia transesofágica ou transtorácica pode confirmar o diagnóstico de prolapso da valva mitral, particularmente na ausência de sopro sistólico característico. A incidência de prolapso da valva mitral em pacientes provavelmente aumenta com as anormalidades musculares, incluindo síndrome de Marfan, *pectus excavatum* e cifoescoliose.

Apesar da prevalência do prolapso da valva mitral, a maioria dos pacientes é assintomática, destacando usualmente o curso benigno desta anormalidade. Entretanto, complicações graves podem acompanhar o prolapso da valva mitral (Quadro 25.6). Esta é, provavelmente, a causa mais comum de regurgitação mitral pura, que pode progredir para a necessidade de intervenção cirúrgica. A endocardite infecciosa é uma complicação potencial e os ataques isquêmicos transitórios em pacientes com menos de 45 anos são frequentemente associados com prolapso da valva mitral. A morte súbita é uma complicação extremamente rara do prolapso da valva mitral e, quando ocorre, presume-se que seja causado por disritmia cardíaca ventricular.

Manejo da Anestesia

A regra mais importante no manejo da anestesia em pacientes com prolapso da valva mitral é evitar eventos que possam aumentar o esvaziamento cardíaco e, subsequentemente, acentuar o prolapso da valva mitral para dentro do átrio esquerdo.[65] Os eventos perioperatórios que podem aumentar o esvaziamento cardíaco incluem (1) estimulação do sistema nervoso simpático, (2) diminuição da SVR e (3) realização da cirurgia com pacientes na posição de cefaloaclive ou sentado. É importante otimizar o volume de liquido intravascular no período perioperatório. Embora os anestésicos intravenosos sejam utilizados para induzir anestesia, uma diminuição súbita prolongada da SVR deve ser evitada. Além disso, a colocação de monitorização de pressão arterial invasiva no período de pré-indução pode acelerar a identificação e tratamento das alterações hemodinâmicas, e deve ser utilizada com pacientes que têm prolapso da valva mitral clinicamente significativo. As infusões profiláticas de fenilefrina podem reduzir a vasodilatação sistêmica durante a indução anestésica.

A manutenção da anestesia é mais frequentemente alcançada com anestésico volátil com ou sem óxido nitroso e um narcótico para minimizar a ativação do sistema nervoso simpático, devido à estimulação intraoperatória nociva. A dose de anestésico volátil é titulada para evitar as diminuições excessivas da SVR. Um regime anestésico regional pode também produzir diminuições indesejáveis na SVR, porém pode ser utilizado com monitorização cuidadosa e terapêutica hemodinâmica, se necessário. A pronta reposição da perda de sangue e a administração generosa de líquidos intravenosos contribuirão para manter o volume intravascular adequado e diminuir os potenciais efeitos adversos da ventilação com pressão positiva. Lidocaína, amiodarona, metoprolol e esmolol devem estar disponíveis para tratar disritmias cardíacas. Se for necessário um vasoconstritor para tratar hipotensão, um α-agonista, tal fenilefrina, deve provavelmente ser utilizado.

Quadro 25.6 Complicações Associadas com Prolapso de Valva Mitral

- Regurgitação mitral.
- Endocardite infecciosa.
- Eventos isquêmicos transitórios.
- Arritmias cardíacas.
- Morte súbita (extremamente rara).

DISTÚRBIOS DA CONDUÇÃO CARDÍACA E DO RITMO

O ECG é uma valiosa ferramenta para diagnóstico de distúrbios de condução e ritmo cardíacos (Capítulo 20). A monitorização ambulatorial com ECG (monitorização do tipo Holter) é útil em documentar a ocorrência de disritmias cardíacas com risco de morte e avaliar a eficácia da terapêutica com drogas antiarrítmicas. A incidência de disritmias cardíacas intraoperatórias depende da definição das características do paciente (benigno *versus* risco de morte) e o tipo de cirurgia (incidência frequente durante cirurgia cardiotorácica)[65]. As seguintes perguntas devem ser feitas quando da interpretação do ECG:

1. Qual a frequência cardíaca?
2. As ondas P estão presentes e quais suas relações com os complexos QRS?
3. Qual a duração do intervalo PR (normal de 120 a 200 ms)?
4. Qual a duração do complexo QRS (normal de 50 a 120 ms)?
5. O ritmo ventricular é regular?
6. Existem batimentos cardíacos precoces ou pausas anormais após um complexo QRS precedente?
7. Existe evidência de infarto do miocárdio prévio ou hipertrofia ventricular?
8. Existe evidência de isquemia miocárdica?
9. Existe distúrbio de condução, como bloqueio de ramo esquerdo, bloqueio de ramo direito ou atraso na condução intraventricular?

Bloqueio Cardíaco

Os distúrbios de condução dos impulsos cardíacos podem ser classificados de acordo com o local do bloqueio da condução relativo ao nó atrioventricular (Quadro 25.7). Bloqueio cardíaco ocorrendo acima do nó atrioventricular é, em geral, benigno e transitório. O bloqueio cardíaco ocorrendo abaixo do nó atrioventricular tende a ser progressivo e permanente.

Uma preocupação teórica com os pacientes que têm bloqueio cardíaco bifascicular é a presença de eventos perioperatórios, como alterações na pressão arterial, oxigenação arterial ou concentrações eletrolíticas, o que pode comprometer a condução em um fascículo intacto remanescente, levando a início agudo no período intraoperatório de bloqueio atrioventricular de terceiro grau. Entretanto, a cirurgia realizada durante anestesia geral ou regional não predispõe ao desenvolvimento do bloqueio cardíaco atrioventricular de terceiro grau em pacientes com bloqueio bifascicular coexistente. Portanto, a instalação de marca-passo cardíaco

Quadro 25.7 Classificação do Bloqueio Cardíaco
• Bloqueio cardíaco atrioventricular de primeiro grau.
• Bloqueio cardíaco atrioventricular de segundo grau.
• Mobitz tipo I (Wenckebach).
• Mobitz tipo II.
• Bloqueio cardíaco unifascicular.
• Hemibloqueio anterior esquerdo.
• Hemibloqueio posterior esquerdo.
• Bloqueio de ramo esquerdo.
• Bloqueio de ramo direito.
• Bloqueio cardíaco bifascicular.
• Bloqueio de ramo direito mais hemibloqueio anterior.
• Bloqueio de ramo direito mais hemibloqueio posterior.
• Bloqueio cardíaco atrioventricular de terceiro grau (trifascicular, completo).

artificial profilático não é necessária antes da anestesia e da cirurgia, mas deve estar disponível.

O bloqueio cardíaco atrioventricular de terceiro grau é tratado através da colocação de marca-passo cardíaco artificial. Um marca-passo cardíaco artificial pode ser inserido por via intravenosa (eletrodo endocárdico) ou por abordagem subcostal (eletrodo epicárdico ou miocárdico). Uma alternativa para a colocação de emergência de marca-passo cardíaco artificial é a inserção não invasiva por via transcutânea ou temporária por via esofágica de um marca-passo cardíaco. Uma infusão intravenosa contínua de isoproterenol atuando como marca-passo cardíaco farmacológico pode ser necessária para manter uma frequência cardíaca adequada até o marca-passo cardíaco artificial elétrico ser implantado.

Síndrome do Nó Sinusal

A síndrome do nó sinusal é caracterizada pela bradicardia sinusal inapropriada associada com alterações degenerativas do nó sinoatrial. Frequentemente, a bradicardia devido a essa síndrome é complicada por episódios de taquicardia supraventricular. Os marca-passos cardíacos artificiais podem ser indicados quando as concentrações plasmáticas terapêuticas de drogas necessárias para o controle da taquicardia resultam em bradicardia. A incidência aumentada de embolia pulmonar nesses pacientes pode ser uma razão para iniciar anticoagulação.

Extrassístole

As extrassístoles, também conhecidas como complexos ventriculares prematuros (PVCs), são reconhecidas no ECG por (1) ocorrência prematura, (2) ausência de onda P precedendo o complexo QRS, (3) um complexo QRS amplo e, frequentemente, bizarro, (4) uma onda T invertida e (5) pausa compensatória que se segue à extras sístole. O objetivo primário, se possível, com PVC deve ser a identificação de qualquer causa subjacente (isquemia miocárdica, hipoxemia arterial, hipercarbia, hipertensão, hipocalemia, irritação mecânica dos ventrículos) e corrigi-la. PVCs podem ser tratadas com lidocaína (1 a 2 mg/kg IV) quando (1) são frequentes (mais de 6 batimentos prematuros/minuto), (2) são multifocais, (3) ocorrem em salvas de três ou mais, ou (4) ocorrem durante a fase ascendente da onda T (fenômeno R sobre T) que corresponde ao período refratário relativo do ventrículo.

Taquicardia Ventricular

A taquicardia ventricular é definida como o aparecimento de pelo menos três complexos QRS consecutivos (mais longos que 120 ms) no ECG ocorrendo com uma frequência cardíaca acima de 120 batimentos/minuto. A taquicardia ventricular não associada com hipotensão é inicialmente tratada com a administração intravenosa de amiodarona, lidocaína ou procainamida. *Torsades de pointes* responde ao magnésio. A taquicardia ventricular sintomática é mais bem tratada com cardioversão externa elétrica. A presença de taquicardia ventricular deve ser elucidada com a pesquisa imediata da causa, como isquemia miocárdica, hipóxia, anormalidades eletrolíticas ou estimulação miocárdica pelos cirurgiões.

Síndromes de Pré-excitação

As síndromes de pré-excitação são caracterizadas pela ativação de uma porção dos ventrículos pelos impulsos cardíacos que viajam através dos átrios pelas vias de condução acessórias (anômalas). Essas vias contornam o nó atrioventricular de tal forma que a ativação dos ventrículos ocorre mais precocemente do que se os impulsos os alcançassem pelas vias normais.

Síndrome de Wolff-Parkinson-White

A síndrome de Wolff-Parkinson-White é a mais comum das síndromes de pré-excitação, com uma incidência que pode se aproximar de 0,3% da população em geral. A ausência de atraso fisiológico na transmissão dos impulsos cardíacos junto às fibras de Kent resulta no característico intervalo PR curto (menos que 120 ms) no ECG. O complexo QRS amplo e a onda delta no ECG refletem a composição dos impulsos cardíacos conduzidos pelas vias normal e acessória. A taquicardia atrial paroxística é a arritmia cardíaca mais frequente associada com esta síndrome. Um número aumentado de pacientes com síndrome de Wolff-Parkinson-White são inicialmente tratados com ablação por cateter das vias acessórias, conforme identificado pelo mapeamento eletrofisiológico. As taquicardias supraventriculares como fibrilação ou *flutter* atrial com condução de uma para um podem levar a colapso hemodinâmico em pacientes com síndrome de Wolff-Parkinson-White.

Manejo da Anestesia

O objetivo durante o manejo da anestesia na presença de síndrome de pré-excitação é evitar eventos (ansiedade) ou drogas (anticolinérgicos, cetamina, pancurônio) que possam aumentar a atividade do sistema nervoso simpático e predispor a taquiarritmias.[65] Todas as drogas cardíacas antiarrítmicas devem ser continuadas durante o período perioperatório. A anestesia pode ser induzida com drogas intravenosas, com a possível exceção da cetamina. A intubação traqueal deve ser realizada somente após uma concentração suficiente ou dose de anestésico ter sido administrada para de forma eficaz conter a estimulação do sistema nervoso simpático evocada pela manipulação das vias aéreas superiores. Os bloqueadores β-adrenérgicos intravenosos (atenolol, metoprolol, propranolol ou esmolol) podem ser utilizados para evitar taquicardia durante a indução anestésica. Devem ser usadas drogas bloqueadoras neuromusculares com efeitos mínimos sobre a frequência cardíaca.

O início da taquicardia atrial paroxística ou fibrilação no período perioperatório pode ser tratado com a administração intravenosa de drogas que abruptamente prolongam o período refratário do nó atrioventricular (adenosina) ou o período refratário prolongado das vias acessórias (procainamida). Os bloqueadores β-adrenérgicos podem ser utilizados para o controle da frequência cardíaca. Digitálicos e verapamil podem diminuir o período refratário das vias acessórias responsáveis pela fibrilação atrial, resultando em um aumento no índice de resposta ventricular durante esta arritmia e devem ser evitados. A cardioversão elétrica está indicada quando as taquiarritmias provocarem risco de morte.

Síndrome do Intervalo QT Prolongado

A síndrome do intervalo QT prolongado (maior que 440 ms no ECG) está associada com arritmias ventriculares, síncope e morte súbita. O tratamento deve incluir antagonistas β-adrenérgicos ou bloqueio do gânglio estrelado esquerdo. A efetividade do bloqueio do gânglio estrelado esquerdo sustenta a hipótese de que a síndrome resulta de um desequilíbrio congênito da inervação autossômica para o coração produzida pela diminuição da atividade do nervo simpático cardíaco direito. O manejo da anestesia inclui evitar eventos ou drogas que, provavelmente, ativem o sistema nervoso simpático e a disponibilidade de β-antagonistas (metoprolol, atenolol, propranolol ou esmolol), ou cardioversão elétrica para tratar arritmias ventriculares com risco de morte.[65] O efeito dos anestésicos inalatórios e intravenosos pode prolongar o intervalo QT no ECG em pacientes normais. Felizmente, esses anestésicos não produzem intervalo QT prolongado adicional naqueles pacientes com esta síndrome, de maneira previsível.[66] Muitas medicações têm o potencial de prolongar o intervalo QT (p. ex., droperidol)[67,68] e devem ser evitadas, se possível, em pacientes com síndrome do QT prolongado.

MARCA-PASSOS CARDÍACOS ARTIFICIAIS

A avaliação pré-operatória do paciente com um marca-passo cardíaco artificial encunhado inclui as determinações das razões para o implante do marca-passo, avaliação sobre sua função, como também marca, modelo, modo magneto e disponibilidade de uma programação para este dispositivo específico e um técnico que saiba como operar o programa.[69] Muitos dispositivos elétricos implantados podem ser utilizados. Um dispositivo sob a pele pode não ser um marca-passo. Aparelhos implantados incluem estimuladores cerebrais profundos, desfibriladores cardíacos automáticos implantáveis, bombas intravenosas, estimuladores espinais para dor crônica, estimuladores vesicais para bexiga neurogênica, estimuladores gástricos para tratamento de obesidade, *ports* intravenosos e estimuladores vagais para o sono.

Considerações especiais são necessárias para os dispositivos quando a vida dos pacientes depende destes. Se um dispositivo for um marca-passo cardíaco colocado devido a bloqueio cardíaco de terceiro grau, considerações especiais para a operação contínua desse dispositivo e monitorização

IV

da operação devem ser tomadas. Se um marca-passo cardíaco colocado por causa de bloqueio cardíaco de terceiro grau for desconectado para trocar o estimulador, um marca-passo transvenoso pode ser necessário. Se o dispositivo for um desfibrilador automático, necessitará ser inativado durante a cauterização elétrica na cirurgia para evitar que o dispositivo, erroneamente, detecte arritmias ventriculares e desfibrile, o que pode desperdiçar a meia-vida da bateria e, possivelmente, causar o fenômeno R sobre T e fibrilação ventricular. O dispositivo deve ser reativado após o procedimento cirúrgico e avaliado quanto sua própria função. O modo magneto de muitos dispositivos implantados é agora programável. O modo magneto não pode automaticamente ser assumido como sendo "seguro". O modo magneto específico para o dispositivo do paciente deve ser identificado, uma vez que modos magnetos mudam com o estado do aparelho ou são programáveis. O modo magneto para muitos marca-passos é assíncrono em 99 batimentos/minuto. Se o paciente tem uma frequência cardíaca espontânea de 60 a 80 batimentos/minuto, o modo assíncrono de 99 batimentos/minuto deve ser seguro. Entretanto, em alguns dispositivos, o modo magneto muda para assíncrono em 50 batimentos/minuto e no fim da vida da bateria. O ritmo assíncrono em 50 batimentos/minuto pode levar a fenômeno R sobre T, caso o paciente tenha uma frequência cardíaca acima de 50 batimentos/minuto. O modo magneto específico deve ser identificado e usado somente quando necessário, dadas as circunstâncias do caso.

A monitorização intraoperatória de pacientes com marca-passos cardíacos artificiais incluem o ECG e, se possível, monitorização arterial invasiva da pressão para detectar prontamente a assistolia. Atropina, isoproterenol e um marca-passo externo devem estar disponíveis, se o marca-passo cardíaco artificial parar de funcionar. Se o eletrocautério interferir no ECG, a monitorização da pressão arterial invasiva ou oxigenação arterial, a ausculta através de estetoscópio esofágico ou palpação do pulso confirmam a atividade cardíaca. A monitorização da pressão arterial com um cateter arterial invasivo proporciona evidência imediata de perda da função do marca-passo e deve ser considerada em pacientes com bloqueio cardíaco de terceiro grau. A inibição da atividade geradora de pulso pela interferência eletromagnética é mais comumente encontrada a partir da cauterização eletrocirúrgica, que é interpretada como atividade cardíaca espontânea pelo marca-passo cardíaco artificial, sendo mais provável quando a placa plana para o eletrocautério é colocada também próxima ao gerador de pulso ou é usado eletrocautério unipolar. Por esta razão, a placa plana deve ser colocada o mais longe possível do gerador de pulso. O eletrocautério bipolar pode também reduzir a interferência entre o cautério eletrocirúrgico e o marca-passo. Se pás são colocadas em contato com o paciente para um marca-passo externo ou desfibrilação, elas devem ser colocadas distantes do dispositivo implantado para reduzir a passagem de corrente do eletrodo do marca-passo gerador e hiperpolarização de um pequeno segmento do miocárdio, que pode interferir na captura do marca-passo após a desfibrilação. Dispositivos de cardioversão implantáveis automáticos percebem fibrilação ventricular ou taquicardia ventricular. Eles proporcionam um choque para cardioversão através dos eletrodos cardíacos implantados. Os sinais do eletrocautério podem ser confundidos como arritmias ventriculares; então, choques desnecessários são acionados e ocorre diminuição da meia-vida da bateria. Esses dispositivos devem ser reprogramados para o modo de espera antes da cirurgia eletiva e deve-se retornar para função plena no pós-operatório com verificação do funcionamento adequado (Capítulo 13).

A seleção de drogas ou técnicas para anestesia não é influenciada pela presença de marca-passos cardíacos artificiais, assim como não existe evidência de que o limiar e a subsequente resposta desses dispositivos sejam alterados com drogas administradas no período perioperatório. Entretanto, pacientes com marca-passos cardíacos artificiais ou dispositivos para cardioversão implantados têm uma incidência frequente de doença cardíaca coexistente, devendo ser monitorados cuidadosamente e anestesiados com segurança. Pacientes com desfibriladores frequentemente têm função ventricular ruim. A inserção de um cateter de artéria pulmonar não perturba os eletrodos epicárdicos, porém pode deslocar eletrodos endocárdicos transvenosos recentemente implantados (menos de duas semanas).[70]

HIPERTENSÃO ESSENCIAL

A hipertensão essencial é arbitrariamente definida como aumentos sustentados na pressão arterial (pressão arterial sistólica acima de 140 mmHg ou pressão arterial diastólica acima de 90 mmHg), independentemente de qualquer causa conhecida. O tratamento da hipertensão essencial com terapia medicamentosa apropriada diminui a incidência de acidente vascular encefálico e CHF. A hipertensão é um fator de risco para CAD, e quanto mais tempo o paciente tiver hipertensão, maior será o risco de lesão em órgão-alvo.

Manejo da Anestesia

O manejo da anestesia para pacientes com hipertensão essencial inclui avaliação pré-operatória de terapia medicamentosa e a extensão da doença mais a consideração das implicações da pressão arterial elevada desencadeada pela ansiedade pré-operatória e estimulação da dor intraoperatória.[71]

Avaliação Pré-operatória

A avaliação pré-operatória de pacientes com hipertensão essencial começa com a determinação da adequação do controle da pressão arterial e uma revisão da farmacologia das drogas anti-hipertensivas que estão sendo utilizadas como terapia (Capítulos 6 e 13). As drogas anti-hipertensivas devem ser continuadas no período perioperatório. A evidência de disfunção de órgão-alvo (CHF, CAD, isquemia cerebral, disfunção renal) deve ser procurada. Os pacientes com hipertensão essencial têm risco elevado para CAD. Evidência de PVD deve ser reconhecida, como todos os pacientes com PVD têm algum grau de CAD. Pode-se admitir que aproximadamente metade dos pacientes com evidência de PVD terá mais de 50% de estenose de uma ou mais artérias coronárias, mesmo na ausência de angina do peito e na presença de ECG de repouso normal. A monitorização adicional, incluindo monitorização por cateter arterial invasiva, é justificada em caso de operações de grande porte. Pacientes com pressão de pulso elevada têm complicações aumentadas no período perioperatório e no longo prazo.[72] A hipertensão essencial está associada com uma mudança para a direita da curva de autorregulação do fluxo sanguíneo cerebral, enfatizando que estes pacientes são mais vulneráveis para desenvolver isquemia cerebral devido à diminuição das pressões de perfusão A detecção de disfunção renal devido a hipertensão crônica pode influenciar a seleção de drogas, particularmente se a eliminação do fármaco depender da depuração renal ou metabólitos das drogas forem conhecidos como potencialmente nefrotóxicos (p. ex., fluoreto a partir do metabolismo do sevoflurano).

A hipertensão deve ser tratada no pré-operatório, porque a incidência de hipotensão e evidência de isquemia miocárdica no ECG durante a manutenção da anestesia estão aumentadas em pacientes que permanecem hipertensos antes da indução anestésica.[57] Pacientes tratados com anti-hipertensivos anteriormente à cirurgia devem ter suas medicações continuadas no período perioperatório. A descontinuidade das medicações anti-hipertensivas e antianginosas no período perioperatório aumenta o risco cirúrgico.[6,19,21,32,33] A terapia profilática para redução do risco cardíaco com bloqueadores β-adrenérgicos em pacientes com CAD, PVD ou dois fatores de risco (idade ≥ 60 anos, hipertensão, colesterol > 240 mg/dL, diabetes ou tabagismo) reduz o risco de morte perioperatória.[14,32,33,41] A dosagem apropriada de bloqueadores β-adrenérgicos é importante para evitar sequelas.[6,37]

Apesar da terapêutica, o aumento da pressão arterial durante o período intraoperatório é mais provável de ocorrer em pacientes com história de hipertensão essencial independente do grau de controle farmacológico da pressão arterial estabelecida no período pré-operatório. Ademais, a incidência das complicações pós-operatórias não está aumentada quando os pacientes hipertensos se submetem a cirurgias eletivas desde que a pressão arterial diastólica no pré-operatório não seja maior que 110 mm Hg e a frequência cardíaca esteja controlada. O pré-tratamento com um bloqueador β-adrenérgico pode ser útil na contenção das respostas exageradas do sistema nervoso simpático e redução no risco de mortalidade perioperatória.[16,17,41]

Indução da Anestesia

A indução da anestesia com drogas intravenosas é aceitável, relembrando que uma diminuição exagerada na pressão arterial pode ocorrer, particularmente se a hipertensão estiver presente no período pré-operatório. Para induzir a anestesia, têm sido utilizados tiopental, propofol, midazolam, opioides sintéticos (fentanil, sufentanil, alfentanil, remifentanil) e etomidato. Qualquer anestésico é aceitável se utilizado na dose apropriada e cuidadoso monitoramento. O etomidato

ou combinações de midazolam e fentanil são frequentemente utilizados para indução devido a seus efeitos hemodinâmicos limitados. A cetamina é raramente selecionada para a indução anestésica em pacientes com hipertensão essencial, pois pode aumentar a pressão arterial e causar taquicardia, que pode levar a isquemia miocárdica. A monitorização da pressão arterial invasiva anterior à indução da anestesia e infusões profiláticas do vasoconstritor fenilefrina podem reduzir as perturbações hemodinâmicas com a indução da anestesia. As alterações hemodinâmicas com a indução mais provavelmente refletem um desmascaramento da diminuição do volume líquido intravascular, devido à hipertensão crônica combinada com um endurecimento da vasculatura arterial.

A hipertensão pode ocorrer durante a laringoscopia direta para a intubação traqueal em pacientes com hipertensão essencial, mas pode ser atenuada com administração de opioides e bloqueadores β-adrenérgicos. A taquicardia pode levar a episódios de isquemia miocárdica. Um episódio único de um minuto de isquemia miocárdica aumenta 10 vezes o risco de morbidade cardíaca perioperatória e de morte em duas vezes. O risco de isquemia miocárdica pode ser reduzido pela terapêutica profilática com bloqueadores β-adrenérgicos.[16,17,41]

A atenuação máxima das respostas do sistema nervoso simpático deve ser tentada durante a laringoscopia direta pela administração de anestésicos opioides intravenosos e bloqueadores β-adrenérgicos antes da tentativa de intubação traqueal. A atenção cuidadosa com as vias aéreas é crítica com todos os procedimentos anestésicos, e os riscos são maiores em pacientes com doença cardíaca. Se o paciente tem uma via aérea reconhecidamente difícil que impossibilite a laringoscopia direta, o controle hemodinâmico, com atenção específica para a administração da frequência cardíaca, deve ser observado enquanto se assegura a via aérea com abordagens alternativas, como intubação com fibrobroncoscopia óptica. É importante prevenir hipóxia, taquicardia, hipotensão, hipertensão e isquemia miocárdica. Independentemente das drogas administradas antes da intubação traqueal, a concentração de drogas anestésicas deve ser reconhecida, pois pode produzir diminuição na pressão arterial, que é tão indesejável quanto a hipertensão. Um importante conceito para limitar as repostas pressóricas desencadeadas pela intubação traqueal é o limite da duração da laringoscopia direta ser menos de 15 segundos, se possível. Além disso, a administração de lidocaína laringotraqueal imediatamente antes da colocação do tubo na traqueia minimizará qualquer resposta pressórica adicional.

Manutenção da Anestesia

O objetivo durante a manutenção da anestesia é ajustar as concentrações de anestésicos, evitar taquicardia e minimizar amplas flutuações na pressão arterial (Quadro 25.8). Nenhuma técnica anestésica isolada demonstrou-se como superior. As combinações de anestésicos voláteis com ou sem óxido nitroso e um narcótico são, comumente, utilizadas. As alterações na concentração de anestésicos voláteis

> **Quadro 25.8** Manejo da Anestesia em Pacientes com Hipertensão Essencial
>
> **Avaliação Pré-operatória**
> - Determinar o adequado controle da pressão arterial.
> - Revisar a farmacologia das drogas anti-hipertensivas.
> - Avaliar a disfunção cardíaca associada (cardíaca, sistema nervoso central, renal).
> - Considerar a administração de terapia anti-isquêmica profilática (bloqueador β-adrenérgico perioperatório).
> - Escolher os monitores apropriados e considerar a monitorização de pressão arterial invasiva.
>
> **Indução Anestésica e Intubação Traqueal**
> - Antecipar alterações exageradas da pressão arterial.
> - Considerar o início da infusão profilática de fenilefrina para reduzir perturbação hemodinâmica com a indução.
> - Minimizar a resposta pressórica durante a intubação traqueal pela limitação da duração da laringoscopia direta para < 15 segundos.
>
> **Manutenção da Anestesia**
> - Usar um anestésico volátil e vasoconstritores para controlar a pressão arterial.
> - Monitorar o eletrocardiograma para evidenciar isquemia miocárdica (evitar é melhor do que detectar).
> - Antecipar aumentos excessivos na pressão arterial com emergência.
>
> **Manejo Pós-operatório**
> - Assegurar o controle álgico efetivo.
> - A pressão arterial do paciente retornará ao nível do pré-operatório ou ficará acima após emergência anestésica. Esteja pronto para tratar conforme o necessário.
> - Continuar terapia anti-isquêmica no período perioperatório por pelo menos uma semana em pacientes de baixo risco, 30 dias naqueles com risco mais elevado e permanentemente nos pacientes com doença coronariana ou vascular conhecida.

permitem ajustes rápidos na profundidade da anestesia em resposta a aumentos ou diminuições na pressão arterial. As mudanças no estímulo cirúrgico podem levar a alterações na pressão arterial e na frequência cardíaca. As doses adicionais de narcóticos, bloqueadores β-adrenérgicos e alterações nas doses de anestésicos voláteis podem ser utilizadas para controle hemodinâmico. O controle da frequência cardíaca é o elemento mais crítico para prevenção de morbidade cardíaca e fatalidade. As frequências cardíacas acima de 120 batimentos/minuto aumentam o índice de mortalidade. Os anestésicos voláteis são úteis para atenuação da atividade do sistema nervoso simpático, que é responsável por essas respostas pressóricas. A capacidade para rapidamente aumentar a concentração alveolar do sevoflurano (devido a sua baixa solubilidade) torna este anestésico volátil especialmente eficaz para o tratamento de aumentos súbitos na pressão arterial (ver "Manutenção da Anestesia" em "Doença Arterial Coronariana"). As rápidas mudanças na concentração de desflurano podem levar a taquicardia, hipertensão, hipertensão pulmonar e isquemia miocárdica e devem ser evitadas.[46] Uma situação de *feedback* positivo pode ocorrer com o anestésico desflurano, enquanto o estímulo cirúrgico aumenta a pressão arterial, o anestesiologista rapidamente aumenta a concen-tração de desflurano, o que estimula o sistema simpático causando aumento da pressão arterial, levando o anestesiologista a aumentar adicionalmente a concentração de desflurano, que gera aumentos adicionais na pressão arterial.[46]

A técnica com óxido nitroso-opioide é também aceitável para a manutenção da anestesia, mas a adição de anestésico volátil é, frequentemente, necessária para o controle de aumentos indesejáveis na pressão arterial, particularmente durante períodos de estimulação cirúrgica máxima. A anestesia intravenosa total (combinações de dexmedetomidina, propofol, narcóticos e benzodiazepínicos) pode também ser utilizada efetivamente. As infusões intravenosas contínuas de fenilefrina, nitroprussiato, nitroglicerina ou esmolol podem ser úteis para a manutenção da normotensão durante o período intraoperatório. As combinações de narcótico, benzodiazepínico e anestésicos inalatórios são comumente utilizadas. A hipotensão que ocorre durante a manutenção da anestesia é frequentemente tratada pela diminuição das concentrações dos anestésicos voláteis, enquanto ocorre infusão de líquidos intravenosos para aumentar o volume intravascular. Os simpaticomiméticos, como efedrina, ou vasoconstritores, como fenilefrina, podem ser necessários para restaurar as pressões de perfusão até que a causa subjacente da hipotensão possa ser corrigida.

A escolha da monitorização intraoperatória para os pacientes com hipertensão essencial coexistente é influenciada pela complexidade da cirurgia. A monitorização com ECG tem como objetivo reconhecer alterações sugestivas de isquemia miocárdica. A monitorização invasiva de pressão arterial é comumente utilizada. A monitorização do débito cardíaco contínuo através do cálculo de SVV ou PPV pode ser usada para avaliar o estado volêmico como parte dos objetivos da terapia guiada por metas. Os cateteres de artéria pulmonar podem ser considerados se uma cirurgia de grande porte for planejada e se houver evidência de disfunção ventricular esquerda no pré-operatório, apesar de não existir evidência de que demonstre desfechos melhores com a utilização de tal monitor. A monitorização com TEE é uma alternativa à colocação de um cateter de artéria pulmonar.

A anestesia regional é uma excelente escolha para pacientes com comorbidades múltiplas quando está programada uma cirurgia periférica. Independente da escolha do regime anestésico, os bloqueadores β-adrenérgicos e sedativos podem ser usados para reduzir o estímulo ao sistema nervoso simpático. Os pacientes com doença cardíaca que estão com cirurgia eletiva programada podem ter episódios de isquemia miocárdica nos dias que antecedem a cirurgia. A noite anterior à cirurgia é extremamente estressante e bloqueadores β-adrenérgicos profiláticos podem reduzir o risco de estimulação simpática que resulta em taquicardia e, subsequentemente, isquemia miocárdica. Existe uma crença errônea de que cirurgias de menor porte causam menos estresse. Os pacientes com cirurgia oftalmológica programada, um procedimento ambulatorial pequeno comumente, têm estimulação simpática resultando em hipertensão pré-operatória. A terapia profilática com bloqueadores β-adrenérgicos pode reduzir os episódios hipertensivos e isquemia miocárdica no período pré-operatório. A dosagem apropriada de todos os medicamentos é essencial e, quando inapropriada, pode levar à hipotensão, bradicardia e índices aumentados de morbidade e mortalidade.[37] Todas as medicações possuem um índice terapêutico. A suspensão de medicamentos anti-hipertensivos pode levar a um efeito rebote e aumento das taxas de morbidade e mortalidade.[19,21,32,33]

Manejo Pós-operatório

A hipertensão no período pós-operatório precoce é uma ocorrência frequente em pacientes com diagnóstico de hipertensão essencial no período pré-operatório. A administração profilática e terapêutica de bloqueadores β-adrenérgicos pode reduzir esses episódios de hipertensão e o risco de isquemia e morte perioperatória. Se a hipertensão persistir apesar dos bloqueadores β-adrenérgicos e da analgesia adequada, pode ser necessário reduzir farmacologicamente a pressão arterial utilizando uma infusão intravenosa contínua de nitroprussiato, nitroglicerina ou injeções intermitentes de hidralazina (5 a 20 mg IV) ou labetalol (0,1 a 0,5 mg/kg IV). A taquicardia no período pós-operatório deve ativamente ser evitada, porque aumenta os índices de morbidade e mortalidade (Capítulo 39). Uma frequência cardíaca de 120 batimentos/minuto aumenta o risco de morte no pós-operatório. Claramente, a pressão arterial necessita ser controlada durante todo o período perioperatório. O paciente necessita de controle hemodinâmico e autonômico nos períodos pré-operatório, intraoperatório e pós-operatório para prevenir morbidade cardíaca e morte associadas. O cuidado anestésico para pacientes com doença cardíaca, verdadeiramente, necessita ocorrer no período perioperatório para obtenção dos melhores desfechos. Se uma medicação for necessária para o controle da pressão arterial e da frequência cardíaca em casa, o paciente provavelmente precisará dela durante a cirurgia e no período pós-operatório. A suspensão das medicações anti-hipertensivas e anti-isquêmicas no período perioperatório aumenta o risco cardíaco.[27,29,30]

INSUFICIÊNCIA CARDÍACA CONGESTIVA

A cirurgia eletiva não deve ser realizada em pacientes com CHF não tratada efetivamente. A presença de CHF no pré-operatório está frequentemente associada com taxas significativas de morbidade e mortalidade no período pós-operatório. A consulta com cardiologista é frequentemente útil para os pacientes com insuficiência congestiva conforme a consideração da revascularização cirúrgica ou percutânea e otimização da terapia medicamentosa pode melhorar a função cardíaca. O início no período pré-operatório de bloqueadores β-adrenérgicos e terapia com vasodilatador, inibidores da enzima de conversão da angiotensina pode melhorar a função ventricular e reduzir o risco cirúrgico. Essas drogas devem ser começadas pelos médicos com experiência no tratamento de CHF e as doses aumentadas lentamente de

acordo com o tolerado, de 3-6 meses, conforme a função cardíaca é recuperada.

Manejo da Anestesia

As drogas e as técnicas escolhidas para proporcionar anestesia devem ser selecionadas com o objetivo de minimizar efeitos deletérios sobre o débito cardíaco, quando a cirurgia não pode ser atrasada. O débito cardíaco ótimo deve ser obtido quando a impedância da vasculatura (pré-carga e pós-carga) combina com a impedância do coração e pode ser alcançada pelo manejo cuidadoso da pré-carga e da pós-carga.

O etomidato pode ser útil para a indução da anestesia na presença de CHF, devido ao seu limitado efeito sobre o sistema nervoso simpático. As pequenas doses de anestésicos voláteis podem manter a anestesia, mas devem ser utilizadas cuidadosamente para evitar a depressão cardíaca. Na presença de CHF severa, o uso de opioides em grandes doses como anestésico primário em combinação com benzodiazepínicos amnésicos (midazolam) pode ser justificado, apesar de não haver evidência que sustente essa abordagem sobre o uso de um anestésico primário volátil combinado com narcóticos.[52] A ventilação com pressão positiva pode ser benéfica pela diminuição da congestão pulmonar, melhorando a oxigenação arterial e eliminando o trabalho respiratório. Deve-se tomar cuidado com a extubação do paciente com CHF, como a retomada da pressão negativa intratorácica com a ventilação espontânea pode levar ao enchimento pressórico aumentado e piora da insuficiência cardíaca. A monitorização da pressão arterial invasiva é útil para o manejo hemodinâmico de pacientes submetidos a anestesias regional e geral. A utilização de cateteres de artéria pulmonar pode ser útil no manejo hemodinâmico, mas não existem evidências sugestivas de que eles reduzam o risco cirúrgico ou melhorem o desfecho. A manutenção da pressão arterial com vasoconstritores (fenilefrina) deve preceder o aumento da contratilidade miocárdica com infusões intravenosas contínuas de drogas inotrópicas, como epinefrina, dopamina e dobutamina. O uso de agonistas β-adrenérgicos em pacientes com CHF pode diminuir a chance de sobrevida e deve ser adotado somente quando necessário.

A anestesia regional (Capítulos 17 e 18) deve ser considerada para pacientes com CHF que necessitam de cirurgia periférica ou pequena. Os anestésicos com mínimos efeitos hemodinâmicos são ótimos. Se a cirurgia impede tal escolha, a anestesia geral com controle hemodinâmico cuidadoso através de monitorização da pressão arterial invasiva, infusão de vasoconstritores e, possivelmente, drogas inotrópicas, com atenção para evitar taquicardia, deve ser realizada.

CARDIOMIOPATIA HIPERTRÓFICA

A cardiomiopatia hipertrófica (estenose subaórtica hipertrófica idiopática) é caracterizada pela obstrução do fluxo de saída do ventrículo esquerdo, produzida pela hipertrofia assimétrica do músculo septal intraventricular.[73] A

IV

Quadro 25.9 Eventos que Diminuem a Obstrução ao Fluxo Ventricular Esquerdo na Presença de Cardiomiopatia Hipertrófica

Contratilidade Miocárdica Diminuída
- Bloqueador β-adrenérgico (atenolol, metoprolol, propranolol, esmolol).
- Anestésico volátil (sevoflurano ou isoflurano).

Pré-carga Aumentada
- Volume líquido intravascular aumentado.
- Bradicardia (fentanil ou sufentanil).

Pós-carga Aumentada
- Estimulação β-adrenérgica (infusões de fenilefrina).

hipertrofia ventricular esquerda associada, na tentativa de superar a obstrução, pode ser tão maciça que o volume da câmara ventricular esquerda esteja diminuído. Apesar dessas alterações adversas, o volume sistólico permanece normal ou aumentado devido ao estado de hipercontratilidade do miocárdio. Essa doença é frequentemente hereditária e o defeito genético parece ser uma densidade aumentada de canais de cálcio, manifestando-se como uma hipertrofia miocárdica.

Manejo da Anestesia

O objetivo durante o manejo da anestesia para pacientes com cardiomiopatia hipertrófica é diminuir o gradiente de pressão através da obstrução do fluxo de saída ventricular esquerdo (Quadro 25.9). A diminuição na contratilidade miocárdica e aumento da pré-carga (volume ventricular) e a pós-carga diminuirão a magnitude da obstrução do fluxo de saída ventricular esquerdo. Os anestésicos voláteis são úteis para a manutenção da anestesia, proporcionando leve depressão da contratilidade miocárdica. Teoricamente, isoflurano, desflurano e sevoflurano devem ser escolhas menos ideais do que o halotano, pois essas drogas diminuem mais a SVR do que o halotano. Os rápidas aumentos no desflurano podem causar estimulação simpática com taquicardia, hipertensão, broncoespasmo e hipertensão pulmonar e devem ser evitados.[46] Os anestésicos opioides primários podem não ser ótimos, pois eles não produzem depressão miocárdica e podem aumentar a SVR. Os opioides de elevada potência estimulam o nervo vago, diminuem a frequência cardíaca e podem reduzir a estimulação simpática, melhorando a hemodinâmica. As combinações das drogas voláteis (sevoflurano ou isoflurano) com um opioide são comumente selecionadas.

A hipotensão intraoperatória é geralmente tratada com líquidos intravenosos ou um α − agonista, como fenilefrina. As drogas com atividade β-agonista provavelmente não são utilizadas para tratar a hipotensão, porque qualquer aumento na contratilidade ou frequência cardíaca pode ampliar a obstrução do fluxo de saída ventricular esquerda. Quando ocorre hipertensão, um aumento da concentração de isoflurano ou sevoflurano pode ser utilizado. Vasodilatadorescomo nitroprussiato ou nitroglicerina devem ser utilizados com cuidado, porque a diminuição na SVR pode aumentar a obstrução do fluxo de saída ventricular esquerdo.

HIPERTENSÃO PULMONAR E *COR PULMONALE*

Cor pulmonale é a designação para a hipertrofia do ventrículo direito e eventual disfunção cardíaca que ocorre secundária à hipertensão pulmonar crônica. As cirurgias eletivas em pacientes com *cor pulmonale* não devem ser realizadas até que componentes reversíveis da doença pulmonar vascular coexistente tenham sido tratados.

Manejo da Anestesia

Os objetivos durante o manejo da anestesia em pacientes com *cor pulmonale* são para evitar eventos ou drogas que possam aumentar a PVR. Os anestésicos voláteis são úteis para relaxamento da musculatura lisa vascular e atenuação da responsividade das vias aéreas ao estimulo produzido pelo tubo traqueal. A vasodilatação pulmonar com prostaglandinas (epoprostenol, treprostinil, iloprost, beraprost), antagonistas dos receptores de endotelina (bosentan, sitaxentan, ambrisentan), óxido nitroso inalatório, milrinona, inibidores de fosfodiesterase tipo 5 (sildefanil, vardenafil) ou ativadores da guanilato ciclase solúvel (cinaciguat, riociguat) tem sido tentada com sucesso variável. Pacientes com hipertensão pulmonar têm risco significativamente aumentado e devem ser tratados com cuidado extremo. O oxido nitroso pode aumentar a PVR e deve ser evitado.[61] Outra desvantagem do óxido nitroso é a diminuição associada da concentração de oxigênio inspirado necessário pela administração desta droga.

A monitorização da pressão arterial invasiva é muito útil para o manejo hemodinâmico. A monitorização da pressão arterial pulmonar ou atrial direita (ou ambas) pode ser útil para detectar qualquer efeito adverso sobre a vasculatura pulmonar. A monitorização com TEE pode ser muito útil no manejo do volume sanguíneo. Em *cor pulmonale* severo, suporte inotrópico com β-agonistas pode melhorar a função cardíaca. A terapia deve ser escolhida com base no distúrbio hemodinâmico (volume, SVR, cronotropia, inotropia e hipertensão pulmonar). Os β-agonistas devem ser utilizados cuidadosamente para evitar isquemia miocárdica. Na insuficiência ventricular direita severa, as combinações de β-agonistas com inibidores de fosfodiesterase (amrinona ou milrinona) podem proporcionar melhores sinérgicas na função ventricular e vasodilatação (amrinona ou milrinona) e, portanto, melhora do débito cardíaco. Os inibidores de fosfodiesterase dependente de monofosfato guanosina cíclico (sildenafil e vardenafil) podem ser utilizados para vasodilatar a vasculatura pulmonar com efeitos mínimos sobre a SVR.

TAMPONAMENTO CARDÍACO

O tamponamento cardíaco é caracterizado por (1) diminuição no enchimento diastólico dos ventrículos, (2) diminuição do volume sistólico e (3) diminuição na pressão arterial devido à pressão intrapericárdica aumentada pelo acúmulo de líquido no espaço pericárdico (Quadro 25.10).

Quadro 25.10 Manifestações de Tamponamento Cardíaco

- Disfunção diastólica primária por pressão pericárdica aumentada.
- Hipotensão.
- Taquicardia.
- Resistência vascular sistêmica aumentada.
- Débito cardíaco baixo.
- Equalização da pressão de enchimento diastólico direita e esquerda.
- Exagero da variação da pressão arterial com ventilação.
- Volume sistólico fixo e reduzido (débito cardíaco e pressão arterial dependente da frequência cardíaca).
- Insuficiência para responder ao volume e inotrópicos múltiplos com choque cardiogênico.

O volume sistólico diminuído pelo enchimento ventricular inadequado resulta na ativação do sistema nervoso simpático (taquicardia, vasoconstrição), conforme o sistema cardiovascular tenta manter o débito cardíaco. O débito cardíaco e a pressão arterial são mantidos somente se a pressão nas veias centrais exceder a pressão diastólica final no ventrículo direito. A instituição da anestesia geral e da ventilação com pressão positiva na presença de tamponamento cardíaco pode levar a imediata e profunda hipotensão ou morte, refletindo a vasodilatação periférica induzida pela anestesia, depressão miocárdica direta e diminuição do retorno venoso pela ventilação com pressão positiva. Quando a pericardiocentese percutânea não pode ser realizada utilizando anestesia local, a indução e a manutenção da anestesia geral são extremamente perigosas, porém pode ser alcançada, enquanto se mantém cuidadosamente a respiração espontânea. Os potenciais efeitos adversos da pressão intratorácica aumentada, a partir da respiração controlada sobre o retorno venoso. devem ser levados a sério. Se possível, a ventilação com pressão positiva deve ser evitada até a drenagem do espaço pericárdico ser iminente. Com este pensamento, a intubação traqueal com anestesia tópica tem sido sugerida.

Manejo da Anestesia

Anteriormente à indução da anestesia geral em pacientes com tamponamento cardíaco significativo, o paciente deve ser posicionado na mesa cirúrgica. A monitorização arterial invasiva é útil, se o tempo permitir. O tórax e o abdome devem ser preparados e colocados campos para cirurgia. Os cirurgiões devem se escovar e paramentar-se com capote e luvas e o paciente deve estar na mesa cirúrgica pronto para a incisão antes da indução anestésica. O ideal é que a indução anestésica, intubação, incisão e drenagem do tamponamento pericárdico possam ocorrer em uma sucessão extremamente rápida (menos que 60 segundos). Embora as infusões contínuas intravenosas de catecolaminas (epinefrina, norepinefrina, dopamina, dobutamina ou isoproterenol) e vasoconstritores possam ser necessárias para manter o débito cardíaco e a pressão arterial, a terapêutica primária é a drenagem pericárdica. Um sinal comum de tamponamento cardíaco é o colapso hemodinâmico e o choque cardiogênico não responsivo a líquidos e inotrópicos. A função ventricular sistólica não é o problema; a disfunção diastólica pela pressão pericárdica aumentada é o problema primário. Uma vez drenado o pericárdio, o retorno venoso pode entrar no coração e a hemodinâmica rapidamente se normalizará.

ANEURISMA DA AORTA

Os aneurismas de aorta mais frequentemente envolvem a aorta abdominal, mas podem envolver qualquer parte, incluindo torácica e abdominal. A maioria dos pacientes é hipertenso e muitos têm aterosclerose associada. Um aneurisma dissecante denota uma laceração na camada íntima da aorta, que permite a entrada do sangue e a penetração entre as paredes do vaso, produzindo um falso lúmen. Finalmente, a dissecção pode reentrar no lúmen através de outra laceração na íntima ou ruptura através da adventícia.

O reparo eletivo do aneurisma abdominal é frequentemente recomendado quando seu diâmetro estimado é maior que 5 cm. A incidência de ruptura espontânea aumenta drasticamente quando o tamanho do aneurisma excede esse diâmetro. A extensão do aneurisma abdominal que inclui as artérias renais ocorre em quase 5% dos pacientes.

Manejo da Anestesia

Todos os pacientes cirúrgicos com doença vascular devem ser considerados para terapia profilática com bloqueador β-adrenérgico e estatina. A administração perioperatória de bloqueador β-adrenérgico reduz o índice de mortalidade perioperatória de 50% a 90%. Os agentes bloqueadores β-adrenérgicos devem ser iniciados assim que o paciente seja identificado com a necessidade de cirurgia.[6] O uso de estatina no período perioperatório reduz o risco adicional em 50% sobre os benefícios dos bloqueadores β-adrenérgicos e devem ser começados 30 dias antes, no pré-operatório e continuados por pelo menos 30 dias no pós-operatório, se não indefinidamente.[15]

A abordagem cirúrgica certamente influencia a anestesia. O reparo endovascular do aneurisma é menos invasivo e pode ser realizado somente com anestesia regional, apesar de que em casos mais prolongados é necessário o uso de anestesia geral. Os procedimentos abertos para cirurgia de aneurisma da aorta abdominal são procedimentos maiores e requerem anestesia geral. Todos os pacientes submetidos à anestesia para ressecção de um aneurisma devem ter a pressão arterial monitorizada com cateter intra-arterial. A colocação de cateter epidural pode ser útil para o manejo da dor no pós-operatório. A monitorização contínua do débito cardíaco com o cálculo de SVV ou PPV pode ser utilizada para alcançar o objetivo da terapêutica dirigida com reposição volêmica. A utilização de monitorização com cateter de artéria pulmonar é controversa e não sustenta os dados de melhora da sobrevida.[57,58]

Pacientes com CAD coexistente, provavelmente, desenvolvem evidências de isquemia miocárdica durante o clampeamento da aorta abdominal. O TEE pode ser útil na ava-

IV

liação da adequação da reposição de volume intravascular e no reconhecimento de anormalidades na mobilização da parede cardíaca, apesar de não haver dados que sustentem o seu uso como uma estratégia para redução de risco. No período intraoperatório, a isquemia miocárdica é tratada pela diminuição da frequência cardíaca com bloqueadores β-adrenérgicos e manutenção da pressão arterial e pressão de enchimento, para níveis aceitáveis das intervenções farmacológicas, que podem incluir infusão contínua intravenosa de fenilefrina (para hipotensão), nitroprussiato ou nitroglicerina (para hipertensão). A hidratação pré-operatória com uma solução salina normal e reposição de sangue no intraoperatório imediato guiadas por dados obtidos da ecocardiografia ou dispositivos para monitorar o debito cardíaco continuamente são consideradas úteis para manutenção do volume intravascular e, portanto, da função renal. A diurese é, frequentemente, facilitada pela administração intraoperatória de um diurético (manitol, furosemida ou ambos) com ou sem dopamina. Apesar dessas intervenções, a taxa de filtração glomerular e o fluxo sanguíneo renal não são presumivelmente melhorados.[74]

A hipotensão pode acompanhar a retirada do clampeamento, possivelmente refletindo a diminuição súbita na resistência vascular e o aumento na complacência venosa com reperfusão. A diminuição da pressão arterial pode ser minimizada pela infusão intravenosa de líquidos antes da liberação do *clamp*. A remoção gradual do *clamp* da aorta minimiza a diminuição na pressão arterial por permitir tempo para o retorno do sangue venoso represado para a circulação.

BYPASS CARDIOPULMONAR

O *bypass* cardiopulmonar (circulação extracorpórea) é utilizado para que se produza imobilidade do miocárdio durante a cirurgia de revascularização miocárdica e permite procedimentos na aorta ascendente e intraventriculares (reparo e troca valvar) (Capítulo 26) O *bypass* cardiopulmonar é caracterizado pela drenagem gravitacional do sangue, a partir da veia cava em um reservatório, seguido pelo bombeamento através do permutador de calor, oxigenador e um filtro seguido pelo retorno para o sistema arterial, usualmente a aorta ascendente, por meio de uma bomba centrífuga ou em rolete (Fig. 25.3).[75] Na presença de uma valva aórtica competente, o coração é excluído da circulação do paciente tanto por uma única cânula venosa inserida dentro do átrio direito (Fig. 25.3) e avançado para dentro da veia cava inferior ou por duas cânulas colocados dentro das veias cava superior e inferior para que todo sangue que retorne entre nesses vasos através de cânulas largas. Se a valva aórtica não for competente, a drenagem do ventrículo esquerdo pode ser necessária (1) por um dreno colocado através da veia pulmonar superior direita no ventrículo esquerdo, (2) pela aspiração a partir de cateter anterógrado de cardioplegia colocado na aorta ascendente proximal ou (3) via um dreno na veia pulmonar. De outra forma, o fluxo sanguíneo retrógrado através da valva aórtica incompetente pode causar distensão do ventrículo esquerdo e dano à função ventricular. A drenagem do sangue retornando via veias de Trebesius ou brônquica também pode ser necessária. Um *clamp* na aorta é colocado entre o cateter de cardioplegia anterógrado e o cateter de influxo arterial para separar o coração, a partir da circulação e permitir a parada em cardioplegia. O ventrículo não deve ser superdistentido em qualquer situação nas quais não apresente contração. Se o *clamp* aórtico for removido e a contração ventricular não retornar, o ventrículo pode tornar-se superdistentido em situações com insuficiência da valva aórtica. Quando o coração é isolado da circulação, está presente um *bypass* cardiopulmonar total e a ventilação dos pulmões não é mais necessária para manter a oxigenação. Entretanto, em qualquer situação em que exista uma pressão pulmonar pulsátil detectada pela medição pelo cateter de artéria pulmonar, há um *bypass* pulmonar parcial, e os pulmões devem ser ventilados para evitar o bombeamento de sangue dessaturado sistemicamente. A drenagem venosa gravitacional dependente para a máquina de *bypass* cardiopulmonar pode melhorar pelo aumento do nível da mesa cirúrgica ou colocação de um pequeno vácuo no reservatório de cardiotomia.

O uso do suporte da circulação extracorpórea é perigoso e requer precauções especiais. Antes de ir para o *bypass* cardiopulmonar, é importante rever uma *checklist* de itens necessários. As listas são efetivas na melhora do cuidado anestésico. A *checklist* prévia ao *bypass* cardiopulmonar pode ser refeita pelo uso do mnemônico HADDSUE, pronunciado como HAD TO SUE, tornando cada item fácil de ser lembrado (Quadro 25.11).

Componentes do Circuito do *Bypass* Cardiopulmonar

A bomba de *bypass* produz fluxo não pulsátil na aorta do paciente pela bomba centrífuga ou bomba em rolete. A bomba centrífuga tem três discos com rotação de 3.000 a 4.000 rpm que usam a viscosidade do sangue para bombeá-lo. As bombas centrífugas são superiores às bombas em rolete, pois elas são menos traumáticas para as células sanguíneas, não bombeiam bolhas de ar secundárias, pois o ar é menos denso do que o sangue e são dependente da pós-carga, evitando o risco da ruptura do circuito com o clampeamento do influxo arterial. As bombas em rolete comprimem o tubo cheio de fluido entre o rolete e a placa de metal curva e são capazes de bombear ar e podem ter ruptura do tubo com clampeamento do influxo arterial. O índice cardíaco liberado necessário pela bomba de *bypass* é determinado pela temperatura corporal do paciente e pelo consumo de oxigênio. Para normotermia ou hipotermia leve, um índice cardíaco de 2 a 4 $L/min/m^2$ é satisfatório, apesar de o fluxo de quase metade desses níveis tere sido usado com sucesso. O baixo fluxo têm a vantagem de menor trauma sanguíneo e menos fluxo sanguíneo colateral não coronariano, que poderia resultar em melhor proteção miocárdica. O sangue é oxigenado por oxigenador de membrana ou de bolha. O oxigenador de membrana utiliza uma interface sangue-membrana-gás em vez de uma interface sangue-gás e produz menos trauma para o sangue compa-

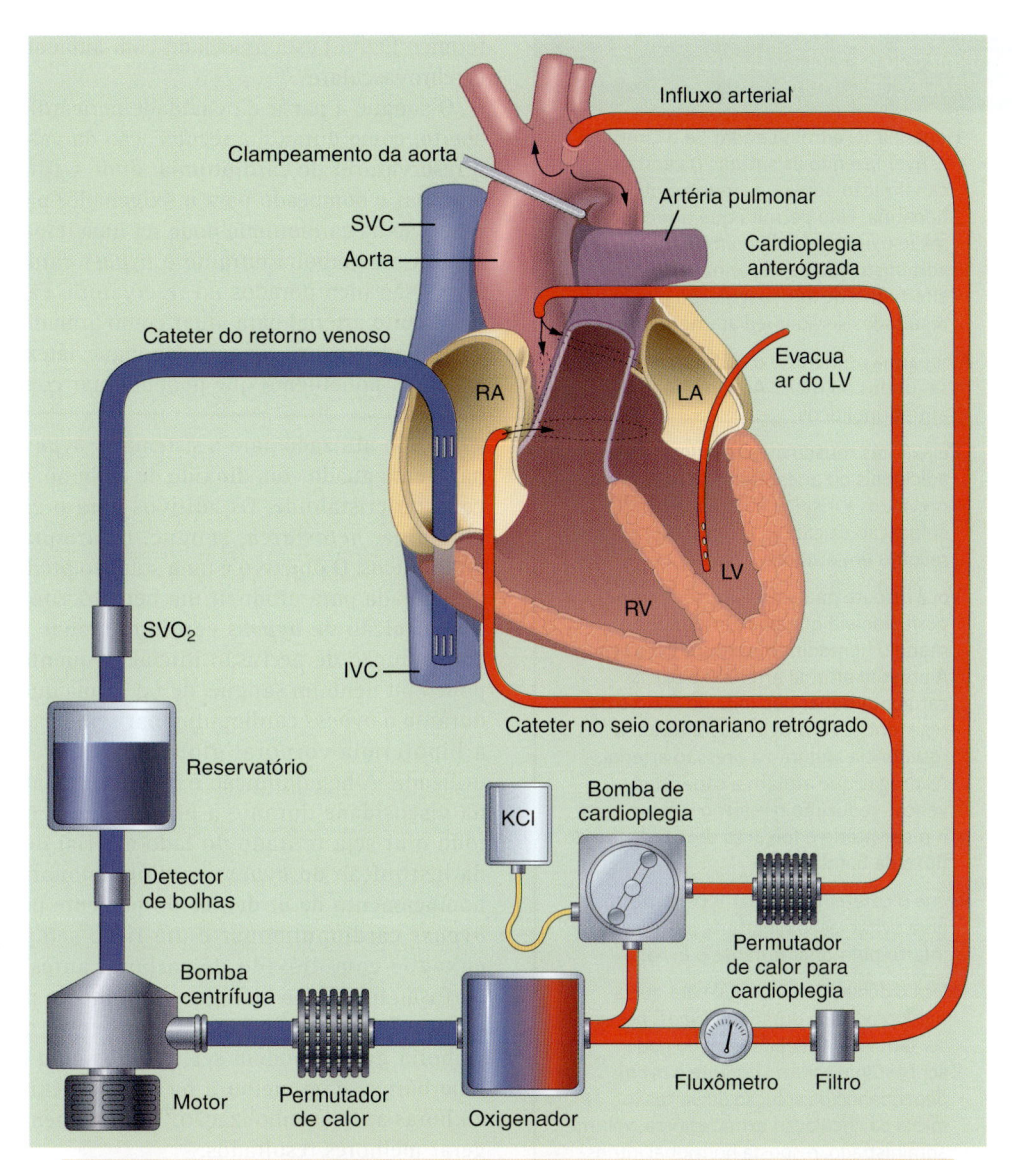

Fig. 25.3 Diagrama esquemático do circuito de *bypass* cardiopulmonar. O sangue das cânulas passa através do átrio direito (RA) e entra na veia cava inferior (IVC), drenado pela gravidade para o reservatório e, então, é bombeado pela bomba centrífuga através de um permutador de calor, oxigenador e filtro anterior ao retorno para a aorta ascendente. O sangue misturado com a solução de cardioplegia é bombeado alternativamente para dentro da aorta ascendente ou seio coronariano. A evacuação de ar pode ser a partir da cânula colocada através da veia pulmonar superior direita dentro do ventrículo esquerdo ou pela cânula de cardioplegia na aorta ascendente anterógrada ou na artéria pulmonar. *LA*, átrio esquerdo; *RV*, ventrículo esquerdo; *RV*, ventrículo direito; *SVC*, veia cava superior.

rado com o oxigenador por bolhas. Como os oxigenadores de membrana causam menos trauma para os componentes do sangue do que os oxigenadores por bolha, os oxigenadores baseados em membrana são a norma. Os sistemas oxigenadores consistem de uma coluna oxigenadora, uma seção de agentes para remover as bolhas de ar e um reservatório arterial. Eles não são comumente utilizados hoje. Com ambas as formas de oxigenador, a Pa_{O_2} é mantida pelo ajuste da concentração de oxigênio dentro do oxigenador. A mistura de ar-oxigênio pode ser utilizada para evitar hiperoxia. O níveis de dióxido de carbono são mantidos entre 35 e 45 mm Hg pela varredura de controle (total de

fluxo de gás livre através do oxigenador). No passado, o dióxido de carbono era adicionado para manter a Pa_{CO_2} e o pH nos níveis considerados normais a 37º C. O dióxido de carbono não é mais adicionado aos circuitos de *bypass* cardiopulmonar. Os circuitos de *bypass* são enxaguados com dióxido de carbono antes do preenchimento com a solução de *priming* para acelerar o preparo e reduzir o risco de embolia gasosa no circuito. O dióxido de carbono é também continuamente infundido na cavidade pericárdica para substituir o ar durante o *bypass*, em um esforço para reduzir o risco de embolia gasosa no *bypass*. O dióxido de carbono é mais facilmente absorvido do que o nitrogênio

Quadro 25.11 Protocolo para Iniciar *Bypass* Cardiopulmonar: HADDSUE

Heparina	Heparina foi administrada? Se o cirurgião estiver fazendo as suturas na aorta para canalização aórtica, pergunte sobre a heparina. Não permita que um cirurgião inicie o *bypass* cardiopulmonar sem administração de heparina ou outra alternativa de anticoagulação plena; os resultados serão imediatamente fatais.
ACT	A heparina aumentou o ACT para 450 segundos ou mais? Administraram antifibrinolíticos?
Drogas	Relaxantes musculares não despolarizantes adicionais ou anestésicos administrados previnem a inspiração durante a colocação da cânula venosa, que pode resultar em embolia gasosa?
Drips (infusões)	Você discute quaisquer infusões com o perfusionista que pode interferir no manejo hemodinâmico durante o *bypass*? A pressão arterial arterial no *bypass* cardiopulmonar depende do fluxo e da resistência. As drogas que alteram a resistência afetarão a pressão arterial. As drogas que afetam a capacidade venosa reduzirão o retorno venoso para o reservatório e forçarão uma redução no fluxo da bomba.
Swan (cateter de Swan Ganz)	Recue o cateter pulmonar 5 centímetros para evitar lesão na artéria pulmonar ou infarto pulmonar durante o *bypass*.
Urina	Meça o débito urinário total para que a urina produzida durante o *bypass* possa ser tabulada. O débito urinário pode ser bastante variável durante o *bypass* dependendo da solução de perfusão inicial da circulação extracorpórea, volume administrado, resposta hormonal intrínseca ao *bypass* cardiopulmonar e função renal.
Embolia	Checar a cânula aórtica visualmente para detectar qualquer êmbolo.

ACT, tempo de coagulação ativada.

no ar, reduzindo o tempo que a embolia gasosa leva até ser reabsorvida.

O permutador de calor é incorporado aos circuitos de *bypass* para controlar a temperatura corporal do paciente pelo aquecimento ou resfriamento do sangue que circula nos circuitos. A entrada de água quente ou fria na unidade ocorre por um lado, e a entrada de sangue se dá pelo outro, proporcionando um sistema de fluxo contracorrente eficiente. As necessidades metabólicas são diminuídas em quase 8% para cadaa grau Celsius que cai na temperatura corporal abaixo de 37º C. A temperatura ótima para o manejo do *bypass* cardiopulmonar não está inteiramente clara. Dezoito graus (18º C) são utilizados antes da parada circulatória e 28º C são comuns durante o clampeamento, com reaquecimento para 37º C antes do desmame do *bypass*. O *bypass* normo-

térmico (37º C) está associado com aumento nos acidentes cerebrovasculares.[76]

O sangue a partir da cavidade pericárdica e do coração aberto, como durante a recolocação da valva, retorna para o reservatório de cardiotomia, onde é filtrado, as bolhas retiradas e bombeado para o oxigenador para recirculação. A sucção da cardiotomia pode ser uma importante causa de hemólise e embolia durante o *bypass* cardiopulmonar. Os filtros são incorporados no reservatório cardiopulmonar e no circuito arterial para atuar como armadilhas para *debris* particulados (p. ex., coágulo de sangue, látex, talco, gordura, Silastic®, polietileno) que podem atuar como êmbolos sistêmicos.

O tubo utilizado para o sistema de *bypass* cardiopulmonar é enxaguado com dióxido de carbono, e então enchido com um cristaloide. Os aditivos para o circuito incluem albumina, *hetastarch*, sangue, bicarbonato, heparina e antibióticos. O objetivo é uma solução predeterminada que é calculada para produzir um hematócrito específico com a instituição de *bypass* cardiopulmonar total. A bomba com solução de perfusão inicial frequentemente contém pouco ou nenhum sangue, de tal forma que o hematócrito durante o *bypass* cardiopulmonar seja 20% a 30%, porque a hipotermia corporal global (18º C a 28º C) pode ser utilizada. A hemodiluição é importante para a diminuição da viscosidade durante a hipotermia. É mandatório que todo o ar seja retirado do lado arterial do circuito antes da instituição do *bypass* cardiopulmonar. Certamente, o bombeamento de ar dentro do paciente pela máquina de *bypass* cardiopulmonar é um risco sempre presente. O enxague com dióxido de carbono antes da solução de perfusão inicial e o enxágue contínuo do pericárdio reduz o risco de embolia gasosa. Os pacientes que apresentam embolia gasosa podem ser tratados com oxigenoterapia hiperbárica, com melhora na função neurológica mesmo 24 horas após a embolização.[77] O tratamento precoce pode gerar melhores resultados.

A anticoagulação do paciente induzida pela heparina é mandatória antes da colocação de cânulas venosa e aórtica utilizadas para o *bypass* cardiopulmonar. A dose inicial usual de heparina administrada por via intravenosa é de 300 a 400 unidades/kg. A adequação da anticoagulação é, subsequentemente, confirmada pela determinação do tempo de coagulação ativada, que é tipicamente mantido acima de 450 segundos durante o *bypass* cardiopulmonar (quando o normal basal é de 90 a 120 segundos).[75]

Monitorização durante o *Bypass* Cardiopulmonar

A instituição do *bypass* cardiopulmonar é, frequentemente, associada com a diminuição da pressão arterial média, presumivelmente refletindo a drástica diminuição na viscosidade que resulta da infusão de soluções de perfusão inicial e ativação da resposta inflamatória sistêmica. Além disso, a vasodilatação periférica pode acompanhar a diminuição de liberação de oxigênio, que ocorre no período precoce de hemodiluição. A administração de um α-agonista, como a fenilefrina, pode ser recomendada para aumentar as pressões de perfusão acima de 40 mm Hg no período imediato após a instituição de *bypass* cardiopulmonar, considerando-se que a pressão de perfusão é importante para a manutenção do fluxo sanguíneo cerebral. A correção da pressão arterial durante o *bypass* é questionável. As pressões mais baixas reduzem o fluxo sanguíneo cerebral e reduzem a carga embólica para o cérebro. As pressões mais elevadas podem melhorar o fluxo sanguíneo cerebral e reduzem infartos marcantes, porém pressões mais altas tornam os fluxos mais elevados e mais êmbolos por unidade de tempo são liberados. As pressões abaixo de 40 mm Hg são evitadas, se possível, em adultos. As pressões acima de 60 mm Hg são utilizadas durante o reaquecimento. As pressões acima de 60 a 90 mm Hg podem ser usadas em pacientes com doença vascular cerebral. A evidência para sustentar essas recomendações é limitada.

Após a redução inicial, a pressão arterial média durante o *bypass* cardiopulmonar geralmente começa a aumentar espontaneamente, talvez refletindo a ativação do sistema renina-angiotensina ou do sistema nervoso simpático. A pressão arterial média acima de 100 mm Hg pode levar à melhora da perfusão tecidual como também o risco de hemorragia intracraniana. Ademais, o fluxo sanguíneo colateral não coronariano provavelmente aumenta conforme a pressão arterial média aumenta, resultando na perfusão do coração com sangue em temperaturas mais elevadas do que as desejadas para proteção celular ótima. A hipertensão é frequentemente tratada pela diminuição da SVR com anestésicos voláteis administrados através do oxigenador ou a administração intravenosa continuada de nitroprussiato. A nitroglicerina reduz o efeito do *bypass* cardiopulmonar, pois sua ação é predominantemente na dilatação venosa, e a pressão arterial durante o *bypass* é, primariamente, dependente da SVR.

Uma pressão venosa central aumentada com ou sem edema facial (pálpebra e esclera) pode refletir a colocação inadequada da cânula na veia cava, resultando na obstrução da drenagem venosa. Por exemplo, a inserção de uma cânula em posição mais elevada na veia cava superior pode obstruir a veia inominada direita, levando ao aumento da pressão venosa cerebral com edema cerebral associado. A evidência confirmatória do extravio de cânula na veia cava é o inadequado retorno venoso do paciente na máquina de *bypass* cardiopulmonar. A pronta suspensão da cânula na veia cava para posição mais proximal deve, imediatamente, melhorar a drenagem venosa.

O cateter de artéria pulmonar detecta aumento nas pressões da artéria pulmonar causado pelo mau funcionamento do ventricular esquerdo e pela associação inadequada de descompressão do ventrículo esquerdo. A distensão persistente do ventrículo esquerdo pode resultar em dano para os elementos contráteis do miocárdio.

Os gases sanguíneos e o pH são monitorados frequentemente durante o *bypass* cardiopulmonar. Uma Po_2 venosa mista menor que 30 mm Hg associada com acidose metabólica pode indicar inadequada perfusão tecidual. A correção da $Paco_2$ e do pH pela temperatura, provavelmente, não é necessária. O débito urinário pode servir como guia para a adequada perfusão renal, com um débito de 1 mL/kg/h, sendo uma expectativa comum. A oximetria cerebral contínua

com espectroscospia infravermelha pode detectar perfusão cerebral ruim e reduzir os riscos.

Durante o *bypass* cardiopulmonar total, os pulmões são deixados em repouso com ou sem pressão positiva moderada contínua nas vias aéreas. A melhor composição dos gases nos pulmões durante esse período é ainda não definida. A ventilação continuada dos pulmões com oxigênio pode ser apropriada quando existe algum fluxo sanguíneo pulmonar, como evidenciado pelo traçado da artéria pulmonar pulsátil. Se houver uma pressão arterial pulmonar pulsátil ou pressão arterial sistêmica pulsátil, os pulmões devem ser ventilados, pois existe somente *bypass* cardiopulmonar parcial.

As temperaturas esofágica, retal, vesical e sanguínea são monitoradas rotineiramente. O rápido reaquecimento causado pelo elevado gradiente de temperatura sangue-corpo é evitado para prevenir embolia gasosa. A vasodilatação induzida por droga como produzida pelo anestésico volátil ou nitroprussiato pode acelerar o processo de reaquecimento, como refletido por uma mais rápida abordagem da temperatura retal (central) do que esofágica (sangue), mas deve ser usada cautelosamente. A medida da temperatura vesical pode ser uma monitorização superior à retal, pois pode refletir melhor as temperaturas centrais do que a retal.

Preservação Miocárdica

O objetivo da preservação miocárdica é diminuir o dano miocárdico introduzido pelo período de isquemia associado com *bypass* cardiopulmonar. Este objetivo é alcançado pela diminuição do consumo de oxigênio pelo miocárdio através da infusão de soluções cardioplégicas contendo potássio na raiz aórtica, que na presença de uma aorta distalmente clampeada e valva aórtica competente assegura o desvio da solução dentro das artérias coronárias. Alternativamente, a solução para cardioplegia pode ser administrada retrogradamente através da cânula colocada no seio coronariano. A monitorização da pressão do seio coronariano durante a administração retrógrada é utilizada para avaliar a colocação do cateter. Se a pressão na porção distal do cateter no seio coronariano durante a administração de cardioplegia de 200 mL/minuto for igual à pressão venosa central, o cateter não está no seio coronariano, mas provavelmente no átrio direito. Se a pressão for mais elevada (mais de 100 mm Hg), o cateter no seio coronariano está contra uma parede vascular. Se a pressão no cateter no seio coronariano for de 40 a 60 mm Hg durante uma infusão de 200 mL/minuto, o cateter está corretamente posicionado. A posição do cateter no seio coronariano deve ser checada com TEE e manualmente pelo cirurgião. Se o cateter estiver também profundo, a cardioplegia para o ventrículo direito estará comprometida, resultando em uma proteção ruim para o ventrículo direito. Um cateter adicional para a infusão de soluções para cardioplegia é diretamente posicionado nos enxertos recém colocados.

O potássio na solução de cardioplegia bloqueia a fase inicial da despolarização miocárdica, resultando na cessação da atividade elétrica e mecânica. A solução fria

IV

produz hipotermia seletiva do músculo cardíaco. A 30º C, o músculo cardíaco contraindo normalmente consome oxigênio na taxa de 8 a 10 mL/100 g/minuto O consumo de oxigênio na fibrilação ventricular a 22º C é de 2 mL/100 g/minuto. O coração eletromecanicamente quieto a 22º C consome oxigênio a uma taxa de 0,3 mL/100 g/minuto. A efetividade da cardioplegia fria é monitorada pela medida da temperatura do coração com um transdutor colocado na musculatura do ventrículo esquerdo mais a ausência de qualquer atividade elétrica visível no ECG. As infusões de cardioplegia fria são suplementadas pela hipotermia total do corpo e também suplementadas pela colocação de gelo de forma localizada na superfície epicárdica ou com soluções irrigantes geladas na cavidade pericárdica. As soluções para cardioplegia podem também conter muitos aditivos incluindo sangue, insulina, glicose, aspartato, glutamato, cálcio, magnésio, nitroglicerina e superóxido dismutase, a critério do cirurgião. Nenhum desses aditivos é, definitivamente, melhor do que o sangue frio para cardioplegia com um tempo curto de clampeamento. A preservação miocárdica adequada é sugerida pela boa contratilidade miocárdica sem a necessidade de drogas inotrópicas na conclusão do *bypass* cardiopulmonar.

O efeito colateral das soluções para cardioplegia é o aumento da incidência de bloqueio cardíaco atrioventricular devido à hipercalemia intramiocárdica. Este bloqueio usualmente se resolve em 1-2 horas e pode ser tratado temporariamente pelo uso de um marca-passo cardíaco artificial. A hipercalemia intramiocárdica também produz diminuição da contratilidade miocárdica. A hipercalemia sistêmica ocorre provavelmente quando o sangue do seio coronariano contendo solução para cardioplegia é retornado para o oxigenador para subsequente circulação. A função renal diminuída durante o *bypass* cardiopulmonar também contribuirá para a hipercalemia. Se a hipercalemia persistir ao fim do *bypass* cardiopulmonar, deve-se administrar insulina regular (10 a 20 unidades IV) em combinação com glicose (25 a 50 mg IV) na tentativa de deslocar o potássio para dentro das células. Os perfusionistas podem também adicionar soluções cristaloides no circuito do *bypass* e, então, usar um hemoconcentrador para ultrafiltar o sangue, desse modo eliminando o potássio.

Manejo da Anestesia

As drogas selecionadas para manutenção da anestesia em pacientes submetidos a *bypass* cardiopulmonar são influenciadas pela doença cardíaca do paciente. Os pacientes com diabetes ou aqueles com intolerância à glicose desenvolvida durante a cirurgia devem ter infusões de insulina para uma glicose alvo de 120 e 180 mg/dL. É essencial não ter hipoglicemia para evitar injúria neurológica. A hiperglicemia pode levar a risco aumentado de infecções e sequelas neurológicas. As infusões de dexmedetomidina são associadas com risco reduzido de *delirium*.[53] A instituição de *bypass* cardiopulmonar pode produzir uma diluição súbita das concentrações das drogas na circulação. Por esta razão, anestésicos suplementares, como benzodiazepínicos ou opioides, podem ser necessários. Do mesmo modo, a parali-

sia da musculatura esquelética pode ser complementada com agentes bloqueadores neuromusculares não despolarizantes. Uma dose adicional de relaxante neuromuscular não despolarizante deve ser administrada logo antes da colocação da cânula venosa para evitar esforços respiratórios e entrada do ar. A profundidade anestésica pode também ser aumentada pelos anestésicos voláteis através de vaporizadores incorporados ao circuito do *bypass* cardiopulmonar. O efeito da hemodiluição sobre as concentrações das drogas é, provavelmente, compensado pela diminuição da necessidade de drogas durante a hipotermia. As necessidades anestésicas mostram-se mínimas seguindo o reaquecimento para a temperatura corporal normal na conclusão do *bypass* cardiopulmonar. Portanto, a anestesia adicional não é rotineiramente requerida durante o reaquecimento ou no período imediato após a conclusão do *bypass* cardiopulmonar. Entretanto, o anestésico adicional poderá ser necessário para manter a intubação traqueal para transferir e ventilar o paciente no pós-operatório na UTI. A infusão de um anestésico intravenoso (propofol ou dexmedetomidina) com mínimos efeitos hemodinâmicos deve ser administrada no procedimento e continuada na UTI. A sedação induzida por dexmedetomidina pode reduzir o risco de *delirium* no pós-operatório após a cirurgia cardíaca.[53]

Saída do *Bypass* Cardiopulmonar

O cuidado anestésico ótimo pode ser alcançado com *checklists*. A *checklist* para o desmame do *bypass* cardiopulmonar consiste no mnemônico WRMVP (Quadro 25.12), como no *wide receiver most valuable player* (para os leitores não norte-americanos, *wide receiver* é uma posição no futebol americano):

1. Quente: O paciente está com temperatura de 37º C?
2. Ritmo: O paciente tem um ritmo cardíaco estável?
3. Monitores: Os monitores estão ligados? E o oxímetro de pulso? O oxímetro de pulso é essencial no pós-operatório como monitor da saturação do sangue arterial e

Quadro 25.12 *Checklist* para Desmame de *Bypass* Cardiopulmonar: WRMVP	
Warm (aquecimento)	Temperatura corporal (37º C) provavelmente diminui rapidamente após o *bypass* cardiopulmonar, se o paciente não estiver sendo adequadamente reaquecido, com acidose metabólica resultante e contratilidade miocárdica ruim.
Ritmo	Confirme se o paciente tem um ritmo cardíaco estável.
Monitores	Confirme se os monitores estão ligados; o oxímetro de pulso é essencial para saturação de oxigênio arterial e débito cardíaco.
Ventilador	Confirme se está ligado.
Perfusão	Confirme se há batimentos cardíacos e presença de vasodilatação.

do débito cardíaco. Se o oxímetro de pulso não estiver funcionando, pode ser que a perfusão esteja inadequada. O oxímetro de pulso é um excelente alarme para baixo débito cardíaco.

4. Ventilador: O ventilador está ligado? É fácil esquecer isso, e a rápida dessaturação após o *bypass* detectada pelo oxímetro de pulso deve ser rapidamente identificada.

5. Perfusão: O coração está batendo? A vasculatura é apropriada para a função cardíaca? Muitos poucos corações seguindo ao *bypass* cardiopulmonar são adequados para manter uma pressão arterial em face de uma vasodilatação sistêmica profunda. A SVR deve ser normal (não profundamente vasodilatada ou constricta). O *bypass* cardiopulmonar é descontinuado quando o paciente está hemodinamicamente estável e a normotermia tenha sido reestabelecida. Na ausência de reaquecimento adequado antes da suspensão do *bypass* cardiopulmonar, a temperatura corporal provavelmente diminui rapidamente no período após o *bypass* cardiopulmonar, resultando em acidose metabólica e contratilidade miocárdica ruim. Quando o lado esquerdo do coração está aberto, como durante a substituição cirúrgica da valva, é mandatório remover todo o ar das câmaras cardíacas e veias pulmonares antes de permitir que o coração ejete sangue na aorta. Caso contrário, pode ocorrer embolia gasosa sistêmica com desastres cardíacos e efeitos no sistema nervoso central. A presença de ar pode ser checada com TEE. O ar não reconhecido nas artérias coronárias pode ser uma causa de início súbito de contratilidade miocárdica ruim após a descontinuação do *bypass* cardiopulmonar. A embolização gasosa com defeitos neurológicos pode ser tratada com oxigenoterapia hiperbárica mesmo 24 horas depois da cirurgia, com melhora no desfecho neurológico.[77] A medida das pressões de enchimento cardíaco, a determinação do débitos cardíaco por termodiluição e o cálculo da PVR e SVR são úteis para guiar a reposição volêmica e a seleção apropriada de drogas no período imediato após o *bypass* cardiopulmonar (Tabela 25.4). Alternativamente, o TEE pode ser utilizado para estimar a adequação do volume líquido intravascular e a contratilidade miocárdica. O TEE pode também ser útil para

avaliação da função da valva cardíaca e os padrões de fluxo sanguíneo intracardíaco, particularmente após reparo ou substituição cirúrgica.

A anormalidade hemodinâmica mais comum após o *bypass* cardiopulmonar é SVR inadequada. É muito difícil desmamar o paciente do *bypass* cardiopulmonar com uma SVR que esteja baixa. A SVR pode ser assim calculada:

$$\text{Pressão arterial média (mm Hg)} - \text{pressão venosa central (mm Hg)} / \text{fluxo de bomba (L / min)} \times 80$$

A SVR deve estar entre 1.200 e 1.400 antes do desmame do *bypass*. As unidades de SVR são dina-segundos/centímetros^5 (dyn-s/cm^5). A SVR pode ser normalizada com um vasoconstritor antes do desmame do *bypass* cardiopulmonar. O objetivo deve ser igualar a impedância vascular de entrada com a impedância cardíaca de saída para otimizar a transferência de energia. É muito mais fácil ajustar a vasculatura para se igualar ao coração do que forçar este a tolerar uma vasculatura dilatada. Na ocasião, uma droga inotrópica, como epinefrina, norepinefrina, dopamina ou dobutamina, é necessária. Nos casos de disfunção ventricular severa, uma combinação de drogas (epinefrina ou norepinefrina e amrinona ou milrinona) com um balão intra-aórtico ou dispositivo de assistência ventricular esquerda são necessários para manter um ótimo débito cardíaco. O uso de combinações de β – agonistas e inibidores de fosfodiesterase produzem aumentos sinérgicos na função cardíaca. A vasoconstrição da epinefrina ou norepinefrina é contrabalançada pela vasodilatação do inibidor de fosfodiesterase. Uma medida cuidadosa da SVR e a suplementação com um vasoconstritor, como epinefrina, é frequentemente necessária para manter a SVR normal. Se β – agonistas são necessários, atenção frequente deve ser dada para medição e controle de potássio, glicose, cálcio, pH e presença de arritmia. A embolia gasosa para as artérias coronárias pode reduzir súbita e profundamente a função ventricular. A disfunção muscular papilar posterior à conclusão do *bypass* cardiopulmonar pode resultar em insuficiência mitral como evidenciado pela presença de ondas V proeminentes no traçado da pressão de oclusão da artéria pulmonar. Esta disfunção pode refletir menos do

Tabela 25.4   Diagnóstico e Tratamento de Disfunção Cardiovascular após *Bypass* Cardiopulmonar

Pressão	Pressão Atrial	Débito Cardíaco	Diagnóstico	Tratamento
Diminuída	Diminuída	Diminuído	Hipovolemia	Administrar volume
Diminuída	Diminuída	Aumentado	Vasodilatação Viscosidade sanguínea baixa	Vasoconstritor Transfusão eritrocitária
Diminuída	Aumentada	Diminuído	Disfunção ventricular esquerda	Inotrópico Inodilatador Vasodilatador Assistência mecânica
Aumentada	Aumentada	Diminuído	Vasoconstrição Disfunção ventricular esquerda	Vasodilatador Inotrópico
Aumentada	Diminuída	Aumentado	Hiperdinâmico	Anestésico volátil β-antagonista

que a proteção da cardioplegia ótima do miocárdio posterior, que é mais vulnerável a efeitos de aquecimento do sangue na aorta descendente adjacente, como também a perfusão com sangue aquecido representando circulação colateral não coronariana. A regurgitação mitral aguda pode também ocorrer com o volume de sobrecarga pela excessiva administração volêmica; isso pode ser manejado simplesmente pelo uso da posição de Trendelenburg reversa para reduzir o retorno venoso ao coração.

O complemento mecânico para suporte do débito cardíaco é o balão intra-aórtico. O balão intra-aórtico (de 25 cm montado sobre cateter plástico rígido de 90 centímetros) é tipicamente inserido por via percutânea através da artéria femoral e avançado até a extremidade justadistal à subclávia esquerda. O balão é programado para inflar durante a diástole com o objetivo de aumentar a pressão arterial diastólica e aumentar o gradiente de perfusão coronariana, melhorando o fluxo sanguíneo coronariano. O balão esvazia imediatamente antes da sístole, então a pós-carga diminui e as necessidades de oxigênio reduzem-se. O fluxo sanguíneo coronariano é aumentado com um pequeno ou nenhum trabalho cardíaco, o que pode resultar em melhoras no débito cardíaco. A insuficiência aórtica pode ser piorada pela insuflação do balão intra-aórtico. As frequências cardíacas rápidas e arritmias cardíacas interferem no próprio tempo do balão e com o excelente aumento do débito cardíaco. O dispositivo ventricular temporário pode também ser proporcionado por cateteres com turbinas que dependem da tecnologia do parafuso de Arquimedes. O dispositivo turbinado apresenta-se em dois tamanhos com capacidade de 2,5 a 5 L/minuto de fluxo.

Quando uma pressão sistêmica arterial e um débito cardíaco adequados são mantidos por vários minutos, a cânula na veia cava é removida e a administração de protamina é iniciada para reverter a anticoagulação com heparina. A administração de protamina é perigosa e, frequentemente, associada com hipotensão pela liberação de histamina. Ocasionalmente, existe hipertensão pulmonar severa ou mesmo anafilaxia pela administração de protamina. A protamina deve ser administrada lentamente após uma dose teste para evitar colapso hemodinâmico catastrófico. A administração de vasoconstritor fenilefrina pode ser utilizada para manter a pressão arterial. Nos casos de colapso hemodinâmico, mesmo a epinefrina *in bolus* será inadequada e o retorno ao *bypass* cardiopulmonar após a nova heparinização de emergência pode ser medida salvadora de vida. A insulina isofano (NPH) é feita com protamina. Os pacientes com diabetes que usam NPH podem ter risco aumentado de reações à protamina. As reações alérgicas à protamina podem ser reduzidas com uma combinação de bloqueador de histamina (H_1 [difenidramina] e bloqueador H_2 [ranitidina]) e um esteroide (hidrocortisona). A cânula aórtica é removida após administração da protamina ser concluída com segurança. As medidas farmacológicas para diminuir o sangramento incluem administração de antifibrinolíticos (ácido aminocaproico, ácido tranexâmico e aprotinina) e desmopressina (melhora a função plaquetária em pacientes com doença de von Willebrand). O perdido

sangue através do procedimento, assim como o sangue no tubo do *bypass*, podem ser recuperados, lavados e retransfundidos utilizando dispositivos *cell saver*.

A administração de óxido nitroso após o *bypass* cardiopulmonar não é recomendada pois o gás pode desmascarar a presença de ar nas artérias do coração e nas coronárias. Por esta razão, a anestesia é mais frequentemente suplementada, quando necessário, pela administração intravenosa de propofol, dexmedetomidina, opioides, benzodiazepínicos ou, alternativamente, com baixas concentrações de anestésicos voláteis. O sangue e os fluidos que permanecem no circuito do *bypass* cardiopulmonar são lavados e coletados em bolsas plásticas estéreis como concentrado de células, para possível reinfusão no paciente. A elevada resistência ao fluxo sanguíneo no braço, induzida pela vasoconstrição, pode resultar em uma pressão arterial falsamente baixa, lida na artéria radial no período imediato à retirada do *bypass* cardiopulmonar. Se existir uma questão de pressão arterial inadequada, a medida direta da pressão na aorta ascendente pode ser instantaneamente obtida. A colocação de um cateter na artéria femoral é necessária se houver um gradiente entre a pressão central e a radial. Qualquer gradiente desse tipo, usualmente, desaparece em 60 minutos.

Os anestésicos intravenosos tais infusões de propofol,[78] infusões de dexmedetomidina,[53] ou opioides e benzodiazepínicos são continuados após o *bypass* e na UTI, para proporcionar sedação antes da extubação traqueal. A sedação induzida por dexmedetomidina pode reduzir o *delirium* no pós-operatório após cirurgia cardíaca.[53] O tempo para extubação traqueal é curto após o *bypass* cardiopulmonar, porém algum período de tempo com a intubação mantida no pós-operatório é comum após sair da sala cirúrgica. Uma vez adequada a oxigenação (Pao_2 acima de 80 mm Hg em oxigênio a 40%), o sangramento controlado, o paciente acordado e a função neuromuscular recuperada, a extubação pode ser considerada. Não há benefício do prolongamento da ventilação no pós-operatório na cirurgia cardíaca.

O grande custo financeiro da cirurgia cardíaca é devido em parte à duração do cuidado intensivo requerido para estes pacientes. Melhorias nas técnicas anestésicas, cirúrgicas e de perfusão servem para diminuir a necessidade de cuidado prolongado desses pacientes em uma UTI. O conceito conhecido como *fast track*" como aplicado para os pacientes de cirurgia cardíaca incluem despertar e extubar o paciente no pós-operatório imediato.[79]

Cirurgia de Revascularização Miocárdica sem Circulação Extracorpórea

Em um esforço para minimizar a morbidade no pós-operatório, a cirurgia CABG pode ser realizada em pacientes selecionados sem a instituição de *bypass* cardiopulmonar e na presença de batimentos cardíacos espontâneos e normotermia. O *bypass* cardiopulmonar com suporte circulatório extracorpóreo foi desenvolvido pela dificuldade em produzir seguramente uma anastomose de elevada qualidade entre um vaso e uma artéria coronária, enquanto o coração está batendo. A CABG sem circulação extracorpórea foi desenvolvida para reduzir a sequela do suporte circulatório extracorpóreo, que pode incluir acidente vascular encefálico, encefalopatia global, insuficiência renal, lesão pulmonar e morte. A CABG sem circulação extracorpórea é limitada por várias considerações, incluindo qualidade da anastomose distal e a patência por longo prazo do enxerto, que são as preocupações principais. Existem vários problemas com a CABG sem circulação extracorpórea, ou cirurgia com "coração batendo". O primeiro é a mobilização da artéria coronária, tornando difícil a confecção da sutura para anastomose. A anticoagulação com heparina é alcançada e mede-se o tempo de coagulação ativada (ACT). Existem alguns debates sobre os níveis adequados de ACT em uma CABG sem circulação extracorpórea, com alguns cirurgiões utilizando doses padrão apropriadas para *bypass* cardiopulmonar (300 a 400 unidades/kg, ACT > 450 segundos) e outros usando doses menores de heparina (200 unidades/ kg). Os antifibrinolíticos (aprotinina, ácido aminocaproico ou ácido tranexânico) não são, algumas vezes, usados se o paciente não for submetido a suporte circulatório extracorpóreo. A capacidade para instalar imediatamente o suporte circulatório extracorpóreo deve estar disponível durante a condução de CABG sem circulação extracorpórea, caso o paciente evolua com colapso circulatório ou parada cardíaca. O fluxo sanguíneo para artéria coronária alvo é usualmente parado pela realização de sutura com látex proximal e distal, que é levantada, com consequente parada do fluxo. Alternativamente, o *stent* de silicone pode ser colocado na artéria coronária durante a confecção da anastomose para manter o fluxo coronariano. O *stent* de silicone é removido imediatamente antes da conclusão e tensionamento final da sutura. A interrupção do fluxo sanguíneo coronariano na coronária alvo pode causar isquemia miocárdica, arritmias ventriculares, disfunção ventricular, bloqueio cardíaco, colapso hemodinâmico e parada cardíaca. Quando o fluxo é retomado na artéria coronária, arritmias de reperfusão podem ocorrer. A terapia profilática com antiarrítmicos deve ser administrada antes da CABG sem circulação extracorpórea. A infusão de magnésio (2 g IV, lentamente) combinada com lidocaína (100 mg *in bolus* seguidos por 2 mg/minuto) atua bem. A amiodarona intravenosa deve ser utilizada em pacientes que demonstrem tendência a taquicardia ventricular ou fibrilação.

A tecnologia para CABG sem circulação extracorpórea foi desenvolvida nos anos 1990 e, inicialmente, estabilizava o coração com um retrator que simplesmente empurrava o miocárdio, enquanto este era levantado com a realização de pontos de ancoragem. Este sistema era difícil de ser usado, porque o enchimento diastólico ventricular era comprometido pela pressão externa sobre o coração. O desenvolvimento de um retrator que use um pé a vácuo (Octopus®) para estabilizar o coração elimina a pressão externa sobre o miocárdio e melhora a função diastólica ventricular durante a anastomose distal. Os enxertos coronarianos para circulação inferior e lateral são difíceis de realizar, porque a retração

do coração reduz o enchimento diastólico e causa colapso hemodinâmico. O uso de retratores de sucção (Starfish® e Urchin®) para deslocamento anterior e lateral do coração durante a produção de anastomose lateral e inferior em combinação com a colocação do paciente em posição de Trendelenburg é um grande estabilizador hemodinâmico.

A cooperação cuidadosa entre o cirurgião cardíaco e o anestesiologista é essencial para a CABG sem circulação extracorpórea. O posicionamento cirúrgico deve ser realizado em conjunto com a anestesia. O cirurgião não deve abrir a artéria coronária para uma anastomose distal sem se assegurar de que o paciente tolerará 10-15 minutos de anastomose. A comunicação entre o cirurgião cardíaco e o anestesiologista é especialmente crítica durante esse processo. Alguns cirurgiões utilizam um período de cinco minutos de pré-condicionamento isquêmico antes dos cinco minutos de recuperação seguidos pela anastomose. Os cinco minutos do período de pré-condicionamento podem ser utilizados para otimizar a hemodinâmica e testar a tolerância do paciente à anastomose. O pré-condicionamento isquêmico pode reduzir a lesão isquêmica a custo de um tempo cirúrgico mais longo.

A anastomose da artéria mamária interna esquerda (LIMA) para a artéria coronária descendente anterior esquerda (LAD) foi o primeiro *bypass* sem circulação extracorpórea e é tecnicamente mais simples e mais importante para redução da isquemia miocárdica. A anastomose de LIMA para LAD é usualmente conduzida primeiro, o que melhora o fluxo sanguíneo coronariano para a circulação LAD. Os enxertos de veia safena são, então, colocados nos ramos marginais obtusos (OM) ramo da artéria circunflexa e, finalmente, para artéria descendente posterior (ADP), que usualmente, se ramifica a partir da artéria coronária direita. A colocação de enxertos na parede lateral para marginal obtusa requer deslocamento do coração para direita, que pode ser melhor tolerada pela abertura do espaço pleural direito e realizando suturas com pontos de elevação e fixação no pericárdio inferior. A posição de Trendelemburg acentuada com inclinação para a direita melhorará a hemodinâmica. A administração intravascular de coloide e vasoconstrição com fenilefrina devem ser utilizadas para manter a pressão arterial. A amplitude do ECG pode diminuir drasticamente tornando os segmentos ST de difícil observação secundário ao posicionamento do miocárdio. O TEE do ventrículo pode ser impossível devido ao deslocamento do ventrículo para longe do esôfago. A anastomose para a artéria coronária descendente posterior pode ser produzida com posição de Trendelemburg, infusão de fluidos e vasoconstrição com fenilefrina. O débito cardíaco baixo pode ser tolerado pelo breve período da anastomose distal. A finalização da anastomose aórtica proximal para os enxertos de veia safena necessita da colocação de um *clamp* pegando parcialmente a aorta descendente.

Os dispositivos que grampeiam a anastomose distal estão disponíveis e podem reduzir o uso de clampeamentos parciais com menos trauma aórtico. A pressão arterial pode ser diminuída para ajudar a colocação desse *clamp*, com concentrações inspiradas aumentadas de anestésicos voláteis ou

IV

manipulação cardíaca para redução do retorno venoso. Uma vez completadas as anastomoses proximal e distal, qualquer ar no enxerto da veia safena deve ser removido para evitar embolia gasosa coronariana. A remoção do clampeamento aórtico parcial deve somente deve ser feita se qualquer ar remanescente for removido pelo enxerto de veia safena para evitar embolia gasosa sistêmica. A anticoagulação com heparina deve, então, ser cuidadosamente revertida com protamina. As reações da protamina, que incluem hipotensão, hipertensão pulmonar e anafilaxia, são mais difíceis de tratar na CABG sem circulação extracorpórea, pois o retorno rápido para o suporte circulatório extracorpóreo necessitará de nova heparinização plena, perfusão inicial do circuito de *bypass*, seguida por colocação de cânula aórtica proximal e cânula venosa atrial direita. Se ocorrer hipotensão depois da administração de protamina, frequentemente é necessário rápido tratamento com o vasoconstritor fenilefrina. As severas reações à protamina podem ser tratadas com epinefrina intravenosa, difenidramina, bloqueador H_2, esteroides, reposição volêmica e, se necessário, nova heparinização e instalação de suporte circulatório extracorpóreo. A utilização de CABG sem circulação extracorpórea tornou-se menos frequente após a publicação da pesquisa ROOBY (*randomized on/off bypass*), que mostrou uma redução na patência do enxerto e desfechos ruins no grupo sem circulação extracorpórea.[80]

Manejo da Anestesia

A anestesia para CABG sem circulação extracorpórea é muito similar à anestesia para CABG com circulação extracorpórea, com poucas notáveis exceções. Pacientes para CABG sem circulação extracorpórea têm condições médicas similares, terapias medicamentosas e necessidades de cuidados como aqueles que recebem CABG com circulação extracorpórea. Todas as medicações pré-operatórias, à exceção de agentes hipoglicemiantes orais, devem ser continuadas no período perioperatório. Pacientes com diabetes devem ser manejados com infusões intravenosas de insulina e determinações frequentes da glicose plasmática. O Coumadin® (warfarina) deve ser suspenso pelo menos sete dias antes da cirurgia. Os antiagregantes plaquetários, com exceção da aspirina, devem ser descontinuados no pré-operatório dependendo da depuração. As infusões pré-operatórias de heparina podem ser continuadas no centro cirúrgico e descontinuadas após a heparinização plena. A sedação pré-operatória com um benzodiazepínico e cânula nasal de oxigênio são efetivas na redução da estimulação simpática, porém são raramente utilizadas atualmente.

A indução anestésica deve ter o objetivo de manter a pressão arterial em 10% e 20% do valor basal. As medidas basais de frequência cardíaca, pressão arterial, pressão da artéria pulmonar, pressão venosa central e débito cardíaco podem ser obtidas usando catetere arterial invasivo e de artéria pulmonar, permitindo a otimização da hemodinâmica na pré-indução. Se se identificar hipertensão pulmonar severa ou débito cardíaco diminuído, é necessária uma discussão do caso com o cirurgião cardíaco. Uma infusão do vasoconstritor fenilefrina pode ser iniciada antes da indução anestésica e, então, titulada para manter a pressão arterial. Qualquer anestésico intravenoso pode ser utilizado para induzir anestesia, mas os benzodiazepínicos (midazolan) e narcóticos (fentanil) são comuns. O sufentanil diminui a frequência cardíaca mais do que o fentanil, o que pode ou não ser vantajoso. A dexmedetomidina pode ser usada para suplementar as outras drogas e pode reduzir a resposta ao estresse e *delirium* pós-operatório.[53] Etomidato, propofol e tiopental sódico são também eficazes para a indução anestésica, porém as doses devem ser reduzidas em pacientes com risco de hipotensão.

Uma vez completada a indução anestésica, relaxantes musculares não despolarizantes (rocurônio, vecurônio, cisatracúrio) ou succinilcolina podem ser usados para facilitar a intubação traqueal. A bradicardia (frequências cardíacas entre 45 e 60 batimentos por minuto) é útil durante a condução da anastomose. Se o risco de aspiração é uma preocupação, é necessária uma sequência de indução rápida modificada com pressão na cricoide. Se o paciente for considerado como portador de via aérea difícil, os protocolos padronizados para vias aéreas difíceis devem ser utilizados, com especial atenção para evitar taquicardia e estimulação simpática. A intubação dos pacientes de cirurgia cardíaca deve seguir os protocolos padrão para manejo de vias aéreas, sendo a única diferença a tolerância para taquicardia, hipotensão ou hipertensão que é enormemente diminuída, e isquemia miocárdica, arritmias ventriculares e colapso hemodinâmico são as possíveis sequelas imediatas das complicações.

A manutenção da anestesia é usualmente feita com um anestésico volátil (isoflurano ou sevoflurano) em combinação com um opioide (fentanil ou sufentanil). O óxido nitroso deve ser evitado após redução da F_{IO_2}, potencial para vasoconstrição pulmonar e aumento de embolia gasosa. Infusões de manutenção de propofol, dexmedetomidina ou remifentanil são também comumente utilizadas. Se o remifentanil for escolhido, a descontinuidade inadvertida da infusão deve ser evitada, porque o metabolismo é rápido. A depressão cardíaca pode ser maior com remifentanil do que com fentanil ou sufentanil, tornando o seu uso mais difícil nos pacientes com reserva cardíaca limitada. A terapia profilática com antiarrítmico (lidocaína e magnésio ou amiodarona) é apropriada para evitar arritmias devido à manipulação manual do coração, isquemia durante a anastomose distal e reperfusão após o fim da anastomose. A anticoagulação é alcançada com heparina e monitorada com ACT ou dosagem de heparina. A estabilidade hemodinâmica durante a anastomose distal é conseguida com manipulação cirúrgica cuidadosa e deslocamento do coração, posicionamento na mesa, infusões de vasoconstritores e volume. A estimulação inotrópica com β-agonistas tem potencial para aumentar a frequência cardíaca, fazendo com que o fim da anastomose distal seja mais difícil e o limiar mais baixo para arritmias ventriculares. Se os β-agonistas são necessários para sustentar o débito cardíaco durante a condução da anastomose distal, a utilização de suporte circulatório extracorpóreo deve ser considerada. A anticoagulação com heparina é revertida com protamina após a conclusão das anastomoses proximal e distal e é confirmada pela medida do ACT próximo ao basal (120 a 140 segundos).

A duração e as necessidades para ventilação pós-operatória e sedação podem ser reduzidas na CABG sem circulação extracorpórea e a extubação da traqueia deve ser realizada, uma vez que o paciente esteja estável hemodinamicamente, o sangramento controlado, as necessidades de oxigênio reduzidas ($F_{IO_2} = 0,40$ com P_{O_2} maior que 80 mm Hg), o bloqueio neuromuscular revertido e o paciente acordado e respirando espontaneamente com o auxílio de ventilação com pressão positiva. A administração pós-operatória de bloqueador β-adrenérgico pode reduzir a incidência de fibrilação atrial e isquemia miocárdica e deve ser iniciada logo que o paciente a tolere hemodinamicamente. A terapia com aspirina deve ser recomeçada assim que o sangramento estiver controlado. A suspensão de drogas anti-isquêmicas e vasodilatadores (bloqueador β-adrenérgico, bloqueadores dos canais de cálcio, nitratos e inibidores de angiotensina) deve ser evitada, porque o fenômeno de retirada pode levar ao aumento dos índices de morbidade e mortalidade.

A cirurgia cardíaca é continuamente avançada com cirurgias híbridas, CABG sem circulação extracorpórea, acesso mínimo, restauração ventricular cirúrgica, dispositivos de assistência ventricular esquerda assistida, corações artificiais e cirurgias robóticas, mitral e de revascularização miocárdica. Vigilância, cooperação, trabalho em equipe e entendimento muito claro dos planos cirúrgicos e consequências hemodinâmicas dos procedimentos são essenciais para reduzir os índices de morbidade e mortalidade das cirurgias.

PERGUNTAS DO DIA

1. Como a estratificação de risco para doença cardíaca difere da redução de risco?

2. Como os resultados do estudo POISE impactaram as recomendações para terapia perioperatória de redução de risco cardíaco?

3. Um paciente com estenose aórtica severa requer anestesia geral. Quais os objetivos hemodinâmicos para o paciente? Quais os riscos de hipotensão durante a indução anestésica?

4. O que é o "modo magneto" de um marca-passo cardíaco programável? Por que o modo magneto específico deve ser conhecido durante o período perioperatório?

5. Um paciente com cardiomiopatia hipertrófica desenvolve hipotensão no período intraoperatório. Quais as intervenções mais provavelmente são eficazes?

6. Um paciente com tamponamento cardíaco é programado para uma janela pericárdica na sala cirúrgica. Que precauções devem ser adotadas antes e durante a indução anestésica para minimizar a chance de parada cardíaca?

7. Quais os principais componentes de um circuito de *bypass* cardiopulmonar? Que princípios são relevantes na determinação da pressão de perfusão apropriada durante o *bypass* cardiopulmonar?

IV

REFERÊNCIAS

1. Mangano DT, Goldman L. Preoperative assessment of patients with known or suspected coronary disease. *N Engl J Med.* 1995;333(26):1750-1756.

2. Mozaffarian D, Benjamin EJ, Go AS, et al. American Heart Association Statistics Committee and Stroke Statistics Subcommittee. Heart disease and stroke statistics—2015 update: a report from the American Heart Association. *Circulation.* 2015;131(4):e29-e322.

3. Mangano DT, Browner WS, Hollenberg M, et al. Long-term cardiac prognosis following noncardiac surgery. The Study of Perioperative Ischemia Research Group. *JAMA.* 1992;268(2):233-239.

4. Mangano DT, Browner WS, Hollenberg M, et al. Association of perioperative myocardial ischemia with cardiac morbidity and mortality in men undergoing noncardiac surgery. The Study of Perioperative Ischemia Research Group. *N Engl J Med.* 1990;323(26):1781-1788.

5. Fleisher LA, Barash PG. Preoperative cardiac evaluation for noncardiac surgery: a functional approach. *Anesth Analg.* 1992;74(4):586-598.

6. Fleisher LA, Fleischmann KE, Auerbach AD, et al. 2014 ACC/AHA guideline on perioperative cardiovascular evaluation and management of patients undergoing noncardiac surgery: executive summary: a report of the American College of Cardiology/American Heart Association Task Force on practice guidelines. Developed in collaboration with the American College of Surgeons, American Society of Anesthesiologists, American Society of Echocardiography, American Society of Nuclear Cardiology, Heart Rhythm Society, Society for Cardiovascular Angiography and Interventions, Society of Cardiovascular Anesthesiologists, and Society of Vascular Medicine Endorsed by the Society of Hospital Medicine. *J Nucl Cardiol.* 2015;22(1):162-215.

7. Mangano DT, London MJ, Tubau JF, et al. Dipyridamole thallium-201 scintigraphy as a preoperative screening test. A reexamination of its predictive potential. Study of Perioperative Ischemia Research Group. *Circulation.* 1991;84(2):493-502.

8. Baron JF, Mundler O, Bertrand M, et al. Dipyridamole-thallium scintigraphy and gated radionuclide angiography to assess cardiac risk before abdominal aortic surgery. *N Engl J Med.* 1994;330(10):663-669.

9. Tarhan S, Moffitt EA, Taylor WF, et al. Myocardial infarction after general anesthesia. *Anesth Analg.* 1977;56(3):455-461.

10. Steen PA, Tinker JH, Tarhan S. Myocardial reinfarction after anesthesia and surgery. *JAMA.* 1978;239(24):2566-2570.

11. Rao TL, Jacobs KH, El-Etr AA. Reinfarction following anesthesia in patients with myocardial infarction. *Anesthesiology.* 1983;59(6):499-505.

12. Shah KB, Kleinman BS, Sami H, et al. Reevaluation of perioperative myocardial infarction in patients with prior myocardial infarction undergoing noncardiac operations. *Anesth Analg.* 1990;71(3):231-235.

13. Landesberg G, Beattie WS, Mosseri M, et al. Perioperative myocardial infarction. *Circulation.* 2009;119(22):2936-2944.

14. Mangano DT, Layug EL, Wallace A, et al. Effect of atenolol on mortality and cardiovascular morbidity after noncardiac surgery. Multicenter

Study of Perioperative Ischemia Research Group. [Erratum in *N Engl J Med.* 1997; 336(14):1039]. *N Engl J Med.* 1996;335(23):1713–1720.

15. Schouten O, Boersma E, Hoeks SE, et al. Fluvastatin and perioperative events in patients undergoing vascular surgery. *N Engl J Med.* 2009;361(10):980-989.

16. Mangano DT, Layug EL, Wallace A. Effect of atenolol on mortality and cardiovascular morbidity after noncardiac surgery. Multicenter Study of Perioperative Ischemia Research Group. *N Engl J Med.* 1996;335(23):1713-1720.

17. Wallace A, Layug B, Tateo I, et al. Prophylactic atenolol reduces postoperative myocardial ischemia. McSPI Research Group. *Anesthesiology.* 1998;88(1):7-17.

18. Slogoff S, Keats AS, Ott E. Preoperative propranolol therapy and aortocoronary bypass operation. *JAMA.* 1978;240(14):1487-1490.

19. Mudumbai SC, Takemoto S, Cason BA, et al. Thirty-day mortality risk associated with the postoperative nonresumption of angiotensin-converting enzyme inhibitors: a retrospective study of the Veterans Affairs Healthcare System. *J Hosp Med.* 2014;9(5):289-296.

20. Drenger B, Fontes ML, Miao Y, et al. Investigators of the Ischemia Research and Education Foundation; Multicenter Study of Perioperative Ischemia Research Group. Patterns of use of perioperative angiotensin-converting enzyme inhibitors in coronary artery bypass graft surgery with cardiopulmonary bypass: effects on in-hospital morbidity and mortality. *Circulation.* 2012;126(3):261-269.

21. Lee SM, Takemoto S, Wallace AW. The association between withholding angiotensin receptor blockers in the early postoperative period and 30-day mortality: a cohort study of the Veterans Affairs healthcare system. *Anesthesiology.* 2015;123(2):288-306.

22. Wallace AW. Clonidine and modification of perioperative outcome. *Curr Opin Anaesthesiol.* 2006;19(4):411-417.

23. McFalls EO, Ward HB, Moritz TE. Coronary-artery revascularization before elective major vascular surgery. *N Engl J Med.* 2004;351(27):2795-2804.

24. Kaluza GL, Joseph J, Lee JR, et al. Catastrophic outcomes of noncardiac surgery soon after coronary stenting. *J Am Coll Cardiol.* 2000;35(5):1288-1294.

25. Hueb W, Soares PR, Gersh BJ. The medicine, angioplasty, or surgery study (MASS-II): a randomized, controlled clinical trial of three therapeutic strategies for multivessel coronary artery disease: one-year results. *J Am Coll Cardiol.* 2004;43(10):1743-1751.

26. Shelton RJ, Velavan P, Nikitin NP, et al. Clinical trials update from the American Heart Association meeting: ACORN-CSD, primary care trial of chronic disease management, PEACE, CREATE, SHIELD, A-HeFT, GEMINI, vitamin E meta-analysis, ESCAPE, CARP, and SCD-HeFT cost-effectiveness study. Disparate opinions regarding indications for coronary artery revascularization before elective vascular surgery. Myocardial revascularization before carotid endarterectomy. How to avoid cardiac ischemic events associated with aortic surgery. *Eur J Heart Fail.* 2005;7(1):127-135.

27. Eagle KA, Berger PB, Calkins H, et al. ACC/AHA guideline update for perioperative cardiovascular evaluation for noncardiac surgery—executive summary. A report of the American College of Cardiology/American Heart Association Task Force on Practice Guidelines (Committee to Update the 1996 Guidelines on Perioperative Cardiovascular Evaluation for Noncardiac Surgery). *Anesth Analg.* 2002;94(5):1052-1064.

28. Eagle KA, Berger PB, Calkins H, et al. American College of Cardiology; American Heart Association. ACC/AHA guideline update for perioperative cardiovascular evaluation for noncardiac surgery—executive summary: a report of the American College of Cardiology/American Heart Association Task Force on Practice Guidelines (Committee to Update the 1996 Guidelines on Perioperative Cardiovascular Evaluation for Noncardiac Surgery). *J Am Coll Cardiol.* 2002;39(3):542-553.

29. Fleischmann KE, Beckman JA, Buller CE, et al. 2009 ACCF/AHA focused update on perioperative beta blockade. A report of the American College of Cardiology Foundation/American Heart Association Task Force on Practice Guidelines. *Circulation.* 2009;120(21):2123-2151.

30. Fleisher LA, Beckman JA, Brown KA, et al. ACC/AHA 2006 guideline update on perioperative cardiovascular evaluation for noncardiac surgery: focused update on perioperative beta-blocker therapy: a report of the American College of Cardiology/American Heart Association Task Force on Practice Guidelines (Writing Committee to Update the 2002 Guidelines on Perioperative Cardiovascular Evaluation for Noncardiac Surgery): developed in collaboration with the American Society of Echocardiography, American Society of Nuclear Cardiology, Heart Rhythm Society, Society of Cardiovascular Anesthesiologists, Society for Cardiovascular Angiography and Interventions, and Society for Vascular Medicine and Biology. *Circulation.* 2006;113(22):2662-2674.

31. Gordon AJ, Macpherson DS. Guideline chaos: conflicting recommendations for preoperative cardiac assessment. *Am J Cardiol.* 2003;91(11):1299-1303.

32. Wallace AW, Au S, Cason BA. Association of the pattern of use of perioperative β-blockade and postoperative mortality. *Anesthesiology.* 2010;113(4):794-805.

33. Wallace AW, Au S, Cason BA. Perioperative beta-blockade: atenolol is associated with reduced mortality when compared to metoprolol. *Anesthesiology.* 2011;114(4):824-836.

34. Mangano DT. Aspirin and mortality from coronary bypass surgery. *N Engl J Med.* 2002;347(17):1309-1317.

35. Devereaux PJ, Mrkobrada M, Sessler DI, et al. POISE-2 Investigators. Aspirin in patients undergoing noncardiac surgery. *N Engl J Med.* 2014;370(16):1494-1503.

36. Devereaux PJ, Yang H, Guyatt GH, POISE Trial Investigatorset al. Rationale, design, and organization of the PeriOperative ISchemic Evaluation (POISE) trial: a randomized controlled trial of metoprolol versus placebo in patients undergoing noncardiac surgery. *Am Heart J.* 2006;152(2):223-230.

37. Devereaux PJ, Yang H, Yusuf S, et al. Effects of extended-release metoprolol succinate in patients undergoing non-cardiac surgery (POISE trial): a randomised controlled trial. *Lancet.* 2008;371(9627):1839-1847.

38. Krupski WC, Nehler MR. How to avoid cardiac ischemic events associated with aortic surgery. *Semin Vasc Surg.* 2001;14(4):235-244.

39. Rabbitts JA, Nuttall GA, Brown MJ, et al. Cardiac risk of noncardiac surgery after percutaneous coronary intervention with drug-eluting stents. *Anesthesiology.* 2008;109(4):596-604.

40. Nuttall GA, Brown MJ, Stombaugh JW, et al. Time and cardiac risk of surgery after bare-metal stent percutaneous coronary intervention. *Anesthesiology.* 2008;109(4):588-595.

41. Wallace AW, Galindez D, Salahieh A, et al. Effect of clonidine on cardiovascular morbidity and mortality after noncardiac surgery. *Anesthesiology.* 2004;101(2):284-293.

42. Slogoff S, Keats AS. Does chronic treatment with calcium entry blocking drugs reduce perioperative myocardial ischemia?. *Anesthesiology.* 1988;68(5):676-680.

43. Slogoff S, Keats AS. Further observations on perioperative myocardial ischemia. *Anesthesiology*. 1986;65(5):539-542.

44. Wakeling HG, McFall MR, Jenkins CS, et al. Intraoperative oesophageal Doppler guided fluid management shortens postoperative hospital stay after major bowel surgery. *Br J Anaesth*. 2005;95(5):634-642.

45. Ebert TJ, Muzi M, Berens R, et al. Sympathetic responses to induction of anesthesia in humans with propofol or etomidate. *Anesthesiology*. 1992;76(5):725-733.

46. Helman JD, Leung JM, Bellows WH, et al. The risk of myocardial ischemia in patients receiving desflurane versus sufentanil anesthesia for coronary artery bypass graft surgery. The S. P. I. Research Group. *Anesthesiology*. 1992;77(1):47-62.

47. Slogoff S, Keats AS, Dear WE, et al. Steal-prone coronary anatomy and myocardial ischemia associated with four primary anesthetic agents in humans. *Anesth Analg*. 1991;72(1):22-27.

48. Diana P, Tullock WC, Gorcsan J, et al. Myocardial ischemia: a comparison between isoflurane and enflurane in coronary artery bypass patients. *Anesth Analg*. 1993;77(2):221-226.

49. Leung JM, Goehner P, O'Kelly BF, et al. Isoflurane anesthesia and myocardial ischemia: comparative risk versus sufentanil anesthesia in patients undergoing coronary artery bypass graft surgery. The SPI (Study of Perioperative Ischemia) Research Group. *Anesthesiology*. 1991;74(5):838-847.

50. Hanley PJ, Ray J, Brandt U, Daut J. Halothane, isoflurane and sevoflurane inhibit NADH:ubiquinone oxidoreductase (complex I) of cardiac mitochondria. *J Physiol*. 2002;544(Pt 3):687-693.

51. Cason BA, Gamperl AK, Slocum RE, Hickey RF. Anesthetic-induced preconditioning: previous administration of isoflurane decreases myocardial infarct size in rabbits. *Anesthesiology*. 1997;87(5):1182-1190.

52. Slogoff S, Keats AS. Randomized trial of primary anesthetic agents on outcome of coronary artery bypass operations. *Anesthesiology*. 1989;70(2):179-188.

53. Maldonado JR, Wysong A, van der Starre PJ, et al. Dexmedetomidine and the reduction of postoperative delirium after cardiac surgery. *Psychosomatics*. 2009;50(3):206-217.

54. Sandham JD, Hull RD, Brant RF, et al. Canadian Critical Care Clinical Trials Group. A randomized, controlled trial of the use of pulmonary-artery catheters in high-risk surgical patients. *N Engl J Med*. 2003;348(1):5-14.

55. Xu F, Wang Q, Zhang H, et al. Use of pulmonary artery catheter in coronary artery bypass graft. Costs and long-term outcomes. *PLoS One*. 2015;10(2):e0117610.

56. Fontes ML, Bellows W, Ngo L, Mangano DT. Assessment of ventricular function in critically ill patients: limitations of pulmonary artery catheterization. Institutions of the McSPI Research Group. *J Cardiothorac Vasc Anesth*. 1999;13(5):521-527.

57. Practice guidelines for pulmonary artery catheterizationA report by the American Society of Anesthesiologists Task Force on Pulmonary Artery Catheterization. *Anesthesiology*. 1993;78(2):380-394.

58. American Society of Anesthesiologists Task Force on Pulmonary Artery CatheterizationPractice guidelines for pulmonary artery catheterization: an updated report by the American Society of Anesthesiologists Task Force on Pulmonary Artery Catheterization. *Anesthesiology*. 2003;99(4):988-1014.

59. Mangano DT. Dynamic predictors of perioperative risk. Study of Perioperative Ischemia (SPI) Research Group. *J Card Surg*. 1990;5(suppl 3):231-236.

60. Carabello BA, Crawford Jr FA. Valvular heart disease. *N Engl J Med*. 1997;337(1):32-41.

61. Hilgenberg JC, McCammon RL, Stoelting RK. Pulmonary and systemic vascular responses to nitrous oxide in patients with mitral stenosis and pulmonary hypertension. *Anesth Analg*. 1980;59(5):323-326.

62. Greenberg BH, Rahimtoola SH. Vasodilator therapy for valvular heart disease. *JAMA*. 1981;246(3):269-272.

63. Hanson EW, Neerhut RK, Lynch 3rd C. Mitral valve prolapse. *Anesthesiology*. 1996;85(1):178-195.

64. Freed LA, Levy D, Levine RA, et al. Prevalence and clinical outcome of mitral-valve prolapse. *N Engl J Med*. 1999;341(1):1-7.

65. Atlee JL. Perioperative cardiac dysrhythmias: diagnosis and management. *Anesthesiology*. 1997;86(6):1397-1424.

66. Gallagher JD, Weindling SN, Anderson G, Fillinger MP. Effects of sevoflurane on QT interval in a patient with congenital long QT syndrome. *Anesthesiology*. 1998;89(6):1569-1573.

67. Michalets EL, Smith LK, Van Tassel ED. Torsade de pointes resulting from the addition of droperidol to an existing cytochrome P450 drug interaction. *Ann Pharmacother*. 1998;32(7–8):761-765.

68. Guy JM, André-Fouet X, Porte J, et al. Torsades de pointes and prolongation of the duration of QT interval after injection of droperidol. *Ann Cardiol Angeiol (Paris)*. 1991;40(9):541-545.

69. Kusumoto FM, Goldschlager N. Cardiac pacing. *N Engl J Med*. 1996;334(2):89-97.

70. Zaidan JR. *Pacemakers. Anesthesiology*. 1984;60(4):319-334.

71. Dagnino J, Prys-Roberts C. Studies of anaesthesia in relation to hypertension. VI: cardiovascular responses to extradural blockade of treated and untreated hypertensive patients. *Br J Anaesth*. 1984;56(10):1065-1073.

72. Nikolov NM, Fontes ML, White WD, et al. Pulse pressure and long-term survival after coronary artery bypass graft surgery. *Anesth Analg*. 2010;110(2):335-340.

73. Spirito P, Seidman CE, McKenna WJ, Maron BJ. The management of hypertrophic cardiomyopathy. *N Engl J Med*. 1997;336(11):775-785.

74. Pass LJ, Eberhart RC, Brown JC, et al. The effect of mannitol and dopamine on the renal response to thoracic aortic cross-clamping. *J Thorac Cardiovasc Surg*. 1988;95(4):608-612.

75. Despotis GJ, Gravlee G, Filos K, Levy J. Anticoagulation monitoring during cardiac surgery: a review of current and emerging techniques. *Anesthesiology*. 1999;91(4):1122-1151.

76. Martin TD, Craver JM, Gott JP, et al. Prospective, randomized trial of retrograde warm blood cardioplegia: myocardial benefit and neurologic threat. *Ann Thorac Surg*. 1994;57(2):298-302:discussion 302–304.

77. Gibson AJ, Davis FM. Hyperbaric oxygen therapy in the treatment of post cardiac surgical strokes—a case series and review of the literature. *Anaesth Intensive Care*. 2010;38(1):175-184.

78. Wahr JA, Plunkett JJ, Ramsay JG, et al. Cardiovascular responses during sedation after coronary revascularization. Incidence of myocardial ischemia and hemodynamic episodes with propofol versus midazolam. Institutions of the McSPI Research Group. *Anesthesiology*. 1996;84(6):1350-1360.

79. Engelman RM, Rousou JA, Flack 3rd JE, et al. Fast-track recovery of the coronary bypass patient. *Ann Thorac Surg*. 1994;58(6):1742-1746.

80. Shroyer AL, Grover FL, Hattler B, et al. Veterans Affairs Randomized On/Off Bypass (ROOBY) Study Group. On-pump versus off-pump coronary-artery bypass surgery. *N Engl J Med*. 2009;361(19):1827-1837.

IV

26 DOENÇA CARDÍACA CONGÊNITA

Jin J. Huang, Stephen D. Weston
e Scott R. Schulman

A categorização da doença cardíaca congênita (CHD) pode ser baseada em características anatômicas distintivas ou fisiológicas de defeitos (Quadro 26.1). Às vezes, a compreensão completa das complexidades anatômicas em um paciente com CHD pode ser difícil devido a uma ampla gama de lesões anatômicas. Felizmente, muitas lesões compartilham condições fisiopatológicas semelhantes, apesar das suas variações anatômicas. Compreender estas condições fisiológicas levará ao gerenciamento bem-sucedido de um paciente com CHD complexa.

FISIOPATOLOGIA FUNDAMENTAL NA DOENÇA CARDÍACA CONGÊNITA

Normalmente, o fluxo sanguíneo pulmonar (Qp) e o fluxo sanguíneo sistêmico (Qs) não se misturam, e todo o débito cardíaco flui sequencialmente de uma circulação para a outra. Todo o retorno venoso sistêmico é direcionado à circulação pulmonar e, da mesma forma, todo o retorno venoso pulmonar é direcionado à circulação arterial sistêmica. O *shunt* ocorre quando uma parte do retorno venoso de uma circulação é redirecionada de volta para a saída arterial da mesma circulação.[1] Esse fluxo redirecionado ocorre quando há uma comunicação anormal ou um defeito entre duas outras estruturas separadas. As pressões arteriais relativas posteriores às estruturas comunicantes determinam a direção do fluxo de derivação, enquanto o tamanho do defeito determina a magnitude do *shunt*. Pequenos defeitos tendem a ser *restritivos* com fluxo limitado, e grandes defeitos tendem a ser *não restritivos* com fluxo intacto.[1]

Shunts Esquerda-Direita

Um *shunt* da esquerda para a direita (L → R) ocorre quando parte do retorno venoso pulmonar é redirecionado para o sistema arterial pulmonar.[1] Esse defeito pode ocorrer em

Os redatores e editores gostariam de agradecer aos Drs. James E. Baker e Isobel A. Russell por contribuir para este capítulo na edição anterior deste trabalho. Isto proporcionou o quadro para grande parte deste capítulo.

vários locais, incluindo as veias pulmonares (retorno venoso pulmonar anômalo), septo atrial (defeito do septo atrial), septo ventricular (defeito do septo ventricular [VSD]) e grandes vasos (persistência de canal arterial [PDA]).

A porção do fluxo sanguíneo pulmonar (Qp) que é redirecionada para a artéria pulmonar é o fluxo sanguíneo pulmonar *recirculado*. A porção do fluxo sanguíneo pulmonar que é direcionado adequadamente para a circulação sistêmica (Qs) é o fluxo sanguíneo pulmonar *efetivo*. A soma deles é o fluxo sanguíneo pulmonar total (Qp) (Fig. 26.1).

Normalmente, as lesões de CHD com *shunt* da esquerda para a direita (L → R) permanecem acianóticas. Entretanto, o hiperfluxo pulmonar pode resultar em edema pulmonar e

hipotensão. A hipotensão prolongada pode levar a choque circulatório com falência múltipla de orgãos e acidose láctica; os efeitos no longo prazo de hiperfluxo pulmonar podem ser um aumento da resistência vascular pulmonar (PVR) e dilatação patológica de câmaras cardíacas. Ao longo do tempo, um *shunt* de esquerda para direita (L → R) não compensado pode reverter sua direção e se tornar uma lesão cianótica. Isso é conhecido como síndrome de Eisenmenger.

Shunts Direita-Esquerda

Um *shunt* da direita para a esquerda (R → L) ocorre quando uma parte do retorno venoso sistêmico é redirecionada para a saída arterial sistêmica sem circular através dos pulmões. A característica das lesões produzindo um *shunt* de direita para esquerda é a dessaturação arterial de oxigênio. As lesões de CHD com *shunts* de direita para esquerda (R → L) são lesões cianóticas. O efeito fisiológico de um *shunt* de direita para a esquerda (R → L) é a dessaturação de oxigênio arterial, porque o sangue venoso sistêmico pobre em oxigênio recirculado se mistura com o sangue venoso pulmonar rico em oxigênio. O grau de dessaturação depende da magnitude do *shunt* de direita

---

Quadro 26.1 Categorização da Doença Cardíaca Congênita

Acianótica *versus* cianótica — VSD *versus* TOF
Simples *versus* complexa — ASD *versus* HLHS
Shunt esquerda-direita *versus shunt* direita-esquerda *versus* combinação de lesões — ASD *versus* TOF *versus* HLHS

ASD, Defeito no septo atrial; *HLHS*, síndrome do coração esquerdo hipoplásico; *TOF*, tetralogia de Fallot; *VSD*, defeito do septo ventricular.

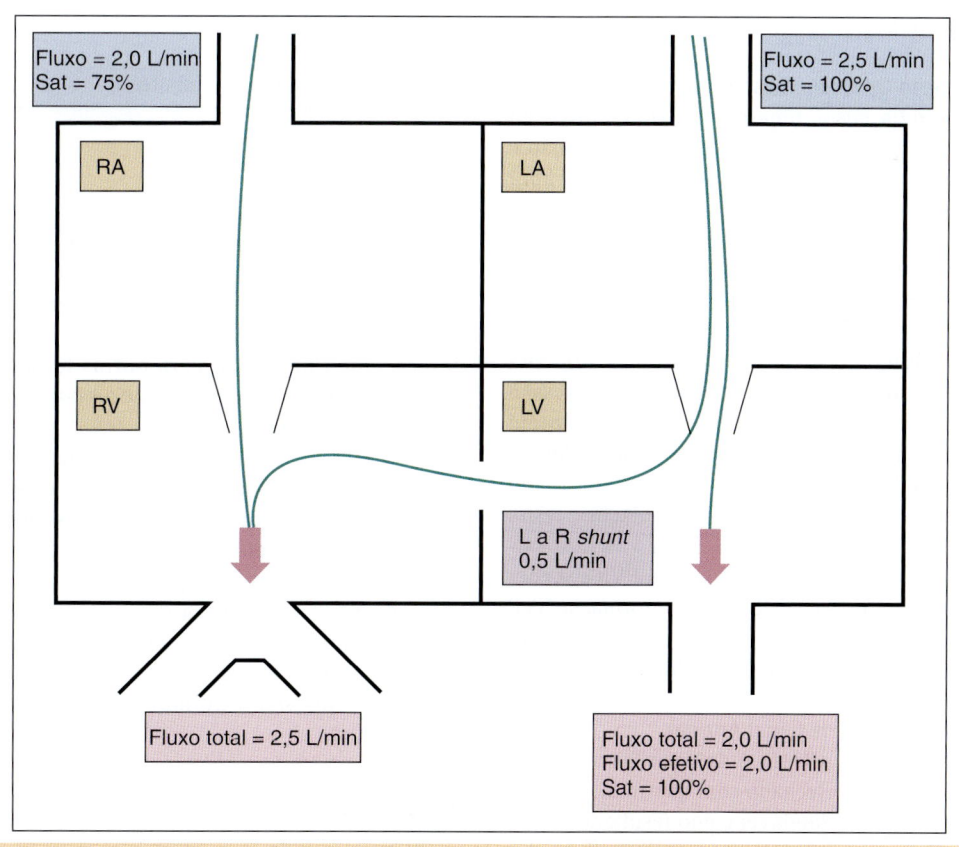

Fig. 26.1 Diagrama esquemático de um defeito do septo ventricular. Um *shunt* de esquerda para direita ocorre em um defeito septal com fluxo de 0,5 L/min. Assim, o fluxo pulmonar total é de 2,5 L/min, dos quais 2 L/min é o fluxo pulmonar efetivo; 2 L/min também é o fluxo sistêmico (Qs < Qp). *LA*, átrio esquerdo; *LV*, ventrículo esquerdo; *Qp*, fluxo pulmonar; *Qs*, fluxo sistêmico; *RA*, átrio direito; *RV*, ventrículo direito.

para a esquerda, assim como o grau de dessaturação do retorno venoso sistêmico.[2]

Lesões Mistas

Considerando que um *shunt* conota uma comunicação entre circulações venosas pulmonares e sistêmicas com mistura *parcial*, muitas formas de CHD resultam em uma mistura *complexa* dos dois. As combinações de lesões, portanto, são condições em que o conteúdo de oxigênio é equilibrado entre as duas circulações, produzindo uma saturação de oxigênio idêntica ou quase idêntica tanto no nível arterial pulmonar como sistêmico.[2]

Assim como com os *shunts* de direita para a esquerda, uma das principais características das lesões combinadas é a dessaturação arterial sistêmica de oxigênio. O grau de dessaturação depende do volume de fluxo das duas circulações contributivas, assim como da diferença na saturação individual de oxigênio. Uma queda da saturação venosa pulmonar devido a apneia ou atelectasia diminuirá a saturação da circulação da mistura final. Uma redução na saturação venosa sistêmica também causará a redução da arterial sistêmica final. Os fatores que causam uma diminuição da saturação sistêmica de oxigênio venoso incluem febre (aumento do consumo sistêmico de oxigênio), estado de baixo débito cardíaco (que causam aumento da extração de oxigênio na microvasculatura) e anemia (diminuição no fornecimento sistêmico de oxigênio).

Significado da Relação Qp:Qs em Lesões Mistas

Em CHD com fisiologia mista, uma relação Qp:Qs próxima a 1 maximizará o componente *efetivo* de cada circulação e minimizará o componente de desperdício *recirculado*. Para relação Qp:Qs superior a 1, o fluxo preferencial em direção à artéria pulmonar aumenta o fluxo sanguíneo pulmonar, resultando em aumento da saturação de oxigênio do sangue misturado, mas diminui o débito cardíaco sistêmico e produz menor oferta de oxigênio. Para uma relação Qp:Qs menor do que 1, o fluxo preferencial em direção à aorta aumenta o fluxo sanguíneo sistêmico, levando a uma maior pressão de perfusão sistêmica, mas o débito aumentado contém sangue com menor saturação de oxigênio e também leva a uma oferta reduzida de oxigênio.

A resistência relativa ao fluxo das duas circulações, resistência vascular pulmonar (PVR) e resistência vascular sistêmica (SVR), determina a relação Qp:Qs. Se a PVR exceder a SVR, os Qs serão superiores a Qp. Da mesma forma, se SVR exceder PVR, Qp excederá Qs. SVR e PVR são ambas afetadas por muitos fatores, que estão listados no Quadro 26.2.[3]

Importância da Persistência de Canal Arterial

O canal arterial conecta a artéria pulmonar à aorta descendente e é funcionalmente fechado com quatro dias após o nascimento em um neonato saudável como resultado de um aumento na pressão arterial de oxigênio e diminuição das prostaglandinas placentárias (Capítulo 34). Entretanto, lesões mistas com um ventrículo funcional exigem frequentemente uma PDA para fornecer fluxo sanguíneo para o lado subdesenvolvido. O *shunt* através do PDA na sístole é de esquerda

---

> **Quadro 26.2** Impacto do Manuseio Anestésico na Resistência Vascular Periférica e Sistêmica
>
> **Eventos que Aumentam a Resistência Vascular Sistêmica**
> Anestesia leve
> Ativação do sistema nervoso simpático
> Administração de α-agonistas
> Manipulações físicas (p. ex., compressão das artérias femorais ao flexionar os quadris de lactentes e crianças pequenas)
>
> **Eventos que Diminuem a Resistência Vascular Sistêmica**
> Anestesia profunda
> Administração de drogas vasodilatadoras — nitratos, anestésicos intravenosos e inalados
>
> **Eventos que Aumentam a Resistência Vascular Pulmonar**
> Hipoxemia alveolar (p. ex., de baixas concentrações inspiradas de oxigênio)
> Hipercapnia
> Acidose
> Elevados volumes ou pressões pulmonares — tendem a colapsar os capilares pulmonares
> Baixos volumes pulmonares com atelectasia — tendem a colapsar vasos sanguíneos pulmonares maiores
> Anestesia leve
> Estimulação do sistema nervoso simpático
> Hipotermia
>
> **Eventos que Diminuem a Resistência Vascular Pulmonar**
> Hiperventilação
> Hipocarbia
> Alcalose
> Oxigenação
> Óxido nítrico inalado
> Calor
> Broncodilatadores (p. ex., albuterol)

---

para a direita (p. ex., atresia pulmonar com septo ventricular íntegro) ou da direita para a esquerda (p. ex., síndrome da hipoplasia do coração esquerdo [HLHS]), dependendo de qual lado do coração é hipoplásico. Em outras palavras, o fluxo sanguíneo sistêmico é dependente do canal em certas lesões, como na HLHS. Para outras lesões, como a atresia pulmonar, o canal arterial é necessário para o fluxo sanguíneo pulmonar.

O *shunt* do canal durante a diástole, no entanto, é geralmente da esquerda para direita através do PDA porque a aorta apresenta pressão diastólica superior à da artéria pulmonar. Isso significa que uma grande quantidade de sangue pode ser desviada para os pulmões em vez das artérias coronárias durante a diástole. Consequentemente, o miocárdio pode se tornar isquêmico e sofre infarto devido á a isquemia coronariana. As manobras que diminuem a PVR causarão mais *shunt* pulmonar e exarcebarão a isquemia coronariana.

Síndrome de Eisenmenger

A CHD pode sujeitar os pulmões ao fluxo sanguíneo anormal ou à pressão da artéria pulmonar (Quadro 26.3). Ao longo do tempo, a vasculatura pulmonar pode sofrer um processo de remodelamento com um aumento gradual da PVR que resulta em hipertensão pulmonar, mesmo que o problema da

Quadro 26.3 Defeitos Resultantes do Aumento do Fluxo Sanguíneo Pulmonar e da Pressão da Artéria Pulmonar ao Longo do Tempo
Aumento do Fluxo Sanguíneo Pulmonar
Defeito do septo atrial
Retorno venoso pulmonar anômalo
Aumento da Pressão da Artéria Pulmonar
Defeito do septo ventricular
Defeito do canal atrioventricular
Janela aortopulmonar
Tronco arterial
Transposição das grandes artérias
Ventrículo esquerdo de dupla entrada
Persistência de canal arterial

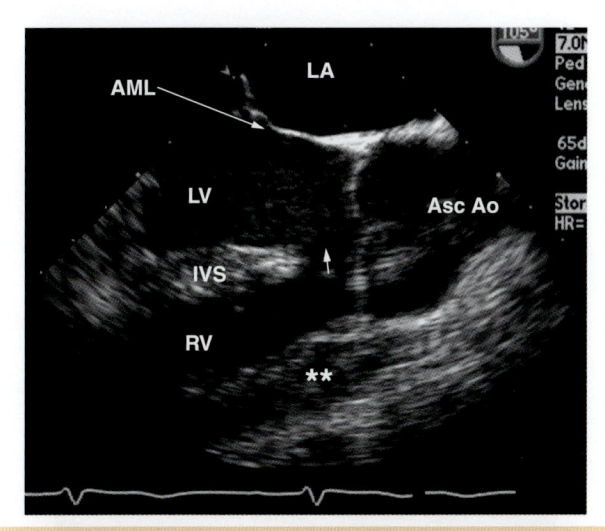

Fig. 26.2 Ecocardiograma transesofágico de um adulto com tetralogia de Fallot não compensada. Observe-se que a aorta está sobre os dois ventrículos, e um defeito ventricular (*seta curta*) é visto imediatamente abaixo da válvula aórtica. O ventrículo direito é hipertrofiado (**). *AML*, folheto mitral anterior; *Asc Ao*, aorta ascendente; *IVS*, septo interventricular; *LA*, átrio esquerdo; *LV*, ventrículo esquerdo; *RV*, ventrículo direito.

hemodinâmica subjacente seja corrigido.[3] Quando a hipertensão pulmonar torna-se irreversível e a pressão pulmonar torna-se sobressistêmica, o sangue é preferencialmente direcionado para a circulação sistêmica e a direção do *shunt* é da direita para a esquerda (R → L), mesmo que o padrão de *shunt* original seja da esquerda para a direita (L → R). Esta condição é chamada síndrome de Eisenmenger e muitas vezes é uma contraindicação para a correção cirúrgica do *shunt*.

Lesões Obstrutivas

As lesões obstrutivas consistem principalmente em obstruções da via de saída ventricular esquerda (LVOT) e coarctação da aorta.

Obstrução da Via de Saída Ventricular Esquerda

As lesões obstrutivas da LVOT representam cerca de 3% a 6% da CHD e podem ocorrer em níveis subvalvar, valvar e supravalvar.[4] A estenose aórtica valvar é a forma mais comum de obstrução do LVOT em crianças.[4,5] A válvula aórtica bicúspide é a mais prevalente anormalidade nesta doença e geralmente leva a manifestações clínicas no início da idade adulta. A estenose aórtica subvalvar abrange uma variedade de lesões que incluem uma membrana fina, uma crista fibromuscular grossa, obstrução do tipo tunelamento difuso e conexões anormais da válvula mitral.[6] A estenose aórtica supravalvar (Fig. 26.2) geralmente possui uma deformidade de ampulheta consistindo em um estreitamento discreto de uma aorta ascendente espessada no aspecto superior dos seios de Valsalva e geralmente é uma característica em pacientes com síndrome de Williams.[7]

No útero, a estenose aórtica crítica pode levar à HLHS. Os bebês com estenose aórtica grave apresentam insuficiência cardíaca e deficiência no crescimento. As crianças mais velhas com estenose aórtica raramente são sintomáticas, mas desenvolverão hipertrofia ventricular esquerda, aterosclerose coronariana prematura e insuficiência cardíaca congestiva ao longo da vida. Várias abordagens intervencionistas e cirúrgicas estão disponíveis para estenose aórtica, incluindo valvuloplastia por balão,

procedimento RossKonno, ressecção da obstrução e troca valvar. O momento da abordagem e o tipo de cirurgia dependem de avaliação de cada paciente.

Coarctação da Aorta

A coarctação da aorta é um estreitamento discreto da aorta torácica apenas distal à artéria subclávia esquerda (Fig. 26.3). Pode ser uma lesão isolada ou ser encontrada em conjunto com outras lesões, como estenose aórtica e VSDs. As crianças com coarctação crítica correm o risco de desenvolver insuficiência cardíaca e morte quando o canal arterial se fecha. Aquelas crianças cuja circulação é ductal dependente precisam continuar a infusão intravenosa de prostaglandina E₁ para manter a permeabilidade do canal arterial até a cirurgia. O acompanhamento em longo prazo de pacientes com coarctação da aorta é imperativo, pois há sequelas de longa duração na idade adulta, incluindo recoarctação, hipertensão, aneurisma aórtico, doença arterial coronariana e acidente vascular cerebral.[8] Em parturientes, a pré-eclâmpsia pode ocorrer na gravidez, mesmo depois de uma correção cirúrgica bem-sucedida[8] (Capítulo 33).

CONDUTA PRÉ-OPERATÓRIA

A cirurgia para CHD é planejada com a atuação de uma equipe multidisciplinar que inclui cirurgiões, cardiologistas, médicos intensivistas e anestesiologistas. Os pacientes necessitam de cuidados médicos adequados antes da cirurgia. Para o anestesiologista, entender a fisiologia da lesão cardíaca e os efeitos subsequentes do procedimento cirúrgico paliativo ou corretivo planejado levará ao gerenciamento bem-sucedido do paciente (Capítulo 13).

IV

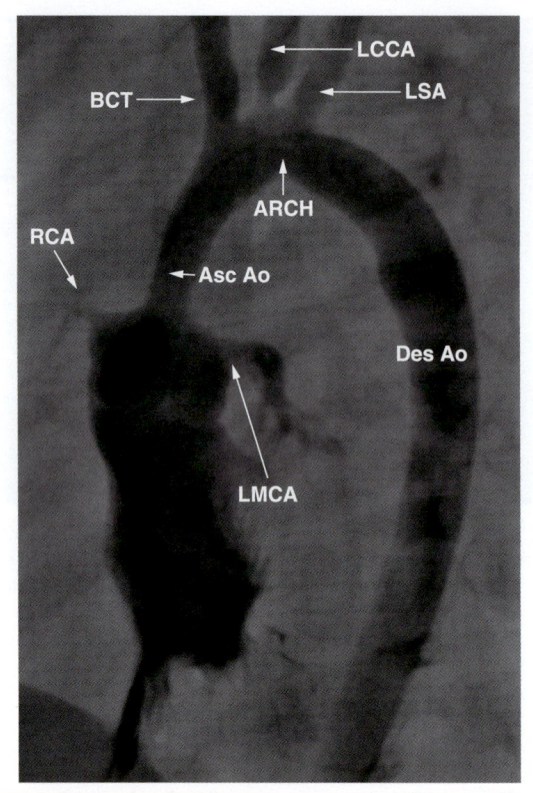

Fig. 26.3 Angiograma da aorta durante a sístole mostrando o estreitamento da aorta ascendente. Este é um exemplo de estenose aórtica supravalvar. A artéria coronária esquerda principal está dilatada e o orifício da artéria carótida comum esquerda está estenosado. *Asc Ao,* Aorta ascendente; *BCT,* tronco braquiocefálico; *Des Ao,* aorta descendente; *LCCA,* artéria carótida comum esquerda; *LMCA,* artéria coronária esquerda principal; *LSA,* artéria subclávia esquerda; *RCA,* artéria coronária direita.

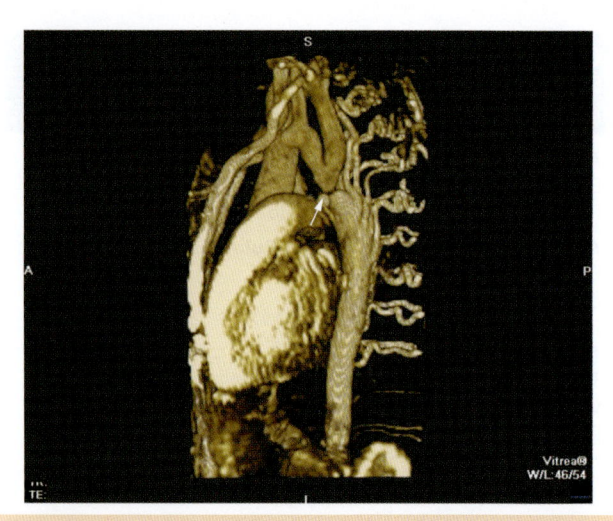

Fig. 26.4 Imagem de ressonância magnética tridimensional de uma coarctação da aorta (*seta*). Observem-se as numerosas artérias colaterais na aorta descendente.

História e Exame Físico

Uma revisão da história do paciente inclui atenção aos detalhes que são importantes para o atendimento anestésico pediátrico em geral, como detalhes de gravidez pertinentes, prematuridade e curso pós-natal (Capítulo 34). Pacientes com CHD frequentemente têm síndromes associadas (trissomia 21, síndrome de DiGeorge) ou evidência de doença crônica (disfunção renal, edema pulmonar, distúrbios hidroeletrolíticos e do metabolismo da glicose). É obrigatória a revisão completa dos medicamentos pré-operatórios do paciente e dos exames laboratoriais (p. ex., hemograma completo, eletrólitos, estudos de coagulação, índices de função renal e hepática).

O anestesiologista deve revisar os estudos diagnósticos disponíveis, como os ecocardiogramas (Fig. 26.4) e os estudos de cateterismo cardíaco (Fig. 26.2). A ressonância magnética (MRI) também fornecerá detalhes anatômicos inestimáveis (Fig. 26.4). O eletrocardiograma e as radiografias de tórax fazem parte da avaliação pré-operatória de rotina. As intervenções médicas e cirúrgicas que foram instituídas anteriormente e qualquer alteração ou deterio-

ração provisória do *status* do paciente são avaliadas. A esternotomia prévia é um fator de risco para o aumento da perda sanguínea e trauma cardíaco durante a dissecção, como resultado das aderências ao esterno e à parede torácica. Muitos neonatos hospitalizados requerem infusões contínuas de drogas inotrópicas ou outros medicamentos como a prostaglandina E_1 para manter a permeabilidade ductal e a estabilidade hemodinâmica enquanto aguardam a cirurgia.

O exame físico inclui uma avaliação dos problemas das vias aéreas (como pode ocorrer em pacientes com síndromes genéticas, p. ex., trissomia 21), sinais de insuficiência cardíaca congestiva (taquipneia, sibilância, turgência jugular), cianose, estado nutricional e outras condições coexistentes. Os pacientes ambulatoriais que foram agendados para cirurgia eletiva são avaliados no dia da cirurgia para o aparecimento de sinais ou sintomas de novas comorbidades, como uma infecção do trato respiratório superior. Os pacientes internados são avaliados por sua evolução hospitalar, juntamente com quaisquer problemas em desenvolvimento, como o aumento da contagem de leucócitos, o que pode indicar a presença de um processo infeccioso ou inflamatório.

Preparação para a Cirurgia

Todos os pacientes devem seguir as diretrizes padrão da American Society of Anesthesiologists (ASA) para o jejum. Geralmente recomenda-se a pacientes ambulatoriais que tomam medicamentos cardíacos continuar a terapia até o dia da cirurgia inclusive, embora a preferência possa variar entre os anestesiologistas em relação a diuréticos e inibidores da enzima conversora da angiotensina, bem como os medicamentos bloqueadores do receptor da angiotensina (ARB). Anticoagulantes e medicamentos antiplaquetários geralmente não são administrados vários dias antes da cirurgia.

Ambiente do Centro Cirúrgico

A preparação do centro cirúrgico deve incluir a prontidão de equipamentos de ventilação adequados à idade do paciente, equipamentos intravenosos e monitores invasivos. Todos os conjuntos de administração intravenosa devem ser meticulosamente preparados e bolhas de ar removidas para evitar embolização arterial paradoxal gasosa. Um dispositivo de aquecimento de ar forçado ou equipamento de resfriamento deve estar disponível, e o ajuste da temperatura da sala de operação precede a entrada do paciente (27 °C para bebês pequenos ou prematuros e 24 °C para crianças mais velhas). Os medicamentos hemodinâmicos são preparados em diluições adequadas ao peso antes da cirurgia. A preparação também inclui a prontidão de equipamentos especializados, como o ecocardiograma transesofágico (TEE) ou os sistemas de oferta de óxido nítrico (iNO).

Indução da Anestesia

A indução de anestesia para pacientes com CHD pode envolver o uso de anestésicos inalados ou intravenosos (Quadros 26.4 e 26.5). O objetivo é executar uma indução anestésica suave para evitar aumento de ansiedade, choro, tosse ou interrupção da respiração. Esses eventos podem agravar efeitos fisiológicos desfavoráveis, como o aumento de *shunt* da direita para a esquerda e obstrução dinâmica da via de saída do ventrículo direito ou esquerdo em pacientes suscetíveis.

A escolha do anestésico e a via utilizada é menos importante do que a compreensão do anestesiologista aos efeitos hemodinâmicos de um determinado fármaco sobre a fisiologia do paciente em questão. A capacidade de reconhecer respostas adversas e de intervir para corrigir o problema são características do anestesiologista cardíaco pediátrico.

Indução Inalatória de Anestesia

Crianças acordadas e crianças sem acesso intravenoso são frequentemente passíveis de uma indução inalatória de anestesia. Esta estratégia é tipicamente reservada àqueles com insuficiência cardíaca congestiva mínima ou bem controlada, porque uma diminuição dose dependente na contratilidade miocárdica ocorre com anestésicos voláteis. O sevoflurano é provavelmente o anestésico volátil preferido devido à falta de pungência e ao efeito irritante das vias aéreas e à ausência de sensibilização cardíaca para catecolaminas.[9] O óxido nitroso pode acelerar a indução da anestesia e diminuir a concentração necessária de sevoflurano. As preocupações quanto à propensão do óxido nitroso para aumentar a PVR não foram comprovadas em pacientes com CHD, mas a diminuição da fração de oxigênio inspirado (F_{IO_2}) pode prejudicar a proteção contra aumento de PVR. Devido à propriedade do óxido nitroso para expandir as bolhas de ar que se podem encontrar no espaço intravascular, sua administração é geralmente interrompida logo após a indução da anestesia.

A colocação de uma sonda de oximetria de pulso é minimamente angustiante para uma criança ansiosa e acordada

---

Quadro 26.4 Anestésicos Utilizados para Indução de Anestesia em Doença Cardíaca Congênita

Sevoflurano 1,5% -3,5% (ET)
  Redução de SVR, contratilidade
  Redução da dose se for usado N_2O; pode causar depressão miocárdica
Fentanil 20-50 µg/kg
  Efeito não significativo sobre a contratilidade, SVR
  Pode causar perda de tônus simpático, bradicardia
  Pode causar rigidez da parede torácica com administração rápida ou doses elevadas
Sufentanil 5-10 µg/kg
  Semelhante ao fentanil
Cetamina (IV) 1-2 mg/kg
  Aumento de FC, aumento ou ausência de mudança no SVR, PVR
  Atualmente, um depressor do miocárdico com propriedades estimulantes simpáticas; pode diminuir a contratilidade em pacientes com SNS depletado
  Pode causar broncorreia (prevenida com atropina, 20 µg/kg)
Cetamina (IM) 3-5 mg/kg
Etomidato (IV) 0,2-0,3 mg/kg
  Preserva HR, SVR, PVR, contratilidade
Pode inibir a produção de corticosteroides endógenos; dor de queimadura no local da injeção

BP, pressão arterial; *CHF*, insuficiência cardíaca congestiva; *CO*, débito cardíaco; *ET*, end-tidal; *HR*, frequência cardíaca; *IM*, intramuscular; *IV*, intravenoso; *PVR*, resistência vascular pulmonar; *SNS*, sistema nervoso simpático; *SVR*, resistência vascular sistêmica.

---

e fornece um amplo monitoramento para os estágios iniciais de uma indução inalatória de anestesia. Uma vez alcançado um estágio adequado de anestesia, outros monitores não invasivos são colocados em tempo hábil. Garantido o acesso intravenoso, anestesia intravenosa adicional, drogas bloqueadoras neuromusculares e, possivelmente, anticolinérgicas podem ser administradas antes da laringoscopia e intubação traqueal.

Indução Intravenosa de Anestesia

Os pacientes com insuficiência cardíaca congestiva mal controlada, função ventricular moderadamente comprometida, *shunt* direita-esquerda significativo ou combinação de lesões complexas podem se beneficiar da maior estabilidade proporcionada pela indução intravenosa de anestesia. Frequentemente, esses pacientes chegam à sala de operação a partir de uma unidade de cuidados intensivos com acesso intravenoso já instalado. Tradicionalmente, os opioides intravenosos têm sido utilizados neste ambiente porque produzem pouca ou nenhuma depressão miocárdica e também carecem de propriedades vasodilatadoras nos leitos vasculares pulmonares e sistêmicos.[9] Outros anestésicos administrados por via intravenosa utilizados em pacientes com CHD incluem benzodiazepínicos, etomidato e cetamina. O propofol pode causar hipotensão ou aumento do *shunt* direita-esquerda em alguns pacientes com obstrução da via de saída do ventrículo direito. Em outros pacientes com função ventricular adequada, o propofol é tolerado quando administrado de forma progressiva. A cetamina preserva ou aumenta o tônus do sistema nervoso simpático e, ao

IV

Quadro 26.5 Lesões Cardíacas Congênitas Comuns: Resumo dos Objetivos Anestésicos e Estratégias de Indução

Objetivos e Princípios Gerais
- Evite o aprisionamento de ar em tubos intravenosos e de pressão; use técnicas de limpeza meticulosas.
- Evite a desidratação; faça recomendações cuidadosas sobre o *status* NPO (seguindo as diretrizes ASA).
- Evite a depressão miocárdica.
- Mantenha o ritmo sinusal sempre que possível.
- O paciente bem sedado e cooperativo é o ideal.
- A pré-medicação é indicada para pacientes com mais de 1 ano (midazolam oral, 0,5-1 mg/kg).
- Monitoramento estrito após a sedação.

Lesões Caracterizadas pelo Fluxo Excessivo de Sangue Pulmonar
Defeitos no Septo Atrial
- Evite novas diminuições na resistência vascular pulmonar (hiperventilação, alta F_{IO_2}).
- Considere a extubação traqueal precoce.

Defeitos no Septo Ventricular
- Evite reduções na resistência vascular pulmonar.
- Evite a depressão miocárdica excessiva, particularmente em pacientes com insuficiência cardíaca congestiva — a indução inalada pode ser rápida.

Defeitos no Septo Atrioventricular
- Evite diminuir a resistência vascular pulmonar antes da circulação extracorpórea.
- Prepare-se para tratar a hipertensão pulmonar (100% de oxigênio, hiperventilação, alcalinização, sedação profunda).
- Tenha óxido nítrico disponível e pronto.
- Suporte inotrópico é frequentemente necessário.

Tronco Arterial
- Os recém-nascidos estão criticamente doentes e requerem um estreito manuseio da resistência vascular sistêmica e pulmonar para equilibrar o fluxo sanguíneo sistêmico e pulmonar.
- A adição de dióxido de carbono ou nitrogênio pode ser necessária para diminuir F_{IO_2} para 17%.

Síndrome do Coração Esquerdo Hipoplásico
A correção cirúrgica ocorre em três estágios:
Estágio I: procedimento de Norwood
- Execute a reconstrução do arco aórtico e da aorta ascendente.
- Execute a ligação de PDA.
- Construa uma fonte confiável de fluxo de sangue pulmonar usando um *shunt* Blalock-Taussig ou *shunt* Sano.
- O manejo anestésico inclui infusão de PGE$_1$ antes do *bypass*, manutenção de fluxo sanguíneo pulmonar e sistêmico quase igual para perfusão sistêmica adequada, precauções contra embolia aérea, manutenção de anestesia com medicamentos intravenosos e manutenção após *bypass* de um hematócrito alto e provavelmente uma necessidade de suporte inotrópico.
Estágio II: procedimento de Glenn
- Criar uma conexão direta entre a veia cava superior e a artéria pulmonar.
- O manejo anestésico inclui a manutenção de um hematócrito alto, elevação da cabeça da cama para facilitar a drenagem venosa, evitando linhas centrais para reduzir o risco de trombo da artéria pulmonar e reconhecimento de que a ventilação com pressão positiva dos pulmões do paciente pode diminuir o fluxo sanguíneo pulmonar e o débito cardíaco.
- A hipoventilação leve pode aumentar a saturação de oxigênio.
Estágio III: procedimento de Fontan

- Redirecionar o fluxo sanguíneo da veia cava inferior para a circulação pulmonar, geralmente usando um canal extracardíaco.
- Pré-carga para o coração é completamente passiva. O manejo do estado do paciente após o procedimento de Fontan deve se concentrar na manutenção de pré-carga razoável, ou seja, fluxo passivo de veias sistêmicas para a artéria pulmonar e eventualmente para o átrio comum.
- Maus fatores prognósticos são alta resistência vascular pulmonar, regurgitação tricúspide e diminuição da função ventricular.

Lesões com Fluxo Sanguíneo Pulmonar Inadequado
Transposição das Grandes Artérias (TGA)
- A infusão de PGE$_1$ é mantida antes da circulação extracorpórea.
- O paciente pode precisar do procedimento de Rashkind (septotomia atrial) se a persistência de canal não fornecer mistura adequada para a sobrevivência.
- Manipular a resistência vascular pulmonar antes da circulação extracorpórea.
- Usar um regime anestésico baseado em opioides.

Tetralogia de Fallot (Fig. 26.2)
- É fundamental hidratação pré-operatória adequada.
- Manipulações são indicadas para diminuir a resistência vascular pulmonar e melhorar o fluxo sanguíneo pulmonar.
- Os episódios hipercianóticos são tratados por administração intravenosa de fluidos, sedação e aumento induzido farmacologicamente na resistência vascular sistêmica (fenilefrina).
- Evitar aumentos na frequência cardíaca, o que pode piorar a estenose pulmonar infundibular.
- A velocidade de indução da anestesia com um anestésico volátil pode ser reduzida por causa do *shunt* direita-esquerda.

Atresia Tricúspide ou Atresia Pulmonar com Septo Ventricular Intacto
- Normalmente, o ventrículo direito é diminuto ou hipoplásico.
- A abordagem cirúrgica envolve um *shunt* aortopulmonar e subsequentes procedimentos de Glenn e de Fontan.

Retorno Venoso Pulmonar Anômalo Total
- Cianose grave é tratada com F_{IO_2} elevada.
- Evitar acidose sistêmica e hematócrito alto.

Lesões Obstrutivas
Coartação da Aorta (Fig. 26.4)
- Monitorizar a pressão arterial no braço direito.
- Usar tubo traqueal com *cuff* para fornecer ventilação adequada aos pacientes que necessitem de posição de toracotomia.
- Evitar acidose.

Estenose Aórtica
- Evitar taquicardia, arritmias, hipotensão.
- Diminuir o consumo de oxigênio pelo miocárdio.
- Manter a pré-carga e a pós-carga.

Estenose Aórtica Subvalvar
- taquicardia, arritmias, hipotensão.
- Diminuir o consumo de oxigênio pelo miocárdio.
- Manter a pré-carga e a pós-carga.

Estenose Aórtica Supravalvar (Fig. 26.3)
- Observe-se que isso está associado à síndrome de Williams.
- O paciente pode ter estenose concomitante da artéria pulmonar.
- Evitar taquicardia, arritmias, hipotensão.
- Anormalidades coronarianas são comuns.
- Evitar a redução aguda da pós-carga.

ASA, Sociedade Americana de Anestesiologistas; F_{IO_2}, concentração de oxigênio inspirada; *NPO*, *nil per os* (nada pela boca); *PDA*, persistência de canal arterial; *PGE$_1$*, prostaglandina E$_1$.

fazê-lo, mantém um alto grau de estabilidade circulatória. A preocupação em relação à propensão da cetamina para aumentar a PVR não foi comprovada em pacientes com CHD.[10] A cetamina pode ser administrada por via intramuscular para conseguir uma indução estável de anestesia e permitir que a canulação vascular subsequente prossiga em um paciente anestesiado. Obviamente, durante a administração de todos os medicamentos intravenosos, a prevenção da infusão de ar em uma linha venosa é obrigatória. A presença de *shunt* em pacientes com CHD representa um risco real para a embolia aérea paradoxal, caso as bolhas alcancem a circulação central.

Manejo de Vias Aéreas (Capítulo 16)

O tamanho do tubo endotraqueal é individualizado de acordo com a idade e o tamanho do paciente. A administração de um fármaco bloqueador neuromuscular facilitará a intubação traqueal (Capítulo 11). A seleção do medicamento depende do paciente (idade, tipo de lesão, função renal) e as características do medicamento (duração da ação, propriedades hemodinâmicas e modo de eliminação). Vecurônio e rocurônio têm uma ação de duração intermediária, mas o rocurônio tem um início de ação mais rápido do que o vecurônio. O rocurônio também aumenta a frequência cardíaca, o que é útil em pacientes pediátricos. A succinilcolina raramente é utilizada na anestesia pediátrica.

A abordagem do manejo ventilatório depende de como o sistema circulatório será afetado por mudanças na PVR em relação à SVR. A estratégia de ventilação deve ter um impacto mínimo no fluxo sanguíneo através de *shunts* ou em taxas de fluxo pulmonar/sistêmico tenuemente equilibradas. Compreender como mudanças na PVR afetará a fisiologia da lesão cardíaca ajudará a governar parâmetros como F_{IO_2}, volume minuto, uso de pressão expiratória final positiva e pico de pressão inspiratória das vias aéreas.

Monitoramento (Capítulo 20)

O monitoramento invasivo é normalmente estabelecido após a indução da anestesia. Os pacientes submetidos a cirurgia cardíaca geralmente requerem inserção de linha arterial, bem como alguma forma de acesso venoso central. A lesão cardíaca determina o local para a inserção da linha arterial. Por exemplo, em um paciente que possui um *shunt* Blalock-Taussig (desvio da artéria subclávia para a artéria pulmonar ipsilateral), a linha arterial é colocada de forma contralateral. Da mesma forma, os pacientes com coarctação da aorta podem ter medição de pressão não confiável na extremidade superior esquerda, ou devido à localização da coarctação, ou devido à manobra de clampeamento aórtico próximo ou da artéria subclávia esquerda durante a cirurgia. A veia jugular interna é uma escolha comum para o monitoramento da pressão central e a infusão de medicamentos no intraoperatório. Recentemente, muitos centros que realizaram reparos cirúrgicos neonatais se afastaram da abordagem jugular interna devido ao risco de trombose no cateter venoso central. Por esse motivo, muitos cirurgiões preferem inserir diretamente um cateter atrial direito intraoperatório antes da separação do *bypass*. O cateter é então tunelizado através do tórax. O TEE tornou-se uma ferramenta de monitoramento inestimável na sala de operação para delinear ainda mais a anatomia que pode não ser claramente demonstrada pelo ecocardiograma transtorácico pré-operatório (TTE), por descartar defeitos adicionais e avaliar a qualidade do reparo.

Transfusões Sanguíneas (Capítulo 24)

Muitas operações para CHD exigirão a administração de hemocomponentes e a probabilidade aumenta com crianças pequenas, níveis mais baixos de hematócrito no pré-operatório, esternotomias de repetição e tempo de circulação extracorpórea prolongado (CPB). Avaliação e experiência determinam quanto e quais tipos de hemocomponentes devem estar disponíveis no início da cirurgia. Geralmente, crianças pequenas recebem sangue com o menor tempo de estocagem possível (menos de cinco dias de armazenamento) porque o sangue mais velho pode se tornar significativamente hipercalêmico e desenvolver deslocamento para a esquerda da curva de dissociação da oxi-hemoglobina. O sangue é administrado com o uso de filtros adequados e dispositivos de aquecimento porque os bebês pequenos são particularmente suscetíveis a hipotermia intraoperatória e bradidisrritmias de bolos de hemocomponentes hipotérmicos. Ter concentrados de hemácias (PRBCs) disponíveis na sala de operação antes da incisão da pele é apropriado nos casos de reoperações na medida em que estes pacientes correm risco de sangramento grave por lesão não intencional nas principais estruturas cardíacas. Frequentemente, outros hemocomponentes, como plasma congelado fresco (FFP), plaquetas e, às vezes, crioprecipitado (CRYO), são administrados após o desmame da CPB, especialmente para crianças pequenas e casos complexos com tempo longo de CPB.

Medicamentos Antifibrinolíticos

Os medicamentos antifibrinolíticos podem reduzir a perda de sangue e os requisitos de transfusão durante a cirurgia para CHD. O ácido aminocaproico é o medicamento preferido em nossa instituição, enquanto o ácido tranexâmico é usado em outros. Aprotinina já não está disponível para uso.[11,12]

Manutenção da Anestesia

Normalmente, a anestesia é mantida com uma combinação de opioides intravenosos, benzodiazepínicos e anestésicos voláteis (doses < 1 concentração alveolar mínima [MAC]) e medicamentos bloqueadores neuromusculares. O uso de uma pequena concentração de um anestésico volátil minimiza os efeitos depressivos miocárdicos destes medicamentos, ao mesmo tempo que diminui a dose total de opioides que, de outra forma, seria necessária para garantir a profundidade anestésica adequada. Grandes doses de opioides (fentanil, 50 a 100 µg/kg por via intravenosa) são frequentemente administradas ao longo de uma operação.[10,12] Esses opioides podem ser administrados em doses divididas de acordo com a avaliação da profundidade anestésica ou em antecipação a estímulos cirúrgicos nociceptivos. Alternativamente, os opioides podem ser administrados como uma infusão intravenosa contínua. Os pacientes que estão criticamente doentes ou que sofrem de anomalias cardíacas complexas podem se beneficiar de técnicas de doses altas de opioides, de modo que os efeitos hipotensivos e depressivos miocárdicos dos anestésicos voláteis sejam minimizados. Em contraste, a administração limitada de opioides (fentanil < 20 µg/kg) em pacientes com boa reserva cardíaca submetidos a procedimentos para defeitos simples (p. ex., comunicação interatrial, VSD, PDA, coarctação da aorta) facilitará a extubação traqueal pós-operatória precoce.[10] Dexmedetomidina (Precedex®) às vezes é usado como um complemento anestésico. É infundido a taxas entre 0,2 e 2,0 µg/kg/h. A dexmedetomidina tende a diminuir a frequência cardíaca em alguns pacientes e, por esse motivo, não tem sido amplamente adotada. O óxido nitroso geralmente não é usado para manutenção da anestesia devido à sua propensão para expandir embolia aérea intravascular indesejada.

Monitorando Mudanças nas Taxas de *Shunt*

O potencial para mudanças significativas no sistema circulatório após a indução anestésica demanda uma análise precoce e possivelmente repetida na gasometria arterial para permitir correção precoce e precisa de variáveis de ventilação pulmonar, assim como distúrbios ácido-básicos, antes do desenvolvimento de importantes distúrbios circulatórios. Em pacientes com *shunts* ou lesões mistas, a oximetria de pulso também fornece um monitor contínuo de mudanças no equilíbrio entre fluxo sanguíneo pulmonar e sistêmico ou alterações na direção ou magnitude do *shunt*.

Anticoagulação

A anticoagulação com heparina não fraccionada (3 a 4 mg/kg) administrada por via intravenosa é alcançada antes da canulação para CPB. O efeito anticoagulante subsequente é avaliado medindo o tempo de coagulação ativado (ACT). Os valores alvo ACT podem variar de acordo com a preferência institucional, mas 480 segundos são típicos. Heparina adicional é administrada se os valores alvo não forem obtidos inicialmente. Os ensaios de concentração de heparina também podem ser utilizados em lugar de ou como suplemento ao ACT.

Circulação Extracorpórea

A maioria dos procedimentos para reparação de defeitos cardíacos congênitos requer o uso de CPB (Capítulo 25). Tal como acontece com os adultos, a CPB para lactentes e crianças implica o desvio do retorno venoso sistêmico para a máquina CPB e o retorno do sangue oxigenado para o sistema arterial. O sangue venoso é drenado passivamente (por gravidade) através de duas cânulas venosas, uma para cada veia cava. As cânulas convergem através de um conector Y para um reservatório de cardiotomia, que permite a administração rápida de hemocomponentes, soluções cristaloides e coloides, medicamentos e sangue extraído do campo pelo cirurgião ("bomba de sucção"). O reservatório de cardiotomia também fornece um tampão temporário no caso de o retorno venoso ser interrompido temporariamente. O sangue é conduzido a um mecanismo de bomba, que geralmente é uma bomba centrífuga. Esta bomba ajustável permite a entrega de uma taxa especificada de fluxo sanguíneo ao paciente. Geralmente, as taxas de fluxo são ajustadas para manter uma pressão arterial média apropriada à idade. O sangue é então canalizado através de um oxigenador de membrana, que equilibra o sangue com um suprimento de gás fresco; desta forma, o oxigênio é adicionado e o dióxido de carbono é removido. O perfusionista controla a oxigenação e a ventilação, ajustando a mistura (F_{IO_2}) e a taxa de fluxo (varredura) do gás fresco. Os circuitos de oxigenador modernos também permitem um ajuste rápido da temperatura do sangue através de água resfriada ou aquecida através de uma bobina em contato com o trajeto do sangue. O sangue é então conduzido de volta ao paciente através de tubos conectados a uma cânula posicionada na aorta ascendente. Um filtro arterial é geralmente utilizado a jusante do oxigenador para evitar a microembolização de detritos na árvore arterial.[13]

O desvio completo do retorno venoso para a máquina de CPB seguido pelo clampeamento aórtico e administração imediata de uma solução de cardioplegia produzirá um coração parado e sem sangue para o cirurgião. Como o ato de clampeamento aórtico torna o coração isquêmico, a solução de cardioplegia tem um propósito duplo de proporcionar quiescência mecânica e proteção miocárdica. Tal como acontece com os adultos, estes efeitos são obtidos através da utilização de uma solução cristaloide hipercalêmica hipotérmica (4° C). Hipotermia e parada eletromecânica contribuem para minimizar as necessidades de oxigênio no miocárdio e o prolongamento do período tolerável de isquemia miocárdica.

Cálculo de Variáveis Fisiológicas

O perfusionista e o anestesista levam em consideração o tamanho do paciente para calcular a taxa de fluxo necessária para manter a função metabólica. Igualmente importante é o volume estimado de sangue do paciente porque determina o grau de hemodiluição que resulta quando o sangue do paciente se mistura com o "volume de *priming*" obrigatório de fluido que ocupa a tubulação da máquina de CPB, do reservatório de cardiotomia e oxigenador no início da CPB. Considerando que os pacientes adultos frequentemente possuem graus aceitáveis de anemia como resultado desta hemodiluição, bebês e crianças pequenas necessitam de reservatórios de cardiotomia menores, de menor tubulação e de menor volume para minimizar esse efeito. A maioria dos lactentes exige que algum hemocomponente seja misturado com a solução de *priming* para preservar a capacidade de transporte de oxigênio adequada enquanto estiver na CPB. A quantidade de hemocomponentes necessária é função do hematócrito inicial do paciente, do volume sanguíneo estimado, do volume de *priming* do circuito e do menor limite aceitável de anemia (as preferências institucionais e clínicas variam, mas geralmente estão na faixa de um hematócrito de 20% a 30%).

Temperatura Corporal durante a Circulação Extracorpórea

A preferência institucional, do cirurgião ou do anestesiologista também fornece ao perfusionista a temperatura alvo do paciente a ser alcançada durante a CPB. Hipotermia sistêmica de leve (30 °C a 35,5 °C) a moderada (25 °C a 30 °C) reduz as necessidades metabólicas de oxigênio (7% por grau Celsius reduzido) e fornece efeitos protetores tanto no tecido cerebral como no miocárdio.[13] A hipotermia é geralmente alcançada por resfriamento ativo do sangue de CPB com um dispositivo de troca de calor incorporado no oxigenador da membrana. O reaquecimento ativo é iniciado no final da CPB. Os efeitos deletérios da hipotermia pós-CPB podem incluir isquemia miocárdica, disritmias cardíacas, PVR elevada, coagulopatia ou disfunção renal.

Parada Cardiocirculatória Total com Hipotermia Profunda

A parada cardiocirculatória total com hipotermia profunda (DHCA) foi utilizada em situações em que o reparo cirúrgico adequado é impedido pela colocação da cânula CPB ou pela necessidade de reparar o arco aórtico ou próximo deste.[14-16] Devido a resultados adversos associados à DHCA, muitos centros médicos estão usando perfusão cerebral regional de baixo fluxo através da artéria inominada (25 a 50 mL/kg/min) para permitir o reparo cirúrgico em um campo livre de cânulas de CPB. A canulação cardíaca e o resfriamento ativo por CPB são necessários para baixar a temperatura central para aproximadamente 18° C a 20° C. Após o reparo cirúrgico, a CPB é restabelecida e o paciente é reaquecido e reperfundido.

Desmame da Circulação Extracorpórea

O desmame bem-sucedido da CPB exige uma estreita comunicação entre o anestesiologista, o cirurgião cardíaco e o perfusionista. O cirurgião solicita ao perfusionista começar o reaquecimento do paciente em um ponto adequado durante o procedimento cirúrgico. O anestesiologista inicia a ventilação pulmonar a pedido do cirurgião após o tubo traqueal ser aspirado. Com o paciente quente e ventilado, o desmame da CPB é iniciado.

Ritmo Cardíaco

Fibrilação ventricular pode ocorrer após a remoção do clampeamento aórtico e reperfusão das artérias coronárias, especialmente quando a hipotermia não foi totalmente corrigida. Pode reverter espontaneamente para um ritmo sinusal, mas muitas vezes requer desfibrilação elétrica. Os distúrbios ácido-básicos ou eletrolíticos (hipercalemia) podem contribuir para distúrbios no ritmo cardíaco. A bradicardia relativa ou a insuficiência da condução do nódulo atrioventricular podem ser corrigidas por meio de estimulação cardíaca temporária. Muitos pacientes com boa reserva cardíaca que sofreram períodos relativamente curtos (< 1,5 hora) de clampeamento aórtico e de isquemia miocárdica podem ser separados da CPB sem suporte inotrópico. Muitos outros exigirão a infusão de medicamentos inotrópicos para obter um débito cardíaco adequado e pressão arterial sistêmica. Em particular, aqueles com disfunção miocárdica preexistente, insuficiência cardíaca congestiva ou instabilidade hemodinâmica provavelmente necessitam de assistência farmacológica para desmame bem-sucedido da CPB (Tabela 26.1). Medicamentos inotrópicos comumente usados incluem dopamina, milrinona, epinefrina e cálcio.

Tabela 26.1 Medicamentos Vasoativos Comuns

Medicamento	Faixa de Dose	Comentários
Dopamina	3-20 µg/kg/min	Efeito máximo mais baixo do que epinefrina e norepinefrina Taquicardia
Epinefrina	0,02-0,1 µg/kg min	Efeito máximo mais baixo do que epinefrina e norepinefrina Taquicardia
Norepinefrina	0,02-0,1 µg/kg/min	Efeitos α, β fortes, com atividade em doses mais baixas do que com epinefrina
Milrinona	0,25-1 µg/kg/min	Pode diminuir tanto PVR quanto SVR Sem taquicardia Pode necessitar de α-agonista para prevenir hipotensão A dose de sobretaxa normalmente é de 25 a 50 µg/kg
Dobutamina	1-20 µg/kg/min	Efeito máximo mais baixo do que com a epinefrina e a norepinefrina Pode diminuir a SVR ou PA devido à vasodilatação β$_2$ periférica

PA, pressão arterial; *PVR*, resistência vascular pulmonar; *SVR*, resistência vascular sistêmica.

Ventilação e Resistência Vascular Pulmonar

A abordagem da PVR e ventilação dos pulmões deve ser cuidadosamente considerada antes da separação da CPB. Os pacientes com defeitos simples que foram reparados não correm mais riscos de *shunt* e desequilíbrio das taxas Qp:Qs. Por esta razão, tais pacientes são tipicamente ventilados com frações inspiradas de oxigênio em torno de 100% (F_{IO_2} de 1,0) no momento do desmame da CPB, com ventilação mínima suficiente para evitar acidose respiratória. Pacientes com fluxo sanguíneo pulmonar excessivo de longa data podem ter hipertensão pulmonar subjacente e podem estar em risco de crise hipertensiva pulmonar no momento da separação da CPB. Esses pacientes podem se beneficiar de manobras que minimizam a PVR, incluindo a aplicação de óxido nítrico inalado (Quadro 26.2).

Presença de Defeito Residual

Dificuldades ocorrem quando um procedimento paliativo deixou o paciente com uma defeito residual. Esta situação é exemplificada pelo tratamento cirúrgico da HLHS (procedimento de Norwood) que resulta em um único ventrículo que fornece fluxo sanguíneo para a circulação pulmonar e sistêmica (Quadro 26.5). Em tais circunstâncias, a circulação que provavelmente receberá a maior parte do débito cardíaco deve ser antecipada e ajustada de modo que a RVP e a RVS

> **Quadro 26.6** Causas de Dificuldade no Desmame da Circulação Extracorpórea
>
> Fluxo sanguíneo pulmonar inadequado (associado com hipoxemia arterial)
>
> Fluxo sanguíneo sistêmico inadequado (associado com hipotensão e acidose metabólica)
>
> Disfunção valvular
>
> Obstrução dinâmica da via de saída (diminuição do débito cardíaco relacionado a estados hiperdinâmicos ou hipovolêmicos)
>
> Diminuição da resistência vascular sistêmica (associada com longos tempos de circulação extracorpórea)
>
> Distúrbios do ritmo cardíaco
>
> Hipovolemia

tendem a produzir uma circulação equilibrada. A oximetria de pulso é uma ferramenta inestimável nesta situação particular porque um paciente com lesão complexa mista tenderá a ter saturação sistêmica de oxigênio perto de 80% quando as circulações sistêmica e pulmonar forem equilibradas. Saturação sistêmica maior que 85% a 90% indicam fluxo sanguíneo pulmonar excessivo (possivelmente com hipoperfusão ou hipotensão sistêmica resultante), enquanto saturação inferior a 75% indica fluxo sanguíneo pulmonar inadequado. O melhor ambiente possível na configuração do defeito subjacente deve ser fornecido para promover um débito cardíaco satisfatório, oxigenação adequada e uma circulação equilibrada.

Dificuldade no Desmame do Paciente de Circulação Extracorpórea

A dificuldade na separação da CPB pode refletir múltiplos distúrbios fisiológicos, mas na maioria das vezes é devida ao fluxo sanguíneo pulmonar inadequado ou ao fluxo sanguíneo sistêmico inadequado (Quadro 26.6). Após a separação da CPB, a pressão arterial sistêmica, a oxigenação sistêmica e o estado ácido-básico devem ser monitorados de perto. Os dados derivados de um cateter arterial venoso central ou pulmonar podem ser úteis no diagnóstico de problemas hemodinâmicos. O TEE é útil na avaliação do reparo cirúrgico da CHD e da função cardíaca no período após a separação da CPB. No caso de o suporte farmacológico da contratilidade cardíaca, do tônus vascular e do manejo da ventilação não atingir a estabilidade circulatória, os pacientes poderão exigir a retomada do suporte de CPB. Em alguns casos, um período de "repouso" na CPB permite a resolução da disfunção ventricular isquêmica relacionada ao clampeamento, enquanto em outras situações a revisão do reparo cirúrgico pode ser indicada. Se o paciente não pode ser separado da CPB apesar da revisão cirúrgica e do suporte inotrópico máximo, o suporte de vida extracorpóreo pode ser instituído e continuado até que a função cardíaca e pulmonar adequada seja recuperada.

Reversão da Anticoagulação Induzida por Heparina

Após o desmame bem-sucedido da CPB, a protamina reverte o efeito anticoagulante da heparina e é administrada por meio de infusão intravenosa lenta (ao longo de pelo menos um período de 10 minutos). Os pacientes pediátricos, embora suscetíveis a algumas complicações prejudiciais da administração de protamina, incluindo reações anafiláticas, anafilactoides, hipotensas ou hipertensivas pulmonares graves, são frequentemente poupados desses efeitos adversos mais comumente observados em adultos.

Coagulopatia

Embora o retorno do ACT para a linha de base indique uma reversão bem-sucedida da heparina, pode haver coagulopatia clínica residual do fator de coagulação ou deficiência de plaquetas. Hipotermia e hipocalcemia podem contribuir para a coagulopatia *in vivo*, mas não serão refletidas no ACT ou em outros testes laboratoriais de coagulação. A medição precoce da contagem de plaquetas, tempo de protrombina e tempo de tromboplastina parcial facilitará a terapêutica apropriada com hemocomponentes caso a hemostasia não seja alcançada com a protamina. A tromboelastografia (TEG) é um teste de hemostasia realizado em sangue total que examina a função das plaquetas e a via de coagulação (Capítulo 42). No entanto, seu uso não foi amplamente aceito devido à falta de evidência que apoie a hemoterapia guiada por TEG como produzindo melhores resultados do que as práticas de transfusão atuais.[17] Frequentemente, o grau de coagulopatia clínica requer a administração empírica de plaquetas, FFP ou outras preparações de fatores antes que os resultados de qualquer estudo de laboratório estejam disponíveis.

Hemocomponentes e Reposicação Volêmica (Capítulo 24)

Hemocomponentes e reposição volêmica devem ser administrados com muito cuidado aos bebês, porque seu volume intravascular total é pequeno em relação aos adultos. A menos que seja criticamente hipovolêmica, a reposição volêmica deve prosseguir em alíquotas de aproximadamente 5 mL/kg para evitar o volume intravascular excessivo e possível disfunção ventricular. Os hemocomponentes com citrato podem causar graus importantes de hipocalcemia, e pode ser necessária a reposição de cálcio. A anemia dilucional pode ocorrer ao administrar concentrados de plaquetas ou plasma. Os dispositivos de aquecimento de líquidos impedem a realização de *bolus* de líquidos frios ao tecido de condução cardíaca, assim como o desenvolvimento de hipotermia sistêmica.

Factor Ativado Recombinante VII

O fator ativado recombinante VII (rFVIIa) é aprovado pela Food and Drug Administration (FDA) para uso na prevenção e tratamento de hemorragias em pacientes com hemofilia A ou B com inibidores para o fator VIII ou IX, deficiência do fator VII ou trombastenia de Glanzmann (Capítulo 22).[18] Seu papel na cirurgia cardíaca pediátrica está evoluindo. O rFVIIa é apropriado como terapia de resgate quando, por medidas hemostáticas convencionais, não se conseguir parar o sangramento após a separação do *bypass*, apesar da terapia convencional. A dose é tipicamente de 90 a 120 µg/kg a cada duas horas para sangramento excessivo. O rFVIIa deve ser usado com cautela, pois existe risco de complicações tromboembólicas, particularmente em pacientes submetidos à operação de troca arterial para transposição das grandes artérias.[19,20]

CUIDADO PÓS-OPERATÓRIO

As crianças submetidas à cirurgia para CHD são tratadas em um ambiente de cuidado intensivo, onde o monitoramento invasivo contínuo é possível junto com cuidados de enfermagem individualizados. A ventilação mecânica do paciente é continuada durante intervalos variáveis, dependendo do tipo de cirurgia realizada e do estado geral do paciente. A sedação é mantida ao longo do período de intubação traqueal em curso. O gerenciamento de cuidados críticos implica a continuação de infusões de medicamentos hemodinâmicos e, possivelmente, a estimulação elétrica do ritmo cardíaco. O tratamento precoce pós-operatório frequentemente envolve a correção de vários parâmetros eletrolíticos, de glicose e hematológicos. O sangramento mediastinal é avaliado com frequência. Um índice intenso de suspeita é sempre mantido para a possível necessidade de revisão do tratamento cirúrgico, e a ecocardiografia é frequentemente realizada na unidade de terapia intensiva para esclarecer problemas hemodinâmicos ou de evolução incomum destes pacientes.

PERGUNTAS DO DIA

1. Quais fatores afetam o grau de hipoxemia em um paciente com *shunt* de direita para esquerda?
2. Qual é o efeito fisiológico de persistência de canal arterial (PDA)? Qual é o significado do canal arterial em um paciente com um ventrículo funcional?
3. Que é a síndrome de Eisenmenger? Quais são os defeitos cardíacos congênitos associados ao seu desenvolvimento?
4. Um paciente com doença cardíaca congestiva (CHD) requer monitoramento da linha arterial. Quais fatores influenciam a escolha do monitoramento local?
5. Em um paciente que recebe anestesia geral para reparação da CHD, quais eventos podem aumentar ou diminuir a resistência vascular pulmonar (PVR)?

REFERÊNCIAS

1. Walker SG. Anesthesia for left-to-right shunt lesions. In: Andropoulos DB, Stayer SA, Russell IA, eds. *Anesthesia for Congenital Heart Disease*. West Sussex: Wiley-Blackwell; 2010:373-397.
2. Mossad EB, Joglar J. Preoperative evaluation and preparation. In: Andropoulous DB, Stayer SA, Russell IA, Mossad EB, eds. *Anesthesia for Congenital Heart Disease*. West Sussex: Wiley-Blackwell; 2010:223-243.
3. Fischer LG, Van Aken H, Burkle H. Management of pulmonary hypertension: physiological and pharmacological considerations for anesthesiologists. *Anesth Analg*. 2003;96:1603-1616.
4. Hoffman JI, Kaplan S. The incidence of congenital heart disease. *J Am Coll Cardiol*. 2002;39:1890.
5. Keane JF, Fyler DC. Aortic outflow abnormalities. In: Keane JF, Lock JE, Fyler DC, eds. *Nadas' Pediatric Cardiology*. Philadelphia: Saunders/Elsevier; 2006:581.
6. Newfeld EA, Muster AJ, Paul MH, et al. Discrete subvalvular aortic stenosis in childhood Study of 51 patients. *Am J Cardiol*. 1976;38(1):53.
7. Collins IIRT. Cardiovascular disease in Williams syndrome. *Circulation*. 2013;127(21):2125-2134.
8. Brown ML, Burkhart HM, Connolly HM, et al. Coarctation of aorta: lifelong surveillance is mandatory following surgical repair. *J Am Coll Cardiol*. 2013;62:1020.
9. Russell IA, Miller Hance WC, Gregory G, et al. The safety and efficacy of sevoflurane anesthesia in infants and children with congenital heart disease. *Anesth Analg*. 2001;92(5):1152-1158.
10. Williams GD, Philip BM, Chu LF, et al. Ketamine does not increase pulmonary vascular resistance in children with pulmonary hypertension undergoing sevoflurane anesthesia and spontaneous ventilation. *Anesth Analg*. 2007;105:1578-1584.
11. Fergusson DA, Hebert PC, Mazer CD, et al. A comparison of aprotinin and lysine analogues in high-risk cardiac surgery. *N Engl J Med*. 2008;358:2319-2331.
12. Duncan HP, Cloote A, Weir PM, et al. Reducing stress responses in the pre-bypass phase of open heart surgery in infants and young children: a comparison of different fentanyl doses. *Br J Anaesth*. 2000;84:556-564.
13. Vinas M. Extracorporeal circulation. In: Kambam J, ed. *Cardiac Anesthesia for Infants and Children*. St. Louis: Mosby-Year Book; 1994:20-32.
14. Jonas RA. Deep hypothermic circulatory arrest: current status and indications. *Semin Thorac Cardiovasc Surg Pediatr Card Surg Annu*. 2002;5:76-88.
15. Wypij D, Newburger JW, Rappaport LA, et al. The effect of duration of deep hypothermic circulatory arrest in infant heart surgery on late neurodevelopment: the Boston Circulatory Arrest Trial. *J Thorac Cardiovasc Surg*. 2003;126:1397-1403.
16. Hickey PR. Neurologic sequelae associated with deep hypothermic circulatory arrest. *Ann Thorac Surg*. 1998;65:S65-S69:discussion S69-S70, S74-S76.
17. Hunt H, Stanworth S, Curry N, et al. Thromboelastography (TEG) and rotational thromboelastometry (ROTEM) for trauma induced coagulopathy in adult trauma patients with bleeding. *Cochrane Database Syst Rev*. 2015;(2.):CD010438.
18. Warren O, Mandal K, Hadjianastassiou V, et al. Recombinant activated factor VII in cardiac surgery: a systemic review. *Ann Thorac Surg*. 2007;83:707-714.
19. Warren OJ, Rogers PL, Watret AL, et al. Defining the role of recombinant activated factor VII in pediatric cardiac surgery: where should we go from here?. *Pediatr Crit Care Med*. 2009;10:572-582.
20. Guzzetta NA, Russell IA, Williams GD. Review of the off-label use of recombinant activated factor VII in pediatric surgery patients. *Anesth Analg*. 2012;115(2):364.

IV

27 DOENÇA PULMONAR CRÔNICA E ANESTESIA TORÁCICA

Andrew J. Deacon e Peter D. Slinger

INTRODUÇÃO

Os problemas respiratórios crônicos incluem doenças pulmonares obstrutivas e restritivas, apneia obstrutiva do sono (AOS) e hipertensão pulmonar. As doenças pulmonares obstrutivas costumam ser divididas em distúrbios reativos das vias aéreas (asma) e doença pulmonar obstrutiva crônica (DPOC). Contudo, muitos pacientes apresentam mais de um tipo de doença pulmonar. Se possível, deve-se evitar a anestesia geral, e a anestesia regional ou local geralmente é preferível para pacientes com doenças respiratórias crônicas.

Os redatores e o editor gostariam de agradecer aos Drs. Luca M. Bigatello e Venkatesh Srinivasa pela contribuição para este capítulo na edição anterior deste trabalho. Ela serviu como base para o capítulo atual.

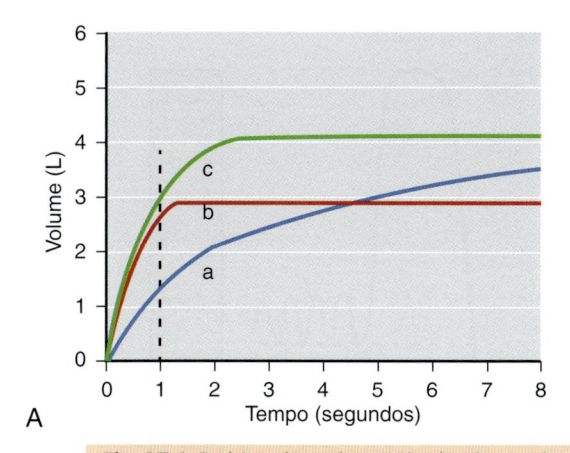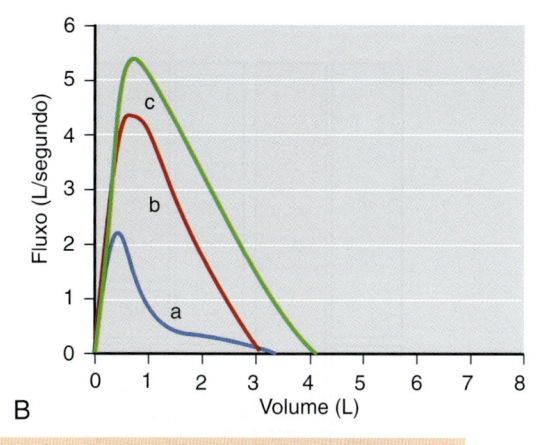

Fig. 27.1 Padrões de espirometria simples na doença pulmonar obstrutiva (*a*), doença pulmonar restritiva (*b*) e pacientes normais (*c*). (A) Curvas de volume-tempo. O volume exalado durante o primeiro segundo de um esforço expiratório máximo representa o volume expiratório forçado em 1 segundo (VEF_1). O volume expiratório máximo é a capacidade vital forçada (CVF). (B) Curvas de fluxo-volume. O fluxo máximo durante as expirações forçadas é o pico de fluxo expiratório (PFE). (De Patterson GA, Cooper JD, Deslauriers J, et al, eds. *Pearson's Thoracic and Esophageal Surgery*. 3rd ed. Philadelphia: Elsevier; 2008, usado com permissão.)

História

Sintomas comuns pesquisados em todos os pacientes incluem tosse, sibilos, falta de ar, opressão no peito, produção de escarro e redução da tolerância ao exercício. Componentes importantes da história são exacerbações recentes, tratamentos atuais e anteriores, incluindo internações hospitalares, visitas ao pronto-socorro e uso de tabaco.

Exame Físico

Os sinais de doença respiratória crônica incluem taquipneia, cianose, uso dos músculos respiratórios acessórios e baqueteamento dos dedos. É extremamente importante a presença de sons respiratórios desiguais, sibilos e estertores durante a ausculta.

Exames Laboratoriais

Imagens do tórax

Uma radiografia de tórax pré-operatória recente não é necessária para todos os pacientes, mas deve ser considerada em qualquer paciente com doença respiratória crônica ou pacientes com uma alteração recente dos sintomas ou sinais respiratórios.

Espirometria

A espirometria simples (volume expiratório ou fluxo *versus* tempo), capacidade vital forçada (CVF) e volume expiratório forçado em 1 segundo (VEF_1) (Fig. 27.1) não são necessários em todos os pacientes estáveis, mas devem ser solicitados se houver qualquer dúvida sobre a gravidade da doença, como alterações recentes dos sintomas, se o paciente não conseguir fornecer uma história clara ou se qualquer paciente com doença pulmonar crônica estiver realizando uma cirurgia pulmonar. Testes de função pulmonar completos (pletismografia) (Fig. 27.2), incluindo a medida do volume residual

(VR), capacidade residual funcional (CRF) e mensuração da capacidade de difusão pulmonar do monóxido de carbono (D_{LCO}) são indicados apenas se o diagnóstico ou a gravidade da doença pulmonar forem incertos usando o procedimento de espirometria simples.

Troca Gasosa

A saturação de oxigênio (oximetria de pulso, $Spo_2\%$) deve ser documentada no pré-operatório em todos os pacientes com a doença respiratória crônica. A gasometria arterial é necessária no pré-operatório em pacientes com doença respiratória crônica moderada ou grave que apresentem risco de exigir ventilação mecânica pós-operatória (cirurgia abdominal de grande porte, torácica, cardíaca, de coluna ou neurocirurgia) ou se os sintomas ficarem mais intensos.

ASMA

Apresentação Clínica

A asma é uma forma comum de obstrução episódica recorrente das vias aéreas inferiores que afeta de 3% a 5% da população. Sessenta e cinco por cento das pessoas com asma tornam-se sintomáticas antes dos cinco anos de idade.[1] Pacientes com asma infantil muitas vezes tornam-se quiescentes com o tempo, mas podem apresentar recorrências. A inflamação das vias aéreas é a marca registrada da asma. Esteroides (inalatórios, orais ou ambos) representam as medicações mais efetivas para controle desta inflamação. A via aérea inflamada responde excessivamente a estímulos irritantes com broncoespasmo e secreções mucosas subsequentes. O estímulo para o broncoespasmo pode incluir alérgenos, poeira, ar frio, instrumentação das vias aéreas e medicações (aspirina ou medicamentos liberadores de histamina). Os asmáticos apresentam risco de broncoespasmos com risco à vida durante a anestesia se o manejo

IV

Volumes e capacidades pulmonares

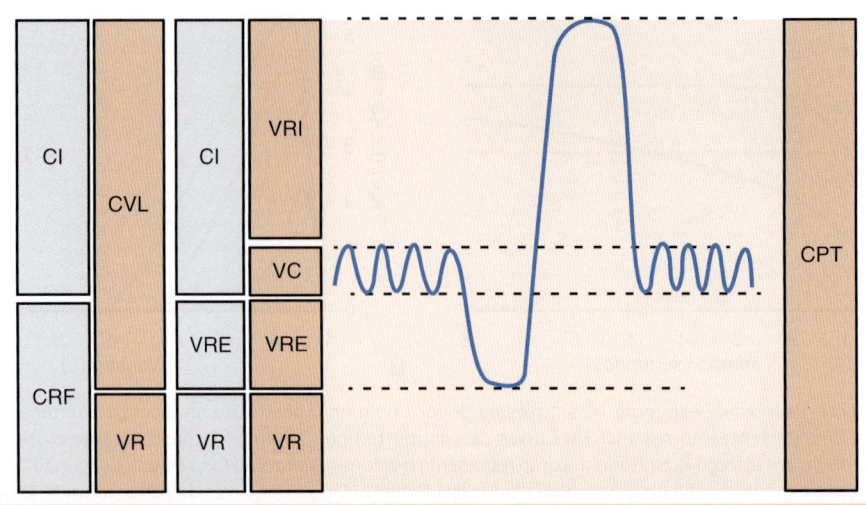

Fig. 27.2 O teste de função pulmonar completo fornecerá dados sobre os volumes e capacidades pulmonares para diferenciar doenças obstrutivas das restritivas. *VRE*, Volume de reserva expiratório; *CRF*, capacidade residual funcional; *CI*, capacidade inspiratória; *VRI*, volume de reserva inspiratório; *VR*, volume residual; *CVL*, capacidade vital lenta; *CPT*, capacidade pulmonar total; *VC*, volume corrente. (Reproduzido de Patterson AG, Cooper JD, Deslauriers J, et al, eds. *Pearson's Thoracic and Esophageal Surgery*. 3rd ed. Philadelphia: Elsevier; 2008. p. 1168 com permissão.)

Quadro 27.1 Terapia Gradual para o Tratamento de Asma

1. β_2-agonistas inalatórios de curta ação (p. ex., salbutamol 100-200 µg s/n)
2. β_2-agonistas inalatórios de curta ação e esteroides inalatórios até 400 µg/dia
3. Etapa 2 e β_2-agonista de longa ação (LABA) adicional
4. Esteroides inalatórios até 800 µg/dia e LABA/antagonista do receptor de leucotrieno
5. Esteroides orais/tratamento adicional, quando necessário, reduzindo o uso de esteroides

s/n, Se necessário.

for inadequado, em particular durante ou logo após uma infecção do trato respiratório. Portanto, uma cirurgia eletiva deve ser adiada no mínimo seis semanas após uma infecção respiratória nestes pacientes.

A gravidade da asma é definida pela intensidade do tratamento necessário para controle dos sintomas (Quadro 27.1). A maioria dos pacientes estará conduzindo as etapas 1 ou 2 deste protocolo de tratamento. Após a etapa 3, ao anestesiar os pacientes, um cuidado extra é necessário. Uma história de exacerbações graves ou com risco à vida ou situações em que os pacientes estejam em terapia intensiva ou intubação endotraqueal indicam pacientes com maior risco de complicações pulmonares importantes. A taxa de pico de fluxo expiratório (PFE) é uma medida muito simples e útil da gravidade da asma. Muitos pacientes medem seu próprio PFE para orientar a terapia. Taxas de PFE abaixo de 50% do valor previsto (corrigido para idade/gênero/altura) indicam asma grave. Um aumento de PFE de mais de 15% após administração de broncodilatador sugere tratamento inadequado da asma.

A supressão do eixo hipotálamo-hipófise-adrenal (HHA) pode ocorrer durante a terapia com corticosteroides. Crises adrenais podem ser precipitadas pelo estresse da cirurgia. Ciclos breves de prednisona oral usados para tratamento de exacerbações de asma podem afetar a função do HHA por até 10 dias, mas é improvável que a disfunção seja prolongada. Grandes doses, tratamento prolongado (mais de três semanas), administração noturna e administração contínua (em oposição a dias alternados) aumentam a supressão do eixo HHA e podem demorar até um ano antes de voltarem ao normal. Esteroides inalatórios têm menor probabilidade de causar supressão do eixo HHA.

Manejo da Anestesia

A adequação do controle da asma deve ser determinada durante a avaliação pré-operatória e sintomas não característicos de asma devem ser excluídos (Tabela 27.1) (Capítulo 13). Os princípios para manejo perioperatório de pacientes com asma estão descritos no Quadro 27.2. Anestésicos voláteis, em particular sevoflurano,[2] reduzem o tônus broncomotor e produzem um grau de broncodilatação (com exceção do desflurano) que pode ser útil em pacientes com doença pulmonar obstrutiva ou broncoconstrição.[3]

DOENÇA PULMONAR OBSTRUTIVA CRÔNICA

Apresentação Clínica

A DPOC incorpora três distúrbios: enfisema, doença das vias aéreas periféricas e bronquite crônica. A razão VEF_1/CVF será menor que 70% e o VR estará aumentado. A gravidade

Tabela 27.1 Avaliação Pré-operatória para Asma

História Sugestiva de Controle Inadequado da Asma

Frequência de sintomas
Uso de medicamentos β_2-agonistas ou para alívio com frequência
Comparecimento ao hospital
Internações em hospital/unidade de terapia intensiva (UTI)
Uso de esteroides orais/esteroides inalatórios em alta dose

Aspectos não Característicos da Asma	Diagnóstico Diferencial
Sibilo/estridor não remitente	Sugestivo de obstrução fixa das vias aéreas
Tosse úmida/tosse produtiva persistente	Sugestiva de doença pulmonar supurativa
Sibilo presente ao nascimento (raro na asma)	Traqueomalacia/broncomalacia
Sibilo monofônico mais alto sobre a glote	Disfunção da corda vocal

Quadro 27.2 Princípios do Manejo Perioperatório de Asma

- Inaladores usuais do modo normal no dia da cirurgia. β_2-agonistas inalatórios antes da anestesia.
- Evitar manipulação das vias aéreas inferiores (p. ex., intubação traqueal), se possível. Usar anestesia regional ou LMA/máscara para anestesia geral, se possível.
- Evitar medicações que liberem histamina (p. ex., tiopental, morfina, atracúrio).
- Usar medicamentos anestésicos que promovam broncodilatação (propofol, cetamina, sevoflurano).
- Se a instrumentação das vias aéreas inferiores for necessária, ela deve ser realizada após a obtenção de um nível profundo de anestesia geral para diminuir os reflexos das vias aéreas.

LMA, Vias aéreas por máscara laríngea.

da DPOC é avaliada pela porcentagem de VEF_1: estágio I, mais de 50% do valor previsto (esta categoria inclui DPOC leve e moderada); estágio II, 35% a 50%; estágio III, menos de 35%.[4] Pacientes no estágio I não devem apresentar dispneia, hipoxemia ou hipercarbia importantes. As complicações específicas da DPOC que devem ser consideradas no pré-operatório são descritas a seguir.

Retenção de Dióxido de Carbono (Paco2 Basal > 45 mm Hg)

Muitos pacientes com DPOC em estágio II ou III apresentam $Paco_2$ elevada em repouso. *Retentores de CO_2* não podem ser diferenciados de não retentores com base na história, exame físico ou espirometria. Quando estes pacientes recebem oxigênio suplementar, seus valores de $Paco_2$ aumentam porque o aumento das concentrações inspiradas de oxigênio provoca um aumento do espaço morto alveolar devido a uma diminuição da vasoconstrição hipóxica pulmonar regional e do efeito de Haldane.[5] Contudo, o oxigênio suplementar deve ser administrado a estes pacientes para prevenir a hipoxemia associada à diminuição pós-operatória da CRF. Um aumento das concentrações de CO_2 acima dos valores basais provoca

acidose respiratória, que causa alterações cardiovasculares (taquicardia, hipotensão e vasoconstrição pulmonar). Níveis de $Paco_2$ acima de 80 mm Hg podem causar uma diminuição do nível de consciência. O aumento de $Paco_2$ no pós-operatório nestes pacientes deve ser previsto e monitorado. Para identificar estes pacientes no pré-operatório, pacientes com DPOC em estágio II ou III devem realizar uma análise de gasometria arterial.

Disfunção Ventricular Direita

A disfunção ventricular direita ocorre em até 50% dos pacientes com DPOC grave. A hipoxemia recorrente crônica é a causa da disfunção ventricular direita e progressão subsequente para *cor pulmonale*. *Cor pulmonale* ocorre em 70% dos pacientes adultos com DPOC com VEF_1 abaixo 0,6 L. O risco de mortalidade nestes pacientes está relacionado principalmente à hipoxemia crônica. A administração de oxigênio é a única terapia que melhora a sobrevida em longo prazo e diminui o esforço cardíaco no lado direito associado a DPOC. Pacientes que apresentem Pao_2 em repouso abaixo de 55 mm Hg devem receber oxigênio suplementar para manter a Pao_2 entre 60 e 65 mm Hg em casa.

Bolhas

Muitos pacientes com DPOC moderada ou grave desenvolvem espaços aéreos císticos no parênquima pulmonar conhecidos como bolhas. Estas bolhas geralmente são assintomáticas, exceto se ocuparem mais de 50% do hemitórax, quando o paciente apresentará achados de doença respiratória restritiva além de sua doença obstrutiva. Uma bolha na verdade representa uma perda localizada do tecido de suporte estrutural do pulmão com recuo elástico do parênquima vizinho. A pressão na bolha corresponde à média da pressão nos alvéolos no ciclo respiratório. Sempre que a ventilação de pressão positiva for usada, a pressão na bolha se tornará positiva em relação ao tecido pulmonar adjacente e a bolha sofrerá expansão com um consequente risco de ruptura, pneumotórax hipertensivo e fístula broncopleural. A ventilação com pressão positiva pode ser usada com segurança em pacientes com bolhas, desde que as pressões nas vias aéreas sejam baixas e profissionais experientes e equipamento adequado estejam imediatamente disponíveis para inserção de um dreno torácico e obtenção de isolamento pulmonar, quando necessário. O óxido nitroso é difundido para uma bolha com mais rapidez do que o nitrogênio menos solúvel consegue se difundir para fora, podendo produzir a ruptura das bolhas. A presença de bolhas deve ser verificada por exames de imagens torácicas em qualquer paciente com DPOC no pré-operatório.

Limitação do Fluxo

Pacientes com DPOC grave geralmente apresentam limitação do fluxo, mesmo durante a respiração normal. A limitação do fluxo ocorre quando qualquer aumento do esforço expiratório não produz um aumento do fluxo naquele determinado volume pulmonar. A limitação do fluxo está presente em pacientes normais apenas durante uma manobra expiratória

IV

forçada e em pacientes com DPOC como resultado da perda do recuo elástico pulmonar. Durante a ventilação com pressão positiva isto pode provocar o desenvolvimento de uma pressão expiratória final positiva intrínseca (auto-PEEP). Pacientes com limitação grave do fluxo correm risco de colapso hemodinâmico durante ventilação com pressão positiva devido à hiperinflação dinâmica dos pulmões, que provoca a obstrução do fluxo sanguíneo pulmonar.

Manejo Perioperatório

Quatro complicações tratáveis de DPOC devem ser pesquisadas ativamente e abordadas no momento da avaliação pré-operatória: atelectasia, broncoespasmo, infecções do trato respiratório e insuficiência cardíaca congestiva. A atelectasia compromete a função linfocitária e macrofágica local do pulmão, predispondo a infecção. Sibilos podem ser um sintoma de obstrução das vias aéreas e insuficiência cardíaca congestiva. Todos os pacientes com DPOC devem receber tratamento broncodilatador, orientado por seus sintomas. Se o tratamento com broncodilatadores simpatomiméticos e anticolinérgicos for inadequado, deve ser instituída uma tentativa de terapia com corticosteroides.

Pacientes com DPOC apresentam menos complicações pulmonares pós-operatórias quando a fisioterapia torácica intensiva é iniciada no pré-operatório. Mesmo em pacientes com DPOC grave, a tolerância ao exercício pode melhorar com a fisioterapia[6] de pelo menos um mês ou mais. Entre os pacientes com DPOC, aqueles com excesso de escarro obtêm maior benefício com a fisioterapia torácica. Foi demonstrado constantemente que um programa abrangente de reabilitação pulmonar, envolvendo fisioterapia, exercício, nutrição e educação, melhora a capacidade funcional de pacientes com DPOC grave. Estes programas tipicamente têm uma duração de vários meses e em geral não representam uma opção em ressecções decorrentes de malignidade.

DOENÇA PULMONAR INTERSTICIAL

A doença pulmonar intersticial (DPI) é uma doença pulmonar restritiva crônica (ou seja, VEF_1 < 70% do valor previsto, razão VEF_1/CVF normal ou aumentada e VR diminuído). Aproximadamente 35% dos casos de DPI são atribuíveis a uma causa identificável, como exposição a poeira inorgânica, antígenos orgânicos, medicamentos ou radiação. O agente desencadeante nos outros 65% dos pacientes é desconhecido. Em muitos destes pacientes, o pulmão faz parte de um distúrbio autoimune.

A redução da elasticidade pulmonar aumenta como consequência da inflamação e fibrose das paredes alveolares, o que produz uma diminuição dos volumes pulmonares. No início da doença, os pacientes se adaptam a menores volumes correntes aumentando sua frequência respiratória. Conforme a doença progride, maior esforço respiratório e energia são necessários para manter volumes correntes suficientes de modo a prevenir uma hipoventilação alveolar. A distribuição desigual da doença pelo pulmão pode provocar um desequilíbrio da relação ventilação/perfusão

significante e é a causa primária de hipoxemia em pacientes com DPI.

A ventilação controlada por um tubo traqueal geralmente é a abordagem mais confiável e segura para otimizar a oxigenação e a ventilação em pacientes com DPI quando um anestésico geral é necessário. A meta da ventilação mecânica em pacientes com DPI é manter ventilação e oxigenação adequadas e ao mesmo tempo minimizar os riscos de barotrauma e lesão pulmonar aguda. As possíveis estratégias para minimizar as pressões nas vias aéreas incluem o uso de longas durações de razões de inspiração em comparação à duração da expiração (p. ex., razões de 1:1 a 1:1,5), pequenos volumes correntes e frequências respiratórias rápidas. Em contraste com a doença pulmonar obstrutiva, PEEP pode ser usada com segurança em pacientes com DPI.

FIBROSE CÍSTICA

A fibrose cística é um distúrbio autossômico recessivo que provoca um comprometimento do transporte de sódio, cloreto e água pelo tecido epitelial. Isto provoca o mau funcionamento da glândulas exócrinas com secreções anormalmente viscosas, que podem causar obstrução do trato respiratório, pâncreas, sistema biliar, intestinos e glândulas sudoríparas. Apresenta-se como uma doença pulmonar obstrutiva e restritiva mista. A incapacidade de eliminar as secreções purulentas espessas promove o crescimento bacteriano e, conforme a doença avança, provoca uma bronquiectasia.[7] A mortalidade inicial da fibrose cística é causada principalmente por complicações pulmonares, incluindo aprisionamento de ar, pneumotórax, hemoptise maciça e insuficiência respiratória. A eliminação efetiva do escarro é o principal objetivo do tratamento em longo prazo da fibrose cística. Para otimizar pacientes com fibrose cística na anestesia, a fisioterapia torácica deve ser realizada imediatamente antes da cirurgia. A intubação traqueal com um grande tubo endotraqueal é preferível porque facilita a limpeza endobrônquica com um cateter de sucção, broncoscopia ou ambos.

APNEIA OBSTRUTIVA DO SONO

Apresentação Clínica

A AOS afeta aproximadamente 4% dos homens de meia-idade e 2% das mulheres de meia-idade (Capítulo 50).[8] A obesidade é a característica física mais importante associada à AOS, embora AOS possa estar presente em pacientes com um índice de massa corporal (IMC) normal e ausente em obesos (Capítulo 29).

Pacientes com fatores de risco (gênero masculino, meia-idade, IMC > 28 kg/m^2, uso de álcool e sedativos) que se apresentam para cirurgia devem ser avaliados quanto a sinais e sintomas de AOS (Quadro 27.3).

A fisiopatologia da obstrução do fluxo aéreo está relacionada principalmente a um colapso faríngeo das vias aéreas superiores. A patência das vias aéreas superiores

Quadro 27.3 Sinais e Sintomas Clínicos Sugestivos de Apneia Obstrutiva do Sono

1. Características clínicas predisponentes:
   - Índice de massa corporal (IMC) $\geq$ 35 kg/m^2 (ou 95° percentil para idade e gênero)
   - Circunferência do pescoço $\geq$ 17 polegadas (homens) ou $\geq$ 16 polegadas (mulheres)
   - Anormalidades craniofaciais afetando as vias aéreas
   - Obstrução nasal anatômica
   - Tonsilas tocando ou quase tocando a linha média
2. História de obstrução aparente das vias aéreas durante o sono (dois ou mais dos seguintes estão presentes):
   - Ronco frequente
   - Pausas observadas na respiração durante o sono
   - Despertar do sono com sensação de sufocação
   - Despertares frequentes do sono
3. Sonolência:
   - Sonolência ou fadiga frequente apesar de "sono" adequado
   - Adormece com facilidade em um ambiente não estimulante apesar de "sono adequado"

Se um paciente apresentar sinais ou sintomas em duas ou mais categorias anteriores, existe uma probabilidade significativa de que tenha apneia obstrutiva do sono (AOS). A gravidade da AOS pode ser determinada usando um estudo do sono. Na ausência de um estudo do sono, os pacientes devem ser tratados como se apresentassem apneia do sono moderada, exceto se um dos sinais ou sintomas anteriores for muito anormal (ou seja, aumento acentuado do IMC), quando são classificados como portadores de apneia do sono grave.

Tabela 27.2 Determinação da Gravidade da Apneia Obstrutiva do Sono com Base no Estudo do Sono

AHI Adulto	AHI Pediátrico	Gravidade da AOS	Pontuação de Gravidade da AOS
6-20	1-5	Leve	1
21-40	6-10	Moderada	2
> 40	> 10	Grave	3

AHI, índice de apneia-hipopneia; *AOS*, Apneia obstrutiva do sono.

índice de apneia-hipopneia (AHI), que representa o número de episódios apneicos ou hipopneicos que ocorrem por hora de sono (Tabela 27.2).

Tratamento da Apneia Obstrutiva do Sono

O tratamento deve incluir a correção de fatores de exacerbação reversíveis por meio de redução do peso, interrupção do consumo de álcool e sedativos e descongestionantes nasais, se necessário. Pacientes com AOS leve podem obter melhora clínica por modificação do estilo de vida. Para AOS grave, as três principais opções terapêuticas são pressão positiva contínua das vias aéreas (CPAP), dispositivos odontológicos e cirurgia das vias aéreas superiores.

Avaliação Pré-operatória de Pacientes com Apneia Obstrutiva do Sono

Os objetivos da avaliação pré-operatória são a identificação de dificuldades previstas no manejo das vias aéreas (dificuldade para ventilação por máscara facial, intubação traqueal ou ambas) e doença cardiovascular coexistente. As condições médicas associadas devem ser tratadas, o máximo possível, antes da cirurgia eletiva.

1. *Vias aéreas:* As dificuldades previstas no manejo das vias aéreas incluem dificuldade de ventilação por máscara e intubação traqueal.
2. *Sistema respiratório:* Pacientes com obesidade apresentarão evidências de doença pulmonar restritiva nos testes de função pulmonar, secundária a uma diminuição da complacência da parede torácica.
3. *Sistema cardiovascular:* A avaliação pré-operatória deve ser dirigida para a detecção de disfunção no órgão final como resultado de hipoxemia crônica, hipercarbia e policitemia. Hipertensão sistêmica, hipertensão pulmonar e sinais de disfunção biventricular (*cor pulmonale* e insuficiência cardíaca congestiva) devem ser pesquisados.
4. *Sistemas endócrino e gastrointestinal:* Os níveis de glicose sérica em jejum devem ser pesquisados para detecção de diabetes tipo II. Sintomas de refluxo esofágico devem levar a uma profilaxia de aspiração antes da indução da anestesia. Testes de função hepática podem indicar infiltração gordurosa no fígado, causando disfunção hepática em casos graves.

depende da ação dos músculos dilatadores (ou seja, músculo tensor do véu palatino, músculo genioglosso e músculos hióideos). Durante o sono, o tônus muscular da laringe diminui e a apneia ocorre quando ocorre um colapso das vias aéreas superiores. Pacientes não obesos podem desenvolver AOS como resultado de hipertrofia adenotonsilar ou anormalidades craniofaciais (retrognatia). Episódios recorrentes de apneia ou hipopneia produzem hipóxia, hipercapnia, aumento da estimulação simpática e despertar do sono. Os pacientes podem desenvolver disfunção cardiopulmonar, que se manifesta como hipertensão sistêmica ou pulmonar e *cor pulmonale*. A não restauração do sono pode provocar uma disfunção cognitiva que se manifesta como comprometimento intelectual e hipersonolência.

O diagnóstico de AOS pode ser baseado na impressão clínica ou em um estudo formal do sono. Deve haver suspeita de AOS quando um paciente com fatores de risco clínicos predisponentes relatar ronco intenso e sonolência excessiva diária, que são os principais aspectos da AOS. A AOS é caracterizada por episódios frequentes de apneia ou hipopneia durante o sono. A apneia é definida como interrupção completa da respiração por 10 segundos ou mais. Hipopneia é definida como uma diminuição de mais de 50% da ventilação ou dessaturação do oxigênio de mais de 3% a 4% durante 10 segundos ou mais. A condição é diagnosticada de modo definitivo por polissonografia em um laboratório de sono. A gravidade da AOS é medida usando o

Manejo Perioperatório

Pacientes com AOS são especialmente sensíveis aos efeitos depressores respiratórios e sedativos de benzodiazepínicos e opioides, que podem provocar obstrução das vias aéreas superiores ou apneia. Estas medicações devem ser suspensas no pré-operatório ou usadas com cautela em um ambiente monitorado.

As preocupações anestésicas intraoperatórias em pacientes com AOS estão relacionadas a (1) manejo das vias aéreas; (2) escolha da técnica anestésica; (3) posicionamento do paciente; (4) monitoramento – medidas não invasivas incorretas da pressão arterial e doença cardiorrespiratória subjacente significante justificam a inserção de uma linha arterial para análise do monitoramento de gasometria arterial e mensuração da pressão arterial de maneira invasiva batimento a batimento; (5) acesso vascular – um acesso intravenoso (IV) difícil devido ao excesso de tecido adiposo pode exigir a colocação de acesso venoso profundo.

Anormalidades das vias aéreas superiores ou um aumento da adiposidade das vias aéreas em pacientes com AOS predispõem estes pacientes a uma dificuldade de ventilação adequada com equipamento de bolsa e máscara após a indução da anestesia. As cânulas orofaríngeas e nasofaríngeas devem estar prontamente disponíveis. O excesso de tecido adiposo na faringe pode dificultar a exposição da abertura glótica durante laringoscopia direta e intubação endotraqueal.

O uso de medicamentos inalatórios de curta ação (sevoflurano e desflurano) e injetáveis (propofol, remifentanila) são recomendados para uso intraoperatório com o objetivo de minimizar a depressão respiratória pós-operatória. É melhor evitar o óxido nitroso em pacientes com hipertensão pulmonar coexistente (Capítulo 7). Medicamentos bloqueadores neuromusculares de ação curta e intermediária (Capítulo 11) podem ser usados para relaxamento muscular, se necessário.

O anestesista deve considerar a extubação traqueal com o paciente em posição semiereta com a via aérea oral ou nasofaríngea no local para facilitar a ventilação espontânea. Uma ventilação com bolsa e máscara por duas pessoas pode ser necessária, e uma possível reintubação da traqueia será necessária se ocorrer obstrução aguda das vias aéreas. A administração de oxigênio suplementar por máscara facial deve ser fornecida durante a transferência do paciente para a unidade de recuperação pós-anestésica (URPA) (Capítulo 39). CPAP deve estar disponível para uso pós-operatório em pacientes recebendo CPAP ou pressão positiva das vias aéreas em dois níveis (BiPAP) no pré-operatório.

Manejo Pós-operatório

A analgesia multimodal com medicamentos anti-inflamatórios não esteroidais (AINEs), paracetamol e analgesia regional pretende minimizar a analgesia com opiáceos e depressão respiratória resultante. A CPAP deve ser reinstituída no pós-operatório. A vigilância em uma unidade de alta dependência como URPA, unidade semi-intensiva ou

Tabela 27.3	Pontuação do Caráter Invasivo de Cirurgia e Anestesia	
Cirurgia	**Anestesia**	**Pontuação de Caráter Invasivo**
Superficial ou periférica	Infiltração local ou bloqueio do nervo periférico sem sedação	0
	Sedação moderada espinal ou epidural	1
	Anestesia geral	2
Grande porte ou vias aéreas	Anestesia geral	3

Tabela 27.4	Pontuação da Necessidade de Opioide
Necessidade de Opioide	**Pontuação**
Nenhuma	0
Oral, baixa dose	1
Oral, alta dose	2
Parenteral ou espinal/epidural	3

Quadro 27.4 Determinação da Pontuação de Risco Perioperatório para Apneia Obstrutiva do Sono

Pontuação de gravidade da AOS (1-3)
+
Caráter invasivo da anestesia ou cirurgia (1-3)
OU
Necessidade de opioides no pós-operatório (1-3) (o que for maior)
    Se a pontuação de risco = 4 → maior risco perioperatório
    Se a pontuação de risco ≥ 5 → risco perioperatório significativamente maior

AOS, Apneia Obstrutiva do Sono.

unidade de terapia intensiva (UTI) é prudente para pacientes com AOS grave (Capítulo 39).

A disposição pós-operatória de AOS é influenciada por três fatores:

1. Gravidade da AOS (por informações históricas ou achados objetivos em um estudo do sono) (Tabela 27.2)
2. Caráter invasivo do procedimento cirúrgico e anestesia (Tabela 27.3)
3. Uso previsto de opioides no pós-operatório (Tabela 27.4)

Um paciente com maior risco perioperatório de obstrução das vias aéreas e hipoxemia resultante (pontuação de risco perioperatório de AOS maior que 4) deve receber monitoramento contínuo da saturação de oxigênio em UTI, unidade semi-intensiva ou unidade de telimetria (Quadro 27.4) (Capítulo 41).

Síndrome de Hipoventilação por Obesidade

A síndrome de hipoventilação por obesidade (SHO) é definida por hipoxemia diurna crônica ($Pao_2 < 65$ mm Hg) e hipoventilação ($Paco_2 > 45$ mm Hg) em um paciente obeso sem COPD coexistente. É uma complicação de longo prazo de AOS. Os pacientes exibem sinais de apneia do sono central (apneia sem esforços respiratórios). Isto pode culminar na síndrome de Pickwick, caracterizada por obesidade, hipersonolência diurna, hipoxemia e hipercarbia.

No pré-operatório, pacientes obesos devem ser avaliados para SHO por oximetria de pulso. Pacientes com saturação de oxigênio abaixo de 96% justificam uma análise de gasometria arterial para avaliar retenção de dióxido de carbono.

Por fim, as informações obtidas nas investigações pré-operatórias permitem que o anestesista otimize o estado clínico do paciente antes de uma cirurgia eletiva e planeje os cuidados perioperatórios, incluindo arranjos para monitoramento pós-operatório apropriado (ou seja, leito em unidade semi-intensiva, UTI). As intervenções podem incluir tratamento de condições coexistentes (hipertensão sistêmica, disritmias cardíacas, insuficiência cardíaca congestiva) e introdução de CPAP. Um período de duas semanas de tratamento com CPAP geralmente é bastante eficaz para corrigir um impulso ventilatório anormal de pacientes com SHO.

HIPERTENSÃO PULMONAR

Fisiopatologia

Pacientes com hipertensão pulmonar (pressão da artéria pulmonar média > 25 mm Hg na cateterização ou pressão da artéria pulmonar sistólica > 50 mm Hg na ecocardiografia)[9] podem estar presentes em uma variedade de procedimentos cirúrgicos não cardíacos.[10] Pacientes com hipertensão pulmonar têm maior risco de complicações respiratórias e intubação prolongada após uma cirurgia não cardíaca.[11]

Avaliação Pré-operatória

Existem dois tipos de hipertensão pulmonar encontrados com frequência: hipertensão pulmonar decorrente de doença cardíaca esquerda e hipertensão pulmonar decorrente de doença pulmonar. Pacientes que compareçam para cirurgia não cardíaca têm maior probabilidade de exibir hipertensão pulmonar decorrente de doença pulmonar. Muito do que se sabe sobre anestesia em pacientes com hipertensão pulmonar decorrente de doença pulmonar é originado da experiência clínica em endarterectomias pulmonares[12] e transplante de pulmão. Evitar a hipotensão é essencial para o manejo destes pacientes (Quadro 27.5).

Manejo da Anestesia

As maiores pressões transmurais e intracavitárias do ventrículo direito associadas à hipertensão pulmonar podem restringir a perfusão da artéria coronária direita durante a sístole, especialmente quando as pressões da artéria pulmonar se aproximam dos níveis sistêmicos. O impacto da hipertensão pulmonar sobre a disfunção ventricular direita tem várias implicações anestésicas. As metas hemodinâmicas são semelhantes a outras condições em que o débito cardíaco seja relativamente fixo. Deve-se ter cuidado para evitar estados fisiológicos que agravem a hipertensão pulmonar, como hipoxemia, hipercarbia, acidose e hipotermia. Condições que comprometam o enchimento do ventrículo direito, como taquicardia e arritmias, não são bem toleradas. Idealmente, sob anestesia, a contratilidade do ventrículo direito e a resistência vascular sistêmica são mantidas ou aumentadas, enquanto a resistência vascular pulmonar é diminuída. A cetamina é um anestésico útil na hipertensão pulmonar decorrente de doença pulmonar.[13] Agentes inotrópicos e inodilatadores, como dobutamina e milrinona, podem melhorar a hemodinâmica em pacientes com hipertensão pulmonar decorrente de doença cardíaca esquerda; contudo, eles diminuem o tônus vascular sistêmico e a taquicardia, e podem provocar uma deterioração hemodinâmica em pacientes com hipertensão pulmonar decorrente de doença pulmonar. Vasopressores como fenilefrina, norepinefrina e vasopressina costumam ser usados para manter uma pressão arterial sistêmica maior que as pressões pulmonares. A vasopressina pode aumentar de modo significativo a pressão arterial sistêmica sem afetar a pressão arterial pulmonar em pacientes com hipertensão pulmonar.[14] Em pacientes com hipertensão pulmonar grave, vasodilatadores pulmonares inalatórios seletivos, incluindo óxido nítrico (10 a 40 ppm)[15] ou prostaglandinas nebulizadas (prostaciclina 50 ng/kg/min),[16] devem ser considerados.

A analgesia e anestesia epidural lombar são usadas em pacientes obstétricas com hipertensão pulmonar[17] e ocasionalmente a analgesia epidural torácica é usada em pacientes com hipertensão pulmonar (Capítulo 23). Pacientes com hipertensão pulmonar decorrente de doença pulmonar parecem ser extremamente dependentes de tônus simpático para estabilidade hemodinâmica normal.[18] Estes pacientes muitas vezes requerem infusão de inotrópicos ou vasopressores em baixa dose durante a analgesia epidural torácica.

Quadro 27.5 Princípios de Manejo para Hipertensão Pulmonar Secundária a Doença Pulmonar

- Evitar medicamentos anestésicos hipotensores e vasodilatadores sempre que possível
- A cetamina não exacerba a hipertensão pulmonar
- Realizar suporte da pressão arterial média com vasopressores: norepinefrina, fenilefrina, vasopressina
- Utilizar vasodilatadores pulmonares inalatórios (óxido nítrico, prostaciclina) preferencialmente a vasodilatadores intravenosos, quando necessário
- Utilizar anestesia epidural torácica com cautela e com inotrópicos, quando necessário
- Monitorar o débito cardíaco, se possível

IV

ANESTESIA PARA RESSECÇÃO PULMONAR

A cirurgia torácica é uma especialidade relativamente jovem que foi ajudada de modo significante pelo desenvolvimento de ventilação com pressão positiva no início da década de 1950 e progrediu com o uso de tubos endobrônquicos de dupla luz (DLTs) e fibrobroncoscópios flexíveis. Estes desenvolvimentos atualmente permitem que o anestesista torácico empregue um isolamento pulmonar confiável, permitindo acesso cirúrgico ao tórax e manejando a anestesia durante a ventilação monopulmonar (VMP).

Avaliação Pré-operatória para Ressecção Pulmonar

A avaliação pré-operatória antes da ressecção pulmonar tem o objetivo de identificar pacientes com maior risco de morbidade e mortalidade perioperatória para focalizar os recursos e melhorar a evolução. A preservação da função respiratória no pós-operatório é proporcional à quantidade de parênquima pulmonar preservado. As principais causas de risco de morbidade e mortalidade perioperatórias na população de cirurgia torácica são as complicações respiratórias. As principais complicações respiratórias, como atelectasia, pneumonia e insuficiência respiratória, ocorrem em 15% a 20% dos pacientes e representam até 3% a 4% da taxa de mortalidade.[19] São necessárias medidas objetivas de função pulmonar para orientar o manejo anestésico e transmitir informações com facilidade entre os membros da equipe de saúde.

Avaliação Objetiva da Função Pulmonar

Nenhum teste de função respiratória é adequado como avaliação pré-operatória única. Antes da cirurgia, a função respiratória deve ser avaliada em três áreas relacionadas, porém independentes: mecânica respiratória, troca gasosa e interação cardiorrespiratória (Fig. 27.3). Esta abordagem em "tripé" pode ser usada para planejar o manejo intraoperatório e pós-operatório.

Mecânica Respiratória

Entre todas as medidas objetivas obtidas por espirometria (p. ex., CVF, VEF_1, razão VEF_1:CVF), VEF_1 é a mais útil. As medidas espirométricas devem ser expressas como porcentagem do volume previsto corrigido para idade, sexo e altura (p. ex., VEF_1 de 74%). O VEF_1 pós-operatório previsto (ppoVEF_1%) é o teste mais efetivo para previsão de complicações respiratórias pós-toracotomia. Ele é calculado do seguinte modo:

(Eq. 1)

$$ppoVEF_1\% = VEF_1 \text{ pré-operatório}\%$$
$$\times(100\text{-}\% \text{ de tecido funcional removido} / 100)$$

A contagem do número de segmentos pulmonares que serão removidos permite a estimativa da porcentagem de tecido funcional pulmonar que será removido (Fig. 27.4). Pacientes com ppoVEF_1 acima de 40% apresentam baixo risco de complicações pulmonares pós-operatórias, enquanto aqueles com ppoVEF_1 abaixo de 30% correm maior risco.

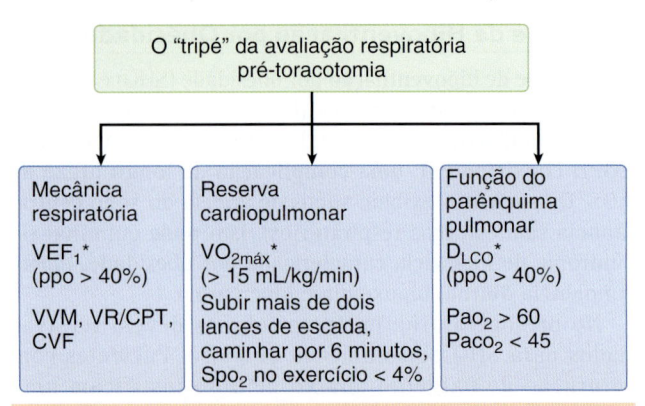

Fig. 27.3 O tripé da avaliação respiratória pré-toracotomia. *Testes mais válidos (ver texto). D_{LCO}, Capacidade de difusão pulmonar para monóxido de carbono; VEF_1, volume expiratório forçado em 1 segundo; CVF, capacidade vital forçada; VVM, ventilação voluntária máxima; $Paco_2$, pressão parcial de dióxido de carbono em mm Hg; Pao_2, pressão parcial de oxigênio (arterial) em mm Hg; ppo, previsto no pós-operatório; VR, volume residual; Spo_2, saturação na oximetria de pulso; CPT, capacidade pulmonar total; $VO_{2máx}$, consumo máximo de oxigênio. (De Slinger PD, ed. *Principles and Practice of Anesthesia for Thoracic Surgery*. New York: Springer; 2011, usado com permissão.)

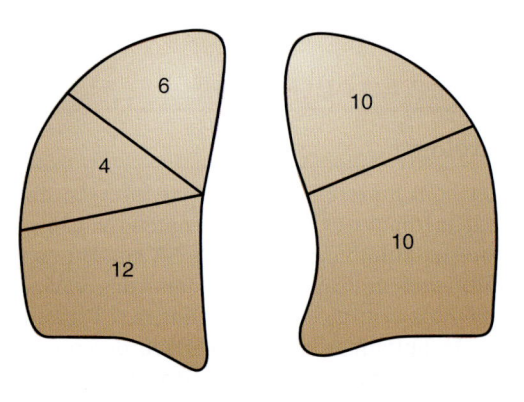

Exemplo: diminuição de VEF_1 no pós-operatório de lobectomia inferior direita = 12/42 (29%)

Fig. 27.4 O número de subsegmentos de cada lobo é usado para calcular a função pulmonar prevista no pós-operatório (ppo). Neste exemplo, após uma lobectomia inferior direita, seria esperado que um paciente com VEF_1 pré-operatório de 70% do valor normal apresentasse uma ppoVEF_1 de 70% × (100 - 29/100) = 50%. (De Slinger PD, ed. *Principles and Practice of Anesthesia for Thoracic Surgery*. New York: Springer; 2011, usado com permissão.)

Função do Parênquima Pulmonar

A função do parênquima pulmonar refere-se à capacidade de troca pulmonar de oxigênio e dióxido de carbono entre o leito vascular pulmonar e os alvéolos. Tradicionalmente, a análise de dados de gasometria arterial como uma pressão parcial de oxigênio (Pao_2) abaixo de 60 mm Hg ou pressão parcial de dióxido de carbono ($Paco_2$) acima de 45 mm Hg são usados como indicador de advertência de maior risco de insuficiência respiratória. O indicador mais útil da função do parênquima pulmonar é a D_{LCO}, obtida durante os testes de função pulmonar. D_{LCO} está correlacionada à área de superfície funcional total da interface alveolar-capilar. A D_{LCO} corrigida pode ser usada para calcular um valor previsto pós-ressecção (ppo) usando o mesmo cálculo de VEF_1 (Eq. 1). Como em VEF_1, uma D_{LCO} prevista no pós-operatório acima de 40% está correlacionada a baixo risco de complicações pulmonares pós-operatórias.[21]

Interação Cardiopulmonar

A etapa final na avaliação da função respiratória é a avaliação da interação cardiopulmonar. Testes de exercício em laboratórios formais constituem o padrão ouro,[22] com o consumo máximo de oxigênio ($VO_{2máx}$) representando o indicador mais útil da evolução pós-toracotomia. Os riscos de morbidade e mortalidade são maiores se $VO_{2máx}$ estiver abaixo de 15 mL/kg/min. Testes de exercícios laboratoriais completos são caros e não estão disponíveis em todos os centros. Várias alternativas representam testes substitutos válidos para avaliação pré-toracotomia (descritos na Fig. 27.3).

Cintilografia de Ventilação/Perfusão

A previsão da função pulmonar pós-ressecção pode ser ainda mais refinada pela avaliação da contribuição pré-operatória do pulmão ou lobo que será ressecado usando cintilografia de ventilação/perfusão (cintilografia V/Q). Se o pulmão a ser ressecado for minimamente funcional, isto modificará o $ppoVEF_1$.

Avaliação Cardíaca Pré-operatória

Complicações cardíacas representam a segunda causa mais comum de morbidade perioperatória e morte na população de cirurgia torácica. A cirurgia intratorácica é considerada um fator de risco para eventos cardíacos adversos maiores pelo American College of Cardiology e pela American Heart Association.[23] Além disso, ocorre disritmia em 12% a 44% dos pacientes após cirurgia torácica ou esofágica, cuja maioria consiste em fibrilação atrial.[24] O início da fibrilação atrial ocorre com mais frequência nos dias 2 e 3 do pós-operatório, com o risco revertendo para o risco basal do paciente por volta da sexta semana. Os fatores de risco para fibrilação atrial pós-operatória incluem sexo masculino, pacientes mais idosos, magnitude da ressecção de pulmão ou esôfago, história de insuficiência cardíaca congestiva, doença pulmonar concomitante e duração do procedimento. Pode ser razoável fornecer diltiazém profilático a pacientes de alto risco (p. ex., pacientes mais idosos submetidos a pneumonectomia) para diminuir a incidência de fibrilação atrial pós-operatória.

Interrupção do Tabagismo

As complicações pulmonares são reduzidas em pacientes submetidos a ressecção pulmonar que deixam de fumar no perioperatório, independentemente do momento da interrupção antes da cirurgia.[25] O paciente deve ser encorajado a deixar de fumar na avaliação pré-operatória, uma vez que

---

Quadro 27.6 Considerações Anestésicas em Pacientes com Câncer de Pulmão (os Quatro MM)

Efeitos de **m**assa	Pneumonia obstrutiva, abscesso pulmonar, síndrome da veia cava superior, distorção traqueobrônquica, síndrome de Pancoast, paresia do nervo laríngeo recorrente ou do nervo frênico, extensão da parede torácica ou mediastinal
Anormalidades **m**etabólicas	Síndrome de Lambert-Eaton, hipercalcemia, hiponatremia, síndrome de Cushing
Metástases	Particularmente para encéfalo, osso, fígado, glândula suprarrenal
Medicamentos	Medicamentos quimioterápicos, toxicidade pulmonar (bleomicina, mitomicina), toxicidade cardíaca (doxorrubicina), toxicidade renal (cisplatina)

os pacientes podem ser mais receptivos à mensagem neste momento.

Avaliação do Paciente com Câncer de Pulmão

Pacientes submetidos a ressecção pulmonar devido a malignidades devem ser avaliados para os quatro MM: efeitos de *massa*, anormalidades *metabólicas*, *metástases* e *medicamentos*. Estas considerações são descritas no Quadro 27.6.

Indicações para Isolamento Pulmonar

As técnicas de isolamento pulmonar são projetadas para:

- Permitir VMP e, portanto, acesso cirúrgico ao tórax e estruturas adjacentes, por exemplo para ressecção pulmonar e cirurgia mediastinal, cardíaca, vascular, esofágica e da coluna.
- Controlar a ventilação, como em um paciente com fistula broncopleural.
- Prevenir contaminação do pulmão contralateral, como hemorragia pulmonar, fistula broncopleural e lavagem de pulmão total.
- Permitir padrões de ventilação diferenciais em pacientes com lesão pulmonar unilateral.

Opções para Isolamento Pulmonar

Existem várias opções para facilitar a ventilação seletiva de um pulmão. Estas incluem TDLs (Fig. 27.5), bloqueadores brônquicos (BBs) colocados por um tubo endotraqueal de luz única (TLU) (Fig. 27.11) e um tubo de luz única (tubo traqueal padrão ou tubo endobrônquico) colocado diretamente em um brônquio. As vantagens e desvantagens de cada dispositivo estão relacionadas na Tabela 27.5.

Anatomia das Vias Aéreas

Para colocar um dispositivo para isolamento pulmonar, o anestesista deve analisar a anatomia brônquica (Fig. 27.6). Sem este conhecimento, é fácil colocar um dispositivo

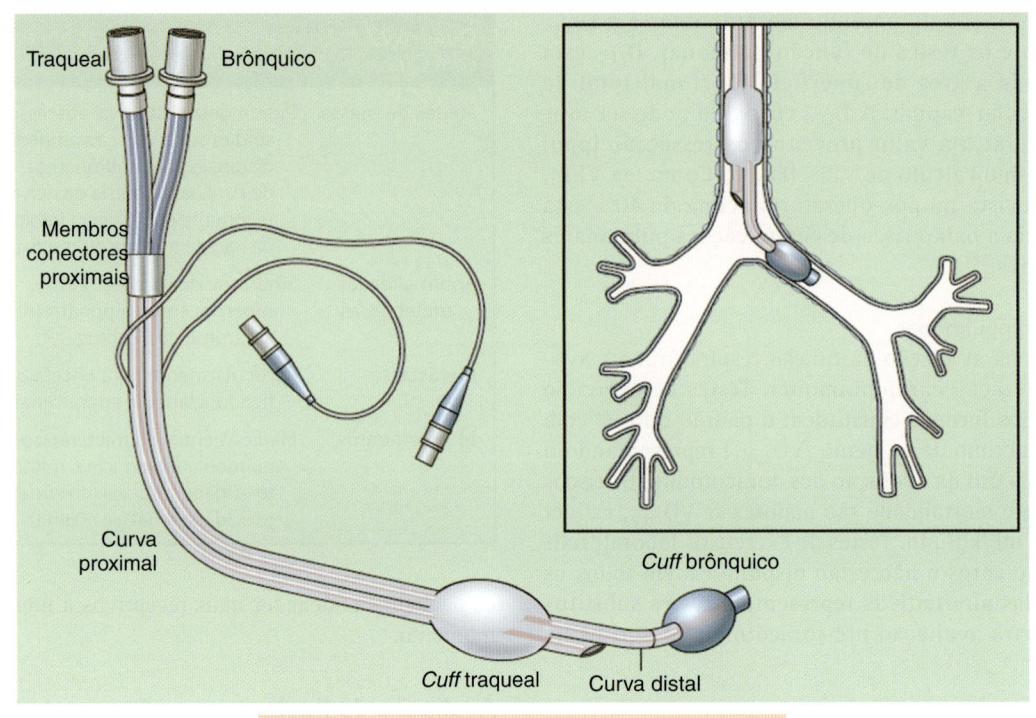

Fig. 27.5 Tubo endobrônquico de dupla luz esquerdo.

Tabela 27.5 Opções para Isolamento Pulmonar

Opção	Vantagens	Desvantagens
Tubo de dupla luz	Fácil de inserir com sucesso Reposicionamento raramente é necessário Broncoscopia para o pulmão isolado Aspiração para o pulmão isolado CPAP aplicada com facilidade Pode alternar ventilação monopulmonar para qualquer pulmão com facilidade A colocação é possível se a broncoscopia não estiver disponível	A seleção do tamanho é mais difícil Difícil inserção em pacientes com vias aéreas difíceis ou traqueias anormais Não é ideal para ventilação pós-operatória Possível trauma de laringe e brônquio
Bloqueadores brônquicos	A seleção do tamanho raramente é um problema Adicionado com facilidade a um TT regular Permite ventilação durante a colocação Colocação mais fácil em pacientes com vias aéreas difíceis e em crianças A ventilação bipulmonar no pós-operatório é fácil com a retirada do bloqueador Um isolamento lobar seletivo é possível CPAP para o pulmão isolado é possível	Mais tempo necessário para posicionamento Reposicionamento necessário com mais frequência Um broncoscópio é essencial para posicionamento Isolamento limitado do pulmão direito devido à anatomia do LSD A broncoscopia para o pulmão isolado é impossível Sucção mínima para o pulmão isolado É difícil alternar a ventilação monopulmonar para qualquer pulmão
Tubo endobrônquico	Colocação mais fácil em pacientes com vias aéreas difíceis *Cuff* curto projetado para isolamento pulmonar	A broncoscopia é necessária para colocação Não permite broncoscopia, sucção ou CPAP no pulmão isolado A ventilação monopulmonar é difícil para o pulmão direito
Tubo endotraqueal avançado para o brônquio	Colocação mais fácil em pacientes com vias aéreas difíceis	A broncoscopia é necessária para colocação Não permite broncoscopia, sucção ou CPAP no pulmão isolado *Cuff* não projetado para isolamento pulmonar A ventilação monopulmonar é extremamente difícil para o pulmão direito

CPAP, Pressão positiva contínua nas vias aéreas; *TT*, tubo traqueal; *LSD*, lobo superior do pulmão direito.

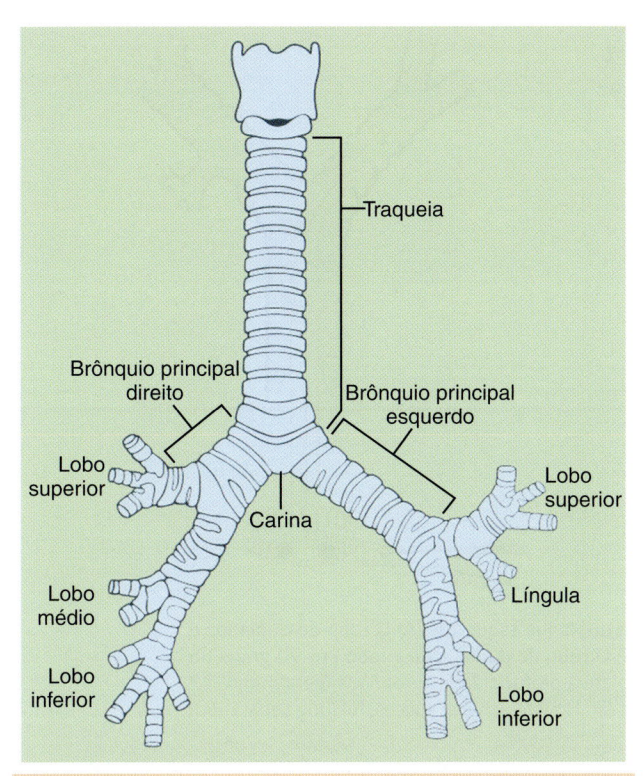

Fig. 27.6 Anatomia traqueobrônquica. O brônquio principal direito tipicamente mede 1,5 a 2 cm. O brônquio principal esquerdo tipicamente mede 4,5 a 5 cm.

Tabela 27.6	Seleção de Tamanho de Tubo de Dupla Luz com Base no Sexo e Altura de Pacientes Adultos	
Sexo	**Altura (cm)**	**Tamanho do Tubo de Dupla Luz (Fr)**
Feminino	< 160 (63 pol.)	35
	> 160	37
Masculino	< 170 (67 pol.)	39
	> 170	41

Observação: Para mulheres de baixa estatura (< 152 cm ou 60 pol), considerar um tubo de dupla luz de 32 Fr. Para homens de baixa estatura (< 160 cm), considerar um tubo de dupla luz de 37 Fr.

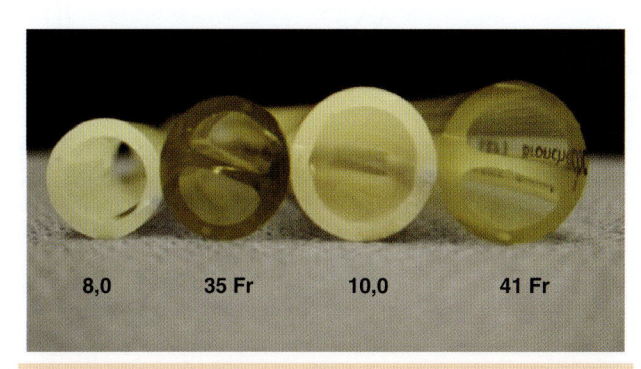

Fig. 27.7 Fotografia de cortes transversais de vários tubos de luz única e tubos de dupla luz, ilustrando o tamanho comparativo. (Cortesia do professor Jerome Klafta, Department of Anesthesia and Critical Care, University of Chicago.)

incorretamente e é difícil reconhecer e corrigir um posicionamento inadequado[26]

Os aspectos dignos de nota da anatomia brônquica incluem os seguintes:

- Carina: a bifurcação é "aguda", sem divisões adicionais observadas na luz esquerda ou direita
- Brônquio principal direito: tipicamente 1,5 a 2 cm
- Lobo superior direito: a única trifurcação na árvore traqueobrônquica, separação aberrante na região da carina ou acima em um a cada 250 pacientes
- Brônquio principal esquerdo: tipicamente 4,5 a 5 cm
- Lobos inferiores: podem ser identificados bilateralmente quando as fibras longitudinais do músculo traqueal descem para eles

Para uma descrição mais detalhada da anatomia bronquial, ver o simulador de broncoscopia online.[27]

Determinação do Tamanho do Tubo Endotraqueal de Dupla Luz

Não existe consenso sobre o método ideal para determinar o tamanho do TDL. Um TDL de tamanho ideal deve apresentar um diâmetro brônquico externo 1 a 2 mm menor que o diâmetro do brônquio para permitir o ajuste do *cuff* brônquico não inflado. Imagens de raios X de tórax podem ser usadas para ajudar na seleção do TDL.[28] A preferência dos autores é um método simplificado, baseado no sexo e altura do paciente (Tabela 27.6). Outra etapa importante

antes da inserção é verificar uma radiografia de tórax ou idealmente um corte coronal de tomografia computadorizada (TC) torácica para excluir uma anatomia aberrante, como obstrução endoluminal, desvio traqueal importante ou separação aberrante do lobo superior direito. É importante perceber que, em comparação com a TLUs, TDLs apresentam um grande diâmetro externo e não devem ser avançados contra uma resistência (Fig. 27.7).

Métodos de Inserção de um Tubo de Dupla Luz Esquerdo

Duas técnicas costumam ser usadas para inserir um TDL no lado esquerdo. Uma é a técnica cega: a luz endobrônquica do TDL é passada pela glote por laringoscopia e o TDL é então virado a 90 graus no sentido anti-horário e avançado até que se sinta uma resistência (Fig. 27.8). A inserção cega isoladamente provoca posicionamento inadequado em aproximadamente 35% dos casos e, portanto, a confirmação da posição com um broncoscópio flexível é importante.[29,30]

A técnica alternativa envolve a visualização direta com o uso de um broncoscópio flexível. A ponta da luz endobrônquica é passada pela glote, o TDL é girado em 90 graus no sentido anti-horário e o TDL é avançado de modo que o *cuff* traqueal simplesmente ultrapasse a

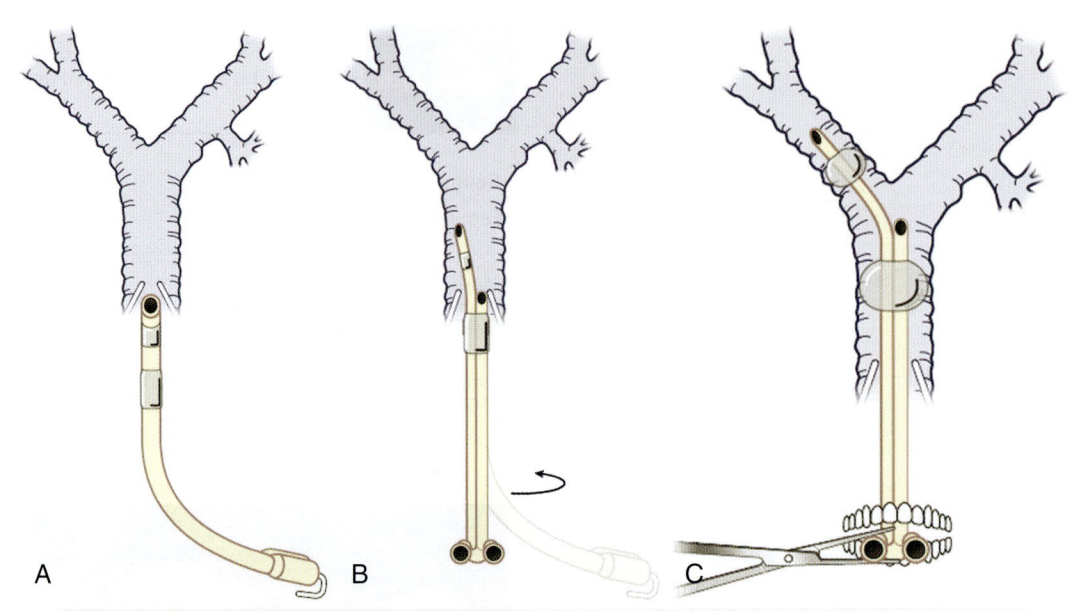

A   B   C

Fig. 27.8 Método cego para colocação de um tubo de dupla luz esquerdo. (A) O tubo de dupla luz é passado com laringoscopia além das cordas vocais. (B) O tubo de dupla luz é girado em 90 graus no sentido anti-horário. (C) O tubo de dupla luz é avançado até a profundidade apropriada (geralmente 27 a 29 cm, com a marca no nível dos dentes). (De Campos JH. How to achieve successful lung separation. *SAJAA*. 2008;14:22-26.)

glote. Um broncoscópio flexível é então inserido na luz endobrônquica até sua abertura e o TDL e o broncoscópio são avançados simultaneamente para o brônquio correto. Alternativamente, o broncoscópio pode ser avançado pela luz endobrônquica e para o brônquio principal esquerdo, com o TDL avançado sobre ele.

Posicionamento de um Tubo de Dupla Luz Esquerdo

O posicionamento correto de um TDL é importante para evitar ventilação do pulmão colapsado, o que pode obscurecer o campo de visão do cirurgião, e o colapso parcial do pulmão ventilado, resultando em hipoxemia. A ausculta por si só não é confiável para confirmação da posição do TDL. Ela ainda é útil porque aumentará o índice de suspeita do anestesista em relação ao posicionamento inadequado antes da broncoscopia, uma vez que a correção de um TDL colocado incorretamente pode ser confusa para profissionais inexperientes.[26] A ausculta e a broncoscopia devem ser usadas no início, quando o TDL é colocado, e novamente após o paciente ser reposicionado.

A broncoscopia com um broncoscópio pediátrico (≥ 3,5 mm diâmetro) é realizada inicialmente pela luz traqueal para garantir que a porção endobrônquica do DLT seja deixada no brônquio e que o manguito endo-brônquico azul esteja a aproximadamente 5 mm abaixo da carina da traqueia (Fig. 27.9). A separação do lobo superior direito deve ser identificada neste momento para confirmar os pontos de referência anatômicos. O broncoscópio é removido e reinserido na luz brônquica, garantindo que

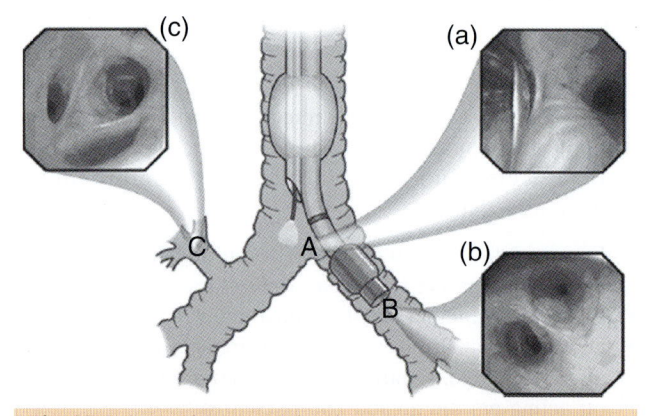

Fig. 27.9 Exame broncoscópico de um tubo de dupla luz de Mallinckrodt esquerdo com posicionamento ótimo. (*a*) O broncoscópio é passado pela luz traqueal e a borda do manguito endobrônquico é observada 5 mm abaixo da carina da traqueia. Um marcador de linha branca é visto acima da carina da traqueia. (*b*) O broncoscópio é avançado através da luz endobrônquica e uma visão clara da bifurcação brônquica esquerda (brônquios superior esquerdo e inferior esquerdo) é observada. (*c*) Uma visão nítida do brônquio do lobo superior direito e seus três orifícios confirmam que este é o lado direito. (De Campos JH. Update on tracheobronchial anatomy and flexible fiberoptic bronchoscopy in thoracic anesthesia. *Curr Opin Anaesthesiol*. 2009;22:4-10.)

os lobos superior e inferior esquerdos possam ser vistos. Os dois lobos devem ser identificados para garantir que a migração distal da luz endobrônquica não tenha causado a inserção no lobo inferior esquerdo e oclusão do lobo superior esquerdo.

Quadro 27.7 Indicações para um Tubo de Dupla Luz Direito

Distorção da anatomia da entrada do brônquio principal esquerdo
- Compressão externa ou tumor intraluminal
- Aneurisma na aorta torácica descendente
- Local da cirurgia envolvendo o brônquio principal esquerdo
- Transplante do pulmão esquerdo
- Ruptura traqueobrônquica no lado esquerdo
- Pneumonectomia no lado esquerdo[a]
- Ressecção em bainha no lado esquerdo

[a]É possível manejar uma pneumonectomia à esquerda com um tubo de dupla luz esquerdo (TDL) ou bloqueador brônquico, porém o TDL ou o bloqueador devem ser retirados antes do grampeamento do brônquio principal esquerdo.

Indicações para um Tubo de Dupla Luz Direito

Embora um TDL do lado esquerdo seja usado com mais frequência para procedimentos torácicos, existem situações clínicas específicas em que o uso de um TDL no lado direito está indicado (Quadro 27.7). Um DLT no lado direito incorpora um manguito modificado e uma fenda na luz endobrônquica para permitir a ventilação do lobo superior direito (Fig. 27.10). A anatomia traqueobrônquica deve ser verificada antes da inserção do DLT no lado direito (TC ou broncoscopia) para confirmar o posicionamento normal do orifício do lobo superior direito.

Posicionamento de um Bloqueador Brônquico

O método para inserção de um BB depende do modelo do bloqueador. Três BBs comercialmente disponíveis são mostrados na Figura 27.11. O princípio que une os BBs é sua inserção no interior de um TLU com progressão para o brônquio principal esquerdo ou direito ou, com menos frequência, para um lobo. O *cuff* do BB é inflado para obstruir a luz (Fig. 27.12), permitindo o isolamento pulmonar e um pequeno canal dentro do bloqueador pode ser usado para aplicar aspiração ao pulmão, insuflação intermitente com oxigênio e aplicação de PEEP. Um adaptador é fixado ao TLU, permitindo a inserção de um BB ou um broncoscópio flexível e a fixação ao circuito anestésico. As vantagens e desvantagens de BBs em comparação com outros métodos de isolamento pulmonar são apresentadas na Tabela 27.5.

Considerações Fisiológicas da Ventilação Monopulmonar na Posição Lateral

O início da VMP com um tórax aberto na posição lateral (Capítulo 19) expõe as alterações fisiológicas que melhoram o equilíbrio entre ventilação e perfusão em comparação com a ventilação bipulmonar (VBP) com um tórax fechado. A perfusão em um pulmão não ventilado e não dependente diminui devido à vasoconstrição pulmonar hipóxica e à gravidade, consequentemente favorecendo a perfusão do pulmão dependente e ventilado e diminuindo o *shunt*

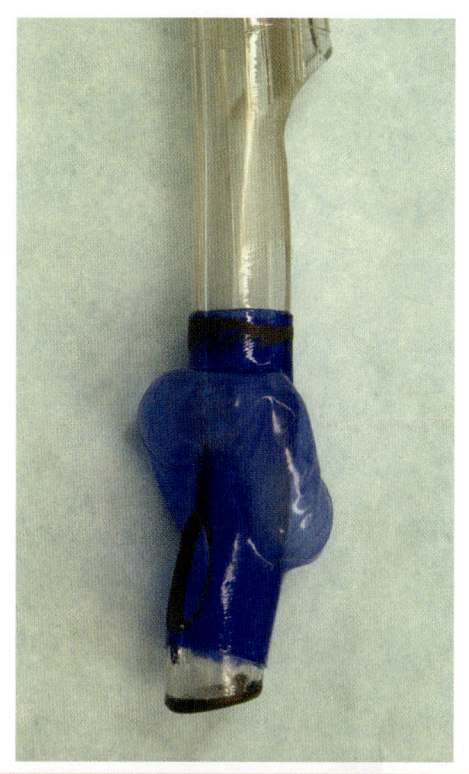

Fig. 27.10 Um tubo de dupla luz direito de Mallinckrodt. Observar o *cuff* modificado que permite o isolamento do pulmão direito e a fenda na luz endobrônquica para permitir a ventilação do lobo superior direito. (Cortesia do Dr. Andrew Deacon, Department of Anesthesia, The Canberra Hospital, Australia.)

(Fig. 27.13). As alterações do débito cardíaco podem ter efeitos variáveis, mas tipicamente o *shunt* é mais baixo (e Po_2 arterial é maior) com um débito cardíaco "normal" durante VMP.[31,32]

A ventilação do pulmão não dependente é interrompida em virtude do isolamento pulmonar. A complacência do pulmão dependente diminui devido ao desvio cefálico do diafragma após a indução da anestesia e relaxamento muscular, desvio mediastinal após a abertura do tórax e compressão e manipulação cirúrgica do mediastino. Esta diminuição da complacência e da FRC pode melhorar com a aplicação de PEEP. PEEP (5 a 10 cm de H_2O) no pulmão dependente também ajuda a reduzir o fluxo sanguíneo no pulmão não dependente, uma vez que a resistência vascular pulmonar é mais baixa na FRC (Fig. 27.14). PEEP em excesso pode aumentar a resistência vascular pulmonar, aumentando assim o fluxo de sangue para o pulmão não dependente e agravando o *shunt*.

Condução da Anestesia

Qualquer técnica anestésica que forneça uma anestesia geral segura e estável pode ser usada para a cirurgia torácica. Embora os anestésicos voláteis prejudiquem a vasoconstrição pulmonar hipóxica, isto ocorre apenas em uma concentração alveolar mínima (MAC) acima do

IV

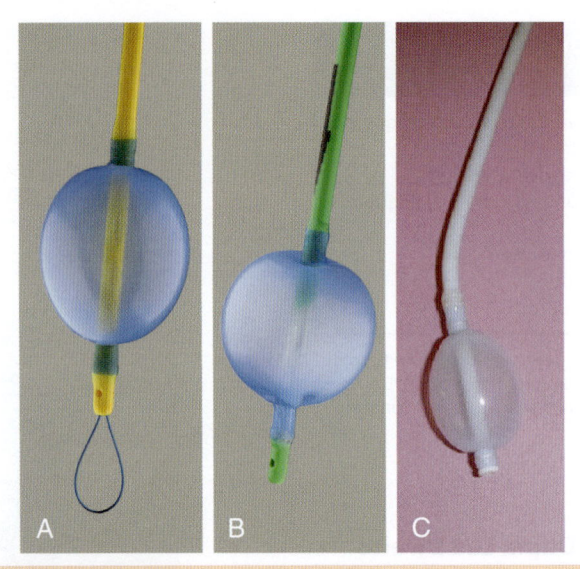

Fig. 27.11 Três bloqueadores endobrônquicos disponíveis comercialmente. (A) Bloqueador endo-brônquico Arndt (Cook Critical Care, Bloomington, IN). (B) Bloqueador Cohen Flexitip (Cook Critical Care, Bloomington, IN). (C) Fuji Unibloker (Fuji Systems Corporation, Tokyo, Japan).

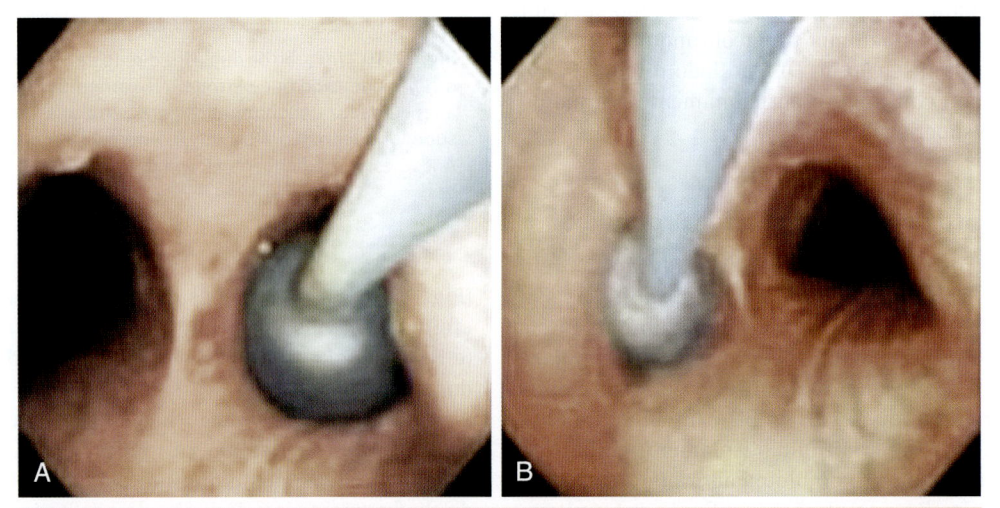

Fig. 27.12 Colocação de um bloqueador brônquico. Posicionamento correto de um bloqueador nos brônquios principais direito (*A*) e esquerdo (*B*), observado por um broncoscópio na traqueia logo acima da carina. (De Campos JH. How to achieve successful lung separation. *SAJAA*. 2008;14:22-26.)

uso de rotina e não há uma vantagem nítida da anestesia intravenosa total com propofol em comparação com um anestésico volátil em termos da fração de *shunt* ou hipoxemia.[33-35]

A maioria dos procedimentos de cirurgia torácica tem duração moderada (2-4 horas) e é realizada na posição lateral com um hemitórax aberto e VMP. Além disso, o cirurgião está operando em grande proximidade com estruturas importantes, como o coração e os grandes vasos, e o acesso ao paciente é limitado após o posicionamento lateral. Portanto, a relação risco-benefício para o monitoramento intraoperatório favorece uma conduta excessivamente invasiva no início.

A escolha do monitoramento deve ser orientada pelo conhecimento das complicações que tenham probabilidade de ocorrer (Tabela 27.7). Um cateter intra-arterial permite o monitoramento hemodinâmico e a análise dos gases arteriais. A prática dos autores consiste em inserir cateteres intra-arteriais em todos os casos torácicos, com exceção dos mais simples (p. ex., uma ressecção em cunha), realizados em pacientes com comorbidades. Cateteres venosos centrais permitem a infusão de agentes vasoativos, ajudando a estabilidade hemodinâmica em pacientes com risco de hemorragia intraoperatória ou hipervolemia pós-operatória, como no casos de pneu-monectomia, procedimentos complexos e toracotomia de

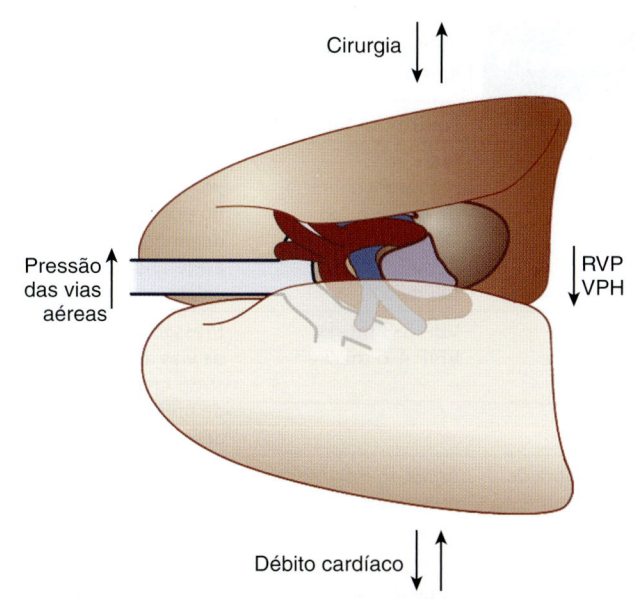

Fig. 27.13 Fatores que afetam a distribuição do fluxo sanguíneo pulmonar durante a ventilação monopulmonar. A vasoconstrição pulmonar hipóxica (VPH) e o colapso do pulmão não ventilado, que aumenta a resistência vascular pulmonar (RVP), tendem a redistribuir o fluxo sanguíneo para o pulmão ventilado. O gradiente de pressão nas vias aéreas entre os lados ventilado e não ventilado do tórax tende a encorajar o fluxo sanguíneo do pulmão não ventilado. A cirurgia e o débito cardíaco podem ter efeitos variáveis, aumentando ou diminuindo o fluxo proporcional para o pulmão ventilado.

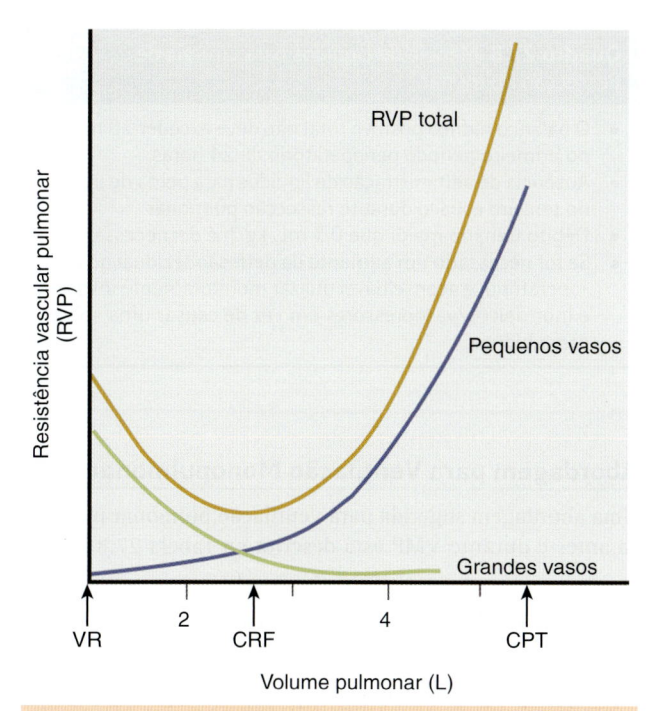

Fig. 27.14 Relação entre resistência vascular pulmonar (RVP) e volume pulmonar. A RVP é mais baixa na capacidade residual funcional (CRF) e aumenta conforme o volume pulmonar diminui até o volume residual (VR), o que é causado principalmente por um aumento da resistência dos grandes vasos pulmonares. RVP também aumenta quando o volume pulmonar aumenta acima da CRF na direção da capacidade pulmonar total (CPT) como resultado de um aumento na resistência dos pequenos vasos interalveolares.

repetição. O hemitórax aberto fornece uma grande área de superfície para resfriamento por evaporação, e por isso são necessários dispositivos para medir e manter a normotermia do paciente.

Outro monitor útil durante VMP é a espirometria contínua. Disponível na maioria dos ventiladores modernos, ela permite o monitoramento contínuo dos volumes, pressões e fluxos inspiratórios e expiratórios. A atenção às diferenças entre os volumes inspirados e expirados durante VMP pode indicar um vazamento de ar e perda do isolamento pulmonar (> 30 mL/respiração). Durante VBP após ressecção pulmonar, esta diferença está correlacionada a um vazamento de ar pelo parênquima pulmonar. O desenvolvimento de aprisionamento gasoso em pacientes com doença pulmonar obstrutiva é indicado por um fluxo expiratório final persistente.

Abordagem para Manejo de Líquidos Intravenosos

A administração de líquidos intravenosos pretende manter a euvolemia, ou seja, apenas a reposição de déficits e manutenção do volume intravascular. Um balanço hídrico positivo acima de 3 a 4 L nas primeiras 24 horas foi associado a lesão pulmonar aguda pós-pneumonectomia[36] O Quadro 27.8 descreve a abordagem dos autores para o manejo de líquidos.

Tabela 27.7	Complicações Intraoperatórias que Ocorrem com Maior Frequência durante a Toracotomia
Complicação	**Causa**
Hipoxemia	*Shunt* intrapulmonar durante ventilação monopulmonar
Hipotensão súbita	Compressão cirúrgica do coração ou grandes vasos
Alterações súbitas da pressão ou volume ventilatório	Movimento do tubo endobrônquico/bloqueador, vazamento de ar
Arritmia	Irritação mecânica do coração
Broncoespasmo	Estimulação direta das vias aéreas, maior frequência de doença reativa das vias aéreas
Hemorragia	Perda cirúrgica de sangue pelos grandes vasos ou pleura inflamada
Hipotermia	Perda de calor devido ao hemitórax aberto

IV

> **Quadro 27.8** Manejo de Líquidos para Cirurgia de Ressecção Pulmonar
>
> - O balanço hídrico positivo total não deve exceder 20 mL/kg no primeiro período perioperatório de 24 horas.
> - Ausência de administração de líquidos para perda de líquido no terceiro espaço durante ressecção pulmonar.
> - Débito urinário maior que 0,5 mL/kg/h é desnecessário.
> - Se for necessário um aumento da perfusão tecidual no pós-operatório, é aconselhável utilizar monitoramento invasivo e inotrópicos/vasopressores em vez de causar uma sobrecarga hídrica.

Abordagem para Ventilação Monopulmonar

Uma abordagem sugerida para ventilação pulmonar protetora antes e durante VMP está descrita na Tabela 27.8.

Previsão de Hipóxia Intraoperatória

Existem muitos fatores relacionados ao paciente, à cirurgia e à posição que podem ser usados para prever quais pacientes correm risco de hipoxemia durante VMP. Estes fatores estão descritos no Quadro 27.9.

Manejo da Hipóxia durante Ventilação Monopulmonar

Menos de 5% dos pacientes desenvolvem hipóxia durante VMP.[37] Embora não exista um consenso quanto ao menor valor aceitável de Spo_2 ou Po_2 durante VMP, uma Spo_2 abaixo de 94% tipicamente indica um problema. Um plano gradual para manejo desta complicação é mostrado na Tabela 27.9. A causa mais comum de dessaturação durante VMP é o posicionamento inadequado do DLT (ou seja, o DLT avançou e está ocluindo o lobo superior),[37] que, portanto, deve ser investigado com um broncoscópio.

Conclusão da Cirurgia

Um plano sugerido para extubação traqueal no fim da ressecção pulmonar é descrito na Figura 27.15. Um pré-requisito para extubação da traqueia é um paciente alerta, aquecido e confortável (AAC).

Manejo da Dor

A toracotomia posterolateral é uma das incisões cirúrgicas mais dolorosas. As melhorias das técnicas analgésicas nos últimos 30 anos contribuíram para uma diminuição da taxa de mortalidade pós-operatória nestes procedimentos.[38] Nenhuma técnica analgésica isolada é capaz de bloquear os múltiplos aferentes sensoriais que transmitem estímulos nociceptivos após a toracotomia (nervos torácico e cervical, vago e frênico); portanto, a analgesia deve ser multimodal. A escolha ideal é baseada em fatores do paciente (contraindicações, preferências), fatores cirúrgicos (tipo de incisão) e fatores do sistema hospitalar (equipamento disponível, monitoramento, suporte de enfermagem,

Tabela 27.8 Abordagem Sugerida para Ventilação Monopulmonar

Parâmetro	Aplicação Sugerida	Explicação
Fio_2	Indução e manutenção inicial de Fio_2 em 1,0 Diminuir Fio_2 durante VMP, se tolerado	Ajuda na atelectasia por absorção no pulmão não dependente, acelerando o colapso pulmonar
Volume corrente	VBP 6-8 mL/kg VMP 4-6 mL/kg[a]	Pressão de pico de vias aéreas < 35 cm H_2O, platô de pressão das vias aéreas < 25 cm H_2O
Manobra de recrutamento	Antes do isolamento pulmonar Durante VMP, quando necessário	Reverte a atelectasia no pulmão ventilado melhorando Po_2 durante VMP[a]
Pressão expiratória final positiva	PEEP de rotina 5-10 cm para o pulmão dependente	Ausência de PEEP em pacientes com doença obstrutiva
Frequência respiratória	Frequência respiratória de 12-16 respirações/min.	Pode ser maior, se necessário
Pco_2	Hipercapnia permissiva durante VMP	Ajuda a manter pH $\geq$ 7,20
Modo	Controlado por volume ou pressão	Controle por pressão para pacientes com risco de lesão pulmonar como bolhas, doença pulmonar preexistente, pneumonectomia, transplante de pulmão

VMP, Ventilação monopulmonar; *PEEP*, pressão expiratória final positiva; *VBP*, ventilação bipulmonar.
[a]Unzueta C, Tusman G, Suarez-Sipmann F, et al. Alveolar recruitment improves ventilation during thoracic surgery: a randomized controlled trial. Br J Anaesth. 2012;108:517–524.

> **Quadro 27.9** Fatores Correlacionados a um Maior Risco de Dessaturação durante a Ventilação Monopulmonar
>
> - Maior porcentagem de ventilação ou perfusão no pulmão operado no exame de cintilografia V/Q pré-operatório
> - Pao_2 inadequada durante ventilação bipulmonar, em particular na posição lateral intraoperatoriamente
> - Toracotomia do lado direito
> - Espirometria pré-operatória normal (FEV1 ou FVC) ou doença pulmonar restritiva
> - Posição supina durante ventilação monopulmonar

FEV1, Volume expiratório forçado em 1 segundo; FVC, capacidade residual funcional; Pao_2, pressão parcial de oxigênio (arterial); V/Q, relação ventilação/perfusão.

Tabela 27.9 Manejo da Hipoxemia durante Ventilação Monopulmonar	
Manejo	**Observações**
F_{IO_2} de 1.0	Se já não tiver sido feito
Verificar posição do DLT por broncoscópio	A luz brônquica pode ser muito profunda, ocluindo o brônquio do lobo superior
Otimizar débito cardíaco	Um débito cardíaco alto ou baixo pode contribuir para hipóxia Diminuir anestesia volátil para < 1 MAC
Manobra de recrutamento para o pulmão dependente (ventilado) + aplicação de PEEP 5-10 cm H_2O se já não tiver sido aplicado (com exceção de pacientes com doença enfisematosa)	Reverter atelectasia no pulmão dependente O recrutamento do pulmão ventilado aumentará temporariamente o fluxo sanguíneo e, portanto, o *shunt* para o pulmão operado
Insuflação passiva de O_2 no pulmão operado	Cateter de sucção inserido no TDL conectado ao O_2 a 1-2 L/min Mais efetivo se o pulmão for reinflado parcialmente antes da oxigenação
Manobra de recrutamento parcial para o pulmão operado seguida por CPAP a 1-5 cm H_2O	O pulmão não dependente (operado) será parcialmente inflado, obscurecendo o acesso cirúrgico durante VATS Buscar o uso da PEEP mais baixa possível
Insuflação lobar de O_2 usando broncoscópio	O_2 conectado a uma porta de trabalho do broncoscópio, O_2 intermitente insuflado durante o período de VMP
Colapso lobar usando um bloqueador brônquico, se possível	Isolamento apenas do lobo a ser operado
Reinflação intermitente do pulmão Oclusão temporária da artéria pulmonar	

Observação: Esta tabela discute apenas o manejo específico para início gradual de hipoxemia durante a ventilação monopulmonar e é apresentada do aspecto do acesso cirúrgico menos invasivo para o mais invasivo. Uma hipoxemia súbita e grave deve ser tratada informando-se o cirurgião do problema, com reinflação do pulmão isolado desde que seja seguro fazê-lo e ventilação bipulmonar, ao mesmo tempo que se tenta identificar e controlar a causa.
CPAP, Pressão positiva contínua nas vias aéreas; *TDL*, tubo de dupla luz; *MAC*, concentração alveolar mínima; *VMP*, ventilação monopulmonar; *PEEP*, pressão expiratória final positiva; *VATS*, cirurgia torácica auxiliada por vídeo.

IV

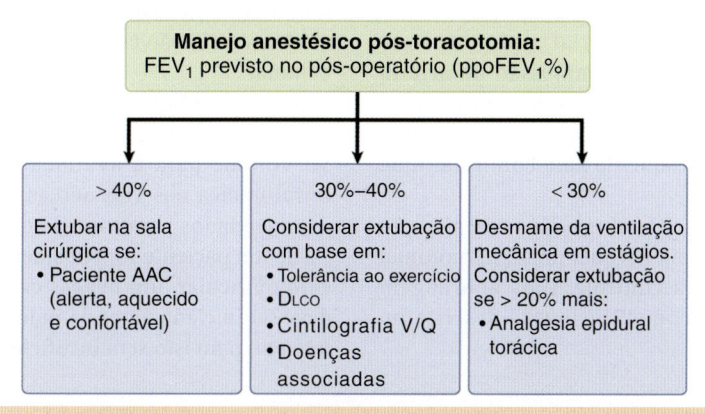

Fig. 27.15 Manejo anestésico orientado pela avaliação pré-operatória e quantidade de tecido pulmonar funcionante removido durante a cirurgia. D_{LCO}, Capacidade de difusão pulmonar para monóxido de carbono; *FEV₁*, volume expiratório forçado em 1 segundo; *V/Q*, ventilação/perfusão. (De Slinger PD, ed. *Principles and Practice of Anesthesia for Thoracic Surgery*. New York: Springer; 2011, usado com permissão.)

familiaridade institucional com as técnicas). A técnica analgésica pós-toracotomia ideal inclui opioides, agentes anti-inflamatórios e anestesia regional (Capítulo 40).

MEDIASTINOSCOPIA

A mediastinoscopia para o estadiamento de câncer de pulmão antes da ressecção em grande parte foi substituída pela aspiração por agulha transbrônquica orientada por ultrassom endobrônquico (EBUS),[39] que pode ajudar o diagnóstico de massas mediastinais anteriores e superiores.

O acesso cirúrgico mais comum é obtido por uma pequena incisão transversal na linha média (2 a 3 cm), superiormente à incisura jugular do esterno. O acesso cirúrgico é limitado e existem muitas estruturas que podem ser comprimidas ou transeccionadas, como a traqueia e os brônquios, a pleura, os grandes vasos (particularmente a artéria e veia inominada), vasos linfáticos, os nervos frênico e laríngeo recorrente e o esôfago.

Quadro 27.10 Manejo Anestésico da Hemorragia na Mediastinoscopia

1. Interromper a cirurgia e comprimir a ferida. Existe um risco sério de que o paciente chegue ao ponto de colapso hemodinâmico se a equipe cirúrgico-anestésica não perceber rapidamente que há um problema.
2. Iniciar a ressuscitação e pedir ajuda, tanto anestésica quanto cirúrgica.
3. Obter acesso intravenoso de grande calibre nos membros inferiores.
4. Colocar uma linha arterial (se não tiver sido colocada na indução).
5. Obter sangue compatível na sala cirúrgica.
6. Colocar um tubo de dupla luz ou bloqueador brônquico se o cirurgião acreditar que a toracotomia é uma possibilidade.
7. Quando o paciente estiver estabilizado e todos os preparativos forem realizados, o cirurgião pode voltar a explorar a incisão cirúrgica.
8. Converter para esternotomia ou toracotomia, se indicado.

Tabela 27.10 Manejo de Complicações de Massas Mediastinais com Possível Risco à Vida

Complicação	Opções de Conduta
Obstrução das vias aéreas	Manutenção da ventilação espontânea, evitar relaxantes musculares Intubação após despertar com fibra óptica usando tubo endotraqueal ou endobrônquico de luz única distalmente à obstrução Reposicionamento do paciente: a posição ótima é determinada antes da indução com base nos sintomas do paciente Broncoscopia rígida e ventilação distal à obstrução; broncoscopista experiente e equipamento na sala no momento da indução
Colapso cardiovascular	Acesso intravenoso no membro inferior (IV de grande calibre com ou sem linha central) Reposicionamento do paciente *Bypass* cardiopulmonar eletivo pré-indução em casos extremos

Qualquer técnica anestésica pode ser usada para mediastinoscopia. Embora a anestesia local possa ser usada em pacientes cooperativos e motivados com lesões relativamente superficiais, a anestesia geral com TLU é típica. É importante que o paciente esteja imóvel, uma vez que movimentos ou tosse podem provocar complicações cirúrgicas. Uma linha arterial provavelmente não deve ser inserida, a não ser que existam fatores incomuns do paciente ou da cirurgia. É útil monitorar o pulso na mão direita (oxímetro de pulso, linha arterial, dedo do anestesista) uma vez que pode ocorrer compressão da artéria inominada que fornece sangue para a artéria carótida pelo mediastinoscópio. Um manguito de pressão arterial não invasivo é colocado no braço esquerdo para confirmar uma compressão da inominada.

Hemorragia mediastinal maciça talvez seja a complicação mais temida da mediastinoscopia e requer uma esternotomia mediana ou toracotomia para controle. Uma abordagem sugerida para manejo desta complicação está descrita no Quadro 27.10.

MASSAS MEDIASTINAIS

Pacientes com massas mediastinais, em particular massas anteriores e superiores, apresentam problemas específicos para o cuidado anestésico. Massas mediastinais podem provocar obstrução das vias aéreas principais distalmente a um tubo endotraqueal e estruturas vasculares importantes, como as artérias pulmonares principais, átrio e veia cava superior. Pacientes sintomáticos ou que apresentem compressão importante destas estruturas vitais visíveis nos exames de TC provavelmente apresentarão maior risco de colapso respiratório ou cardiovascular com risco de vida. Mortes durante anestesia ocorrem principalmente em crianças devido à via aérea cartilaginosa mais compressível e à dificuldade para obter uma história de sintomas posturais.

A anestesia geral é potencialmente perigosa para um paciente com massa mediastinal por vários motivos. A anestesia geral provoca uma diminuição do volume pulmonar com desvio cefálico do diafragma e relaxamento da musculatura lisa brônquica, resultando em maior compressão das vias aéreas pela massa sobrejacente. Além disso, a paralisia induzida por relaxantes musculares provoca a perda do gradiente de pressão transpleural normal e uma diminuição subsequente do calibre das vias aéreas. Se possível, a ventilação espontânea deve ser mantida e a paralisia evitada.

Uma abordagem sugerida para o manejo de possíveis complicações é descrita na Tabela 27.10. Circuitos de fluxo-volume para a avaliação da gravidade da obstrução intratorácica das vias aéreas não são confiáveis e não são recomendados para tomada de decisão.[40,41]

Se um paciente for considerado de alto risco para colapso cardiovascular, um *bypass* cardiopulmonar femorofemoral deve ser iniciado antes da indução da anestesia, uma vez que o tempo para isto será insuficiente após o colapso cardiovascular.

PERGUNTAS DO DIA

1. Um paciente com doença pulmonar obstrutiva crônica (DPOC) é programado para cirurgia. Que complicações tratáveis de DPOC devem ser abordadas durante a avaliação pré-operatória?
2. Um paciente com apneia obstrutiva do sono (AOS) requer cirurgia abdominal. Que medidas podem ser tomadas para diminuir o risco de depressão respiratória pós-operatória ou obstrução das vias aéreas?
3. Um paciente está realizando uma avaliação médica antes da ressecção de uma massa pulmonar. Que testes devem ser realizados para prever os riscos de complicações pulmonares pós-operatórias?

4. Que achados broncoscópicos confirmam a colocação adequada de um tubo de dupla luz no lado esquerdo?

5. Um paciente submetido a ventilação monopulmonar (VMP) durante uma ressecção pulmonar gradualmente desenvolve hipoxemia durante um período de 20 minutos. Que medidas devem ser tomadas para encerrar a hipóxia em desenvolvimento?

6. Um paciente comparece para ressecção de uma massa mediastinal. Que fatores do paciente estão associados a um maior risco de colapso respiratório ou cardiovascular durante a cirurgia? Se uma obstrução das vias aéreas ocorrer após a indução da anestesia, quais são as etapas seguintes no manejo de um paciente com estas massas?

REFERÊNCIAS

1. Fanta CH. Asthma. *N Engl J Med.* 2009;360:1002-1014.

2. Rooke GA, Choi JH, Bishop MJ. The effect of isoflurane, halothane, sevoflurane, and thiopental/nitrous oxide on respiratory system resistance after tracheal intubation. *Anesthesiology.* 1997;86:1294-1299.

3. Goff MJ, Arain SR, Ficke DJ, et al. Absence of bronchodilation during desflurane anesthesia: a comparison to sevoflurane and thiopental. *Anesthesiology.* 2000;93:404-408.

4. Rennard SI. Chronic obstructive pulmonary disease: definition, clinical manifestations, diagnosis, and staging. In: Stoller JK, ed. *UpToDate.* Waltham, MA: UpToDate; 2015. Accessed July 29, 2015.

5. Wilson FA, Heunks L. Oxygen induced hypercapnia in COPD: myths and facts. *Crit Care.* 2012;16:323-328.

6. Morano M, Araujo A, Nascimento F, et al. Preoperative pulmonary rehabilitation versus chest physical therapy in patients undergoing lung cancer resection. *Arch Phys Med Rehab.* 2013;94:53-58.

7. Huffmayer J, Littlewood K, Nemergut E. Perioperative management of the adult with cystic fibrosis. *Anesth Analg.* 2009;109:1949-1961.

8. Olsen E, Chung F, Seet E. Surgical risk and the preoperative evaluation and management of adults with obstructive sleep apnea. In: Jones S, Collop N, eds. *UpToDate.* Waltham, MA: UpToDate; 2014. Accessed July 29, 2015.

9. Galie N, Hoeper MM, Humbert H, et al. Guidelines for the diagnosis and treatment of pulmonary hypertension. *Eur Heart J.* 2009;30:2493-2537.

10. Pilkington SA, Taboada D, Martinez G. Pulmonary hypertension and its management in patients undergoing non-cardiac surgery. *Anaesthesia.* 2015;70:56-70.

11. Lai HC, Lai HC, Wang KY, et al. Severe pulmonary hypertension complicates postoperative outcome of non-cardiac surgery. *Br J Anaesth.* 2007;99(2):184-190.

12. Banks DA, Pretorius GV, Kerr KM, Manecke GR. Pulmonary endarterectomy: part II. Operation, anesthetic management, and postoperative care. *Semin Cardiothorac Vasc Anesth.* 2014;18(4):331-340.

13. Maxwell BG, Jackson E. Role of ketamine in the management of pulmonary hypertension and right ventricular failure. *J Cardiothorac Vasc Anesth.* 2012;26:e24.

14. Currigan DA, Hughes RJA, Wright CE, et al. Vasoconstrictor responses to vasopressor agents in human pulmonary and radial arteries. *Anesthesiology.* 2014;121:930-936.

15. Wauthy P, Abdel Kafi S, Mooi WJ, et al. Inhaled nitric oxide versus prostacyclin in chronic shunt-induced pulmonary hypertension. *J Thorac Cardiovasc Surg.* 2003;126(5): 1434-1441.

16. Jerath A, Srinivas C, Vegas A, et al. The successful management of severe protamine-induced pulmonary hypertension using inhaled prostacyclin. *Anesth Analg.* 2010;110:365-369.

17. Smelickerdstadt KG, Cramb R, Morison DH. Pulmonary hypertension and pregnancy: a series of eight cases. *Can J Anesth.* 1994;41:502-512.

18. Missant C, Claus P, Rex S, Wouters PF. Differential effects of lumbar and thoracic epidural anesthesia on the haemodynamic response to acute right ventricular pressure overload. *Br J Anaesth.* 2009;104:143.

19. Licker M, Widikker I, Robert J, et al. Operative mortality and respiratory complications after lung resection for cancer: impact of chronic obstructive pulmonary disease and time trends. *Ann Thorac Surg.* 2006;81:1830-1837.

20. Lim E, Baldwin D, Beckles M, et al. British Thoracic Society; Society for Cardiothoracic Surgery in Great Britain and Ireland Guidelines on the radical management of patients with lung cancer. *Thorax.* 2010;65(suppl 3): iii1-iii27.

21. Spiro SG, Gould MK, Colice GK. Initial evaluation of the patient with lung cancer ACCP evidence-based clinical practice guidelines (2nd edition). *Chest.* 2007;132:149S-160S.

22. Weisman IM. Cardiopulmonary exercise testing in the preoperative assessment for lung resection surgery. *Semin Thorac Cardiovasc Surg.* 2001;13:116-125.

23. Fleisher LA, Fleishmann KE, Auerbach AD, et al. 2014 ACC/AHA guideline on perioperative cardiovascular evaluation and management of patients undergoing noncardiac surgery. *J Am Coll Cardiol.* 2014;64(22):e77-e137.

24. Fernando HC, Jaklitsch MT, Walsh GL, et al. The society of thoracic surgeons practice guideline on prophylaxis and management of atrial fibrillation associated with general thoracic surgery: executive summary. *Ann Thorac Surg.* 2011;92:1144-1152.

25. Mason DP, Subramanian S, Nowicki ER, et al. Impact of smoking cessation before resection of lung cancer: a society of thoracic surgeons general thoracic surgery database study. *Ann Thorac Surg.* 2009;88:362-371.

26. Campos JH, Hallam EA, Van Natta T, et al. Devices for lung isolation used by anesthesiologists with limited thoracic experience: comparison of double-lumen endotracheal tube, Univent torque control blocker, and Arndt wire-guided endobronchial blocker. *Anesthesiology.* 2006;104(2):261-266.

27. Toronto General Hospital Department of Anesthesia. Perioperative Interactive Education. . http://pie.med.utoronto.ca/VB/.

28. Brodsky JB, Macario A, Mark JB. Tracheal diameter predicts double-lumen tube size: a method for selecting left double lumen tubes. *Anesth Analg.* 1996;82:861-864.

29. Klein U, Karzai W, Bloos F, et al. Role of fiberoptic bronchoscopy in conjunction with the use of double-lumen tubes for thoracic anesthesia: a prospective study. *Anesthesiology.* 1998;88:346-350.

30. de Bellis M, Accardo R, Di Maio M, et al. Is flexible bronchoscopy necessary to confirm the position of double-lumen tubes before thoracic surgery?. *Eur J Cardiothorac Surg.* 2011;40:912-918.

IV

31. Slinger P, Scott WA. Arterial oxygenation during one-lung ventilation A comparison of enflurane and isoflurane. *Anesthesiology*. 1995;82:940-946.

32. Russell WJ, James MF. The effects on arterial haemoglobin oxygenation saturation and on shunt of increasing cardiac output with dopamine or dobutamine during one-lung ventilation. *Anaesth Intensive Care*. 2004;32:644-648.

33. Beck DH, Doepfmer UR, Sinemus C, et al. Effects of sevoflurane and propofol on pulmonary shunt fraction during one lung ventilation for thoracic surgery. *Br J Anaesth*. 2001;86:38-43.

34. Pruszkowski O, Dalibon N, Moutafis M, et al. Effects of propofol vs sevoflurane on arterial oxygenation during one-lung ventilation. *Br J Anaesth*. 2007;98:539-544.

35. Von Dossow V, Welte M, Zaune U, et al. Thoracic epidural anesthesia combined with general anesthesia: the preferred anesthetic technique for thoracic surgery. *Anesth Analg*. 2001;92:848-854.

36. Licker M, de Perrot M, Spiliopoulos A, et al. Risk factors for acute lung injury after thoracic surgery for lung cancer. *Anesth Analg*. 2003;97:1558-1565.

37. Brodsky JB, Lemmens JM. Left double-lumen tubes: clinical experience with 1,170 patients. *J Cardiothorac Vasc Anesth*. 2003;17:289-298.

38. Licker M, Widikker I, Robert J, et al. Operative mortality and respiratory complications after lung resection for cancer: impact of chronic obstructive pulmonary disease and time trends. *Ann Thorac Surg*. 2006;81:1830-1837.

39. Czarnecka A, Yasufuku K. Endobronchial ultrasound-guided transbronchial needle aspiration for staging patients with lung cancer with clinical N0 disease. *Ann Am Thorac Soc*. 2015;12(3):297-299.

40. Vander Els NJ, Sorhage F, Bach AM, et al. Abnormal flow volume loops in patients with intrathoracic Hodgkin's disease. *Chest*. 2000;117(5): 1256-1261.

41. Hnatiuk OW, Corcoran PC, Sierra P. Spirometry in surgery for anterior mediastinal masses. *Chest*. 2001;120:1152-1156.

28 DOENÇA DOS RINS, FÍGADO E TRATO BILIAR

Anup Pamnani e Vinod Malhotra

DOENÇA RENAL

A função renal normal é importante para a excreção de anestésicos e medicações, manutenção do equilíbrio hídrico e ácido-básico e regulação dos níveis de hemoglobina no período perioperatório.

A doença renal é bastante prevalente em pacientes candidatos a cirurgia e está associada a maior probabilidade de resultados pós-operatórios insatisfatórios. Mesmo uma disfunção renal leve está associada a um risco maior de complicações pós-operatórias.[1]

Muitos fatores de risco pré-operatórios foram identificados e relacionados com disfunção renal no período pós-operatório (Quadro 28.1).[2,3]

Fluxo Sanguíneo Renal

Embora os rins representem apenas 0,5% do peso corporal total, seu fluxo sanguíneo é equivalente a aproximadamente 20% do débito cardíaco. Aproximadamente dois terços do fluxo sanguíneo renal são distribuídos para o córtex renal. O fluxo sanguíneo renal e a taxa de filtração glomerular (TFG) permanecem relativamente constantes, com pressões arteriais renais na faixa de 80 a 180 mm Hg (Fig. 28.1). A capacidade de manter o fluxo sanguíneo renal a uma velocidade constante, independentemente de alterações da pressão de perfusão, é conhecida como autorregulação. Ela é obtida pelo ajuste do tônus arteriolar aferente, que altera a resistência ao fluxo sanguíneo. A autorregulação protege os capilares glomerulares da hipertensão durante episódios hipertensivos agudos e mantém a TFG e a função dos túbulos renais durante diminuições moderadas da pressão arterial. Quando a pressão arterial média está fora da faixa de autorregulação, o fluxo sanguíneo renal torna-se dependente da pressão. A autorregulação é redefinida pela hipertensão crônica e pode estar abolida no rim diabético.

O fluxo sanguíneo renal também é muito influenciado pela atividade do sistema nervoso simpático e pela liberação de renina e outros hormônios. A estimulação do sistema nervoso simpático pode produzir vasoconstrição renal e

> **Quadro 28.1** Indicadores de Lesão Renal Aguda
> Pós-operatória
>
> - Doença renal crônica preexistente
> - Idade avançada
> - Cirurgia de emergência
> - Doença hepática
> - Cirurgia de alto risco
> - Índice de massa corporal > 32
> - Doença vascular periférica oclusiva
> - Doença pulmonar obstrutiva crônica

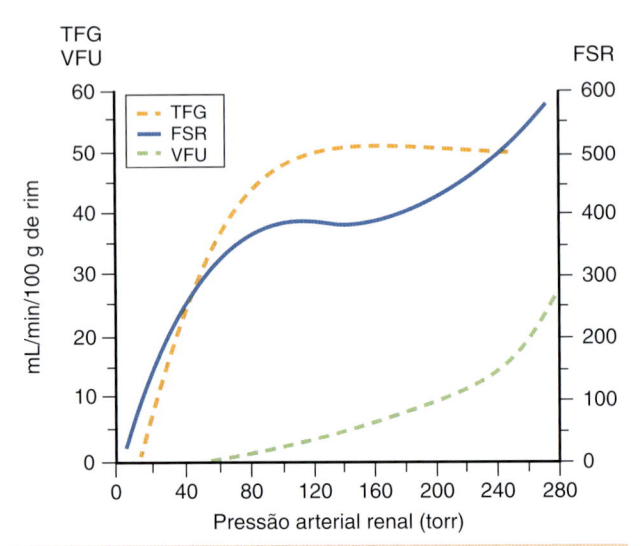

Fig. 28.1 Autorregulação do fluxo sanguíneo renal (FSR) e da taxa de filtração glomerular (TFG). As relações entre FSR, TFG e velocidade do fluxo urinário (VFU) e pressão arterial renal média em cães são mostradas conforme a pressão arterial renal é variada de 20 a 280 mm Hg. A autorregulação de FSR e TFG é observada entre aproximadamente 80 mm Hg e 180 mm Hg. (Reproduzido de Hemmings HC. Anesthetics, adjuvants and drugs and the kidney. In Malhotra V, ed. *Anesthesia for Renal and Genitourinary Surgery.* New York: McGraw-Hill; 1996:18.)

uma diminuição acentuada do fluxo sanguíneo renal mesmo que a pressão arterial sistêmica esteja dentro da faixa de autorregulação. Qualquer diminuição do fluxo sanguíneo renal iniciará a liberação de renina, que pode diminuir ainda mais o fluxo sanguíneo renal.

Taxa de Filtração Glomerular

A TFG reflete a função glomerular e representa uma medida da capacidade de a membrana glomerular permitir a filtração. Cerca de 90% do líquido filtrado nos glomérulos são reabsorvidos dos túbulos renais para capilares peritubulares e consequentemente devolvidos à circulação (Fig. 28.2). A TFG normal corresponde a aproximadamente 125 mL/min e é muito dependente da pressão de filtração glomerular (PFG). Por sua vez, a PFG é uma função da pressão na artéria renal, do tônus arteriolar aferente e eferente e da pressão oncótica glomerular. A pressão hidrostática nos capilares glomerulares corresponde a aproximadamente 50 mm Hg. Esta pressão força a água e outras substâncias de baixo peso molecular,

como eletrólitos, através dos capilares glomerulares para o espaço de Bowman. A pressão oncótica do plasma corresponde a aproximadamente 25 mm Hg na arteríola aferente e, com a filtração, aumenta para aproximadamente 35 mm Hg na arteríola eferente. Apesar de uma pressão de filtração líquida relativamente baixa, os capilares glomerulares são capazes de filtrar o plasma a uma velocidade equivalente a cerca de 125 mL/min. A TFG é reduzida por uma diminuição significativa da pressão arterial média ou fluxo sanguíneo renal. A constrição da arteríola aferente diminui a TFG ao diminuir o fluxo glomerular. Inversamente, uma dilatação das arteríolas aferentes e uma leve vasoconstrição eferente aumenta a PFG e a TFG.

Mediadores Humorais da Função Renal

Sistema Renina-Angiotensina-Aldosterona

A renina é uma enzima proteolítica secretada pelo aparelho justaglomerular dos rins em resposta a (1) estímulos do sistema nervoso simpático, (2) diminuição da pressão de perfusão renal e (3) diminuição do fornecimento de sódio para os túbulos contorcidos distais. A renina age sobre o angiotensinogênio (uma globulina circulante no plasma) que forma a angiotensina I. A angiotensina I é convertida nos pulmões pela enzima conversora de angiotensina em angiotensina II. A angiotensina II, um potente vasoconstritor, estimula a liberação de aldosterona do córtex da suprarrenal. Em baixos níveis, a angiotensina II aumenta seletivamente o tônus das arteríolas renais eferentes e, quando em níveis maiores, causa constrição arteriolar aferente. Por sua vez, a aldosterona estimula a reabsorção do sódio e água no túbulo distal e nos ductos coletores.

Prostaglandinas

As prostaglandinas são produzidas na medula renal por meio das enzimas fosfolipase A_2 e cicloxigenase e são liberadas em resposta à estimulação do sistema nervoso simpático, hipotensão e maiores níveis de angiotensina II. Durante períodos de instabilidade hemodinâmica, as prostaglandinas agem para modular os efeitos da arginina vasopressina (AVP), do sistema renina-angiotensina e norepinefrina por meio de vasodilatação dos vasos justamedulares e manutenção do fluxo sanguíneo cortical.

Arginina Vasopressina

Antigamente conhecida como hormônio antidiurético, a AVP regula a osmolaridade e a diurese. Embora secretada nos núcleos supraópticos e paraventriculares do hipotálamo, ela exerce efeitos importantes sobre o sistema coletor renal. As ações da AVP estão concentradas nos receptores V_2 do ducto coletor para aumentar a permeabilidade da membrana e facilitar a reabsorção de água. O efeito geral da AVP é uma diminuição da osmolaridade sérica e aumento da osmolaridade urinária.

Peptídeo Natriurético Atrial

O peptídeo natriurético atrial (PNA) é secretado quando os receptores de distensão nos átrios do coração e outros órgãos são estimulados por um aumento do volume intravascular.

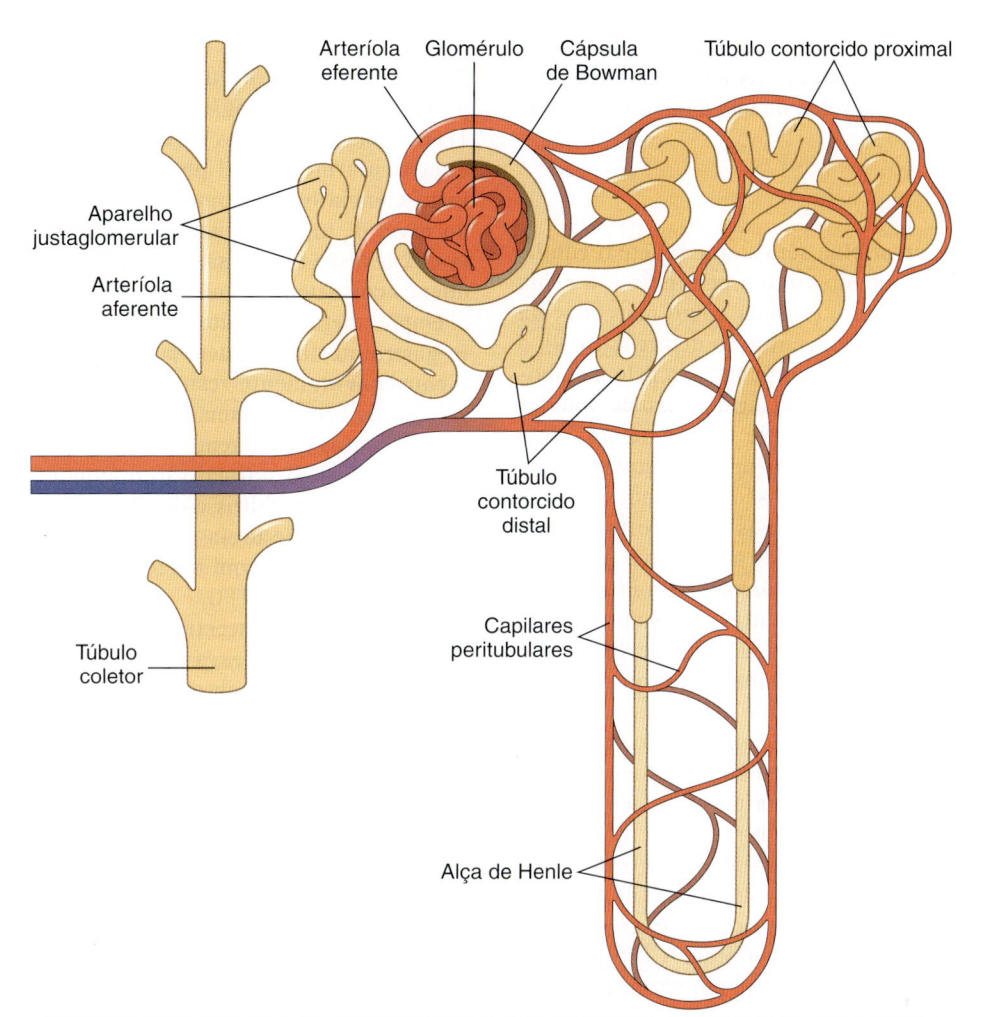

Arteríola eferente   Glomérulo   Cápsula de Bowman   Túbulo contorcido proximal

Aparelho justaglomerular

Arteríola aferente

Túbulo contorcido distal

Túbulo coletor

Capilares peritubulares

Alça de Henle

Fig. 28.2 Anatomia de um néfron. O glomérulo é formado pela extremidade invaginada e cega do néfron conhecida como cápsula de Bowman. A pressão hidrostática nestes capilares promove a filtração de água e substâncias de baixo peso molecular pelo glomérulo. O filtrado glomerular é deslocado ao longo do túbulo renal (túbulo contorcido proximal, alça de Henle, túbulo contorcido distal), durante o qual a maior parte da água e várias quantidades de solutos são reabsorvidas da luz tubular renal para os capilares peritubulares. O filtrado glomerular restante transforma-se na urina.

O PNA age por relaxamento da musculatura lisa vascular, causando vasodilatação, inibição do sistema renina-angiotensina e estimulação da diurese e natriurese. O efeito líquido do PNA consiste em uma diminuição da pressão arterial sistêmica e do volume intravascular.

Eliminação de Medicamentos

A excreção dos medicamentos ou seus metabólitos na urina depende de três mecanismos: (1) filtração glomerular, (2) secreção ativa pelos túbulos renais e (3) reabsorção passiva pelos túbulos. A filtração glomerular de pequenas moléculas, característica dos medicamentos anestésicos, depende da TFG e da ligação fracionada a proteínas plasmáticas. Os medicamentos que apresentam alta ligação a proteínas serão filtrados de modo ineficiente no glomérulo. Compostos ácidos e básicos não ionizados sofrem reabsorção passiva por difusão nos túbulos renais proximais e distais. Por outro lado, as formas ionizadas desses ácidos e bases fracos são aprisionadas nos túbulos renais, explicando a maior eliminação renal por alcalinização ou acidificação da urina. A conjugação de medicamentos no fígado, formando metabólitos hidrossolúveis, constitui outro mecanismo pelo qual a excreção renal de substâncias é obtida.

Testes de Função Renal

A função renal pode ser avaliada no pré-operatório por vários exames laboratoriais (Tabela 28.1). Estes testes não representam medidas precisas, e pode haver doença renal significante (diminuição de mais de a 50% da função renal) enquanto os valores laboratoriais permanecem normais. Além disso, os valores normais estabelecidos em indivíduos

IV

saudáveis podem não estar ajustados para a idade ou não ser aplicáveis durante a anestesia. As tendências são mais úteis para avaliar a função renal do que uma única medida laboratorial.

Creatinina Sérica

A concentração de creatinina sérica, que reflete o equilíbrio entre a produção de creatinina pelo músculo e sua excreção renal, geralmente é usada como marcador da TFG. Em contraste com a concentração de ureia (BUN), o nível de creatinina sérica não é influenciado pelo metabolismo de proteínas ou pela velocidade do fluxo de líquidos pelos túbulos renais. Contudo, ela é influenciada pela massa de músculo esquelético. Além disso, aumentos da creatinina sérica tipicamente não são observados até que a TFG tenha diminuído pelo menos 50%. Portanto, um aumento do nível de creatinina pode servir como marcador tardio de lesão renal. Por exemplo, pacientes idosos com diminuição conhecida de TFG muitas vezes apresentam concentrações normais de creatinina sérica devido a uma diminuição da produção de creatinina como consequência da diminuição da massa de músculo esquelético. Na verdade, pequenos aumentos da concentração de creatinina sérica em pacientes idosos podem sugerir doença renal importante. Do mesmo modo, em pacientes com insuficiência renal crônica, as concentrações de creatinina sérica podem não refletir com exatidão a TFG devido a (1) diminuição da produção de creatinina, (2) diminuição da massa de músculo esquelético ou (3) excreção não renal (trato gastrointestinal) de creatinina. A TFG pode ser calculada a partir da creatinina sérica por vários métodos, incluindo a seguinte fórmula:

$$TFG = (140 - idade) \times peso\,(em\,kg)/(creatinina\,sérica \times 72)$$

Tabela 28.1	Testes Usados para Avaliação da Função Renal	
Teste	**Valor Normal**	**Fatores que Influenciam a Interpretação**
Testes de Filtração Glomerular		
Ureia	8-20 mg/dL	Desidratação Ingestão de proteína variável Sangramento gastrointestinal Catabolismo
Creatinina sérica	0,5-1,2 mg/dL	Idade Massa muscular esquelética Catabolismo
Clearance de creatinina	120 mL/min	Medida exata do volume urinário
Testes de Função Tubular		
Gravidade urinária específica	1,003-1,030	Todos são afetados por desidratação, solutos, filtrados, proteínas, diuréticos, desidratação, medicamentos e extremos de idade
Osmolaridade urinária	350-500 mOsm	
Sódio urinário	20-40 mEq	

Ureia

As concentrações de ureia, que normalmente correspondem a 10 a 20 mg/dL, variam com as mudanças da TFG. A relação entre os níveis de creatinina sérica e ureia é particularmente útil para o diagnóstico da causa de insuficiência renal. Como a creatinina sérica, aumentos do nível de ureia frequentemente representam um sinal tardio de lesão renal e são afetados pela ingestão dietética, doença coexistente e volume de líquido intravascular. Por exemplo, dietas com alto teor de proteína ou sangramento gastrointestinal podem aumentar a produção de ureia e consequentemente resultar em aumento das concentrações de ureia (azotemia), apesar de uma TFG normal. Outras causas de aumento das concentrações de ureia na presença de TFG normal são o aumento do catabolismo durante doenças febris e desidratação. Inversamente, as concentrações de ureia podem permanecer normais na presença de dietas com baixo teor de proteína apesar de uma diminuição da TFG.

O aumento das concentrações de ureia em relação à creatinina sérica na presença de desidratação provavelmente reflete o aumento da absorção de ureia decorrente de uma diminuição do fluxo urinário pelos túbulos renais, o que produz uma razão de ureia-creatinina superior a 20. Embora a concentração de ureia seja suscetível a múltiplas influências externas, valores acima de 50 mg/dL inevitavelmente refletem uma diminuição de TFG.

Clearance de Creatinina

O *clearance* de creatinina (normal, 110 a 150 mL/min) é uma medida da capacidade de excreção de creatinina na urina pelos glomérulos para uma determinada concentração sérica de creatinina. Uma vez que o *clearance* não depende de correções para idade ou presença de um estado de equilíbrio, a mensuração de TFG é mais confiável que os valores séricos de ureia ou creatinina. Contudo, a principal desvantagem deste teste é a necessidade de coleta de urina por um período de tempo (2 horas podem ser tão aceitáveis quanto 24 horas). O *clearance* de creatinina (CrCl) e, indiretamente, a TFG correspondente podem ser calculados a partir da fórmula:

$$TFG = CrCl = Ucr \times V/Pcr$$

Onde Ucr é creatinina urinária, Pcr é creatinina plasmática colhida no ponto médio do período de coleta e V é a velocidade de fluxo urinário.

Proteinúria

Pequenas quantidades de proteína normalmente são filtradas pelos capilares glomerulares e então reabsorvidas nos túbulos contorcidos proximais. A proteinúria (excreção de mais de 150 mg de proteína por dia) mais provavelmente é decorrente e uma taxa de filtração anormalmente alta em vez de comprometimento da reabsorção pelos túbulos renais. A proteinúria intermitente ocasionalmente ocorre em indivíduos saudáveis quando ficam em pé e desaparece na posição supina. Outras causas não renais de proteinúria incluem exercício, febre e insuficiência cardíaca congestiva.

Índices Urinários

A medida da osmolaridade urinária e do sódio urinário e o cálculo da excreção fracionada de sódio podem ajudar a diferenciar causas pré-renais e tubulares renais de azotemia.

Novos Testes de Função Renal

Vários novos marcadores de função renal foram identificados recentemente. A cistatina C sérica, uma proteína onipresente excretada exclusivamente por filtração glomerular, é menos influenciada por variações da massa muscular e nutrição que a creatinina. Ela é capaz de prever melhor o risco de morte e doença renal em estágio terminal (DRET) em diversas populações.[4]

Outros biomarcadores, como N-acetil-β-D-glicosaminidase, a molécula de lesão renal 1 e interleucina 18 são promissores para detecção precoce de lesão renal. Estes biomarcadores podem ter uma função no futuro para reduzir as taxas de morbidade e mortalidade associadas com lesão renal no contexto perioperatório.[5]

Farmacologia dos Diuréticos

Diuréticos Tiazídicos

Os diuréticos tiazídicos (hidroclorotiazida, clortalidona) em geral são administrados para tratamento da hipertensão essencial e para mobilização do líquido de edema associado com disfunção renal, hepática ou cardíaca. A diurese ocorre como resultado da inibição da reabsorção dos íons sódio e cloreto no início dos túbulos renais distais. Os efeitos colaterais associados à hipocalemia induzida por diuréticos podem incluir (1) fraqueza dos músculos esqueléticos, (2) aumento do risco de toxicidade por digitálicos e (3) potencialização de medicamentos bloqueadores neuromusculares não despolarizantes (Tabela 28.2).

Diuréticos de Alça

Os diuréticos de alça (ácido etacrínico, furosemida, bumetanida) inibem a reabsorção de sódio e cloreto e aumentam a secreção de potássio, principalmente na alça de Henle. A administração intravenosa destes medicamentos produz uma resposta diurética em minutos. A administração crônica de diuréticos de alça pode provocar alca-

lose metabólica hipoclorêmica, hipocalêmica e, em raros casos, surdez.[6]

Diuréticos Osmóticos

O diurético osmótico administrado com mais frequência é o açúcar de seis carbonos manitol. O manitol produz diurese porque é filtrado pelos glomérulos e não é reabsorvido nos túbulos renais. Isto provoca um aumento da osmolaridade no líquido do túbulo renal e excreção associada de água.

O manitol aumenta o movimento de líquidos dos espaços intracelulares para os espaços extracelulares de modo que o volume de líquido intravascular é expandido agudamente. Esta redistribuição de líquido dos compartimentos intracelular para extracelular diminui o tamanho do encéfalo e a pressão intracraniana (Capítulo 30). O manitol também pode diminuir a pressão intracraniana ao reduzir a taxa de formação de líquido cefalorraquidiano.

Antagonistas da Aldosterona

A espironolactona bloqueia os efeitos tubulares renais da aldosterona e compensa a perda de potássio decorrente da administração de diuréticos tiazídicos. Ascite e edema periférico secundários a cirrose geralmente são tratados com espironolactona. O efeito tóxico mais sério da espironolactona é a hipercalemia. As concentrações séricas de potássio devem ser monitoradas atentamente em pacientes que estejam recebendo espironolactona.

Dopamina e Fenoldopam

A dopamina dilata as arteríolas renais por meio de sua ação agonista no receptor DA1, provocando um aumento do fluxo sanguíneo renal e da TFG. O tratamento com dopamina em baixa dose (0,5 a 3 μg/kg/min) pode aumentar o débito urinário, mas mesmo assim não alterar a evolução da insuficiência renal. Além disso, efeitos colaterais dependentes da dose de dopamina incluem taquiarritmias, *shunt* pulmonar e isquemia tecidual (trato gastrointestinal, dedos).[7,8]

O fenoldopam, um análogo da dopamina, também tem atividade agonista em DA1, mas não apresenta a atividade adrenérgica da dopamina. Ele também aumenta o fluxo sanguíneo renal e a TFG, o que pode ajudar o tratamento da lesão renal aguda. Mesmo assim, seu papel no tratamento da insuficiência renal é incerto. Ele atualmente é aprovado para tratamento parenteral de curta duração na hipertensão grave.[9]

Fisiopatologia da Doença Renal em Estágio Terminal

DRET causa alterações fisiológicas profundas que afetam vários órgãos (Quadro 28.2 e Tabela 28.3).

Doença Cardiovascular

A doença cardiovascular é a causa predominante de morte em pacientes com DRET. Infarto agudo do miocárdio, parada cardíaca de causa desconhecida, arritmias cardíacas e miocardiopatia representam mais de 50% das mortes em pacientes recebendo diálise. A hipertensão costuma existir

Tabela 28.2 Efeitos Colaterais dos Diuréticos

Classe de Diurético	Alcalose Metabólica Hipocalêmica Hipoclorêmica	Hiper-calemia	Hiper-glicemia
Diuréticos tiazídicos	Sim	Não	Sim
Diuréticos de alça	Sim	Não	Mínima
Diuréticos osmóticos	Não	Não	Não
Antagonistas da aldosterona	Não	Sim	Não

Quadro 28.2 Alterações Características da Doença Renal Crônica

- Anemia
- Diminuição da fração de ejeção
- Diminuição da adesão plaquetária
- Hipercalemia
- Volume de líquido intravascular imprevisível
- Acidose metabólica
- Hipertensão sistêmica
- Derrame pericárdico
- Diminuição da atividade do sistema nervoso simpático

Tabela 28.3 Estágios da Insuficiência Renal Crônica

Estágio	Taxa de Filtração Glomerular (mL/min/1,73 m²)
1	> 90
2	60-89
3	30-59
4	15-29
5	< 15

em pacientes com DRET. Esta hipertensão sistêmica pode ser grave e refratária ao tratamento anti-hipertensivo. Hipervolemia e ativação excessiva do sistema renina-angiotensina-aldosterona são as causas mais comuns.

Ademais, o acúmulo de toxinas urêmicas e ácidos metabólicos pode contribuir para um desempenho miocárdico insatisfatório. Mesmo assim, a presença de DRET com depressão importante da função cardíaca não contraindica necessariamente o transplante renal porque a função ventricular cardíaca geralmente melhora após o transplante.

A uremia causa alterações no metabolismo lipídico que provocam um aumento das concentrações de triglicerídeos séricos e níveis reduzidos de lipoproteínas de alta densidade protetoras. Portanto, DRET acelera a progressão da aterosclerose. Doença pericárdica e arritmias cardíacas também podem ser encontradas em pacientes com DRET. Os derrames pericárdicos tipicamente desaparecem quando os pacientes são submetidos a diálise adequada.

Doença Metabólica

Muitos pacientes com DRET também apresentam diabetes melito. Insuficiência renal resultante de diabetes desenvolve-se em quase 30% a 40% dos pacientes com DRET e representa 30% daqueles que esperam na lista de transplante renal. De fato, a nefropatia ocorre em quase 60% dos pacientes diabéticos dependentes de insulina. Pacientes com DRET e diabetes apresentam um risco mais elevado de problemas cardiovasculares que pacientes com insuficiência renal isolada.[10]

Quando os pacientes não conseguem excretar suas cargas dietéticas de líquidos e eletrólitos, podem surgir anormalidades nas concentrações plasmáticas de eletrólitos (sódio, potássio, cálcio, magnésio e fosfato). A anormalidade eletrolítica com maior risco de vida é a hipercalemia.

Anemia e Coagulação Anormal

Pacientes com insuficiência renal geralmente exibem anemia normocrômica normocítica devido a diminuição da eritropoiese e retenção de toxinas secundárias à insuficiência renal. O tratamento com eritropoietina recombinante com frequência consegue aumentar as concentrações de hemoglobina. Os sintomas de fadiga são reduzidos e a função cerebral e cardíaca melhoram. Às vezes, o tratamento com eritropoietina recombinante pode exacerbar uma hipertensão essencial preexistente. Pacientes com insuficiência renal também podem exibir defeitos da função plaquetária induzidos pela uremia.

Manejo da Anestesia em Pacientes com Doença Renal em Estágio Terminal

A anestesia geral com intubação traqueal favorece o controle hemodinâmico ideal, relaxamento excelente dos músculos esqueléticos e uma profundidade de anestesia previsível em pacientes com DRET submetidos a operações de grande porte. Pacientes com comorbidades em estágios avançados podem exigir monitoramento mais amplo, como o monitoramento contínuo da pressão arterial sistêmica e talvez pressão venosa central. Grandes variações da pressão arterial podem ocorrer, com hipotensão sendo mais provável que hipertensão durante a manutenção da anestesia. Este é especialmente o caso se o paciente tiver sido hemodialisado recentemente como preparação para o procedimento cirúrgico. Indivíduos com condições mórbidas mais graves, como doença arterial coronariana sintomática ou história de insuficiência cardíaca congestiva, podem se beneficiar do monitoramento com cateter da artéria pulmonar ou ecocardiografia transesofágica (TEE).

A presença de *shunts* ou fístulas para hemodiálise deve ser monitorada e documentada (p. ex., presença de um frêmito palpável) durante o posicionamento e no período intraoperatório para confirmar a patência contínua. Linhas periféricas e manguitos de monitoramento de pressão arterial não devem ser colocados próximo a estes dispositivos de acesso vascular.

Solução salina normal (SSN) costuma ser administrada em vez de uma solução de Ringer lactato para ressuscitação com líquido intravascular em pacientes com DRET. A justificativa é o risco hipotético de hipercalemia decorrente do potássio contido na solução de Ringer lactato. Mesmo assim, não foi comprovado que esta conclusão seja provável. Por exemplo, um estudo clínico prospectivo, randomizado, duplo-cego, que comparou as duas fluidoterapias intraoperatórias em pacientes com DRET submetidos a transplante renal, demonstrou mais hipercalemia e maior grau de acidose com SSN que com a solução de Ringer lactato.[11]

Pacientes com uremia e outras comorbidades (p. ex., diabetes melito) apresentam maior risco de aspiração do conteúdo gástrico durante a indução da anestesia. O uso de uma técnica anestésica de indução de sequência rápida pode estar indicado nestes pacientes. A succinilcolina não está contraindicada em pacientes com DRET. O aumento da concentração sérica de potássio após uma grande dose de succinilcolina corresponde a aproximadamente 0,6 mEq/L em pacientes com e sem DRET. Este aumento pode ser tolerado sem impor um risco cardíaco significante, mesmo que a concentração sérica de potássio inicial (ou seja, pré-anestésica) seja superior a 5 mEq/L.

Várias estratégias obtêm um controle adequado da frequência cardíaca e pressão arterial durante a indução de anestesia. Doses moderadas a grandes de opioides, como fentanil, podem amortecer a resposta à laringoscopia. No entanto, com frequência é mais difícil manter a pressão arterial sistêmica após a indução da anestesia, e uma hipotensão pode exigir tratamento com vasoconstritores. O bloqueador β-adrenérgico de curta ação esmolol pode amortecer a resposta hemodinâmica à intubação traqueal e é ideal para pacientes com uma fração de ejeção adequada.

Medicamentos ou seus metabólitos que dependam da eliminação renal (pancurônio, vecurônio, morfina, meperidina) devem ser usados com cautela ou evitados. Cisatracúrio é uma boa opção, uma vez que, em sua maior parte, é metabolizado pela degradação espontânea de Hoffman, o que faz com que sua duração de ação seja independente da função hepática ou renal. A meia-vida de eliminação do rocurônio aumenta devido a um maior volume de distribuição sem alteração do *clearance*. Mivacúrio é metabolizado pela colinesterase plasmática, mas sua ação pode ser prolongada em 10 a 15 minutos como resultado de uma redução da atividade de colinesterase nestes pacientes (Capítulo 11). Uma vez que a morfina tem metabólitos de longa ação excretados pela via renal como morfina-6-glicuronídeo, opções de opioides alternativos são preferíveis (p. ex., fentanil, sufentanil, alfentanil, remifentanil).

Escolhas apropriadas de anestésicos inalatórios incluem desflurano, isoflurano e sevoflurano. O metabolismo do sevoflurano até um fluoreto inorgânico foi implicado em estudos experimentais de toxicidade renal, embora não exista nenhum estudo controlado disponível em humanos indicando preocupações de segurança ou perigo com o uso de sevoflurano no contexto de DRET.

Diagnóstico Diferencial e Manejo da Oligúria Perioperatória

Oligúria Pré-renal

A oligúria pré-renal é caracterizada pela excreção de uma urina concentrada que contém quantidades mínimas de sódio (Tabela 28.4). A excreção de urina altamente concentrada e com baixo teor de sódio confirma que a função tubular renal está intacta e reflete uma tentativa de conservação de sódio e restauração do volume de líquido intravascular pelos rins em resposta a uma diminuição do fluxo sanguíneo renal. A diminuição do fluxo sanguíneo renal mais provavelmente reflete uma diminuição aguda no volume de líquidos intravasculares ou diminuição do débito cardíaco. Outras causas de diminuição do fluxo sanguíneo renal são sepse, insuficiência hepática e insuficiência cardíaca congestiva.[11]

O manejo inicial de pacientes com oligúria perioperatória é influenciado por seu risco de desenvolvimento de

Tabela 28.4	Oligúria *Versus* Necrose Tubular Aguda: Diagnóstico Diferencial Pré-operatório	
Aspecto Diagnóstico	**Oligúria Pré-renal**	**Necrose Tubular Aguda**
Excreção fracionada de sódio	< 1%	> 3%
Gravidade urinária específica	> 1,015	1,01-1,015
Sódio urinário (mEq/L)	< 40	> 40
Osmolaridade urinária (mOsm/L)	> 400	< 400
Causas	Diminuição do fluxo sanguíneo renal (hipotensão, hipovolemia, diminuição do débito cardíaco)	Isquemia renal, nefrotoxinas, hemoglobina ou mioglobina livre

insuficiência renal aguda. Uma diurese ativa em resposta à provocação com líquido intravascular sugere que uma diminuição aguda do volume de líquido intravascular seja a causa da oligúria pré-renal. Quando a reposição do líquido intravascular não produz um aumento do débito urinário, causas de doença renal intrínseca ou hemodinâmica devem ser consideradas. O reconhecimento imediato e o tratamento da oligúria pré-renal são críticos, uma vez que a isquemia grave prolongada pode provocar necrose de túbulos renais e transformar uma lesão reversível em uma doença intrarrenal irreversível.

A administração de diuréticos para manter ou estimular o fluxo urinário no período perioperatório é controversa. Segundo uma teoria, a prevenção da estase urinária no túbulo renal com diuréticos pode impedir a progressão de uma oligúria pré-renal até necrose tubular aguda. Mesmo assim, o débito urinário ampliado pela administração de um diurético não prevê necessariamente a função renal pós-operatória. Não há evidências de que diurese induzida por medicamentos (dopamina, furosemida, manitol) na presença de débito cardíaco reduzido ou hipovolemia, ou ambos, proteja a função renal. Na verdade, uma meta-análise recente de estudos clínicos não encontrou nenhuma intervenção (p. ex., diuréticos, dopamina e seus análogos, bloqueadores do canal de cálcio, inibidores da enzima conversora de angiotensina, fluidos específicos para hidratação, *N*-acetilcisteína, ANP ou eritropoietina) capaz de reduzir o risco de insuficiência renal perioperatória.[12]

Doença Renal Intrínseca

Necrose tubular aguda, glomerulonefrite e nefrite intersticial aguda são causas renais intrínsecas de oligúria. Em contraste com a oligúria secundária à hipovolemia, a urina de pacientes com necrose tubular aguda é pouco concentrada e contém quantidades excessivas de sódio (Tabela 28.5). A doença renal intrínseca é a mais grave entre as diferentes formas de oligúria e tipicamente tem reversão mais difícil.

IV

Tabela 28.5	Testes de Função Hepática com Valores Normais	
Teste	**Valores Normais[a]**	
Albumina	3,5-5,5 g/dL	
Bilirrubina	0,3-1,1 mg/dL	
Bilirrubina não conjugada (reação indireta)	0,2-0,7 mg/dL	
Bilirrubina conjugada (reação direta)	0,1-0,4 mg/dL	
Aspartato aminotransferase (ou seja, TGO)	10-40 U/mL	
Alanina aminotransferase (ou seja, TGP)	5-35 U/mL	
Fosfatase alcalina	10-30 U/mL	
Tempo de protrombina	12-14 s	

TGO, transaminase glutâmica oxalacética sérica; *TGP*, transaminase glutâmico-pirúvica sérica.

[a]Os valores normais para cada exame laboratorial devem ser considerados ao interpretar os resultados dos testes de função hepática.

Oligúria Pós-renal

Uma obstrução distal ao sistema coletor renal geralmente envolve um problema mecânico como um coágulo sanguíneo no ureter, bexiga ou uretra. Ligadura cirúrgica, cálculos renais e edema são outras causas pós-renais de baixo débito urinário. Outra causa pós-renal comum é a obstrução do cateter vesical. Uma oligúria pós-renal com frequência é reversível após a fonte da obstrução ser removida.[13]

DOENÇA HEPÁTICA

O fígado é responsável pela produção de proteínas plasmáticas essenciais, metabolismo e desintoxicação de medicamentos e xenobióticos nocivos, absorção de nutrientes essenciais e metabolismo de carboidratos. O comprometimento da função hepática afeta quase todos os sistemas orgânicos do corpo.

Fluxo Sanguíneo Hepático

O fígado é único pelo fato de receber um suprimento sanguíneo aferente duplo que é igual a aproximadamente 25% do débito cardíaco (Fig. 28.3). Cerca de 70% do fluxo sanguíneo hepático é fornecido pela veia porta, e o restante, pela artéria hepática. Em condições normais, cada vaso sanguíneo contribui com aproximadamente 50% do suprimento de oxigênio do fígado. O fluxo da veia porta não é regulado e é suscetível a hipotensão sistêmica e diminuições do débito cardíaco.

Determinantes Intrínsecos do Fluxo Sanguíneo Hepático

A redução do fluxo portal (redução de até a 50%) é compensada pela modulação do tônus da artéria hepática para manter a perfusão do fígado. Isto é mediado principalmente pela resposta de tamponamento da artéria hepática, que altera de forma recíproca o fluxo sanguíneo arterial hepático

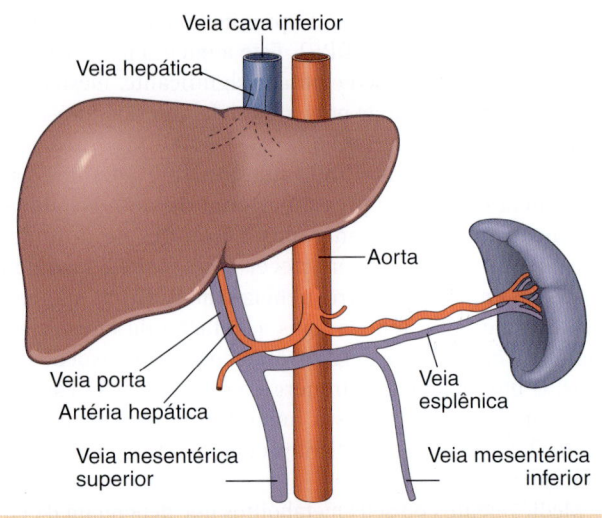

Fig. 28.3 Ilustração esquemática do duplo suprimento sanguíneo aferente fornecido para o fígado pela veia porta e artéria hepática. Aproximadamente 70% do fluxo sanguíneo hepático é realizado pela veia porta e o restante pela artéria hepática. O fluxo sanguíneo hepático total é diretamente proporcional à pressão de perfusão no fígado e inversamente relacionado à resistência vascular esplâncnica. A cirrose hepática aumenta a resistência ao fluxo sanguíneo pela veia porta e diminui o fluxo sanguíneo hepático.

de acordo com alterações do fluxo portal mediado por adenosina. A resposta é estimulada por baixo pH e teor de O_2 e aumento de Pco_2. Anestésicos voláteis e cirrose hepática atenuam esta autorregulação e tornam o fígado vulnerável à isquemia.

Determinantes Extrínsecos do Fluxo Sanguíneo Hepático

A pressão de perfusão hepática (pressão arterial média ou pressão da veia porta menos pressão da veia hepática) e a resistência vascular esplâncnica determinam o fluxo sanguíneo hepático. Os vasos esplâncnicos recebem inervação vasomotora do sistema nervoso simpático. A estimulação do nervo esplâncnico (dor, hipoxemia arterial, estresse cirúrgico) aumenta a resistência vascular esplâncnica e diminui o fluxo sanguíneo hepático.

A estimulação cirúrgica e a proximidade do local da cirurgia em relação ao fígado são determinantes importantes da magnitude da diminuição do fluxo sanguíneo hepático observado durante a anestesia geral. Bloqueadores do receptor β-adrenérgico como propranolol estão associados a diminuições do fluxo sanguíneo hepático. Ventilação com pressão positiva dos pulmões, insuficiência cardíaca congestiva e administração excessiva de fluidos intravasculares causam um aumento da pressão venosa central, resultando em um aumento da pressão venosa hepática, que efetivamente diminui a pressão de perfusão hepática e o fluxo sanguíneo.

Homeostasia da Glicose

O fígado é o principal órgão de armazenamento e liberação de glicose. Os hepatócitos extraem a glicose por meio de um mecanismo mediado por insulina, onde ela pode ser armazenada como glicogênio. O catabolismo de glicogênio mediado por glucagon (glicogenólise) libera a glicose de volta para a circulação sistêmica para manutenção da euglicemia. Estresse cirúrgico, inanição e ativação do sistema nervoso simpático estimulam a despolimerização do glicogênio em glicose. Quando os depósitos de glicogênio são depletados, a gliconeogênese hepática a partir de substratos como lactato, glicerol e alguns aminoácidos restaura os níveis sanguíneos da glicose.

Coagulação

Os hepatócitos são responsáveis pela síntese da maioria das proteínas pró-coagulantes, além de reguladores como as proteínas C e S e antitrombina III. Uma exceção importante neste caso é o fator VIII, que é parcialmente produzido nas células endoteliais. A vitamina K, que é absorvida por secreção biliar no trato gastrointestinal, tem um papel importante na catalisação de algumas proteínas pró-coagulantes, produzindo os fatores II, VII, IX e X. Estudos laboratoriais, como tempo de protrombina (razão normatizada internacional [INR]), tempo de tromboplastina parcial (TPP) e níveis de fibrinogênio, podem ser usados para avaliar um comprometimento da coagulação e da função hepática. Exames laboratoriais alterados refletem disfunção hepática importante, uma vez que a maioria dos fatores de coagulação mantêm a função normal mesmo com níveis tão baixos quanto 20% a 30% de seus valores normais.

Metabolismo de Medicamentos

O metabolismo hepático dos medicamentos é caracterizado pela conversão de medicamentos lipossolúveis em formas mais hidrossolúveis de modo a facilitar a excreção renal, transformação para substâncias menos farmacologicamente ativas e excreção na bile.

Três vias principais são usadas para atingir estas metas. O metabolismo de fase 1 envolve um aumento da polarização dos medicamentos pelo citocromo P e oxidases de funções mistas. O metabolismo de fase 2 envolve a conjugação de metabólitos com substratos hidrossolúveis. A eliminação de fase 3 depende da excreção dependente de energia dos medicamentos na bile. A doença hepática crônica pode interferir no metabolismo dos medicamentos devido a uma diminuição do número de hepatócitos contendo enzimas ou uma diminuição do fluxo sanguíneo hepático, que tipicamente acompanha a cirrose hepática. Ocorre um prolongamento das meias-vidas de eliminação de morfina, alfentanil, diazepam, lidocaína, pancurônio e vecurônio em pacientes com cirróticos. Do mesmo modo, o tratamento crônico com medicamentos pode inibir enzimas hepáticas e inibir o metabolismo de medicamentos anestésicos, produzindo níveis sanguíneos circulares mais altos. Inversamente, a indução enzimática, particularmente das isoformas do citocromo P, também pode ocorrer em resposta ao tratamento crônico com medicamentos como fenitoína, isoniazida e rifampicina ou como o resultado do abuso de álcool. A indução de enzimas hepáticas pode aumentar o metabolismo de anestésicos e medicamentos terapêuticos administrados, consequentemente reduzindo seus níveis plasmáticos.

Metabolismo do Heme

Embora a produção eritrocitária fetal ocorra exclusivamente no fígado, a hematopoiese hepática representa apenas 20% da síntese de heme em adultos, com o restante produzido na medula óssea. A síntese do heme forma-se a partir de glicina e succinil coenzima A (CoA) por meio de uma reação catalisada pela ácido aminolevulínico (ALA) sintase. ALA sintase é a etapa limitante da velocidade na via de síntese do heme e é regulada por inibição de retroalimentação por seu produto final, heme. As porfirias são doenças genéticas raras caracterizadas pela interrupção da inibição por retroalimentação de ALA sintase.

A degradação do heme, principalmente pelo sistema reticuloendotelial, resulta na formação de bilirrubina como produto final. A bilirrubina formada é então ligada à albumina plasmática para transporte até o fígado, onde é extraída e conjugada para secreção na bile canalicular. A excreção da maior parte da bilirrubina ocorre nos intestinos, embora uma pequena porção sofra recirculação para o fígado por meio da circulação entero-hepática. Isto explica a pequena quantidade de conjugados de bilirrubina presente no sangue. A bilirrubina conjugada é hidrossolúvel e aproximadamente 10% são excretados na urina.

Metabolismo de Colesterol e Lipídios

O fígado armazena a gordura dietética na forma de triglicérides, colesterol e fosfolipídeos e libera ácidos graxos livres por meio da hidrólise de triglicérides. Além disso, o fígado sintetiza ácidos graxos livres a partir de glicose, lipídios e proteína. O fígado também tem um papel importante na regulação da captação, metabolismo e transporte de colesterol. Os sais biliares, o produto final da síntese de colesterol, servem de reguladores do metabolismo lipídico. A eliminação de colesterol é obtida por secreção biliar e excreção de ácidos biliares.

Metabolismo de Proteínas

O fígado tem um papel vital no metabolismo proteico. Várias proteínas biologicamente ativas, incluindo albumina, citocinas, hormônios e fatores de coagulação, são fabricados no fígado. Além disso, a síntese de aminoácidos não essenciais também pode ocorrer nos hepatócitos, quando necessário. A degradação de proteínas é outra função importante do fígado. O ciclo da ureia (Krebs) é utilizado pelos hepatócitos para converter os produtos finais da degradação de aminoácidos, como amônia e outros produtos residuais nitrogenados, em ureia, que é prontamente excretada pelos rins. Uma disfunção hepática grave, como a que ocorre na doença hepática em estágio terminal (DHET), provoca um acúmulo de amônia no soro resultando em encefalopatia hepática (EH).

IV

Fisiopatologia da Doença Hepática em Estágio Terminal

Complicações Cardiovasculares

Uma doença parenquimatosa grave que tenha progredido até o ponto de cirrose geralmente provoca uma circulação hiperdinâmica. As medidas hemodinâmicas em geral revelam uma pressão arterial sistêmica de normal a baixa, aumento do débito cardíaco e diminuição da resistência vascular sistêmica. A diminuição da resistência vascular sistêmica é o resultado da vasodilatação e *shunt* anatômico e fisiológico anormal. O *shunt* fisiológico corresponde à passagem de sangue do lado arterial para o venoso da circulação, sem atravessar efetivamente um leito capilar. Vasos sanguíneos anormais, como os observados na pele na forma de angiomas aracniformes, representam um *shunt* anatômico.[14,15]

Hipertensão Portal

A alta resistência ao fluxo sanguíneo pelo fígado, uma marca registrada de DHET, provoca o acúmulo de sangue nos leitos vasculares que ficam imediatamente a montante no fígado. Vasos que drenam o esôfago, estômago, baço e intestinos sofrem dilatação e hipertrofia, provocando o desenvolvimento de esplenomegalia e varizes esofágicas, gástricas e intra-abdominais. Os sintomas de hipertensão portal incluem anorexia, náusea, ascite, varizes esofágicas, telangectasia e EH. Ela é central para a patogênese de várias complicações associadas a DHET, incluindo hemorragia maciça, maior suscetibilidade a infecções, insuficiência renal e alterações do estado mental.

Complicações Pulmonares

A DHET está associada à síndrome hepatopulmonar e à hipertensão portopulmonar. A síndrome hepatopulmonar desenvolve-se como resultado de comunicações arteriovenosas intrapulmonares que não são ventiladas, comprometimento da vasoconstrição pulmonar hipóxica, atelectasia e doença pulmonar restritiva secundária a ascite e derrame pleural. A hipoxemia arterial, secundária à síndrome hepatopulmonar, pode melhorar um pouco com oxigênio suplementar nos estágios iniciais da doença, mas o oxigênio pode não ser eficaz após a progressão da doença.

A hipertensão portopulmonar consiste em um aumento da pressão vascular intrapulmonar em pacientes com hipertensão portal. A causa não é bem estabelecida. Esta síndrome ocorre em menos de 5% dos pacientes, incluindo a população de transplante de fígado. Entretanto, estes pacientes apresentam maior risco de insuficiência cardíaca aguda do lado direito se ocorrerem condições fisiológicas que aumentem a resistência vascular pulmonar (acidose, hipoxemia arterial, hipercapnia) durante a anestesia. Um hidrotórax hepático, definido como derrames pleurais ocorrendo na ausência de doença cardiopulmonar, também pode ocorrer em até 10% dos pacientes cirróticos. Em alguns pacientes, os derrames pleurais derivados de hidrotórax hepático são suficientemente grandes para comprometer a oxigenação.

Encefalopatia Hepática

A alteração do estado mental é uma complicação frequente da insuficiência hepática aguda e crônica, com uma apresentação clinicamente variável desde pequenas alterações da função cerebral até coma profundo. A causa desta síndrome neuropsiquiátrica complexa é multifatorial. As concentrações séricas de muitos compostos químicos, que normalmente são filtrados pelo fígado saudável e estão presentes em maiores concentrações na disfunção hepática, provavelmente desempenham um papel importante. A amônia é fortemente implicada como fator precipitante de episódios de EH. Outros fatores etiológicos incluem ruptura da barreira hematoencefálica, maior neurotransmissão inibitória do sistema nervoso central e alteração do metabolismo energético cerebral. A reversibilidade dos sintomas de EH com a administração de flumazenil confirma um papel importante da ativação do receptor de GABA (ácido γ-aminobutírico) na patogênese da EH. Também é importante descartar outras causas de alteração do estado mental em um paciente com doença hepática, como hemorragia ou massas intracranianas, hipoglicemia ou estado pós-ictal. Uma vez que ainda não existem tratamentos efetivos para muitos dos supostos fatores etiológicos da EH, o tratamento atual ainda envolve a redução da produção e absorção da amônia. Tipicamente, emprega-se neomicina (para reduzir a produção de amônia por bactérias produtoras de urease) e a administração de lactulose (para reduzir a absorção de amônia).[16]

Comprometimento da Ligação de Medicamentos

Quando a doença hepática é tão grave a ponto de diminuir a produção de albumina, poucos locais estão disponíveis para a ligação de medicamentos. Esta disponibilidade limitada pode aumentar os níveis da fração não ligada e farmacologicamente ativa de medicamentos como tiopental e alfentanil. A maior sensibilidade a medicamentos como resultado de uma diminuição da ligação a proteínas mais provavelmente será manifestada quando as concentrações plasmáticas de albumina forem inferiores a 2,5 g/dL.

Ascite

Ascite é uma complicação comum da cirrose que afeta até 50% dos pacientes cirróticos. O desenvolvimento de ascite está associado a morbidade importante e anuncia os estágios finais da cirrose. Complicações associadas a ascite incluem distensão abdominal acentuada (provocando atelectasia e doença pulmonar restritiva), peritonite bacteriana espontânea e instabilidade circulatória devido à compressão da veia cava inferior e do átrio direito. Embora o mecanismo exato da ascite não seja claro, a retenção excessiva de sódio pelo rim, a diminuição da pressão oncótica decorrente da hipoalbuminemia e hipertensão portal parecem ter um papel central. A terapia inicial inclui restrição da administração de líquidos, redução da ingestão de sódio e administração de diuréticos. Em casos graves, a paracentese abdominal pode ser eficaz para reduzir temporariamente a distensão abdominal e restaurar a estabilidade hemodinâmica.[17,18] Alguns pacientes com ascite refratária são candidatos para um *shunt* portossistêmico intra-hepático transjugular (TIPS), um procedimento realizado por radiologia intervencionista para colocação de um *stent* entre um ramo da veia hepática e a veia porta (Capítulo 38).

Disfunção Renal e Síndrome Hepatorrenal

A disfunção renal pode ocorrer em uma porção significativa de pacientes com cirrose. Vários fatores etiológicos, incluindo terapia diurética, redução do volume intravascular secundária a ascite ou hemorragia gastrointestinal, medicamentos nefrotóxicos e sepse, podem provocar insuficiência renal aguda e, em última análise, necrose tubular aguda em pacientes cirróticos.

Na ausência de fatores precipitantes óbvios de insuficiência renal, a síndrome hepatorrenal (SHR) pode ser diagnosticada. A SHR é caracterizada por vasoconstrição renal intensa como resposta de estágio terminal a uma diminuição do volume efetivo de sangue arterial. A SHR de tipo 1, tipicamente presente como insuficiência pré-renal de progressão rápida, está associada a um prognóstico desfavorável na ausência de intervenção terapêutica. Inversamente, SHR de tipo 2 apresenta um grau mais leve de disfunção renal. O tratamento com octreotide, glucagon e midodrina mostrou-se promissor para reverter a SHR de tipo 1.[19,20]

Efeitos da Anestesia e Cirurgia no Fígado

Impacto dos Anestésicos sobre o Fluxo Sanguíneo Hepático

Anestésicos inalatórios e anestesia regional tipicamente diminuem o fluxo sanguíneo hepático em 20% a 30% na ausência de estimulação cirúrgica. Estas alterações refletem efeitos induzidos pelo medicamento ou pela técnica sobre a pressão de perfusão hepática ou resistência vascular esplâncnica, ou ambas. Por exemplo, uma redução do fluxo sanguíneo hepático em decorrência de anestésicos voláteis, assim como anestesia regional (nível sensorial T5), provavelmente é decorrente de uma diminuição da pressão de perfusão hepática. A autorregulação (aumento do fluxo sanguíneo da artéria hepática compensando diminuições do fluxo sanguíneo da veia porta) do fluxo sanguíneo hepático pode ser mantida mais adequadamente com isoflurano. Contudo, o fluxo sanguíneo hepático durante a administração de desflurano e sevoflurano é mantida por um mecanismo semelhante.

Disfunção Hepática Induzida por Anestésicos Voláteis

Uma forma rara, mas com risco de vida, de disfunção hepática pode refletir uma hepatotoxicidade mediada pelo sistema imunológico causada por halotano. Dois padrões de lesão hepática ocorrem com o uso de halotano. Uma forma leve ocorre em até 20% dos pacientes e está associada a sequelas mínimas. Uma forma fulminante rara está associada a uma taxa de fatalidade de 50% a 70%. Os fatores de risco para desenvolvimento desta condição incluem exposição prévia a halotano, idade acima de 40 anos, obesidade e gênero feminino. Isoflurano e desflurano também são capazes de causar disfunção hepática, mas a incidência de hepatite após a exposição a estes anestésicos voláteis é extremamente rara, principalmente devido à menor magnitude de seu metabolismo em comparação ao halotano. Devido à incidência rara e ao desaparecimento do halotano na prática clínica moderna na América do Norte, a disfunção hepática induzida por anestésicos voláteis permanece como um diagnóstico de exclusão em pacientes que apresentem hepatite no período perioperatório.[20,21]

Manejo da Anestesia em Pacientes com Doença Hepática em Estágio Terminal

Avaliação Pré-operatória da Doença Hepática

Os testes de função hepática (Tabela 28.6) detectam a presença de doença hepática no pré-operatório e estabelecem o diagnóstico quando ocorre disfunção hepática no pós-operatório. As pontuações de Child-Pugh e do Modelo para Doença Hepática em Estágio Terminal (MELD) representam dois métodos para avaliar a gravidade da disfunção hepática (Tabela 28.7). Pacientes com disfunção hepática de classe C de Child-Pugh ou pontuação MELD acima de 14 apresentam maior risco de morbidade perioperatória e morte. As taxas de morbidade e mortalidade após cirurgias eletivas são mais frequentes em pacientes com cirrose hepática preexistente que em pacientes submetidos a cirurgias semelhantes, porém na ausência de doença hepática.[20,21]

Infelizmente, os testes de função hepática raramente são específicos. A disfunção hepática pós-operatória é mais provável na presença de doença hepática coexistente. Além disso, a grande reserva hepática significa que uma lesão hepática considerável pode estar presente antes que os resultados dos testes de função hepática exibam alterações. Na verdade, a cirrose pode causar pouca alteração da função hepática. Podem ser necessários vários estressores adicionais, como anestesia e cirurgia, para revelar uma doença hepática subjacente. Uma função inadequada dos hepatócitos durante a anestesia e cirurgia pode se manifestar como acidose metabólica no período intraoperatório.

Manejo Intraoperatório

A maioria das cirurgias de grande porte em pacientes com doença hepática significante envolve o uso de anestesia geral. Técnicas regionais podem ser consideradas em pacien-

Tabela 28.6	Sistema de Classificação Child-Pugh e Fórmula para Pontuação MELD em Doença Hepática

	Pontuação de Child-Pugh		
Achado	**A**	**B**	**C**
Bilirrubina sérica (mg/dL)	< 2,0	2,0-3,0	> 3,0
Albumina sérica (g/dL)	> 3,5	2,8-3,5	< 2,8
Tempo de protrombina (segundos de prolongamento)	1-4 s	4-6 s	> 6 s
Ascite	Nenhuma	Discreta	Moderada
Encefalopatia	Nenhuma	Mínima	Avançada

Fórmula para Pontuação MELD (Modelo para Doença Hepática em Estágio Terminal)

Pontuação MELD = (0,957 × $\log_e$ [creatinina sérica (mg/dL)] + 0,378 × $\log_e$ [bilirrubina sérica total (mg/dL)] + 1,120 × $\log_e$ [INR]) × 10

O mínimo para todos os valores corresponde a 1.

O valor máximo para creatinina corresponde a 4.

Tabela 28.7 Classificação e Causas de Disfunção Hepática Pós-operatória

Aspecto Diagnóstico	Pré-hepática	Intra-hepática	Pós-hepática
Bilirrubina	Aumento (fração não conjugada)	Aumento (fração conjugada)	Aumento (fração conjugada)
Enzimas aminotransferases	Nenhuma alteração	Aumento acentuado	Normal a aumento discreto
Fosfatase alcalina	Nenhuma alteração	Nenhuma alteração a aumento discreto	Aumento acentuado
Tempo de protrombina	Nenhuma alteração	Prolongado	Nenhuma alteração a prolongamento
Albumina	Nenhuma alteração	Diminuição	Nenhuma alteração a diminuição
Causas	Hemólise Reabsorção do hematoma Sobrecarga de bilirrubina decorrente de sangue total	Vírus Medicamentos Sepse Hipoxemia arterial Insuficiência cardíaca congestiva Cirrose	Cálculos Câncer Sepse

tes selecionados que apresentem valores de coagulação normal.

A magnitude da cirurgia determina a extensão do monitoramento invasivo que será necessário. Cirurgias de grande porte durante as quais uma perda sanguínea seja provável requerem meios contínuos de monitoramento da pressão arterial (linha arterial) e da pressão de enchimento (linha venosa central). Pacientes com comorbidades importantes (incluindo doenças cardíacas) submetidos a procedimentos que envolvam uma grande perda de sangue prevista podem exigir a colocação de um cateter de artéria pulmonar.

A correção de uma coagulopatia grave antes da colocação da linha vascular deve ser considerada. A orientação por ultrassom pode minimizar o risco de complicações relacionadas ao acesso vascular. A comunicação com o banco de sangue (Capítulo 24) antes da cirurgia é crucial para garantir a disponibilidade adequada de hemácias, plaquetas e fatores de coagulação, incluindo plasma fresco congelado e crioprecipitados. Em pacientes com varizes esofágicas, o risco de hemorragia decorrente da inserção de uma sonda de TEE aumenta.

Indução e Manutenção da Anestesia

A maioria dos pacientes apresenta função cardíaca bem preservada e ausência de hipertensão sistêmica ou pulmonar importante. A indução da anestesia pode ser obtida com um anestésico intravenoso como propofol, tiopental ou etomidato, juntamente com medicamentos opioides e bloqueadores neuromusculares de ação curta ou intermediária. Os anestésicos intravenosos têm um impacto mínimo sobre o fluxo sanguíneo hepático desde que a pressão arterial seja mantida adequadamente. Portanto, ela deve ser preservada e a estimulação simpática evitada, o que também tem efeito adverso sobre o fluxo sanguíneo hepático. Uma indução anestésica de sequência rápida ou sequência rápida modificada é justificada se os pacientes apresentarem ascite importante ou retardo do esvaziamento gástrico.

A hipotensão após indução da anestesia costuma ocorrer como resultado da baixa resistência vascular sistêmica e hipovolemia relativa. Geralmente, isto pode ser tratado com pequenas doses de vasoconstritores como fenilefrina. Com exceção do halotano, todos os anestésicos voláteis são adequados para pacientes com doença hepática grave. Não foi estabelecida uma técnica anestésica ideal para a manutenção da anestesia.

Manejo da Coagulopatia

Tradicionalmente, a perda cirúrgica de sangue e a coagulopatia são tratadas pela administração de produtos hemoderivados de acordo com o julgamento clínico isolado — em caso de sangramento rápido — ou orientado por exames laboratoriais convencionais (p. ex., TPP, INR, contagem de plaquetas) se a hemorragia estiver controlada (Capítulo 24). Contudo, os testes laboratoriais padronizados podem demorar e não fornecem informações sobre aspectos qualitativos de formação de coágulo.

Os avanços tecnológicos do estudo da coagulação na beira do leito, como tromboelastometria rotacional e análise de função plaquetária, porém, permitem que o médico diagnostique e controle rapidamente a coagulopatia associada à DHET no contexto perioperatório. Outras informações, não disponíveis nos exames laboratoriais convencionais, como a força do coágulo, função plaquetária e hiperfibrinólise, podem ser avaliadas rapidamente ao lado do leito usando estas técnicas mais recentes.[22]

A introdução na prática clínica de vários tratamentos com concentrados de fatores, como concentrado do complexo protrombina e concentrado de fibrinogênio, também pode ter um papel importante no manejo de hemoderivados em pacientes com DHET. Algoritmos hemostáticos que utilizam testes de coagulação rapidamente acessíveis e o tratamento baseado em concentrados de fatores são bastante promissores no manejo de pacientes com coagulopatia relacionada à doença hepática.[23]

Icterícia Pós-operatória

Halotano ou outros anestésicos voláteis geralmente são implicados como causa de icterícia pós-operatória, mas existem muitas outras causas, possivelmente mais prováveis (Tabela 28.7). Uma causa cirúrgica de icterícia pós-operatória é provável se a cirurgia envolver o fígado ou o trato biliar. Do mesmo modo, múltiplas transfusões de sangue e reabsorção de um hematoma cirúrgico podem provocar icterícia no período perioperatório. Medicamentos, incluindo antibióticos, e outras causas metabólicas ou infecciosas como sepse também devem ser considerados no diagnóstico diferencial de icterícia pós-operatória.

Manejo da Anestesia em Pacientes Intoxicados

Pacientes agudamente intoxicados requerem menos anestésico porque existe um efeito depressor aditivo entre o álcool e anestésicos. Os níveis mais baixos de concentração alveolar mínima (CAM) em um paciente com intoxicação aguda também podem reduzir a quantidade de anestésico volátil necessária para manter a anestesia. Pacientes intoxicados são mais vulneráveis à regurgitação do conteúdo gástrico e pneumonia por aspiração, uma vez que o álcool retarda o esvaziamento gástrico e diminui o tônus do esfíncter esofageano inferior.

Síndrome de Abstinência Alcoólica

Os sintomas iniciais da abstinência alcoólica, incluindo agitação, taquicardia e sinais de aumento da estimulação simpática, podem ser sutis e confundidos com outras complicações perioperatórias comuns, como dor e *delirium*. Contudo, a história de uso crônico de álcool deve sempre levantar a suspeição desta entidade no diagnóstico diferencial e a administração profilática de benzodiazepínicos pode ser iniciada imediatamente. Manifestações da síndrome de abstinência alcoólica grave (*delirium tremens*) geralmente aparecem 48-72 horas após a interrupção da ingestão de bebidas. Esta síndrome representa uma emergência médica. Estes pacientes podem manifestar tremores e alucinações. Ocorre uma atividade significativamente maior do sistema nervoso simpático com liberação subsequente de catecolaminas, provocando diaforese, hiperpirexia, arritmias cardíacas e instabilidade hemodinâmica. Em alguns pacientes, convulsões de grande mal podem ser a primeira indicação da síndrome de abstinência alcoólica. Quando convulsões ocorrem, hipoglicemia e outras possíveis causas, incluindo lesão cerebral, também devem ser descartadas.

Tratamento

O tratamento de *delirium tremens* deve ser agressivo e tipicamente consiste na administração de benzodiazepínicos em intervalos regulares. Um β-bloqueador (propranolol ou esmolol) pode ser usado para controlar a frequência cardíaca. Se o estado mental exibir declínio significativo, a proteção das vias aéreas pode ser obtida por intubação endotraqueal. A correção de distúrbios hídricos, eletrolíticos (magnésio, potássio) e metabólicos (tiamina) é importante. Apesar do tratamento agressivo, a taxa de mortalidade decorrente de *delirium tremens* corresponde a aproximadamente 10%. A morte em geral é decorrente de instabilidade hemodinâmica, arritmias cardíacas ou convulsões.[24]

DOENÇAS DO TRATO BILIAR

A presença de cálculos biliares é relatada em 10% dos homens e 20% das mulheres entre 55 e 65 anos. Estes pacientes geralmente apresentam resultados normais nos testes de função hepática, com exceção de um aumento das concentrações de bilirrubina sérica ou fosfatase alcalina decorrente de coledocolitíase (cálculo no ducto colédoco) ou colangite crônica. A síndrome de Gilbert, um distúrbio benigno que causa a elevação de bilirrubina não conjugada, é uma das causas mais comuns de icterícia e ocasionalmente pode ser confundida com uma disfunção hepatobiliar pós-operatória. Inversamente, as síndromes de Dubin-Johnson e Rotor são distúrbios congênitos que provocam elevação dos níveis de bilirrubina conjugada, que pode ser exacerbada pela cirurgia.

Manejo da Anestesia

A anestesia para colecistectomia ou exploração do ducto colédoco, ou ambas, é influenciada pelo efeito dos medicamentos usados na anestesia sobre a pressão intraluminal do trato biliar. Especificamente, opioides podem produzir espasmo do esfíncter coledocoduodenal, aumentando a pressão no ducto colédoco. Este espasmo pode comprometer a passagem do meio de contraste para o duodeno e erroneamente sugerir a necessidade de uma esfincteroplastia ou a presença de cálculos no ducto colédoco. Contudo, os opioides são usados em muitos casos sem efeitos adversos, o que enfatiza o fato de que nem todos os pacientes respondem aos opioides com espasmos do esfíncter coledocoduodenal. O tratamento do espasmo biliar inclui naloxona, glucagon e nitroglicerina.

Colecistectomia Laparoscópica

As considerações anestésicas para colecistectomia laparoscópica são semelhantes às de outros procedimentos laparoscópicos.[24] Por exemplo, a insuflação da cavidade abdominal (pneumoperitônio) com dióxido de carbono introduzido por uma agulha colocada pela incisão supraumbilical produz um aumento da pressão intra-abdominal que pode interferir na ventilação dos pulmões e o retorno venoso. Durante a colecistectomia laparoscópica, a colocação do paciente na posição de Trendelenburg reversa favorece o movimento do conteúdo abdominal para longe do local cirúrgico e pode facilitar a ventilação mecânica dos pulmões. Porém, esta posição pode interferir ainda mais no retorno venoso. A reposição generosa de líquidos intravasculares durante a colecistectomia laparoscópica pode facilitar a recuperação nesse tipo de cirurgia.[25]

O monitoramento das concentrações de dióxido de carbono expiratório final durante os procedimentos cirúrgicos laparoscópicos abdominais é útil devido à imprevisibilidade

IV

da absorção sistêmica do dióxido de carbono usado para criar o pneumoperitônio. A descompressão intraoperatória do estômago com um tubo nasogástrico ou orogástrico pode diminuir o risco de punção visceral no momento da inserção da agulha e pode melhorar subsequentemente a visualização laparoscópica. A administração de óxido nitroso durante a colecistectomia laparoscópica tipicamente não é recomendada devido à possibilidade de que isto possa expandir o volume gasoso intestinal, causando interferência nas condições de trabalho cirúrgico e à possibilidade teórica de que a difusão para a cavidade abdominal poderia favorecer a combustão.[26] A perda de hemostasia ou uma lesão da artéria hepática ou do fígado podem exigir intervenção imediata por uma incisão de laparotomia convencional.

PERGUNTAS DO DIA

1. Quais são os mediadores humorais da função renal? Quais são seus efeitos sobre o sistema cardiovascular?
2. Quais são as complicações da administração dos tiazídicos, diuréticos de alça e diuréticos osmóticos?
3. Qual é o diagnóstico diferencial da oligúria pré-renal e pós-renal?
4. Quais são as alterações fisiológicas associadas à doença hepática em estágio terminal (DHET)?
5. Qual é o diagnóstico diferencial da icterícia pós-operatória?
6. Quais são os efeitos da insuflação de dióxido de carbono na cavidade abdominal durante cirurgia biliar laparoscópica?

REFERÊNCIAS

1. Mooney JF, Chow CK, Hillis GS. Perioperative renal function and surgical outcome. *Curr Opin Anesthesiol.* 2014;27:195-200.
2. Kheterpal S, Tremper KK, Egnlesbe MJ, et al. Predictors of postoperative acute renal failure after noncardiac surgery in patients with previously normal renal function. *Anesthesiology.* 2007;107:892-902.
3. Hoste E, Clermont G, Kersten A, et al. RIFLE criteria for acute kidney injury are associated with hospital mortality in critically ill patients: a cohort analysis. *Crit Care.* 2006;10:R73.
4. Shlipak MG, Coresh J, Gansevoort RT. Cystatin C versus creatinine for kidney function-based risk. *N Engl J Med.* 2013;369:2457-2459.
5. Mårtensson J, Martling CR, Bell M. Novel biomarkers of acute kidney injury and failure: clinical applicability. *Br J Anaesth.* 2012;109(6):843-850.
6. Sica DA. Diuretic use in renal disease. *Nat Rev Nephrol.* 2011;8:100-109.
7. Clinical Trials Group ANZICS. Low-dose dopamine in patients with early renal dysfunction: a placebo-controlled randomized trial. *Lancet.* 2000;356:2139-2143.
8. Friedrich JO, Adhikari N, Herridge MS, et al. Meta-analysis: low dose dopamine increases urine output but does not prevent renal dysfunction or death. *Ann Intern Med.* 2005;142:510-524.
9. Landoni G, Biondi-Zoccai GG, Tumlin JA, et al. Beneficial impact of fenoldopam in critically ill patients with or at risk for acute renal failure: a meta-analysis of randomized clinical trials. *Am J Kidney Dis.* 2007;49:56-68.
10. Jones DR, Lee HT. Perioperative renal protection. *Best Pract Res Clin Anaesthesiol.* 2008;22:193-208.
11. O'Malley CM, Frumento RJ, Hardy MA, et al. A randomized, double-blind comparison of lactated Ringer's solution and 0 9% NaCl during renal transplantation. *Anesth Analg.* 2005;100:1518-1524.
12. Zacharias M, Mugawar M, Herbison GP, et al. Interventions for protecting renal function in the perioperative period. *Cochrane Database Syst Rev.* 2013;(9):CD003590.
13. Sear JW. Kidney dysfunction in the postoperative period. *Br J Anaesth.* 2005;95:20-32.
14. Kiamanesh D, Rumley J, Moitra VK. Monitoring and managing hepatic disease in anaesthesia. *Br J Anaesth.* 2013;111(suppl 1):i50-i61.
15. Moller S, Henriksen JH. Cardiovascular complications of cirrhosis. *Gut.* 2008;57:268-278.
16. Sundaram V, Shaikh OS. Hepatic encephalopathy: pathophysiology and emerging therapies. *Med Clin North Am.* 2009;93:819-836.
17. Gines P, Cardenas A, Arroyo V, et al. Management of cirrhosis and ascites. *N Engl J Med.* 2004;350:1646-1654.
18. Schuppan D, Afdhal NH. Liver cirrhosis. *Lancet.* 2008;371:838-851.
19. Gines P, Schrier RW. Renal failure in cirrhosis. *N Engl J Med.* 2009;361:1279-1290.
20. Hoetzel A, Ryan H, Schmidt R. Anesthetic considerations for the patient with liver disease. *Curr Opin Anaesthesiol.* 2012;25:340-347.
21. Muilenburg DJ, Singh A, Torzilli G, et al. Surgery in the patient with liver disease. *Anesthesiol Clin.* 2009;27:721-737.
22. Mallett SV. Clinical utility of viscoelastic tests of coagulation (TEG/ROTEM) in patients with liver disease and during liver transplantation. *Semin Thromb Hemost.* 2015;41(5):527-537.
23. Theusinger OM, Stein P, Levy JH. Point of care and factor concentrate-based coagulation algorithms. *Transfus Med Hemother.* 2015;42(2):115-121.
24. Kosten TR, O'Connor PG. Management of drug and alcohol withdrawal. *N Engl J Med.* 2003;348:1786-1795.
25. Gerges FJ, Kanazi GE, Jabbour-Khoury SI. Anesthesia for laparoscopy: a review. *J Clin Anesth.* 2006;18:67-78.
26. Diemunsch PA, Torp KD, Van Dorsselaer T, Mutter D. Nitrous oxide fraction in the carbon dioxide pneumoperitoneum during laparoscopy under general inhaled anesthesia in pigs. *Anesth Analg.* 2000;90:k951-k953.

29 DOENÇAS NUTRICIONAIS, GASTROINTESTINAIS E ENDÓCRINAS

Amy C. Robertson e William R. Furman

DISTÚRBIOS NUTRICIONAIS

Obesidade Mórbida

Considera-se que aproximadamente 1,9 bilhão de pessoas no mundo apresentem sobrepeso, que é definido como índice de massa corporal (IMC, peso em kg/altura em m^2) entre 25 a 30.[1] Um IMC desejável corresponde a 18 a 25. Os Centros para Controle e Prevenção de Doença dos Estados Unidos relatam que aproximadamente 34% dos adultos acima de 20 anos nos Estados Unidos apresentam sobrepeso e 35% são obesos (IMC de 30 a 40).[2] A obesidade mórbida é definida por um IMC de 40 ou mais. A superobesidade (IMC ≥ 50) e a supersuperobesidade (IMC ≥ 60) representam um desafio cada vez mais frequente nos cuidados de saúde.[3]

A morbidade associada à obesidade pode afetar virtualmente qualquer parte do organismo e pode ser responsável por 2,5 milhões de mortes por ano. As manifestações pulmonares da obesidade incluem redução da capacidade residual funcional (com diminuição rápida das saturações de oxigênio durante apneia), doença pulmonar restritiva e apneia obstrutiva do sono. Hipertensão, AVC e insuficiência cardíaca do lado direito estão associados à obesidade mórbida, assim como câncer de cólon e de mama. O aumento da pressão intra-abdominal pode predispor a hérnias de hiato e refluxo gastroesofágico. Doenças esqueléticas também são comuns, incluindo dor nas costas e osteoartrose, afetando particularmente os joelhos. As anormalidades endócrinas podem levar a desequilíbrios hormonais reprodutivos e comprometimento da fertilidade, e estes pacientes também podem apresentar maior risco de depressão e outras doenças psicológicas.[4]

A combinação das complicações específicas da obesidade é chamada de *síndrome metabólica*. A síndrome metabólica apresenta seis componentes: obesidade abdominal, dislipidemia aterogênica, hipertensão, resistência à insulina (intolerância à glicose), um estado pró-inflamatório e um estado pró-trombótico. A síndrome metabólica é diagnosticada pela presença de três dos cinco fatores a seguir: obesidade

Os redatores e editores gostariam de agradecer ao Dr. Steven Hyman por contribuir para o capítulo sobre este tópico na edição anterior deste trabalho.

abdominal, aumento de triglicérides, baixos lipídios de alta densidade, hipertensão e aumento das concentrações sanguíneas de glicose em jejum. O diagnóstico e o tratamento são importantes porque a obesidade isoladamente é preditora de aproximadamente 25% de todos os casos novos de doença cardiovascular.[5]

A fisiopatologia da obesidade mórbida é multifatorial e envolve fatores genéticos, ambientais, metabólicos e psicossociais. O consumo calórico é importante, mas o impulso de comer (ou comer em excesso) pode ser modulado por hormônios ou inflamação. O tratamento deve ser multifacetado; perder peso não é tão fácil como simplesmente deixar de comer, porque o jejum libera vários hormônios orexigênicos (estimulantes do apetite).[6,7]

Considerações Perioperatórias (Capítulo 13)

Na década de 1970, acreditava-se que pacientes obesos em jejum apresentavam volumes de líquido gástrico maiores e mais ácidos que os pacientes não obesos e, portanto, apresentariam maior risco de aspiração pulmonar de conteúdos gástricos nocivos.[8] Na verdade, o oposto pode ser verdade. Pacientes obesos não diabéticos podem apresentar um menor volume de conteúdo gástrico com pH mais alto que pacientes magros não diabéticos.[9]

O tratamento de pacientes obesos apresenta várias questões logísticas devido a seu tamanho e forma. Estas incluem acesso intravenoso (IV), monitoramento não invasivo da pressão arterial, posicionamento, intubação endotraqueal e técnicas de emergência. Devido à quantidade de gordura subcutânea, a inserção de uma linha IV periférica pode ser difícil. Como resultado, pode ser necessária uma cateterização venosa central para acesso, independentemente da natureza do procedimento cirúrgico. O monitoramento não invasivo da pressão arterial pode ser dificultado pelo formato cônico da parte superior do braço. A maioria dos manguitos de pressão arterial é projetada para um perfil mais cilíndrico e pode sair da posição ou não funcionar corretamente em um braço de formato cônico. Opções práticas nesta situação incluem a utilização do antebraço ou a inserção de um cateter arterial para o monitoramento da pressão arterial.

Um paciente obeso pode ser mais largo que a seção transversa da mesa cirúrgica e a mesa deve ser capaz de suportar o peso do paciente e de se mover para as posições exigidas pelo cirurgião. Se forem necessários ângulos de inclinação extremos, o paciente deve ser muito bem preso e os possíveis pontos de pressão devem ser protegidos.

A indução da anestesia pode ser complicada por uma diminuição rápida da saturação sanguínea de oxigênio devido à menor capacidade residual funcional. A posição de Trendelenburg reversa (cabeça para cima) pode reduzir a atelectasia em áreas dependentes do pulmão e também pode movimentar o tórax e o tecido mamário em direção caudal, permitindo um acesso mais fácil à boca para a intubação endotraqueal. A obesidade pode aumentar o risco de uma intubação laríngea difícil, especialmente em pacientes com uma pontuação de classificação das vias aéreas de Mallampati de III-IV, apneia obstrutiva do sono, redução da mobilidade da coluna cervical e uma grande circunferência do pescoço.[10,11]

Nenhum medicamento anestésico apresenta uma vantagem distinta em pacientes obesos, porém o despertar pode ser prolongado porque a eliminação de alguns anestésicos do tecido adiposo é lenta. Pacientes obesos apresentam risco de desenvolver hipoxemia pós-operatória em decorrência de atelectasia e hipercarbia causadas pela obstrução das vias aéreas. O suporte ventilatório não invasivo na sala de recuperação pode melhorar a oxigenação.[12]

Cirurgia Bariátrica

O tratamento cirúrgico da obesidade foi descrito pela primeira vez em 1954 com a criação da derivação jejunoileal (DJI). A DJI era uma cirurgia desabsortiva usada para tratar muitas condições que variavam de hiperlipidemia e aterosclerose à obesidade. A DJI foi abandonada na década de 1980 devido a complicações inaceitáveis, incluindo uveíte, disfunção renal, supercrescimento bacteriano intestinal e lesão hepática.[13]

As cirurgias subsequentes foram dirigidas para a restrição do trato intestinal, visando à perda de peso por meio de uma diminuição da ingestão. Exemplos de cirurgias restritivas realizadas com frequência são a derivação gástrica, gastrectomia vertical e a banda gástrica ajustável. Devido a menores taxas de morbidade e mortalidade no pós-operatório inicial, os procedimentos laparoscópicos atualmente são preferíveis em comparação aos procedimentos bariátricos abertos.[14] Nos Estados Unidos, o número de operações bariátricas atingiu um pico em 2004 e desde então permaneceu em um platô. O uso da abordagem laparoscópica para a cirurgia bariátrica representa mais de 90% das cirurgias bariátricas. A taxa de mortalidade hospitalar é estimada em 0,1%.[15]

A maioria das pessoas que realizam procedimentos bariátricos consiste em obesos mórbidos (IMC $\geq$ 40), mas a perda de peso cirúrgica é mais efetiva que o tratamento clínico convencional em pacientes com IMC tão baixo quanto 30.[16] Os pacientes geralmente apresentam aumento da qualidade de vida e melhor controle de comorbidades e eventos cardiovasculares (infarto do miocárdio e AVC).[17] A cirurgia bariátrica melhora várias condições como hipertensão, diabetes e apneia obstrutiva do sono.

A cirurgia bariátrica pode alterar o apetite e a função hormonal regulada pela insulina, promovendo perda de peso. A grelina, um hormônio orexigênico secretado pelo fundo gástrico e intestino delgado proximal, está aumentada em casos de perda de peso não cirúrgica, porém os níveis de grelina permanecem inalterados ou diminuem após a cirurgia bariátrica. Vários outros hormônios intestinais que regulam o apetite e o metabolismo da glicose são afetados de modo mais favorável pela cirurgia bariátrica do que pelo jejum. Estes hormônios incluem peptídeo semelhante a glucagon 1 (GLP-1), o peptídeo insulinotrópico dependente de glicose e o peptídeo YY, que são secretados pelo trato gastrointestinal em resposta a alimentos.[18]

Desnutrição

A desnutrição ocorre quando as necessidades calóricas excedem a ingestão. Uma diminuição da ingestão, comprometimento da absorção ou aumento da taxa metabólica podem causar desnutrição profunda em um período muito curto. A desnutrição pode estar presente quando ocorre uma perda de peso de 10% a 20% durante um período de tempo curto, quando o peso é menor que 90% do peso corporal ideal ou quando o IMC é menor que 18,5. Pacientes saudáveis podem ficar desnutridos rapidamente após um episódio de trauma ou doença aguda.

Pacientes em estado crítico desenvolvem desnutrição se não forem alimentados de modo adequado. A alimentação pode ocorrer por via enteral – por um tubo de alimentação entérica – ou parenteral – por um cateter IV. O método preferível de reposição nutricional em geral é a nutrição enteral, porque ela mantém os vilos absortivos do trato gastrointestinal e reduz a transferência de bactérias patológicas pela mucosa gastrointestinal e para a corrente sanguínea. Foram demonstrados melhores resultados, incluindo diminuição das complicações infecciosas, do tempo em ventilação mecânica e da permanência na unidade de terapia intensiva.[19] A alimentação em longo prazo geralmente requer um tubo de gastrostomia ou jejunostomia. A colocação pós-pilórica frequentemente é preferível porque se acredita que isto reduza o potencial de regurgitação e aspiração do conteúdo gástrico. Contudo, o risco de vômito e aspiração do conteúdo gástrico não é significativamente diferente entre a alimentação por tubo pós-pilórico e gástrico.[20] Em pacientes que apresentam pancreatite, a colocação jejunal ajuda a evitar a estimulação de secreções de enzimas pancreáticas.

A alimentação IV (nutrição parenteral total ou NPT) é necessária quando o trato gastrointestinal não é funcional. A nutrição parenteral periférica pode ser usada por períodos breves, porém a alimentação em longo prazo requer acesso venoso central. A NPT não apresenta os efeitos benéficos da alimentação enteral sobre o intestino e acarreta riscos de sepse pelo cateter, trombose, hiperglicemia, hipoglicemia iatrogênica (devido ao acréscimo de insulina à solução de nutrição em resposta a uma hiperglicemia) e desenvolvimento de esteatose hepática.

Considerações Perioperatórias

A reposição nutricional aguda em pacientes desnutridos pode causar uma síndrome de realimentação, caracterizada pelo aumento da produção de ATP (trifosfato de adenosina) e da taxa metabólica. O aumento da produção de ATP pode causar uma diminuição significante do fosfato plasmático, lavando à insuficiência respiratória e cardíaca. Um aumento da taxa metabólica pode causar um aumento importante da produção de CO_2, provocando acidose respiratória. A síndrome de realimentação pode ser evitada aumentando-se lentamente a ingestão nutricional na direção da meta calórica.

No contexto perioperatório, pacientes desnutridos podem apresentar fraqueza muscular (incluindo respiratória) e comprometimento imunológico. Para pacientes com desnutrição grave, NPT ou alimentação enteral deve ser administrada por 7-10 dias antes de um procedimento cirúrgico eletivo, uma vez que são necessários vários dias para obter os níveis de nutrição pretendidos.

Um problema clínico importante costuma surgir com frequência em pacientes em estado crítico alimentados por via enteral (como pacientes com queimaduras e trauma) que requerem um procedimento cirúrgico. Deve ser tomada uma decisão em relação à duração do jejum de um paciente como esses antes da indução da anestesia. O risco de aspiração pulmonar do conteúdo gástrico deve ser ponderado contra o benefício de manter a ingestão nutricional no nível pretendido para o paciente. A nutrição provavelmente deve ser mantida o máximo possível. Um jejum curto da administração nutricional (45 minutos) é razoável quando o tubo de alimentação estiver localizado após o ligamento de Treitz.[21] Quando NPT estiver sendo usada, a insulina tipicamente faz parte da infusão e, portanto, o monitoramento da glicemia deve ser realizado para procedimentos com mais de 2 horas de duração.

DOENÇA GASTROINTESTINAL

Doença Intestinal Inflamatória

A doença intestinal inflamatória (DII) afeta um número estimado de 1,4 milhão de norte-americanos e resulta de uma resposta aberrante do sistema imunológico da mucosa intestinal à flora luminal normal.[22] A DII é dividida em duas categorias: retocolite ulcerativa (RCU) e doença de Crohn (DC). RCU é restrita ao intestino grosso e manifesta-se como inflamação e perda da mucosa colônica. DC pode afetar qualquer parte do trato digestivo e pode causar inflamação transmural, provocando abscessos ou doença granulomatosa. Embora sejam entidades distintas, a diferenciação entre as duas doenças pode ser difícil quando DC se manifesta afetando apenas o cólon.

O gatilho para a ativação do sistema imunológico na DII é multifatorial. Devido a uma base genética, existe um maior risco em familiares próximos. Pacientes caucasianos têm maior probabilidade de desenvolver DII que outros pacientes. Pacientes judeus apresentam risco mais frequente de DC. Além disso, vários fatores ambientais, incluindo tabagismo, apendicectomia, antibióticos, contraceptivos orais e medicamentos anti-inflamatórios não esteroidais (AINEs) estão associados a um maior risco. Deve-se suspeitar do diagnóstico com base nos sintomas de dor abdominal crônica, febre e diarreia, e este é confirmado por endoscopia e biópsia.[23]

Embora a principal modalidade de tratamento seja não cirúrgica, 60% a 70% dos pacientes com DII requerem tratamento cirúrgico em algum ponto. Os motivos incluem complicações da doença (fístulas, estenoses ou megacólon tóxico), complicações da cirurgia (obstrução do intestino delgado devido a cicatrização pós-operatória), prevenção de câncer (colectomia no caso de RCU), além de outros motivos não relacionados à doença intestinal.[24]

Considerações Perioperatórias

DC e RCU são doenças crônicas que tipicamente são tratadas com o uso de até seis classes diferentes de medicamentos: antidiarreicos, anti-inflamatórios, imunossupressores, antibióticos, anti-TNF (fator de necrose tumoral) e outros medicamentos em investigação. Pacientes que estejam recebendo esteroides devem continuar a fazê-lo antes da cirurgia e podem exigir suplementação devido à previsão de uma insuficiência adrenal.

Anestésicos específicos não são preferíveis nem contraindicados em pacientes com DII, porém algumas das medicações para controle das DIIs podem ter implicações anestésicas. Em geral, as possíveis interações entre anestésicos e medicamentos antineoplásicos não estão claras. A ciclosporina aumenta a concentração alveolar mínima (MAC) de anestésicos voláteis.[25] Azatioprina tem efeitos sobre a fosfodiesterase e pode antagonizar parcialmente os medicamentos bloqueadores neuromusculares não despolarizantes. Ciclosporina e infliximabe podem aumentar a potência de medicamentos bloqueadores neuromusculares não despolarizantes.[26] A importância clínica destas interações é mínima.

Doença de Refluxo Gastroesofágico

A doença de refluxo gastroesofágico (DRGE) é definida como o movimento retrógrado do conteúdo gástrico pelo esfíncter esofágico inferior (EEI) para o esôfago. A fisiopatologia da DRGE envolve o comprometimento da motilidade do esôfago, do EEI e da motilidade gástrica.[27] O movimento retrógrado do conteúdo gástrico, passando pelo EEI e pelo esfíncter esofágico superior até a faringe, pode provocar aspiração pulmonar de ácido gástrico e material particulado.

DRGE é uma síndrome extremamente comum. A prevalência de DRGE — definida como ocorrência ao menos semanal de azia e/ou regurgitação — nos Estados Unidos é de 18% a 28%.[28] Além da azia, os sintomas mais comuns são dor torácica não cardíaca, disfagia, faringite, tosse, asma, rouquidão, laringite, sinusite e erosões dentárias.

O refluxo ocorre quando o EEI é incompetente ou quando a pressão no EEI (PEEI) é menor que a pressão intra-abdominal (ou intragástrica). DRGE pode ocorrer como resultado de uma dismotilidade esofágica ou hérnia de hiato. Em um paciente com hérnia de hiato, o EEI pode apresentar um deslocamento cefálico para a cavidade torácica, de modo que a contribuição diafragmática para a função do EEI é perdida. O diafragma também pode obstruir o esôfago. DRGE está associada a outras condições, incluindo gestação, obesidade, apneia obstrutiva do sono, hipersecreção gástrica, obstrução da saída gástrica, neuropatia gástrica e aumento da pressão intra-abdominal. O risco de aspiração pulmonar do conteúdo gástrico durante a indução da anestesia em pacientes com DRGE ou os fatores predisponentes já mencionados não é bem estabelecido. Em contraste, o aumento da pressão intra-abdominal (gástrica) e gestação são fatores de risco importantes. DRGE significante ocorre em pelo menos 30% a 50% das gestantes. O mecanismo é derivado principalmente de um relaxamento do tônus do EEI mediado por progesterona, mas também pode haver contribuições de um retardo do esvaziamento gástrico, comprometimento do EEI devido ao aumento da pressão intra-abdominal causado pelo aumento do útero gravídico e diminuição do trânsito intestinal.[29]

O tratamento inicial da DRGE geralmente consiste em uma combinação de modificações do estilo de vida e terapia medicamentosa, usando medicamentos moderadamente efetivos, que têm efeitos colaterais limitados. O manejo do estilo de vida inclui elevação da cabeceira da cama, ingestão de alimentos ricos em proteína magra e evitar o tabagismo, café, alimentos e medicamentos que sabidamente relaxam o EEI. Antiácidos e medicamentos protetores da mucosa podem aliviar os sintomas. Caso contrário, a conduta médica subsequente inclui pró-cinéticos e medicamentos que reduzam a secreção do ácido gástrico.

Os pró-cinéticos minimizam o tempo de contato do conteúdo gástrico com o esôfago, por meio de um bloqueio dos receptores de dopamina ou serotonina (5-HT [5-hidroxitriptamina]). A metoclopramida (um antagonista do receptor 5-HT) pode produzir coreoatetose e outros efeitos colaterais extrapiramidais. Bloqueadores do receptor de histamina (H_2) diminuem a secreção de ácido gástrico pelas células parietais do estômago; contudo, podem aumentar a produção de gastrina e diminuir a PEEI. Em alguns pacientes, particularmente idosos (Capítulo 35), medicamentos bloqueadores do receptor H_2 podem provocar efeitos colaterais adversos no sistema nervoso central, incluindo confusão, agitação e psicose. Inibidores da bomba de prótons (PPIs) representam a terapia mais potente para esofagite erosiva grave. Omeprazol pode inibir o metabolismo e a eliminação de warfarina, digoxina, fenitoína e benzodiazepínicos.[30]

Considerações Perioperatórias (Capítulo 13)

A abordagem habitual para indução da anestesia geral em pacientes com risco de aspiração pulmonar de ácido gástrico consiste em uma indução de sequência rápida (ISR) usando pressão cricoide (PC) para obstruir qualquer possível fluxo de conteúdo gástrico para a faringe e traqueia (Capítulo 14). Os supostos benefícios de ISR e PC ainda são controversos. PC pode ser ineficaz, especialmente se não aplicada adequadamente, e pode apresentar efeitos colaterais indesejáveis, incluindo um possível aumento de risco de regurgitação e falha da intubação traqueal. Além disso, uma PC realizada de modo inadequado algumas vezes pode não alinhar de modo efetivo a cricoide e o esôfago com a coluna cervical sólida abaixo. PC não é um procedimento benigno e pode estar associada a várias complicações (Tabela 29.1).

Tabela 29.1	Categorias de Pacientes com Risco devido a Pressão da Cricoide Aplicada de Modo Inadequado

Grupo de Pacientes de Risco	**Motivo**
Idosos	Ruptura do esôfago, obstrução da laringe
Crianças	Obstrução da laringe
Parturientes	Pode exigir mais pressão
Trauma de laringe	Pode exigir reparo cirúrgico após pressão cricoide
Trauma da coluna cervical	Pode deslocar uma coluna cervical instável
Vias aéreas difíceis	Pode piorar a visualização

Modificado de Brimacombe JR, Berry AM. Cricoid pressure. *Can J Anaesth.* 1997;44:414-425.

Além disso, as complicações são mais prováveis em idosos, crianças, gestantes, pacientes com lesão cervical e pacientes com vias aéreas difíceis e quando houver dificuldades para palpar a cartilagem cricoide.[31]

A abordagem cirúrgica à doença de refluxo sintomática pode ser a cirurgia antirrefluxo – geralmente a fundoplicatura de Nissen em adultos. Esta cirurgia tipicamente é realizada por laparoscopia. A fundoplicatura de Nissen consiste em reduzir o estômago herniado, reparando o defeito diafragmático e realizando um envoltório gástrico para impedir que o estômago e o EEI sofram retração para o tórax. Hipertensão, bradicardia, pressões médias de vias aéreas elevadas e dessaturação são possíveis complicações intraoperatórias e representam uma consequência do pneumoperitônio e aumento da pressão intra-abdominal. Eventos pós-operatórios importantes incluem desconforto decorrente do acúmulo de dióxido de carbono abaixo do diafragma, náusea e vômito pós-operatórios. O ar subcutâneo também pode aparecer no pescoço e tórax. Isto é benigno e autolimitado porque o gás CO_2 é rapidamente reabsorvido pelo corpo. Náusea e vômito são complicações mais sérias associadas à cirurgia esofágica porque o vômito pode causar a ruptura do esôfago.[32]

DISTÚRBIOS ENDÓCRINOS

Diabetes Melito

Entre 1990 e 2010, o número de adultos com diagnóstico de diabetes mais que triplicou, de 6,5 milhões para 20,7 milhões. O diabetes melito, uma doença que complica a maioria dos sistemas orgânicos, é caracterizado pelo aumento das concentrações sanguíneas de glicose devido a uma ausência relativa da insulina endógena.[33] Outrora, o diabetes era classificado em termos da necessidade de insulina (dependente de insulina *versus* não dependente), mas este sistema mostrou-se menos satisfatório porque quase todos os diabéticos desenvolvem necessidade de insulina em algum ponto. A classificação atual rotula os pacientes como portadores de diabetes de tipo 1 (DMT1) ou tipo 2 (DMT2). DMT1 tipicamente é caracterizado pela ausência de produção de insulina no pâncreas, enquanto DMT2 envolve falta relativa de insulina associada a uma resistência à insulina endógena.

O controle da glicose sanguínea é necessário nos dois tipos, mas DMT1 sempre requer insulina para prevenir hiperglicemia, cetoacidose e outras complicações. Diabéticos de tipo 2 podem precisar de insulina, mas muitas vezes requerem apenas medicamentos hipoglicemiantes orais, perda de peso ou controle dietético. DMT1 costuma se manifestar em uma idade precoce, com um episódio dramático de cetoacidose. O início de DMT2 geralmente é mais insidioso. Diabéticos de tipo 2 constituem a maioria e, ao contrário dos diabéticos de tipo 1, geralmente exibem sobrepeso. O controle dietético e a perda de peso são importantes em DMT2, porém o fundamento do tratamento dos dois tipos é farmacológico.[34]

A eficácia do controle da glicose é monitorada pela mensuração dos níveis de hemoglobina glicada (HbA_{1c}). Durante a hiperglicemia, a glicose pode se combinar permanentemente com a hemoglobina nos eritrócitos e formar HbA_{1c}. Uma vez que os eritrócitos normalmente têm um ciclo de vida de 120 dias, os níveis de HbA_{1c} fornecem uma indicação de como o diabetes está sendo controlado ao longo do tempo. Os níveis normais de HbA_{1c} correspondem a menos de 6%, e o risco de complicações decorrentes de diabetes aumenta com níveis maiores de HbA_{1c}.[35]

A insulina é classificada como de ação rápida, intermediária ou longa. No contexto ambulatorial ela geralmente é administrada por injeção subcutânea. Para DMT1, a terapia intensiva consistindo em três injeções ou mais por dia de insulina basal e prandial, ou infusão subcutânea contínua de insulina, é imperativa para melhorar o controle glicêmico e prevenir a cetoacidose. Metformina é o tratamento farmacológico inicial preferido para DMT2. A metformina reduz a carga de glicose ao diminuir sua produção hepática. Se a monoterapia sem o uso de insulina não atingir os níveis pretendidos de HbA_{1c}, é recomendada a adição de um segundo agente oral, um agonista do receptor GLP-1 ou insulina.[34]

Complicações são comuns no diabetes de longa duração e em grande parte são resultantes de microangiopatia e macroangiopatia. Diabetes é um fator de risco bem reconhecido para doença arterial coronariana de grandes e pequenos vasos e originalmente foi proposto como indicação para o bloqueio β-adrenérgico perioperatório.[36] Diabetes em adultos jovens e de meia-idade é a principal causa de insuficiência renal que exige hemodiálise. A retinopatia diabética é caracterizada por um espectro de lesões na retina e é a principal causa de cegueira entre adultos de 20 a 74 anos. Mais da metade de todos os indivíduos com diabetes eventualmente desenvolvem neuropatia, com um risco de amputações de uma ou mais extremidades estimado em 15% ao longo da vida. A neuropatia autonômica ocorre em 20% a 40% dos pacientes com diabetes de longa duração, em particular naqueles com neuropatia sensitiva periférica, insuficiência renal ou hipertensão sistêmica. A neuropatia autonômica cardíaca pode mascarar *angina pectoris* e dificultar o diagnóstico de doença arterial coronariana. Gastroparesia, que pode causar um retardo do esvaziamento gástrico, é um sinal de neuropatia autonômica afetando o nervo vago.[37]

Considerações Perioperatórias

Um paciente com diabetes bem controlado não exigirá tratamento especial antes e durante a cirurgia, embora a redução da dose matinal de insulina em 30% a 50% para prevenir a hipoglicemia decorrente do jejum seja comum e razoável. Medicamentos do tipo das sulfonilureias podem ser mantidos até a noite anterior à cirurgia; contudo, estes medicamentos também podem produzir hipoglicemia na ausência da ingestão calórica matinal e por isso não devem ser tomados na manhã da cirurgia.[38] (Veja Cap. 13 para mais recomendações sobre o manejo perioperatório da insulina.)

As recomendações relativas a biguanidas como metformina foram alteradas recentemente. A primeira biguanida introduzida, fenformina, foi associada a acidose láctica e eventualmente foi substituída no uso clínico pela metformina. Na década de 1990, havia uma recomendação comum

IV

para descontinuação da metformina 48 horas antes da cirurgia para evitar o risco de acidose láctica fatal. Esta recomendação inicial era baseada em relatos de caso individuais, mas foi questionada por uma meta-análise subsequente.[39]

A hiperglicemia perioperatória pode resultar de muitas causas, incluindo alterações neuroendócrinas induzidas por estresse, administração de glicose exógena e o estado metabólico subjacente do paciente. A mensuração pré-operatória da glicose sanguínea geralmente é realizada antes da anestesia; contudo, o nível intraoperatório desejado de glicose não foi bem estabelecido. As preocupações perioperatórias incluem os riscos de cetoacidose diabética, desidratação grave, coma não cetótico hiperosmolar hiperglicêmico, efeito adverso da hiperglicemia sobre a evolução neurológica após isquemia cerebral e maior risco de infecção da ferida cirúrgica. O nível ideal de controle glicêmico nos contextos perioperatório e na unidade de terapia intensiva ainda é controverso. Tentativas de manter os níveis de glicose entre 81 e 108 mg/dL em pacientes em estado crítico produziram maiores taxas de mortalidade cardiovascular e hipoglicemia grave em comparação com pacientes cujo nível foi controlado em uma faixa abaixo de 180 mg/dL.[40-42]

Hipertireoidismo e Tempestade Tireotóxica

O hipertireoidismo, ou tireotoxicose, é caracterizado por um aumento dos níveis circulantes nas formas livres dos hormônios tireoidianos tri-iodotironina (T_3) e tetraiodotironina (tiroxina, ou T_4). A causa mais comum é a doença de Graves, uma condição autoimune na qual anticorpos contra o receptor de tireotrofina mimetizam continuamente o efeito do hormônio estimulante tireoideano (TSH). Contudo, ele também pode ser causado pelos seguintes fatores:[43]

- Bócio multinodular tóxico
- Tireoidite
- Hipertireoidismo mediado por β-gonadotrofina coriônica humana — hipertireoidismo gestacional, coriocarcinoma, mola hidatiforme
- *Struma ovarii*, que é a presença de tecido da tireoide em um teratoma ovariano
- Administração de agentes de contraste iodados a um paciente suscetível
- Indução pelos medicamentos amiodarona (que pode provocar hipotireoidismo e hipertireoidismo), lítio, interferona-α
- Adenoma hipofisário secretor de TSH

Os principais sinais e sintomas do hipertireoidismo são cardíacos, neurológicos e constitucionais. O hormônio tireoidiano aumenta a sensibilidade cardíaca a catecolaminas, produzindo hipertensão e taquiarritmias. Outros sinais de hipertireoidismo grave incluem insuficiência cardíaca congestiva de alto débito ou angina, mesmo na ausência de doença coronariana. Tremor, hiper-reflexia e irritabilidade são manifestações neurológicas comuns. Também pode ocorrer paralisia periódica, caracterizada por hipocalemia e fraqueza de músculos proximais. Febre e intolerância ao calor são comuns. Os sintomas gastrointestinais incluem náusea, vômito e diarreia, assim como disfunção hepática

e icterícia. O diagnóstico é confirmado pela demonstração de um aumento dos níveis de hormônios tireoidianos no sangue.[44]

A tempestade tireotóxica é caracterizada pelo agravamento dos sinais e sintomas de tireotoxicose, incluindo disfunção cardíaca grave, hiperglicemia, hipercalcemia, hiperbilirrubinemia, alteração do estado mental, convulsões e coma. A tempestade tireotóxica pode ser desencadeada em um paciente tireotóxico por vários tipos de estresse:[45]

- Infecção
- AVC
- Trauma, especialmente da glândula tireoide
- Cirurgia envolvendo ou não a tireoide
- Cetoacidose diabética
- Medicamentos: pseudoefedrina, aspirina, ingestão excessiva de iodo, agentes de contraste, amiodarona
- Descontinuação incorreta do medicamento antitireoidiano
- Câncer de tireoide metastático

A distinção entre a tireotoxicose e a tempestade tireotóxica depende do grau, com a tempestade tireotóxica representando a forma mais grave do distúrbio. Todos os pacientes com hipertireoidismo correm o risco de desenvolver tempestade tireotóxica, que é uma síndrome clínica de emergência com risco de vida que apresenta uma taxa de mortalidade de aproximadamente 30% apesar do tratamento. Por este motivo, a regra geral relativa à cirurgia no contexto de tireotoxicose ou tempestade tireotóxica é realizar apenas o que não puder ser adiado até a obtenção do controle da secreção do hormônio tireoidiano e do efeito, seja por tratamento clínico ou por ablação da tireoide usando iodo radioativo.

Considerações Perioperatórias

O tratamento clínico inicial do hipertireoidismo consiste na redução da síntese do hormônio tireoidiano. Isto é realizado pela administração de uma tioamida como propiltiouracil (PTU) ou metimazol (MMI). PTU e MMI inibem a peroxidase tireoidiana (TPO), a enzima que catalisa a incorporação de iodeto na tiroglobulina para produzir T_3 e T_4. Pelo menos uma hora após a administração da tioamida, grandes doses de iodeto estável podem ser administradas. Esta etapa tira proveito de um efeito paradoxal chamado *efeito de Wolff-Chaikoff*. Em vez de catalisar a incorporação adicional de iodeto à tiroglobulina, como poderia ser esperado, grandes quantidades de iodeto suprimem a transcrição gênica de TPO, reduzindo ainda mais a capacidade da glândula de produzir e liberar o hormônio. Este benefício é temporário, durando apenas uma semana.

Além disso, especialmente em casos de tempestade tireotóxica, a administração de bloqueadores β-adrenérgicos reduz os sintomas adrenérgicos. Propranolol é o β-bloqueador tradicionalmente selecionado porque também inibe a conversão periférica de T_4 para o hormônio mais potente T_3; contudo, outros bloqueadores β-adrenérgicos como atenolol, metoprolol e esmolol são usados e não estão contraindicados.[46] Corticosteroides podem tratar a insuficiência adrenal relativa resultante do metabolismo acelerado no contexto da tempestade tireoidiana. Os níveis de cortisol tendem a estar na faixa normal nestes pacientes, mas devem ser mais altos para que sejam apropriados ao nível de estresse. A plasmaférese tem sido utilizada como um método adjunto para reduzir os níveis de hormônios tireoidianos circulantes pela remoção de T_3 e T_4 da corrente sanguínea.[47]

O objetivo na anestesia é evitar um aumento da frequência cardíaca ou a ativação simpática. Inversamente, anestésicos e técnicas que reduzam ou amorteçam a atividade simpática geralmente são favorecidos. Cetamina não seria ideal para induzir anestesia ou fornecer analgesia. Em vez disso, fentanil e seus congêneres seriam preferíveis para analgesia. Isoflurano, sevoflurano e desflurano seriam úteis para a manutenção da anestesia geral, com a advertência de que altas concentrações inspiratórias de desflurano podem não ser vantajosas. A anestesia regional, quando viável, também pode ser eficaz para evitar a ativação simpática. Pode ser difícil distinguir a tempestade tireoidiana intraoperatória da hipertermia maligna. Dantroleno é benéfico em qualquer situação e deve ser considerado se houver suspeita de uma destas condições.

Hipotireoidismo

O hipotireoidismo é caracterizado por uma diminuição dos níveis circulantes livres dos hormônios tireoidianos T_3 e T_4. O hipotireoidismo pode ser congênito (cretinismo) ou adquirido. A causa adquirida mais comum em adultos é a tireoidite de Hashimoto, uma doença autoimune crônica caracterizada por destruição progressiva da glândula tireoide. O tratamento clínico ou cirúrgico do hipertireoidismo pode provocar um hipotireoidismo iatrogênico. Um hipotireoidismo após tratamento de hipertireoidismo com iodo radioativo ocorre em pelo menos 50% dos pacientes dentro de 10 anos após o tratamento. O hipotireoidismo secundário pode ocorrer como consequência de uma doença do hipotálamo ou da hipófise ou após cirurgia nestas estruturas. A ausência de iodo dietético causa hipotireoidismo e um aumento da glândula ("bócio endêmico").[48]

O início do hipotireoidismo geralmente é insidioso e os sintomas muitas vezes são inespecíficos. Adultos podem apresentar cansaço fácil, letargia, fraqueza e ganho de peso. A pele geralmente é seca e o cabelo quebradiço. Em casos graves, ocorre o desenvolvimento de mixedema, que é caracterizado por redução do débito cardíaco, atenuação dos reflexos tendinosos profundos e edema pré-tibial não depressível. Sem tratamento, o hipotireoidismo pode progredir até que ocorra alteração eletrolítica, hipoventilação, hipotermia e coma.

O hipotireoidismo pode ser evidente ou subclínico. O hipotireoidismo evidente é diagnosticado pela mensuração de baixos níveis de T_3 e T_4 no sangue. O hipotireoidismo primário é caracterizado por baixos níveis de T_3 e T_4, porém TSH elevado. No hipotireoidismo secundário, todos os hormônios relacionados à tireoide estão reduzidos. O hipotireoidismo subclínico, manifestado por um aumento da concentração sérica de TSH em combinação com T_4 livre normal, está presente em aproximadamente 5% a 8% da população norte-americana, com uma prevalência de mais de 13% em pacientes idosos saudáveis em outros aspectos, especialmente mulheres.[49]

O hipotireoidismo é tratado com administração oral de levotiroxina sintética, 75 a 150 µg/dia. A reposição de hormônio tireoidiano é iniciada lentamente porque pode ocorrer isquemia cardíaca aguda em pacientes com doença arterial coronariana, devido ao aumento súbito da demanda miocárdica de oxigênio quando o metabolismo e o débito cardíaco aumentam. Embora a terapia de reposição tireoidiana IV esteja disponível, seu uso é limitado a apresentações graves, por exemplo, coma mixedematoso.[48]

Considerações Perioperatórias

O hipotireoidismo leve a moderado assintomático não aumenta o risco de morbidade perioperatória. Pacientes com hipotireoidismo leve não apresentam sensibilidade incomum a anestésicos inalatórios, sedativos ou narcóticos. O hipotireoidismo sintomático ou grave, em contraste, pode exigir um adiamento da cirurgia para reposição de hormônio tireoidiano até que as anormalidades neurológicas e cardiovasculares estejam resolvidas.

Cirurgia da Tireoide

As considerações perioperatórias mais importantes relacionadas à cirurgia da tireoide envolvem obstrução física ou funcional das vias aéreas como consequência da compressão da traqueia ou lesão dos nervos laríngeos recorrentes. O manejo das vias aéreas é um dos principais desafios para fornecer um cuidado anestésico seguro a pacientes submetidos a tireoidectomia. Possíveis problemas ocorrem quando o bócio prediz uma ventilação difícil sob máscara, dificuldades na laringoscopia e dificuldades na intubação endotraqueal. A compressão traqueal pode provocar sintomas de dispneia, sibilos, apneia obstrutiva do sono e tosse. Pacientes com um aumento da tireoide devem ser avaliados antes da cirurgia para pesquisa de evidências de compressão ou desvio da traqueia. Uma revisão dos exames de tomografia computadorizada disponíveis pode revelar o tamanho do bócio e a alteração anatômica resultante.[50]

Existe uma dúvida se a compressão ou o desvio da traqueia tem algum impacto sobre os resultados. Um estudo prospectivo relatou uma incidência de intubação endotraqueal difícil de 5% em pacientes eutireóideos submetidos a tireoidectomia; contudo, a causa da dificuldade das vias aéreas não foi relacionada à tireoide. Em vez disso, os fatores anatômicos usuais que predizem uma via aérea difícil na população geral foram os indicadores neste grupo de pacientes. Os fatores de risco independentes de dificuldade na intubação foram bócio canceroso e visão de Cormack de grau III ou IV na laringoscopia.[51] Na presença de um bócio canceroso, a invasão da traqueia e a infiltração do tecido com fibrose associada podem reduzir a mobilidade das estruturas laríngeas e impedir a visão laringoscópica da abertura glótica. Em pacientes com compressão traqueal grave causando estridor, a intubação traqueal com o paciente acordado pode constituir o método de escolha para limitar o risco de obstrução completa das vias aéreas após a parada da ventilação espontânea. A equipe

IV

cirúrgica deve estar preparada e pronta para realizar uma traqueotomia de emergência ou broncoscopia rígida, se necessária.[52]

Um aspecto importante da técnica anestésica é dirigido para a prevenção da tosse durante o despertar, como meio de reduzir o risco de hemorragia pós-operatória. Vários métodos foram propostos para minimizar a tosse durante o despertar, incluindo extubação em plano anestésico, administração do potente opioide de curta duração remifentanil, α_2-agonista dexmedetomidina ou lidocaína. Contudo, nenhum método isolado mostrou superioridade.[53,54]

O comprometimento das vias aéreas pós-extubação após a cirurgia da tireoide pode resultar de um hematoma da ferida em expansão, disfunção da prega vocal causada por uma lesão do nervo laríngeo recorrente ou traqueomalacia. No passado, a prática comum consistia em tentar realizar uma laringoscopia direta após extubação para confirmar se as duas pregas vocais estavam se movendo normalmente. Muitos profissionais achavam difícil executar esta manobra no momento exato em que o paciente conseguia tolerar a laringoscopia e demonstrar a mobilidade das pregas vocais. Esta prática não foi validada como indicador de disfunção das pregas vocais pós-operatória e não costuma ser recomendada atualmente.

Lesões unilaterais do nervo laríngeo decorrentes de cirurgia da tireoide produzem comprometimento da voz, mas não representam uma ameaça para a função das vias aéreas. A lesão bilateral do nervo laríngeo recorrente, em contraste, compromete a função dos músculos cricoaritenóideos posteriores, que são os músculos responsáveis pela separação das cordas durante a respiração. Isto pode provocar uma obstrução inspiratória das vias aéreas com risco de vida, que pode ser aliviada apenas por intubação ou traqueostomia. Nestes pacientes, as pregas vocais paralisadas não sofrem abdução durante o ciclo respiratório e podem parecer juntas na linha média quando observadas durante a laringoscopia direta.

Alguns cirurgiões solicitam o uso de um tubo endotraqueal para monitoramento do nervo laríngeo durante a cirurgia da tireoide, como suposta medida de segurança para prevenir uma lesão inadvertida dos nervos laríngeos. Estes tubos endotraqueais especializados têm eletrodos que são posicionados na vizinhança imediata das pregas vocais e enviam um sinal eletromiográfico para um receptor sempre que ocorre contração da prega vocal. Como resultado, se o cirurgião estimular um nervo laríngeo por tração ou uso eletrocautério próximo ao nervo, um sinal audível fornece uma advertência.[55]

Feocromocitoma e Paraganglioma

A produção tumoral excessiva de qualquer um dos hormônios da medula suprarrenal – dopamina, norepinefrina e epinefrina – produz hipertensão, taquicardia além de hiper-responsividade cardiovascular à estimulação dolorosa. As células que produzem estes hormônios têm origem na crista neural. Quando o tumor surge na medula suprarrenal, ele é chamado de *feocromocitoma*; quando surge nos gânglios do sistema nervoso simpático, é chamado de

paraganglioma. O comportamento biológico é o mesmo em qualquer caso. Crises hipertensivas e taquiarritmias com risco de vida podem ocorrer, especialmente durante a cirurgia em um paciente sem diagnóstico prévio. O feocromocitoma geralmente não é reconhecido porque seus sintomas (cefaleia, palpitações, sudorese) são inespecíficos e até 8% dos casos são assintomáticos. Estes tumores são relativamente raros (prevalência aproximada de 1 em 2.000 na população geral) e são diagnosticados em menos de 1% dos pacientes com hipertensão.[56]

A hipertensão provavelmente ocorre porque a musculatura lisa arteriolar é exposta a norepinefrina, o neurotransmissor responsável pela vasoconstrição mediada pelo sistema nervoso simpático. De acordo com esta teoria, a norepinefrina secretada pelo tumor banha diretamente a sinapse. Mas, se isto fosse verdade, a produção de norepinefrina pelos nervos simpáticos seria suprimida e a atividade do sistema nervoso simpático não seria capaz de regular a pressão arterial; em vez disso, os hormônios circulantes o fariam. Esta teoria estimulou a prática do bloqueio α-adrenérgico pré-operatório com fenoxibenzamina antes da ressecção do tumor. Isto também pode ser a base para as crenças não comprovadas de que os níveis sanguíneos de catecolaminas estejam correlacionados aos valores de pressão arterial e que ocorra hipertensão quando o cirurgião manipula o tumor, porque esta manipulação espremeria os hormônios para fora do tumor e para a corrente sanguínea.

Outras interpretações são prováveis. Os níveis de catecolamina não estão correlacionados ao momento ou à magnitude dos aumentos da pressão arterial[57] e, na experiência clínica, duas semanas de tratamento pré-operatório com bloqueio α-adrenérgico não seletivo costuma ser ineficaz para a prevenção da hipertensão intraoperatória. Uma abordagem alternativa para a preparação pré-operatória deve ser considerada. A hipertensão, se presente, pode ser controlada antes da cirurgia com uma variedade de medicamentos e quando a pressão arterial estiver sob controle razoável, o tumor é ressecado. Contudo, não há embasamento para esperar que a labilidade da pressão arterial e da frequência cardíaca durante a cirurgia possa ser prevenida por completo, independentemente do pré--tratamento administrado.[58]

Uma teoria alternativa do motivo pelo qual o bloqueio do receptor adrenérgico não é totalmente eficaz é que a exposição crônica a catecolamina amplificaria as respostas do sistema nervoso simpático a todas as formas de estímulo físico. Estas respostas incluiriam hipertensão e taquicardia em decorrência de laringoscopia e qualquer manipulação cirúrgica. Estas respostas hemodinâmicas podem ser observadas em qualquer paciente, mas o efeito pode ser exagerado sob a influência de altos níveis de catecolaminas. Esta teoria é confirmada por dados em animais que sugerem que, apesar de um excesso crônico de catecolaminas, os nervos simpáticos permanecem ativos e continuam a liberar mediadores que influenciam ou até mesmo controlam a pressão arterial. A insuficiência do bloqueio competitivo do receptor pode ser explicada pela capacidade de o sistema nervoso simpático superar o bloqueio competitivo liberando norepinefrina em quantidades muito acima do normal.[59]

Considerações Perioperatórias

Na teoria, o medicamento α-bloqueador inespecífico fenoxibenzamina não deve ser escolhido porque apresenta propriedades de bloqueio de α_2. Uma vez que os α_2-agonistas em geral produzem bradicardia, sedação e diminuição da pressão arterial, o bloqueio do receptor α_2 deve aumentar a pressão arterial e a frequência cardíaca, o que não seria o resultado terapêutico pretendido. Mesmo assim, a fenoxibenzamina geralmente é recomendada. Para o tratamento crônico de pacientes com tumores secretores de catecolamina não ressecáveis, sua meia-vida longa de ação farmacológica é desejável. Contudo, a fenoxibenzamina é muito cara e existem muitas alternativas menos custosas para o controle pré-operatório da pressão arterial. Bloqueadores α_1 seletivos (prazosina, doxazosina, terazosina), bloqueadores do canal de cálcio, inibidores da enzima conversora de angiotensina (ECA) e bloqueadores do receptor de angiotensina, bloqueadores β-adrenérgicos e α_2-agonistas são usados com resultados benéficos antes da adrenalectomia. Infusões intraoperatórias de vasodilatadores e esmolol ainda podem ser necessárias para tratar a hipertensão ou taquicardia. Infusões de magnésio e do α_2-agonista dexmedetomidina também podem ser úteis.[60]

Neoplasia Endócrina Múltipla e Tumores Neuroendócrinos

Os dois grupos de síndromes de neoplasia endócrina múltipla (NEM) eram chamados originalmente de *síndrome de Wermer* e *síndrome de Sipple*, mas atualmente são conhecidas como NEM tipo 1 (NEM1) e NEM tipo *2* (NEM2), respectivamente.

NEM1

Esta síndrome inclui a tríade de tumores do pâncreas, hipófise e glândula paratireoide e é herdada como um traço autossômico dominante. Tumores da paratireoide, produzindo hiperparatireoidismo primário, são a característica mais comum de NEM1 e ocorrem em aproximadamente 95% dos pacientes com NEM1. Todas as quatro glândulas paratireoides costumam ser removidas cirurgicamente porque todas são envolvidas pela doença.

Os tumores pancreáticos em pacientes com NEM1 geralmente consistem em adenomas que secretam uma quantidade excessiva de um hormônio específico. A secreção de gastrina é mais comum, ocorrendo em aproximadamente 40%, mas tumores secretores de insulina, glucagon, polipeptídeo intestinal vasoativo e polipeptídeo pancreático são observados. Os tumores hipofisários na maioria das vezes secretam prolactina (60%) ou hormônio do crescimento (25%). Um pequeno número secreta hormônio adrenocorticotrófico (ACTH), com o restante consistindo em adenomas não funcionantes. Outros tumores NEM1 incluem adenomas adrenocorticais, tumores carcinoides e neuroendócrinos, lipomas, angiofibromas e colagenomas.[61]

Não existem implicações anestésicas específicas para NEM1.

NEM2

Carcinomas medulares (sólidos) da tireoide (CMTs) são componentes de duas síndromes endócrinas, que atualmente são chamadas de *NEM2A e NEM2B*. NEM2A representa 80% das síndromes de CMT hereditário. Além de CMT, até 50% dos pacientes com NEM2A desenvolvem feocromocitomas e até 30% desenvolvem hiperparatireoidismo. NEM2B representa 5% dos CMTs hereditários e inclui neuromas de mucosa, feocromocitoma e CMT. Estes pacientes podem apresentar um biotipo marfanoide, anormalidades oculares (aumento dos nervos corneanos, conjuntivite seca e incapacidade de produzir lágrimas) e manifestações musculoesqueléticas (curvatura das extremidades e deslizamento da epífise da cabeça do fêmur). Ao contrário de pacientes com NEM1, não desenvolvem adenomas da paratireoide. Um terceiro subtipo de NEM2 é caracterizado apenas por CMT familiar. Todos os subtipos de NEM2 representam condições autossômicas dominantes causadas por mutações ativadoras de linha germinativa no proto-oncogene *RET* no cromossomo 10.[62] As implicações anestésicas de NEM2 estão relacionadas a seus componentes e condições associadas. A doença de Von Hippel-Lindau, que pode incluir tumores cerebelares, está associada a NEM2 e feocromocitomas.[63] CMT, que representa apenas 5% de todos os tumores da tireoide, costuma ser maligno e é a causa mais comum de morte em pacientes com NEM2. Portanto, um paciente em qualquer idade com CMT tem chance de submeter-se a tireoidectomia e revelar um feocromocitoma não diagnosticado no momento da cirurgia.

Tumores Neuroendócrinos

Tumores carcinoides e neuroendócrinos são originados de células dispersas de origem embriológica na crista neural. A função normal destas células é a síntese de serotonina a partir do aminoácido essencial triptofano. Quando estes tumores se originam no intestino médio (da parte distal do duodeno até metade proximal do cólon transverso), são chamados *tumores carcinoides*. Quando surgem em outras partes do organismo, são chamados de *tumores neuroendócrinos*.

O comportamento bioquímico destes tumores consiste na superprodução de serotonina preferencialmente aos produtos normais do metabolismo do triptofano, incluindo niacina (vitamina B_3). Portanto, em raros casos os pacientes podem desenvolver deficiência sintomática de niacina (pelagra), mas isto é raro. Na maioria das vezes, os tumores carcinoides do intestino médio são assintomáticos, a não ser que causem obstrução intestinal ou apendicite; porque sua drenagem venosa via veia porta leva todo o excesso de serotonina produzida para sofrer metabolização no fígado. Quando os tumores surgem fora do campo de drenagem do sistema venoso portal hepático ou quando a doença metastática afeta uma área do fígado suficientemente grande para comprometer a função de síntese hepática, ocorrem os sintomas sistêmicos de excesso de serotonina. Este quadro é conhecido como *síndrome carcinoide* e é caracterizado por diarreia, rubor, palpitações e broncoconstrição. O tratamento clínico com octreotide pode ajudar a melhorar estes sintomas.[64]

Considerações Perioperatórias

Os efeitos hemodinâmicos diretos da serotonina geralmente não são problemáticos no contexto do cuidado anestésico perioperatório e um monitoramento hemodinâmico invasivo raramente é necessário como consequência da atividade endócrina do tumor. Contudo, alguns medicamentos podem desencadear a liberação de mediadores provocando labilidade da pressão arterial. Medicamentos que desencadeiam a liberação de mediadores incluem opioides (particularmente meperidina e morfina), bloqueadores neuromusculares (atracúrio, mivacúrio e d-tubocurarina), epinefrina, norepinefrina e dopamina (Capítulos 9 e 11).

Entre os indivíduos com síndrome carcinoide, aproximadamente 50% desenvolvem doença cardíaca carcinoide, que tipicamente causa anormalidades no lado direito do coração. A ecocardiografia deve ser considerada como ferramenta diagnóstica. Insuficiência cardíaca do lado direito, decorrente do efeito esclerosante da serotonina sobre as valvas tricúspide e pulmonar, por fim, pode ser a causa de morte em 50% dos pacientes com a síndrome carcinoide.[65]

Insuficiência Adrenal e Reposição de Esteroides

Os principais hormônios secretados pelo córtex da suprarrenal são o cortisol e a aldosterona. A produção de cortisol é estimulada por concentrações sanguíneas de ACTH hipofisário, que por sua vez é secretado em resposta ao hormônio de liberação de corticotrofina (CRH) hipotalâmico. O estresse estimula o hipotálamo a liberar CRH e os níveis sanguíneos de cortisol exercem uma influência de retroalimentação negativa sobre a produção de CRH e ACTH. Uma insuficiência crônica da produção e secreção de cortisol, com ou sem insuficiência de aldosterona, é referida como *síndrome de Addison*.[66]

Os sintomas da insuficiência adrenal crônica são inespecíficos. Incluem fadiga, mal-estar, letargia, perda de peso, anorexia, artralgias, mialgias, náusea, vômito, dor abdominal, diarreia e febre. Na insuficiência adrenocortical primária, decorrente da ausência de funcionamento das glândulas adrenais, podem ocorrer hiponatremia e hipercalemia resultantes da deficiência concomitante da aldosterona. Na insuficiência secundária ou terciária, decorrente de uma falha de estímulo da glândula suprarrenal pelo hipotálamo ou pela hipófise ou quando a produção de cortisol é suprimida pela administração exógena de medicações esteroides, a produção de aldosterona não é prejudicada. Isto ocorre porque o estímulo para a produção de aldosterona vem do sistema renina-angiotensina. Nos países desenvolvidos, 80% a 90% dos casos de insuficiência adrenal primária são causados por adrenalite autoimune, que pode ser isolada (40%) ou fazer parte de uma síndrome de poliendocrinopatia autoimune (60%). Causas menos comuns de insuficiência adrenal primária crônica são malignas (câncer metastático, geralmente do pulmão ou mama) e infecciosas (como tuberculose).[67]

O cortisol mantém a homeostase do sistema cardiovascular, especialmente na presença de estresse. Ele mantém o tônus vascular, a integridade endotelial e a distribuição de água corporal total no compartimento vascular. Reduz a permeabilidade vascular e potencializa os efeitos vasoconstritores das catecolaminas. Quando os níveis de cortisol são deficientes, a resistência vascular sistêmica e a contratilidade do miocárdio diminuem.

O termo *insuficiência adrenal aguda*, ou *crise addisoniana*, refere-se a um choque circulatório decorrente da deficiência de cortisol. Em geral, ocorre na presença de insuficiência adrenal primária com um estresse agudo superposto como trauma, cirurgia ou infecção e é caracterizado por choque hipovolêmico com falta de resposta do miocárdio e dos vasos às catecolaminas. O tratamento em geral requer a infusão IV de vários litros de solução salina isotônica e a administração de corticosteroides. Em um adulto, 100 mg de cortisol IV (ou o equivalente a cada 6-8 horas) geralmente revertem a fisiopatologia no primeiro dia de tratamento. Medicamentos administrados por via oral podem ser introduzidos em 1-4 dias.[67] As doses equivalentes destes medicamentos são expressas usando hidrocortisona, a forma sintética do cortisol, com 100 mg como padrão para comparação (Tabela 29.2).[68]

A insuficiência de corticosteroides relacionada a doenças críticas (CIRCI) aplica-se a situações clínicas em que 100 a 300 mg/dia de hidrocortisona IV eliminam a necessidade preexistente de vasopressores.[69] A implicação é que o paciente pode não satisfazer os critérios tradicionais para disfunção adrenocortical, porém a resposta adrenal a uma doença crítica e outros estresses é inadequada. O tratamento prévio com esteroides é uma possível causa desta condição. Os sinais e sintomas podem incluir hipotensão refratária inexplicada dependente de vasopressores, uma discrepância entre a gravidade prevista da doença do paciente e o estado atual do paciente, febre alta sem causa aparente ou sem resposta a antibióticos, hipoglicemia, hiponatremia, hipercalemia, neutropenia e eosinofilia.

Considerações Perioperatórias

O etomidato (Capítulo 8) é um anestésico relativamente não depressor cardiovascular que pode suprimir a função adrenocortical. Este é um efeito significantivo, porém transitório (< 24 horas), mesmo após uma única dose do medicamento.

Tabela 29.2	Potências Equivalentes Relativas de Medicamentos Corticosteroides Comuns		
Agente	Dose Equivalente (mg)	Potência Relativa	Duração (h)
Hidrocortisona	100	1	8-12
Cortisona	125	0,8	8-12
Prednisona; prednisolona	25	4	12-36
Metilprednisolona	20	5	12-36
Dexametasona	4	30	36-72

Pode ser clinicamente importante no contexto de CIRCI. Talvez possa ser desenvolvido um anestésico com as vantagens do etomidato, mas sem seus efeitos supressores da suprarrenal.[70]

A reposição de esteroides para um paciente que tenha recebido esteroides exógenos e possa apresentar insuficiência adrenal deve ser adequada, mas não excessiva. A dose adequada de esteroides de reposição é baseada na pesquisa cirúrgica em primatas, mostrando que 10 vezes a taxa de produção normal de cortisol não foi superior a uma simples reposição da produção diária normal de cortisol.

A administração de esteroides em dose de estresse durante o período perioperatório permanece controversa (Capítulo 13). A supressão adrenal induzida por esteroides é muito variável e sua duração é imprevisível (dias a talvez anos). A taxa de produção diária de cortisol está entre 20 e 30 mg/dia. No passado, a abordagem recomendada seria introduzir no momento de cirurgia uma dose entre uma e cinco vezes a produção diária (no máximo 100 a 150 mg de equivalente de cortisol) por dia e administrar a reposição com redução gradual durante 48-72 horas. Contudo, uma revisão de Cochrane recente encontrou apenas dois estudos controlados randomizados que avaliaram a dose de estresse de esteroides. Estes estudos relataram que o esteroide produzido endogenamente combinado à administração exógena de esteroide (ou seja, dose diária) é adequado no período perioperatório. Os autores concluíram que as recomendações sobre o uso de corticosteroides adicionais para pacientes cirúrgicos recebendo esteroides pré-operatórios não foram investigadas adequadamente.[66]

Apoplexia Hipofisária

Hemorragia, tumefação e infarto agudos da hipófise (apoplexia hipofisária) é uma exceção à regra geral de que a crise adrenal em geral não está associada a hipofunção adrenal secundária. A apoplexia hipofisária é uma condição com possível risco de vida que pode provocar uma perda súbita total de toda a secreção hormonal hipofisária anterior e posterior e hipoglicemia grave, hipotensão, hemorragia no sistema nervoso central, edema cerebral e perda de visão (geralmente hemianopsia bitemporal).

Duas causas bem conhecidas de apoplexia hipofisária espontânea são infarto de um grande adenoma hipofisário e a necrose hipofisária hipotensiva pós-parto (síndrome de Sheehan). Outras associações incluem diabetes, hipertensão, anemia falciforme e choque agudo. Hemorragia hipofisária aguda em um adenoma hipofisário não suspeito também foi relatada após *bypass* cardiopulmonar.[71]

Os sinais e sintomas de apoplexia hipofisária incluem cefaleia grave, irritação meníngea, hemianopsia bitemporal, oftalmoplegia, colapso cardiovascular e perda da consciência. A tomografia computadorizada ou ressonância magnética na maioria das vezes confirma o diagnóstico. A reposição de corticosteroides constitui a primeira linha de tratamento, tanto para a insuficiência adrenal resultante quanto para o edema cerebral. Se houver perda visual importante ou alteração do estado mental, a descompressão cirúrgica aguda pode ser necessária.[72]

Síndrome de Cushing

A síndrome de Cushing é caracterizada por níveis elevados de cortisol no sangue. A síndrome de Cushing primária é independente da secreção hipofisária de ACTH, enquanto a doença secundária e terciária são decorrentes de um aumento dos níveis circulantes de ACTH ou de uma substância semelhante ao ACTH produzida pelo tumor. A condição primária geralmente é decorrente de uma glândula suprarrenal ou adenoma hiperfuncionante. O termo *doença de Cushing* geralmente se refere a uma forma específica de síndrome de Cushing secundária, a hiperfunção adrenocortical decorrente de produção excessiva de ACTH por um adenoma hipofisário, que representa 80% dos pacientes com síndrome de Cushing. Os demais pacientes com síndrome de Cushing secundária ou terciária apresentam produção anormal de ACTH decorrente de fontes ectópicas como câncer primário ou metastático do pulmão (geralmente de células pequenas), tireoide ou próstata, tumores do pâncreas, tumores neuroendócrinos intratorácicos ou ter um aumento do ACTH como resultado da hipersecreção hipotalâmica de CRH. A síndrome de Cushing também pode ser causada pela administração exógena de medicamentos semelhantes ao cortisol ou ACTH sintético.

Pacientes com síndrome de Cushing geralmente podem ser reconhecidos pelo aspecto físico, que consiste em arredondamento da face, obesidade do tronco e extremidades finas, coxim gorduroso torácico superior ou "corcova de búfalo", estrias abdominais roxas e adelgaçamento da pele. Os efeitos fisiológicos da elevação crônica dos níveis de corticosteroides incluem ganho de peso, hipertensão, hipercoagulabilidade, fraqueza muscular, intolerância à glicose, disfunção gonadal e osteoporose. O diagnóstico bioquímico é estabelecido medindo-se a elevação de cortisol livre na urina de 24 horas.[73]

Não existe um tratamento clínico definitivo para a síndrome de Cushing. O tratamento efetivo requer a remoção da causa da maior produção do hormônio, seguida por terapia de reposição de corticosteroides, se necessário. O manejo anestésico de pacientes com síndrome de Cushing pode apresentar diferenças em comparação com pacientes normais. Por exemplo, eles podem ser mais suscetíveis aos efeitos de medicamentos bloqueadores neuromusculares e insuficiência respiratória pós-operatória resultante não prevista (Capítulo 11), mesmo após uma cirurgia laparoscópica.[74]

PERGUNTAS DO DIA

1. Um paciente com obesidade mórbida comparece para cirurgia. Que problemas logísticos podem estar presentes durante o posicionamento do paciente e o monitoramento de sinais vitais? Como estes possíveis problemas podem ser abordados?

2. Em um paciente com risco de aspiração do conteúdo gástrico, qual é o possível benefício da pressão cricoide durante a indução de sequência rápida de anestesia? Quais são os riscos de uma pressão cricoide aplicada de modo inadequado?

3. Um paciente com diabetes melito tipo 2 comparece no dia de cirurgia com um nível sérico de glicose de 290 mg/dL. Alguma informação adicional é necessária? Quais são os riscos de prosseguir com a cirurgia com este grau de hiperglicemia?

4. Um paciente desenvolve insuficiência respiratória na unidade de recuperação pós-anestésica após uma cirurgia da tireoide. Quais são as etapas iniciais para o manejo do paciente? Quais são as possíveis causas?

5. Quais são as opções para o controle da pressão arterial pré-operatória em um paciente com feocromocitoma? Que medicações podem ser administradas no período intraoperatório para tratar um episódio de hipertensão grave em um paciente com feocromocitoma?

6. Qual é a justificativa para a administração perioperatória de esteroides intravenosos em um paciente que possa apresentar insuficiência adrenal? Qual é a dose de hidrocortisona apropriada neste contexto?

REFERÊNCIAS

1. World Health Organization (WHO). Obesity and Overweight Fact Sheet; 2015. Accessed August 3, 2015 http://www.who.int/mediacentre/factsheets/fs311/en/.

2. Centers for Disease Control and Prevention (CDC). Prevalence of Overweight, Obesity, and Extreme Obesity Among Adults: United States, 1960-1962 Through 2011-2012. September 2014 http://www.cdc.gov/nchs/data/hestat/obesity_adult_11_12/.htm Accessed August 3, 2015.

3. Colquitt JL, Pickett K, Loveman E, Frampton GK. Surgery for weight loss in adults. *Cochrane Database Syst Rev.* 2014;(8):CD003641.

4. Jensen MD, Ryan DH, Apovian CM, et al. 2013 AHA/ACC/TOS guideline for the management of overweight and obesity in adults: a report of the American College of Cardiology/American Heart Association Task Force on Practice Guidelines and The Obesity Society. *Circulation.* 2014;129(25 suppl 2):S102-S138.

5. Grundy SM, Brewer HB, Cleeman JI, et al. Definition of metabolic syndrome: report of the National Heart, Lung, and Blood Institute/American Heart Association conference on scientific issues related to definition. *Circulation.* 2004;109:433-438.

6. Peterli R, Steinert RE, Woelnerhanssen B, et al. Metabolic and hormonal changes after laparoscopic Roux-en-Y gastric bypass and sleeve gastrectomy: a randomized, prospective trial. *Obes Surg.* 2012;22:740-748.

7. Illán-Gómez F, Gonzálvez-Ortega M, Orea-Soler I, et al. Obesity and inflammation: change in adiponectin, C-reactive protein, tumour necrosis factor-alpha and interleukin-6 after bariatric surgery. *Obes Surg.* 2012;22:950-955.

8. Vaughan RW, Bauer S, Wise L. Volume and pH of gastric juice in obese patients. *Anesthesiology.* 1975;43:686-689.

9. Harter RL, Kelly WB, Kramer MG, et al. A comparison of the volume and pH of gastric contents of obese and lean surgical patients. *Anesth Analg.* 1998;86:147-152.

10. De Jong A, Molinari N, Pouzeratte Y, et al. Difficult intubation in obese patients: incidence, risk factors, and complications in the operating theatre and in intensive care units. *Br J Anaesth.* 2015;114:297-306.

11. Brodsky JB, Lemmens HJ, Brock-Utne JG, et al. Morbid obesity and tracheal intubation. *Anesth Analg.* 2002;94:732-736.

12. Hodgson LE, Murphy PB, Hart N. Respiratory management of the obese patient undergoing surgery. *J Thorac Dis.* 2015;7:943-952.

13. Baker MT. The history and evolution of bariatric surgical procedures. *Surg Clin North Am.* 2011;91:1181-1201.

14. Mechanick JI, Youdim A, Jones DB, et al. Clinical practice guidelines for the perioperative nutritional, metabolic, and nonsurgical support of the bariatric surgery patient—2013 update: cosponsored by American Association of Clinical Endocrinologists, The Obesity Society, and American Society for Metabolic & Bariatric Surgery. *Obesity (Silver Spring).* 2013;21(suppl 1):S1-S27.

15. Nguyen NT, Masoomi H, Magno CP, et al. Trends in use of bariatric surgery, 2003-2008. *J Am Coll Surg.* 2011;213:261-266.

16. Varela JE, Frey W. Perioperative outcomes of laparoscopic adjustable gastric banding in mildly obese (BMI < 35 kg/m^2) compared to severely obese. *Obes Surg.* 2011;21:421-425.

17. Sjöström L, Peltonen M, Jacobson P, et al. Bariatric surgery and long-term cardiovascular events. *JAMA.* 2012;307:56-65.

18. Martínez-Moreno JM, Garciacaballero M. Influences of the diabetes surgery on pancreatic β-cells mass. *Nutr Hosp.* 2013;28(suppl 2):88-94.

19. Correia MI, Hegazi RA, Higashiguchi T, et al. Evidence-based recommendations for addressing malnutrition in health care: an updated strategy from the feed M.E. Global Study Group. *J Am Med Dir Assoc.* 2014;15(8):544-550.

20. Jiyong J, Tiancha H, Huiqin W, Jingfen J. Effect of gastric versus post-pyloric feeding on the incidence of pneumonia in critically ill patients: observations from traditional and Bayesian random-effects meta-analysis. *Clin Nutr.* 2013;32:8-15.

21. Pousman RM, Pepper C, Pandharipande P, et al. Feasibility of implementing a reduced fasting protocol for critically ill trauma patients undergoing operative and nonoperative procedures. *JPEN J Parenter Enteral Nutr.* 2009;33(2):176-180.

22. Park KT, Bass D. Inflammatory bowel disease-attributable costs and cost-effective strategies in the United States: a review. *Inflamm Bowel Dis.* 2011;17:1603-1609.

23. Sobczak M, Fabisiak A, Murawska N, et al. Current overview of extrinsic and intrinsic factors in etiology and progression of inflammatory bowel diseases. *Pharmacol Rep.* 2014;66:766-775.

24. Mowat C, Cole A, Windsor A, et al. Guidelines for the management of inflammatory bowel disease in adults. *Gut.* 2011;60:571-607.

25. Niemann CU, Stabernack C, Serkova N, et al. Cyclosporine can increase isoflurane MAC. *Anesth Analg.* 2002;95:930-934.

26. Kumar A, Auron M, Aneja A, et al. Inflammatory bowel disease: perioperative pharmacological considerations. *Mayo Clin Proc.* 2011;86:748-757.

27. Mikami DJ, Murayama KM. Physiology and pathogenesis of gastroesophageal reflux disease. *Surg Clin North Am.* 2015;95:515-525.

28. El-Serag HB, Sweet S, Winchester CC, Dent J. Update on the epidemiology of gastro-oesophageal reflux disease: a systematic review. *Gut.* 2014;63:871-880.

29. Phupong V, Hanprasertpong T. Interventions for heartburn in pregnancy. *Cochrane Database Syst Rev.* 2015;(9):CD011379.

30. Gaumnitz EA. Pharmacologic treatment of GERD. In: Meyer KC, Raghu G, eds. *Gastroesophageal Reflux and the Lung*. New York: Springer; 2012:227-247.

31. Salem MR, Khorasani A, Saatee S, et al. Gastric tubes and airway management in patients at risk of aspiration: history, current concepts, and proposal of an algorithm. *Anesth Analg*. 2014;118:569-579.

32. Samra T, Sharma S. Incidence and severity of adverse events in laparoscopic Nissen fundoplication: an anesthesiologist's perspective. *Anaesth Pain Intensive Care*. 2013;17:233-237.

33. Gregg EW, Li Y, Wang J, et al. Changes in diabetes-related complications in the United States, 1990-2010. *N Engl J Med*. 2014;370:1514-1523.

34. American Diabetes Association Standards of medical care in diabetes—2013. *Diabetes Care*. 2013; 36(suppl 1):S11-S66.

35. Inzucchi SE. Diagnosis of diabetes. *N Engl J Med*. 2012;367:542-550.

36. Fox CS, Golden SH, Anderson C, et al. Update on Prevention of Cardiovascular Disease in Adults With Type 2 Diabetes Mellitus in Light of Recent Evidence: a Scientific Statement From the American Heart Association and the American Diabetes Association. *Circulation*. 2015; 132(8):691-718.

37. Forbes JM, Cooper ME. Mechanisms of diabetic complications. *Physiol Rev*. 2013;93:137-188.

38. Kadoi Y. Anesthetic considerations in diabetic patients. Part I: preoperative considerations of patients with diabetes mellitus. *J Anesth*. 2010;24:739-747.

39. Salpeter SR, Greyber E, Pasternak GA, Salpeter EE. Risk of fatal and nonfatal lactic acidosis with metformin use in type 2 diabetes mellitus. *Cochrane Database Syst Rev*. 2010;(4):CD002967.

40. Akhtar S, Barash PG, Inzucchi SE. Scientific principles and clinical implications of perioperative glucose regulation and control. *Anesth Analg*. 2010;110:478-497.

41. Lipshutz AK, Gropper MA. Perioperative glycemic control: an evidence-based review. *Anesthesiology*. 2009;110(2):408-421.

42. Finfer S, Chittock DR, Su SY, NICE-SUGAR Study Investigator-set al. Intensive versus conventional glucose control in critically ill patients. *N Engl J Med*. 2009; 360(13):1283-1297.

43. Vaidya B, Pearce SH. Diagnosis and management of thyrotoxicosis. *BMJ*. 2014;349:g5128.

44. Bahn Chair RS, Burch HB, Cooper DS, et al. Hyperthyroidism and other causes of thyrotoxicosis: management guidelines of the American Thyroid Association and American Association of Clinical Endocrinologists. *Thyroid*. 2011;21:593-646.

45. Chiha M, Samarasinghe S, Kabaker AS. Thyroid storm: an updated review. *J Intensive Care Med*. 2015;30:131-140.

46. Kohl BA, Schwartz S. How to manage perioperative endocrine insufficiency. *Anesthesiol Clin*. 2010;28:139-155.

47. Bajwa SJ, Kaur G. Endocrinopathies: the current and changing perspectives in anesthesia practice. *Indian J Endocrinol Metab*. 2015;19(4):462-469.

48. Almandoz JP, Gharib H. Hypothyroidism: etiology, diagnosis, and management. *Med Clin North Am*. 2012;96:203-221.

49. Garber JR, Cobin RH, Gharib H, et al. Clinical practice guidelines for hypothyroidism in adults: cosponsored by the American Association of Clinical Endocrinologists and the American Thyroid Association. *Thyroid*. 2012;22:1200-1235.

50. Barker P, Mason RA, Thorpe MH. Computerised axial tomography of the trachea. A useful investigation when a retrosternal goitre causes symptomatic tracheal compression. *Anaesthesia*. 1991;46:195-198.

51. Bouaggad A, Nejmi SE, Bouderka MA, Abbassi O. Prediction of difficult tracheal intubation in thyroid surgery. *Anesth Analg*. 2004;99:603-606.

52. Bacuzzi A, Dionigi G, Del Bosco A, et al. Anaesthesia for thyroid surgery: perioperative management. *Int J Surg*. 2008;6(suppl 1):S82-S85.

53. Park JS, Kim KJ, Lee JH, et al. A randomized comparison of remifentanil target-controlled infusion versus dexmedetomidine single-dose administration: a better method for smooth recovery from general sevoflurane anesthesia. *Am J Ther*. 2016;23(3):e690-e696.

54. Lee JH, Koo BN, Jeong JJ, et al. Differential effects of lidocaine and remifentanil on response to the tracheal tube during emergence from general anaesthesia. *Br J Anaesth*. 2011;106:410-415.

55. Bajwa SJ, Sehgal V. Anesthesia and thyroid surgery: the never ending challenges. *Indian J Endocrinol Metab*. 2013;17(2):228-234.

56. Hodin R, Lubitz C, Phitayakorn R, Stephen A. Diagnosis and management of pheochromocytoma. *Curr Probl Surg*. 2014;51:151-187.

57. Bravo EL, Tarazi RC, Gifford RW, Stewart BH. Circulating and urinary catecholamines in pheochromocytoma. Diagnostic and pathophysiologic implications. *N Engl J Med*. 1979;301:682-686.

58. Lenders JW, Duh QY, Eisenhofer G, et al. Endocrine Society. Pheochromocytoma and paraganglioma: an endocrine society clinical practice guideline. *J Clin Endocrinol Metab*. 2014;99(6):1915-1942.

59. Martucci VL, Pacak K. Pheochromocytoma and paraganglioma: diagnosis, genetics, management, and treatment. *Curr Probl Cancer*. 2014;38:7-41.

60. Phitayakorn R, McHenry CR. Perioperative considerations in patients with adrenal tumors. *J Surg Oncol*. 2012;106:604-610.

61. Thakker RV, Newey PJ, Walls GV, et al. Clinical practice guidelines for multiple endocrine neoplasia type 1 (MEN1). *J Clin Endocrinol Metab*. 2012;97:2990-3011.

62. Wells SA, Pacini F, Robinson BG, Santoro M. Multiple endocrine neoplasia type 2 and familial medullary thyroid carcinoma: an update. *J Clin Endocrinol Metab*. 2013;98:3149-3164.

63. Maher ER, Neumann HP, Richard S. von Hippel-Lindau disease: a clinical and scientific review. *Eur J Hum Genet*. 2011;19:617-623.

64. Mancuso K, Mancuso K, Kaye AD, et al. Carcinoid syndrome and perioperative anesthetic considerations. *J Clin Anesth*. 2011;23:329-341.

65. Patel C, Mathur M, Escarcega RO, Bove AA. Carcinoid heart disease: current understanding and future directions. *Am Heart J*. 2014;167:789-795.

66. Yong SL, Coulthard P, Wrzosek A. Supplemental perioperative steroids for surgical patients with adrenal insufficiency. *Cochrane Database Syst Rev*. 2012;(12):CD005367.

67. Charmandari E, Nicolaides NC, Chrousos GP. Adrenal insufficiency. *Lancet*. 2014;383:2152-2167.

68. Liu D, Ahmet A, Ward L. A practical guide to the monitoring and management of the complications of systemic corticosteroid therapy. *Allergy Asthma Clin Immunol*. 2013;9(1):30.

69. Marik PE, Pastores SM, Annane D, et al. Recommendations for the diagnosis and management of corticosteroid insufficiency in critically ill adult patients: consensus statements from an international task force by the American College of Critical Care Medicine. *Crit Care Med*. 2008;36(6):1937-1949.

IV

70. Cotten JF, Husain SS, Forman SA, et al. Methoxycarbonyl-etomidate: a novel rapidly metabolized and ultra-short-acting etomidate analogue that does not produce prolonged adrenocortical suppression. *Anesthesiology*. 2009;111:240-249.

71. Levy E, Korach A, Merin G, et al. Pituitary apoplexy and CABG: should we change our strategy?. *Ann Thorac Surg*. 2007;84:1388-1390.

72. Singh TD, Valizadeh N, Meyer FB, et al. Management and outcomes of pituitary apoplexy. *J Neurosurg*. 2015;122:1450-1457.

73. van der Pas R, de Herder WW, Hofland LJ, Feelders RA. New developments in the medical treatment of Cushing's syndrome. *Endocr Relat Cancer*. 2012;19:R205-R223.

74. Kissane NA, Cendan JC. Patients with Cushing's syndrome are care-intensive even in the era of laparoscopic adrenalectomy. *Am Surg*. 2009; 75:279-283.

30 DOENÇA DO SISTEMA NERVOSO CENTRAL

Lingzhong Meng e Alana Flexman

O sistema nervoso central (SNC) merece, por vários motivos, consideração especial no cenário perioperatório. Primeiro, muitas doenças do SNC, como tumores intracranianos ou aneurismas, são passíveis de tratamento cirúrgico. Segundo, muitos pacientes que se apresentam para procedimentos não neurológicos têm doenças concomitantes do SNC, como AVE anterior ou doença de Parkinson. Em terceiro lugar, o SNC é metabolicamente ativo com pouca reserva de oxigênio e, portanto, é sensível à isquemia e hipóxia mesmo por períodos muito curtos. Este último motivo é especialmente importante em pacientes com maior vulnerabilidade a complicações por insuficiência cerebrovascular ou outras anormalidades de fluxo importantes. Este capítulo discute a base de conhecimento relevante e o atendimento clínico necessário para o cuidado de pacientes com doenças do SNC no cenário perioperatório.

NEUROANATOMIA

Conceitualmente, o crânio é dividido em compartimentos supratentorial e infratentorial. O compartimento supratentorial contém os hemisférios cerebrais e o diencéfalo (tálamo e hipotálamo), enquanto o tronco encefálico e o cerebelo compõem o compartimento infratentorial. Além disso, as lesões intracranianas podem ser classificadas como intra-axiais ou extra-axiais, dentro ou fora do parênquima cerebral, respectivamente. A localização de uma lesão intracraniana tem implicações importantes nas considerações anestésicas para o paciente e determina a posição do paciente durante a cirurgia. A localização das lesões de massa intra-axiais é particularmente relevante, já que algumas lesões podem colocar em risco áreas de expressão, como os centros de linguagem e o córtex motor do cérebro. Neste caso, a preservação funcional durante a cirurgia torna-se extremamente importante.

Os redatores e os editores desejam agradecer aos Drs. Lundy Campbell e Michael Gropper por contribuir para este capítulo na edição anterior deste trabalho. Ele serviu de base para o capítulo atual.

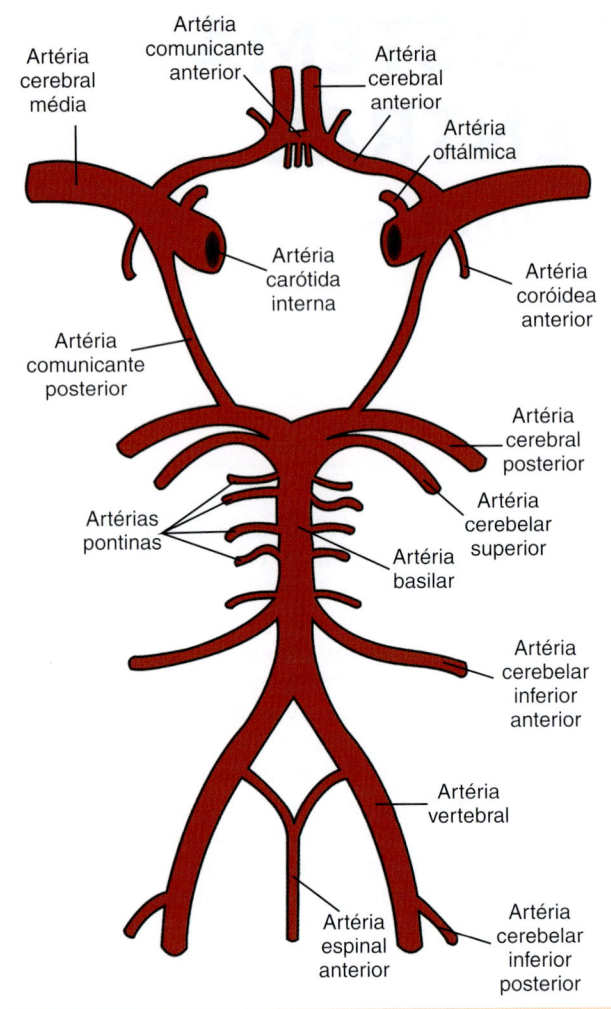

Fig. 30.1 Anatomia do círculo de Willis.

monitorados intraoperatoriamente. É também importante que o anestesista conheça a anatomia do córtex sensoriomotor e das suas vias.

A integridade anatômica e funcional da barreira hematoencefálica tem importantes implicações clínicas. A barreira hematoencefálica é composta por células endoteliais capilares com junções oclusivas que impedem a passagem livre de macromoléculas ou proteínas. Em contraste, as substâncias lipossolúveis (dióxido de carbono, oxigênio, fármacos anestésicos) atravessam facilmente a barreira hematoencefálica. A barreira hematoencefálica pode ser rompida por hipertensão sistêmica aguda, traumatismo, infecção, hipoxemia arterial, hipercapnia grave, tumores ou atividade convulsiva sustentada. A terapia com fármacos osmóticos para hipertensão intracraniana ou a necessidade de relaxamento cerebral intraoperatório depende de uma barreira hematoencefálica intacta para que a água livre do parênquima cerebral se mova para o espaço intravascular.

NEUROFISIOLOGIA

Regulação do Fluxo Sanguíneo Cerebral

O fluxo sanguíneo cerebral (FSC) normal é de aproximadamente 50 mL/100 g/min e representa de 12% a 15% do débito cardíaco total. Embora corresponda a 2% do peso corporal total, o cérebro recebe uma parte desproporcionalmente grande do débito cardíaco por causa da sua alta taxa metabólica e sua incapacidade de armazenar energia. Alguns fatores importantes ou processos fisiológicos que regulam o FSC são (1) taxa metabólica cerebral por acoplamento neurovascular, (2) pressão de perfusão cerebral (PPC) por autorregulação cerebral, (3) pressão parcial de dióxido de carbono e de oxigênio no sangue arterial (Pa_{CO_2} e Pa_{O_2}, respectivamente) por reatividade cerebrovascular, (4) atividade nervosa simpática, (5) débito cardíaco e (6) alguns fármacos anestésicos. Diferentes mecanismos regulatórios podem exercer efeitos distintos sobre o FSC e estão integrados ao nível das artérias/arteríolas de resistência cerebral para determinar o FSC.[1,2]

Taxa Metabólica Cerebral e Acoplamento Neurovascular

A taxa metabólica cerebral de oxigênio ($CMRO_2$) é geralmente usada como um índice da atividade metabólica cerebral. A $CMRO_2$ e o FSC estão intimamente relacionados – um aumento ou diminuição na $CMRO_2$ resulta em um aumento ou diminuição proporcional de FSC. Isso é chamado de acoplamento neurovascular ou acoplamento metabolismo-fluxo cerebral. No cenário perioperatório, a $CMRO_2$ pode ser reduzida por hipotermia e a maioria dos fármacos anestésicos intravenosos, que causam uma redução acoplada de FSC em cérebros saudáveis. O FSC diminui 7% para cada diminuição de 1° C na temperatura do corpo abaixo de 37° C.[3] Em contraste, a $CMRO_2$ e o FSC podem ser aumentados expressivamente por atividade convulsiva.

O suprimento sanguíneo arterial para o cérebro ocorre através das artérias carótidas internas esquerda e direita (circulação anterior) e do sistema vertebrobasilar (circulação posterior). Anastomoses entre esses vasos formam o círculo de Willis (Fig. 30.1) e criam um suprimento sanguíneo colateral para proteger contra a isquemia focal. No entanto, este anel não está completo em todos os pacientes; aproximadamente 20% da população tem circulação anormal, o que significa que a colateralização pode não estar completa. O significado clínico de um círculo de Willis anormal pode depender do padrão de anormalidade e das doenças cerebrovasculares coexistentes.

Existem 12 pares de nervos intracranianos. É importante entender a distribuição e a função sensoriomotora e autônoma de cada nervo pelas seguintes razões. Primeiro, alguns procedimentos de neurocirurgia podem comprometer nervos intracranianos específicos durante a cirurgia; por exemplo, a ressecção do neuroma do acústico pode prejudicar o nervo vestibulococlear. Em segundo lugar, alguns nervos intracranianos são monitorados intraoperatoriamente para facilitar a rápida detecção de lesões reversíveis e, teoricamente, evitar um déficit permanente. Tanto os potenciais somatossensoriais e motores evocados são frequentemente

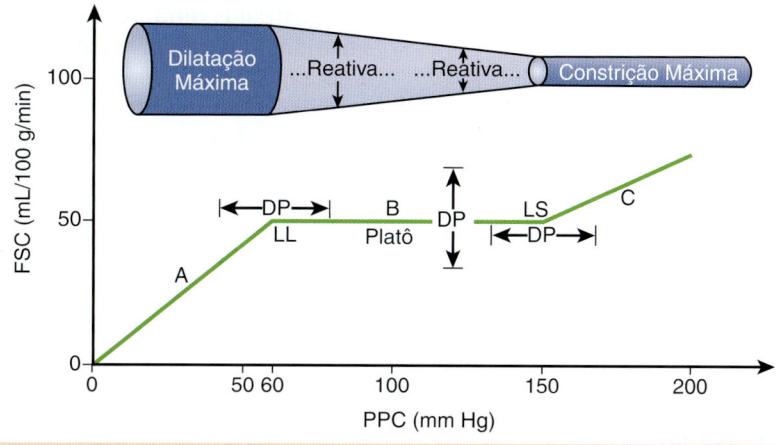

Fig. 30.2 A autorregulação cerebral descreve a relação entre o fluxo sanguíneo cerebral (FSC) e a pressão de perfusão cerebral (PPC). Os três elementos-chave de uma curva de autorregulação são o limite inferior (LI), o limite superior (LS) e o platô. A reatividade cerebrovascular também está ilustrada. O FSC mantém-se estável na faixa de PPC entre os limites inferior e superior e perde esse controle fora desse intervalo. Conforme descrito no texto, há variação individual significativa entre os pacientes. *DP,* desvio-padrão. (De Meng L, Gelb AW. Regulation of cerebral autoregulation by carbon dioxide. *Anesthesiology.* 2015;122:196-205.)

Pressão de Perfusão Cerebral e Autorregulação Cerebral

A PPC é a diferença entre pressão arterial média (PAM) e pressão intracraniana (PIC) ou pressão venosa central. O modo pelo qual a PPC afeta o FSC é determinado pela autorregulação cerebral, que mantém um FSC estável durante uma flutuação de PPC como resultado de vasoconstrição ou vasodilatação cerebral em resposta a um aumento ou diminuição na PPC, respectivamente.[1] Ou seja, as mudanças simultâneas e proporcionais na PPC e na resistência cerebrovascular devidas à reatividade da pressão cerebrovascular levam a um FSC estável. No entanto, como a autorregulação cerebral estática leva minutos para produzir efeitos, um rápido aumento ou diminuição da PAM pode causar um breve período de hiperperfusão cerebral ou hipoperfusão, respectivamente.[4]

A curva de autorregulação cerebral tem três partes: o platô, o limite inferior e o limite superior (Fig. 30.2). O limite inferior é o nível de PPC abaixo do qual o FSC diminui linearmente com uma PPC decrescente. Em contraste, o limite superior é o nível de PPC acima do qual o FSC aumenta linearmente com um PPC crescente. O platô é a faixa de PPC entre os limites inferior e superior, em que o FSC permanece estável (aproximadamente 50 mL/100 g/min). Os limites frequentemente citados de autorregulação são um limite inferior de 60 mm Hg e um limite superior de 150 mm Hg. No entanto, embora esses números possam ser aplicados a indivíduos jovens e saudáveis, eles não podem ser aplicados em vários casos de pacientes com doenças clínicas e cirúrgicas.[1] Por exemplo, a hipertensão não controlada crônica ou a estimulação simpática desloca a curva de autorregulação para a direita. Se for esse o caso, então uma PPC mínima mais alta será necessária para manter um FSC adequado.

A autorregulação cerebral pode ser prejudicada ou mesmo suprimida após lesão cerebral traumática e cirurgia intracraniana. Como resultado, o FSC torna-se passivo, o que significa que não permanece mais estável em toda a faixa de autorregulação da PPC e, em vez disso, muda linearmente com alterações na PPC. A hipercapnia grave, muitas vezes como resultado da hipoventilação, também pode prejudicar a autorregulação cerebral. Maiores concentrações de anestésicos inalatórios são potentes vasodilatadores cerebrais e prejudicam a autorregulação. Em contraste, anestésicos intravenosos não interrompem esse mecanismo regulatório. Em circunstâncias em que a autorregulação cerebral está prejudicada, a PPC deve ser cuidadosamente controlada porque uma alteração na PPC também muda o FSC em virtude da perda de capacidade autorreguladora.

Reatividade Cerebrovascular a $Paco_2$ e Pao_2

Tanto a $Paco_2$ quanto a Pao_2 são potentes moduladores do FSC e podem causar uma grande reatividade cerebrovascular induzida por $Paco_2$ e Pao_2. Alterações na $Paco_2$ causam alterações correspondentes e na mesma direção no FSC quando a $Paco_2$ está entre 20 e 80 mm Hg (Fig. 30.3). O FSC aumenta ou diminui aproximadamente 1 mL/100 g/min ou 2% por cada aumento ou diminuição de 1 mm Hg na $Paco_2$ a partir de 40 mm Hg. Tais mudanças no FSC refletem o efeito das alterações mediadas por dióxido de carbono no pH perivascular que leva à dilatação ou constrição arteriolar cerebral. A alteração no FSC relacionada com $Paco_2$ dura apenas cerca de 6-8 horas devido à alteração compensatória da concentração de bicarbonato (HCO_3^-). Tanto a hiperventilação quanto a hipoventilação extremas devem ser evitadas, uma vez que podem causar hipoperfusão e hiperperfusão cerebral, respectivamente. A hiperventilação agressiva prolongada após lesão cerebral traumática está associada a resultado neurológico mais desfavorável.[5] Em contraste, diminuições da Pao_2 inferiores a um valor limiar de cerca de 50 mm Hg resultam em um aumento exponencial no FSC (Fig. 30.3), provavelmente um mecanismo de compensação para manter a entrega de oxigênio cerebral (entrega de oxigênio cerebral = teor de oxigênio do sangue arterial × FSC).

IV

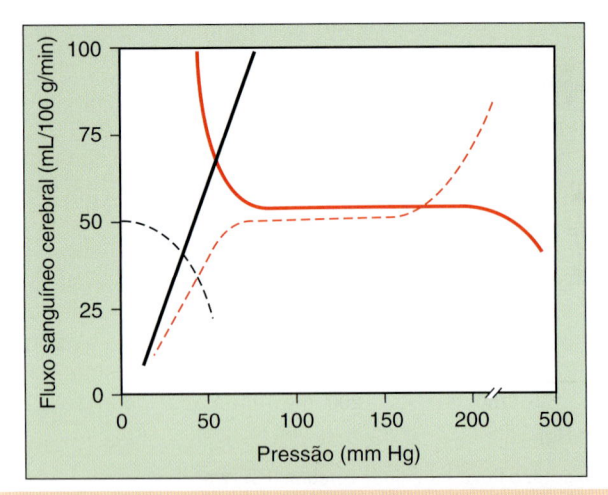

Fig. 30.3 Representação esquemática do impacto da pressão intracraniana (*linha preta tracejada*), Pao$_2$ (*linha vermelha contínua*), Paco$_2$ (*linha preta contínua*) e pressão de perfusão cerebral (pressão arterial menos pressão intracraniana ou pressão venosa central, a que for maior) (*linha vermelha tracejada*) no fluxo sanguíneo cerebral.

Efeitos dos Anestésicos no Fluxo Sanguíneo Cerebral

Medicamentos anestésicos administrados intravenosamente como o propofol e tiopental causam reduções simultâneas de CMRO$_2$ e FSC. O efeito dos anestésicos intravenosos no FSC é atribuído ao acoplamento neurovascular, isto é, a redução da CMRO$_2$ leva a uma diminuição correspondente no FSC. Os efeitos da cetamina na fisiologia cerebrovascular são variáveis, o que provavelmente reflete diferentes métodos de pesquisa.[6] Quando a cetamina é dada isoladamente sem controle de ventilação, Paco$_2$, FSC e PIC aumentam. No entanto, quando a cetamina é administrada na presença de outro medicamento sedativo ou anestésico em pacientes cuja ventilação é controlada, esses efeitos não são observados. Por causa dessa controvérsia, no entanto, a cetamina geralmente é evitada em pacientes com doença intracraniana conhecida.

Os benzodiazepínicos e os opioides diminuem CMRO$_2$ e FSC, de forma análoga ao propofol e tiopental, embora em menor grau. Contudo, depressão respiratória associada e aumento no Paco$_2$ podem produzir o efeito oposto. Os opioides devem ser cautelosamente administrados a pacientes com doenças intracranianas devido a seus (1) efeitos depressivos na consciência, (2) produção de miose e (3) depressão da ventilação com aumentos associados da PIC a partir do aumento de Paco$_2$.

Agonistas α2 (clonidina e dexmedetomidina) são sedativos únicos na medida em que não causam depressão respiratória significativa. Eles diminuem a pressão arterial, a PPC e o FSC com efeitos mínimos na PIC. Os antagonistas α2 podem ser utilizados intraoperatoriamente para reduzir a dose de outros fármacos anestésicos e analgésicos, ou no pós-operatório como sedativos e para atenuar a hipertensão pós-operatória e taquicardia.

Ao contrário dos anestésicos intravenosos, os anestésicos voláteis são potentes vasodilatadores cerebrais. Quando administrados durante normocapnia em concentrações superiores a 0,5 da concentração alveolar mínima (CAM), desflurano, sevoflurano e isoflurano rapidamente provocam vasodilatação e resultam em aumentos dose-dependentes no FSC, embora a CMRO$_2$ esteja diminuída. Portanto, os anestésicos voláteis causam alterações divergentes na CMRO$_2$ e FSC que são distintas daquelas dos anestésicos intravenosos. Quando usado isoladamente, o óxido nitroso aumenta o FSC e, possivelmente, a CMRO$_2$; no entanto, esses efeitos são atenuados pela coadministração de outros anestésicos.

PRESSÃO INTRACRANIANA

Determinantes da PIC e Compensação para PIC Aumentada

O compartimento intracraniano normalmente tem três componentes: (1) tecido cerebral, (2) líquido cefalorraquidiano e (3) sangue. Aumentos em qualquer um desses componentes ou a adição de uma lesão patológica (p. ex., tumor) podem resultar em elevação da PIC, definida como um aumento sustentado da PIC superior a 15 mm Hg. Aumentos acentuados na PIC podem diminuir a PPC e, desse modo, o FSC ao ponto de causar isquemia cerebral. No entanto, existe um mecanismo que restaura a PIC ao normal na presença de um componente expansor. Este mecanismo ocorre por meio da redução compensatória de outros componentes intracranianos, incluindo a translocação do líquido cerebroespinal do espaço intracraniano para o espaço extracraniano. Quando este mecanismo compensatório se esgota, a PIC começa a aumentar e os vasos sanguíneos cerebrais são por fim comprimidos (Fig. 30.4). O FSC deve ser diferenciado do volume sanguíneo cerebral (VSC) porque o primeiro representa fluxo, enquanto o último se aplica ao volume de sangue intracraniano. Estes dois termos estão relacionados, mas não são intercambiáveis. O tratamento da hipertensão intracraniana é feito, principalmente, por meio da redução de vários componentes intracranianos (Quadro 30.1).

Efeito dos Anestésicos na Pressão Intracraniana

A maioria dos anestésicos administrados por via intravenosa reduz o FSC, o que está associado a uma diminuição na PIC. O efeito da cetamina é controverso e já foi discutido anteriormente. Esses medicamentos devem ser considerados em pacientes cuja PIC está anormalmente aumentada. No entanto, grandes doses de propofol ou tiopental podem diminuir a pressão sanguínea sistêmica e a PPC. Uma maior frequência de picos excitatórios no eletroencefalograma (EEG) de pacientes que estão recebendo etomidato, em comparação com tiopental, sugere que o etomidato deve ser administrado com precaução para pacientes com história de epilepsia, especialmente considerando que a crise convulsiva aumenta a CMRO$_2$, o FSC e a PIC como consequência.[7] Os opioides e as benzodiazepinas reduzem a PIC por meio de reduções na CMRO$_2$ e no FSC, embora esse benefício seja compensado se ocorrer depressão respiratória e aumento na Paco$_2$.

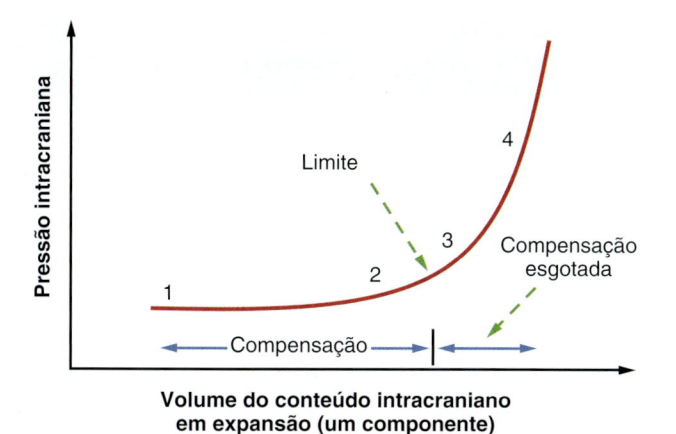

Fig. 30.4 Gráfico do efeito de um componente intracraniano em expansão na pressão intracraniana (PIC). À medida que o volume de um componente intracraniano aumenta do ponto 1 ao ponto 2 na curva, a PIC permanece relativamente estável devido aos mecanismos compensatórios, incluindo a translocação de líquido cerebroespinal do espaço intracraniano para o espaço subaracnóideo medular. Entre os pontos 1 e 2, a soma volumétrica de todos os componentes intracranianos permanece relativamente constante. Pacientes com tumores intracranianos que estão entre o ponto 1 e ponto 2 na curva dificilmente manifestam sintomas clínicos de aumento da PIC. A capacidade de compensação está esgotada na parte ascendente da curva (ponto 3) quando um pequeno aumento volumétrico do componente intracraniano em expansão leva a um aumento notável de PIC. Sinais e sintomas clínicos atribuíveis ao aumento da PIC são prováveis nesta fase. Aumentos adicionais no volume intracraniano neste ponto, causados pelo aumento do fluxo sanguíneo cerebral após hipercapnia ou anestesia inalatória, podem precipitar novos aumentos abruptos da PIC (ponto 4).

Quadro 30.1 Métodos para Diminuição da Pressão Intracraniana

Redução do Volume Sanguíneo Cerebral
Reduzir o Fluxo Sanguíneo Cerebral
    Anestésicos intravenosos são preferidos
    Diminuir a $CMRO_2$ (propofol, barbitúricos)
    Empregar hiperventilação
    Evitar vasodilatadores cerebrais
    Evitar hipertensão extrema

Aumentar Fluxo de Saída Venoso
    Elevar a cabeça
    Evitar a constrição no pescoço
    Evitar PEEP e pressão excessiva das vias respiratórias

Redução do Líquido Cefalorraquidiano
Drenagem ventricular externa
Drenagem lombar
Elevação da cabeça (translocação do líquido cefalorraquidiano intracraniano)
Acetazolamida (Diamox®)

Redução do Edema Cerebral
Terapia osmótica (manitol, solução salina hipertônica)
Furosemida (Lasix®)
Prevenção de isquemia e edema secundário
Dexametasona para reduzir o edema vasogênico peritumoral

Ressecção de Lesões que Ocupam Espaço
Craniectomia Descompressiva

$CMRO_2$, taxa metabólica cerebral de oxigênio; *PEEP*, pressão positiva no final da expiração.

NEUROPROTEÇÃO

Muitos anestésicos foram propostos como neuroprotetores com base no seu potencial para reduzir a taxa metabólica cerebral e excitotoxicidade durante períodos de privação de oxigênio. Muitos anestésicos, incluindo anestésicos voláteis, barbitúricos, propofol e xenônio, podem fornecer neuroproteção em animais; faltam dados convincentes em humanos. A hipotermia pode fornecer proteção cerebral durante uma lesão aguda. Muitos estudos em animais mostraram que a diminuição da temperatura corporal reduz a lesão isquêmica. Contudo, vários grandes ensaios prospectivos randomizados sobre uso de hipotermia em cirurgias de aneurisma e lesão cerebral traumática não demonstraram tal benefício.[3] No entanto, pacientes submetidos a resfriamento, com retorno da circulação espontânea após parada cardíaca, tiveram melhor resultado neurológico em um ensaio controlado randomizado,[10] embora um ensaio mais recente tenha contraditado esses resultados.[11] Em contraste, a hipertermia piora a lesão isquêmica e deve ser evitada em pacientes vulneráveis a isquemia cerebral.

MONITORAMENTO NEUROFISIOLÓGICO

O monitoramento neurofisiológico é realizado durante várias cirurgias neurológicas, com cada vez maior frequência, em virtude do risco mínimo para os pacientes e do potencial de reduzir lesões neurológicas intraoperatórias. Compreender os efeitos dos anestésicos nas diferentes modalidades de

Como discutido anteriormente, os fármacos anestésicos voláteis são vasodilatadores cerebrais e produzem aumentos dose-dependentes na PIC que se relacionam com os aumentos no FSC e no VSC. A hiperventilação para diminuir $Paco_2$ a menos de 35 mm Hg atenua a tendência dos anestésicos voláteis de aumentar a PIC. Em pacientes submetidos a craniotomia para tumores supratentoriais com evidência de desvio na linha média, nem isoflurano nem desflurano afetaram significativamente a pressão do FSC lombar quando foi mantida hipocapnia moderada ($Paco_2$ de 30 mm Hg).[8] No entanto, esses anestésicos inalatórios devem ser evitados em pacientes com mecanismos de compensação da PIC esgotados, evidenciados por PIC aumentada, alteração do nível de consciência ou nos exames de imagem.

Fármacos bloqueadores neuromusculares (Capítulo 11) geralmente não afetam a PIC, a menos que induzam a liberação de histamina ou hipotensão. A histamina pode causar vasodilatação cerebral levando a aumento na PIC. A succinilcolina pode aumentar a PIC por meio de aumentos no FSC, embora isso não esteja bem documentado.[9] Como o FSC é acoplado à $CMRO_2$, uma diminuição na $CMRO_2$ causa redução na FSC e, assim, facilita o manejo da hipertensão intracraniana. Portanto, em pacientes refratários ao tratamento inicial da hipertensão intracraniana, um nível profundo de anestesia, como o padrão de *burst suppression* induzido por propofol ou coma barbitúrico, pode ser uma alternativa.

IV

monitoramento, incluindo EEG, potenciais evocados motores e somatossensoriais e monitoramento dos nervos intracranianos, é especialmente importante na neuroanestesia. As técnicas de monitoramento podem ser de abordagem transcraniana, cortical direta ou subcortical. Diferentes modalidades de monitoramento geralmente requerem diferentes regimes anestésicos para preservar a qualidade do monitoramento. A eletrocorticografia (ECoG) é frequentemente empregada durante a cirurgia neurológica (Capítulo 20) para identificar focos ou atividade epilépticos (após a descarga) durante cirurgia de epilepsia ou cirurgia com mapeamento de estimulação intraoperatória. A ECoG é sensível a fármacos anestésicos que alteram o limiar de convulsão (p. ex., benzodiazepínicos, propofol e anestésicos voláteis).

ANESTESIA PARA NEUROCIRURGIA

Avaliação Pré-operatória

Os pacientes que serão submetidos a procedimentos neurocirúrgicos podem ter uma ampla gama de sinais e sintomas (Capítulo 13). Pacientes com lesões de massa intracraniana podem se apresentar com convulsões, alterações do nível de consciência, cefaleia, comprometimento de nervos cranianos e déficits motores ou sensitivos. Aneurismas e malformações arteriovenosas (MAVs) podem se apresentar com intensa dor de cabeça ("trovão") em caso de rompimento; déficits focais ou alterações visuais por compressão do quiasma óptico quando intactos. Alguns pacientes neurocirúrgicos são assintomáticos e se apresentam com um achado incidental.

A evidência de aumento da PIC deve ser observada durante a visita pré-operatória. Os sinais clínicos podem ser compatíveis com o nível de PIC, mas não a indicam de forma confiável (Quadro 30.2). A imagem pode revelar um desvio da linha média, insinuação de expansões cerebrais para dentro dos ventrículos, edema cerebral, hidrocefalia ou qualquer combinação desses sinais. Em pacientes sintomáticos, medicamentos pré-operatórios que causam sedação ou depressão da ventilação devem geralmente ser evitados. A depressão da ventilação induzida por fármacos pode levar ao aumento da $Paco_2$ e a aumentos subsequentes no FSC e na PIC. Em pacientes alertas, pequenas doses de benzodiazepinas podem fornecem um nível benéfico de ansiólise.

Os medicamentos que o paciente toma devem ser anotados, especialmente medicamentos antiepilépticos (p. ex., levetiracetam), medicamentos utilizados para reduzir o edema vasogênico peritumoral (p. ex., dexametasona) e medicamentos usados para reduzir a água livre do cérebro (p. ex, manitol, solução salina hipertônica). Além disso, é importante anotar os fármacos anti-hipertensivos, medicamentos utilizados para o controle da glicemia, medicamentos para dor crônica e anticoagulantes. Os resultados laboratoriais anormais devem ser investigados e corrigidos, se clinicamente indicado. O perfil de coagulação, incluindo contagem de plaquetas e índice de normatização internacional (INR) e outros exames, como ecocardiografia, ressonância magnética cerebral, tomografia computadorizada e angiografia, devem

---

Quadro 30.2 Evidências Pré-operatórias do Aumento da Pressão Intracraniana

Cefaleia posicional
Náuseas e vômitos
Hipertensão e bradicardia
Alterações do nível de consciência
Padrões alterados de respiração
Papiledema

---

ser revistos. O lado da lesão cerebral, esquerdo *versus* direito, deve ser especificamente registrado.

Monitoramento

Além do monitoramento padrão, recomenda-se o monitoramento contínuo da pressão arterial sistêmica por cateter arterial periférico. Uma das vantagens do monitoramento invasivo da pressão arterial é a capacidade de avaliar continuamente a PPC e o volume intravascular por meio de índices como a variação da pressão sistólica e a variação da pressão de pulso. Além disso, esses cateteres permitem a análise de gases no sangue arterial, especialmente a $Paco_2$. Os cateteres venosos centrais não são rotineiramente utilizados; no entanto, exceções incluem o difícil acesso venoso periférico e a potencial necessidade de transfusão maciça de sangue (Capítulo 24). A medição da concentração de dióxido de carbono expirado (capnografia) é usada para ajustar a ventilação mecânica ou avaliar a respiração espontânea se a via respiratória não for instrumentada. O eletrocardiograma (ECG) permite a pronta detecção de arritmias cardíacas causadas por estimulação cirúrgica do tronco encefálico ou nervos intracranianos. O bloqueio neuromuscular é monitorado com um estimulador de nervo periférico (Capítulo 11). Por conta da duração desses procedimentos cirúrgicos e do uso de diuréticos, um cateter vesical é muitas vezes necessário e ajuda a orientação da hidratação venosa. O monitoramento contínuo da PIC é útil, mas é raramente utilizado depois que o retalho ósseo é removido e a dura-máter é aberta. Existem dois tipos de monitores da PIC que são inseridos por neurocirurgiões. O cateter intraventricular ou o dispositivo ventricular externo (DVE) possibilita a medição direta da PIC e a drenagem de LCE. O bolt — ou parafuso canulado — subaracnoide ou subdural é colocado através de um furo de trepanação e pode ser inserido rapidamente em um ambiente de emergência, mas não permite a drenagem de LCR (Capítulo 20).

Indução da Anestesia

O objetivo da indução da anestesia é alcançar um nível suficiente de anestesia que proteja contra a estimulação da laringoscopia direta e da intubação traqueal sem comprometer a perfusão cerebral pelo aumento da PIC ou diminuição da PAM. A indução venosa de anestesia com propofol, 1,5 a 3 mg/kg, tiopental, 3 a 6 mg/kg, ou etomidato, 0,2 a 0,5 mg/kg, produz início rápido e confiável da inconsciência e é improvável que aumente adversamente a PIC. No entanto, a dose específica depende da idade, da condição física e comorbidades do paciente somadas à resposta do paciente à droga inicialmente administrada. O suporte hemodinâmico com medicamentos simpaticomiméticos, como fenilefrina e efedrina, pode ser necessário, e esses medicamentos devem estar prontamente disponíveis, especialmente nos casos em que a PPC já pode estar comprometida. Um fármaco bloqueador neuromuscular não despolarizante ou succinilcolina é utilizado para facilitar a intubação traqueal, a ventilação mecânica dos pulmões e o posicionamento do paciente na mesa de operação (Capítulos 10 e 19). Aumentos na PIC podem ocorrer após a administração de succinilcolina, mas o aumento geralmente é de curta duração e clinicamente insignificante.[9] A intubação traqueal é realizada idealmente após um estimulador de nervo periférico confirmar a paralisia do músculo esquelético para que a tosse seja evitada, o que pode resultar em aumentos acentuados na PIC. A injeção de doses intravenosas adicionais de propofol, tiopental, opioides ou lidocaína 1-2 minutos antes de iniciar a laringoscopia direta pode ser eficaz na atenuação do aumento da pressão sanguínea sistêmica e PIC que pode acompanhar a intubação traqueal.

Posicionamento

A cabeça da mesa de operação é frequentemente girada 90 a 180 graus de distância do aparelho de anestesia durante procedimentos intracranianos (Capítulo 19). Tipicamente, o anestesista tem acesso limitado à cabeça do paciente, de modo que o tubo endotraqueal deve ser fixado com cuidado antes da colocação do campo cirúrgico. O circuito de respiração, os cabos do monitor e os acessos intravenosos e intra-arteriais devem ser organizados para facilitar o rápido acesso às linhas corretas em casos de necessidade.

A ressecção de tumores supratentoriais e lesões vasculares intracranianas geralmente é realizada com o paciente em posição supina, semilateral ou lateral. Ressecção de tumores infratentoriais/da fossa posterior frequentemente requer a colocação do paciente em posição prona ou sentada. A posição sentada facilita a exposição cirúrgica de tumores da fossa posterior, mas, em virtude do risco frequente de embolia gasosa venosa (incidência > 25%), a posição prona é geralmente empregada. Outros riscos associados à posição sentada incluem edema das vias respiratórias superiores, como resultado de obstrução venosa por flexão cervical excessiva e quadriplegia por compressão da medula espinal e isquemia, especialmente na presença de estenose cervical preexistente. Uma abordagem alternativa é a posição do "banco do parque" em que o paciente é colocado em posição lateral, mas voltado um pouco para a frente com a cabeça ainda voltada para "olhar" para o chão. Essa posição permite ao cirurgião acesso total à fossa posterior e minimiza o risco de embolia gasosa venosa (Capítulo 19).

Rotação extrema, flexão e extensão da cabeça e do pescoço devem ser evitadas, especialmente em pacientes com doenças da coluna cervical ou pacientes idosos com artrite ou osteoporose. Torção, alongamento e compressão das estruturas vasculares do pescoço também devem ser evitadas. Um coxim torácico é frequentemente usado em pacientes em posição lateral ou na posição do "banco do parque", mas não na semilateral. Os pontos de pressão devem ser adequadamente acolchoados para evitar lesão de compressão. O peso corporal deve ser distribuído em múltiplos pontos, e não em um único, de maneira uniforme. Recomenda-se flexão leve dos cotovelos e joelhos. As pálpebras são fechadas e cobertas por um curativo de filme transparente e impermeável para evitar arranhões e lesões químicas dos olhos pelas soluções de assepsia. Recomenda-se um bloco de mordida suave, mas eficaz, para evitar lesão tecidual por convulsão intraoperatória ou várias estimulações motoras ao longo do monitoramento. Os cuidados para evitar que os pacientes escorreguem devem ser instituídos intraoperatoriamente se a mesa de operação for inclinada a pedido do cirurgião. A tolerância do paciente e a facilidade de instrumentação das vias respiratórias também devem ser levadas em consideração durante o posicionamento para qualquer procedimento que seja feito sob cuidados anestésicos monitorados, como a colocação de estimulador cerebral profundo ou craniotomia em vigília.

Uma consideração especial durante a cirurgia neurológica é a aplicação de um posicionador craniano usando três pinos (fixador craniano Mayfield). Deve-se ter cuidado para evitar lesões ao paciente pela trepidação ou movimento durante a colocação e a remoção do posicionador craniano e enquanto o paciente está fixado. Doses adicionais de propofol, ou opioides, ou ambos, são frequentemente administrados corretamente antes da colocação da armação craniana para minimizar a flutuação hemodinâmica. A injeção de anestesia local no sítio de inserção dos pinos também reduz a resposta dolorosa à colocação do fixador craniano Mayfield.

Manutenção da Anestesia

Após a intubação traqueal, devem ser tomadas medidas para minimizar aumentos na PIC e otimizar a PPC. A manutenção da anestesia geralmente é alcançada com uma combinação de opioide (*bolus* ou infusão), infusão contínua de propofol e inalação de um anestésico volátil com ou sem óxido nitroso. Os medicamentos anestésicos voláteis devem ser usados com cuidado por causa de sua capacidade de aumentar a PIC. No entanto, em baixas concentrações, os anestésicos voláteis (< 0,5 CAM) são úteis para minimizar os aumentos da pressão sanguínea sistêmica evocados pela estimulação cirúrgica. A escolha dos medicamentos anestésicos também deve levar em consideração o monitoramento neurofisiológico que está sendo empregado porque certos medicamentos (p. ex., anestésicos voláteis, óxido nitroso, bloqueadores neuromusculares) impedem a monitorização neurofisiológica como potenciais evocados motores ou somatossensitivos.

Medicamentos vasodilatadores de ação direta (hidralazina, nitroprussiato, nitroglicerina, bloqueadores dos canais de cálcio) podem aumentar o FSC e a PIC apesar de causar diminuição simultânea da pressão arterial sistêmica; portanto, o uso desses fármacos, especialmente antes da abertura da dura-máter, não é aconselhado. Pelo contrário, fármacos simpaticomiméticos como fenilefrina ou

IV

norepinefrina são frequentemente infundidos para manter uma PPC ideal.

Movimento, tosse ou reação à presença do tubo traqueal durante os procedimentos intracranianos devem ser evitados porque essas respostas podem levar a aumentos na PIC, sangramento no sítio cirúrgico e uma insinuação cerebral no sítio cirúrgico que torna a exposição cirúrgica difícil. Portanto, a manutenção de um plano anestésico adequado é importante. A paralisia do músculo esquelético é frequentemente usada para fornecer segurança adicional contra movimentos ou tosse. No entanto, a administração contínua de relaxantes musculares não é possível nos casos em que se aplica o monitoramento da função motora (p. ex., potencial evocado ou estimulação cortical ou subcortical direta).

Redução da Pressão Intracraniana e Relaxamento Cerebral

A redução da PIC e o relaxamento cerebral são conceitos relacionados, mas distintos. O primeiro é um conceito de pressão usado na ausência de craniectomia e o último é mais um conceito de volume usado durante a craniotomia indicando a relação de tamanho entre os componentes intracranianos e a capacidade. Osmóticos como o manitol (0,25 a 1 g/kg por via intravenosa) ou solução salina hipertônica a 3% são frequentemente administrados para reduzir o conteúdo de água cerebral, diminuir a PIC antes da craniectomia e para melhorar o relaxamento cerebral após a craniectomia. O início da ação ocorre em 5 a 10 minutos, os efeitos máximos são observados em 20 a 30 minutos, e os efeitos duram cerca de 2 a 4 horas. No entanto, se administrado rapidamente, o manitol também pode causar vasodilatação periférica (hipotensão) e expansão do volume intravascular transitório, o que poderia resultar em aumento da PIC e sobrecarga de volume intravascular. A toxicidade aguda do manitol, manifestada por hiponatremia, osmolalidade sérica aferida alta e um intervalo entre a osmolalidade sérica aferida e calculada de mais de 10 mOsm/kg, também pode ocorrer quando grandes doses do fármaco são administradas (2 a 3 g/kg por via intravenosa). A furosemida (0,5 a 1 mg/kg por via intravenosa) é frequentemente utilizada para diminuir a água do cérebro e a PIC, e é provavelmente sinérgica com o manitol em reduzir a PIC. No entanto, a hipovolemia secundária à diurese pode diminuir a pré-carga e o débito cardíaco, o que pode causar mais malefícios do que benefícios em termos de perfusão tecidual. Injeções intravenosas intermitentes de tiopental ou propofol também podem ser efetivas na redução da PIC. Quando possível, o paciente deve estar em posição com a cabeça levantada para evitar a constrição ao redor do pescoço, o que pode prejudicar a drenagem venosa. Outras medidas úteis incluem hiperventilação, interrupção da administração de anestésicos voláteis e drenagem de líquido cerebroespinal.

Ajuste da Ventilação

Após a intubação traqueal, a ventilação pulmonar é controlada por frequência respiratória e volume corrente suficientes para manter $Paco_2$ entre 30 e 35 mm Hg. Não há evidências de benefício terapêutico adicional quando $Paco_2$ é diminuída abaixo deste intervalo.

Não está claro se um volume corrente menor é um protetor pulmonar durante procedimentos neurológicos. A aplicação de pressão positiva no final da expiração (PEEP) não é aconselhada porque pode prejudicar a drenagem venosa cerebral e aumentar a PIC, mas geralmente pode ser anulada com a elevação da cabeça 10 a 15 cm acima do nível do tórax. Hipoventilação não está indicada porque a hipercapnia causa vasodilatação cerebral, aumenta o FSC e a PIC e prejudica a autorregulação.[1] Em geral, a eucapnia provavelmente deve ser mantida durante a cirurgia intracraniana e a hiperventilação relativa deve ser utilizada apenas como uma medida temporária.

Manejo do Líquido Intravascular

Recomenda-se manter a euvolemia. Soluções de dextrose não são recomendadas porque são rapidamente distribuídas no conteúdo de água corpóreo, e, se as concentrações de glicose no sangue diminuem mais rapidamente do que as concentrações de glicose no cérebro, a água atravessa a barreira hematoencefálica e produz edema cerebral. Além disso, a hiperglicemia aumenta a lesão celular neuronal isquêmica promovendo a produção de lactato neuronal, o que piora a lesão celular. Portanto, soluções cristaloides, como solução salina normal, Plasma-Lyte® e solução de Ringer lactato, são recomendadas. Coloides como albumina a 5% também são líquidos de substituição aceitável, mas não foi mostrada nenhuma melhora no resultado (Capítulo 23).

Cuidados Pós-operatórios

No despertar da anestesia, o paciente deve evitar tosse ou esforço porque essas respostas podem aumentar a possibilidade de hemorragia intracraniana ou formação de edema (Capítulo 39). Um *bolus* intravenoso anterior de lidocaína, opioide, ou ambos, pode ajudar a diminuir a probabilidade de tosse durante a extubação traqueal. A infusão de remifentanil em baixa taxa pode facilitar um despertar suave. No pós-operatório, a avaliação neurológica precoce, e frequente, e a analgesia adequada são importantes. O retorno tardio da consciência ou a deterioração neurológica no pós-operatório devem ser cuidadosamente monitorados e avaliados por tomografia computadorizada ou ressonância magnética. Hemorragia intracraniana e acidente vascular encefálico devem ser detectados o mais cedo possível. Pneumoencéfalo de tensão como uma causa de deterioração neurológica é uma hipótese. A resposta ao trauma cirúrgico e eventos hiperdinâmicos resultantes (hipertensão, taquicardia) são atenuados com o uso de fármacos hemodinamicamente ativos e opioides. Labetalol é comumente usado para tratar a hipertensão com base na sua capacidade de reduzir PAM sem vasodilatação cerebral.

Embolia Gasosa Venosa

A neurocirurgia que requer posição significativamente elevada da cabeça está associada a um risco aumentado de embolia gasosa venosa.[12] Não apenas o sítio cirúrgico está acima do nível do coração, mas os seios venosos do bordo ósseo ou dura-máter podem não estar colapsados quando seccionados. Ar entra na circulação pulmonar e fica preso em pequenos vasos, provocando assim um aumento agudo no espaço morto. Embolia gasosa massiva pode causar a entrada de ar e o seu aprisionamento no ventrículo direito, o que pode levar a grave insuficiência ventricular direita. Bolhas microvasculares também podem provocar reflexo de broncoconstrição e liberar mediadores endoteliais, causando edema pulmonar. A morte é geralmente devida ao colapso cardiovascular e à hipoxemia arterial. O ar pode chegar às circulações coronária e cerebral (embolia gasosa paradoxal), atravessando um forame oval patente (um forame oval patente está presente em 20% a 30% dos adultos), e resultar em infarto do miocárdio ou acidente vascular encefálico. Além disso, a passagem transpulmonar de ar venoso é possível na ausência de um forame oval patente.

A ecocardiografia transesofágica é o método mais sensível para detectar embolia gasosa, mas é invasiva e difícil. Um transdutor de ultrassonografia com Doppler precordial colocado no lado direito do coração (sobre o segundo ou o terceiro espaço intercostal à direita do esterno para maximizar sinais audíveis a partir do átrio direito) é o segundo método mais sensível (detecta quantidades de ar tão pequenas quanto 0,25 mL) e um indicador não invasivo prático da presença de ar intracardíaco. Uma diminuição súbita nas concentrações de dióxido de carbono no final da expiração reflete o aumento de espaço morto devido à ventilação continuada de alvéolos que não estão mais sendo perfundidos por causa da obstrução do seu fornecimento vascular por bolhas de ar. Uma concentração aumentada de nitrogênio no final da expiração pode refletir nitrogênio a partir de embolia gasosa venosa se a concentração de oxigênio inspirado é maior do que a do ar ambiente, mas está raramente disponível. A aspiração de ar por meio de um cateter venoso central corretamente posicionado também pode ser aplicada para diagnosticar embolia gasosa. A este respeito, um cateter atrial direito com a ponta posicionada na junção da veia cava superior e do átrio direito pode oferecer uma rápida aspiração do ar. Durante a ventilação controlada dos pulmões, tentativas súbitas (suspiros) dos pacientes para iniciar a respiração espontânea podem ser a primeira indicação da ocorrência da embolia gasosa venosa. Hipotensão, taquicardia, arritmias cardíacas, cianose e um murmúrio em "roda de moinho" são sinais tardios de embolia gasosa venosa. Um cateter de artéria pulmonar pode proporcionar evidência adicional de que a embolia gasosa venosa ocorreu devido a aumentos bruscos na pressão da artéria pulmonar. Sinais adicionais em pacientes que não estão recebendo anestesia geral incluem dor torácica e tosse.

O cirurgião deve ser notificado imediatamente quando se suspeita de embolia gasosa venosa. A embolia gasosa venosa é tratada por (1) irrigação do sítio cirúrgico com líquido, bem como a aplicação de material oclusivo em todas as bordas ósseas de modo que os locais de entrada de ar venoso sejam ocluídos; (2) colocação do paciente em uma posição com a cabeça abaixada; (3) leve compressão das veias jugulares internas; (4) fornecimento de 100% da concentração de oxigênio inspirado; e (5) cuidados de suporte aos distúrbios hemodinâmicos. Se óxido nitroso estiver sendo administrado, deve ser imediatamente interrompido para evitar o risco de aumento do tamanho de bolhas de ar venosas devido à difusão desse gás para as bolhas de ar. Apesar da lógica da PEEP para diminuir a dispersão do ar, a eficácia desta manobra não foi confirmada. Além disso, a PEEP poderia reverter o gradiente de pressão entre os átrios esquerdo e direito e predispor a passagem de ar através de um forame oval patente.

CASOS CLÍNICOS COMUNS

Lesões de Massa Intracraniana

Lesões de massa intracraniana (Quadro 30.3), especialmente tumores cerebrais primários, ocorrem mais frequentemente em pacientes de 40 a 60 anos de idade, e os sinais e sintomas iniciais podem ou não refletir aumentos na PIC.

Quadro 30.3 Manejo Anestésico para Pacientes com Massas Intracranianas

Pré-operatório
- Evitar sedativos e opioides, se a PIC estiver elevada.
- Ansiolíticos-padrão podem ser administrados, se a PIC não estiver elevada.

Monitoramentos
Massas Supratentoriais
- Monitoramento ASA padrão, linha arterial e cateter de Foley são adequados.

Massas Infratentoriais — Dependendo do Posicionamento
- Posição prona ou em "banco de parque": monitores ASA padrão, linha arterial e cateter de Foley são adequados.
- Posição sentada (associada à frequência de EGV):Monitoramento padrão além de cateter venoso central, Doppler precordial ou TEE são necessários.

Indução
- Anestesia profunda e bloqueio neuromuscular são obtidos antes da intubação traqueal/laringoscópica direta para evitar o aumento da PIC e mantem-se a PPC.

Manutenção
- Minimizar a PIC e manter a PPC adequada.
- Opioide mais propofol e/ou anestésico volátil com ou sem óxido nitroso.
- Evitar relaxante muscular intraoperatório se a função motora estiver sendo testada/mapeada.
- Manitol (0,25-1 g/kg IV) também pode ser utilizado.
- Manter a euvolemia.
- Eucapnia se PIC normal; hiperventilação apenas temporária.

Pós-operatório
- Evitar tosse, esforço e hipertensão sistêmica durante a extubação traqueal.
- O despertar rápido possibilita avaliação neurológica precoce.

ASA, American Society of Anesthesiologists; *PPC*, pressão de perfusão cerebral; *PIC*, pressão intracraniana; *IV*, intravenoso; *TEE*, ecocardiografia transesofágica; *EGV*, embolia gasosa venosa.

IV

Cefaleia e convulsões que ocorrem em um adulto previamente assintomático sugerem a presença de um tumor intracraniano e tais tumores são geralmente confirmados por tomografia computadorizada ou ressonância magnética. Evitar aumentos bruscos na PIC é um importante objetivo anestésico no manejo de pacientes com tumores intracranianos.

A posição sentada para massas da fossa posterior tem várias considerações adicionais. O transdutor de linha arterial deve ser posicionado não inferior ao nível do canal auditivo externo, a fim de facilitar a avaliação da PPC. Um cateter venoso central adequadamente posicionado e Doppler precordial devem ser usados em virtude da elevada incidência de embolia venosa. A hidratação adequada é garantida para compensar o volume intravascular acumulado nas extremidades inferiores. Operações da fossa posterior têm o potencial de estimular ou danificar centros circulatórios e respiratórios vitais do tronco encefálico e resultam em alterações hemodinâmicas intraoperatórias e anormalidades de ventilação pós-operatórias. Os nervos cranianos também podem ser estimulados ou afetados, o que pode levar a arritmias intraoperatórias e insuficiência pós-operatória dos reflexos protetores das vias aéreas. No pós-operatório, deve-se avaliar se o paciente pode manter e proteger as vias aéreas ou se a intubação traqueal e a ventilação devem ser continuadas na unidade de terapia intensiva.

Aneurismas Intracranianos

Aneurismas intracranianos (Quadro 30.4) são a causa mais comum de hemorragia intracraniana. Eles ocorrem em 2% a 4% da população, com 1% a 2% de ruptura por ano. Embora os aneurismas possam ser encontrados acidentalmente ou apareçam como uma massa de crescimento lento, eles mais frequentemente se manifestam como hemorragia, juntamente com cefaleia súbita intensa, náuseas, vômitos, sinais neurológicos focais e diminuição do nível de consciência. As principais complicações da ruptura do aneurisma incluem morte, novo sangramento e vasoespasmo. O tratamento definitivo pode incluir mola endovascular ou grampeamento cirúrgico por craniectomia. Os resultados a curto e médio prazo são semelhantes em pacientes tratados com cirurgia *versus* com a inserção endovascular de molas de platina, embora os benefícios a longo prazo de uma técnica sobre a outra continuem sendo discutidos.[13] Alguns pacientes são candidatos inadequados para a inserção de mola endovascular por causa da anatomia e da localização de seus aneurismas; nesses casos, é necessário o grampeamento cirúrgico.

O tratamento precoce é defendido para a prevenção do resangramento, mas a cirurgia pode ser associada a maior dificuldade técnica por causa do cérebro inflamado inchado, enquanto o tratamento tardio aumenta o risco de novo sangramento. Vasoespasmo cerebral geralmente se manifesta clinicamente 3-5 dias após a hemorragia subaracnóidea (HSA) e é a causa principal de morbidade e morte. Doppler transcraniano e arteriografia cerebral podem detectar vasoespasmo cerebral antes de os sintomas

---

Quadro 30.4 Manejo Anestésico para Pacientes com Aneurisma Intracraniano

Pré-operatório
- Avaliação neurológica é realizada para procurar evidências de aumento da pressão intracraniana e vasoespasmo.
- Alterações no eletrocardiograma geralmente estão presentes.
- Terapia de HHH é indicada se vasoespasmo estiver presente.
- Bloqueadores dos canais de cálcio.

Indução
- Evitar o aumento na pressão arterial sistêmica.
- Manter a pressão de perfusão cerebral para evitar isquemia.

Manutenção
- Opioide mais propofol e/ou anestésico volátil é o regime recomendável.
- Manitol (0,25-1 g/kg IV) também pode ser dado.
- Manter a pressão arterial sistêmica de normal a aumentada para evitar a isquemia durante compressão cirúrgica e grampeamento temporário.
- Manter euvolemia.
- Manter eucapnia; evitar hiperventilação desnecessária.
- *Burst-suppression* e hipotermia leve podem ser considerados.

Pós-operatório
- Manter a pressão arterial sistêmica de normal a aumentada.
- Despertar precoce é recomendado para facilitar avaliação neurológica.
- Terapia de HHH realizada conforme necessário.

HHH, hipervolemia, hipertensão, hemodiluição; *IV*, intravenoso.

---

clínicos (agravamento da cefaleia, deterioração neurológica, perda de consciência) ocorrerem. O tratamento do vasoespasmo frequentemente inclui a terapia do "triplo H" (hipervolemia, hipertensão, hemodiluição), que consiste na administração intravenosa de líquidos ou inotrópicos, ou ambos. A administração intravenosa de um bloqueador de canal de cálcio, nimodipina, diminui os riscos de morbidade e mortalidade do vasoespasmo. Outras modalidades de tratamento incluem a injeção intra-arterial seletiva de vasodilatadores e dilatação por balão (angioplastia) dos segmentos arteriais afetados utilizando abordagens de radiologia intervencionista.

Outras complicações da HSA incluem convulsões (10%), hidrocefalia aguda e crônica e hematoma intracerebral. As alterações no ECG (inversões da onda T, ondas U, depressões do segmento ST, intervalo QT prolongado e, raramente, ondas Q) e a discreta elevação de enzimas cardíacas são frequentes, mas normalmente não se correlacionam com a disfunção significativa do miocárdio ou resultado desfavorável. A hiponatremia é comumente observada após HSA. Anormalidades eletrolíticas e acidobásicas significativas ou desarranjos hemodinâmicos devem ser corrigidos, se presentes, e deve ser feito um exame cardíaco se ondas Q forem vistas no ECG.

O cuidado anestésico para o grampeamento do aneurisma intracraniano é planejado para (1) evitar aumentos repentinos na pressão arterial sistêmica, o que aumentaria a pressão transmural do aneurisma e poderia resultar em ruptura ou novo sangramento, e (2) facilitar a exposição cirúrgica e o acesso ao aneurisma (Quadro 30.4). A indução e a manutenção da anestesia devem ser orientadas para minimizar as respostas hipertensivas evocadas por estímulo doloroso, como laringoscopia direta e o posicionamneto da cabeça do paciente com pinos de imobilização. Por outro lado, a PPC deve ser mantida para evitar isquemia durante compressão cirúrgica, oclusão temporária do vaso ou como resultado de vasoespasmo.

O controle hemodinâmico é importante durante a dissecção do aneurisma para evitar a ruptura intraoperatória. Grampos oclusivos temporários aplicados à artéria nutridora principal do aneurisma podem criar hipotensão regional sem a necessidade de hipotensão sistêmica e sem os seus riscos inerentes sobre os vários órgãos e sistemas. Como resultado, a pressão arterial sistêmica normal ou mesmo aumentada deve ser instituída para facilitar a perfusão através das circulações colaterais. Além de manterem as circulações cerebrais colaterais por hipertensão relativa sistêmica, fármacos como propofol ou tiopental podem ser administrados, através de *bolus* ou por infusão de alta velocidade até o ponto de *burst-supression* ao EEG, na esperança de que eles possam fornecer alguma proteção contra isquemia cerebral. Ocasionalmente, a parada circulatória hipotérmica pode ser usada para aneurismas complexos muito grandes. No entanto, falta evidência convincente dos resultados dessas manobras.

A extubação traqueal normalmente ocorre ao final da cirurgia a menos que haja deterioração neurológica significativa ou outras complicações intraoperatórias. Medidas para evitar vasoespasmo e convulsões, mantendo-se a PPC adequada, devem ser continuadas durante o cuidado desses pacientes no pós-operatório.

Malformações Arteriovenosas

A incidência de malformações arteriovenosas (MAVs) na população geral e a taxa anual de ruptura são semelhantes à dos aneurismas em 2% a 4% e 2%, respectivamente. Até 10% dos pacientes diagnosticados com uma MAV têm um aneurisma associado.[14] O risco de hemorragia está relacionado com as características anatômicas da MAV, incluindo o tamanho e as características das artérias nutridoras. Esses pacientes podem ser tratados de várias maneiras: com tratamento expectante, ressecção aberta, embolização endovascular ou radiocirurgia estereotáxica (Gamma Knife®). A embolização pré-operatória é frequentemente empregada para reduzir a perda de sangue e facilitar a ressecção cirúrgica.

A anestesia para a ressecção ou embolização de MAVs é semelhante à de aneurismas com algumas considerações distintas. Em virtude de suas características de fluxo (*shunts* de baixa pressão e alto fluxo), as MAVs não são suscetíveis de se romper durante a hipertensão sistêmica aguda, tal como durante a laringoscopia. Apesar disso, a hipertensão ainda deve ser evitada durante a indução da anestesia, tendo em vista a ocorrência frequente de aneurismas associados. Por fim, a anestesia para ressecção intracraniana de MAV deve incluir a preparação para hemorragia massiça persistente e edema cerebral pós-operatório.

Quadro 30.5 Manejo Anestésico para Pacientes com Estenose Carotídea

Pré-operatório
- Exame neurológico é indicado para procurar déficits pré-operatórios.
- Exame para DAC associada.
- Ansiolíticos podem ser úteis.

Monitoramento
- Monitoramento ASA padrão, linha arterial e cateter de Foley são usados.
- Monitoramento de isquemia cerebral depende da preferência do médico e da rotina do serviço.

Indução
- Evitar o aumento na pressão arterial média ou frequência cardíaca se DAC for suspeitada.
- Manter PPC adequada.

Manutenção
- Manter PPC adequada (linha de base a 20% acima) durante o grampeamento da carótida.
- Opioide mais propofol e/ou anestésico volátil podem ser usados com ou sem óxido nitroso.
- Monitoramento intraoperatório rigoroso para isquemia cerebral durante o grampeamento da carótida, mantendo o paciente acordado ou com base em diversas modalidades de monitoramento.

Pós-operatório
- Evitar tosse, esforço e hipertensão sistêmica durante a extubação traqueal.
- O despertar rápido permite avaliação neurológica precoce.
- Monitorar quanto a síndrome de hiperperfusão e comprometimento das vias respiratórias.

ASA, American Society of Anesthesiologists; *DAC*, doença da artéria coronária; *PPC*, pressão de perfusão cerebral.

Doença Carotídea

O acidente vascular encefálico pode resultar em incapacidade grave e morte. A estenose aterosclerótica da artéria carótida é uma importante causa de acidente vascular encefálico. Apesar do avanço técnico e do aumento da utilização de *stent* da artéria carótida (SAC), a endarterectomia de carótida (EAC) continua sendo o "padrão ouro" no tratamento da doença carotídea sintomática (Quadro 30.5).[15] Embora o risco perioperatório de acidente vascular encefálico e morte (cerca de 4% a 7%) deva ser considerado, a EAC também pode ser benéfica em pacientes assintomáticos.[16] Os dados sugerem que a EAC precoce (< 30 dias após o início dos sintomas) é ideal, em virtude da presença de placa aterosclerótica instável.[17]

A avaliação pré-operatória de pacientes submetidos a EAC deve se concentrar na avaliação do risco perioperatório de isquemia cardíaca, já que esses pacientes têm tipicamente doença aterosclerótica. Anestesia geral ou regional (bloqueio do plexo cervical profundo e superficial) pode ser aplicada para esse procedimento. A anestesia regional pode permitir uma avaliação intraoperatória mais precisa do estado neurológico do paciente e um perfil hemodinâmico mais estável, mas requer que o paciente esteja cooperativo e imóvel. A análise da literatura atual sugere que os resultados

IV

são semelhantes, independentemente de se a EAC é realizada sob anestesia regional ou geral.[18]

Os objetivos da anestesia para a EAC incluem (1) prevenção de isquemia cerebral por meio da manutenção de PPC adequada e (2) prevenção de isquemia miocárdica evitando-se aumentos agudos na pressão arterial e na frequência cardíaca. O monitoramento hemodinâmico invasivo com um cateter arterial é indicado para assegurar a PPC adequada. Isso é especialmente importante durante o grampeamento intraoperatório da artéria carótida. O anestesista deve assegurar que a PAM é mantida acima da pressão basal do paciente (em 20%) para garantir o fluxo colateral adequado através do círculo de Willis. Hipocarbia deve ser evitada devido ao risco de vasoconstrição cerebral e isquemia. Muitos métodos têm sido empregados para detectar isquemia cerebral intraoperatória e a necessidade de *shunts* durante o grampeamento, incluindo EEG, potenciais evocados, Doppler transcraniano, oximetria cerebral e pressão carotídea de retorno, embora nenhum tenha provado melhora nos resultados.

Complicações pós-operatórias incluem isquemia cardiovascular e déficits neurológicos secundários a êmbolos intraoperatórios. Hipertensão deve ser evitada, pois pode levar a complicações como hematoma cervical com comprometimento das vias aéreas ou síndrome de hiperperfusão (cefaleia ipsilateral, convulsões, sinais neurológicos focais na ausência de isquemia cerebral).

PERGUNTAS DO DIA

1. Qual é a relação entre pressão de perfusão cerebral e fluxo sanguíneo cerebral? Como essa relação é alterada quando a pressão de perfusão cerebral está acima e abaixo dos limites de autorregulação? Que processos patológicos podem prejudicar a autorregulação cerebral normal?

2. Como a $Paco_2$ e a Pao_2 afetam o fluxo sanguíneo cerebral? Quanto tempo duram as alterações relacionadas com a $Paco_2$ no fluxo sanguíneo cerebral e qual é o mecanismo deste fenômeno?

3. Como diferentes anestésicos intravenosos (p. ex., benzodiazepínicos, opioides, propofol, cetamina) e anestésicos inalatórios afetam o fluxo sanguíneo cerebral e a taxa metabólica cerebral?

4. Desenhe um diagrama da relação entre volume intracraniano e pressão intracraniana no adulto. Que componentes do compartimento intracraniano podem ser manipulados para causar redução na pressão intracraniana?

5. Um paciente é submetido a craniotomia para remoção de massa cerebral. Após a craniectomia e a abertura da dura-máter, o cirurgião observa "edema cerebral" no campo cirúrgico. Que medidas podem ser tomadas para promover o relaxamento cerebral?

6. Quais são os objetivos dos cuidados anestésicos para um paciente submetido a grampeamento de aneurisma intracraniano? Que complicações da hemorragia subaracnoide podem se desenvolver no período perioperatório?

7. Quais são as manifestações de embolia gasosa venosa em um paciente submetido a craniotomia durante anestesia geral? Quais são as medidas adequadas na condução do caso?

8. Quais são os objetivos dos cuidados anestésicos no intraoperatório do paciente submetido a endarterectomia carotídea? Que complicações devem ser previstas após a cirurgia?

REFERÊNCIAS

1. Meng L, Gelb AW. Regulation of cerebral autoregulation by carbon dioxide. *Anesthesiology.* 2015;122:196-205.
2. Meng L, Hou W, Chui J, et al. Cardiac output and cerebral blood flow: the integrated regulation of brain perfusion in adult humans. *Anesthesiology.* 2015;123(5):1198-1208.
3. Polderman KH. Mechanism of action, physiological effects and complications of hypothermia. *Crit Care Med.* 2009;37:S186-S202.
4. Dagal A, Lam AM. Cerebral autoregulation and anesthesia. *Curr Opin Anaesthesiol.* 2009;22:547-552.
5. Brain Trauma Foundation, American Association of Neurological Surgeons, Congress of Neurological SurgeonsGuidelines for the management of severe traumatic brain injury. *J Neurotrauma.* 2007;24(suppl 1):S1-S106.
6. Albanese J, Arnaud S, Rey M, et al. Ketamine decreases intracranial pressure and electroencephalographic activity in traumatic brain injury patients during propofol sedation. *Anesthesiology.* 1997;87:1328-1334.
7. Reddy RV, Moorthy SS, Dierdorf SF, et al. Excitatory effects and electroencephalographic correlation of etomidate, thiopental, methohexital and propofol. *Anesth Analg.* 1993;77:1008-1011.
8. Muzzi D, Losasso T, Dietz N, et al. The effect of desflurane and isoflurane on cerebrospinal fluid pressure in humans with supratentorial mass lesions. *Anesthesiology.* 1992;76:720-724.
9. Kovarik WD, Mayberg TS, Lam AM, et al. Succinylcholine does not change intracranial pressure, cerebral blood flow velocity, or the electroencephalogram in patients with neurologic injury. *Anesth Analg.* 1994;78:469-473.
10. Bernard SA, Gray TW, Buist MD, et al. Treatment of comatose survivors of out of hospital cardiac arrest with induced hypothermia. *N Engl J Med.* 2002;346:557-563.
11. Nielsen N, Wetterslev J, Cronberg T, et al. Targeted temperature management at 33 degrees C versus 36 degrees C after cardiac arrest. *N Engl J Med.* 2013;369:2197-2206.
12. Muth CM, Shank ES. Gas embolism. *N Engl J Med.* 2000;342:476-482.
13. Thomas AJ, Ogilvy CS. ISAT: equipoise in treatment of ruptured cerebral aneurysms?. *Lancet.* 2015;385:666-668.
14. Olgilvy CS, Stieg PE, Awak I, et al. Recommendations for the management of intracranial arteriovenous malformations. *Circulation.* 2001;103:2644-2657.

IV

15. Kolkert JL, Meerwaldt R, Geelkerken RH, et al. Endarterectomy or carotid artery stenting: the quest continues part two. *Am J Surg.* 2015;209:403-412.

16. Raman G, Moorthy D, Hadar N, et al. Management strategies for asymptomatic carotid stenosis: a systema-tic review and meta-analysis. *Ann Intern Med.* 2013;158:676-685.

17. Rerkasem K, Rothwell PM. Systema-tic review of the operative risks of carotid endarterectomy for recently symptomatic stenosis in relation to the timing of surgery. *Stroke.* 2009;40:e564-e572.

18. Lewis SC, Warlow CP, Bodenham AR, GALA Trial Collaborative Groupet al. General anaesthesia versus local anaesthesia for caro-tid surgery (GALA): a multicentre, randomised controlled trial. *Lancet.* 2008;372(9656):2132-2142.

31 OFTALMOLOGIA E OTORRINOLARINGOLOGIA

Steven Gayer e Howard D. Palte

Além dos problemas anestésicos usuais, os procedimentos cirúrgicos da cabeça e do pescoço apresentam desafios anestésicos únicos. O isolamento do campo cirúrgico coloca o anestesista a uma distância física das vias aéreas e dificulta o acesso ao paciente. Além dos problemas anestésicos comuns, as extensas inervações parassimpáticas da região predispõem pacientes a bradicardia intraoperatória e assistolia. Os procedimentos oftalmológicos e otorrinolaringológicos exigem indução e reversão suaves da anestesia. Isto é especialmente importante porque a tosse e o "bucking" aumentam a pressão venosa e intraocular, o que pode afetar negativamente o resultado cirúrgico.

OFTALMOLOGIA

Os procedimentos oftalmológicos estão entre os procedimentos cirúrgicos mais comumente realizados em todo o mundo. Mais de dois milhões de cirurgias de catarata são realizadas em nível nacional a cada ano. A maioria dos procedimentos oculares é considerada um risco incomum para complicações perioperatórias; no entanto, pacientes oftálmicos geralmente correm maior risco durante a cirurgia, pois normalmente incluem idosos (Capítulo 35), que frequentemente têm múltiplos problemas médicos concomitantes ou pacientes pediátricos (Capítulo 34), que podem ser prematuros ou ter síndromes associadas.[1] Além disso, a maioria das operações é conduzida em ambulatório (Capítulo 37), enfatizando a importância da avaliação pré-operatória (Capítulo 13).

A maioria dos procedimentos oftalmológicos é realizada sob cuidados anestésicos monitorados (CAM) e alguma forma de anestesia ocular regional ou tópica.[2] Além da analgesia intraoperatória e da acinesia, as vantagens dos bloqueios regionais oftálmicos incluem a supressão do reflexo oculocardíaco (ROC) e o tratamento pós-operatório da dor. É necessário compreender as técnicas de bloqueio regional e o gerenciamento de suas complicações. A anestesia geral é reservada para operações de duração prolongada, procedimentos orbitais mais invasivos e para pacientes incapazes de permanecer relativamente imóveis, como neonatos, bebês e crianças (Capítulo 34).

Os fármacos e as manobras anestésicas podem afetar a dinâmica ocular e os resultados cirúrgicos, enquanto que os medicamentos oftálmicos podem causar reações adversas à anestesia ou podem afetar significativamente a fisiologia sistêmica. Uma medida crítica é a apreciação dos fatores que afetam a pressão intraocular (PIO) e a vigilância *vis-à-vis* do ROC.

Pressão Intraocular

A pressão adequada dentro do olho serve para manter as superfícies refrativas, o contorno da córnea e a visão funcionalmente correta. A PIO é derivada principalmente de um equilíbrio entre produção e drenagem de humor aquoso. O humor aquoso é secretado ativamente do corpo ciliar da câmara posterior e flui através da pupila para dentro da câmara anterior, onde é misturado ao componente aquoso passivamente produzido pelos vasos sanguíneos na superfície frontal da íris. Após a lavagem superficial do endotélio da córnea e das lentes avascularizadas, o humor aquoso é filtrado através da malha trabecular esponjosa para dentro dos túbulos do canal de Schlemm na base da córnea. Desse local, o humor aquoso é drenado, entra nas veias episclerais e, finalmente, chega à veia cava superior e ao átrio direito. Portanto, qualquer obstrução do retorno venoso do olho para o lado direito do coração pode aumentar a PIO. Fatores menores que influenciam a PIO incluem a força transmitida ao globo pela contração dos músculos orbiculares ou extraoculares, bem como pelo enrijecimento da lente, do vítreo e da esclera, que pode ocorrer com o envelhecimento (Capítulo 35).

A PIO varia entre 10 e 22 mm Hg no olho normal intacto. Tipicamente, há uma variação diurna de 2 a 5 mm Hg. Pequenas mudanças transitórias ocorrem com cada contração cardíaca, bem como com o fechamento da pálpebra, midríase e alterações posturais. Essas mudanças são normais e não influenciam o olho intacto. Um aumento contínuo da PIO durante a anestesia, no entanto, tem potencial para produzir glaucoma agudo, isquemia retiniana, hemorragia e perda visual permanente.

Fatores que Influenciam a Pressão Intraocular

A congestão venosa resultante da obstrução em qualquer ponto das veias episclerais para o átrio direito pode causar aumento substancial da PIO. Antes da indução da anestesia, a posição de Trendelenburg ou a presença de um colar cervical apertado podem aumentar o volume sanguíneo intraocular, dilatar os vasos orbitais e inibir a drenagem aquosa. Tensionar, apresentar ânsia de vômito ou tossir durante a indução da anestesia irá aumentar acentuadamente a pressão venosa e pode facilmente suscitar um aumento na PIO de 40 mm Hg ou mais. Caso isso ocorra enquanto o globo estiver aberto durante a cirurgia, como durante um transplante de córnea, perda de vítreo, hemorragia e expulsão dos conteúdos oculares, pode levar ao dano permanente no olho ou até cegueira. A hipertensão arterial pode aumentar transitoriamente a PIO, mas tem muito menos impacto do que as perturbações da drenagem venosa. A compressão externa no globo por uma máscara facial bem justa, larin-goscopia e intubação traqueal também elevam a PIO, mas a colocação de uma via aérea supraglótica tem impacto mínimo. Hipoxemia e hipoventilação podem aumentar a PIO. Hiperventilação e hipotermia produzem efeito oposto.

Fármacos Anestésicos e Pressão Intraocular

Os anestésicos inalados e a maioria dos anestésicos intravenosos produzem reduções na PIO relacionadas à dose. Embora os mecanismos exatos não sejam conhecidos, a PIO é provavelmente reduzida por uma combinação de depressão do sistema nervoso central, produção diminuída de humor aquoso, fluxo de saída aumentado e relaxamento dos músculos extraoculares. Há controvérsia acerca do efeito da cetamina na PIO. Embora a cetamina possa não aumentar a PIO, ela causa nistagmo rotatório e blefarospasmo, tornando-se um anestésico não indicado para a cirurgia ocular.

Na ausência de hipoventilação alveolar, os fármacos bloqueadores neuromusculares não despolarizantes diminuem a PIO por meio do relaxamento dos músculos extraoculares. Em contraste, a succinilcolina produz um aumento de cerca de 9 mm Hg em 1 a 4 minutos após a administração intravenosa com uma diminuição subsequente ao nível basal dentro de 7 minutos. O aumento da PIO é provavelmente devido a vários mecanismos, incluindo a contração tônica de músculos extraoculares, o relaxamento da musculatura lisa orbital, a dilatação vascular coróidea e a cicloplegia aquosa que impede o fluxo de saída do humor aquoso. O pré-tratamento com uma pequena dose de um medicamento bloqueador neuromuscular não despolarizante, lidocaína, β-bloqueador ou acetazolamida pode atenuar o aumento da PIO associada à indução de anestesia com succinilcolina, laringoscopia direta e intubação endotraqueal. No entanto, esta abordagem para indução de anestesia raramente é utilizada.

Medicações Oftálmicas

A absorção sistêmica de medicamentos oftálmicos tópicos pela conjuntiva ou via drenagem através do ducto nasolacrimal para a mucosa nasal pode produzir efeitos colaterais adversos. Estes colírios incluem acetilcolina, anticolinesterases, ciclopentolato, epinefrina, fenilefrina e timolol (Tabela 31.1). O iodeto de fosfolina (ecotiofato) é um anticolinesterásico indutor de miose que interfere profundamente no metabolismo da succinilcolina. Pode ocorrer paralisia prolongada após uma única dose de succinilcolina. Os colírios de fenilefrina estão disponíveis em concentrações de 2,5% e 10%. A absorção sistêmica através do ducto nasolacrimal das gotas de fenilefrina a 10% pode induzir hipertensão maligna transitória. A administração parenteral de um fármaco anti-hipertensivo de ação prolongada pode resultar em hipotensão adversa após a resolução da fenilefrina de curta duração. Alguns medicamentos sistêmicos de uso oftálmico, como glicerol, manitol e acetazolamida também podem produzir efeitos secundários adversos.

Reflexo Oculocardíaco

O ROC é uma diminuição profunda e súbita na frequência cardíaca em resposta à tração nos músculos extraoculares

IV

Tabela 31.1 Fármacos Administrados em Pacientes Submetidos a Cirurgia Oftálmica

Indicação Oftálmica	Fármaco	Mecanismo de Ação	Efeito Sistêmico
Miose	Acetilcolina	Agonista colinérgico	Broncoespasmo, bradicardia, hipotensão
Glaucoma (pressão intraocular aumentada)	Acetazolamida	Inibidor da anidrase carbônica	Diurese, acidose metabólica hipocalêmica
	Ecotiofato	Inibidor colinesterásico irreversível	Prolongamento dos efeitos da succinilcolina Redução da atividade da colinesterase plasmática em até 3-7 semanas após a descontinuação Bradicardia, broncoespasmo
	Timolol	Antagonista β-adrenérgico	Bradicardia resistente à atropina, broncoespasmo, exacerbação da insuficiência cardíaca congestiva; possível exacerbação da miastenia grave
Midríase, descongestionamento capilar oftalmológico	Atropina	Anticolinérgico	Síndrome anticolinérgica central (delírio *louco como um chapeleiro*, agitação; *quente como uma lebre*, febre; rubor *vermelho como uma beterraba*; *seco como um osso*, xerostomia, anidrose) Visão turva (cicloplegia, fotofobia)
	Ciclopentolato	Anticolinérgico	Desorientação, psicose, convulsões, disartria
	Epinefrina	Agonista α-adrenérgico e β-adrenérgico	Hipertensão, taquicardia, arritmias cardíacas; a epinefrina, paradoxalmente, leva à diminuição da pressão intraocular e também pode ser utilizada para casos de glaucoma
	Fenilefrina	Agonista α-adrenérgico, vasopressor de ação direta	Hipertensão (1 gota, ou 0,05 mL, de uma solução a 10% contém 5 mg de fenilefrina)
	Escopolamina	Anticolinérgico	Síndrome anticolinérgica central (ver atropina prévia)

ou à pressão externa sobre o globo. Há uma ampla gama de incidência relatada, variando de aproximadamente 15% a 80%. Este reflexo ocorre mais comumente em pacientes jovens. O arco reflexo tem um membro aferente do nervo trigêmeo que gera uma resposta vagal eferente que pode suscitar uma variedade de disritmias, incluindo bradicardia juncional ou sinusal, bloqueio atrioventricular, bigeminia ventricular, contrações ventriculares prematuras multifocais, taquicardia ventricular e assistolia.

O ROC é mais frequentemente encontrado durante a cirurgia de estrabismo, mas pode ocorrer durante qualquer tipo de cirurgia oftalmológica. O ROC também pode ocorrer enquanto se realiza um bloqueio nervoso anestésico regional do olho. A hipercarbia, a hipoxemia e os planos leves de profundidade anestésica aumentam a incidência e a gravidade do ROC.

A rápida remoção do estímulo cirúrgico instigante frequentemente resulta em recuperação rápida. A tensão contínua pode induzir parada cardíaca, de forma que a frequência cardíaca deve ser monitorada continuamente durante o bloqueio regional e cirurgia ocular. Ao primeiro sinal de arritmia, a cirurgia deve ser interrompida e todas as pressões sobre o olho ou tração nos músculos do olho descontinuadas. O *status* ventilatório e a profundidade da anestesia devem ser reavaliados. O reflexo pode se extinguir após alguns minutos; também pode ser diminuído por administração de um fármaco parassimpatolítico, como atropina ou glicopirrolato. O ROC também pode ser erradicado através

da inserção de um bloqueio anestésico regional, abolindo assim seu arco aferente. Paradoxalmente, a colocação de um bloqueio regional pode induzir o ROC.

O uso profilático de anticolinérgicos intramusculares para pacientes adultos submetidos a cirurgia oftalmológica não é efetivo. De fato, taquicardia após administração de atropina ou glicopirrolato pode ter consequências significativas para pacientes geriátricos com histórico de doença cardíaca (Capítulo 25). Em crianças (Capítulo 34), que são mais dependentes da frequência cardíaca para manter o débito cardíaco, a administração intravenosa profilática de atropina (0,01 a 0,02 mg/kg) ou glicopirrolato pode ser prudente antes do início da cirurgia ocular.

Avaliação Pré-operatória

Pacientes submetidos a cirurgia ocular frequentemente estão nos extremos de idade, variando desde bebês prematuros com retinopatia até idosos. Por conseguinte, aplicam-se considerações especiais relacionadas à idade, como farmacocinética e farmacodinâmica alteradas (Capítulos 13 e 35). Os idosos, pacientes pediátricos com várias síndromes e prematuros frequentemente apresentam comorbidades. A avaliação pré-operatória é fundamental, mas testes laboratoriais de rotina não são apropriados. Para a cirurgia de catarata em particular, os testes de rotina estão associados a um aumento significativo nos gastos com cuidados de saúde.[3] A avaliação e o julgamento do

Quadro 31.1 Objetivos da Administração Anestésica para Cirurgia Oftálmica

Segurança
Analgesia
Acinesia (quando indicado)
Controle da pressão intraocular
Evitar o reflexo oculocardíaco
Consciência de possíveis interações medicamentosas
Despertar sem tosse, náuseas ou vômitos

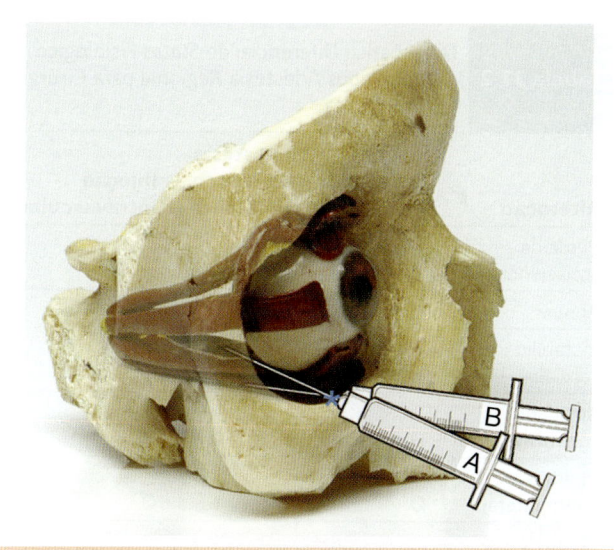

Fig. 31.1 Anestesia regional com agulha para cirurgia oftalmológica. (A) Um bloqueio intraconal (retrobulbar) é realizado mais profundamente e em maior inclinação. (B) Um bloqueio extraconal (peribulbar) é realizado menos profundamente e em angulação menor. O asterisco indica o ponto de entrada da agulha. Uma porção da borda orbital lateral é removida (Modelo cedido por cortesia pelo Dr. Roy Hamilton.)

médico determinam a necessidade dos testes laboratoriais indicados.[4] A suspensão de fármacos antiplaquetários/anticoagulantes antes da cirurgia ocular é controversa.[5] Deve-se avaliar o risco de sangramento intraocular *versus* o risco de AVC perioperatório, isquemia miocárdica e trombose venosa profunda.[6]

Uma das avaliações pré-operatórias mais importantes é a probabilidade de movimento do paciente durante a cirurgia. A incapacidade de permanecer em decúbito dorsal e relativamente imóvel durante a cirurgia intraocular com CAM resulta em lesão ocular produzindo consequências devastadoras à visão a longo prazo.[7]

Opções de Anestesia

As opções anestésicas para a maioria dos procedimentos oftálmicos incluem anestesia geral, bloqueio retrobulbar (intraconal), anestesia peribulbar (extraconal), bloqueio subtenoniano e anestesia tópica (Quadro 31.1). Muitas vezes há uma exposição mínima às técnicas regionais de bloqueio anestésico oftálmico durante o treinamento de anestesia, criando uma relutância para realizar tais bloqueios. As sociedades profissionais dedicadas ao ensino da prática segura de anestesia regional oftálmica podem fornecer instruções valiosas.[8] Erros cirúrgicos do local cirúrgico são mais comuns para os procedimentos oftálmicos que todas as outras cirurgias (exceto dental e digital). É de primordial importância a confirmação do olho correto (ou seja, direito *versus* esquerdo) imediatamente antes da anestesia e da cirurgia.

Anestesia Regional Oftálmica com Agulha

O fundamento anatômico dos bloqueios oculares com agulha recai sobre o conceito de cone orbital. Esta estrutura consiste nos quatro músculos retos oculares que se estendem da sua origem (no ápice da órbita) até o globo anteriormente. Esses músculos e seu tecido conjuntivo circundante formam um compartimento atrás do globo semelhante à bainha do plexo braquial na axila.

Um bloqueio retrobulbar é realizado por meio da inserção de uma agulha acentuadamente inclinada partindo da margem orbital inferotemporal para dentro desse cone muscular, de modo que a ponta da agulha esteja atrás (*retro-*) do globo (bulbar).[9] Um termo mais descritivo para esse bloqueio é bloqueio intraconal (Fig. 31.1).[10] A injeção de um pequeno volume de anestésicos locais no interior desse compartimento irá produzir início rápido de acinesia e analgesia.

O limite que separa o espaço intraconal do extraconal é poroso e, portanto, anestésicos locais injetados fora do cone muscular difundem-se para o seu interior. Um bloqueio peribulbar pode ser conseguido inserindo-se uma agulha minimamente inclinada com pouca profundidade, de modo que a ponta permaneça fora do cone (Fig. 31.1). Este bloqueio extraconal é teoricamente mais seguro porque a agulha não é direcionada para o ápice da órbita; dessa forma, a localização final da ponta da agulha fica situada mais distante das estruturas intraorbitárias nobres. Esta distância minimiza o potencial de traumatismo do nervo óptico, injeção na bainha do nervo óptico, anestesia orbital peridural e anestesia do tronco encefálico. As complicações dos bloqueios oftálmicos com agulha estão listadas no Quadro 31.2. Uma vez que os anestésicos locais são injetados a uma distância maior dos nervos, são necessários volumes

Quadro 31.2 Complicações da Anestesia Regional para Cirurgia Oftálmica

Hemorragia superficial ou retrobulbar
Desencadeamento do reflexo oculocardíaco
Punção do globo
Injeção intraocular
Trauma do nervo óptico
Convulsões (injeção intravenosa de uma solução de anestésico local)
Anestesia do tronco encefálico (a disseminação do anestésico local para o tronco encefálico causa perda de consciência de início tardio, depressão respiratória, paralisia dos músculos extraoculares contralaterais)
Oclusão da artéria central da retina
Cegueira

IV

Tabela 31.2	Diagnóstico Diferencial do *Status* Fisiológico Alterado após Anestesia Regional para Cirurgia Oftalmológica		
Alteração	**Sedação Profunda**	**Anestesia do Tronco Encefálico**	**Injeção Intravascular**
Perda da consciência	±	+	+
Apneia	±	+	±
Instabilidade cardíaca	±	+	±
Atividade convulsiva	Ø	Ø	+
Midríase contralateral	Ø	±	Ø
Bloqueio do olho contralateral	Ø	±	Ø

+, Provável; ±, pode ou não estar presente; Ø, ausente.

maiores e mais tempo para difusão do anestésico local. Assim, a anestesia intraconal *versus* extraconal é um pouco análoga à anestesia subaracnóidea *versus* peridural em termos de volume, início e densidade de bloqueio.

A alteração do estado fisiológico após um bloqueio anestésico oftálmico tem implicações importantes. O diagnóstico diferencial inclui sedação excessiva, anestesia do tronco encefálico e injeção intravascular de anestésico local (Tabela 31.2). O início abrupto da atividade convulsiva é característico da injeção intravascular. As convulsões são tipicamente breves e de duração limitada. A anestesia do tronco encefálico pode ter uma latência gradual de início e persistir por 10 a 40 minutos ou mais. Os pacientes devem ser monitorados continuamente após bloqueios anestésicos oftálmicos para detecção de sinais de sedação excessiva, anestesia do tronco encefálico e absorção intravascular de anestésicos locais.

Os ramos do nervo facial que inervam o músculo orbicular da pálpebra são bloqueados pelo maior volume de anestésico local utilizado com a injeção extraconal. Isso evita a compressão das pálpebras e é uma vantagem distinta durante o transplante de córnea. Um bloqueio intraconal requer uma injeção separada no nervo facial para limitar o blefaroespasmo.

Anestesia Regional Oftálmica com Cânula

A anestesia oftalmológica também pode ser feita por meio da instilação de anestésico local através de uma cânula cega no espaço entre a esclera rígida do globo e a cápsula de Tenon (Fig. 31.2).[11] A cápsula consiste em uma fáscia que envolve o olho, proporcionando uma interface suave livre de fricção para a rotação. Anteriormente, ela se origina perto da margem límbica, onde se funde à conjuntiva. À medida que a cápsula se prolonga posteriormente, ela envolve o olho, com algumas porções refletidas sobre os músculos extraoculares. Anestésicos locais injetados no espaço subtenoniano blo-

queiam os nervos craniano e ciliar que penetram a cápsula, bem como o nervo óptico posteriormente.

Manejo da Anestesia de Procedimentos Oftalmológicos Específicos

Cirurgia de Retina

A parede interna posterior do globo é revestida pela retina, tecido sensorial que converte a luz em impulsos nervosos e, por fim, na visão. A mácula densamente acondicionada próxima ao seu centro oferece uma visão finamente detalhada. A perfusão vem da camada coroide situada entre a esclera e a retina. A retina pode quebrar ou se separar da coroide, levando a isquemia e comprometimento da visão. Os diabéticos e as pessoas com miopia correm risco particular. As opções cirúrgicas disponíveis incluem combinações de retinopexia, vitrectomia, *laser*, crioterapia e injeção de gás intravítreo.

A avaliação pré-operatória de pacientes com diabetes e condições comórbidas coexistentes (Capítulo 13) é importante, e mudanças adequadas devem ser feitas para garantir que esses pacientes estejam em ótimas condições médicas para a cirurgia. A morte súbita durante a cirurgia de retina pode ocorrer devido a embolia gasosa venosa no fluxo sanguíneo da coroide durante a troca de ar/fluido da vitrectomia. A cirurgia de retina é muitas vezes prolongada e associada a uma manipulação mais extensa do olho e, portanto, requer anestesia geral ou um bloqueio anestésico regional denso com CAM. Os perfluorocarbonos, como o hexafluoreto de enxofre (SF6) e o C_3F_8, são gases inertes e relativamente insolúveis que são injetados para tamponar internamente a retina sobre a coroide. A reabsorção pode levar de 10 a 28 dias, dependendo da droga selecionada. Como o óxido nitroso é mais de 100 vezes mais difusível do que o SF6, ele pode expandir o tamanho da bolha de gás, aumentar a PIO e potencialmente causar isquemia retiniana e perda permanente da visão.[12] O óxido nitroso deve ser descontinuado 20 minutos antes da injeção de gás ou omitido por completo.

Glaucoma

O glaucoma é comumente caracterizado como um aumento sustentado da PIO que leva à diminuição da perfusão do nervo óptico e eventual perda da visão. Existem várias formas de glaucoma, cada uma apresentando diferentes graus de variação da PIO. A terminologia pode ser confusa, resultando em várias classificações: adquirido *versus* congênito, PIO alta *versus* pressão normal, agudo *versus* crônico e ângulo aberto *versus* ângulo estreito ou fechado. O glaucoma de ângulo fechado (agudo) ocorre quando o ângulo entre a íris e a córnea estreita e obstrui o fluxo de saída. O glaucoma de ângulo aberto (crônico) resulta da esclerose da malha trabecular e drenagem aquosa prejudicada. O fluxo de saída é melhorado com a constrição da pupila por fármacos com efeito miótico. A administração de colírio de atropina produz midríase e é contraindicada. A atropina intravenosa, por outro lado, é minimamente absorvida pelo olho e deve ser utilizada quando indicado durante a anestesia. O glaucoma infantil pode progredir

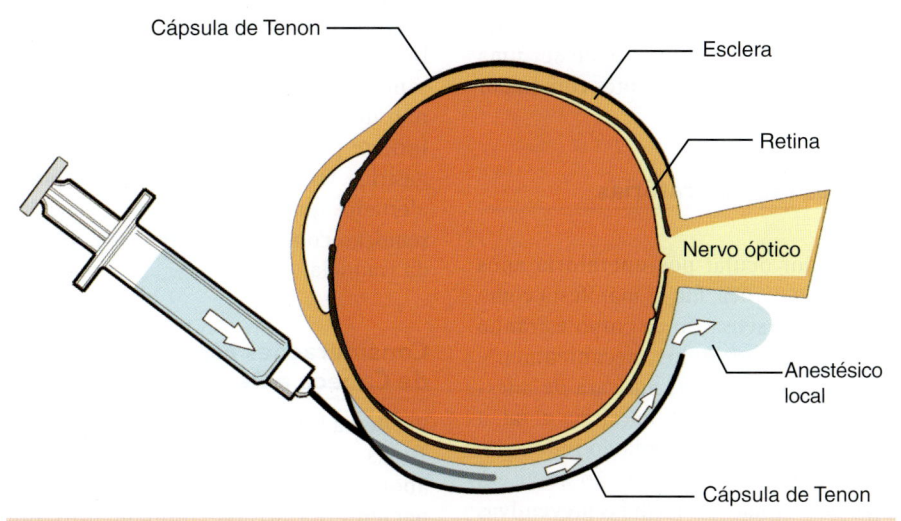

Fig. 31.2 Bloqueio subtenoniano. O anestésico local é infundido através de uma cânula no espaço potencial entre a cápsula de Tenon e a esclera, chegando por fim ao nervo óptico.

rapidamente para a cegueira, tornando a cirurgia precoce mais urgente. O glaucoma congênito é muitas vezes um componente de muitas síndromes, várias das quais têm implicações importantes na anestesia.

Muitos procedimentos de glaucoma em adultos podem ser executados com anestesia regional e CAM. A anestesia geral é um requisito para casos de glaucoma pediátrico. As implicações da anestesia incluem (1) evitar midríase, dando continuidade aos colírios com efeito miótico, (2) compreender as interações de medicamentos antiglaucomatosos e anestésicos (Tabela 31.1) e (3) prevenir aumentos na PIO associados à indução, manutenção e emergência da anestesia.

Cirurgia de Estrabismo

A cirurgia de estrabismo é realizada para corrigir o desalinhamento dos músculos extraoculares e realinhar o eixo visual. A maioria dos pacientes é pediátrica (Capítulo 34). As considerações especiais incluem (1) incidência frequente de ROC intraoperatório, (2) risco potencial aumentado de hipertermia maligna e (3) prevalência de náuseas e vômitos pós-operatórios (NVPO).

Náusea e Vômito

A incidência de NVPO após a cirurgia de estrabismo varia amplamente, mas foi reportada incidência de até 85% (Capítulo 39). NVPO é o motivo mais comum para a internação pediátrica de pacientes ambulatoriais internados após a cirurgia e é provavelmente uma resposta mediada por ação vagal à manipulação cirúrgica de músculos extraoculares. Os antieméticos multimodais com diferentes mecanismos de ação podem ser mais eficazes do que os medicamentos individuais para os pacientes com maior risco de NVPO após a cirurgia ocular.

Hipertermia Maligna

O estrabismo é um distúrbio neuromuscular que pode ser associado a outras miopatias. A frequência de espasmo do músculo masseter após a succinilcolina é quatro vezes superior ao nível basal. Suspeitar de hipertermia maligna se ocorrer hipertensão, taquicardia, hipercarbia e aumento da temperatura.

Lesões Oculares Traumáticas

A lesão ocular ocorre como resultado de um trauma aberto (penetrante) ou fechado. O plano de anestesia deve equilibrar riscos específicos. O aumento da PIO devido a uma máscara facial apertada, laringoscopia e intubação endotraqueal, ou devido à tosse ou bucking, pode causar extrusão do conteúdo do globo e comprometer a visão. Além disso, em situações de emergência, o paciente pode não estar em jejum e em risco de aspiração do conteúdo gástrico após a indução de anestesia geral. O controle da via aérea pode ser obtido com uma indução em sequência rápida de anestesia incluindo succinilcolina; no entanto, a succinilcolina também pode causar um aumento transitório da PIO.[13] A intubação endotraqueal com o paciente acordado pode ser apropriada para pacientes com vias aéreas difíceis; no entanto, os aumentos da PIO resultantes podem ser desastrosos. Os riscos da succinilcolina ou da intubação acordada na PIO devem ser considerados em relação aos perigos impostos por um estômago cheio ou uma via aérea difícil.

O anestesista deve questionar o oftalmologista se o reparo operatório pode ser adiado até que o estômago possa ser considerado seguro. Caso contrário, proceder então após uma avaliação cuidadosa para descartar outras complicações. Administrar medicamentos apropriados para diminuir a acidez gástrica e o volume. Pôr o paciente em posição Trendelenburg reversa e evitar quaisquer manobras que possam aumentar a PIO. Se não forem detectados problemas de via aérea, considerar uma indução da anestesia em sequência rápida modificada com uma dose alta de um fármaco bloqueador neuromuscular não despolarizante (p. ex., rocurônio, 1,0 mg/kg). Se a succinilcolina for escolhida, a PIO e a hipertensão sistêmica após a laringoscopia/intubação podem ser controladas através de lidocaína intravenosa, opioides ou uma pequena dose pré-tratamento de bloqueador neuromuscular não despolarizante antes da indução da anestesia. A anestesia regional pode ser uma opção para determinadas lesões e para pacientes com maior risco à anestesia geral.[14]

Complicações Oculares Pós-operatórias

Abrasão da Córnea

A causa mais comum de dor ocular pós-operatória após anestesia geral é a abrasão da córnea. Ela se manifesta como conjuntivite, lacrimejamento e sensação de corpo estranho no olho. Os danos podem ser infligidos mecanicamente por marcas de identificação penduradas, máscara de anestesia, cortinas e outros objetos. Durante a anestesia geral, a abrasão também pode ocorrer devido à perda do reflexo de piscar, aos efeitos de ressecamento da exposição ao ar e à diminuição da produção de lágrimas. As medidas preventivas incluem fechar as pálpebras suavemente com fita adesiva durante a ventilação da máscara, intubação endotraqueal e assim por diante. Unguentos podem causar reação alérgica ou visão embaçada. O uso de óculos de proteção pode ser a melhor opção. Unguentos antibióticos e adesivos oculares geralmente resultam na melhora das abrasões da córnea dentro de um ou dois dias.

Glaucoma Agudo

O glaucoma agudo também é doloroso. A presença de uma pupila midriática pode ser diagnóstica. Este é um quadro urgente que exige consulta com um oftalmologista. O manitol intravenoso ou a acetazolamida podem diminuir a PIO e aliviar a dor.

Perda Visual Pós-operatória

A perda indolor da visão após a cirurgia pode ser devido à neuropatia óptica isquêmica (NOI) ou lesão cerebral, ambos eventos raros. O risco é mais frequente após a cirurgia de coluna em posição prona, bem como na cirurgia cardíaca.[15] A consulta com um oftalmologista é obrigatória, uma vez que o exame precoce de fundoscopia pode auxiliar o diagnóstico.

OTORRINOLARINGOLOGIA

A cirurgia de ouvido, nariz e garganta (ONG) pode tornar a via aérea inacessível e é comumente referida como *evitação de campo* (*field avoidance* no inglês). O planejamento pré-operatório com o cirurgião e a equipe de enfermagem é essencial.[16] Existe uma clara possibilidade de encontrar uma via aérea difícil devido a fatores anatômicos, problemas cirúrgicos ou doença subjacente. A atenção deve ser direcionada ao estabelecimento de uma ancoragem firme da via aérea endotraqueal. O tubo endotraqueal (TET) deve ter suporte manual durante o reposicionamento do paciente, como virar a cabeça, pois o movimento pode resultar em intubação endobrônquica, oclusão ou vazamento do balonete, desconexões ou mesmo franco deslocamento do TET e extubação inadvertida. Antes da preparação cirúrgica ou colocação dos campos, a posição do pescoço deve ser reavaliada e os pontos de pressão suscetíveis, acolchoados. Durante a cirurgia, a via aérea pode ser comprometida por sangramento, edema ou manipulação cirúrgica muitas vezes não detectados. O uso de tampões na parte posterior da faringe pode minimizar o risco de aspiração do conteúdo gástrico. Os funcionários da sala de operações (SO) devem ser alertados quanto à colocação e deve haver confirmação da remoção completa de todos os tampões antes da extubação da traqueia.

Considerações Especiais para a Cirurgia de Cabeça e Pescoço

Via Aérea Difícil (Capítulo 16)

Todas as considerações acerca das vias aéreas devem ser abordadas com a equipe de cirurgia antes da entrada do paciente na SO. Os equipamentos suplementares devem ser preparados com antecedência a uma possível via aérea difícil e a assistência especializada deve estar imediatamente disponível. As técnicas modificadas para proteger as vias aéreas incluem o uso de videolaringoscopia, broncoscopia de fibra óptica ou até mesmo a realização de uma traqueostomia sob anestesia local. A colocação de suturas de retenção traqueal com traqueostomia pode facilitar a recaptura do acesso às vias aéreas, que pode ser comprometido durante ou após a cirurgia. Os procedimentos no interior da via aérea podem produzir edema significativo, resultando em obstrução aguda. No pós-operatório, esses pacientes podem precisar permanecer intubados traquealmente ou, se extubados, podem necessitar de tratamento com oxigênio umidificado ou broncodilatadores nebulizados.

Laringoespasmo

O laringoespasmo é um reflexo mediado através da estimulação vagal do nervo laríngeo superior. O fechamento abrupto intenso e prolongado da laringe com comprometimento da ventilação pode ocorrer após a instrumentação da endolaringe, com presença de sangue ou de corpo estranho e com profundidade inadequada de anestesia. Se a via aérea estiver completamente obstruída, o anestesista pode ser incapaz de ventilar o paciente, apesar de um ajuste de máscara adequado. A hipercarbia, a hipóxia e a acidose subsequentes desencadeiam uma resposta simpática autônoma, produzindo hipertensão e taquicardia. Uma redução temporal do disparo do tronco encefálico para o nervo laríngeo superior eventualmente provoca o relaxamento das cordas vocais. Em crianças pequenas, mesmo um laringoespasmo breve é particularmente perigoso, pois a saturação periférica de oxigênio diminui precipitadamente como resultado de uma pequena capacidade residual funcional e de um débito cardíaco relativamente alto (Capítulo 34). A rapidez no reconhecimento e na intervenção é essencial. As modalidades de tratamento incluem a administração de oxigênio a 100% através da ventilação com pressão positiva utilizando máscara facial, inserção de uma via aérea oral/nasal e aprofundamento da anestesia com anestésicos administrados por via intravenosa. Pequenas doses de succinilcolina (0,25 a 0,5 mg/kg) e intubação traqueal podem ser necessárias em casos refratários. A probabilidade de ocorrer laringoespasmo pode ser reduzida com o uso de lidocaína intravenosa ou tópica (lidocaína *spray* a 4%) antes da laringoscopia e intubação endotraqueal.

Infecções Respiratórias Superiores

Pacientes, especialmente crianças, agendados para cirurgia eletiva de ONG podem apresentar uma infecção respiratória superior (IRS) não resolvida que os predispõe ao desenvolvimento de hiper-reatividade das vias aéreas. Eles estão em maior risco de retenção da respiração durante a cirurgia, dessaturação e crupe pós-operatório.[17] Atrasar a cirurgia para IRS pediátrica sem complicações é controverso e pode não ser necessário para procedimentos breves de ONG não diretas, como miringotomia e colocação de tubo (Capítulo 34).

Epistaxe

Após epistaxe intensa, os pacientes geralmente ficam ansiosos, hipovolêmicos e hipertensos. A reidratação e a tranquilização são essenciais. Como o sangue está sendo engolido continuamente, esses pacientes apresentam alto risco de regurgitação e aspiração de conteúdo gástrico e são tratados de acordo. Um cateter intravenoso periférico de grande diâmetro é essencial, pois uma parte do sangue perdido permanece oculta e é provável que ocorra hipotensão ou hemorragia contínua após a indução da anestesia.

Apneia Obstrutiva do Sono (Capítulo 13)

A apneia obstrutiva do sono (AOS) é caracterizada por obstrução das vias aéreas superiores e padrões respiratórios desordenados durante o sono. Os sintomas incluem ronco, dor de cabeça, distúrbios do sono, sonolência diurna e mudanças de personalidade. A polissonografia (estudo do sono) estabelece o diagnóstico e a gravidade do distúrbio, mas não é realizada rotineiramente. Os pacientes pediátricos podem ter distúrbios de comportamento e crescimento, bem como um baixo desempenho escolar (Capítulo 34). Os pacientes frequentemente são obesos com pescoços curtos e grossos e línguas grandes. Esses fatores contribuem para o difícil manejo das vias aéreas durante a ventilação com máscara, laringoscopia direta, intubação traqueal e extubação.[18] Pacientes com AOS são sensíveis aos efeitos de hipnóticos e narcóticos e podem requerer uma estada prolongada em sala de recuperação.

Incêndio nas Vias Aéreas

O incêndio nas vias aéreas é um risco direto para o paciente e fonte de litígio médico. São necessários três elementos para que ocorra um incêndio no nas vias aéreas:

1. Fone de calor ou de ignição (*laser* ou unidade de eletrocautério)
2. Combustível (campos de papel, TET ou gaze embebida com álcool)
3. Oxidante (O_2, ar ou N_2O)

O perigo de um incêndio das vias aéreas não se limita à anestesia geral, podendo também ocorrer durante os procedimentos no rosto e no pescoço realizados no CAM, porque o eletrocautério é usado próximo a uma fonte aberta de oxigênio, como a cânula nasal.[19]

Manejo da Anestesia de Procedimentos de Otorrinolaringologia Específicos

Cirurgia de Orelha

Diversos pontos devem ser considerados para anestesia e cirurgia de orelha:

Óxido Nitroso

O óxido nitroso é mais solúvel que o nitrogênio no sangue e se difunde para cavidades cheias de ar mais rápido do que o nitrogênio se difunde para fora delas. A pressão aumentada resultante da orelha média pode ser problemática, incluindo o deslocamento potencial de enxertos de timpanoplastia. Além disso, a descontinuação aguda de altas concentrações de óxido nitroso diminui marcadamente a pressão da cavidade e pode causar otite serosa. O óxido nitroso deve ser evitado ou utilizado em concentração moderada (< 50%) e descontinuado aproximadamente 15 a 30 minutos antes da aplicação do enxerto.

Monitorização do Nervo Facial

O cirurgião pode optar por utilizar um monitor de nervo facial para prevenir a incisão acidental de ramos deste nervo durante a cirurgia. A paralisia completa por drogas bloqueadoras neuromusculares pode inibir a função do monitor de nervo facial. O uso de drogas bloqueadoras neuromusculares deve ser reduzido a pequenas doses ou apenas à succinilcolina. Além disso, um monitor neuromuscular pode ser usado para confirmar uma resposta à estimulação TOF (train-of-four) do nervo periférico e a ausência de paralisia completa antes da dissecção cirúrgica na orelha média (Capítulo 11).

Epinefrina

A epinefrina é frequentemente injetada durante a microcirurgia da orelha para diminuir a hemorragia e melhorar o campo visual. A absorção sistêmica pode suscitar taquiarritmias. Portanto, a concentração de epinefrina deve limitar-se a uma solução de 1:200.000.[20] Outros meios para controlar a hemorragia incluem a posição de Trendelenburg reversa moderada (cefaloaclive), para diminuir o congestionamento venoso, e o uso de anestésicos voláteis para diminuir as pressões sanguíneas arteriais sistólicas dentro de um intervalo aceitável. O uso de fármacos vasoativos e hipotensão controlada são controversos.

Despertar

A manipulação da cabeça e do pescoço durante a aplicação de bandagens ao final da cirurgia produz movimento do TET e irritação das vias aéreas. A tosse e o bucking aumentam a pressão venosa, o que pode levar a rompimento do enxerto ou hemorragia aguda. No paciente com vias aéreas sem complicações, a extubação da traqueia em um plano profundo de anestesia pode ser benéfica.

Náuseas e Vômitos Pós-operatórios (Capítulo 39)

Como resultado da manipulação do aparelho vestibular, NVPO são comuns após a cirurgia de orelha média. Fato-

IV

res que podem exacerbar NVPO incluem técnicas anestésicas (uso de óxido nitroso e narcóticos), reidratação inadequada e movimentação pós-operatória. A extensão das medidas profiláticas tomadas para prevenir NVPO é orientada por uma análise de riscos graduada.[21] As intervenções profiláticas podem incluir o uso de um ou mais antieméticos, incluindo corticosteroides, antagonistas do receptor 5-HT$_3$, antagonistas do receptor de neuroquinina-1, adesivos de escopolamina, propofol em baixa dose e descompressão gástrica. A escopolamina pode causar confusão e provavelmente não deve ser utilizada em pacientes geriátricos.

Miringotomia e Inserção de Tubo

A miringotomia e a inserção de tubo são realizadas em crianças com distúrbios da orelha média com histórico de infecções repetidas na orelha com resposta insatisfatória à antibioticoterapia. Pode haver inflamação residual na orelha média e irritabilidade das vias aéreas superiores. A indução e manutenção da anestesia por inalação com ventilação através de uma máscara facial é preferível para este breve procedimento. A dor pós-operatória é mínima; portanto, a pré-medicação pode não ser necessária e pode resultar em efeitos sedativos pós-operatórios residuais (Capítulo 34).

Tonsilectomia e Adenoidectomia

A maioria dos pacientes submetidos a esses procedimentos são jovens e saudáveis. Os problemas perioperatórios cirúrgicos comuns incluem obstrução das vias aéreas, hemorragia, arritmias cardíacas e crupe (edema das vias aéreas pós-extubação). Os pacientes frequentemente têm obstrução da via aérea superior, que só se torna aparente durante o sono (AOS). Em geral, um histórico abrangente e exame físico são suficientes para um exame diagnóstico pré-operatório, mas qualquer histórico de respiração desordenada pelo sono, obesidade ou diátese hemorrágica merece maior investigação. A pré-medicação sedativa é evitada para crianças com AOS, obesidade, obstrução intermitente das vias aéreas ou hipertrofia amigdaliana significativa.

Em crianças pequenas, é preferível a indução de anestesia por inalação, pois o estabelecimento pré-operatório de uma linha intravenosa pode ser difícil ou traumático. Uma linha intravenosa pode ser iniciada assim que a criança estiver anestesiada. A perda do tônus muscular da faringe após a indução da anestesia pode levar à obstrução das vias aéreas. A pressão positiva contínua nas vias aéreas pode aliviar o problema. O posicionamento de um TET oral curvado e com balonete (*cuff*) otimiza a visualização do campo e diminui a probabilidade de extubação acidental da traqueia (Fig. 31.3). Um vazamento de ar a uma pressão de pico de 20 cm H$_2$O nas vias aéreas reduz a probabilidade de edema tecidual, um fator crítico para pacientes pediátricos que têm diâmetros de via aérea mais estreitos que os adultos. Um estetoscópio precordial é útil para monitorar os sons respiratórios porque pode ocorrer deslocamento do TET com o movimento da cabeça ou da boca. A área supraglótica é ocasionalmente protegida com gaze para proteger contra

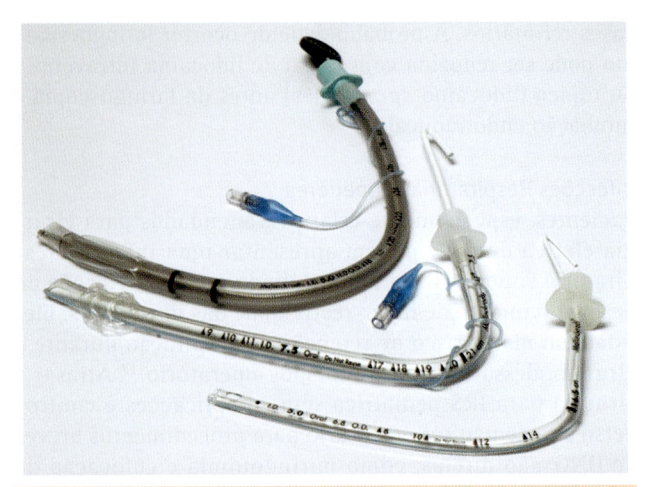

Fig. 31.3 Tubos endotraqueais orais blindados e curvos e com cuff.

aspiração. Antes da extubação da traqueia, deve-se remover as gazes e descomprimir o estômago. A extubação traqueal pode ser realizada quando a criança estiver completamente acordada e ativamente responsiva. Alguns anestesistas realizam a extubação traqueal quando o paciente ainda está anestesiado, a fim de minimizar a tosse e o laringoespasmo relacionados à presença do TET.

A injeção intravenosa de dexametasona pode diminuir o edema e a dor pós-operatória, bem como NVPO. A obstrução pós-operatória das vias aéreas pode ocorrer por uma variedade de razões que vão desde secreções ou sangue nas cordas vocais até um tampão faríngeo retido. A obstrução das vias aéreas ocasionalmente produz edema pulmonar por pressão negativa. Isso se manifesta quando o paciente respira contra uma glote fechada, criando uma pressão intratorácica negativa. Essa pressão é transmitida ao tecido intersticial e promove o fluxo de fluido da circulação pulmonar para os alvéolos. Crianças jovens (menores de quatro anos de idade) estão suscetíveis à obstrução das vias aéreas por até 24 horas após a cirurgia e um monitoramento pós-operatório prolongado pode ser benéfico para esses pacientes.

Sangramento após Tonsilectomia e Adenoidectomia

A expectativa da família é que um paciente submetido a tonsilectomia passará por um procedimento e anestesia completos e sem complicações. No entanto, graves complicações podem ocorrer. A hemorragia após a tonsilectomia normalmente ocorre dentro de poucas horas depois da cirurgia e apresenta expectoração de sangue vermelho, movimentos de deglutição repetidos, taquicardia e NVPO.[22] A perda de sangue é muitas vezes subestimada porque o sangue é, em sua maioria, engolido. A administração de fluidos intravenosos é crítica antes da cirurgia corretiva urgente. Considera-se que os pacientes estejam com o estômago cheio, motivo pelo qual são tomadas precauções durante a indução da anestesia para evitar regurgitação e aspiração pulmonar de sangue e conteúdo gástrico. As características de uma indução de anestesia em sequência rápida incluem a aplicação de pressão cricoide (manobra de Sellick) até o correto posicionamento do TET ser confirmado, a administração intravenosa de anestesia e de drogas bloqueadoras neuromusculares em rápida sucessão e a presença de um cateter de sucção em funcionamento na cabeceira da mesa cirúrgica.

Epiglotite (Capítulo 34)

A epiglotite aguda é uma doença infecciosa causada por *Haemophilus influenzae* tipo B, que afeta em sua maioria crianças de 2-7 anos de idade.[23] Há muitas vezes um histórico de surgimento repentino de febre e disfagia. A progressão sintomática de faringite para obstrução das vias aéreas e insuficiência respiratória pode ser rápida (em algumas horas). A criança com epiglotite se mostra agitada, com saliva escorrendo pela boca e inclina-se para frente segurando a cabeça em uma posição estendida. O jovem paciente pode apresentar exaustão resultante de uma respiração dificultada contra vias aéreas quase completamente ocluídas.

Não se deve tentar a visualização direta da glote porque a estimulação e o esforço do paciente podem resultar em obstrução completa das vias aéreas. A anestesia começa apenas quando todo o equipamento aéreo de emergência estiver aberto e prontos para uso, na presença de um cirurgião perito em realizar broncoscopia rígida e traqueostomia. É preferível a indução de anestesia por via inalatória, mantendo a ventilação espontânea. Pode-se administrar atropina para evitar bradicardia e secar as secreções. A via aérea edematosa requer o uso de um TET pequeno. Como o grau de estreitamento da via aérea é imprevisível, deve estar disponível uma gama de tamanhos de TET. Em caso de dificuldade, o cirurgião deve intervir e proteger a via aérea com um broncoscópio rígido ou estabelecer uma via aérea cirúrgica.

Corpo Estranho nas Vias Aéreas

A aspiração traqueal de um corpo estranho é um caso de emergência, especialmente na população pediátrica (Capítulo 34). As manifestações clínicas incluem dispneia repentina, tosse seca, rouquidão e sibilo. A cooperação mútua entre o anestesista e o cirurgião é vital para evitar o deslocamento distal inadvertido do corpo estranho e a obstrução completa das vias aéreas.

A remoção do corpo estranho é conseguida através de laringoscopia direta ou broncoscopia rígida, sem aplicação de pressão positiva nas vias aéreas.[24] O cirurgião deve estar presente e pronto para realizar cricotirotomia ou traqueostomia de emergência em caso de oclusão completa das vias aéreas. A anestesia intravenosa total mantendo a respiração espontânea evita a exposição da equipe da SO a anestésicos voláteis. No pós-operatório, o paciente deve respirar oxigênio umidificado e permanecer sob observação estreita em busca de edema nas vias aéreas.

Cirurgia de Nariz e dos Seios Nasais

A cirurgia nasal é realizada para fins estéticos ou funcionais. As operações cirúrgicas mais comuns incluem polipectomia, septoplastia, cirurgia sinusal endoscópica funcional e rino-plastia. Os pacientes submetidos a cirurgia nasal frequentemente também sofrem com obstrução significativa da passagem nasal, o que pode dificultar a ventilação através da máscara facial. Além disso, os pólipos nasais estão associados à alergia e à doença reativa das vias aéreas. O vasto suprimento vascular do nariz pode resultar em perda substancial de sangue durante a cirurgia, podendo não ser detectada já que o sangue escorre para a faringe. Muitos procedimentos nasais podem ser realizados sob anestesia local e sedação.

Os ramos etmoidais anteriores e esfenopalatinos do nervo trigêmeo proporcionam inervação sensorial ao septo nasal e às paredes laterais. A anestesia tópica é feita através da aplicação de compressas embebidas em cocaína a 4% no nariz, que são mantidas no local por 15 minutos. As vantagens do uso de cocaína incluem a produção de anestesia tópica, vasoconstrição do tecido vascular e retração da mucosa. Uma vez que as desvantagens do uso de cocaína incluem efeitos sensoriais alterados e cardiovasculares deletérios, ela é frequentemente substituída por uma solução de "pseudo-cocaína" de um anestésico local diferente, combinada com um vasoconstritor.[25] A anestesia pode ser complementada com anestesia local por infiltração submucosa. Ao optar pela anestesia geral, as vias aéreas devem ser protegidas com um TET com *cuff*. Uma compressa faríngea posterior pode prevenir a aspiração do conteúdo gástrico e diminuir NVPO devido ao sangue engolido. A extubação traqueal deve ser realizada apenas no retorno dos reflexos protetores das vias aéreas.

Cirurgia Endoscópica

A endoscopia inclui esofagoscopia, broncoscopia, laringoscopia e microlaringoscopia (com ou sem cirurgia a *laser*). O exame da via aérea é realizado para uma variedade de condições patológicas, que variam de corpo estranho, refluxo gastroesofágico e papilomatose até casos de tumores ou estenose traqueal. As vias aéreas comprometidas e sintomáticas exigem cuidadosa avaliação pré-operatória. Os problemas das vias aéreas devem ser discutidos com o cirurgião, e as investigações pré-operatórias, assim como devem ser realizadas investigações pré-operatórias como gasometrias arteriais, alças de fluxo-volume, estudos radiográficos ou obtenção de imagem por ressonância magnética.

É necessário um plano proativo de gerenciamento de vias aéreas, devendo ser considerada uma intubação endotraqueal guiada por fibra óptica em um paciente acordado, caso existam dúvidas acerca da eficácia da ventilação com máscara bem-sucedida e laringoscopia direta. A pré-medicação sedativa deve ser cuidadosamente considerada na presença de obstrução das vias aéreas superiores. A administração de um medicamento anticolinérgico diminuirá as secreções e facilitará a visualização das vias aéreas. Se o paciente exibir estridor ou retração inspiratória, provavelmente há obstrução das vias aéreas. Embora raramente seja feita, pode-se realizar uma traqueostomia sob anestesia local.

Técnicas podem ser empregadas para fornecer oxigenação e ventilação durante a endoscopia. A traqueia pode ser intubada com um TET pediátrico de diâmetro pequeno, mas

IV

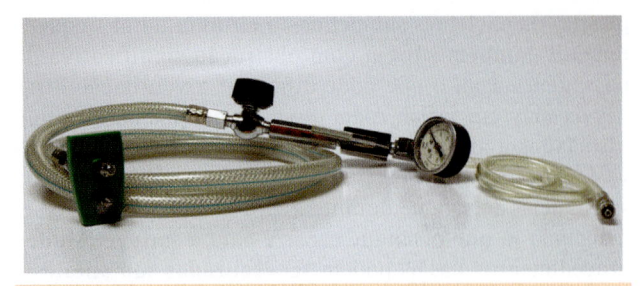

Fig. 31.4 O aparelho injetor Sanders utiliza insuflações de oxigênio de alto fluxo através de um cateter de pequeno calibre introduzido na traqueia.

<table>
<tr><td colspan="2" style="background:#1a5a8a;color:white">**Quadro 31.3** Precauções na Sala de Operação para Cirurgia a *Laser*</td></tr>
</table>

Período Pré-operatório

1. Dispor os campos cirúrgicos de forma a evitar o acúmulo de gases combustíveis (O_2, N_2O).
2. Aguardar tempo suficiente para a secagem das preparações cutâneas inflamáveis.
3. Umidificar gazes colocadas nas adjacências do feixe do raio laser.

Período Intraoperatório

1. Alertar o cirurgião e a equipe da SO sobre o risco de ignição.
2. Atribuir funções específicas a cada membro da SO em caso de incêndio.
3. Utilizar TET apropriado resistente a *laser*.
4. Reduzir o O_2 inspirado para valores mínimos (monitor Spo$_2$).
5. Substituir o N_2O pelo ar.
6. Aguardar alguns minutos após a realização dos passos 3 a 5 antes de ativar o *laser*.

TET, Tubo endotraqueal; *SO*, sala de operação; Spo$_2$, saturação de oxigênio medida por oximetria de pulso.

esses tubos frequentemente são muito curtos para uso em adultos e oferecem alta resistência ao fluxo. Visto que um TET prejudica a visualização da comissura posterior, uma técnica útil é a que utiliza insuflações com alto fluxo de oxigênio através de um cateter de pequeno calibre colocado na traqueia (Fig. 31.4).[26] Outra alternativa é um ventilador de jato manual, que é afixado a um orifício lateral do laringoscópio. O oxigênio de alta pressão (30 a 50 psi) é disponibilizado durante a inspiração e concomitantemente arrasta o ar para a traqueia através do efeito Venturi. Esta técnica traz risco de pneumotórax e pneumomediastino por ruptura de bolhas alveolares.

É necessário um grau adequado de relaxamento do masseter para a introdução de um laringoscópio de suspensão pelo endoscopista. Mesmo que uma infusão de succinilcolina forneça o relaxamento necessário, pode resultar em um bloqueio neuromuscular de fase II, que muitas vezes não pode ser rapidamente encerrado (Capítulo 11).

Cirurgia a *Laser*

A cirurgia a *laser* (amplificação de luz por emissão estimulada de radiação) proporciona precisão nas lesões-alvo, hemostasia, provoca mínimo edema tecidual e promove cicatrização rápida. Suas propriedades físicas dependem do meio usado para criar o feixe. O *laser* é utilizado no tratamento de papilomas em cordas vocais, membranas laríngeas e ressecção de tecido oclusivo subglótico. O uso de um TET de pequeno diâmetro é necessário para que haja máxima exposição.[27] A energia do *laser* pode causar danos na retina e pode produzir fumaças tóxicas, que têm potencial para transmitir doenças. Um evacuador de fumaça eficiente e máscaras especiais são necessários, pois pequenas partículas são facilmente inaladas. Os olhos do paciente devem ser tapados e a equipe da SO deve usar óculos de proteção.

O maior perigo durante a cirurgia a *laser* é o fogo no TET (Capítulo 48), como descrito anteriormente. Então devem ser tomadas precauções adequadas (Quadro 31.3). Os tubos flexíveis de aço inoxidável resistentes ao *laser* estão disponíveis para o tipo específico de *laser* empregado (Fig. 31.5). Para dissipar o calor e detectar a ruptura do balonete (*cuff*), este deve ser preenchido com solução salina e um corante indicador. Embora os tubos de cloreto de polivinila sejam inflamáveis, é possível modificá-los com uma fita adesiva metálica que os envolva. No entanto, eles podem manter

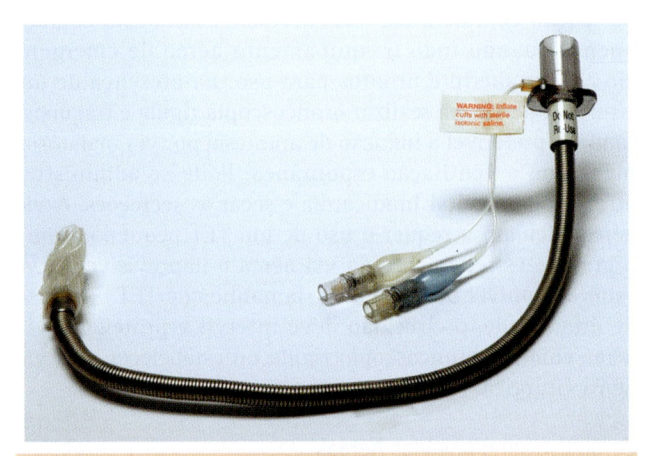

Fig. 31.5 Tubo endotraqueal para cirurgia a laser — aço inoxidável.

um risco de ignição e podem refletir o raio *laser* no tecido adjacente ao campo cirúrgico, que deve ser protegido com compressas úmidas. No pós-operatório, os pacientes devem ser monitorados para o caso de ocorrer edema laríngeo.

Cirurgia de Dissecção do Pescoço

A dissecção do pescoço pode ser completa, modificada ou funcional. Anatomicamente, as principais estruturas envolvidas são (1) o músculo esternocleidomastóideo, (2) o 11º nervo craniano e (3) as veias jugulares internas e externas e a artéria carótida. A dissecção do pescoço é frequentemente realizada para a remoção de tumor e também pode envolver glossectomia parcial ou total. Os pacientes com esses tumores podem ter um histórico de abuso de tabaco e álcool. É provável que haja doença pulmonar, indicando a necessidade de uma avaliação pulmonar pré-operatória.

Em muitos casos, a dissecção do pescoço pode ser bilateral e uma traqueostomia pode ser realizada para manter a via aérea patente. O manejo da via aérea superior pode

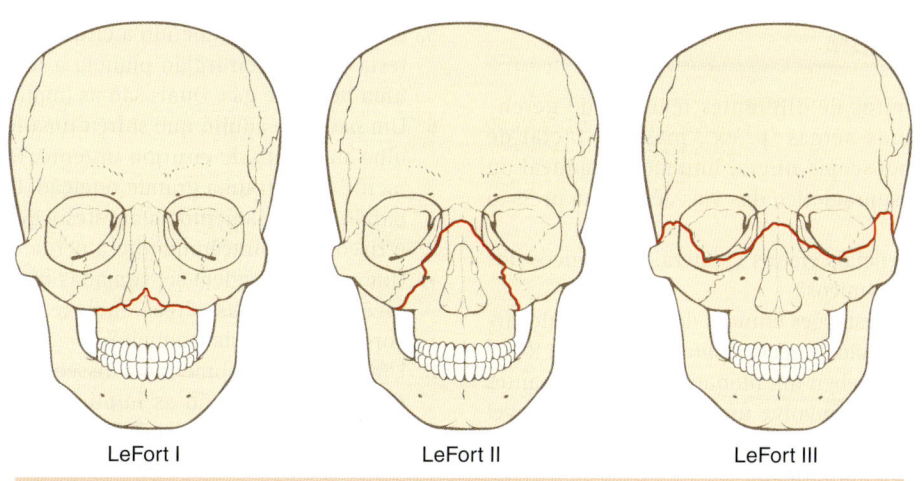

LeFort I   LeFort II   LeFort III

Fig. 31.6 Lesões faciais e classificação de fraturas de LeFort. (De Myer CM. Trauma of the larynx and craniofacial structures: airway implications. Paediatr Anaesth. 2004;14:103-106, usado com permissão.)

ser difícil nesses pacientes, especialmente se houver um histórico de tratamento da laringe e da faringe por radiação ou se houver uma massa presente na cavidade oral. Os bloqueadores neuromusculares são evitados ou a dose é bastante diminuída se o monitoramento neural for utilizado. A tração ou a pressão no seio carotídeo podem provocar o prolongamento do intervalo QT, bradiarritmias e até mesmo assistolia. O tratamento consiste na detecção precoce, cessação do estímulo cirúrgico e administração de atropina. O reflexo do seio carotídeo pode ser bloqueado com infiltração anestésica local. Durante a dissecção, as veias abertas correm risco de embolia venosa.

Complicações Pós-operatórias

No período pós-operatório, o anestesista deve estar atento às potenciais lesões do nervo. O dano ao nervo laríngeo recorrente pode causar disfunção das cordas vocais e, se bilateral, resulta na obstrução das vias aéreas. O nervo frênico também atravessa o campo operatório e lesões nesse nervo podem resultar em paralisia do hemidiafragma ipsilateral. Também pode ocorrer pneumotórax no pós-operatório. Tosse excessiva ou agitação podem resultar em formação de hematoma e comprometimento das vias aéreas. Se a traqueostomia não for realizada como parte do procedimento, o paciente deve ser monitorado de perto para detectar sinais de obstrução da laringe ou das vias aéreas superiores (Capítulo 39).

Cirurgia de Tireoide e Paratireoide

A tempestade tireoidiana pode ocorrer no paciente com hipertireoidismo inadequadamente controlado. Ela se manifesta com sintomas da liberação massiva de catecolaminas, incluindo taquicardia, hipertensão e diaforese. As considerações da anestesia intraoperatória novamente se concentram no gerenciamento da via aérea. A manipulação cirúrgica da cabeça e do pescoço pode ocluir um TET padrão; então, a utilização de um TET aramado pode ser vantajosa (Fig. 31.3). A obstrução das vias aéreas após a cirurgia da tireoide ou paratireoide pode ser causada por hemorragia do sítio cirúrgico comprimindo a traqueia. As medidas de emergência incluem incisão rápida e abertura da lesão para liberar o hematoma acumulado. O trauma cirúrgico de um ou de ambos os nervos laríngeos recorrentes pode se manifestar como rouquidão após extubação ou estridor. Alguns cirurgiões utilizam eletromiografia (EMG) para monitorar a integridade do nervo laríngeo recorrente, usando um TET especial e um monitor para EMG. A lesão ou remoção da paratireoide pode causar hipocalcemia com sinais clínicos de tetania, arritmias cardíacas e laringoespasmo.

Cirurgia da Parótida

A glândula parótida pode ser totalmente excisada ou a cirurgia pode ser limitada à porção superficial da glândula. Como a parótida é percorrida pelo nervo facial, a função nervosa pode ser monitorada com um monitor de nervo facial para contornar o trauma cirúrgico.[28] O nervo facial pode precisar ser sacrificado durante a parotiroidectomia radical e reconstruído com um enxerto oriundo do nervo grande auricular contralateral (ramo do plexo cervical superficial). A intubação nasotraqueal é apropriada se uma ressecção mandibular for planejada.

Trauma Facial

As fraturas faciais são caracterizadas pela classificação de LeFort para fraturas maxilares (Fig. 31.6).[29] Uma fratura de LeFort I se estende através da porção inferior da maxila, mas não prossegue até entrar na região cantal medial. Uma fratura de LeFort II também se estende através da maxila, mas em um nível mais cefálico, e continua progredindo para cima da região cantal medial. Uma fratura de LeFort III é uma fratura transversal de alto nível acima do osso malar e através das órbitas. Caracteriza-se pela separação completa da maxila do esqueleto craniofacial. A intubação orotraqueal é necessária quando houver possibilidade de dano intranasal. Na cirurgia ortognática, as fraturas de LeFort são criadas para fins de reparo estético.

IV

PERGUNTAS DO DIA

1. Quais são os efeitos de diferentes técnicas de gerenciamento das vias aéreas (p. ex., máscara facial de ventilação, laringoscopia direta, intubação traqueal ou posicionamento supraglótico das vias aéreas) na pressão intraocular?

2. Quais são os potenciais efeitos colaterais sistêmicos dos medicamentos oftálmicos?

3. Quais são as manifestações clínicas do reflexo oculocardíaco (ROC)? Quais são as opções para o manejo do ROC?

4. Um paciente que recebeu um bloqueio retrobulbar antes da cirurgia ocular desenvolve uma diminuição do nível de consciência. Quais são as potenciais causas para isso e qual é a conduta apropriada?

5. Um paciente é submetido a cirurgia da retina com anestesia geral. O cirurgião planeja a injeção intravítrea de uma bolha de gás. Quais são as implicações anestésicas?

6. Um paciente adulto que sofreu uma lesão traumática no olho necessita de cirurgia urgente. O paciente recentemente ingeriu uma grande refeição. Quais são as opções para o gerenciamento da anestesia que consideram tanto o risco de aspiração quanto a perda visual?

7. Que medidas podem ser tomadas para reduzir o risco de incêndio nas vias aéreas durante a cirurgia a *laser* das cordas vocais e da traqueia?

8. Um paciente é submetido a dissecção do pescoço e laringectomia. Quais são as implicações para o manejo da anestesia intraoperatória? Que complicações pós-operatórias devem ser previstas?

REFERÊNCIAS

1. Gayer S, Zuleta J. Perioperative management of the elderly undergoing eye surgery. *Clin Geriatr Med.* 2008;24(4):687-700.

2. Vann MA, Ogunnaike BO, Joshi GP. Sedation and anesthesia care for ophthalmologic surgery during local/regional anesthesia. *Anesthesiology.* 2007;107(3):502-508.

3. Chen CL, Lin GA, Bardach NS, et al. Preoperative medical testing in Medicare patients undergoing cataract surgery. *N Engl J Med.* 2015;372(16):1530-1538.

4. Schein OD, Katz J, Bass EB, et al. The value of routine preoperative medical testing before cataract surgery Study of Medical Testing for Cataract Surgery. *N Engl J Med.* 2000;342:168-175.

5. Katz J, Feldman MA, Bass EB, et al. Risks and benefits of anticoagulant and antiplatelet medication use before cataract surgery. *Ophthalmology.* 2003;110(9):1784-1788.

6. McClellan AJ, Flynn Jr HW, Gayer S. The use of perioperative antithrombotic agents in posterior segment ocular surgery. *Am J Ophthalmol.* 2014;158(5):858-859.

7. Bhananker SM, Posner FW, Cheney KL, et al. Injury and liability associated with monitored anesthesia care A closed claims analysis. *Anesthesiology.* 2006;104(2):228-234.

8. Ophthalmic Anesthesia Society. www.eyeanesthesia.org.

9. Fanning GL. Orbital regional anesthesia. *Ophthalmol Clin North Am.* 2006;19(2):221-232.

10. Gayer S. Ophthalmic anesthesia: more than meets the eye. *ASA Refresher Courses in Anesthesiology.* 2006;34(5):55-63.

11. Kumar CM, Dodds C. Sub-Tenon's anesthesia. *Ophthalmol Clin North Am.* 2006;19(2):209-219.

12. Wolf GL, Capuano C, Hartung J. Nitrous oxide increases intraocular pressure after intravitreal sulfur hexafluoride injection. *Anesthesiology.* 1983;59:547-548.

13. Vachon CA, Warner DO, Bacon DR. Succinylcholine and the open globe Tracing the teaching. *Anesthesiology.* 2003;99:220-223.

14. Gayer S. Rethinking anesthesia strategies for patients with traumatic eye injuries: alternatives to general anesthesia. *Curr Anaesth Crit Care.* 2006;17:191-196.

15. Shen Y, Drum M, Roth S. The prevalence of perioperative visual loss in the United States: a 10 year study from 1996 to 2005 of spinal, orthopedic, cardiac, and general surgery. *Anesth Analg.* 2009;109(5):1534-1545.

16. Satloff RT, Brown AC. Special equipment in the operating room for otolaryngology—head and neck surgery. *Otolaryngol Clin North Am.* 1981;14:669-686.

17. Tait AR, Malviya S, Voepel-Lewis T, et al. Risk factors for perioperative adverse respiratory events in children with upper respiratory tract infections. *Anesthesiology.* 2001;95:299-306.

18. Gross JB, Bachenberg KL, Benumof JL, et al. Practice guidelines for the perioperative management of patients with obstructive sleep apnea: a report by the American Society of Anesthesiologists (ASA) Task Force on Perioperative Management of patients with obstructive sleep apnea. *Anesthesiology.* 2006;104(5):1081-1093.

19. Caplan RA, Barker SJ, Connis RT, American Society of Anesthesiologists Task Force on Operating Room Fireset al. Practice advisory for the prevention and management of operating room fires. *Anesthesiology.* 2008;108(5):786-801.

20. Dunlevy TM, O'Malley TP, Postma GN. Optimal concentration of epinephrine for vasoconstriction in neck surgery. *Laryngoscope.* 1996;106:1412-1414.

21. Apfel CC, Laara E, Koivuranta M, et al. A simplified risk score for predicting postoperative nausea and vomiting: conclusions from cross-validations between two centers. *Anesthesiology.* 1999;91:693-700.

22. Randall DA, Hoffer ME. Complications of tonsillectomy and adenoidectomy. *Otolaryngol Head Neck Surg.* 1998;118:61-68.

23. Tanner K, Fitzsimmons G, Carrol ED, et al. Haemophilus influenzae type b epiglottitis as a cause of acute upper airways obstruction in children. *BMJ.* 2002;325:1099-1100.

24. Lam HC, Woo JK, van Hasselt CA. Management of ingested foreign bodies: a retrospective review of 5240 patients. *J Laryngol Otol.* 2001;115:954-957.

25. Lange RA, Cigarroa RG, Yancy Jr CW, et al. Cocaine-induced coronary-artery vasoconstriction. *N Engl J Med.* 1989;321:1557-1562.

26. Rajagopalan R, Smith F, Ramachandran PR. Anaesthesia for microlaryngoscopy and definitive surgery. *Can Anaesth Soc J.* 1972;19:83-86.

27. Rampil IJ. Anesthetic considerations for laser surgery. *Anesth Analg.* 1992;74:424-435.

28. Terrell JE, Kileny PR, Yian C, et al. Clinical outcome of continuous facial nerve monitoring during primary parotidectomy. *Arch Otolaryngol Head Neck Surg.* 1997;123:1081-1087.

29. Myer CM. Trauma of the larynx and craniofacial structures, airway implications. *Paediatr Anaesth.* 2004;14:103-106.

32 CIRURGIA ORTOPÉDICA

Andrew D. Rosenberg e Mitchell H. Marshall

DOENÇAS REUMATOLÓGICAS

Os pacientes com artrite reumatoide (AR) e outras doenças reumatológicas, como espondilite anquilosante, apresentam-se para a cirurgia ortopédica relacionada ao estado da doença. O conhecimento dessas doenças e de seus problemas médicos subjacentes é essencial para um ideal tratamento anestésico e perioperatório.

Artrite Reumatoide

A AR é uma doença inflamatória crônica, que inicialmente destrói as articulações e o tecido conjuntivo adjacente e, então, progride para uma doença sistêmica, que afeta os principais sistemas orgânicos (Fig. 32.1). As causas predisponentes implicadas incluem fatores genéticos (mais de 100 genes foram identificados), ambientais, bacterianos, virais e hormonais.[1-5] O papel das células T, a autoimunidade e os mediadores inflamatórios são importantes na progressão da AR e podem servir de pontos para novos tratamentos em potencial.[2-5]

As manifestações sistêmicas da AR são generalizadas. Elas podem incluir o envolvimento pulmonar com fibrose intersticial e cistos em forma de favo de mel, gastrite e úlceras pelo uso de aspirina e outros analgésicos, neuropatia, perda de massa muscular, vasculite e anemia. Por fim, a anatomia das vias aéreas é danificada e alterada nos pacientes com AR.[2-5]

Alterações nas Vias Aéreas e na Coluna Cervical

O paciente deve ser cuidadosamente avaliado quanto à complexidade e aos riscos da intubação endotraqueal. Por exemplo, as vias aéreas podem ser difíceis de visualizar durante a tentativa de intubação. Além disso, o desempenho das manobras para intubar a traqueia pode resultar em um risco elevado de lesão à coluna cervical. Muitas anormalidades das vias aéreas podem ocorrer em pacientes com AR. A abertura

Os redatores e editores gostariam de agradecer o Dr. Thomas J.J. Blanck por contribuir para este capítulo na edição anterior deste trabalho. Ele forneceu a estrutura para grande parte deste capítulo.

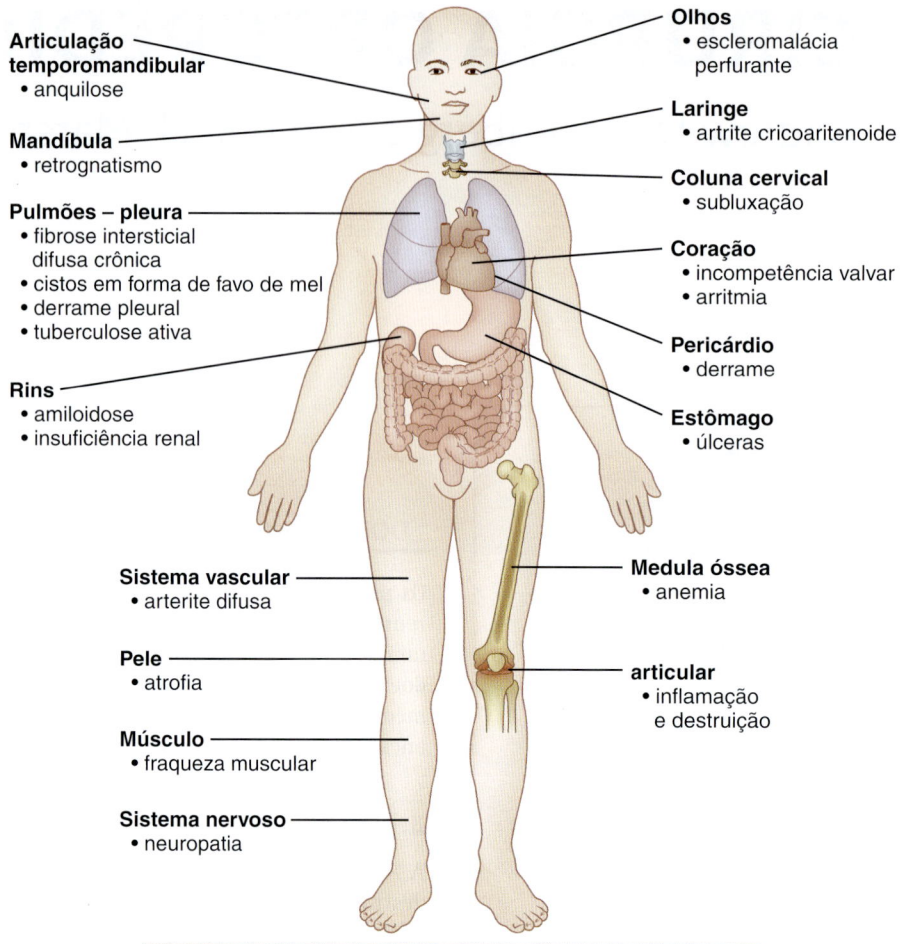

Articulação temporomandibular
• anquilose

Mandíbula
• retrognatismo

Pulmões – pleura
• fibrose intersticial difusa crônica
• cistos em forma de favo de mel
• derrame pleural
• tuberculose ativa

Rins
• amiloidose
• insuficiência renal

Olhos
• escleromalácia perfurante

Laringe
• artrite cricoaritenoide

Coluna cervical
• subluxação

Coração
• incompetência valvar
• arritmia

Pericárdio
• derrame

Estômago
• úlceras

Sistema vascular
• arterite difusa

Pele
• atrofia

Músculo
• fraqueza muscular

Sistema nervoso
• neuropatia

Medula óssea
• anemia

articular
• inflamação e destruição

Fig. 32.1 Manifestações sistêmicas da artrite reumatoide.

normal da boca pode ser diminuída em consequência da artrite temporomandibular. Essa dificuldade pode ser agravada pela presença de uma mandíbula hipoplásica, que pode se fundir precocemente em pacientes com AR juvenil. Isso resulta em sobremordida perceptível em alguns pacientes com AR.[2-5]

Como ocorre com outras articulações, a articulação cricoaritenoide pode ser afetada. A artrite cricoaritenoide pode resultar em dificuldade de respiração e ronco. Os pacientes com AR têm sido diagnosticados erroneamente como tendo apneia do sono, como resultado desta condição.[6] Os pacientes com artrite cricoaritenoide podem apresentar estridor durante a inspiração, o que pode ocorrer na unidade de recuperação pós-anestésica (URPA) após a cirurgia, durante a recuperação da anestesia. A subluxação aguda da articulação cricoaritenoide devido à intubação traqueal também pode causar estridor, e não responde à administração de epinefrina racêmica.[3]

A coluna cervical é anormal em até 80% dos pacientes com AR. Subluxação e movimento irrestrito da coluna cervical podem levar a uma compressão da medula espinal e consequentemente a uma lesão medular.[7] Três áreas anatômicas da coluna cervical podem ser envolvidas, resultando em subluxação atlantoaxial, subluxação subaxial ou migração superior do odontoide (Fig. 32.2).

Subluxação Atlantoaxial

Subluxação atlantoaxial é um movimento anormal da vértebra cervical C1 (o atlas) na C2 (o áxis). Normalmente, o ligamento transverso axial (LTA) detém o processo odontoide, também conhecido como *dente*, que é uma projeção superior da vértebra de C2, posicionado diretamente atrás do arco anterior da C1 (Fig. 32.3A). Com o LTA intacto, à medida que a coluna cervical é flexionada e estendida, o odontoide se move com o arco cervical da C1 e esse movimento entre os dois é mínimo. Com a destruição do LTA por AR, o movimento do dente não é mais restrito. Conforme o pescoço é flexionado e estendido, a vértebra C1 pode subluxar na vértebra C2, já que o dente e a coluna cervical C1 não se movem mais juntos (Fig. 32.3B). Isso pode resultar em compressão da medula espinal, colocando-a em risco de lesão. A subluxação da C1 na C2, chamada de *subluxação atlantoaxial*, pode ser quantificada por uma medida feita entre a borda posterior do arco anterior da C1 e a borda frontal do dente ou odontoide. Esta distância é chamada de *intervalo atlas-dente* (IAD). As radiografias de flexão e

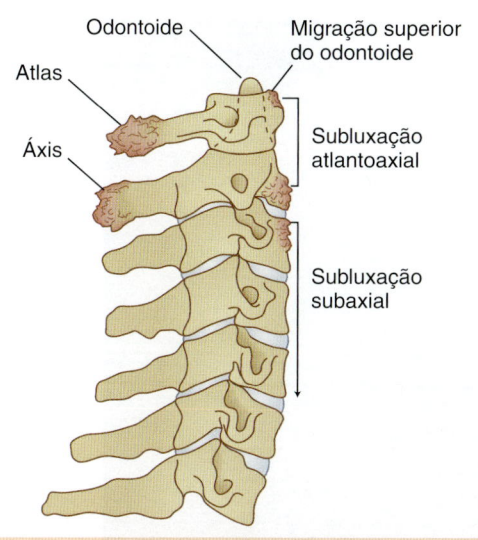

Fig. 32.2 Locais de potencial envolvimento da artrite reumatoide na coluna cervical.

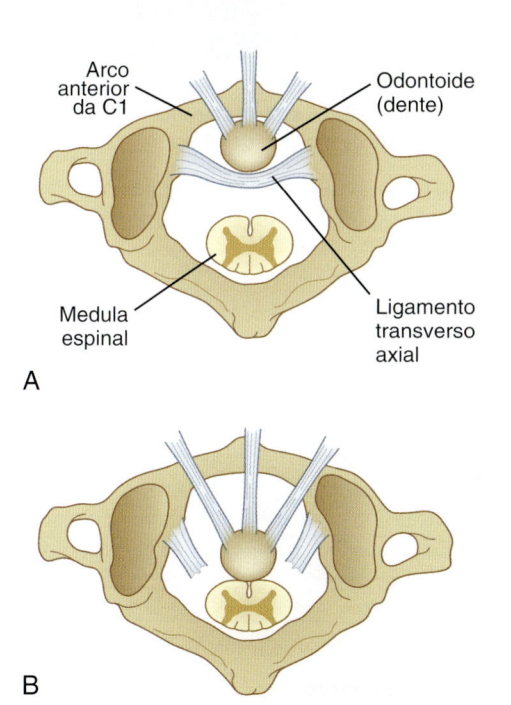

Fig. 32.3 (A) Visualização transversal demonstrando LTA (ligamento transverso axial) intacto mantendo o odontoide no lugar contra o arco anterior da vértebra C1. (B) A ruptura do LTA pode resultar em compressão da medula espinal.

da medula. Em uma situação em que o LTA é rompido, a extensão da cabeça minimiza o IAD e aumenta a ASM, enquanto a flexão aumenta o IAD (Fig. 32.5) e a ASM, tornando a flexão uma posição de risco mais frequente. No entanto, como a AR afeta mais do que apenas o LTA, todos os movimentos do pescoço em pacientes com AR devem ser avaliados cuidadosamente, e a extensão do pescoço também pode levar a problemas. Embora incomuns, os pacientes assintomáticos podem ter as medidas do IAD até 8 mm a 10 mm. Esses pacientes assintomáticos são capazes de compensar a sua instabilidade da coluna cervical com uso da musculatura local enquanto estão acordados, mas isso não é possível quando estão anestesiados. Portanto, o movimento do pescoço deve ser minimizado após a administração de sedativos ou anestesia geral em pacientes com subluxação atlantoaxial.[2-5,7-10]

Subluxação Subaxial

A subluxação de 15% ou mais de uma vértebra cervical sobre a outra abaixo do nível do áxis (C2) é chamada de *subluxação subaxial*. Pode resultar em impacto significativo na medula espinal e sintomas neurológicos. O nível da C5-C6 é a área mais comum para a subluxação subaxial.[9,10] Como resultado, o movimento do pescoço pode aumentar o impacto e resultar em lesão da medula espinal. Portanto, recomenda-se o mínimo movimento da coluna cervical em pacientes com esta condição.

Migração Superior do Odontoide

Inflamação e destruição óssea podem resultar em colapso da coluna cervical em pacientes com AR. Nem todas as áreas da coluna cervical são igualmente afetadas em todos os pacientes. Por exemplo, se o odontoide for poupado, o colapso da coluna cervical pode vir a resultar em um processo odontoide intacto projetando-se através do forame magno e para dentro do crânio. O processo odontoide pode impactar o tronco cerebral e os pacientes podem apresentar sintomas neurológicos, incluindo quadriparesia ou paralisia (Fig. 32.6). Essa condição anatômica patológica é chamada de *migração superior do odontoide*. O odontoide precisa ser removido para descomprimir a medula espinal e o tronco cerebral. Um procedimento operatório complicado, a odontoidectomia transoral, pode dar conta disso e envolve uma incisão na parede posterior da faringe, seguida pela remoção do arco da C1 e, em seguida, pela remoção do odontoide, ou do *pannus*, ou de ambos, o que estiver causando os sintomas neurológicos. Com a conclusão da porção transoral do procedimento, a coluna cervical fica muito instável, necessitando de uma artrodese cervical posterior.

A Traqueia na Artrite Reumatoide

Embora a coluna cervical seja afetada pela AR e possa entrar em colapso a partir da destruição óssea, a traqueia geralmente é poupada. Isso resulta na torção da traqueia de um modo característico à medida que a coluna cervical entra em colapso, servindo apenas para aumentar a dificuldade

extensão da coluna cervical são obtidas para determinar a distância entre o atlas e o dente e o grau da subluxação (Fig. 32.4). Se o IAD tiver 4 mm, ou mais, há presença de instabilidade atlantoaxial, a quantidade de subluxação é considerada significativa e o paciente é considerado em risco de lesão da medula espinal. Como o anel do arco cervical é um espaço limitado, à medida que o IAD aumenta, a área segura para a medula (ASM), aquela área deixada dentro do arco da C1, diminui e o movimento pode levar a impacto

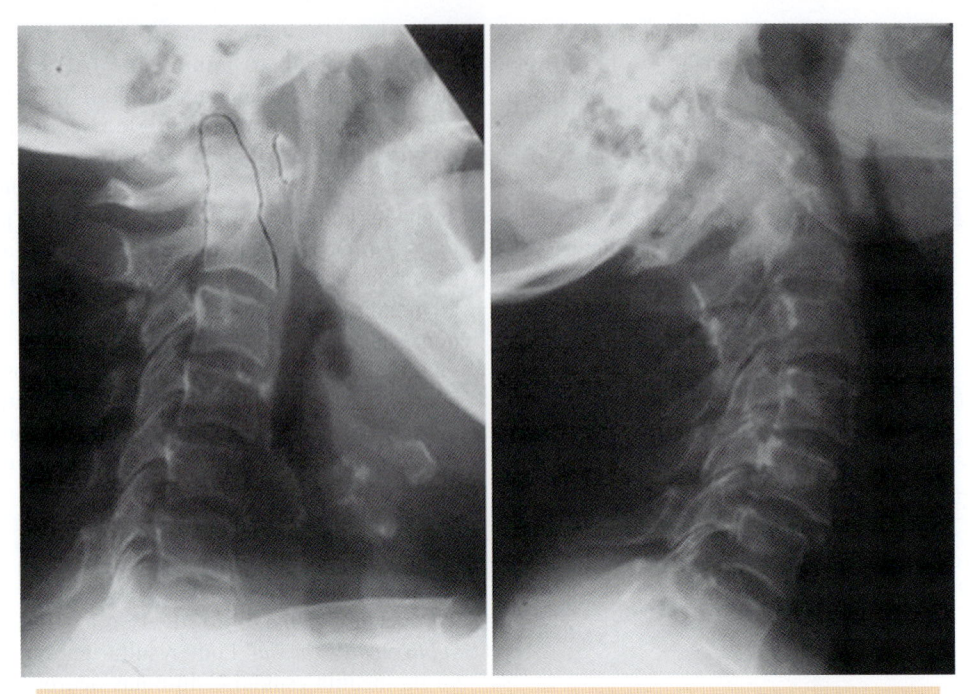

Fig. 32.4 Radiografias da coluna cervical em flexão e extensão. Observe a instabilidade atlantoaxial significativa com a flexão no painel da esquerda, onde o odontoide e o arco da C1 estão delineados. Observe o contraste no painel da direita, onde, em extensão, o odontoide e o arco da C1 estão muito próximos.

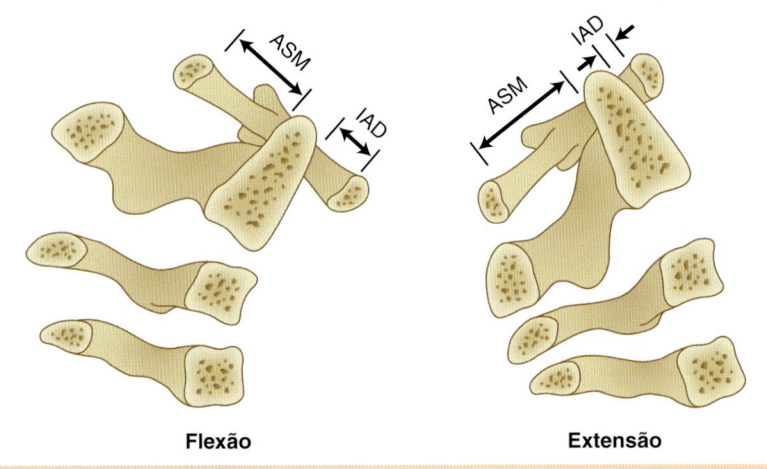

Flexão Extensão

Fig. 32.5 Visualizações de flexão e extensão, demonstrando como a flexão aumenta o IAD (intervalo atlas-dente) e diminui a ASM (área segura para a medula).

de intubação nestes pacientes.[9] Auxílios para a intubação traqueal, como um broncoscópio de fibra óptica, Glidescope®, Airtraq® ou uma máscara laríngea (LMA) deverão estar disponíveis para auxiliar a intubação nestes pacientes, caso seja necessário (Capítulo 16).

Espondilite Anquilosante

A espondilite anquilosante é uma doença reumatológica inflamatória na qual pequenas fraturas ósseas repetitivas ocorrem a cada momento seguidas por cicatrização e artrose, que resulta em uma coluna em forma de bambu característica, doença da articulação sacroilíaca, fusão dos processos posteriores da coluna espinal e fixação da flexão do pescoço, que é uma característica nesta população de pacientes. Há uma associação entre a espondilite anquilosante e o HLA-B27, embora a maioria dos pacientes HLA-B27 positivos não seja afetada pela doença. Os pacientes também desenvolvem envolvimento torácico e costocondral, que pode resultar em um padrão de respiração superficial rápida.[3,11] A coluna cervical se torna rígida e a laringoscopia direta e a manipulação das vias aéreas devem

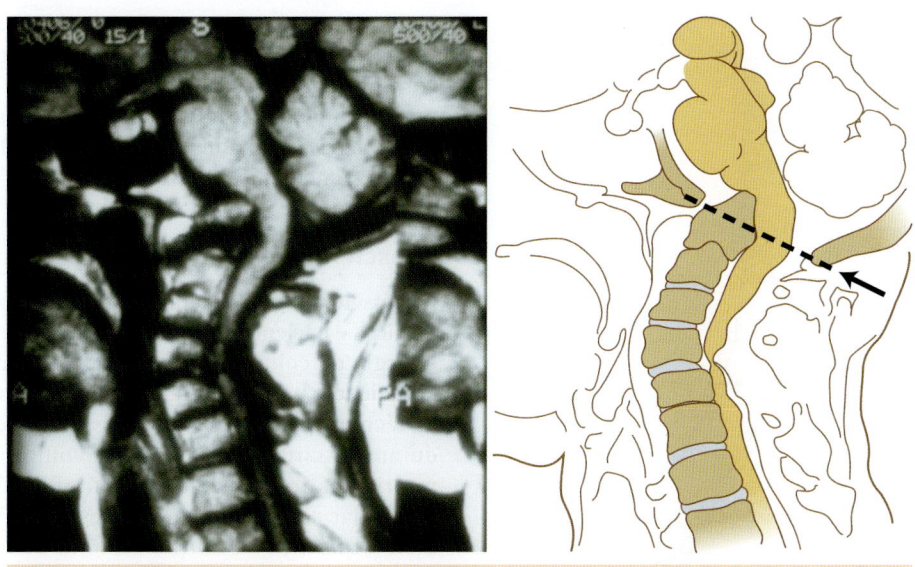

Fig. 32.6 Imagem de ressonância magnética (RM) e reconstrução mostrando a migração superior do odontoide através do forame magno e a compressão sobre a medula e a ponte. Observe também uma subluxação subaxial. (RM cortesia de Malcolm Dobrow, MD.)

ser realizadas somente após uma cuidadosa avaliação. Um dispositivo de auxílio para intubação traqueal pode ajudar a proteger as vias aéreas. O retorno do pescoço para a posição neutra por meio de cirurgia da coluna cervical envolve a remoção de todos os elementos ósseos da porção posterior da coluna vertebral seguida pela extensão da cabeça de volta para uma posição neutra. Esse é um procedimento muito complicado e perigoso, sobretudo no momento em que o pescoço é estendido de volta para a posição neutra, o que depende do monitoramento da medula espinal para avaliar a função neurológica à medida que a coluna verte-bral é manipulada.

CIRURGIA DA COLUNA VERTEBRAL

A artrodese espinal posterior, a correção de escoliose e os procedimentos anteroposteriores combinados podem ser operações longas e complexas associadas à perda de sangue significativa, trocas acentuadas de fluidos e grandes alterações hemodinâmicas. Esses fatores neces-sitam da preparação adequada do paciente para o período perioperatório, incluindo uma avaliação pré-operatória detalhada (Capítulo 13), antecipação com relação à adminis-tração do fluido perioperatório intravenoso e a necessidade de monitorização adequada. Alguns pacientes têm doenças neuromusculares subjacentes que podem influenciar o momento da extubação traqueal. Os testes da função pul-monar pré-operatória irão facilitar as decisões clínicas nes-ta população de pacientes. Devem-se determinar o tamanho e o número apropriados de cateteres intravenosos, assim como as necessidades de monitoramento hemodinâmico e neurológico. Além disso, o banco de sangue precisa ser avisado de que uma perda de sangue significativa pode

ocorrer, exigindo a administração rápida de sangue e hemoderivados (Capítulo 24).

Artrodeses anteriores da coluna vertebral podem ser realizadas por meio das abordagens abdominal ou torácica. A cirurgia torácica pode envolver toracotomia aberta ou técnicas endoscópicas. A discussão pré-operatória com o cirurgião é crucial para determinar a abordagem cirúrgica, uma vez que pode haver necessidade de providenciar o isolamento de um pulmão e ventilação monopulmonar. Procedimentos torácicos altos e toracoscópicos frequente-mente precisam da ventilação de um único pulmão para garantir a visualização adequada (Capítulo 27). Isso pode ser feito com o uso de um tubo de duplo lúmen ou de um bloqueador brônquico.

Se trata de um procedimento anteroposterior com-binado, um tubo endotraqueal (TET) de luz dupla pode ser usado para a porção anterior da cirurgia, sendo o tubo trocado por um TET de luz única para a porção posterior da cirurgia. Embora os TETs de duplo lúmen sejam úteis para facilitar a exposição cirúrgica, eles também podem criar riscos, como dificuldade na troca intraoperatória da TET de luz dupla para um TET de luz única. A reintubação da traqueia pode ficar difícil, devido ao edema das vias aéreas, e pode ser traumática. Em contrapartida, um blo-queador brônquico pode ser usado com uma TET de luz única (Fig. 32.7) (Capítulo 27).[4,12]

As vantagens do bloqueador brônquico incluem evitar a necessidade de trocar o tubo entre os diferentes estágios do procedimento ou ao final da cirurgia. Desinflar o manguito, recolocar o cateter de volta em sua embalagem e recapear a extremidade proximal faz o TET voltar às suas caracterís-ticas de tubo de luz única. Se a extubação da traqueia no final do procedimento cirúrgico não for indicada, o TET não precisa ser trocado no final da operação, evitando assim a

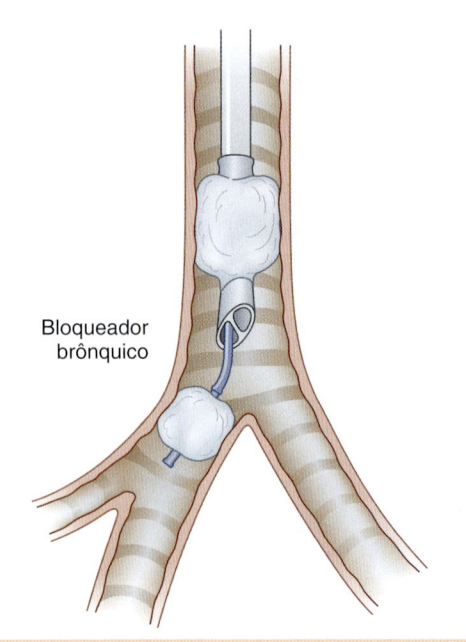

Fig. 32.7 Representação de como um bloqueador brônquico é colocado para isolar um dos pulmões para ventilação monopulmonar.

possibilidade de trocar um TET na presença de um edema das vias aéreas potencialmente significativo ou de dificuldade de intubação endotraqueal. A equipe da URPA ou da unidade de tratamento intensivo precisa ser corretamente orientada para lidar com as várias portas do bloqueador brônquico.[3,4,12]

Alguns cirurgiões estão usando insuflação de CO_2 como o único meio de afastar o pulmão do campo cirúrgico, mesmo em procedimentos cirúrgicos altos da coluna torácica. Isso permite o uso de um TET de luz única durante todo o procedimento, ignorando a necessidade de um tubo de luz dupla ou de um bloqueador brônquico.

Técnica Anestésica

A técnica anestésica é voltada para fornecer anestesia e analgesia para o procedimento, evitando medicamentos que podem interferir na aquisição das formas de onda necessárias para a avaliação neurológica perioperatória da coluna vertebral. Óxido nitroso/oxigênio ou ar/oxigênio são usados em combinação com opioides e uma infusão de propofol ou dexmedetomidina. Se potenciais evocados somatossensoriais (PESSs) sozinhos estiverem sendo monitorados, um anestésico inalado, equivalente a um pequeno percentual (normalmente < 50%) de 1 CAM (concentração alveolar mínima), pode ser administrado. Anestésicos voláteis podem interferir na aquisição do sinal em pacientes monitorados com potenciais evocados motores transcranianos (PEMTCs) e podem precisar ser descontinuados, caso os sinais adequados não possam ser obtidos. Embora o bloqueio neuromuscular possa ser usado para facilitar a intubação traqueal, a paralisia não deve ser mantida se os PEMTCs estiverem sendo continuamente monitorados. Se parafusos pediculares são colocados no paciente, o bloqueio neuromuscular precisa ser revertido antes que os eletromiogramas (EMGs) sejam

obtidos, para que o teste possa ser realizado corretamente. Uma pequena dose de cetamina, seja em *bolus* ou infusão contínua, pode ser dada no período perioperatório como uma modalidade de alívio de dor adicional para proporcionar analgesia para uma cirurgia de grande porte, incluindo cirurgia da coluna vertebral (Capítulo 8).[13,14]

Consciência

A consciência intraoperatória é uma preocupação para os médicos e pacientes (Capítulo 47). Os pacientes submetidos a cirurgia da coluna vertebral podem correr maior risco de consciência intraoperatória em virtude da exigência de que as técnicas anestésicas administradas sejam modificadas durante a cirurgia, permitindo monitoramento intraoperatório das formas de onda neurofisiológicas no sentido de avaliar a função da medula espinal. Portanto, o uso do monitoramento da função cerebral nestes pacientes pode ajudar a evitar a consciência intraoperatória. No entanto, isto não é um padrão e, como observado nas Recomendações Práticas para Consciência Intraoperatória e Monitoramento da Função Cerebral,[15] uma decisão deve ser tomada de acordo com cada caso pelo médico (p. ex., anestesia leve). Houve um consenso na recomendação de que a monitorização da função cerebral não seria indicada para pacientes submetidos a anestesia geral, já que a "aplicabilidade geral destes monitores na prevenção da consciência intraoperatória ainda não havia sido estabelecida". Na verdade, Avidan et al. demonstraram que a consciência intraoperatória não diminui com o uso da monitorização da função cerebral.[16] A necessidade pelo monitoramento do cérebro ainda não é clara.

Conservação do Sangue durante Cirurgia da Coluna Vertebral

Os métodos para diminuir a perda de sangue em pacientes submetidos a cirurgia da coluna vertebral incluem doação prévia, hemodiluição, infiltração de feridas com uma solução de epinefrina diluída, técnicas anestésicas hipotensoras, uso de dispositivos de salvamento de células, posicionamento para diminuir a pressão venosa, hemostasia cirúrgica cuidadosa e administração de antifibrinolíticos (Capítulo 24). Os medicamentos que foram empregados para diminuir a perda de sangue durante a cirurgia da coluna vertebral incluem os antifibrinolíticos aprotinina, ácido tranexâmico e ácido ε-aminocaproico. A aprotinina, um inibidor de serina protease, efetivamente diminui a perda de sangue em pacientes cardíacos e também tem demonstrado ser eficaz em pacientes submetidos a cirurgia da coluna vertebral.[17-19] Os análogos sintéticos da lisina ácido tranexâmico e ácido ε-aminocaproico também têm sido empregados na cirurgia da coluna vertebral, assim como em pacientes submetidos à cirurgia de substituição articular ortopédica.[19] O ácido tranexâmico pode ser administrado por uma injeção inicial em *bolus* de 10 mg/kg durante 30 minutos seguido por uma infusão contínua de 1 mg/kg/h, embora outros regimes possam ser usados. O ácido tranexâmico também pode ser administrado topicamente ou via intra-articular em pacientes apropriados.

Embora aparentemente o ácido ε-aminocaproico possa ser útil, uma metanálise do uso de antifibrinolíticos em pacientes ortopédicos demonstrou que, embora tanto a aprotinina quanto o ácido tranexâmico sejam eficazes na diminuição da perda de sangue, os dados não foram suficientes para demonstrar a eficácia com o ácido ε-aminocaproico.[18] No entanto, os efeitos colaterais negativos da aprotinina em pacientes cardíacos incluem (1) risco maior de infarto do miocárdio (IM) ou insuficiência cardíaca em cerca de 55%, aproximadamente o dobro do risco de acidente vascular cerebral; (2) risco maior de mortalidade a longo prazo; e (3) taxa de mortalidade mais frequente em pacientes que receberam aprotinina, como demonstrado em um estudo de um período de mais de cinco anos comparando a aprotinina e os análogos de lisina na cirurgia cardíaca de alto risco. O estudo foi encerrado mais cedo e resultou em uma nova rotulagem e, por fim, na retirada da aprotinina do mercado, de modo que ela não está mais disponível.[20-22]

Posicionamento

A cirurgia da coluna vertebral é frequentemente realizada com o paciente em decúbito ventral (Capítulo 19). O posicionamento cuidadoso é crucial para evitar a lesão do paciente. O movimento para a posição em decúbito ventral deve ser realizado de uma forma cuidadosamente coordenada com a equipe cirúrgica. O pescoço não deve ser hiperestendido ou hiperflexionado, mas colocado em uma posição neutra e o TET é posicionado de modo que não fique enrugado. As áreas de contato são almofadadas e o rosto e os olhos são protegidos. O posicionamento prolongado em decúbito ventral resultou em úlceras de pressão no rosto, sobretudo no queixo e na testa e em outras áreas. Quando possível, o reposicionamento periódico da cabeça durante procedimentos prolongados pode minimizar o risco desses ferimentos. A pressão direta sobre o olho pode resultar em perda de visão. A pressão e o estiramento nos nervos são evitados pela proteção almofadada adequada e ao evitar qualquer extensão de mais de 90 graus. O abdome precisa estar livre para evitar o aumento da pressão venosa e, assim, o aumento da hemorragia. A posição em decúbito ventral altera a dinâmica pulmonar, portanto a função pulmonar deve ser reavaliada nessa posição.

Monitoramento Intraoperatório da Medula Espinal

O monitoramento da função da medula espinal é um componente importante dos principais procedimentos cirúrgicos que envolvem distensão e rotação da coluna vertebral, como o que ocorre nas cirurgias de grande porte das artrodeses anteroposteriores da coluna vertebral e da escoliose (Capítulo 20). O monitoramento da medula espinal é empregado para detectar e, possivelmente, reverter, em tempo hábil, qualquer efeito adverso observado durante o período operatório. O monitoramento da medula espinal pode incluir o uso de PESSs, potenciais evocados motores (PEMs) incluindo PEMTCs, EMGs ou um teste de despertar. A técnica anestésica deve ser ajustada adequadamente quando o monitoramento da medula espinal for empregado. Alguns anestésicos interferem na aquisição das formas de onda que são obtidas no intraoperatório e utilizadas para analisar a integridade da medula espinal.

PESSs são ondas de potenciais evocados sensoriais gerados no córtex cerebral que resultam de estímulos sensoriais causados pela estimulação repetitiva do nervo periférico nas extremidades que se propagam através do dorso ou da porção sensorial da medula espinal e no cérebro. Essas formas de ondas são então detectadas por meio de eletrodos colocados sobre o couro cabeludo. Áreas específicas do couro cabeludo coincidem com as áreas sensoriais do cérebro para as extremidades superiores e inferiores, e a aquisição adequada do sinal obtida ao longo desses locais indica uma porção sensorial ou dorsal intacta da medula espinal. A forma de onda PESS gerada a partir de inúmeros estímulos repetitivos é analisada por sua latência e amplitude (Fig. 32.8). Um aumento na latência de mais de 10% ou uma diminuição na amplitude de 60% ou mais, assim como a incapacidade de obter uma forma de onda ou sinal adequado, pode ser indicativo de disfunção ou ruptura da medula espinal. Muitos fatores podem alterar as formas de onda não relacionadas à cirurgia. Eles devem ser corretamente detectados e eliminados. Causas cirurgicamente não relacionadas podem incluir hipotensão, hipotermia, altas concentrações de anestésicos voláteis, benzodiazepínicos, hipercarbia ou hipocarbia e anemia. Apenas uma pequena concentração de anestésico volátil (normalmente 1% a 2% de desflurano) deve ser empregada quando o monitoramento com PESS é usado. Midazolam e outros benzodiazepínicos são evitados porque podem interferir na obtenção de uma forma de onda. Alguns anestesistas evitam óxido nitroso e usam uma combinação de ar comprimido com oxigênio.[3-5,13,14]

As condições cirurgicamente relacionadas resultando em perda de PESSs incluem lesão direta ou trauma da medula ou comprometimento do suprimento sanguíneo. Distensão, rotação, sangramento excessivo e interrupção ou clampeamento do suprimento de sangue arterial podem resultar em isquemia na medula e lesões neurológicas. Ao contrário da lesão direta, que é demonstrada imediatamente por mudanças nos PESSs, a isquemia pode levar um tempo, de trinta minutos a uma hora ou mais, para manifestar-se. Algumas áreas da medula espinal são mais vulneráveis e, portanto, mais propensas à isquemia, em virtude de seu suprimento sanguíneo depender do fluxo sanguíneo da área. A intervenção cirúrgica como resultado de contato direto ou estiramento pode afetar o suprimento sanguíneo e, assim, gerar isquemia da medula.[23] Uma vez que uma mudança significativa nos PESSs ou em outro monitor é observada, manobras específicas devem ser usadas para liberar a rotação e distensão da coluna vertebral se isso ocorrer. Além disso, como resultado da distensão, pode haver suprimento sanguíneo insuficiente para a coluna vertebral e, portanto, a pressão arterial média deve ser aumentada em um esforço para restaurar o fluxo sanguíneo adequado. Todas as variáveis, como hemoglobina, temperatura, CO_2 e pressão arterial devem ser consideradas. Assim que tudo isso for avaliado, um teste de despertar (consulte a discussão a seguir) pode ser necessário caso as formas de onda não melhorem.

Potenciais Evocados Motores Transcranianos

Como o monitoramento do PESS só ajuda a determinar o *status* adequado da porção dorsal e sensitiva da medula espinal, um método para monitorar o aspecto motor ou

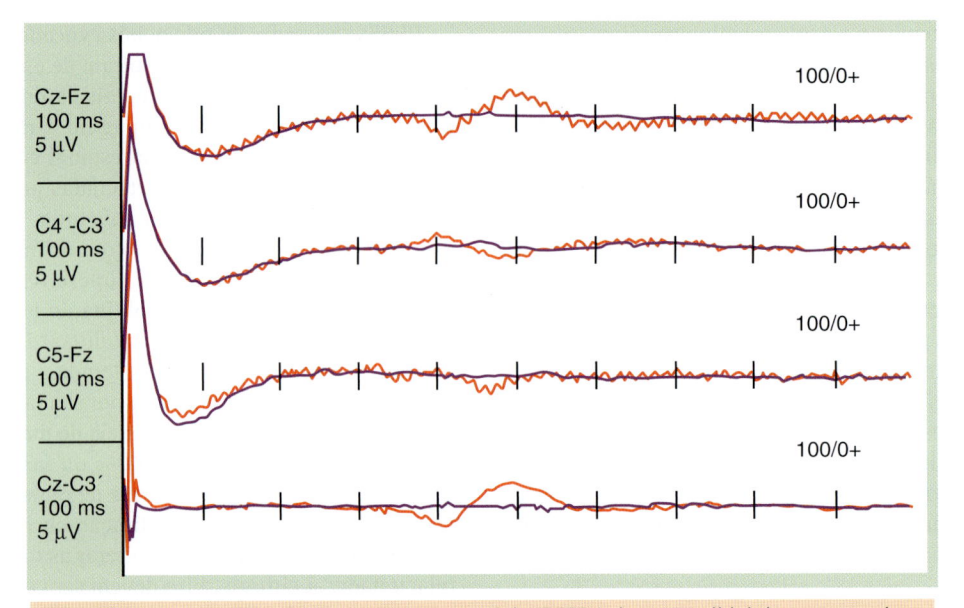

Fig. 32.8 Potenciais evocados somatossensoriais (PESSs) do nervo tibial demonstrando a perda da onda do PESS. Observe como as ondas recém-adquiridas *(roxo)* são aplainadas em comparação com os traçados da linha de base *(vermelho)* à medida que a amplitude dos traçados é diminuída e a latência é aumentada. Os traçados retornam ao normal após a retração da cauda equina ser liberada. (Cortesia do Departamento de Neurofisiologia, NYU Hospital for Joint Diseases.)

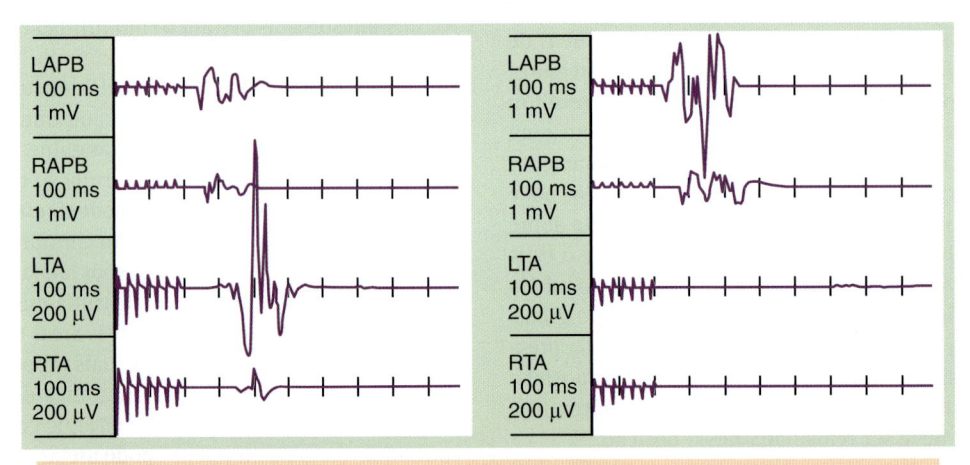

Fig. 32.9 Potenciais evocados motores transcranianos (PEMTC) normais *(esquerda)* e a perda da onda *(dois traçados inferiores à direita)* indicando um possível problema neurológico com um componente motor da medula espinal. (Cortesia do Departamento de Neurofisiologia, NYU Hospital for Joint Diseases.)

ventral da medula espinal se torna necessário.[24] Inicialmente isso era fornecido através de PEMs neurogênicos, porém essas formas de onda só podiam ser obtidas enquanto a incisão cirúrgica estava aberta e os processos espinhosos disponíveis para a inserção de eletrodos. Desse modo, alguns períodos operatórios vulneráveis permaneciam não monitorados. Os PEMTCs permitem o monitoramento das vias motoras do paciente durante todo o procedimento. A estimulação sobre o córtex motor do cérebro gera uma forma de onda, que é propagada pelas vias motoras e detectada distalmente no braço ou na perna. Essa estimulação resulta em uma forma de onda característica (Fig. 32.9). A perda da onda pode ser um indicativo de lesão neurológica (Fig. 32.9). Como com as formas de onda PESS, a perda dos traçados requer as seguintes etapas: avaliação para determinar a causa, atenção às variáveis fisiológicas, intervenção para aumentar a pressão arterial e, possivelmente, um teste de despertar.[25]

Para gerar os PEMTCs, o paciente não pode ter um bloqueio neuromuscular residual (Capítulo 11). É importante compreender que a corrente elétrica que causa o estímulo no córtex motor também estimula os músculos diretamente na área dos eletrodos colocados no couro cabeludo – o músculo masseter e os músculos da mastigação. Essa contração muscular pode resultar em uma mordida forte, o que pode vir a ferir a língua e o lábio e danificar o TET. Casos de lacerações significativas da língua e danos aos TETs podem ocorrer e possivelmente se desenvolver em situações de emergência, sobretudo com o paciente em decúbito ventral (Capítulo 19).[26] A língua não deve projetar-se pelos dentes. Colocar um bloqueador de mordida feito de depressores linguais e gaze na parte de traz da boca junto da linha dos dentes no sentido bilateral irá ajudar a evitar lesões. Em decúbito ventral (com o rosto para baixo), qualquer movimento pode fazer com que a língua deslize e caia entre os dentes, deixando-a vulnerável a laceração. Todo estímulo é associado a uma contração do músculo masseter; por isso, durante o tempo em que as formas de onda estão sendo geradas o paciente corre risco.[25,26]

Eletromiogramas

Após a colocação dos parafusos pediculares, o cirurgião pode solicitar EMGs para determinar se o parafuso está próximo de uma raiz nervosa, pois isso pode resultar em problemas neurológicos. Uma corrente elétrica é enviada através do parafuso e os EMGs são registrados distalmente. Se uma corrente baixa, em miliampères (mA), puder estimular a raiz nervosa, então o parafuso está muito próximo da raiz nervosa. Portanto, em geral, uma corrente superior a 7 mA é enviada para gerar uma resposta para saber se os parafusos não estão muito perto de raízes nervosas. Para EMGs precisos do músculo, o bloqueio neuromuscular residual deve ser encerrado ou revertido (Capítulo 11).

Teste de Despertar

O teste de despertar foi tradicionalmente utilizado para avaliar a integridade da medula espinal em muitos casos de escoliose. O desenvolvimento do monitoramento sofisticado da medula espinal agora é padrão em muitos hospitais, e o teste de despertar geralmente é reservado para aquelas situações em que o monitoramento não é possível de se obter ou uma mudança intraoperatória significativa nas formas de onda do monitoramento da medula espinal é notada. Durante o teste de despertar a anestesia é interrompida e é solicitado que o paciente mova os membros. As possíveis complicações desta abordagem incluem o aumento da hemorragia, embolia aérea venosa e, até mesmo, extubação acidental da traqueia em decúbito ventral com ferida exposta. O teste de despertar é realizado da seguinte forma: Desligue todos os anestésicos inalatórios, reverta qualquer paralisia induzida por fármacos para bloqueio neuromuscular e interrompa infusões como dexmedetomidina, propofol ou cetamina. Se as respirações espontâneas não começarem, injete naloxona, 0,04 mg por vez, para reverter qualquer efeito narcótico residual. A cabeça do paciente deve ser segurada para reduzir o risco de autoextubação da traqueia. Antes de avaliar a função dos membros inferiores, confirme a função dos membros superiores. Isso pode ser feito ao solicitar que o paciente aperte a mão do observador. A anuência do paciente denota recuperação adequada da anestesia geral. Então, enquanto alguém está observando os pés, peça ao paciente que mexa os dedos. Um anestésico de rápida ação, como o propofol, deve ser imediatamente administrado assim que a avaliação for concluída, de modo que o paciente possa ser rapidamente anestesiado outra vez. Se o teste de despertar não for bem-sucedido em demonstrar o movimento motor adequado, outra intervenção cirúrgica pode ser necessária e o paciente pode exigir transporte para a sala de radiologia para estudos de imagem adicionais.[3,5,27]

Conclusão do Caso

Na conclusão da operação, o paciente é colocado em decúbito dorsal. Todas as linhas de acesso vascular e tubos devem ser seguros para que a linha intravenosa, a linha arterial e o acesso das vias aéreas não sejam perdidos neste momento crucial. Reavalie o paciente cuidadosamente quanto ao *status* hemodinâmico, *status* do volume intravascular, hematócrito, perda de sangue, grau de reposição sanguínea e de fluidos, temperatura e potencial para gerar edema das vias aéreas. A extubação prematura da traqueia deve ser evitada. O edema facial, o esforço respiratório, a quantidade de medicação para dor e a presença de talas e dor devem ser avaliados antes de extubar a traqueia. Depois que a decisão para extubar a traqueia é tomada, ou não, o paciente pode ser devidamente transportado para a URPA. Na URPA, deve-se utilizar oxigênio suplementar. Eletrólitos, hemoglobina e estudos de coagulação devem ser solicitados conforme indicado.

O manejo da dor pós-operatória (Capítulo 40) pode revelar-se complicado após a cirurgia da coluna vertebral, já que alguns pacientes podem estar tomando quantidades significativas de analgésicos, sobretudo opioides, antes da cirurgia. Para estes pacientes, assim como para pacientes sem exposição prévia a narcóticos, um plano de tratamento de dor perioperatória pode ser desenvolvido e incorporado ao plano de cuidados do paciente. Na verdade, o caminho do tratamento de dor deve considerar a utilização de analgésicos orais pré-operatórios, infusão intraoperatória de analgésicos e uso de medicamentos pós-operatórios para suprir um regime de dor multimodal com o objetivo de maximizar o alívio da dor enquanto considera os métodos para reduzir o narcótico relacionado à depressão respiratória. Ao aplicar a consideração individual de um caminho de dor padrão, os analgésicos pré-operatórios podem incluir paracetamol, gabapentina ou outros analgésicos anti-inflamatórios. A analgesia controlada pelo paciente (ACP) pode ser eficaz no pós-operatório, com a dose adequada às necessidades do paciente. Alguns centros utilizam cetamina como um analgésico adjuvante, seja no intraoperatório ou no pós-operatório. O uso de anti-inflamatórios não esteroides (AINEs), como o cetorolaco, exige consideração cuidadosa, pois irá interferir na formação óssea e, portanto, deve ser evitado em pacientes que acabaram de se submeter a uma fusão espinal (artrodese).[28] Os AINEs podem ser considerados individualmente quando a cicatrização óssea não é um fator, com uma consideração preventiva de problemas cardíacos relacionados resultantes da sua administração. Outros medicamentos orais são úteis no período perioperatório e podem ser considerados para administração no pré-operatório e no pós-operatório. Esses fármacos podem incluir paracetamol, anticonvulsivantes (p. ex., gabapentina e pregabalina), antiespasmódicos que funcionam no nível da medula espinal (p. ex., baclofeno, tizanidina), medicamentos anti-inflamatórios e opioides. O paracetamol intravenoso é uma excelente adição ao regime de tratamento de dor em pacientes que não recebem nada por via oral (NPO).

Perda de Visão

A perda de visão pós-operatória (PVPO) é uma complicação rara, mas potencialmente devastadora, que ocorre em pacientes submetidos a cirurgia da coluna vertebral (Capítulos 19 e 31).[29-36] Embora sua causa não seja clara, os pacientes submetidos a cirurgia prolongada da coluna vertebral (> 6 horas) em decúbito ventral que têm grande perda de sangue (> 1 L) particularmente correm risco.[29] Ainda, pacientes com pouca perda de sangue e submetidos a procedimentos rápidos também tiveram perda visual. Fatores perioperatórios, como anemia, hipotensão, cirurgia prolongada, perda de sangue, aumento da pressão venosa devido ao posicionamento em decúbito ventral, edema, síndrome de compartimento orbital, e resistência ao fluxo sanguíneo, como pressão direta sobre os olhos, bem como doenças sistêmicas, como diabetes, hipertensão e doença vascular, todos foram considerados possíveis fatores etiológicos.[29-36]

A neuropatia óptica isquêmica (NOI) é uma grande causa de PVPO. As variações no suprimento de sangue para o nervo óptico podem desempenhar um papel no desenvolvimento de NOI, incluindo a dependência de um leito para suprimento sanguíneo a áreas críticas do nervo óptico. A posição em cefalodeclive permite o desenvolvimento de edema na órbita, e esse aumento da pressão venosa pode impactar o fluxo de sangue arterial. A pressão de perfusão ocular (PPO), ou a pressão do sangue que supre o fluxo sanguíneo para o nervo óptico, é uma função da pressão arterial média (PAM) e da pressão intraocular (PIO), de modo que PPO = PAM − PIO. Aumentos na PIO ou reduções na PAM podem ter um impacto negativo na PPO.[12] Aumentos na PIO podem reduzir a PPO e levar à isquemia e a posição prona está associada a aumentos na PIO.[31]

Um registro de perda visual foi estabelecido pela Sociedade Americana de Anestesiologistas (ASA) para facilitar o estabelecimento da causa da PVPO.[30] Uma Recomendação Prática da ASA aponta a NOI como a causa mais provável de PVPO (Quadro 32.1).[29-36] Em um relatório publicado sobre 93 casos relatados no registro de PVPO, 83 resultaram de NOI, com o restante atribuído à oclusão da artéria central da retina (OACR). A OACR pode ser embólica por natureza, ou o resultado da pressão direta no globo ocular, e tende a ser unilateral. A maioria dos pacientes no registro estava saudável e foram colocados em decúbito ventral para a cirurgia da coluna vertebral. A perda de sangue de mais de 1 L e os procedimentos de seis horas ou mais estiveram presentes em 96% dos casos. Cinquenta e cinco dos casos de PVPO foram bilaterais, com 47 tendo perda visual total. A publicação do registro revelou que a perda de sangue em pacientes com PVPO foi muito diversificada, com uma média de 2 L, mas variou de 0,1 a 25 L.[30,34,35] As publicações da recomendação e do registro incentivam uma discussão pré-operatória com o paciente e algumas sugerem procedimentos em estágios da coluna vertebral para cirurgias prolongadas.[30,34,35]

Um estudo comparativo de 80 pacientes que sofreram NOI relatados na publicação do registro com indivíduos de controle compatíveis revelou mais informações a respeito do risco. Um aumento da incidência de NOI foi observado em pacientes com os seguintes fatores de risco: pacientes do sexo masculino, obesos, submetidos a cirurgia em um suporte cirúrgico do tipo Wilson *frame*, período mais longo de anestesia, casos com perda de sangue maior e aqueles que receberam uma pequena porcentagem de coloide.[37]

CIRURGIA NA POSIÇÃO SENTADA

A cirurgia de ombro é frequentemente realizada com os pacientes na posição sentada, ou na posição em "cadeira de praia", com a cabeça e a parte superior do tronco elevadas a 30-90 graus da posição em decúbito dorsal (Capítulo 19). A anestesia nessa posição está associada a raras complicações neurológicas devastadoras, incluindo acidente vascular cerebral, lesão cerebral isquêmica e estados vegetativos.[38,39] A causa é uma diminuição na pressão de perfusão cerebral, resultando em suprimento sanguíneo insuficiente para o cérebro. Isso ocorre devido ao gradiente da pressão arterial que se desenvolve entre o coração e o cérebro nessa posição. Para cada centímetro de elevação da cabeça acima do nível do coração, há uma diminuição da pressão arterial de 0,77 mm Hg. Portanto, a pressão arterial medida ao nível do coração não é a pressão e perfusão sanguínea do cérebro. As medidas obtidas ao nível do coração devem ser recalculadas. Um diferencial de 20 cm de altura não é incomum, que é calculado para aproximadamente um gradiente de 15 a 16 mm Hg. Um ponto conveniente para medir a diferença de altura entre o coração e o cérebro é o meato acústico externo, que está no mesmo nível do círculo de Willis (CW). Mesmo assim, ainda há uma quantidade significativa de tecido cerebral acima desse nível. Se a pressão arterial diminui, ou o pedido do cirurgião para anestesia hipotensora significativa é atendido, a hipotensão cerebral e, portanto, uma pressão de perfusão cerebral significativamente diminuída, podem ocorrer ao nível do CW e do cérebro. Assim, hipotensão significativa deve ser evitada nesses pacientes, sobretudo nos idosos e nos hipertensos nos quais a curva de autorregulação está indubitavelmente comprometida (Capítulo 35).

FRATURAS DO QUADRIL

As fraturas de quadril ocorrem com frequência em pacientes idosos que, muitas vezes, também sofrem de diversas condições médicas preexistentes ou comorbidades. Os fatores predisponentes para a fratura incluem comorbidades médicas, osteoporose, disfunção do membro inferior, comprometimento visual, idade avançada, mal de Parkinson, fratura anterior, acidente vascular cerebral, sexo feminino, demência, pacientes institucionalizados, consumo excessivo de álcool ou cafeína, clima frio e uso de medicamentos psicotrópicos.[40] As taxas de mortalidade podem variar de 14% a 36% no primeiro ano após a fratura.[40] O *status* médico afeta os riscos de morbidade e mortalidade. Um exemplo é o número de condições comórbidas preexistentes das quais o paciente sofre. Por exemplo, a presença de quatro a seis comorbidades está associada ao aumento da taxa de mortalidade quando comparada com pacientes com menos condições comórbidas.[41] Roche et al., em um estudo com 2.448 pacientes, relataram que a presença de três ou mais comorbidades foi um forte fator de risco pré-operatório com o desenvolvimento pós-operatório de infecção torácica ou insuficiência cardíaca sendo associadas à alta taxa de mortalidade.[42] White et al. relataram que as classificações I e II do *status* físico da ASA tiveram taxas de mortalidade iguais aos sujeitos de controle com idade compatível, porém os pacientes das classificações III e IV do *status* físico da ASA tiveram taxas de mortalidade maiores (49% *versus* 8%) após uma fratura do quadril.[43]

Geralmente, quando há condições de comorbidade significativa que precisam de correção, os pacientes beneficiam-se do atraso na cirurgia enquanto seu estado médico é melhorado. A taxa de mortalidade em pacientes de alto risco diminuiu de 29% para 2,9% em um estudo quando houve tempo para corrigir as anormalidades fisiológicas.[44] Esse benefício também foi demonstrado por Kenzora e colaboradores, que observaram uma taxa de mortalidade mais alta (34% *versus* 6,9%) em pacientes que foram imediatamente submetidos à cirurgia em comparação com aqueles que levaram de 2 a 5 dias para melhorar seu *status* médico.[41] Moran et al., em um estudo de 2.660 pacientes

com fratura de quadril com uma taxa de mortalidade geral de 9% em 30 dias, 19% em 90 dias e 30% em 12 meses, observaram que os pacientes saudáveis ficaram bem contanto que a cirurgia fosse realizada no prazo de quatro dias.[45] Os pacientes com condições comórbidas tiveram um aumento de quase 2,5 vezes na taxa de mortalidade em 30 dias em comparação com os pacientes saudáveis. Do mesmo modo, os pacientes admitidos no hospital imediatamente após a fratura ficaram melhores do que aqueles admitidos mais de um dia depois.[45] Shiga et al. observaram que o atraso operatório de mais de 48 horas após a admissão estava associado ao aumento na taxa de mortalidade e sugeriram que o atraso indevido pode ser prejudicial para os pacientes, sobretudo os jovens ou em baixo risco.[46]

A avaliação pré-operatória (Capítulo 13) é especialmente importante. O diagnóstico de um IM recente ilustra como essas avaliações mudaram. Anteriormente, a cirurgia era adiada até seis meses após um IM, mas agora a tendência é estratificar o risco dos pacientes com base na gravidade de seu IM para determinar o tempo de espera até a cirurgia.[47] O IM recente deve ser avaliado na relação risco-benefício, comparando o risco de cirurgia após um IM recente com os efeitos colaterais negativos de manter um paciente na cama com seus riscos inerentes de uma pneumonia, embolia pulmonar, dor, perda da capacidade de andar e úlceras de pressão. Os fatores a considerar são a extensão do IM, miocárdio adicional que pode estar em risco, presença de angina pós-infarto e presença de insuficiência cardíaca congestiva (ICC). Embora a angina em curso ou a presença de ICC possam impedir a cirurgia precoce, um pequeno IM subendocárdico com um aumento mínimo de enzimas cardíacas, ecocardiograma normal e teste ergométrico permitiriam a consideração para uma intervenção precoce. Um quadril fraturado geralmente impede que o paciente seja submetido a um teste ergométrico normal. Portanto, se for indicado, um teste de estresse farmacológico pode ser necessário.

Técnica Anestésica

Um problema de longa data é se uma técnica anestésica, geral ou regional, é associada ou não a melhores resultados em pacientes submetidos a reparo da fratura de quadril. Em geral, os dados acumulados ao longo de muitos anos e muitos estudos diferentes não documentaram uma clara vantagem de uma técnica sobre a outra.[3,5,48,49] Portanto, a escolha da anestesia espinal ou geral deve ser feita de acordo com cada caso levando em consideração as questões médicas específicas do paciente. Os prós e contras da anestesia espinal ou geral devem ser considerados ao escolher a técnica para um determinado paciente (Capítulo 14). A anestesia geral, embora fácil de administrar, não oferece nenhuma proteção tromboembólica para o paciente que pode ser fornecida por uma técnica regional.[3,5] No que pode ser provado como uma elucidação mais clara de se a técnica anestésica (anestesia neuroaxial ou geral) afeta ou não o resultado em pacientes com fratura de quadril, um estudo retrospectivo de 2012 envolvendo 18.158 pacientes com fratura de quadril revelou que o uso da anestesia regional resultou em taxas de mortalidade mais baixas e menos complicações pulmonares em pacientes com fraturas intertrocantéricas do quadril, mas não naqueles pacientes que sofrem fraturas do colo do fêmur.[50]

O anestesista deve considerar o tipo de fratura durante o preparo para a cirurgia. As fraturas intertrocantéricas estão associadas a perdas de sangue maiores e operações mais longas, porque uma placa e parafusos são inseridos, em relação às fraturas intracapsulares que podem ser reparadas com parafusos canulados ou uma hemiartroplastia dependendo da viabilidade da cabeça femoral.

As vantagens da anestesia regional, como administrada por uma anestesia espinal, são que (1) ela evita a intubação endotraqueal e a manipulação das vias aéreas e os medicamentos que precisam ser administrados para realizar isso, (2) ela diminui a quantidade total da medicação sistêmica que o paciente recebe durante todo o procedimento e (3), ela pode desempenhar um papel na diminuição do risco de tromboembolismo. O efeito vasodilatador do anestésico espinal pode ajudar o paciente com ICC. No entanto, o fluido intravascular ainda deve ser administrado com cautela porque a ICC pode piorar à medida que o efeito vasodilatador intravascular da anestesia espinal desaparece.[3,5]

No pré-operatório, o *status* do volume intravascular é uma preocupação, já que as fraturas podem resultar em perda de sangue significativa, e uma anestesia espinal na presença de hipovolemia pode resultar em hipotensão profunda. Outra preocupação é a quantidade de tempo que o paciente deve ficar na mesa ortopédica, sobretudo os idosos, pois mesmo pequenas quantidades de sedação podem resultar em depressão respiratória significativa.

Os bloqueios de nervos periféricos, incluindo os bloqueios do plexo lombar, do nervo femoral e do nervo cutâneo femoral lateral (NCFL) também podem ser usados em situações especiais. Chayen et al. demonstraram a eficácia dos bloqueios do plexo lombar em pacientes com fratura de quadril.[51] Esse bloqueio pode ser realizado com a técnica utilizando estimulador de nervo ou com a técnica guiada por ultrassom. O reparo da fratura exigindo apenas pinos canulados pode ser realizado com a combinação dos bloqueios femoral e do NCFL. O bloqueio do nervo femoral fornece analgesia na região do quadril e o bloqueio do NCFL irá anestesiar a região da inserção do pino canulado localizada na face lateral da coxa. Um bloqueio do NCFL é realizado pela infiltração de anestésico local em uma direção cefálica de um ponto a 1 cm medial e inferior à espinha ilíaca anterossuperior. O NCFL é um nervo sensitivo e, portanto, não é passível de localização com um estimulador de nervo periférico. Em contrapartida, o nervo pode ser bloqueado usando orientação por ultrassom.

As considerações intraoperatórias para pacientes submetidos ao reparo do quadril fraturado incluem posicionamento e proteção adequados na mesa ortopédica, manutenção do *status* do volume intravascular adequado, já que há perda de sangue, e manutenção da adequada temperatura corporal. A observação quanto a alterações hemodinâmicas, e outras respostas imprevistas no paciente idoso, são especialmente importantes no decorrer do procedimento.

Ao final da cirurgia, reavalie-se o *status* hemodinâmico, certificando-se de que o paciente recebeu a quantidade adequada de reposição de sangue e fluido. Deve-se determinar se a dose de narcótico recebida pelo paciente terá um efeito prolongado, resultando assim em depressão respiratória assim que o paciente for extubado. Verifiquem-se os sinais de hipotermia e anemia, e avalie-se o CO_2 corrente final do paciente, já que os idosos podem demorar para acordar e podem hipoventilar com facilidade como resultado dos opioides que receberam. Assim que a traqueia é extubada, administre-se oxigênio complementar. A dose e a frequência de analgésicos devem ser determinadas cuidadosamente como maior tempo de circulação e o efeito cumulativo dos opioides administrados pode tornar-se evidente quando menos se espera.

SUBSTITUIÇÃO TOTAL DA ARTICULAÇÃO

As artroplastias totais do quadril, joelho e ombro são frequentemente realizadas em pacientes que sofrem de osteoartrite, doenças reumatológicas e trauma. As operações podem incluir a substituição de uma articulação inteira, substituição parcial da articulação, substituição de componentes individuais ou procedimentos de revestimento. As maiores preocupações incluem a idade do paciente, condições médicas concomitantes, perda de sangue, posicionamento e proteção adequados, variações hemodinâmicas durante o procedimento, a resposta ao cimento de metilmetacrilato (CMM) e o risco de embolia gordurosa e pulmonar

Artroplastia Total do Quadril

As artroplastias totais do quadril (ATQs) são realizadas tradicionalmente com os pacientes em posição supina (decúbito dorsal) ou em decúbito lateral. Uma abordagem relativamente nova, a abordagem anterior do quadril, é frequentemente realizada com o paciente numa posição supina em uma mesa especial na sala de operação. Usando esta técnica, os pacientes selecionados são candidatos a artroplastia do quadril no mesmo dia. Em decúbito dorsal, o braço que está do mesmo lado do quadril precisa ficar flexionado e afastado da lateral do corpo. Na posição lateral, um rolo axilar é colocado imediatamente caudal à axila para proteger da compressão a artéria axilar e o plexo braquial (Capítulo 19). Os pacientes com procedimentos na posição lateral também têm um posicionador lateral colocado para estabilizar a pelve. O posicionador pode empurrar o conteúdo abdominal em sentido cefálico e interferir na função respiratória.

Uma ATQ pode ter o CMM usado para segurar a prótese. Os pacientes mais jovens tendem a receber artroplastias não cimentadas da articulação. O uso do CMM está associado a efeitos colaterais cardiopulmonares como hipóxia, broncoconstrição, hipotensão, colapso cardiovascular e até morte. A causa para a reação sistêmica ao CMM pode resultar do próprio monômero líquido do CMM, que é usado para produzir o cimento para cimentar a prótese, ou pode ocorrer devido ao ar, à gordura ou aos elementos da medula óssea sendo forçados para circulação. Quanto maior o conteúdo líquido do monômero líquido na mistura com o CMM polímero no momento da inserção, que ocorre devido à mistura não adequada ou à espera insuficiente para que a mistura fique pronta, mais frequentemente se observam efeitos colaterais.[3,4,52] Os pacientes de alto risco incluem aqueles que se encontram hipovolêmicos no momento da cimentação, os hipertensos e aqueles com doença cardíaca preexistente significativa.[3,43,44]

A avaliação ecocardiográfica transesofágica (Capítulo 25) da estrutura cardíaca e função durante a fresagem e a cimentação indica que o CMM e a embolia gordurosa fluem centralmente para o coração saindo do local cirúrgico.[52] Se um paciente tiver um forame oval patente, esses êmbolos podem teoricamente cruzar o forame patente para o ventrículo esquerdo e mover-se na circulação arterial. Se o paciente tem um forame oval patente à sonda, pode ocorrer um aumento nas pressões pulmonares como resultado de broncoconstrição. O CMM, por exemplo, pode aumentar a pressão atrial direita e desviar o fluxo sanguíneo diretamente através do forame oval patente à sonda. Muitos pacientes podem ter uma diminuição da Pao_2 durante o processo de fresagem e cimentação no intraoperatório. Um aumento de 1,0 na Fio_2 pode ser necessário.

Ao final da cirurgia, o paciente é transferido para a URPA. Oxigênio complementar é administrado e uma contagem de hemoglobina deve ser considerada. Outros testes são fundamentados na condição médica subjacente do paciente. Um plano de tratamento da dor pós-operatória deve ser considerado no pré-operatório (Capítulo 40). Usam-se em alguns centros médicos adesivos analgésicos (*pain patchs*) que incluem medicamentos orais pré-operatórios. Protocolos mais abrangentes para otimizar o tratamento para procedimentos no mesmo dia também estão sendo utilizados. Estes protocolos incluem recomendações para manejo de fluidos intravenosos, dosagem de anestésicos espinais e medicamentos para promover a contratilidade da bexiga. Para pacientes internados, o tratamento da dor pós-operatória pode incluir infusão peridural com ACP, ACP intravenosa, medicamentos orais ou bloqueios de nervos periféricos incluindo bloqueio do plexo lombar. O tratamento da dor pós-operatória que o paciente recebe pode ser influenciado pela profilaxia do tromboembolismo (Capítulo 40).

Artroplastias Totais do Joelho e Torniquetes

As artroplastias totais do joelho (ATJs) são frequentemente realizadas com um torniquete no local para fornecer um campo cirúrgico exangue. O torniquete deve ser colocado cuidadosamente na coxa com a proteção adequada. A perna deve ser envolvida com uma faixa de Esmarch para ajudar a exsanguinação do membro antes da inflação do torniquete. Na extremidade inferior, o torniquete é inflado em aproximadamente 100 mm Hg acima da pressão arterial sistólica, já que isso evitará que o sangue arterial entre no membro exsanguinado.[3,4,53]

Como os torniquetes deixam o membro isquêmico, há um limite de tempo de inflação antes que a isquemia possa resultar em dano permanente do membro. O limite superior seguro da isquemia é de aproximadamente duas horas. O cirurgião deve ser informado sobre o tempo de inflação do torniquete em uma hora e, depois, quando seu limite de duas horas estiver próximo, para que ele possa ser desinflado em tempo hábil. Se o tempo total do torniquete exceder o limite de duas horas, o torniquete deve ser desinflado com duas horas de uso por um período de pelo menos 15 a 20 minutos antes de ser inflado novamente. Isso irá permitir a "lavagem" dos metabólitos ácidos do membro isquêmico, já que o membro é reperfundido com sangue oxigenado. A recirculação do membro isquêmico com a liberação do torniquete é observada por uma redução na pressão arterial e um aumento no CO_2 expirado, à medida que os produtos ácidos recirculam.[3] A hipotensão geralmente responde à administração de fluido intravascular e vasopressores, se necessário.[3,53]

Observa-se dor conforme a duração do tempo de inflação do torniquete aumenta, manifestando-se como um aumento da pressão arterial e da frequência cardíaca. O tratamento superagressivo do aumento da pressão arterial com opioides e outros medicamentos pode resultar em hipotensão após o torniquete ser liberado. Modelos animais determinaram que a dor ocorreu como resultado da estimulação de fibras nervosas tipo C. Um bloqueio regional proximal do torniquete pode prevenir a estimulação dessas fibras .[3,53,54]

As complicações observadas com o uso do torniquete incluem dano neural, dano vascular (sobretudo em pacientes com aterosclerose), embolismo pulmonar e danos cutâneos. A lesão cutânea pode ocorrer devido à solução antisséptica se for permitido que ela se infiltre sob o torniquete e a proteção do torniquete no momento do preparo da pele, o que causa queimadura química. Outras preocupações no momento de desinflar o torniquete são embolia pulmonar e redução na temperatura corporal quando a extremidade isolada é reperfundida.[3,47,48]

Após desinflar o torniquete, deve-se observar o campo cirúrgico em busca de evidências de hemorragia. Ocasionalmente, o torniquete é desinflado na caixa de controle dele, mas não há nenhuma hemorragia porque o tubo ligado ao mesmo está dobrado. Esta é uma complicação significativa, já que o torniquete ainda está efetivamente inflado, e o paciente então corre risco do tempo de inflação prolongado do torniquete, isquemia do membro e complicações. Um método para ajudar a garantir que o torniquete seja desinflado é desconectar o tubo da caixa dele e observar se há hemorragia na incisão, o que é um indicador de que o mesmo foi desinflado.

As ATJs são frequentemente realizadas sob anestesia regional com sedação intravenosa. Como um torniquete é usado durante a operação, na sala de cirurgia a perda de sangue geralmente não é significativa. No entanto, se ocorrer muita perda de sangue em drenos na URPA, pode haver hipotensão. Alguns cirurgiões não desinflam o torniquete até que a ferida seja fechada e o curativo esteja no paciente. Nessa situação, a perda de sangue normalmente é menor, mas há um risco de hemorragia pós-operatória.[55]

Discute-se se as ATJs bilaterais devem ser realizadas em apenas um ambiente ou não. Muitos pacientes foram

IV

submetidos a ATJs bilaterais em um dia ou durante a internação em um hospital.[56-59] Se as ATJs bilaterais forem agendadas, elas devem ser realizadas após uma cuidadosa seleção do paciente. Muitas instituições têm diretrizes que designam quais pacientes são candidatos aceitáveis para os procedimentos bilaterais com base nas condições comórbidas e no estado físico da ASA. No intraoperatório, o anestesista deve estar ciente de que a drenagem da primeira articulação total estará ocorrendo no sistema de drenagem da ferida, que pode estar escondida "sob os campos cirúrgicos", e se o sangramento for significativo, pode ocorrer hipotensão por motivos "desconhecidos".

Os pacientes da ATJ têm mais dor pós-operatória do que os pacientes que recebem a ATQ. Um plano de manejo da dor pós-operatória deve ser traçado para abordagem antecipada da dor. Esse plano pode incluir analgésicos orais e intravenosos, assim como bloqueios dos nervos. Analgésicos orais no período pré-operatório, como paracetamol, gabapentina ou AINEs (com risco cardiovascular considerado) são empregados por alguns como parte do controle de dor total do joelho. Como a deambulação precoce se torna popular, mesmo que seja bem no início na URPA, há uma necessidade de fornecer alívio adequado da dor para a mobilização. Os bloqueios de nervos periféricos, como o bloqueio femoral ou de um canal adutor, pode fornecer esse alívio.[60] O bloqueio do canal adutor poupa potencialmente os componentes motores do nervo femoral preservando a força motora na distribuição do nervo femoral. Não está claro se o uso dos bloqueios femoral ou do canal adutor resulta em uma incidência mais frequente de quedas.[61] O alívio da dor pós-operatória também pode incluir ACP, infusões contínuas através de cateteres, bloqueios individuais de nervos das extremidades inferiores e medicamentos intravenosos ou orais. O uso de dexametasona intravenosa administrada no momento de um bloqueio do nervo periférico prolonga a duração do bloqueio, o que pode ser útil nesse âmbito.[62] Alguns cirurgiões estão usando infiltrações periarticulares fora de indicação terapêutica (off-label) de bupivacaína lipossomal na sala de operação, em lugar dos bloqueios do nervo periférico, para conseguir estender a analgesia pós-operatória. Ainda não há evidências da eficácia desta técnica.[63]

Trombose Venosa Profunda e Profilaxia do Tromboembolismo

A necessidade e a técnica da profilaxia da trombose venosa profunda (TVP) perioperatória varia de acordo com o cirurgião e a instituição. O tratamento do tromboembolismo deve ser coordenado com os anestesistas. As opções para a profilaxia da TVP incluem warfarina, heparina de baixo peso molecular (HBPM), botas de compressão sequencial e aspirina. Embora existam diretrizes que indicam que medicamentos usar, a escolha da tromboprofilaxia da TVP ainda é variável. A escolha do cirurgião e o tempo de profilaxia de TVP influenciarão a escolha da técnica: geral, raquidiana, raquidiana e peridural combinadas, peridural, bloqueio periférico ou bloqueio de nervo com ou sem cateter. A preocupação em questão é que a manipulação do cateter enquanto o paciente está sob influência de anticoagulantes irá resultar

em hemorragia, e se o cateter estiver no espaço peridural, sua remoção pode potencialmente resultar em hemorragia peridural, formação de hematoma peridural e paralisia. Uma vez que um hematoma peridural se desenvolve, o cateter deve ser retirado rapidamente antes que ocorra paralisia irreversível. Embora os hematomas peridurais se apresentem classicamente com dor intensa e início de dormência e fraqueza, em pacientes que recebem infusões peridurais de anestesia local, esses sintomas clássicos podem ser mascarados.

Após a introdução da HBPM enoxaparina nos Estados Unidos, a incidência de hematomas peridurais aumentou. Isso não ocorreu com a mesma extensão na Europa, onde um cronograma de dosagem de uma vez ao dia foi empregado em comparação com a administração em duas vezes ao dia nos Estados Unidos. A formação do hematoma peridural provavelmente resultou de uma série de fatores, incluindo a realização da anestesia neuroaxial ou a remoção de cateteres peridurais enquanto o efeito anticoagulante da HBPM ainda estava presente, o uso simultâneo de múltiplos medicamentos que apresentam propriedades anticoagulantes ou a falta de atenção ao cronograma de dosagem. Isso levou a um alerta da Food and Drug Administration (FDA). Esta advertência resultou na publicação de "Relatórios de hematomas peridurais ou raquidianos com uso simultâneo de heparina de baixo peso molecular e anestesia raquidiana/peridural ou punção raquidiana". Declarações de consenso da American Society of Regional Anesthesia and Pain Medicine (ASRA) abordaram a questão.[64-66] As recomendações, atualizadas recentemente pela FDA, incluem aguardar pelo menos 12 horas antes da colocação da agulha neuroaxial em um paciente que recebeu uma dose pré-operatória de enoxaparina; aguardar quatro horas (aumentadas a partir do período de espera anterior de duas horas) antes da dose de enoxaparina após um cateter peridural ser removido; os pacientes que recebem warfarina devem ter seu cateter removido somente quando a razão normalizada internacional (INR) for menor que 1,5. Outros anticoagulantes e medicamentos antiplaquetários devem ser evitados quando a HBPM está sendo usada e um cateter peridural está no lugar.[64-67]

O potente efeito antiplaquetário do clopidogrel também expõe o paciente a maior risco de um hematoma neuroaxial caso uma ráqui ou peridural seja administrada enquanto o seu efeito está presente. Recomendações atuais no *ASRA Practice Advisory, Anticoagulation*, 3ª edição, 2010, sugerem que o clopidogrel seja descontinuado por sete dias antes que seja realizado um bloqueio neuroaxial. No entanto, o artigo cita a rotulagem durante essa recomendação enquanto a seção *Physicians' Desk Reference* (PDR) para o clopidogrel na verdade recomenda que para a cirurgia eletiva ele é descontinuado apenas por cinco dias.[65] O Executive Summary for the Anesthetic Management of the Patient Receiving Antiplatelet Medication, como parte da 3ª edição, afirma: "Com base em análises cirúrgicas e rotulagem, o intervalo de tempo sugerido entre a interrupção da terapia com tienopiridina e o bloqueio neuroaxial é de 14 dias para a ticlopidina e sete dias para o clopidogrel. Se um bloqueio neuroaxial for indicado entre cinco e sete dias de descontinuação do clopidogrel, a normalização da função plaquetária deve ser documentada".[66] Em pacientes que precisam ser mantidos no clopidogrel ou não o tiveram descontinuado por um período de tempo adequado, outras técnicas de anestesia devem ser consideradas. As diretrizes para alguns dos medicamentos antiplaquetários provavelmente passarão por revisão à medida que os médicos ganharem experiência com o uso de medicamentos, como clopidogrel no período perioperatório.

PERGUNTAS DO DIA

1. Um paciente com artrite reumatoide apresenta-se para uma cirurgia de quadril. Que mudanças nas vias aéreas e na coluna vertebral podem estar presentes? Qual é a avaliação adequada e qual é o possível impacto no manejo das vias aéreas?

2. Quais métodos podem ser usados para diminuir a perda de sangue durante a cirurgia de artrodese extensa de múltiplos níveis?

3. Quais testes podem ser usados para monitorar a integridade das vias da medula espinal durante a cirurgia da coluna vertebral? Qual é o impacto dos medicamentos anestésicos comumente usados (p. ex., anestésicos inalados, propofol, opioides, benzodiazepínicos, fármacos de bloqueio neuromuscular) nas técnicas de monitoramento comumente utilizadas?

4. Quais são as vantagens e desvantagens das técnicas de anestesia regional para um paciente idoso que precisa de reparo da fratura de quadril? Quais bloqueios regionais neuroaxiais ou periféricos seriam apropriados para o paciente?

5. Quais são as opções para fornecer analgesia pós-operatória a um paciente que está agendado para se submeter à artroplastia total do joelho?

6. Como o uso da heparina de baixo peso molecular influencia a escolha da anestesia peridural para um paciente submetido à artroplastia total do quadril?

REFERÊNCIAS

1. Okada Y, Wu D, Trynka G, et al. Genetics of rheumatoid arthritis contributes to biology and drug discovery. *Nature.* 2014;506(7488):376-381.

2. Rheumatoid arthritis. epidemiology, pathology and pathogenesis. in , Klippel, J.H., Crofford, L.J., Stone, J.H., Weyland, C.M., (eds.) *Primer on the Rheumatic Diseases.* 12th ed. Atlanta, GA: Arthritis Foundation; 2001:209-232. Chap. 9.

3. Bernstein RL, Rosenberg AD. *Manual of Orthopedic Anesthesia and Related Pain Syndromes.* New York: Churchill Livingstone; 1993.

4. Rosenberg AD. Current issues in the anesthetic treatment of the patient for orthopedic surgery. *ASA Refresher Courses in Anesthesiology.* 2004;32:169-178.

5. Rosenberg AD. Anesthesia for major orthopedic surgery. *ASA Refresher Courses in Anesthesiology.* 1997;25:131-144.

6. Bienenstock H, Ehrlich GE, Freyberg RH. Rheumatoid arthritis of the cricoaretynoid joint: a clinicopathological study. *Arthritis Rheum.* 1963;6:48-63.

7. Skues MA, Welchew EA. Anaesthesia and rheumatoid arthritis. *Anaesthesia.* 1993;48:989-997.

8. Steel HH. Anatomical and mechanical considerations of the atlantoaxial articulations. *J Bone Joint Surg Am.* 1968;50:1481-1490.

9. Keenan MA, Stiles CM, Kaufman RL. Acquired laryngeal deviation associated with cervical spine disease in erosive polyarticular arthritis Use of the fiberoptic bronchoscope in rheumatic disease. *Anesthesiology.* 1983;58:441-449.

10. Macarthur A, Kleiman S. Rheumatoid cervical joint disease—a challenge to the anesthetist. *Can J Anaesth.* 1993;40(2):154-159.

11. Seronegative spondyloarthropathies, ankylosing spondylitis. in : Klippel, J.H., Crofford, L.J., Stone, J.H., Weyland CM, (eds.) *Primer on the Rheumatic Diseases.* 12th ed. Atlanta, GA: Arthritis Foundation; 2001:250-254. Chap. 11C.

12. Rosenberg AD. Annual Meeting 58th Refresher Course Lectures and Basic Science Review RCL American Society of Anesthesiology. *Anesthesiology.* 2007;119.

13. Zakine J, Samarcq D, Lorne E, et al. Postoperative ketamine administration decreases morphine consumption in major abdominal surgery: a prospective, randomized, double-blind, controlled study. *Anesth Analg.* 2008;106(6):1856-1861.

14. Subramaniam K, Subramaniam B, Steinbrook RA. Ketamine as adjuvant analgesic to opioids: a quantitative and qualitative systematic review. *Anesth Analg.* 2004;99:482-495.

15. American Society of Anesthesiologists Task Force on Intraoperative Awareness. Practice advisory for intraoperative awareness and brain function monitoring: a report by the American Society of Anesthesiologists Task Force on Intraoperative Awareness. *Anesthesiology.* 2006;104:847-864.

16. Avidan MS, Zhang L, Burnside BA, et al. Anesthesia awareness and the bispectral index. *N Engl J Med.* 2008;358:1097-1108.

17. Urban MK, Jules-Elysee K, Urquhart B, et al. The efficacy of antifibrinolytics in the reduction of blood loss during complex adult reconstructive spine surgery. *Spine (Phila Pa 1976).* 2001;26:1152-1156.

18. Zufferey P, Merquiol F, Laporte S, et al. Do antifibrinolytics reduce allogeneic blood in orthopedic surgery?. *Anesthesiology.* 2006;105(5):1034-1046.

19. Neilipovitz DT, Murto K, Hall L, et al. A randomized trial of tranexamic acid to reduce blood transfusion for scoliosis surgery. *Anesth Analg.* 2001;93:82-87.

20. Mangano DT, Tudor IC, Dietzel C, et al. The risk associated with aprotinin in cardiac surgery. *N Engl J Med.* 2006;354:353-365.

21. Mangano DT, Miao Y, Vuylsteke A, et al. Mortality associated with aprotinin during 5 years following coronary bypass graft surgery. *JAMA.* 2007;297:471-479.

22. Fergusson DA, Hebert PC, Mazer CD, et al. A comparison of aprotinin and lysine analogues in high-risk cardiac surgery. *N Engl J Med.* 2008;358:2319-2331.

23. Pasternak BM, Boyd DP, Ellis FH. Spinal cord injury after procedures on the aorta. *Surg Gynecol Obstet.* 1972;135:29-34.

24. Owen JH, Laschinger J, Bridwell K, et al. Sensitivity and specificity of somatosensory and neurogenic motor evoked potentials in animals and humans. *Spine (Phila Pa 1976).* 1988;13(10):1111-1118.

25. Hilibrand AS, Schwartz DM, Sethuraman V, et al. Comparison of transcranial electric motor and somatosensory evoked potential monitoring during cervical spine surgery. *J Bone Joint Surg Am.* 2004;86:1248-1253.

26. MacDonald D. Intraoperative motor evoked potential monitoring: overview and update. *J Clin Monit Comput.* 2006;20(5):347-377.

27. Vauzelle C, Stagnara P, Jouvinroux P. Functional monitoring of spinal cord activity during spinal surgery. *Clin Orthop Relat Res.* 1973;93:173-178.

IV

28. Glassman SD, Rose SM, Dimar JR, et al. The effect of postoperative nonsteroidal antiinflammatory drug administration on spinal fusion. *Spine (Phila Pa 1976)*. 1998;23:834-838.

29. Williams EL. Postoperative blindness. *Anesthiol Clin North Am*. 2002;20:605-622.

30. Lee L, Roth S, Posner K, et al. The American Society of Anesthesiologists Postoperative Visual Loss Registry: analysis of 93 spine surgery cases with postoperative visual loss. *Anesthesiology*. 2006;105(4):652-659.

31. Cheng MA, Todorov A, Tempelhoff R, et al. The effect of prone positioning on intraocular pressure in anesthetized patients. *Anesthesiology*. 2001;95:1351-1355.

32. Lee L, Lam A. Unilateral blindness after position lumbar spine surgery. *Anesthesiology*. 2001;95:793-795.

33. Roth S, Barach P. Postoperative visual loss: still no answers—yet. *Anesthesiology*. 2001;95:575-577.

34. Warner MA. Postoperative visual loss: experts, data and practice. *Anesthesiology*. 2006;105:641-642.

35. American Society of Anesthesiologists Task Force on Perioperative Visual Loss. Practice advisory for perioperative visual loss associated with spine surgery: an updated report by the American Society of Anesthesiologists Task Force on Perioperative Visual Loss. *Anesthesiology*. 2012;116(2):274-285.

36. Roth S. Perioperative Visual Loss: what do we know, what can we do?. *Br J Anaesth*. 2009;103(suppl):i31-i40.

37. The Postoperative Visual Loss Study, Group, Risk factors associated with ischemic optic neuropathy after spine, surgery., Anesthesiology 116 1 2012 15-24.

38. Pohl A, Cullen DJ. Cerebral ischemia during shoulder surgery in the upright position: a case series. *J Clin Anesth*. 2005;17:463-469.

39. Cullen DJ, Kirby RB. Beach chair position may decrease cerebral perfusion pressure Catastrophic outcomes have occurred. *APSF Newsl*. 2007;22(2):25.

40. Zuckerman J. Hip fracture. *N Engl J Med*. 1996;334:1519-1525.

41. Kenzora JE, McCarthy RE, Lowell JD, et al. Hip fracture mortality: relation to age, treatment, preoperative illness, time of surgery, and complications. *Clin Orthop Relat Res*. 1984;186:45-56.

42. Roche JJ, Wenn RT, Sahota O, et al. Effect of comorbidities and postoperative complications on mortality after hip fracture in elderly people: prospective observational cohort study. *BMJ*. 2005;331(7529):1374.

43. White BL, Fisher WD, Laurin CA. Rate of mortality for elderly patients after fracture of the hip in the 1980s. *J Bone Joint Surg Am*. 1987;69(9):1335-1340.

44. Schultz RJ, Whitfield GF, LaMura JJ, et al. The role of physiologic monitoring in patients with fractures of the hip. *J Trauma*. 1985;25:309-316.

45. Moran CG, Wenn RT, Sikand M, et al. Early mortality after hip fracture: is delay before surgery important?. *J Bone Joint Surg Am*. 2005;87:483-489.

46. Shiga T, Wajimaa Z, Ohe Y. Is operative delay associated with increased mortality of hip fracture patients? Systematic review, meta-analysis, and meta-regression. *Can J Anaesth*. 2008;55:146-154.

47. Shah KB, Kleinman BS, Sami H, et al. Reevaluation of perioperative myocardial infarction in patients with prior myocardial infarction undergoing noncardiac operations. *Anesth Analg*. 1990;71:231-235.

48. Valentin N, Lomholt B, Jensen JS, et al. Spinal or general anaesthesia for surgery of the fractured hip? A prospective study of mortality in 578 patients. *Br J Anaesth*. 1986;58:284-291.

49. Davis FM, Woolner DF, Frampton C, et al. Prospective multi-centre trial of mortality following general or spinal anesthesia for hip fracture surgery in the elderly. *Br J Anaesth*. 1987;59:1080-1088.

50. Neuman MD, Silber JH, Elkassabany NM, et al. Comparative effectiveness of regional versus general anesthesia for hip fracture surgery in adults. *Anesthesiology*. 2012;117:72-92.

51. Chayen D, Nathan H, Chayen M. The psoas compartment block. *Anesthesiology*. 1976;45:95-99.

52. Donaldson AJ, Thompson HE, Harper NJ, Kenny NW. Bone cement implantation syndrome. *Br J Anaesth*. 2009;102(1):12-22.

53. Odinsson A, Finsen V. Tourniquet use and its complications in Norway. *J Bone Joint Surg*. 2006;88:1090-1092.

54. Chabel C, Russell LC, Lee R. Tourniquet-induced limb ischemia: a neurophysiologic animal model. *Anesthesiology*. 1990;72:1038-1044.

55. Rama KR, Apsingi S, Poovali S, et al. Timing of tourniquet release in knee arthroplasty Meta-analysis of randomized, controlled trials. *J Bone Joint Surg Am*. 2007;89:699-705.

56. Memtsoudis SG, Ma Y, Gonzalez Della Valle A, et al. Perioperative outcomes after unilateral and bilateral total knee arthroplasty. *Anesthesiology*. 2009;111:1206-1216.

57. Chan WC, Musonda P, Cooper AS, et al. One-stage versus two-stage bilateral unicompartmental knee replacement: a comparison of immediate post-operative complications. *J Bone Joint Surg*. 2009;91:1305-1309.

58. Ritter MA, Harty LD, Davis KE, et al. Simultaneous bilateral, staged bilateral, and unilateral total knee arthroplasty: a survival analysis. *J Bone Joint Surg Am*. 2003;85:1532-1537.

59. Restrepo C, Parvizi J, Dietrich T, et al. Safety of simulataneous bilateral total knee arthroplasty A meta-analysis. *J Bone Joint Surg Am*. 2007;89:1220-1226.

60. Kim DH, Lin Y, Goytizolo EA, et al. Adductor canal block versus femoral nerve block for total knee arthroplasy. *Anesthesiology*. 2104;120:540–555.

61. Memtsoudis AG, Danninger T, Rasul R, et al. Inpatient falls after total knee arthroplasty The role of anesthesia type and peripheral nerve blocks. *Anesthesiology*. 2014;120:551-563.

62. Abdallah FW, Johnson J, Chan V, et al. Intravenous dexamethasone and perineural dexamethasone similarly prolong the duration of analgesia after supraclavicular block: a randomized, triple arm, double blind, placebo-controlled trial. *Reg Anesth Pain Med*. 2015;40(2):125-132.

63. Surdam JW, Licini DJ, Baynes NT, Arce BR. The use of exparil to manage postoperative pain in unilateral total knee replacement. *J Arthroplasty*. 2015;30(2):325-329.

64. Horlocker TT, Wedel DJ, Benzon H, et al. Regional anesthesia in the anticoagulated patient: defining the risks (the second ASRA Consensus Conference on Neuraxial Anesthesia and Anticoagulation). *Reg Anesth Pain Med*. 2003;28:172-197.

65. Horlocker TT, Wedel D, Rowlingson JC, et al. Regional anesthesia in the patient receiving antithrombotic or thrombolytic therapy: American Society of Regional Anesthesia and Pain Medicine Evidence-Based Guidelines (Third Edition). *Reg Anesth Pain Med*. 2010;35(1):64-101.

66. Horlocker TT, Wedel DJ, Rowlingson JC, Enneking FK. Executive summary: regional anesthesia in the patient receiving antithrombotic or thrombolytic therapy: American Society of Regional Anesthesia and Pain Medicine Evidence-Based Guidelines (Third Edition). *Reg Anesth Pain Med*. 2010;35(1):102-105.

67. Food and Drug Administration. FDA Drug Safety Communication: updated recommendations to decrease risk of spinal column bleeding and paralysis in patients on low molecular weight heparins. . Nov. 6, 2013 http://www.fda.gov/Drugs/DrugSafety/ucm373595.htm.

33 OBSTETRÍCIA

Jennifer M. Lucero e Mark D. Rollins

Para a realização da analgesia e anestesia periparto, é necessário compreender as alterações fisiológicas que ocorrem durante a gravidez e o trabalho de parto; os efeitos dos anestésicos sobre a mãe, o feto e o recém-nascido; e os benefícios e riscos associados às várias técnicas anestésicas. O curso do trabalho de parto e do parto e as condições de alto risco da mãe devem ser claramente entendidos. Essas condições exigem que o profissional seja capaz de realizar várias técnicas analgésicas e anestésicas. Por fim, é necessário que haja treinamento e organização adequados para os potenciais casos de emergências e complicações obstétricas que exijam intervenção imediata, tais como sofrimento fetal e hemorragia materna.

ALTERAÇÕES FISIOLÓGICAS NAS MULHERES GRÁVIDAS

Durante a gravidez, o trabalho de parto e o parto, as mulheres sofrem alterações significativas em sua anatomia e fisiologia, que são resultantes de (1) atividade hormonal alterada; (2) mudanças bioquímicas associadas às demandas metabólicas crescentes do feto em crescimento, placenta e útero; e (3) deslocamento mecânico devido ao útero em crescimento.[1,2]

Alterações no Sistema Cardiovascular

As alterações no sistema cardiovascular durante a gravidez podem ser resumidas em (1) aumento do volume de fluido intravascular; (2) aumento do débito cardíaco; (3) diminuição da resistência vascular sistêmica; e (4) presença de compressão aorto-cava em posição supina (Tabela 33.1).

Fluido Intravascular e Hematologia

O volume de fluido intravascular materno começa a aumentar no primeiro trimestre. A termo, o volume plasmático aumenta cerca de 50% em comparação ao estado não gravídico, enquanto o volume de eritrócitos aumenta cerca de 25% apenas. Esse aumento desproporcional no volume plasmático explica a pequena anemia durante a gravidez. No entanto, geralmente a hemoglobina permanece a 11 g/dL ou mais. Esse volume aumentado de fluido intravascular de 1.000 para 1.500 mL ao final do termo compensa a perda de sangue de 300 a 500 mL que ocorre durante o parto vaginal e a perda de sangue de 800 a 1.000 mL que ocorre durante o parto por cesariana. Além disso, o útero contraído após o parto provoca uma espécie de *autotransfusão* que, geralmente, ultrapassa 500 mL de sangue.

A concentração de proteínas plasmáticas totais diminui como resultado do efeito diluente do volume aumentado de fluido intravascular. A gravidez é um estado hipercoagulável com aumento de concentração dos fatores I, VII, VIII, IX, X e XII, e diminuição dos fatores XI e XIII e da antitrombina III.

Tabela 33.1	Alterações nos Sistemas Cardiovascular e Pulmonar durante a Gravidez
Parâmetro do Sistema	**Valor ao Final do Termo Comparado ao Valor não Gravídico**
Sistema Cardiovascular	
Volume de líquido intravascular	Aumentado 35%-45%
Volume plasmático	Aumentado 45%-55%
Volume de eritrócitos	Aumentado 20%-30%
Débito cardíaco	Aumentado 40%-50%
Volume sistólico	Aumentado 25%-30%
Frequência cardíaca	Aumentada 15%-25%
Circulação periférica	
Resistência vascular sistêmica	Diminuída 20%
Resistência vascular pulmonar	Diminuída 35%
Pressão venosa central	Sem alteração
Pressão de oclusão capilar pulmonar	Sem alteração
Pressão venosa femoral	Aumentada 15%-50%
Sistema Pulmonar	
Ventilação-minuto	Aumentada 45%-50%
Volume corrente	Aumentado 40%-45%
Frequência respiratória	Aumentada 0-15%
Volumes pulmonares	
Volume de reserva expiratório	Diminuído 20%-25%
Volume residual	Diminuído 15%-20%
Capacidade funcional residual	Diminuída 20%
Capacidade vital	Sem alteração
Capacidade pulmonar total	Diminuída 0-5%
Gasometria arterial e pH	
Pa_{O2}	Normal ou levemente aumentada
Pa_{CO2}	Diminuída 10 mmHg
pH	Sem alteração ou alcalose mínima
Consumo de oxigênio	Aumentado 20%

Dados retirados de Cheek TG, Gutsche BB. Maternal physiologic alterations. Em Hughes SC, Levinson G, Rosen MA, Shnider SM, eds. *Shnider and Levinson's Anesthesia for Obstetrics*. 4ª ed. Philadelphia: Lippincott Williams & Wilkins; 2002:3-18; e Gaiser R. Physiologic changes of pregnancy. Em Chestnut DH, Polley LS, Tsen LC, Wong CA, eds. *Chestnut's Obstetric Anesthesia: Principles and Practice*. 4ª ed. Philadelphia: Elsevier; 2009:15-36.

Isso resulta em uma diminuição de, aproximadamente, 20% no tempo de protrombina (TP) e no tempo de tromboplastina parcialmente ativada (TTPA). A contagem de plaquetas pode permanecer normal ou estar diminuída em 10% ao final do termo e a leucocitose é comum.

Débito Cardíaco

O débito cardíaco aumenta cerca de 35% ao final do primeiro trimestre e cerca de 50% acima da linha de base no terceiro trimestre devido ao aumento do volume sistólico (25% a 30%) e da frequência cardíaca (15% a 25%). Aumentos adicionais de 10% a 25% no débito cardíaco ocorrem durante o primeiro estágio do trabalho de parto, sendo de 40% no segundo estágio. O maior aumento ocorre imediatamente após o parto, quando o débito cardíaco chega a 80% acima dos valores encontrados antes do trabalho de parto. Isso apresenta um risco pós-parto específico para as pacientes com doença cardíaca, tal como estenose valvar fixa. O débito cardíaco diminui nas primeiras horas após o parto e atinge os valores pré-trabalho de parto cerca de 48 horas após o parto. Em seguida, diminui substancialmente até atingir os valores pré-gravídicos 2 semanas após o parto.

Resistência Vascular Sistêmica

Embora o débito cardíaco e o volume plasmático aumentem, a pressão arterial diminui em uma gravidez sem complicações devido a uma redução de 20% na resistência vascular sistêmica ao final da gravidez. As pressões sistólica, média e diastólica podem diminuir de 5% a 20% na 20ª semana de gravidez e apresentar um leve aumento gradual até atingir os valores pré-gravídicos à medida que a gravidez avança. Apesar do volume plasmático aumentado, não há alteração na pressão venosa central durante a gravidez devido ao aumento da capacitância venosa.

Compressão Aorto-Cava

Quando em posição supina, o útero grávido pode comprimir a aorta e a veia cava. A compressão da veia cava pode reduzir a pré-carga, o débito cardíaco e a pressão arterial sistêmica (Fig. 33.1). A termo, a veia cava inferior fica quase completamente ocluída em posição supina, havendo retorno venoso do sangue das extremidades inferiores através das veias peridurais, ázigos e vertebrais. Além disso, ocorre uma significativa compressão da artéria ilíaca em 15% a 20% das gestantes. Quase 15% das gestantes, ao final do termo, apresentam uma significativa hipotensão em posição supina. Diaforese, náuseas, vômito e alterações na atividade frequentemente acompanham a hipotensão. Esta constelação de sintomas é denominada *síndrome da hipotensão supina*. A compressão da veia cava diminui o débito cardíaco em 10% a 20% e também pode contribuir para uma estase venosa das extremidades inferiores, resultando, assim, em edema no tornozelo, varizes e aumento do risco de trombose venosa.

Alterações Ecocardiográficas

Há alterações significativas na ecocardiograma durante a gravidez.[3] O coração é deslocado para a frente e para a esquerda. As câmaras do lado direito aumentam de tamanho em 20% e as câmaras do lado esquerdo aumentam de tamanho em 10% a 12%, havendo associados hipertrofia excêntrica do ventrículo esquerdo e aumento da fração de ejeção. Os diâmetros anulares das válvulas mitral, tricúspide

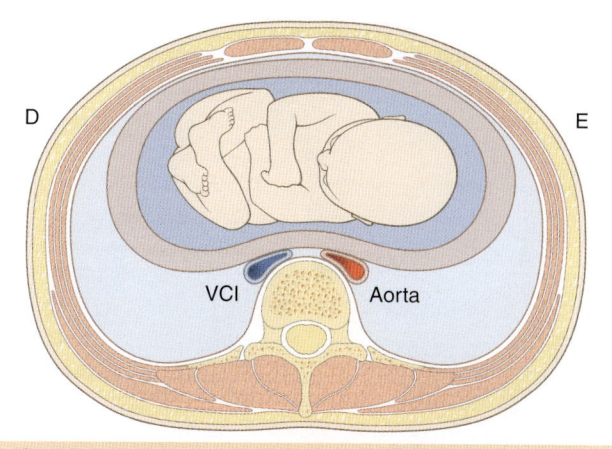

Fig. 33.1 Diagrama esquemático mostrando a compressão da veia cava inferior (VCI) e da aorta abdominal pelo útero gravídico em posição supina.

e pulmonar aumentam, mas o anel aórtico permanece o mesmo. A regurgitação valvar tricúspide e pulmonar é comum e cerca de uma em cada quatro mulheres apresenta regurgitação mitral. Além disso, pequenos derrames pericárdicos podem estar presentes durante a gravidez.

Respostas Compensatórias e Riscos

Na posição supina, uma significativa hipotensão arterial é incomum, pois a paciente compensa a diminuição da pré-carga com o aumento reflexo da resistência vascular sistêmica. Este aumento compensatório da resistência vascular sistêmica é prejudicado com o uso de técnicas anestésicas regionais. Consequentemente, o posicionamento supino deve ser evitado durante a administração de anestésico neuroaxial no segundo e terceiro trimestres. Para reduzir a hipotensão e preservar a circulação fetal, geralmente se utiliza uma inclinação lateral significativa durante a analgesia do trabalho de parto e cesarianas deslocando o útero grávido para a esquerda e afastando-o da veia cava inferior (Fig. 33.2). O deslocamento uterino para a esquerda pode ser realizado colocando-se a paciente em posição lateral esquerda ou elevando-se o quadril direito em 10 a 15 cm com um cobertor, calço ou inclinação da mesa cirúrgica.

O útero gravídico também pode comprimir a aorta abdominal inferior. Isso pode causar hipotensão arterial nas extremidades inferiores, o que explica porque as medições de pressão arterial sistêmica pelo braço não refletem essa diminuição. A compressão aorto-cava diminui os fluxos sanguíneos uterino e placentário. Mesmo com uma unidade uteroplacentária saudável, uma hipotensão materna prolongada (redução de mais de 25% em uma paciente comum) por mais de 10 a 15 minutos pode diminuir significativamente o fluxo sanguíneo uterino (FSU) e levar a acidose fetal progressiva.

A pressão venosa distal aumentada ao nível de compressão da veia cava serve para desviar o retorno sanguíneo da metade inferior do corpo através dos plexos venosos paravertebrais para a vcia ázigos. O fluxo proveniente da

IV

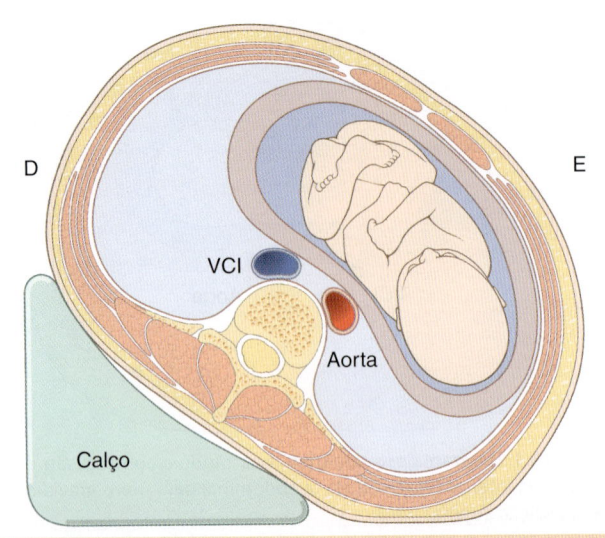

Fig. 33.2 Diagrama esquemático ilustrando o deslocamento uterino para a esquerda após elevação do quadril direito com uma almofada. Esta posição afasta o útero gravídico da veia cava inferior (VCI) e da aorta.

veia ázigos entra na veia cava superior e o retorno venoso cardíaco é mantido. A dilatação das veias peridurais pode tornar mais provável uma colocação intravascular acidental do cateter peridural. Isso pode levar a uma injeção intravascular acidental de solução anestésica local, o que pode ter efeitos profundos no sistema cardiovascular e no sistema nervoso central (SNC), havendo potencial para um completo colapso hemodinâmico, convulsão e morte. Uma *dose teste* é administrada antes da dose total calculada ser empregada pelo cateter peridural a fim de diminuir a possibilidade de um posicionamento intravascular não intencional antes do bloqueio neuroaxial ser iniciado. Esta técnica é descrita posteriormente na seção "Analgesia Peridural" (Capítulo 17).

Alterações no Sistema Pulmonar

As alterações mais significativas no sistema pulmonar durante a gravidez envolvem as (1) vias aéreas superiores, (2) a ventilação-minuto, (3) a oxigenação arterial e (4) os volumes pulmonares (Tabela 33.1).

Vias Aéreas Superiores (Capítulo 16)

Durante a gravidez, ocorre um significativo ingurgitamento capilar do revestimento mucoso do trato respiratório superior e aumento da fragilidade tissular. Como resultado, a instrumentação das vias aéreas superiores pode causar obstrução resultante de edema tecidual e sangramento. São necessários cuidados adicionais durante a sucção, acesso às vias aéreas (evite a instrumentação nasal, se possível), laringoscopia direta e intubação. Pode ser prudente selecionar um tubo traqueal menor (6 a 6,5 mm de diâmetro interno), pois geralmente as cordas vocais e aritenoides estão edemaciadas. A presença de pré-eclâmpsia, infecções do trato respiratório superior e força de expulsão ativa com associado aumento

da pressão venosa agrava ainda mais o edema tecidual das vias aéreas, tornando a intubação endotraqueal e a posterior ventilação mais desafiadoras. Além disso, o ganho de peso associado à gravidez, particularmente nas mulheres de baixa estatura ou com obesidade coexistente (Capítulo 29), pode resultar em dificuldade de colocação do laringoscópio devido ao pescoço mais curto e ao tecido mamário aumentado.

Ventilação-Minuto e Oxigenação

A ventilação-minuto fica cerca de 50% acima dos níveis pré-gravídicos durante o primeiro trimestre e assim permanece durante o restante da gravidez. Essa ventilação-minuto aumentada é alcançada, principalmente, pelo aumento dos volumes correntes, havendo pequenos aumentos na frequência respiratória (Tabela 33.1). O aumento dos níveis circulantes de progesterona e o aumento da produção de CO_2 são, provavelmente, o estímulo para a ventilação-minuto aumentada. A Pa_{CO_2} materna em repouso diminui de 40 mmHg para aproximadamente 30 mmHg durante o primeiro trimestre como reflexo da ventilação-minuto aumentada. O pH arterial, no entanto, permanece apenas levemente alcalino (7,42 a 7,44) devido ao aumento da excreção renal de íons bicarbonato (HCO^{3-} de 20 para 21 mEq/L a termo).

No início da gestação, a Pa_{O_2} materna, enquanto respira o ar da sala, está, normalmente, acima de 100 mmHg devido à presença de hiperventilação e à associada diminuição do CO_2 alveolar. Posteriormente, a Pa_{O_2} se normaliza ou diminui ligeiramente, provavelmente refletindo o fechamento das vias aéreas e o *shunt* intrapulmonar. A hemoglobina materna se desloca para a direita com a P_{50} aumentando de 27 para aproximadamente 30 mmHg.

A termo, o consumo de oxigênio fica aumentado em 20%. O esforço adicional do trabalho de parto resulta em aumentos adicionais na ventilação-minuto e no consumo de oxigênio. Durante o trabalho de parto, o consumo de oxigênio aumenta em 40% acima das taxas pré-trabalho de parto durante o primeiro estágio e em 75% durante o segundo estágio. A dor do trabalho de parto pode resultar em uma hiperventilação grave, fazendo com que a Pa_{CO_2} caia para menos de 20 mmHg. Essa hiperventilação associada à dor e a alcalose podem ser atenuadas pelas técnicas analgésicas neuroaxiais.

Volumes Pulmonares

O volume de reserva expiratório (VRE) e o volume pulmonar residual (VR), em contraste com o surgimento precoce da ventilação-minuto aumentada, não começam a se alterar até o 3° mês de gravidez (Tabela 33.1). Com o aumento gradativo do útero, o diafragma é forçado para cima, o que é a principal causa da diminuição de 20% na capacidade residual funcional (CRF) presente ao final da gravidez. Essa alteração é criada por reduções aproximadamente iguais no VRE e no VR. Como resultado, a CRF pode ser menor do que a capacidade de fechamento para muitas vias aéreas pequenas e pode causar atelectasias na posição supina. A capacidade vital não se altera significativamente com a gravidez. A combinação da ventilação-minuto aumentada com a CRF diminuída resulta em uma frequência maior, na qual podem ser alcançadas alterações na concentração alveolar dos anestésicos inalados. As medidas respiratórias do VEF_1, VEF_1/CVF (capacidade vital forçada) e a capacidade de fechamento não se alteram significativamente com a gravidez.

Implicações Anestésicas

Durante a indução da anestesia geral em uma paciente grávida, a Pa_{O2} diminui muito mais rápido do que em uma paciente não grávida devido à reserva de oxigênio diminuída (CRF diminuída) e à absorção de oxigênio aumentada (taxa metabólica aumentada). Por estas razões, a administração de oxigênio suplementar ou uma pré-oxigenação antes da anestesia geral é especialmente importante para a segurança da paciente. A paciente grávida deve respirar oxigênio por 3 minutos antes de qualquer período de apneia antecipada (tal como a indução de anestesia) ou respirar fundo quatro vezes nos 30 segundos imediatamente anteriores à indução da anestesia, se uma anestesia geral emergente for necessária. Além disso, o aumento do edema das vias aéreas torna a ventilação e a intubação mais difíceis e aumenta o potencial de complicações e morbidade.

Alterações Gastrointestinais

As alterações gastrointestinais durante a gravidez tornam as mulheres com mais de 20 semanas de gestação vulneráveis a regurgitação, aspiração de conteúdo gástrico e desenvolvimento de pneumonite ácida. O deslocamento do estômago e do piloro para cima pelo útero aumentado reposiciona a porção intra-abdominal do esôfago no tórax e diminui a competência do esfíncter esofágico. Os níveis aumentados de progesterona e de estrogênio da gravidez reduzem ainda mais o tônus do esfíncter esofágico. Durante o parto vaginal, a pressão gástrica é aumentada pelo útero gravídico e pela posição de litotomia. A gastrina, que é secretada pela placenta, estimula a secreção gástrica de íons hidrogênio, fazendo com que o pH do suco gástrico seja previsivelmente baixo nas mulheres grávidas. Por estas razões, o refluxo de suco gástrico para o esôfago com subsequente esofagite (azia) é comum e aumenta com a idade gestacional. Além disso, o esvaziamento gástrico é retardado com o início do trabalho de parto ou com a administração de opioides, aumentando ainda mais o risco de aspiração.

Implicações Anestésicas

Independentemente do intervalo de tempo desde a ingestão de alimentos, as mulheres em trabalho de parto devem ser tratadas como se estivessem com o estômago cheio e com risco aumentado de aspiração pulmonar de conteúdo gástrico. Isso inclui o uso rotineiro de antiácidos não particulados, indução em sequência rápida, pressão na cricoide e intubação endotraqueal com balonete como parte da sequência de indução de anestesia geral em uma mulher grávida com aproximadamente mais de 20 semanas de idade gestacional. Considerando-se o tempo de trânsito

já prolongado, a dor, a ansiedade e os opioides administrados durante o trabalho de parto podem retardar ainda mais o esvaziamento gástrico. A analgesia peridural com anestésico local não retarda o esvaziamento gástrico; mas, usando-se bólus peridural de fentanil, teremos retardo.[4] O baixo pH do suco gástrico aspirado é importante na produção e gravidade da pneumonite ácida e é a razão para a administração de antiácidos para as mulheres grávidas antes da indução da anestesia. As diretrizes da American Society of Anesthesiologists (ASA)[5] recomendam a "administração oportuna de antiácidos não particulados orais, de antagonistas do receptor H_2 intravenosos (IV) e/ou metoclopramida para profilaxia da aspiração" antes da indução de anestesia em mulheres grávidas. Os antiácidos não particulados, tais como o citrato de sódio (30 mL), funcionam rapidamente. A metoclopramida pode diminuir significativamente o volume gástrico em apenas 15 minutos, embora a hipomotilidade gástrica associada à administração prévia de opioides reduza a sua eficácia.[6] Nas gestantes, os antagonistas do receptor H_2 aumentam o pH do suco gástrico em aproximadamente 1 hora após a administração e sem produzir efeitos adversos. Os antiácidos acompanhados dos antagonistas H_2 são melhores que os antiácidos sozinhos na diminuição da acidez gástrica.[7]

Alterações no Sistema Nervoso

As necessidades de anestésicos inalatórios (concentração alveolar mínima [CAM]) diminuem até 40% durante a gravidez em estudos com animais[8] e 28% em seres humanos[9] no primeiro trimestre da gravidez. No entanto, um estudo de monitoramento eletroencefalográfico mostrou que os efeitos anestésicos do sevoflurano no cérebro são semelhantes em mulheres grávidas e não grávidas.[10] Consequentemente, a magnitude e o mecanismo da diminuição da necessidade de anestésicos permanecem incertos. Uma implicação clínica dessa CAM diminuída é que as concentrações alveolares de anestésicos que não rotineiramente produziriam a inconsciência podem se aproximar das concentrações de anestésicos suficientes para mulheres grávidas. É necessária uma administração judiciosa dos anestésicos que deprimem o SNC para evitar um dano não planejado dos reflexos das vias aéreas superiores e um aumento do já grande risco de aspiração de conteúdo gástrico.

As pacientes grávidas são mais sensíveis aos anestésicos locais usados durante o bloqueio neuroaxial. Há uma redução na dose anestésica local necessária para a anestesia peridural ou raquidiana em mulheres grávidas ao final do termo. A observação de doses diminuídas de anestésicos locais neuroaxiais já no primeiro trimestre sugere um papel tanto nas alterações anatômicas quanto nas bioquímicas. Essa necessidade diminuída ocorre antes de uma significativa compressão aorto-cava e das reduções no volume do espaço peridural devido às veias dilatadas. Embora essa sensibilidade aumentada provavelmente seja baseada em mudanças hormonais, mudanças mecânicas também podem estar envolvidas. A ingurgitação das veias peridurais

IV

à medida que a pressão intra-abdominal aumenta com o crescimento gradativo do útero resulta em uma diminuição tanto no tamanho do espaço peridural quanto no volume de líquido cefalorraquidiano (LCR) no espaço subaracnóideo. O volume diminuído desses espaços facilita a dispersão dos anestésicos locais. No entanto, a pressão do LCR em si não aumenta com a gravidez.

Alterações Renais

O fluxo sanguíneo renal e a taxa de filtração glomerular aumentam cerca de 50% a 60% no 3º mês de gravidez e não retornam aos níveis pré-gravídicos até 3 meses após o parto. Assim, os limites superiores normais nas concentrações de nitrogênio ureico sanguíneo e creatinina sérica diminuem cerca de 50% nas mulheres grávidas. Há diminuída reabsorção tubular de proteínas e glicose, e é frequente que estas sejam excretadas na urina. Em uma coleta de urina de 24 horas, os achados de menos de 300 mg de proteína ou 10 g de glicose são considerados os limites superiores normais na gravidez.

Alterações Hepáticas

O fluxo sanguíneo hepático não se altera significativamente com a gravidez. As concentrações de proteínas plasmáticas encontram-se reduzidas durante a gravidez e os níveis diminuídos de albumina sérica podem aumentar os níveis sanguíneos livres dos fármacos altamente ligados às proteínas. Os exames de função hepática levemente aumentados são comuns no terceiro trimestre. A atividade da colinesterase plasmática (pseudocolinesterase) diminui 25% a 30% da 10ª semana de gestação até 6 semanas após o parto. No entanto, essa atividade diminuída pode não ser suficiente para prolongar o bloqueio neuromuscular da succinilcolina. Além disso, o esvaziamento incompleto da vesícula biliar e as alterações na composição da bile aumentam o risco de doença da vesícula biliar durante a gravidez. Mesmo sem anormalidades patológicas subjacentes, os níveis de fosfatase alcalina duplicam durante a gravidez devido à produção placentária.

FISIOLOGIA DA CIRCULAÇÃO UTEROPLACENTÁRIA

A placenta é a interface dos tecidos materno e fetal, e tem o propósito de troca fisiológica. O sangue materno é entregue ao útero e à placenta através de duas artérias uterinas. O sangue rico em nutrientes e sem resíduos é transferido da placenta para o feto através de uma única veia umbilical e o sangue fetal retorna à interface com a circulação materna através de duas artérias umbilicais.

Fluxo Sanguíneo Uterino

O FSU aumenta ao longo da gestação de cerca de 100 mL/min antes da gravidez para 700 mL/min (cerca de 10% do débito cardíaco) na gestação a termo. Cerca de 80% do FSU alimenta o espaço interviloso (placenta) e 20% suporta o miométrio. A vasculatura uterina tem uma limitada autorregulação e permanece dilatada ao máximo em condições normais de gravidez. O FSU diminui devido à pressão de perfusão uterina reduzida ou à resistência arterial umbilical aumentada. A pressão de perfusão diminuída pode ser derivada de hipotensão sistêmica secundária a hipovolemia, compressão aorto-cava ou resistência sistêmica diminuída resultante de anestesia geral ou neuroaxial. O FSU também diminui com o aumento da pressão venosa uterina. Isso pode ser derivado de compressão da veia cava (posição supina), contrações uterinas prolongadas ou frequentes, ou significativa contração da musculatura abdominal (manobra de Valsalva durante a força de expulsão). Além disso, a hipocapnia extrema ($Pa_{CO_2} < 20$ mmHg) associada à hiperventilação secundária à dor de parto pode reduzir o FSU até causar hipoxemia fetal e acidose.

A anestesia peridural ou raquidiana não altera o FSU desde que a hipotensão materna seja evitada. As catecolaminas endógenas induzidas por estresse ou dor e os vasopressores exógenos têm a capacidade de aumentar a resistência arterial uterina e diminuir o FSU. O uso de fenilefrina (agonista α-adrenérgico) para corrigir a hipotensão materna não influencia o bem-estar fetal. Embora o uso de efedrina seja seguro para corrigir a hipotensão materna, a administração de fenilefrina resulta em menos acidose fetal e déficit basal, o que foi mostrado em ensaios clínicos.[11-13] Embora mais estudos sejam necessários para confirmar a segurança e a eficácia da norepinefrina como vasopressor em pacientes obstétricas antes de seu uso clínico de rotina, um estudo de 2015 que comparou a norepinefrina e a fenilefrina para a manutenção da pressão arterial durante uma cesariana mostrou que a norepinefrina estava associada a uma frequência cardíaca materna maior e a aumento do débito cardíaco.[14]

Transferência Placentária

A transferência de oxigênio da mãe para o feto depende de uma variedade de fatores, o que inclui a razão entre o FSU materno e o fluxo sanguíneo umbilical fetal, o gradiente de pressão parcial de oxigênio, as respectivas concentrações e afinidades da hemoglobina, a capacidade de difusão da placenta e a relação acidobásica entre os sangues fetal e materno (efeito Bohr). A curva de dissociação da oxi-hemoglobina fetal desloca-se para a esquerda (maior afinidade ao oxigênio), enquanto que a curva de ligação da hemoglobina materna desloca-se para a direita (afinidade diminuída ao oxigênio), resultando em uma facilitada transferência de oxigênio para o feto. A Pa_{O_2} fetal é, normalmente, de 40 mmHg e nunca ultrapassa 60 mmHg, mesmo que a mãe esteja respirando oxigênio a 100%.[15] Isso ocorre porque a transferência placentária da mãe para o feto representa sangue venoso, e não arterial. O dióxido de carbono atravessa facilmente a placenta e não é limitado pela difusão, e sim pelo fluxo.

A transferência placentária da maioria dos fármacos e de outras substâncias com menos de 1.000 Da ocorre, principalmente, por difusão da circulação materna para o feto, e vice-versa. A difusão de uma substância através da placenta para o feto depende dos gradientes de concentração maternal para fetal, da ligação às proteínas maternas, do peso molecular, da solubilidade lipídica e do grau de ionização da substância. Minimizar a concentração sanguínea materna de um fármaco é o método mais eficaz de limitar a quantidade que atinge o feto.

O alto peso molecular e a baixa solubilidade lipídica de fármacos bloqueadores neuromusculares não despolarizantes resultam em uma limitada capacidade desses fármacos atravessarem a placenta (Capítulo 11). A succinilcolina tem um baixo peso molecular, mas é altamente ionizada e, portanto, não atravessa facilmente a placenta. Assim, durante a administração de um anestésico geral para o parto por cesariana, o feto/recém-nascido não é paralisado. Além disso, tanto a heparina quanto o glicopirrolato têm transferência placentária significativamente limitada. A transferência placentária de barbitúricos, anestésicos locais e opioides é facilitada pelos pesos moleculares relativamente baixos dessas substâncias. Em geral, os fármacos que atravessam prontamente a barreira hematoencefálica também atravessam a placenta.

Absorção Fetal

A absorção fetal de uma substância que atravessa a placenta é afetada pelo pH menor (0,1 unidade) do sangue fetal em comparação ao da mãe. O pH fetal menor significa que fármacos pouco básicos (anestésicos locais, opioides) que atravessam a placenta na forma não ionizada serão ionizados na circulação fetal. Como um fármaco ionizado não pode atravessar a placenta facilmente e retornar à circulação materna, esse fármaco irá se acumular no sangue fetal contra o gradiente de concentração. Assim, em um feto acidótico, concentrações maiores de anestésicos locais podem se acumular (captura de íons), especialmente durante os períodos de sofrimento fetal. Concentrações aumentadas de anestésicos locais no feto podem resultar em um tônus neuromuscular neonatal diminuído. Se ocorrer uma injeção direta de anestésico local intravascular na mãe, a toxicidade fetal significativa pode resultar em bradicardia, arritmia ventricular, acidose e depressão cardíaca grave. A transferência placentária e a absorção fetal de fármacos analgésicos e anestésicos específicos são detalhadas nas próximas seções sobre "Métodos de Analgesia do Trabalho de Parto" e "Anestesia para o Parto por Cesariana".

Características da Circulação Fetal

A circulação fetal ajuda a proteger os órgãos vitais do feto contra a exposição a grandes concentrações de fármacos inicialmente presentes no sangue venoso umbilical. Por exemplo, cerca de 75% do sangue venoso umbilical passa inicialmente através do fígado fetal, de modo que porções significativas de muitos medicamentos são metabolizados antes de atingir a circulação arterial fetal para alimentação do coração e do cérebro. Apesar da atividade enzimática hepática diminuída em comparação com a dos adultos, os sistemas enzimáticos fetais/neonatais podem metabolizar a maioria dos fármacos. Além disso, os fármacos presentes na porção de sangue venoso umbilical que entra na veia cava inferior através do ducto venoso serão diluídos pelo sangue sem fármacos que retorna das extremidades inferiores e vísceras pélvicas do feto. Essas características circulatórias diminuem as concentrações de fármacos no plasma fetal em comparação com o da mãe após administração intravenosa de medicamento em bólus.

ESTÁGIOS DO TRABALHO DE PARTO

É importante compreender os estágios do trabalho de parto e quando o trabalho de parto pode se tornar disfuncional, resultando na necessidade de mais intervenção do obstetra. A obstetrícia pode ser imprevisível. A paciente pode adotar um determinado plano de parto e este mudar no início do trabalho de parto ou após algumas horas. O trabalho de parto pode ocorrer espontaneamente ou ser induzido com base nas indicações maternas ou fetais. O que constitui o progresso normal do trabalho de parto já foi mais precisamente definido.[16,17] Idealmente, essas alterações impedirão partos por cesariana no primeiro estágio do trabalho de parto (paragem ativa do estágio) quando a mulher ainda não está em trabalho de parto ativo.

O trabalho de parto é um processo contínuo que se divide em três estágios. O *primeiro estágio* refere-se ao início do trabalho de parto até o colo do útero estar completamente dilatado. Este primeiro estágio é ainda dividido em duas fases: fase latente e fase ativa. A fase latente pode persistir por muitas horas e, em alguns casos, dias. A fase ativa começa no ponto em que a taxa de dilatação cervical aumenta. Isso, geralmente, ocorre entre 5 a 6 cm de dilatação. O *segundo estágio* do trabalho de parto começa quando o colo do útero encontra-se completamente dilatado e termina quando o bebê nasce. Esta fase é referida como o estágio de "empurrar e expulsar". Quando o bebê nasce, o *terceiro e último estágio* começa, terminando então quando a placenta é entregue. Se a progressão do trabalho de parto por suas fases se apresentar interrompida ou atrasada, pode haver suspeita de trabalho de parto disfuncional, havendo potencial para intervenção obstétrica.

Se o colo do útero da mulher não dilata ou dilata lentamente na fase ativa (primeiro estágio do trabalho de parto) mesmo com intervenções farmacológicas, isso pode ser considerado como uma paragem da fase ativa, resultando em uma cesariana. A paragem da descida ocorre durante a segunda fase do trabalho de parto, quando o bebê é incapaz de nascer por via vaginal. A modalidade de parto depende do nível pélvico em que ocorre a paragem da descida e da posição da cabeça do bebê. Se o bebê estiver suficientemente baixo na pelve, o obstetra pode realizar um parto vaginal instrumentado (também conhecido como *parto vaginal operatório*) por meio de vácuo ou fórceps. Se o bebê permanecer muito alto na pelve, a mulher precisará se submeter a uma cesariana. Além disso, a condição fetal pode ditar uma mudança no curso do trabalho de parto e na modalidade de parto com base no monitoramento da frequência cardíaca fetal (FCF).

O anestesista pode ser consultado a qualquer momento ao longo do trabalho de parto para auxiliar no parto seguro. O curso do trabalho de parto, a modalidade de parto e as condições comórbidas maternas devem ser considerados para a determinação de qual técnica analgésica ou anestésica é a mais apropriada.

IV

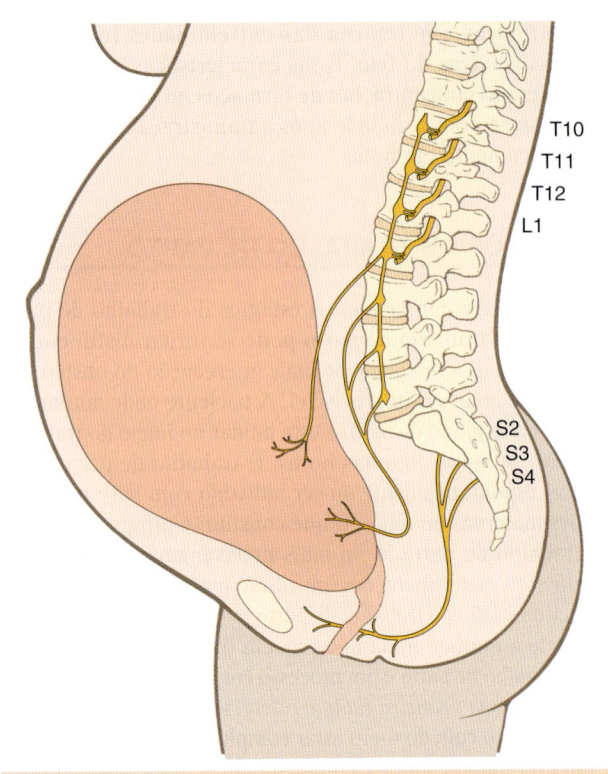

Fig. 33.3 Diagrama esquemático das vias de dor durante a gravidez. A dor visceral durante o primeiro estágio do trabalho de parto deve-se à contração uterina e à dilatação cervical. As fibras sensoriais aferentes do útero e do colo do útero correm com as fibras nervosas simpáticas e entram na medula espinhal em T10-L1. As aferentes somáticas da vagina e do períneo correm via nervo pudendo até os níveis S2-S4.

ANATOMIA DA DOR DO TRABALHO DE PARTO

A contração do útero, a dilatação do colo do útero e a distensão do períneo causam a dor durante o trabalho de parto e durante o parto. As fibras sensoriais aferentes somáticas e viscerais do útero e do colo do útero trafegam com as fibras nervosas simpáticas até a medula espinhal (Fig. 33.3). Durante o primeiro estágio do trabalho de parto (dilatação cervical), a maioria dos estímulos dolorosos é resultante dos impulsos nervosos aferentes do segmento uterino inferior e do colo do útero, com contribuições do corpo uterino, causando dor visceral (mal localizada, difusa e, geralmente, descrita como uma dor suportável, porém intensa). Essas fibras atravessam o tecido paracervical e cursam com os nervos hipogástricos e a cadeia simpática até os gânglios da raiz dorsal nos níveis T10 a L1. Durante o segundo estágio do trabalho de parto (empurrar e expulsar), os aferentes que inervam a vagina e o períneo causam uma dor somática (bem localizada e descrita como aguda). Esses impulsos somáticos viajam principalmente através do nervo pudendo até os gânglios da raiz dorsal dos níveis S2 a S4. A dor durante essa fase também é causada pela distensão e isquemia do tecido da vagina, períneo e músculos do assoalho pélvico. A dor está associada à descida do bebê pela pelve e ao parto. Para se atingir a eficácia durante o segundo estágio do trabalho

de parto, as técnicas analgésicas neuroaxiais que bloqueiam os níveis de T10 a L1 durante o primeiro estágio do trabalho de parto devem ser estendidas para incluir S2 a S4.

A dor do trabalho de parto pode ter efeitos fisiológicos significativos na mãe, no feto e no curso do trabalho de parto. A dor estimula o sistema nervoso simpático, aumenta os níveis plasmáticos de catecolamina, gera taquicardia e hipertensão maternas reflexas e pode reduzir o FSU. Além disso, podem ocorrer alterações na atividade uterina com a rápida diminuição das concentrações plasmáticas de epinefrina associada ao início da analgesia neuroaxial. As oscilações na epinefrina podem causar muitos efeitos uterinos, que variam de um período transitório de taquissistolia uterina (contrações uterinas extremamente frequentes) até um período de quiescência uterina. Alternativamente, essas alterações na epinefrina podem converter padrões de atividade uterina disfuncionais associados à dilatação cervical pouco progressiva em padrões mais regulares associados à dilatação cervical normal.[18]

MÉTODOS DE ANALGESIA DO TRABALHO DE PARTO

Técnicas não Farmacológicas

Existe uma variedade de técnicas não farmacológicas para analgesia do trabalho de parto. Embora os dados sejam limitados, a acupuntura, a acupressão, a estimulação nervosa elétrica transcutânea, o relaxamento e a massagem demonstram um modesto benefício analgésico.[19] Outras técnicas, tais como hipnose e injeções intradérmicas de água, não apresentam benefício significativo. A maioria das técnicas não farmacológicas parece reduzir a percepção da dor do trabalho de parto, mas ainda não existe uma metodologia científica rigorosa para uma adequada comparação dessas técnicas com os métodos farmacológicos. A satisfação da mulher com o trabalho de parto e com o parto em si pode não estar diretamente associada à eficácia analgésica. Uma metanálise feita para avaliar a eficácia de uma pessoa de apoio (p. ex., doula, membro da família) mostrou que as mulheres com uma pessoa de apoio utilizavam menos analgesia farmacológica, tinham menor tempo de trabalho de parto, eram mais propensas a ter um parto vaginal e eram menos suscetíveis a terem sentimentos negativos sobre o parto.[20]

Medicações Sistêmicas

Os analgésicos sistêmicos são utilizados no trabalho de parto e no parto, mas normalmente são limitados por dose em bólus, intervalo de dosagem e dose cumulativa de 24 horas. Embora o uso de analgésicos opioides sistêmicos seja bastante comum, o uso de sedativos, ansiolíticos e fármacos dissociativos é raro. O potencial de sedação materna, comprometimento respiratório, perda de proteção das vias aéreas e proximidade com o tempo de parto determinam o uso judicioso dos opioides sistêmicos. Para as mulheres que estão no início do trabalho de parto espontâneo ou iniciando a indução do trabalho de parto, a analgesia sistêmica com opioides pode ser especialmente benéfica.

Opioides (Capítulo 9)

Embora existam diferenças entre os opioides, todos atravessam facilmente a barreira placentária e exercem efeitos neonatais em doses clínicas típicas, o que inclui variabilidade na diminuição da FCF e depressão respiratória neonatal relacionada à dose. Todos os opioides podem causar efeitos adversos na mãe, tais como náusea, vômito, prurido e esvaziamento estomacal diminuído.

A *meperidina* é um dos opioides mais utilizados em todo o mundo, provavelmente devido ao custo, disponibilidade e fácil administração. Pode ser administrada em doses intravenosas de 12,5 a 25 mg ou doses de 25 a 50 mg por via intramuscular. A meia-vida da meperidina no organismo materno é de 2 a 3 horas, mas no feto e no recém-nascido é significativamente maior (13 a 23 horas) e mais variável. Além disso, a meperidina é metabolizada em um metabólito ativo (normeperidina), que pode se acumular significativamente após doses repetidas. Com o aumento da dose e a redução do intervalo entre a dose e o parto, os riscos de diminuição do índice de Apgar, de saturação de oxigênio reduzida e de tempo prolongado para a respiração contínua do bebê são mais prováveis.[21]

A *morfina* era usada com mais frequência no passado, mas, atualmente, é raramente usada. Como a meperidina, possui um metabólito ativo (morfina-6-glicuronídeo) e uma duração prolongada da analgesia; a meia-vida é mais longa em recém-nascidos em comparação com adultos, e produz significativa sedação materna. No trabalho de parto latente, os obstetras podem usar morfina intramuscular combinada com fenergan para a analgesia, sedação e repouso, o chamado *sono de morfina*. Isso produz analgesia por 2,5 a 6 horas, com início em 10 a 20 minutos, e não parece afetar a morbidade para a mãe ou o bebê.[22]

O *fentanil* é comumente usado para a analgesia do trabalho de parto. Tem uma duração curta e nenhum metabólito ativo. Quando administrado em pequenas doses intravenosas de 50 a 100 µg em 1 hora, não há diferenças significativas nos índices de Apgar e no esforço respiratório do bebê em comparação com os recém-nascidos de mães que não receberam este medicamento.[23,24]

A analgesia controlada pelo paciente (ACP) com *remifentanil* pode ser considerada para as mulheres que têm contraindicações ao bloqueio neuroaxial. Embora a dor do parto diminua com o remifentanil, um estudo randomizado controlado comparando a analgesia peridural com a ACP com remifentanil apresentou índices de dor globais menores no grupo peridural.[25] Foram observadas mais sedação e dessaturação de hemoglobina durante a analgesia com remifentanil, mas não houve diferença entre os grupos nos resultados para o feto e o recém-nascido. Um estudo de equivalência mais recente (2015) realizado entre ACP com remifentanil e analgesia peridural mostrou que o remifentanil era inferior à analgesia peridural e relação ao alívio da dor e aos índices de alívio da dor.[26] Como o remifentanil possui potencial para uma significativa depressão respiratória materna, seu uso deve permanecer sob a atenta supervisão do anestesiologista.

Óxido Nitroso

O óxido nitroso inalado (N_2O) foi usado por décadas para a analgesia do trabalho de parto e, recentemente, teve seu uso aumentado nos Estados Unidos. O óxido nitroso é tipicamente inalado intermitentemente em uma mistura fixa de 50% de N_2O com 50% de oxigênio. Ele fornece uma analgesia satisfatória em algumas mulheres, mas é inferior à analgesia peridural. Os efeitos secundários são leves, sendo náuseas, tonturas e sonolência os mais comuns.[27] Sem coadministração de opioides, é seguro e não resulta em hipóxia, inconsciência ou perda dos reflexos protetores das vias aéreas.[28] As depressões cardiovascular e respiratória maternas são mínimas e a contratilidade uterina não é afetada. Além disso, os índices de Apgar do recém-nascido de mães que utilizam óxido nitroso no trabalho de parto são semelhantes aos das mães que usam outros métodos de manejo da dor do parto ou que não usam analgesia. Quando administrado com equipamento de eliminação adequado, não parece haver problemas quanto à exposição ocupacional. Apesar do seu uso histórico, há uma falta de estudos científicos rigorosos que avaliem melhor sua eficácia geral, segurança e os efeitos em longo prazo sobre o feto e o recém-nascido.[29]

Analgesia Neuroaxial (Regional)

A analgesia neuroaxial (p. ex., peridural, raquidiana, combinada raquiperidural [CRP]) é, atualmente, o método de analgesia do trabalho de parto mais utilizado nos Estados Unidos. A aplicação de bloqueios paracervicais e pudendos para a analgesia é rara. A analgesia neuroaxial tipicamente envolve a administração de anestésicos locais e, muitas vezes, a coadministração de analgésicos opioides. Além disso, fármacos adjuvantes, tais como a epinefrina e a clonidina, diminuem a dose de anestésicos locais ou opioides necessária para a analgesia.[30,31] No entanto, como a FDA (Food and Drug Administration) emitiu uma advertência quanto à possibilidade de significativa hipotensão com o uso da clonidina neuroaxial em obstetrícia, as devidas precauções devem ser tomadas.

Anestésicos Locais

Os anestésicos locais do tipo éster (p. ex., 2-cloroprocaína, procaína, tetracaína) são rapidamente metabolizados pela colinesterase plasmática, diminuindo assim o risco de toxicidade materna e transferência placentária do fármaco. Os anestésicos locais do tipo amida (p. ex., lidocaína, bupivacaína, ropivacaína) são degradados pelas enzimas P-450 no fígado. A bupivacaína e a ropivacaína são os anestésicos locais mais utilizados para analgesia de parto e ambas são extremamente seguras quando dosadas adequadamente para a administração peridural ou intratecal. Uma acidental dose intravascular grande de qualquer anestésico local pode resultar em significativa morbidade materna (convulsões, perda de consciência, arritmias graves e colapso cardiovascular) ou fatalidade e potencial de acumulação fetal (captura de íons); veja esta discussão em "Fisiologia da Circulação Uteroplacentária". O reconhecimento e o tratamento imediatos são essenciais (veja "Toxicidade Sistêmica e Bloqueio Excessivo").

Opioides Neuroaxiais (Capítulo 9)

Os opioides neuroaxiais são comumente usados na anestesia obstétrica. Opioides lipossolúveis, tais como o fentanil e o sufentanil, são frequentemente utilizados para aumentar a analgesia neuroaxial de anestésicos locais. A administração apenas de opioides no espaço peridural pode proporcionar uma analgesia moderada, mas os opioides não são tão eficazes quanto as soluções diluídas de anestésicos locais. Os opioides intratecais são mais potentes do que quando administrados por via peridural ou sistêmica, mas têm duração limitada (< 2 horas) e também são menos eficazes do que os anestésicos locais neuroaxiais. A coadministração de opioides com anestésicos locais prolonga e melhora a qualidade da analgesia e possui efeitos locais poupadores de anestesia. A adição de opioides neuroaxiais está associada a efeitos colaterais relacionados à dose, o que inclui prurido, sedação e náuseas. Além disso, a administração intratecal de opioides pode resultar em bradicardia fetal independente de hipotensão.[32] O mecanismo da bradicardia fetal não está claro, mas pode ser resultante de hiperatividade uterina após o início rápido da analgesia.

TÉCNICAS NEUROAXIAIS

As técnicas neuroaxiais representam a forma mais eficaz de analgesia do trabalho de parto e alcançam as maiores taxas de satisfação materna.[33] A paciente permanece acordada e alerta sem efeitos colaterais sedativos, as concentrações maternas de catecolaminas são reduzidas, a hiperventilação é evitada, a cooperação e a capacidade de participar ativamente do trabalho de parto são facilitadas e otimizadas e uma analgesia previsível pode ser alcançada, sendo esta superior à analgesia fornecida por todas as outras técnicas. No entanto, o atraso em fornecer a analgesia neuroaxial, uma analgesia inadequada ou informações mal comunicadas sobre a analgesia neuroaxial do trabalho de parto podem contribuir para uma experiência de parto negativa (Capítulo 17).[34]

Avaliação Pré-operatória

Antes do início de qualquer bloqueio neuroaxial, os anestesistas devem avaliar a gravidez e o histórico de saúde da paciente; realizar um exame físico focado; discutir os riscos, benefícios e alternativas; e obter consentimento (Capítulo 13). Nas mulheres saudáveis, não são necessários os exames laboratoriais de rotina.[5] Os equipamentos e os medicamentos de ressuscitação devem estar prontamente disponíveis para o tratamento de complicações graves secundárias ao início do bloqueio peridural ou raquidiano (veja "Contraindicações da Anestesia Neuroaxial" e "Complicações da Anestesia Regional"). Durante o início do bloqueio neuroaxial, a mãe e o feto são monitorados de perto (sinais vitais maternos e monitoramento da FCF). As recomendações atuais permitem que mulheres saudáveis em trabalho de parto recebam quantidades modestas de dieta líquida clara. No entanto, em trabalhos de parto complicados (p. ex., devido a obesidade mórbida, via aérea difícil, estado fetal preocupante), a decisão de restringir a ingestão oral deve ser determinada pelo anestesiologista.[5]

Tempo e Aplicação da Peridural

A decisão de quando aplicar uma peridural já foi controversa devido à preocupação de afetar negativamente o progresso do trabalho de parto. As diretrizes atuais da ASA e do American College of Obstetricians and Gynecologists (ACOG) recomendam que a solicitação de alívio da dor do parto pela mãe seja uma justificativa suficiente para a aplicação da peridural e a decisão não deve depender de uma arbitrária dilatação cervical.[5,35] Ensaios clínicos randomizados controlados comparando pacientes que receberam opioides sistêmicos ou analgesia neuroaxial no início do trabalho de parto (tanto espontâneo quanto induzido) não demonstraram diferença nas taxas de cesariana.[36,37] Uma revisão de Cochrane, com base em estudos datados até 2011, que compararam a analgesia de parto com opioides neuroaxiais e sistêmicos, não mostrou diferença nas taxas de parto por cesariana, mas as mulheres que receberam analgesia neuroaxial tiveram uma taxa aumentada de parto vaginal instrumentado.[38,39] A analgesia neuroaxial está associada a um prolongado segundo estágio de trabalho de parto, sendo a sua duração média aproximadamente 20 minutos maior com a analgesia peridural.[38] Um estudo clínico de 2015 não encontrou diferença entre peridurais administradas com fentanil sozinho em comparação com o anestésico local, sugerindo que um segundo estágio prolongado não é resultante do esforço de expulsão diminuído secundário à analgesia local.[40] Esse aumento do segundo estágio não é prejudicial para o bebê ou para a mãe, e enquanto o estado fetal for reconfortante e houver progresso contínuo para o parto, a duração do segundo estágio não requer intervenção.[41]

Técnica Peridural

A analgesia peridural é uma técnica baseada em cateter usada para proporcionar alívio contínuo da dor durante o parto (Capítulo 17). A técnica envolve a inserção de uma agulha especializada (Tuohy) que passa entre os processos espinhosos vertebrais nas costas e vai até o espaço peridural (Fig. 33.4). Esta agulha tem uma ponta romba e levemente curvada para minimizar a punção da dura. Conforme a experiência do anestesista e a exposição ótima dos marcos anatômicos fundamentais, a mulher pode estar em posição sentada ou lateral. Com base nas recomendações da ASA relativas às complicações infecciosas associadas às técnicas neuroaxiais, deve-se sempre usar técnicas assépticas durante a colocação neuroaxial de agulhas e cateteres, incluindo (1) remoção de joias (p. ex., anéis e relógios), lavagem das mãos e uso de toucas, máscaras e luvas estéreis; (2) uso de embalagens individuais de antissépticos para a preparação da pele; (3) uso de clorexidina (preferencialmente) ou iodopovidona (de preferência com álcool) para a preparação da pele, permitindo um tempo de secagem adequado; (4) cobertura estéril da paciente; e

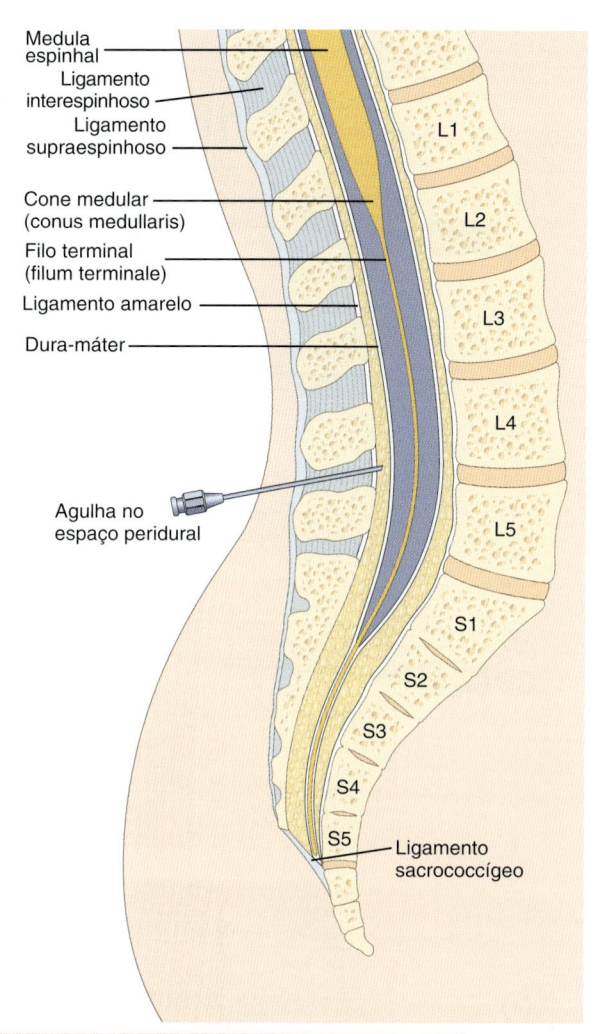

Medula espinhal
Ligamento interespinhoso
Ligamento supraespinhoso
Cone medular (conus medullaris)
Filo terminal (filum terminale)
Ligamento amarelo
Dura-máter
Agulha no espaço peridural
L1
L2
L3
L4
L5
S1
S2
S3
S4
S5
Ligamento sacrococcígeo

Fig. 33.4 Diagrama esquemático da anatomia lombossacral mostrando o posicionamento da agulha para o bloqueio peridural.

(5) uso de curativos oclusivos estéreis no local de inserção do cateter.[42] A agulha é normalmente inserida entre L2 e L4. Ela atravessa a pele e os tecidos subcutâneos, o ligamento supraespinhoso, o ligamento interespinhoso e o ligamento amarelo, avançando até o espaço peridural (Fig. 33.5). A ponta da agulha Tuohy não deve penetrar na dura, que forma o limite entre o espaço intratecal ou subaracnóideo e o espaço peridural. Para localizar o espaço peridural, utiliza-se uma técnica tátil chamada de *perda de resistência*. A resistência tátil observada com a pressão sobre o êmbolo de uma seringa preenchida de ar ou solução salina diminui dramaticamente à medida que a ponta da agulha avança através do ligamento amarelo (resistência densa) até o espaço peridural (sem resistência), que tem uma profundidade média de aproximadamente 5 cm da pele. Após a agulha estar devidamente posicionada, um cateter é inserido através da agulha. O cateter permanece no espaço peridural e a agulha é removida. O cateter é fixado e usado para injeções intermitentes ou contínuas. Após o cateter estar posicionado, a analgesia é conseguida por meio da administração de anestésicos locais ou opioides, ou ambos (veja discussão anterior), e mantida ao longo do trabalho

de parto e do parto. O cateter também pode ser usado para o parto instrumentado ou para a cesárea, bem como para a administração de morfina para analgesia pós-operatória, quando necessário.

Técnica Combinada Raquiperidural

A técnica CRP segue a técnica peridural conforme descrita; mas, após a perda de resistência, uma agulha raquidiana (agulha do tipo ponta-de-lápis de calibre 24 a 27) é inserida dentro da agulha peridural usando o procedimento de agulha através de agulha. Após o LCR ser visualizado, é administrada uma dose intratecal de anestésico local e opioide. A agulha raquidiana é removida e o cateter peridural é inserido conforme descrito para a técnica peridural. Os benefícios da técnica CRP incluem o início mais rápido da analgesia e a ausência de bloqueio motor se os opioides sozinhos forem administrados intratecalmente. Uma revisão sistemática da técnica CRP comparada à técnica peridural não encontrou diferenças maiores no benefício para a mãe ou nos riscos ao bebê, mostrando apenas uma taxa mais alta de início da analgesia e prurido materno com a técnica CRP.[43]

Técnicas de Dosagem e Aplicação de Anestesia Peridural e Anestesia Combinada Raquiperidural

Durante o trabalho de parto, um cateter peridural permite a infusão contínua de anestésico local com ou sem opioides. Além disso, os anestesistas podem inserir no cateter um bólus da mesma solução ou de uma mais concentrada de anestésico local. As bombas de infusão programáveis permitem um método de analgesia peridural controlada pelo paciente (APCP) para aplicação da mistura anestésica escolhida com ou sem infusão de fundo. Em comparação com a infusão contínua somente, o método de aplicação APCP permite o envolvimento de menos profissionais, diminuição do bloqueio motor, maior satisfação da paciente e menor consumo de anestésicos locais.[5,44] A adição de uma infusão de fundo à APCP melhora a analgesia do trabalho de parto, reduz a necessidade de bólus e não aumenta a quantidade de eventos adversos para a mãe ou para o bebê. No entanto, não há no momento evidências suficientes para determinar se a adição de uma infusão de fundo contínua a uma APCP afeta a duração do trabalho de parto e a necessidade de parto operatório.[5,44] O bólus peridural intermitente programado (BPIP) é um método mais recente de administração de bólus peridurais fixos automatizados em intervalos programados. O BPIP pode ser usado sozinho ou com uma técnica APCP. O uso de BPIP pode reduzir um pouco o uso de anestésico local, melhorar a satisfação materna e diminuir a necessidade de bólus de resgate.[45,46] As concentrações de anestésico local peridural foram diminuindo ao longo do tempo, pois um bloqueio motor denso pode afetar negativamente a taxa de parto vaginal. As concentrações típicas de infusão de manutenção para a bupivacaína (0,04% a 0,125%) ou a ropivacaína (0,0625% a 0,2%) peridural são ambas efetivas. Opioides tais como o fentanil (2 μg/mL) ou o sufentanil (0,2 μg/mL) podem ser adicionados à mistura de infusão

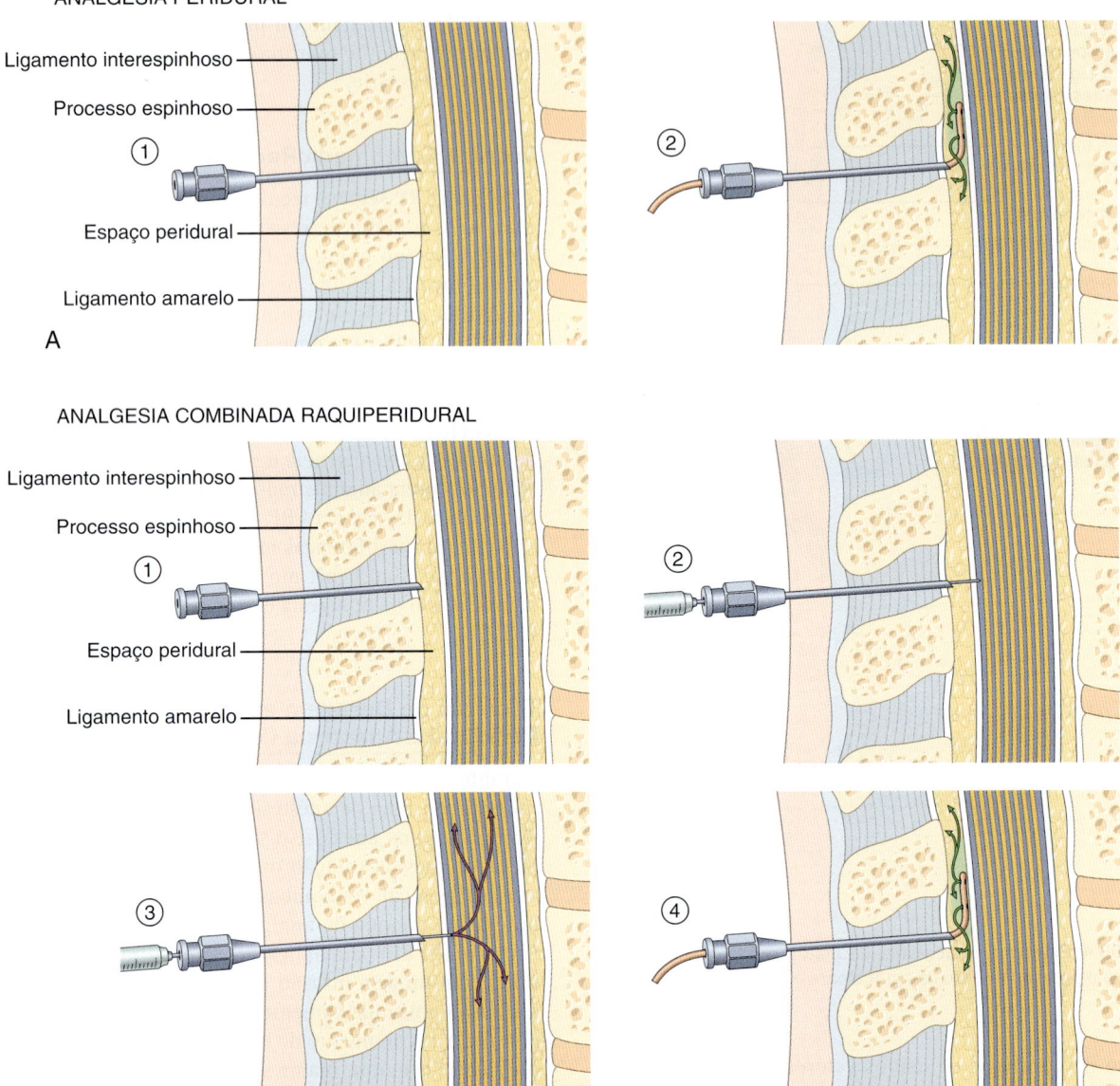

ANALGESIA PERIDURAL

Ligamento interespinhoso

Processo espinhoso

①

Espaço peridural

Ligamento amarelo

A

②

ANALGESIA COMBINADA RAQUIPERIDURAL

Ligamento interespinhoso

Processo espinhoso

①

Espaço peridural

Ligamento amarelo

②

③

④

B

Fig. 33.5 Técnicas de analgesia peridural e de analgesia combinada raquiperidural. (A) Colocação do cateter peridural para analgesia do trabalho de parto: (1) O espaço peridural desejado L2-L4 é identificado. Após a infiltração com anestésico local, uma agulha Tuohy atinge os ligamentos intervertebrais. Uma seringa é conectada à agulha peridural para confirmar o grau de resistência usando-se pressão constante ou periódica no êmbolo. À medida que a ponta da agulha é passada da alta resistência do ligamento amarelo até a baixa resistência do espaço peridural, uma perda súbita de resistência é reconhecida pelo anestesista, que interrompe o avanço. (2) Um cateter peridural é avançado através da agulha para o espaço peridural. Os medicamentos analgésicos são administrados por meio do cateter após a "dose teste". (B) Analgesia combinada raquiperidural: (1) Após a colocação da agulha Tuohy no espaço peridural, (2) é introduzida uma agulha raquidiana (calibre 24 a 26) através da agulha peridural no espaço subaracnóideo. (3) A colocação adequada é confirmada pelo fluxo livre de líquido cefalorraquidiano. Um bólus de anestésicos locais ou opioides é administrado através da agulha raquidiana. (4) Após a remoção da agulha raquidiana, um cateter peridural é avançado através da agulha Tuohy no espaço peridural. O cateter peridural pode ser utilizado para a continuação da analgesia do trabalho de parto. (De Eltzschig HK, Lieberman ES, Camann WR. Regional anesthesia and analgesia for labor and delivery. *N Engl J Med*. 2003;348:319-332, usado com permissão.)

para aumentar a analgesia e diminuir os requisitos para um anestésico local, porém aumentam os efeitos colaterais de prurido, náuseas e sedação dependente da dose. A administração de opioides em bólus também pode ser feita por meio do cateter peridural com as típicas doses de 50 a 100 μg de fentanil ou 5 a 10 μg de sufentanil para melhorar a analgesia. Também podem ser adicionadas concentrações diluídas de epinefrina (1:300.000 a 1:800.000) à mistura peridural para aumentar a analgesia.

Na técnica CRP, a dose intratecal inicial pode incluir um opioide, um anestésico local ou uma combinação dos dois. As doses intratecais típicas para os opioides são de 10 a 20 μg de fentanil ou 1,5 a 5 μg de sufentanil, e as doses de anestésico local são de 1,25 a 3,5 mg de bupivacaína e 2 a 5 mg de ropivacaína. O uso de opioides em grande dose (p. ex., 7,5 μg de sufentanil) associado ao aumento do risco de bradicardia fetal e prurido grave, mesmo sem a presença de hipotensão.[32] Antes do início da peridural, uma *dose de teste* deve ser realizada para avaliar a possibilidade de colocação intratecal ou intravenosa não desejada do cateter. Comumente, são utilizados 3 mL de lidocaína a 1,5% contendo 1:200.000 de epinefrina. Aumentos na frequência cardíaca e na pressão arterial superiores a 20% acima da linha basal (colocação intravascular) ou uma analgesia rápida e bloqueio motor das extremidades inferiores (colocação intratecal) indicam má colocação do cateter peridural. Sempre que um bólus for administrado na peridural para dor incidental, recomenda-se administrar a mistura anestésica gradativamente por meio do cateter peridural ao mesmo tempo em que se monitora de forma contínua a pressão arterial materna e a FCF.

O parto vaginal instrumentado pode ser necessário após observação de paragem na progressão do trabalho de parto e por causa das indicações fetais. Normalmente, o uso de fórceps exige um bloqueio mais denso com anestesia perineal. Pode ser necessária uma suplementação com 5 a 10 mL de lidocaína (1% a 2%) ou 2-cloroprocaína (2% a 3%) peridural.

Analgesia Raquidiana do Trabalho de Parto

A analgesia raquidiana pode ser administrada logo antes do parto vaginal. Esta técnica é útil para a analgesia avançada da segunda fase, parto instrumentado (fórceps/vácuo), avaliação/evacuação da placenta retida ou reparação de lacerações perineais de alto grau. A aplicação do bloqueio raquidiano (3 a 5 mg de bupivacaína com ou sem 10 a 20 μg de fentanil) permite o início rápido da analgesia. Esta dose é significativamente menor do que a necessária para uma cesariana. A duração deste tipo de analgesia raquidiana é de 60 a 90 minutos. Uma agulha raquidiana do tipo ponta-de--lápis de calibre 24 a 27 é selecionada para reduzir o risco de cefaleia pós-punção dural. Se a anestesia for necessária primariamente para o reparo de laceração perineal, a paciente pode permanecer na posição sentada por mais alguns minutos após o uso do anestésico local hiperbárico a fim de concentrar o bloqueio sensorial na região perineal (bloqueio em sela). Um verdadeiro anestésico para bloqueio em sela não produz alívio completo da dor uterina porque as fibras aferentes (que se estendem até T10) do útero não são bloqueadas.

CONTRAINDICAÇÕES DA ANESTESIA NEUROAXIAL

Certas condições contraindicam os procedimentos neuroaxiais. Elas incluem (1) recusa da paciente, (2) infecção no local de inserção da agulha, (3) coagulopatia significativa, (4) choque hipovolêmico, (5) aumento da pressão intracraniana por lesão em massa e (6) recursos ou conhecimentos inadequados do anestesista. Outras condições, tais como infecção sistêmica, doença neurológica e coagulopatias leves, são contraindicações relativas que devem ser avaliadas caso a caso de acordo com as diretrizes atuais.[47,48] As infecções pelo vírus da imunodeficiência humana (HIV) e a hepatite não são contraindicações para a técnica neuroaxial em mulheres grávidas.

COMPLICAÇÕES DA ANESTESIA REGIONAL

As taxas retrospectivas de analgesia peridural inadequada ou analgesia CRP inadequada que requereram substituição do cateter foram de 7% e 3%, respectivamente, em um centro acadêmico dos Estados Unidos.[49] A taxa de punção acidental da dura durante a colocação do cateter peridural situa-se entre 1% e 2% e aproximadamente metade dessas punções resulta em uma intensa dor de cabeça que, normalmente, é tratada com analgésicos, hidratação, repouso, cafeína ou tampão sanguíneo, se necessário. Outros efeitos colaterais potenciais do bloqueio neuroaxial são prurido, náuseas, tremores, retenção urinária, fraqueza motora, dor lombar e bloqueio prolongado. As complicações mais graves, tais como meningite, hematoma peridural e lesão nervosa ou medular, são extremamente raras. Uma análise de bancos de dados provenientes de vários centros médicos feita em 2014 que incluía 257.000 pacientes obstétricas examinou as taxas de eventos neurológicos graves.[50] A taxa de abscesso peridural ou meningite foi de 1:63.000; de hematoma peridural, 1:251.000; e de bloqueio neuroaxial alto, de 1:4.300. Uma metanálise de 2006 com 1,37 milhão de mulheres que receberam peridural para o trabalho de parto mostrou taxas de 1:145.000 de infecção peridural profunda, de 1:168.000 de hematoma peridural e de 1:240.000 de lesão neurológica persistente por mais de 1 ano (Capítulo 17).[51]

Toxicidade Sistêmica e Bloqueio Excessivo

Complicações infrequentes, mas ocasionalmente fatais, podem resultar da administração da anestesia neuroaxial. As complicações mais graves são derivadas de injeções acidentais intravenosas ou intratecais de anestésicos locais. Um bólus não desejado de anestésico local intravenoso resulta em consequências dependentes da dose, que variam desde efeitos colaterais menores (p. ex., zumbido, formigamento perioral, pressão arterial leve e alterações na frequência cardíaca) até

IV

complicações maiores (convulsões, perda de consciência, arritmias graves, colapso cardiovascular). A gravidade depende da dose, do tipo de anestesia local e da condição preexistente da paciente. A bupivacaína tem maior afinidade aos canais de sódio do que a lidocaína e se dissocia mais devagar. Além disso, sua alta afinidade proteica torna a ressuscitação cardíaca mais difícil e prolongada. As medidas que minimizam a probabilidade de uma acidental injeção intravascular incluem uma aspiração cuidadosa do cateter antes da injeção, dosagem de teste e administração gradativa de doses terapêuticas. A ressuscitação bem-sucedida e o suporte da mãe irão restabelecer o FSU. Isso proporcionará oxigenação fetal adequada e proporcionará tempo para excreção dos anestésicos locais do feto. O recém-nascido possui uma capacidade extremamente limitada de metabolizar os anestésicos locais e pode ter convulsões prolongadas se um parto emergencial for necessário.

Uma raquianestesia alta (raqui total) pode ser resultante de um cateter peridural não reconhecido colocado em nível subdural, da migração do cateter durante o uso ou de uma sobredosagem de anestésico local no espaço peridural (peridural alta). Tanto os bloqueios raquidianos altos quanto peridurais podem resultar em hipotensão materna grave, bradicardia, perda de consciência e bloqueio dos nervos motores que inervam os músculos respiratórios.

Tratamento

O tratamento das complicações decorrentes de injeção intravascular e bloqueio raquidiano alto é direcionado para a restauração da oxigenação, da ventilação e das circulações materna e fetal. Intubação, vasopressores, fluidos e algoritmos de suporte avançado de vida em cardiologia (ACLS) são necessários na maioria das vezes. As mudanças nas diretrizes para o ACLS na gravidez incluem o uso de deslocamento manual do útero para a esquerda (em vez de inclinação) para aliviar a compressão aorto-cava, evitar os vasos das extremidades inferiores para a administração dos fármacos e não modificar o protocolo farmacológico ou de desfibrilação, exceto a remoção dos monitores fetal e uterino antes do choque, a menos que isso atrase a intervenção.[52,53] Se ocorrer uma sobredosagem de anestésico local, considerar o uso de uma emulsão lipídica intravenosa a 20% para ligação do fármaco e diminuição da toxicidade.[54] Em qualquer situação de parada cardíaca materna com retorno malsucedido da circulação espontânea, o feto deve ser parido de forma emergencial se a mãe não for ressuscitada dentro de 4 minutos após a paragem. Esta orientação para a cesariana de emergência aumenta as chances de sobrevivência tanto para a mãe como para o bebê. Além disso, o uso de listas de verificação e simulação pode melhorar o desempenho durante eventos raros, porém críticos.

Hipotensão

A hipotensão (diminuição da pressão arterial sistólica > 20%) secundária ao bloqueio simpático é a complicação mais comum do bloqueio neuroaxial para analgesia de parto, com taxas de aproximadamente 14%.[43] As medidas profiláticas são deslocamento uterino para a esquerda e hidratação. Embora o estabelecimento de um padrão para o tempo, a

quantidade e o tipo de fluido de hidratação permaneçam controversos, todos concordam que a desidratação deve ser evitada. A pré-hidratação com até 1 L de cristaloide por via intravenosa não parece diminuir significativamente as taxas de hipotensão oriunda de doses pequenas de peridural.[55] Embora a pré-carga de líquidos por via intravenosa possa ser usada para reduzir a frequência de hipotensão materna após a anestesia raquidiana, não há diferença consistentemente significativa na hipotensão após anestesia raquidiana em caso de pré-carga ou cocarga de cristaloide ou coloide em via intravenosa.[5,56,57] O tratamento da hipotensão consiste em deslocamento uterino adicional, fluidos intravenosos e administração de vasopressores. A fenilefrina ou a efedrina podem ser usadas para tratar a hipotensão. Embora a efedrina (principalmente β-adrenérgica) tem sido tradicionalmente usada, os dados mais recentes confirmam que (1) uma infusão de fenilefrina (principalmente α-adrenérgica) no momento da aplicação raquidiana é efetiva na prevenção da hipotensão; (2) em comparação à efedrina, a fenilefrina está associada a menor transferência placentária e acidose fetal; e (3) a fenilefrina é, atualmente, considerada o vasopressor de escolha para o tratamento da hipotensão materna.[12,58] No entanto, reduções significativas na frequência cardíaca materna abaixo da linha basal significam diminuição do débito cardíaco; portanto, a frequência cardíaca e a pressão arterial devem ser levadas em consideração para a escolha dos medicamentos vasopressores no controle da hipotensão materna.[58,59] Se tratada prontamente, a hipotensão materna transitória não leva a depressão fetal ou morbidade neonatal.

Aumento da Temperatura Corporal

O aumento da temperatura corporal e a febre estão associados à analgesia peridural do trabalho de parto (Capítulo 20). Apenas cerca de 20% das mulheres que recebem analgesia peridural desenvolvem febre e as restantes 80% não apresentam aumento na temperatura corporal.[60] Embora a causa do aumento da temperatura materna permaneça incerta, a associação com uma inflamação não infecciosa mediada por citocinas pró-inflamatórias é uma causa provável. Este aumento na temperatura materna não está associado a alteração na contagem de glóbulos brancos ou a processo infeccioso, não sendo necessário tratamento.[60] Além disso, a febre associada à analgesia peridural não aumenta a incidência de sepse neonatal e não afeta o procedimento séptico neonatal. Embora alguns estudos não tenham observado efeitos sobre o bem-estar fetal, outros estudos sugeriram que temperaturas maternas superiores a 38 °C estejam associadas a consequências adversas para o bebê, tais como convulsões, hipotonia e necessidade de um período de ventilação assistida.[60,61]

OUTROS BLOQUEIOS NERVOSOS PARA O TRABALHO DE PARTO

Bloqueio Paracervical

O bloqueio paracervical é frequentemente usado para proporcionar alívio da dor durante a primeira fase do trabalho de parto. A técnica consiste em administração submucosa de um anestésico local imediatamente lateral e posterior à junção uterocervical, o que bloqueia a transmissão de impulsos de dor no gânglio paracervical. Podem ocorrer complicações decorrentes da absorção sistêmica, bem como existe a possibilidade de trauma ou injeção fetal direta. O bloqueio paracervical está associado a uma taxa de bradicardia fetal de 15%.[62] O mecanismo deste fenômeno não está claro e o monitoramento fetal é necessário. Geralmente, a bradicardia fetal dura menos de 15 minutos e o tratamento consiste, principalmente, no suporte de vida.

Bloqueio do Nervo Pudendo

O bloqueio do nervo pudendo não é frequentemente usado para proporcionar alívio da dor durante a segunda fase do trabalho de parto no momento do parto. Na maioria dos centros médicos, este procedimento é utilizado quando as técnicas neuroaxiais não estão disponíveis. O obstetra conduz uma agulha embainhada através da mucosa vaginal e do ligamento sacroespinhoso exatamente medial e posterior à espinha isquiática. A aplicação de anestesia local em torno do nervo pudendo bloqueia a sensibilidade da vagina e do períneo. Embora a técnica ofereça analgesia sem complicações para o parto vaginal ou o parto vaginal instrumentado, a taxa de falha é alta.[63] Além da falha, ocorrem complicações como toxicidade sistêmica pelo anestésico local, hematoma isquiorretal ou vaginal e, ocasionalmente, injeção fetal de anestésico local.

ANESTESIA PARA O PARTO POR CESARIANA

A maioria dos partos por cesariana é realizado com anestesia neuroaxial. O uso de anestesia regional (1) evita os riscos de aspiração de conteúdo gástrico pela mãe e o difícil manejo das vias aéreas, associado à anestesia geral, (2) permite menor exposição de anestésico ao bebê, (3) tem o benefício de a mãe permanecer acordada e (4) permite a colocação de opioides neuroaxiais para diminuir a dor pós-operatória. Às vezes, a gravidade da condição fetal e a natureza emergencial da situação (p. ex., bradicardia fetal ou ruptura uterina) requerem o uso de anestesia geral devido à sua rapidez e confiabilidade. Outras vezes, é necessária quando a anestesia regional é contraindicada (p. ex., coagulopatia ou hemorragia grave). Além de seu início rápido e confiável, os benefícios da anestesia geral em relação à regional incluem via aérea segura, ventilação controlada e menor potencial para instabilidade hemodinâmica. As diretrizes atuais da ASA[5] recomendam a "administração antecipada de antiácidos não particulados orais, antagonistas do receptor H_2 intravenosos e/ou metoclopramida para profilaxia da aspiração" antes da indução de anestesia geral em mulheres grávidas. Nas situações emergenciais, um antiácido oral não particulado pode ser mais apropriado.

Anestesia Raquidiana

Para uma paciente grávida sem um cateter peridural, a anestesia raquidiana é a técnica anestésica regional mais comum utilizada para a cesariana (Capítulo 17). O bloqueio é tecnicamente mais fácil do que o alcançado com a anestesia peridural, tem início mais rápido, não traz risco de toxicidade sistêmica devido à menor dose e é mais confiável em fornecer anestesia cirúrgica do nível médio torácico ao sacro. A incidência de cefaleia pós-punção dural tornou-se baixa (< 1%) com a introdução de agulhas raquidianas rombas de menor diâmetro e do tipo ponta-de-lápis. No entanto, a hipotensão materna é mais provável e mais profunda com a anestesia raquidiana do que com a anestesia peridural, pois o início da simpatectomia é mais rápido (veja seção anterior sobre "Hipotensão"). A anestesia raquidiana pode ser usada de forma segura nas pacientes com pré-eclâmpsia. Um anestésico raquidiano típico pode consistir em bupivacaína (10 a 15 mg) com adição de morfina sem conservantes (50 a 200 µg) para diminuir a dor pós-operatória. Muitas outras combinações de anestésicos locais e opioides também são usadas. Uma solução hiperbárica de anestésicos locais é frequentemente usada para facilitar os controles anatômico e gravitacional da distribuição dos bloqueios. A medicação fluirá de acordo com a curvatura da coluna vertebral até uma posição próxima de T4. A duração de uma dose única de anestésico raquidiano é variável; mas, normalmente, fornece uma adequada anestesia cirúrgica por 90 minutos. Uma técnica contínua de anestesia raquidiana com colocação deliberada de cateter a aproximadamente 3 cm no espaço subdural é uma alternativa ocasionalmente utilizada, mas, às vezes, é escolhida em casos de punção acidental da dura durante as tentativas de colocação de um cateter peridural. Isso permite a vantagem de um anestésico titulável, confiável e denso, mas traz os riscos de um bloqueio raquidiano alto se o cateter intratecal for confundido com um cateter peridural ou se o anestesista não estiver familiarizado com a técnica. As taxas de complicações raras com o uso de um cateter raquidiano, tais como meningite ou comprometimento neurológico por toxicidade, podem ser maiores quando comparadas com as das demais técnicas neuroaxiais, mas permanecem desconhecidas. Deixar o cateter raquidiano em sua posição por 24 horas pode diminuir o risco de cefaleia pós-punção dural.[64]

Anestesia Peridural

A anestesia peridural é uma excelente escolha de anestesia cirúrgica quando um cateter peridural funcional tiver sido colocado para a analgesia do parto (Capítulo 17). Ela permite a titulação até o nível desejado de anestesia e também prolonga o tempo de bloqueio, se necessário. Também é ideal para as pacientes que não tolerariam o início súbito da simpatectomia, como ocorre em algumas delas com doença cardíaca grave. Algumas desvantagens são o início mais lento em comparação com a anestesia raquidiana e um maior risco de toxicidade sistêmica materna. O volume e a concentração de fármacos anestésicos locais utilizados para anestesia cirúrgica são maiores do que os utilizados para a analgesia de parto; no entanto, a técnica de colocação do cateter, a dosagem de teste e as complicações potenciais são semelhantes. Um regime-padrão de dosagem para a anestesia peridural do parto por cesariana poderia incluir 15 a 20 mL

IV

de lidocaína a 2% ou 2-cloroprocaína a 3% em doses dividi-das. Para as cesarianas de urgência, é geralmente selecionada a 2-cloroprocaína a 3%, pois tem o início mais rápido do que qualquer anestesia peridural local. Em comparação com a lidocaína, a 2-cloroprocaína diminui tanto a eficácia quanto a duração da morfina peridural administrada para a analgesia pós-operatória.[65] A adição de epinefrina (1:200.000) ou fentanil (50 a 100 μg) pode aumentar a intensidade e a duração do bloqueio. Normalmente, o anestesista tenta fornecer anestesia sensorial do nível T4 ao sacro. As taxas de falha de bloqueio peridural para cesarianas após o uso de peridural são conhecidas por serem maiores no cenário de urgência em relação aos casos eletivos, e variam entre 1,7% e 19,8%.[66] Em alguns casos, pode ser necessária a conversão para uma anestesia geral endotraqueal. A morfina peridural (1,5 a 3 mg) é, tipicamente, administrada perto do final do procedimento para diminuir a dor pós-operatória por até 24 horas.

Anestesia Combinada Raquiperidural

Em circunstâncias selecionadas, o uso da técnica CRP oferece a vantagem de um anestésico raquidiano com início rápido e confiável de um bloqueio denso, bem como a capacidade de administrar anestésicos locais adicionais por meio do cateter peridural. Isso permite a titulação do nível de bloqueio ou a extensão da duração do bloqueio se o procedimento se prolongar por mais tempo. Uma desvantagem é o atraso na verificação de um cateter peridural funcional.

Anestesia Geral

Geralmente, a anestesia geral é utilizada na prática obstétrica para o parto por cesariana quando a anestesia neuroaxial é contraindicada ou para emergências devido à sua ação rápida e previsível. Com base em dados de 1997 a 2002, o risco relativo da anestesia geral é de 1,7 vez o da anestesia neuroaxial. Aproximadamente dois terços das mortes associadas à anestesia geral foram causadas por falha na intubação ou problemas de indução.[67] O exame apropriado das vias aéreas, a preparação e a familiaridade com as técnicas e um algoritmo para as vias aéreas difíceis são fundamentais para administrar um anestésico seguro (Fig. 33.6). Uma base de dados multi-institucional de eventos anestésicos obstétricos adversos indica que as taxas atuais de falha na intubação são aproximadamente de 1:533, embora nenhuma das 10 intubações obstétricas malsucedidas na base de dados tenha resultado em fatalidade materna.[50] A sequência de eventos para indução de anestesia geral para o parto por cesariana está detalhada no Quadro 33.1.

Após a administração de um antiácido não particulado, da pré-oxigenação e da confirmação da preparação cirúrgica, tipicamente realiza-se uma indução em sequência rápida e coloca-se um tubo endotraqueal com balonete. A incisão cirúrgica é feita após a confirmação da intubação traqueal e da ventilação adequada. A anestesia é mantida pela administração de uma combinação de um anestésico volátil, bem como benzodiazepínicos, analgésicos opioides, propofol, óxido nitroso e relaxante muscular adicional, se necessário. Durante a anestesia geral típica para o parto por cesariana, os opioides e os benzodiazepínicos são administrados depois que o bebê nasceu para evitar a transferência placentária desses medicamentos para o recém-nascido. Antes do nascimento do bebê, o anestésico primário para a incisão e o parto é o agente de indução, pois há pouco tempo para captação e distribuição do anestésico inalado tanto pela mãe quanto pelo feto. Se as tentativas de intubação falharem, o parto por cesariana pode prosseguir se o provedor de anestesia comunicar que ele ou ela pode ventilar com segurança a mãe com uma máscara facial ou máscara laríngea[68] (Fig. 33.6). Os anestésicos halogenados costumam ser parcialmente substituídos por outros anestésicos após o parto para diminuir a atonia uterina. Eles podem ser totalmente substituídos por anestésicos de manutenção que não afetem o tônus uterino (p. ex., anestesia intravenosa total [AIVT] com propofol e opioides) para reduzir ainda mais o risco de atonia uterina.

Fármacos para Indução de Anestesia Geral (Capítulo 7)

Vários medicamentos são usados pelos provedores de anestesia para induzir rapidamente a anestesia geral.

Propofol

Este medicamento altamente lipossolúvel proporciona um início rápido de ação que deixa a paciente inconsciente dentro de aproximadamente 30 segundos. Ele é livre de conservantes e deve ser formulado apenas horas antes do uso, diminui a incidência de náuseas e vômitos e atualmente não é uma substância controlada. A administração de propofol em doses de indução (2,5 mg/kg) não tem efeito significativo nos escores de comportamento neonatal, mas doses maiores (9 mg/kg) estão associadas à depressão neonatal.

Etomidato

Como o propofol, o etomidato tem curta latência porque a sua alta lipossolubilidade e sua rápida hidrólise resultam em uma duração de ação relativamente curta. Ao contrário do propofol, nas doses típicas de indução (0,3 mg/kg) o etomidato tem efeitos mínimos sobre o sistema cardiovascular, mas é doloroso na injeção, pode causar tremores musculares involuntários, tem taxas mais altas de náuseas e vômitos, e pode aumentar o risco de convulsões nas pacientes com limiares reduzidos.

Cetamina

A cetamina produz um início rápido da anestesia; mas, ao contrário do propofol, as características simpaticomiméticas da cetamina aumentam a pressão arterial, a frequência e o débito cardíacos por meio da estimulação central do sistema nervoso simpático, o que faz dela uma escolha ideal para uma mulher grávida com comprometimento hemodinâmico. As doses acima das apropriadas para indução de anestesia geral (1 a 1,5 mg/kg) podem aumentar o tônus uterino, reduzir a perfusão arterial uterina e diminuir o limiar para convulsão. Em doses baixas (0,25 mg/kg), ao contrário dos barbitúricos, a cetamina possui efeitos

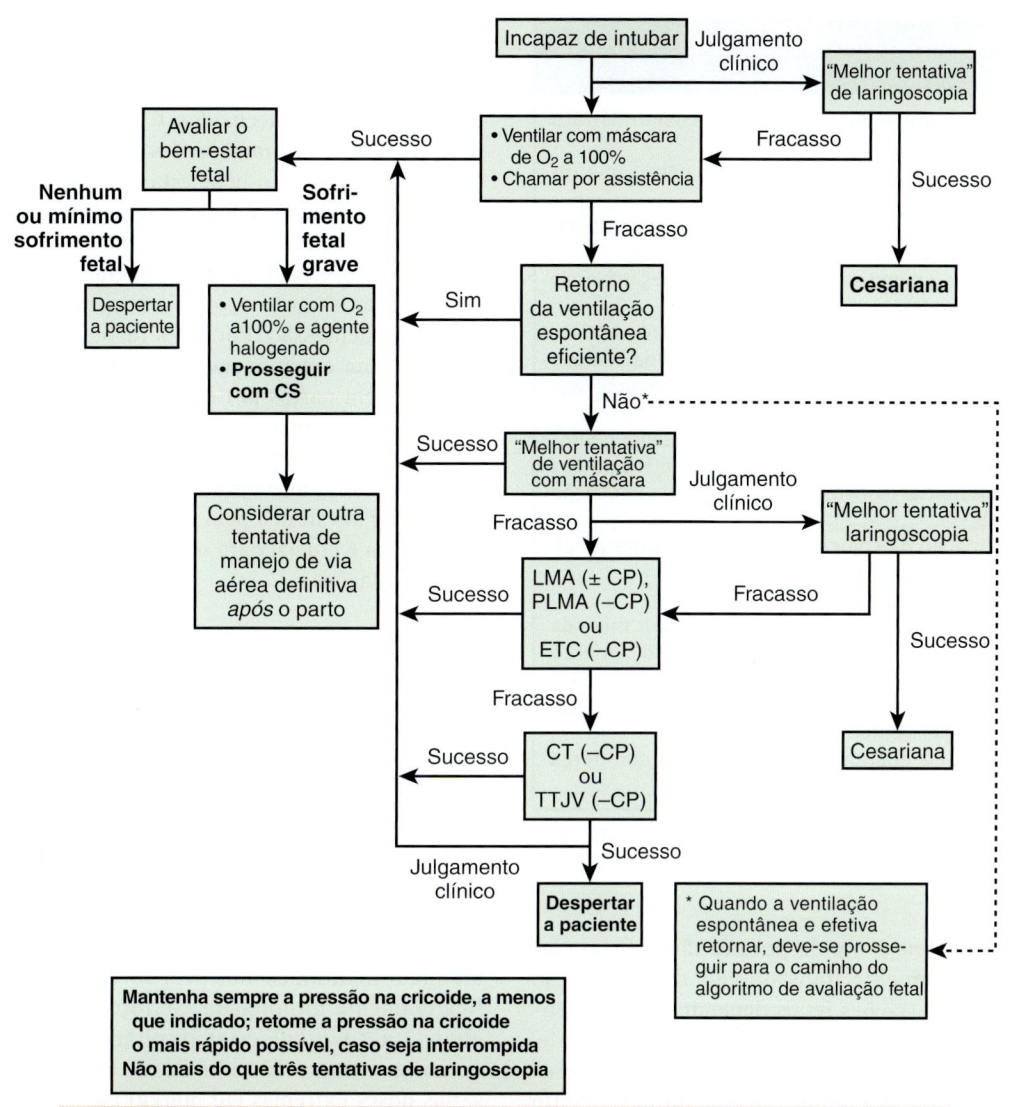

Fig. 33.6 Algoritmo para o manejo das vias aéreas difíceis com falha na intubação em obstetrícia. *CS*, cesariana; *CT*, cricotirotomia; *CTE*, combitubo traqueal esofágico; *ML*, máscara laríngea; *MLP*, máscara laríngea ProSeal® (Laryngeal Mask Company, Henley-on-Thames, Inglaterra); *PC*, pressão na cricoide; *VJTT*, ventilação a jato transtraqueal. (De Hughes S, Levinson G, Rosen M, Shnider SM, eds. *Shnider and Levinson's Anesthesia for Obstetrics*. 4ª ed. Philadelphia: Lippincott; 2002, usado com permissão.)

analgésicos profundos, mas tem sido associada a efeitos colaterais psicomiméticos indesejáveis (pesadelos), que podem ser amenizados pela coadministração de benzodiazepínicos. Tanto a cetamina quanto o etomidato são considerados apropriados para a indução de anestesia em uma mulher grávida que está com hemorragia ativa, tem volume de sangue desconhecido e está em risco de hipotensão profunda.

Ansiolíticos

O *diazepam* é usado em obstetrícia, mas irá atravessar a placenta facilmente e chegar a níveis sanguíneos maternos e fetais aproximadamente iguais. Como os neonatos têm uma capacidade limitada de excretar metabólitos ativos, o uso de diazepam tem sido associado à depressão respiratória neonatal. O *midazolam* é um ansiolítico de curta ação, mas também atravessa rapidamente a placenta e doses de indução altas estiveram associadas à hipotonia neonatal profunda. O uso de ansiolíticos é controverso; no entanto, em situações obstétricas específicas e tendo em mente suas propriedades amnésicas, doses mais baixas podem ser benéficas.

Manutenção da Anestesia

A manutenção da anestesia para o parto por cesariana frequentemente inclui a inalação de baixa concentração (< 0,75 da CAM) de anestésico volátil. O anestésico volátil é um componente importante da anestesia geral, pois a incidência de recordação materna é aumentada com o parto por cesariana emergencial. A transferência placentária

Quadro 33.1 Anestesia Geral para Cesariana: Uma Técnica Sugerida

- Administrar um antiácido oral não particulado (citrato de sódio) antes da indução da anestesia
- Colocar os monitores-padrão e manter o deslocamento uterino para a esquerda
- Iniciar uma infusão de solução cristaloide por meio de um cateter intravenoso de grande calibre
- Pré-oxigenar por 3 minutos ou quatro respirações máximas durante 30 segundos
- Quando o cirurgião estiver pronto e a paciente estiver preparada, um assistente deve aplicar pressão na cricoide (e mantê-la até que a posição do tubo endotraqueal seja verificada)[a]
- Administrar medicamento de indução e bloqueador neuromuscular em sequência rápida, aguardar 30 a 60 segundos e, em seguida, iniciar laringoscopia direta para a intubação endotraqueal
- Após confirmação da colocação do tubo endotraqueal, comunicar ao cirurgião para iniciar a incisão
- Administrar oxigênio e um anestésico volátil
- Após o parto, a anestesia pode ser mantida por meio da administração de uma combinação de um medicamento halogenado (< 0,75 da CAM), bem como de benzodiazepínicos, analgésicos opioides, propofol, óxido nitroso e relaxante muscular adicional, conforme necessário
- Extubar a traqueia quando a paciente estiver com força neuromuscular e completamente acordada

[a]Nem todos concordam que a pressão na cricoide seja eficaz ou necessária em todas as pacientes.

de anestésicos voláteis é rápida porque são substâncias não ionizadas e altamente lipossolúveis de baixo peso molecular. As concentrações fetais dependem da concentração e da duração do anestésico administrado à mãe. Durante uma anestesia geral típica para o parto por cesariana, são administrados opioides depois do nascimento do bebê para evitar a transferência placentária para o recém-nascido.

Pode haver confusão quanto à presença de sofrimento fetal, uso de anestesia geral e subsequente nascimento de um neonato deprimido. Um feto deprimido costuma estar associado a um neonato deprimido e a anestesia geral é selecionada porque é a técnica anestésica de atuação mais rápida e confiável para permitir o parto por cesariana. Uma revisão Cochrane de 16 estudos que compararam o bloqueio neuroaxial *versus* anestesia geral em partos por cesárea sem complicações descobriu que "não se observou nenhuma diferença significativa em termos de pontuação neonatal na escala de Apgar de 6 ou menos e de 4 ou menos em 1 e 5 minutos ou a necessidade de reanimação neonatal".[69] Os autores concluíram que não havia evidências que demonstrassem que a anestesia neuroaxial era superior à anestesia geral para o desfecho neonatal. O intervalo entre a indução e o parto não é tão importante para o desfecho neonatal quanto o intervalo entre a incisão uterina e o parto, quando o FSU está comprometido e pode ocorrer asfixia fetal. Um longo período entre a indução e o parto pode resultar em um neonato levemente anestesiado, mas não um neonato asfixiado. Se forem administradas concentrações excessivas

de anestésicos voláteis por períodos prolongados, os efeitos neonatais dessas substâncias, conforme evidenciado por flacidez, depressão cardiorrespiratória e diminuição do tônus, podem ser antecipados. É importante reconhecer que, se a depressão neonatal se deve à transferência de substâncias anestésicas, o bebê está apenas anestesiado e deve responder facilmente a medidas terapêuticas simples, como a ventilação assistida dos pulmões, para facilitar a eliminação do anestésico volátil. Deve-se esperar a melhora rápida do bebê e, caso isso não ocorra, é importante procurar outras causas de depressão. Por estas razões, é fundamental que médicos com experiência em ventilação neonatal estejam presentes em partos por cesariana sob anestesia geral em que o tempo entre a incisão e o parto pode ser mais longo, ou se a condição materna necessitar de indução atípica e manutenção da anestesia. Uma discussão sobre os planos cirúrgico e anestésico pelo neonatologista, obstetra e anestesiologista é crucial para otimizar o desfecho dos neonatos nessas situações.

Fármacos Bloqueadores Neuromusculares (Capítulo 11)

A *succinilcolina* (1 a 1,5 mg/kg IV) continua a ser o fármaco bloqueador neuromuscular de escolha para a anestesia obstétrica devido ao seu início rápido (30 a 45 segundos) e à curta duração da ação. Por ser altamente ionizada e pouco lipossolúvel, apenas pequenas quantidades atravessam a placenta. Normalmente, é hidrolisada no sangue materno pela enzima pseudocolinesterase e geralmente não interfere na atividade neuromuscular fetal. Embora a atividade da pseudocolinesterase diminua na gravidez, o bloqueio neuromuscular pela succinilcolina não é significativamente prolongado. Se forem administradas doses altas (2 a 3 mg/kg), estas resultam em níveis detectáveis no sangue do cordão umbilical. No entanto, são necessárias doses extremas (10 mg/kg) para que a transferência resulte em bloqueio neuromuscular neonatal. Se a enzima hidrolítica estiver presente em concentração reduzida ou em uma forma atípica geneticamente determinada, pode ocorrer uma prolongada paralisia materna, e o retorno da força neuromuscular sempre deve ser determinado antes da administração de relaxantes musculares adicionais ou da extubação da traqueia.

O *rocurônio* é uma alternativa aceitável à succinilcolina. Ele fornece condições adequadas para a intubação traqueal em aproximadamente 90 segundos a doses de 0,6 mg/kg e em menos de 60 segundos a doses de 1,2 mg/kg. Ao contrário da succinilcolina, tem uma duração de ação muito mais longa, o que diminui a segurança materna no caso de o provedor de anestesia não conseguir intubar a traqueia ou ventilar a paciente. O músculo liso uterino não é afetado pelo bloqueio neuromuscular. O bloqueio pode ser encerrado pela administração de neostigmina. Em circunstâncias normais, os bloqueadores neuromusculares não despolarizantes, altamente ionizados e pouco lipossolúveis (isto é, rocurônio, vecurônio, cisatracúrio, pancurônio) não atravessam a placenta em quantidades significativas o suficiente para causar fraqueza muscular neonatal. Esta impermeabilidade placentária, no entanto, é apenas relativa e, quando altas doses são administradas, por longos períodos, pode ocorrer bloqueio neuromuscular neonatal. Um neonato paralisado terá função cardiovascular normal e boa cor, mas não terá movimentos ventilatórios espontâneos e nem respostas reflexas e também terá flacidez da musculatura esquelética. O tratamento consiste no suporte respiratório até que o neonato excrete o medicamento, o que pode demorar até 48 horas. Pode-se tentar o antagonismo de fármacos bloqueadores neuromusculares não despolarizantes com inibidores da colinesterase, mas o suporte respiratório adequado é o pilar do tratamento.

APRESENTAÇÕES ANORMAIS E NASCIMENTOS MÚLTIPLOS

Gestações Múltiplas

Os Estados Unidos estão observando um aumento nas gestações múltiplas com o uso expandido de tecnologias reprodutivas artificiais. A gestação gemelar representou 3,4% dos nascidos vivos em 2013.[70] A grande maioria das gestações múltiplas foi gemelar (97% a 98%). Os múltiplos de ordem superior representaram entre 0,1% e 0,2% dos nascimentos. As gravidezes múltiplas são um risco significativo tanto para a mãe como para os fetos. As complicações anteparto podem se desenvolver em até 80% das gestações múltiplas. Essas complicações incluem uma maior taxa de parto prematuro, pré-eclâmpsia, diabetes gestacional, ruptura prematura de membranas pré-termo, restrição de crescimento intrauterino e morte fetal intrauterina. As gravidezes com gestações múltiplas representam 9% a 12% das mortes perinatais.[71] Um estudo controlado randomizado de 2013 mostrou que o parto por cesariana planejado não diminuiu o risco de morte fetal ou neonatal em comparação com um parto vaginal planejado.[72] Na maioria das gestações gemelares, o posicionamento dos fetos é de vértice-vértice. Se o segundo gêmeo estiver em posição pélvica, é importante discutir a modalidade do parto com os obstetras. Caso se tente o parto vaginal, um parto por cesariana emergencial pode ser necessário se (1) o segundo gêmeo mudar de posição após o parto do primeiro gêmeo ou (2) houver bradicardia fetal no segundo gêmeo. Nos casos de parto vaginal, as mulheres são enfaticamente aconselhadas a se submeter a uma anestesia peridural para facilitar o parto e a extração do segundo gêmeo. Nos casos de extração pélvica do segundo gêmeo, a peridural proporciona analgesia e relaxamento perineal ótimo durante o parto da cabeça fetal do segundo gêmeo. O relaxamento do útero melhora as condições de parto do segundo gêmeo e reduz o risco de aprisionamento da cabeça. A melhor forma de conseguir isso é com o uso de substâncias que proporcionam um rápido relaxamento uterino (p. ex., nitroglicerina IV). O obstetra pode precisar executar um parto instrumentado do segundo gêmeo. No final do segundo estágio do parto, um anestésico local mais concentrado otimizará a anestesia e o relaxamento perineais durante esta parte crucial do parto. Neste momento, o potencial para aprisionamento da cabeça ou bradicardia fetal é maior

e um bloqueio mais denso permite uma possível transição para um parto por cesariana.

Apresentações Anormais

Apresentação Pélvica

A apresentação pélvica de feto único ocorre em 3% a 4% de todas as gravidezes. A versão cefálica externa (VCE) tem uma taxa média de sucesso de aproximadamente 60%. O procedimento envolve a rotação do feto por palpação externa e pressão de partes do feto. O ultrassom e o monitoramento da FCF são úteis na avaliação da posição e do sofrimento fetal durante este procedimento. Ao longo da VCE, o relaxamento materno dos músculos abdominais é benéfico. A analgesia neuroaxial reduz a dor e pode aumentar as chances de sucesso da VCE.[73] Os riscos da VCE são descolamento da placenta, bradicardia fetal e ruptura de membranas. Estes riscos são baixos, mas o provedor de anestesia deve estar imediatamente disponível se uma VCE estiver sendo realizada no caso de um parto urgente ou emergencial por cesariana ser necessário.

Poucos centros médicos realizam o parto vaginal único pélvico. Apenas recentemente (2006) as diretrizes de prática obstétrica permitiram aos obstetras particulares a flexibilidade de realizar esses partos com base em sua experiência e nível de conforto.[74] As instituições que oferecem um parto vaginal único pélvico devem ter diretrizes claras para a realização deste procedimento. As mulheres devem realizar pelvimetria, um ultrassom para determinar o peso fetal e receber aconselhamento do obstetra para avaliar os riscos do procedimento. A paciente é fortemente encorajada a receber uma peridural durante o trabalho de parto, pois o manejo anestésico e os riscos são semelhantes a uma extração pélvica do segundo gêmeo.

Distocia de Ombro

A distocia de ombro é uma emergência obstétrica. O diagnóstico é feito após a parto da cabeça fetal, quando a expulsão do bebê é evitada pela impactação dos ombros fetais com a pelve materna. Isso ocorre em 1% a 1,5% de todos os partos. Os fatores de risco são macrossomia, diabetes, obesidade, histórico de distocia, indução do trabalho de parto e parto instrumentado. Nos partos com distocia de ombro, o risco de hemorragia pós-parto aumenta 11% e a laceração de quarto grau aumenta 3,8%.[75] Uma vez que a distocia do ombro é diagnosticada pelo obstetra, um conjunto de manobras é realizado para exteriorizar a criança. O pH fetal diminui 0,04 unidade/min entre o parto da cabeça e do tronco. Os casos de distocia do ombro com 7 minutos ou mais apresentam um aumento significativo no risco de lesão cerebral neonatal. A manobra final em um parto malsucedido com distocia de ombro requer empurrar o feto de volta e proceder ao parto emergencial por cesariana. Entre as lesões e sequelas fetais pela distocia de ombro, estão a lesão do plexo braquial, lesões neurológicas por asfixia e clavícula quebrada. Muitas vezes, essas lesões neurológicas melhoram ao longo do tempo, com menos de 10%, resultando em paralisia de Erb permanente. A taxa de mortalidade perinatal média é estimada em 0,4% a 0,5% dos partos complicados pela distocia de ombro.[75]

IV

DISTÚRBIOS HIPERTENSIVOS DA GRAVIDEZ

O espectro clínico de doenças hipertensivas durante a gravidez gera vários efeitos sobre a mãe e o feto. A definição de distúrbios hipertensivos na gravidez foi atualizada e alterada em 2013.[76] Os distúrbios hipertensivos na gravidez foram classificados em quatro tipos: (1) pré-eclâmpsia-eclâmpsia, (2) hipertensão crônica, (3) hipertensão crônica com pré-eclâmpsia sobreposta e (4) hipertensão gestacional. A *hipertensão gestacional* é o aparecimento de novas pressões arteriais elevadas que ocorrem após as 20 semanas de gestação, mais frequentemente perto do termo, sem causa clara, mas com a necessidade de maior vigilância durante a gravidez. Se o aumento da pressão arterial persistir até 12 semanas após o parto, a paciente é considerada uma *hipertensa crônica*. A *hipertensão crônica* é a pressão arterial elevada antes da gravidez ou que ocorre antes das 20 semanas de gestação. Essas mulheres estão em risco mais frequente de desenvolver pré-eclâmpsia sobreposta.

Pré-eclâmpsia

A pré-eclâmpsia é um transtorno específico da gravidez com envolvimento multissistêmico que aumentou 30% na última década, afeta 7,5% das gravidezes em todo o mundo e entre 2% e 5% das mulheres grávidas nos Estados Unidos.[77] Os fatores de risco incluem ser primigrávida, hipertensão crônica, diabetes gestacional/preexistente, obesidade, histórico familiar de pré-eclâmpsia, gestação múltipla e uso de tecnologia de reprodução assistida. A pré-eclâmpsia é uma doença sistêmica que afeta todos os sistemas orgânicos, com manifestações na mãe e no feto. Os atuais critérios de diagnóstico estão detalhados nos Quadros 33.2 e 33.3, que definem a pré-eclâmpsia em duas categorias distintas: (1) pré-eclâmpsia e (2) pré-eclâmpsia com características graves. O termo *pré-eclâmpsia branda* foi abolido e a exigência de proteinúria não é mais necessária para fazer o diagnóstico de pré-eclâmpsia. Uma subcategoria de pré-eclâmpsia grave é a *síndrome HELLP*, que é uma constelação de *h*emólise, *e*nzimas hepáticas elevadas e baixa contagem de *p*laquetas. A eclâmpsia (presença de convulsões) em uma paciente com diagnóstico de pré-eclâmpsia é rara. Em 10% a 15% das pacientes eclâmpticas, os sintomas da pré-eclâmpsia não foram previamente detectados.

A pré-eclâmpsia começa com a interface materno/fetal patogênica. Durante a formação da placenta, há uma falha na invasão completa de células trofoblásticas das artérias espiraladas uterinas. A falha da remodelação das artérias espiraladas cria uma diminuição da perfusão placentária, que pode levar à hipóxia placentária precoce. Por fim, existe uma regulação positiva das citocinas e fatores inflamatórios como observado na sepse.[78]

Atualmente, o tratamento dos sintomas maternos de pré-eclâmpsia é o parto. Se a gravidez está longe do termo na presença de pré-eclâmpsia com características graves, deve-se decidir entre a realização do parto ou a conduta expectante. Isso requer uma avaliação repetida da mãe e do feto. É fundamental que o provedor de anestesia durante o trabalho de parto e do parto esteja atento a essas pacientes e

---

> ### Quadro 33.2 Critérios para Pré-eclâmpsia
>
> **Pressão Arterial**
> - Maior ou igual a 140 mmHg sistólica ou superior ou igual a 90 mmHg diastólica em duas ocasiões com pelo menos 4 horas de intervalo após 20 semanas de gestação em uma paciente com pressão arterial previamente normal
> - Maior ou igual a 160 mmHg sistólica ou maior ou igual a 110 mmHg diastólica, a hipertensão pode ser confirmada dentro de um pequeno intervalo (minutos) a fim de facilitar o tratamento anti-hipertensivo oportuno
>
> E
> - Maior ou igual a 300 mg de proteína por coleta de urina de 24 horas (ou esta quantidade extrapolada a partir de um período estabelecido de coleta)
>
> OU
> - Relação proteína/creatinina maior ou igual a 0,3*
> - Leitura de 1+ em fita reagente (usada apenas se outros métodos quantitativos não estiverem disponíveis)
>
> OU NA AUSÊNCIA DE PROTEINÚRIA, HIPERTENSÃO DE INÍCIO RECENTE COM INÍCIO RECENTE DE QUALQUER UM DOS SEGUINTES:
> - Trombocitopenia: contagem de plaquetas inferior a 100.000/µL
> - Insuficiência renal: concentrações séricas de creatinina superiores a 1,1 mg/dL ou duplicação da concentração sérica de creatinina na ausência de outra doença renal
> - Função hepática comprometida: concentrações sanguíneas de transaminases hepáticas duas vezes acima da normal
> - Distúrbios cerebrais ou visuais
> - Edema pulmonar ou cianose

* Cada uma medida em mg/dL.

> ### Quadro 33.3 Critérios para Pré-eclâmpsia com Características Graves
>
> Pressão arterial sistólica de 160 mmHg ou superior, ou pressão arterial diastólica de 110 mmHg ou superior em duas ocasiões com pelo menos 4 horas de intervalo enquanto a paciente estiver em repouso (a menos que o tratamento anti-hipertensivo seja iniciado antes deste momento)
>
> Trombocitopenia (contagem de plaquetas inferior a 100.000/µL)
>
> Função hepática comprometida indicada por concentrações sanguíneas anormalmente elevadas de enzimas hepáticas (até uma concentração duas vezes acima da normal), dor intensa e persistente no quadrante superior direito ou epigástrica que não responde à medicação e que não é explicada por diagnósticos alternativos, ou ambas
>
> Insuficiência renal progressiva (concentração de creatinina sérica superior a 1,1 mg/dL ou duplicação da concentração de creatinina sérica na ausência de outra doença renal)
>
> Edema pulmonar
>
> Distúrbios cerebrais ou visuais de início recente

Quadros 33.2 e 33.3 do American College of Obstetricians and Gynecologists; Task Force on Hypertension in Pregnancy. Hypertension in pregnancy. Report of the American College of Obstetricians and Gynecologists' Task Force on Hypertension in Pregnancy. *Obstet Gynecol.* 2013;122:1122-1131.

seu curso clínico, já que elas podem rapidamente deteriorar e necessitar de um parto urgente ou emergencial. Mesmo distantes da gravidez, a pré-eclâmpsia e a hipertensão gestacional estão associadas a alterações biológicas que conferem um risco futuro aumentado de doença cardiovascular e acidente vascular cerebral.[79,80]

Manejo

Normalmente, o monitoramento invasivo não é necessário e as linhas venosas centrais podem aumentar o risco sem benefícios conhecidos. No entanto, em certos casos de pré-eclâmpsia grave e HELLP, uma linha de pressão invasiva e um cateter venoso central podem ser benéficos. Essas situações clínicas podem exigir (1) manejo de hipertensão lábil, (2) necessidade de estudos de gasometria/laboratoriais frequentes (edema pulmonar grave), (3) necessidade de medicamentos vasoativos de ação central rápida ou (4) estimativa do estado do volume intravascular (oligúria).[81] Pode ser necessário o uso de uma criteriosa administração de fluidos para manter ou aumentar o volume intravascular antes do início do bloqueio neuroaxial.

Magnésio

O sulfato de magnésio é utilizado para a profilaxia de convulsões em mulheres pré-eclâmpticas. Embora uma infusão de sulfato de magnésio reduza as taxas de convulsão em mulheres com pré-eclâmpsia com características graves, as novas diretrizes não recomendam a administração de sulfato de magnésio em mulheres pré-eclâmpticas sem características graves.[76] O magnésio reduz a irritabilidade do SNC ao diminuir a atividade na junção neuromuscular. Consequentemente, ele pode potencializar a ação dos relaxantes musculares despolarizantes e não despolarizantes. O sulfato de magnésio também proporciona relaxamento muscular uterino e da musculatura lisa. Com base nas novas diretrizes, o sulfato de magnésio deve ser continuado no intraparto, inclusive durante o parto por cesariana e até 24 horas após o parto. É importante considerar a toxicidade do magnésio em mulheres pré-eclâmpticas com piora da função renal e oligúria, uma vez que ele é excretado pelos rins. As mulheres são monitoradas quanto à toxicidade do magnésio com uma avaliação dos reflexos tendinosos profundos, da depressão respiratória e do comprometimento neurológico. A infusão geralmente é administrada aplicando-se 4 a 6g durante 20 a 30 minutos com uma infusão contínua de sulfato de magnésio de 1g/h até 12 a 24 horas após o parto. O intervalo terapêutico para a profilaxia de convulsão é de 6 a 8 mg/dL. A perda dos reflexos tendinosos profundos ocorre em 10 mg/dL com intervalos PQ prolongados e complexo QRS alargado no eletrocardiograma (ECG). A parada respiratória ocorre em 15 a 20 mg/dL e a assistolia ocorre quando o nível excede 20 a 25 mg/dL. Caso ocorra toxicidade, devem ser administrados cloreto de cálcio IV (500 mg) ou o gluconato de cálcio (1 g).

Anti-hipertensivos

Durante o manejo intraparto da pré-eclâmpsia, as mulheres geralmente apresentam elevações adicionais na pressão arterial devido à dor. O manejo da pressão arterial pode requerer anti-hipertensivos. As diretrizes atuais recomendam o tratamento da pressão arterial sistólica superior a 160 mmHg para prevenção de hemorragia intracerebral.[76] O tratamento inicial normalmente inclui hidralazina e labetalol IV; entretanto, na ausência de um acesso IV, a nifedipina

oral pode ser considerada.[82] No caso de hipertensão arterial refratária, podem ser utilizados nitroglicerina e nitroprussiato de sódio em situações agudas com um apropriado monitoramento invasivo. A avaliação da pressão arterial materna e da FCF é importante, uma vez que as reduções induzidas pelo medicamento na pressão de perfusão materna podem resultar em insuficiência uteroplacentária e bradicardia fetal.

Considerações sobre a Analgesia Neuroaxial

O ACOG (American College of Obstetricians and Gynecologists) considera a analgesia neuroaxial o método analgésico preferido para o trabalho de parto nas pacientes pré-eclâmpticas, mas é necessária uma titulação cuidadosa do anestésico local para evitar a redução da pressão de perfusão uteroplacentária.[76] Embora não seja necessária uma contagem rotineira de plaquetas nas mulheres saudáveis em trabalho de parto, para as mulheres com pré-eclâmpsia, deve-se realizar uma avaliação minuciosa do estado hematológico. O provedor de anestesia deve verificar os níveis de hemoglobina e de plaquetas antes da aplicação de qualquer bloqueio neuroaxial, dado o potencial de trombocitopenia na pré-eclâmpsia grave e na HELLP. Ainda não foi determinada uma contagem específica de plaquetas que seja preditiva de complicações por anestesia neuroaxial, mas foi sugerida uma contagem plaquetária estável de 75 a 80 × 10⁹/L como um nível mínimo de plaquetas razoável para as técnicas neuroaxiais, isto supondo-se que não existam outras contraindicações para a anestesia neuroaxial.[79,83] De qualquer forma, a relação risco-benefício da aplicação do bloqueio neuroaxial deve ser abertamente discutida com a paciente, dados os riscos de hematoma peridural em comparação com outras alternativas anestésicas e analgésicas. Deve-se ter cuidado antes da remoção do cateter peridural, uma vez que os níveis de plaquetas muitas vezes diminuem após o parto. O tempo de sangramento não demonstrou ser de valor clínico. Caso ocorra hipotensão após o início da analgesia neuroaxial, deve-se administrar uma titulação rápida, mas criteriosa, de fenilefrina ou efedrina, entendendo que a paciente com pré-eclâmpsia pode ter hipersensibilidade às catecolaminas.

Dado o potencial de insuficiência placentária da pré-eclâmpsia, o provedor de anestesia deve estar preparado para um parto urgente. O edema exagerado das vias aéreas superiores é frequente nas pacientes pré-eclâmpticas e aumenta o risco de intubação difícil se for necessário um anestésico geral emergencial. A intubação endotraqueal pode produzir hipertensão adicional durante a laringoscopia e uma pequena quantidade de nitroglicerina (2 μg/kg) ou esmolol (1,5 mg/kg) pode ser benéfica quando administrada com o propofol para indução.[84] Se houver preocupação com uma via aérea difícil, devem ser consideradas alternativas apropriadas, como a videolaringoscopia no início. A atonia uterina pós-parto é mais comum com a infusão de sulfato de magnésio e é acentuada se um anestésico inalado for administrado. A pitocina e as prostaglandinas são seguras para a atonia uterina, mas a metilergonovina (Methergin®) é relativamente contraindicada porque pode precipitar uma crise hipertensiva.

HEMORRAGIA EM MULHERES GRÁVIDAS

A hemorragia em mulheres grávidas continua a ser uma causa significativa de mortalidade materna. Placenta prévia, descolamento prematuro da placenta e rotura uterina são as principais causas de sangramento e hemorragia não controlada durante o terceiro trimestre e o trabalho de parto. A hemorragia pós-parto ocorre em 3% a 5% de todos os partos vaginais e, tipicamente, se deve à atonia uterina, retenção de placenta, placenta acreta ou lacerações envolvendo o colo do útero ou a vagina. Os problemas comuns identificados com hemorragias que levam a riscos significativos de morbidade e mortalidade em obstetrícia são: (1) quantificação precária da perda de sangue; (2) fatores de risco para hemorragia associados não reconhecidos; (3) início tardio do tratamento; e (4) preparação e recursos insuficientes, tais como transfusão inadequada de produtos sanguíneos apropriados em uma situação de hemorragia intensa.[85]

Placenta Prévia

A placenta prévia resulta de uma implantação uterina anormal da placenta à frente do feto. A incidência é de aproximadamente 1 em cada 200 gravidezes. Os fatores de risco são idade avançada, multiparidade, técnicas de reprodução assistida, histerotomia prévia e placenta prévia anterior. Tradicionalmente, a apresentação clássica da placenta prévia é um sangramento vaginal indolor que normalmente ocorre pré-termo no terceiro trimestre. No entanto, atualmente a maioria das placentas prévias é diagnosticada no período antenatal por ultrassonografia. Uma prova de trabalho de parto é aceitável se a margem da placenta estiver a mais de 2 cm do orifício interno. Se a placenta estiver a 1 cm, a paciente deve ser submetida a parto por cesariana. Para as placentas que se situam entre 1 cm e 2 cm do orifício cervical, o tratamento ótimo permanece incerto e o manejo do parto atualmente é individualizado.[86] A anestesia neuroaxial é uma escolha apropriada se não houver hemorragia ativa ou hipovolemia. Sugere-se o uso de duas linhas IV de grande diâmetro com aquecedores de fluidos e disponibilidade de monitoramento invasivo com o parto por cesariana para uma rápida infusão de fluidos ou produtos sanguíneos, dado o risco aumentado de placenta acreta com placenta prévia conhecida.[87]

Hemorragia Intensa

Para as situações de emergência com hemorragia ativa, pode ser necessária a anestesia geral. A *cetamina* (1 a 1,5 mg/kg) ou o *etomidato* (0,3 mg/kg) IV são medicamentos úteis para indução de anestesia. Se ocorrer uma hemorragia intensa, a ativação de um protocolo de transfusão maciça com uso agressivo de plasma congelado fresco, plaquetas e fibrinogênio, além de concentrado de hemácias, pode ser necessária para uma transfusão em proporções semelhantes às utilizadas para a ressuscitação em trauma, uma vez que

pode surgir rapidamente em tal situação uma coagulopatia diluicional.[88] Nestes casos de hemorragia rápida descontrolada, muitas vezes não há tempo suficiente para aguardar o retorno dos exames laboratoriais antes da transfusão de produtos sanguíneos adequados. Embora numerosos ensaios clínicos randomizados tenham concluído que o uso do ácido tranexâmico diminui significativamente a perda de sangue pós-parto,[89] esses estudos não abordam adequadamente as questões sobre segurança e eficácia do uso empírico do ácido tranexâmico no momento do reconhecimento da hemorragia. Um ensaio controlado randomizado multicêntrico em curso que envolve 20 mil pacientes com hemorragia pós-parto (o estudo WOMAN) está investigando o uso do ácido tranexâmico em desfechos compostos de morte materna ou histerectomia.[90] Os neonatos de mulheres grávidas em choque hemorrágico costumam ser acidóticos e hipovolêmicos e podem necessitar de reanimação. Se a hemorragia não for controlada com as medidas farmacológicas-padrão, a equipe obstétrica pode considerar (1) a ligadura da artéria uterina, (2) as suturas de B-Lynch, (3) um balão intrauterino, (4) o uso de embolização arterial por radiologia intervencionista se a paciente estiver apta para o transporte ou (5) a histerectomia.

Descolamento Prematuro da Placenta

O descolamento prematuro da placenta é a separação da placenta da parede uterina após 20 semanas de gestação, mas antes do parto. A incidência é de aproximadamente 0,4 a 1 em 100 gestações. Os fatores de risco incluem idade avançada, hipertensão, trauma, tabagismo, uso de cocaína, corioamnionite, ruptura prematura de membranas, placenta prévia e histórico de descolamento. O descolamento placentário está associado com 10% a 20% de todas as mortes perinatais e, embora a morte materna seja rara, a taxa de mortalidade materna é elevada em sete vezes.[91] Quando a separação envolve apenas a margem placentária, o sangue que escapa pode parecer um sangramento vaginal frequentemente associado à sensibilidade uterina. Por outro lado, grandes volumes de perda de sangue (> 2 L) podem permanecer completamente escondidos no útero. O sangramento e a coagulação crônicos entre o útero e a placenta podem causar coagulopatia intravascular disseminada materna (CID). O ultrassom é específico caso seja observado o descolamento, mas tem uma sensibilidade ruim e um exame normal não exclui o descolamento. O tratamento definitivo do descolamento prematuro da placenta é realizar o parto. O plano anestésico baseia-se na urgência do parto e na gravidade do descolamento. Se não houver sinais de hipovolemia materna, sangramento ativo, anormalidades de coagulação ou sofrimento fetal, a analgesia peridural pode ser usada para o trabalho de parto e o parto vaginal. No entanto, a hemorragia grave requer uma cesariana de emergência e o uso de um anestésico geral semelhante ao descrito para a placenta prévia. É certo que os neonatos nascidos nessas circunstâncias sejam acidóticos e hipovolêmicos.

Rotura Uterina

A rotura uterina é mal definida e inclui casos que variam de deiscência de cicatrizes àqueles com ruptura catastrófica da parede uterina. Além de cicatriz uterina anterior, a rotura uterina está associada ao parto espontâneo rápido, traumatismo por veículo automotor, trauma decorrente de parto vaginal instrumentado, fetos grandes ou mal posicionados e estimulação excessiva por oxitocina. Após uma única cesariana anterior com baixa incisão transversa, uma prova de trabalho de parto após cesariana (TOLAC) está associada a uma incidência de rotura uterina de 1% ou menos.[92] A rotura espontânea de um útero sem cicatriz é muito mais rara. A apresentação é variável, sem achados 100% sensíveis, mas pode incluir bradicardia fetal, dor abdominal persistente, sangramento vaginal, cessação das contrações, parada de progressão e dor de ruptura mesmo com analgesia peridural. A dor abdominal nem é sempre um achado diagnóstico e o monitoramento contínuo da FCF indicando desaceleração atualmente representa o sinal mais comum associado à rotura uterina.[93] A analgesia neuroaxial do trabalho de parto pode ser usada como parte da TOLAC e não se deve presumir que oculte sinais e sintomas de rotura uterina. A avaliação imediata, a reanimação agressiva e a anestesia geral para cesariana emergencial são normalmente necessárias para o manejo. Muitas vezes, o reparo uterino pelo obstetra pode ocorrer após a cesariana se houver uma pequena deiscência da cicatriz, mas a histerectomia é necessária para a maioria dos casos de rotura da parede uterina de um útero sem cicatriz. Quando o parto vaginal é planejado após uma cesariana anterior, recomenda-se que a "TOLAC seja realizada em instalações com pessoal imediatamente disponível para prestar cuidados de emergência",[93] caso ocorra rotura uterina. As considerações em relação à equipe incluem pessoal de obstetrícia, anestesia, pediatria e enfermagem.

Placenta Retida

A placenta retida ocorre em 2% a 3% de todas os partos vaginais e geralmente necessita de uma exploração manual do útero. Se a analgesia peridural não foi utilizada para o parto vaginal, pode-se tentar, inicialmente, a remoção manual da placenta com analgesia fornecida pela administração IV de opioides ou pela inalação de óxido nitroso. Se o relaxamento uterino for necessário para a remoção da placenta, bólus de nitroglicerina IV (200 µg) normalmente são eficazes, mas não demonstraram reduzir a necessidade de extração uterina manual. A volta para a sala de operação e a aplicação de analgesia neuroaxial podem ser benéficas para uma avaliação completa. A indução de anestesia geral com intubação endotraqueal e a administração de um anestésico volátil a fim de proporcionar relaxamento uterino não são normalmente necessárias. É fundamental realizar um esforço para calcular precisamente a perda de sangue com o objetivo de determinar um plano de reanimação e uma anestesia adequados, uma vez que a placenta retida está associada a um risco aumentado de hemorragia pós-parto e necessidade de transfusão.[94]

Atonia Uterina

A atonia uterina é uma causa comum de hemorragia pós-parto e pode ocorrer imediatamente após o parto ou várias horas depois. Os fatores de risco para a atonia uterina pós-parto são produtos retidos, longo trabalho de parto, alta paridade, macrossomia, polidrâmnios, aumento excessivo de oxitocina e corioamnionite. Em 2013, uma revisão sistemática da literatura verificou que o manejo ativo do terceiro estágio (parto placentário) reduziu a hemorragia pós-parto sem aumentar o risco de retenção de placenta.[95] Após massagem bimanual, a atonia uterina é tratada, inicialmente, com oxitocina IV. A quantidade de oxitocina utilizada para prevenir a hemorragia pós-parto é altamente variável. Uma abordagem comum utiliza infusão contínua de oxitocina de 20 a 40 UI diluída em até 1L de cristaloide administrado após o parto como uma infusão IV aberta. Outro protocolo utiliza bólus de oxitocina IV de 3 UI por vez em um esforço para reduzir a dose geral de oxitocina necessária para prevenir a hemorragia pós-parto. Não foram observadas diferenças no tônus uterino, na hemodinâmica materna, nos efeitos colaterais ou na perda de sangue entre estes diferentes métodos de administração de oxitocina.[96] Embora uma solução diluída de oxitocina tipicamente provoque efeitos cardiovasculares mínimos, uma injeção IV rápida de 3 a 5 UI está associada a taquicardia, vasodilatação e hipotensão e deve ser administrada durante 30 segundos ou mais.[96] A comunicação constante entre as equipes de anestesia e de obstetrícia é fundamental para avaliar rapidamente se a oxitocina é eficaz ou se outros tipos de uterotônicos devem ser administrados. A metilergonovina (0,2 mg IM) é um derivado do ergot que pode ser administrado para melhorar o tônus uterino. A metilergonovina pode causar uma vasoconstrição significativa e é relativamente contraindicada para pacientes com pré-eclâmpsia, hipertensão pulmonar ou doença cardíaca isquêmica. A prostaglandina $F_{2\alpha}$ (0,25 mg IM) é outro uterotônico usado para tratar a atonia. Está associada a náuseas, taquicardia, hipertensão pulmonar, dessaturação e broncoespasmo. Ela deve ser evitada em asmáticas. A prostaglandina E_1 (600 µg oral/sublingual/retal) também é eficaz no tratamento da atonia. Não apresenta efeitos cardíacos significativos, mas pode causar hipertermia. Se a hemorragia pós-parto não for controlada com esses métodos iniciais, serão necessárias com urgência técnicas mais invasivas e transfusão de produtos sanguíneos (anteriormente descrito na seção "Hemorragia Intensa").

Placenta Acreta

A inserção placentária além do endométrio dá origem à (1) *placenta acreta vera*, que é inscrção e aderência ao miométrio; (2) *placenta increta*, que é a inserção no miométrio; e (3) *placenta percreta*, que é a penetração através da espessura total do miométrio (Fig. 33.7). Com a placenta percreta, podem ocorrer implantações no intestino, bexiga, ovários ou outros órgãos e vasos pélvicos. Qualquer uma dessas implantações placentárias pode produzir uma placenta

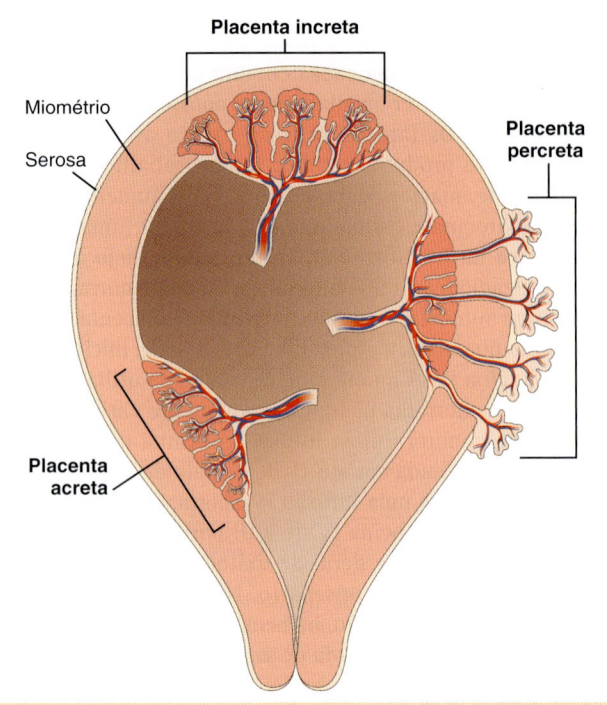

Fig. 33.7 Classificação da placenta acreta com base no grau de penetração no miométrio. (De Kamani AAS, Gambling DR, Chritlaw J, et al. Anesthetic management of patients with placenta acreta. *Can J Anaesth.* 1987;34:613-617, usado com permissão.)

marcantemente aderente que não pode ser removida sem rasgar o miométrio e produzir uma hemorragia grave com risco de vida.

Estas inserções anormais da placenta ocorrem com mais frequência em associação à placenta prévia. A taxa de distúrbios de placenta acreta aumentou quase 60 vezes ao longo dos últimos 50 anos e, atualmente, ocorre em aproximadamente 1 em 533 gestações.[97] Os estudos recentes (2015) apontam que o diagnóstico ultrassonográfico da placenta acreta possui um valor prognóstico positivo de apenas 68% e uma sensibilidade diagnóstica de 55%, com um valor prognóstico negativo de 98% e especificidade de 88%.[97] Consequentemente, o manejo anestésico não deve ser orientado exclusivamente pelos resultados da ultrassonografia anteparto. Nas pacientes com placenta prévia e sem cesariana anterior, a incidência da acreta é de aproximadamente 3%. No entanto, o risco de placenta acreta associada à placenta prévia aumenta de acordo com o número de partos anteriores por cesariana. Com uma incisão uterina prévia, relatou-se que a incidência de placenta acreta foi de 11%, com duas incisões uterinas prévias a taxa é de 40% e com três ou mais incisões uterinas prévias a incidência aumenta para acima de 60%.[87]

Nas pacientes com placenta prévia e acreta, é comum haver uma intensa e rápida perda de sangue intraoperatória, relatada como variando de 2.000 a 5.000 mL; e, em algumas pacientes, substancialmente mais. As coagulopatias se desenvolvem em aproximadamente 20% dessas pacientes

e uma proporção significativa delas necessita de histerectomias. A placenta acreta não é diagnosticada de forma confiável até o útero estar aberto. O provedor de anestesia deve ter em mente esta possibilidade e estar preparado para tratar a perda súbita e intensa de sangue. A escolha da técnica anestésica pode ser individualizada por caso e provedor mantendo esta possibilidade em mente. Para as pacientes com um diagnóstico pré-operatório ou uma alta suspeição, são necessários preparativos para a hemorragia intensa e a recuperação intraoperatória de sangue deve ser considerada.[98]

EMBOLIA POR LÍQUIDO AMNIÓTICO

A incidência de embolia por líquido amniótico (ELA) é atualmente estimada entre um a seis casos por 100 mil partos.[50,99] As características clínicas da ELA incluem início súbito de hipotensão, sofrimento fetal, dificuldade respiratória, hipóxia, CID, parada cardiopulmonar e estados mentais alterados. Esses sinais devem ser distinguidos de outros transtornos mais comuns da gravidez e do parto. A ELA pode ocorrer durante o trabalho de parto, durante o próprio parto ou cirurgia uterina ou no período pós-parto imediato. A causa e a patogenia exatas da ELA permanecem incertas, mas se acredita que seja um tipo de reação anafilactoide ou de hipersensibilidade a algum componente do líquido amniótico. O diagnóstico de ELA é um diagnóstico clínico de exclusão. Embora no passado acreditava-se que a aspiração de restos de líquido amniótico, tais como as células escamosas do feto decorrentes da circulação pulmonar materna era diagnóstica, determinou-se desde então que as células fetais estão presentes na circulação de todas as mulheres grávidas e não existe atualmente teste laboratorial diagnóstico para a ELA. As condições que imitam a ELA são a embolia aérea venosa, o tromboembolismo pulmonar, a hemorragia aguda (ou seja, rotura uterina, desprendimento, acreta), a cardiomiopatia periparto, a sepse, a anafilaxia, toxicidade por anestésico local, o bloqueio raquidiano elevado e a inalação do conteúdo gástrico. O tratamento da ELA é de suporte e direcionado para a reanimação cardiopulmonar com suporte inotrópico, transfusão e correção da hipoxemia. A intubação endotraqueal e o suporte mecânico de ventilação quase sempre são necessários. Pode ocorrer um início rápido de coagulopatia e resultar em hemorragia com risco de vida. O diagnóstico definitivo é extremamente difícil ou impossível, mesmo com o exame pós-morte.

ANESTESIA PARA CIRURGIA NÃO OBSTÉTRICA DURANTE A GRAVIDEZ

A incidência geral de cirurgia não obstétrica durante a gravidez é de 1% a 2%, sendo o trauma, a apendicite e a colecistite as causas mais frequentes.[100,101] Além do manejo da consciência, da hemodinâmica e da respiração maternas, e levando-se em consideração as alterações fisiológicas da gravidez conforme descritas anteriormente, o objetivo do manejo anestésico para as mulheres grávidas submetidas a cirurgia não obstétrica é a prevenção da hipóxia fetal intrauterina e da acidose. Há preocupação com o aborto espontâneo em procedimentos no início da gravidez e trabalho de parto prematuro com cirurgia no período final da gravidez. Os procedimentos eletivos devem ser sempre adiados para depois da gravidez. Nunca se deve negar a uma mulher grávida um procedimento cirúrgico indicado; no entanto, as operações não urgentes são adiadas para depois do primeiro trimestre a fim de minimizar os efeitos teratogênicos no feto evitando esse período de significativa organogênese. O segundo trimestre é considerado o momento ótimo para intervenção, pois o risco de parto prematuro é menor. No caso de procedimentos cirúrgicos de urgência extrema, sua realização deve ocorrer no mesmo momento das pacientes não grávidas. Em 2015, uma comparação de banco de dados entre mulheres que passaram por cirurgia durante a gravidez e um grupo pareado verificou que, embora houvesse mais emergências durante a cirurgia na gravidez, não houve diferença nas taxas de mortalidade ou morbidade.[102]

Para as operações necessárias durante a gravidez, o provedor de anestesia deve (1) determinar um plano anestésico que otimize as condições materna e fetal; (2) consultar um obstetra e um perinatalogista a fim de otimizar os planos para os eventos inesperados; (3) determinar um plano de monitoramento fetal, caso seja conveniente; e (4) discutir um plano em caso de cesariana ou parada cardíaca materna. De acordo com o ACOG, quando uma cirurgia não obstétrica é planejada, a "cirurgia deve ser realizada em uma instituição com serviços neonatológicos e pediátricos; um profissional obstétrico com autorização para realização de cesariana deve estar imediatamente disponível; e uma pessoa qualificada deve estar imediatamente disponível para interpretar a FCF".[103] Não há evidências de que uma técnica anestésica regional seja melhor do que a utilização de anestesia geral na cirurgia não obstétrica durante a gravidez, e há algumas evidências retrospectivas de que o uso de técnicas regionais para cirurgia abdominal pode resultar em taxas mais altas de parto prematuro em comparação com a anestesia geral.[104]

Evitação de Fármacos Teratogênicos

Existe sempre a possibilidade de que anestesia seja administrada inadvertidamente em pacientes com uma gravidez inicial não diagnosticada. Por esta razão, as diretrizes da ASA recomendam que "o teste de gravidez possa ser oferecido a pacientes do sexo feminino em idade fértil e para quem o resultado altere o manejo da paciente".[105] O teste de rotina de gravidez antes da cirurgia eletiva para mulheres em idade fértil continua controverso. A maioria dos fármacos, incluindo os anestésicos, demonstrou ser teratogênica em pelo menos uma espécie animal. Nos seres humanos, o período crítico de organogênese situa-se entre 15 e 56 dias de gestação. Com exceção da cocaína, não se demonstrou

que os medicamentos anestésicos atualmente utilizados tenham efeitos teratogênicos nos seres humanos quando se usam concentrações-padrão em qualquer idade gestacional.[103] Recentemente, a FDA parou de usar as categorias A-D e X, passando a usar nova rotulagem que descreve o que é realmente sabido e recomendado para o uso de cada medicamento durante a gravidez.[106] A neurodegeneração e a apoptose generalizada após a exposição a anestésicos tem sido claramente estabelecida em animais em desenvolvimento e poucos estudos mostraram comprometimento cognitivo em animais adultos após a exposição neonatal ao anestésico. Os efeitos da exposição a anestésicos em crianças pequenas permanecem desconhecidos; no entanto, alguns estudos sugerem que possam ocorrer déficits neurocognitivos em bebês e crianças[107] (Capítulo 12).

Evitação de Acidose e Hipóxia Fetais Intrauterinas

Evitar a diminuição do FSU e da oxigenação é fundamental para o bem-estar fetal. O desenvolvimento de hipóxia e de acidose fetais intrauterinas é minimizado evitando-se a hipotensão materna com deslocamento uterino para a esquerda após a 20ª semana de gestação, bem como prevenindo-se a hipoxemia arterial e mudanças excessivas na Pa_{CO2}, pois tanto a hipercapnia como a hipocapnia resultam em fluxo sanguíneo uterino reduzido e acidose fetal. Altas concentrações inspiradas de oxigênio não aumentam o risco de fibroplasia uterorretrolental (retinopatia) porque o alto consumo de oxigênio da placenta, junto com a distribuição desigual dos fluxos sanguíneos materno e fetal na placenta, previne que a Pa_{O2} fetal exceda 60 mmHg (mesmo que a Pa_{O2} materna exceda 500 mmHg).[15]

O monitoramento da FCF via Doppler é possível entre 16 e 18 semanas de gestação, mas a variabilidade como marcador de bem-estar não está estabelecida até 25 a 27 semanas. O ACOG afirma que "a decisão de usar o monitoramento fetal deve ser individualizada e, se praticada, deve ser baseada na idade gestacional, no tipo de cirurgia e nas instalações disponíveis".[103] A maior vantagem do monitoramento fetal é que, ao exibir os riscos para o feto, permite maior otimização das condições materna e fetal. Atualmente, não há evidências da eficácia do monitoramento da FCF. Além disso, a interpretação é difícil, pois a maioria dos anestésicos reduz a variabilidade da FCF, a colocação e a aquisição de sinal podem ser complexas e é necessária uma pessoa treinada para interpretar a faixa de traçado da FCF.

Prevenção do Parto Pré-termo

A doença subjacente que requer cirurgia, e não a técnica anestésica, tem sido associada a um risco aumentado de parto pré-termo. Os procedimentos intra-abdominais apresentam mais risco do que os procedimentos periféricos menores. Após a conclusão bem-sucedida da cirurgia, tanto a FCF como a atividade uterina materna devem ser

IV

monitoradas. O parto pré-termo pode ser tratado com tocolíticos (p. ex., nifedipina ou indometacina) em consulta com um obstetra. Embora o sulfato de magnésio não mostre eficácia como tocolítico, nas situações em que há preocupação com o parto pré-termo, a administração deste agente pode reduzir o risco de paralisia cerebral.[108] Além disso, recomenda-se a administração materna de corticosteroides quando houver preocupação com parto pré-termo antes de 32 semanas a fim de diminuir a morbidade neonatal.[108] Os analgésicos pós-operatórios podem alterar a percepção das contrações, enfatizando a necessidade de monitoramento externo.

Manejo Anestésico

A cirurgia eletiva para mulheres grávidas deve ser adiada para após o parto. Quando a cirurgia for necessária, é melhor adiar a operação para o segundo trimestre. Antes de prosseguir, devem ser discutidos com um obstetra e um perinatalogista um plano para o monitoramento fetal e para uma possível parada cardíaca materna, assim como as implicações de uma cesariana urgente. Quando viáveis, as técnicas de anestesia neuroaxial devem ser consideradas de acordo com as circunstâncias e a experiência do provedor, uma vez que elas limitam a exposição fetal ao medicamento e os riscos maternos associados à anestesia geral. Quando se escolhe um anestésico geral, deve-se usar a profilaxia aspirativa e o deslocamento uterino para a esquerda. A técnica de indução deve ser semelhante à da cesariana sob anestesia geral, como discutida anteriormente. A eucarbia deve ser mantida (30 mmHg de CO_2 ao final da expiração), bem como uma adequada perfusão uterina com fluidos e o uso apropriado de vasopressores tais como a fenilefrina. Independentemente da técnica anestésica selecionada, recomenda-se que as concentrações inaladas de oxigênio sejam de pelo menos 50%. No pós-operatório, deve ser instituída profilaxia de trombose venosa profunda, a FCF e a atividade uterina devem ser monitoradas (em geral por pelo menos 24 horas) e deve ser determinado um plano para analgesia pós-operatória.

Cirurgia Laparoscópica

A laparoscopia é considerada segura durante qualquer trimestre e as indicações para seu uso são as mesmas para as pacientes não grávidas.[109] O trimestre não influencia a taxa de complicações cirúrgicas laparoscópicas e a conversão para uma abordagem aberta é baixa (1%), havendo uma taxa um pouco maior de perda fetal, mas uma taxa de parto pré-termo mais baixa foi observada em comparação com as abordagens abertas.[110] A maioria das investigações que compararam as técnicas laparoscópicas com as técnicas abertas não detectou diferença significativa nos resultados fetal ou materno. Caso seja utilizada uma técnica laparoscópica, além das considerações discutidas anteriormente, o CO_2 ao final da expiração deve ser monitorado durante a cirurgia e devem ser utilizadas pressões baixas de pneumoperitônio (10 a 15 mmHg), se possível.

DIAGNÓSTICO E MANEJO DO SOFRIMENTO FETAL

A evolução do monitoramento da FCF começou com a questão: Como detectamos hipóxia e acidose metabólica no feto? O monitoramento fetal intraparto foi projetado para detectar hipóxia no trabalho de parto e permitir que os médicos intervenham antes da acidose e dos danos de longo prazo no SNC fetal. O cérebro fetal responde aos estímulos periféricos e centrais, que incluem (1) quimiorreceptores, (2) barorreceptores e (3) efeitos diretos de alterações metabólicas no SNC. O monitoramento da FCF foi desenvolvido como um método bruto e não específico de rastreamento do sofrimento e da oxigenação fetais. Há excelentes monitores externos da FCF disponíveis, mas, muitas vezes, é necessário aplicar um eletrodo fetal interno no couro cabeludo para obtenção de um monitoramento contínuo e preciso da FCF.

Componentes-chave de Avaliação

Com base em um relatório de 2008 dos National Institutes of Health (NIH), a avaliação da interpretação da FCF envolve a verificação de (1) contrações uterinas, (2) FCF basal, (3) variabilidade basal da FCF, (4) presença de acelerações, (5) desacelerações periódicas ou episódicas e (6) mudanças ou tendências dos padrões de FCF ao longo do tempo.[111]

Contrações Uterinas

As contrações uterinas podem ser monitoradas externa ou internamente. Os monitores externos apenas transmitem a frequência das contrações, mas o monitoramento interno possibilita tanto o conhecimento da frequência como a medição da pressão intrauterina (em unidades Montevidéu). A atividade e as definições uterinas são detalhadas no Quadro 33.4. Se uma contração tônica ou um período de taquissistolia ocorrer durante o trabalho de parto, o tratamento com nitroglicerina IV pode relaxar brevemente o útero e restaurar a perfusão fetal. Além disso, o obstetra pode administrar terbutalina subcutânea.

Quadro 33.4 Terminologia da Atividade Uterina

- Normal: ≤ 5 contrações em 10 minutos, em média em um intervalo de 30 minutos
- Taquissistolia: > 5 contrações em 10 minutos, em média em um intervalo de 30 minutos
- Características das contrações uterinas: a taquissistolia deve ser sempre classificada quanto à presença ou ausência de associada desaceleração da frequência cardíaca fetal.
  - A taquissistolia aplica-se ao trabalho de parto espontâneo ou estimulado. A resposta clínica à taquissistolia pode variar de acordo com as contrações espontâneas ou estimuladas.
  - A hiperestimulação e a hipercontratilidade não estão definidas e devem ser abandonadas.

Dados de Macones GA, Hankins GD, Spong CY, et al. The 2008 National Institute of Child Health and Human Development workshop report on electronic fetal monitoring: update on definitions, interpretation, and research guidelines. *J Obstet Gynecol Neonatal Nurs.* 2008;37(5):510-515.

Frequência Cardíaca Fetal Basal

A FCF basal é determinada pela aproximação da FCF média arredondada para incrementos de 5 batimentos/min durante um intervalo de 10 minutos excluindo acelerações, desacelerações e períodos de acentuada variabilidade da FCF (alteração > 25 batimentos/min). A FCF basal anormal inclui bradicardia (< 110 batimentos/min) e taquicardia (> 160 batimentos/min).

Variabilidade

A variabilidade basal também é determinada pelo exame de flutuações irregulares em amplitude e frequência durante um intervalo de 10 minutos excluindo acelerações e desacelerações. A variabilidade é classificada da seguinte forma:

Nenhuma variabilidade na FCF: variação de amplitude indetectável.
Variabilidade mínima na FCF: amplitude acima de indetectável e 5 batimentos/min ou menos.
Variabilidade moderada na FCF: amplitude de 6 batimentos/min a 25 batimentos/min.
Variabilidade marcante na FCF: amplitude acima de 25 batimentos/min.

Acelerações

Uma aceleração é um aumento abrupto na FCF definida como um aumento do início da aceleração até o pico em menos de 30 segundos. Além disso, o pico deve ser de 15 batimentos/min ou mais e durar 15 segundos ou mais do início até o retorno. Antes de 32 semanas de gestação, as acelerações são definidas como aquelas que apresentam um pico de 10 ou mais batimentos/min e uma duração de 10 segundos ou mais.

Desacelerações

As desacelerações são classificadas como variáveis ou tardias com base em critérios específicos descritos aqui e exibidos no Quadro 33.5 e na Figura 33.8. Uma desaceleração prolongada está presente quando há uma diminuição aparentemente visível na FCF basal que é maior ou igual a 15 batimentos/min com duração de 2 minutos ou mais.

As *desacelerações tardias* são resultado de insuficiência uteroplacentária causando hipóxia cerebral fetal relativa durante uma contração. A alteração resulta em resposta simpática e aumento da resistência vascular periférica elevando a pressão arterial fetal, que é detectada pelos barorreceptores fetais e resulta em desaceleração na FCF. Esta resposta é chamada de desaceleração tardia *reflexa*. Um segundo tipo de desaceleração tardia é causado por depressão miocárdica na presença de uma hipóxia piorada. Uma queda moderada na FCF indica certa insuficiência uteroplacentária; no entanto, uma queda mais intensa na FCF pode indicar uma insuficiência quase total. O termo desaceleração *precoce* é controverso. Embora muitos textos a associem à compressão da cabeça, é mais provável que seja uma variante da desaceleração tardia reflexa que reflete a contração uterina e é considerada benigna, mas que pode evoluir para uma desaceleração tardia mais típica.[112] As *desacelerações variáveis* são geralmente

sinônimas de compressão do cordão umbilical. Um adverso padrão sinusoidal de FCF é definido pela manifestação de um padrão de onda sinusoidal suave com uma frequência de ciclo de 3 a 5/min que persiste por 20 ou mais minutos e pode estar associado ao desprendimento da placenta.[111]

Em geral, aceita-se que a variabilidade mínima a indetectável da FCF na presença de desacelerações está associada à acidemia fetal. Desacelerações graves (< 70 batimentos/min por > 60 s) estão associadas à acidemia fetal e são extremamente desfavoráveis com a ausência de variabilidade.[113]

O traçado da FCF é uma avaliação inespecífica da acidose fetal e deve ser interpretada ao longo do tempo em relação ao contexto clínico e aos fatores fetais e maternos. Um feto normal sofrerá episódios de hipóxia durante o trabalho de parto e tolerará esses períodos sem sequelas neurológicas de longo prazo.

Categorias de Frequência Cardíaca Fetal

Um sistema de classificação de FCF de três níveis (Quadro 33.5) é atualmente usado para uma avaliação fetal mais geral.[114] Esse sistema de avaliação pode se mover entre categorias ao longo do tempo. Um traçado de FCF de *Categoria I* é considerado normal, prognostica um equilíbrio acidobásico fetal no momento da observação e não é necessário um manejo específico. Para se qualificar como Categoria 1, todos os seguintes critérios devem estar presentes: (1) FCF basal de 110 a 160 batimentos/min; (2) variabilidade moderada na

Quadro 33.5 Critérios de Traçado da Frequência Cardíaca Fetal (FCF) para Desacelerações

Categoria	Cor	Descrição
I	Verde	Sem acidemia
IIa	Azul	Sem acidemia fetal central (oxigênio adequado)
IIb	Amarelo	Sem acidemia fetal central, mas o padrão da FCF sugere reduções intermitentes em O_2 que podem resultar em débito fetal de O_2
IIc	Laranja	Feto potencialmente à beira da descompensação
III	Vermelho	Evidência de asfixia fetal real ou iminente prejudicial

Categoria I. Traçado de FCF com taxa normal basal (110-160 batimentos/min), variabilidade moderada na FCF, ausência de desacelerações tardias ou variáveis e possível presença de desacelerações precoces.
Categoria II. Tudo aquilo não incluído nas categorias I e III.
  A maioria dos especialistas acredita que esta categoria precisa ser subdividida em três subcategorias com base na gravidade das mudanças periódicas (IIb) e, em seguida, na redução da variabilidade na FCF (IIc).
Categoria III. Traçado de FCF com ausência de variação na FCF, desacelerações recorrentes ou bradicardia ou um padrão sinusoidal.

Dados de Macones GA, Hankins GD, Spong CY, et al. The 2008 National Institute of Child Health and Human Development workshop report on electronic fetal monitoring: update on definitions, interpretation, and research guidelines. *J Obstet Gynecol Neonatal Nurs*. 2008;37(5):510-515; and Parer JT, Ikeda T. A framework for standardized management of intrapartum fetal heart rate patterns. *Am J Obstet Gynecol*. July 2007;197(1):e1-6.

IV

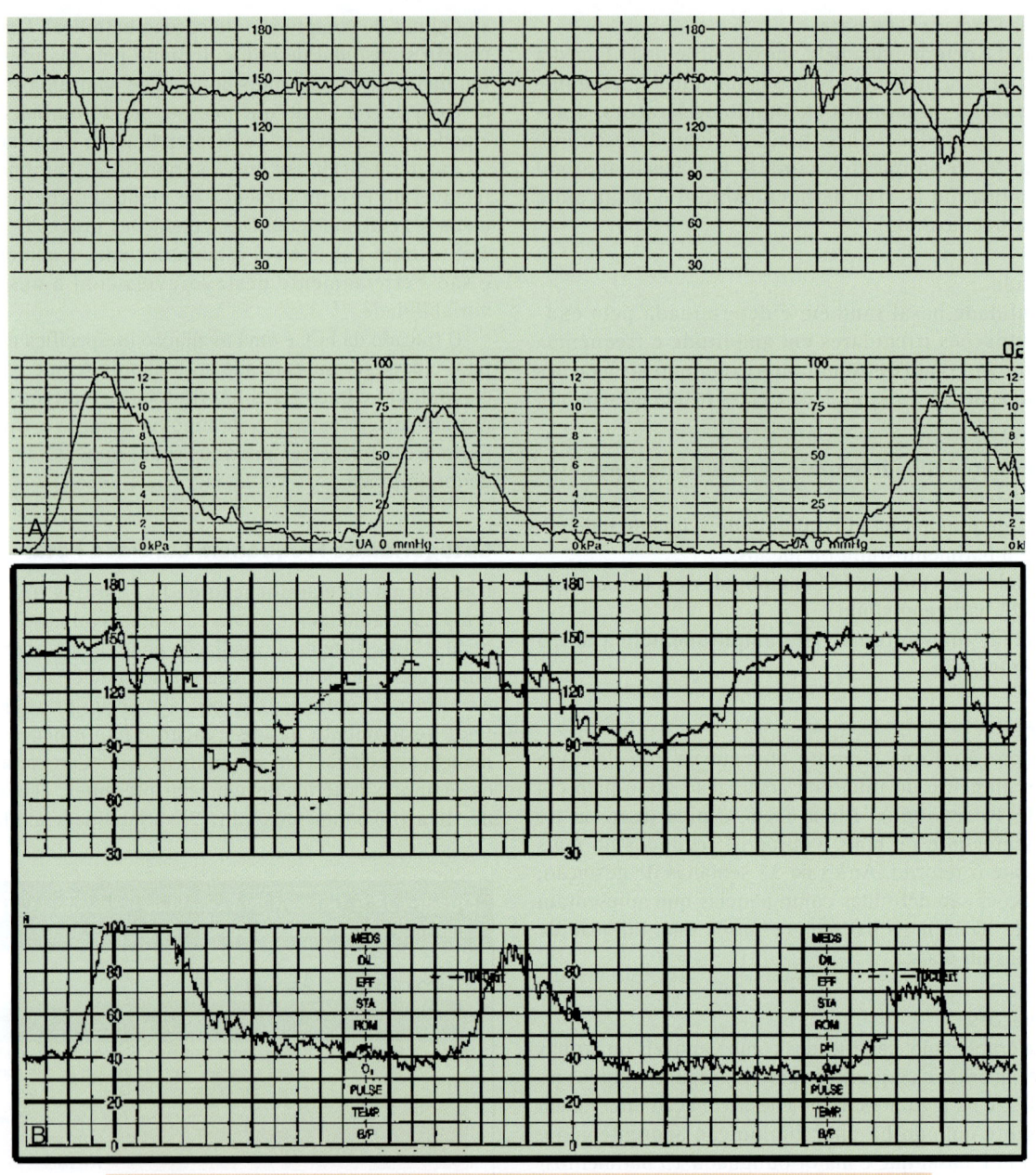

Fig. 33.8 Desacelerações da frequência cardíaca fetal. (A) Desaceleração com variabilidade mínima. (B) Desaceleração tardia com variabilidade mínima.

FCF basal; (3) nenhuma desaceleração tardia ou variável; (4) desacelerações precoces podem estar presentes ou ausentes; e (5) acelerações podem estar presentes ou ausentes.

Um traçado de FCF de *Categoria II* é considerado indeterminado e inclui todos os traçados não pertencentes à categoria I ou III. Os exemplos incluem taquicardia fetal, desacelerações prolongadas de mais de 2 minutos, mas menos de 10 minutos, e desacelerações tardias recorrentes com variabilidade basal moderada. Os traçados da Categoria II exigem monitoramento e reavaliação contínuos à luz de todo o quadro clínico.

Um traçado de FCF de *Categoria III* é considerado anormal e está associado a um anormal equilíbrio acidobásico fetal. Os traçados de Categoria III incluem (1) um padrão sinusoidal de FCF, ou (2) ausência de variabilidade na FCF com recorrentes desacelerações tardias e desacelerações variáveis ou bradicardia. Esses traçados exigem avaliação imediata da paciente e esforços para melhorar a condição fetal, tais como reanimação intrauterina com alteração na posição materna, tratamento da hipotensão, uso de oxigênio suplementar e tratamento da taquissistolia, caso esta esteja presente. Se o traçado da FCF não melhorar, um parto rápido deve ser providenciado.

AVALIAÇÃO DO RECÉM-NASCIDO E REANIMAÇÃO NEONATAL

A transição da vida fetal para a neonatal envolve importantes alterações fisiológicas nos sistemas pulmonar e circulatório. A importância dos eventos intraparto e anteparto pode prever se a transição para a vida neonatal será segura e bem-sucedida. Como uma medida da avaliação fetal, a análise da gasometria arterial do cordão umbilical é realizada no momento do parto. Os valores típicos são mostrados na Tabela 33.2.

A avaliação dos recém-nascidos imediatamente após o parto é importante para identificar prontamente os bebês deprimidos que necessitam de reanimação ativa. A escala de Apgar atribui um valor numérico (0, 1 ou 2) a cinco sinais vitais medidos ou observados em 1, 5 e 10 minutos após o parto (Tabela 33.3). Ela ainda não foi superada como um método para facilitar o reconhecimento e orientar o manejo da reanimação de um recém-nascido. Aproximadamente 10% dos recém-nascidos necessitam de algum auxílio para começar a respirar e menos de 1% necessita de reanimação cardiopulmonar avançada que inclui compressões do tórax e/ou medicamentos de reanimação.[115] A maioria dos recém-nascidos (com Apgar ≥ 8) necessita de pouco tratamento além da sucção do nariz e da boca, estimulação tátil para promover a respiração e evitar a hipotermia. A pele do recém-nascido deve ser secada e o bebê colocado em uma cama aquecida com calor radiante, coberto com mantas quentes ou colocado em contato com a pele da mãe. Pontuações Apgar de 10 são raras porque a acrocianose persiste em um recém-nascido normal bem após 5 minutos de vida.

Reanimação Cardiopulmonar

O manejo de recém-nascidos na sala de parto é implementado por meio de avaliações e intervenções de 30 segundos, conforme detalhado na Figura 33.9. No parto, assim que a criança é colocada sob um aquecedor radiante e ocorreram a secagem e a estimulação, a primeira avaliação de 30 segundos começa com base nas diretrizes de reanimação neonatal de 2015.[115] Esta avaliação leva em consideração a idade gestacional e começa com a determinação do tônus, da respiração ou do choro. Se a respiração e o choro não ocorrerem, então a limpeza da via aérea (boca e depois o nariz) e a estimulação repetida devem ser realizadas enquanto se mantém a eutermia; esta é a próxima avaliação de 30 segundos. A avaliação de apneia, arquejo e frequência cardíaca ocorre com determinação da escala de Apgar de 1 minuto e possível intervenção com a assistência de ventilação com pressão positiva (VPP) mais colocação de oximetria de pulso e monitoramento por ECG. No caso de uma frequência cardíaca inferior a 100 batimentos/min, a eficácia da VPP deve ser avaliada verificando-se o movimento do tórax, otimizando o fornecimento da VPP e considerando a necessidade de intubação ou colocação da máscara laríngea (ML).

Tabela 33.2	Valores Normais de Gasometria Arterial de Artéria e Veia Umbilicais	
Medição	**Valor Médio da Artéria**	**Valor Médio da Veia**
pH	7,27	7,34
P_{CO2} (mmHg)	50	40
P_{O2} (mmHg)	20	30
Bicarbonato (mEq/L)	23	21
Excesso de bases (mEq/L)	-3,6	-2,6

Dados derivados de Thorp JA, Rushing RS. Umbilical cord blood gas analysis. *Obstet Gynecol Clin North Am.* 1999;26(4):695-709.

Tabela 33.3	Avaliação de um Recém-nascido com a Escala de Apgar		
Critério	**2**	**1**	**0**
Frequência cardíaca (batimentos/min)	> 100	< 100	Ausente
Respiração	Irregular, chorando	Lenta	Ausente
Irritabilidade reflexa	Chora	Faz careta	Sem resposta
Tônus muscular	Ativo	Flexão das extremidades	Flácido
Coloração	Rosada	Corpo rosado, extremidades cianóticas	Cianótica

Se a frequência cardíaca cair para abaixo de 60 batimentos/min, então devem ser iniciadas as compressões torácicas, a intubação e a ventilação com oxigênio a 100% acompanhadas pelo monitoramento por ECG e pela preparação para a canulação da veia umbilical. Com base nas diretrizes de 2015, é razoável iniciar a reanimação com ar e adicionar oxigênio suplementar titulado para atingir uma saturação de oxigênio pré-ductal próxima do valor esperado para bebês saudáveis (Fig. 33.9). Além disso, essas diretrizes endossam o uso de oxigênio a 100% nas situações em que as compressões do tórax são necessárias. Bebês com idade acima de 36 semanas de gestação avaliados com encefalopatia hipóxico-isquêmica moderada a grave devem ser incluídos em um protocolo de hipotermia terapêutica (Capítulo 45).

Se houver presença de mecônio, um especialista em intubação endotraqueal deve estar presente no momento do nascimento. Se o bebê for forte, com bom esforço respiratório

IV

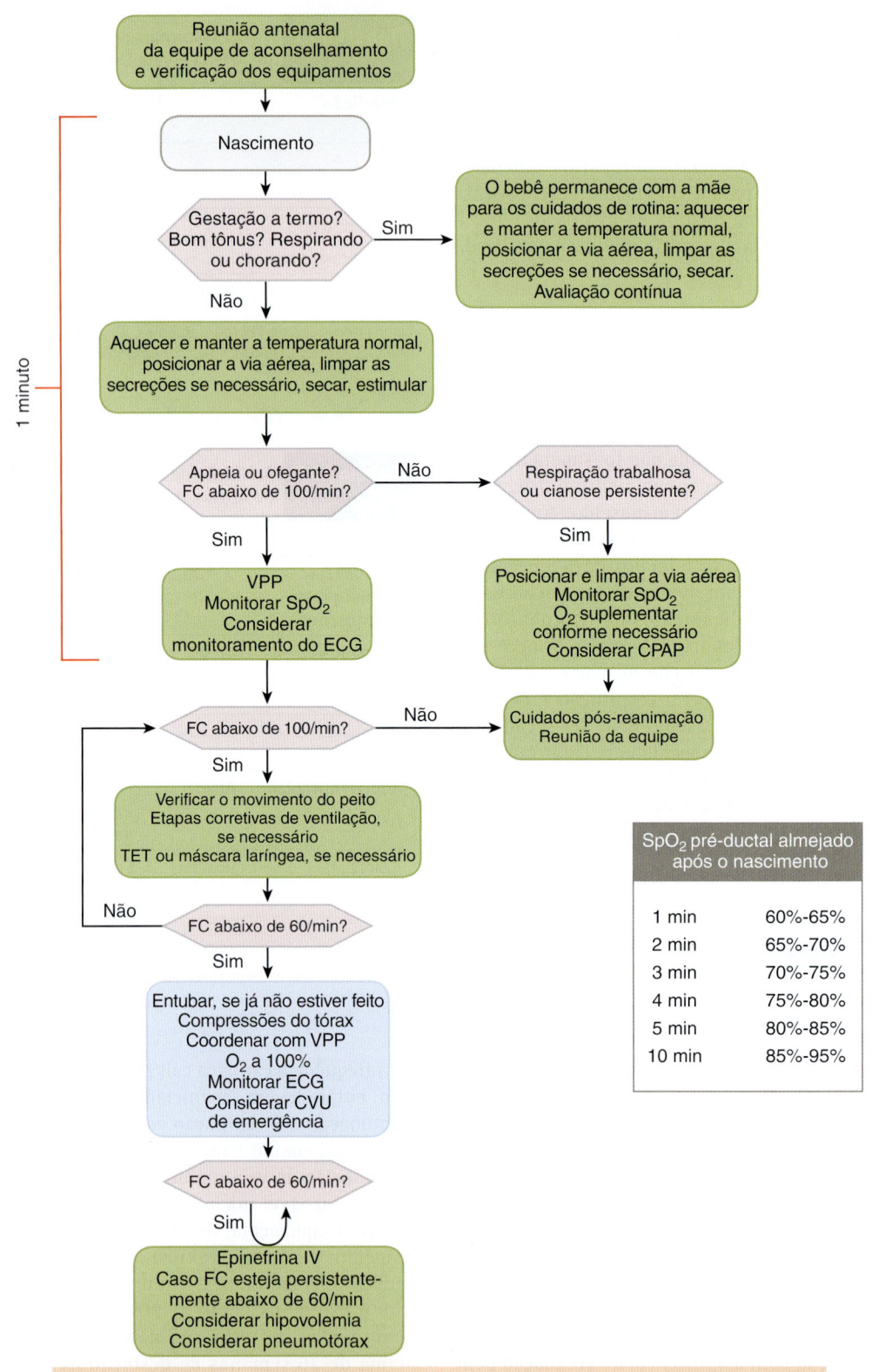

Fig. 33.9 Algoritmo de reanimação neonatal. *CPAP*, Pressão positiva contínua nas vias aéreas; *CVU*, canulação da veia umbilical; *ECG*, eletrocardiograma; *FC*, frequência cardíaca; *IV*, intravenosa; *TET*, tubo endotraqueal; *VPP*, ventilação com pressão positiva. (Baseado em figura de Wyckoff MH, Aziz K, Escobedo M, et al. Neonatal Resuscitation: 2015 American Heart Association Guidelines Update for Cardiopulmonary Resuscitation and Emergency Cardiovascular Care. *Circulation.* 2015;132(18 suppl 2):S543-S560.)

e tônus muscular após o parto, não é necessária nenhuma intervenção significativa; mas, caso haja um tônus muscular fraco e inadequados esforços de respiração, a reanimação deve começar e a VPP ser iniciada se a criança não estiver respirando ou a frequência cardíaca estiver abaixo de 100 batimentos/min.[115] Nesta situação, a intubação de rotina para sucção traqueal não é mais sugerida; mas, em vez disso, a ênfase deve ser em iniciar a ventilação dentro do 1° minuto de vida do bebê com respiração ausente ou ineficaz limpando a via aérea e utilizando a VPP.

Epinefrina

A epinefrina é indicada caso a frequência cardíaca permaneça abaixo de 60 batimentos/min apesar da VPP e das compressões do tórax e administrada imediatamente se houver assistolia. A dose é de 0,1 a 0,3 mL/kg de uma solução IV 1:10.000 administrada rapidamente. A dose pode ser repetida a cada 3 a 5 minutos, se necessário.

Hipovolemia

Em determinadas circunstâncias, a perda de sangue no recém-nascido pode levar à hipovolemia, como desprendimento placentário, placenta prévia ou vasa prévia, embora seja raro ocorrer uma parada cardíaca decorrente de hipovolemia. A expansão do volume deve ser instituída em um recém-nascido que parece ter sofrido perda de sangue ou está em choque hipovolêmico e não respondeu a outras medidas de reanimação discutidas anteriormente. Podem ser administrados na sala de parto sangue ou cristaloide isotônico (em alíquotas de 10 mL/kg).

Glicose

Durante os partos em que o recém-nascido parece apresentar asfixia grave, restrição de crescimento intrauterino ou diabetes materno, deve-se suspeitar de hipoglicemia. Durante a reanimação, o teste do pezinho pode determinar o nível de glicose no sangue.

Naloxona

A naloxona não é mais recomendada para uso em recém-nascidos na sala de parto. Caso o recém-nascido manifeste uma depressão respiratória na sala de parto, deve-se manter uma ventilação adequada até que ele seja transportado para o berçário de cuidados intensivos. A estabilização e a avaliação contínuas podem ser realizadas no berçário e a administração de naloxona pode ser considerada assim que o histórico da mãe for revisto com o fim de avaliação da exposição pré-natal a opioides crônicos.

PERGUNTAS DO DIA

1. Como os seguintes parâmetros cardiovasculares mudam durante a gravidez: volume de sangue, volume sistólico, frequência cardíaca, resistência vascular sistêmica, pressão venosa central, pressão venosa femoral?
2. Quais são os valores esperados de gasometria arterial (pH, Pa_{CO2} e Pa_{O2}) em uma mulher grávida a termo? Qual é o mecanismo para as diferenças do estado não grávido?
3. Que nervos servem de mediadores da dor durante o primeiro estágio do trabalho de parto? Onde a dor se origina durante o segundo estágio do trabalho de parto? Caso seja utilizada analgesia neuroaxial durante o trabalho de parto e durante o próprio parto, quais níveis da coluna vertebral devem ser visados para o primeiro e segundo estágios?
4. Uma paciente primigrávida em trabalho de parto precoce está considerando opções para analgesia. Ela pergunta a você se a analgesia peridural prolongará seu trabalho de parto ou aumentará a chance de uma cesariana. Como você responderia?
5. Descreva o sistema de três níveis de monitoramento da frequência cardíaca fetal e como a divisão da categoria II em IIa, IIb e IIc melhorou o manejo e a avaliação.
6. Quais são as principais mudanças na definição e no manejo da pré-eclâmpsia a partir de 2013?
7. Qual é a definição clínica de pré-eclâmpsia? Quais critérios adicionais definem a pré-eclâmpsia com características graves?
8. Quais são as causas mais comuns de hemorragia materna durante o terceiro trimestre e o trabalho de parto? Quais fatores podem levar ao aumento do risco de morbidade e mortalidade com hemorragia maciça na paciente obstétrica?
9. Imediatamente após o parto, um recém-nascido com líquido amniótico com presença de mecônio apresenta bom esforço respiratório e tônus muscular. Que intervenções devem ser realizadas em seguida? Se o neonato apresentasse um esforço respiratório ruim, quais seriam os próximos passos no manejo?

IV

REFERÊNCIAS

1. Cheek TG, Gutsche BB. Maternal physiologic alterations. In: Hughes SC, Levinson G, Rosen MA, Shnider SM, eds. *Shnider and Levinson's Anesthesia for Obstetrics*. Philadelphia: Lippincott Williams & Wilkins; 2002:3-18.

2. Gaiser R. Physiologic changes of pregnancy. In: Chestnut DH, Polley LS, Tsen LC, Wong CA, eds. *Chestnut's Obstetric Anesthesia: Principles and Practice*. Philadelphia: Elsevier; 2009:15-36.

3. Ain DL, Narula J, Sengupta PP. Cardiovascular imaging and diagnostic procedures in pregnancy. *Cardiol Clin*. 2012;30:331-341.

4. Ewah B, Yau K, King M, et al. Effect of epidural opioids on gastric emptying in labour. *Int J Obstet Anesth*. 1993;2:125-128.

5. Practice Guidelines for Obstetric Anesthesia. An Updated Report by the American Society of Anesthesiologists Task Force on Obstetric Anesthesia and the Society for Obstetric Anesthesia and Perinatology. *Anesthesiology*. 2016;124:270-300.

6. Hey VM, Ostick DG, Mazumder JK, Lord WD. Pethidine, metoclopramide and the gastro-oesophageal sphincter A study in healthy volunteers. *Anaesthesia*. 1981;36:173-176.

7. Paranjothy S, Griffiths JD, Broughton HK, et al. Interventions at caesarean section for reducing the risk of aspiration pneumonitis. *Cochrane Database Syst Rev*. 2010;:1:CD004943.

8. Palahniuk RJ, Shnider SM. Eger 2nd EI Pregnancy decreases the requirement for inhaled anesthetic agents. *Anesthesiology*. 1974;41:82-83.

9. Gin T, Chan MT. Decreased minimum alveolar concentration of isoflurane in pregnant humans. *Anesthesiology*. 1994;81:829-832.

10. Ueyama H, Hagihira S, Takashina M, et al. Pregnancy does not enhance volatile anesthetic sensitivity on the brain: an electroencephalographic analysis study. *Anesthesiology*. 2010;113:577-584.

11. Lee A, Ngan Kee WD, Gin T. A quantitative, systematic review of randomized controlled trials of ephedrine versus phenylephrine for the management of hypotension during spinal anesthesia for cesarean delivery. *Anesth Analg*. 2002;94:920-926.

12. Ngan Kee WD, Khaw KS, Tan PE, et al. Placental transfer and fetal metabolic effects of phenylephrine and ephedrine during spinal anesthesia for cesarean delivery. *Anesthesiology*. 2009;111:506-512.

13. Smiley RM. Burden of proof. *Anesthesiology*. 2009;111:470-472.

14. Ngan Kee WD, Lee SW, Ng FF, et al. Randomized double-blinded comparison of norepinephrine and phenylephrine for maintenance of blood pressure during spinal anesthesia for cesarean delivery. *Anesthesiology*. 2015;122:736-745.

15. Haydon ML, Gorenberg DM, Nageotte MP, et al. The effect of maternal oxygen administration on fetal pulse oximetry during labor in fetuses with nonreassuring fetal heart rate patterns. *Am J Obstet Gynecol*. 2006;195:735-738.

16. Zhang J, Landy HJ, Branch DW, et al. Consortium on Safe Labor Contemporary patterns of spontaneous labor with normal neonatal outcomes. *Obstet Gynecol*. 2010;116(6):1281-1287.

17. Laughon SK, Branch DW, Beaver J, Zhang J. Changes in labor patterns over 50 years. *Am J Obstet Gynecol*. 2012;206(5):419:e1-e9.

18. Leighton BL, Halpern SH, Wilson DB. Lumbar sympathetic blocks speed early and second stage induced labor in nulliparous women. *Anesthesiology*. 1999;90:1039-1046.

19. Arendt KW, Tessmer-Tuck JA. Nonpharmacologic labor analgesia. *Clin Perinatol*. 2013;40:351-371.

20. Hodnett ED, Gates S, Hofmeyr GJ, Sakala C. Continuous support for women during childbirth. *Cochrane Database Syst Rev*. 2012;(10.): CD003766.

21. Nissen E, Widstrom AM, Lilja G, et al. Effects of routinely given pethidine during labour on infants' developing breastfeeding behaviour Effects of dose-delivery time interval and various concentrations of pethidine/norpethidine in cord plasma. *Acta Paediatr*. 1997;86:201-208.

22. Mackeen AD, Fehnel E, Berghella V, Klein T. Morphine sleep in pregnancy. *Am J Perinatol*. 2014;31:85-90.

23. Rayburn W, Rathke A, Leuschen MP, et al. Fentanyl citrate analgesia during labor. *Am J Obstet Gynecol*. 1989;161:202-206.

24. Fleet J, Belan I, Jones MJ, et al. A comparison of fentanyl with pethidine for pain relief during childbirth: a randomised controlled trial. *Br J Obstet Gynaecol*. 2015;122:983-992.

25. Volmanen P, Sarvela J, Akural EI, et al. Intravenous remifentanil vs. epidural levobupivacaine with fentanyl for pain relief in early labour: a randomised, controlled, double-blinded study. *Acta Anaesthesiol Scand*. 2008;52:249-255.

26. Freeman LM, Bloemenkamp KW, Franssen MT, et al. Patient controlled analgesia with remifentanil versus epidural analgesia in labour: randomised multicentre equivalence trial. *BMJ*. 2015;350:h846.

27. Likis FE, Andrews JC, Collins MR, et al. Nitrous oxide for the management of labor pain: a systematic review. *Anesth Analg*. 2014;118:153-167.

28. Yentis MY, Cohen SE. Inhalational analgesia and anesthesia for labor and vaginal delivery. In: Hughes SC, Levinson G, Rosen MA, Shnider SM, eds. *Shnider and Levinson's Anesthesia for Obstetrics*. Philadelphia: Lippincott Williams & Wilkins; 2002:189-197.

29. King TL, Wong CA. Nitrous oxide for labor pa is it a laughing matter?. *Anesth Analg*. 2014;118:12-14.

30. Polley LS, Columb MO, Naughton NN, et al. Effect of epidural epinephrine on the minimum local analgesic concentration of epidural bupivacaine in labor. *Anesthesiology*. 2002;96:1123-1128.

31. Aveline C, El Metaoua S, Masmoudi A, et al. The effect of clonidine on the minimum local analgesic concentration of epidural ropivacaine during labor. *Anesth Analg*. 2002;95:735-740.

32. Van de Velde M. Neuraxial analgesia and fetal bradycardia. *Curr Opin Anaesthesiol*. 2005;18:253-256.

33. Declercq ER, Sakala C, Corry MP, Applebaum S. Listening to Mothers II: report of the Second National U S. Survey of Women's Childbearing Experiences: conducted January-February 2006 for Childbirth Connection by Harris Interactive(R) in partnership with Lamaze International. *J Perinat Educ*. 2007;16(4):15-17.

34. Attanasio L, Kozhimannil KB, Jou J, et al. Women's experiences with neuraxial labor analgesia in the Listening to Mothers II Survey: a content analysis of open-ended responses. *Anesth Analg*. 2015;121:974-980.

35. American College of Obstetricians and Gynecologists Committee on Obstetric Practice. ACOG committee opinion No. 339: analgesia and cesarean delivery rates. *Obstet Gynecol*. 2006;107(6):1487-1488.

36. Wong CA, Scavone BM, Peaceman AM, et al. The risk of cesarean delivery with neuraxial analgesia given early versus late in labor. *N Engl J Med*. 2005;352:655-665.

37. Sng BL, Leong WL, Zeng Y, et al. Early versus late initiation of epidural analgesia for labour. *Cochrane Database Syst Rev*. 2014;(10.):CD007238.

38. Anim-Somuah M, Smyth RM, Jones L. Epidural versus non-epidural or no analgesia in labour. *Cochrane Database Syst Rev*. 2011;(12.):CD000331.

39. Wassen MM, Smits LJ, Scheepers HC, et al. Routine labour epidural analgesia

versus labour analgesia on request: a randomised non-inferiority trial. *Br J Obstet Gynaecol.* 2015;122:344-350.

40. Craig MG, Grant EN, Tao W, et al. A randomized control trial of bupivacaine and fentanyl versus fentanyl-only for epidural analgesia during the second stage of labor. *Anesthesiology.* 2015;122:172-177.

41. American College of Obstetricians and Gynecologists Committee on Practice Bulletins—Obstetrics. ACOG Practice Bulletin No. 49, December 2003: dystocia and augmentation of labor. *Obstet Gynecol.* 2003;102(6):1445-1454.

42. American Society of Anesthesiologists task force on infectious complications associated with neuraxial techniques. Practice advisory for the prevention, diagnosis, and management of infectious complications associated with neuraxial techniques: a report by the American Society of Anesthesiologists task force on infectious complications associated with neuraxial techniques. *Anesthesiology.* 2010;112(3):530-545.

43. Simmons SW, Taghizadeh N, Dennis AT, et al. Combined spinal-epidural versus epidural analgesia in labour. *Cochrane Database Syst Rev.* 2012;(10.):CD003401.

44. Heesen M, Bohmer J, Klohr S, et al. The effect of adding a background infusion to patient-controlled epidural labor analgesia on labor, maternal, and neonatal outcomes: a systematic review and meta-analysis. *Anesth Analg.* 2015;121:149-158.

45. McKenzie CP, Cobb B, Riley ET, Carvalho B. Programmed intermittent epidural boluses for maintenance of labor analgesia: an impact study. *Int J Obstet Anesth.* 2016;26:32-38.

46. George RB, Allen TK, Habib AS. Intermittent epidural bolus compared with continuous epidural infusions for labor analgesia: a systematic review and meta-analysis. *Anesth Analg.* 2013;116:133-144.

47. Horlocker TT, Wedel DJ, Rowlingson JC, et al. Regional anesthesia in the patient receiving antithrombotic or thrombolytic therapy: American Society of Regional Anesthesia and Pain Medicine Evidence-Based Guidelines (Third Edition). *Reg Anesth Pain Med.* 2010;35(1):64-101.

48. Neal JM, Barrington MJ, Brull R, et al. The Second ASRA Practice Advisory on Neurologic Complications Associated With Regional Anesthesia and Pain Medicine: executive summary 2015. *Reg Anesth Pain Med.* 2015;40(5):401-430.

49. Pan PH, Bogard TD, Owen MD. Incidence and characteristics of failures in obstetric neuraxial analgesia and anesthesia: a retrospective analysis of 19,259 deliveries. *Int J Obstet Anesth.* 2004;13:227-233.

50. D'Angelo R, Smiley RM, Riley ET, Segal S. Serious complications related to obstetric anesthesia: the serious complication repository project of the Society for Obstetric Anesthesia and Perinatology. *Anesthesiology.* 2014;120:1505-1512.

51. Ruppen W, Derry S, McQuay H, Moore RA. Incidence of epidural hematoma, infection, and neurologic injury in obstetric patients with epidural analgesia/anesthesia. *Anesthesiology.* 2006;105(2):394-399.

52. Lipman S, Cohen S, Einav S, et al. Society for Obstetric Anesthesia and Perinatology The Society for Obstetric Anesthesia and Perinatology consensus statement on the management of cardiac arrest in pregnancy. *Anesth Analg.* 2014;118(5):1003-1016.

53. Jeejeebhoy FM, Zelop CM, Lipman S, et al. American Heart Association Emergency Cardiovascular Care Committee, Council on Cardiopulmonary, Critical Care, Perioperative and Resuscitation, Council on Cardiovascular Diseases in the Young, and Council on Clinical Cardiology Cardiac Arrest in Pregnancy: a scientific statement from the American Heart Association. *Circulation.* 2015;132(18):1747-1773.

54. Neal JM, Mulroy MF, Weinberg GL. American Society of Regional Anesthesia and Pain Medicine American Society of Regional Anesthesia and Pain Medicine checklist for managing local anesthetic systemic toxicity: 2012 version. *Reg Anesth Pain Med.* 2012;37(1):16-18.

55. Hofmeyr G, Cyna A, Middleton P. Prophylactic intravenous preloading for regional analgesia in labour. *Cochrane Database Syst Rev.* 2004;(4.):CD000175.

56. Tawfik MM, Hayes SM, Jacoub FY, et al. Comparison between colloid preload and crystalloid co-load in cesarean section under spinal anesthesia: a randomized controlled trial. *Int J Obstet Anesth.* 2014;23:317-323.

57. Banerjee A, Stocche RM, Angle P, Halpern SH. Preload or coload for spinal anesthesia for elective cesarean delivery: a meta-analysis. *Can J Anaesth.* 2010;57:24-31.

58. Butwick AJ, Columb MO, Carvalho B. Preventing spinal hypotension during Caesarean delivery: what is the latest?. *Br J Anaesth.* 2015;114:183-186.

59. Dyer RA, Reed AR, van Dyk D, et al. Hemodynamic effects of ephedrine, phenylephrine, and the coadministration of phenylephrine with oxytocin during spinal anesthesia for elective cesarean delivery. *Anesthesiology.* 2009;111:753-765.

60. Arendt KW, Segal BS. The association between epidural labor analgesia and maternal fever. *Clin Perinatol.* 2013;40:385-398.

61. Greenwell EA, Wyshak G, Ringer SA, et al. Intrapartum temperature elevation, epidural use, and adverse outcome in term infants. *Pediatrics.* 2012;129:e447-e454.

62. Rosen MA. Paracervical block for labor analgesia: a brief historic review. *Am J Obstet Gynecol.* 2002;186:S127-S130.

63. Nikpoor P, Bain E. Analgesia for forceps delivery. *Cochrane Database Syst Rev.* 2013;(9.):CD008878.

64. Ayad S, Demian Y, Narouze SN, Tetzlaff JE. Subarachnoid catheter placement after wet tap for analgesia in labor: influence on the risk of headache in obstetric patients. *Reg Anesth Pain Med.* 2003;28:512-515.

65. Toledo P, McCarthy RJ, Ebarvia MJ, et al. The interaction between epidural 2-chloroprocaine and morphine: a randomized controlled trial of the effect of drug administration timing on the efficacy of morphine analgesia. *Anesth Analg.* 2009;109:168-173.

66. Carvalho B. Failed epidural top-up for cesarean delivery for failure to progress in labor: the case against single-shot spinal anesthesia. *Int J Obstet Anesth.* 2012;21:357-359.

67. Hawkins JL, Chang J, Palmer SK, et al. Anesthesia-related maternal mortality in the United States: 1979-2002. *Obstet Gynecol.* 2011;117:69-74.

68. American Society of Anesthesiologists Task Force on Obstetric Anesthesia. Practice guidelines for obstetric anesthesia: an updated report by the American Society of Anesthesiologists Task Force on Obstetric Anesthesia. *Anesthesiology.* 2007;106(4):843-863.

69. Afolabi BB, Lesi FE. Regional versus general anaesthesia for caesarean section. *Cochrane Database Syst Rev.* 2012;(10.):CD004350.

70. March of Dimes Foundation. *PeriStats website;* 2016. www.marchofdimes.org/peristats. Accessed May 17, 2016.

71. Norwitz ER, Edusa V, Park JS. Maternal physiology and complications of multiple pregnancy. *Semin Perinatol.* 2005;29:338-348.

72. Barrett JF, Hannah ME, Hutton EK, et al. Twin Birth Study Collaborative Group A randomized trial of planned cesarean or vaginal delivery for twin pregnancy. *N Engl J Med.* 2013;369(14):1295-1305.

73. Khaw KS, Lee SW, Ngan Kee WD, et al. Randomized trial of anaesthetic interventions in external cephalic version for breech presentation. *Br J Anaesth.* 2015;114:944-950.

IV

74. American College of Obstetricians and Gynecologists. Committee on Obstetric Practice. ACOG committee opinion No. 340: mode of term singleton breech delivery. *Obstet Gynecol.* 2006;108(1):235-237.

75. Dajani NK, Magann EF. Complications of shoulder dystocia. *Semin Perinatol.* 2014;38:201-204.

76. American College of Obstetricians and Gynecologists; Task Force on Hypertension in Pregnancy. Hypertension in pregnancy. Report of the American College of Obstetricians and Gynecologists' Task Force on Hypertension in Pregnancy. *Obstet Gynecol.* 2013;122(5):1122-1131.

77. Ananth CV, Keyes KM, Wapner RJ. Pre-eclampsia rates in the United States 1980-2010: age-period-cohort analysis. *BMJ.* 2013;:347:f6564.

78. Davidge ST, de Groot CJM, Taylor RN. Endothelial cell dysfunction. In: Taylor RN, Roberts JM, Cunningham FG, Lindheimer MD, eds. *Chesley's Hypertensive Disorders in Pregnancy.* San Diego: Elsevier; 2015:181-207.

79. Leffert LR. What's new in obstetric anesthesia? Focus on preeclampsia. *Int J Obstet Anesth.* 2015;24(3):264-271.

80. Mannisto T, Mendola P, Vaarasmaki M, et al. Elevated blood pressure in pregnancy and subsequent chronic disease risk. *Circulation.* 2013;127:681-690.

81. Report of the National High Blood Pressure Education Program Working Group on High Blood Pressure in Pregnancy. *Am J Obstet Gynecol.* 2000;183(1):S1-S22.

82. Committee on Obstetric Practice. Committee opinion No. 623: emergent therapy for acute-onset, severe hypertension during pregnancy and the postpartum period. *Obstet Gynecol.* 2015;125(2):521-525.

83. Green L, Machin SJ. Managing anticoagulated patients during neuraxial anaesthesia. *Br J Haematol.* 2010;149:195-208.

84. Pant M, Fong R, Scavone B. Prevention of peri-induction hypertension in preeclamptic patients: a focused review. *Anesth Analg.* 2014;119:1350-1356.

85. Scavone BM, Main EK. The National Partnership for Maternal Safety: a call to action for anesthesiologists. *Anesth Analg.* 2015;121:14-16.

86. Silver RM. Abnormal placentation: placenta previa, vasa previa, and placenta accreta. *Obstet Gynecol.* 2015;126(3):654-668.

87. Silver RM, Landon MB, Rouse DJ, et al. Maternal morbidity associated with multiple repeat cesarean deliveries. *Obstet Gynecol.* 2006;107:1226-1232.

88. Butwick AJ, Goodnough LT. Transfusion and coagulation management in major obstetric hemorrhage. *Curr Opin Anaesthesiol.* 2015;28:275-284.

89. Simonazzi G, Bisulli M, Saccone G, et al. Tranexamic acid for preventing postpartum blood loss after cesarean delivery: a systematic review and meta-analysis of randomized controlled trials. *Acta Obstet Gynecol Scand.* 2016;95:28-37.

90. Shakur H, Elbourne D, Gulmezoglu M, et al. The WOMAN Trial (World Maternal Antifibrinolytic Trial): tranexamic acid for the treatment of postpartum haemorrhage: an international randomised, double blind placebo controlled trial. *Trials.* 2010;11:40.

91. Tikkanen M. Placental abruption: epidemiology, risk factors and consequences. *Acta Obstet Gynecol Scand.* 2011;90:140-149.

92. Holmgren CM. Uterine rupture associated with VBAC. *Clin Obstet Gynecol.* 2012;55:978-987.

93. American College of Obstetricians and Gynecologists. ACOG Practice Bulletin No. 115: vaginal birth after previous cesarean delivery. *Obstet Gynecol.* 2010; 116(2 Pt 1):450-463.

94. Endler M, Grunewald C, Saltvedt S. Epidemiology of retained placenta: oxytocin as an independent risk factor. *Obstet Gynecol.* 2012;119:801-809.

95. Westhoff G, Cotter AM, Tolosa JE. Prophylactic oxytocin for the third stage of labour to prevent postpartum haemorrhage. *Cochrane Database Syst Rev.* 2013;(10):CD001808.

96. Kovacheva VP, Soens MA, Tsen LC. A randomized, double-blinded trial of a "rule of threes" algorithm versus continuous infusion of oxytocin during elective cesarean delivery. *Anesthesiology.* 2015;123(1):92-100.

97. Silver RM, Barbour KD. Placenta accreta spectrum: accreta, increta, and percreta. *Obstet Gynecol Clin North Am.* 2015;42:381-402.

98. Goucher H, Wong CA, Patel SK, Toledo P. Cell salvage in obstetrics. *Anesth Analg.* 2015;121(2):465-468.

99. Ito F, Akasaka J, Koike N, et al. Incidence, diagnosis and pathophysiology of amniotic fluid embolism. *J Obstet Gynaecol.* 2014;34:580-584.

100. Heesen M, Klimek M. Nonobstetric anesthesia during pregnancy. *Curr Opin Anaesthesiol.* 2016;29(3):297-303.

101. Lucia A, Dantoni SE. Trauma management of the pregnant patient. *Crit Care Clin.* 2016;32:109-117.

102. Moore HB, Juarez-Colunga E, Bronsert M, et al. Effect of pregnancy on adverse outcomes after general surgery. *JAMA Surg.* 2015;150(7):637-643.

103. ACOG Committee on Obstetric Practice. ACOG committee opinion No. 474: nonobstetric surgery during pregnancy. *Obstet Gynecol.* 2011; 117(2 Pt 1):420-421.

104. Hong JY. Adnexal mass surgery and anesthesia during pregnancy: a 10-year retrospective review. *Int J Obstet Anesth.* 2006;15:212-216.

105. Committee on Standards and Practice Parameters, Apfelbaum JL, Connis RT, Nickinovich DG, American Society of Anesthesiologists Task Force on Preanesthesia Evaluation, Pasternak LR, Arens JF, Caplan RA, et al. Practice advisory for preanesthesia evaluation: an updated report by the American Society of Anesthesiologists Task Force on Preanesthesia Evaluation. *Anesthesiology.* 2012;116(3):522-538.

106. Carvalho B, Wong CA. Drug labeling in the practice of obstetric anesthesia. *Am J Obstet Gynecol.* 2015;212:24-27.

107. Rappaport BA, Suresh S, Hertz S, et al. Anesthetic neurotoxicity—clinical implications of animal models. *N Engl J Med.* 2015;372:796-797.

108. Locatelli A, Consonni S, Ghidini A. Preterm labor: approach to decreasing complications of prematurity. *Obstet Gynecol Clin North Am.* 2015;42:255-274.

109. Soper NJ. SAGES' guidelines for diagnosis, treatment, and use of laparoscopy for surgical problems during pregnancy. *Surg Endosc.* 2011;25:3477-3478.

110. Walsh CA, Tang T, Walsh SR. Laparoscopic versus open appendicectomy in pregnancy: a systematic review. *Int J Surg.* 2008;6:339-344.

111. Macones GA, Hankins GD, Spong CY, et al. The 2008 National Institute of Child Health and Human Development workshop report on electronic fetal monitoring: update on definitions, interpretation, and research guidelines. *J Obstet Gynecol Neonatal Nurs.* 2008;37:510-515.

112. Parer JT. Fetal heart rate patterns: basic and variant. In: Parer JT, ed. *Handbook of Fetal Heart Rate Monitoring.* Philadelphia: WB Saunders; 1997:145-195.

113. Parer JT, King T, Flanders S, et al. Fetal acidemia and electronic fetal heart rate patterns: is there evidence of an association?. *J Matern Fetal Neonatal Med.* 2006;19:289-294.

114. American College of Obstetricians and Gynecologists. ACOG Practice Bulletin No. 106: intrapartum fetal heart rate monitoring: nomenclature, interpretation, and general management principles. *Obstet Gynecol.* 2009;114(1):192-202.

115. Wyckoff MH, Aziz K, Escobedo MB, et al. Part 13: neonatal resuscitation: 2015 American Heart Association Guidelines Update for Cardiopulmonary Resuscitation and Emergency Cardiovascular Care. *Circulation.* 2015;132(18 suppl 2):S543-S560.

34 PEDIATRIA

Erin A. Gottlieb e Dean B. Andropoulos

A prestação de cuidados anestésicos para lactentes e crianças apresenta desafios únicos devido às profundas diferenças de fisiologia, farmacocinética e farmacodinâmica dos fármacos anestésicos e à ampla variedade de procedimentos aos quais esses pacientes são submetidos, que, muitas vezes, são muito diferentes da população adulta. Serão definidos a fisiologia do desenvolvimento, a farmacologia, o tratamento transfusional e com fluidos e o manejo das vias aéreas na anestesia pediátrica. As considerações e as técnicas anestésicas em pacientes pediátricos, especialmente em recém-nascidos, que são o grupo mais especial de pacientes pediátricos, serão analisadas. O novo campo da cirurgia fetal será abordado e, por fim, a crescente área da anestesia em locais remotos para pacientes pediátricos e a neurotoxicidade anestésica no cérebro em desenvolvimento serão discutidas brevemente.

FISIOLOGIA DO DESENVOLVIMENTO

Sistema Respiratório

Desenvolvimento Pulmonar

O desenvolvimento do pulmão começa na 4ª semana de gestação, mas a sobrevivência extrauterina torna-se possível apenas quando os sacos aéreos terminais começam a se formar e a rede capilar em torno deles é suficiente para a troca gasosa pulmonar em torno da 26ª semana. A formação alveolar começa em torno da 36ª semana pós-concepção, mas a maioria dos alvéolos se forma após o nascimento. Os pneumócitos do tipo II começam a produzir surfactante em torno da 24ª semana de gestação e a produção desta mistura de fosfolipídios e proteínas surfactantes é crucial para reduzir a tensão superficial e facilitar a inflação dos alvéolos.

Parede Torácica e Músculos Respiratórios

Nos lactentes, as costelas se estendem a partir da coluna vertebral horizontalmente em comparação com um ângulo caudal nos adultos. Esta configuração faz com que os músculos acessórios da respiração sejam ineficazes nos lactentes. A caixa torácica também tende a se mover para dentro durante a inspiração devido ao alto teor de cartilagem nas costelas de neonatos e lactentes. Este movimento paradoxal da parede torácica geralmente ocorre sob anestesia geral e é devido à diminuição do tônus dos músculos intercostais e à obstrução das vias aéreas superiores. O diafragma aumenta seu trabalho para manter o volume corrente, o que pode levar à fadiga.

O diafragma maduro tem um baixo teor de fibras musculares do tipo I (contração lenta, capacidade oxidativa alta). Antes de 37 semanas de idade pós-concepção, menos de 10% das fibras diafragmáticas são do tipo I. Um bebê nascido a termo tem aproximadamente 25% de fibras do tipo I, e um adulto tem aproximadamente 50%. Isso significa que o diafragma tem mais chances de ficar fatigado em bebês prematuros e bebês nascidos a termo, o que leva a uma insuficiência respiratória precoce.

A complacência da parede torácica diminui ao longo da infância e da adolescência devido à ossificação das costelas e ao desenvolvimento da massa muscular torácica. A pressão de retração elástica do pulmão aumenta ao longo deste tempo por meio de um aumento nas fibras elásticas pulmonares.

Variáveis Respiratórias

Existem algumas diferenças importantes nos volumes pulmonares estáticos e nas variáveis respiratórias entre crianças de diferentes idades e adultos (Capítulo 5). A Tabela 34.1 ilustra as principais diferenças nessas e em outras variáveis entre lactentes e adultos. A capacidade pulmonar total (CPT) é muito maior por quilograma em adultos se comparada com a das crianças. Isto se deve, em grande parte, à eficiência e à força relativas dos músculos adultos da inspiração e ao esforço.

A capacidade residual funcional (CRF) é similar por quilograma entre as faixas etárias. No entanto, os motivos mecânicos dessa similaridade diferem. A CRF nos adultos é definida como o volume em que as forças elásticas passivas da parede torácica estão equilibradas pela retração do pulmão. Este é o volume na expiração final. Nos lactentes, tanto a retração elástica do tórax como a pressão de retração do pulmão são muito pequenas. Isso estabeleceria uma CRF de cerca de 10% da CPT. No entanto, a CRF é de cerca de 40% da CPT devido a um prolongamento da constante de tempo expiratório por um processo conhecido como *freio laríngeo*.

No lactente em apneia, o volume pulmonar é menor do que a CRF. Assim, uma criança apneica tem um estoque desproporcionalmente menor de oxigênio intrapulmonar do que um adulto e a hipoxemia irá desenvolver-se rapidamente se a via aérea não estiver bem mantida.

Nos bebês, a capacidade de fechamento (CC) é maior do que a CRF; portanto, durante a expiração, as vias aéreas pequenas começam a entrar em colapso e a aprisionar ar. Nos adultos, a capacidade de fechamento é menor que a CRF.

Fatores que Afetam a Respiração

Tanto nos lactentes quanto nos adultos, a Pa_{O_2}, a Pa_{CO_2} e o pH controlam a ventilação. Um aumento na Pa_{CO_2} aumenta a ventilação-minuto aumentando a frequência respiratória e o volume corrente. Esta resposta à hipercapnia não é reforçada pela hipoxemia. Na verdade, a hipóxia pode deprimir a resposta ventilatória hipercápnica.

As altas concentrações de oxigênio inspirado deprimem o impulso respiratório do recém-nascido e as baixas concentrações de oxigênio inspirado o estimulam. No entanto, a hipóxia continuada acabará por levar à depressão respiratória. A hipoglicemia, a anemia e a hipotermia também diminuem a condução respiratória.

A demanda metabólica impulsiona a ventilação-minuto. À medida que o consumo de oxigênio aumenta, a ventilação-minuto alveolar aumenta. Embora o volume corrente também aumente, o aumento da frequência respiratória é a variável predominante que aumenta a ventilação-minuto nos lactentes.

Padrões de Respiração

A respiração normal do recém-nascido é periódica. Há pausas de menos de 10 segundos e períodos de aumento

| **Tabela 34.1** | Variáveis Respiratórias Dependentes da Idade |

Variáveis	Unidades	Recémnascido	6 Meses	12 Meses	3 Anos	5 Anos	9 Anos	12 Anos	Adulto
Peso aprox.	kg	3	7	10	15	19	30	50	70
Frequência respiratória	respirações/min	50 ± 10	30 ± 5	24 ± 6	24 ± 6	23 ± 5	20 ± 5	18 ± 5	12 ± 3
Volume corrente	mL	21	45	78	112	170	230	480	575
	mL/kg	6-8	6-8	6-8	6-8	7-8	7-8	7-8	6-7
Ventilação-minuto	mL/min	1.050	1.350	1.780	2.460	4.000		6.200	6.400
	mL/kg/min	350	193	178	164	210		124	91
Ventilação alveolar	mL/min	665		1.245	1.760	1.800		3.000	3.100
	mL/kg/min	222		125	117	95		60	44
Relação espaço morto/volume corrente		0,3	0,3	0,3	0,3	0,3	0,3	0,3	0,3
Consumo de oxigênio	mL/kg/min	6-8							3-4
Capacidade vital	mL	120			870	1.160		3.100	4.000
	mL/kg	40			58	61		62	57
Capacidade residual funcional	mL	80			490	680		1.970	3.000
	mL/kg	27			33	36		39	43
Capacidade pulmonar total	mL	160			1.100	1.500		4.000	6.000
	mL/kg	53			73	79		80	86
Volume de fechamento como porcentagem da capacidade vital	%						20	8	4
Número de alvéolos	Sáculos $\times 10^6$	30	112	129	257	280			300
Complacência específica	C_L/CRF: mL/cm H_2O/L	0,04	0,038			0,06			0,05
Condutância específica das vias aéreas pequenas	mL/s/cm H_2O/g	0,02		3,1	1,7	1,2		8,2	13,4
Hematócrito	%	55 ± 7	37 ± 3	$35 \pm 2,5$	40 ± 3	40 ± 2	40 ± 2	42 ± 2	43-48
pH arterial	Unidades de pH	7,30-7,40		7,35-7,45					7,35-7,45
Paco$_2$	mmHg	30-35		30-40					30-40
Pao$_2$	mmHg	60-90		80-100					80-100

Modificado e reproduzido com permissão de O'Rourke PP, Crone RK. The respiratory system. In Gregory GA, ed. *Gregory's Pediatric Anesthesia*. 2ª ed. New York: Churchill Livingstone: 1989:63-91.

da atividade respiratória. A respiração periódica é diferente da apneia, que é uma pausa ventilatória associada à dessaturação e à bradicardia. A apneia está associada à prematuridade e é tratada com estimulantes respiratórios e com estimulação tátil, como acariciar ou embalar o bebê. A apneia pós-operatória em ex-prematuros é uma consideração importante no planejamento da cirurgia ambulatorial.

Sistema Cardiovascular

Circulação Fetal

A circulação fetal é caracterizada por (1) aumento da resistência vascular pulmonar (RVP) com muito pouco fluxo sanguíneo pulmonar, (2) diminuição da resistência vascular sistêmica (RVS) com a placenta como o principal leito vascular de baixa resistência e (3) fluxo sanguíneo da direita para a esquerda através do canal arterial e do forame oval (Fig. 34.1). Ao nascer, três eventos mudam a circulação para sua configuração pós-natal. Primeiro, a concentração de oxigênio alveolar aumenta e a concentração de dióxido de carbono alveolar diminui com a expansão dos pulmões. Isso resulta em uma diminuição na RVP. Em segundo lugar, o leito placentário de baixa resistência é removido da circulação quando o cordão umbilical é clampeado. Isso resulta em um aumento na RVS. A diminuição da RVP leva a um aumento no fluxo sanguíneo pulmonar e, portanto, em um aumento no retor-

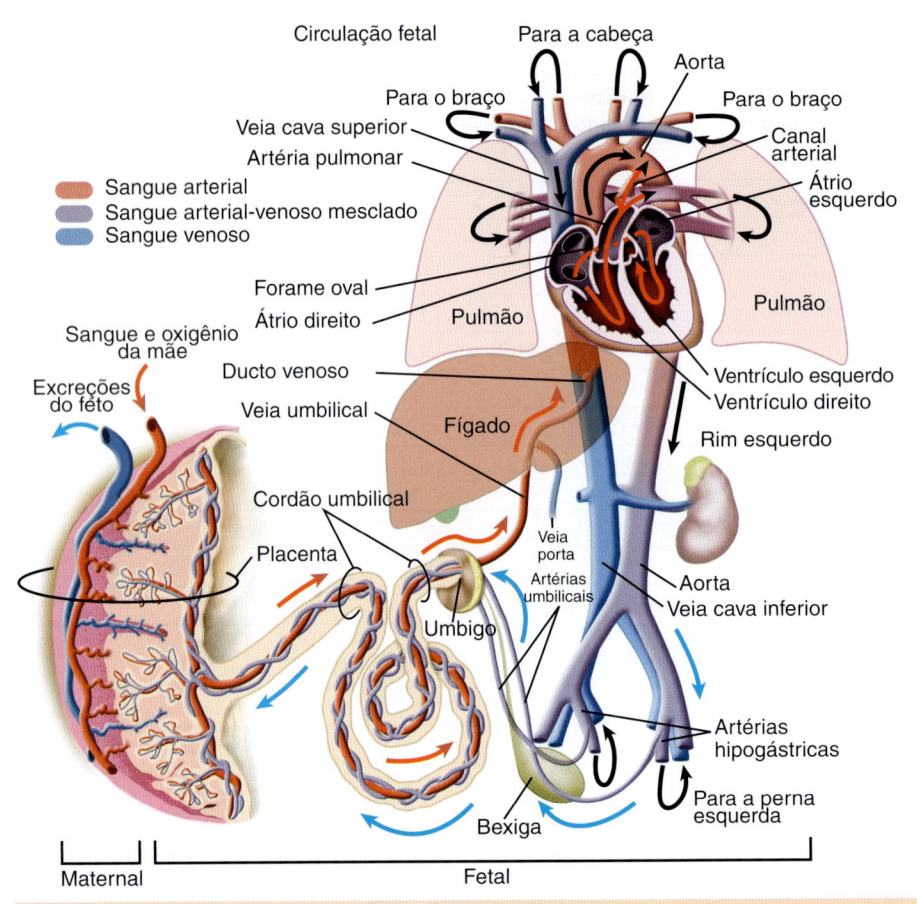

Fig. 34.1 Curso da circulação fetal no final da gestação. Observe os padrões seletivos de fluxo sanguíneo através do forame oval e do canal arterial. (Greeley WJ, Cripe CC, Nathan AT. Anesthesia for pediatric cardiac surgery. In Miller RD, ed. Miller's Anesthesia Vol 2. 8ª ed. Philadelphia: Saunders; 2015: 2799-2853.)

no sanguíneo para o lado esquerdo do coração. O aumento da pressão no átrio esquerdo leva ao fechamento funcional do forame oval.

Os três canais fetais que se fecham após o nascimento são o canal arterial, o ducto venoso e o forame oval. O canal arterial é funcionalmente fechado em 98% dos neonatos aos 4 dias de vida. Ele se contrai devido a um aumento da tensão arterial de oxigênio e a uma diminuição das prostaglandinas liberadas pela placenta. Mais tarde, o ducto constrito torna-se fibrótico, transformando-se no ligamento arterioso. O ducto venoso fecha-se com o clampeamento da veia umbilical. A pressão portal diminui e o ducto venoso se fecha. Através do ducto venoso, um cateter venoso umbilical entra na veia cava inferior e torna-se um verdadeiro cateter venoso central. O forame oval é patente em muitos lactentes e é patente a uma sonda em 30% dos adultos.

Caso ocorra vasoconstricção da artéria pulmonar nos primeiros dias de vida como resultado de hipoxemia, acidose ou hipertensão pulmonar, o sangue pode sofrer *shunt* da direita para a esquerda através do canal arterial ou forame oval que havia sofrido previamente um fechamento funcional, o que resulta em hipoxemia profunda e acidose. A isso se dá o nome de *circulação fetal persistente*

e pode ser fatal. O tratamento é voltado para a redução da RVP.

O Miocárdio Neonatal

O miocárdio neonatal é caracterizado por miócitos mal organizados com menos elementos contráteis do que o miocárdio adulto, em que os miócitos estão bem organizados em um arranjo em paralelo. No coração neonatal, o retículo sarcoplasmático é imaturo e com túbulos-T desorganizados. O miocárdio neonatal depende fortemente da concentração de cálcio ionizado livre para a contratilidade. A transfusão de produtos sanguíneos para neonatos pode causar hipocalcemia e função cardíaca deprimida, que pode ser tratada com administração de cálcio (Capítulo 24).

Embora o volume sistólico de neonatos normalmente seja fixo e o débito cardíaco geralmente aumente ao elevar somente a frequência cardíaca, o neonato pode aumentar o volume sistólico até um ponto de acordo com a relação de Frank-Starling se a pós-carga for mantida baixa.[1]

Inervação Autonômica do Coração

O sistema nervoso parassimpático predomina no início da vida, enquanto o sistema nervoso simpático ainda está em

Tabela 34.2	Frequência Cardíaca e Pressão Arterial Sistólica Normais de acordo com a Idade	
	Faixa Normal	
Grupo Etário	**Frequência Cardíaca (batimentos/min)**	**Pressão Arterial Sistólica[a] (mmHg)**
Recém-nascido (< 30 dias)	120-160	60-75
1-6 meses	110-140	65-85
6-12 meses	100-140	70-90
1-2 anos	90-130	75-95
3-5 anos	80-120	80-100
6-8 anos	75-115	85-105
9-12 anos	70-110	90-115
13-16 anos	60-110	95-120
> 16 anos	60-100	100-125

[a]Medida por meio de aparelho de pressão arterial oscilométrico.

desenvolvimento. Este desequilíbrio é clinicamente relevante e pode ser visto como uma bradicardia acentuada ou até mesmo uma assistolia durante a laringoscopia, colocação de sonda orogástrica ou aspiração traqueal no recém-nascido ou no bebê. Muitos provedores de anestesia farão um pré-tratamento com um anticolinérgico, atropina ou glicopirrolato antes da instrumentação das vias aéreas.

Avaliação Cardiovascular do Recém-nascido

O exame cardiovascular do recém-nascido deve se concentrar na hemodinâmica, incluindo a frequência cardíaca e a pressão arterial (em todas as extremidades) mais as medidas de saturação de oxigênio. Outras partes do exame são avaliar o enchimento capilar, os pulsos periféricos, o estado respiratório e a possível presença de um sopro ou terceira ou quarta bulha na ausculta. Os valores do débito urinário devem ser avaliados. A gasometria arterial, venosa ou capilar deve ser realizada caso haja suspeita de acidose. Se realizados, os resultados de uma radiografia de tórax, de um eletrocardiograma ou ecocardiograma devem ser revistos. As variáveis cardiovasculares normais são apresentadas na Tabela 34.2.

O Sistema Renal

No pós-natal, os rins substituem a placenta na manutenção da homeostase metabólica. A taxa de filtração glomerular (TFG) no nascimento é de 15% a 30% dos valores adultos e aumenta para 50% entre o 5° e o 10° dias de vida. Os valores adultos são atingidos por volta do 1° ano de idade. A baixa TFG afeta a capacidade do neonato para excretar sódio, sobrecargas hídricas e alguns fármacos. A função tubular desenvolve-se após 34 semanas de gestação. Os túbulos são imaturos e têm um limiar reduzido no qual o bicarbonato não é mais completamente reabsorvido pelo rim. Isso está associado à incapacidade de bebês pequenos de responder a uma sobrecarga ácida e aos valores ligeiramente reduzidos do

pH (7,37) e bicarbonato plasmático (22 mEq/L). Os bebês também têm uma menor capacidade de concentração e um baixo nível de produção e excreção de ureia. O nitrogênio ureico no sangue (BUN) permanece normal porque menos ureia está sendo produzida. No período imediatamente pós-natal, a creatinina é igual ao valor materno e diminui nas primeiras 48 horas para níveis de 0,5 mEq/l ou menos, se a função renal estiver normal.

O Sistema Hematológico

O volume sanguíneo varia de 82 a 93 mL/kg no recém-nascido a termo a 90 a 105 mL/kg no recém-nascido pré-termo. Após o 1° ano de vida, o volume sanguíneo diminui para 70 a 80 mL/kg. A hemoglobina neonatal normal é de 14 a 20 g/dL. A hemoglobina fetal (HgF) representa 70% a 80% da hemoglobina no nascimento. A HgF tem maior afinidade pelo oxigênio do que a hemoglobina do adulto. A maior afinidade da HgF pelo oxigênio desloca a curva de dissociação da oxi-hemoglobina para a esquerda. O P_{50} da HgF é de 18 a 20 mmHg e o P_{50} da hemoglobina adulta é de 27 mmHg. A diferença no P_{50} entre os dois tipos de hemoglobina facilita a captação de oxigênio pelo feto na interface placentária.

O nadir fisiológico na hemoglobina ocorre entre a 9ª e a 12ª semanas de vida e é de 10 a 11 g/dL no lactente nascido a termo. A diminuição dos valores de hemoglobina não afeta o fornecimento de oxigênio devido a uma mudança na curva de dissociação da oxi-hemoglobina para a direita. A mudança para a direita é causada por um aumento do 2,3-difosfoglicerato (2,3-DPG) e pela substituição de HgF por hemoglobina adulta e ela facilita a descarga de oxigênio nos tecidos. A concentração de hemoglobina estabiliza-se em 11,5 a 12 g/dL até os 2 anos, e depois aumenta gradualmente para os valores adultos durante a puberdade.

Ao nascer, os fatores de coagulação dependentes da vitamina K (II, VII, IX, X) estão presentes a 20% a 60% dos níveis adultos. Isso pode levar a um tempo de protrombina prolongado. Devido à síntese em um fígado imaturo, pode demorar várias semanas para que esses fatores atinjam os valores normais. A vitamina K profilática intramuscular (IM) é administrada em todos os recém-nascidos. Além disso, a ingestão materna de alguns fármacos, tais como anticonvulsivantes e a varfarina, pode causar deficiência de vitamina K no recém-nascido.

DIFERENÇAS FARMACOLÓGICAS

Farmacocinética

A ligação a proteínas dos fármacos é diferente entre lactentes e adultos. Parte dessa diferença se deve a uma menor concentração de proteína/albumina sérica nas crianças mais novas. Existe também uma menor afinidade dos fármacos ligados a proteínas às proteínas séricas em neonatos em comparação com adultos. Com a diminuição da ligação às proteínas, a concentração de fármaco livre eleva-se, resultando em um aumento do seu efeito. O efeito da diminuição da ligação

IV

proteica é mais evidente em fármacos altamente ligados a proteínas, como a fenitoína, a bupivacaína, os barbitúricos e o diazepam (Capítulo 4).

A diferença na composição corporal também tem efeito sobre a farmacocinética. Os recém-nascidos prematuros e a termo têm uma percentagem maior de água corporal total em comparação com as crianças mais velhas e os adultos. Isso se reflete em um aumento no volume de distribuição (Vd). É necessária uma dose inicial maior de fármaco para alcançar o mesmo nível sérico terapêutico e efeito farmacológico quando o Vd é aumentado. Em neonatos, são necessárias doses iniciais maiores de digoxina, succinilcolina e antibióticos. O fentanil é um exemplo importante de um anestésico comumente usado em neonatos que requer doses iniciais mais altas. Além disso, neonatos e bebês podem ser mais sensíveis aos efeitos de certos medicamentos e precisam de níveis séricos mais baixos para atingir os mesmos efeitos. Os medicamentos devem ser administrados lentamente e titulados para efeitos predeterminados.

Há também uma diminuição das porcentagens de gordura e de músculo em bebês pequenos em comparação com crianças mais velhas e adultos. Os fármacos que dependem da redistribuição para esses tecidos para a cessação dos efeitos clínicos podem durar mais em crianças pequenas. O tiopental e o propofol, por exemplo, dependem da redistribuição para o despertar após uma única dose.

Metabolismo Hepático

O metabolismo hepático dos fármacos transforma substâncias lipossolúveis e farmacologicamente ativas em fármacos não lipossolúveis e inativos para excreção. A atividade da maioria das enzimas hepáticas é reduzida nos neonatos, assim como o fluxo sanguíneo para o fígado. Isso pode resultar em maior duração do efeito de algumas substâncias farmacológicas. Mais uma vez, o fentanil é um exemplo importante. O metabolismo hepático de fármacos aproxima-se, no nascimento, de 50% dos valores adultos em um recém-nascido a termo, aumenta rapidamente durante o 1° mês de vida até próximo de valores adultos e está totalmente maduro por volta do 1° ou 2° anos de idade.

Excreção Renal

Os rins neonatais tornam-se mais eficientes com a idade. Devido às imaturas funções glomerular e tubular, os fármacos que dependem dos rins para excreção, como os aminoglicosídeos, têm meias-vidas de eliminação prolongadas nos neonatos. As funções glomerular e tubular estão quase maduras em 20 semanas pós-parto e estão totalmente maduras aos 2 anos.

Farmacologia dos Anestésicos Inalados

F_A/F_I é a razão entre as concentrações alveolar (F_A) e a inspirada (F_I) de anestésico. No início de uma indução inalada

de anestesia, F_A é zero e F_I é alta. À medida que a F_A/F_I aumenta em direção a 1, ocorre a indução anestésica. A razão F_A/F_I aumenta mais rapidamente nos neonatos em comparação com os adultos, o que significa que a anestesia pode ser induzida mais rapidamente do que nos adultos.[2] Há uma maior razão entre ventilação alveolar e CRF (V_A/CRF) nos recém-nascidos em comparação com os adultos e, portanto, um aumento mais rápido na F_A/F_I. As razões são de 5:1 nos neonatos e de 1,5:1 nos adultos (Capítulo 7).

Os bebês e as crianças pequenas podem ter um aumento do débito cardíaco durante uma indução inalada por meio de uma máscara por causa da ansiedade pré-operatória. O aumento do débito cardíaco está associado ao aumento do fluxo sanguíneo pulmonar e a uma maior captação da anestesia pelos pulmões, o que diminui a F_A e retarda o aumento da F_A/F_I. Portanto, como resultado da captação, a taxa de indução anestésica diminuiria. No entanto, o aumento do débito cardíaco também aumenta a liberação anestésica para o grupo rico em vasos (GRV) e a pressão parcial do anestésico no GRV equilibra-se com a F_A. A pressão parcial do anestésico no sangue venoso aproxima-se da pressão parcial nos alvéolos e acelera o aumento da F_A/F_I.

Nos recém-nascidos, há também redução da solubilidade tecido/sangue e redução da solubilidade sangue/gás. A solubilidade no sangue do anestésico inalatório de maior solubilidade (isoflurano) é 18% menor em neonatos. Portanto, há menos captação pelos alvéolos e o aumento da F_A/F_I é mais rápido. A solubilidade no sangue dos anestésicos inalatórios menos solúveis, como sevoflurano e desflurano, não difere entre bebês e adultos, e a F_A/F_I não aumenta tão rapidamente. A redução da solubilidade tecidual do isoflurano também contribui para um aumento mais rápido da F_A/F_I nos neonatos em comparação com os adultos.

Efeito de *Shunt* em uma Indução Inalatória de Anestesia (Capítulo 26)

Os *shunts* da esquerda para a direita são, em sua maioria, intracardíacos (defeitos do septo atrial ou ventricular) e estão associados ao aumento do fluxo sanguíneo pulmonar. Eles não geram um efeito real na velocidade com que a indução anestésica ocorre. Os *shunts* da direita para a esquerda envolvem uma porção do retorno venoso sistêmico que contorna a troca gasosa nos pulmões e circula sistemicamente. Os *shunts* da direita para a esquerda podem ser intracardíacos (tetralogia de Fallot) ou intrapulmonares (intubação endobrônquica, atelectasia). Eles retardam o aumento da F_A/F_I e atrasam a indução da anestesia. Isto encontra-se mais pronunciado com os anestésicos menos solúveis, como sevoflurano e desflurano.

Concentração Alveolar Mínima

A concentração alveolar mínima (CAM) varia com a idade. A CAM dos fármacos anestésicos inalados é maior nos lactentes de 1 a 6 meses. Nos recém-nascidos a termo, as CAM de isoflurano e desflurano são 30% menores. A CAM do sevoflurano no bebê a termo é a mesma que no

1° mês de idade.[2] A presença e o grau de prematuridade diminuem a CAM. Isso pode ser devido à imaturidade do sistema nervoso central ou a fatores neuro-humorais. Paralisia cerebral e atraso no desenvolvimento também reduzem a CAM em 25%.

FLUIDOS E ELETRÓLITOS

Administração de Fluidos no Intraoperatório

O fluido intravenoso (IV) administrado em crianças na sala de cirurgia atende a um destes quatro propósitos: reposição de um déficit, fluidos de manutenção, contrabalanceamento de perdas contínuas e tratamento da hipovolemia (Capítulo 23). Embora as soluções hipotônicas, como a solução salina normal a 0,2% com adição de dextrose e potássio, sejam frequentemente usadas fora da sala de cirurgia para administração de fluidos de manutenção, em geral, são administradas na sala de cirurgia soluções isotônicas que não contêm glicose para evitar hiponatremia e anormalidades nas concentrações séricas de potássio. A solução de Ringer com lactato e o Plasma-Lyte A® são as soluções isotônicas mais utilizadas nos pacientes pediátricos. A administração de albumina a 5% é o coloide mais comum usado em pacientes pediátricos, mas há desacordo quanto à eficácia deste tratamento *versus* a administração de cristaloides isotônicos.

Reposição dos Déficits Pré-operatórios de Fluidos

O déficit pré-operatório é o número de horas que um paciente não ingeriu nada por via oral (NPO) multiplicado pelo requisito por hora de fluido de manutenção do paciente (Tabela 34.3). Geralmente, 50% do déficit é reposto na primeira hora de anestesia e os 50% restantes são repostos nas 2 horas seguintes.[3]

Os pacientes que se apresentam para cirurgia de emergência podem ter maiores déficits de líquidos por vômitos, febre, perda de líquido para o terceiro espaço, ou perda de sangue que precisam ser levados em consideração. Deve-se considerar o uso de fluidos aquecidos para evitar hipotermia com a administração de grandes quantidades de reposição volêmica intravascular.

Fluidos de Manutenção

A taxa de manutenção horária deve ser calculada usando-se a "*regra 4-2-1*" e deve ser administrada sob a forma de solução isotônica durante todo o caso.

Perdas Contínuas de Fluido

As perdas contínuas podem ser caracterizadas como perda de sangue total, perda para o terceiro espaço e evaporação. Quando se usa sangue ou coloide para repor a perda de sangue, utiliza-se a proporção de 1:1. Quando se usa cristaloide para repor a perda de sangue, utiliza-se a proporção de 3:1. As perdas para o terceiro espaço e as perdas evaporativas variam de acordo com a invasividade do procedimento, que vai de não invasivo, como um reparo de estrabismo, até muito invasivo, como uma laparotomia exploratória para enterocolite necrotizante (ECN) (Tabela 34.3). As perdas para o terceiro espaço podem ser repostas por cristaloides isotônicos.

Tratamento da Hipovolemia

O volume intravascular pode ser monitorado nos pacientes pediátricos por meio da avaliação das variáveis hemodinâmicas para a faixa etária. Taquicardia e diminuição da pressão arterial sugerem hipovolemia. O monitoramento do débito urinário ou da pressão venosa central podem fornecer outras informações sobre o estado do volume intravascular. Caso haja suspeita de hipovolemia, pode ser administrado um bólus de 10 a 20 mL/kg de cristaloide ou coloide.

Administração de Glicose

As soluções contendo glicose não devem ser usadas rotineiramente em pacientes pediátricos no intraoperatório.[3]

Tabela 34.3	Reposição de Fluidos em Crianças		

		Necessidades Hídricas	
Base para Reposição		**De Hora em Hora**	**24 horas**
Manutenção			
Peso (kg)			
< 10		4 mL/kg	100 mL/kg
11-20		40 mL + 2 mL/kg > 10 kg	1.000 mL + 50 mL/kg > 10 kg
> 20		60 mL + 1 mL/kg > 20 kg	1.500 mL + 20 mL/kg > 20 kg
Reposição das Perdas Contínuas[a]			
Tipo de cirurgia			
Não invasiva (p. ex., reparo da hérnia inguinal, reparo do pé torto)		0-2 mL/kg/h	
Pouco invasiva (p. ex., reimplante ureteral)		2-4 mL/kg/h	
Moderadamente invasiva (p. ex., reanastomose intestinal eletiva)		4-8 mL/kg/h	
Significativamente invasiva (p. ex., ressecção intestinal devido à enterocolite necrotizante)		≥ 10 mL/kg/h	

[a]A reposição das perdas contínuas com cristaloide deve ser sempre integrada ao estado cardiorrespiratório atual do paciente, ao estado avaliado durante o procedimento cirúrgico, à perda de sangue estimada com planos para reposição com produto sanguíneo e aos problemas clínicos de base.

Elas não devem ser usadas para repor déficits de líquidos intravasculares, perdas para o terceiro espaço ou perda de sangue. Nas crianças com mais de 1 ano de idade, o estresse e a liberação de catecolaminas associados à cirurgia geralmente previnem a hipoglicemia. A glicose é comumente administrada em pacientes com menos de 1 ano ou menos de 10 kg. Os pacientes pediátricos com maior risco de desenvolver hipoglicemia são os neonatos prematuros e a termo, como também qualquer paciente que esteja gravemente doente ou que tenha disfunção hepática. Os pacientes que estão recebendo no período pré-operatório nutrição parenteral total com altas concentrações de dextrose podem continuar com uma taxa reduzida da mesma infusão ou mudar para uma infusão contendo dextrose a 5% ou 10% a fim de manter a administração de glicose. Deve-se usar uma bomba de infusão para as soluções com alta concentração de dextrose para evitar a administração de bólus. A concentração de glicose no sangue deve ser monitorada atentamente nos pacientes com risco de instabilidade de glicose.

TRATAMENTO TRANSFUSIONAL

Perda Sanguínea Máxima Admissível

Antes da anestesia, a perda sanguínea máxima admissível (PSMA) deve ser calculada para cada caso e para se preparar para uma possível transfusão de hemácias (Capítulo 24). O volume estimado de sangue (VES) depende da idade da criança e dos hematócritos (Hct):

$$PSMA = VES \times (Hct \text{ do paciente} - Hct \text{ mínimo aceitável}) / Hct \text{ do paciente}$$

O tratamento inicial para a perda de sangue é manter o volume intravascular administrando-se uma solução cristaloide ou coloide. Quando o Hct atinge o limiar, as hemácias devem ser transfundidas. O Hct mínimo aceitável depende da idade do paciente e das condições comórbidas. Por exemplo, é desejável um Hct maior (p. ex., 30% a 45%) nos pacientes com cardiopatia congênita, naqueles com significativa doença pulmonar e em lactentes com apneia e bradicardia ou taquipneia e taquicardia.

Transfusão de Produtos Sanguíneos

Concentrado de Hemácias

A transfusão de 10 a 15 mL/kg de concentrado de hemácias (CHs) deve aumentar a concentração de hemoglobina em 2 a 3 g/dL. O volume estimado de transfusão de CHs deve ser previsto com antecedência de modo a dividir as unidades de células no banco de sangue em alíquotas de 10 a 15 mL/kg. Isso reduz o desperdício de uma unidade residual quando apenas 60 mL, por exemplo, são necessários para a transfusão. Também permite que o banco de sangue reserve a unidade restante para posterior administração no mesmo paciente, reduzindo a exposição do mesmo a vários doadores.

O processamento especial do CHs, incluindo leucorredução e irradiação, é justificado em alguns casos, tais como bebês com menos de 4 meses de idade e pacientes imunossuprimidos ou transplantados. A leucorredução é conseguida pela remoção de glóbulos brancos por filtração até uma concentração máxima de 5×10^6 leucócitos por unidade de CH. Os glóbulos brancos são responsáveis por reações transfusionais febris não hemolíticas, alossensibilização ao antígeno leucocitário humano (HLA) e transmissão de citomegalovírus.

A irradiação de produtos sanguíneos é necessária para reduzir o risco da doença de enxerto-*versus*-hospedeiro associada à transfusão, uma condição potencialmente fatal em que os linfócitos transfundidos se enxertam e proliferam na medula óssea do receptor. O sangue irradiado deve ser administrado nas crianças imunocomprometidas e naquelas com imunidade normal que compartilhem um haplótipo HLA com o doador. Por esse motivo, todo o sangue doado de membros da família é irradiado.

Plaquetas

Os concentrados de plaquetas são derivados de sangue total ou coletados por aférese. Eles são suspensos em plasma, que contém fatores de coagulação. A administração de 5 a 10 mL/kg de concentrado de plaquetas deve aumentar a contagem de plaquetas em 50.000/dL a 100.000/dL. As indicações para a transfusão de plaquetas dependem do número de plaquetas, função e presença ou ausência de sangramento. As plaquetas são um componente celular do sangue e podem precisar de irradiação usando os mesmos critérios observados anteriormente para o CHs.

Plasma Fresco Congelado

O plasma fresco congelado (PFC) é administrado para corrigir a coagulopatia devido à insuficiência de fatores de coagulação. Ele contém todos os fatores de coagulação e proteínas reguladoras. A administração de 10 a 15 mL/kg aumentará os níveis dos fatores em 15% a 20%. Os concentrados de complexo protrombínico são derivados do plasma humano e contêm fatores de coagulação dependentes de vitamina K. O uso desses agentes foi descrito como um substituto para o PFC para reversão emergencial da anticoagulação e para o tratamento da coagulopatia após cirurgia com circulação extracorpórea.[3a,3b,3c]

Crioprecipitado e Concentrado de Fibrinogênio

O crioprecipitado e o concentrado de fibrinogênio são fontes de fibrinogênio para reposição. O crioprecipitado é usado principalmente como fonte de fibrinogênio, fator VIII e fator XIII. É ideal para a administração nos bebês devido aos altos níveis desses fatores em um pequeno volume. A administração de uma unidade (10 a 20 mL) para cada 5 kg até um máximo de quatro unidades costuma ser adequada para corrigir a coagulopatia devido à insuficiência de fibrinogênio. O concentrado de fibrinogênio é uma fonte de fibrinogênio derivada de plasma. Está sendo cada vez mais usado para a reposição de fibrinogênio em cirurgia cardíaca pediátrica e em outras cirurgias pediátricas complexas, tais como a craniossinostose e o reparo de escoliose. A tromboelastometria rotacional costuma ser usada para guiar a reposição.[4-6]

Antifibrinolíticos

Os antifibrinolíticos incluem a aprotinina, um inibidor de serina protease, os ácidos tranexâmico e ε-aminocaproico e os análogos da lisina. Essas substâncias podem diminuir o sangramento e os requisitos de transfusão durante as cirurgias pediátrica cardíaca, espinhal e reconstrutiva craniana. A aprotinina não está disponível para uso neste momento devido às preocupações sobre os efeitos adversos em adultos.

Fator VIIa Recombinante

O fator VIIa recombinante é indicado para o tratamento e prevenção do sangramento nos pacientes com deficiência de fator VII e em hemofílicos com inibidores para os fatores VIII e IX. Ao longo dos últimos 10 anos, houve vários relatos de uso do fármaco não comercializado em pacientes pediátricos não hemofílicos em uma variedade de situações, tais como sangramento após circulação extracorpórea e trauma com uma redução na transfusão de produtos sanguíneos e normalização de estudos de coagulação. Ainda há preocupações quanto ao potencial de complicações tromboembólicas.[7]

VIA AÉREA PEDIÁTRICA

Avaliação das Vias Aéreas

Não existe uma avaliação válida das vias aéreas em crianças que seja semelhante à classificação de Mallampati em adultos. As crianças geralmente não cooperam com o exame. Deve-se tomar o cuidado de inspecionar o paciente quanto à presença de micrognatia, hipoplasia da metade da face, abertura limitada da boca ou mobilidade cervical e outras anomalias craniofaciais que podem prever uma laringoscopia difícil. O paciente e seus pais devem ser questionados sobre a presença de dentes soltos ou aparelhos ortodônticos que podem se desalojar ou quebrar durante a manipulação das vias aéreas (Capítulo 16).

Técnicas de Manejo das Vias Aéreas

As técnicas de manejo das vias aéreas em crianças são semelhantes às nos pacientes adultos, embora a anatomia seja diferente. Lactentes e crianças pequenas têm crânios maiores e, portanto, é desnecessário colocar um travesseiro sob o occipício para alcançar a "posição de cheirador" para o manejo das vias aéreas. A língua geralmente é relativamente grande nas crianças pequenas e pode obstruir mais facilmente a via aérea. O anel cricoide é a parte mais estreita das vias aéreas do lactente e da criança pequena e não a abertura laríngea nas cordas vocais como nos adultos. No entanto, a ressonância magnética (RM) e os dados broncoscópicos recentes indicam que a via aérea pediátrica é cilíndrica, e a parte mais estreita é a glote, como nos adultos.[8] A laringe está em posição relativamente mais alta, em C4 no recém-nascido em vez de C6 como no adulto. A epiglote tem um formato de ômega e é mole na criança e não em forma de U e rígida como no adulto. O manejo das vias aéreas usando-se uma máscara facial é mais comum nas crianças. Deve-se escolher uma máscara de tamanho adequado, e deve-se ter cuidado para posicionar o paciente de forma otimizada para evitar a obstrução das vias aéreas. Caso alguma obstrução seja encontrada, pode-se aplicar uma pressão positiva contínua das vias aéreas de 5 a 10 cmH$_2$O ou uma via aérea oral (cânula orofaríngea) para restaurar a patência das vias aéreas.

Os dispositivos supraglóticos de vias aéreas (SGA) também são feitos em tamanhos pediátricos e podem ser usados para os casos de rotina ou como parte de um algoritmo de via aérea difícil. Os dispositivos SGA permitem ao paciente respirar espontaneamente sem obstrução das vias aéreas superiores e sem instrumentação da traqueia. Eles também podem ser usados com ventilação mecânica com controle de pressão de forma segura em crianças. Uma metanálise de 2014 revelou que o uso da máscara laríngea durante a anestesia pediátrica estava associado a uma menor incidência de complicações respiratórias, tais como dessaturação, laringoespasmo, tosse e suspensão da respiração, em comparação com a intubação traqueal.[9]

Os tubos endotraqueais são usados para uma grande porcentagem de anestésicos em crianças. Tradicionalmente, os tubos sem balonete eram o padrão para o atendimento de crianças menores de 8 anos devido às preocupações com estenose subglótica e estridor pós-extubação. No entanto, com o surgimento dos tubos endotraqueais com balonete de alto volume e baixa pressão, alguns estudos sugerem que não há grande risco de edema das vias aéreas com os tubos *com balonete* e que o uso de tubos *com balonete* pode diminuir o número de laringoscopias e intubações devidas ao tamanho inadequado do tubo. Como resultado das inovações no material e no *design*, os balonetes agora são muito finos e não aumentam o diâmetro externo do tubo, e a redução do tamanho do diâmetro interno do tubo para compensar o volume do balonete já não é mais recomendado.[10] A Tabela 34.4 apresenta uma comparação do tamanho clássico para tubos com e sem balonete e as novas recomendações para tubos com balonete.

Via Aérea Pediátrica Difícil

A via aérea difícil em crianças pode ser um desafio devido à falta de cooperação do paciente na maioria dos grupos etários, o que faz com que a intubação endotraqueal desperta seja praticamente impossível. A maioria das técnicas é realizada sob sedação profunda ou anestesia geral. Deve-se esperar uma via aérea difícil nos pacientes com síndromes ou anormalidades craniofaciais, tais como as síndromes de Pierre Robin, Treacher Collins e Goldenhar. Deve-se preparar um plano para o manejo das vias aéreas e do equipamento.

A anestesia pode ser induzida por via intravenosa ou por inalação. Deve-se determinar a adequação da ventilação

Tabela 34.4 Tamanho do Tubo Endotraqueal (TET) Oral de acordo com a Idade		
Grupo Etário	**TET sem Balonete Tamanho (DI em mm)**	**TET com Balonete Tamanho (DI em mm)**
Pré-Termo	2,5-3	NA
A Termo	3-3,5	3-3,5
1-6 meses	3,5	3,5
7-12 meses	4	3,5-4
1-2 anos	4,5	4-4,5
3-4 anos	4,5-5	4,5
5-6 anos	5-5,5	4,5-5
7-8 anos	NA	5-5,5
9-10 anos	NA	5,5-6
11-12 anos	NA	6-6,5
13-14 anos	NA	6,5-7
14+ anos	NA	7-7,5
Profundidade de Inserção: Multiplicar o DI do TET por 3 resulta na profundidade adequada da inserção até os lábios em cm. *Exemplo*: 4 mm TET × 3 = 12 cm para a profundidade de inserção.		

DI, Diâmetro interno.

por meio de uma máscara. Neste ponto, a via aérea pode ser visualizada ou manejada com uma série de adjuntos, tais como estilete óptico, videolaringoscópio, broncoscópio flexível de fibra óptica e SGA, todos eles feitos em um ou mais tamanhos pediátricos.[11] O SGA pode ser usado como o manejo principal das vias aéreas para determinado caso, ou como um plano alternativo se a intubação traqueal for necessária, seja para obtenção temporária da via aérea, ou como um canal através do qual um tubo endotraqueal possa ser colocado.[12] Vias aéreas difíceis diagnosticadas no pré--natal (p. ex., higroma cístico grande) ocasionalmente são exteriorizadas como um procedimento terapêutico intraparto extraútero (EXIT) durante o qual o feto é parcialmente exteriorizado por cesariana e a via aérea é garantida enquanto a oxigenação é mantida por meio de troca placentária (veja discussão posterior).

CONSIDERAÇÕES ANESTÉSICAS

Avaliação e Preparo Pré-operatórios

A avaliação pré-operatória de um paciente pediátrico difere da de um adulto por muitas razões (Capítulo 13). A idade e o peso da criança são extremamente importantes, pois equipamentos como laringoscópios, tubos endotraqueais, máscaras e as configurações para os fluidos intravenosos são baseados na idade e no tamanho da criança. Os fármacos costumam ser dosados com base no peso, e a precisão é crucial para evitar a superdosagem e a subdosagem. Um histórico de prematuridade é importante, o que inclui a idade gestacional com que o paciente nasceu

e quaisquer sequelas de prematuridade, tais como paralisia cerebral, doença pulmonar crônica e apneia e bradicardia. Se a criança tiver uma síndrome genética ou dismórfica, devem ser analisadas as características distintivas quanto ao potencial impacto sobre o anestésico, entre elas as anormalidades craniofaciais ou da coluna cervical que podem levar a uma difícil intubação endotraqueal. O histórico anestésico prévio deve ser revisado. Um histórico de distúrbios respiratórios do sono (apneia obstrutiva do sono), indicado por respiração obstruída ou ronco alto durante o sono, pode estar associado a uma ventilação difícil por máscara facial e maior sensibilidade à depressão respiratória induzida por opioides.

A família deve ser questionada sobre os fatores de risco para hipertermia maligna (HM), incluindo histórico familiar de HM, histórico de HM do paciente e miopatias congênitas como a doença do núcleo central ou a síndrome de King-Denborough. Os pais também devem ser questionados sobre a presença de distrofias musculares. Embora possivelmente não esteja associada a uma HM verdadeira, a exposição à succinilcolina e a anestésicos inalatórios pode resultar em hipercalemia e rabdomiólise nos pacientes com distrofia muscular e um anestésico não provocador (p. ex., propofol) deve ser utilizado.

Deve-se realizar uma revisão dos sistemas e quaisquer conclusões positivas pertinentes devem ser exploradas. O paciente e os pais devem ser questionados sobre a presença ou episódio recente de congestão, tosse, febre, vômitos ou diarreia, o que pode afetar a decisão de seguir adiante com um procedimento eletivo. Devem-se medir os sinais vitais, o que inclui frequência cardíaca, frequência respiratória, temperatura e pressão arterial. Um oxímetro de pulso pode ser usado para detectar doenças cardíacas ou pulmonares ocultas.

O exame físico deve incluir uma avaliação geral do crescimento e do desenvolvimento do paciente. A via aérea deve ser examinada de forma mais minuciosa possível, com atenção a anormalidades craniofaciais, presença de micrognatia e tamanho tonsilar. O coração e os pulmões devem ser auscultados para avaliar possíveis sopros e sibilâncias ou sons respiratórios diminuídos. O paciente deve ser examinado para detecção de quaisquer sinais de processo infeccioso, tais como rinorreia, exsudato amigdaliano, febre e tosse. As extremidades devem ser examinadas quanto a possíveis locais para acesso IV.

Exames Laboratoriais Pré-operatórios

Os exames laboratoriais pré-operatórios de rotina para crianças saudáveis submetidas a cirurgia ambulatorial não são indicados, exceto no caso de teste de gravidez urinário (UPT) (veja discussão adiante). No entanto, os testes pré-operatórios podem ser indicados nas crianças com disfunção de sistemas orgânicos. Por exemplo, os níveis de BUN, creatinina e potássio devem ser testados no pré-operatório nos pacientes com doença renal. A hemoglobina deve ser medida nos lactentes com histórico de prematuridade em risco de anemia e que serão submetidos a procedimentos associados à perda significativa de sangue. O exame radiológico não é realizado de forma rotineira. No entanto, caso haja radiografias, tomografias computadorizadas (TC) ou RM recentes disponíveis, elas devem ser avaliadas. Se os resultados do ecocardiograma ou observações de especialistas estiverem disponíveis, eles também devem ser analisados.

O UPT pré-operatório de pacientes pediátricos é um tema controverso. Dificilmente as adolescentes admitirão que são sexualmente ativas ou se há chances de estarem grávidas. Os pais relutam em acreditar que sua filha pode estar grávida. Perguntar aos pais e às filhas sobre a possibilidade de gravidez pode ser desconfortável para todas as partes. Por estas razões, a maioria dos hospitais tem uma política de UPT pré-operatório e testará todas as pacientes do sexo feminino que passaram pela menarca, ou com uma determinada idade (p. ex., 10 anos). Ocasionalmente, um UPT será positivo e deve haver um processo para verificação. Também deve haver uma estratégia para revelar os resultados à paciente e aos pais, assim como para o aconselhamento, com base nas considerações institucionais locais e em leis estaduais específicas.[13]

Infecção Recente do Trato Respiratório Superior

A presença ou episódio recente de infecção do trato respiratório superior (ITRS) é outro tema controverso. Considerando que os cancelamentos por ITRS eram bastante comuns no passado, a visão atual é que os riscos associados à anestesia de uma criança com ITRS são manejáveis com pouca morbidade. Ainda assim, há um risco ligeiramente elevado de hiper-reatividade das vias aéreas com associados broncoespasmo e laringoespasmo e dessaturação arterial pós-operatória por atelectasia. Os pais devem ser questionados sobre a presença de uma ITRS. O paciente deve ser examinado quanto a congestão nasal, tosse, sibilância e febre; e, caso se decida por dar seguimento com a anestesia, deve-se ter cuidado para minimizar o risco de um evento respiratório adverso.[14] A existência de sinais de infecção do trato respiratório inferior (tosse produtiva, febre, estertores, sibilância, roncos, sons de respiração diminuídos ou ausentes) exigem o cancelamento da cirurgia eletiva. As considerações práticas geralmente resultam na realização de uma cirurgia de menor porte em face de ITRS, especialmente os procedimentos otorrinolaringológicos (ORL) quando a ITRS é frequente e a cirurgia diminuirá a frequência dessas infecções. A cirurgia eletiva de grande porte (ou seja, intra-abdominal, intratorácica, cardíaca) costuma ser adiada por 2 a 6 semanas.

Diretrizes do Jejum Pré-operatório

É difícil, tanto para os pais quanto para o paciente, manter uma criança sem ingestão oral por um longo período de tempo; sendo que o jejum pode levar a uma angústia perioperatória significativa para a criança e a família. No entanto, a adesão às diretrizes de jejum minimiza o risco de aspiração do conteúdo gástrico. Na ausência de obstrução intestinal, refluxo gastroesofágico ou outras condições que levam ao esvaziamento gástrico tardio, as diretrizes de NPO em crianças são as seguintes: alimentos sólidos são permitidos até 6 a 8 horas antes da anestesia; leite, leite materno enriquecido e fórmula para lactentes, até 6 horas antes; leite materno não enriquecido até 4 horas antes; e líquidos claros,

até 2 horas antes da anestesia.[15] Ter o cuidado prévio de programar e dar instruções pré-operatórias sobre os horários de NPO pode minimizar o tempo sem ingestão oral, e as crianças que estão agendadas para o final do dia podem, muitas vezes, ingerir líquidos claros até 2 horas antes do início da anestesia.

Pré-medicação

A ansiedade dos pais e do paciente pode levar a estresse e insatisfação perioperatórios significativos. Deve-se tentar aliviar a ansiedade durante a entrevista pré-operatória. Caso haja a impressão de que a família e a criança estão significativamente ansiosas, pode ser necessário pré-medicar para acalmar ou sedar a criança. Isso pode, por sua vez, melhorar a ansiedade dos pais.

A pré-medicação mais utilizada na América do Norte é o midazolam. Ele pode ser administrado por via oral, intranasal, retal e IM. O midazolam 0,5 a 0,75 mg/kg proporciona ansiólise e sedação adequadas aproximadamente 20 minutos após a administração oral. Raramente uma criança terá uma reação paradoxal ao midazolam caracterizada por agitação. O diazepam e o lorazepam são mais utilizados nas crianças mais velhas e também produzem sedação e amnésia.

A cetamina, um derivado da fenciclidina, também pode ser usada como pré-medicação oral, nasal, retal ou IM. Ela produz sedação, amnésia e analgesia, mas também está associada à salivação excessiva, nistagmo, náuseas e vômitos pós-operatórios (NVPO) e alucinações. Ela não deprime os reflexos das vias aéreas e o tônus da via aérea é preservado. A cetamina IM pode ser administrada nas crianças agitadas ou com atraso no desenvolvimento que se recusam a respirar por meio de uma máscara ou a aceitar medicamentos para a pré-medicação.

A clonidina, um α_2-agonista, administrada por via oral, proporciona sedação pré-operatória semelhante à produzida pelos benzodiazepínicos. Ela atua central e perifericamente para diminuir a pressão arterial. Os requisitos anestésicos são diminuídos, de modo que é necessária uma concentração mais baixa de anestésico volátil para produzir o mesmo efeito. A clonidina não causa obstrução das vias aéreas e reduz os requisitos de medicação para a dor pós-operatória. A clonidina tem um período de latência mais longo do que a maioria dos outros medicamentos utilizados para a pré-medicação e deve ser administrada pelo menos 1 hora antes da anestesia. Isso reduz a utilidade da clonidina na maioria dos casos rápidos, em que há curto intervalo de tempo entre cirurgias.

A dexmedetomidina, outro α_2-agonista, está se tornando cada vez mais popular como pré-medicação. Embora o seu tempo de latência seja ligeiramente mais longo que o do midazolam, ela produz sedação satisfatória para que se consiga separar as crianças dos pais e fazê-la aceitar a respiração por meio de uma máscara quando administrada por via intranasal na dose de 1 a 2 µg/kg. A dexmedetomidina também reduz a necessidade de analgesia de resgate e a incidência de agitação pós-operatória, *delirium* e tremores.[16]

A presença dos pais durante a indução anestésica (PPIA) é outra técnica utilizada para aliviar a ansiedade do paciente

IV

e dos pais. O pai e/ou mãe acompanha a criança até a sala de cirurgia ou até uma sala usada para a indução anestésica. Pode ser reconfortante tanto para os pais quanto para o filho. No entanto, ocasionalmente, a PPIA aumenta a ansiedade dos pais e pode levar a uma maior ansiedade do paciente, como também a alterações fisiológicas nos pais, entre as quais uma síncope. Deve-se levar em consideração o temperamento tanto da criança quanto dos pais antes da sugestão de PPIA.[17] Uma recente revisão Cochrane sobre intervenções não farmacológicas para auxiliar a indução anestésica em crianças concluiu que a PPIA não é útil. Outras técnicas não farmacológicas, incluindo ambiente com redução de estímulos sensoriais, videogames portáteis e intervenção comportamental, têm mais chances de reduzir a ansiedade e melhorar a cooperação do paciente durante a indução da anestesia.[18]

Considerações Perioperatórias

Termorregulação e Perda de Calor

Devido a uma maior relação área de superfície/peso, as crianças pequenas tendem a perder calor mais rapidamente do que os adultos quando colocadas em ambiente frio tanto por radiação quanto por convecção. Bebês pequenos são incapazes de tremer e dependem da termogênese sem tremor ao metabolizar a gordura marrom para a produção de calor. A perda de calor também pode ser limitada pela vasoconstrição termorreguladora. O aquecimento do ambiente da sala de cirurgia e o uso de aquecedores radiantes, fluidos IV aquecidos, umidificação das vias aéreas e aquecimento com ar forçado podem ajudar a preservar a normotermia nas crianças.

A hipertermia perioperatória pode ser causada por infecção, estados inflamatórios ou aquecimento exagerado. A hipertermia é um sinal tardio da HM; os primeiros sinais geralmente são taquicardia, hipercarbia e acidose.

Monitoramento

Os monitores-padrão da American Society of Anesthesiologists são eletrocardiografia (ECG), monitoramento da pressão arterial, oximetria de pulso e capnografia e eles devem ser utilizados em todas as anestesias pediátricas. Recomenda-se um estimulador de nervos para monitorar o bloqueio neuromuscular. A ausculta contínua de sons respiratórios por meio de estetoscópio esofágico ou precordial também é recomendada, mas algumas pesquisas demonstraram que este tipo de monitor está sendo menos utilizado do que os outros tipos.[19] O monitoramento da temperatura é obrigatório para detectar a HM ou, mais comumente, hipotermia.

O monitoramento da pressão arterial invasiva e da pressão venosa central é indicada para a cirurgia invasiva e no caso de existência de significativas condições comórbidas cardiopulmonares. O monitoramento da oxigenação cerebral por meio da espectroscopia no infravermelho próximo pode ser útil durante a cirurgia cardíaca e em outros casos em que a perfusão cerebral pode ser comprometida. O monitoramento do eletroencefalograma processado também está disponível para crianças para a avalição da profundidade anestésica, embora haja alguma controvérsia sobre a confiabilidade dessa modalidade em crianças.[20,13]

Vias para a Indução Anestésica

Nas crianças, a anestesia geral pode ser induzida por inalação ou por meio da administração de fármacos IV ou IM. Uma indução inalada de anestesia com sevoflurano no oxigênio, com ou sem óxido nitroso, é um método comum usado em crianças porque não requer acesso IV. A criança é levada para a sala de cirurgia ou de indução, os monitores são colocados e uma máscara de rosto é aplicada. A concentração de anestésico inalatório deve ser aumentada lentamente em uma criança cooperativa. À medida que a indução progride, a criança geralmente passará pelo estágio 2, a fase de agitação. Durante esta fase, são possíveis tosses, vômitos, movimentos involuntários e laringoespasmo. Deve-se dedicar atenção à adequação da máscara da via aérea e à extensão da obstrução. Depois que o paciente tiver passado pelo estágio 2, um cateter IV pode ser colocado. Caso o laringoespasmo ocorra antes da colocação do cateter IV periférico, pode ser necessário tratamento com pressão positiva contínua das vias aéreas ou com succinilcolina IM.

A indução IV é selecionada para crianças que já possuem acesso IV, que solicitam uma indução IV, ou para quem é indicada a indução intravenosa (estômago cheio, refluxo gastroesofágico persistente, significativo potencial de comprometimento cardiopulmonar). Em alguns centros médicos, um cateter IV periférico é colocado em todas as crianças que se apresentam para a cirurgia. O anestésico de indução mais comum em crianças é o propofol a 2 a 3 mg/kg. O bloqueio neuromuscular, geralmente com rocurônio a 0,6 a 1,2 mg/kg ou vecurônio a 0,08 a 0,1 mg/kg, costuma ser usado para facilitar a intubação traqueal, especialmente nas crianças mais velhas. A intubação da traqueia sem relaxamento muscular, que é facilitada por um bólus de propofol de 1 a 1,5 mg/kg após a indução de anestesia com sevoflurano, é uma abordagem comum em lactentes e crianças pequenas sem significativa doença cardiopulmonar.

A indução anestésica IM é mais utilizada nas crianças com atraso no desenvolvimento ou extremamente não cooperativas, e pode ser conseguida com a administração IM de cetamina (5 mg/kg). Glicopirrolato ou atropina IM pode ser administrado com a cetamina para diminuir o excesso de salivação. Também pode ser utilizada uma indução IM de cetamina nas crianças queimadas com veias periféricas prejudicadas e com uma via aérea difícil devido a cicatrização extensa, para as quais uma indução inalatória de anestesia poderia resultar em perda do tônus da via aérea e da capacidade de ventilar os pulmões por meio de uma máscara.

Manutenção da Anestesia

A anestesia é mantida com anestésico inalado ou administração intravenosa de fármacos, ou uma combinação dos dois. Pode-se usar um relaxante muscular para facilitar a exposição cirúrgica. No entanto, o bloqueio neuromuscular provavelmente é usado com menos frequência em crianças do que em adultos (Capítulo 11).

Despertar

Na prática anestésica pediátrica, a decisão de extubar a traqueia enquanto o paciente está profundamente anestesiado, ou após o despertar, deve ser feita caso a caso. Em algumas circunstâncias, as crianças têm permissão para recuperar os reflexos das vias aéreas e são extubadas quando estão "acordadas". No entanto, a extubação durante a anestesia profunda e o despertar sem um tubo endotraqueal posicionado é uma prática comum na anestesia pediátrica. As vantagens de se esperar pelo despertar do paciente para realizar a extubação da traqueia são a possibilidade de proteção contra a aspiração de conteúdo estomacal ou sangue/secreções da via aérea e a relativa segurança de passar pelo estágio 2 com um tubo endotraqueal posicionado. As vantagens da extubação durante a anestesia profunda são ausência de tosse ou de irritação com linhas de sutura ou incisões e remoção do tubo endotraqueal antes que surja uma reatividade das vias aéreas, o que leva a um despertar mais suave. A criança desperta, então, na sala de cirurgia ou na sala de recuperação e é necessária uma atenção minuciosa para garantir que o laringoespasmo ou uma obstrução das vias aéreas não passem despercebidos durante ou após a transferência para a unidade de cuidados pós-anestésicos (UCPA).

Manejo da Dor (Capítulo 40)

Os fármacos analgésicos utilizados para o controle da dor em crianças são acetaminofeno, anti-inflamatórios não esteroides (AINEs) e opioides, e eles podem ser administrados por via oral, IM ou IV. Os opioides mais comuns utilizados na anestesia pediátrica são o fentanil e a morfina. Os efeitos colaterais incluem sedação, depressão respiratória, prurido e náuseas/vômitos.

O acetaminofeno IV está agora disponível e é uma adição útil aos opioides sistêmicos no tratamento da dor perioperatória. É fundamental que a administração perioperatória de acetaminofeno seja comunicada a todos os profissionais e pais e documentada no prontuário médico para evitar a dosagem duplicada e hepatotoxicidade.

Os AINEs, incluindo o cetorolaco, podem estar associados a disfunção plaquetária, sangramento gastrintestinal e disfunção renal. Portanto, condições comórbidas do paciente, tais como comprometimento renal e risco de sangramento (amigdalectomia, cirurgia cardíaca), devem ser levadas em consideração antes da administração de AINEs para o controle da dor. A vantagem do acetaminofeno e dos AINEs é a ausência de sedação excessiva e de depressão respiratória, efeitos colaterais comuns dos opioides.

Anestesia Regional (Capítulos 17 e 18)

A anestesia regional para o controle das dores intraoperatória e pós-operatória proporciona excelente analgesia com efeitos colaterais mínimos, e diminui a necessidade de analgésicos opioides e não opioides. A injeção caudal única com anestesia local é mais comumente usada para a cirurgia no nível do umbigo ou abaixo. Como alternativa, um cateter pode ser avançado para o espaço peridural caudal para a aplicação de uma infusão de anestésico local, que pode ser continuada no pós-operatório. Nas crianças com menos de 5 anos, o cateter geralmente pode ser avançado até qualquer nível de coluna vertebral e fornecer anestesia local aos dermátomos associados. Além disso, o espaço peridural pode ser acessado com relativa facilidade a partir do nível lombar ou torácico com posterior colocação de um cateter.

Outros bloqueios regionais geralmente realizados são o plexo braquial, o nervo ilioinguinal, o nervo femoral, o nervo cutâneo femoral lateral, o nervo ciático e poplíteo, o tornozelo e os bloqueios penianos. Esses bloqueios são realizados usando-se uma técnica de referência anatômica complementada por orientação ultrassonográfica; também é ocasionalmente usado por muitos anestesiologistas um estimulador de nervo periférico.

Ao executar bloqueios regionais em crianças, estas geralmente recebem um anestésico geral e, portanto, ficam incapazes de comunicar a elicitação de parestesia ou a dor extrema na injeção, o que indica uma possível injeção perineural. Por esta razão, acredita-se amplamente que a orientação com ultrassom aumenta a segurança dos bloqueios nervosos periféricos nas crianças.

A raquianestesia também é utilizada como única anestesia ou em combinação com um anestésico geral para uma variedade de casos. A técnica ganhou popularidade como uma alternativa à anestesia geral em recém-nascidos ex-prematuros submetidos a reparo de hérnia inguinal e que apresentavam alto risco de apneia perioperatória. A raquianestesia também foi utilizada em lactentes mais velhos e crianças com e sem risco aumentado para uma anestesia geral.[21]

A Unidade de Cuidados Pós-anestésicos

Monitoramento da Via Aérea

A UCPA é uma fase crucial da experiência perioperatória, quando podem ser encontrados vários problemas (Capítulo 39). Muitos pacientes são transferidos profundamente anestesiados sem um tubo endotraqueal da sala de cirurgia e acordarão da anestesia geral na UCPA. O transporte da sala de cirurgia para a UCPA deve ser cuidadosamente monitorado para detectar qualquer sinal de hipoventilação ou obstrução das vias aéreas; muitas instituições exigem a administração suplementar de oxigênio e até mesmo a oximetria de pulso durante o transporte. À medida que o paciente recupera os reflexos das vias aéreas, há um risco aumentado de obstrução das vias aéreas. A via aérea deve ser monitorada atentamente para detectar sinais de obstrução, laringoespasmo e hipoxemia e devem estar disponíveis um circuito de ventilação autoinflável ou de estilo Jackson-Rees e uma máscara para fornecer oxigênio, pressão positiva contínua nas vias aéreas e ventilação. Além disso, a succinilcolina deve estar disponível. A via aérea também deve ser monitorada quanto à presença de estridor/crupe pós-intubação devido ao inchaço. Pode ser justificado o tratamento com dexametasona, oxigênio umidificado ou epinefrina racêmica nebulizada. Os pacientes também devem ser atentamente monitorados quanto a apneia e hipoventilação no setor de recuperação.

IV

Náuseas e Vômitos Pós-operatórios (Capítulo 39)

As NVPO são consideradas pelos pais como o efeito colateral mais indesejável da anestesia. Um estudo recente identificou quatro fatores de risco que predizem as NVPO em crianças: idade de 3 anos ou mais, cirurgia de estrabismo, duração da cirurgia e histórico de vômitos pós-operatórios no paciente ou em um dos pais ou irmãos. Se o paciente tiver um alto risco de NVPO, evitar opioides e óxido nitroso e a administração profilática de antieméticos diminuirão a incidência de NVPO. A profilaxia farmacológica com ondansetrona e dexametasona apresenta uma redução de risco relativo esperada para as NVPO de aproximadamente 80%.[22]

Agitação e *Delirium* ao Despertar

Agitação e *delirium* ao despertar são outros problemas frequentemente encontrados na UCPA que são aflitivos para as famílias, os enfermeiros da sala de recuperação e os anestesiologistas. Muitas vezes, eles acontecem após aplicação de sevoflurano ou desflurano. A incidência é mais frequente após o sevoflurano. A escala Pediatric Anesthesia Emergence Delirium (PAED) foi desenvolvida para auxiliar no diagnóstico de *delirium* ao despertar. Embora muitos fármacos, tais como o propofol, o fentanil, a clonidina e a dexmedetomidina, possam diminuir a incidência de *delirium* ao despertar, apenas a nalbufina e a cetamina em doses baixas diminuem a incidência sem prolongar o despertar.

Controle da Dor (Capítulo 40)

A adequação do controle da dor deve ser avaliada com frequência para pacientes pediátricos de todas as idades, de neonatos a adolescentes. Os pacientes estão se recuperando de um amplo espectro de procedimentos, com diferentes intensidades de dor associada. As crianças podem ser pré-verbais, não verbais ou com atraso no desenvolvimento e incapazes de comunicar seu nível de dor. Existem várias escalas para avaliar a dor em crianças, entre elas a FLACC (face, pernas, atividade, choro, consolabilidade) e a Escala de Faces de Wong-Baker, juntamente com a avaliação dos sinais vitais. No entanto, nas crianças a dor pode ser confundida com ansiedade, *delirium* ao despertar e raiva. Os opioides podem ser titulados para tratar de forma eficaz a dor pós-operatória moderada a grave. AINEs ou acetaminofeno também podem ser administrados; e, se um cateter peridural estiver posicionado, ele pode ser avaliado quanto à funcionalidade e redosado.

Critérios de Alta

As UCPAs costumam ser estruturadas em duas etapas. Os pacientes são transferidos da sala de cirurgia diretamente para o primeiro estágio de recuperação, onde a via aérea é continuamente avaliada e a dor pós-operatória aguda e as NVPO são tratadas. Depois que o paciente está acordado, com uma via aérea estável e dor sob controle, ele/ela pode ser levado para o segundo estágio para completar a recuperação. O sistema de pontuação de Aldrete modificado é o mais utilizado para determinar a prontidão para alta. No ambulatório, os pacientes podem ir diretamente da sala de cirurgia para o segundo estágio de recuperação, processo conhecido como *fast tracking*, ou recuperação rápida (Capítulo 37).

Recuperação Comportamental

As crianças podem desenvolver alterações comportamentais não adaptativas após a cirurgia, o que inclui distúrbios do sono e da alimentação, ansiedade de separação, reaparecimento de enurese e outras questões comportamentais. Demonstrou-se que a ansiedade dos pais, a presença destes durante a indução e também na UCPA, e o uso da pré-medicação influenciam a incidência dessas mudanças comportamentais. A maioria dessas mudanças comportamentais não persiste por mais de 3 dias no pós-operatório. No entanto, a prevenção de mudanças comportamentais negativas está associada a uma maior satisfação do paciente/pais e a uma melhor experiência perioperatória no geral.[17]

DOENÇAS MÉDICAS E CIRÚRGICAS QUE AFETAM O NEONATO

Enterocolite Necrotizante

A EN é uma emergência cirúrgica comum no recém-nascido. Esta condição é observada, principalmente, em lactentes prematuros, com mais de 90% dos pacientes afetados tendo nascido antes das 36 semanas de gestação. A incidência de EN entre bebês prematuros e de baixo peso é de 3% a 7% e é inversamente proporcional à idade gestacional. De 20% a 40% dos lactentes com EN precisarão de cirurgia, com uma taxa de mortalidade cirúrgica de 23% a 36%.[23]

A fisiopatologia da EN envolve uma lesão isquêmica da mucosa intestinal devido ao fluxo sanguíneo mesentérico reduzido, muitas vezes em conjunto com a persistência do canal arterial (PCA) com seu resultante "roubo" de fluxo sanguíneo para fora da circulação sistêmica. A infecção bacteriana também é um componente importante e os sinais de sepse abdominal são proeminentes. Isquemia, infecção e inflamação podem resultar em necrose de espessura total do intestino delgado, particularmente na região ileocólica, resultando em perfuração intestinal.

Manifestações Clínicas

O paciente que se apresenta para cirurgia para EN é, na maioria das vezes, um bebê pré-termo e com outras complicações causadas pela prematuridade, como síndrome do desconforto respiratório, PCA, histórico de asfixia ao nascer ou outra instabilidade cardiorrespiratória. Os sinais clínicos incluem distensão abdominal, fezes com sangue, alças intestinais dilatadas e pneumatose intestinal na radiografia abdominal, instabilidade de temperatura e sinais de sepse incluindo trombocitopenia, instabilidade hemodinâmica e coagulopatia intravascular disseminada (CID). A perfuração intestinal é evidente na radiografia abdominal e é uma emergência cirúrgica; esses pacientes frequentemente estão gravemente doentes ou instáveis com hipotensão, CID, acidose metabólica e piora do estado respiratório.

Tratamentos Médico e Cirúrgico

O tratamento inicial da EN sem perfuração intestinal ou outros sinais de necrose intestinal extensa geralmente é medicamentoso, e abrange antibióticos de amplo espectro, descompressão gástrica, exame abdominal, radiografias em série e monitoramento cuidadoso de quaisquer sinais de descompensação cardiorrespiratória. Originalmente, a cirurgia para a EN com perfuração era realizada por meio de laparotomia, ressecção do intestino necrótico e criação de ostomias. Isso exigia uma cirurgia reconstrutiva posterior e, muitas vezes, resultava em ressecção de trechos extensos do intestino delgado, resultando em síndrome do intestino curto. Nos últimos anos, a drenagem peritoneal primária, por meio da qual se faz uma pequena incisão e coloca-se um dreno cirúrgico, ganhou popularidade para bebês menores e mais doentes, que podem então passar por uma cirurgia definitiva mais tarde, quando sua condição médica tiver melhorado. Alguns pacientes podem não precisar de um tratamento adicional e em muitas séries a sobrevida usando essa abordagem mais conservadora é semelhante.[23]

Manejo da Anestesia

A cirurgia para a EN é, muito frequentemente, emergencial e a preparação pré-operatória deve se concentrar na avaliação e correção das anormalidades intravasculares de fluidos e eletrólitos, assim como das instabilidades hemodinâmica e respiratória. Deve também incluir a administração de antibióticos de amplo espectro e a correção das anormalidades de coagulação. A cirurgia para EN pode ser realizada à beira do leito na unidade de terapia intensiva neonatal (UTIN), e necessita de uma equipe e equipamento de cirurgia e anestesia móveis. A maioria dos pacientes já está com intubação traqueal. O monitoramento geralmente inclui um cateter arterial periférico; os cateteres arteriais umbilicais costumam ser removidos devido à preocupação com uma posterior isquemia mesentérica. Muitas vezes é desejável o acesso venoso central, mas as tentativas de fixar monitores invasivos não devem atrasar a cirurgia de emergência.

A anestesia com opioides sintéticos, como o fentanil, é o regime mais tolerado no recém-nascido criticamente instável. As doses são tituladas, começando em 2 a 5 µg/kg, mas doses adicionais são acrescentadas para se alcançar 20 a 50 µg/kg de fentanil, caso tolerado. Os anestésicos voláteis geralmente não são tolerados devido aos seus efeitos vasodilatadores, e pequenas doses de benzodiazepínicos, como midazolam 0,05 a 0,1 mg/kg ou cetamina a 0,5 mg/kg, podem ser adicionadas. É necessário o relaxamento muscular com rocurônio, vecurônio ou outro bloqueador neuromuscular não despolarizante. Devido às grandes perdas de fluidos pelo intestino exposto submetido a ressecção, os requisitos de líquidos IV são frequentemente muito altos, ou seja, de 10 a 20 mL/kg/h, e albumina a 5%, CHs, PFC e plaquetas frequentemente são infundidas diante da CID e da significativa perda de sangue. O suporte inotrópico na forma de dopamina a 5 a 10 µg/kg/min ou de epinefrina a 0,03 a 0,05 µg/kg/min é, muitas vezes, necessário e deve ser instituído logo no início, em vez de infundir quantidades excessivas de fluido IV para manter a pressão arterial em pacientes instáveis. Também costuma ser necessário o bólus de cloreto ou gluconato de cálcio para manter os níveis normais de cálcio ionizado para preservar a contratilidade miocárdica e o tônus vascular, particularmente com a infusão de volumes significativos de produtos sanguíneos citratados. A análise frequente da gasometria arterial para medir o equilíbrio acidobásico e a oxigenação, bem como eletrólitos, glicose, cálcio ionizado e lactato séricos, muitas vezes é desejável para direcionar o tratamento. A ventilação mecânica é ajustada para manter a P_{aO2} em 50 a 70 mmHg e a S_{pO2} em 90% a 95% no bebê prematuro; no entanto, no paciente extremamente doente, é preferível manter tensões de oxigênio um pouco mais altas para permitir uma margem de segurança. A hemoglobina deve ser mantida entre 10 e 15 g/dL para preservar a capacidade de transporte de oxigênio. O manejo da temperatura é crucial e essas cirurgias costumam ser realizadas no berço aquecido do paciente. A temperatura da sala de cirurgia deve estar entre 30 °C a 32,2 °C ou mais, e deve-se usar aquecimento com ar forçado, bem como produtos sanguíneos aquecidos, em um esforço para manter a temperatura central em 36 °C ou mais. No pós-operatório, a ventilação mecânica, o suporte inotrópico e com fluidos e os antibióticos são continuados e um relatório completo da operação e da anestesia é enviado para a unidade de terapia intensiva neonatal (UTIN).

Defeitos da Parede Abdominal: Gastrosquise e Onfalocele

A gastrosquise é um defeito da parede abdominal pelo qual os intestinos projetam-se, geralmente à direita do cordão umbilical, sem saco de cobertura e com o cordão umbilical não fazendo parte do defeito (Fig. 34.2).[24] Geralmente, esses bebês não possuem anomalias congênitas ou cromossômicas associadas. Já a onfalocele é um defeito da linha média com os intestinos cobertos por um saco peritoneal e o cordão

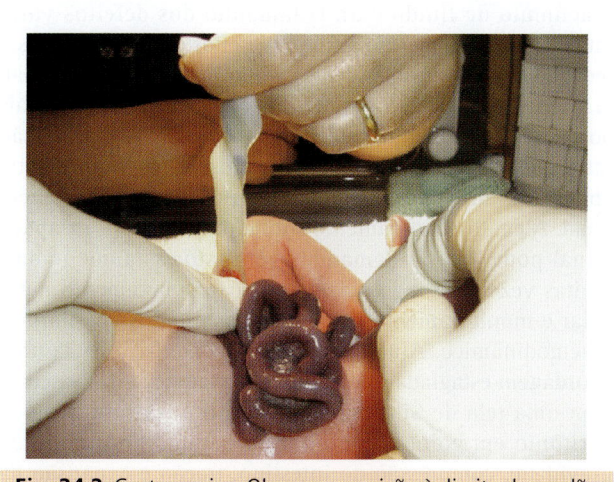

Fig. 34.2 Gastrosquise. Observe a posição à direita do cordão umbilical, que não está incluído no defeito. Também não está coberto com um saco peritoneal. (De Marven S, Owen A. Contemporary postnatal surgical management strategies for congenital abdominal wall defects. *Semin Pediatr Surg.* 2008;17:224, usado com permissão.)

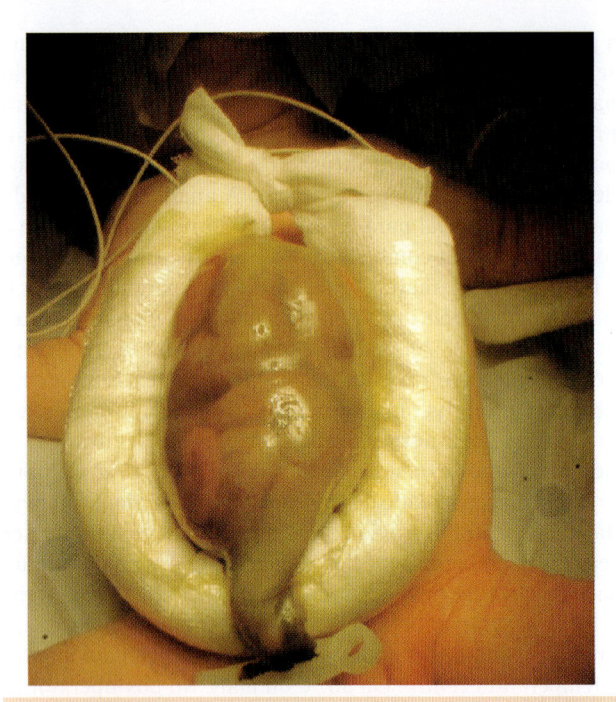

Fig. 34.3 Uma onfalocele gigante com um suporte de curativo em forma de colar. Observe a posição na linha média, coberta com saco peritoneal, e a inclusão do cordão umbilical. (De Marven S, Owen A. Contemporary postnatal surgical management strategies for congenital abdominal wall defects. *Semin Pediatr Surg.* 2008;17: 223, usado com permissão.)

umbilical incorporado ao defeito (Fig. 34.3). Frequentemente, esses neonatos têm outras anomalias associadas.

Tratamentos Médico e Cirúrgico

Esses diagnósticos podem ser feitos no pré-natal, e o manejo pré-cirúrgico inclui cobertura do intestino exposto com plástico ou outro material sintético, atenção à reposição de fluidos e prevenção de volvo e isquemia intestinal. A descompressão nasogástrica é importante para minimizar o acúmulo de fluido e ar. O tamanho dos defeitos varia muito; antes, até mesmo grandes defeitos eram candidatos à redução cirúrgica primária das vísceras e fechamento fascial, já que se pensava que isso evitaria complicações intestinais posteriores. No entanto, com aumentos excessivos na pressão intra-abdominal, pode surgir uma síndrome compartimental abdominal que cause isquemia intestinal e insuficiência renal. Além disso, o aumento súbito da pressão intra-abdominal pode levar a demandas ventilatórias aumentadas, muitas vezes exigindo dias de sedação, relaxamento muscular e monitoramento cuidadoso dos estados ventilatório e hemodinâmico. Atualmente, usa-se com frequência uma abordagem estagiada que envolve a contenção das vísceras com uma tela de Silastic® com suas bordas suturadas ao peritônio em volta do defeito. Em seguida, por meio da gravidade, compressão do intestino, tração e expansão da cavidade abdominal, as vísceras são gradualmente reduzidas para o interior da cavidade peritoneal durante um período de dias a semanas. O fechamento cirúrgico do peritônio e da pele é realizado ao final deste período. Alguns defeitos de tamanho pequeno a moderado podem ser manejados com uma estratégia semelhante de redução estagiada, com os defeitos cutâneos e no peritônio cicatrizados por segunda intenção.

Manejo da Anestesia

Devido à abordagem estagiada moderna, raramente surgem desafios no atendimento anestésico para uma redução e um fechamento em uma etapa. Ainda assim, a cirurgia inicial consiste, muitas vezes, em suturar a tela de Silastic® e reduzir parcialmente as vísceras. A preparação pré-operatória inclui a manutenção da reposição adequada de fluidos para dar conta das perdas pelas vísceras expostas. Esses bebês podem ser prematuros, mas geralmente nascem a termo e têm um estado cardiorrespiratório estável. As considerações gerais citadas anteriormente para a cirurgia de ECN em relação ao manejo da temperatura e à reposição de fluidos se aplicam à cirurgia para os defeitos da parede abdominal. A indução anestésica e a intubação traqueal podem ser realizadas com uma variedade de medicamentos, com precauções para evitar a aspiração de conteúdo gástrico. Os vasos umbilicais não estão disponíveis, de modo que se deve obter um acesso venoso de grande calibre e, possivelmente, o monitoramento com cateter arterial para os pacientes com defeitos muito grandes ou com estado cardiorrespiratório instável. A reposição com 10 a 20 mL/kg/h de fluido IV é importante, juntamente com a administração de dextrose a 5% ou 10% a taxas de manutenção. A anestesia pode ser mantida com anestésicos voláteis, benzodiazepínicos e opioides, com a dose dependendo dos planos para extubação traqueal ao final do procedimento. Se o procedimento primário for a colocação da tela sem redução primária, as traqueias dos bebês nascidos a termo frequentemente podem ser extubadas no final do procedimento e as reduções subsequentes podem ser feitas à beira do leito com sedação em pequenas doses. O fechamento final da fáscia e da pele exigirá um anestésico geral completo. Caso os planos sejam de redução e fechamento totais de um defeito grande, o monitoramento das pressões arterial e venosa central é importante, juntamente com o cateterismo da bexiga e o manejo cuidadoso do estado cardiorrespiratório. Isso muitas vezes exige aumentos significativos da pressão positiva expiratória final, administração adicional de fluidos e suporte inotrópico com dopamina, bem como ventilação, sedação e relaxamento muscular pós--operatórios prolongados.

Fístula Traqueoesofágica

A fístula traqueoesofágica (FTE) é observada em cinco configurações anatômicas diferentes (Fig. 34.4), sendo o mais comum o tipo C, com atresia esofágica e FTE distal. O diagnóstico é feito quando o recém-nascido sofre sufocação e cianose nas tentativas de alimentação oral. As radiografias de tórax e abdome revelam a impossibilidade de passagem de uma sonda orogástrica, que se aloja na bolsa esofágica de fundo cego, e a presença de intestinos cheios de gás pela FTE distal. Os bebês com FTE muitas vezes têm outras anomalias, e muitos têm associação VACTERL (V, defeitos vertebrais; A, ânus imperfurado; C, defeitos cardíacos; TE, fístula traqueoesofágica; R, anomalias renais; L, anomalias

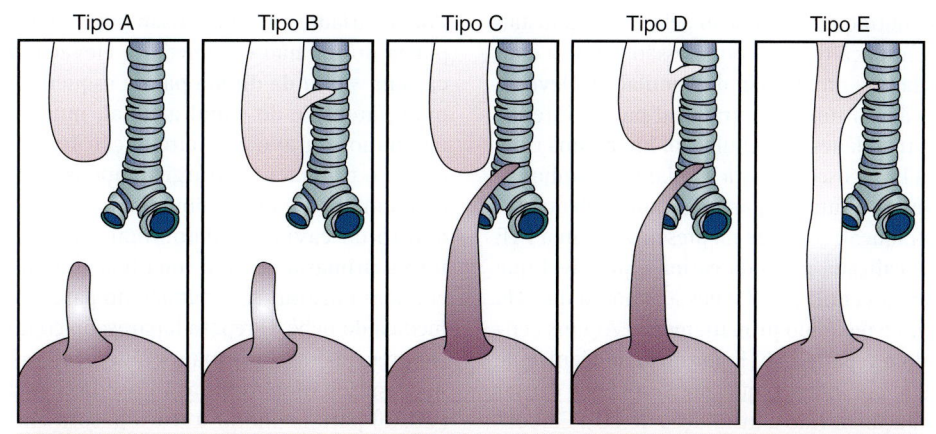

Fig. 34.4 Classificação das anomalias traqueoesofágicas em ordem decrescente de incidência. O tipo A (8%) é atresia esofágica sem uma fístula traqueoesofágica. O tipo B (1%) é atresia esofágica com fístula traqueoesofágica proximal. O tipo C (86%) é atresia esofágica com fístula traqueoesofágica distal. O tipo D (1%) é atresia esofágica com fístulas traqueoesofágicas proximal e distal. O tipo E (4%) é uma fístula do tipo H sem atresia esofágica. (De Gross RE. *Atresia of the esophagus. The Surgery of Infancy and Childhood.* Philadelphia: WB Saunders; 1953:75-102.)

dos membros). Deve ser realizada nesses bebês uma avaliação detalhada desses defeitos adicionais, especialmente os cardíacos. A doença pode ser branda (p. ex., dificuldades de alimentação em um neonato nascido a termo sem desconforto respiratório), mas alguns pacientes estão gravemente doentes. A insuficiência respiratória grave pode resultar da aspiração contínua de conteúdo gástrico através da FTE distal exacerbada pela síndrome do desconforto respiratório e pela distensão abdominal maciça devido ao enchimento do estômago com gás da FTE. Os pacientes com risco mais frequente de morbidade e mortalidade perioperatórias são aqueles com cardiopatia congênita complexa, peso inferior a 2 kg, complacência pulmonar precária ou grandes fístulas pericarinais, e aqueles programados para reparo toracoscópico.[25]

Abordagens Cirúrgicas

As técnicas anteriores eram, habitualmente, estagiadas, muitas vezes realizando-se primeiro uma gastrostomia sob anestesia local para descomprimir o estômago e permitir uma recuperação da função pulmonar. Em seguida, era realizada uma toracotomia direita para fazer ligadura da FTE e possivelmente para reconstruir a atresia esofágica. Outras técnicas incluíam uma esofagostomia cervical para drenar a bolsa esofágica superior e evitar a aspiração. Nos últimos anos, a abordagem estagiada foi largamente abandonada. Atualmente, uma ligadura em um estágio da FTE com reparo esofágico primário e sem gastrostomia é a estratégia preferida em 80% a 90% dos pacientes.[26] Os bebês prematuros gravemente doentes ainda podem precisar de gastrostomia antes da toracotomia e da ligadura da FTE; e, se o espaço entre os segmentos esofágicos for muito longo, uma gastrostomia seguida de dilatação e estiramento esofágico pode ser necessária após a toracotomia inicial. Os resultados da cirurgia de FTE neonatal variam: o bebê prematuro ou recém-nascido gravemente doente com várias anomalias tem maiores taxas de mortalidade e morbidade; o recém-nascido

a termo sem outros problemas tem uma taxa de sobrevida cirúrgica próxima de 100%.

Manejo da Anestesia

O recém-nascido gravemente doente com altas pressões de ventilação e distensão gástrica será submetido à anestesia de emergência para uma toracotomia direita e ligadura da FTE. Estes bebês podem estar em situação extremamente graves devido a uma grande FTE, com a maior parte do volume corrente perdido através da FTE, comprometendo de forma aguda a ventilação pulmonar. Pode haver a necessidade de ventilação manual, suporte inotrópico, bicarbonato de sódio e bólus de medicamentos vasoativos, como epinefrina e atropina, até que a FTE seja ligada e o estômago, descomprimido. Mais comumente, a traqueia é intubada e existem diferentes graus de dificuldade com a ventilação. Depois que o paciente é transportado cautelosamente para a sala de cirurgia, a anestesia é cuidadosamente induzida com a administração de anestésicos IV ou inalatórios e relaxantes musculares. O paciente é, então, posicionado para a toracotomia direita. Um cateter arterial é essencial para o monitoramento da pressão arterial e da troca gasosa. Presta-se muita atenção à adequação da ventilação durante todo o procedimento, já que o tubo endotraqueal pode migrar para dentro da FTE e impedir a ventilação. O CO_2 final, a observação cuidadosa da inflação pulmonar e do movimento do tórax, e um estetoscópio precordial na área axilar esquerda são monitores importantes. Devem ser esperados períodos de ventilação difícil e hipoxemia durante a retração pulmonar e a ligadura da FTE. Normalmente, após a ligadura da FTE, a ventilação melhora drasticamente.

No paciente cuja traqueia não está intubada, a intubação traqueal com o paciente desperto era tradicionalmente considerada a melhor técnica, mas atualmente isso raramente é praticado. Em vez disso, a indução anestésica IV ou inalada com relaxamento muscular pode ser conseguida após a sucção da bolsa esofágica superior e administração de oxigênio. Em seguida, um tubo endotraqueal é passado pela traqueia distal, e é realizada uma ventilação suave com pressão positiva com uma avaliação cuidadosa da eficácia da ventilação. Deve-se suspeitar de migração do tubo endotraqueal para o interior da FTE caso haja dificuldades de ventilação. Em alguns centros, realiza-se uma broncoscopia para avaliar o tamanho e a posição da FTE antes da cirurgia e para posicionar adequadamente o tubo endotraqueal; somente na presença de uma FTE grande (> 3 mm) localizada perto da carina é provável que haja dificuldade com a ventilação.[27] Após a ligadura da FTE, geralmente o esôfago é reparado primariamente. Alguns centros estão realizando o reparo da FTE por meio da técnica de toracoscopia assistida por vídeo, o que, por si só, pode causar dificuldade na ventilação devido à insuflação de CO_2. Embora seja possível extubar a traqueia na sala de cirurgia em um bebê forte, nascido a termo e sem complicações, um método mais prudente é deixar a traqueia intubada para permitir uma administração adequada de analgésicos na UTIN. Se o paciente precisar de reintubação, a subsequente manipulação das vias aéreas pode romper o reparo esofágico. Na sala de cirurgia, uma sonda nasogástrica é inserida pelo cirurgião para descompressão gástrica e alimentação precoces.

Hérnia Diafragmática Congênita

A hérnia diafragmática congênita (HDC) é um defeito no diafragma evidente no início da gestação que resulta na herniação dos intestinos, do baço e, às vezes, do estômago ou fígado para o tórax. Mais comumente, localiza-se no lado esquerdo através do forame de Bochdalek e resulta em restrição grave do desenvolvimento pulmonar (Fig. 34.5). Esta lesão é frequentemente diagnosticada no pré-natal e, havendo defeitos significativos, o neonato apresenta uma insuficiência respiratória que demanda ventilação mecânica. Esses neonatos apresentam um abdome escafoide, sons intestinais no tórax, e dificuldade respiratória e cianose de

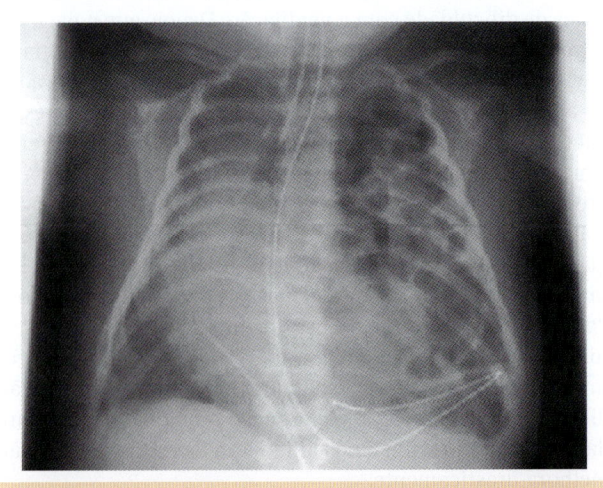

Fig. 34.5 Hérnia diafragmática congênita de lado esquerdo. Observe as alças intestinais preenchendo o hemitórax esquerdo e o tubo nasogástrico no estômago, que também está herniado através do defeito. O coração está deslocado para o lado direito do peito. (De de Buys Roessingh AS, Dinh-Xuan A. Congenital diaphragmatic hernia: current status and review of the literature. *Eur J Pediatr.* 2009;168:398, usado com permissão.)

graus variados. A hipertensão pulmonar causada pela hipoplasia do pulmão e a imediata elevação pós-natal na RVP causam *shunt* da direita para a esquerda através do forame oval patente e do canal arterial, muitas vezes resultando em cianose grave pela circulação fetal persistente. Nestes casos, o tratamento cirúrgico, que consiste em uma incisão abdominal ou toracoabdominal para reduzir as vísceras para dentro da cavidade abdominal e reparar o diafragma de forma primária ou com uma tela sintética, deve ser adiado enquanto institui-se o tratamento para estabilizar a condição médica do bebê. O reparo laparoscópico também foi descrito. Nos recém-nascidos mais gravemente afetados podem ser necessários uma ventilação oscilatória de alta frequência (VOAF) para melhorar a troca gasosa em pulmões hipoplásicos, óxido nítrico inalado (ONi) para tratar a hipertensão pulmonar ou uma oxigenação extracorpórea por membrana (OECM) para estabilizar o estado cardiorrespiratório. O reparo cirúrgico é realizado alguns dias depois, às vezes enquanto em OECM, o que resulta na redução das vísceras abdominais, mas não resolve o problema da hipoplasia e da hipertensão pulmonares, o que pode exigir dias ou semanas de suporte até que tenham melhorado suficientemente.[28]

Manejo da Anestesia

Esses bebês geralmente estão gravemente doentes. O transporte para a sala de cirurgia é realizado com cuidado. Pode haver a necessidade de transição da VOAF para a ventilação convencional, pois a cirurgia com VOAF pode não ser possível. O ONi deve ser continuado durante todo o processo na sala de cirurgia. A anestesia é administrada com opioides sintéticos em grandes doses, como o fentanil a 25 a 50 µg/kg ou mais, para prover analgesia e evitar a resposta hipertensiva pulmonar aos estímulos dolorosos. Os anestésicos voláteis muitas vezes não são tolerados, de modo que pequenas doses de benzodiazepínicos ou cetamina podem proporcionar amnésia. O monitoramento das pressões arteriais e venosas centrais através da via umbilical é essencial, e o suporte inotrópico com dopamina ou epinefrina é continuado. A gasometria arterial é analisada com frequência e são feitas mudanças na ventilação para maximizar a oxigenação, reduzir o Pa_{CO2} e aumentar o pH para diminuir as pressões arteriais pulmonares. Após a incisão toracoabdominal esquerda na margem costal, o conteúdo abdominal é retirado do tórax, o que pode melhorar a ventilação de forma acentuada. O diafragma é reconstruído com um material de tela sintética. Pode haver a necessidade de ventilação manual ou ventilação com um ventilador de UTI durante todo o processo, uma vez que os ventiladores das máquinas de anestesia-padrão geralmente não conseguem fornecer os altos fluxos de gás inspirado e os pequenos volumes correntes necessários para ventilar esses pacientes. O paciente é transportado de volta para a UTIN, onde a VOAF pode precisar ser reestabelecida e o ONi deve ser continuado.

Os recém-nascidos mais gravemente doentes com HDC recebem suporte de OECM e a cirurgia pode ser realizada enquanto o paciente está em OECM, o que é problemático devido ao sangramento secundário à heparinização. Produtos sanguíneos adequados, incluindo CHs, plaquetas e PFC, devem estar disponíveis se o reparo for feito a OECM.

A anestesia é fornecida com altas doses de opioides, benzodiazepínicos ou cetamina.

Persistência do Canal Arterial

A PCA costuma ser observada com mais frequência no recém-nascido prematuro e pode resultar em edema pulmonar, redução da complacência ventilatória e dependência ventilatória agravada pela síndrome do desconforto respiratório ou pneumonia concomitante (Capítulo 26). A PCA pode impedir o desmame do ventilador e resultar em complicações secundárias, como intolerância à alimentação ou EN. A apresentação clínica inclui edema pulmonar persistente, pulsos latejantes e ampla pressão de pulso decorrente do escoamento diastólico da aorta para a artéria pulmonar através da PCA, e às vezes hipotensão e insuficiência cardíacas decorrentes do grande *shunt* da esquerda para direita via PCA e que necessitam de suporte inotrópico. O diagnóstico é obtido com ecocardiografia transtorácica. As tentativas de fechamento medicamentoso com indometacina podem ser bem-sucedidas, mas este tratamento pode afetar negativamente as funções renal e plaquetária e isto é importante para avaliar se o recém-nascido que se apresenta para a cirurgia teve insucesso recentemente no tratamento medicamentoso.[29]

Manejo da Anestesia

Geralmente, o paciente é um recém-nascido prematuro pesando de 500 a 1.000 g, dependendo do ventilador e podendo ser hemodinamicamente instável. A cirurgia pode ser feita à beira do leito na UTIN em alguns centros médicos. O transporte para a sala de cirurgia deve ser feito cuidadosamente com monitoramento contínuo. A anestesia costuma ser administrada com opioides sintéticos, como o fentanil a 25 a 50 µg/kg, relaxamento muscular com um fármaco não despolarizante e pequenas doses de benzodiazepínicos ou cetamina, uma vez que os anestésicos voláteis geralmente não são tolerados. O monitoramento arterial é útil para a avaliação frequente da hemodinâmica e da gasometria arterial. Realiza-se uma toracotomia esquerda e a PCA é tratada por meio de uma dissecção retropleural. Efetua-se um monitoramento cuidadoso da ventilação com inspeção visual, capnografia e estetoscópio precordial ou esofágico, pois a ventilação pode facilmente ficar comprometida. Devido ao risco de piora da retinopatia da prematuridade (RP), a Pao_2 almejada é normalmente de 50 a 80 mmHg e a Spo_2 entre 90% e 95%; então, evita-se uma alta F_{IO2} inspirada, a menos que seja absolutamente necessário. Como a PCA é frequentemente maior do que a aorta torácica descendente, o monitoramento com um oxímetro de pulso e um esfigmomanômetro na extremidade inferior é importante para garantir que o cirurgião identifique e ligue a estrutura correta. A PCA pode ser ligada com suturas ou clipes cirúrgicos. CHs devem estar imediatamente disponíveis no caso de haver sangramento devido ao dano na PCA fina como um papel. A manutenção da normotermia e o fornecimento de glicose são de importância fundamental durante a ligadura da PCA no recém-nascido. A maioria dos bebês permanecerá mecanicamente ventilada por algum período de tempo após a ligadura da PCA.

Em contraste com o bebê prematuro com anatomia cardíaca normal, em quem a PCA deve ser fechada, bebês com cardiopatia congênita podem depender da PCA para fornecer fluxo sanguíneo pulmonar, no caso de atresia pulmonar ou estenose, ou fluxo sanguíneo sistêmico, no caso de hipoplasia das estruturas cardíacas do lado esquerdo, como coarctação grave da aorta ou síndrome do coração esquerdo hipoplásico. Nesses casos, a prostaglandina E_1 é infundida a 0,025 a 0,05 µg/kg/min e deve ser mantida até que uma fonte estável de fluxo sanguíneo pulmonar seja estabelecida por meio de intervenção cirúrgica ou transcateter.

Retinopatia da Prematuridade

A RP é uma doença vasoproliferativa que afeta bebês prematuros ou de baixo peso ao nascer. Existem cinco estágios de RP e nos estágios 4 e 5 ocorre o desprendimento da retina, o que pode resultar em perda visual permanente.[30] A fisiopatologia é complexa, com os bebês mais prematuros sob maior risco, mas uma das principais causas são as tensões excessivas de oxigênio nos vasos da retina acompanhadas de amplas variações na tensão do oxigênio, como as que se observam na instabilidade cardiopulmonar em bebês prematuros ventilados com síndrome de desconforto respiratório, PCA, sepse, apneia/bradicardia e outros problemas associados à prematuridade. Assim, a Spo_2 é mantida em 88% a 93% em muitos bebês prematuros, com almejadas resultantes tensões de oxigênio entre 50 e 70 mmHg. As tensões excessivas de oxigênio, como podem ser observadas na anestesia geral endotraqueal, devem ser evitadas, mesmo as de curta duração. O desafio para o anestesiologista que atende esses bebês é administrar a oxigenação com essas restrições em mente.

Os bebês prematuros hospitalizados na UTIN submetem-se a exames regulares de retina e, caso seja diagnosticada uma RP do tipo I de alto risco ou uma RP maior, é realizado um tratamento cirúrgico urgente dentro de 24 a 72 horas a fim de maximizar os resultados visuais. Isso costuma resultar em um agendamento urgente de tratamento à noite e fins de semana. O tratamento ablativo retinal com fotocoagulação a *laser* indireta dos vasos proliferantes em um ou ambos os olhos é o procedimento preferido. A crioterapia também pode ser utilizada e, nos estágios mais graves, pode ser necessária uma vitrectomia.

Manejo da Anestesia

Devido à natureza urgente ou emergencial da cirurgia de RP, o paciente pode ter não se alimentado. Se o paciente ainda está sendo ventilado, qualquer técnica anestésica pode ser utilizada, geralmente em conjunto com o relaxamento muscular. Se o paciente não estiver sendo ventilado, pode ser utilizada qualquer técnica de indução seguida de relaxamento muscular e intubação endotraqueal. Como esses casos podem durar várias horas, especialmente aqueles com doença extensa em ambos os olhos, deve-se prestar atenção na temperatura do paciente e no fornecimento de glicose durante a cirurgia. Devido à natureza muitas vezes prolongada do anestésico, ao risco de apneia pós-anestésica no bebê prematuro e ao desconforto ocular que requer analgesia após o procedimento, a ventilação mecânica deve ser con-

IV

trolada depois da cirurgia de RP durante 12 a 24 horas. Independentemente do manejo da via aérea após a cirurgia, o paciente deve ser cuidadosamente monitorado no ambiente da UTIN quanto a possíveis problemas pós-anestésicos.

Mielomeningocele

Mielomeningocele é um defeito de desenvolvimento do tubo neural resultando numa placa neural aberta coberta apenas por uma fina membrana e pelo líquido cefalorraquidiano. Frequentemente, o defeito é diagnosticado no período pré-natal, varia em tamanho e pode estar localizado nas áreas toracolombar ou lombossacral da coluna vertebral. A apresentação mais comum é uma mielomeningocele lombossacral em um bebê nascido a termo. Na fase pré-operatória, é fundamental não permitir que o saco que cobre o defeito da coluna vertebral se rompa, o que resultará em um risco frequente de meningite. Esses bebês são amamentados em decúbito ventral, com uma gaze úmida cobrindo o defeito. A cirurgia de emergência é agendada e consiste na dissecação de raízes nervosas e cobertura do defeito com fáscia e pele. Além disso, mais de 75% dos bebês têm hidrocefalia e muitos apresentam malformação de Arnold-Chiari na medula espinhal e no tronco encefálico e precisarão de uma derivação ventriculoperitoneal, geralmente realizada após o reparo inicial. O resultado a longo prazo depende do reparo precoce para prevenir a infecção e o nível de disfunção da medula espinhal.[31]

Manejo da Anestesia

Deve-se ter grande cuidado para evitar a ruptura do saco que cobre a mielomeningocele durante o transporte e posicionamento para indução da anestesia e para a cirurgia. Por esse motivo, o bebê não pode ficar deitado diretamente em decúbito dorsal. A indução anestésica e a intubação endotraqueal podem ser realizadas com o bebê na posição de decúbito lateral esquerdo. Um método alternativo é posicionar cuidadosamente o bebê em decúbito dorsal em uma almofada de espuma acolchoada em forma de rosca a fim de que o defeito da mielomeningocele esteja no centro, mas sem tocar a cama da sala de cirurgia. Após a confirmação da posição do tubo endotraqueal, o bebê é colocado em posição pronada para a cirurgia. Pode-se usar qualquer técnica para indução e manutenção da anestesia, mas o cirurgião costuma realizar o reparo sob o microscópio e solicita que não seja utilizado nenhum relaxante muscular durante a parte de reparo da cirurgia a fim de que a função motora possa ser avaliada. Além disso, como os pacientes submetidos ao reparo de mielomeningocele no nascimento correm maior risco de desenvolver alergia ao látex, todas as luvas cirúrgicas e todos os outros materiais em contato com o paciente devem ser livres de látex. Após a cirurgia, a traqueia pode ser extubada usando-se as mesmas técnicas de posicionamento da intubação. O paciente então é virado para a posição de decúbito ventral e é mantido nesta posição, na qual o bebê será amamentado por vários dias.

Estenose Pilórica

A estenose pilórica é a hipertrofia do músculo pilórico que causa obstrução do esvaziamento gástrico. Uma apresentação típica é um lactente pequeno entre 2 e 8 semanas de idade com vômitos em jato persistentes. Isso resulta em perda de peso, desidratação e desequilíbrio eletrolítico consistindo em uma alcalose metabólica hipoclorêmica e hipocalêmica por perda de íons hidrogênio e cloreto a partir do conteúdo estomacal. Esses bebês podem desenvolver desidratação grave, letargia, turgor diminuído da pele, olhos e fontanela afundados, pouca produção de urina e baixas concentrações plasmáticas de cloreto, ou seja, de 65 a 70 mEq/dL. O diagnóstico é obtido pela história clínica; há uma predominância masculina de 5:1 e a idade média na apresentação é de 5 a 6 semanas. Uma massa com forma e tamanho de azeitona pode estar palpável no epigástrio; o diagnóstico definitivo é obtido por ultrassom. O reparo da estenose pilórica *não* é uma emergência cirúrgica; o paciente deve ser reidratado, começando com um bólus de 10 a 20 mL/kg de solução salina normal ou Ringer com lactato e, em seguida, fluidos de manutenção IV, que geralmente consistem em dextrose a 5% em solução salina meio normal com cloreto de potássio. O estado dos fluidos e dos eletrólitos é acompanhado atentamente e os valores laboratoriais são verificados periodicamente. Quando o paciente for reidratado e alcançar um volume vascular normal e eletrólitos normais ou quase normais, ele está pronto para a cirurgia. Dependendo da gravidade na apresentação, esta preparação pode exigir de 12 a 72 horas.[32]

Manejo da Anestesia

Após a adequada reidratação, o paciente é levado para a sala de operação e o conteúdo gástrico é evacuado com um cateter de sucção orogástrica de grande calibre antes da indução anestésica. Embora a intubação traqueal com o paciente desperto tenha sido a técnica preferida no passado, ela é raramente praticada atualmente. Depois de respirar adequadamente oxigênio a 100%, o paciente recebe uma indução IV de anestesia com propofol a 2 a 2,5 mg/kg, que é preferível aos barbitúricos de curta ação devido à sua meia-vida terminal mais curta. Aplica-se pressão na cricoide e a paralisia é obtida com succinilcolina a 1 a 2 mg/kg (após pré-tratamento com atropina) ou, de preferência, um relaxante muscular não despolarizante como o rocurônio. Uma técnica de sequência rápida modificada, com pequeno volume corrente rápido por meio de ventilação com máscara aplicando pressão na cricoide, é utilizada para prevenir a dessaturação arterial em um bebê pequeno cujo consumo de oxigênio é duas a três vezes maior que o do adulto. Após a confirmação da intubação traqueal bem-sucedida, a manutenção da anestesia prossegue com um anestésico volátil. Os opioides devem ser evitados devido ao risco de apneia pós-anestésica na estenose pilórica e, em vez disso, a infiltração anestésica local da incisão pelo cirurgião e o acetaminofeno retal são utilizados para a analgesia pós-operatória. A cirurgia prossegue por meio de uma pequena incisão epigástrica aberta ou por laparoscopia com insuflação abdominal com CO_2. Após a conclusão da cirurgia, um tubo nasogástrico pode ser deixado no lugar. A traqueia é extubada após a reversão do relaxante muscular não despolarizante, retorno completo dos reflexos das vias aéreas e um padrão de respiração regular sem pausas ou apneia. Devido à alcalose metabólica observada em muitos pacientes com estenose pilórica, o pH do líquido cefalorraquidiano pode estar elevado, causando uma redução no impulso respiratório, que não é corrigida por 12 a 48 horas. Isto, em conjunto com o impulso respiratório que pode não estar totalmente maduro até as 44 semanas de idade, pode colocar até mesmo bebês nascidos a termo submetidos à piloromiotomia sob risco de apneia pós-anestésica. Esses pacientes devem ser monitorados para esta complicação por 12 a 24 horas após a anestesia.[33]

CONSIDERAÇÕES ANESTÉSICAS ESPECIAIS

Anestesia para o Lactente Ex-prematuro

Muitos lactentes ex-prematuros apresentam-se para a cirurgia tanto durante sua internação inicial quanto depois, como os pacientes ambulatoriais. Os procedimentos mais comuns são herniorrafia inguinal, circuncisão, exame ocular e cirurgia de estrabismo. Embora muitos lactentes tenham se recuperado bem sem sequelas, muitos apresentam condições crônicas como displasia broncopulmonar (necessidade de oxigênio suplementar por mais de 30 dias de vida após o diagnóstico de síndrome do desconforto respiratório), apneia e bradicardia, anemia, hidrocefalia decorrente de hemorragia intraventricular, distúrbios visuais e atraso no desenvolvimento. A idade pós-concepção do bebê é importante; um lactente nascido a 28 semanas de gestação que se apresenta após 12 semanas para cirurgia tem agora 40 semanas de idade pós-concepção e equivale, em muitos aspectos, apenas a um lactente a termo, e não a um lactente com 3 meses de idade. Neste caso, o principal risco é a apneia pós-anestésica, que em alguns casos é fatal. O risco de apneia pós-anestésica aumenta quanto mais prematuro for o nascimento e menor a idade no momento da anestesia.[34] Embora não esteja claro o momento em que cessa o risco de apneia, comumente usa-se 50 semanas de idade pós-concepcional ou menos como limiar para monitorar a apneia durante 24 horas nos lactentes com histórico de prematuridade após terem recebido uma anestesia.

Anestesia em Locais Remotos

Estão ficando cada vez mais frequentes a anestesia e a sedação para procedimentos diagnósticos e terapêuticos para crianças em locais distantes da sala de cirurgia, e a complexidade clínica dos pacientes que necessitam de cuidados também está aumentando (Capítulo 38). Esses procedimentos abrangem exames de RM e TC, procedimentos de radiologia intervencionista, aspirações da medula óssea, endoscopia gastrointestinal, teste de resposta evocada auditiva do tronco encefálico e cateterismo cardíaco. As técnicas variam bastante e incluem sedação moderada ou profunda, anestesia geral com medicamentos IV, anestésicos voláteis com máscara ou máscara laríngea, ou anestesia geral com intubação endotraqueal. Os anestésicos utilizados com frequência são propofol, cetamina, barbitúricos, benzodiazepínicos e opioides. O α_2-agonista central dexmedetomidina é cada vez mais utilizado para estudos de diagnóstico indolores, como a RM.[35] Os mesmos padrões para avaliação pré-operatória, monitoramento e recuperação devem ser mantidos para a anestesia em locais remotos a fim de garantir a segurança neste ambiente.[36]

Procedimento Terapêutico Intraparto Extraútero e Cirurgia Fetal

O procedimento terapêutico intraparto extraútero (EXIT) foi realizado pela primeira vez em 1989. O objetivo é assegurar a via aérea neonatal enquanto o feto ainda está sendo oxigenado através da placenta. A mãe é submetida à anestesia geral, faz-se uma histerotomia e o feto é parcialmente exteriorizado. Esta estratégia pode ser utilizada para oxigenar o feto enquanto a via aérea é assegurada por laringoscopia direta, broncoscopia rígida ou traqueostomia durante o *bypass* placentário. As indicações incluem grandes massas cervicais, obstrução congênita das vias aéreas e oclusão traqueal anterior para HDC. O procedimento EXIT também foi usado em pacientes com anomalias fetais em que a ressuscitação neonatal pode ser difícil, tais como grandes massas torácicas, HDC, agenesia pulmonar unilateral e algumas lesões cardíacas complexas. A manutenção do *bypass* placentário proporciona tempo para estabelecer o acesso IV e uma via aérea, administrar medicamentos para ressuscitação e inserir uma cânula para OECM quando necessário de forma controlada.[37]

Intervenções fetais foram realizadas como procedimentos abertos na fase intermediária da gestação (com base em histerotomia) envolvendo a exteriorização e o reposicionamento do feto e como procedimentos minimamente invasivos assistidos por fetoscopia, ultrassom e ecocardiografia. Um método aberto foi utilizado no tratamento de mielomeningocele, malformação adenomatoide cística congênita e teratoma sacrococcígeo com variados graus de sucesso. Abordagens minimamente invasivas foram utilizadas para tratar HDC, obstrução da saída da bexiga, síndrome do coração esquerdo hipoplásico e síndrome da transfusão feto-fetal, entre outras.

Os procedimentos abertos na fase intermediária da gestação e os procedimentos EXIT costumam ser realizados com anestesia geral materna, e os procedimentos minimamente invasivos podem ser realizados com técnicas anestésicas maternas locais, sedativas, regionais, gerais ou regionais, e gerais combinadas. A anestesia geral inalatória proporciona analgesia à mãe e ao feto e um anestésico volátil de alta concentração (2 CAM) pode ser usado para produzir relaxamento uterino. Os medicamentos anestésicos e ressuscitantes podem então ser administrados diretamente ao feto por via IM, IV, intracardíaca ou intra-amniótica. Para os procedimentos minimamente invasivos, é importante discutir a necessidade da imobilidade fetal durante o período pré-operatório. Para alguns procedimentos cardíacos fetais, é necessária anestesia geral para a mãe; e, por razões de segurança, devem ser administrados diretamente ao feto fentanil, vecurônio e atropina.

Um plano pré-operatório deve ser elaborado com antecedência para a ressuscitação fetal intrauterina. Intervenções maternas, tais como posicionamento lateral esquerdo, suprimento de oxigênio e aumento da pressão arterial com administração de volume ou vasopressor podem facilitar a

IV

ressuscitação fetal. Podem ser administrados no feto atropina, epinefrina, gluconato de cálcio, bicarbonato de sódio e CHs, bem como podem ser realizadas compressões cardíacas e drenagem de derrames pericárdicos.[38,39]

Neurotoxicidade Anestésica e Neuroproteção no Cérebro em Desenvolvimento

Os modelos neonatais em roedores submetidos a anestesia prolongada com agonistas do ácido γ-aminobutírico (isoflurano, midazolam, propofol) ou antagonistas do N-metil-d-aspartato (cetamina) produzem apoptose acelerada ou morte celular programada de neurônios no cérebro em desenvolvimento.[40] Estes dados suscitaram a preocupação de que os agentes anestésicos de uso comum poderiam ter efeitos semelhantes no cérebro humano em desenvolvimento, o que gerou um intenso interesse e uma série de novas vias de pesquisa para determinar se esse efeito se aplica a recém-nascidos e bebês humanos. A crítica que se faz aos estudos em animais relaciona-se ao fato de que a maioria deles foi conduzida na ausência de um estímulo cirúrgico e que os períodos de exposição foram bastante prolongados em comparação com a exposição correspondente de um bebê humano durante a anestesia e a cirurgia. Outros modelos animais demonstraram que anestésicos como a cetamina e o desflurano são neuroprotetores em modelos animais que incluem cirurgia ou estímulos dolorosos. Os estudos atuais que investigam os efeitos da exposição a anestésicos no início da vida são (1) o estudo GAS, que examina o desempenho neurocognitivo após um anestésico geral ou espinhal durante a infância; (2) o estudo PANDA (Análise de Neurodesenvolvimento e Anestesia Pediátrica), que compara o desempenho neurocognitivo em coortes de irmãos em que um irmão foi submetido a uma exposição anestésica antes dos 3 anos de idade; e (3) o estudo MASK, que compara o desempenho neurocognitivo em crianças expostas a anestesia antes dos 3 anos em relação com aquelas sem exposição.[41] Atualmente, não há evidências suficientes para mudar a abordagem atual da anestesia no lactente (Capítulo 12).

PERGUNTAS DO DIA

1. Como a capacidade residual funcional (CRF) difere no lactente em comparação com o adulto? Como o consumo de oxigênio é diferente? Por que os lactentes desenvolvem hipoxemia mais rapidamente após o início da apneia?

2. Quais são as principais diferenças entre a circulação fetal e o sistema circulatório pós-natal normal? Que eventos podem contribuir para o desenvolvimento da "circulação fetal persistente" no recém-nascido?

3. Como a concentração alveolar mínima (CAM) varia com a idade do paciente? Qual é o efeito da prematuridade na CAM?

4. Quais pacientes pediátricos encontram-se sob risco elevado de desenvolver hipoglicemia e devem receber fluidos intravenosos contendo glicose intraoperatoriamente?

5. Um paciente pediátrico com uma recente infecção respiratória superior se apresenta para a cirurgia. Qual raciocínio deve ser seguido para determinar se o procedimento deve ser adiado?

6. Que tipos de anestesia regional são apropriados para bebês que serão submetidos a cirurgia abaixo do nível do umbigo?

7. Qual é a anormalidade eletrolítica mais comum em um lactente com estenose pilórica? Qual é o tratamento de fluido apropriado antes da cirurgia?

8. Um bebê ex-prematuro se apresenta para a cirurgia eletiva de estrabismo. Que critérios devem ser usados para determinar se o paciente deve ser internado após a cirurgia para monitoramento de apneia?

REFERÊNCIAS

1. Andropoulos DB. Physiology and molecular biology of the developing circulation. In: Andropoulos DB, ed. *Anesthesia for Congenital Heart Disease.* Oxford UK: Wiley Blackwell; 2010:55-76.
2. Lerman J. Inhalation agents in pediatric anaesthesia—an update. *Curr Opin Anaesthesiol.* 2007;20:221-226.
3. Bailey AG, McNaull PP, Jooste E, et al. Perioperative crystalloid and colloid fluid management in children: where are we and how did we get here?. *Anesth Analg.* 2010;110:375-390.
3a. Navaratnam M, Ng A, Williams GD, et al. Perioperative management of pediatric en-bloc combined heart-liver transplants: a case series review. *Pediatr Anesth.* 2016;26:976-986.
3b. Adams CB, Vollman KE, Leventhal EL, Acquiato NM. et al. Emergent pediatric anticoagulation reversal using a 4-factor prothrombin complex concentrate. *Am J Emerg Med.* 2016;34:1182.e1-2.
3c. Jooste EH, Machovec KA, Einhorn LM, et al. 3-Factor prothrombin complex concentrates in infants with refractory bleeding after cardiac surgery. *J Cardiothorac Vasc Anesth.* 2016;30:1627-1631.
4. Haas T, Spielmann N, Dillier C, et al. Higher fibrinogen concentrations for reduction of transfusion requirements during major paediatric surgery: a prospective randomized trial. *Br J Anaesth.* 2015;115:234-243.
5. Galas FR, de Almeida JP, Fukushima JT, et al. Hemostatic effects of fibrinogen concentrate compared with cryoprecipitate after cardiac surgery: a randomized pilot trial. *J Thorac Cardiovasc Surg.* 2014;148:1647-1655.
6. Romlin B, Wahlander H, Berggren H, et al. Intraoperative thromboelastometry is associated with reduced transfusion prevalence in pediatric cardiac surgery. *Anesth Analg.* 2011;112:30-36.
7. Alten JA, Benner K, Green K, et al. Pediatric off-label use of recombinant factor VIIa. *Pediatrics.* 2009;123:1066-1072.
8. Dalal PG, Murray D, Messner AH, et al. Pediatric laryngeal dimensions: an age-based analysis. *Anesth Analg.* 2009;108:1475-1479.
9. Luce V, Harkouk H, Brasher C, et al. Supraglottic airway devices vs tracheal intubation in children: a quantitative meta-analysis of respiratory complications. *Paediatr Anaesth.* 2014;24:1088-1098.
10. Salgo B, Schmitz A, Henze G, et al. Evaluation of a new recommendation for improved cuffed tracheal tube size selection in infants and small children. *Acta Anaesthesiol Scand.* 2006;50:557-561.

11. Fiadjoe J, Stricker P. Pediatric difficult airway management: current devices and techniques. *Anesthesiol Clin.* 2009;27:185-195.

12. Jagannathan N, Sequera-Ramos L, Sohn L, et al. Elective use of supraglottic airway devices for primary airway management in children with difficult airways. *Br J Anaesth.* 2014;112:742-748.

13. Wheeler M, Coté CJ. Preoperative pregnancy testing in a tertiary care children's hospital: a medico-legal conundrum. *J Clin Anesth.* 1999;11:56-63.

14. Tait AR, Malviya S. Anesthesia for the child with an upper respiratory tract infection: still a dilemma?. *Anesth Analg.* 2005;100:59-65.

15. Practice guidelines for preoperative fasting and the use of pharmacologic agents to reduce the risk of pulmonary aspiration. application to healthy patients undergoing elective procedures: a report by the American Society of Anesthesiologists Task Force on Preoperative Fasting. *Anesthesiology.* 1999;90(3):896-905.

16. Sun Y, Lu Y, Huang Y, et al. Is dexmedetomidine superior to midazolam as a premedication in children? A meta-analysis of randomized controlled trials. *Paediatr Anaesth.* 2014;24:863-874.

17. Sadhasivam S, Cohen LL, Szabova A, et al. Real-time assessment of perioperative behaviors and prediction of perioperative outcomes. *Anesth Analg.* 2009;108:822-826.

18. Mayande A, Cyna AM, Yip P, et al. Non-pharmacological interventions for assisting the induction of anaesthesia in children (review). *Cochrane Database Syst Rev.* 2015;(7):CD006447.

19. Watson A, Visram A. Survey of the use of oesophageal and precordial stethoscopes in current paediatric anaesthetic practice. *Paediatr Anaesth.* 2001;11:437-442.

20. Davidson AJ. Monitoring the anaesthetic depth in children—an update. *Curr Opin Anaesthesiol.* 2007;20:236-243.

21. Tobias JD. Spinal anaesthesia in infants and children. *Paediatr Anaesth.* 2000;10:5-16.

22. Engelman E, Salengros JC, Barvais L. How much does pharmacologic prophylaxis reduce postoperative vomiting in children? Calculation of prophylaxis effectiveness and expected incidence of vomiting under treatment using Bayesian meta-analysis. *Anesthesiology.* 2008;109:1023-1035.

23. Henry MC, Moss RL. Neonatal necrotizing enterocolitis. *Semin Pediatr Surg.* 2008;17:98-109.

24. Marven S, Owen A. Contemporary postnatal surgical management strategies for congenital abdominal wall defects. *Semin Pediatr Surg.* 2008;1:222-235.

25. Broemling N, Campbell F. Anesthetic management of congenital tracheoesophageal fistula. *Paediatr Anaesth.* 2011;21:1092-1099.

26. Orford J, Cass DT, Glasson MJ. Advances in the treatment of oesophageal atresia over three decades: the 1970s and the 1990s. *Pediatr Surg Int.* 2004;20(6):402-407.

27. Andropoulos DB, Rowe RW, Betts JM. Anaesthetic and surgical airway management during tracheo-oesophageal fistula repair. *Paediatr Anaesth.* 1998;8:313-319.

28. de Buys Roessingh AS, Dinh-Xuan A. Congenital diaphragmatic hernia: current status and review of the literature. *Eur J Pediatr.* 2009;168:393-406.

29. Malviya MN, Ohlsson A, Shah SS. Surgicalversus medical treatment withcyclooxygenase inhibitors for symptomaticpatent ductus arteriosus in preterminfants (review). *Cochrane DatabaseSyst Rev.* 2013;(3):CD003951.

30. Sylvester CL. Retinopathy of prematurity. *Semin Ophthalmol.* 2008;23:318-323.

31. Thompson DN. Postnatal management and outcome for neural tube defects including spina bifida and encephalocoeles. *Prenat Diagn.* 2009;29:412-419.

32. Bissonnette B, Sullivan PJ. Pyloric stenosis. *Can J Anaesth.* 1991;38:668-676.

33. Andropoulos DB, Heard MB, Johnson KL, et al. Postanesthetic apnea in full-term infants after pyloromyotomy. *Anesthesiology.* 1994;80:216-219.

34. Coté CJ, Zaslavsky A, Downes JJ, et al. Postoperative apnea in former preterm infants after inguinal herniorrhaphy: a combined analysis. *Anesthesiology.* 1995;82(4):809-822.

35. Mason KP. Sedation trends in the 21st century: the transition to dexmedetomidine for radiological imaging studies. *Paediatr Anaesth.* 2010;20:265-272.

36. Campbell K, Torres L, Stayer S. Anesthesia and sedation outside the operating room. *Anesthesiology Clin.* 2014;32:25-43.

37. De Buck F, Deprest J, Van de Velde M. Anesthesia for fetal surgery. *Curr Opin Anaesthesiol.* 2008;21:293-297.

38. Lin EE, Tran KM. Anesthesia for fetal surgery. *Semin Pediatr Surg.* 2013;22:50-55.

39. Brusseau R, Mizrahi-Arnaud A. Fetal anesthesia and pain management for intrauterine therapy. *Clin Perinatol.* 2013;40:429-442.

40. Loepke AW, Soriano SG. An assessment of the effects of general anesthetics on developing brain structure and neurocognitive function. *Anesth Analg.* 2008;106:1681-1707.

41. Lin EP, Soriano SG, Loepke AW. Anesthetic neurotoxicity. *Anesthesiology Clin.* 2014;32:133-155.

IV

35 PACIENTES IDOSOS

Sheila R. Barnett

A alteração na demografia das populações norte-americana e mundial levou a uma mudança significativa na idade da população e no número absoluto de pacientes geriátricos. Entre 2005 e 2030, a porcentagem de indivíduos com mais de 65 anos deve aumentar de 12% para 20% da população dos Estados Unidos. Este é um aumento de quase 30 milhões: de 37 milhões para mais de 70 milhões de indivíduos. A faixa etária dos idosos longevos, aqueles com mais de 80 anos de idade, representa o segmento da população com maior crescimento. Atualmente, são aproximadamente 11 milhões, e esse número deverá aumentar para mais de 20 milhões nos próximos 20 anos. O aumento da população é devido ao efeito combinado de envelhecimento dos *baby boomers* e aumento da longevidade. A expectativa média de vida nos Estados Unidos agora é estimada em 78 anos.[1,2] O aumento da população de pacientes idosos vai onerar os sistemas de saúde, o que se refletirá em um aumento na proporção de pacientes idosos com várias condições comórbidas sendo submetidos a cirurgias e procedimentos invasivos. Os profissionais responsáveis pela anestesia devem ter uma compreensão clara a respeito das questões geriátricas fundamentais e dos desafios inerentes ao cuidado para com esse segmento da população.[3-5]

POR QUE A ANESTESIOLOGIA GERIÁTRICA É IMPORTANTE?

Cerca de um terço dos pacientes geriátricos é submetido a pelo menos uma cirurgia com anestesia antes de sua morte, e esse número provavelmente aumentará, dada a frequência de novos procedimentos que exigem anestesia. Nos Estados Unidos, mais de 30% das cirurgias com internação são realizadas em pacientes com idade superior a 65 anos; e, ao se considerar todos os procedimentos e cirurgias, essa porcentagem sobe para 50%. Além disso, as taxas de morbidade e mortalidade anestésica e cirúrgica nos idosos também estão aumentadas.[6,7]

Apesar de vários estudos populacionais demonstrarem que a idade avançada prediz resultados adversos, prever de que forma um determinado paciente muito idoso tolerará uma cirurgia pode ser um desafio.[3,7] Numerosos estudos dão respaldo à cirurgia nos idosos longevos, e a idade avançada por si só não deve ser considerada uma contraindicação para uma cirurgia. A redução na reserva fisiológica associada ao envelhecimento normal pode ser acelerada por certas condições patológicas que podem tornar os pacientes idosos mais vulneráveis devido a complicações e aumentar o risco de morbidade grave e morte. Certas condições estão associadas a aumento do risco pela anestesia e pela cirurgia, e elas abrangem cirurgia de emergência, uma classificação alta de condição física na escala da American Society of Anesthesiologists (ASA) (classificação maior que II), baixa capacidade funcional, cirurgia intracavitária, insuficiência cardíaca congestiva e trauma. Em geral, a presença de condições médicas significativas indicadas por um alto índice no escore da ASA é mais importante do que a idade cronológica (Quadro 35.1) (Fig. 35.1).[5-9] Mais

recentemente, a fragilidade também foi identificada como um importante preditor de resultados pós-operatórios. A fragilidade é um estado de reserva fisiológica reduzida além do que seria esperado com o envelhecimento normal, com associado comprometimento multissistêmico e subsequente reserva homeostática diminuída.[8,9] A função cognitiva diminuída nos pacientes idosos também pode ser um importante preditor de morbidade e declínio cognitivo pós-operatórios.[10,11]

TAXAS DE MORBIDADE E MORTALIDADE

As taxas de morbidade e mortalidade nos pacientes idosos variam de 3% a 10% após uma cirurgia não cardíaca. A taxa de mortalidade mais alta ocorre após cirurgias de emergência; a taxa de mortalidade mais baixa, portanto, está relacionada aos procedimentos não emergenciais e menos invasivos. Em um estudo retrospectivo utilizando dados do banco de dados do Programa Nacional de Melhoria da Qualidade Cirúrgica do American College of Surgeons, os autores descobriram que a fatalidade pós-operatória, a morbidade geral e as complicações pós-operatórias aumentaram com a idade.[12] Nos indivíduos com mais de 80 anos que desenvolveram complicações cardiovasculares, pulmonares ou renais, a taxa de mortalidade foi especialmente alta – 43% nos pacientes que estavam desenvolvendo insuficiência renal, 36% naqueles com AVC e 36% naqueles que sofreram infarto do miocárdio. Estes resultados são semelhantes aos estudos anteriores de Hamel et al.,[13] que descobriram que, no caso de cirurgias eletivas não invasivas como ressecção transuretral da próstata (RTUP), reparo de hérnia, artroplastia de joelho e endarterectomia carotídea, a taxa de mortalidade nos pacientes idosos foi inferior a 2%. No entanto, nos

---

Quadro 35.1 Desafios do Manejo do Paciente Geriátrico

- A população é heterogênea.
- É comum a grande disparidade entre as idades fisiológica e cronológica.
- O avanço da idade está associado a um declínio constante na função orgânica.
- A função orgânica de reserva no pré-operatório é desconhecida.
- Várias condições comórbidas agudas e crônicas são típicas.
- As condições comuns podem ter apresentações clínicas atípicas.
- Os procedimentos de emergência estão associados ao aumento das taxas de mortalidade e morbidade.
- Os pacientes geralmente possuem regimes medicamentosos complexos.
- A capacidade mental potencialmente diminuída dificulta a elaboração de um histórico.

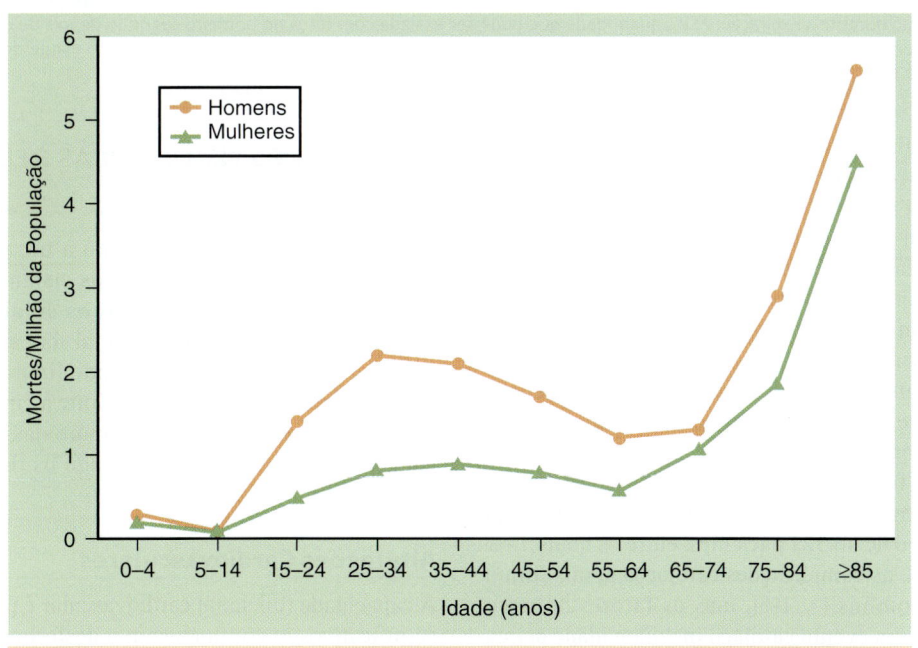

Fig. 35.1 Taxas de mortalidade. (Redesenhado de Li G, Warner M, Lang BH, et al., Epidemiology of anesthesia-related mortality in the United States, 1999-2005. *Anesthesiology*. 2009;110:759-765.)

IV

Tabela 35.1	Alterações Relacionadas à Idade em Sistemas Orgânicos Selecionados	

Sistema Orgânico	Alterações Estruturais	Alterações Funcionais
Composição corporal	Diminuição da massa musculoesquelética Aumento da porcentagem de gordura corporal Diminuição da água total do corpo	Maior tamanho de armazenamento para fármacos lipossolúveis Diminuição do consumo de O_2 e produção de calor
Sistema nervoso central	Perda de tecido neural Diminuição do número de receptores de serotonina, acetilcolina e dopamina	Redução do fluxo sanguíneo cerebral Declínio na memória, raciocínio, percepção Ciclo de sono/despertar perturbados
Sistema cardiovascular	Hipertrofia do VE e diminuição da complacência Aumento da rigidez vascular Diminuição da complacência dos vasos venosos	Diminuição do tônus do sistema nervoso parassimpático Aumento da atividade neuronal simpática Dessensibilização de receptores β-adrenérgicos Aumento em RVS e PAS Diminuição do volume sistólico e do débito cardíaco Disfunção diastólica do VE Diminuição da FC máxima alcançável
Sistema pulmonar	Aumento no tamanho das vias aéreas centrais Diminuição no diâmetro das vias aéreas pequenas Diminuição do tecido elástico, reorientação das fibras elásticas, aumento da quantidade de colágeno Diminuição da força muscular respiratória Maior rigidez na parede torácica Diminuição da altura da parede torácica e aumento do diâmetro AP	Diminuição da sensibilidade do centro respiratório Diminuição da eficácia da tosse e da deglutição Aumento da complacência pulmonar e diminuição na complacência da parede torácica Diminuição da área funcional da superfície alveolar Diminuição na D_{LCO} Diminuição na $PI_{máx}$ e $PE_{máx}$ Diminuição de VRE e CV Aumento de VR e CRF sem alteração na CPT Aumento das razões VR/CPT e CRF/CPT Aumento do volume de fechamento e da capacidade de fechamento Diminuição da CVF, FEV_1, FEV_1/CV e FEF em baixos volumes pulmonares Aumento do gradiente A-a e diminuição em P_{ao2}
Sistema renal	Perda de massa tecidual Diminuição da perfusão	Diminuição da TFG Redução da capacidade de diluir e concentrar a urina e conservar o sódio Diminuição da depuração de fármacos
Sistema hepático	Diminuição da massa tecidual Diminuição do fluxo sanguíneo	Possível diminuição da afinidade pelo substrato Possível diminuição da atividade intrínseca Diminuição do metabolismo de primeira passagem de alguns fármacos

A-a, Alveolar-arterial; *AP*, anteroposterior; *CPT*, capacidade pulmonar total; *CRF*, capacidade residual funcional; *CV*, capacidade vital; *CVF*, capacidade vital forçada; D_{LCO2}, capacidade de difusão de monóxido de carbono de respiração única; *FC*, frequência cardíaca; *FEF*, taxa de pico do fluxo expiratório - a taxa de fluxo máximo durante a expiração; FEV_1, quantidade que pode ser exalada com força no primeiro segundo depois de uma inspiração completa; *PAS*, pressão arterial sistólica; *RVS*, resistência vascular sistêmica; *TFG*, taxa de filtração glomerular; *VE*, ventrículo esquerdo; *VR*, volume residual; *VRE*, volume de reserva expiratória.

pacientes com mais de 80 anos que desenvolveram uma ou mais complicações, a taxa de mortalidade de 30 dias foi de 26% contra 4% nos pacientes sem complicação. A morte ocorreu com maior frequência após uma parada cardíaca (88%), insuficiência renal aguda (52%) e infarto do miocárdio (48%). Em uma análise dos resultados cirúrgicos para pacientes com 80 anos ou mais, para cada ano acima dos 80 anos há um aumento associado de 5% na taxa de mortalidade; portanto, um paciente de 90 anos apresentou um risco de morte 50% maior em comparação com um paciente de 80 anos.[14]

A artroplastia total de joelho e quadril são cirurgias eletivas comuns realizadas em pacientes idosos. Em um estudo retrospectivo de 46.322 pacientes, entre os quais 12% acima dos 80 anos, as complicações cardíacas gerais foram relativamente incomuns (< 1%), mas os fatores de risco significativos para um evento cardíaco incluíam idade acima de 80 anos, hipertensão tratada com medicação e histórico de doença cardíaca.[15]

ALTERAÇÕES FISIOLÓGICAS RELACIONADAS À IDADE

O envelhecimento está associado a um previsível declínio da função orgânica em todos os sistemas corporais, que é estimado em 1% ao ano após os 40 anos de idade. Esse declínio leva a uma redução geral da capacidade de reserva fisiológica e a uma capacidade limitada de resposta ao estresse agudo, por exemplo, durante a cirurgia e a anestesia. A adição de várias condições comórbidas reduz ainda mais a capacidade de reserva, aumentando os riscos pela anestesia e cirurgia (Tabela 35.1).[1,16,17]

Alterações Cardiovasculares

A capacidade funcional cardiovascular é um dos fatores mais significativos que influenciam o desfecho perioperatório nos pacientes idosos. O envelhecimento leva a um endurecimento progressivo e à perda de complacência na vasculatura e no

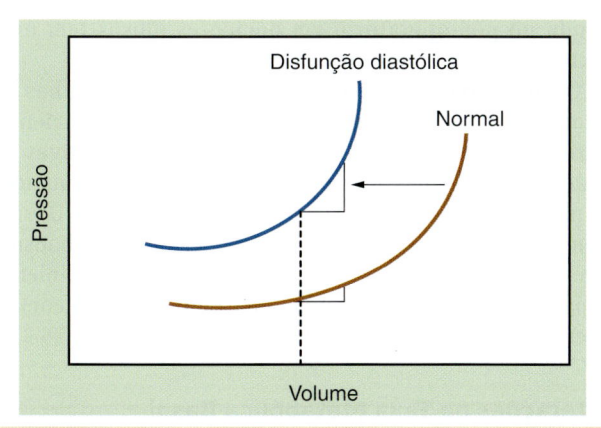

Fig. 35.2 Representação da função diastólica.

miocárdio. Isso resulta dos efeitos coletivos de uma perda gradual de elastina, aumentos no colágeno e danos ao colágeno por meio da glicosilação e deposição de radicais livres no tecido conjuntivo. A pressão arterial sistólica e a velocidade da onda de pulso aumentam, e o ventrículo esquerdo enfrenta maior impedância à saída e subsequente hipertrofia miocárdica, reduzindo ainda mais a complacência ventricular. A disfunção diastólica refere-se à redução do relaxamento ventricular esquerdo durante a diástole. O relaxamento prejudicado do ventrículo leva a uma diminuição no enchimento diastólico inicial. Nos idosos, este pode estar reduzido em até 50% em comparação com os pacientes mais jovens. Essas alterações fazem com que o paciente idoso seja muito dependente de pressões atriais adequadas e de contração atrial ativa para completar o preenchimento diastólico. A disfunção diastólica pré-operatória pode ser subestimada porque os pacientes frequentemente apresentam sintomas vagos, e os estudos sugerem que um terço ou mais dos pacientes com função pré-operatória normal do ventrículo esquerdo também podem ter disfunção diastólica. Os pacientes mais velhos com disfunção diastólica podem não tolerar até mesmo períodos breves de fibrilação atrial e rapidamente desenvolver insuficiência cardíaca congestiva no contexto de uma sobrecarga de volume intravascular (Fig. 35.2).[18,19]

O envelhecimento também altera a função autonômica cardiovascular. O tônus vagal ou parassimpático diminui e, ao mesmo tempo, há um aumento na atividade nervosa simpática e nos níveis plasmáticos de noradrenalina. Os receptores β-adrenérgicos são menos responsivos à estimulação com um aumento menor na frequência cardíaca e menor relaxamento arterial e venoso com estimulação direta. A atividade do receptor α-adrenérgico parece estar amplamente preservada. A redução da função barorreflexa e o endurecimento vascular global levam a uma pressão arterial mais lábil e predispõe os pacientes idosos à hipotensão ortostática. Esta condição pode ser maximizada durante a anestesia, especialmente nos pacientes com insuficiência de volume intravascular. A diminuição da responsividade dos receptores β-adrenérgicos reduz a capacidade de um paciente idoso de responder a um aumento da demanda por meio apenas do aumento da frequência cardíaca, e este paciente torna-se muito dependente do tônus vascular e da pré-carga.

A fibrose miocárdica e a infiltração gordurosa das células marca-passo levam a anormalidades de condução, como síndrome do nó sinusal, fibrilação atrial e contrações atriais prematuras frequentes. As mudanças no sistema de condução podem levar a uma bradicardia exagerada após a administração de opioides como o remifentanil.

A função cardíaca no paciente idoso frequentemente encontra-se comprometida pelo desenvolvimento de uma doença cardíaca. A doença cardiovascular ocorre em mais de 75% da população dos Estados Unidos com mais de 75 anos. A incidência de hipertensão aumenta drasticamente nos indivíduos idosos e é a principal causa de insuficiência cardíaca congestiva. A insuficiência cardíaca congestiva é um dos fatores de risco mais importantes para a morte após anestesia e cirurgia.

Alterações Pulmonares

No período perioperatório, 40% das mortes em pacientes com idade superior a 65 anos são devidas a complicações pulmonares pós-operatórias. A pneumonia pós-operatória pode evoluir lentamente, mas está associada à elevação na taxa de mortalidade em 30 dias, bem como ao aumento da duração da internação hospitalar. A suscetibilidade aumentada reflete tanto a perda de reserva fisiológica quanto a diminuição da capacidade imune. Além disso, há, muitas vezes, aumento da colonização do trato respiratório superior com organismos gram-negativos.[20,21]

Tal como acontece com outros sistemas orgânicos, existem certas mudanças previsíveis que ocorrem durante o envelhecimento, tais como uma redução na força muscular respiratória, uma diminuição na complacência da parede torácica e uma redução no recolhimento elástico.

Com o envelhecimento, a parede torácica torna-se mais rígida e, ao mesmo tempo, a força muscular diminui, levando a um aumento no trabalho de respiração. O tórax idoso tem uma forma mais semelhante a um barril e o diafragma pode se tornar achatado, impactando de forma negativa a dinâmica da parede torácica. O impacto combinado dessas mudanças pode levar à fadiga diafragmática, assim como a uma predisposição à insuficiência respiratória no pós-operatório e a uma dificuldade de desmame de um ventilador, especialmente nos pacientes idosos frágeis. As alterações pulmonares que ocorrem com o envelhecimento são semelhantes às que ocorrem com o enfisema causado pelo tabagismo. Ambos têm tamanho aumentado das vias aéreas centrais e do espaço morto anatomofisiológico. A falta de recolhimento elástico nas vias aéreas menores pode resultar em aprisionamento aéreo com ventilação com pressão positiva. A capacidade de fechamento encontra-se aumentada e, por volta dos 65 anos de idade, ela excede a capacidade residual funcional (CRF), levando ao fechamento das vias aéreas pequenas e ao aumento da fração de *shunt*, o que predispõe os pacientes idosos à hipoxemia.

Além das mudanças estruturais nos pulmões, a troca de gás alveolar também é impactada por uma elevação relacionada à idade da incompatibilidade ventilação-perfusão, diminuição da capacidade de difusão e aumento do espaço morto. Há uma redução gradual na tensão arterial de oxigênio em repouso, deixando o paciente idoso vulnerável ao desenvolvimento de uma significativa hipoxemia até mesmo com sedação ou fraqueza residual mínima.

Também ocorrem alterações no sistema nervoso central relacionadas à respiração, levando a uma diminuição em 50% ou mais dos estímulos ventilatórios hipoxêmico e hipercápnico. O paciente idoso tem uma suscetibilidade aumentada à apneia induzida por narcóticos, o que pode levar à hipoxemia e à hipercapnia.

Alterações Metabólicas e Renais

As alterações metabólicas e renais levam a mudanças significativas na farmacocinética dos fármacos anestésicos e analgésicos. Geralmente, há uma diminuição na água corporal total e um aumento na porcentagem de gordura corporal acompanhada por uma redução de proteínas e massa muscular. Tanto o volume plasmático como a água intracelular sofrem uma redução de 20% a 30% em torno dos 75 anos. Então, o volume inicial de distribuição e a concentração plasmática de um fármaco anestésico aumentam. Isso pode ter importantes consequências hemodinâmicas. Por exemplo, após a administração de propofol, os pacientes idosos apresentam uma reação hipotensiva exagerada e prolongada. Isto se deve ao efeito combinado de uma maior concentração plasmática inicial e, provavelmente, a um atraso relacionado à idade na redistribuição de propofol do compartimento central. Estas e outras mudanças ligadas à idade levaram à ampla recomendação para que se reduza a dose inicial de fármaco e se aumentem os intervalos entre bólus nos pacientes idosos. À medida que a água corporal total declina, a porcentagem de gordura aumenta, o que pode levar a aumentos na deposição de fármacos lipossolúveis e eliminação retardada.

As alterações renais incluem um declínio de 20% a 25% na massa cortical dos rins por volta dos 80 anos de idade, que pode ser exacerbado por condições comórbidas, como hipertensão e diabetes melito. Outra alteração renal é a diminuição do fluxo sanguíneo renal com uma quantidade de glomérulos funcionais e glomérulos remanescentes apresentando aumento na esclerose. Existe uma redução progressiva na taxa de filtração glomerular (TFG), de uma média de 125 mL/min em um adulto jovem para apenas 60 mL/min aos 80 anos. Como o envelhecimento leva a uma redução significativa da massa muscular, a creatinina sérica no paciente idoso não refletirá com precisão o grau de insuficiência renal no paciente geriátrico.

Várias mudanças predispõem o paciente idoso a anormalidades de fluido e eletrólitos. Essas mudanças abrangem uma redução na função tubular e uma capacidade limitada para concentrar a urina de forma apropriada, como também uma redução no sistema renina-angiotensina e na secreção de hormônio antidiurético (ADH). Como resultado, os pacientes idosos são mais propensos a desenvolver hiponatremia (p. ex., em combinação com diuréticos) e hipernatremia (p. ex., com redução da percepção da sede). A insuficiência renal representa 20% de todas as mortes perioperatórias e a insuficiência renal

aguda no pós-operatório em pacientes idosos tem uma taxa de mortalidade significativa.

O fluxo sanguíneo hepático diminui e os tamanhos do fígado e dos sistemas de enzimas diminuem nos pacientes idosos. Ocorrem reduções qualitativas e quantitativas na ligação das proteínas, levando, possivelmente, a um aumento na fração livre de fármacos ligados a proteínas. Devido à importante reserva hepática, o impacto no metabolismo é menor do que em outros sistemas e o envelhecimento hepático tem menos impacto clínico se comparado com as alterações relacionadas à idade na função renal (Fig. 35.3).[22]

Alterações na Taxa Metabólica Basal

A taxa metabólica e a eficácia da vasoconstrição periférica diminuem nos idosos, tornando mais difícil para eles manter a temperatura corporal durante a cirurgia e a anestesia. A hipotermia pode levar a efeitos negativos significativos, tais como metabolização lenta dos medicamentos, tremor com subsequente aumento da demanda de oxigênio e possível isquemia miocárdica, bem como coagulação prejudicada. O aquecimento ativo é um componente importante para a maioria dos pacientes, especialmente para os pacientes geriátricos submetidos a procedimentos.[23]

Alterações no Sistema Nervoso Central

Ocorre uma diminuição gradual do tamanho do cérebro no envelhecimento, provavelmente devido a uma diminuição do tamanho neuronal. A perda de tamanho cerebral está associada a um aumento do volume ventricular e a um alargamento dos sulcos. O número de neurorreceptores e neurotransmissores diminui mesmo na ausência de demência ou doenças neurodegenerativas reconhecidas. Os declínios mais significativos são observados nos receptores de acetilcolina e de serotonina no córtex, nos receptores de dopamina no neoestriado e nos níveis de dopamina na substância nigra e neoestriado. O envelhecimento normal pode ser acompanhado de mudanças cognitivas, como dificuldade de memória e uma diminuição da velocidade de processamento; entretanto, a extensão dessas mudanças entre os indivíduos é extensamente variável.[24] A doença de Alzheimer é a demência mais comum, representando 60% a 80% dos casos, seguida de demência vascular, demência associada à doença de Parkinson, demência com corpos de Lewy e demência frontotemporal. A incidência da demência de Alzheimer aumenta significativamente nos pacientes idosos e estima-se que afeta 45% das pessoas com mais de 85 anos. O comprometimento cognitivo leve (CCL) pode representar um precursor da doença de Alzheimer. O comprometimento cognitivo (com ou sem diagnóstico formal de demência) é um importante fator de risco para as complicações cognitivas pós-operatórias.[11,25]

CUIDADOS PERIOPERATÓRIOS NO IDOSO

A avaliação pré-operatória (Capítulo 13) no paciente idoso é complexa, mas continua a ser um aspecto

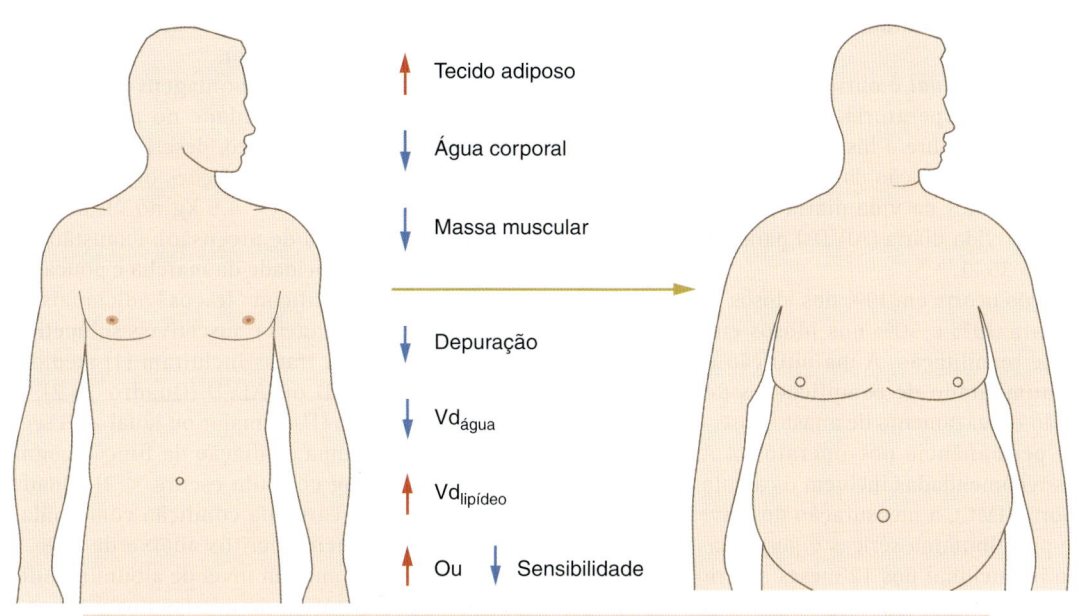

↑ Tecido adiposo

↓ Água corporal

↓ Massa muscular

↓ Depuração

↓ $Vd_{\text{água}}$

↑ $Vd_{\text{lipídeo}}$

↑ Ou ↓ Sensibilidade

Fig. 35.3 Mudanças na composição corporal nos pacientes idosos. *Vd*, Volume de distribuição. (De Rivera R, Antognini JF. Perioperative drug therapy in elderly patients. *Anesthesiology.* 2009;110(5):1176-1181.)

importante da anestesia.[16,17,26] Além de certos elementos específicos ao envelhecimento que serão descritos mais adiante, os pacientes idosos devem ser submetidos à estratificação de risco-padrão para risco cardiopulmonar antes da cirurgia. As Diretrizes sobre Avaliação Cardiovascular Perioperatória e Manejo de Pacientes Submetidos a Cirurgia Não Cardíaca de 2014 da American College of Cardiology/American Heart Association (ACC/AHA) fornece uma abordagem algorítmica para testes e avaliações cardíacas adicionais.[27] Testes laboratoriais[16,26,28] em pacientes idosos devem ser realizados se clinicamente indicado, reconhecendo que, como resultado do aumento do número de condições comórbidas, os pacientes idosos geralmente precisarão de mais exames para cirurgias e procedimentos em geral. Para o paciente idoso, a avaliação funcional é um dos aspectos mais importantes do exame pré-operatório. Uma excelente aptidão médica, conforme descrita pelo nível de atividade, está associada a uma redução nas complicações pós-operatórias.[29] Além disso, a identificação de síndromes geriátricas significativas, como fragilidade e comprometimento cognitivo, pode determinar os pacientes "em risco" e potencialmente dirigir as estratégias de redução de risco, bem como preparar pacientes e cuidadores de forma mais realista a respeito do curso pós-operatório. Conforme afirmado, os exames laboratoriais de rotina não devem ser realizados com base apenas na idade avançada. Todos os testes laboratoriais devem basear-se no histórico médico do paciente e na invasão da cirurgia prevista. Os critérios com base em idade para eletrocardiogramas (ECGs) e outros testes não são mais recomendados. Em vez disso, pacientes idosos com histórico cardíaco, hipertensão ou um histórico de doença cardíaca ativa podem precisar de um ECG pré-operatório se a cirurgia apresentar mais do que um risco

mínimo e não houver ECG recente disponível. O ECG pré-operatório pode revelar anormalidades significativas e confirmar a presença de doença cardíaca preexistente, tal como hipertrofia ventricular esquerda e infarto do miocárdio prévio. Recomenda-se a comparação com um ECG anterior para estabelecer o momento de um possível evento cardíaco, embora as anormalidades pré-operatórias nos ECGs tenham uma especificidade baixa para prever complicações pós-operatórias. Além disso, um paciente idoso pode apresentar um ECG normal e ainda possuir uma significativa disfunção cardíaca oculta. Na ausência de sintomas pulmonares ou de anormalidades no exame físico, não é indicada uma radiografia de tórax de rotina no pré-operatório. Uma radiografia de tórax pode ser indicada para avaliar o estado cardiopulmonar, como congestão pulmonar ou presença de pneumonia.

A avaliação pré-operatória de um paciente idoso que reside em uma unidade de enfermagem especializada ("lar de idosos") ou centro de reabilitação pode ser especialmente desafiadora. Esses pacientes geralmente apresentam condições comórbidas significativas que podem dificultar a entrevista pré-operatória. Além disso, uma ida separada a um hospital para uma avaliação pré-operatória pode não ser viável. Nestes pacientes, o histórico e a lista de medicamentos podem ser revisados antes do dia da cirurgia e da anestesia. Esta abordagem também pode ser útil para os pacientes com catarata que portam uma carga intensa de doença, mas que serão submetidos a um procedimento não invasivo e de risco muito baixo. Para todos os pacientes com disfunção cognitiva decorrente de demência ou doença neurológica, é importante identificar a pessoa que pode responder pelo paciente, bem como a forma como essa pessoa pode ser contatada. Embora às vezes possa ser desconfortável, uma discussão a respeito das diretrizes antecipadas de cuidados de

IV

saúde pode ser iniciada durante a avaliação pré-operatória desses pacientes.

A *avaliação funcional* é outro componente importante da avaliação pré-operatória. Além das perguntas pré-operatórias-padrão sobre o histórico médico do paciente, recomenda-se uma avaliação da função usando escores de atividades, atividades da vida diária (AVDs) e atividades instrumentais da vida diária (AIVDs) para pacientes idosos frágeis (Quadro 35.2).[16,26]

A *desnutrição* ocorre em 13% dos idosos da comunidade e aumenta para 39% e 50% nos idosos em hospitais ou em centros de reabilitação. A má nutrição está associada a um risco aumentado de complicações de feridas, tais como infecção ou vazamento de anastomose, que estendem o tempo de permanência pós-operatório. As avaliações nutricionais recomendadas incluem o cálculo do índice de massa corporal (IMC), a mensuração dos níveis iniciais de albumina e pré-albumina séricas e perguntas sobre perda de peso não intencional nos 12 meses anteriores. Um IMC inferior a 18,5 kg/m², albumina sérica inferior a 3 g/dL, e uma perda de peso de mais de 10% em 6 meses indicam risco nutricional grave e pode-se indicar um encaminhamento adequado para nutrição suplementar, especialmente para cirurgias eletivas que podem ser adiadas ou remarcadas. Além disso, a desnutrição é um indicador frequente de fragilidade geral.[17,26]

A *fragilidade* é caracterizada por uma diminuição da reserva fisiológica em vários sistemas para além do declínio na função normal e relacionado à idade. A causa subjacente da fragilidade não está totalmente compreendida, mas ela parece estar relacionada a um estado inflamatório e à desregulação autonômica e imune. A fragilidade afeta 7% a 10% dos idosos da comunidade, aumentando com a idade para 25% em indivíduos com mais de 85 anos. Ela parece ser particularmente elevada em pacientes submetidos a cirurgia, estimados entre 25% e 56%.[8,30,31] A fragilidade está associada de forma independente ao aumento da taxa de mortalidade pós-operatória, morbidade e *delirium* e todas estas condições contribuem para o aumento da duração da

estadia hospitalar, readmissão e alta com liberação para uma instituição, e não para o lar.

Várias ferramentas e abordagens podem ser empregadas para identificar a fragilidade no pré-operatório.[8,32,33] O modelo do fenótipo clínico, descrito pela primeira vez em 2001, identifica cinco condições observáveis:[9,33] perda de peso não intencional (> 4,5 kg no último ano), fraqueza (avaliada pela força de preensão), exaustão autorrelatada, diminuição da velocidade da marcha e pouca atividade física. Robinson identificou "traços" adicionais para caracterizar indivíduos frágeis e suscetíveis submetidos à cirurgia colorretal.[34] Esses tratos incluíram (1) medidas da função diária, como AVD ou AIVD (Quadro 35.2), (2) um teste Timed Up and Go (TUG) maior ou igual a 15 segundos (Quadro 35.3),[35] (3) uma avaliação da função cognitiva (p. ex., o teste Mini-Cog com um escore < 3) (Quadro 35.4), (4) uma medida da carga da condição comórbida, (5) anemia definida como hematócritos abaixo de 35%, (6) nutrição fraca avaliada como um nível de albumina inferior a 3,4 g/dL, e (7) um histórico de quedas nos últimos 6 meses. Os pacientes foram considerados frágeis se tivessem quatro ou mais traços; não frágeis se não possuíssem um ou nenhum traço; e intermediários, com dois ou três traços. Os pesquisadores descobriram que a fragilidade estava associada ao aumento das complicações e à duração da permanência hospitalar no pós-operatório.[30,36] Em geral, os escores de fragilidade mais altos definidos com o uso do modelo do fenótipo e as adaptações estão associados a resultados insatisfatórios após a cirurgia e a avaliação da fragilidade está se tornando uma ferramenta de avaliação de risco mais aceita. Isto é particularmente valioso para os pacientes idosos em quem os benefícios da cirurgia precisam ser contrabalançados com expectativas realistas sobre complicações e resultados pós-operatórios (Fig. 35.4).[17]

Embora o escore de fenótipo da fragilidade ofereça uma excelente avaliação de um paciente específico, essa avaliação nem sempre é prática na clínica pré-operatória ou no consultório do cirurgião.[37] Uma abordagem alternativa para identificar a fragilidade é calcular um Índice de Fragilidade,[9,33] um escore multidimensional que mede o número de déficits que um indivíduo acumulou dividido pelo número total de déficits pré-identificados. Quanto

---

Quadro 35.2 Atividades da Vida Diária e Atividades Instrumentais da Vida Diária[a]

Atividades da Vida Diária
Tomar banho
  Vestir-se
  Ir ao banheiro
  Locomover-se
  Comer

Atividades Instrumentais da Vida Diária
Uso do telefone
  Uso do transporte público
  Compras
  Preparo de refeições
  Arrumar a casa
  Tomar medicamentos adequadamente
  Gerenciar as finanças pessoais

[a]É registrada a capacidade do paciente de realizar as tarefas listadas de forma independente, parcialmente independente, ou com a assistência completa necessária.

Quadro 35.3 Avaliação das Limitações da Marcha e da Mobilidade com o Teste Timed Up and Go (TUG)

Os pacientes devem sentar-se em uma poltrona-padrão com uma linha de 3 metros de comprimento na frente da poltrona. Eles devem usar calçados-padrão e dispositivos auxiliares da marcha, e não devem receber qualquer ajuda.
  Peça ao paciente que execute os seguintes comandos:
1. Levante-se da poltrona (se possível, sem usar os braços da poltrona)
2. Caminhe pela linha no chão (3 metros)
3. Vire-se
4. Volte para a poltrona
5. Sente-se novamente

Dos Centros de Controle e Prevenção de Doenças. O teste Timed Up and Go (TUG). http://www.cdc.gov/steadi/pdf/tug_test-a.pdf/. Acessado em 1º de junho de 2016.

mais alta a pontuação, mais frágil o indivíduo é considerado. O número de déficits identificados varia de 10 (o Índice de Fragilidade modificado) a 30 ou 70 e inclui muitas

---

Quadro 35.4 Avaliação Cognitiva com o Teste Mini-Cog: Recordação de Três Itens e Desenho de Relógio

1. Peça a atenção do paciente e então diga:
   "Eu vou falar três palavras que eu quero que você se lembre agora e depois. As palavras são: *banana, nascer do sol, cadeira.* Diga-as para mim agora."
   Dê ao paciente três tentativas para repetir as palavras. Se não for possível depois de três tentativas, vá para o próximo item.
2. Diga todas as seguintes frases na ordem indicada:
   "Por favor, desenhe um relógio no espaço abaixo. Comece desenhando um círculo grande. Coloque todos os números no círculo e desenhe os ponteiros para mostrar 11:10."
   Se o paciente não terminar o desenho do relógio em 3 minutos, interrompa e peça para lembrar das palavras.
3. Diga:
   "Quais foram as três palavras que eu pedi para lembrar?"

Pontuação
Recordação dos três itens (0 a 3 pontos); desenho do relógio (0 ou 2 pontos)

- ponto para cada palavra correta; 0 ponto para relógio anormal; 2 pontos para relógio normal.
- Um relógio normal possui todos os seguintes elementos:
  - Todos os números de 1 a 12, cada um apenas uma vez, presentes na ordem e direção corretas (no sentido horário) dentro do círculo.
  - Os dois ponteiros estão presentes, um apontando para 11 e um apontando para 2.
  - Qualquer relógio que não tenha algum desses elementos é pontuado como anormal. A recusa em desenhar um relógio é pontuada como anormal.
- Pontuação total de 0, 1 ou 2 sugere possíveis prejuízos.
- Pontuação total de 3, 4 ou 5 não sugere prejuízo.

De Mini-Cog.com. Copyright S. Borson (soob@uw.edu), usado com permissão.

---

variáveis: condições comórbidas, valores laboratoriais, avaliação da função (p. ex., AVDs) e outros traços físicos como fraqueza e função cognitiva. Esses índices podem proporcionar um discernimento melhor do resultado em comparação com a classificação do fenótipo.

A Avaliação Geriátrica Global (AGG) é um método multidimensional sistemático que inclui uma avaliação médica (geralmente por um Geriatra), uma avaliação dos estados cognitivo e funcional, e uma avaliação do apoio social e das deficiências do paciente. A maioria das AGGs inclui uma triagem relacionada à fragilidade. Geralmente, a AGG também inclui recomendações multidisciplinares para otimização pré-operatória de condições comórbidas e recomendações pós-operatórias, por exemplo, para prevenir e manejar o *delirium* pós-operatório. A AGG demonstrou fornecer uma valiosa avaliação preditiva do risco de cirurgia para pacientes idosos.[38,39]

A avaliação cognitiva é um aspecto importante da avaliação pré-operatória nos pacientes idosos. Os pacientes com dificuldades cognitivas pré-operatórias preexistentes apresentam maior risco de morbidade pós-operatória e de complicações como *delirium* e disfunção cognitiva pós-operatória (DCPO).[10,40,41] Além disso, pacientes idosos com várias condições comórbidas, incluindo distúrbios cognitivos e deficiência, podem ter uma capacidade de decisão limitada, o que impacta na sua habilidade para participar de forma adequada de uma discussão sobre as recomendações de tratamento. Uma revisão da capacidade de decisão em idosos descobriu que 2,8% dos pacientes idosos saudáveis não possuíam capacidade para tomadas de decisão. Em comparação, 20% desses pacientes apresentavam CCL e 54% apresentavam doença de Alzheimer. As diretrizes pré-operatórias do American College of Surgeons e da American Geriatrics Society (ACS/AGS) recomendam uma ferramenta de avaliação cognitiva simples, como o teste Mini-Cog (Quadro 35.4). Este teste simples avalia diver-

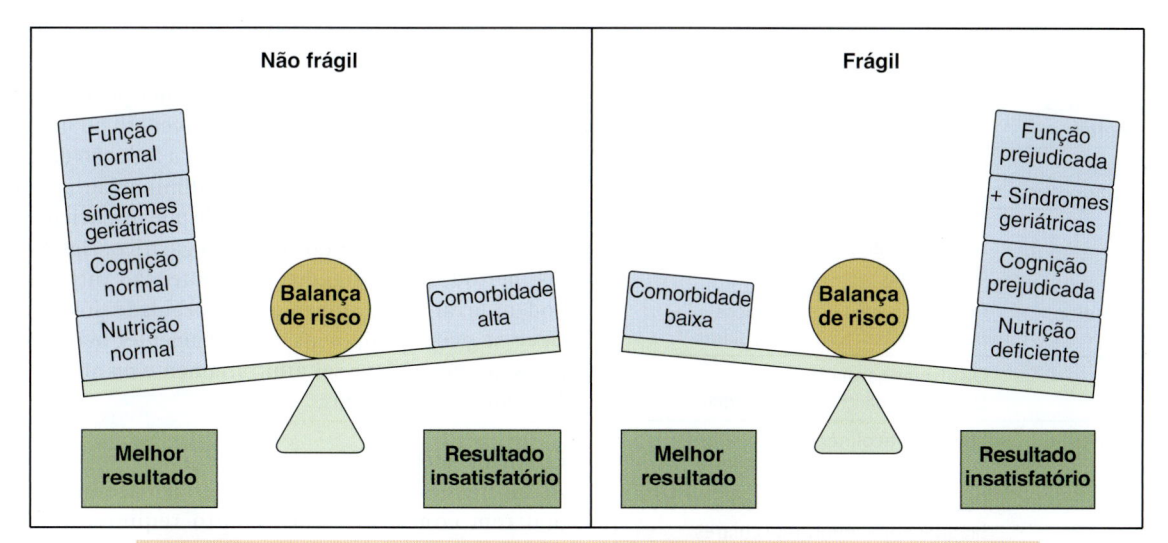

Fig. 35.4 Escore de fragilidade como preditor de complicações após a cirurgia em pacientes idosos. O escore de fragilidade simples prediz complicações pós-operatórias em várias especialidades cirúrgicas. (De Robinson TN, Wu DS, Pointer L, et al. Simple frailty score predicts postoperative complications across surgical specialties. *Am J Surg.* 2013;206(4):544-550.)

sos domínios cognitivos, tais como memória, linguagem, habilidades visuomotoras e função executiva. A função cognitiva prejudicada nos pacientes cirúrgicos com idade entre 60 e 90 anos que foram identificados usando-se os testes Mini-Cog variou de 17% a 100%, com uma média de 44%.[11]

Medicamentos

O exame pré-operatório deve incluir um histórico completo de todos os medicamentos, incluindo aqueles vendidos sem prescrição médica. Mais de 90% das pessoas com mais de 65 anos de idade usam pelo menos um medicamento, 40% tomam cinco ou mais medicamentos por semana e 12% usam 10 ou mais medicamentos por semana em média.[42]

Estes números aumentam nos pacientes muito idosos, especialmente naqueles que estão hospitalizados. Em geral, a maioria dos medicamentos, especialmente os fármacos cardíacos e anti-hipertensivos, deve ser continuada até a manhã da cirurgia, com exceção dos inibidores da enzima conversora da angiotensina (ECA) e dos bloqueadores dos receptores da angiotensina II (BRAs). A continuação dos inibidores da ECA tem sido associada a uma hipotensão aumentada imediatamente após a indução da anestesia, o que significa que estes fármacos não devem ser tomados pelo menos 12 horas antes da anestesia geral. As decisões relativas a antagonistas plaquetários e anticoagulantes devem ser tomadas com o médico de cuidados primários do paciente e o cirurgião (Tabela 35.2).

Tabela 35.2	Fármacos Frequentemente Tomados por Pacientes Idosos e que podem Contribuir para Efeitos Adversos ou Interações Medicamentosas
Fármaco/Classe de Fármaco	**Resposta**
Diuréticos	Hipocalemia Hipovolemia
Anti-hipertensivos de ação central	Diminuição da atividade do sistema nervoso autônomo
Antagonistas β-adrenérgicos	Diminuição da atividade do sistema nervoso autônomo Diminuição dos requisitos anestésicos Broncoespasmo Bradicardia
Antidisrítmicos cardíacos	Potencialização dos fármacos bloqueadores neuromusculares
Digitálicos	Disritmias cardíacas Distúrbios da condução cardíaca
Antidepressivos tricíclicos	Efeitos anticolinérgicos
Antibióticos	Potencialização dos fármacos bloqueadores neuromusculares
Hipoglicêmicos orais	Hipoglicemia
Álcool	Aumento dos requisitos anestésicos *Delirium tremens*

Monitoramento Intraoperatório

É necessário um monitoramento ASA-padrão durante a administração de qualquer anestésico. No paciente idoso e nos pacientes com significativas condições comórbidas, muitas vezes é necessário um monitoramento hemodinâmico adicional para cirurgias invasivas e prolongadas (Capítulo 20).

Escolha da Anestesia

Tal como acontece com todos os anestésicos, a escolha de anestesia geral *versus* regional ou sedação dependerá dos requisitos cirúrgicos, do estado físico do paciente e das preferências do mesmo. Nos pacientes idosos, não há evidências de que um tipo de anestesia seja mais seguro do que outro, embora a anestesia regional possa conferir certos benefícios, como melhor controle da dor pós-operatória, diminuição da perda intraoperatória do sangue durante a cirurgia do quadril e diminuição da trombose venosa pós-operatória.[43]

Anestesia Geral

Os pacientes idosos têm mais chances de serem edêntulos em comparação com os pacientes jovens. Assim, a laringoscopia pode ser mais fácil, mas a dificuldade durante a ventilação por meio de uma máscara pode exigir o uso de um espaço aéreo oral ou nasofaríngeo para manter uma via aérea patente (Capítulo 16). A extensão reduzida do pescoço em decorrência de artrite avançada pode limitar a manipulação da cabeça e do pescoço durante a laringoscopia, e a doença vertebrobasilar pode predispor os pacientes idosos à isquemia cerebral com a manipulação do pescoço. Pacientes idosos apresentam-se em estágios mais avançados de doenças (p. ex., com artrite reumatoide em estágio final), o que pode aumentar a frequência de uma via aérea difícil. Os pacientes idosos frequentemente exibem respostas hemodinâmicas exageradas à laringoscopia, o que é uma preocupação óbvia nos pacientes com condições cardíacas subjacentes. Uma pequena dose de lidocaína (p. ex., 50 mg) por via intravenosa ou um bloqueio β-adrenérgico de curta duração com a indução da anestesia pode atenuar essa resposta. Uma diminuição nos reflexos faríngeos relacionada à idade predispõe os pacientes idosos à aspiração pulmonar do conteúdo gástrico. Nestes pacientes, períodos prolongados de hipotensão intraoperatória podem levar a um aumento da morbidade pós-operatória. Deve-se evitar a hipotensão nos pacientes mais idosos e a pressão arterial deve ser arbitrariamente mantida dentro de 10% dos níveis iniciais.

Fármacos Anestésicos

As alterações farmacocinéticas e farmacodinâmicas que ocorrem com o envelhecimento requerem ajustes de dosagem para a maioria dos fármacos anestésicos.[22] Em geral, "comece por baixo, siga devagar" continua sendo um axioma válido quando se cuida de pacientes idosos (Tabela 35.3).

Anestésicos Intravenosos (Capítulo 8)

O propofol é comumente usado para induzir a anestesia geral. O mecanismo de ação parece ser mediado por meio dos receptores de ácido γ-aminobutírico A (GABA$_A$). O propofol produz uma rápida perda de consciência, apneia em doses suficientes e uma redução dependente da dose na resistência vascular e na pré-carga. Os efeitos hemodinâmicos do propofol podem ser bastante exagerados nos pacientes idosos, especialmente se seus volumes intravasculares estiverem exauridos, o que possivelmente leva a uma significativa isquemia cardíaca ou cerebral. A dose inicial de propofol deve ser reduzida e o intervalo de tempo entre as doses deve ser aumentado para evitar uma hipotensão exagerada e potencialmente prolongada. O propofol permite recuperação rápida com mínimos efeitos cognitivos retardados. Administrado em doses totais menores do que as dos adultos mais jovens, as infusões de propofol parecem proporcionar um curso hemodinâmico mais estável, mas a dose necessária para a sedação deve ser reduzida.

O etomidato, um anel de imidazol carboxilado, tem a desvantagem de produzir alguns efeitos desinibitórios que levam ao desenvolvimento de mioclonia, que foi observada em 30% a 60% dos pacientes. No entanto, seus efeitos cardiovasculares mínimos fazem com que seja o preferido para os pacientes em quem uma diminuição da pressão arterial pode não ser tolerada. É um excelente anestésico para uma situação de emergência. O volume de distribuição do etomidato é reduzido com o envelhecimento e recomenda-se uma diminuição de 50% na dose nos pacientes com 80 anos ou mais.

As propriedades ansiolíticas e sedativas do midazolam fazem com que ele seja uma excelente pré-medicação para anestesia, e sua curta duração e a ausência de metabólitos ativos ou efeitos cardiovasculares significativos aumentam a utilidade na população idosa. Embora as alterações farmacocinéticas possam prolongar a eliminação, especialmente nos pacientes idosos obesos, o aumento da sensibilidade observado nos pacientes geriátricos parece ser devido, principalmente, a uma alteração farmacodinâmica dentro da unidade receptora de GABA da benzodiazepina.[43a] Em geral, a dose de midazolam deve ser reduzida em 50% e as doses repetidas administradas em incrementos de 0,5 mg ou menos. Os pacientes idosos são suscetíveis à apneia induzida por midazolam e, quando este é administrado durante a anestesia raquidiana, pode haver um risco aumentado de depressão respiratória. Os efeitos indesejados do midazolam podem ser revertidos com flumazenil. Os benzodiazepínicos de ação prolongada têm sido associados a *delirium* em idosos devido à depuração prolongada e aos metabólitos ativos. Por estas razões, o diazepam e o lorazepam não são recomendados aos pacientes idosos.

Anestesia Inalada (Capítulo 7)

A concentração alveolar mínima (CAM) dos anestésicos inalados diminui previsivelmente em 6% a cada década após os 20 anos. Assim, a CAM aos 90 anos está reduzida em 30% em relação à CAM de um paciente de 40 anos. É possível que essa mudança reflita uma combinação de atrofia cerebral relacionada à idade e alterações no equilíbrio neurotransmissor.

Relaxantes Musculares (Capítulo 11)

O envelhecimento não aumenta a sensibilidade aos relaxantes musculares na junção neuromuscular. Naturalmente, as doenças relacionadas à idade (p. ex., disfunção renal) podem aumentar a sensibilidade, mas provavelmente prolongam a ação dos relaxantes musculares. Além disso, as reduções no metabolismo hepático e na depuração renal podem levar à eliminação retardada dos medicamentos bloqueadores neuromusculares não despolarizantes. Isto é mais proeminente com o pancurônio, que é 85% eliminado por meio da depuração renal, o que faz com que este fármaco deva ser evitado nos pacientes idosos. O vecurônio e o rocurônio são menos dependentes da excreção renal, e há menos possibilidade de seus efeitos serem significativamente prolongados. O cisatracúrio e o atracúrio são dependentes da eliminação de Hoffman, que não é impactada pelo envelhecimento ou pela função renal ou hepática. Para garantir a recuperação completa do bloqueio neuromuscular, deve-se realizar o monitoramento do bloqueio neuromuscular para se assegurar de que as doses sucessivas sejam adequadas e que a reversão completa por neostigmina ou sugamadex tenha ocorrido antes da extubação traqueal. Na verdade, o monitoramento do bloqueio neuromuscular está se tornando

Tabela 35.3	Ajustes na Administração de Medicamentos Anestésicos e Adjuvantes em Pacientes Idosos
Fármaco/Classe de Fármaco	**Ajuste**
Anestésicos voláteis	Diminuir a concentração inspirada
Fármacos de indução intravenosa (tiopental, propofol)	Reduções pequenas a moderadas na dose inicial Diminuição da infusão de manutenção
Opioides	Diminuir dose inicial[a] Maior incidência de rigidez musculoesquelética Aumento da duração dos efeitos sistêmicos e neuroaxiais Aumento da incidência de depressão da ventilação
Anestésicos locais (raquidiana e epidural)	Redução pequena a moderada dos requisitos de dose segmentada Espere efeitos prolongados
Benzodiazepínicos	Diminuição moderada na dose inicial Espere um aumento acentuado da duração da ação
Atropina	É necessária dose aumentada para uma resposta comparável da frequência cardíaca Espere uma possível síndrome anticolinérgica central
Isoproterenol	É necessária dose aumentada para uma resposta comparável da frequência cardíaca

[a]Não estão disponíveis dados de apoio.

um requisito para a maioria ou para todos os pacientes, especialmente os idosos. No paciente idoso, mesmo um pequeno grau de fraqueza pode resultar em um incidente respiratório clinicamente significativo durante o transporte para a unidade de cuidados pós-anestésicos (UCPA), ou mesmo no interior dela.

Opioides (Capítulo 9)

As alterações farmacodinâmicas nos pacientes idosos explicam o aumento da sensibilidade do cérebro aos opioides e as alterações farmacocinéticas que afetam a eliminação e a distribuição de opioides são menos significativas. As doses de opioides devem ser reduzidas em 50% nos pacientes idosos. A variabilidade entre os indivíduos na resposta ao opioide é comum entre os pacientes mais velhos, e é importante titular estas substâncias para o efeito desejado. O fentanil é um popular opioide lipossolúvel de ação curta e com um grande volume de distribuição. A dose deve ser reduzida em 50%, em grande parte como resultado das alterações farmacodinâmicas. O remifentanil é um agonista do receptor mu de ação ultracurta que é metabolizado por esterases plasmáticas. A dose de bólus e as taxas de infusão devem ser reduzidas nos idosos e tituladas para efeito. A morfina é um dos analgésicos pós-operatórios mais populares administrados. Nos pacientes idosos, há uma redução no volume de distribuição e um potencial acúmulo dos metabólitos ativos morfina-3-glicuronídeo e morfina-6-glicuronídeo, que são eliminados através dos rins.[9,37,38]

A meperidina tem sido um opioide popular para sedação e analgesia entre os profissionais responsáveis pela anestesia. Nos pacientes idosos, a administração de meperidina causa *delirium*, possivelmente por meio de mecanismo anticolinérgico e acumulação do metabólito ativo normaperidina. Não é recomendada para sedação ou analgesia para pacientes idosos.

Cuidados Anestésicos Monitorados

A assistência da anestesiologia é mais frequentemente solicitada para os procedimentos não cirúrgicos, como a colangiopancreatografia retrógrada endoscópica (CPRE), procedimentos gastrointestinais avançados, broncoscopia e intervenções radiológicas (Capítulos 14, 37 e 38). Os pacientes idosos com condições médicas complexas são candidatos habituais para esses procedimentos não invasivos, e a administração de anestesia pode ser especialmente complexa. Em geral, devem-se aplicar os princípios geriátricos, e recomenda-se a redução da dose e da infusão, assim como um aumento do intervalo entre os bólus. Devido a um aumento da sensibilidade a narcóticos e benzodiazepínicos relacionado à idade, bem como às alterações pulmonares, os pacientes idosos são particularmente suscetíveis ao desenvolvimento de hipoventilação e apneia durante os procedimentos. Recomenda-se oxigênio suplementar e monitoramento da ventilação por meio do CO_2 expirado. Os anestésicos-padrão administrados por via intravenosa que podem ser utilizados para CAM são o midazolam e os opioides de ação curta (p. ex., fentanil e remifentanil). Além disso, pequenas doses de cetamina, de 10 mg a 30 mg por via intravenosa, podem ser um complemento valioso para os procedimentos, especialmente se associados a estímulos dolorosos. Nessas pequenas doses, os efeitos hemodinâmicos positivos da cetamina são menos pronunciados e podem ser tratados com pequenas doses de labetalol. A dexmedetomidina não possui efeitos respiratórios adversos e pode fornecer analgesia e sedação. Os efeitos colaterais que podem impedir seu uso são sedação prolongada, bradicardia e hipotensão.

Anestesia Neuroaxial

As anestesias raquidiana e peridural, em comparação com a anestesia geral, não alteram a taxa de mortalidade de 30 dias em pacientes idosos (Capítulo 17). No entanto, essas técnicas podem ser particularmente úteis para uma ampla gama de procedimentos ortopédicos, tais como procedimentos de reparo de fratura de quadril, substituição de articulação de extremidade inferior, RTUP, e procedimentos ginecológicos e vasculares das extremidades inferiores.[43-45] As alterações relacionadas à idade, tais como a calcificação dos ligamentos interespinhosos e do ligamento amarelo e o estreitamento dos forames intervertebrais, combinadas com uma redução da flexibilidade e dificuldade de posicionamento, podem dificultar a colocação da agulha para um bloqueio raquidiano ou epidural. As mudanças relacionadas à idade também podem levar à disseminação exagerada do anestésico local dentro do espaço epidural e um nível anestésico mais alto do que o esperado. Da mesma forma, para a anestesia raquidiana, a disseminação cefálica pode ser maior do que o esperado e a dose de anestésico local deve ser reduzida nos pacientes mais velhos. A hipotensão é a consequência hemodinâmica mais significativa da anestesia neuroaxial. A hipotensão ocorre quando o bloqueio simpático leva a uma significativa vasodilatação, causando uma redução da resistência vascular sistêmica e da pressão venosa central e uma redistribuição do volume sanguíneo para as extremidades a partir dos leitos vasculares mesentéricos e esplâncnicos centrais. A hipotensão é particularmente preocupante nos pacientes muito idosos com reserva cardíaca limitada e pode ser exacerbada nos pacientes com hipertensão basal. O pré-tratamento com cristaloide não compensa de forma consistente a hipotensão após um bloqueio da coluna vertebral. Costuma ser necessário o tratamento da hipotensão com vasopressores como efedrina e fenilefrina.

CUIDADOS PÓS-OPERATÓRIOS

Dor

O tratamento das dores intra e pós-operatórias no paciente idoso é uma parte importante do plano anestésico.[46,47] A redução relacionada à idade na condutividade e nos receptores nervosos pode fazer com que estes pacientes sintam menos dor após a cirurgia, mas a dor não tratada pode ter consequências adversas importantes. A dor pós-operatória está associada ao aumento do tempo de permanência hospitalar, aumento da morbidade, complicações pulmonares e *delirium*. Quanto mais tempo um paciente permanece no hospital, maior o risco de complicações. As questões geracionais e culturais podem levar os pacientes mais velhos a se queixarem menos de dor, e eles frequentemente têm expectativas mais baixas em relação a um tratamento bem-sucedido. Para os idosos cognitivamente intactos, a analgesia controlada pelo paciente (ACP) é o método preferido para administrar narcóticos intravenosos (IV) no pós-operatório. O tratamento da dor em pacientes com *delirium* ou demência significativa é um desafio para avaliar e tratar. Se possível, a dor deve ser avaliada usando-se uma escala não verbal para expressão da dor especialmente concebida, como a Avaliação da Dor na Demência Avançada (PAINAD), que é uma escala observacional de cinco itens: respiração, vocalização, expressão facial, linguagem corporal e consolabilidade. Para idosos não verbais e aqueles com diagnóstico de demência, a medicação para dor deve ser oferecida em um intervalo programado regularmente, e não conforme a necessidade (Capítulo 39).

O uso de opioides pode ser reduzido pela administração concomitante de acetaminofeno. Os medicamentos anti-inflamatórios não esteroidais (AINEs) nos pacientes idosos causam insuficiência renal e hemorragia gastrintestinal, e medicamentos como ibuprofeno e cetorolaco devem ser administrados com cautela. Quando administrada, a dose IV de cetorolaco deve ser reduzida para 15 mg a cada 6 horas, com uma dose máxima de 60 mg em 24 horas.

A gabapentina, originalmente lançada por suas propriedades antiepilépticas, é outro complemento opioide útil para o controle da dor pós-operatória. Embora seja mais comumente utilizada para tratar a dor neuropática crônica, ela também vem sendo usada de forma preventiva antes da cirurgia, bem como após a cirurgia. É uma medicação oral excretada através dos rins, e nos pacientes idosos recomenda-se uma redução na dose; doses maiores estão associadas à sedação.

O papel dos bloqueios nervosos para o controle da dor no pós-operatório em pacientes idosos é cada vez mais importante (Capítulo 40). A analgesia pós-operatória adequada, mas segura, é muito importante nos idosos. A dose total de anestésico local deve ser reduzida, uma vez que o metabolismo e a depuração de anestésicos locais são retardados na idade avançada. Ao que tudo indica, a analgesia epidural pós-operatória com anestésicos locais ou opioides melhora os resultados pulmonares pós-operatórios, incluindo (1) melhor controle da dor no pós-operatório, (2) declínio na atelectasia, (3) variáveis de extubação traqueal melhoradas e (4) permanências mais curtas nas unidades de terapia intensiva.[43,44]

Eventos Neurológicos Pós-operatórios

Os eventos neurológicos pós-operatórios mais comuns nos idosos são o *delirium* pós-operatório e a DCPO.[40,48,49] O *delirium* refere-se a um estado agudo de confusão que costuma ocorrer em 1 a 3 dias após a cirurgia. Pode persistir por semanas ou meses após a cirurgia. O *delirium* não

é exclusivo dos pacientes cirúrgicos; também costuma se desenvolver em pacientes idosos hospitalizados, especialmente naqueles admitidos na unidade de terapia intensiva. O *delirium* é uma fonte significativa de morbidade e ocorre em 15% a 60% dos pacientes idosos que sofreram fratura de quadril.[40,50]

A DCPO pode aumentar a duração da internação hospitalar e requer alta para centros de reabilitação, e não para o lar, estando associada a uma taxa de mortalidade mais elevada. Existem várias causas para o *delirium* no pós-operatório. As mais comuns são distúrbios metabólicos agudos, como hipo ou hipernatremia, hipoxemia, anemia, uremia, sepse, dor descontrolada, desorientação, depressão, efeitos residuais de medicamentos anticolinérgicos e abstinência alcoólica. O tratamento do *delirium* deve começar com a busca por uma condição reversível subjacente, como hipoxemia ou dor; infelizmente, muitas vezes não existe um único fator que seja facilmente revertido. Os pacientes agitados podem se beneficiar de pequenas doses de haloperidol administradas por via intravenosa.[51]

A DCPO é um distúrbio cognitivo distinto encontrado em pacientes após a anestesia.[10,49,52] Ela é diagnosticada por meio de testes neuropsicológicos e resulta em alterações sutis na habilidade mental. Ao contrário dos pacientes com *delirium*, os pacientes com DCPO não estão confusos ou agitados de forma aguda. Em alguns estudos, 10% dos pacientes idosos desenvolveram DCPO 3 meses após uma cirurgia não cardíaca de grande porte. Na maioria dos casos, a condição se resolveu em 6 a 12 meses, embora sua ocorrência tenha sido associada a uma taxa de mortalidade aumentada. O papel dos anestésicos no desenvolvimento da DCPO é um foco atual de importantes pesquisas.

O acidente vascular cerebral perioperatório é um evento incomum após cirurgia geral; ocorre com maior frequência após as cirurgias de cabeça e pescoço, vascular e cardíaca. Os fatores de risco para um AVC pós-operatório incluem idade avançada e condições comórbidas predisponentes, como hipertensão e fração de ejeção reduzida inferior a 40%. A incidência mais frequente de AVC ocorre após as cirurgias cardíaca e aórtica. A maioria dos AVCs perioperatórios é embólica e isquêmica. Um AVC perioperatório está associado à hospitalização prolongada, aumento da invalidez e morte após a cirurgia.[50]

REDUÇÃO DO RISCO PERIOPERATÓRIO

Os pacientes idosos têm altas taxas de mortalidade e morbidade após a cirurgia, especialmente após uma cirurgia de grande porte e emergencial. A redução do risco deve buscar evitar complicações e limitar o risco. O paciente deve estar em condições ideais no pré-operatório. Infelizmente, nem sempre é possível adiar a cirurgia, especialmente em situações emergenciais. A administração de bloqueadores β-adrenérgicos perioperatórios pode reduzir os eventos cardíacos pós-operatórios por meio de uma redução no tônus simpático, melhora da oferta/demanda de oxigênio no miocárdio e redução das arritmias ventriculares, além de diminuir o estresse de cisalhamento em torno da placa

IV

Quadro 35.5 Diretrizes para o Tratamento de Pacientes Geriátricos

1. A idade cronológica avançada não é uma contraindicação para a cirurgia.
2. A apresentação clínica da doença pode ter sido atípica, levando a atrasos e erros no diagnóstico.
3. Pressuponha variabilidade entre os indivíduos e titule os medicamentos para efeitos fisiológicos sempre que possível.
4. Espere complexidade: é comum haver vários medicamentos e doenças, e as pessoas com idade superior a 65 anos têm, em média, 3,5 doenças médicas.
5. A reserva orgânica diminuída pode ser imprevisível e difícil de medir no pré-operatório; as limitações podem tornar-se evidentes apenas durante o estresse.
6. Um aumento desproporcional no risco perioperatório pode ocorrer sem a otimização pré-operatória adequada – por exemplo, após procedimentos de emergência.
7. A atenção meticulosa aos detalhes pode ajudar a evitar pequenas complicações, que nos pacientes idosos podem rapidamente se transformar em eventos adversos importantes.
8. O impacto de fatores extrínsecos, como o tabagismo ou aqueles relacionados ao meio ambiente ou ao *status* socioeconômico, é difícil de quantificar.

---

aterosclerótica. Se um paciente já está recebendo bloqueio β-adrenérgico crônico, ele deve ser continuado durante todo o período perioperatório; a interrupção abrupta pode aumentar a incidência de eventos adversos. Os pacientes com indicações classe I ou IIa da American Heart Association devem receber bloqueadores β-adrenérgicos (Capítulo 13, Tabela 13.10). Ainda são necessários mais dados para estabelecer o uso mais efetivo do bloqueio β-adrenérgico perioperatório para pacientes idosos.[27,53]

Conforme mencionado anteriormente, um adequado controle da dor também é importante e a analgesia epidural pode ter um papel significativo na prevenção de complicações pulmonares. Outra medida que pode ser utilizada para limitar as complicações pulmonares é o uso de pressão positiva expiratória final (5 a 10 cm H_2O) para manter a CRF acima da capacidade de fechamento. A manutenção de uma maior concentração de oxigênio inspirado (60%-90%) durante a cirurgia foi avaliada quanto ao potencial benefício na redução de infecções no sítio cirúrgico e náuseas e vômitos no pós-operatório, mas as metanálises não demonstraram eficácia efetiva.[55,56]

MEDICAMENTOS A SE EVITAR NA POPULAÇÃO GERIÁTRICA

Um aspecto importante da redução de risco em pacientes geriátricos é a prevenção de complicações iatrogênicas provenientes dos efeitos colaterais da medicação. Os pacientes geriátricos têm uma reserva colinérgica diminuída e correm o risco de desenvolver efeitos colaterais causados por medicamentos anticolinérgicos centrais.[10]

Os efeitos colaterais mais proeminentes são o declínio cognitivo e o *delirium*, e os pacientes com demência de Alzheimer ou outros tipos de demência, como demência multi-infarto e vascular, são especialmente sensíveis. Perioperatoriamente, anti-histamínicos como a clorfeniramina, a prometazina, e o antiemético escopolamina são os medicamentos anticolinérgicos mais comumente encontrados a serem evitados. O haloperidol também tem propriedades anticolinérgicas, mas é bem tolerado nas pequenas doses que são tipicamente prescritas para agitação ou náusea. As ferramentas disponíveis para testar os pacientes para medicamentos potencialmente inapropriados são os critérios de Beers de 2012 da AGS para uso potencialmente inapropriado de Medicamentos em Idosos e a Ferramenta de Triagem de Prescrições para Pessoas Idosas ou critérios STOPP.[17,54]

RESUMO

Em suma, o envelhecimento está associado a alterações fisiológicas significativas e ao aumento das condições comórbidas que influenciam a administração e a escolha de anestésicos. No futuro, haverá um número ainda maior de pacientes idosos submetidos a procedimentos cirúrgicos. Os planos anestésicos devem ser pensados para reduzir ou minimizar as complicações pós-operatórias.

PERGUNTAS DO DIA

1. Como o envelhecimento altera a função autonômica cardiovascular? Quais são as implicações para a avaliação da hipotensão intraoperatória em um paciente idoso?
2. O que é a fragilidade e como pode ser avaliada usando-se o modelo do fenótipo clínico? Que medidas de fragilidade podem ser usadas para prever complicações pós-operatórias?
3. Que riscos pós-operatórios se encontram elevados em um paciente com comprometimento cognitivo pré-operatório? Quais são os elementos incluídos no teste Mini-Cog?
4. Quais são as mudanças esperadas na concentração alveolar mínima (CAM) de anestésicos inalados para cada década após os 20 anos de idade?
5. Qual é a incidência de *delirium* em pacientes idosos pós-operatórios? Quais fatores podem contribuir para o desenvolvimento do *delirium*?
6. Que medicamentos devem ser evitados no paciente idoso submetido a cirurgia? Quais ferramentas de triagem podem ser usadas para avaliar os medicamentos potencialmente inapropriados?

REFERÊNCIAS

1. Yang R, Wolfson M, Lewis MC. Unique aspects of the elderly surgical population: an anesthesiologist's perspective. *Geriatr Orthop Surg Rehabil.* 2011;2(2):56-64.

2. Arias E. United States life tables,2010 National Center for Health Statistics. *Natl Vital Stat Rep.* 2014;63(7):1-63.

3. Peden CJ, Grocott MPW. National research strategies: what outcomes are important in peri-operative elderly care?. *Anaesthesia.* 2013;69(Suppl 1):61-69.

4. Strøm C, Rasmussen LS. Challenges in anaesthesia for elderly. *Singapore Dent J.* 2014;35(C):23-29.

5. Griffiths R, Beech F, Brown A, et al. Peri-operative care of the elderly 2014: Association of Anaesthetists of Great Britain and Ireland. *Anaesthesia.* 2014;69(Suppl 1):81-98.

6. Kheterpal S, O'Reilly M, Englesbe MJ, et al. Preoperative and intraoperative predictors of cardiac adverse events after general, vascular, and urological surgery. *Anesthesiology.* 2009;110(1):58-66.

7. Turrentine FE, Wang H, Simpson VB, Jones RS. Surgical risk factors, morbidity, and mortality in elderly patients. *J Am Coll Surg.* 2006;203(6):865-877.

8. Partridge JSL, Harari D, Dhesi JK. Frailty in the older surgical patient: a review. *Age Ageing.* 2012;41(2):142-147.

9. Joseph B, Pandit V, Sadoun M, et al. Frailty in surgery. *J Trauma Acute Care Surg.* 2014;76(4):1151-1156.

10. Ramaiah R, Lam AM. Postoperative cognitive dysfunction in the elderly. *Anesthesiol Clin.* 2009;27(3):485-496.

11. Robinson TN, Wu DS, Pointer LF, et al. Preoperative cognitive dysfunction is related to adverse postoperative outcomes in the elderly. *J Am Coll Surg.* 2012;215(1):12-17.

12. Gajdos C, Kile D, Hawn MT, et al. Advancing age and 30-day adverse outcomes after nonemergent general surgeries. *J Am Geriatr Soc.* 2013;61(9):1608-1614.

13. Hamel MB, Henderson WG, Khuri SF, Daley J. Surgical outcomes for patients aged 80 and older: morbidity and mortality from major noncardiac surgery. *J Am Geriatr Soc.* 2005;53(3):424-429.

14. Pallati PK, Gupta PK, Bichala S, et al. Short-term outcomes of inguinal hernia repair in octogenarians and nonagenarians. *Hernia.* 2013;17(6):723-727.

15. Belmont PJ, Goodman GP, Kusnezov NA, et al. Postoperative myocardial infarction and cardiac arrest following primary total knee and hip arthroplasty: rates, risk factors, and time of occurrence. *J Bone Joint Surg.* 2014;96(24):2025-2031.

16. Kim S, Brooks A, Groban L. Preoperative assessment of the older surgical patient: honing in on geriatric syndromes. *Clin Interv Aging.* 2014;10:13-27.

17. Oresanya LB, Lyons WL, Finlayson E. Preoperative assessment of the older patient. *JAMA.* 2014;311(20):2110-2111.

18. Martin RS, Farrah JP, Chang MC. Effect of aging on cardiac function plus monitoring and support. *Surg Clin North Am.* 2015;95(1):23-35.

19. Sanders D, Dudley M, Groban L. Diastolic dysfunction, cardiovascular aging, and the anesthesiologist. *Anesthesiol Clin.* 2009;27(3):497-517.

20. Ramly E, Kaafarani HM, Velmahos GC. The effect of aging on pulmonary function: implications for monitoring and support of the surgical trauma patient. *Surg Clin North Am.* 2015;95(1):53-69.

21. Gupta H, Gupta PK, Schuller D, et al. Development and validation of a risk calculator for predicting postoperative pneumonia. *Mayo Clin Proc.* 2013;88(11):1241-1249.

22. Rivera R, Antognini JF. Perioperative drug therapy in elderly patients. *Anesthesiology.* 2009;110(5):1176-1181.

23. Kenney WL, Munce TA. Invited review: aging and human temperature regulation. *J Appl Physiol.* 2003;95:2598-2603.

24. World Health Organization. Health Topics, Dementia http://www.who.int/topics/dementia/en/ Accessed June 1, 2016.

25. Seitz DP, Gill SS, Bell CM, et al. Postoperative medical complications associated with anesthesia in older adults with dementia. *J Am Geriatr Soc.* 2014;62(11):2102-2109.

26. Chow WB, Rosenthal RA, Merkow RP, et al. Optimal preoperative assessment of the geriatric surgical patient: a best practices guideline from the American College of Surgeons National Surgical Quality Improvement Program and the American Geriatrics Society. *J Am Coll Surg.* 2012;215(4):453-466.

27. Fleisher LA, Fleischmann KE, Auerbach AD, et al. 2014 ACC/AHA guideline on perioperative cardiovascular evaluation and management of patients undergoing noncardiac surgery: a report of the American College of Cardiology/American Heart Association Task Force on Practice Guidelines. *J Am Coll Cardiol.* 2014;64(22):e77-e137.

28. Kirkman KR, Wijeysundera DN, Pendrith C, et al. Preoperative testing before low-risk surgical procedures. *CMAJ.* 2015;187(11):E349-E358.

29. Wilson RJT, Davies S, Yates D, et al. Impaired functional capacity is associated with all-cause mortality after major elective intra-abdominal surgery. *Br J Anaesth.* 2010;105(3):297-303.

30. Makary MA, Segev DL, Pronovost PJ, et al. Frailty as a predictor of surgical outcomes in older patients. *J Am Coll Surg.* 2010;210(6):901-908.

31. Amrock LG, Deiner S. The implication of frailty on preoperative risk assessment. *Curr Opin Anaesthesiol.* 2014;27(3):330-335.

32. Rockwood K, Andrew M, Mitnitski A. A comparison of two approaches to measuring frailty in elderly people. *J Gerontol A Biol Sci Med Sci.* 2007;62(7):738-743.

33. Blodgett J, Theou O, Kirkland S, et al. Frailty in NHANES: comparing the frailty index and phenotype. *Arch Gerontol Geriatr.* 2015;60(3):464-470.

34. Robinson TN, Wu DS, Pointer L, et al. Simple frailty score predicts postoperative complications across surgical specialties. *Am J Surg.* 2013;206(4):544-550.

35. Centers for Disease Control and Prevention. The Timed Up and Go (TUG) Test. http://www.cdc.gov/steadi/pdf/tug_test-a.pdf. Accessed June 1, 2016.

36. Revenig LM, Canter DJ, Taylor MD, et al. Too frail for surgery? Initial results of a large multidisciplinary prospective study examining reoperative variables predictive of poor surgical outcomes. *J Am Coll Surg.* 2013;217(4):665-670:e1.

37. Sternberg SA, Schwartz AW, Karunananthan S, et al. The identification of frailty: a systematic literature review. *J Am Geriatr Soc.* 2011;59(11):2129-2138.

38. Kim SW, Han HS, Jung HW, et al. Multidimensional frailty score for the prediction of postoperative mortality risk. *JAMA Surg.* 2014;149(7):633-640.

39. Stotter A, Reed MW, Gray LJ, et al. Comprehensive geriatric assessment and predicted 3-year survival in treatment planning for frail patients with early breast cancer. *Br J Surg.* 2015;102(5):525-533.

40. The American Geriatrics Society ExpertPanel on Postoperative Deliriumin Older Adults. Postoperative delirium in older adults: best prac-

IV

tice statementfrom the American GeriatricsSociety. *J Am Coll Surg.* 2014;220(2):136-148.e1.

41. van Meenen LCC, van Meenen DMP, de Rooij SE, ter Riet G. Risk prediction models for postoperative delirium: a systematic review and meta-analysis. *J Am Geriatr Soc.* 2014;62(12):2383-2390.

42. Barnett SR. Polypharmacy and perioperative medications in the elderly. *Anesthesiol Clin.* 2009;27(3): 377-389.

43. Nordquist D, Halaszynski TM. Perioperative multimodal anesthesia using regional techniques in the aging surgical patient. *Pain Res Treat.* 2014;2014(9):902174.

43a. Jacobs JR, Reves JG, Marty J, et al. Aging increases pharmacodynamic sensitivity to the hypnotic effects of midazolam. *Anesth Analg.* 1995;80(1):143-148.

44. Mason SE, Noel-Storr A, Ritchie CW. The impact of general and regional anesthesia on the incidence of post-operative cognitive dysfunction and post-operative delirium: a systematic review with meta-analysis. *J Alzheimers Dis.* 2010;22(Suppl 3):67-79.

45. Aw D, Sahota O. Orthogeriatrics moving forward. *Age Aging.* 2014;43(3):301-305.

46. Schofield PA. The assessment and management of peri-operative pain in older adults. *Anaesthesia.* 2013;69(Suppl 1):54-60.

47. Sieber FE, Barnett SR. Preventing postoperative complications in the elderly. *Anesthesiol Clin.* 2011;29(1):83-97.

48. Lee HB, Mears SC, Rosenberg PB, et al. Predisposing factors for postoperative delirium after hip fracture repair in individuals with and without dementia. *J Am Geriatr Soc.* 2011;59(12):2306-2313.

49. Sieber FE. Postoperative delirium in the elderly surgical patient. *Anesthesiol Clin.* 2009;27(3): 451-464.

50. Mashour GA, Woodrum DT, Avidan MS. Neurological complications of surgery and anaesthesia. *Br J Anaesth.* 2015;114(2):194-203.

51. Mu JL, Lee A, Joynt GM. Pharmacologic agents for the prevention and treatment of delirium in patients undergoing cardiac surgery. *Crit Care Med.* 2015;43(1): 194-204.

52. Monk TG, Price CC. Postoperative cognitive disorders. *Curr Opin Crit Care.* 2011;17(4):376-381.

53. Wijeysundera DN, Duncan D, Nkonde-Price C, et al. Perioperative beta blockade in noncardiac surgery: a systematic review for the 2014 ACC/AHA guideline on perioperative cardiovascular evaluation and management of patients undergoing noncardiac surgery: a report of the American College of Cardiology/American Heart Association Task Force on practice guidelines. *J Am Coll Cardiol.* 2014;64(22):2406-2425.

54. Blanco-Reina E, Ariza-Zafra G, Ocaña-Riola R, León-Ortiz M. 2012 American Geriatrics Society Beers criteria: enhanced applicability for detecting potentially inappropriate medications in European older adults? A comparison with the screening tool of older person's potentially inappropriate prescriptions. *J Am Geriatr Soc.* 2014;62(7):1217-1223.

55. Wetterslev J, Meyhoff CS, Jørgensen LN, et al. The effects of high perioperative inspiratory oxygen fraction for adult surgical patients. *Cochrane Database Syst Rev.* 2015;6:CD008884.

56. Orhan-Sungur M, Kranke P, Sessler D, Apfel CC. Does supplemental oxygen reduce postoperative nausea and vomiting? A meta-analysis of randomized controlled trials. *Anesth Analg.* 2008;106(6): 1733-1738.

36 TRANSPLANTE DE ÓRGÃOS

Randolph H. Steadman e Victor W. Xia

Os pacientes que estão à espera de um transplante de órgão compartilham uma esperança pelo futuro que se baseia na disponibilidade de um doador de órgãos. A morte do doador deve ser declarada antes da aquisição do órgão. A doação após a morte encefálica (DME) é o cenário mais comum.[1] A escassez de órgãos levou à doação após a morte cardíaca (DMC).[2] As considerações éticas relacionadas à doação DMC são complexas, ainda que este tipo de doação esteja aumentando em resposta à escassez nacional de órgãos.[3,4]

CONSIDERAÇÕES PARA O TRANSPLANTE DE ÓRGÃOS

Devido à escassez de órgãos disponíveis, nem todos os receptores potenciais na lista de espera sobrevivem por tempo suficiente para serem submetidos a um procedimento de transplante. Aqueles que sobrevivem normalmente esperam por 1 ano ou mais. As avaliações pré-listagem podem estar desatualizadas no momento em que um órgão é identificado e podem ser indicados testes complementares. Estes testes podem exigir um adiamento do transplante agendado, que deve ser avaliado em relação ao risco de uma maior deterioração que possa impedir o transplante. Uma infecção sistêmica não tratada, malignidade incurável, abuso de substâncias não tratado e a falta de suficiente apoio social para que o paciente possa continuar os cuidados pós-transplante podem impedir o procedimento.

Uma vez que se decida pela realização do transplante, pode haver a necessidade de coordenação entre o procedimento de doação e os vários hospitais receptores. Como nem todos os órgãos doados são adequados para o transplante, a cirurgia no receptor não deve começar até que seja feita a confirmação visual ou com base em biópsia da adequação do órgão. Durante o tempo entre a identificação do doador e a cirurgia de captação, os últimos valores laboratoriais do receptor devem ser averiguados. Se necessário, pode-se realizar diálise. O plano anestésico deve ser repassado com o paciente e sua família, as dúvidas e preocupações são abordadas e o consentimento do paciente é obtido.

Quadro 36.1 Fatos sobre o Transplante Renal

- O rim é o órgão sólido mais frequentemente transplantado.
- Mais de 10.000 procedimentos de transplante renal de doadores falecidos e 6.000 de doadores vivos são realizados anualmente nos Estados Unidos.
- As taxas de sobrevida pós-transplante de 5 anos são de 91% para os receptores de enxertos de doadores vivos, 83% para os receptores de doadores falecidos-padrão (não DCE) e 70% para os receptores de enxertos de DCEs.
- O transplante melhora a taxa de sobrevida em relação à alcançada com a diálise, que traz um risco de mortalidade anual de 20%.

DCE, Doadores de critérios expandidos.
Do Annual Report of the U.S. Organ Procurement and Transplantation Network and the Scientific Registry of Transplant Recipients: Transplant Data 1998-2007. Rockville, MD: Department of Health and Human Services, Health Resources and Services Administration, Healthcare Systems Bureau, Division of Transplantation; 2008.

TRANSPLANTE RENAL

O transplante renal confere uma vantagem de sobrevida em relação à diálise no manejo da insuficiência renal.[5] A melhor sobrevida do órgão ocorre por transplante com enxertos (de rim) de doadores vivos, mas até mesmo os rins de doadores falecidos conferem uma vantagem de sobrevida em relação à diálise contínua (Quadro 36.1). Os enxertos de doador marginal ou de critérios expandidos (DCE) têm taxas de sobrevida do enxerto mais baixas do que os enxertos-padrão. O índice de risco do doador de rim (KDRI), recentemente implementado, fornece uma avaliação mais detalhada do risco associado aos rins de doadores do que a classificação não DCE/DCE.[6] Os fatores relativos aos doadores no KDRI incluem doadores mais velhos, hipertensos e diabéticos e enxertos com uma duração prolongada de isquemia fria ou quente, como se observa com longos tempos de preservação e na DMC, respectivamente.

Avaliação Pré-operatória

Devido à escassez de enxertos de doadores falecidos, o número de candidatos na lista de espera continua a aumentar (Capítulo 13). O tempo médio na lista de espera nos Estados Unidos é superior a 5 anos para os receptores de enxertos de doadores falecidos.[7] Isso dificulta a manutenção de uma avaliação pré-transplante atualizada. Atualmente, um terço dos transplantes renais é proveniente de doador vivo da família, o que facilita o agendamento da avaliação pré-operatória e reduz, significativamente, o tempo de espera. Quase todas as doações de doadores vivos são realizadas de forma laparoscópica; poucas são convertidas em procedimentos abertos.[7]

A diabetes é a causa mais comum de doença renal terminal, seguida de hipertensão e glomerulonefrite (Quadro 36.2). Estas três causas representam mais de dois terços dos casos de insuficiência renal. Os pacientes com estas condições devem se submeter a um tratamento medicamentoso para atingir os objetivos terapêuticos enquanto estiverem na lista de espera.

Quadro 36.2 Receptor do Transplante Renal: Avaliação Pré-operatória

Cardiovascular
    Doença cardíaca isquêmica
    Insuficiência cardíaca congestiva
    Hipertensão
Diabetes
    Hipercalemia
    Acidose
    Anemia
    Histórico de diálise

Embora a doença cardiovascular seja a principal causa de morte em pacientes que recebem diálise, os fatores de risco cardiovascular são frequentemente subtratados.[8] Após o transplante, o risco cardiovascular diminui de um aumento de 10 vezes para duas vezes em comparação com o dos pacientes normais. Consequentemente, a avaliação pré-operatória deve se concentrar no rastreio da doença cardíaca isquêmica e no manejo da hipertensão, diabetes e dislipidemia. A doença cardíaca isquêmica pode ser silenciosa, especialmente nos pacientes diabéticos. Como resultado do estresse por vasodilatação preexistente, a ecocardiografia é, provavelmente, superior ao exame de imagem com tálio como preditor de eventos cardíacos pós-operatórios, embora ocorram achados falso-positivos e falso-negativos com ambas as técnicas.[9] A angiografia coronária, acompanhada de intervenção terapêutica para as lesões significativas, deve ser levada em consideração nos pacientes com isquemia cardíaca reversível ou naqueles em risco significativo.

A insuficiência cardíaca congestiva é prevalente nos pacientes em diálise; mas, na ausência de doença cardíaca isquêmica, não impede o transplante seguro. A fração de ejeção normalmente melhora após o transplante. O foco pré-operatório é o manejo clínico ótimo da insuficiência cardíaca e a manutenção do equilíbrio hídrico intravascular.

A anemia pode aumentar o risco cardiovascular, particularmente nos pacientes com doença cardíaca isquêmica. Um nível de hemoglobina de 12 g/dL é suficiente; concentrações mais altas de hemoglobina podem aumentar o risco de eventos trombóticos. A eritropoetina, quando usada para corrigir a anemia para níveis de 12 g/dL ou menos, diminui o risco de transfusão de sangue (Capítulo 24).

A hipercalemia é comum em pacientes com insuficiência renal e pode estar associada a riscos aumentados na cirurgia de transplante, especialmente durante a reperfusão. Contudo, aumentos brandos no potássio podem refletir uma homeostase normal para insuficiência renal, e níveis de potássio de 5 a 5,5 mEq/L são aceitáveis nessa população. Os pacientes dependentes de diálise podem se beneficiar desta imediatamente antes do transplante; no entanto, um volume intravascular central reduzido pode neutralizar os benefícios dos níveis reduzidos de potássio.

Manejo Intraoperatório

Os rins do doador geralmente são implantados na fossa ilíaca. As anastomoses vasculares são mais frequentes

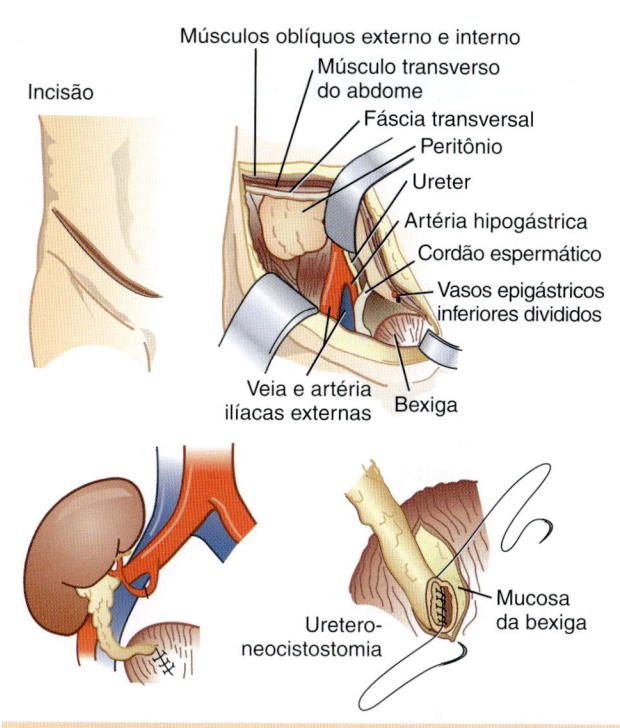

Fig. 36.1 Cirurgia no receptor do rim. (De Townsend CM Jr, Beauchamp RD, Evers BM, Mattox KL, eds. *Sabiston Textbook of Surgery*. 18ª ed. Filadélfia: Saunders Elsevier; 2007, usado com permissão.)

para a artéria e a veia ilíacas externas, e o ureter é anastomosado diretamente para a bexiga (Fig. 36.1). A doença renal crônica pode afetar a excreção de fármacos através do rim, mas também por meio de alterações na ligação às proteínas plasmáticas ou no metabolismo hepático. Quando a ligação às proteínas é diminuída, a fração livre do fármaco é aumentada. Isso resulta em um aumento no volume de distribuição e na depuração. O efeito final para a fração não ligada é semelhante ao que ocorre nos pacientes normais.

Alguns fármacos requerem cautela especial quando administrados em pacientes com insuficiência renal.[1] Entre eles estão os fármacos bloqueadores neuromusculares (BNM) (Capítulo 11) e certos opioides (Capítulo 9). É aconselhável que os fármacos BNM de ação prolongada, que são excretados através dos rins (p. ex., pancurônio), sejam evitados. O vecurônio e o rocurônio podem ter uma ação prolongada nos pacientes com insuficiência renal. A duração da ação do cisatracúrio é mais previsível devido à degradação espontânea (Capítulo 11). Embora o atracúrio sofra uma eliminação semelhante, ele é menos potente do que o cisatracúrio, de modo que o produto de sua degradação, a laudanosina, é encontrado em concentrações mais elevadas. Em tese, o potencial da laudanosina para causar convulsões nunca foi clinicamente importante.

O metabólito 6-glicuronídeo da morfina tem atividade clínica que pode resultar em uma duração prolongada da ação. A meperidina deve ser evitada devido ao potencial indutor de convulsões de seu metabólito, a normeperidina. Os anestésicos inalatórios podem ser utilizados em pacientes com insuficiência renal. Embora o metabólito do sevoflurano, o composto A, seja nefrotóxico em ratos, não foram observados efeitos semelhantes em seres humanos. Há ocorrência de concentrações séricas de fluoreto de 30 μmol em seres humanos após o sevoflurano, mas estas não produzem danos renais. O isoflurano é metabolizado em fluoreto, mas a extensão do metabolismo é tão pequena que os níveis de fluoreto são insignificantes. O desflurano não é contraindicado na insuficiência renal; mas, como os outros anestésicos voláteis, produz uma diminuição do fluxo sanguíneo renal e da taxa de filtração glomerular de uma forma dependente da dose.

O equilíbrio hídrico intravascular deve ser mantido nos pacientes submetidos ao transplante renal. Tipicamente, os cristaloides são usados para este propósito, com alguns centros preferindo os coloides. Em uma população de unidade de terapia intensiva (UTI) (Capítulo 41), dá-se preferência às soluções salinas balanceadas (p. ex., solução de Ringer com lactato, Plasma-Lyte®) em vez de cristaloides hiperclorêmicos como solução salina normal. Estas soluções salinas balanceadas estão associadas a uma menor incidência de lesão renal aguda e a uma redução na necessidade de substituição renal.[10] Paradoxalmente, seu efeito nos níveis séricos de potássio é menor do que o das soluções hiperclorêmicas sem potássio, que são mais propensas a aumentar as concentrações séricas de potássio no sangue ao gerar uma acidose hiperclorêmica. A albumina é o coloide habitual de escolha; a solução de hidroxietil amido está associada a um risco mais frequente de lesão renal aguda.[11]

O monitoramento da pressão arterial por meio de um cateter arterial é evitado em alguns centros a fim de preservar o acesso arterial para a diálise, enquanto outros centros utilizam o monitoramento arterial regularmente em populações idosas que apresentam comorbidades de forma bastante frequente. O monitoramento da pressão venosa central (PVC) agora é reconhecido como um método insatisfatório de acompanhamento da responsividade à pré-carga e aos fluidos.[12] A colocação de uma linha intravenosa central deve ser reservada para os medicamentos que requerem administração em uma veia de alto fluxo, como a globulina antitimócita de coelho, um fármaco de indução de imunossupressão. A indução da imunossupressão é cada vez mais comum, uma vez que os esforços para aumentar o *pool* de doadores vivos incluem o uso de doadores vivos não familiares, doadores não direcionados e programas de doação pareada.

A função retardada do enxerto e a necrose tubular aguda podem levar a um tratamento de substituição renal após o transplante. Os fatores responsáveis incluem a hemodinâmica do doador, isquemia quente do enxerto e hemodinâmica do receptor. Uma hidratação adequada reduz a incidência de necrose tubular aguda. Há poucos dados para embasar o uso intraoperatório de diuréticos, e há uma variabilidade considerável entre os cirurgiões quanto ao seu uso.[13] Embora seu benefício na prevenção de lesões renais agudas em uma população perioperatória geral não esteja comprovado, a administração de diuréticos osmóticos, como o manitol, durante o transplante pode ser útil.[14]

IV

Manejo Pós-operatório

A manutenção da perfusão renal é uma consideração importante, e a melhor maneira de alcançá-la é mantendo um adequado volume intravascular. Dopamina, diuréticos em altas doses e diuréticos osmóticos não proporcionam nenhum benefício comprovado no período pós-operatório. A analgesia pós-operatória pode ser realizada por infusão peridural, embora muitas instituições de saúde prefiram a analgesia controlada pelo paciente administrada por via intravenosa com fentanil ou morfina (Capítulo 40). Os medicamentos anti-inflamatórios não esteroidais devem ser evitados.

TRANSPLANTE DE FÍGADO

O fígado vem depois do rim como o órgão sólido mais transplantado. Os pacientes com insuficiência hepática não têm alternativas ao transplante hepático.[1] O tempo médio para o transplante para os candidatos na lista de espera diminuiu significativamente, de 14 meses em 2012 para pouco mais de 1 mês em 2013, devido ao compartilhamento regional de enxertos hepáticos para os receptores com gravidade mais alta (aqueles com pontuação de 35 ou mais no modelo para doença hepática terminal [MELD]). O escore MELD é usado para alocar enxertos com base no risco de mortalidade do receptor no prazo de 90 dias na ausência de transplante. A razão internacional normalizada (RIN) para o tempo de protrombina, creatinina e bilirrubina é utilizada para derivar o escore MELD. A indicação mais comum para o transplante de fígado nos Estados Unidos é o vírus da hepatite C, seguido de doença hepática alcoólica, doença colestásica e malignidade. Combinados, esses diagnósticos representam 70% dos candidatos que estão na lista de espera. Os novos agentes antivirais para a hepatite C, introduzidos em 2013, deverão reduzir, se não eliminar, os transplantes para este diagnóstico no futuro. A esteato-hepatite não alcoólica (EHNA), um diagnóstico associado à síndrome metabólica e à obesidade, nos próximos anos deverá se tornar uma causa cada vez mais prevalente que levará ao transplante.

A escassez contínua de doadores levou ao aumento do uso de enxertos marginalmente viáveis, definidos como órgãos de doadores idosos; DMCs; doadores com fígado esteatático, obesidade, malignidade, estadias prolongadas em UTI, infecção bacteriana ou estilo de vida de alto risco; doadores submetidos a várias infusões de vasopressores; ou aqueles que sofreram parada cardíaca.[15]

Avaliação Pré-Operatória

Mais de 75% dos receptores de transplantes têm mais de 50 anos, em comparação com 63% 10 anos atrás (Capítulo 13). Uma porcentagem maior está hospitalizada e apresenta comorbidades. Os candidatos a transplante de fígado têm sintomas que variam de fadiga à insuficiência de vários órgãos (Quadro 36.3). A encefalopatia, comum na doença hepática terminal (DHT), pode levar à sensibilidade a medicamentos sedativos e analgésicos, aumento do risco de

Quadro 36.3 Receptor de Transplante de Fígado: Avaliação Pré-operatória

Neurológica
    Encefalopatia
    Edema cerebral (insuficiência hepática aguda)
Cardiovascular
    Circulação hiperdinâmica
    Cardiomiopatia cirrótica
    Hipertensão portopulmonar
Pulmonar
    Doença pulmonar restritiva
    Desequilíbrio ventilação-perfusão
    Shunts intrapulmonares
    Síndrome hepatopulmonar
Gastrointestinal
    Hipertensão portal
    Sangramento varicoso
    Ascite
Renal/metabólica
    Síndrome hepatorrenal
Anormalidades acidobásicas
    Hematológica
    Coagulopatia
    Anemia
Musculoesquelética
    Atrofia muscular

aspiração de conteúdo gástrico e necessidade de intubação traqueal para proteger as vias aéreas.

A avaliação cardíaca pré-transplante inclui uma investigação em busca de doença cardíaca isquêmica e triagem para hipertensão portopulmonar (HPP). A ecocardiografia sob estresse com dobutamina e as cintilografias são testes de rastreio comuns para descartar a doença arterial coronariana; entretanto, eles estão associados a resultados falso-positivo e falso-negativo.[9] Nos pacientes mais velhos com diabetes, vários fatores de risco ou histórico de doença coronariana, pode ser indicado o cateterismo cardíaco esquerdo (Capítulos 25 e 35). Mais de dois terços dos pacientes com DHT têm uma circulação hiperdinâmica caracterizada por alto débito cardíaco e baixa resistência vascular sistêmica (RVS), muito provavelmente devido às substâncias vasoativas circulantes não eliminadas pelo fígado. Este estado hiperdinâmico pode ser confundido com sepse e é exacerbado pela reperfusão do enxerto.

A ecocardiografia de repouso é o teste de escolha no rastreio da HPP. Uma pressão sistólica estimada no ventrículo direito inferior a 50 mmHg por ecocardiografia exclui a existência de HPP significativa. O cateterismo cardíaco direito é indicado caso a pressão do ventrículo direito estimada exceda 50 mmHg. O diagnóstico definitivo de HPP é feito quando a pressão média da artéria pulmonar (AP) é superior a 25 mmHg nas presenças de um gradiente transpulmonar aumentado (AP média menos pressão de oclusão da AP > 12) e de um aumento da resistência vascular pulmonar (> 3 unidades Wood ou > 240 dynas/s/cm[5]). Pressões médias da AP superiores a 35mmHg estão associadas a uma taxa de mortalidade perioperatória de 50% e deve ser considerado o tratamento antes do transplante.

A síndrome hepatopulmonar (PaO$_2$ em repouso inferior a 70 mmHg em ar ambiente na presença de um *shunt* intrapulmonar na ecocardiografia com bolhas) se resolve após o transplante; no entanto, níveis de Pao2 inferiores a 50 mmHg enquanto se respira ar ambiente estão associados a aumento da gravidade, permanências hospitalares pós-operatórias mais longas e, em alguns estudos, uma maior taxa de mortalidade pós-operatória.

A doença renal é comum nos pacientes que se apresentam para o transplante hepático. Se não for de longa data, a síndrome hepatorrenal pode se resolver após o transplante. Antes do transplante, a hipervolemia, a acidose ou a hipercalemia podem necessitar de tratamento de substituição renal. A coagulopatia da DHT é multifatorial e requer correção na presença de sangramento ativo.

A insuficiência hepática aguda (IHA) representa aproximadamente 5% dos transplantes de fígado. A IHA distingue-se da doença hepática crônica devido ao seu potencial para causar edema cerebral, que é a causa mais comum de morte na IHA.[16] O edema cerebral é tratado de forma semelhante às outras causas de aumento da pressão intracraniana (Capítulo 30). A causa da IHA geralmente prediz se a recuperação espontânea sem transplante é uma possibilidade. Aproximadamente 25% dos pacientes com IHA recebem transplante de fígado; a taxa de sobrevida naqueles submetidos a transplantes é semelhante à taxa de sobrevida pós-transplante em pacientes com doença hepática crônica.

Manejo Intraoperatório

O manejo intraoperatório exige que se leve em consideração os efeitos da insuficiência hepática sobre o metabolismo dos fármacos. A medicação pré-operatória ansiolítica deve ser utilizada com moderação nos pacientes com histórico de encefalopatia. O anestésico escolhido deve manter a RVS. Os fármacos BNM de duração intermediária, metabolizados pelo fígado podem ter sua ação prolongada; entretanto, após a reperfusão, geralmente ocorre melhora de função hepática e o metabolismo desses fármacos melhora. Como alternativa, o cisatraúrio, que sofre eliminação de Hofmann, pode ser selecionado para evitar essas preocupações. As crises convulsivas também podem ser causadas por um acúmulo de normeperidina; portanto, a meperidina deve ser evitada. O metabólito da morfina, a morfina-6-glicuronídeo, pode se acumular e causar um efeito prolongado. O fentanil e os outros opioides sintéticos são escolhas seguras. Os anestésicos voláteis têm efeitos semelhantes e brandos sobre o fluxo sanguíneo hepático. O sevoflurano sofre metabolismo pelo fígado, mas seu metabólito, o composto A, não é tóxico para o fígado ou os rins em humanos.

O monitoramento intraoperatório varia entre os centros médicos (Quadro 36.4). Uma linha arterial é colocada, seguida por um cateter venoso central (CVC) mais um cateter arterial pulmonar (CAP), ou por apenas um CVC. Como resultado da baixa RVS, do alto débito cardíaco e da administração de vasopressores, a medição contínua do débito cardíaco a partir da análise da forma de onda arterial pode não refletir com precisão o débito cardíaco nos receptores de

> ### Quadro 36.4 Transplante de Fígado: Aspectos Únicos da Preparação dos Casos
>
> **Transfusão**
> Glóbulos vermelhos: 6-10 unidades para adultos
> Plasma fresco congelado: 6-10 unidades para adultos
> Dispositivo de infusão rápida
>
> **Medicação**
> Vasopressores: fenilefrina, epinefrina (10 e 100 µg/mL), vasopressina
> Cloreto de cálcio: para infusão e bólus
> Insulina: para infusão (imunossupressão pós-esteroidal e/ou hipercalemia não responsiva aos diuréticos)
>
> **Monitores**
> Linha arterial
> Cateter de pressão venosa central
> Cateter da artéria pulmonar
> Ecocardiografia transesofágica

fígado. O volume sistólico e a variação da pressão de pulso, embora mais precisos do que o monitoramento da PVC para predição da capacidade de responsividade a fluidos, são menos precisos durante a ventilação mecânica com volumes correntes menores (< 8 mL/kg) e na presença de arritmias cardíacas.[17] A ecocardiografia transesofágica (ETE) é utilizada com frequência, o que pode evitar a necessidade de monitoramento por intermédio do CAP na sala de cirurgia. A ETE representa o padrão-ouro para o monitoramento da pré-carga cardíaca; no entanto, a interpretação depende do operador e o monitoramento no período pós-operatório não é viável.

O desvio venovenoso é utilizado em alguns centros médicos para atenuar os efeitos do clampeamento da veia cava inferior (VCI) no volume intravascular; no entanto, essa técnica apresenta riscos e aumenta a duração do procedimento.

A cirurgia é dividida em três fases: pré-anepática, anepática e neo-hepática. Na fase pré-anepática, ocorrem a dissecção e a preparação para a hepatectomia nativa. Esta fase está associada à perda de sangue, particularmente na presença de varizes e cirurgia abdominal prévia. O isolamento vascular do fígado nativo (clampeamento da VCI, veia porta e artéria hepática) começa na fase anepática. A excisão do fígado nativo imediatamente é realizada e é seguida pela implantação do enxerto doado. A implantação envolve anastomoses da VCI supra-hepática, VCI infra-hepática e veia porta (Fig. 36.2). Uma técnica alternativa de "*piggyback*" envolve a anastomose das veias hepáticas do doador na veia cava do receptor, seguida de anastomose da veia porta. O período anepático é, tipicamente, tranquilo do ponto de vista hemodinâmico. A reperfusão ocorre após as anastomoses da veia porta e, então, começa o período neo-hepático. A reperfusão é o evento mais instável durante o procedimento devido à liberação de efluente frio e acidótico do enxerto e das extremidades inferiores (Quadro 36.5). A *síndrome de reperfusão* é caracterizada por uma diminuição da pressão sanguínea sistêmica e da RVS.[18] O efluente da veia porta contém peptídeos vasoativos que reduzem a RVS e podem

IV

629

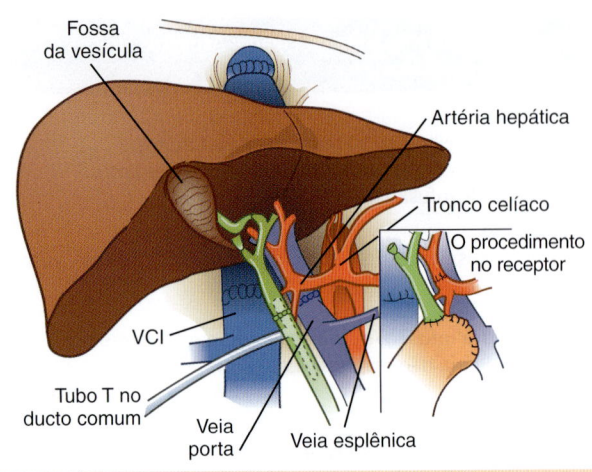

Fig. 36.2 Cirurgia no receptor de fígado. *VCI*, veia cava inferior. Estão ilustradas as anastomoses da VCI supra-hepática, da VCI infra-hepática, da veia porta e da artéria hepática do doador e do receptor, assim como a anastomose ducto-a-ducto, que podem ser realizadas com ou sem colocação de tubo T. Como alternativa (*detalhe*), na presença de doença do ducto biliar, a drenagem biliar é feita por meio de uma coledocojejunostomia. (De Townsend CM Jr, Beauchamp RD, Evers BM, Mattox KL, eds. *Sabiston Textbook of Surgery*. 18ª ed. Filadélfia: Saunders Elsevier; 2007, usado com permissão.)

Quadro 36.5 Transplante de Fígado: Tratamento para as Alterações Fisiológicas da Reperfusão

- *Hipercalemia*: cálcio, bicarbonato, insulina e glicose
- *Acidose*: bicarbonato, outros tampões, tais como tris (hidroximetil) aminometano
- *Diminuição da RVS*: α-agonistas
- *Hipotermia*: lavagem da cavidade peritoneal com solução salina morna

RVS, Resistência vascular sistêmica

---

aumentar a resistência pulmonar. A hipercalemia pode ser fatal. Caso a hipercalemia seja uma preocupação, a diálise é útil se realizada no início do período pré-anepático. A insulina é eficaz se for administrada pelo menos 10 a 15 minutos antes da reperfusão; dá-se preferência às infusões em relação à dosagem repetida em bólus. Administrado imediatamente antes da reperfusão, o cálcio diminui o efeito da hipercalemia no miocárdio. Podem ser necessários agonistas α-adrenérgicos e fármacos alcalinizantes para manter a RVS e o pH, respectivamente.

Durante a fase neo-hepática, pode ocorrer uma fibrinólise resultando em contínua perda volêmica devido a sangramento microvascular. Se a fibrinólise não for autolimitante, podem ser administrados medicamentos antifibrinolíticos. A acidose metabólica, que piora durante a fase anepática e atinge o pico após a reperfusão, deve melhorar quando o fígado começa a funcionar. Os sinais adicionais de função hepática incluem aumento da temperatura central e diminuição da necessidade de cálcio (indicando metabolismo de citrato pelo fígado). Ocasionalmente, os pacientes oligúricos com síndrome hepatorrenal podem apresentar um aumento na produção de urina na sala de cirurgia.

Manejo Pós-operatório

As taxas de sobrevida do paciente pós-transplante são de 85% a 90% para 1 ano e de 72% a 78% após 5 anos. Os receptores de enxertos de doadores vivos têm mais sucesso nas taxas de sobrevida pós-transplante para 1 e 5 anos. A trombose da artéria hepática no período pós-operatório imediato geralmente requer retransplante. A infecção é uma grande ameaça à sobrevida nos meses iniciais após o transplante.

TRANSPLANTE CARDÍACO

O transplante cardíaco é o tratamento definitivo para pacientes com doença cardíaca em estágio final. Atualmente, as três indicações mais comuns para o transplante cardíaco são a cardiomiopatia dilatada idiopática, cardiopatia isquêmica e a cardiopatia congênita, que representam mais de 90% dos transplantes.[19]

Avaliação Pré-operatória

Embora os pacientes sejam submetidos a uma extensa avaliação multidisciplinar antes de serem listados, uma detalhada avaliação pré-anestésica é, muitas vezes, complexa devido à urgência da cirurgia, à apresentação clínica complexa e a várias condições comórbidas.[20] Muitos pacientes necessitam de medicamentos inotrópicos ou suporte mecânico no momento do transplante cardíaco. A avaliação pré-operatória deve se concentrar no estado cardíaco atual, nos medicamentos (particularmente a necessidade de fármacos inotrópicos e anticoagulantes) e no suporte mecânico, como balão intra-aórtico ou dispositivo de assistência ventricular. Os pacientes não devem ter hipertensão pulmonar grave e irreversível ou uma doença infecciosa ativa. Para os pacientes com insuficiência de vários órgãos, pode-se considerar o transplante cardíaco combinado com outros órgãos (p. ex., pulmão, rim, fígado) (Capítulo 13).

Manejo Intraoperatório

Além dos monitores-padrão, são inseridos monitores hemodinâmicos invasivos (linhas arteriais, CVCs e CAPs) para o transplante cardíaco.[21] A veia jugular interna direita permanece como o local preferido, apesar da preocupação de que possa pôr em risco as biópsias pós-operatórias. O CAP deve ser removido para a veia jugular antes que o coração nativo seja excisado. Como alternativa, o CAP é posicionado na posição venosa central e é avançado depois que o coração doador é implantado. Em algumas instituições, utiliza-se também um CAP com capacidade de monitoramento contínuo da saturação venosa mista de O_2 e débito cardíaco. A ETE desempenha um papel importante na avaliação do *status* do volume intravascular, da contratilidade e da função valvular, ao mesmo tempo em que monitora o tromboembolismo (Capítulo 25).

Os pacientes que estão recebendo um transplante cardíaco muitas vezes estão com o estômago cheio devido

> **Quadro 36.6** Transplante Cardíaco: Objetivos Perioperatórios
>
> - Manter a pressão sanguínea sistêmica para manter o enchimento coronariano
> - Otimizar a pré-carga
> - Reduzir a pós-carga para melhorar a fração de ejeção
> - Evitar a vasoconstrição pulmonar
>   - Manter a oxigenação
>   - Evitar a hipercapnia
>   - Evitar altos volumes correntes
>   - Corrigir alterações do equilíbrio acidobásico
> - Dar suporte à contratilidade
>   - Medicamentos farmacológicos
>   - Balão intra-aórtico
>   - Dispositivos de assistência

à urgência do procedimento; portanto, é necessária uma rápida sequência de indução de anestesia. A escolha do anestésico é ditada pela função cardíaca do paciente. Um coração com disfunção grave depende da pré-carga e é sensível à pós-carga. Mesmo pequenas alterações no retorno venoso, na resistência vascular, no ritmo, na frequência cardíaca e na contratilidade podem levar ao colapso hemodinâmico. Os anestésicos com impacto hemodinâmico mínimo são frequentemente escolhidos para induzir a anestesia. O etomidato é uma escolha razoável. A manutenção da anestesia geralmente é alcançada por meio da administração de uma combinação entre um anestésico volátil e um opioide. Também pode ser utilizada uma técnica com grandes doses de opioides. O óxido nitroso geralmente é evitado, pois se observa supressão cardíaca nos pacientes com transplante de coração, presumivelmente devido à depleção da reserva de catecolaminas e à *down regulation* dos receptores β-adrenérgicos.

Os objetivos do manejo durante o transplante cardíaco são ditados pela insuficiência cardíaca congestiva subjacente e pela necessidade de evitar condições que aumentam a pressão AP (Quadro 36.6). A retirada da circulação extracorpórea é semelhante a qualquer outro caso cardíaco. Os pacientes são reaquecidos. O equilíbrio acidobásico e os eletrólitos devem estar na faixa normal, os pulmões são ventilados com oxigênio a 100% e as câmaras cardíacas devem estar livres de ar.

Diversas questões intraoperatórias são específicas do transplante cardíaco. Em primeiro lugar, o coração transplantado é denervado e pode ocorrer bradicardia após a reperfusão. A resposta da frequência cardíaca às mudanças hemodinâmicas está ausente e os fármacos que atuam indiretamente no coração são ineficazes. A bradicardia pode ser tratada por estimulação elétrica (geralmente, 90 a 110 batimentos/min) ou medicamentos cronotrópicos como o isoproterenol. Em segundo lugar, o desmame malsucedido da circulação extracorpórea costuma ser causado por insuficiência cardíaca direita. Vários mecanismos possíveis estão relacionados à insuficiência cardíaca direita durante o transplante cardíaco: a hipertensão pulmonar preexistente pode ser agravada durante a reperfusão do coração doado e o ventrículo direito é particularmente propenso a lesões por

isquemia/reperfusão. Os principais objetivos terapêuticos para a insuficiência cardíaca direita durante o transplante cardíaco são aumentar a contratilidade do ventrículo direito e diminuir a resistência da AP. A falta de resposta pode exigir suporte mecânico ventricular direito. A piora da hipertensão pulmonar durante o transplante cardíaco é multifatorial. Aumento no débito cardíaco, espasmo do vaso pulmonar e embolia sanguínea ou gasosa são causas possíveis. A ventilação e oxigenação adequadas, evitando-se hipóxia e a hipercarbia, podem prevenir o aumento da resistência vascular pulmonar. O tratamento da hipertensão pulmonar com vasodilatadores não seletivos, como nitroglicerina e nitroprussiato de sódio, pode diminuir a RVS e resultar em hipotensão sistêmica. Determinados fármacos, como o óxido nítrico inalatório, o iloprost aerossolizado (um análogo de carbaceclina da prostaglandina I_2) e o sildenafil (por inalação ou infusão) podem ser úteis.

Manejo Pós-operatório

O manejo pós-operatório busca atingir oxigenação, ventilação, volume intravascular, pressões pulmonares e sistêmicas, coagulação e temperatura corporal adequados. A extubação traqueal é considerada quando forem alcançadas uma hemodinâmica estável e uma ventilação espontânea adequada. Alguns pacientes necessitam de implantação permanente de marca-passo por causa da perda da função do nó sinusal.[21] A maioria dos pacientes precisa de suportes inotrópico e cronotrópico nos primeiros dias após o transplante cardíaco. O sangramento pós-transplante e um enxerto não funcional podem ser fatais, e precisam ser diagnosticados e tratados de forma emergencial.

TRANSPLANTE DE PULMÃO

A doença pulmonar obstrutiva crônica e a doença pulmonar intersticial são duas indicações comuns para o transplante pulmonar em adultos.[22] Nas crianças, a fibrose cística é a indicação mais comum para transplante pulmonar. A escolha do tipo de transplante (único, sequencial, duplo) depende da preferência do cirurgião e da natureza e gravidade da doença. Cada tipo de cirurgia requer uma configuração anestésica e uma avaliação intraoperatória ligeiramente diferentes.

Avaliação Pré-operatória

A avaliação pré-operatória deve se concentrar na gravidade da doença pulmonar, na função basal de outros órgãos vitais, nas vias aéreas e nas alterações no intervalo desde o último exame (Capítulo 13).[23] A administração pré-operatória de medicamentos ansiolíticos deve ser realizada com precaução, uma vez que muita sedação ou ansiedade descontrolada podem piorar a hipertensão pulmonar. A administração suplementar de oxigênio é cuidadosamente administrada, pois a maioria dos pacientes com transplante de pulmão depende de seu estímulo hipóxico. Para o controle pós-operatório da dor, a analgesia epidural deve ser con-

IV

siderada nos pacientes submetidos a transplante pulmonar (Capítulo 40).

Manejo Intraoperatório

Além dos monitores-padrão, geralmente são colocados cateteres arteriais, CVCs e CAPs. Em algumas instituições, é utilizado um CAP com monitoramento contínuo da saturação venosa mista de O_2 e do débito cardíaco. A fibrobroncoscopia é necessária durante o transplante pulmonar. Além de avaliar a posição do tubo endotraqueal de duplo lúmen, a fibrobroncoscopia pode examinar as anastomoses das vias aéreas em busca de estenose, sangramento e obstrução devido a sangue ou escarro. A ETE costuma ser usada durante o transplante pulmonar.

A indução da anestesia precisa equilibrar o risco de aspiração de conteúdo gástrico com hipóxia e instabilidade hemodinâmica. A ventilação com pressão positiva pode causar uma diminuição do retorno venoso. Os pacientes com hipertensão pulmonar grave correm o risco de parada cardíaca durante a indução da anestesia. Nessa situação, é estabelecida a circulação extracorpórea de emergência. A ventilação com pressão positiva pode causar ainda mais danos aos pulmões doentes e piorar a hipóxia e a hipercarbia. *Air trapping* e barotrauma devem ser evitados. Devem ser consideradas estratégias de ventilação protetora, incluindo pequenos volumes correntes.[24]

Os problemas intraoperatórios mais desafiadores associados ao transplante pulmonar envolvem desequilíbrio entre ventilação-reperfusão e hipertensão da AP. As estratégias para tratar a hipoxemia durante o transplante pulmonar são semelhantes às observadas na cirurgia torácica (Capítulo 27). No momento do clampeamento da AP, costuma-se encontrar um aumento da pressão da mesma. Os métodos para reduzir a pressão da AP são a restrição de fluido intravascular e vasodilatadores pulmonares seletivos e não seletivos em formas intravenosas e inaladas. A administração excessiva de fluidos intravasculares deve ser evitada porque o edema pulmonar não cardiogênico é uma complicação frequente nos pacientes submetidos a transplante de pulmão.

Manejo Pós-operatório

Nos pacientes com pulmão transplantado, toma-se cuidado especial durante o pós-operatório para evitar o barotrauma, volutrauma e deiscência anastomótica durante a ventilação mecânica com pressão positiva.

TRANSPLANTE DE PÂNCREAS

A indicação mais comum para o transplante de pâncreas é o diabetes do tipo 1. No entanto, foram realizados mais transplantes em pacientes com diabetes do tipo 2 nos últimos anos.[25] O pâncreas transplantado pode fornecer insulina endógena e restaurar a normoglicemia e a resposta ao glucagon. O diabetes melito afeta os sistemas cardiovascular, autônomo, nervoso, renal, gastrointestinal e metabólico.

A avaliação pré-operatória deve se concentrar no estado funcional dos órgãos vitais. A doença cardíaca isquêmica é a principal causa de morte perioperatória. Nesta população de pacientes, o diagnóstico de doença arterial coronariana é difícil na presença de neuropatia e isquemia silenciosa. Caso haja suspeita de doença arterial coronariana, deve-se realizar um teste de esforço pré-operatório ou cateterismo cardíaco. As avaliações pré-operatórias também devem incluir o exame da função renal, do estado acidobásico, dos eletrólitos e da hemoglobina. A maioria dos transplantes de pâncreas é realizada simultaneamente com o transplante renal. Comparado com o transplante apenas do pâncreas ou de pâncreas após transplante de rim, os transplantes simultâneos de pâncreas e rim apresentam as melhores taxas de sobrevida do enxerto.[25]

O transplante de pâncreas pode ser realizado sob anestesia geral ou regional. Caso haja doença cardiovascular, os monitores invasivos devem ser considerados. A escolha dos fármacos anestésicos deve levar em conta a possibilidade de grave hipotensão pós-indução devido à disfunção diabética do sistema nervoso autônomo. A administração de fármacos BNM que não dependem da excreção renal para sua eliminação tem preferência caso a função renal esteja prejudicada (Capítulo 11). Devem-se evitar as hiperglicemias intraoperatórias graves, pois podem afetar adversamente a função das ilhotas e promover infecção pós-transplante.

CONCLUSÕES

Os pacientes que se apresentam para transplante de órgãos sofrem de doença terminal de um ou mais órgãos e muitos deles estão gravemente doentes. O manejo anestésico adaptado às condições comórbidas do paciente é vital para um transplante bem-sucedido. Um trabalho anestésico cauteloso, tanto antes como depois do transplante, pode ter um profundo impacto na minimização dessas complicações e na melhoria dos resultados pós-transplante. O transplante bem-sucedido reverte a falência do órgão e promove a recuperação de sistemas orgânicos para além do órgão transplantado.

PERGUNTAS DO DIA

1. Como deve ser avaliado o risco de doença cardiovascular em um paciente que necessita de transplante renal?
2. Quais são as indicações mais comuns para o transplante de fígado nos Estados Unidos? Como o escore para o modelo para doença hepática terminal (MELD) é usado na alocação de enxertos hepáticos?
3. Quais são as três fases do procedimento de transplante hepático? Quais são as manifestações da síndrome de reperfusão?
4. Um paciente desenvolve bradicardia imediatamente após o transplante de coração. Quais são os aspectos específicos do manejo da hemodinâmica do paciente neste contexto?

REFERÊNCIAS

1. Steadman H, Wray CL. Anesthesia forabdominal organ transplantation. In: Miller RD, Cohen NH, Eriksson LI, eds. *Miller's Anesthesia*. Philadelphia: Saunders Elsevier; 2015:2262-2291:Chap 74.

2. Centers for Medicare and Medicaid Services. Department of Health and Human Services. Medicare and Medicaid programs, conditions for coverage for organ procurement organizations (OPOs), final rule. *Fed Regist.* 2006;71:30981-31054. http://www.ustransplant.org/annual_reports/current/. Accessed March 7, 2010.

3. Bernat JL, D'Alessandro AM, Port FK, et al. Report of a National Conference on Donation after cardiac death. *Am J Transplant.* 2006;6(2):281-291.

4. Verheijde JL, Rady MY, McGregor JL. The United States Revised Uniform Anatomical Gift Act (2006): new challenges to balancing patient rights and physician responsibilities. *Philos Ethics Humanit Med.* 2007;2:19.

5. Reese PP, Shults J, Bloom RD, et al. Functional status, time to transplantation, and survival benefit of kidney transplantation among wait-listed candidates. *Am J Kidney Dis.* 2015;66(5):837-845.

6. Rao PS, Schaubel DE, Guidinger MK, et al. A comprehensive risk quantification score for deceased donor kidneys: the kidney donor risk index. *Transplantation.* 2009;88:231-236.

7. Matas AJ, Smith JM, Skeans MA, et al. OPTN/SRTR 2013 Annual Data Report: kidney. *Am J Transpl.* 2015;15(suppl 2):1-34.

8. Delville M, Sabbah L, Girard D, et al. Prevalence and predictors of early cardiovascular events after kidney transplantation: evaluation of pre-transplant cardiovascular work-up. *PLoS One.* 2015;10(6):e0131237.

9. Lentine KL, Costa SP, Weir MR, et al. Cardiac disease evaluation and management among kidney and liver transplantation candidates. *Circulation.* 2012;126:617-663.

10. Yunos NM, Bellomo R, Hegarty C, et al. Association between a chloride-liberal vs chloride-restrictive intravenous fluid administration strategy and kidney injury in critically ill adults. *JAMA.* 2012;308(15):1566-1572.

11. Mutter TC, Ruth CA, Dart AB, et al. Hydroxyethyl starch (HES) versus other fluid therapies: effects on kidney function. *Cochrane Database Syst Rev.* 2013;(7):CD007594.

12. Marik PE, Baram M, Vahid B. Does central venous pressure predict fluid responsiveness?. *Chest.* 2008;134:172-178.

13. Hanif F, Macrae AN, Littlejohn MG, et al. Outcome of renal transplantation with and without intra-operative diuretics. *Int J Surg.* 2011;9(6):460-463.

14. Yang B, Xu J, Xu F, et al. Intravascular administration of mannitol for acute kidney injury prevention: a systematic review and meta-analysis. *PLoS One.* 2014;9(1):e85029.

15. Attia M, Silva MA, Mirza DF. The marginal liver donor—an update. *Transpl Int.* 2008;21:713-724.

16. Stravitz RT, Kramer AH, Davern T, et al. Intensive care of patients with acute liver failure: recommendations of the U.S. Acute Liver Failure Study Group. *Crit Care Med.* 2007;35:2498-2508.

17. Rudnick MR, de Marchi L, Plotkin JS. Hemodynamic monitoring during liver transplantation: a state of the art review. *World J Hepatol.* 2015;7(10):1302.

18. Paugam-Burtz C, Kavafyan J, Merckx P, et al. Postreperfusion syndrome during liver transplantation for cirrhosis: outcome and predictors. *Liver Transpl.* 2009;15:522-529.

19. Colvin-Adams M. OPTN/SRTR 2012 Annual Data Report: heart. *Am J Transpl.* 2014;14(suppl 1):97-111.

20. Ramakrishna H, Jaroszewski DE, Arabia FA. Adult cardiac transplantation: a review of perioperative management. *Part I. Ann Card Anaesth.* 2009;12:71-78.

21. Fischer S. A review of cardiac transplantation. *Anesth Clin.* 2013;31:383-403.

22. Yusen R. The registry of International Society for Heart and Lung Transplantation—2014. *J Heart Lung Transpl.* 2014;3:1009.

23. Castillo M. Anesthetic management for lung transplantation. *Curr Opin Anesth.* 2011;24(1):32-36.

24. Verbeek GL. Intraoperative protective ventilation strategies in lung transplantation. *Transpl Rev.* 2013;27:30-35.

25. Kandaswamy R, Skeans MA, Gustafson SK, et al. OPTN/SRTR 2013 Annual Data Report: pancreas. *Am J Transpl.* 2015;15(suppl 2):1-20.

IV

37 ANESTESIA AMBULATORIAL

David M. Dickerson e Jeffrey L. Apfelbaum

INTRODUÇÃO

A anestesia ambulatorial incorpora muitos dos avanços tecnológicos e farmacológicos perioperatórios dos últimos 200 anos. Atualmente, a maioria das cirurgias é realizada de forma ambulatorial; os pacientes chegam de casa a uma instalação cirúrgica, são submetidos a um procedimento intervencionista ou cirurgia e retornam para casa com seus amigos e familiares para se recuperar. A experiência cirúrgica e anestésica ambulatorial, no entanto, começa bem antes e se estende muito além do dia da cirurgia e da anestesia.

A ideia da anestesia ambulatorial começou há 100 anos, quando o Dr. Ralph Waters abriu o primeiro centro moderno de cirurgia ambulatorial (CCA) em Sioux City, Iowa, a "Downtown Anesthesia Clinic".[1] No final da década de 1950 e início dos anos 1960, centros de cirurgia ambulatorial foram abertos no Canadá e no Reino Unido para aliviar as listas de espera para cirurgia eletiva em hospitais. Em 1962, o Dr. David Cohen e o Dr. John Dillon abriram uma clínica de cirurgia ambulatorial, que seria uma precursora do "centro cirúrgico" moderno. Eles propuseram atenção a medidas de qualidade, avaliação e seleção de pacientes e disponibilidade de equipamentos, com ênfase na padronização do fluxo e do percurso clínico do paciente. Eles demonstraram economias significativas para os pacientes e companhias de seguros com bons resultados.[2] Em 1970, quando a cirurgia de internação se tornou mais cara, os Drs. Wallace Reed e John Ford abriram o primeiro CCA americano moderno, o Phoenix Surgicenter, com o principal objetivo de diminuir o custo cirúrgico para os pacientes, mantendo a qualidade e a segurança. Esses locais incorporaram o valor que os centros cirúrgicos e as práticas cirúrgicas realizadas no consultório ainda oferecem hoje: alta qualidade, conveniência e economia de custos para pacientes, para as famílias e para a equipe cirúrgica. Pontualidade, cirurgias eficazes e excelentes resultados clínicos em relação à experiência do paciente são fundamentais para essa conveniência.

Os redatores e editores desejam agradecer ao Dr. Douglas G. Merrill por contribuir para este capítulo na edição anterior desta obra. Ele serviu de base para o capítulo atual.

Quadro 37.1 Expectativas do Paciente e da Família para a Cirurgia Ambulatorial

- Segurança durante o procedimento
- Alívio da dor
- Ausência de náuseas
- Rápido retorno à rotina diária normal
- Ônus mínimo para os cuidadores do paciente, que podem incluir família ou amigos

Quadro 37.2 Principais Objetivos para o Sucesso na Anestesia Ambulatorial

- Manter um ambiente previsível por meio da seleção crítica de casos e procedimentos
- Promover uma cultura de atenção e segurança do paciente que supere a do ambiente hospitalar
- Monitorar a literatura revisada por pares e acompanhar a experiência e resultados nos pacientes a fim de desenvolver "melhores práticas" baseadas em evidências
- Padronizar o fluxo de trabalho com "melhores práticas" que permitam prever a produção consistente de ótimos resultados para pacientes, famílias e cirurgiões

Este capítulo serve como uma cartilha sobre os aspectos únicos da prática moderna de anestesia ambulatorial, com ênfase na otimização de resultados e na experiência do paciente, ao mesmo tempo que regula os custos.

A ANESTESIA AMBULATORIAL É DIFERENTE

Em 1985, quando foi fundada, a Society for Ambulatory Anesthesia (Sociedade de Anestesia Ambulatorial – SAMBA) procurou definir o campo da anestesia ambulatorial. Através da promulgação de padrões de atendimento e numerosas diretrizes, a SAMBA moldou o atendimento clínico, a pesquisa e o ensino.[2] Com os avanços tecnológicos em cirurgia e os avanços farmacológicos em anestesiologia, muitas cirurgias que eram realizadas em nível nacional mudaram para o ambiente ambulatorial, e com a mudança, os padrões de prática do provedor de anestesia ambulatorial logo evoluiu. Embora não se espere que todos esses profissionais apliquem anestesias em complexas cirurgias de troca valvar cardíaca, é correto esperar que administrem anestesia de forma bem-sucedida. Um procedimento anestésico ambulatorial não é simplesmente um procedimento anestésico seguido de alta para que o paciente vá para casa. Um procedimento anestésico ambulatorial respeita o tempo do paciente e do cirurgião como recursos valiosos e maximiza a previsibilidade mediante a preparação e prevenção até mesmo das menores morbidades nas horas e dias seguintes ao procedimento. A anestesia ambulatorial é multidisciplinar, rapidamente acessível, econômica, centrada no paciente e, mais ainda, um modelo para o "Surgical Home" (Capítulo 51).

A ANESTESIA AMBULATORIAL É CENTRADA NO PACIENTE

A cirurgia ambulatorial requer um procedimento anestésico minimamente invasivo com ênfase máxima na segurança, conforto e recuperação do paciente. Os desafios inerentes a este requisito levaram a métodos inovadores e altamente centrados no paciente por grupos ambulatoriais. Para fornecer o melhor serviço, devem-se compreender as expectativas do paciente e de sua família.[3-5] O Quadro 37.1 descreve essas expectativas. As expectativas do paciente e o suporte familiar devem ser avaliados e abordados antes da realização da anestesia e da cirurgia ambulatorial, de modo a garantir que a instituição e seu pessoal possam atender às expectativas do paciente. Para alcançar as metas desejadas pelos pacientes,

Tabela 37.1 Vários Locais para a Cirurgia Ambulatorial

Instalação	Estrutura Potencial de Propriedade
Departamento ambulatorial de hospitais	Hospital ou grupo de investimento, não pode ser propriedade de médicos desde 2010, mandato PPACA
Centro de cirurgia ambulatorial	Hospital, grupo de médicos, investidores não médicos, a propriedade pode impedir a indicação de profissionais, como médicos de cuidados primários, a fim de cumprir a Lei Stark anticorrupção
Consultório do cirurgião, dentista ou especialista	Hospital, grupo de médicos, investidores não médicos

PPACA, Lei de proteção e cuidado acessível ao paciente.

famílias e equipe médica, os anestesiologistas e a direção do hospital devem aprovar objetivos específicos. Os principais objetivos para um centro de atendimento ambulatorial são descritos no Quadro 37.2.

DEFININDO O VALOR DO ATENDIMENTO AMBULATORIAL

A cirurgia ambulatorial pode ser realizada em vários ambientes e geralmente é definida por uma experiência de "ida e volta" no mesmo dia para os pacientes. Os procedimentos podem ser realizados perto ou longe de um hospital, em um consultório, CCA independente, departamento ambulatorial independente e não baseado em um hospital ou um departamento ambulatorial com base em um hospital. A propriedade das instalações pode ser igualmente diversificada (Tabela 37.1). Tanto no Canadá quanto nos Estados Unidos, as instalações cirúrgicas ambulatoriais possuem um registro de segurança estabelecido.[6,7] Através de processos de acreditação e supervisão multidisciplinar, padrões bem-estabelecidos de atendimento relacionados à segurança do paciente, seleção cuidadosa de pacientes e procedimentos e uma mão de obra especializada, são alcançados resultados favoráveis em um grande volume de procedimentos, com um mínimo de complicações e uma taxa de mortalidade extremamente pequena ou mesmo rara.

IV

O atendimento cirúrgico ambulatorial tem vários benefícios econômicos e sociais para pacientes, cirurgiões e operadoras de seguros. O ambiente cirúrgico ambulatorial oferece redução significativa de custos, com excelentes resultados na segurança e satisfação do paciente. De 1981 a 2011, os procedimentos ambulatoriais cresceram quase 10 vezes e representaram de 19% a mais de 60% de todas as cirurgias realizadas nos Estados Unidos.[8] As cirurgias duram menos tempo em CCAs do que em um centro de internação.[9,10] De 2008 a 2010, abriram-se novos CCAs independentes, sobretudo em mercados economicamente vantajosos, com menos concorrência.[11] As taxas das operadoras, o volume de casos, o controle de custos e as práticas de cobrança especializadas influenciam a rentabilidade do CCA.

SELEÇÃO

Paciente

Possibilitar resultados bem-sucedidos requer a seleção, avaliação e preparação cuidadosa dos pacientes em relação às condições comórbidas e à estrutura social. A seleção adequada permite aos anestesiologistas antecipar a duração provável do processo de chegada e preparação, avaliação anestésica, período cirúrgico e recuperação. O candidato cirúrgico ideal pode variar dependendo dos profissionais envolvidos, do procedimento agendado e do contexto da prática. A seleção do paciente e do procedimento, com o objetivo de evitar eventos inesperados, é, sem dúvida, o motivo pelo qual os CCAs são locais historicamente seguros.[12] Ainda assim, é preciso saber mais sobre as características do paciente (p. ex., comorbidades e distúrbios fisiopatológicos na admissão) que, ocasionalmente, podem levar a falhas de qualidade e segurança.[13]

Muitas comorbidades requerem considerações perioperatórias e pós-operatórias. O não reconhecimento de comorbidades pode resultar em aumento do custo e, mais importante, da morbidade perioperatória. Os centros geralmente implementam um protocolo de atendimento para garantir cuidados consistentes e baseados em evidências. Não existe uma lista única de pacientes aceitáveis ou tipos de casos que funcione para todos os locais. Essas condições devem ser abordadas de forma organizada e meticulosa, incorporando as diretrizes existentes das sociedades profissionais para criar um plano personalizado para o paciente, procurando minimizar a complexidade e maximizar a previsibilidade.

Anestesiologista

Os anestesiologistas que trabalham no cenário ambulatorial incorporam um conjunto distinto de habilidades que, como todos os subespecialistas, os distingue de seus pares. Um anestesiologista reconhece o valor do trabalho padronizado, comunica-se de forma eficaz com a equipe, valoriza o tempo do paciente e do cirurgião, emprega analgesia multimodal ampla, mas econômica, e administra agentes anestésicos de curta duração e de modo minimamente invasivo para garantir uma recuperação rápida e segura. A especialização da equipe que trabalha em uma sala cirúrgica é um determinante fundamental da duração e previsibilidade do tempo em cirurgia e da permanência na unidade de cuidados pós-anestésicos (UCPA).[14-16]

Direção Médica

A liderança é fundamental para o bem-estar dos centros de atendimento ambulatorial. Existem diferenças entre as práticas específicas dos vários locais de anestesia ambulatorial, embora o monitoramento padronizado da segurança do paciente, prontidão para crises, a formação da equipe e o controle de custos sejam requisitos, seja qual for o local, e dependem da direção dada pela equipe de liderança da instituição.

Os profissionais de anestesia de CCAs e de consultórios geralmente veem suas responsabilidades aumentarem quando desempenham o papel de diretor médico, ajudando o estabelecimento a cumprir as diretrizes normativas e legislativas. O cumprimento contínuo requer o conhecimento dos regulamentos estaduais, federais e das operadoras para uma série de questões, incluindo, entre outras, a manutenção de registros de medicamentos, restrições ao tamanho do estabelecimento, manutenção de equipamentos de emergência, sistemas de esterilização, proporção entre pessoal e pacientes e disponibilidade de leitos de recuperação. Como os anestesiologistas costumam estar presentes durante longos períodos nos CCAs e consultórios, eles geralmente se tornam assessores das equipes administrativas que gerenciam as instalações, e frequentemente se tornam os diretores médicos na prática. Não há cursos ou currículos para se tornar um diretor médico de um centro de cirurgia ambulatorial. A área ambulatorial nas reuniões anuais da American Society of Anesthesiologists (ASA) e da SAMBA oferece pouca educação continuada em direção médica e uma rede para orientação e mentoria. Um diretor médico altamente funcional é essencial para o sucesso do fluxo de trabalho diário da instituição, bem como para a experiência e a segurança do paciente. A manutenção da acreditação é uma responsabilidade compartilhada da instituição liderada pelo diretor médico.

Liderança Multidisciplinar e Atendimento Padronizado

Mudanças desnecessárias e uma cultura hierárquica que promove a falta de transparência e de trabalho em equipe costumam ser a fonte de práticas inseguras, ineficientes e de alto custo na prestação de cuidados de saúde.[17] Uma resposta efetiva é que as equipes de prestação de cuidados de saúde integrem estudos publicados e diretrizes com análise dos resultados locais. Os dados devem, então, ser desenvolvidos. Devem ser utilizadas políticas orientadas por algoritmos para ajustar ou eliminar variações desnecessárias.[18-20] O CCA ou consultório é um local excepcionalmente conveniente para este trabalho. É um ambiente homogêneo em que menos profissionais executam um conjunto menor de procedimentos quando comparado com a sala cirúrgica de uma unidade de internação hospitalar convencional.[21] As decisões a respeito do atendimento ao paciente feitas em ambientes clínicos mais estáveis conquistam os melhores resultados e as melhores práticas.[22]

Para alcançar a previsibilidade máxima, os cirurgiões, a chefia da instituição e os anestesiologistas devem chegar a um acordo a respeito de diretrizes consistentes para o manejo de comorbidades específicas de cada paciente, e compilar por escrito estas instruções em políticas e procedimentos duráveis para referência. Os métodos mais eficazes para desenvolver planos de atendimento padrão usam equipes multidisciplinares de médicos e enfermeiros para analisar a literatura, visitar *sites* modelo de pares, criar protocolos com critérios de exclusão específicos, medir os resultados clínicos de profissionais que adotam e não adotam tais protocolos e relatar esses resultados para toda a equipe. Diretrizes deste tipo variam de acordo com o local e devem ser reavaliadas com frequência para que possam acompanhar o panorama dinâmico do atendimento ao paciente. Espera-se que os profissionais sigam diretrizes estabelecidas de prática ou protocolos de atendimento, a menos que um método alternativo produza resultados iguais ou melhores do que as "melhores práticas" publicadas. Neste momento, a chefia deve reavaliar as diretrizes de prática atualmente existentes.

Pessoal Auxiliar

A equipe de atendimento auxiliar no ambiente ambulatorial é uma mão de obra especializada que contribui substantivamente para a realização dos objetivos da instituição.[14] O pessoal especializado de enfermagem e anestesia geralmente é formado e treinado em atendimento emergencial em clínicas independentes ou no consultório por causa do relativo isolamento da instalação. Os profissionais da sala de cirurgia dos CCAs são frequentemente obrigados por órgãos de acreditação a completar a formação em Suporte Avançado de Vida em Cardiologia (Advanced Cardiac Life Support – ACLS) e Suporte Avançado de Vida em Pediatria (Pediatric Advanced Life Support – PALS), porque esses indivíduos são os responsáveis pelo atendimento em uma situação de emergência, geralmente por um período mais longo do que uma enfermeira na sala de cirurgia de um hospital terciário.

Procedimento

Assim como na seleção do paciente, a seleção do procedimento busca minimizar a complexidade para garantir um curso operacional e uma recuperação previsíveis. Os recursos, a equipe e a população de pacientes de uma instituição podem possibilitar a realização de procedimentos complexos. Entre a maioria dos procedimentos cirúrgicos ambulatoriais estão as cirurgias de lente e cataratas, procedimentos ortopédicos e colecistectomia laparoscópica[23] (Capítulos 29, 31 e 32). O aumento da complexidade deve ser considerado em relação ao potencial de atrasos nos casos, demora na alta, admissão não programada e seu impacto na satisfação do paciente e na eficiência da instituição. Os pacientes que passam por cirurgias com duração superior a uma hora e têm estado físico III ou IV na classificação da ASA, têm idade avançada (Capítulo 35) e têm um índice de massa corporal (IMC) alto apresentam um risco aumentado de admissão hospitalar não programada.[24]

Algumas combinações de procedimentos ambulatoriais eletivos aumentam o risco de tromboembolismo venoso.[25] A colecistectomia ambulatorial foi especificamente relatada como segura e, como consequência, é frequentemente realizada como procedimento ambulatorial.[26] Contudo, a alta

no mesmo dia após apendicectomia pode ser um problema. A apendicectomia laparoscópica de emergência pode ser executável em um CCA quando um sistema de escore preditivo é utilizado para selecionar os candidatos que precisam de menos de 12 horas de observação pós-operatória.[27] No entanto, muitos pacientes precisam que sua apendicectomia seja realizada em um horário em que o centro ambulatorial não está aberto.[27] Os horários de admissão ou observação hospitalar podem ser reduzidos quando os pacientes atendem aos critérios validados para uma observação reduzida.

As taxas de complicações pós-operatórias que resultam em novas internações também podem determinar a seleção do procedimento. Tireoidectomia e paratireoidectomia simultâneas têm bons perfis de morbidade e mortalidade pós-operatória, mas podem requerer retornos na primeira semana pós-operatória devido a hipocalcemia, sangramento, seroma ou hematoma.[28] Tais complicações podem resultar em comprometimento pós-operatório agudo da via aérea, o que sugere fortemente que esses casos sejam operados em locais onde a reinternação pode ser rapidamente realizada.

Local (Instalação Cirúrgica)

Maximizar a previsibilidade também influencia o local selecionado para a cirurgia. A localização e os recursos geralmente favorecem ou impedem procedimentos de grande complexidade. O acesso a cuidados hospitalares deve ser considerado quando instalações não hospitalares são selecionadas para o atendimento de pacientes mais graves ou para procedimentos mais complexos. Se 98% dos pacientes que passaram por uma cirurgia específica puderem receber alta no mesmo dia, mas 2% precisarem de observação ao longo da noite, esta cirurgia específica deve ser realizada em um estabelecimento onde seja possível uma observação pós-operatória de 23 horas. Uma transferência hospitalar, que é um evento raro, serve como medida de qualidade para a cirurgia ambulatorial.[29,30] A taxa de visitas hospitalares para atendimento através do departamento de emergência em uma série foi quase 30 vezes mais frequente do que a transferência hospitalar.[31] O desafio moderno para a anestesia ambulatorial é incorporar com segurança casos mais complexos ao ambiente ambulatorial.

Anestesia Realizada em Consultório

Historicamente, pensou-se que os CCAs fossem um local mais seguro para realizar uma cirurgia do que um consultório.[32] As razões dadas para a suposta discrepância eram a atenção cuidadosa à seleção de casos e pacientes, bem como a preparação no local feita por CCAs autônomos.[33] Um estudo de 2014 indica que a anestesia realizada no consultório pode ser tão segura quanto os procedimentos realizados no hospital e em CCAs.[34] A acreditação do consultório, a seleção do procedimento adequado e do paciente, o credenciamento do profissional, a acreditação da instalação, as listas de verificação da segurança do paciente e a implementação de diretrizes da sociedade profissional melhoram a segurança na cirurgia feita em consultório.

As cirurgias odontológicas, a cirurgia plástica e uma variedade cada vez maior de procedimentos cirúrgicos agora estão sendo realizadas em consultórios em vez de centros de

IV

cirurgia ambulatorial ou hospitais. O ambiente do consultório é conveniente, privado e econômico. As exigências do estabelecimento, a seleção de casos e as técnicas anestésicas para consultórios foram bem definidas.[35-37] Os resultados dos procedimentos feitos em consultório geralmente são excelentes. Algumas tragédias particularmente notáveis após procedimentos em consultórios destacam a necessidade de cautela na supervisão e nos cuidados anestésicos, seja qual for o local de serviço.[38] Uma comparação do risco de anestesia e cirurgia em um consultório, CCAs ou hospitais é difícil porque os mecanismos para notificação para todos eles são insuficientes.[39] O Institute for Safety in Office-Based Surgery desenvolveu uma lista de verificação de segurança para melhorar a preparação para procedimentos feitos em consultório.[40] A maioria das lesões em local remoto relacionadas à anestesia ocorre como resultado de um monitoramento inadequado, não por erros na seleção de pacientes.[41] Fatores associados ao aumento do risco no ambiente do consultório incluem o uso de pessoal não qualificado na cirurgia ou anestesia, falta de equipamento adequado e treinamento para ressuscitação e outras emergências e falta de acesso a hospitais para ocasionais emergências potencialmente fatais.[42] Se esses fatores forem eliminados, a anestesia feita em consultório e administrada por anestesiologistas qualificados em um estabelecimento acreditado parece ser igualmente segura.[7]

Simulação e Treinamentos: Preparação do Local

A preparação do local para situações de emergência imprevistas deve ser meticulosa. Os funcionários de CCAs e de consultórios devem simular emergências comuns para aperfeiçoar a prontidão do sistema e dos profissionais para tais eventos. Uma publicação aprovada pela SAMBA fornece situações detalhadas para treinamento, com material educacional para práticas ambulatoriais para avaliar e aperfeiçoar a prontidão e a capacidade de resposta para emergências comuns.[43] Como os seus equivalentes reais, as simulações e exercícios de treinamento podem ser estressantes e devem ser seguidas por avaliações que enfatizem as potenciais melhorias na concepção do sistema e no trabalho em equipe, e não as falhas individuais.[44,45] As simulações também podem fornecer informações sobre mudanças necessárias na seleção de pacientes e de procedimentos e políticas e diretrizes que as moldam.

A JORNADA PERIOPERATÓRIA DE UM PACIENTE CIRÚRGICO AMBULATORIAL

Um Roteiro para o Sucesso

No ambiente ambulatorial, a experiência do paciente começa bem antes da chegada a um CCA e continua muito depois da alta da sala de recuperação. A necessidade de previsibilidade na cirurgia ambulatorial requer um roteiro específico formalizado. O esquema do fluxo do paciente representado na Figura 37.1 ilustra a jornada do paciente desde a seleção, passando pelo seguimento pós-cirúrgico e além. O esquema ambulatorial pode diferir de um local para outro, mas, em geral, existem várias fases. Compreender as fases do atendimento e os objetivos e desafios associados a cada uma delas é essencial para oferecer cuidados ambulatoriais de alto valor.

Fase Pré-operatória: Dias a Semanas antes da Cirurgia

A seleção do paciente, do procedimento e do local ocorre preliminarmente, no consultório do cirurgião, e é congruente com as diretrizes, políticas e procedimentos desenvolvidos pela chefia do estabelecimento médico. A triagem pré-operatória de candidatos identifica características do paciente que comprometem a previsibilidade ou criam complexidade ou risco nas fases intraoperatória, pós-operatória ou pós-alta do procedimento (Capítulo 13).

Avaliando o apoio Social Adequado

A triagem de pacientes investiga o apoio social, que inclui um acompanhante no dia da cirurgia, um motorista para levar o paciente para casa e um cuidador para os cuidados pós-cirúrgicos e assistência com as atividades da vida diária.[46] No dia da cirurgia, cada paciente deve ter um acompanhante no local ou imediatamente disponível. Um motorista para levar o paciente para casa também deve estar imediatamente disponível. Alguns centros exigem uma declaração assinada pelo paciente de que terá um cuidador na primeira noite após a cirurgia. O acompanhante deve estar presente durante a admissão do paciente e a preparação para a cirurgia. Se o paciente não conseguir um acompanhante, motorista ou cuidador para a noite após a cirurgia, o procedimento não é agendado. Esses requisitos não são populares entre alguns pacientes, mas a identificação precoce de pacientes que não possuem esses recursos reduz o risco do paciente e o risco potencial de cancelamento de casos no dia da cirurgia. Os únicos pacientes que podem ser liberados sozinhos são aqueles que receberam apenas uma pequena dose de anestesia local e nenhum outro medicamento relacionado à anestesia.[46-49]

Avaliação e Teste: antes do Dia da Cirurgia

Os centros ambulatoriais desenvolvem fluxos de trabalho para triagem do paciente para evitar cancelamentos no dia da cirurgia e para garantir a seleção do melhor estabelecimento para o atendimento. Os pacientes são considerados candidatos cirúrgicos ambulatoriais pelo cirurgião, mas questões médicas relevantes para os cuidados perioperatórios e à recuperação podem impedir esse *status* de paciente ambulatorial. A história clínica preliminar apresentada no momento da avaliação cirúrgica conduz a avaliação pré-operatória inicial e pode ser complementada por formulários de avaliação de saúde preenchidos pelo paciente. O estado de saúde relevante pode ser avaliado com um formulário preenchido no local para avaliação cirúrgica pré-operatória. O formulário completo fornece uma revisão dos sistemas, histórico médico e identificação do apoio social. O formulário é então transmitido para a equipe anestésica do centro cirúrgico, com a reserva para o procedimento. Um profissional licenciado da equipe (médico, enfermeiro de prática avançada, enfermeiro anestesista certificado [CRNA] ou auxiliar de anestesiologia) analisa os formulários e determina se há necessidade de um telefonema de acompanhamento, com base no tipo de cirurgia e nas comorbidades do paciente. O estado das condições médicas é revisado e uma avaliação anestésica preliminar é conduzida. A necessidade de novos exames ou avaliações é decidida com base nas diretrizes das sociedades médicas, nas políticas do estabelecimento e no discernimento do anestesiologista.

Os exames devem ser econômicos e baseados em evidências. Exames pré-operatórios são excessivamente solicitados em pacientes submetidos a cirurgia ambulatorial de baixo risco, apesar da falta de influência nos resultados pós-operatórios.[50] Uma revisão sistemática também corroborou esses achados em cirurgias eletivas não cardíacas.[51] Embora a prática em CCAs e consultórios tenha reduzido o custo da prestação de cuidados, a avaliação pré-operatória de rotina para cirurgia ambulatorial de baixo risco continua sendo dispendiosa. Em 2011, 53% dos beneficiários do Medicare submetidos a cirurgia de catarata passaram por uma avaliação pré-operatória. Os custos de cuidados de saúde para esta coorte no mês que precedia a cirurgia de catarata foram de 12,4 milhões de dólares mais do que nos 11 meses anteriores.[52] Uma Revisão Cochrane subsequente descobriu que os exames de rotina de antemão não aumentaram a segurança para a cirurgia de catarata.[53] No entanto, nem todos os procedimentos ambulatoriais têm o perfil de risco favorável da cirurgia de catarata e sua menor exposição anestésica.

A triagem pré-operatória deve determinar a elegibilidade de um paciente para procedimentos ambulatoriais específicos e o local em que são realizados.

De acordo com diretrizes publicadas, há uma mudança de testes de rotina para testes específicos de estratificação de risco para modificar o risco e estabilizar uma condição médica existente. Uma revisão de 2014 oferece evidências atuais sobre tópicos fundamentais na avaliação e manejo de risco para o paciente cirúrgico ambulatorial.[54] As equipes de anestesia ambulatorial bem-sucedidas usam paradigmas de triagem de acordo com diretrizes e comunicação com pacientes antes do dia da cirurgia para minimizar os cancelamentos de última hora, adiamento da alta, admissão não programada e insatisfação do paciente. Várias questões clínicas importantes que devem desencadear discussões mais aprofundadas antes do dia da cirurgia são revistas aqui.

Avaliação do Risco Cardiovascular (Capítulo 13)

As diretrizes de 2014 da American College of Cardiology/American Heart Association (ACC/AHA) oferecem um

A Jornada de um Paciente Cirúrgico Ambulatorial

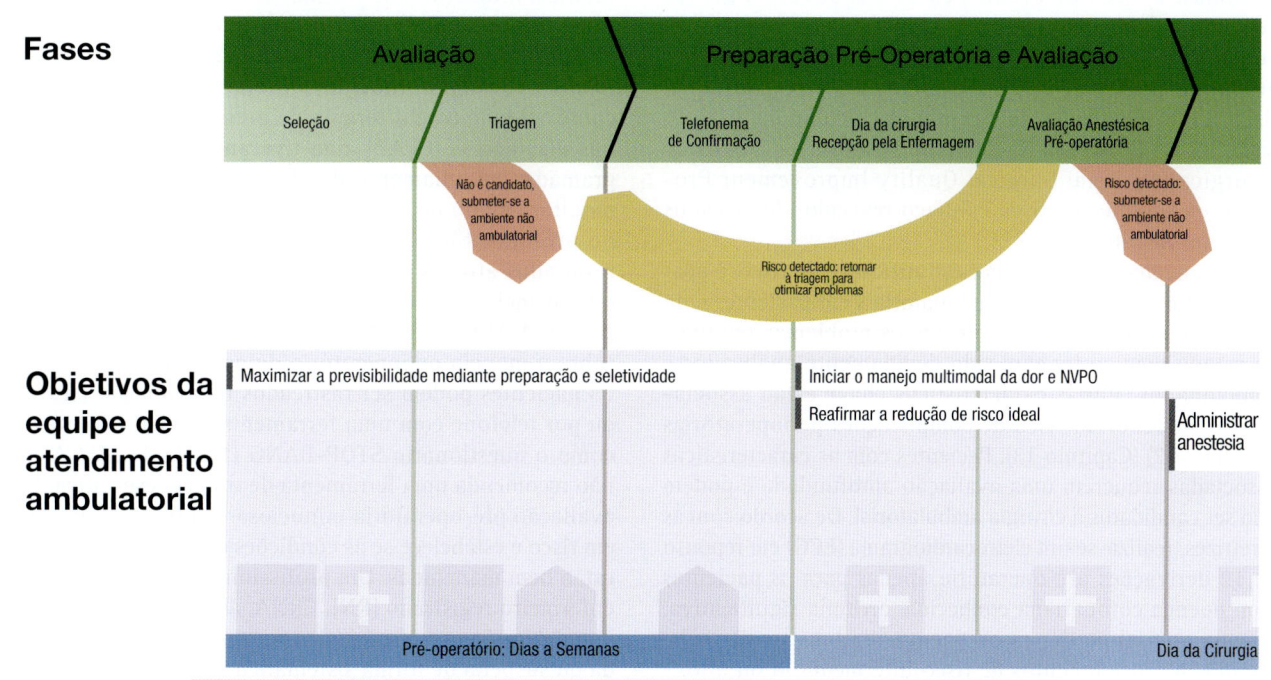

Fig. 37.1 A jornada de um paciente cirúrgico ambulatorial. (Elaborado pela pesquisadora de *design* Amanda Rosenberg.)

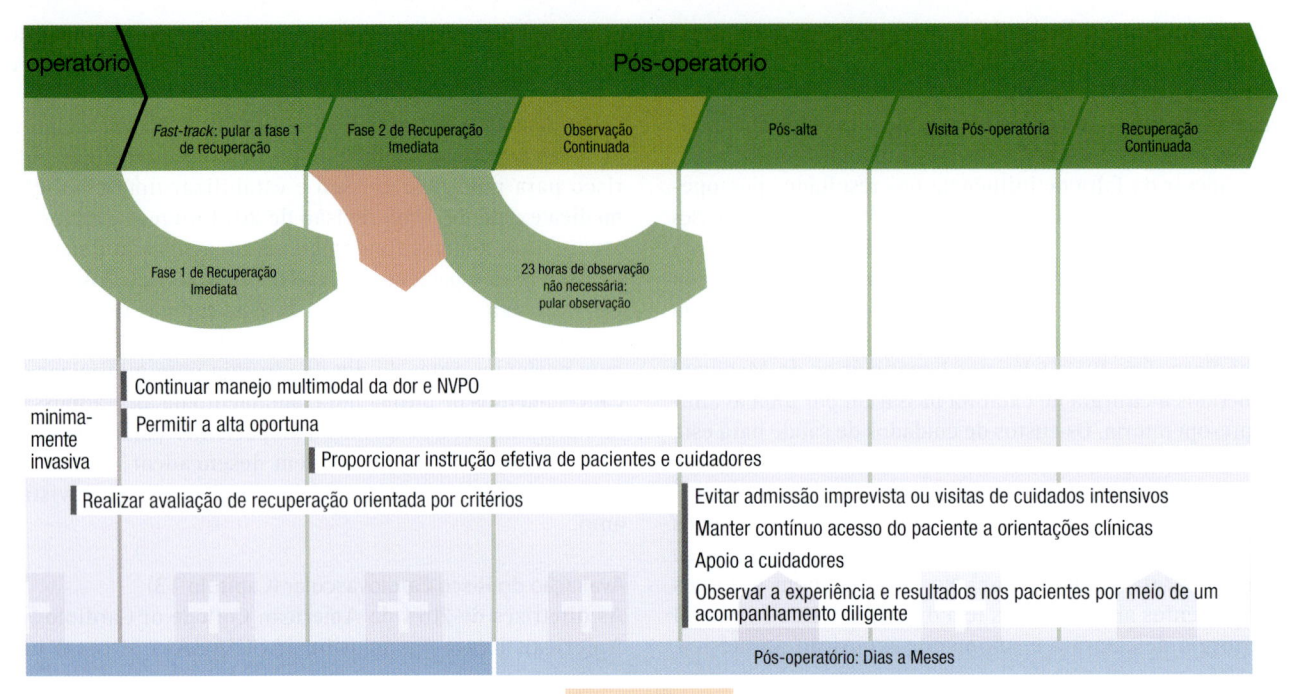

Fig. 37.1 *(Cont.)*

algoritmo para a avaliação cardiovascular perioperatória e atendimento de pacientes com doença arterial coronariana que estão sendo submetidos a cirurgia não cardíaca.[55] Como a maioria dos procedimentos cirúrgicos ambulatoriais têm raras complicações cardíacas perioperatórias, as diretrizes recomendam que um paciente demonstre uma capacidade funcional de pelo menos quatro valores de equivalente metabólico (MET) para atividades; por exemplo, a capacidade de subir dois lances de escada sem apresentar sintomas. O risco de eventos cardíacos adversos graves depende do procedimento cirúrgico e das características do paciente. As diretrizes recomendam a utilização de um de dois métodos de cálculo de risco para determinar o risco combinado antes da cirurgia. A calculadora de risco cirúrgico do Programa Nacional de Melhoria da Qualidade Cirúrgica (National Surgical Quality Improvement Program) ou o índice de risco cardíaco revisado identifica os pacientes de alto risco.[56-58]

Após avaliação detalhada e estratificação do risco, é possível tentar procedimentos ambulatoriais em pacientes com perfil maior de risco, uma vez que os problemas relativos ao estado médico tenham sido devidamente analisados e solucionados. Várias características chave estão associadas ao aumento do risco de complicações perioperatórias (Tabela 37.2) (Capítulo 13). Pacientes com as características associadas requerem uma avaliação aprofundada e podem não ser candidatos à cirurgia ambulatorial. De acordo com as diretrizes, realiza-se um eletrocardiograma (ECG) em repouso de 12 derivações pré-operatório apenas para os pacientes com doença coronariana conhecida, arritmia significativa, doença arterial periférica ou doença cerebrovascular submetidos a procedimentos de risco intermediário ou alto.[55] É melhor que essa avaliação de risco seja feita bem antes do dia da cirurgia (Capítulo 13).

Apneia Obstrutiva do Sono (Capítulos 27 e 50)

A apneia obstrutiva do sono (AOS) influencia a fisiologia do paciente e o atendimento intraoperatório e pós-operatório.[59] A AOS ativa os neurônios simpáticos e leva a hipertensão e anormalidades cardiovasculares que podem causar morbidade ou até mesmo a morte perioperatória.[60] A AOS, que é subdiagnosticada na maioria dos pacientes,[61] aumenta o potencial para eventos cerebrovasculares, infarto do miocárdio, sangramento, eventos respiratórios perioperatórios, intubação difícil e morte.[62,63] É crucial estabelecer este diagnóstico antes da cirurgia ambulatorial.

Em uma coorte cirúrgica ambulatorial, pacientes com AOS estabelecida, independentemente da gravidade ou conformidade com a terapia de pressão positiva contínua nas vias aéreas (CPAP), não tiveram admissões não programadas ou adiamento da alta, sugerindo boa seleção e monitoramento do paciente.[64] A capacidade de identificar no pré-operatório pacientes com AOS pode melhorar os resultados através de estratificação de risco e preparação ou por meio de encaminhamento para um ambiente hospitalar. A ASA e a SAMBA atualizaram diretrizes separadas sobre o manejo perioperatório de pacientes com AOS.[65,66] Os pacientes podem ser rastreados na avaliação cirúrgica ou por telefone com uma ferramenta validada de triagem, como o questionário STOP-BANG (Tabela 37.3).[67] A ASA não recomenda uma ferramenta de triagem específica. Uma avaliação pré-operatória minuciosa identifica os pacientes em risco e estabelece se as condições comórbidas associadas estão bem manejadas. Um profissional licenciado (médico, enfermeiro registrado [RN], CRNA, assistente de anestesiologia) deve fazer a triagem dos pacientes com AOS conhecida ou suspeita de forma sistemática antes da cirurgia, pelo menos por telefone. A avaliação confirma a presença ou ausência de um diagnóstico de AOS, a conformidade com a

Tabela 37.2	Fatores Clínicos que Aumentam o Risco de Complicações Perioperatórias

Sistema de Órgãos	Sintoma ou Preocupação Médica
Cardiovascular	Angina instável ou de início recente Emergência hipertensiva Infarto do miocárdio dentro de 6 meses Disritmia cardíaca recentemente diagnosticada Insuficiência cardíaca descompensada Doença valvar grave *Stent* de liberação de fármacos dentro de 12 meses *Stent* metálico sem revestimento dentro de 4 semanas
Pulmonar	Broncoespasmo sintomático Tosse produtiva Aumento do trabalho respiratório Apneia obstrutiva do sono grave Hipóxia (diminuição da saturação de oxigênio)
Renal	Terapia de diálise recente desconhecida ou insuficiente
Endócrino	Hipoglicemia sintomática Hiperglicemia sintomática
Neurológico	Acidente cerebrovascular recente ou ataque isquêmico transitório não tratado Demência ou delírio
Hematológico	Descontinuação insuficiente de anticoagulantes

Tabela 37.3	Componentes do STOP-BANG Interpretação de Questionário e Pontuação

Componentes (cada um vale 1 ponto)	Interpretação das Pontuações
Ronco Cansaço durante o dia Apneia observada Pressão: pressão arterial elevada Índice de massa corporal (IMC) > 35 kg/m² Idade > 50 anos Circunferência do pescoço > 40 cm Sexo = masculino	< 3 pontos: Baixa probabilidade de AOS 3 a 6 pontos: Triagem positiva adequada, testes adicionais necessários ≥ 5 pontos: Alta probabilidade de AOS

AOS, Apneia obstrutiva do sono.

terapia com CPAP, a presença de uma máquina de CPAP e uma máscara bem ajustada e o controle das comorbidades associadas. O tipo de cirurgia, a capacidade de minimizar a exposição a opioides por meio de técnicas anestésicas locais ou regionais e a capacidade do estabelecimento para tratar as complicações associadas à AOS não diagnosticada ou não controlada e suas comorbidades podem determinar a adequação. A incapacidade de fornecer esse nível elevado de cuidados deve transferir o manejo para um ambiente hospitalar. A Tabela 37.4 enumera as comorbidades e as preocupações perioperatórias associadas à AOS e as características do paciente associadas aos distúrbios respiratórios do sono.

Diabetes Melito (Capítulo 29)

Não há valor de hemoglobina A_{1c} (HbA_{1c}) que impossibilite um paciente de se submeter a uma cirurgia ambulatorial; no entanto, resultados perioperatórios adversos estão associados a uma HbA_{1c} superior a 7%. O controle precário da glicemia pode indicar a presença de disfunção em outro sistema de órgãos, incluindo comorbidades cardiovasculares e renais, tornando relevante o procedimento ambulatorial específico. O princípio subjacente no dia da cirurgia é prevenir a hipoglicemia ao mesmo tempo que se mantêm, perioperatoriamente, níveis fisiológicos basais de insulina. Deve-se conhecer o grau pré-operatório de controle de glicemia basal, disfunção de órgãos- alvo por hiperglicemia e o tratamento atual. Essa informação é obtida antes do dia da cirurgia. Uma declaração de consenso da SAMBA fornece conhecimentos práticos no manejo perioperatório do paciente diabético no ambiente ambulatorial.[68]

Dor Crônica (Capítulo 44)

Recomenda-se a identificação dos pacientes com dor crônica, dependência de opioides ou história de dor pós-operatória severa e não controlada ou que estão recebendo terapia com buprenorfina ou metadona bem antes do dia da cirurgia, para que se faça o planejamento adequado do tratamento. Com dor e náuseas como causas comuns de alta tardia e readmissão não programada, deve-se estabelecer um plano formal para controle da dor e acompanhamento pós-operatório para pacientes com potencial tolerância ou intolerância ao tratamento da dor, ou para pacientes que atualmente estão sob os cuidados de um médico especialista em dor[29,69,70] (Capítulos 40 e 44).

Na ausência de bloqueio neuroaxial ou de nervos periféricos, os pacientes dependentes de opioides podem necessitar de um aumento de 100% a 200% da dose de opioides basais no pós-operatório. Tal aumento de titulação pode não estar dentro do âmbito da prática de alguns cirurgiões ou instalações cirúrgicas. Para algumas cirurgias ou pacientes, a anestesia regional pode não ser indicada. O rastreio e planejamento pré-operatórios podem reduzir a readmissão não programada relacionada à dor, altas tardias ou visitas ao departamento de emergência. Durante o período pré--operatório, os pacientes com dor crônica podem ter pouca fé em sua capacidade de ir para casa imediatamente após a cirurgia. Esse medo ou expectativa deve ser identificado no pré-operatório e enfrentado através do planejamento do tratamento, informações ao paciente e possíveis cuidados hospitalares.

Fase Pré-operatória: Dia(s) antes da Cirurgia

Uma vez que a avaliação e a preparação pré-operatórias estejam concluídas e os resultados revistos, a consulta do paciente com a instituição é confirmada (Capítulo 13). Neste

IV

Tabela 37.4	Comorbidades e Complicações Periprocedurais Associadas à Apneia Obstrutiva do Sono (AOS)		
Comorbidades	**Complicações Potenciais Relacionadas à Doença**	**Características que Podem Aumentar a AOS**	
Hipertensão	Ventilação difícil com máscara	Síndrome de Down	
Arritmias	Intubação difícil	Doença neuromuscular	
Cor pulmonale	Dessaturação de oxigênio e hipoxemia	Paralisia cerebral	
Cardiopatia isquêmica	Exacerbação de comorbidades cardíacas	História de intubação difícil	
Diabetes	Extubação tardia	Tamanho alargado da língua ou da tonsila	
Acidente vascular encefálico	Risco de reintubação		
Sonolência diurna	Estada prolongada na sala de recuperação		
Depressão	Lesão cerebral hipóxica		
Diminuição da vitalidade e da funcionalidade social no SF-36 (redução da qualidade de vida)	Morte		

SF-36, Questionário de qualidade de vida em versão curta (36).

momento, as informações relativas à presença de um acompanhante e condução também são verificadas. Um telefonema pré-operatório vários dias antes da cirurgia confirma a hora da chegada, reitera as instruções sobre medicação e ingestão oral, responde às perguntas do paciente e reconfirma a disponibilidade do acompanhante, da condução e do cuidador pós-operatório. Vinte e quatro horas antes da cirurgia, um funcionário designado da instituição confirma as informações sobre o horário de chegada e a necessidade de um acompanhante e condução. Essas medidas reduzem o atraso e o cancelamento de procedimentos, bem como o consumo de recursos necessários para cuidar de um paciente desamparado.

Os dias ou semanas que precedem a cirurgia são tempo suficiente para avaliação preliminar da candidatura do paciente pela equipe de anestesia. É possível que o profissional responsável pelo caso só seja designado no dia anterior. Após a designação, os preparativos finais começam. Os formulários de avaliação de saúde estão disponíveis no dia anterior à cirurgia para revisão pelo anestesiologista que cuidará do paciente. A revisão oportuna detecta omissões ou negligências no planejamento do tratamento para que diretivas ou tratamentos adicionais possam ser acrescentados. Embora tal preparação de última hora não seja ideal, é possível que nem ela seja feita se a revisão do histórico médico for adiada até a manhã seguinte.

Fase Pré-operatória: Dia da Cirurgia

Avaliação Anestésica Pré-operatória (Capítulo 13)

A ASA e o Center for Medicaid Services (CMS) determinaram que uma revisão pré-operatória da história médica e social do paciente e um exame físico feito por um anestesiologista são necessários.[71] À medida que procedimentos e pacientes mais complicados são aceitos no ambiente ambulatorial, o ato de levantar uma história detalhada não pode ser abreviado. Os anestesiologistas frequentemente descobrem mudanças significativas no estado do paciente que podem afetar a sua condição de saúde pós-operatória e em longo prazo.[72,73] Como o estado físico está correlacionado à admissão não

programada e à alta tardia, uma avaliação completa do estado médico de um paciente pode afetar o resultado. Uma breve entrevista motivacional e aconselhamento por parte dos profissionais responsáveis pela anestesia a respeito de questões preventivas de saúde, como a suspensão do tabagismo, também pode ser eficaz com um compromisso de tempo menor.[74]

Quando os pacientes se apresentam para o dia da cirurgia fora de seu estado de saúde habitual, o anestesiologista é confrontado com a pergunta desafiadora: Devemos prosseguir com a cirurgia deste paciente hoje? A essência desta questão é se o risco de um paciente está aumentado. Se não estiver, a complexidade aumentada compromete a previsibilidade do procedimento e os efeitos anestésicos? O anestesiologista faz essa pergunta inconveniente quando os pacientes ficam criticamente doentes, quando a avaliação pré-operatória da pré-admissão está incompleta ou quando os pacientes não aderem às recomendações anteriores para consulta, teste ou terapia essenciais. Várias condições clínicas afetam significativamente o resultado e são descritas na Tabela 37.2. A decisão de seguir com a cirurgia é sempre uma avaliação individualizada e a melhor maneira de tomá-la é de forma multidisciplinar e baseada em evidências.

Condições Pulmonares Agudas

Se um paciente recebeu tratamento suficiente para alcançar uma condição médica ótima (p. ex., os medicamentos foram revisados pelo médico que o acompanha e nenhum outro tratamento é considerado necessário), mas ainda está sintomático (p. ex., sibilos em repouso, tempo de expiração forçada à beira do leito inferior a 6 segundos, incapacidade de subir um lance de escadas devido a dispneia) ou tem hipertensão pulmonar, a cirurgia deve ser realizada no ambiente hospitalar, onde os serviços médicos e de fisioterapia respiratória são ideais.[75-78] A cirurgia pediátrica das vias aéreas com complicações não é agendada para um centro independente, mas pode ser realizada em um centro localizado em um hospital se intensivistas pediátricos e fisioterapeutas respiratórios com experiência pediátrica estiverem prontamente acessíveis (Capítulo 34).

Infecção aguda do trato respiratório superior (IRS) presente ou recente é, em alguns casos, motivo suficiente para adiar um caso devido ao potencial de complicações respiratórias perioperatórias. Podem ocorrer edema supraglótico, estridor, laringospasmo, dessaturação e tosse durante a anestesia geral em pacientes com IRS, particularmente quando se realizou intubação endotraqueal.[79] Embora o uso de dispositivos supraglóticos nas vias aéreas possa estar associado a menos problemas nesses pacientes, ainda há uma possibilidade de resultados severamente negativos, como edema laríngeo após o uso de um dispositivo supraglótico nas vias aéreas em um paciente com IRS recente.[80] A escolha de um determinado tipo de anestésico ou técnica, o valor de um antissialagogo ou a decisão de extubação enquanto o paciente está profunda ou ligeiramente anestesiado não estão claros.[81,82]

A cirurgia eletiva pode prosseguir em pacientes com uma IRS branda, atual ou recente, se o procedimento puder ser realizado com segurança sem intubação orotraqueal, se o paciente não tiver outros problemas cardíacos ou pulmonares (isto é, cardiopatia congênita, asma ou doença pulmonar obstrutiva crônica [DPOC]) e se o procedimento cirúrgico não impactar a via aérea.[83] Sintomas pulmonares ativos ou recentes, graves, que comprometam a funcionalidade, exigem exame rigoroso e possível adiamento da cirurgia eletiva caso seja necessário mais de um anestésico local. Mesmo assim, é melhor que o paciente busque inicialmente cuidados primários, em vez de um procedimento que pode limitar ainda mais a função ou as atividades da vida diária durante a recuperação.

Hipertensão (Capítulos 13 e 25)

Pacientes com hipertensão que precisam de medicação e que serão submetidos a cirurgia têm um risco 50% mais frequente de problemas cardiovasculares adversos nos primeiros 30 dias após um procedimento.[84,85] Embora os inibidores da enzima conversora da angiotensina (ECA) melhorem a hipertensão, eles podem estar associados à hipotensão profunda após indução de anestesia geral.[86,87] Outros já questionaram esta conclusão.[88] Para os pacientes que apresentam hipotensão pós-indução de anestesia, as taxas de morbidade e mortalidade pós-operatória aumentam.[85] A decisão de omitir os anti-hipertensivos no período pré-operatório pode gerar hipertensão arterial significativa mesmo em um curto período de 24 horas. Embora a sedação e a anestesia geral possam diminuir a pressão arterial, a reação neuro-humoral aos estímulos cirúrgicos pode ser profunda, resultando em labilidade pós-operatória e hipertensão de difícil controle em uma população em risco.

Caso sejam identificados angina de início recente, angina crônica instável, nova arritmia cardíaca, sinais de insuficiência cardíaca congestiva descompensada ou angioplastia recente ou *stent* coronário percutâneo, o melhor é adiar a cirurgia ambulatorial eletiva.[55,89,90] Não há um valor determinado para pressão arterial que justifique o cancelamento da cirurgia, mas a hipertensão pré-operatória grave deve desencadear uma discussão multidisciplinar. A pressão arterial basal do paciente é uma referência útil para o manejo intraoperatório e para decidir se uma cirurgia deve ser adiada. Se houver sintomas de emergência hipertensiva, o procedimento ambulatorial é remarcado e o paciente transferido para ser tratado e compensado de maneira emergencial.

A Via Aérea Difícil (Capítulo 16)

A via aérea "difícil" apresenta um desafio sério no ambiente ambulatorial. Uma história de via aérea difícil deve ser identificada bem antes do dia da cirurgia através da comunicação pré-operatória com o paciente ou revisão do questionário de saúde. No dia da cirurgia, uma avaliação pré-operatória das vias aéreas é necessária para a redução do risco.[91,92] Um centro deve estar preparado para o manejo abrangente das vias aéreas em todos os casos. A tonsila lingual oculta é definida por sua natureza imprevista.[93] Por essa e por muitas outras razões, o equipamento necessário para empregar completamente o algoritmo de via aérea difícil da ASA deve estar imediatamente disponível e regularmente verificado quanto à sua funcionalidade.[94-96] Caso se selecione a anestesia regional ou neuroaxial para o paciente com uma via aérea difícil conhecida, a contingência de uma anestesia inadequada deve ser discutida no pré-operatório com o paciente e o cirurgião para garantir que todas as partes compreendam os riscos que um "pouco de sedação" poderia trazer. A intubação traqueal com o paciente acordado (isto é, podendo incluir uma pequena dose de medicação pré-operatória) pode ser a opção mais segura apesar do aparente atraso no fluxo de trabalho.

Teste de Gravidez (Capítulos 33 e 34)

Alguns centros exigem testes de gravidez para todas as mulheres em idade fértil, e outros os oferecem apenas às mulheres que dizem que podem estar grávidas. Em um estudo, a exigência para que todas as mulheres se submetessem a testes de gravidez resultou em um custo de mais de três mil dólares por teste positivo, um preço particularmente preocupante considerando-se o nível desconhecido de benefício.[97] Um estudo separado descobriu que o custo por resultado positivo era de 1.005,32 dólares com um benefício desconhecido de não realizar cirurgia eletiva em uma mulher grávida.[98] Alguns profissionais entrevistam os pacientes durante a avaliação pré-operatória: "Existe alguma chance de você estar grávida hoje?" Uma resposta "sim" desencadeia um teste e uma resposta "não" desencadeia uma declaração de confirmação e novo aconselhamento: "Se houver alguma chance, devemos confirmar para garantir que não exponhamos inadvertidamente um feto em desenvolvimento à anestesia."

Medicamentos Pré-operatórios (Capítulo 13)

Os pacientes ansiosos podem se beneficiar de uma série de técnicas não farmacológicas para ansiólise, incluindo aromaterapia ou ouvir música de sua escolha.[99-101] A administração de benzodiazepínicos de curta ação ou 1.200 mg de gabapentina também pode melhorar a experiência perioperatória do paciente ansioso ou com pensamentos catastróficos.[102] A administração de acetaminofeno, gabapentina ou pregabalina e de fármacos anti-inflamatórios não esteroides (AINEs) durante o período pré-operatório inicia

IV

Tabela 37.5	Benefícios e Efeitos Adversos das Técnicas Anestésicas	
Tipo de Anestesia	**Benefícios**	**Efeitos Adversos**
Geral inalatória	Bloqueio neuromuscular e procedimentos intraperitoneais Controle intraoperatório máximo das vias aéreas quando realizada com intubação	NVPO, NVPA Lesão na via aérea Disfunção cognitiva Alta adiada Hiperalgesia Mialgia induzida por succinilcolina Bloqueio neuromuscular residual
Geral intravenosa	Menos NVPO com propofol Bloqueio neuromuscular e procedimentos intraperitoneais Controle intraoperatório máximo das vias aéreas com intubação	Lesão na via aérea Disfunção cognitiva Alta adiada Hiperalgesia (remifentanil) Mialgia induzida por succinilcolina Bloqueio neuromuscular residual
Regional	Analgesia pós-operatória prolongada Menos NVPO Menos risco de lesão nas vias aéreas Recuperação rápida Exposição reduzida à anestesia	Toxicidade sistêmica anestésica local Lesão do nervo periférico Cefaleia cervicogênica com bloqueio neuroaxial Custos de equipamento Treinamento especializado Necessidade de nova cirurgia e estresse associado
Cuidados anestésicos monitorados (CAM)	Menos exposição a doses anestésicas Recuperação rápida Menos NVPO/NVPA Baixa incidência de dor de garganta	Controle mínimo das vias aéreas Insatisfação do paciente com a necessidade inesperada de nova cirurgia Sedação excessiva Incêndios na sala de operações com sistema aberto Hipercarbia, hipoxemia Desconforto do paciente

NVPO, Náuseas e vômitos pós-operatórios; *NVPA*, náuseas e vômitos pós-alta.

a analgesia preventiva, de modo que as concentrações séricas sejam terapêuticas antes dos estímulos cirúrgicos, reduzindo potencialmente a hiperalgesia secundária, a demanda de opioides no pós-operatório e os efeitos colaterais relacionados aos opioides.[103-105] A administração pré-operatória da dexametasona também pode melhorar o estado emocional do paciente, o estado físico e as dimensões de dor no pós-operatório.[106] Náuseas e vômitos pós-operatórios (NVPO) no paciente de alto risco podem ser mitigados no pré-operatório com escopolamina transdérmica (Capítulo 39). Um adesivo de escopolamina aplicado antes da transferência para a sala de cirurgia pode ser tão eficaz quanto o droperidol ou a ondansetrona na prevenção de NVPO em adultos.[107]

Fase Intraoperatória: Técnicas Anestésicas

Os objetivos globais da anestesia ambulatorial de hoje permanecem inalterados em relação àqueles adotados há muitas décadas pelos Drs. Ralph Waters, Wallace Reed e John Ford: conveniência, baixo custo, cuidados e segurança do paciente alinhados aos objetivos do paciente e do cirurgião. Consequentemente, as técnicas anestésicas devem ser escolhidas pela segurança e para diminuir ou eliminar dor, náuseas e vômitos e o comprometimento cognitivo prolongado no pós-operatório. As técnicas anestésicas são selecionadas para permitir a recuperação oportuna. A eficiência, no entanto,

não deve expor os pacientes a risco ou comprometer seu conforto ou satisfação. Por exemplo, com o remifentanil a recuperação é confiável e rápida, mas o risco de hiperalgesia o torna inadequado para pacientes que serão submetidos a cirurgia dolorosa ou com história de dor crônica.[108] A Tabela 37.5 lista os benefícios e efeitos adversos de vários tipos de anestesia.

A seleção anestésica entre sedação, anestesia geral ou anestesia regional depende de vários fatores: características do paciente, expectativas e posicionamento, anatomia e técnica cirúrgica, preferências do cirurgião, preferências do anestesiologista e políticas ou diretrizes voltadas para a eficiência ou redução de risco da instituição (Capítulo 14). Embora nenhuma técnica anestésica seja melhor para todos os pacientes, a padronização dos cuidados pode melhorar os resultados. Os protocolos de tratamento demandam informação ao paciente, seleção de pacientes e, potencialmente, vários desvios do protocolo para o atendimento individualizado dentro da padronização. A presença de questões psicológicas, necessidade de um tradutor de idiomas ou outras condições comórbidas do paciente podem excluí-lo do protocolo normalmente selecionado.[22] Eticamente, existe uma linha tênue entre preservar a eficiência do centro ambulatorial e impedir o acesso aos cuidados. Esse desvio do protocolo "típico" deve ser identificado antecipadamente e levado em conta no cronograma do dia ou nos planos para utilização de pessoal e salas de cirurgia.

Sedação

Os cuidados anestésicos monitorados (CAM), um termo de faturamento de anestesia junto as operadoras de saúde, descreve a sedação por um anestesiologista. A sedação titulada e o monitoramento contínuo frequentemente fazem com que o paciente entre e saia da anestesia geral, conforme as alterações nas condições cirúrgicas ou do paciente. Somente anestesiologistas devem administrar esta técnica. Assim, a sedação/anestesia geral administrada por um anestesiologista ou CAM difere de outras técnicas de sedação leve utilizadas por pessoal não especializado em anestesia.

A sedação profunda (isto é, entre sedação leve e anestesia geral) é escolhida quando a anestesia geral ou regional é considerada muito invasiva ou prolongada para o procedimento ou para o paciente. O potencial para resultados catastróficos com a sedação profunda pode ser igual ou superior ao associado à anestesia geral, com riscos específicos de sedação excessiva e incêndios na sala de cirurgia.[109] A vigilância e o monitoramento são cruciais durante a sedação profunda devido à possibilidade de hipoventilação e hipoxemia.[41] Ao escolher sedação profunda ou anestesia geral, a necessidade de suplementação de oxigênio deve ser considerada. Se o procedimento for tão desconfortável que o paciente deve estar profundamente sedado, podem ser necessários níveis aumentados de oxigênio suplementar. Quando combinado com eletrocautério e cirurgia próxima a via aérea, a sedação profunda sem uma via aérea estabelecida pode trazer o risco de combustão pelo oxigênio acumulado sob o campo cirúrgico. A anestesia geral em um sistema fechado permite uma suplementação de oxigênio mais segura. Um histórico de AOS, doença de refluxo gastresofágico não controlada ou intubação ou ventilação traqueal difíceis pode criar desafios ou conflitos na segurança do paciente caso haja previsão de planos anestésicos mais profundos durante a sedação profunda.

Anestesia Regional (Capítulos 17 e 18)

A anestesia regional, isolada ou associada à anestesia geral ou sedação, pode beneficiar os pacientes e o estabelecimento.[110-112.] O anestesiologista ambulatorial atualmente é um especialista em anestesia regional que utiliza técnicas testadas e comprovadas, enquanto aprende e aplica novas técnicas à medida que são descobertas. A realização de bloqueios nervosos regionais em uma área pré-operatória para pacientes que passarão por procedimentos ortopédicos diminui o tempo total de anestesia sem aumentar o tempo de liberação da sala cirúrgica, quando comparada à anestesia geral.[113] O tempo para alta da UCPA pode ser encurtado e o pós-operatório imediato torna-se mais agradável para o paciente.[114,115] Entre 1994 e 2006, o uso de bloqueios de nervos periféricos durante procedimentos ambulatoriais de artroscopia do tornozelo aumentou de 6% para 26%, refletindo a maior utilização por praticantes.[116] O uso de cateteres regionais, na presença de condições seguras de pós-alta, pode reduzir a dor durante dias após a cirurgia, ao mesmo tempo que melhora a reabilitação.[117-119]

As técnicas de anestesia regional revolucionaram a cirurgia de hérnia e de mama. O bloqueio regional paravertebral diminui a exposição aos opioides, NVPO, retenção urinária e escores de dor em comparação com a anestesia geral ou neuroaxial.[120-123] Os bloqueios paravertebrais de múltiplos níveis, combinados com anestesia intravenosa total para ressecção do tumor mamário mostraram-se seguros e melhoraram a analgesia pós-operatória, aumentaram a qualidade da recuperação e aceleraram a alta da UCPA em comparação com anestésicos inalatórios ou anestesia geral baseada em opioides.[124] O bloqueio paravertebral para pacientes submetidos a mastectomia pode diminuir a incidência de dor torácica pós-cirúrgica crônica e a recorrência ou metástase do tumor.[124-126] O bloqueio do plano serrátil anterior e os bloqueios do nervo peitoral (pecs I e II) são novos bloqueios do plano interfascial para a analgesia da cirurgia mamária.[127,128]

Anestesia Neuroaxial (Capítulo 17)

Relatou-se que o bloqueio neuroaxial, com ou sem sedação, reduz a incidência de NVPO e dor após a cirurgia das extremidades inferiores, ginecológicas e abdominais e para pacientes com doença respiratória crônica.[129,130] Uma "anestesia espinal rápida" de curta duração tem um valor substancial no contexto ambulatorial.[131] Doses subaracnóideas de lidocaína, mepivacaína e 2-cloroprocaína proporcionam excelente anestesia para procedimentos mais curtos, como artroscopia do joelho e reparo de hérnia inguinal.[132-135] A bupivacaína espinal em baixas doses (p. ex., 4 mg com 20 µg de fentanil) é efetiva, tem ação e resolução rápidas para procedimentos transuretrais em homens idosos, sem retardar a alta.[136] Para artroscopia ambulatorial de joelho, 7,5 mg de ropivacaína hiperbárica a 0,5% proporcionam anestesia suficiente, mas com duração de até 2,5 horas e tempo de alta de até 3,5 horas, muito mais longo do que com a 2-cloroprocaína.[137,138]

Anestesia Geral

A via aérea natural cria um potencial para risco para algumas combinações paciente-procedimento, especialmente aquelas que envolvem cirurgia nas vias aéreas. A decisão de aplicar anestesia geral com ou sem intubação traqueal deve ser determinada por fatores de risco relacionados ao paciente e ao procedimento.[92] A anestesia geral comporta o potencial para risco aumentado de NVPO, náuseas e vômitos pós-alta (NVPA), lesão nas vias aéreas, hipotermia pós-operatória, disfunção cognitiva pós-operatória e demora na alta quando comparada à sedação profunda ou à anestesia regional. A anestesia geral pode ser necessária, no entanto, para procedimentos que requerem bloqueio neuromuscular ou insuflação peritoneal. Alguns pacientes podem recusar a anestesia regional ou apresentar condições que a contraindiquem, necessitando assim de anestesia geral.

A anestesia geral pode ser realizada por meio de técnicas intravenosas totais, manutenção combinada com anestesia volátil e fármacos intravenosos, ou unicamente com anestésicos voláteis. O óxido nitroso pode ser um adjunto à anestesia geral. Demonstrou-se que limitar a duração da exposição ao óxido nitroso reduz o risco de NVPO.[139] É possível uma morbidade perioperatória rara com anestesia

IV

> **Quadro 37.3** Cinco Princípios Gerais para Melhorar a Experiência e os Resultados do Paciente
>
> 1. Avaliação pré-operatória completa, seleção de pacientes e casos, decisões relativas à administração da anestesia e cuidados pós-operatórios na sala de recuperação são necessários para proporcionar resultados ótimos para os pacientes.[29,69,70]
> 2. Sem opioides e com analgesia multimodal, a dor pós-operatória e as náuseas diminuem, a função cognitiva é preservada e a satisfação do paciente é alta.[142,143]
> 3. Quando possível, escolha apenas anestesia regional (bloqueio do nervo periférico) ou uma técnica combinada de anestesia regional-geral a fim de melhorar a satisfação do paciente.[111]
> 4. Use uma terapia antiemética preventiva baseada em evidências para a maioria dos pacientes submetidos a anestesia geral.[144-146]
> 5. Em vez de anestésicos inalatórios, dê preferência à anestesia intravenosa total para anestesia geral, a fim de melhorar os resultados do paciente.[147]

intravenosa total ou anestesia volátil. As infusões de propofol em dose baixa, a analgesia multimodal e os métodos antieméticos reduzem ainda mais o risco pós-operatório de náuseas e de vômitos após a anestesia geral.[140,141] A literatura corrobora vários princípios para a seleção anestésica descritos no Quadro 37.3.[111,142-147]

Fase Pós-operatória: Início da Recuperação

À medida que os pacientes despertam da anestesia, eles são transferidos para a fase de recuperação do atendimento (Capítulo 39). Um fluxo de trabalho padrão de saída deve ser definido para a comunicação entre a sala de cirurgia e a sala de recuperação antes da transferência do paciente. O tipo de anestesia, as comorbidades do paciente, o tipo de procedimento e a disponibilidade do pessoal da sala de recuperação podem determinar o tempo de transferência do paciente da sala de cirurgia até a recuperação. Por exemplo, uma enfermeira pediátrica experiente costuma ser capaz de monitorizar adequadamente um paciente pediátrico ainda profundamente anestesiado (mas saudável) (Capítulo 34). No entanto, uma enfermeira pós-anestesia menos especializada pode proporcionar melhores cuidados caso os pacientes pediátricos (ou menos saudáveis) estejam completamente acordados e mantendo uma via aérea pérvia antes de sair da sala de cirurgia.

Há três fases de recuperação: precoce, intermediária e tardia. A recuperação precoce (fase I) ocorre até a resolução da anestesia ou de distúrbios induzidos cirurgicamente nos reflexos protetores e na função motora. Os pacientes entram na fase II de recuperação quando satisfazem esses critérios e apresentam náuseas e dor bem controladas. Alguns pacientes satisfazem esses critérios antes de sair da sala de cirurgia e podem ser admitidos diretamente na fase II. Os critérios modificados de Aldrete e os critérios de White fornecem sistemas de pontuação para avaliar a prontidão para a fase II e são descritos na Tabela 37.6.[148,149] A fase II persiste até que os critérios de alta sejam atendidos e a fase III ocorre em casa quando o paciente retorna ao seu estado fisiológico pré-operatório.

Ao chegar ao ambiente de recuperação apropriado, o anestesiologista relata verbalmente o curso cirúrgico e anestésico, o histórico e a condição do paciente e quaisquer outros dados clínicos fundamentais para a enfermeira de recuperação responsável. Formulários de transferência ou listas de verificação podem melhorar a retenção de importantes informações do paciente e do perioperatório, uma vez que as falhas de comunicação contribuem para erros médicos evitáveis e com eventos adversos resultantes.[150,151]

Fast-tracking: Contornando a Fase I

Alguns pacientes são transferidos da sala de cirurgia diretamente para a fase II de recuperação, contornando a primeira etapa e, potencialmente, a UCPA. O *fast-tracking* (rastreamento rápido) é adequado para pacientes que não necessitam de suporte de vias aéreas e apresentam função cardiopulmonar estável e analgesia adequada. O *fast-tracking* reúne rapidamente os pacientes com seus entes queridos, proporcionando uma melhor experiência para o paciente e para a família, e pode diminuir os custos no ambulatório, dependendo das práticas de gestão de pessoal.[152] O uso de analgesia multimodal e intervenções preventivas para reduzir NVPO possibilitam o *fast-tracking* mesmo com anestesia geral. O sucesso do *fast-tracking* pode ser previsto pelas principais características pré-operatórias do paciente, tais como idade acima de 60 anos, classificação ASA de estado físico inferior a 3 e outras especialidades cirúrgicas.[153] As complicações pós-operatórias imediatas não aumentam em frequência quando técnicas *fast-track* de anestesia e critérios bem-definidos da fase II são utilizados.[154,155] Se a seleção do paciente for imprecisa, as reduções da carga de trabalho de enfermagem e a redução potencial de custos podem ser marginais, uma vez que a carga de trabalho é transferida da UCPA para a área de recuperação da fase II.[156]

Analgesia Multimodal e Manejo Sistemático de Dor (Capítulo 40)

A dor é uma experiência sensorial e emocional altamente individualizada e desagradável. Por este motivo, a avaliação da dor deve ser multidimensional. A dor cirúrgica deve ser distinguida de possível dor crônica ou mesmo ansiedade ou sofrimento emocional. Uma abordagem sistemática para o cuidado da dor procura manejar adequadamente a dor, minimizar os efeitos colaterais e prevenir o desconforto pós-operatório e pós-alta do paciente por meio da estratificação de risco e do planejamento do tratamento. Alguns profissionais defendem os três Is: identificar, implementar e intervir.[157] *Identificar* pacientes em risco requer uma consideração dos fatores que contribuem para a experiência da dor: mecanismo de lesão cirúrgica, características do paciente e amplitude da terapia de dor multimodal.[158-160] As diretrizes de prática da ASA sobre manejo da dor aguda recomendam cuidados individualizados que priorizem a eficácia com eventos adversos mínimos.[161] Informar os pacientes antes da cirurgia sobre a possibilidade de dor após a cirurgia e os métodos que serão utilizados para aliviá-la pode influenciar a satisfação do paciente.[162]

Implementar um plano multimodal e sem opioides para a dor que incorpore a anestesia regional possibilita uma analgesia efetiva e minimiza os efeitos colaterais. A anestesia

Tabela 37.6 Sistemas de Pontuação para Determinação de Preparação para Alta da UCPA ou Desnecessidade da UCPA[148,149]			
Aldrete Modificada: Pontuação ≥ 9 Necessária para Alta da UCPA		**Sistema de Pontuação White: Pontuação de 12 sem Categoria Sendo < 1 Necessária para *Fast-Track* para Unidade da Fase 1**	
Achado Médico	**Pontuação**	**Achado Médico**	**Pontuação**
Nível de Consciência			
Completamente acordado	2	Acordado e orientado	2
Despertável com sinal verbal	1	Despertável com estimulo mínimo	1
Não responsivo	0	Responsivo apenas a estímulos táteis	0
Atividade Física (Movimento Voluntário ou por Comando)			
Move quatro extremidades	2	Capaz de mover todas as extremidades	2
Move duas extremidades	1	Certa fraqueza no movimento das extremidades	1
Não move nenhuma extremidade	0	Incapaz de mover as extremidades	0
Circulação/Estabilidade Hemodinâmica			
Pressão arterial dentro do limite de 20 mm Hg do nível pré-operatório	2	Pressão arterial < 15% da PAM na linha de base	2
Pressão arterial dentro do limite de 20 mm Hg a 50 mm Hg do nível pré-operatório	1	Pressão arterial a 15%-30% da PAM de linha de base	1
Pressão arterial superior a 50 mm Hg do nível pré-operatório	0	Pressão arterial > 30% da PAM de linha de base	0
Respiração/Estabilidade Respiratória			
Capaz de respirar profundamente e tossir livremente	2	Capaz de respirar profundamente	2
Falta de ar, respiração superficial ou limitada	1	Taquipneia com boa tosse	1
Apneico	0	Dispneico com tosse fraca	0
Estado da Saturação do Oxigênio			
Sao$_2$ mantida acima de 92% no ar ambiente	2	Mantém Sao$_2$ > 90% no ar ambiente	2
O$_2$ suplementar necessário para manter Sao$_2$ > 90%	1	O$_2$ suplementar necessário	1
Sao$_2$ < 90% mesmo com suplementação de O$_2$	0	Sao$_2$ < 90% no O$_2$ suplementar ambiente	0
Avaliação da Dor Pós-operatória			
Não incluída na Aldrete modificada		Nenhuma, ou desconforto leve	2
		Dor moderada a grave controlada com analgésicos IV	1
		Dor grave persistente apesar dos analgésicos IV	0
Sintomas Eméticos Pós-operatórios			
Não incluídos na Aldrete modificada		Nenhum, ou náusea leve sem êmese ativa	2
		Êmese intermitente ou ânsia	1
		Náusea e êmese persistente de moderada a grave	0
Pontuação Total Possível	10	Pontuação Total Possível	14

IV, Intravenosa; *PAM*, pressão arterial média; *O$_2$*, oxigênio; *UCPA*, unidade de cuidados pós-anestesia; *Sao$_2$*, saturação de oxigênio.

local intradérmica reduz a exposição aos opioides durante as técnicas pré-operatórias de anestesia regional. Não administrar opioides antes do período pós-operatório pode diminuir NVPO. O aumento da sedação pós-operatória e a necessidade de opioides estão associados ao uso de opioides nas fases pré-operatória e intraoperatória.[163-165] Bloqueio de nervos periféricos contínuo e bloqueio de nervo periférico através de injeção única reduziram a exposição aos opioides, melhoraram o conforto do paciente, reduziram o tempo de recuperação, aumentaram a satisfação do paciente e resultaram em taxas mais baixas de eventos adversos.[166-168] A analgesia multimodal diminui a dor nos pacientes e contribui para a alta satisfação do paciente e rendimento rápido ou *fast-tracking*.[70,169,170] Diversos estudos defendem a administração pré-operatória de pregabalina e gabapentina,[104,171] inibidores da COX-2,[105,172,173] bloqueadores β-adrenérgicos intraoperatórios,[174-176] cetorolaco,[177,178] dose subanestésica de cetamina,[179-181] magnésio,[182,183] dexametasona,[106,184,185] metilprednisolona,[186] dexmedetomidina[187] e infusão intravenosa de lidocaína[179,188] para diminuir a necessidade de

IV

opioides pós-operatórios, aliviar a dor pós-operatória aguda e reduzir NVPO e o tempo até a alta. Com inúmeros analgésicos não opioides disponíveis, ao menos um desses medicamentos é adequado para pacientes cirúrgicos ambulatoriais com risco de dor decorrente do procedimento. As pontuações de dor na recuperação podem prever o período de permanência na UCPA e são diminuídas pelo uso de não opioides na sala de operação.[189]

Quando a analgesia multimodal não é suficiente, o anestesiologista ambulatorial deve *intervir* de forma oportuna e enérgica. Após uma avaliação multidimensional da dor, são administrados medicamentos não opioides adicionais durante a avaliação para potencial bloqueio de nervos periféricos ou neuroaxial. Os opioides podem ser justificados para uma dor pós-operatória grave e não controlada, mas o potencial de atraso na alta devido a NVPO e outros eventos adversos relacionados a opioides devem ser considerados.[190] Técnicas não farmacológicas para o tratamento da dor também devem ser incorporadas.[102,191]

Náuseas e Vômitos Pós-operatórios (Capítulo 39)

Há um vínculo definitivo entre dor, medicação contra dor baseada em opioides e náuseas e vômitos. Os pacientes dão muito valor à prevenção de NVPO, classificando-os como equivalente à prevenção e ao tratamento da dor.[5,192] NVPO e NVPA interferem na recuperação das funções cotidianas após a cirurgia e, portanto, são incompatíveis com os objetivos dos cuidados ambulatoriais de anestesia e da medicina perioperatória.[193,194] NVPO costumam prejudicar a qualidade da recuperação, atrasam a alta e podem causar internação não prevista.[70,195,196]

O sistema de pontuação de Apfel é usado para direcionar a profilaxia contra NVPO.[144] É preditivo de NVPO na UCPA e nas primeiras 24 horas após a alta, mas o sistema de pontuação é um preditor ruim de náuseas e vômitos de 24-72 horas após a alta (NVPA).[197] NVPO ocorrem em até 74% dos pacientes ambulatoriais em risco não tratados, e NVPA ocorrem em até 33%.[198,199] O tratamento de NVPO começa na fase pré-operatória quando o risco basal é avaliado e a analgesia multimodal e a profilaxia de NVPO são planejadas e implementadas. Para a maioria dos pacientes, o manejo multimodal orientado por diretrizes reduz a incidência de NVPO no início do período de alta.[47,146,200] Um regime de 8 mg de dexametasona intravenosa e 4 mg de ondansetrona na fase intraoperatória, seguido de comprimidos orais de 8 mg de ondansetrona na alta e no primeiro e segundo dias do pós-operatório, praticamente elimina NVPO/NVPA precoces e tardios em muitos pacientes, incluindo aqueles nas categorias de maior risco.[201] Metanálise e diretrizes recentes, no entanto, defendem uma redução equivalente na incidência de NVPO com uma dose de 4 mg a 5 mg de dexametasona.[146,202] Apesar da profilaxia tripla com dexametasona, ondansetrona e escopolamina, e omitindo-se desencadeantes anestésicos, um pequeno grupo residual de pacientes ainda sofre significativos NVPO.[203]

Em alguns casos, a hidratação intravenosa pode reduzir a incidência de NVPO e dor.[204] A maioria dos demais pacientes pediátricos saudáveis (Capítulo 34) pode ser hidratada agressivamente e receber profilaxia dupla (dexametasona e ondansetrona) a fim de diminuir o risco de NVPO em até 80%.[205] O uso repetido de ondansetrona em adultos para náuseas e vômitos na UCPA, apesar da administração intraoperatória, é menos eficaz do que uma pequena dose intravenosa de 6,25 mg de prometazina.[206]

Fase Pós-operatória: Dando Alta aos Pacientes

Avaliação do Paciente

A recuperação pode continuar por dias após a alta e a maioria dos pacientes irá se recuperar em casa. Antes da alta, há uma avaliação da preparação do lar do paciente por um médico ou profissional de saúde delegado.[49] Um sistema de pontuação validado que utiliza critérios padronizados é o sistema de pontuação para alta pós-anestesia (PADSS).[207] O uso de tais critérios foi associado ao tempo reduzido de permanência na UCPA quando comparado aos requisitos arbitrários de tempo na UCPA. Quando os critérios do PADSS pediátrico são aplicados, a maioria das crianças recebe alta segura da UCPA uma hora após a cirurgia.[208] As diretrizes práticas traçam os critérios necessários e desnecessários para a alta.[47]

Instruções para o Paciente

Instruir e preparar o paciente é essencial para ótimos resultados cirúrgicos ambulatoriais. A preparação do paciente e dos amigos e família que atuarão como cuidadores primários começa bem antes do procedimento. Eventos adversos após a alta causados pela anestesia ambulatorial podem representar um risco de ação legal.[209] Para pacientes que recebem anestesia regional, instruções claras e efetivas podem impedir que um paciente sofra lesões adicionais ou exija cuidados intensos para dor ou náusea. As instruções descrevem o cuidado do membro insensível devido a bloqueio de nervos periféricos, o uso de muletas ou dispositivos de imobilização e o momento da terapia analgésica e antiemética. Tais instruções e informações começam durante a fase pré-operatória e podem melhorar a preparação do paciente, além de reduzir os mal-entendidos que consomem recursos na sala de recuperação. Outras instruções lembram o paciente de não tomar importantes decisões de vida ou financeiras, consumir álcool, dirigir ou operar maquinaria pesada após qualquer nível de anestesia ou sedação.[210] O cuidador ou acompanhante deve ter a habilidade física e mental para auxiliar o paciente, reconhecer quando é necessário socorrê-lo, facilitar a comunicação com os prestadores de cuidados de saúde ou providenciar cuidados críticos, se necessário. Os critérios e a adesão aos critérios de alta devem ser rotineiramente revisados e modificados.

Manejo da UCPA (Capítulo 39)

Na ausência de planejamento anterior, a disponibilidade do pessoal de anestesia para manejar emergências cardiopulmonares ou das vias aéreas pode ser limitada em uma unidade ou consultório de cirurgia ambulatorial com alto volume de procedimentos. Um anestesiologista deve permanecer

Tabela 37.7	Temas na Experiência do Paciente e do Cuidador e Ônus após Cirurgia Ambulatorial[215]	
Saúde Física e Emocional	**Experiência Hospitalar**	**Cuidados**
Controle inadequado da dor Efeitos colaterais relacionados ao analgésico Constipação Orientação inadequada no cuidado da ferida resultando em estresse do cuidador Perda de função e da independência Fisicamente complexo ajudar com as necessidades, banheiro, alimentação, colocar na cama Manutenção dos relacionamentos pessoais e profissionais do cuidador	Sensação de preparação inadequada para a experiência perioperatória apesar da avaliação pré-operatória e do aviso por telefone na noite anterior à cirurgia Instruções de alta por escrito eram confusas ou contraditórias Em tentativas de resolver as queixas do paciente, ausência de apoio institucional ou do consultório médico depois do expediente	Ônus de todas as tarefas do lar e prestação de cuidados O cuidador preocupa-se com a mobilidade do paciente, apesar do encorajamento da mobilidade pelo médico

imediatamente disponível caso um paciente seja incapaz de manter uma via aérea ou esteja clinicamente instável.

A UCPA é muitas vezes a última oportunidade para instruir o paciente e revisar os cuidados pós-alta. Os cuidadores devem receber instruções específicas para comunicar questões ou preocupações à equipe de atendimento ambulatorial. Um centro ambulatorial pode optar por ter um serviço de atendimento ou linha direta 24 horas para um contínuo atendimento e instrução ao paciente e seu cuidador.

Transferência do Paciente ou Observação por 23 Horas

Caso a condição do paciente não tenha satisfeito os critérios de alta, ele é transferido para uma instalação hospitalar ou unidade de curta permanência para observação ou tratamento continuado. A internação em unidades de observação geralmente custa menos do que visitas à emergência ou internação hospitalar.[211] Os locais de procedimento devem ter um plano de manejo bem-definido para a transferência do paciente. O CCA fornece um minucioso processo de transferência entre médicos detalhando o histórico do paciente, o curso cirúrgico, o *status* atual, preocupações e necessidades do paciente na transferência. Para uma observação prevista ou imprevista por 23 horas, o estado clínico deve determinar o nível adequado de cuidados. Se as capacidades de monitoramento e cuidados da unidade de observação forem insuficientes, o paciente deve ser transferido para uma instalação hospitalar. A pronta identificação de uma necessidade de transferência ou internação pode minimizar o atraso na obtenção do acesso do paciente a um leito em um centro de cuidados de saúde cheio. A demora na transferência pode resultar em aumento da morbidade e custos adicionais através do consumo contínuo de recursos de recuperação.

Fase Pós-operatória: Problemas Pós-alta

A fase de pós-alta (fase III) cria desafios para os pacientes e médicos ambulatoriais.[29] Após a alta, muitos pacientes sofrem de dor moderada a grave, comprometimento cognitivo e NVPA. Eles podem levar vários dias para retornar à atividade normal.[212]

A conveniência de ir para casa depois de um procedimento pode ser rapidamente ofuscada pelas necessidades do paciente em recuperação e pelo ônus para os cuidadores. Os pacientes podem necessitar de um período de recuperação mais longo do que o previsto anteriormente. O aumento da dor e a recuperação prolongada contribuem para o aumento do ônus sobre os cuidadores. A assistência informal pode resultar em distúrbios emocionais e físicos no cotidiano dos pacientes e cuidadores. Tais achados podem ser comparáveis aos dos estudos sobre o ônus sobre o cuidador em estados de doenças crônicas.[213,214]

Identificaram-se vários temas importantes a respeito da saúde física e emocional do paciente, experiência hospitalar e prestação de cuidados após a cirurgia ambulatorial.[215] Estes temas estão descritos na Tabela 37.7. Um estudo de 2012 encontrou uma taxa de precisão de 25% para retenção de informações e interpretação das informações apresentadas em uma sessão educacional pré-operatória em voluntários saudáveis, sugerindo que os pacientes deveriam ter acesso longitudinal à reinformação e redirecionamento.[216] Por esse motivo, uma linha direta ou serviço de atendimento continua a abordagem multidisciplinar de equipe; os cirurgiões, normalmente, não são capazes de solucionar problemas relativos a cateteres de nervos periféricos e os anestesistas não devem avaliar a drenagem da ferida cirúrgica.

A qualidade da recuperação na primeira semana pós-operatória foi examinada em diversos estudos.[217,218] Apesar da alta precoce da cirurgia de curta duração (< 24 horas), 33% dos pacientes tiveram recuperação subótima dois meses após cirurgia abdominal. Pacientes mais idosos, ou que sofreram uma complicação ou que possuíam baixa qualidade de vida devido a comorbidades ou um alto nível de atividade física antes da cirurgia tiveram menos propensão a se recuperar em níveis pré-operatórios três semanas após a cirurgia.

Náusea e Vômitos Pós-alta (Capítulo 39)

Um modelo validado de predição para NVPA até 48 horas após a cirurgia ambulatorial utiliza vários componentes: tempo na sala de cirurgia, histórico de NVPO, uso de ondansetrona e dor entre o terceiro e sétimo dias a fim de prognosticar NVPA em 3-7 dias após a alta.[219,220] Os pacientes em risco devem receber terapia tripla (dexametasona, ondansetrona, escopolamina), anestesia regional contínua quando

IV

conveniente, tratamento analgésico vigoroso não opioide e medicamentos adicionais de resgate, caso a terapia tripla seja insuficiente.[201] Embora novos medicamentos de longa duração tenham surgido na prática clínica, opções tradicionais e menos dispendiosas parecem igualmente eficazes.[221]

Dor Pós-alta

Como a dor é um determinante de NVPA, o tratamento efetivo multimodal da dor pode melhorar duas queixas primárias após a alta. O uso de bloqueio de nervos periféricos contínuo oferece analgesia contínua e reduz a necessidade de opioides.[222,223] Os pacientes que recebem bloqueios contínuos são contatados diariamente e o acesso clínico de 24 horas deve estar disponível. Os pacientes devem ser aconselhados a respeito da área dolorosa que é tratada pelo cateter do nervo periférico. No exemplo da cirurgia de tornozelo, o reservatório de um sistema de bomba por meio de cateter de nervo ciático pode ser rapidamente esvaziado se o paciente autoadministra um *bolus* a cada hora para uma dor na parte interna do tornozelo mediada pelo nervo safeno. Por esse motivo, disponibilizam-se materiais de referência visuais. Os materiais ilustram as áreas da extremidade operada que são tratadas com uma dose de analgésico oral e aquelas mais bem tratadas com uma dose de demanda administrada pelo paciente de anestesia local. Recomendamos evitar drogas com substâncias combinadas (p. ex., acetaminofeno-hidrocodona, acetaminofeno-codeína). O tramadol ou a oxicodona em pequenas doses permitem o "aumento da titulação" ou a interrupção do opioide por meio de orientação telefônica sem exposição excessiva ou subterapêutica ao acetaminofeno. Caso seja necessário, o acetaminofeno pode ser administrado por 24 horas, obedecendo ao limite diário recomendado pela FDA de 3 g.

Lesão Nervosa ou Déficits Motores

Como parte do acompanhamento de rotina, a comunicação da equipe de anestesia ou de um representante do CCA deve verificar se o bloqueio neural resolveu completamente nos dias que se seguiram à cirurgia. No caso de déficits sensoriais ou motores persistentes, o cirurgião e o anestesiologista envolvidos no atendimento ao paciente são notificados para avaliação e manejo.[224,225] Lesões iatrogênicas após cirurgia ortopédica podem às vezes confundir a avaliação médica sobre a causa da lesão.[226-228]

Resultados

O anestesiologista ambulatorial pode ou não estar ciente da readmissão de um paciente após a cirurgia em razão de dor pós-operatória grave e descontrolada, além de náuseas e vômitos. Sem acompanhamento, o anestesiologista pode desconhecer a dor aguda contínua desse paciente nos dias a semanas após a alta ou a presença contínua de dor grave seis meses depois. Ciente deste resultado, estaria o anestesiologista mais propenso a utilizar técnicas alternativas para esses casos futuros?[126]

Os resultados na cirurgia ambulatorial incluem os eventos após a alta do centro de atendimento e, potencialmente,

semanas a meses depois da experiência cirúrgica. A avaliação do processo de recuperação é necessária para a melhora potencial nos cuidados pós-operatórios e pós-alta, bem como no manejo pré-operatório e intraoperatório. Uma equipe de anestesia ambulatorial deve acompanhar de maneira regular eventos como NVPA, dor moderada a grave persistente, falha ou complicação de anestesia regional, visitas à emergência, disfunção cognitiva e insatisfação com o serviço.

O uso de dados de medição de resultados a fim de padronizar os cuidados melhorou favoravelmente a segurança e a prestação de serviços em diversas atividades, incluindo cuidados de saúde.[229-232] Um conhecido princípio da medicina baseada em evidências é referir-se a resultados anteriores de pacientes ao selecionar tratamentos.[233] Os dados devem ser obtidos no dia da cirurgia por meio de sistemas de informação de anestesia combinados com dados de acompanhamento a partir de contatos telefônicos pós-alta e comparados entre profissionais individuais, instituições pares e diversos ambientes de prática em meio a numerosos bancos de dados de resultados.

CONCLUSÃO

O futuro da anestesia ambulatorial é claro. O número de pacientes aumentará, os locais ficarão cada vez mais distantes das salas de cirurgia dos centros médicos e a tecnologia de intervenção cirúrgica aumentará a invasividade dos procedimentos na lista diária. Os avanços em telemedicina e tecnologia da informação otimizarão a interação pré-operatória e pós-alta para melhor atendimento ao paciente e comunicação antes e após a cirurgia. À medida que a capitação busca reduzir as despesas com cuidados de saúde, a experiência perioperatória ambulatorial de 23 horas se tornará, cada vez mais, a norma para a maioria das cirurgias. O ambiente cirúrgico ambulatorial permitirá que os pacientes sejam monitorados remotamente e estejam em contato contínuo com os prestadores de cuidados de saúde, com a expectativa de recuperação segura e oportuna e retorno das funções. Por meio da preparação, seleção e comunicação aprimorada, ótimos resultados da anestesia ambulatorial refletirão o investimento dos profissionais que escolherem essa prática laboral intensiva.

PERGUNTAS DO DIA

1. Quais fatores relativos aos pacientes aumentam o risco de complicações perioperatórias após a cirurgia ambulatorial?
2. Que tipo de apoio social deve ser assegurado a fim de facilitar a cirurgia ambulatorial segura?
3. Como o anestesiologista deve decidir se um paciente com infecção do trato respiratório superior (IRS) deve prosseguir com a cirurgia ambulatorial?
4. Quais são as fases de recuperação após a cirurgia (antes da alta para casa)? Quais pacientes são elegíveis para o *fast-track* após a cirurgia?

5. Que medicamentos podem ser administrados como parte de um programa de analgesia pós-operatória multimodal não opioide?

6. Quais fatores prognosticam o desenvolvimento de náuseas e vômitos no pós-operatório (NVPO) após a cirurgia ambulatorial? Que medidas podem ser tomadas para prevenir NVPO no paciente em risco?

Menção Especial

Os autores gostariam de agradecer a Sally Kozlik por seu auxílio na gestão das referências e edição de originais, e a Amanda Rosenberg, pesquisadora de *design*, pela elaboração da Figura 37.1 com a ajuda dos autores, descrevendo a jornada perioperatória de um paciente cirúrgico ambulatorial.

REFERÊNCIAS

1. Waters RM. The downtown anesthesia clinic. *Am J Surg.* 1919;33(7):71-77.
2. Urman RD, Desai S. History of ambulatory anesthesia. *Curr Opin Anaesthesiol.* 2012;25(6):641-647.
3. Macario A, Weinger M, Carney S, Kim A. Which clinical anesthesia outcomes are important to avoid? The perspective of patients. *Anesth Analg.* 1999;89(3):652-658.
4. Macario A, Weinger M, Truong P, Lee M. Which clinical anesthesia outcomes are both common and important to avoid? The perspective of a panel of expert anesthesiologists. *Anesth Analg.* 1999;88(5):1085-1091.
5. Gan J, Sloan F, Dear G, et al. How much are patients willing to pay to avoid postoperative nausea and vomiting?. *Anesth Analg.* 2001;92:393-400.
6. Ahmad J, Ho OA, Carman WW, et al. Assessing patient safety in Canadian ambulatory surgery facilities: a national survey. *Plast Surg.* 2014;22(1):34-38.
7. Keyes GR, Singer R, Iverson RE, et al. Mortality in outpatient surgery. *Plast Reconstr Surg.* 2008;122:245-250.
8. American Hospital Association. Chartbook: trends affecting hospitals and health systems. http://www.aha.org/research/reports/tw/chartbook/index.shtml Accessed August 15, 2015.
9. Khadim M, Gans I, Baldwin K, et al. Do surgical times and efficiency differ between inpatient and ambulatory surgery centers that are both hospital owned?. *J Pediatr Orthop.* 2016;36(4):423-428.
10. Munnich EL, Parente ST. Procedures take less time at ambulatory surgery centers, keeping costs down and ability to keep demand up. *Health Aff.* 2014;33(5):764-769.
11. Suskind AM, Zhang Y, Dunn RL, et al. Understanding the diffusion of ambulatory surgery centers. *Surg Innov.* 2015;22(3):257-265.
12. Fleisher LA, Pasternak LR, Lyles A. A novel index of elevated risk of inpatient hospital admission immediately following outpatient surgery. *Arch Surg.* 2007;142(3):263-268.
13. Menachemi N, Chukmaitov A, Brown LS, et al. Quality of care differs by patient characteristics: outcome disparities after ambulatory surgical procedures. *Am J Med Qual.* 2007;22(6):395-401.
14. Sarin P, Philip BK, Mitani A, et al. Specialized ambulatory anesthesia teams contribute to decreased ambulatory surgery recovery room length of stay. *Ochsner J.* 2012;12(2):94-100.
15. Urman RD, Sarin P, Mitani A, et al. Presence of anesthesia resident trainees in day surgery unit has mixed effects on operating room efficiency measures. *Ochsner J.* 2012;12(1):25-29.
16. Eijkemans MJ, van Houdenhoven M, Nguyen T, et al. Predicting the unpredictable: a new prediction model for operating room times using individual characteristics and the surgeon's estimate. *Anesthesiology.* 2010;112:41-49.
17. Leape L, Berwick D, Clancy C. Transforming healthcare: a safety imperative. *Qual Saf Health Care.* 2009;18:424-428.
18. Berwick DM. The clinical process and the quality process. *Qual Manag Health Care.* 1992;1:1-8.
19. Brown EC, Kros J. Reducing room turnaround time at a regional hospital. *Qual Manag Health Care.* 2010;19(1):90-100.
20. Carlhed R, Bojestig M. Improved clinical outcome after acute myocardial infarction in hospitals participating in a Swedish quality improvement initiative. *Circ Card Qual Outcomes.* 2009;2(3):458-464.
21. Macario A. Truth in scheduling: is it possible to accurately predict how long a surgical case will last?. *Anesth Analg.* 2009;108(3):681-685.
22. Merrill D. Management of outcomes in the ambulatory surgery center: the role of standard work and evidence-based medicine. *Curr Opin Anaesthesiol.* 2008;21:743-747.
23. Wier LM, Steiner CA, Owens PL. Surgeries in hospital-owned outpatient facilities. https://www.hcup-us.ahrq.gov/reports/statbriefs/sb188-Surgeries-Hospital-Outpatient-Facilities-2012.jsp Accessed August 15, 2015.
24. Whippey A, Kostandoff G, Paul J, et al. Predictors of unanticipated admission following ambulatory surgery: a retrospective case-control study. *Can J Anaesth.* 2013;60(7):675-683.
25. Saad AN, Parina R, Chang D, et al. Risk of adverse outcomes when plastic surgery procedures are combined. *Plast Reconstr Surg.* 2014;134(6):1415-1422.
26. Gurusamy K, Junnarkar S, Farouk M, et al. Meta-analysis of randomized controlled trials on the safety and effectiveness of day laparoscopic cholecystectomy. *Br J Surg.* 2008;95(2):161-168.
27. Lefrancois M, Lefevre JH, Chafai N, et al. Management of acute appendicitis in ambulatory surgery: is it possible? How to select patients?. *Ann Surg.* 2015;261(6):1167-1172.
28. Orosco RK, Lin HW, Bhattacharyya N, et al. Ambulatory thyroidectomy: a multistate study of revisits and complications. *Otolaryngol Head Neck Surg.* 2015;152(6):1017-1023.
29. Coley KC, Williams BA, DaPos SV, et al. Retrospective evaluation of unanticipated admissions and readmissions after same day surgery and associated costs. *J Clin Anesth.* 2002;14(5):349-353.
30. Outpatient quality reporting slated. *OR Manager.* 2007;23(9):5.
31. Fox JP, Vashi AA, Ross JS, et al. Hospital-based, acute care after ambulatory surgery center discharge. *Surgery.* 2014;155(5):743-753.
32. Fleisher LA, Pasternak LR, Herbert R, Anderson GF. Inpatient hospital admission and death after outpatient surgery in elderly patients: importance of patient and system characteristics and location of care. *Arch Surg.* 2004;139(1):67-72.
33. Grisel J, Arjmand E. Comparing quality at an ambulatory surgery center and a hospital-based facility: preliminary findings. *Otolaryngol Head Neck Surg.* 2009;141(6):701-709.
34. Shapiro FE, Punwani N, Rosenberg NM, et al. Office-based anesthesia: safety and outcomes. *Anesth Analg.* 2014;119(2):276-285.
35. Qualifications of anesthesia providers in the office-based setting. http://www.asahq.org/For-Healthcare-Professionals/Standards-Guidelines-and-Statements.aspx Accessed August 30, 2015.

IV

36. Evron S, Ezri T. Organizational prerequisites for anesthesia outside the operating room. *Curr Opin Anaesthesiol.* 2009;22:514-518.

37. American Society of Anesthesiologists guidelines for office-based anesthesia. https://www.asahq.org/quality-and -practice-management/standards-and -guidelines Accessed September 4, 2015.

38. Vila Jr H, Soto R, Cantor AB, Mackey D. Comparative outcomes analysis of procedures performed in physicians' offices and ambulatory surgery centers. *Arch Surg.* 2003;138(9):991-995.

39. Li G, Warner M, Lang BH, et al. Epidemiology of anesthesia-related mortality in the United States, 1999-2005. *Anesthesiology.* 2009;110(4):759-765.

40. Institute for Safety in Office-based Surgery. SOBS safety checklist for office-based surgery. http://isobsurgery.org/wp-content/uploads/2012/03/safety-checklist.jpg Accessed August 15, 2015.

41. Metzner J, Posner KL, Domino KB. The risk and safety of anesthesia at remote locations: the US closed claims analysis. *Curr Opin Anaesthesiol.* 2009;22:502-508.

42. Vila Jr H, Desai MS, Miguel RV. Office-based anesthesia. In: Twersky RS, Philip BK, eds. *Handbook of Ambulatory Anesthesia.* New York: Springer Science & Business Media; 2008: 283-324.

43. Butz S, ed. *Perioperative Drill-Based Crisis Management.* Cambridge, England: Cambridge University Press; 2015.

44. Salas E, Wilson KA, Burke CS, et al. Using simulation-based training to improve patient safety: what does it take?. *Jt Comm J Qual Patient Saf.* 2005;31(7):363-371.

45. Rosen MA, Salas E, Wilson KA, et al. Measuring team performance in simulation-based training: adopting best practices for healthcare. *Simul Healthcare.* 2008;3(1):33-41.

46. Ip HY, Chung F. Escort accompanying discharge after ambulatory surgery: a necessity or a luxury?. *Curr Opin Anaesthesiol.* 2009;22:748-754.

47. Apfelbaum J, Silverstein J, Chung F, et al. Practice guidelines for postanesthetic care: an updated report by the American Society of Anesthesiologists Task Force on Postanesthetic Care. *Anesthesiology.* 2013;118:291-307.

48. American Association for Accreditation of Ambulatory Facilities. Medicare Standards and Checklist for Accreditation of Ambulatory Surgery Facilities, version 6.5, 2014. http://www.aaaasf.org/standards.html Accessed September 4, 2015.

49. Whitaker DK, Booth H, Clyburn P, et al. Guidelines: immediate post anaesthesia recovery. *Anaesthesia.* 2013;68:288-297.

50. Bennarroch-Gampel J, Sheffield KM, Duncan CB, et al. Preoperative laboratory testing in patients undergoing elective, low-risk ambulatory surgery. *Ann Surg.* 2012;256(3):518-528.

51. Johansson T, Fritsch G, Flamm M, et al. Effectiveness of non-cardiac preoperative testing in non-cardiac elective surgery: a systematic review. *Br J Anaesth.* 2013;110(6):926-939.

52. Chen CL, Lin GA, Bardach NS, et al. Preoperative medical testing in Medicare patients undergoing cataract surgery. *N Engl J Med.* 2015;372(16):1530-1538.

53. Keay L, Lindsley K, Tielsch J, et al. Routine preoperative medical testing for cataract surgery. *Cochrane Database Syst Rev.* 2012;14:3.

54. Fong R, Sweitzer BJ. Preopeartive optimization of patients undergoing ambulatory surgery. *Curr Anesthesiol Rep.* 2014;4:303-315.

55. Fleisher LA, Fleischmann KE, Auerbach AD, et al. 2014 ACC/AHA guideline on perioperative cardiovascular evaluation and management of patients undergoing noncardiac surgery: a report of the American College of Cardiology/American Heart Association Task Force on Practice Guidelines. *Circulation.* 2014;130(24):e278-e333.

56. Bilimoria KY, Liu Y, Paruch JL, et al. Development and evaluation of the universal ACS NSQIP surgical risk calculator: a decision aid and informed consent tool for patients and surgeons. *J Am Coll Surg.* 2013;217(5):833-842.

57. Ford MK, Beattie WS, Wijeysundera DN. Prediction of perioperative cardiac complications and mortality by the Revised Cardiac Risk Index: a systematic review. *Ann Intern Med.* 2010;152:26-35.

58. Lee TH, Marcantonio ER, Mangione CM, et al. Derivation and prospective validation of a simple index for prediction of cardiac risk of major noncardiac surgery. *Circulation.* 1999;100:1043-1049.

59. Memtsoudis S, Liu SS, Ma Y, et al. Perioperative pulmonary outcomes in patients with sleep apnea after noncardiac surgery. *Anesth Analg.* 2011;112(1):113-121.

60. Dincer HE, O'Neill W. Deleterious effects of sleep-disordered breathing on the heart and vascular system. *Respiration.* 2006;73:124-130.

61. Singh M, Liao P, Kobah S, et al. Proportion of surgical patients with undiagnosed obstructive sleep apnoea. *Br J Anaesth.* 2013;110:629-636.

62. Siyam MA, Benhamou D. Difficult endotracheal intubation in patients with sleep apnea syndrome. *Anesth Analg.* 2002;95:1098-1102.

63. Chung S, Yuan H, Chung F. A systematic review of obstructive sleep apnea and its implications for anesthesiologists. *Anesth Analg.* 2008;107:1543-1563.

64. Bryson GL, Gomez CP, Jee RM, et al. Unplanned admission after day surgery: a historical cohort study in patients with obstructive sleep apnea. *Can J Anaesth.* 2012;59(9): 842-851.

65. Joshi GP, Ankichetty SP, Gan TJ, et al. Society for Ambulatory Anesthesia Consensus statement on preoperative selection of adult patients with obstructive sleep apnea scheduled for ambulatory surgery. *Anesth Analg.* 2012;115: 1060-1068.

66. American Society of Anesthesiologists Task Force on Perioperative Management of patients with obstructive sleep apneaPractice guidelines for the perioperative management of patients with obstructive sleep apnea: an updated report by the American Society of Anesthesiologists Task Force on Perioperative Management of patients with obstructive sleep apnea. *Anesthesiology.* 2014;120(2): 268-286.

67. Chung F, Subramanyam R, Liao P, et al. High STOP-Bang score indicates a high probability of obstructive sleep apnoea. *Br J Anaesth.* 2012;108: 768-775.

68. Joshi GP, Chung F, Vann MA, et al. Society for Ambulatory Anesthesia consensus statement on perioperative blood glucose management in diabetic patients undergoing ambulatory surgery. *Anesth Analg.* 2010;111: 1378-1387.

69. Pavlin DJ, Rapp SE, Polissar NL, et al. Factors affecting discharge time in adult outpatients. *Anesth Analg.* 1998;87:816-826.

70. Chung F, Mezei G. Factors contributing to a prolonged stay after ambulatory surgery. *Anesth Analg.* 1999;89:1352-1359.

71. Committee on Standards and Practice Parameters Apfelbaum JL, Connis RT, Nickinovich DG, Pasternak LR, Arens JF, Caplan RA, American Society of Anesthesiologists Task Force on Preanesthesia Evaluationet al. Practice advisory for preanesthesia evaluation: an updated report by the American Society of Anesthesiologists Task Force on Preanesthesia Evaluation. *Anesthesiology.* 2012;116(3): 522-538.

72. Chung F, Yegneswaran B, Herrera F, et al. Patients with difficult intubation may need referral to sleep clinics. *Anesth Analg.* 2008;107:915-920.

73. Van Klei WA, Moons KG, Rutten CL, et al. The effect of outpatient preoperative evaluation of hospital inpatients on cancellation of surgery and length of hospital stay. *Anesth Analg.* 2002;94:644-649.

74. Warner DO. American Society of Anesthesiologists Smoking Cessation Initiative Task Force. Feasibility of tobacco interventions in anesthesiology practices: a pilot study. *Anesthesiology.* 2009;110(6):1223-1228.

75. Woods BD, Sladen RN. Perioperative considerations for the patient with asthma and bronchospasm. *Br J Anaesth.* 2009;103(suppl 1):i57-i65.

76. Licker M, Schweizer A, Ellenberger C. Perioperative medical management of patients with COPD. *Int J Chron Obstruct Pulmon Dis.* 2007;2(4):493-515.

77. Carmosino MJ, Friesen RH, Doran A. Perioperative complications in children with pulmonary hypertension undergoing noncardiac surgery or cardiac catheterization. *Anesth Analg.* 2007;104:521-527.

78. Lai HC, Lai HC, Wang KY, et al. Severe pulmonary hypertension complicates postoperative outcome of noncardiac surgery. *Br J Anaesth.* 2007;99:184-190.

79. Tait AR, Pandit UA, Voepel-Lewis T, et al. Use of the laryngeal mask airway in children with upper respiratory tract infections: a comparison with endotracheal intubation. *Anesth Analg.* 1998;86:706-711.

80. Chin KJ, Chee VW. Laryngeal edema associated with the ProSeal laryngeal mask airway in upper respiratory tract infections. *Can J Anaesth.* 2006;53(4):389-392.

81. Tait AR, Burke C, Voepel-Lewis T, et al. Glycopyrrolate does not reduce the incidence of perioperative adverse events in children with upper respiratory tract infections. *Anesth Analg.* 2007;104:265-270.

82. Tait AR, Malviya S, Voepel-Lewis T, et al. Risk factors for perioperative adverse respiratory events in children with upper respiratory tract infections. *Anesthesiology.* 2001;95:299-306.

83. Tait AR, Malviya S. Anesthesia for the child with an upper respiratory tract infection: still a dilemma?. *Anesth Analg.* 2005;100:59-65.

84. Wax DB, Porter SB, Lin HM, et al. Association of preanesthesia hypertension with adverse outcomes. *J Cardiothorac Vasc Anesth.* 2010;24:927-930.

85. Kheterpal S, O'Reilly M, Englesbe MJ, et al. Preoperative and intraoperative predictors of cardiac adverse events after general, vascular and urological surgery. *Anesthesiology.* 2009;110:58-66.

86. Coriat P, Richer C, Douraki T, et al. Influence of chronic angiotensin-converting enzyme inhibition on anesthetic induction. *Anesthesiology.* 1994;81:299-307.

87. Colson P, Saussine M, Seguin JR, et al. Hemodynamic effects of anesthesia in patients chronically treated with angiotensin-converting enzyme inhibitors. *Anesth Analg.* 1992;74:805-808.

88. Reich DL, Hossain S, Krol M, et al. Predictors of hypotension after induction of general anesthesia. *Anesth Analg.* 2005;101:622-628.

89. Hernandez AF, Whellan DJ, Stroud S, et al. Outcomes in heart failure patients after major noncardiac surgery. *J Am Coll Cardiol.* 2004;44:1446-1453.

90. Brotman DJ, Bakhru M, Saber W, et al. Discontinuation of antiplatelet therapy prior to low-risk noncardiac surgery in patients with drug-eluting stents: a retrospective cohort study. *J Hosp Med.* 2007;2:378-384.

91. el-Ganzouri AR, McCarthy RJ, Tuman KJ, et al. Preoperative airway assessment: predictive value of a multivariate risk index. *Anesth Analg.* 1996;82:1197-1204.

92. Cook TM, Woodall N, Frerk C. Major complications of airway management in the UK: results of the Fourth National Audit Project of the Royal College of Anaesthetists and the Difficult Airway Society. Part 1: anaesthesia. *Br J Anaesth.* 2011;106(5):617-631.

93. Ovassapian A, Glassenberg R, Randel GI, et al. The unexpected difficult airway and lingual tonsil hyperplasia: a case series and a review of the literature. *Anesthesiology.* 2002;97(1):124-132.

94. Apfelbaum JL, Hagberg CA, Caplan RA, et al. Practice guidelines for management of the difficult airway: an updated report by the American Society of Anesthesiologists Task Force on Management of the Difficult Airway. *Anesthesiology.* 2013;118(2):251-270.

95. Greenland KB. Difficult airway management in an ambulatory surgical center?. *Curr Opin Anaesthesiol.* 2012;25(6):659-664.

96. Berkow LC, Greenberg RS, Kan KH, et al. Need for emergency surgical airway reduced by a comprehensive difficult airway program. *Anesth Analg.* 2009;109(6):1860-1869.

97. Kahn RL, Stanton MA, Tong-Ngork S, et al. One-year experience with day-of-surgery pregnancy testing before elective orthopedic procedures. *Anesth Analg.* 2008;106:1127-1131.

98. Hutzler L, Kraemer K, Palmer N, et al. Cost benefit analysis of same day pregnancy tests in elective orthopaedic surgery. *Bull Hosp Jt Dis.* 2014;72(2):164-166.

99. Ni CH, Hou WH, Kao CC, et al. The anxiolytic effect of aromatherapy on patients awaiting ambulatory surgery: a randomized controlled trial. *Evid Based Complement Alternat Med.* 2013;2013:927419.

100. Angioli R, De Cicco Nardone C, Plotti F, et al. Use of music to reduce anxiety during office hysteroscopy: prospective randomized trial. *J Minim Invasive Gynecol.* 2014;21(3):454-459.

101. Hole J, Hirsch M, Ball E, Meads C. Music as an aid for postoperative recovery in adults: a systematic review and meta-analysis. *Lancet.* 2015;386(10004):1659-1671.

102. Clarke H, Kirkham KR, Orser BA, et al. Gabapentin reduces preoperative anxiety and pain catastrophizing in highly anxious patients prior to major surgery: a blinded randomized placebo-controlled trial. *Can J Anaesth.* 2013;60(5):432-442.

103. Ong CK, Seymour RA, Lirk P, et al. Combining paracetamol (acetaminophen) with nonsteroidal anti-inflammatory drugs: a qualitative systematic review of analgesic efficacy for acute postoperative pain. *Anesth Analg.* 2010;110(4):1170-1179.

104. Kim SY, Song JW, Park B, et al. Pregabalin reduces post-operative pain after mastectomy: a double-blind randomized, placebo-controlled study. *Acta Anaesteshiol Scand.* 2011;55(3):290-296.

105. White PF, Tang J, Wender RH, et al. The effects of oral ibuprofen and celecoxib in preventing pain, improving recovery outcomes and patient satisfaction after ambulatory surgery. *Anesth Analg.* 2011;112(2):323-329.

106. Murphy GS, Szokol JW, Greenberg SB, et al. Preoperative dexamethasone enhances quality of recovery after laparoscopic cholecystectomy: effect on in-hospital and postdischarge recovery outcomes. *Anesthesiology.* 2011;1114(4):882-890.

107. White PF, Tang J, Song D. Transdermal scopolamine: an alternative to ondansetron and droperidol for the prevention of postoperative and post-discharge emetic symptoms. *Anesth Analg.* 2007;104:92-96.

IV

108. Kim SH, Stoicea N, Soghomonyan S, Bergese SD. Intraoperative use of remifentanil and opioid induced hyperalgesia/acute opioid tolerance: systematic review. *Front Pharmacol.* 2014;5:108.

109. Bhananker SM, Posner KL, Cheney FW, et al. Injury and liability associated with monitored anesthesia care: a closed claims analysis. *Anesthesiology.* 2006;104:228-234.

110. Kessler J, Marhofer P, Hopkins PM, Hollmann MW. Peripheral regional anaesthesia and outcome: lessons learned from the last 10 years. *Br J Anaesth.* 2015;114(5):728-745.

111. Liu SS, Strodtbeck WM, Richman J, et al. A comparison of regional versus general anesthesia for ambulatory anesthesia: a meta-analysis of randomized controlled trials. *Anesth Analg.* 2005;101(6):1634-1642.

112. O'Donnell BD, Iohom G. Regional anesthesia techniques for ambulatory orthopedic surgery. *Curr Opin Anaesthesiol.* 2008;21(6):723-728.

113. Mariano ER, Chu LF, Peinado CF, et al. Anesthesia-controlled time and turnover time for ambulatory upper extremity surgery performed with regional versus general anesthesia. *J Clin Anesth.* 2009;21:253-257.

114. Hadzic A, Williams BA, Karaca PE, et al. For outpatient rotator cuff surgery, nerve block anesthesia provides superior same-day recovery over general anesthesia. *Anesthesiology.* 2005;102:1001-1007.

115. Hadzic A, Alris J, Kerimoglu B, et al. A comparison of infraclavicular nerve block versus general anesthesia for hand and wrist day-case surgeries. *Anesthesiology.* 2004;101:127-132.

116. Best MJ, Buller LT, Miranda A. United States trends in ankle arthroscopy: analysis of the national survey of ambulatory surgery and national hospital discharge survey. *Foot Ankle Spec.* 2015;8(4):266-272.

117. Klein SM, Pietrobon R, Nielsen KC, et al. Peripheral nerve blockade with long-acting local anesthetics: a survey of the Society for Ambulatory Anesthesia. *Anesth Analg.* 2002;94:71-76.

118. Ilfeld BM, Morey TE, Enneking FK. Continuous infraclavicular brachial plexus block for post-operative pain control at home: a randomized, double-blinded, placebo-controlled study. *Anesthesiology.* 2002;96:1297-1304.

119. Swenson JD, Bay N, Loose E, et al. Outpatient management of continuous peripheral nerve catheters placed using ultrasound guidance: an experience in 620 patients. *Anesth Analg.* 2002;103:1436-1443.

120. Hadzic A, Kerimoglu B, Loreio D, et al. Paravertebral blocks provide superior same-day recovery over general anesthesia for patients undergoing inguinal hernia repair. *Anesth Analg.* 2006;102:1076-1081.

121. Iohom G, Abdalla H, O'Brien J, et al. The associations between severity of early post-operative pain, chronic post-surgical pain and plasma concentration of stable nitric oxide products after breast surgery. *Anesth Analg.* 2006;103:995-1000.

122. Naja Z, Lonnqvist PA. Somatic paravertebral nerve blockade. Incidence of failed block and complications. *Anaesthesia.* 2001;56:1181-1201.

123. Eid H. Paravertebral block: an overview. *Curr Anaesth Crit Care.* 2009;20:65-70.

124. Abdallah FW, Morgan PJ, Cil T, et al. Ultrasound-guided multilevel paravertebral blocks and total intravenous anesthesia improve the quality of recovery after ambulatory breast tumor resection. *Anesthesiology.* 2014;120(3):703-713.

125. Exadaktylos AK, Buggy DJ, Moriarty DC, et al. Can anesthetic technique for primary breast cancer surgery affect recurrence or metastasis?. *Anesthesiology.* 2006;105:660-664.

126. Andreae MH, Andreae DA. Local anaesthetics and regional anaesthesia for preventing chronic pain after surgery. *Cochrane Database Syst Rev.* 2012;(10):CD007105.

127. Bashandy GM, Abbas DN. Pectoral nerves I and II blocks in multimodal analgesia for breast cancer surgery: a randomized clinical trial. *Reg Anesth Pain Med.* 2015;40(1):68-74.

128. Bouzinac A, Brenier G, Dao M, Delbas A. Bilateral association of pecs I block and serratus plane block for postoperative analgesia after double modified radical mastectomy. *Minerva Anestesiol.* 2015;81(5):589-590.

129. Korhonen AM, Valanne JV, Jokela RM, et al. A comparison of selective spinal anesthesia with hyperbaric bupivacaine and general anesthesia with desflurane for outpatient knee arthroscopy. *Anesth Analg.* 2004;99:1668-1673.

130. Kodeih MG, Al-Alami AA, Atiyeh BS, Kanazi GE. Combined spinal epidural anesthesia in an asthmatic patient undergoing abdominoplasty. *Plast Reconstr Surg.* 2009;123(3):e118-e120.

131. Wulf H, Hampl K, Steinfeldt T. Speed spinal anesthesia revisited: new drugs and their clinical effects. *Curr Opin Anaesthesiol.* 2013;26(5):613-620.

132. Lacasse MA, Roy JD, Forget J, et al. Comparison of bupivacaine and 2-chloroprocaine for spinal anesthesia for outpatient surgery: a double-blind randomized trial. *Can J Anaesth.* 2011;58:384-391.

133. Yoos JR, Kopacz DJ. Spinal 2-chloroprocaine for surgery: an initial 10-month experience. *Anesth Analg.* 2005;100:553-558.

134. Casati A, Danelli G, Berti M, et al. Intrathecal 2-chloroprocaine for lower limb outpatient surgery: a prospective, randomized, double-blind, clinical evaluation. *Anesth Analg.* 2006;103:234-238.

135. Pawlowski J, Orr K, Kim KM, et al. Anesthetic and recovery profiles of lidocaine versus mepivacaine for spinal anesthesia in patients undergoing outpatient orthopedic arthroscopic procedures. *J Clin Anesth.* 2012;24(2):109-115.

136. Zohar E, Noga Y, Rislick U, et al. Intrathecal anesthesia for elderly patients undergoing short transurethral procedures: a dose-finding study. *Anesth Analg.* 2007;104(3):552-554.

137. Cappelleri G, Aldegheri G, Danelli G, et al. Spinal anesthesia with hyperbaric levobupivacaine and ropivacaine for outpatient knee arthroscopy: a prospective, randomized, double-blind study. *Anesth Analg.* 2005;101:77-82.

138. Smith KN, Kopacz DJ. Spinal 2-chloroprocaine: a dose-ranging study and the effect of added epinephrine. *Anesth Analg.* 2004;98:81-88.

139. Peyton PJ, Wu CY. Nitrous oxide-related postoperative nausea and vomiting depends on duration of exposure. *Anesthesiology.* 2014;120:1137-1145.

140. Fredman B, Nathanson MH, Smith I, et al. Sevoflurane for outpatient anesthesia: a comparison with propofol. *Anesth Analg.* 1995;81:823-828.

141. Gupta A, Stierer T, Zuckerman R, et al. Comparison of recovery profile after ambulatory anesthesia with propofol, isoflurane, sevoflurane and desflurane: a systematic review. *Anesth Analg.* 2004;98(3):632-641.

142. Pavlin JD, Horvarth KD, Pavlin EG, et al. Preincisional treatment to prevent pain after ambulatory hernia surgery. *Anesth Analg.* 2003;97:1627-1632.

143. White PF. The changing role of non-opioid analgesic techniques in the management of postoperative pain. *Anesth Analg.* 2005;101(suppl 5):S5-S22.

144. Apfel CC, Laara E, Koivuranta M, et al. A simplified risk score for predicting postoperative nausea and vomiting: conclusions from cross-validations between two centers. *Anesthesiology*. 1999;91:693-700.

145. Kolodzi K, Apfel CC. Nausea and vomiting after office-based anesthesia. *Curr Opin Anaesthesiol*. 2009;22:532-538.

146. Gan TJ, Diemunsch P, Habib AS, et al. Consensus guidelines for management of postoperative nausea and vomiting. *Anesth Analg*. 2014;118(1):85-113.

147. Visser K, Hassingk EA, Bonsel GJ, et al. Randomized controlled trial of total intravenous anesthesia with propofol versus inhalation anesthesia with isoflurane-nitrous oxide: postoperative nausea with vomiting and economic analysis. *Anesthesiology*. 2001;95:616-626.

148. Aldrete JA. The post-anesthetic recovery score revisited. *J Clin Anesth*. 1995;7:89-91.

149. White PF, Song D. New criteria for fast-tracking after outpatient anesthesia: a comparison with the modified Aldrete's scoring system. *Anesth Analg*. 1999;88(5):1069-1072.

150. Milby A, Bohmer A, Gerbershagen MU, et al. Quality of post-operative patient handover in the post-anesthesia care unit: a prospective analysis. *Acta Anaesthesiol Scand*. 2014;58(2):192-197.

151. Agarwala AV, Firth PG, Albrecht MA, et al. An electronic checklist improves transfer and retention of critical information at intraoperative handoff of care. *Anesth Analg*. 2015;120(1):96-104.

152. Lubarsky DA. Fast-track in the postanesthesia care unit: unlimited possibilities. *J Clin Anesth*. 1996;8:70-72.

153. Twersky RS, Sapozhnikova S, Toure B. Risk factors associated with fast track ineligibility after monitored anesthesia care in ambulatory surgery patients. *Anesth Analg*. 2008;106:1421-1426.

154. Apfelbaum JL, Lichtor JL, Lane BS, et al. Awakening, clinical recovery, and psychomotor effects after desflurane and propofol anesthesia. *Anesth Analg*. 1996;83:721-725.

155. White PF, Eng M. Fast-track anesthetic techniques for ambulatory surgery. *Curr Opin Anaesthesiol*. 2007;20:545-557.

156. Song D, Chung F, Ronayne M, et al. Fast tracking (bypassing the PACU) does not reduce nursing workload after ambulatory surgery. *Br J Anaesth*. 2004;93:768-774.

157. Dickerson DM. Acute pain management. *Anesthesiol Clin*. 2014;32(2):495-504.

158. Ip HY, Abrishami A, Peng PW, et al. Predictors of postoperative pain and analgesic consumption: a qualitative systematic review. *Anesthesiology*. 2009;111:657-677.

159. Gerbershagen HJ, Aduckathil S, van Wijck AJ, et al. Pain intensity on the first day after surgery: a prospective cohort study comparing 179 surgical procedures. *Anesthesiology*. 2013;118(4):934-944.

160. Schwenkglenks M, Gerbershagen HJ, Taylor RS, et al. Correlates of satisfaction with pain treatment in the acute postoperative period: results from the international PAIN OUT registry. *Pain*. 2014;155:1401-1411.

161. American Society of Anesthesiologists Task Force on Acute Pain ManagementPractice guidelines for acute pain management in the perioperative setting: an updated report by the American Society of Anesthesiologists Task Force on Acute Pain Management. *Anesthesiology*. 2012;116(2):248-273.

162. Hanna MN. Does patient perception of pain control affect patient satisfaction across surgical units?. *J Med Qual*. 2012;27:411-416.

163. Lentschener C, Tostivint P, White PF, et al. Opioid-induced sedation in the postanesthesia care unit does not insure adequate pain relief: a case-control study. *Anesth Analg*. 2007;105:1143-1147.

164. Angst MS, Clark JC. Opioid-induced hyperalgesia: a qualitative systematic review. *Anesthesiology*. 2006;104:570-587.

165. White PF. Prevention of postoperative nausea and vomiting: a multimodal solution to a persistent problem. *N Engl J Med*. 2004;350:2511-2512.

166. Carli F, Kehlet H, Baldini G, et al. Evidence basis for regional anesthesia in multidisciplinary fast-track surgical care pathways. *Reg Anesth Pain Med*. 2011;36:63-72.

167. Lenart MJ, Wong K, Gupta RK, et al. The impact of peripheral nerve techniques on hospital stay following major orthopedic surgery. *Pain Med*. 2012;13(6):828-834.

168. Ilfeld BM. Continuous peripheral nerve blocks: a review of the published evidence. *Anesth Analg*. 2011;113(4):904-925.

169. White PF, Kehlet H, Neal JM, et al. The role of the anesthesiologist in fast-track surgery: from multimodal analgesia to perioperative medical care. *Anesth Analg*. 2007;104:1380-1396.

170. Fung D, Cohen MM, Stewart S, et al. What determines patient satisfaction with cataract care under topical local anesthesia and monitored sedation in a community hospital setting?. *Anesth Analg*. 2005;100:1644-1650.

171. Turan A, White PF, Karamanlioglu B, et al. Premedication with gabapentin: the effect on tourniquet pain and quality of intravenous regional anesthesia. *Anesth Analg*. 2007;104(1):97-101.

172. White PF. Changing role of COX-2 inhibitors in the perioperative period. Is parecoxib really the answer?. *Anesth Analg*. 2005;100:1306-1308.

173. Kaye AD, Baluch A, Kaye AJ, et al. Pharmacology of cyclooxygenase-2 inhibitors and preemptive analgesia in acute pain management. *Curr Opin Anaesthesiol*. 2008;21:439-445.

174. Coloma M, Chiu JW, White PF. The use of esmolol as an alternative to remifentanil during desflurane anesthesia for fast-track outpatient gynecologic laparoscopic surgery. *Anesth Analg*. 2001;92:352-357.

175. Collard V, Mistraletti G, Taqi A, et al. Intraoperative esmolol infusion in the absence of opioids spares postoperative fentanyl in patients undergoing ambulatory laparoscopic cholecystectomy. *Anesth Analg*. 2007;105(5):1255-1262.

176. White PF, Wang B, Tang J, et al. The effect of intraoperative use of esmolol and nicardipine on recovery after ambulatory surgery. *Anesth Analg*. 2003;97:1633-1638.

177. De Oliveira GS, Agarwal D, Benzon HT. Perioperative single dose ketorolac to prevent postoperative pain: a meta-analysis of randomized trials. *Anesth Analg*. 2012;114:424-433.

178. Norman PH, Daley MD, Lindsey RW. Preemptive analgesic effects of ketorolac in ankle fracture surgery. *Anesthesiology*. 2001;94(4):599-603.

179. Viscomi CM, Friend A, Parker C, et al. Ketamine as an adjuvant in lidocaine intravenous regional anesthesia: a randomized, double-blind, systematic control trial. *Reg Anesth Pain Med*. 2009;34:130-133.

180. Suzuki M. Role of N-methyl-D-aspartate receptor antagonists in postoperative pain management. *Curr Opin Anaesthesiol*. 2009;22(5):618-622.

181. Laskowski K, Stirling A, McKay WP, et al. A systematic review of intravenous ketamine for postoperative analgesia. *Can J Anaesth*. 2011;58:911-923.

182. Ryu JH, Kang MH, Park KS, et al. Effects of magnesium sulphate on intraoperative anaesthetic requirements and postoperative analgesia

IV

655

in gynaecology patients receiving total intravenous anaesthesia. *Br J Anaesth.* 2008;100(3):397-403.

183. Hwang JY, Na HS, Jeon YT, et al. I.V. infusion of magnesium sulphate during spinal anaesthesia improves postoperative analgesia. *Br J Anaesth.* 2010;104(1):89-93.

184. Mattila K, Kontinen VK, Kalso E, et al. Dexamethasone decreases oxycodone consumption following osteotomy of the first metatarsal bone: a randomized controlled trial in day surgery. *Acta Anaesthesiol Scand.* 2010;54:268-276.

185. De Oliveira GS, Almeida MD, Benzon HT, et al. Perioperative single dose systemic dexamethasone for postoperative pain. *Anesthesiology.* 2011;115:575-588.

186. Romundstad L, Breivik H, Roald H, et al. Methylprednisolone reduces pain, emesis, and fatigue after breast augmentation surgery: a single-dose, randomized, parallel-group study with methylprednisolone 125 mg, parecoxib 40 mg and placebo. *Anesth Analg.* 2006;102(2):418-425.

187. Salman N, Uzun S, Coskun F, et al. Dexmedetomidine as a substitute for remifentanil in ambulatory gynecologic laparoscopic surgery. *Saudi Med J.* 2009;102:117-122.

188. De Oliveira GS, Fitzgerald P, Streicher LF, et al. Systemic lidocaine to improve postoperative quality of recovery after ambulatory laparoscopic surgery. *Anesth Analg.* 2012;115(2):262-267.

189. Pavlin DJ, Chen C, Penaloza DA, et al. Pain as a factor complicating recovery and discharge after ambulatory surgery. *Anesth Analg.* 2002;95(3):627-634.

190. Zhao J, Chung F, Hanna DB, et al. Dose-response relationship between opioid use and adverse effect after ambulatory surgery related events. *Pain Symptom Manage.* 2004;28(1):35-46.

191. Chen L, Tang J, White PF, et al. The effect of location of transcutaneous electrical nerve stimulation on postoperative opioid analgesic requirement: acupoint versus nonacupoint stimulation. *Anesth Analg.* 1998;87:1129-1134.

192. Lee A, Gin T, Lau AS, et al. A comparison of patients' and health care professionals' preferences for symptoms during immediate postoperative recovery and the management of postoperative nausea and vomiting. *Anesth Analg.* 2005;100:87-93.

193. White PF, O'Hara JF, Roberson CR, et al. The impact of current antiemetic practices on patient outcomes: a prospective study on high-risk patients. *Anesth Analg.* 2008;107:452-458.

194. Lichtor JL, Glass PS. We're tired of waiting. *Anesth Analg.* 2008;107(2):353-355.

195. Roh YH, Gong HS, Kim JH, et al. Factors associated with postoperative nausea and vomiting in patients undergoing an ambulatory hand surgery. *Clin Orthop Surg.* 2014;6(3):273-278.

196. Dzwonczyk R, Weaver TE, Puente EG, Bergese SD. Postoperative nausea and vomiting prophylaxis from an economic point of view. *Am J Ther.* 2012;19(1):11-15.

197. White PF, Sacan O, Nuangchamnong N, et al. The relationship between patient risk factors and early versus late postoperative emetic symptoms. *Anesth Analg.* 2008;107:459-463.

198. Candiotti KA, Kovac AL, Melson TI, et al. A randomized, double-blind study to evaluate the efficacy and safety of three different doses of palonosetron versus placebo in preventing postoperative nausea and vomiting. *Anesth Analg.* 2008;107:445-451.

199. Gupta A, Wu CL, Elkassabany N, et al. Does the routine prophylactic use of antiemetics affect the incidence of post-discharge nausea and vomiting following ambulatory surgery? A systematic review of randomized controlled trials. *Anesthesiology.* 2003;99:488-495.

200. Scuderi PE, James RL, Harris L, et al. Multimodal antiemetic management prevents early postoperative vomiting after outpatient laparoscopy. *Anesth Analg.* 2000;91:1408-1414.

201. Pan PH, Lee SC, Harris LC. Antiemetic prophylaxis for post-discharge nausea and vomiting and impact on functional quality of living during recovery in patients with high emetic risks: a prospective, randomized, double-blind comparison of two prophylactic antiemetic regimens. *Anesth Analg.* 2008;107:429-438.

202. De Oliveira GS, Castro-Alves LJ, Ahmad S, et al. Dexamethasone to prevent postoperative nausea and vomiting: an updated meta-analysis of randomized controlled trials. *Anesth Analg.* 2013;116(1):58-74.

203. Apfel CC, Korttila K, Abdalla M, et al. A factorial trial of six interventions for the prevention of postoperative nausea and vomiting. *N Engl J Med.* 2004;350(24):2441-2451.

204. Maharaj CH, Kallam SR, Malik A. Preoperative intravenous fluid therapy decreases postoperative nausea and pain in high risk patients. *Anesth Analg.* 2005;100:675-682.

205. Engelman E, Salengros J, Barvais L. How much does pharmacologic prophylaxis reduce postoperative vomiting in children?. *Anesthesiology.* 2008;109:1023-1035.

206. Habib AS, Reuveni J, Taguchi A, et al. A comparison of ondansetron with promethazine for treating postoperative nausea and vomiting in patients who received prophylaxis with ondansetron: a retrospective database analysis. *Anesth Analg.* 2007;104:548-551.

207. Chung F. Recovery pattern and home-readiness after ambulatory surgery. *Anesth Analg.* 1995;80(5):896-902.

208. Moncel JB, Nardi N, Wodey E, et al. Evaluation of the pediatric post anesthesia discharge scoring system in an ambulatory surgery unit. *Paediatr Anaesth.* 2015;25(6):636-641.

209. Metzner J, Kent CD. Ambulatory surgery: is the liability risk lower?. *Curr Opin Anaesthesiol.* 2012;25:654-658.

210. Chung F, Kayumov L, Sinclair DR, et al. What is the driving performance of ambulatory surgical patients after general anesthesia?. *Anesthesiology.* 2005;103(5):951-956.

211. Abbass IM, Krause TM, Virani SS, et al. Revisiting the economic efficiencies of observation units. *Manag Care.* 2015;24(3):46-52.

212. Wu CL, Berenholtz SM, Provonost PJ. Systematic review and analysis of post-discharge symptoms after outpatient surgery. *Anesthesiology.* 2002;96:994-1003.

213. Manohar A, Cheung K, Wu CL, et al. Burden incurred by patients and their caregivers after outpatient surgery: a prospective observational study. *Clin Orthop Relat Res.* 2014;473(5):1416-1426.

214. Yabroff KR, Kim Y. Time costs associated with informal caregiving for cancer survivors. *Cancer.* 2009;115(suppl 18):4362-4373.

215. Bryson GL, Mercer C, Varpio L. Patient and caregiver experience following ambulatory surgery: qualitative analysis in a cohort of patients 65 yr and older. *Can J Anaesth.* 2014;61(11):986-994.

216. Sandberg EH, Sharma R, Sandberg WS. Deficits in retention for verbally presented medical information. *Anesthesiology.* 2012;117:772-779.

217. Chanthong P, Abrishami A, Wong J, et al. Systematic review of questionnaires of measuring patient satisfaction in ambulatory anesthesia. *Anesthesiology.* 2009;110(5):1061-1067.

218. Idvall E, Berg K, Unosson M, et al. Assessment of recovery after day surgery using a modified version of quality of recovery-40. *Acta Anaesthesiol Scand.* 2009;53(5):673-677.

219. Odom-Forren J, Jalota L, Moser DK, et al. Incidence and predictors of postdischarge nausea and vomiting in a 7-day population. *J Clin Anesth.* 2013;25(7):551-559.

220. Apfel CC. Who is at risk for postdischarge nausea and vomiting after ambulatory surgery?. *Anesthesiology.* 2012;117:475-486.

221. Meltron M, Nielsen K, Tucker M, et al. Long-acting serotonin antagonist (palonosetron) and the NK-1 receptor antagonists. *Anesthesiol Clin.* 2014;32(2):505-516.

222. Bingham AE, Fur R, Horn JL, et al. Continuous peripheral nerve block compared with single-injection peripheral nerve block: a systematic review and meta-analysis of randomized controlled trials. *Reg Anesth Pain Med.* 2012;37(6):583-594.

223. Ilfeld BM. Continuous peripheral nerve blocks in the hospital and at home. *Anesthesiol Clin.* 2011;29(2):193-211.

224. Neal JM, Barrington MJ, Brull R, et al. The second ASRA practice advisory on neurologic complications associated with regional anesthesia and pain medicine: executive summary. *Reg Anesth Pain Med.* 2015;40(5):401-430.

225. Watson JC, Huntoon MA. Neurologic evaluation and management of perioperative nerve injury. *Reg Anesth Pain Med.* 2015;40(5):491-501.

226. Veljkovic A, Dwyer T, Lau JT, et al. Neurological complications related to elective orthopedic surgery: part 3: common foot and ankle procedures. *Reg Anesth Pain Med.* 2015;40(5):431-432.

227. Dwyer T, Drexler M, Chan VW, et al. Neurological complications related to elective orthopedic surgery: part 2: common hip and knee procedures. *Reg Anesth Pain Med.* 2015;40(5):443-454.

228. Dwyer T, Henry PD, Cholvisudhi P, et al. Neurological complications related to elective orthopedic surgery: part 1: common shoulder and elbow procedures. *Reg Anesth Pain Med.* 2015;40(5):455-466.

229. Laffel G, Blumenthal D. The case for using industrial quality management science in health care organizations. *JAMA.* 1989;262(20):2869-2873.

230. Spear S. Learning to lead at Toyota. *Harv Bus Rev.* 2004;82(5):78-86.

231. Spencer FC. Human error in hospitals and industrial accidents: current concepts. *J Am Coll Surg.* 2000;191(4):410-418.

232. Uhlig P. Interview with a quality leader: Paul Uhlig on transforming healthcare. Interviewed by Jason Trevor Fogg. *J Health Care Qual.* 2009;31(3):5-9.

233. Jamtvedt G, Young JM, Kristoffersen DT, et al. Audit and feedback: effects on professional practice and health care outcomes. *Cochrane Database Syst Rev.* 2006;(2.):CD: 000259.

38 ANESTESIA PARA PROCEDIMENTOS FORA DE SALAS DE CIRURGIA

Wilson Cui e Chanhung Z. Lee

CARACTERÍSTICAS DOS LOCAIS DE AFSC
Importância da Comunicação
Padrão de Atendimento e Equipamentos

SEGURANÇA E PREOCUPAÇÕES NAS SALAS DE RADIOLOGIA
Práticas de Segurança Radiológica
Monitorando a Dose de Radiação
Reações Adversas aos Meios de Contraste

RESSONÂNCIA MAGNÉTICA
Considerações sobre Segurança na RM
Questões de Monitoramento nas Salas de RM
Equipamento Compatível

ANESTESIA PARA EXAMES DE IMAGEM NÃO INVASIVOS
Monitoramento Fisiológico
Administração de Oxigênio
Sedação Induzida por Medicamentos
Manejo da Anestesia para Tomografia Computadorizada
Manejo da Anestesia para RM

RADIOLOGIA INTERVENCIONISTA
Neurorradiologia Intervencionista
Radiologia Intervencionista Corporal

ENDOSCOPIA E COLANGIOPANCREATOGRAFIA RETRÓGRADA ENDOSCÓPICA
Avaliação e Manejo Anestésico
Desafios e Complicações

PROCEDIMENTOS CARDIOLÓGICOS POR MEIO DE CATETER
Cateterismo Cardíaco Adulto
Estudos Eletrofisiológicos
Intervenção na Doença Cardíaca Estrutural
Estudos Pediátricos
Desafios e Complicações

ELETROCONVULSOTERAPIA
Convulsões Eletricamente Induzidas
Avaliação Anestésica
Medicamentos Psicotrópicos
Indução de Anestesia e Convulsão
Respostas Fisiológicas às Convulsões e Tratamento

PERGUNTAS DO DIA

Os procedimentos realizados fora da sala cirúrgica são representados pelo termo anestesia fora da sala de cirurgia (AFSC), que se refere ao fornecimento de cuidados anestésicos em qualquer local fora das tradicionais da sala de cirurgia (Quadro 38.1). Em resposta à necessidade de intervenções minimamente invasivas, bem como ao rápido avanço nos exames de imagem e outras tecnologias, o número de procedimentos de AFSC aumentou acentuadamente em muitas especialidades clínicas e cirúrgicas. Mesmo que salas cirúrgicas híbridas estejam sendo construídas dentro ou perto das salas de cirurgia principais, a AFSC está cada vez mais se tornando uma parte significativa do atendimento anestésico.

Muitos pacientes tratados em locais de AFSC são considerados "muito doentes" para se submeterem a intervenções cirúrgicas tradicionais. Tal como ocorre com a maioria dos anestésicos, tanto os fatores do paciente quanto os do procedimento devem ser considerados (Tabela 38.1). As preocupações relacionadas com a anestesia incluem (1) manutenção da imobilidade e da estabilidade fisiológica do paciente, (2) manejo perioperatório da anticoagulação, (3) prontidão para complicações inesperadas repentinas durante o procedimento, (4) despertar fácil e rápido da anestesia e sedação em momentos apropriados (o que pode ser necessário até mesmo durante o

---

*Os redatores e os editores gostariam de agradecer aos Drs. Lawrence Litt e William L. Young por contribuir para este capítulo na edição anterior deste trabalho. Ele serviu de base para o capítulo atual.
Este capítulo é dedicado à memória do nosso estimado colega e mentor, Dr. William L. Young.

Quadro 38.1 Locais de AFSC que Normalmente Demandam Serviços Anestésicos

Radiologia e Medicina Nuclear
Radiologia diagnóstica e medicina nuclear
 Tomografia computadorizada
 Fluoroscopia
Radiologia terapêutica
 Angiografia intervencionista corporal (pode envolver embolização ou colocação de *stent*)
 Neuroangiografia intervencionista (pode envolver embolização ou colocação de *stent*)
Ressonância magnética
Tomografia por emissão de pósitrons (PET)
Ultrassonografia

Radioterapia
Terapia padrão com raios X com feixes colimados
Radiocirurgia com Gamma Knife® para tumores cerebrais e malformações arteriovenosas
Radiocirurgia com CyberKnife® para o sistema nervoso central, tumores corporais e malformações arteriovenosas
Radioterapia com feixe de elétrons (geralmente intraoperatória)

Cardiologia
Cateterismo cardíaco com ou sem estudos eletrofisiológicos

Cardioversão
Intervenção na doença cardíaca estrutural

Gastroenterologia
Endoscopia digestiva alta
Colonoscopia
Colangiopancreatografia retrógrada endoscópica

Medicina Pulmonar
Colocação de *stent* traqueal e brônquico
Broncoscopia
Lavagem pulmonar

Psiquiatria
Eletroconvulsoterapia

Urologia
Litotripsia extracorpórea por onda de choque
Colocação de tubo para nefrostomia

Odontologia Geral e Cirurgia Oral e Maxilofacial
Cirurgia dentária

Saúde Reprodutiva
Procedimentos de fertilização *in vitro*

AFSC, Anestesia fora da sala de cirurgia.

Tabela 38.1 Fatores Considerados para o Envolvimento de Serviços Anestésicos

Paciente	Procedimento
Histórico de ansiedade	Duração
Dependência crônica de opiáceos	Posição não supina
Alta demanda de oxigênio	Segurar a respiração
Apneia do sono	Imobilização
Estado mental alterado	Grau de invasividade
Incapacidade de seguir instruções	
Comorbidades	

procedimento) e (5) monitoramento e manejo pós-procedimento apropriados durante o transporte. Um estudo do banco de dados do National Anesthesia Clinical Outcomes Registry (NACOR) revelou que os pacientes que receberam AFSC eram mais velhos, e os cuidados anestésicos monitorados foram mais comumente prestados do que a anestesia administrada dentro da sala de cirurgia principal.[1] O relatório de complicações em locais de AFSC do NACOR também indicou que as complicações maiores mais comuns foram instabilidade hemodinâmica grave e aumento das taxas de morte em centros de cardiologia e radiologia. Este capítulo enfatiza os aspectos exclusivos do trabalho em alguns dos locais comuns de AFSC, que geralmente incluem abordagens e preocupações especiais, tanto médicas quanto relativas aos procedimentos.

CARACTERÍSTICAS DOS LOCAIS DE AFSC

Importância da Comunicação

Os locais remotos são estruturados de forma diferente da sala de cirurgia típica, mas uma comunicação clara é prudente para a prática eficiente e segura em qualquer local. Com uma comunicação clara, as ações da equipe de anestesia podem ser integradas com as da equipe de procedimento envolvida na intervenção com AFSC. O profissional responsável pela anestesia deve ter um plano detalhado para se comunicar com colegas e técnicos de anestesia com localização mais centralizada, especialmente quando se necessita de ajuda com urgência. Por exemplo, uma inesperada via aérea difícil pode ser especialmente desafiadora devido à natureza remota de muitos locais de AFSC. Caso necessário, uma equipe e recursos anestésicos adicionais devem estar imediatamente disponíveis. Por vezes, os profissionais responsáveis pela anestesia em locais de AFSC se sentem isolados das instalações disponíveis para o pessoal da sala de cirurgia. A falta de compreensão do vocabulário e de entrosamento representam desafios para os profissionais de anestesia e outros funcionários que trabalham em locais de AFSC. Os profissionais responsáveis pela anestesia e pelos procedimentos devem ter uma compreensão mútua das especificidades e desafios dos procedimentos, bem como na assistência médica. Os profissionais responsáveis pela anestesia que trabalham em um local remoto desconhecido devem informar-se sobre a identidade e a função do pessoal que participa do procedimento intervencionista ou no atendimento ao paciente. Nos momentos em que o profissional responsável pela anestesia precisar de assistência médica experiente (p. ex., intubação traqueal, colocação de um monitor invasivo ou de acesso intravenoso), a disponibilidade de funcionários qualificados deve ser identificada. Os documentos pré-operatórios facilmente disponíveis para todos os pacientes em locais remotos devem incluir o exame físico e o histórico do atendimento do paciente pelo profissional responsável pelo procedimento. Os procedimentos de acolhimento e admissão do paciente devem ser semelhantes aos dos

IV

pacientes submetidos a procedimentos em uma sala de cirurgia tradicional.

Padrão de Atendimento e Equipamentos

O atendimento anestésico em locais remotos deve obedecer aos mesmos padrões que os da sala de cirurgia. A American Society of Anesthesiologists (ASA) emitiu uma Declaração sobre Locais Não Cirúrgicos para Anestesia que divulga diretrizes mínimas para procedimentos de AFSC. Em resumo, essas diretrizes recomendam disponibilidade de monitorização adequada, meios para fornecer oxigênio suplementar através de uma máscara facial com ventilação sob pressão positiva, disponibilidade de aspiração, equipamento para fornecer ventilação mecânica controlada, adequado suprimento de fármacos anestésico, equipamentos auxiliares e iluminação auxiliar para procedimentos realizados no escuro. Embora estações portáteis de anestesia devam ser colocadas próximas ao paciente para facilitar as conexões do circuito respiratório, isso nem sempre é possível devido à presença de equipamentos como os "arcos em C" na fluoroscopia.

Se forem utilizados gases anestésicos, a exaustão deve ser suficiente para garantir que os vestígios estejam abaixo dos limites máximos estabelecidos pela Occupational Safety and Health Administration (OSHA). Os locais remotos envolvem, frequentemente, riscos adicionais, tais como exposição a radiação, níveis sonoros elevados e equipamentos mecânicos pesados. Deve haver preparação antecipada para que todos os equipamentos necessários estejam disponíveis, como aventais de chumbo, protetores portáteis de vidro plumbífero e tampões para ouvidos. No final do procedimento, muitas vezes pode ser necessário percorrer distâncias mais longas do que a distância usual até a unidade de cuidados pós-anestésicos ou a outras unidades de pacientes. Para que os pacientes possam ser transportados de forma segura e rápida para uma área de recuperação, os locais remotos devem sempre ter oferta suficiente de oxigênio suplementar, monitores para transporte e chaves de elevadores e corredores. O profissional responsável pela anestesia deve sempre conhecer a localização do desfibrilador, extintor de incêndio, válvulas de fechamento de gás e saídas mais próximas.

SEGURANÇA E PREOCUPAÇÕES NAS SALAS DE RADIOLOGIA

Os procedimentos realizados no centro de imagem tanto para fins diagnósticos quanto interventivos representam um ramo importante da AFSC.

Práticas de Segurança Radiológica

As questões de segurança radiológica e a presença de radiação ionizante estão presentes nesses locais.[2] A intensidade da radiação e a exposição diminuem com o inverso do quadrado da distância da fonte emissora. Geralmente, o profissional responsável pela anestesia pode estar localizado imediatamente atrás de uma tela móvel de vidro plumbífero. Seja isso possível ou não, o profissional de anestesia deve usar um avental de chumbo e um protetor de chumbo para a tireoide e permanecer a pelo menos 1 a 2 m de distância da fonte de radiação. Um estudo de 2011 também destacou a importância da proteção ocular para os profissionais de anestesia que trabalham durante um período significativo na sala de radiologia.[3] A comunicação clara entre as equipes de radiologia e anestesia é crucial para limitar a exposição à radiação.

Monitorando a Dose de Radiação

Os profissionais responsáveis pela anestesia, como todos os outros profissionais de saúde que correm o risco de exposição à radiação, podem monitorar sua dosagem mensal ao usar crachás com filmes dosimétricos para medir a exposição à radiação. A unidade física de medida para uma dose de radiação biológica é o sievert (Sv): 100 rem = 1 Sv. Como alguns tipos de radiação ionizante são mais prejudiciais do que outros, a dose de radiação biológica é um produto do fator de ponderação da radiação específico ao tipo (ou "fator de qualidade") e da energia ionizante absorvida por grama de tecido. A exposição à radiação pode ser monitorada com um ou mais crachás com filme. Nos Estados Unidos, a dose média anual proveniente de raios cósmicos e materiais radioativos de ocorrência natural é de cerca de 3 mSv (300 mrem). Os pacientes submetidos a uma radiografia de tórax recebem uma dose de 0,04 mSv, enquanto aqueles submetidos a tomografia computadorizada (TC) da cabeça recebem 2 mSv. As diretrizes federais estabelecem um limite de 50 mSv para a dose ocupacional máxima anual.

Reações Adversas aos Meios de Contraste

Os meios de contraste são utilizados em mais de 10 milhões de procedimentos radiológicos diagnósticos todos os anos. Em 1990, estimou-se que as reações adversas fatais após a administração intravenosa de meios de contraste foram de aproximadamente uma a cada 100.000 procedimentos, enquanto a estimativa para as reações adversas graves foi de 0,2% com materiais iônicos e 0,4% com materiais de baixa osmolaridade. Os materiais de radiocontraste podem produzir reações anafilactoides em pacientes sensíveis, e tais reações requerem intervenção agressiva, incluindo a administração de oxigênio, fluidos intravenosos e epinefrina, sendo a epinefrina o componente essencial da terapia (Capítulo 45).

As reações adversas ao fármaco são mais comuns após a injeção de agentes de contraste iodados (utilizados em exames de radiológicos como a TC) do que após os agentes de contraste à base de gadolínio (utilizados em ressonância magnética [RM]). Os sinais e sintomas das reações anafilactoides podem ser leves (náuseas, prurido, diaforese), moderados (fraqueza, êmese, urticária, edema laríngeo, broncoespasmo) ou graves (convulsões, choque hipotensivo, edema laríngeo, desconforto respiratório, parada cardíaca) (Capítulo 45). A profilaxia contra reações anafilactoides é direcionada contra a vasodilatação maciça que resulta da liberação por mastócitos e basófilos de citocinas inflamatórias, como histamina, serotonina e bradicinina. A estratégia principal da profilaxia é a administração de esteroides e anti-histamínicos na noite anterior e na manhã do procedimento. Um regime típico para um adulto de 70 kg é de 40 mg de prednisona, 20 mg de famotidina e 50 mg de difenidramina.[4] Os pacientes submetidos a procedimentos com contraste geralmente têm diurese induzida devido à carga osmótica intravenosa apresentada pelo agente de contraste. A este respeito, a hidratação adequada desses pacientes é importante para evitar o agravamento da hipovolemia ou da azotemia coexistentes. As reações quimiotóxicas ao meio de contraste costumam depender da dose (ao contrário das reações anafilactoides e anafiláticas) e ser relacionadas à osmolaridade e à força iônica do agente de contraste.

O material de contraste intravenoso é frequentemente administrado em exames radiológicos de imagem. Uma reação adversa grave chamada fibrose sistêmica nefrogênica (FSN) pode ocorrer após a exposição a agentes de contraste para RM à base de gadolínio.[5] Na FSN há fibrose da pele, tecido conjuntivo e, às vezes, órgãos internos. A gravidade da FSN pode variar de leve a grave e também pode ser fatal. No entanto, a FSN aparentemente ocorre apenas quando também existe comprometimento renal grave (p. ex., insuficiência renal dependente de diálise). Os anestesistas não devem administrar rotineiramente agentes de contraste para RM à base de gadolínio em pacientes com doença renal.

RESSONÂNCIA MAGNÉTICA

A ressonância magnética é uma ferramenta padrão de diagnóstico e pode suplantar ou substituir as técnicas convencionais de raios X. No entanto, a qualidade da imagem da RM é prejudicada de forma significativa com o movimento do paciente, e as sequências de varredura podem demorar uma hora ou mais. A abertura (*bore*) da RM onde o paciente se posiciona é um tubo com diâmetro de apenas 60 cm a 70 cm e comprimento de aproximadamente 120 cm. Assim, a imobilidade do paciente é a principal indicação para sedação ou anestesia geral. Os pacientes que rotineiramente necessitam de acompanhamento anestésico para ressonância magnética incluem crianças, adultos que são claustrofóbicos ou estão sentindo dor e pacientes de cuidados intensivos.

Considerações sobre Segurança na RM

Embora a radiação ionizante não seja uma questão de segurança, porque não há raios X ou substâncias radioativas envolvidas, outros problemas de segurança são proeminentes na sala do magneto. Pode ocorrer perda auditiva devido aos altos níveis de som durante a varredura. As queimaduras elétricas podem ocorrer se equipamento de monitoramento incompatível estiver ligado ao paciente. Da mesma forma, os pacientes com dispositivos implantados incompatíveis ou material ferromagnético nunca devem ser colocados dentro de um grande campo magnético uma vez que o aquecimento e o mau funcionamento do dispositivo podem resultar em lesão ao paciente. Por fim, pode ocorrer um ferimento por projétil se objetos ferromagnéticos forem colocados na proximidade do campo magnético.

Os objetos na sala do magneto precisam ser ao mesmo tempo resistentes e compatíveis com a RM. O termo "condicionado para RM" foi definido pela American Society for Testing and Materials para descrever um item que não apresenta perigos conhecidos em um ambiente de RM especificado (com especificações que incluem a força do campo magnético estático e o campo de gradiente espacial gerado por um modelo específico de RM). Antes de iniciar uma varredura de RM, o anestesista deve certificar-se de que o paciente tenha sido avaliado e liberado pelos técnicos de RM responsáveis por saber se o corpo do paciente não contém objetos metálicos suscetíveis, como implantes ortopédicos metálicos incompatíveis, dispositivos cardíacos eletrônicos implantáveis (DCEIs), cateteres epidurais reforçados com fio metálico ou um cateter de artéria pulmonar com um fio de temperatura. A oximetria de pulso é essencial durante as varreduras de RM e apenas um oxímetro de pulso de fibra óptica compatível com RM deve ser usado. Podem ocorrer queimaduras no paciente no ponto de fixação caso se use um oxímetro de pulso padrão. Outros cuidados semelhantes dizem respeito a qualquer outro dispositivo de monitoramento ou manejo que faça contato efetivo ou potencial com o paciente.

A lesão por projétil em uma sala de RM é um risco grave e potencialmente fatal. As correntes elétricas supercondutoras que geram o grande campo magnético do escâner de ressonância magnética estão sempre "ativadas". Portanto, os escâneres de RM estão sempre rodeados por grandes gradientes de campo magnético (até 6 m). Os gradientes de campo magnético podem puxar objetos metálicos para o ímã com velocidade e força alarmantes. Certos metais como o níquel e o cobalto são perigosos porque são magnéticos, enquanto outros metais como o alumínio, o titânio, o cobre e a prata não representam risco de projétil. Estes metais são usados para fazer suportes de soro compatíveis com RM, dispositivos de fixação e aparelhos de anestesia não magnéticos. Bombas de infusão intravenosa compatíveis com RM estão disponíveis. Caso alguém precise levar itens de metal suscetíveis, como bombas de infusão para a sala magnética de RM, estes devem estar localizados e fixados com segurança, de preferência aparafusados a uma parede ou piso. O equipamento adicional deve ser colocado e verificado como sendo seguro antes que o paciente entre no escâner de RM. No caso de um objeto ser puxado para dentro do magneto, causando lesão ao paciente e danos ao equipamento, o magneto supercondutor pode ser desligado imediatamente. Este processo, chamado de *quenching* (apagamento), só deve ser realizado por técnicos em RM. O magneto supercondutor de uma RM opera a temperaturas criogênicas próximas do zero absoluto e requer refrigerante (criogênio), como o hélio líquido, para manter a baixa temperatura. O processo de *quenching* envolve um aumento da temperatura do magneto supercondutor com escape de criogênio para um sistema de ventilação fora da sala de RM. No entanto, o criogênio pode escapar para dentro da

IV

sala de RM e deslocar o oxigênio, o que pode causar lesões pelo frio e asfixia.

Questões de Monitoramento nas Salas de RM

Muitos anestesitas preferem estar fora da sala do magneto durante a varredura. Esta prática é aceitável desde que o profissional (1) tenha acesso a todos os monitores de sinais vitais e (2) possa visualizar o paciente através de uma janela ou câmera de vídeo. Os pacientes criticamente doentes submetidos a RM podem precisar de uma linha arterial para o monitoramento da pressão arterial. Se o transdutor de pressão for classificado como "condicionado para RM" para aquele escâner de RM em particular, ele poderá ser usado durante o procedimento, juntamente com um cabo de pressão e um sistema de monitoramento compatíveis com RM. Caso contrário, devem ser adicionados longos tubos de pressão para que os transdutores de pressão e os seus cabos elétricos estejam localizados longe do magneto, de preferência fora da sala do magneto. O pulso de radiofrequência de uma RM pode fazer com que um transdutor de pressão gere picos artefatuais. Isso pode levar a leituras erroneamente elevadas da pressão arterial que podem induzir o anestesiologista ao erro. A inspeção visual da forma de onda permite a detecção rápida desse artefato. Todas as torneiras de linha arterial e venosa devem ser tampadas de modo que não ocorra hemorragia se a torneira for manipulada inadvertidamente.

Equipamento Compatível

O equipamento compatível com RM que entra na sala do magneto funciona como uma segunda estação de trabalho de anestesia. Embora a sucção, o monitoramento fisiológico e a ventilação mecânica sejam possíveis dentro da sala do magneto, um aparelho principal de anestesia deve estar localizado fora da sala do magneto. Caso surja um problema potencialmente fatal, o paciente deve ser prontamente transferido da sala do escâner para o aparelho principal de anestesia, de modo que sejam oferecidos os cuidados ideais e ajuda adicional.

ANESTESIA PARA EXAMES DE IMAGEM NÃO INVASIVOS

Como os exames de imagem não invasivos não causam dor, a maioria dos pacientes adultos não precisa de sedação ou anestesia geral. A ASA descreveu um contínuo de profundidade de sedação que inclui níveis progressivos de sedação, incluindo sedação mínima (ansiólise), sedação moderada (a chamada "sedação consciente"), sedação profunda e anestesia geral (Capítulo 14, Tabela 14.1). Para aqueles pacientes adultos que necessitam de sedação, a ansiólise (farmacológica ou não farmacológica) pode ser o suficiente. Em muitos centros médicos, a sedação mínima e a sedação moderada podem ser administradas por funcionários que não são profissionais de anestesia, mas são adequadamente treinados, enquanto a sedação

profunda e a anestesia geral devem ser administradas por profissionais de anestesia. Para pacientes pediátricos, a sedação profunda ou anestesia geral é, muitas vezes, necessária para facilitar o procedimento de imagem. Além dos requisitos para a sedação, comorbidades do paciente, como o comprometimento das vias aéreas, doença cardíaca ou respiratória grave ou obesidade mórbida, podem requerer um profissional de anestesia para assegurar a imobilidade do paciente, a manutenção de oxigenação adequada, a estabilidade hemodinâmica e a minimização da dor e da ansiedade durante o procedimento radiológico.

Monitoramento Fisiológico

Os Padrões de Monitoramento Anestésico Básico da ASA (Capítulo 20) são aplicáveis a todos os procedimentos de imagem não invasivos. Os profissionais responsáveis pela anestesia geralmente utilizam cânulas nasais especialmente produzidas que possuem uma linha integrada de amostragem de CO_2. A capnografia pode fornecer a frequência e o padrão respiratórios, bem como a concentração de CO_2 expirado, embora as leituras fiquem mais sujeitas a artefatos em um paciente não intubado. Se a capnografia não for possível, a ventilação deve ser avaliada por inspeção visual contínua, ausculção ou ambas.

Administração de Oxigênio

O oxigênio suplementar através de uma cânula nasal deve vir de um fluxômetro exclusivo e não da saída de gás do equipamento de anestesia. Esta técnica permite um acionamento mais rápido do circuito respiratório do equipamento de anestesia para fornecer oxigênio sob máscara ou ventilação com pressão positiva se o paciente desenvolver hipoventilação, hipoxemia ou apneia. Para procedimentos de longa duração, o oxigênio umidificado deve ser administrado através de cânula nasal para promover o conforto do paciente, minimizando o ressecamento das passagens nasal e faríngea. Certos pacientes, incluindo bebês e crianças pequenas, não tolerarão uma cânula nasal, mas podem receber oxigênio com uma técnica de *blow-by*.

Sedação Induzida por Medicamentos

Muitos medicamentos podem ser usados para fornecer sedação para exames de imagem (Capítulos 8, 9 e 14). Por exemplo, a sedação geralmente pode ser manejada com sucesso com uma infusão contínua de propofol, com ou sem opioides ou benzodiazepínicos (ou ambos) suplementares intravenosos. Para procedimentos breves, uma pequena dose de um opioide de início rápido e ação curta, como remifentanil ou alfentanil, costuma ser uma escolha apropriada. A dexmedetomidina é outra substância útil, principalmente em procedimentos com duração superior a uma hora. Como a dexmedetomidina tem menor risco de depressão respiratória em comparação com o propofol, ela é especialmente útil para pacientes com hipertensão pulmonar grave ou para aqueles que necessitam de avaliação frequente do estado mental. Como a dexmedetomidina tende a diminuir a pressão arterial sistêmica e tem duração relativamente longa, seu uso pode exigir suporte vasopressor intravenoso. A dexmedetomidina deve ser usada com cautela em pacientes submetidos a procedimentos em que a pressão arterial tem de permanecer nos valores iniciais ou que requerem hipertensão induzida. Os pacientes com lesões ateroscleróticas em artérias cerebrais, cardíacas ou renais, bem como os pacientes com compressão cerebral ou medular por tumores, são particularmente vulneráveis.

Manejo da Anestesia para Tomografia Computadorizada

A TC frequentemente é usada para imagens intracranianas e para estudos do tórax e do abdome. Como a TC é indolor, não invasiva e geralmente de curta duração, pacientes adultos submetidos a exames diagnósticos eletivos raramente requerem mais do que suporte emocional. Além disso, o diâmetro do escâner de TC é muito mais amplo do que o do aparelho de RM; logo, a claustrofobia raramente é um problema. A TC é uma ferramenta diagnóstica crucial em vários contextos agudos, incluindo lesões traumáticas (cabeça e abdome), acidente vascular cerebral agudo e estado mental alterado agudo de causa desconhecida. A TC também é utilizada para avaliações urgentes da integridade gastrointestinal em pacientes criticamente doentes na unidade de terapia intensiva (UTI), que podem demandar cuidados complexos durante o transporte da UTI. A sedação ou anestesia geral é, muitas vezes, essencial para esses pacientes, bem como para crianças e adultos que têm dificuldade para ficar imóveis.

Ao contrário da RM, as preocupações em relação aos campos magnéticos não estão presentes na TC; no entanto, o profissional responsável pela anestesia corre risco de exposição a radiação ionizante. Durante a TC, o anestesiologista deve permanecer atrás da proteção contra radiação enquanto a mesa mecanizada move o paciente através do escâner. Além das considerações clínicas do paciente, as complicações durante uma TC podem incluir a desconexão de tubos de oxigênio ou circuitos respiratórios, remoção inadvertida de cateteres intravenosos e desconexão de monitores.

Manejo da Anestesia para RM

Para pacientes pediátricos (Capítulo 34), uma técnica comum consiste em (1) indução inalatória de anestesia com sevoflurano, (2) colocação de cateter intravenoso, (3) infusão intravenosa de propofol e (4) cânula nasal, máscara laríngea ou tubo endotraqueal para controle das vias aéreas, de acordo com a condição clínica do paciente. Para adultos que necessitam de anestesia geral para a RM, a localização da imagem desejada pode influenciar a forma de abordagem das vias aéreas. Por exemplo, um paciente com máscara laríngea ainda pode ter uma leve obstrução das vias aéreas, resultando em artefatos de movimento inaceitáveis durante a varredura de RM do cérebro, o que não ocorreria com um tubo endotraqueal.

Certas sequências de imagem de RM (p. ex., recuperação de inversão atenuada por fluido [FLAIR]) são influenciadas pela oxigenação do paciente, que é controlada pelo anestesiologista. A hiperóxia pode aumentar a intensidade do sinal no líquido cefalorraquidiano cerebral, de forma que o radiologista pode solicitar uma diminuição da concentração inspirada de oxigênio e deve interpretar a varredura de RM em conformidade.[6]

RADIOLOGIA INTERVENCIONISTA

A radiologia intervencionista (RI) é um campo em rápida mudança como resultado da melhoria contínua da qualidade da imagem e dos avanços tecnológicos. A capacidade de combinar imagens em tempo real e não invasivas com intervenções minimamente invasivas, muitas vezes com uso de cateter, oferece grandes benefícios aos pacientes que, de outra forma, precisam sofrer o estresse de uma cirurgia aberta e, possivelmente, uma recuperação mais longa. A neurorradiologia intervencionista (NRI), também chamada de neurocirurgia endovascular, combina a neurocirurgia tradicional com a neurorradiologia, além de incluir certos aspectos da cirurgia de cabeça e pescoço. A RI corporal combina a cirurgia geral com a radiologia geral. Nos procedimentos angiográficos, as árvores circulatórias relevantes são retratadas, após o que se toma uma decisão sobre avançar para uma ou mais intervenções terapêuticas através de medicamentos, dispositivos ou ambos. A lista de procedimentos de RI é extensa e continua a crescer.

Neurorradiologia Intervencionista

Escolha da Anestesia

A maioria dos centros médicos usa, de forma rotineira, anestesia geral com intubação traqueal para procedimentos complexos ou de longa duração, mas não há uma técnica anestésica que seja claramente superior.[7] A escolha específica da anestesia pode ser guiada, principalmente, pelas necessidades do procedimento, bem como por considerações cardiovasculares e cerebrovasculares.[8] As vantagens da anestesia geral incluem controle de ventilação e imobilidade, o que melhora a qualidade da imagem. A apneia intermitente pode ser solicitada pela equipe intervencionista para reduzir ainda mais o artefato de movimento durante a angiografia por subtração digital. Os objetivos da ventilação mecânica incluem a manutenção de normocapnia ou hipocapnia leve, desde que a pressão intracraniana esteja normal. Um paciente com pressão intracraniana aumentada pode se beneficiar de hiperventilação leve antes da indução da anestesia, bem como durante a manutenção da anestesia, a fim de neutralizar a vasodilatação cerebral induzida pelos agentes inalatórios (Capítulo 30). Como alternativa à anestesia geral, a sedação mínima ou moderada tem a vantagem de permitir a avaliação da função neurológica durante o procedimento. Uma variedade de medicamentos pode ser utilizada para a sedação com base na experiência do profissional e nos objetivos do manejo anestésico.

Acesso e Monitoramento

A sala de NRI requer múltiplas telas de imagem e um grande dispositivo de fluoroscopia com arco em C que seja capaz de movimentos extensos ao redor do paciente. Como resultado,

IV

a distância entre o cateter intravenoso e a bolsa de fluido intravenoso pode ser duas vezes maior do que o normal. Os prolongamentos das traqueias devem estar firmemente conectados e com comprimento suficiente para evitar desprendimento acidental. As infusões de anestésicos intravenosos ou medicamentos vasoativos devem estar conectadas o mais próximo possível do cateter intravenoso para minimizar o espaço morto nos equipos. Para os procedimentos que envolvem o suprimento sanguíneo ao sistema nervoso central (SNC), a colocação de linha arterial para o monitoramento contínuo da pressão arterial é prudente. Um volume significativo de fluido (p. ex., solução de *flush* heparinizada e agente de contraste radiográfico) pode ser administrado através de cateteres colocados pela equipe intervencionista, além do fluido administrado pelo anestesista. A colocação do cateter de Foley facilita a avaliação do débito urinário, ajuda as decisões sobre a hidratação venosa e oferece conforto ao paciente, evitando a distensão vesical.

Manejo da Pressão Arterial

A pressão arterial basal e a reserva cardiovascular devem ser cuidadosamente avaliadas porque o controle da pressão arterial é comumente necessário durante os procedimentos de NRI e complicações relacionadas ao tratamento ocorrem de forma frequente. A manutenção da pressão arterial dentro de um intervalo predeterminado é particularmente importante em pacientes com doença cerebrovascular. Os objetivos relativos à pressão arterial devem sempre ser discutidos antes da operação com a equipe intervencionista. A hipertensão deliberada, ou seja, a manutenção de uma pressão arterial acima do normal, é utilizada em pacientes de NRI com doença cerebrovascular oclusiva para promover o fluxo sanguíneo cerebral colateral. Tais casos incluem pacientes submetidos a trombólise de emergência[9,10] e pacientes com hemorragia subaracnóidea aneurismática com vasoespasmo. A manutenção da pressão arterial normal ou supranormal também é importante em pacientes com tumores que comprometem o fluxo sanguíneo para a medula espinal, rins e outros órgãos. Por outro lado, a prevenção da hipertensão arterial pode ser crucial em certos pacientes, inclusive aqueles com aneurismas intracranianos recentemente rotos ou malformação arteriovenosa intracraniana com obliteração recente. Os pacientes que foram submetidos a angioplastia cerebrovascular e colocação de *stents* em vasos de condutância extracraniana, como a artéria carótida, são suscetíveis a lesão por hiperperfusão cerebral pós-tratamento e requerem controle cuidadoso da pressão arterial sistêmica após o procedimento[11] (Capítulo 30).

Manejo de Crises Neurológicas e Decorrentes do Procedimento

O manejo de crises durante um procedimento de NRI requer um plano bem pensado, aliado a uma comunicação rápida e eficaz entre as equipes de anestesia e de radiologia. A responsabilidade inicial do anestesiologista é garantir que a permeabilidade das vias aéreas, a troca gasosa e o *status* hemodinâmico permaneçam intactos. Então o profissional da anestesia deve se comunicar com a equipe cirúrgica e determinar se o problema na NRI é hemorrágico ou oclusivo.

No contexto da oclusão vascular, o objetivo é aumentar a perfusão distal por aumento da pressão arterial, com ou sem trombólise direta. Isso pode exigir a preparação e administração de uma infusão de vasopressor.

Se o problema for hemorragia, o anestesiologista deve discutir com a equipe intervencionista se deve cessar imediatamente a administração de heparina e promover a reversão com protamina. As complicações da administração de protamina incluem hipotensão, anafilaxia e hipertensão pulmonar. A maioria dos casos de ruptura vascular pode ser tratada na sala de angiografia. A equipe de NRI pode tentar selar o local de ruptura por meio de uma técnica endovascular e pode abortar o procedimento originalmente planejado. Além disso, pode-se colocar um cateter de ventriculostomia de forma emergencial na sala de angiografia, caso se suspeite de hipertensão intracraniana. Pacientes com suspeita de ruptura necessitarão de TC emergencial do crânio, mas a craniotomia emergencial pode não ser necessária.

Radiologia Intervencionista Corporal

Os radiologistas intervencionistas usam raios X, TC, ultrassom, RM e outras modalidades de imagem para realizar procedimentos guiados por imagem em todo o corpo. Esses procedimentos geralmente são realizados usando-se agulhas e cateteres, que são considerados minimamente invasivos em comparação com a cirurgia tradicional. Esta seção destaca as abordagens gerais e os desafios aos cuidados anestésicos para os procedimentos guiados por imagem mais comuns, tais como procedimentos diagnósticos, drenagem por cateter, colocação de *stents*, ablação de tumor, angioplastia vascular, tratamento por embolização e liberação de agentes terapêuticos em locais específicos (Tabela 38.2). O procedimento de anastomose portossistêmica intra-hepática transjugular (TIPS) merece atenção especial devido à gravidade da doença nesse grupo de pacientes.[12]

Avaliação e Manejo Anestésico

As necessidades anestésicas dos pacientes submetidos a procedimentos de RI podem variar muito. Devido à natureza minimamente invasiva, muitos procedimentos nas salas de RI são realizados com sedação mínima, e sem a presença de um profissional de anestesia. No entanto, uma série de fatores pode exigir o envolvimento do anestesista (Tabela 38.1). A presença de um profissional de anestesia permite que os especialistas responsáveis pelo procedimento concentrem completamente sua atenção na intervenção realizada. Deve ocorrer uma discussão clara e detalhada entre os membros da equipe, de modo que os responsáveis pelo procedimento possam especificar suas necessidades intraprocedimento e o anestesiologista possa expressar quaisquer preocupações anestésicas.

A avaliação pré-procedimento pelo anestesista segue a mesma rotina geral de avaliação pré-operartória (Capítulo 13). A escolha da técnica anestésica segue os mesmos princípios descritos anteriormente neste capítulo (Capítulo 14). Os pacientes que têm estado mental alterado ou disfunção cognitiva – demência, delírio, encefalopatia ou atraso no desenvolvimento – podem não ser candidatos

Tabela 38.2 Lista de Procedimentos comuns de Radiologia Intervencionista			
Vascular	**Hepático/Biliar**	**Câncer**	**Diversos**
Angiografia	Drenagem biliar e inserção de *stent*	Biópsia percutânea (agulha)	Drenagem de abscesso
Angioplastia com balão	Biópsia hepática transjugular	Quimioembolização	Dreno torácico
Embolização	Anastomose portossistêmica intra-hepática transjugular	Ablação por radiofrequência	Tubo para nefrotostomia percutânea
Acesso venoso central/ para hemodiálise			Tubo de gastrostomia
Trombólise			
Filtro de veia cava			

à sedação caso se espere que cooperem e prendam a respiração durante o procedimento. A lista de medicamentos deve ser revista. Os cuidados especiais para os procedimentos intervencionistas corporais incluem terapia com o hipoglicemiante oral metformina, que pode causar acidose lática se administrado com agente de contraste intravenoso em um contexto de insuficiência renal. A acidose lática é extremamente rara quando um paciente com função renal normal em uso de metformina recebe agente de contraste intravenoso. As Diretrizes Práticas para o Jejum Pré-operatório da ASA devem ser seguidas como em qualquer outro procedimento eletivo.

Se a anestesia geral não for a escolha anestésica inicial, o provedor de anestesia deve estar preparado para aprofundar o nível de sedação conforme necessário, até mesmo atingindo a anestesia geral. Portanto, todos os equipamentos, monitores e medicamentos necessários devem estar disponíveis.

Anastomose Portossistêmica Intra-hepática Transjugular

Os pacientes que estão marcados para se submeter ao procedimento TIPS têm doença hepática avançada e complicações da hipertensão portal, que podem incluir sangramento varicoso, ascite e síndrome hepatorrenal. A pontuação Modelo para Doença Hepática em Estágio Terminal (MELD) serve como marcador da gravidade da doença hepática e é um preditor de risco de mortalidade em curto prazo para estes pacientes, alguns dos quais podem ser candidatos a transplante de fígado. A avaliação anestésica deve se concentrar nos efeitos multissistêmicos da insuficiência hepática, incluindo manifestações cardiovasculares, pulmonares, neurológicas, renais e hematológicas (Capítulo 28). A encefalopatia hepática é um achado comum nesta população de pacientes e é uma contraindicação para TIPS. A coagulopatia e a trombocitopenia podem aumentar o risco de hemorragia e requerem correção antes do procedimento.

O manejo anestésico de um paciente submetido ao procedimento TIPS pode ser bastante desafiador. Devido à presença de alterações cardiopulmonares, coagulopatia e o tempo imprevisível do procedimento, a maioria dos responsáveis pelo procedimento prefere a anestesia geral. Os medicamentos que tenham metabolismo hepático significativo e depuração biliar devem ser evitados ou minimizados. A presença

de ascite tensa e refluxo gastresofágico são fatores de risco evidentes para a aspiração pulmonar de conteúdo gástrico. Dá-se preferência a um tubo endotraqueal para o controle das vias aéreas (em vez de uma máscara laríngea), porque o pescoço deve ser girado para melhorar o acesso venoso à jugular interna. Por fim, o anestesiologista deve estar ciente de várias complicações pós-TIPS importantes: estado mental alterado devido à encefalopatia pós-TIPS, hemorragia maciça decorrente de sangramento intra-hepático ou lesão vascular e piora da insuficiência hepática pela diminuição do fluxo sanguíneo da veia porta.

Desafios: Hemostasia e Anticoagulação

Muitos procedimentos de RI envolvem acesso à árvore arterial com cateteres de grande diâmetro. Para minimizar o risco de complicação tromboembólica, frequentemente se solicita ao profissional de anestesia manutenção da anticoagulação intraprocedimento. Isso se consegue geralmente com heparina intravenosa e monitoração com tempo de coagulação ativado (TCA) do sangue total. A heparina tem a vantagem de uma meia-vida curta e reversão confiável com protamina. Para pacientes com alergia à heparina ou à protamina ou trombocitopenia induzida por heparina, os inibidores diretos da trombina são alternativas. No entanto, não há uma reversão confiável para essas substâncias.

Por outro lado, a embolização por RI costuma ser realizada como terapia urgente para hemorragia aguda. As aplicações comuns incluem sangramento gastrointestinal ou uterino. Realiza-se angiografia diagnóstica para identificar o local e o mecanismo de sangramento. Muitas vezes, molas e agentes trombóticos podem ser injetados para parar o sangramento. Induzir a anestesia com segurança e garantir rapidamente a via aérea em um paciente com sangramento pode ser muito difícil. Além disso, os sinais vitais do paciente podem deteriorar-se ainda mais após a indução da anestesia e requerer ressuscitação com fluidos e transfusão de sangue (Capítulos 23 e 24). Além da anemia aguda, coagulopatia e trombocitopenia são comuns, seja como causa da hemorragia inicial, seja como resultado da diluição devido à reposição de fluido ou do consumo de fatores. A correção da coagulopatia deve, idealmente, ser guiada por dados laboratoriais e um algoritmo de tratamento. Como os dados podem não estar disponíveis durante uma emergência, a decisão pela transfusão deve depender

IV

do histórico médico do paciente (p. ex., presença de doenças hematológicas e hepáticas), medicamentos (p. ex., terapia anticoagulante ou antiplaquetária), achados físicos (p. ex., de coagulopatia intravascular disseminada) e do critério do clínico. Além de plaquetas, plasma e crioprecipitado, os fatores recombinantes e os concentrados de fatores podem oferecer benefício semelhante de correção da deficiência de fatores sem o risco das complicações relacionadas à transfusão (Capítulos 22 e 24).

ENDOSCOPIA E COLANGIOPANCREATOGRAFIA RETRÓGRADA ENDOSCÓPICA

A endoscopia frequentemente é realizada para o diagnóstico e rastreio de doenças gastrointestinais. As indicações para endoscopia alta (esofagogastroduodenoscopia, EGD) incluem refluxo gastresofágico, sangramento, disfagia, dor prolongada ou náuseas, ingestão acidental e exames de imagem anormais. Além disso, podem ser realizadas intervenções terapêuticas, como o tratamento da fonte de sangramento, ablação do esôfago de Barrett, biópsia e remoção de crescimento anormal, dilatação e *stent* em estenose e colocação de tubo de alimentação. O desenvolvimento do ultrassom endoscópico (USE) de alta frequência usando-se um cateter de pequeno calibre através do canal de biópsia do endoscópio pode fornecer imagens de alta resolução de lesões benignas e neoplásicas no trato gastrointestinal.

Para a EGD, o paciente geralmente é colocado em uma posição lateral esquerda com o pescoço flexionado. A sequência usual de eventos inclui (1) aplicação de anestesia tópica na faringe do paciente com lidocaína ou benzocaína, (2) colocação de um protetor bucal de plástico para minimizar o risco de danos aos dentes ou ao endoscópio, (3) administração de medicamentos para atingir sedação mínima a moderada, (4) inserção do endoscópio através da boca até o esôfago, (5) exame do esôfago, junção gastroesofágica, estômago, piloro e duodeno conforme pedido e (6) realização de manobras terapêuticas quando necessário.

A colangiopancreatografia retrógrada endoscópica (CPRE) é frequentemente realizada para o diagnóstico e possível tratamento das doenças do ducto biliar e do ducto pancreático. A CPRE requer equipamentos especializados, incluindo um aparelho exclusivo de fluoroscopia. As indicações comuns incluem icterícia, pancreatite biliar aguda, pancreatite crônica de causa desconhecida, pseudocisto pancreático, suspeita de malignidade biliar ou pancreática, disfunções no esfíncter de Oddi, estenose do ducto e vazamento de bile no pós-operatório. Muitas vezes, também são realizadas intervenções como esfincterotomia, dilatação e inserção de *stent* no ducto biliar, inserção de *stent* em fístulas, estenose ou vazamento pós-operatório de bile, colocação de dreno e biópsia de tecido. O paciente geralmente é colocado em uma posição lateral esquerda ou pronada, com a cabeça voltada para o endoscopista. A primeira parte do procedimento é semelhante à da EGD, por meio da qual o endoscópio é avançado para além da faringe e é inserido no esôfago. Uma vez

que o endoscópio esteja no duodeno, ele é girado para ficar de frente para a papila. Uma cânula é inserida na papila, o agente de contraste é injetado e o ducto é visualizado sob fluoroscopia. A motilidade intestinal excessiva pode impedir o exame endoscópico e pode ser inibida pela administração de fármacos anticolinérgicos ou glucagon.

Avaliação e Manejo Anestésico

Os anestesiologistas são frequentemente requisitados a atender pacientes que necessitam de procedimentos nas salas de endoscopia gastrointestinal. A técnica padrão para a avaliação pré-procedimento (Capítulo 13) e a escolha anestésica (Capítulo 14) se aplica nesse contexto. A EGD simples e a CPRE em pacientes saudáveis podem ser realizadas com sedação mínima ou moderada administrada por um funcionário que não seja profissional de anestesia, mas adequadamente treinado. No entanto, o serviço anestésico (cuidados anestésicos monitorados ou anestesia geral) pode ser solicitado se o procedimento for considerado complicado ou prolongado, a imobilidade do paciente for um fator necessário ou a história do paciente sugerir dificuldade nas vias aéreas ou outras comorbidades. A disfunção hepatobiliar é comum em pacientes que necessitam de CPRE. Estes pacientes podem ter coagulopatia devido à diminuição da síntese de fatores de coagulação e trombocitopenia (Capítulo 28). A transfusão de hemoderivados pode ser necessária antes da endoscopia, especialmente para a CPRE, que é mais invasiva.[13]

A escolha da técnica anestésica requer uma comunicação clara entre o paciente, o endoscopista e o anestesiologista. Embora a sedação mínima ou moderada seja a técnica mais comum para uma EGD sem complicações, a sedação profunda ou a anestesia geral pode ser necessária para a EGD com base nas comorbidades do paciente ou gravidade do estado clínico (p. ex., paciente crítico com hematêmese intensa).

A CPRE é considerada um procedimento mais arriscado do que a EGD, com base na natureza do procedimento e na população de pacientes típica. O paciente está mais frequentemente na posição prona e o anestesiologista tem acesso limitado à via aérea do paciente porque o endoscopista fica ao lado da cabeça do paciente. Por fim, a sala é escurecida para permitir uma melhor visualização da tela de fluoroscopia e o profissional de anestesia deve usar protetores de chumbo para minimizar a exposição à radiação ionizante. Muitos pacientes são submetidos a repetidas CPREs e revelam uma preferência por cuidados anestésicos monitorados, em oposição à anestesia geral, com base em suas experiências.

Desafios e Complicações

Geralmente, é possível agrupar as complicações causadas pela EGD ou pela CPRE por sedação e via aérea, procedimento e fatores relacionados ao paciente (Tabela 38.3). A administração de benzocaína tópica pode levar a metemoglobinemia (Capítulo 10). As complicações relacionadas ao procedimento, como perfuração esofágica, são raras, mas podem

Tabela 38.3 Complicações da Esofagogastroduodenoscopia ou Colangiopancreatografia Retrógrada Endoscópica

Sedação e Vias Aéreas	Procedimento	Relacionadas ao Paciente
Hipoxemia	Sangramento	Sangramento
Secreção excessiva	Perfuração	Coagulopatia
Aspiração	Pancreatite (CPRE)	Trombocitopenia
Laringoespasmo	Embolia gasosa (insuflação)	Arritmia cardíaca
Broncoespasmo	Hipercarbia (insuflação de CO_2)	
Metemoglobinemia	Alergia ao agente de contraste	

CPRE, Colangiopancreatografia retrógrada endoscópica.

ser fatais.[14] A perfuração esofágica tem mais possibilidade de ocorrer em alguém que tenha história de estenose, perfuração anterior, cirurgia prévia ou outras anormalidades anatômicas. Os sintomas podem incluir dor no pescoço, tórax ou abdome. Os sinais clínicos costumam ser inespecíficos (isto é, taquicardia, taquipneia, hipotensão, distensão abdominal e até mesmo sepse). Deve-se ter alta suspeição clínica, especialmente se os sintomas não melhorarem ou forem autolimitados. O diagnóstico de perfuração geralmente é feito de forma radiográfica, muitas vezes com o uso de material de contraste solúvel em água. Dependendo da lesão, algumas perfurações podem ser tratadas de forma medicamentosa, enquanto outras constituem emergências cirúrgicas.

O manejo anestésico de um paciente com sangramento gastrointestinal superior pode ser especialmente desafiador. A intubação traqueal pode ser complicada pela hematêmese em curso. O acesso venoso de grande calibre, possivelmente central, é necessário para continuar a ressuscitação com fluidos, sangue e vasopressores. Muitas vezes, o paciente pode ter uma causa subjacente de coagulopatia, ou a hemorragia pode causar uma coagulopatia. Um exemplo típico é um paciente com doença hepática em estágio terminal com deficiência de fatores de coagulação, trombocitopenia, hipertensão portal e sangramento varicoso. Para os profissionais de anestesia que assistem pacientes criticamente doentes, o manejo anestésico é ainda mais complicado pela localização fora da sala de cirurgia, onde os recursos e a ajuda muitas vezes estão distantes.

PROCEDIMENTOS CARDIOLÓGICOS POR MEIO DE CATETER

Cateterismo Cardíaco Adulto

Os pacientes que necessitam de angiografia da artéria coronária ou de artéria periférica geralmente apresentam evidência de isquemia coronariana em testes de estresse cardíaco não invasivos ou outras evidências clínicas de aterosclerose. A avaliação pré-procedimento e a preparação devem se concentrar em seu estado funcional cardiopulmonar, vias aéreas, medicamentos relevantes e outras comorbidades frequentes, como diabetes melito e insuficiência renal.

O procedimento geralmente envolve a canulação de uma ou mais artérias periféricas, como as artérias radial, braquial ou femoral. Um monitor de pressão arterial não invasivo deve ser colocado em uma extremidade que não esteja envolvida no procedimento. O cardiologista irá injetar um anestésico local no ponto da canulação, além de sedação usando midazolam e fentanil intravenosos. O procedimento em si geralmente é bem tolerado pelo paciente. O cuidado anestésico é solicitado quando o paciente tem um histórico de ansiedade severa, porque a sedação por um profissional de anestesia pode ser mais segura. Por vezes, planeja-se uma angioplastia coronariana de alto risco, o que pode requerer suporte circulatório extracorpóreo mecânico à vida (ECLS), caso em que o anestesiologista deve estar prontamente disponível, de modo que, caso ocorra instabilidade hemodinâmica, a via aérea possa ser rapidamente garantida. A anestesia geral raramente é indicada, a menos que haja planos para uma exposição cirúrgica para a canulação da ECLS. O risco de instabilidade hemodinâmica durante a anestesia geral é claramente elevado. Como o procedimento geralmente é curto, uma indução anestésica dominada por opioides não é desejável. Propofol em pequenas doses, etomidato, cetamina ou uma indução inalatória podem ser apropriados. Uma pequena concentração de anestésico inalatório ou pequena dose de propofol através de infusão venosa costuma ser suficiente para manter a anestesia. O uso de vasoconstritores pode ser necessário para manter a resistência vascular sistêmica, e substâncias inotrópicas como a dobutamina, epinefrina ou dopamina podem ser administradas aos pacientes com fração de ejeção do ventrículo esquerdo severamente diminuída. Por fim, como em qualquer ambiente não cirúrgico, o profissional responsável pela anestesia pode ser chamado para a sala de cateterismo de forma emergencial para ajudar a ressuscitar um paciente, incluindo a obtenção de uma via aérea patente e, possivelmente, para organizar o transporte para a UTI ou sala de cirurgia.

Estudos Eletrofisiológicos

Ablação por Cateter
A eletrofisiologia (EF) abrange o diagnóstico de arritmias cardíacas, o mapeamento detalhado de seus circuitos e tratamento com ablação por cateter.[15] Com os rápidos avanços na monitorização cardíaca, tomografia computadorizada, RM e

tecnologias com cateter, uma grande variedade de arritmias – fibrilação atrial, taquiarritmias supraventriculares (TSVs) e taquicardia ventricular – são passíveis de estudo de EF e tratamento. Pacientes submetidos a estudos de EF e ablação podem variar muito, desde adultos jovens saudáveis com arritmia isolada até pacientes com insuficiência cardíaca em estágio terminal com dispositivos de assistência ventricular esquerda. A avaliação pré-procedimento destes pacientes deve-se concentrar em sua reserva cardiopulmonar (particularmente sinais e sintomas quando as arritmias ocorrem), via aérea, comorbidades e medicamentos relevantes, especialmente anticoagulantes, como heparina, varfarina e os mais recentes inibidores diretos do fator Xa e inibidores diretos da trombina.

Os cateteres intracardíacos geralmente são colocados através das veias jugular interna e femoral, a menos que se planeje uma abordagem retrógrada do lado esquerdo do coração através da artéria femoral. Os estudos de mapeamento endocárdico são realizados com estimulação e registro pelos eletrodos internos e externos, seguidos por ablação endocárdica por cateter (geralmente com energia de radiofrequência) para produzir uma cicatriz que interrompe a geração ou propagação da arritmia. A injeção subcutânea generosa de anestésicos locais e sedação intravenosa (Capítulos 8, 9 e 10) durante a canulação são suficientes para a maioria dos pacientes. Na verdade, muitos eletrofisiologistas acreditam que sedação excessiva ou anestesia geral durante o estudo pode suprimir a arritmia e afetar negativamente o sucesso do mapeamento. O plano anestésico e o monitoramento devem ser determinados pelo quadro clínico geral do paciente.[16] Um histórico de síncope ou angina durante um episódio taquicárdico pode sugerir débito cardíaco deprimido e hipotensão significativa, e um monitor de pressão arterial invasiva pode ser justificado, pois o estudo pode induzir ou provocar períodos de frequência cardíaca rápida. O plano anestésico geralmente envolve sedação mais profunda (frequentemente sedação profunda) e analgesia durante a canulação inicial e inserção do cateter e sedação mínima daí em diante. Uma exceção é a ablação da fibrilação atrial, que envolve a ablação endocárdica que isola os óstios da veia pulmonar do restante do átrio esquerdo. A anestesia geral com intubação endotraqueal pode ser útil para este procedimento. Ela permite movimentos respiratórios previsíveis durante a ablação, o monitoramento da temperatura esofágica para evitar a perfuração do átrio esquerdo e a detecção de qualquer estimulação do nervo frênico. Para os procedimentos que envolvem cateteres no lado esquerdo do coração, a anticoagulação geralmente é obtida com heparina intravenosa para evitar complicações tromboembólicas.[17] Por fim, os cateteres de EF são irrigados com fluido e, como a quantidade pode ser substancial durante um longo procedimento, os pacientes com histórico de insuficiência cardíaca congestiva podem precisar de um diurético para evitar aumento excessivo do volume intravascular.

Dispositivos Cardíacos Eletrônicos Implantáveis

Outro grupo comum de procedimentos realizados na sala de EF é a colocação de DCEI, como cardioversores-desfibriladores implantáveis (CDIs) e marcapassos (MPs). O profissional responsável pela anestesia deve entender a indicação do dispositivo, seja bloqueio cardíaco, prevenção primária para morte cardíaca súbita na cardiomiopatia, prevenção secundária para histórico de taquicardia ventricular ou estimulação biventricular para terapia de ressincronização cardíaca. Os dispositivos de estimulação e desfibrilação transcutânea devem estar presos ao paciente e o anestesiologista deve entender como operar esses dispositivos para estabelecer a estimulação de emergência ou a desfibrilação. Novamente, o procedimento pode ser realizado com sucesso com a injeção subcutânea de anestésico local, sedação intravenosa e analgesia. No entanto, o anestesiologista pode decidir que a anestesia geral pode ser mais segura, por exemplo, em paciente com estado mental alterado. O cardiologista pode optar por realizar um teste de limiar de desfibrilação, no qual se induz intencionalmente a fibrilação e a capacidade do dispositivo para detectar e interromper a fibrilação é confirmada. Em alguns pacientes, como aqueles com disfunção ventricular esquerda sistólica severa (p. ex., cardiomiopatia isquêmica), a perda breve de débito cardíaco e a perfusão, mesmo que por segundos, podem ser mal toleradas. O monitoramento da pressão invasiva é aconselhável para facilitar o tratamento imediato da hipotensão. Antes do teste, é apropriada a administração de oxigênio e de uma pequena dose intravenosa de anestésico de curta ação para produzir amnésia.

Cardioversão

O anestesiologista frequentemente está envolvido no atendimento de pacientes submetidos a cardioversão para fibrilação atrial ou *flutter* atrial. Devido ao risco de doença tromboembólica nesses pacientes, a cardioversão costuma ser imediatamente precedida por um ecocardiograma transesofágico (ETE) para examinar o átrio esquerdo em busca de possíveis trombos. O ETE pode ser deixado de lado se o paciente estiver em anticoagulação terapêutica. O ecocardiografista pode optar por fazer uso tópico de anestésicos locais na via aérea superior para suprimir reflexo de vômitos durante a inserção da sonda. A desvantagem da anestesia tópica nesse caso é que a perda do reflexo da via aérea pode prolongar-se além do procedimento e ter um efeito potencialmente negativo sobre a capacidade do paciente de lidar com secreções excessivas. Uma boa escolha é o uso de um sedativo de curta ação, como o propofol. Antes da inserção da sonda do ETE, o paciente deve ter monitorização padrão conectada e oferta de oxigênio suplementar. A sedação com propofol é então titulada para que seja tolerada a passagem da sonda e deve ser mantida durante o exame. Podem ser necessárias manobras como tração da mandíbula, elevação do mento ou aspiração da faringe para evitar obstruções ou eliminar secreções. Para a cardioversão sem ETE, devem ser suficientes pequenas doses de propofol após a pré-oxigenação, para tornar o paciente amnésico. Após a cardioversão, o provedor de anestesia deve continuar a monitorar o paciente, aliviar qualquer obstrução das vias aéreas e fornecer oxigênio adicional até que a recuperação da consciência e do reflexo das vias aéreas sejam satisfatórios antes de transferir o paciente para a área de recuperação.

Intervenção na Doença Cardíaca Estrutural

Semelhante à EF, a intervenção endovascular para o tratamento de doenças cardíacas estruturais é um campo em rápida evolução. A valvoplastia com balão ou mesmo a reposição valvar podem ser realizadas em todas as valvas intracardíacas. A comunicação interatrial (CIA), o forame oval patente (FOP), a comunicação interventricular (CIV) e a fístula coronariana podem ser fechados com dispositivos expansíveis. Esses procedimentos são realizados usando-se fluoroscopia com orientação adicional da ecocardiografia. Como uma grande parte dessa população de pacientes passou por uma esternotomia prévia para intervenção cardíaca, a técnica transcateter evita a morbidade e o risco de repetição da esternotomia e lesão cardíaca inadvertida. A anestesia geral tem uma série de vantagens: um paciente imóvel, movimento ventilatório controlado, facilidade de exame ETE contínuo e uma via aérea garantida no caso de instabilidade hemodinâmica ou quando há necessidade de uma cirurgia aberta. A indução anestésica, no entanto, pode ser complexa dado o grave defeito cardíaco existente. Pacientes pediátricos com lesões cardíacas cianóticas ou pacientes adultos em tratamento paliativo de cardiopatias congênitas podem ser especialmente desafiadores. Uma detalhada discussão antes do procedimento entre o anestesista, o cardiologista especialista em cardiopatias congênitas, o cardiologista intervencionista e o cirurgião cardíaco em relação à anatomia cardíaca, à história cirúrgica e sua implicação é inestimável.

Estudos Pediátricos

Atender recém-nascidos, lactentes e crianças que estão sendo submetidos a estudos e procedimentos cardíacos invasivos é uma das tarefas mais difíceis enfrentadas pelo anestesiologista (Capítulos 26 e 34). Anestesiar com segurança esses pacientes requer um domínio da fisiologia cardiopulmonar neonatal, da complexa anatomia de lesões cardíacas, farmacologia, via aérea pediátrica e outras doenças congênitas coexistentes. Devido à sua idade e desenvolvimento cognitivo, a maioria dos pacientes pediátricos requer anestesia geral ou sedação profunda para esses procedimentos. Deve-se dar especial atenção à possibilidade de uma via aérea difícil, à rapidez dos problemas de ventilação que afetam negativamente a estabilidade cardiovascular, às propriedades farmacodinâmicas e farmacocinéticas dos medicamentos anestésicos e à prevenção da hipotermia nos pacientes menores. O início da ação de anestésicos intravenosos e inalatórios será significativamente alterado devido à presença de *shunts* intracardíacos ou extracardíacos. Da mesma forma, o início do efeito da medicação pode ser atrasado, como resultado de insuficiência cardíaca congestiva e baixo débito cardíaco. Hipóxia, hipercapnia, excesso de pressão positiva nas vias aéreas, acidose metabólica, hipotermia e estimulação dolorosa podem levar ao aumento da resistência vascular pulmonar e à insuficiência cardíaca do lado direito, e devem ser evitadas. No entanto, em pacientes com *shunts* intracardíacos, a hiperóxia e a vasodilatação pulmonar resultante podem promover *shunt* esquerda-direita excessivo e causar hipotensão sistêmica. Além disso, os pacientes cianóticos tornam-se policitêmicos para compensar a privação crônica

de oxigênio. Isso os coloca em maior risco de complicações trombóticas durante os procedimentos. A regra geral é manter o paciente cianótico com níveis de oxigenação e hemodinâmica pré-anestésicas, o que pode ser um desafio considerável durante a anestesia.

Desafios e Complicações

Fornecer cuidados anestésicos em locais de cardiologia intervencionista pode ser um desafio. O arranjo típico de uma sala projetada para o cardiologista intervencionista muitas vezes coloca o anestesista longe do paciente, com outros equipamentos servindo como obstáculos. Apesar do uso infrequente da anestesia geral em muitos casos, o anestesiologista deve estar sempre preparado para aumentar a profundidade da anestesia, assegurar as vias aéreas e aplicar ressuscitação em caso de emergência. As complicações mais comuns com os procedimentos de cardiologia intervencionista estão relacionadas ao acesso vascular e incluem sangramento, hematoma, pneumotórax e lesão vascular. Além disso, os cateteres intracardíacos podem desencadear arritmia e bloqueios cardíacos, o que pode causar alterações cardiovasculares significativas.

Raramente, pode ocorrer perfuração cardíaca, resultando em derrame pericárdico e tamponamento. Os sinais clínicos incluem instabilidade hemodinâmica persistente não relacionada à arritmia induzida e refratária à administração rotineira de vasoconstritores e fluidos intravenosos. A equipe responsável pelo procedimento deve ser informada caso haja suspeita de perfuração. O diagnóstico pode ser confirmado com ecocardiografia. Hemoderivados devem ser solicitados imediatamente. Talvez a anticoagulação deva ser revertida após uma consulta com o responsável pelo procedimento. Uma ou mais bainhas venosas podem ser usadas para ressuscitação volêmica. As opções para o manejo de um novo derrame pericárdico neste contexto podem incluir o seguinte: (1) estratégia "esperar e observar" (*wait-and-watch*) caso o derrame seja pequeno e autolimitado; (2) colocação emergencial de dreno pericárdico; ou (3) mobilização rápida para descompressão cirúrgica do tamponamento. Assim, a comunicação e a compreensão entre o anestesista e o cardiologista a respeito do plano do procedimento são cruciais. Os conhecimentos especializados do cardiologista podem ser um trunfo durante uma emergência cardiovascular. Além disso, o acesso vascular colocado pelo cardiologista pode ser usado para monitoramento invasivo (linha arterial) e ressuscitação com fluidos (linha venosa central).

ELETROCONVULSOTERAPIA

A eletroconvulsoterapia (ECT) é um tratamento eficaz para pacientes que sofrem de depressão grave (tanto unipolar quanto bipolar), depressão psicótica e esquizofrenia.[18] Para a depressão grave, a ECT, em comparação com antidepressivos, produz remissão mais rápida, reduz o risco agudo de suicídio e reduz a taxa de recaída. A maioria das diretrizes recomenda a ECT como um tratamento reservado para aqueles que não obtiveram sucesso com o tratamento medicamentoso com

IV

antidepressivos, ou aqueles com características psicóticas graves (catatonia) ou em risco de suicídio e que precisam de resposta rápida e definitiva. A American Psychiatric Association (APA) também recomenda seu uso como terapia de manutenção. A ECT exerce seu efeito terapêutico induzindo convulsões generalizadas, e sua eficácia na depressão é afetada pelas técnicas, como a colocação de eletrodos e o tempo de convulsão, e pela duração do tratamento com ECT. Acredita-se que as convulsões do tipo *grand mal* alteram a neurobiologia da depressão ao aumentar a concentração do ácido gama-aminobutírico (GABA) no SNC, normalizar a função da serotonina e suprimir a hiperatividade do eixo hipotálamo-hipofisário-adrenal.[19]

Convulsões Eletricamente Induzidas

Um médico com treinamento em ECT produz uma convulsão generalizada colocando dois eletrodos em posições bifrontotemporais (bilaterais), unilateral direita ou bifrontal na cabeça do paciente. A posição bifrontal ou unilateral direita é escolhida para minimizar os efeitos colaterais da ECT, especialmente a disfunção cognitiva de curto prazo. Por outro lado, a posição bilateral tem as vantagens da facilidade de uso, energia mais baixa e maior eficácia para a remissão. Um pulso breve (0,5-2 ms) ou um ultrabreve (< 0,5 ms) de carga elétrica, geralmente de 100 a 600 μC (microcoulombs), é aplicado com o objetivo de desencadear uma convulsão de duração suficiente (> 15 segundos). O limiar convulsivo pode ser determinado empiricamente durante o tratamento inicial com ECT ou com base na idade do paciente (para posição bilateral). O limiar pode ser afetado por uma série de fatores, incluindo medicação e pH do sangue, e também pode aumentar ao longo do curso de tratamento. A duração da convulsão é monitorada com eletroencefalograma (EEG) de canal único. A atividade motora convulsiva também pode ser acompanhada; entretanto, a atividade motora geralmente para antes da atividade elétrica. Convulsões com menos de 15 segundos ou uma ausência completa de convulsão podem ser subterapêuticas, enquanto convulsões prolongadas (> 120 segundos) podem ser prejudiciais para o paciente. O ajuste pelo médico responsável pela ECT e a possível intervenção do anestesista podem ser necessários. Um curso típico pode envolver três sessões por semana e um total de seis a 20 sessões.

Avaliação Anestésica

Antes de iniciar a ECT, o paciente deve ser submetido a uma avaliação médica completa pelo médico responsável pela ECT e pelo anestesista (Capítulo 13). Qualquer alteração clínica no intervalo e efeitos colaterais de tratamentos anteriores deve ser evocada durante visitas subsequentes. Deve-se dar atenção especial a quaisquer doenças cardiopulmonares, doença do SNC, histórico cirúrgico (p. ex., ortopédica) e medicamentos relevantes. Os pacientes costumam ser mais velhos e as preocupações comuns incluem doenças cardiovasculares (p. ex., hipertensão, doença arterial coronariana, valvopatia, cardiomiopatia, arritmia ou aneurisma aórtico) e doenças do SNC (p. ex., doenças cerebrovasculares e hiper-

tensão intracraniana). Os pacientes que são sintomáticos ou têm doença cardíaca instável, como hipertensão maligna, insuficiência cardíaca descompensada ou arritmia com repercussão hemodinâmica, devem ser avaliados e otimizados por um cardiologista. Aqueles com DCEIs e mulheres grávidas podem ser submetidos à ECT com segurança. Os pacientes com fraturas instáveis podem estar em risco devido à convulsão motora. As diretrizes padrão de *nil per os* ou nada por via oral (NPO) devem ser seguidas. A medicação crônica para doenças cardiovasculares ou pulmonares geralmente deve ser continuada. Uma exceção é o fármaco broncodilatador teofilina, que pode aumentar o risco de estado de mal epiléptico. A anticoagulação crônica (p. ex., varfarina) deve ser continuada, pois o risco de sangramento é mínimo. Devem-se tomar as medicações crônicas para o tratamento da doença do refluxo gastroesofágico, mas não há evidências para o uso profilático rotineiro de antiácido, antagonista de H_2 ou inibidor de bomba de prótons em um paciente assintomático.

Medicamentos Psicotrópicos

Muitos pacientes submetidos à ECT estão recebendo medicamentos psicotrópicos. Lítio, anticonvulsivantes e benzodiazepínicos, que podem encurtar a duração da convulsão, podem ser diminuídos sob orientação do médico responsável pela ECT. No entanto, muitos medicamentos psicotrópicos (p. ex., inibidores da monoamina oxidase, inibidores da recaptação de serotonina, antidepressivos tricíclicos, lítio e benzodiazepínicos) têm efeitos simpaticomiméticos, anticolinérgicos e no SNC e podem causar graves interações medicamentosas com os fármacos perioperatórios comumente usados.

Indução de Anestesia e Convulsão

A preparação para o tratamento de ECT é semelhante à da indução para anestesia geral.[20] Os monitores padrão são aplicados e os sinais vitais são continuamente verificados. O monitoramento da pressão invasiva raramente é necessário, mas pode ser útil para alguém com doença cardiovascular instável ou grave. O oxigênio deve ser administrado através de máscara facial e o paciente é orientado a respirar profundamente para maximizar o teor de oxigênio da capacidade residual funcional (CRF) antes da indução da anestesia. Um segundo manguito para pressão arterial é colocado em um membro distal. Um estimulador de nervo periférico posicionado distalmente ao manguito é útil para determinar o início da paralisia neuromuscular pela succinilcolina ou qualquer evidência de bloqueio prolongado provavelmente devido à deficiência de pseudocolinesterase. Se o paciente tiver um CDI, a função de desfibrilação deve ser temporariamente desativada para que o dispositivo não interprete erroneamente o estímulo elétrico da ECT como uma arritmia. Dependendo da programação do CDI, um ímã colocado sobre o CDI pode desativar a função do desfibrilador. Da mesma forma, para um paciente com um MP e que seja dependente de MP, um ímã colocado sobre o MP deve convertê-lo em um modo assíncrono. Caso contrário, o artefato elétrico do estímulo da ECT e o movimento motor resultante podem causar inibição do MP, levando à bradicardia severa. Um desfibrilador externo com capacidades de MP deve estar imediatamente disponível para pacientes com DCEIs.

O fármaco de indução mais comum é o methohexital intravenoso (0,5 a 1 mg/kg), um barbitúrico de ação curta que é superior ao propofol, um anticonvulsivante potente que pode aumentar o limiar convulsivo e reduzir a duração da convulsão. Uma alternativa é o etomidato intravenoso (0,2 a 0,3 mg/kg),[21] que tem a vantagem de manter a estabilidade hemodinâmica e pode diminuir o limiar convulsivo e aumentar a duração da convulsão em alguns pacientes; no entanto, ele pode induzir a atividade mioclônica não epiléptica e pode causar insuficiência adrenal com apenas uma dose. A cetamina é outra opção, mas seu uso é controverso, pois pode causar confusão pós-tratamento. Se um paciente tiver sido submetido a ECT anterior, o anestesiologista deve determinar qual medicamento de indução e dose foram administrados, a duração da convulsão resultante e a presença de quaisquer efeitos adversos. Uma convulsão subterapêutica pode motivar um ajuste da dose ou alteração na droga de indução anestésica. Consultando-se o médico responsável pela ECT, uma droga e dose apropriadas podem ser selecionadas.

Uma vez que o paciente perde a consciência, o manguito no membro distal é inflado. Um bloqueador neuromuscular de ação rápida, geralmente a succinilcolina (0,5 a 1 mg/kg), é então injetado para produzir paralisia. Para aqueles pacientes com contraindicação à succinilcolina, o rocurônio pode ser o substituto, o qual pode ser revertido rapidamente com sugamadex (Capítulo 11). O torniquete distal permite o monitoramento da atividade motora isolada. Um protetor bucal é colocado na boca do paciente. O profissional responsável pela anestesia continua a dar suporte à respiração do paciente com a ventilação bolsa-máscara e pode ser solicitado a provocar hiperventilação, uma vez que a hipocarbia pode diminuir o limiar convulsivo. Uma vez que a fasciculação tenha parado, aplicam-se os eletrodos e o estímulo elétrico é empregado. A atividade convulsiva pode ser seguida no EEG com confirmação visual da atividade motora do membro lesionado. Uma convulsão prolongada (> 2 minutos) pode ser interrompida por um pequeno *bolus* de propofol. À medida que a paralisia neuromuscular diminui, podem ser necessárias manobras para aliviar a obstrução das vias aéreas, como elevação da mandíbula ou elevação do queixo. A intubação endotraqueal raramente é necessária. As máscaras laríngeas podem ser úteis para o manejo das vias aéreas em pacientes com fatores de risco para ventilação difícil com máscara facial ou histórico de apneia obstrutiva do sono.

Respostas Fisiológicas às Convulsões e Tratamento

A convulsão induzida eletricamente pode ter efeitos profundos nos sinais vitais do paciente. A primeira fase (tônica) é caracterizada por descarga parassimpática profunda que pode levar à bradicardia, bloqueio atrioventricular, arritmia atrial, contração atrial ou ventricular prematura, ou até mesmo assistolia. Pode ocorrer hipotensão. A intervenção com atropina ou glicopirrolato pode ser necessária. Esta etapa é rapidamente seguida pela segunda fase (clônica), de superestimulação simpática, caracterizada por taquicardia e hipertensão, que também pode ser profunda. Isso pode ser exacerbado pela hipoventilação e pela hipercarbia resultante. Embora a resposta hemodinâmica geralmente diminua rapidamente após o término da convulsão, é possível que hipertensão e taquicardia persistentes, especialmente naqueles com doenças cardiovasculares significativas em risco de isquemia, necessitem de tratamento como antagonistas β-adrenérgicos (p. ex., esmolol ou labetalol) e outros anti-hipertensivos (p. ex., hidralazina).

Conforme discutido, esses pacientes passam por uma série de tratamentos com ECT ao longo do tempo. O anestesista deve examinar o registro anestésico prévio para determinar a resposta hemodinâmica intraoperatória, bem como a experiência pós-ECT do paciente. Se o paciente teve uma resposta simpática excessiva durante os tratamentos passados, o anestesiologista pode optar por administrar antagonistas β-adrenérgicos profiláticos antes da indução da convulsão. Queixas graves pós-ECT como dor de cabeça, dor muscular ou náuseas sugerem que pequenas doses de opiáceos, acetaminofeno, anti-inflamatórios não esteroides ou antieméticos devem ser considerados em tratamentos futuros.

PERGUNTAS DO DIA

1. Como o profissional responsável pela anestesia pode minimizar a exposição à radiação ionizante pela fluoroscopia com arco em C?

2. O que se entende pelo termo *condicionado para RM* no contexto da ressonância magnética (RM) e da segurança do equipamento de monitoramento?

3. Um paciente requer anestesia para ablação de uma massa renal no escâner de TC. Quais são as considerações anestésicas específicas para este procedimento?

4. Um paciente com aneurisma intracraniano está recebendo anestesia geral para embolização com mola por neurorradiologia intervencionista. O radiologista anuncia que o aneurisma de repente se rompeu durante a manipulação. Quais são os próximos passos mais importantes no manejo desse paciente?

5. Um paciente com cirrose hepática e sangramento gastrointestinal superior está marcado para uma esofagogastroduodenoscopia (EGD) de urgência. Quais são as prioridades anestésicas no atendimento de um paciente nessa situação?

6. Um paciente com história de fibrilação ventricular precisa de colocação de um cardioversor-desfibrilador implantável (CDI). Que complicações intraoperatórias relacionadas a este procedimento devem ser previstas?

7. Um paciente está prestes a ser submetido a eletroconvulsoterapia (ECT) para depressão grave. Quais são as respostas cardiovasculares esperadas à convulsão induzida? Como essas respostas podem ser atenuadas?

REFERÊNCIAS

1. Chang B, Kaye AD, Diaz JH, et al. Complications of non-operating room procedures: outcomes from the National Anesthesia Clinical Outcomes Registry. *J Patient Saf.* Epub 2015 Apr 7.

2. Orme NM, Rihal CS, Gulati R, et al. Occupational health hazards of working in the interventional laboratory: a multisite case control study of physicians and allied staff. *J Am Coll Cardiol.* 2015;65:820-826.

3. Anastasian ZH, Strozyk D, Meyers PM, et al. Radiation exposure of the anesthesiologist in the neurointerventional suite. *Anesthesiology.* 2011;114:512-520.

4. Robertson PS, Rhoney DH. Prophylaxis for anaphylactoid reactions in high risk patients receiving radiopaque contrast media. *Surg Neurol.* 1997;48:292-293.

5. Marckmann P, Skov L. Nephrogenic systemic fibrosis: clinical picture and treatment. *Radiol Clin North Am.* 2009;47:833-840.

6. Mehemed TM, Fushimi Y, Okada T, et al. Dynamic oxygen-enhanced MRI of cerebrospinal fluid. *PloS One.* 2014;9:e100723.

7. McDonagh DL, Olson DM, Kalia JS, et al. Anesthesia and sedation practices among neurointerventionalists during acute ischemic stroke endovascular therapy. *Front Neurol.* 2010;1:118.

8. Lee CZ, Young WL. Anesthesia for endovascular neurosurgery and interventional neurology. *Anesthesiol Clin.* 2012;30:127-147.

9. Lee CZ, Litt L, Hashimoto T, et al. Physiologic monitoring and anesthesia considerations in acute ischemic stroke. *J Vasc Interv Radiol.* 2004;15:S13-S19.

10. Davis MJ, Menon BK, Baghirzada LB, et al. Anesthetic management and outcome in patients during endovascular therapy for acute stroke. *Anesthesiology.* 2012;116:396-405.

11. Abou-Chebl A, Reginelli J, Bajzer CT, Yadav JS. Intensive treatment of hypertension decreases the risk of hyperperfusion and intracerebral hemorrhage following carotid artery stenting. *Catheter Cardiovasc Interv.* 2007;69(5):690-696.

12. Scher C. Anesthesia for transjugular intrahepatic portosystemic shunt. *Int Anesthesiol Clin.* 2009;47:21-28.

13. Kapoor H. Anaesthesia for endoscopic retrograde cholangiopancreatography. *Acta Anaesthesiol Scand.* 2011;55:918-926.

14. Garmon EH, Contreras E, Conley J. Tension pneumothorax and widespread pneumatosis after endoscopic retrograde cholangiopancreatography. *Anesthesiology.* 2013;119:699.

15. Patel KD, Crowley R, Mahajan A. Cardiac electrophysiology procedures in clinical practice. *Int Anesthesiol Clin.* 2012;50:90-110.

16. Malladi V, Naeini PS, Razavi M, et al. Endovascular ablation of atrial fibrillation. *Anesthesiology.* 2014;120:1513-1519.

17. Mittnacht AJ, Dukkipati S, Mahajan A. Ventricular tachycardia ablation: a comprehensive review for anesthesiologists. *Anesth Analg.* 2015;120:737-748.

18. Fink M. What was learned: studies by the consortium for research in ECT (CORE) 1997-2011. *Acta Psychiatr Scand.* 2014;129:417-426.

19. Lisanby SH. Electroconvulsive therapy for depression. *N Engl J Med.* 2007;357:1939-1945.

20. Saito S. Anesthesia management for electroconvulsive therapy: hemodynamic and respiratory management. *J Anesth.* 2005;19:142-149.

21. Singh PM, Arora S, Borle A, et al. Evaluation of etomidate for seizure duration in electroconvulsive therapy: a systematic review and meta-analysis. *J ECT.* 2015;31(4):213-225.

PERÍODO DE RECUPERAÇÃO

39 RECUPERAÇÃO PÓS-ANESTÉSICA

Dorre Nicholau e Melissa Haehn

ADMISSÃO À UNIDADE DE RECUPERAÇÃO PÓS-ANESTÉSICA

DISTÚRBIOS PSICOLÓGICOS NO PÓS-OPERATÓRIO IMEDIATO

OBSTRUÇÃO DAS VIAS AÉREAS SUPERIORES
Perda do Tônus Muscular Faríngeo
Bloqueio Neuromuscular Residual
Laringoespasmo
Edema de Vias Aéreas
Apneia Obstrutiva do Sono
Manejo da Obstrução das Vias Aéreas
Monitoramento da Patência das Vias Aéreas durante o Transporte

HIPOXEMIA NA UNIDADE DE RECUPERAÇÃO PÓS-ANESTÉSICA
Hipoventilação Alveolar
Pressão Parcial de Oxigênio Alveolar Reduzida
Distúrbio Ventilação/Perfusão e *Shunt*
Aumento da Mistura Venosa
Capacidade de Difusão Reduzida

EDEMA PULMONAR NA UNIDADE DE RECUPERAÇÃO PÓS-ANESTÉSICA
Edema Pulmonar Pós-obstrutivo
Lesão Pulmonar Aguda Relacionada à Transfusão

SUPLEMENTAÇÃO DE OXIGÊNIO
Fornecimento de Oxigênio
Pressão Positiva Contínua de Vias Aéreas e Ventilação de Pressão Positiva não Invasiva

INSTABILIDADE HEMODINÂMICA
Hipertensão Sistêmica
Hipotensão Sistêmica
Isquemia do Miocárdio
Arritmias Cardíacas

DELÍRIO
Fatores de Risco
Manejo
Despertar Agitado

DISFUNÇÃO RENAL
Oligúria
Hipertensão Intra-abdominal
Rabdomiólise
Nefropatia por Contraste

TEMPERATURA CORPORAL E TREMORES
Mecanismo
Tratamento

NÁUSEA E VÔMITO PÓS-OPERATÓRIOS
Pacientes de Alto Risco
Prevenção e Tratamento

ATRASO NO DESPERTAR
Tratamento

CRITÉRIOS PARA ALTA

PERGUNTAS DO DIA

A unidade de recuperação pós-anestésica (URPA), também chamada de sala de recuperação, é projetada e equipada para monitorar e cuidar de pacientes que estão se recuperando dos efeitos fisiológicos imediatos da anestesia e da cirurgia. Os cuidados da URPA acompanham o paciente em transição do ato anestésico na sala de cirurgia ao monitoramento menos intenso nas alas hospitalares e, em alguns casos, até a recuperação completa do paciente em casa. Além disso, a URPA fornece cuidados intensivos a pacientes quando não há leitos disponíveis em unidades de tratamento intensivo em hospitais sobrecarregados. Para atender a esse período único de transição, a URPA deve ser equipada para monitorar e ressuscitar pacientes instáveis ao mesmo tempo que proporciona um ambiente tranquilo para a "recuperação" e conforto de pacientes estáveis. A proximidade da unidade à sala de operação facilita o acesso rápido aos pacientes em pós-operatrório por anestesistas e equipe cirúrgica.

ADMISSÃO À UNIDADE DE RECUPERAÇÃO PÓS-ANESTÉSICA

Ao chegar à unidade, o anestesista deve informar a chefia de enfermagem da URPA de detalhes pertinentes à história do paciente, comorbidades, anestesia e cirurgia. Uma atenção especial deve ser direcionada ao monitoramento de oxigenação (oximetria de pulso), ventilação (frequência de respiração, patência das vias aéreas, capnografia) e circulação (pressão arterial sistêmica, frequência cardíaca, eletrocardiograma [ECG]).

Sinais vitais são registrados conforme a necessidade, mas pelo menos a cada 15 minutos enquanto o paciente está na unidade. A American Society of Anesthesiologists (ASA) adotou os Padrões para Recuperação Pós-anestésica que delinearam os requisitos mínimos para o monitoramento e cuidado da URPA.[1] Recomendações mais específicas sobre a avaliação clínica e intervenção terapêutica podem ser encontradas nas Diretrizes de Condutas da ASA para Recuperação Pós-anestésica.[2]

DISTÚRBIOS PSICOLÓGICOS NO PÓS-OPERATÓRIO IMEDIATO

Diversas alterações fisiológicas que afetam múltiplos sistemas de órgãos devem ser diagnosticados e tratados na URPA durante o despertar da anestesia e cirurgia (Quadro 39.1). Náusea e vômito, necessidade de suporte para as vias aéreas superiores e hipotensão arterial estão entre as complicações mais frequentes.[3] Não é surpreendente que o comprometimento respiratório ou cardiocirculatório possa ter resultados graves.[4] Complicações nas vias aéreas e eventos cardiovasculares representam a maioria (67%) de 419 incidentes da sala de recuperação registrados em 2002 pelo Australian Incident Monitoring Study (AIMS).[5] Além disso, o transporte do paciente da sala de operação para a URPA é também um momento em que ele está vulnerável à obstrução das vias aéreas, conforme abordado a seguir.

Quadro 39.1 Distúrbios Fisiológicos Ocorridos na Unidade de Recuperação Pós-anestésica

Obstrução das vias aéreas superiores
Hipoxemia arterial
Hipoventilação
Hipotensão
Hipertensão
Arritmia cardíaca
Oligúria
Hemorragia
Hipotermia
Delírio (agitação ao despertar)
Atraso no despertar
Náusea e vômito
Dor

OBSTRUÇÃO DAS VIAS AÉREAS SUPERIORES

Perda do Tônus Muscular Faríngeo

Obstrução das vias aéreas é uma complicação comum e devastadora no período pós-operatório (Capítulo 16). A causa mais frequente da obstrução das vias aéreas na URPA é a perda do tônus faríngeo em um paciente sedado ou obnubilado. Os efeitos depressores residuais de anestésicos inalatórios e intravenosos e a persistência dos efeitos dos bloqueadores neuromusculares (Capítulo 11) contribuem para a perda do tônus faríngeo no período pós-operatório imediato.

Em um paciente acordado e não anestesiado, os músculos faríngeos contraem-se em sincronia com o diafragma para colocar a língua para a frente e manter as vias aéreas abertas contra a pressão inspiratória negativa gerada pelo diafragma. Essa atividade do músculo faríngeo é deprimida durante o sono e a redução resultante no tônus promove a obstrução das vias aéreas. Com o colapso do tecido faríngeo complacente durante a inspiração, um círculo vicioso pode ocorrer no qual um aumento do reflexo compensatório do esforço respiratório e da pressão inspiratória negativa causa mais obstrução das vias aéreas. Esse esforço para respirar contra uma via aérea obstruída é caracterizado por um padrão de respiração paradoxal, consistindo na retração do entalhe esternal e numa atividade muscular abdominal exagerada. O colapso da parede torácica mais a protrusão do abdome com esforço inspiratório produz um movimento que se torna mais proeminente com o aumento da obstrução das vias aéreas.

A obstrução proveniente da perda do tônus faríngeo pode ser aliviada pela abertura das vias aéreas com a "manobra de elevação da mandíbula" ou com pressão positiva contínua nas vias aéreas (CPAP) aplicada por uma máscara facial (ou por ambas). Suporte das vias aéreas é necessário até que o paciente tenha se recuperado adequadamente dos efeitos dos medicamentos administrados durante a anestesia. Em pacientes selecionados, a utilização de cânula nasal ou oral, máscara laríngea ou intubação endotraqueal pode ser necessária (Capítulo 16).

Bloqueio Neuromuscular Residual

Ao avaliar a obstrução das vias aéreas superiores na URPA, a possibilidade de bloqueio neuromuscular residual deve ser considerada em pacientes que receberam medicamentos bloqueadores neuromusculares durante a anestesia (Capítulo 11). O bloqueio neuromuscular residual pode não ser evidente na chegada à URPA, pois o diafragma se recupera do bloqueio neuromuscular antes dos músculos faríngeos. Com um tubo endotraqueal no lugar, concentrações de dióxido de carbono expiratório e volumes correntes podem indicar uma ventilação adequada ao passo que a capacidade de manter as vias aéreas patentes e de limpar as secreções das vias aéreas permanecem comprometidas. A estimulação associada à extubação traqueal, seguida pela atividade de transferência do paciente para a maca e suporte ventilatório sob máscara, pode manter as vias aéreas abertas durante o transporte.

Apenas após o paciente repousar na URPA é que a obstrução das vias aéreas torna-se evidente. Mesmo pacientes tratados com medicamentos bloqueadores neuromusculares de curta e intermediária duração podem manifestar paralisia residual na URPA, a despeito da reversão farmacológica adequada na sala de operação (SO)

A associação entre medicamentos bloqueadores neuromusculares de ação intermediária e complicações respiratórias pós-operatórias depende da dosagem.[6] Além disso, o uso de dose inadequada do agente reversor neostigmina pode causar complicações respiratórias no pós-operatório. Um amplo estudo prospectivo com mais de 3.000 pacientes de URPA mostrou que o uso indevido ou de dose inadequada de neostigmina é um fator de risco independente para a reintubação traqueal.[7,8] Logo, determinar a dosagem adequada de neostigmina e, especificamente, evitar uma subdose ou sobredose pode ser essencial para garantir a recuperação total da função neuromuscular na URPA. Ao longo dos anos, a medição qualitativa da taxa de sequência de quatro estímulos (TOF) por uma resposta tátil ou visualização era o método mais comumente usado para avaliar o grau de reversão do bloqueador neuromuscular ao fim da cirurgia. No entanto, evidências mais recentes sugeriram que a medição qualitativa da taxa de TOF pode não refletir com precisão a recuperação da função neuromuscular. Em vez disso, a medição quantitativa do TOF usando aceleromiografia fornece um método mais objetivo e preciso de monitoramento da função neuromuscular.[9] Espera-se que o uso de um novo medicamento reversor aprovado, o sugammadex, irá reduzir a frequência da reversão incompleta do bloqueador neuromuscular.

Quando pacientes com bloqueio neuromuscular residual acordam na URPA, sua dificuldade para respirar pode ser manifestada por meio de agitação. Em um paciente acordado, a avaliação clínica da reversão do bloqueio neuromuscular é preferível à aplicação dolorosa do TOF ou estimulação tetânica. A avaliação clínica inclui força de preensão, protrusão da língua, a capacidade de levantar as pernas da cama e de erguer a cabeça da cama por cinco segundos. De todas essas manobras, erguer a cabeça por cinco segundos é considerada ideal, pois reflete não somente a força motora generalizada, mas também a capacidade do paciente de manter e proteger as vias aéreas. Em pacientes extubados, a capacidade de fazer forte pressão com os dentes incisivos contra um abaixador de língua é outro indicador confiável de tônus muscular faríngeo no despertar do paciente. Essa manobra está correlacionada à taxa média de TOF de 0,85. Uma ventilação inadequada ou obstrução das vias aéreas é menos provável se o bloqueio neuromuscular for revertido com neostigmina ou sugammadex (Capítulo 11).

Se houver suspeita de persistência ou retorno de fraqueza neuromuscular na URPA, indica-se a revisão imediata de possíveis fatores etiológicos (Quadro 39.2). Fatores comuns incluem acidose respiratória e hipotermia, sozinhas ou combinadas. Efeitos depressores residuais de anestésicos voláteis ou opioides (ou ambos) podem resultar em acidose respiratória progressiva apenas após o paciente ser admitido na URPA e os estímulos externos serem minimizados. De forma semelhante, um paciente que se torna hipotérmico durante a anestesia e a cirurgia pode mostrar sinais de fraqueza na URPA que não foram notados após a extubação na sala de operação. Medidas simples como aquecimento do paciente, suporte de vias aéreas e correção de alterações eletrolíticas podem facilitar a recuperação do bloqueio neuromuscular.

Laringoespasmo

Laringoespamo refere-se ao espasmo repentino das cordas vocais, obstruindo completamente a abertura laríngea. Costuma ocorrer no período de transição quando o paciente cuja traqueia foi extubada está acordando de anestesia geral. Ainda que aconteça mais comumente na sala de operação no momento da extubação traqueal, pacientes que chegam à URPA adormecidos após anestesia geral também correm risco de laringoespasmo ao acordar.

Elevação da mandíbula com CPAP (até 40 cm H_2O) costuma ser estímulo suficiente para "romper" o laringoespasmo. Se as manobras de elevação da mandíbula e CPAP falharem, relaxamento musculoesquelético imediato deve ser realizado por meio da administração intravenosa (IV) ou

---

Quadro 39.2 Causas de Bloqueio Neuromuscular Prolongado

Fatores Contribuintes para o Bloqueio Neuromuscular não Despolarizante Prolongado

Medicamentos
- Agentes anestésicos inalatórios
- Anestésicos locais (lidocaína)
- Antiarrítmicos (procainamida)
- Antibióticos (polimixinas, aminoglicosídeos, lincosaminas [clindamicina], metronidazol, tetraciclinas)
- Corticosteroides
- Bloqueadores do canal de cálcio
- Dantrolene
- Furosemida

Estados metabólicos e fisiológicos
- Hipermagnesemia
- Hipocalcemia
- Hipotermia
- Acidose respiratória
- Insuficiência hepática/renal
- Síndromes miastênicas

Fatores Contribuintes para o Bloqueio Neuromuscular Despolarizante Prolongado

Dosagem excessiva de succinilcolina

Atividade reduzida de colinesterase plasmática
- Níveis reduzidos
- Idades extremas (recém-nascidos, idosos)
- Doenças (doença hepática, uremia, desnutrição, plasmaférese)
- Alterações hormonais
- Gravidez
- Contraceptivos
- Glicocorticoides

Atividade inibida
- Irreversível (ecotiofato)
- Reversível (edrofônio, neostigmina, piridostigmina)

Variante genética (colinesterase plasmática atípica)

intramuscular (IM) de succinilcolina (0,1 a 1,0 mg/kg IV ou 4 mg/kg IM). Não se deve forçar um tubo traqueal na glote fechada devido ao laringoespasmo.

Edema de Vias Aéreas

O edema de vias aéreas é uma complicação pós-operatória em pacientes que passaram por procedimentos prolongados em decúbito ventral ou na posição de Trendelenburg e em procedimento com grande quantidade de perda de sangue, exigindo ressuscitação volêmica agressiva. Procedimentos cirúrgicos na língua, faringe e pescoço, incluindo tireoidectomia, endarterectomia carotídea e procedimentos na medula cervical, podem resultar na obstrução das vias aéreas superiores devido a edema tecidual, hematoma ou ambos. Ainda que os edemas facial e escleral sejam importantes sinais físicos que podem alertar o médico sobre a presença de um edema de vias aéreas, um edema de tecido faríngeo significante não costuma ser acompanhado de sinais externos visíveis. Se houver uma tentativa de extubação traqueal nesses pacientes na URPA, uma avaliação da patência das vias aéreas deve ser realizada antes da remoção do tubo endotraqueal (TET). A capacidade do paciente de respirar em torno do TET pode ser avaliada por meio da aspiração da orifaringe e esvaziamento do *cuff* do TET. Com a oclusão do orifício proximal do TET, pede-se que o paciente respire pelo entorno do tubo. Essa avaliação qualitativa da passagem adequada do ar sugere que as vias aéreas do pacientes permanecerão patentes após a extubação traqueal. Métodos mais quantitativos incluem (1) medição da pressão intratorácica necessária para produzir um vazamento audível em torno do TET quando o *cuff* é esvaziado e (2) medição do volume corrente exalado antes e depois do esvaziamento do *cuff* em pacientes em ventilação controlada por volume. Por mais que sejam úteis, nenhum desses "testes" de vazamento do *cuff* toma o lugar do julgamento clínico ao decidir quando extubar o paciente com segurança.[10] Se a preocupação com o comprometimento das vias aéreas for significativo, um cateter de troca de tubo traqueal pode ser usado.

Apneia Obstrutiva do Sono

Atenção especial deve ser dada a pacientes que sofrem de apneia obstrutiva do sono (AOS) na URPA (Capítulos 27 e 50).[11] Os pacientes com AOS apresentam risco mais elevado de dessaturação pós-operatória, insuficiência respiratória, eventos cardíacos pós-operatórios e necessidade de transferência para unidade de terapia intensiva.[12] Assim, é importante reconhecer e diagnosticar a AOS no pré-operatório e atentar para suas implicações nos ambientes intraoperatório e pós-operatório. Muitas ferramentas de triagem, como o questionário STOP-BANG, são eficazes na predição da AOS.[13] Uma vez que os pacientes com AOS são particularmente propensos à obstrução das vias aéreas, sua traqueia não deve ser extubada até que estejam totalmente acordados e obedientes a comandos. Qualquer tecido faríngeo complacente e redundante não

só aumenta a incidência de obstrução das vias aéreas, mas também dificulta ou até mesmo impossibilita a ventilação e intubação por laringoscopia direta. Uma vez na URPA, um paciente com AOS extubado é extraordinariamente sensível a opioides e, quando possível, técnicas de anestesia local e analgesia multimodal devem ser utilizadas para fornecer analgesia pós-operatória e minimizar o consumo de opioides. A combinação de benzodiazepínicos e opioides pode produzir episódios significativos de hipoxemia e apneia em pacientes com AOS.[14]

Para pacientes com AOS, deve haver um planejamento prévio para fornecer CPAP no período pós-operatório imediato. Os pacientes são frequentemente convidados a levar seus aparelhos de CPAP no dia da cirurgia para que o equipamento possa ser configurado antes da chegada do paciente à URPA. Pacientes que não usam rotineiramente CPAP em casa ou não dispõem de máquinas próprias podem exigir atenção adicional da fisioterapia respiratória para garantir o ajuste adequado do dispositivo de liberação de CPAP (máscara ou dispositivos nasais) e determinar a quantidade de pressão positiva necessária para evitar a obstrução das vias aéreas superiores. Para pacientes com AOS conhecida ou suspeita, também deve ser considerada a monitoração contínua pós-operatória de oximetria de pulso.

Manejo da Obstrução das Vias Aéreas

Um paciente com obstrução de via aérea exige atenção imediata. Os esforços para abertura das vias aéreas por medidas não invasivas devem ser realizados antes da reintubação traqueal. A tração da mandíbula com CPAP (5 a 15 cm H_2O) é frequentemente suficiente para manter a via aérea superior pérvia em pacientes com diminuição do tônus muscular faríngeo. Caso a CPAP não seja eficaz, uma cânula oral ou nasal ou máscara laríngea pode ser inserida rapidamente. Depois de abrir com sucesso a via aérea superior e garantir uma ventilação adequada, a causa da obstrução das vias aéreas superiores deve ser identificada e tratada. Os efeitos sedativos dos opioides e benzodiazepínicos podem ser revertidos com estimulação persistente ou pequenas doses tituladas de naloxona ou flumazenil, respectivamente (Capítulo 8). Os efeitos residuais dos medicamentos bloqueadores neuromusculares podem ser revertidos farmacologicamente ou por meio da correção de fatores contribuintes, como a hipotermia (Capítulo 11).

Ventilar os pulmões de um paciente com obstrução grave da via aérea superior, como resultado de edema ou hematoma, pode não ser possível através de uma máscara. No caso de hematoma após cirurgia de tireoide ou carótida, pode-se fazer uma tentativa de descomprimir a via aérea liberando pontos de sutura da ferida operatória e drenando o hematoma. Esta manobra é recomendada como medida temporizadora, mas não irá descomprimir efetivamente a via aérea se uma quantidade significativa de líquido ou sangue (ou ambos) se infiltrar nos planos teciduais da parede faríngea. Se for necessária uma intubação traqueal de emergência, deve ser providenciado acesso rápido ao material de via aérea difícil e, se possível, apoio cirúrgico para a realização de uma traqueostomia de emergência. Se o paciente for capaz de realizar ventilação espontânea, prefere-se uma técnica de intubação endotraqueal em vigília, uma vez que a visualização das cordas por laringoscopia direta pode não ser possível.

Monitoramento da Patência das Vias Aéreas durante o Transporte

A permeabilidade das vias aéreas superiores e a eficácia dos movimentos respiratórios do paciente devem ser monitoradas durante o transporte da sala de operação para a URPA. A hipoventilação em um paciente que recebe oxigênio suplementar não será detectada de forma confiável por meio da monitoração com oximetria de pulso durante o transporte.[15] A ventilação adequada deve ser confirmada pela observação de incursões adequadas da parede torácica com a inspiração, ausculta de sons respiratórios ou simplesmente sentindo-se o ar exalado com a palma da mão sobre o nariz e a boca do paciente. Conforme indicado anteriormente, este pode ser um momento crítico no pós-operatório imediato.

HIPOXEMIA NA UNIDADE DE RECUPERAÇÃO PÓS-ANESTÉSICA

Atelectasias e hipoventilação alveolar são as causas mais comuns da hipoxemia arterial pós-operatória transitória no pós-operatório imediato. A insuflação dos pulmões do paciente com oxigênio ao final da anestesia, bem como a administração de oxigênio suplementar, deve contornar qualquer efeito de hipóxia por difusão como contribuinte para a hipoxemia arterial. A revisão da história do paciente, do transoperatório e os sinais e sintomas clínicos direcionarão o tratamento para determinar possíveis causas de hipóxia persistente (Quadro 39.3) (Capítulo 5).

Hipoventilação Alveolar

A insuficiência ventilatória pós-operatória pode resultar da depressão do *drive* respiratório ou fraqueza generalizada pelo bloqueio neuromuscular residual ou doença neuromuscular subjacente. Doenças pulmonares restritivas, como a deformidade da parede torácica, enfaixamento abdominal pós-operatório ou distensão abdominal, também podem contribuir para a ventilação inadequada (Quadro 39.4).

A revisão da equação do gás alveolar demonstra que a hipoventilação sozinha é suficiente para causar hipoxemia arterial em um paciente que respira o ar ambiente (Fig. 39.1). Ao nível do mar, um paciente em estado de normocapnia, respirando ar ambiente, terá uma pressão parcial de oxigênio alveolar de 100 mm Hg.

Sendo assim, um paciente saudável sem gradiente alveoloarterial significativo (A-a) terá uma Pa_{O_2} próxima de

---

Quadro 39.3 Causas de Hipoxemia Pós-operatória

Shunt direita-esquerda
  Pulmonar: atelectasia
  Intracardíaco: doença cardíaca congênita
Distúrbio ventilação-perfusão
Insuficiência cardíaca congestiva
Edema pulmonar — sobrecarga volêmica, obstrução de vias aéreas
Hipoventilação alveolar — efeitos residuais de anestésicos e bloqueadores neuromusculares
Hipóxia de difusão — improvável se o paciente estiver recebendo oxigênio suplementar
Aspiração de conteúdo gástrico
Embolia pulmonar
Pneumotórax
Hipóxia pós-hiperventilação
Aumento do consumo de oxigênio (p. ex., tremores)
Síndrome de angústia respiratória aguda (SARA)
Sepse
Lesão pulmonar aguda relacionada à transfusão
Idade avançada
Obesidade

Quadro 39.4 Fatores que Levam a Hipoventilação Pós-operatória

Depressão do sistema nervoso central induzida por drogas (anestésicos voláteis, opioides)
Efeitos residuais dos fármacos bloqueadores neuromusculares
Mecânica inadequada dos músculos ventilatórios
Aumento da produção de dióxido de carbono
Doença pulmonar obstrutiva crônica coexistente

$$PA_{O_2} = FI_{O_2}(PB - PH_2O) - \frac{Pa_{CO_2}}{RQ}$$

Pa_{CO_2} = 40 mm Hg
$$PA_{O_2} = 0{,}21(760 - 47) - \frac{40}{0{,}8} = 150 - 50 = 100 \text{ mm Hg}$$

Pa_{CO_2} = 80 mm Hg
$$PA_{O_2} = 0{,}21(760 - 47) - \frac{80}{0{,}8} = 150 - 100 = 50 \text{ mm Hg}$$

PA_{O_2} = pressão do oxigênio alveolar
FI_{O_2} = fração da concentração inspirada de oxigênio
PB = pressão barométrica
PH_2O = pressão de vapor de água
RQ = quociente respiratório

Fig. 39.1 Hipoventilação como causa de hipoxemia arterial.

---

100 mm Hg. No mesmo paciente, uma elevação da Pa_{CO_2} de 40 para 80 mm Hg (hipoventilação alveolar) resulta em uma pressão parcial de oxigênio alveolar (Pa_{O_2}) de 50 mm Hg. Este exercício demonstra que, mesmo um paciente com pulmões normais se tornará hipóxico se ocorrer hipoventilação significativa enquanto respira o ar ambiente.

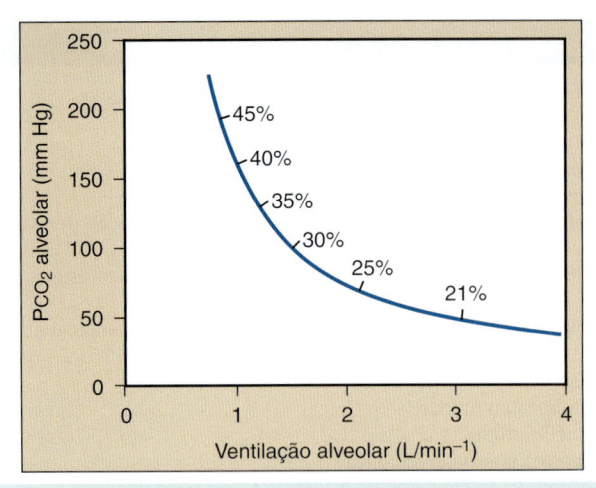

Fig. 39.2 P_{CO_2} alveolar como função de ventilação alveolar em repouso. As porcentagens indicam a concentração de oxigênio inspirada necessária para restaurar a P_{O_2} alveolar ao normal. (Adaptado de Lumb AB, ed. *Nunn's Applied Respiratory Physiology*. 6th ed. Philadelphia: Elsevier/Butterworth-Heinemann; 2005, usado com permissão.)

Normalmente, a ventilação/minuto aumenta em aproximadamente 2 L/min a cada acréscimo de 1 mm Hg na P_{CO_2} arterial. Esta resposta ventilatória linear ao dióxido de carbono pode ser significativamente deprimida no pós-operatório imediato pelos efeitos residuais de medicamentos (p. ex., anestésicos inalatórios, opioides, sedativos-hipnóticos) administrados durante a anestesia.

A hipoxemia arterial secundária à hipercapnia isolada pode ser revertida pela administração de oxigênio suplementar, pelo restabelecimento da P_{aCO_2} normal ou por ambos (Fig. 39.2).[16] Na URPA, a P_{aCO_2} pode retornar ao normal despertando-se o paciente com estímulo externo, revertendo-se farmacologicamente o efeito opioide ou benzodiazepínico, ou por meio de ventilação mecânica controlada. A Figura 39.2 demonstra por que a oximetria de pulso não é um marcador confiável de hipoventilação em um paciente que recebe oxigênio suplementar.

Pressão Parcial de Oxigênio Alveolar Reduzida

Hipóxia de difusão refere-se à rápida difusão de óxido nitroso para dentro dos alvéolos no final de uma anestesia com óxido nitroso. O óxido nitroso dilui o gás alveolar e produz uma diminuição transitória na P_{AO_2} e na P_{ACO_2}. Em um paciente que respira ar ambiente, a diminuição resultante da P_{AO_2} pode produzir hipoxemia arterial. Na ausência de administração de oxigênio suplementar, a hipóxia de difusão pode persistir por 5-10 minutos após anestesia com óxido nitroso e, assim, contribuir para a hipoxemia arterial nos momentos iniciais da admissão do paciente na URPA.

Ao fornecer oxigênio suplementar a um paciente durante o transporte para a URPA, deve-se tomar cuidado para evitar a redução relativa da fração de oxigênio inspirado (F_{IO_2}) que pode resultar de uma desconexão não reconhecida da fonte de oxigênio ou de um cilindro de oxigênio vazio.

Distúrbio Ventilação/Perfusão e *Shunt*

A vasoconstrição pulmonar hipóxica (VPH) é uma tentativa dos pulmões normais de adequar melhor a ventilação e a perfusão. Esta resposta restringe os vasos em regiões mal ventiladas do pulmão e direciona o fluxo sanguíneo pulmonar para os alvéolos bem ventilados. A resposta da VPH é inibida por diversas doenças e medicamentos, incluindo pneumonia, sepse e vasodilatadores. Na URPA, os efeitos residuais dos anestésicos inalatórios e vasodilatadores, como o nitroprussiato e a dobutamina, inibem a VPH e contribuem para a hipoxemia arterial.

Ao contrário do distúrbio ventilação/perfusão, um verdadeiro *shunt* não responderá ao oxigênio suplementar. As causas de *shunt* pulmonar pós-operatório incluem atelectasia, edema pulmonar, aspiração gástrica, embolia pulmonar e pneumonia. Destas, a atelectasia é provavelmente a causa mais comum de *shunt* pulmonar no pós-operatório imediato. A mobilização do paciente para a posição sentada, a espirometria de incentivo e a pressão positiva das vias aéreas por máscara facial podem ser eficazes no tratamento da atelectasia.

Aumento da Mistura Venosa

O aumento da mistura venosa geralmente se refere a estados de baixo débito cardíaco. Ocorre pela mistura de sangue venoso dessaturado com sangue arterial oxigenado. Normalmente, apenas 2% a 5% do débito cardíaco é desviado através dos pulmões, e essa pequena quantidade de sangue derivado com saturação venosa mista normal tem um efeito mínimo sobre a P_{aO_2}. Em estados de baixo débito cardíaco, o sangue retorna ao coração gravemente dessaturado. Além disso, a fração de *shunt* aumenta significativamente em situações que impedem a oxigenação alveolar, como edema pulmonar e atelectasia. Nessas condições, a mistura de sangue dessaturado com sangue saturado e arterializado diminui a P_{aO_2}.

Capacidade de Difusão Reduzida

Uma diminuição da capacidade de difusão é causada por doença pulmonar subjacente, como enfisema, doença pulmonar intersticial, fibrose pulmonar ou hipertensão pulmonar primária. O diagnóstico diferencial de hipoxemia arterial na URPA deve levar em consideração qualquer doença pulmonar preexistente.

EDEMA PULMONAR NA UNIDADE DE RECUPERAÇÃO PÓS-ANESTÉSICA

O edema pulmonar no pós-operatório imediato é frequentemente de natureza cardiogênica, resultado de aumento do volume intravascular ou disfunção cardíaca. O edema não cardiogênico pode ocorrer na URPA como resultado da aspiração pulmonar de conteúdo gástrico ou sepse. Raramente, o edema pulmonar pós-operatório é o resultado de obstrução das vias aéreas (edema pulmonar pós-obstrutivo) ou transfusão de derivados sanguíneos (lesão pulmonar aguda relacionada à transfusão) (Capítulo 24).

Edema Pulmonar Pós-obstrutivo

O edema pulmonar pós-obstrutivo (EPPO), também conhecido como edema pulmonar por pressão negativa e a hipoxemia arterial resultante, são consequências raras, porém significativas, da obstrução das vias aéreas superiores e podem seguir-se a extubação traqueal ao término da cirurgia e anestesia. O EPPO é caracterizado por um edema transudativo produzido por um dos seguintes mecanismos: pressão negativa exacerbada gerada pela inspiração contra a obstrução aguda das vias aéreas (tipo I), ou após o alívio de uma obstrução parcial crônica das vias aéreas (tipo II).[17] A fisiopatologia do EPPO tipo I envolve a pressão intratorácica negativa exacerbada, o que aumenta o retorno venoso, a pós-carga e as pressões venosas pulmonares, e promove a transudação do fluido. Os pacientes com musculatura saudável estão em maior risco devido à sua capacidade de gerar força inspiratória significativa.

O laringoespasmo é a causa mais comum da obstrução das vias aéreas superiores que conduz ao EPPO do tipo I, que pode, entretanto, resultar de qualquer condição que obstrua a via aérea superior, incluindo epiglotite, paralisia bilateral das cordas vocais, bócio e oclusão do TET. A hipoxemia arterial com dificuldade respiratória geralmente se manifesta em 90 minutos após o alívio da obstrução das vias aéreas e frequentemente é acompanhada por taquipneia, taquicardia, estertores, ronco e evidência de edema pulmonar bilateral à radiografia de tórax. O diagnóstico depende de suspeição clínica, assim que outras causas de edema pulmonar são descartadas. O tratamento é de suporte e inclui oxigênio suplementar, diurese e, em casos graves, ventilação por pressão positiva, utilizando CPAP ou ventilação mecânica.

Lesão Pulmonar Aguda Relacionada à Transfusão

O diagnóstico diferencial de edema pulmonar na URPA deve incluir lesão pulmonar aguda relacionada à transfusão (TRALI) em qualquer paciente que tenha recebido sangue, fator de coagulação ou transfusão de plaquetas intraoperatoriamente, como descrito no Capítulo 24. O tratamento geralmente é de suporte e inclui oxigênio suplementar e diurese. Raramente, a TRALI resulta em complicação para o quadro de síndrome de angústia respiratória aguda (SARA). Historicamente, a falta de critérios diagnósticos específicos leva ao subdiagnóstico e subnotificação da TRALI. Em um estudo de 2007-2008 a implementação de medidas para redução de risco de TRALI, a utilização de plasma predominantemente masculino indicou uma redução significativa na incidência de TRALI[18] (Capítulo 24).

SUPLEMENTAÇÃO DE OXIGÊNIO

O fornecimento de oxigênio suplementar no pós-operatório imediato é geralmente rotineiro para a prevenção de possível hipoxemia. Ainda assim, o procedimento de oxigenação perioperatória "ótima" continua controverso. Ainda não está claro se o aumento da oferta de oxigênio resulta em uma redução na incidência de náuseas e vômitos pós-operatórios (NVPO) e melhora na cicatrização de feridas cirúrgicas.[19]

Fornecimento de Oxigênio

A escolha dos sistemas de fornecimento de oxigênio na URPA é determinada pelo grau de hipoxemia, o procedimento cirúrgico e a adesão do paciente. Os pacientes que foram submetidos a cirurgia de cabeça e pescoço podem não ser candidatos à administração de oxigênio através de uma máscara facial devido ao risco de necrose por pressão sobre os locais de incisão e microcirculação das bordas da ferida, enquanto curativos nasais impedem o uso de cânulas nasais.

O fornecimento de oxigênio pela cânula nasal tradicional deve ser limitado a 6 L/min de fluxo para minimizar o desconforto e complicações que resultam de uma umidificação inadequada. Como regra geral, a cada 1 L/min de fluxo de oxigênio através da cânula nasal aumenta-se a F_{IO_2} em 0,04, com 6 L/min resultando em aproximadamente 0,44 de F_{IO_2}.

Até recentemente, o fornecimento máximo de oxigênio aos pacientes extubados exigia uma máscara sem reinalação ou nebulizador de alto fluxo. O fornecimento de oxigênio através da máscara pode ser ineficiente quando o seu ajuste é inadequado ou quando é necessária uma alta ventilação por minuto, o que resulta em entrada significativa de ar ambiente. Alternativamente, o oxigênio pode ser entregue até a 40 L/min por cânulas nasais de alto fluxo. Estes sistemas de cânulas nasais de alto fluxo umidificam e aquecem o gás para 99,9% de umidade relativa e 37° C. Ao contrário das máscaras, esses dispositivos fornecem oxigênio diretamente à nasofaringe ao longo do ciclo respiratório. A eficácia desse sistema pode ser reforçada por um efeito CPAP produzido pelo alto fluxo de gás.

Pressão Positiva Contínua de Vias Aéreas e Ventilação de Pressão Positiva não Invasiva

Aproximadamente de 8% a 10% dos pacientes submetidos a cirurgia abdominal requerem intubação endotraqueal e ventilação mecânica quando apresentam hipoxemia pós-operatória. A aplicação de CPAP na URPA reduz a incidência de reintubação traqueal, pneumonia, infecção e sepse.[18-21] Mesmo com a aplicação de CPAP na URPA, muitos pacientes precisarão de suporte ventilatório adicional. A insuficiência ventilatória no período pós-operatório imediato pode resultar de muitas condições, incluindo volume intravascular excessivo, restrição respiratória pela dor, disfunção

V

diafragmática, fraqueza muscular e depressão farmacológica do *drive* respiratório.

Embora o uso de ventilação não invasiva com pressão positiva (VIPP) em insuficiência respiratória crônica e aguda esteja bem estabelecido, há uma experiência limitada com sua aplicação na URPA. A VIPP pode ser utilizada na URPA para pacientes com risco aumentado de complicações pulmonares e como técnica de resgate para pacientes com dificuldade respiratória pós-operatória. A VIPP é frequentemente evitada no pós-operatório imediato devido ao potencial de distensão gástrica, aspiração do conteúdo gástrico e deiscência de ferida, especialmente em pacientes submetidos a cirurgia gástrica ou esofágica. Assim, a decisão de usar métodos de ventilação não invasivos na URPA deve ser tomada considerando-se fatores inerentes ao paciente e ao procedimento cirúrgico. As contraindicações incluem instabilidade hemodinâmica ou arritmias com risco de vida, rebaixamento do nível de consciência, risco aumentado de aspiração de conteúdo gástrico, incapacidade de usar máscara nasal ou facial (procedimentos de cabeça e pescoço) e hipoxemia refratária. Na população adequada de pacientes, particularmente para uso profilático em pacientes em pós-operatório de cirurgia bariátrica e para pacientes com dificuldade respiratória, a VIPP é efetiva na prevenção da intubação endotraqueal na URPA.[22]

INSTABILIDADE HEMODINÂMICA

A instabilidade hemodinâmica no pós-operatório imediato pode ter um impacto negativo sobre o resultado. Surpreendentemente, hipertensão arterial sistêmica pós-operatória e taquicardia são preditores mais fortes para admissão não planejada na unidade de cuidados intensivos e taxa de mortalidade do que hipotensão e bradicardia.[23]

Hipertensão Sistêmica

Os pacientes com história de hipertensão essencial apresentam maior risco de hipertensão arterial sistêmica importante na URPA. Fatores adicionais incluem dor, hipoventilação com hipercapnia e hipoxemia associadas, despertar agitado, idade avançada, histórico de tabagismo e doença renal preexistente (Quadro 39.5). As complicações que podem surgir como resultado da hipertensão pós-operatória incluem isquemia miocárdica, arritmia cardíaca, insuficiência cardíaca congestiva com edema pulmonar, acidente vascular encefálico e encefalopatia.[24] A hipertensão pós-operatória aguda aumenta o risco de hemorragia intracraniana após craniotomia e hemorragia pós-operatória no local cirúrgico e pode comprometer as anastomoses vasculares.[25] Os procedimentos cirúrgicos que predispõem o paciente à hipertensão pós-operatória incluem craniotomia, endarterectomia carotídea, procedimentos cardiotorácicos e procedimentos de cabeça e pescoço.[24]

Quadro 39.5 Fatores que Levam à Hiperventilação Pós-operatória

Hipoxemia arterial
Hipertensão essencial pré-operatória
Atividade exacerbada do sistema nervoso simpático — hipercapnia por hipoventilação, dor, distensão gástrica, distensão vesical
Hipervolemia
Agitação ao despertar
Tremores
Descontinuação de drogas ou álcool — clonidina, β-bloqueadores, narcóticos
Elevação da pressão intracraniana

Quadro 39.6 Causas de Hipotensão na Unidade de Recuperação Pós-anestésica

Depleção do volume de líquido intravascular
    Perdas contínuas de fluido — preparo intestinal, perdas gastrointestinais, sangramento cirúrgico
    Aumento da permeabilidade capilar — sepse, queimaduras, lesão pulmonar relacionada à transfusão
Diminuição do débito cardíaco
    Isquemia miocárdica/infarto
    Cardiomiopatia
    Doença valvular
    Doença pericárdica
    Tamponamento cardíaco
    Arritmias cardíacas
    Embolia pulmonar
    Pneumotórax hipertensivo
    E2] Induzida por drogas — β-bloqueadores, bloqueadores dos canais de cálcio
Diminuição do tônus vascular
    Sepse
    Reações alérgicas — anafiláticas, anafilactoides
    Choque medular — lesão medular, iatrogênico: anestesia raquidiana ou peridural
Insuficiência adrenal

Hipotensão Sistêmica

A hipotensão pós-operatória pode ser caracterizada como (1) hipovolêmica, (2) cardiogênica ou (3) distributiva (Quadro 39.6). Independentemente da causa, a hipotensão pós-operatória pode levar à diminuição da perfusão tecidual e à deterioração da função de órgão-alvo e requer atenção imediata (Capítulo 5).

Hipovolemia (Diminuição da Pré-carga)

A hipotensão sistêmica na URPA geralmente ocorre devido à diminuição do volume do líquido intravascular e pré-carga e, como tal, responde favoravelmente à administração intravenosa de fluidos. As causas mais comuns de diminuição do volume intravascular no pós-operatório imediato incluem a translocação contínua do fluido para o terceiro espaço, a reposição inadequada de fluido no intraoperatório (especialmente em pacientes submetidos a procedimentos intra-abdominais maiores ou preparo intestinal pré-operatório) e perda do tônus do sistema nervoso simpático como resultado do bloqueio neuroaxial (espinal ou peridural) (Capítulo 23).

A hemorragia persistente deve ser descartada em pacientes hipotensos que tenham sido submetidos a um procedimento cirúrgico em que seja possível uma perda significativa de sangue. Isso é verdadeiro independentemente da perda de sangue intraoperatória estimada. Se o paciente estiver instável, a hemoglobina pode ser medida no leito para eliminar o tempo de demora do laboratório. Também é importante lembrar que a taquicardia pode não ser um indicador confiável de hipovolemia ou anemia (ou ambos) se o paciente estiver tomando bloqueadores β-adrenérgicos ou de canais de cálcio.

Hipotensão Cardiogênica (Falha Intrínseca na Bomba)

As causas cardiogênicas significativas da hipotensão sistêmica pós-operatória incluem isquemia miocárdica e infarto, cardiomiopatia e arritmias cardíacas. O diagnóstico diferencial depende do procedimento cirúrgico, do transcorrer intraoperatório e da condição de saúde pré-operatória do paciente.

Hipotensão Distributiva (Diminuição da Pós-carga)

Simpatectomia Iatrogênica

A simpatectomia iatrogênica secundária às técnicas de anestesia regionais é uma causa importante de hipotensão na URPA. Um bloqueio simpático extenso (até T4) diminuirá o tônus vascular e bloqueará as fibras cardioaceleradoras. Se não for tratada prontamente, a bradicardia na presença de hipotensão grave pode levar à parada cardíaca, mesmo em pacientes jovens saudáveis. Os vasopressores, incluindo fenilefrina e efedrina, são tratamentos farmacológicos da hipotensão causada pelo bloqueio residual do sistema nervoso simpático.

Pacientes Criticamente Doentes

Pacientes criticamente doentes dependem do tônus exacerbado do sistema nervoso simpático para manter a pressão sanguínea sistêmica e a frequência cardíaca. Nestes pacientes, mesmo doses mínimas de anestésicos inalados, opioides ou sedativos-hipnóticos podem diminuir o tônus do sistema nervoso simpático e produzir hipotensão sistêmica importante.

Reações Alérgicas

Reações alérgicas (anafiláticas ou anafilactoides) podem ser a causa da hipotensão na URPA. Essas reações geralmente não são relatadas e têm uma incidência estimada de 100 a cada 1 milhão de procedimentos.[26] A anafilaxia deve ser considerada em todos os casos de hipotensão extrema refratária repentina, mesmo quando não acompanhada pelas alterações clássicas como broncoespasmo e erupções cutâneas. Aumento das concentrações séricas de triptase confirmam a ocorrência de uma reação alérgica, mas essa alteração não diferencia reações anafiláticas de anafilactoides. A amostra de sangue para determinação de triptase deve ser obtida dentro de 30-120 minutos após a reação alérgica, mas os resultados podem não estar disponíveis por dias. Os fármacos bloqueadores neuromusculares (Capítulo 11) são a causa mais comum de reações anafiláticas no ambiente cirúrgico, seguido de látex e antibióticos. O tratamento começa com a retirada do agente desencadeante, e a epinefrina é o medicamento de escolha para reações graves. Os pacientes devem receber orientações após uma suspeita de reação anafilática, e recomenda-se o teste de alergia 4-6 semanas após a reação inicial.[27]

Sepse

Em caso de suspeita de sepse como causa da hipotensão na URPA, sangue deve ser colhido para cultura e, em seguida, a terapia antibiótica empírica deve ser iniciada antes da transferência do paciente para a enfermaria (Capítulo 41). As manipulações do trato urinário e os procedimentos do trato biliar são exemplos de intervenções que podem resultar em um aparecimento súbito de hipotensão sistêmica grave na URPA. Nestes casos, a hipotensão é frequentemente acompanhada de febre e tremores.

Isquemia do Miocárdio

A detecção de isquemia miocárdica na URPA pode ser desafiadora devido à incapacidade do paciente de identificar ou comunicar os sintomas relacionados. Em um estudo, apenas cerca de 35% dos pacientes pós-operatórios com infarto do miocárdio queixaram-se de dor torácica típica.[28] As Diretrizes de Prática da ASA para o tratamento pós-anestésico recomendam monitoramento de rotina de pulso, pressão arterial e ECG para detectar complicações cardiovasculares como isquemia miocárdica.[2]

Pacientes de Baixo Risco

A interpretação das mudanças do segmento ST do ECG na URP deve ser feita à luz do histórico cardíaco do paciente e do índice de risco. Em pacientes de baixo risco (< 45 anos de idade, sem doença cardíaca conhecida, apenas um fator de risco), as alterações do segmento ST pós-operatório no ECG geralmente não indicam isquemia miocárdica. As causas relativamente benignas das alterações do segmento ST nestes pacientes de baixo risco incluem ansiedade, refluxo gastroesofágico, hiperventilação e hipocalemia. Em geral, os pacientes de baixo risco requerem apenas uma observação de rotina na URPA, a menos que os sinais e sintomas associados justifiquem uma avaliação clínica adicional. Uma avaliação mais agressiva é indicada caso as mudanças sejam acompanhadas de distúrbios do ritmo cardíaco, instabilidade hemodinâmica, angina ou sintomas associados.

Pacientes de Alto Risco

Em contraste com os pacientes de baixo risco, as alterações do segmento ST e da onda T no ECG de pacientes de alto risco podem ser significativas mesmo na ausência de sinais ou sintomas típicos de isquemia miocárdica. Nesta população de pacientes, qualquer alteração no segmento ST, na onda T ou nas mudanças de ritmo compatíveis com isquemia miocárdica deve indicar maior investigação

V

Quadro 39.7 Fatores que Levam à Arritmias Cardíacas Pós-operatórias

Hipoxemia
Hipercarbia
Alterações de volume intravasculares
Dor, agitação
Hipotermia
Hipertermia
Anticolinesterases
Anticolinérgicos
Isquemia miocárdica
Alterações eletrolíticas
Acidose respiratória
Hipertensão
Intoxicação digitálica
Arritmias cardíacas pré-operatórias

para descartar isquemia miocárdica. A determinação dos níveis séricos de troponina é recomendada quando há suspeita de isquemia miocárdica ou infarto na URPA. Assim que as amostras de sangue para a medição da troponina e um ECG de 12 derivações forem concluídas, devem ser tomadas providências para o acompanhamento cardiológico adequado.

Eletrocardiograma Pós-operatório e Medição de Troponina de Rotina

Mesmo pequenos aumentos de troponina no pós-operatório estão associados a uma taxa de mortalidade aumentada em 30 dias e, atualmente, não existe uma estratégia de tratamento definida para esses pacientes.[27-30] Como resultado, as diretrizes atuais da American Heart Association/American College of Cardiology (AHA/ACC) oferecem evidências insuficientes quanto à mensuração de rotina no pós-operatório de ECG ou de troponina em pacientes com alto risco de isquemia miocárdica perioperatória que, contudo, não apresentam sinais ou sintomas de isquemia miocárdica. Essas diretrizes são contrárias à triagem de rotina usando medidas de troponina em grupos não selecionados de pacientes.[31]

Arritmias Cardíacas

As arritmias cardíacas perioperatórias são frequentemente transitórias e multifatoriais (Quadro 39.7). As causas reversíveis de arritmias cardíacas no período perioperatório incluem hipoxemia, hipoventilação e hipercapnia associada, catecolaminas endógenas ou exógenas, anormalidades eletrolíticas, acidemia, líquido intravascular excessivo, anemia e abstinência de drogas.

Taquiarritmias

As causas comuns de taquicardia sinusal na URPA incluem dor pós-operatória, agitação (descartar hipoxemia arterial), hipoventilação com hipercapnia associada, hipovolemia (hemorragia pós-operatória contínua), tremores e presença de tubo traqueal. Causas adicionais incluem choque cardiogênico ou séptico, embolia pulmonar, tempestade tireoidiana e hipertermia maligna.

Arritmias Atriais

A incidência de novas arritmias atriais pós-operatórias pode atingir 10% após a cirurgia não cardiotorácica. A incidência é ainda maior após procedimentos cardíacos e torácicos quando a arritmia cardíaca é frequentemente atribuída a irritação do átrio. Essas novas arritmias atriais não são benignas, pois estão associadas a um prolongamento da internação hospitalar e aumento da mortalidade.[32]

Fibrilação Atrial

O controle da taxa de resposta ventricular é o objetivo imediato no tratamento da fibrilação atrial. Pacientes hemodinamicamente instáveis podem exigir cardioversão elétrica imediata, mas a maioria dos pacientes pode ser tratada farmacologicamente com β-bloqueador intravenoso ou bloqueador de canais de cálcio. Diltiazem é o bloqueador dos canais de cálcio de escolha para pacientes nos quais os β-bloqueadores estão contraindicados. O controle da resposta ventricular com estas drogas é frequentemente suficiente para cardioverter quimicamente o paciente em pós-operatório cuja arritmia pode ter sido induzida por catecolaminas. Se o objetivo da terapia é a cardioversão química, uma infusão de amiodarona pode ser iniciada na URPA.

Arritmias Ventriculares

A taquicardia ventricular é incomum, enquanto que as contrações ventriculares prematuras (CVPs) e o bigeminismo são comuns. As CVPs geralmente refletem o aumento da estimulação do sistema nervoso simpático que pode acompanhar a intubação traqueal e hipercapnia transitória. A taquicardia ventricular verdadeira é indicativa de doença cardíaca subjacente e, no caso de *torsades de pointes*, o prolongamento do intervalo QT no ECG pode ser intrínseco ou relacionado a medicamentos (amiodarona, procainamida, haloperidol ou droperidol).

Bradiarritmias

A bradicardia na URPA é muitas vezes iatrogênica. As causas relacionadas a fármacos incluem bloqueadores β-adrenérgicos, reversão com neostigmina do bloqueio neuromuscular, administração de opioides e dexmedetomidina. As causas relacionadas ao procedimento e ao paciente incluem distensão intestinal, aumento da pressão intracraniana ou intraocular e bloqueio do neuroeixo. Um bloqueio de neuroeixo elevado, atingindo fibras cardioaceleradoras originárias de T1 a T4 pode produzir bradicardia grave. A simpatectomia resultante e a possível depleção do volume intravascular e a diminuição do retorno venoso associada podem resultar em parada cardíaca súbita, mesmo em pacientes jovens saudáveis.

Tratamento

A urgência do tratamento da arritmia cardíaca depende das consequências fisiológicas (principalmente hipotensão sistêmica e isquemia miocárdica) da arritmia. A taquiarritmia diminui o tempo de perfusão diastólica coronariana e aumenta o consumo de oxigênio no miocárdio. Seu impacto depende da função cardíaca subjacente do paciente e é mais nocivo em pacientes com doença arterial coronariana. A bradicardia tem um efeito mais deletério em pacientes com volume sistólico fixo, como lactentes e pacientes com doença pericárdica restritiva ou tamponamento cardíaco.

DELÍRIO

O delírio é um distúrbio transitório na atenção, consciência e cognição que não é explicado por outra desordem ou processo (Capítulo 35). A incidência estimada de delírio pós-operatório varia de 4% a 75% dos pacientes, dependendo das características do paciente e do tipo de cirurgia. A incidência é muito maior para certos procedimentos, como osteossíntese de fratura de quadril, cirurgia cardíaca, aneurisma da aorta abdominal e artroplastia bilateral do joelho, em oposição à cirurgia de catarata ambulatorial. O reconhecimento precoce e o tratamento do delírio pós-operatório são importantes porque ele está associado ao aumento das taxas de morbidade e mortalidade, duração e custos da internação.[33,34] Além disso, o delírio após cirurgia cardíaca foi associado a comprometimento cognitivo prolongado durante o acompanhamento de um ano, indicando que não se trata apenas de um distúrbio de curto prazo.[35]

Fatores de Risco

O delírio pós-operatório persistente é geralmente uma complicação de pacientes idosos. Os pacientes adultos devem ser examinados no ambiente pré-operatório para identificar os que se encontram em risco de delírio pós-operatório. Os fatores de risco para delírio pós-operatório podem ser divididos entre fatores predisponentes, como idade avançada, e fatores precipitantes, como administração ou retirada de medicamentos (Quadro 39.8). Outros fatores intraoperatórios e pós-operatórios que aumentam a probabilidade de delírio incluem perda sanguínea cirúrgica importante e transfusões sanguíneas intraoperatórias, anemia e uso de cateter vesical.[34] Os distúrbios hemodinâmicos intraoperatórios e a técnica anestésica não parecem ser preditores de delírio pós-operatório. Os pacientes com maior risco de delírio pós-operatório devem ser identificados no período pré-operatório usando o histórico do paciente, o exame físico e uma ferramenta de triagem cognitiva, como o Mini-Cog.[36] A identificação precoce de pacientes em risco de delírio pode ajudar a guiar o tratamento nos ambientes pré-operatório, intraoperatório e pós-operatório.

Além disso, o tratamento do delírio pós-operatório deve incluir avaliação para excluir hipoxemia arterial, hipercapnia, dor, sepse e anormalidades eletrolíticas (Quadro 39.9). A avaliação clínica de um paciente delirante na URPA inclui uma avaliação completa de qualquer doença subjacente e distúrbios metabólicos, como encefalopatia hepática e renal.

Quadro 39.8 Fatores de Risco para Delírio

Predisposição

Reserva cognitiva reduzida: demência, depressão, idade avançada

Reserva física reduzida: doença aterosclerótica, disfunção renal, doença pulmonar, idade avançada, β-bloqueio pré-operatório

Disfunção sensorial (visão, audição)

Abuso de álcool

Desnutrição

Desidratação

Fatores Precipitantes

Medicamentos ou retirada de medicamentos: anticolinérgicos, relaxantes musculares, anti-histamínicos, antiespasmódicos gastrointestinais, analgésicos opioides, antiarrítmicos, corticosteroides, mais de seis medicamentos totais, mais de três novos medicamentos para pacientes internados

Dor

Hipoxemia

Anormalidades eletrolíticas

Desnutrição

Desidratação

Mudanças ambientais (p. ex., admissão na unidade de tratamento intensivo)

Distúrbios do ciclo sono-vigília

Uso de cateter urinário

Uso de contenção

Infecção

Medicamentos psicotrópicos: antidepressivos, antiepilépticos, antipsicóticos, benzodiazepínicos

---

Quadro 39.9 Diagnóstico Diferencial de Delírio Pós-operatório na Unidade de Recuperação Pós-anestésica

Hipoxemia arterial

Distúrbio cognitivo preexistente — doença de Parkinson, demência basal

Hipoventilação com hipercapnia

Alterações metabólicas — renais, hepáticas, endócrinas

Medicamentos — anticolinérgicos, benzodiazepínicos, opioides, β-bloqueadores

Abstinência de drogas ou álcool

Anormalidades eletrolíticas

Reversão incompleta de relaxante muscular

Evento agudo do sistema nervoso central — hemorragia, acidente vascular cerebral isquêmico

Infecção

Convulsões

Manejo

O manejo do delírio pós-operatório inicia-se com tratamentos não farmacológicos, incluindo a retirada de qualquer fator desencadeante e modificações ambientais, como orientação contínua do paciente. O tratamento farmacológico pode ser necessário para pacientes extremamente agitados, e o antipsicótico padrão haloperidol (0,5 a 1 mg IV) é considerado terapia de primeira linha se não existirem contraindicações. Pacientes gravemente agitados podem exigir contenção e

V

pessoal adicional para controlar seu comportamento e evitar lesões autoinfligidas ou destruição de cateteres intravasculares e do tubo endotraqueal.

Uma vez que a população idosa (Capítulo 35) pode tornar-se delirante devido a dor ou fármacos sedativos, como os opioides, uma estratégia multimodal de tratamento da dor utilizando medicamentos não opioides pode ser benéfica na redução da probabilidade de delírio pós-operatório. Contudo, pacientes com tolerância a opioides podem exigir doses aumentadas de opioides para tratar a dor e a ansiedade para evitar crises de abstinência.

Despertar Agitado

O despertar agitado é um período transitório de excitação caracterizada por choros, agitação e delírios inconsoláveis associados ao despertar da anestesia geral. A agitação ao despertar é comum em crianças, com mais de 30% vivenciando a agitação ou delírio em algum período durante a permanência da URPA (Capítulo 34). A idade de pico do despertar agitado em crianças é entre dois e quatro anos.

Ao contrário do delírio, a agitação ao despertar normalmente se resolve rapidamente e é seguida por uma recuperação sem intercorrências. A excitação do despertar é mais frequente com o rápido "acordar" dos anestésicos inalatórios. Em crianças, a medicação pré-operatória com midazolam pode aumentar a incidência e a duração do delírio pós-operatório, mas não é claro se o midazolam é um fator independente ou apenas um reflexo de outras variáveis pré-operatórias.

DISFUNÇÃO RENAL

O risco de lesão renal aguda pós-operatória (LRA) varia de 5% a 10%.[37] O diagnóstico diferencial da disfunção renal pós-operatória inclui causas pré-operatórias, intraoperatórias e pós-operatórias (Quadro 39.10) (Capítulo 28). Frequentemente, a causa é multifatorial, com insuficiência renal preexistente exacerbada por uma lesão no intraoperatório. Por exemplo, a angiografia pré-operatória ou intraoperatória pode resultar em lesão isquêmica secundária a vasoconstrição renal e lesão tubular renal direta. A depleção do volume intravascular pode agravar a síndrome hepatorrenal ou a necrose tubular aguda causada pela sepse. Na URPA, os esforços de diagnóstico devem-se concentrar na identificação e tratamento das causas prontamente reversíveis da oligúria (débito urinário < 0,5 mL/kg/h). Por exemplo, a obstrução ou o deslocamento do cateter urinário é facilmente corrigida e muitas vezes negligenciada.

Oligúria

Retenção Urinária Pós-operatória

A incidência relatada de retenção urinária na URPA está entre 5% e 70%. A retenção urinária pós-operatória clínica é definida como a incapacidade de eliminação apesar de um volume vesical maior do que 500 a 600 mL. Os fatores

---

Quadro 39.10 Causas de Disfunção Renal Pós-operatória

Pré-renais

Hipovolemia (sangramento, sepse, perda de líquido para o terceiro espaço, reanimação volumétrica inadequada)
Síndrome hepatorrenal
Baixo débito cardíaco
Obstrução ou ruptura vascular renal
Hipertensão intra-abdominal

Renais

Isquemia (necrose tubular aguda)
Corantes de contraste radiológico
Rabdomiólise
Lise tumoral
Hemólise

Pós-renais

Lesão cirúrgica dos ureteres
Obstrução dos ureteres com coágulos ou cálculos

Outras

Mecânica (obstrução ou posicionamento inadequado do cateter urinário)

---

de risco incluem idade superior a 50 anos, sexo masculino, volume de infusão de fluido intravascular intraoperatório, duração da cirurgia e volume da bexiga na admissão. O tipo de cirurgia também é preditivo, com a retenção urinária ocorrendo mais comumente na cirurgia de substituição articular e anorretal. Medicamentos perioperatórios comumente usados, como anticolinérgicos, β-bloqueadores e opioides também contribuem para a retenção urinária. O diagnóstico pode ser feito por exame clínico, cateterismo da bexiga ou avaliação por ultrassom. Os volumes da bexiga medidos por imagens de ultrassom correlacionam-se bem com os volumes obtidos pelo cateterismo urinário, um procedimento desconfortável que pode ser complicado por infecções relacionadas ao cateter e trauma uretral. A ultrassonografia da bexiga é um método eficiente e preciso para avaliar pacientes em risco de oligúria.[38]

Diminuição do Volume Intravascular

A causa mais comum de oligúria no período pós-operatório imediato é a diminuição do volume intravascular. Uma prova volêmica (500 a 1.000 mL de cristaloide) geralmente é eficaz na restauração da produção de urina. O hematócrito deve ser medido quando a perda sanguínea cirúrgica é suspeita e bolos de fluido intravasculares repetidos são necessários para manter a produção de urina. A ressuscitação por administração intravenosa de fluidos para maximizar a perfusão renal é particularmente importante para prevenir a lesão isquêmica em curso e o desenvolvimento de necrose tubular aguda.

Se a prova volêmica estiver contraindicada ou a oligúria persistir, a avaliação do volume intravascular ou da função cardíaca é indicada para diferenciar a hipovolemia da sepse e estados de baixo débito cardíaco. A excreção fracionária de sódio pode ser útil para determinar a adequação da perfusão renal (admitindo que os diuréticos não tenham sido administrados), mas o diagnóstico de azotemia pré-renal não diferenciará hipovolemia, insuficiência cardíaca congestiva ou síndrome hepatorrenal. Nestes casos, a avaliação com monitorização venosa central ou ecocardiografia pode facilitar o diagnóstico.

Hipertensão Intra-abdominal

A hipertensão intra-abdominal (HIA) é a pressão intra-abdominal medida sustentada superior a 12 mm Hg e deve ser considerada como uma causa de oligúria em pacientes que sofrem cirurgia abdominal, trauma maior ou queimaduras, e em pessoas criticamente doentes. A síndrome do compartimento abdominal é definida como pressão intra-abdominal sustentada superior a 20 mm Hg associada à nova disfunção ou falha de órgão.[39] Além dos efeitos cardiovasculares, a HIA pode impedir a perfusão renal e levar a isquemia renal e disfunção renal pós-operatória. A pressão intra-abdominal deve ser medida (através da pressão da bexiga) em pacientes em que se suspeite de hipertensão intra-abdominal, de modo que uma intervenção rápida possa ser iniciada para aliviar a pressão intra-abdominal e restaurar a perfusão renal.

Rabdomiólise

A rabdomiólise é uma possível causa de insuficiência renal pós-operatória em pacientes que sofreram grandes lesões térmicas, bem como com pacientes submetidos a cirurgia eletiva. A incidência é aumentada em pacientes com obesidade mórbida, particularmente aqueles com cirurgia bariátrica. Os fatores de risco incluem aumento do índice de massa corporal (IMC), duração prolongada da cirurgia, sexo masculino e posicionamento do paciente (litotomia e decúbito lateral).[40] A história do paciente e o transcorrer da cirurgia devem orientar a decisão de medir a creatinina fosfoquinase na URPA. A dor pós-operatória grave é característica de mionecrose e rabdomiólise, muitas vezes nas áreas de contato com a mesa cirúrgica, como os músculos glúteos, lombares e do ombro. Reposição volêmica generosa, manitol e alcalinização da urina podem ajudar a evitar a progressão da rabdomiólise para LRA. Os diuréticos de alça podem ser usados para manter o débito urinário e evitar a sobrecarga de fluidos.

Nefropatia por Contraste

A angiografia com colocação de *stent* intravascular tem substituído procedimentos abertos para tratar estenose carotídea, aneurismas aórticos e doença vascular periférica. Os pacientes submetidos a esses procedimentos geralmente apresentam insuficiência renal crônica e estão em risco de desenvolver insuficiência renal secundária à infusão de contraste intravenoso. O manejo desses pacientes na URPA inclui atenção particular ao *status* do volume intravascular para prevenir a LRA. Embora a hidratação agressiva com solução salina normal ofereça a proteção mais efetiva contra a nefropatia por contraste, a alcalinização com bicarbonato demonstrou proteção adicional. Se o bicarbonato for utilizado para proteção renal neste contexto, 154 mEq/L devem ser infundidos a uma taxa de 1 mL/kg/h por seis horas após o procedimento. Acetilcisteína pode ser fornecida, e é uma medicação barata e de administração simples (dose oral única antes e após o procedimento) que também pode proporcionar proteção renal.[27]

TEMPERATURA CORPORAL E TREMORES

O tremor pós-operatório é uma consequência dramática da anestesia geral e peridural. A incidência de tremores pós-operatórios pode chegar a 65% (intervalo de 5% a 65%) após anestesia geral e 33% após anestesia peridural. Os fatores de risco identificados incluem sexo masculino e a escolha do medicamento para indução de anestesia (ou seja, mais provável com propofol do que tiopental).

Mecanismo

O tremor pós-operatório geralmente está associado a uma diminuição da temperatura corporal do paciente. Embora os mecanismos termorreguladores possam explicar o tremor em um paciente hipotérmico, um mecanismo separado foi proposto para explicar o tremor em pacientes normotérmicos. O mecanismo proposto baseia-se na observação de que o cérebro e a medula não se recuperam simultaneamente da anestesia geral. A recuperação mais rápida da função da medula espinhal resulta em reflexos espinhais desinibidos mantidos como atividade clônica. Esta teoria é apoiada pelo fato de que o doxapram, um estimulante do sistema nervoso central, é eficaz na eliminação do tremor pós-operatório.

Tratamento

A intervenção inclui a identificação e o tratamento da hipotermia, se presente. Além do tremor, a hipotermia leve a moderada (33° a 35° C) inibe a função das plaquetas, a atividade dos fatores de coagulação e o metabolismo dos fármacos. Exacerba a hemorragia pós-operatória, prolonga o bloqueio neuromuscular e pode retardar o despertar. O tremor também aumenta o consumo de oxigênio e é potencialmente prejudicial para o paciente pós-operatório com histórico de doença cardíaca ou reserva limitada. Temperaturas precisas do corpo podem ser obtidas de forma mais rápida e fácil usando um termômetro da artéria temporal.[41] Os aquecedores de ar podem ser usados no pré-operatório para prevenir a hipotermia, bem como para aquecer ativamente o paciente hipotérmico na URPA.[42] Uma série de opioides e α_2-agonistas são eficazes na eliminação do tremor já iniciado, mas a meperidina (12,5 a 25 mg IV) é o tratamento mais efetivo.

NÁUSEA E VÔMITO PÓS-OPERATÓRIOS

As consequências de NVPO na URPA incluem retardo do processo de alta, reinternação hospitalar inesperada,

V

aumento da incidência de aspiração pulmonar, desconforto significativo no pós-operatório e insatisfação do paciente. Portanto, a capacidade de identificar pacientes de alto risco para intervenção profilática pode melhorar significativamente a qualidade do atendimento e a satisfação do paciente na URPA (Capítulo 37).

Pacientes de Alto Risco

Os fatores de risco para NVPO podem ser agrupados em três categorias: fatores do paciente, anestesia e fatores relacionados à cirurgia. Um subconjunto de fatores foi estabelecido para cada um. Os fatores mais significativos relacionados ao paciente incluem sexo feminino (pós-puberdade), não fumantes, idade inferior a 50 anos e história de cinetose ou NVPO. Os fatores relacionados à anestesia incluem o uso de anestésicos voláteis ou óxido nitroso e a administração de grandes doses de neostigmina e opioides perioperatórios. O fator de risco cirúrgico mais significativo é a duração da cirurgia (Quadro 39.11).

Quadro 39.11 Fatores Associados com o Aumento da Incidência de Náuseas e Vômitos Pós-operatórios (NVPO)

História de NVPO ou cinetose
Sexo feminino
Idade inferior a 50 anos
Opioides pós-operatórios
Não fumantes
Tipo de cirurgia — cirurgia da musculatura ocular, cirurgia do ouvido médio, colecistectomia, cirurgia ginecológica — abordagem laparoscópica
Duração da cirurgia
Medicamentos anestésicos — opioides, óxido nitroso, anestésicos voláteis
Distensão gástrica – deglutição de sangue

Os pacientes de alto risco podem ser identificados por uma pontuação de risco simplificada que consiste em quatro fatores principalmente relacionados ao paciente: (1) sexo feminino, (2) história de cinetose ou NVPO, (3) não fumantes e (4) uso de opioides pós-operatórios. A incidência de NVPO correlaciona-se com o número desses fatores presentes: zero, um, dois, três e quatro fatores correspondem a uma incidência de 10%, 21%, 39%, 61% e 79%, respectivamente.

O tratamento custo-efetivo de NVPO considera o risco subjacente do paciente. Uma única intervenção em um paciente com quatro fatores de risco resultará em uma redução absoluta do risco de 21% em comparação com uma redução de risco de 3% em um paciente com risco inicial de apenas 10%. Esses números se correlacionam com um número de 5 e 40, respectivamente, necessários para tratar.[43]

Prevenção e Tratamento

As medidas profiláticas contra NVPO incluem a modificação da técnica anestésica e intervenção farmacológica. As estratégias para reduzir o risco basal incluem evitar a anestesia geral pelo uso de anestesia regional, uso preferencial de infusões de propofol, evitar óxido nitroso e anestésicos voláteis, minimização de opioides pós-operatórios e hidratação adequada.[44] Embora medidas profiláticas para prevenir NVPO sejam mais eficazes do que o resgate, um subconjunto de pacientes exigirá tratamento na URPA mesmo após receber tratamento profilático apropriado. Ao escolher um antiemético para esses pacientes, tanto a classe de fármaco como o momento da administração são fatores importantes (Quadro 39.12). Por exemplo, a dexametasona é eficaz quando administrada profilaticamente no início da cirurgia, enquanto os antagonistas do receptor da serotonina são eficazes quando administrados perto do final da administração da anestesia.

Quadro 39.12 Antieméticos Comumente Usados, com Dosagem para Adultos

Anticolinérgico
Escopolamina: adesivo transdérmico, 1,5 cm^2
    Aplicar a uma área sem cabelo atrás da orelha antes da cirurgia; remover 24 horas depois da cirurgia

Anti-histamínico
Hidroxizina: 12,5-25 mg IM

Fenotiazinas
Prometazina: 12,5-25 mg IV/IM
Proclorperazina: 2,5-10 mg IV/IM

Butirofenona
Droperidol: 0,625-1,25 mg IV
    Consulte o aviso da caixa preta em relação a *torsades de pointes*: monitore o ECG para o prolongamento do intervalo QT por 2-3 horas após a administração — recomenda-se o ECG pré-operatório de 12 derivações

Antagonista do receptor Nk-1
Aprepitanto: 40 mg VO antes da indução da anestesia

Procinético
Metoclopramida: 10-20 mg IV
    Propriedades antieméticas mínimas, evitar em pacientes com qualquer possibilidade de obstrução gastrointestinal

Antagonistas do receptor de serotonina
Ondansetrona: 4 mg IV 30 minutos antes da conclusão da cirurgia
Granisetrona: 0,35-3 mg IV perto da conclusão da cirurgia
Tropisetrona: 2 mg IV perto da conclusão da cirurgia
Palonosetrona: 0,075 mg IV na indução da anestesia
Dolasetrona: 12,5 mg IV 15-30 minutos antes da conclusão da cirurgia (já não comercializada nos Estados Unidos devido ao risco de prolongamento de QTc e *torsades de pointes*)

Corticosteroides
Dexametasona: 4-8 mg IV na indução da anestesia
Metilprednisolona: 40 mg IV na indução da anestesia

Outros antiemético
Propofol: doses sub-hipnóticas, como perfusão intravenosa de 20 µg/kg/min durante a cirurgia

---

ECG, Eletrocardiograma; *IM*, por via intramuscular; *IV*, por via intravenosa; *VO*, por via oral.

Após a admissão na URPA, deve-se observar o perfil de risco do paciente e a técnica anestésica, além de averiguar se um antiemético profilático foi administrado intraoperatoriamente. Se uma dose adequada de antiemético dada no momento apropriado se revelar ineficaz, é pouco provável que a administração de mais fármacos da mesma classe seja eficaz na URPA. Se nenhum medicamento profilático foi administrado, o tratamento recomendado é uma dose baixa de antagonista de 5-HT$_3$.

ATRASO NO DESPERTAR

Mesmo após cirurgia e anestesia longas, espera-se uma resposta ao estímulo em 60-90 minutos. Quando ocorrer atraso no despertar, os sinais vitais (pressão arterial sistêmica, oxigenação arterial, ECG, temperatura corporal) devem ser avaliados e um exame neurológico deve ser realizado. O monitoramento com oximetria de pulso e gasometria arterial deve ser realizado para descartar hipoxemia e hipoventilação. Estudos adicionais podem ser indicados para avaliar possíveis distúrbios eletrolíticos, distúrbios metabólicos e hipoglicemia. Raramente, indica-se tomografia computadorizada para excluir um evento intracerebral agudo.

Tratamento

A sedação residual de fármacos usados durante a anestesia é a causa mais frequente de atraso no despertar na URPA. Caso os efeitos residuais dos opioides sejam uma possível causa do atraso no despertar, devem ser administradas doses cuidadosamente recomendadas de naloxona (incrementos intravenosos de 20 a 40 µg em adultos); porém, tenha-se em mente que este tratamento também irá antagonizar a analgesia induzida por opioides. A fisostigmina pode ser eficaz na reversão dos efeitos sedativos do sistema nervoso central de drogas anticolinérgicas (especialmente a escopolamina). Flumazenil é um antagonista específico para os efeitos depressivos residuais dos benzodiazepínicos. Na ausência de efeitos farmacológicos para explicar o despertar tardio, devem-se considerar outras causas, como hipotermia (especialmente < 33 ° C) e hipoglicemia.

CRITÉRIOS PARA ALTA

Os critérios específicos de alta da URPA podem variar, mas certos princípios gerais são universalmente aplicáveis (Quadro 39.13) (Capítulo 37). Por exemplo, uma permanência mínima obrigatória na URPA não é necessária. Os pacientes devem ser observados até que não estejam mais em risco de depressão ventilatória e seu estado mental esteja claro ou retornou ao seu nível basal. Os critérios hemodinâmicos baseiam-se na hemodinâmica basal do paciente sem um nível de pressão arterial sistêmica ou frequência cardíaca específicas (Tabela 39.1).[2]

Quadro 39.13 Princípios Gerais para Alta da Unidade de Recuperação Pós-anestésica

Os pacientes devem ter uma pessoa responsável para acompanhá-los à casa.

Exigir que os pacientes urinem antes da alta não deve fazer parte de um protocolo de alta de rotina, podendo ser necessário somente em pacientes selecionados.

A capacidade demonstrada de beber e reter líquidos claros não deve fazer parte da rotina de protocolo de alta, mas pode ser apropriada para pacientes selecionados.

Uma permanência mínima obrigatória na unidade não deve ser necessária.

Os pacientes devem ser observados até que não estejam mais em risco crescente de depressão cardiorrespiratória.

Tabela 39.1 Critérios para a Determinação da Pontuação de Alta para Liberação da Unidade de Cuidados Pós-anestésica

Variável Avaliada	Pontuação
Atividade	
Capaz de mover quatro extremidades sob comando	2
Capaz de mover duas extremidades sob comando	1
Incapaz de mover extremidades sob comando	0
Respiração	
Capaz de respirar profundamente e tossir livremente	2
Dispneia	1
Apneia	0
Circulação (pressão arterial sistêmica)	
Dentro de 20% do nível pré-anestésico	2
De 20% a 49% do nível pré-anestésico	1
≥ 50% do nível pré-anestésico	0
Consciência	
Totalmente acordado	2
Despertável	1
Irresponsivo	0
Saturação de oxigênio (oximetria de pulso)	
> 92% enquanto respira o ar ambiente	2
Precisa de oxigênio suplementar para manter a saturação > 90%	1
< 90% mesmo com oxigênio suplementar	0

Adaptado de Aldrete JA. The post anaesthesia recovery score revisited. *J Clin Anesth*. 1995;7:89-91.

Para facilitar a alta da URPA, os sistemas de pontuação de alta foram desenvolvidos e modificados ao longo do tempo para refletir a tecnologia e a práticas de anestesia atuais (Tabelas 39.1 e 39.2).[45] As Normas Terapêuticas da

Tabela 39.2 Critérios para a Determinação da Pontuação de Alta para Liberação com um Acompanhante Adulto	
Variável Avaliada	**Pontuação[a]**
Sinais Vitais (estáveis e coerente com idade e estado basal pré-anestésico)	
Pressão arterial sistêmica e frequência cardíaca dentro de 20% do nível pré-anestésico	2
Pressão arterial sistêmica e frequência cardíaca de 20% a 40% do nível pré-anestésico	1
Pressão sanguínea sistêmica e frequência cardíaca > 40% do nível pré-anestésico	0
Nível de Atividade	
Deambula sem vertigem ou conforme o nível pré-anestésico	2
Requer assistência	1
Incapaz de deambular	0
Náusea e vômito	
Nenhum para mínimo	2
Moderados	1
Graves (continuam após o tratamento repetido)	0
Dor (mínima a nenhuma dor, controlável com analgésicos orais)	
Sim	2
Não	1
Hemorragia cirúrgica (coerente com o esperado para o procedimento cirúrgico)	
Mínima (não requer substituição do curativo)	2
Moderada (até duas substituições do curativo)	1
Grave (mais de três substituições do curativo)	0

[a]Pacientes que obtiverem uma pontuação de pelo menos 9 estão prontos para a alta. Modificado de Marshall SI, Chung F. Discharge criteria and complications after ambulatory surgery. *Anesth Analg.* 1999;88:508-517.

ASA requerem que um médico assuma a responsabilidade pela alta dos pacientes da unidade (Norma V). Este é o caso, mesmo quando a decisão de liberar o paciente é feita pelo enfermeiro, de acordo com os critérios de alta aprovados pelo hospital ou pelo sistema de pontuação. Caso os sistemas de pontuação de alta sejam utilizados dessa maneira, eles devem ser primeiramente aprovados pelo departamento de anestesia e pela equipe médica hospitalar. O registro deve conter o nome de um médico responsável.

PERGUNTAS DO DIA

1. Quais são as causas mais prováveis de obstrução das vias aéreas superiores para um paciente na unidade de recuperação pós-anestesia (URPA)? Que medidas podem ser tomadas para diferenciar as causas?
2. Quais são as manifestações comuns do bloqueio neuromuscular residual para um paciente que acabou de chegar à URPA?
3. Um paciente que teve uma cirurgia prolongada em decúbito ventral chega à URPA com a traqueia intubada. Que medidas podem ser tomadas para determinar a presença de edema significativo das vias aéreas superiores antes da extubação?
4. Um paciente com doença arterial coronariana está se recuperando na URPA após cirurgia não cardíaca. Que monitoração deve ser realizada para avaliar isquemia ou infarto do miocárdio pós-operatório?
5. Quais fatores podem prever o risco de náuseas e vômito pós-operatórios (NVPO)? Como o grau de risco afeta a abordagem para prevenir e tratar NVPO?
6. Que critérios podem ser usados para determinar se um paciente está pronto para a alta da URPA? Qual é a utilidade dos sistemas de pontuação para a tomada de decisão de alta?

REFERÊNCIAS

1. American Society of Anesthesiologists. Standards for Postanesthesia Care. Last amended on October 15, 2014. http://www.asahq.org/quality-and-practice-management/standards-and-guidelines/ accessed March 24, 2017.
2. Apfelbaum JL, Silverstein JH, Chung FF, et al. Practice guidelines for postanesthetic care: an updated report by the American Society of Anesthesiologists Task Force on Postanesthetic Care. *Anesthesiology.* 2013;118(2):291-307.
3. Hines R, Barash PG, Watrous G, O'Connor T. Complications occurring in the postanesthesia care unit: a survey. *Anesth Analg.* 1992;74(4):503-509.
4. Ellis SJ, Newland MC, Simonson JA, et al. Anesthesia-related cardiac arrest. *Anesthesiology.* 2014;120(4):829-838.
5. Kluger MT, Bullock MF. Recovery room incidents: a review of 419 reports from the anaesthetic incident monitoring study (AIMS). *Anaesthesia.* 2002;57(11):1060-1066.
6. Grosse-Sundrup M, Henneman JP, Sandberg WS, et al. Intermediate acting non-depolarizing neuromuscular blocking agents and risk of postoperative respiratory complications: prospective propensity score matched cohort study. *BMJ.* 2012;345:e6329.
7. McLean DJ, Diaz-Gil D, Farhan HN, et al. Dose-dependent association between intermediate-acting neuromuscular-blocking agents and postoperative respiratory complications. *Anesthesiology.* 2015;122(6):1201-1213.
8. Sasaki N, Meyer MJ, Malviya SA, et al. Effects of neostigmine reversal of non-

depolarizing neuromuscular blocking agents on postoperative respiratory outcomes: a prospective study. *Anesthesiology*. 2014;121(5):959-968.

9. Murphy GS, Szokol JW, Marymont JH, et al. Intraoperative acceleromyographic monitoring reduces the risk of residual neuromuscular blockade and adverse respiratory events in the postanesthesia care unit. *Anesthesiology*. 2008;109(3):389-398.

10. Zhou T, Zhang HP, Chen WW, et al. Cuff-leak test for predicting postextubation airway complications: a systematic review. *J Evid Based Med*. 2011;4(4):242-254.

11. American Society of Anesthesiologists Task Force on Perioperative Management of patients with obstructive sleep apneaPractice guidelines for the perioperative management of patients with obstructive sleep apnea: an updated report by the American Society of Anesthesiologists Task Force on Perioperative Management of patients with obstructive sleep apnea. *Anesthesiology*. 2014;120(2):268-286.

12. Kaw R, Chung F, Pasupuleti V, et al. Meta-analysis of the association between obstructive sleep apnoea and postoperative outcome. *Br J Anaesth*. 2012;109(6):897-906.

13. Chung F, Subramanyam R, Liao P, et al. High STOP-BANG score indicates a high probability of obstructive sleep apnoea. *Br J Anaesth*. 2012;108(5):768-775.

14. Vasu TS, Grewal R, Doghramji K. Obstructive sleep apnea syndrome and perioperative complications: a systematic review of the literature. *J Clin Sleep Med*. 2012;8(2):199-207.

15. Fu ES, Downs JB, Schweiger JW, et al. Supplemental oxygen impairs detection of hypoventilation by pulse oximetry. *Chest*. 2004;126(5):1552-1558.

16. Lumb A. *Nunn's Applied Respiratory Physiology*. 6th ed. Philadelphia: Butterworth-Heinemann; 2005.

17. Udeshi A, Cantie SM, Pierre E. Postobstructive pulmonary edema. *J Crit Care*. 2010;25(3):508.e1-508.e5.

18. Toy P, Gajic O, Bacchetti P, et al. Transfusion-related acute lung injury: incidence and risk factors. *Blood*. 2012;119(7):1757-1767.

19. Meyhoff CS, Staehr AK, Rasmussen LS. Rational use of oxygen in medical disease and anesthesia. *Curr Opin Anaesthesiol*. 2012;25(3):363-370.

20. Squadrone V, Coha M, Cerutti E, et al. Continuous positive airway pressure for treatment of postoperative hypoxemia: a randomized controlled trial. *JAMA*. 2005;293(5):589-595.

21. Ireland CJ, Chapman TM, Mathew SF, et al. Continuous positive airway pressure (CPAP) during the postoperative period for prevention of postoperative morbidity and mortality following major abdominal surgery. *Cochrane Database Syst Rev*. 2014;8:CD008930.

22. Neligan PJ. Postoperative noninvasive ventilation. *Anesthesiol Clin*. 2012;30(3):495-511.

23. Rose DK, Cohen MM, DeBoer DP. Cardiovascular events in the postanesthesia care unit: contribution of risk factors. *Anesthesiology*. 1996;84(4):772-781.

24. Marik PE, Varon J. Perioperative hypertension: a review of current and emerging therapeutic agents. *J Clin Anesth*. 2009;21(3):220-229.

25. Basali A, Mascha EJ, Kalfas I, Schubert A. Relation between perioperative hypertension and intracranial hemorrhage after craniotomy. *Anesthesiology*. 2000;93(1):48-54.

26. Mertes PM, Alla F, Trechot P, et al. Groupe d'Etudes des Reactions Anaphylactoides Peranesthesiques. Anaphylaxis during anesthesia in France: an 8-year national survey. *J Allergy Clin Immunol*. 2011;128(2):366-373.

27. Dewachter P, Mouton-Faivre C, Emala CW. Anaphylaxis and anesthesia: controversies and new insights. *Anesthesiology*. 2009;111(5):1141-1150.

28. Devereaux PJ, Xavier D, Pogue J, et al. Characteristics and short-term prognosis of perioperative myocardial infarction in patients undergoing noncardiac surgery: a cohort study. *Ann Intern Med*. 2011;154(8):523-528.

29. Devereaux PJ, Chan MT, Alonso-Coelho P, Vascular Events In Noncardiac Surgery Patients Cohort Evaluation (VISION) Study Investigatorset al. Association between postoperative troponin levels and 30-day mortality among patients undergoing noncardiac surgery. *JAMA*. 2012;307(21):2295-2304.

30. Botto F, Alonso-Coello P, Chan MT, et al. Myocardial injury after noncardiac surgery: a large, international, prospective cohort study establishing diagnostic criteria, characteristics, predictors, and 30-day outcomes. *Anesthesiology*. 2014;120(3):564-578.

31. Fleisher LA, Fleischmann KE, Auerbach AD, et al. 2014 ACC/AHA guideline on perioperative cardiovascular evaluation and management of patients undergoing noncardiac surgery: executive summary: a report of the American College of Cardiology/American Heart Association Task Force on practice guidelines. *Circulation*. 2014;130(24):2215-2245.

32. Bhave PD, Goldman LE, Vittinghoff E, et al. Incidence, predictors, and outcomes associated with postoperative atrial fibrillation after major noncardiac surgery. *Am Heart J*. 2012;164(6):918-924.

33. Rudolph JL, Marcantonio ER. Review articles: postoperative delirium: acute change with long-term implications. *Anesth Analg*. 2011;112(5):1202-1211.

34. Whitlock EL, Vannucci A, Avidan MS. Postoperative delirium. *Minerva Anestesiol*. 2011;77(4):448-456.

35. Saczynski JS, Marcantonio ER, Quach L, et al. Cognitive trajectories after postoperative delirium. *N Engl J Med*. 2012;367(1):30-39.

36. Long LS, Shapiro WA, Leung JM. A brief review of practical preoperative cognitive screening tools. *Can J Anaesth*. 2012;59(8):798-804.

37. Chenitz KB, Lane-Fall MB. Decreased urine output and acute kidney injury in the postanesthesia care unit. *Anesthesiol Clin*. 2012;30(3):513-526.

38. Baldini G, Bagry H, Aprikian A, Carli F. Postoperative urinary retention: anesthetic and perioperative considerations. *Anesthesiology*. 2009;110(5):1139-1157.

39. Kirkpatrick AW, Roberts DJ, De Waele J, et al. Intra-abdominal hypertension and the abdominal compartment syndrome: updated consensus definitions and clinical practice guidelines from the World Society of the abdominal compartment syndrome. *Intensive Care Med*. 2013;39(7):1190-1206.

40. Chakravartty S, Sarma DR, Patel AG. Rhabdomyolysis in bariatric surgery: a systematic review. *Obes Surg*. 2013;23(8):1333-1340.

41. Calonder EM, Sendelbach S, Hodges JS, et al. Temperature measurement in patients undergoing colorectal surgery and gynecology surgery: a comparison of esophageal core, temporal artery, and oral methods. *J Perianesth Nurs*. 2010;25(2):71-78.

42. Horn E, Bein B, Böhm R, et al. The effect of short time periods of pre-operative warming in the prevention of peri-operative hypothermia. *Anaesthesia*. 2012;67(6):612-617.

43. Apfel CC, Korttila K, Abdalla M, et al. A factorial trial of six interventions for the prevention of postoperative nausea and vomiting. *N Engl J Med*. 2004;350(24):2441-2451.

44. Gan TJ, Diemunsch P, Habib AS, et al. Consensus guidelines for the management of postoperative nausea and vomiting. *Anesth Analg*. 2014;118(1):85-113.

45. Abdullah HR, Chung F. Postoperative issues: discharge criteria. *Anesthesiol Clin*. 2014;32(2):487-493.

V

40 CONTROLE DA DOR NO PÓS-OPERATÓRIO

Meredith C.B. Adams e Robert W. Hurley

A dor pós-operatória é uma reação fisiológica complexa à agressão tecidual. Comumente, a principal preocupação dos pacientes com a cirurgia é quanta dor sofrerão após o procedimento. A dor pós-operatória provoca efeitos fisiológicos adversos agudos com manifestações em múltiplos sistemas de órgãos que podem levar a uma morbidade significativa (Quadro 40.1). Por exemplo, a dor após cirurgia de abdome ou torácica frequentemente leva à hipoventilação pela imobilização. Isso promove atelectasia, que prejudica a relação ventilação-perfusão e aumenta a probabilidade de hipoxemia arterial e pneumonia. A dor que limita a deambulação pós-operatória, combinada com o estado de hipercoagulabilidade induzido pelo estresse, pode contribuir para uma maior incidência de trombose venosa profunda. A liberação de catecolaminas em resposta à dor pode resultar em taquicardia e hipertensão sistêmica, o que pode induzir isquemia miocárdica em pacientes suscetíveis. Em um estudo observacional de 2015, 54% dos pacientes apresentaram dor pós-operatória aguda de moderada a extrema no momento da alta do hospital.[1] Isso representa uma melhoria insignificante ou leve no tratamento pós-operatório da dor em comparação com um estudo anterior (2003) em que 64% dos pacientes apresentaram o mesmo nível de dor na alta hospitalar.[2] No entanto, é preocupante que no estudo mais recente,[1] 46% dos pacientes apresentaram níveis de moderado a extremo de dor pós-operatória duas semanas após a alta.

Fatores que se correlacionam positivamente com a gravidade da dor pós-operatória incluem consumo de opioides no pré-operatório, índice de massa corporal elevado, ansiedade, depressão, nível de intensidade da dor, fibromialgia e duração do procedimento cirúrgico. Os fatores que estão negativamente correlacionados incluem a idade do paciente e o nível de experiência do cirurgião. Embora esses achados tenham sido replicados em numerosos estudos, a avaliação da dor pós-operatória imediata pode sofrer um viés de observação significativo. Além dos fatores pós-operatórios relacionados à dor, o acolhimento da enfermeira na unidade de cuidados pós-anestésicos (UCPA) teve maior impacto no escore inicial da dor pós-operatória do que o tratamento intraoperatório pelo anestesista.[3]

Quadro 40.1 Efeitos Colaterais Fisiológicos da Dor Pós-operatória

Sistema Pulmonar (Volume Pulmonar Reduzido)
Atelectasia
Distúrbio ventilação-perfusão
Hipoxemia arterial
Hipercarbia
Pneumonia

Sistema Cardiovascular (Estimulação do Sistema Nervoso Simpático)
Hipertensão sistêmica
Taquicardia
Isquemia miocárdica
Arritmias cardíacas

Sistema Endócrino
Hiperglicemia
Retenção de sódio e água
Catabolismo proteico

Sistema Imunológico
Função imunológica deprimida

Sistema de Coagulação
Aumento da agregação plaquetária
Fibrinólise diminuída
Hipercoagulabilidade
Trombose venosa profunda

Sistema Gastrointestinal
Íleo

Sistema Genitourinário
Retenção urinária

Deve ser desenvolvido um plano perioperatório que englobe esses fatores, a fim de diminuir a gravidade da dor pós-operatória do paciente. Apesar de terem um risco preditivo menor para dor pós-operatória, pacientes idosos podem representar um desafio ao tratamento (Capítulo 35). Os pacientes idosos correm maior risco que os pacientes mais jovens para disfunção cognitiva no período perioperatório devido a vários fatores, incluindo sensibilidade aumentada a drogas e outras comorbidades clínicas. Os pacientes em uso de opioides para alívio da dor crônica antes da cirurgia têm maior escore de dor, mais consumo de opioides e menores limiares de dor no período pós-operatório imediato. Os planos de controle perioperatório que incorporam essas variáveis podem favorecer o uso da anestesia regional por causa da diminuição da taxa de mortalidade e incidência infrequente de disfunção cognitiva pós-operatória e dor (Capítulos 17 e 18). A analgesia regional preemptiva pode melhorar o controle da dor, diminuir os efeitos colaterais cognitivos e melhorar a recuperação pós-operatória em geral. A dor bem controlada no pós-operatório melhora a reabilitação, o que pode beneficiar a recuperação a curto e longo prazos, bem como a qualidade de vida após a cirurgia.

A dor pós-operatória também pode ter consequências a longo prazo. A dor pós-operatória mal controlada pode ser um fator preditivo importante para o desenvolvimento de dor pós-operatória crônica (DPOC),[4] definida como dor após uma cirurgia que dura mais do que o tempo de recuperação normal de cura. A DPOC é um problema amplamente não reconhecido que pode ocorrer em 10% a 65% dos pacientes no pós-operatório, 2% a 10% dos quais apresentam DPOC grave.[5] A transição da dor aguda para a dor crônica ocorre muito rapidamente, e as mudanças comportamentais e neurobiológicas a longo prazo ocorrem muito antes do que o esperado.[6] A DPOC é relativamente comum após procedimentos cirúrgicos, como amputação de membros (30% a 83%), toracotomia (22% a 67%), esternotomia (27%), cirurgia de mama (11% a 57%) e cirurgia de vesícula biliar (até 56%).[7]

Uma melhor compreensão da epidemiologia e da fisiopatologia da dor pós-operatória aumentou a utilização do tratamento multimodal da dor em um esforço para melhorar o conforto do paciente, diminuir a morbidade pós-operatória e reduzir o custo por meio da diminuição do tempo gasto em UCPAs, unidades de terapia intensiva e hospitais. As abordagens multimodais envolvem o uso de múltiplos medicamentos que agem por mecanismos distintos, analgesia sobre nervos periférico e neuroaxial. A complexidade agregada de uma verdadeira abordagem multimodal da dor perioperatória requer a formação de serviços de tratamento da dor perioperatórios, mais frequentemente dirigidos por um anestesista ou médico especialista em dor.

TERMINOLOGIA COMUM

- *Dor (nocicepção):* A dor é descrita como uma experiência sensorial e emocional desagradável causada pelo dano tecidual real ou potencial, ou descrita em termos de tais danos.[8]
- *Dor aguda*: A dor aguda acompanha a agressão ao corpo e geralmente desaparece quando a ferida corporal cura. Desse modo, a dor aguda ocorre durante o período de inflamação e lesões agudas, como lacerações ou incisões, quando se restaura a integridade dos tecidos. A dor aguda geralmente ocorre por até sete dias, mas é comum a extensão por até 30 dias. A dor aguda é frequentemente, mas não sempre, associada a sinais físicos objetivos de atividade do sistema nervoso autônomo (p. ex., aumento da frequência cardíaca).
- *Dor crônica (persistente):* A dor crônica é a dor que persiste além do tempo de cura.[8] O período de tempo é determinado pela natureza da lesão ou procedimento cirúrgico, mas a dor é considerada crônica (persistente) quando excede três meses de duração.
- *Controle da dor:* O controle da dor é a prática clínica que alivia a dor aguda, subaguda e crônica (persistente) através da implementação de métodos psicológicos, físicos, farmacológicos e de intervenção. Os médicos e os psicólogos especializados no tratamento da dor atuam em equipe com a assistência de especialistas e fisioterapeutas para pacientes internados e ambulatoriais (Capítulo 44).

Serviços de Dor

- *Serviço de medicina da dor perioperatória (aguda):* O serviço de medicina da dor periperatória é uma equipe

V

de membros altamente especializados que praticam a medicina da dor aguda e intervenções analgésicas regionais para o paciente que está prestes a ser operado, submetido à cirurgia e no processo de recuperação da cirurgia e com dor induzida pelo trauma. O papel do médico da dor perioperatória é reduzir a dor resultante da cirurgia e minimizar o período de recuperação, assim como inibir o desenvolvimento de dor crônica (persistente) por meio da intervenção precoce. Este serviço é comumente atuante em paciente internado, mas a continuidade no ambiente ambulatorial é esperada para o seguimento dos cuidados.

- *Serviço de medicina da dor crônica (persistente):* O serviço de medicina da dor crônica é uma equipe multidisciplinar de provedores que tratam dor crônica (persistente) e dor de câncer usando diversas modalidades de tratamento, incluindo tratamento psicológico, drogas analgésicas, analgesia regional e procedimentos invasivos. A população de pacientes atendida inclui o paciente perioperatório com problemas de dor pré-operatória crônica/persistente, o paciente inoperável com dor crônica/persistente e pacientes que não foram submetidos a cirurgia, mas apresentam dor patológica persistente. O papel do médico especializado em dor crônica dos pacientes internados é atenuar a dor do paciente, medicar racionalmente a dor e fazer a transição do paciente para cuidados ambulatoriais da dor. O diagnóstico e o tratamento da dor crônica são mais bem-sucedidos quando realizados no ambiente ambulatorial, não no tratamento da crise do paciente internado (Capítulo 44).

NEUROBIOLOGIA DA DOR

Nocicepção

Nocicepção compreende o reconhecimento e a transmissão de estímulos dolorosos. A lesão tecidual causada por estímulos térmicos, mecânicos ou químicos pode ativar os nociceptores, que são terminações nervosas aferentes livres de fibras mielinizadas Aδ e de fibras C amielinizadas. Essas terminações nervosas aferentes periféricas enviam projeções axonais para o corno dorsal da medula espinal, onde fazem sinapse com os neurônios aferentes de segunda ordem. As projeções axonais no neurônio de segunda ordem cruzam para o hemisfério contralateral da medula espinal e ascendem pela via sensorial aferente (p. ex., trato espinotalâmico) até o nível talâmico.[9] Durante o trajeto, esses neurônios se dividem e enviam projeções axonais para a formação reticular e para a substância cinzenta periaquedutal. No tálamo, os neurônios de segunda ordem fazem sinapse com neurônios de terceira ordem, os quais enviam projeções axonais para o córtex sensorial.

Modulação da Nocicepção

A incisão cirúrgica produz lesões teciduais, com a consequente libertação de histamina e mediadores inflamatórios, como peptídios (p. ex., bradicinina), lipídios (p. ex., prostaglandinas), neurotransmissores (p. ex., serotonina) e neurotrofinas (p. ex., fator de crescimento nervoso).[10] A liberação de mediadores inflamatórios ativa os nociceptores periféricos, que iniciam transdução e transmissão de informação nociceptiva para o sistema nervoso central (SNC). Os estímulos nocivos são transduzidos por nociceptores periféricos e transmitidos pelas fibras nervosas Aδ e C periféricas viscerais e somáticas ao corno dorsal da medula espinal, onde ocorre a integração da descarga nociceptiva periférica e descendente inibitória (ou seja, serotonina, norepinefrina, ácido γ-aminobutírico [GABA] e encefalina) ou ocorre a descarga facilitadora descendente (ou seja, colecistoquinina, aminoácidos excitatórios, dinorfina). A transmissão adicional da informação nociceptiva é determinada por influências moduladoras complexas na medula espinal. Alguns impulsos passam para os cornos ventral e ventrolateral para iniciar respostas reflexas da coluna vertebral. Essas respostas segmentares podem incluir aumento do tônus muscular esquelético, inibição da função do nervo frênico ou mesmo diminuição da motilidade gastrointestinal. Outros sinais são transmitidos para centros superiores através dos tratos espinotalâmicos e espinorreticulares, onde produzem respostas corticais para enfim gerar a percepção da dor.

A questão de como a dor crônica se desenvolve a partir do sintoma de dor aguda permanece sem resposta. A dicotomia tradicional entre dor aguda e crônica é um pouco arbitrária, visto que estudos clínicos e em animais demonstram que a dor aguda pode se tornar dor crônica. A duração dos estímulos dolorosos ou nocivos, tipo de estímulo, composição genética ou fenotípica ou outros possíveis fatores que levam à transição do sintoma da dor aguda para a doença da dor crônica ainda não estão claros.

Os estímulos nocivos podem produzir a expressão de novos genes (a base para a sensibilização neuronal) no corno dorsal da medula espinal em uma hora, e essas alterações são suficientes para alterar o comportamento dentro do mesmo período de tempo.[11,12] Além disso, a intensidade da dor pós-operatória aguda é um preditor significativo da dor pós-operatória crônica.[7] A liberação contínua de mediadores inflamatórios na periferia sensibiliza nociceptores funcionais e ativa nociceptores dormentes (Quadro 40.2).[6] A sensibilização dos nociceptores periféricos resulta em uma diminuição do limiar de ativação, aumento da taxa de descarga com a ativação e aumento da taxa de descarga espontânea. A entrada de estímulos nocivos intensos periféricos também pode produzir sensibilização central e hiperexcitabilidade. A sensibilização central é o desenvolvimento de "alterações persistentes pós-lesão no SNC que resultam em hipersensibilidade à dor".[13] A hiperexcitabilidade é a "responsividade exagerada e prolongada dos neurônios ao estimulo aferente normal após o dano tecidual".[13]

O estímulo doloroso pode desencadear a cascata que leva a alterações funcionais no corno dorsal da medula espinal e outras sequelas. Em última análise, essas alterações podem mais tarde causar dor pós-operatória que será percebida como mais dolorosa do que teria sido experimentada de outra forma. O circuito neural no corno dorsal é extremamente complexo, e estamos apenas no início da compreensão do

Quadro 40.2 Mediadores Endógenos de Inflamação

Prostaglandinas ($PGE_1 > PGE_2$)
Histamina
Bradicinina
Serotonina
Acetilcolina
Ácido láctico
Íons hidrogênio
Íons potássio

PGE_1, PGE_2, Prostaglandinas E_1 e E_2.

Quadro 40.3 Exemplos de Neurotransmissores Modulares da Dor

Excitatórios
Glutamato
Aspartato
Polipeptídio intestinal vasoativo
Colecistoquinina
Peptídio liberador de gastrina
Angiotensina
Substância P

Inibitórios
Encefalinas
Endorfinas
Somatostatina

papel específico dos vários neurotransmissores e receptores no processo de nocicepção.[10,12]

Os receptores chave (p. ex., *N*-metil-D-aspartato [NMDA]) podem desempenhar um papel significativo no desenvolvimento de dor crônica após uma lesão aguda. Neurotransmissores ou efetores de segundo mensageiro (p. ex., a substância P, proteína quinase C-γ) também podem desempenhar papéis importantes na sensibilização da medula espinal e na dor crônica (Quadro 40.3).[11] Nossa compreensão da neurobiologia da nocicepção inclui a integração dinâmica e a modulação da transmissão nociceptiva em vários níveis. Ainda assim, os papéis específicos de vários receptores, neurotransmissores e estruturas moleculares no processo de nocicepção não estão totalmente compreendidos.

Analgesia Preemptiva e Preventiva

O desenvolvimento de sensibilização central ou periférica após lesão traumática ou incisão cirúrgica pode resultar em amplificação da dor pós-operatória. Portanto, a prevenção do estabelecimento de alterações no processamento central da dor pelo tratamento analgésico pode, a curto prazo, reduzir a dor pós-operatória ou traumática e acelerar a recuperação. A longo prazo, os benefícios podem incluir uma redução na dor crônica, melhora na recuperação e qualidade de vida. Embora o conceito de analgesia preemptiva na dor descendente pós-lesão seja válido, é difícil conduzir ensaios clínicos objetivamente, o que em parte explica as conclusões inconsistentes.[14-16]

A definição precisa de analgesia preemptiva é uma das principais controvérsias na medicina da dor pós-operatória, e essa falta de precisão contribui para a confusão em relação à sua relevância clínica. A analgesia preemptiva pode ser definida como uma intervenção analgésica iniciada antes da deflagração do estímulo álgico para bloquear a transmissão da dor periférica e central. A analgesia preventiva pode ser funcionalmente definida como uma tentativa de bloquear a transmissão da dor antes da lesão (incisão), durante a injúria nociva (cirurgia em si) *e* após a lesão e ao longo do período de recuperação. Infelizmente, o conceito de analgesia preventiva não foi examinado de forma rigorosa. Restringir a definição de analgesia preemptiva apenas para o período pré-operatório imediato ou intraoperatório imediato (incisional) pode não ser clinicamente relevante ou apropriado porque a resposta inflamatória pode estender-se no período pós-operatório e sustentar a sensibilização periférica. No entanto, a analgesia preventiva é um fenômeno clinicamente relevante. Katz e McCartney[4] descreveram um benefício analgésico da analgesia preventiva, mas nenhum benefício com a estratégia preemptiva. O benefício clínico máximo é observado quando há bloqueio completo de estímulos nociceptivos, com extensão deste bloqueio no período pós-operatório. A sensibilização central e a dor persistente pós-operatória são predominantemente mantidas pela barreira aferente formada pelas fibras periféricas de dor sensibilizadas ao longo do período perioperatório,[17] estendendo-se para o período de recuperação pós-cirúrgico. Ao evitar a sensibilização central e o seu prolongamento por estímulos periféricos, a analgesia preventiva juntamente com analgesia multimodal intensa poderiam, teoricamente, reduzir a dor/hiperalgesia aguda pós-procedimento e, portanto, a dor crônica após a cirurgia.[7]

Hiperalgesia Induzida por Opioides

A administração de curto prazo de opioides no contexto perioperatório pode infelizmente levar à hiperalgesia induzida por opioides (HIO), um aumento paradoxal da gravidade da dor do paciente e diminuição da tolerância à dor. Isto foi demonstrado em seres humanos que receberam infusão intraoperatória de opioides para analgesia operatória, bem como em modelos experimentais humanos e animais.[18] Embora o impacto clínico da HIO não tenha sido totalmente elucidado, a possibilidade de contribuir para a dor pós-operatória aguda deve ser considerada. A HIO também tem sido apontada como um risco para o desenvolvimento da DPOC, e o "processo pró-nociceptivo" envolve a ativação do receptor NMDA.[18]

Abordagem Multimodal da Recuperação Perioperatória

Uma abordagem multimodal para a analgesia é uma definição ampla que pode incluir uma combinação de técnicas analgésicas invasivas (cateter peridural ou cateter do nervo periférico para analgesia) e uma combinação de terapias farmacológicas sistêmicas (medicamentos anti-inflamatórios

V

não esteroides [AINEs], agonistas α-adrenérgicos, antagonistas dos receptores NMDA, estabilizadores de membrana e administração de opioides) (Capítulos 9 e 17). A dor pós-operatória ou pós-traumática é mais bem controlada através dessa abordagem multimodal.[19] Por exemplo, uma medida perioperatória simples, como a inclusão de dose única do estabilizador de membrana gabapentina, pode atenuar a dor pós-operatória e diminuir a dose de opioides com efeitos colaterais mínimos em vários tipos de cirurgias.[20]

Os princípios da estratégia multimodal incluem melhora suficiente da dor do paciente, permitindo a sensação de controle da dor e mobilização e nutrição enteral antecipadas, atenuando a resposta ao estresse pós-operatório. O objetivo secundário desta abordagem é maximizar o benefício (analgesia) enquanto minimiza o risco (ou seja, os efeitos colaterais da medicação que está sendo usada). Esses objetivos são muitas vezes alcançados através de técnicas anestésicas regionais (Capítulos 17 e 18) e combinação de medicamentos analgésicos (Capítulos 9 e 10). A anestesia e analgesia peridural é parte integrante da estratégia multimodal devido à analgesia superior e aos benefícios fisiológicos conferidos pela analgesia peridural.[21] Uma abordagem multimodal que envolve uma combinação de analgesia neuroaxial e analgésicos sistêmicos durante a recuperação da prostatectomia radical resultou em redução do uso de opioides, menor índice de dor e diminuição da duração da internação hospitalar.[22] Os pacientes submetidos aos principais procedimentos abdominais ou torácicos e controlados com uma estratégia multimodal tiveram uma redução no estresse hormonal e metabólico, preservação da proteína corporal total, menor tempo necessário para extubação traqueal, menores índices de dor, retorno precoce da função intestinal e atendimento antecipado aos critérios de alta da unidade de terapia intensiva.[23] Integrando os dados e técnicas mais recentes para cirurgia, anestesiologia e tratamento da dor, a abordagem multimodal representa uma extensão de protocolos clínicos que contribui para a renovação dos cuidados clínicos tradicionais e melhora do processo de reabilitação pós-operatória.[23] Esta abordagem pode potencialmente diminuir a morbidade perioperatória, diminuir a duração da internação hospitalar e melhorar a satisfação do paciente sem comprometer a segurança. No entanto, a implementação generalizada desses programas requer colaboração multidisciplinar, mudanças nos princípios tradicionais de cuidados pós-operatórios, recursos adicionais e expansão do serviço tradicional de dor aguda, o que pode ser um desafio no atual cenário econômico da saúde.

SISTEMAS DE LIBERAÇÃO DE ANALGÉSICOS

Os sistemas de liberação tradicionais para o tratamento da dor perioperatória envolvem a administração oral e parenteral de analgésicos sob demanda. Mecanismos mais eficazes, como analgesia controlada pelo paciente (ACP), são cada vez mais usados. Um mecanismo ACP pode compreender a administração oral, parenteral, neuroaxial ou periférica de um analgésico (Quadros 40.1 a 40.3).

Esta técnica de liberação de medicamentos baseia-se no conhecimento da neurobiologia da dor e dos possíveis efeitos deletérios da dor pós-operatória. A formação de serviços perioperatórios de tratamento da dor, dirigidos por anestesiologistas com especialização em farmacologia de analgésicos e analgesia regional, facilitou a aplicação generalizada dessas técnicas e melhorou o atendimento ao paciente no pós-operatório.

Analgesia Controlada pelo Paciente

A ACP pode ser liberada por via oral, intravenosa, subcutânea, peridural e intratecal, bem como pelo cateter de nervo periférico. Ao ativar o sistema de liberação, são impostos limites ao número de doses por unidade de tempo que serão administradas ao paciente. Há também um intervalo de tempo mínimo que deve transcorrer entre administrações das doses (intervalo de bloqueio). Além disso, pode ser implementada uma infusão contínua sobreposta aos bolos controlados pelo paciente. Muitos pacientes determinam um nível de dor aceitável e diminuem sua dosagem necessária à medida que se recuperam. Os pacientes geralmente aceitam a ACP porque restaura sua sensação de ter controle sobre seu tratamento. Quando comparado com métodos tradicionais de injeções intramusculares intermitentes ou intravenosas de opioides para controlar a dor perioperatória, a ACP proporciona melhor analgesia com mais segurança, redução no uso total de drogas, no grau de sedação, na ocorrência de distúrbios noturnos do sono e retorno mais rápido à atividade física.[24] Algumas instituições utilizam monitoração de oximetria de pulso para avaliar a depressão respiratória associada à administração de opioides. Embora a oximetria de pulso seja melhor do que não ter nenhum monitor específico, não pode capturar a relação entre depressão respiratória e administração de opioides. A oferta de oxigênio suplementar reduz a sensibilidade de detecção da oximetria de pulso como um monitor para depressão respiratória e torna esse monitor ineficaz. Capnografia e frequência respiratória são monitores mais específicos da depressão respiratória. No entanto, a capnografia não está prontamente disponível em todas as instituições e não é necessária universalmente para pacientes que recebem terapia com opioides. A capnografia é propriamente reservada para pacientes com doenças associadas que aumentam os riscos decorrentes da terapia com opioides. Espera-se que monitores que exibam diretamente a frequência respiratória com sensibilidade e especificidade suficientes em breve estejam disponíveis.

TERAPIA SISTÊMICA

Administração Oral

A administração oral de analgésicos não é ideal para o tratamento da dor perioperatória de moderada a grave, principalmente devido ao estado "nada pela via oral" (*nil per os* – NPO) dos pacientes no pós-operatório imediato. Tradicionalmente, a analgesia para os pacientes em pós-operatório é trocada para analgésicos orais (aspirina, acetaminofeno,

Tabela 40.1 Analgésicos Orais e Parenterais para o Tratamento da Dor Perioperatória

Agente	Via de Administração	Dose (mg)	Meia Vida (h)	Início (h)	Ação Analgésica (h)	Duração do Pico (h)
Opioides e Derivados de Opioides						
Morfina	Intravenosa	2,5-15	2-3,5	0,25	0,125	2-3
	Intramuscular	10-15	3	0,3	0,5-1,5	3-4
	Oral	30-60	3	0,5-1	1-2	4
Codeína[a]	Oral	15-60	4	0,25-1	0,5-2	3-4
Hidromorfona	Intravenosa	0,2-1,0	2-3	0,2-0,25	0,25	2-3
	Intramuscular	1-4	2-3	0,3-0,5	1	2-3
	Oral	1-4	2-3	0,5-1	1	3-4
Fentanil	Intravenosa	20-50 μg	0,5-1	5-10 min	5 min	1-1,5
	Transmucosa[b]	200-1.600 μg	2-12	0,1-0,25	0,5-1	0,25-0,5
	Transdérmica	12,5-100 μg	20-27	12-24	20-72	72
Oximorfona	Oral	5-10	3,3-4,5	0,5	1	2-6
	Intravenosa	0,5-1	3-5	0,15	0,25	3-6
	Subcutânea	1-1,5	3-5	0,15	0,25	3-6
	Intramuscular	1-1,5	3-5	0,15	0,25	3-6
Hidrocodona	Oral	5-7,5	2-3	30	90	3-4
Oxicodona	Oral	5	3-5	0,5	1-2	4-6
Metadona	Oral	2,5-10	3-4	0,5-1	1,5-2	4-8
Propoxifeno	Oral	32-65	12-16	0,25-1	1-2	3-6
Outro						
Tramadol[c]	Oral	50-100	5-6	0,5-1	1-2	4-6

[a]Não recomendado para analgesia pós-operatória devido ao metabolismo variável genético.
[b]O fentanil transmucoso é mais apropriadamente reservado para dor intensa maligna (câncer).
[c]Não classificado pela U. S. Food and Drug Administration (FDA) como um opioide; no entanto, o tramadol apresenta analgesia parcialmente revertida pela naloxona.

V

Tabela 40.2 Diretrizes para Sistemas de Liberação Usados na Analgesia Controlada por Paciente Intravenosa

Concentração de Drogas	Tamanho do Bolo	Intervalo de Bloqueio (min)	Infusão Contínua
Agonistas			
Morfina (1 mg/mL)	0,5-2,5 mg	6-10	1-2 mg/h
Fentanil (0,01 mg/mL)	20-50 μg	5-10	10-100 μg/h
Hidromorfona (0,2 mg/mL)	0,05-0,25 mg	10-20	0,2-0,4 mg/h
Alfentanil (0,1 mg/mL)	0,1-0,2 mg	5-10	–
Metadona (1 mg/mL)	0,5-1,5 mg	10-30	–
Oximorfona (0,25 mg/mL)	0,2-0,4 mg	8-10	–
Sufentanil (0,002 mg/mL)	2-5 μg	4-10	2-8 μg/h
Agonistas-antagonistas			
Buprenorfina (0,03 mg/mL)	0,03-0,1 mg	8-20	–
Nalbufina (1 mg/mL)	1-5 mg	5-15	–
Pentazocina (10 mg/mL)	5-30 mg	5-15	–

[a]Todas as doses são para o paciente adulto de 70 kg. O anestesista deve iniciar com dose plena intravenosa titulada se necessário para estabelecer analgesia inicial. Os requisitos individuais do paciente variam amplamente, com doses menores tipicamente administradas para pacientes idosos ou comprometidos. Infusões contínuas não são recomendadas para pacientes adultos virgens de opioide. As doses de infusão contínua de opioides muitas vezes são consideravelmente maiores na população com dor de câncer.
Modificado de RW, Murphy JD, Wu CL. Acute postoperative pain. In Miller RD, Cohen NH, Eriksson LI, et al, eds. *Miller's Anesthesia*. 8th ed. Philadelphia: Elsevier Saunders; 2015:2974-2998.

Tabela 40.3	Analgésicos Neuroaxiais		
Medicamento	**Dose Única Intratecal ou Subaracnoide**	**Dose Única Peridural**	**Infusão Peridural Contínua**
Opioide[a]			
Fentanil	5-25 µg	50-100 µg	25-100 µg/h
Sufentanil	2-10 µg	10-50 µg	10-20 µg/h
Alfentanil	–	0,5-1 mg	0,2 mg/h
Morfina	0,1-0,3 mg	1-5 mg	0,1-1 mg/h
Hidromorfona	–	0,5-1 mg	0,1-0,2 mg/h
Morfina de libertação prolongada[†]	Não recomendada	5-15 mg	Não recomendada
Anestesia Local[b]			
Bupivacaína	5-15 mg	25-150 mg	1-25 mg/h
Ropivacaína	Não recomendada	25-200 mg	6-20 mg/h
Medicamentos Adjuvantes			
Clonidina	Não recomendada	100-900 µg	10-50 µg/h

[a]As doses são baseadas no uso de um opioide neuroaxial isolado. Não são fornecidas infusões intratecais ou subaracnoides contínuas. Doses menores podem ser efetivas quando administradas aos idosos ou quando injetadas na região cervical ou torácica. As unidades variam entre drogas para dose única (mg *versus* µg) e infusão contínua (mg/h *versus* µg/h).
[b]Mais comumente usado em combinação com um opioide, caso em que a dose total de anestesia local é reduzida.
Modificado de Hurley RW, Murphy JD, Wu CL. Acute postoperative pain. In Miller RD, Cohen NH, Eriksson LI, et al, eds. *Miller's Anesthesia*. 8th ed. Philadelphia: Elsevier Saunders; 2015:2974-2998.

inibidores da ciclo-oxigenase [COX-1/COX-2], opioides) quando a dor diminuir o suficiente para eliminar a necessidade de ajustes rápidos do nível de analgesia.

A administração perioperatória de medicamentos analgésicos opioides e não opioides é um componente integrante dos planos de tratamento analgésico multimodal. O aumento na complexidade dos procedimentos cirúrgicos ambulatoriais introduziu a necessidade de planos de analgesia perioperatória que permitam que a dor pós-operatória de moderada a grave seja efetivamente tratada no ambiente ambulatorial. Os estabilizadores de membrana (gabapentina e pregabalina) utilizados no pré-operatório e no pós-operatório diminuem a dor pós-operatória e o consumo de opioides.[20,25] A dose ideal de gabapentina é de 900 mg ou mais no pré-operatório, seguida de 400 a 600 mg três vezes ao dia no pós-operatório durante 14 dias; devem ser administrados 300 mg de pregabalina seguidos de 150 mg duas vezes ao dia para benefício máximo. Esses medicamentos podem proporcionar alívio da dor no pós-operatório e reduzir o DPOC.[26] Os AINEs, incluindo os inibidores específicos da COX-2, são eficazes quando administrados no intraoperatório e no pós-operatório, mas não foram encontrados impactos significativos quando administrados sozinhos e no pré-operatório. No entanto, são eficazes para a dor pós-operatória aguda e DPOC quando administrado como parte de um regime polifarmacológico pré-operatório, incluindo gabapentinoides. A administração pré-operatória de acetaminofeno pode melhorar a dor pós-operatória aguda, mas não demonstrou reduzir o DPOC. Os inibidores da recaptação da amina, como os antidepressivos tricíclicos

e os inibidores da recaptação da serotonina-norepinefrina, não foram objeto de investigação suficiente para concluir sobre a sua eficácia na dor pós-operatória aguda ou na prevenção do DPOC. As doses pré-operatórias de vitamina C podem reduzir a incidência de síndrome de dor regional complexa após a cirurgia ortopédica de extremidades, embora a qualidade da evidência não seja forte.[27]

Administração Intravenosa

A administração intravenosa (IV) intermitente de pequenas doses de opioides (Tabelas 40.1 e 40.2) é comumente usada para tratar dor aguda e intensa na UCPA ou na unidade de terapia intensiva, onde se dispõe de vigilância e monitoramento contínuo de enfermagem. Com uma pequena dose intravenosa de um opioide, o atraso de tempo para a analgesia e a variabilidade nas concentrações plasmáticas características das injeções intramusculares são minimizados. A redistribuição rápida do opioide produz uma duração menor de analgesia após uma única administração intravenosa do que após uma injeção intramuscular.

A cetamina é tradicionalmente reconhecida como um anestésico intraoperatório; no entanto, também é eficaz em infusões de pequenas doses (doses subanestéticas ou analgésicas, até 15 µg/kg/min) para analgesia pós-operatória em parte devido às propriedades diretas do analgésico através do antagonismo do receptor NMDA. Também demonstrou reduzir a HIO associada à infusão opioide intraoperatória.[18] Os pacientes que recebem grandes doses de opioides podem experimentar hiperalgesia, resultando em aumento da liberação de aminoácidos excitatórios na medula espinal. A cetamina inibe diretamente as ações dos aminoácidos excitatórios e reverte a HIO, levando a um melhor resultado da dor pós-operatória. A microdose de cetamina (2 µg/kg/min) foi ineficaz tanto para a dor pós-operatória quanto a DPOC. A dose pré-operatória de bolo de cetamina intravenosa de 0,5 mg/kg seguida de uma infusão intraoperatória em dose subanestésica (4 a 5 µg/kg/min) de cetamina reduz a dor pós-operatória e a DPOC. Esse efeito indireto anti-hiperalgésico pode ocorrer através da supressão da sensibilização central.[28] O benefício da dose subanestésica de cetamina também inclui uma diminuição de náuseas e vômitos no pós-operatório, com efeitos adversos mínimos. As infusões de cetamina subanestéticas não causam alucinações ou comprometimento cognitivo. A incidência de efeitos colaterais, como tontura, coceira, náusea ou vômito, é comparável à observada com opioides. Portanto, o uso de cetamina perioperatória em pacientes com alto risco para o desenvolvimento da DPOC é válido.

O acetaminofeno pode ser administrado por via intravenosa, assim como por via oral e retal. Isso aumentou a capacidade de fornecer analgesia não opioide adicional aos pacientes sob regime NPO, mas recusam a administração retal. Apesar da presunção por parte do anestesista e do paciente de que as preparações intravenosas são mais potentes ou efetivas, nenhum ensaio clínico demonstrou diferença na eficácia entre formulações orais e intravenosas.[29] Embora as formulações difiram na biodisponibilidade e no tempo de início da analgesia, a dose intravenosa não foi associada à maior eficácia.

A administração pré-operatória de dexametasona diminui os escores de dor aguda pós-operatória e diminui o consumo de opioides de forma dose-dependente quando se administram mais de 10 mg.[30] A administração intraoperatória de clonidina diminui a dor pós-operatória, mas a bradicardia e a hipotensão limitam os benefícios de suas modestas propriedades analgésicas. A administração intraoperatória de magnésio reduz a dor pós-operatória e o consumo de opioides.[31] O mecanismo de ação é provavelmente o aumento do bloqueio do receptor NMDA.

Administração Subcutânea

A administração subcutânea de medicamentos selecionados (hidromorfona) é altamente eficaz e é uma abordagem muito prática para fornecer analgesia a pacientes sem acesso intravenoso ou àqueles que necessitam de cuidados analgésicos domiciliares a longo prazo. A administração de hidromorfona apresenta basicamente a mesma farmacocinética se é administrada por via subcutânea ou intravenosa. Esta modalidade é usada principalmente para pacientes em cuidados paliativos.

Administração Transdérmica/Iontoforética

O desenvolvimento de fentanil iontoforético e a validação de sua eficácia em pacientes no pós-operatório podem expandir as possibilidades de administração parenteral. No entanto, como a via intramuscular ou subcutânea tem um tempo de início rápido, pode ser a melhor alternativa para pacientes sem acesso intravenoso imediato.

Administração Transmucosa

A administração transmucosa de analgésicos, como o fentanil, pode servir como uma alternativa à administração oral de AINEs e opioides, especialmente quando é desejável um início rápido do efeito do medicamento. No entanto, esses medicamentos raramente têm um papel no tratamento da dor pós-operatória, pois as vias de administração intravenosa, intramuscular, subcutânea e oral geralmente são suficientes para a administração de medicamentos analgésicos.

ANALGESIA NEUROAXIAL

Várias técnicas de analgesia neuroaxial (intratecal e peridural) e periférica regional são empregadas na dor pós-operatória. Em geral, quando comparadas aos opioides sistêmicos, as técnicas peridural e periférica podem fornecer analgesia superior, especialmente quando são aplicados anestésicos locais; além disso, essas técnicas podem diminuir as taxas de morbidade e mortalidade.[32] O julgamento clínico é importante em relação às preocupações com o uso dessas técnicas na presença de vários anticoagulantes (veja discussão adiante; veja também o Capítulo 17).

Administração Intratecal

A administração intratecal de um opioide pode fornecer analgesia pós-operatória de curta a intermediária duração após uma única injeção. A via intratecal oferece a vantagem de colocação precisa e confiável de pequenas concentrações de medicamento perto de seu local de ação. O início dos efeitos analgésicos após a administração intratecal de um opioide é diretamente proporcional à solubilidade lipídica do fármaco. A duração do efeito é prolongada com mais componentes hidrofílicos. A morfina produz efeitos analgésicos de pico em 20 a 60 minutos e analgesia pós-operatória durante 12-36 horas. Adicionar uma pequena dose de fentanil à solução de opioide contendo morfina pode acelerar o aparecimento do efeito analgésico. Para procedimentos cirúrgicos abdominais inferiores realizados com anestesia raquidiana (cesariana, ressecção transuretral da próstata), a morfina pode ser adicionada à solução anestésica local para aumentar a duração da analgesia.

A principal desvantagem de uma injeção de opioide intratecal é a falta de flexibilidade inerente a uma modalidade de dose única. Os clínicos devem repetir a injeção ou considerar outras opções quando o efeito analgésico da dose inicial diminui. Os aspectos práticos de deixar um cateter no espaço intratecal para injeções opioides intermitentes contínuas ou repetidas são controversos, especialmente em vista de relatos da síndrome da cauda equina após anestesia espinal contínua com soluções anestésicas locais hiperbáricas injetadas através de um cateter de pequeno diâmetro.

Administração Peridural

A administração peridural de um anestésico local como infusão contínua através de um cateter peridural é um método comum de analgesia perioperatória (Capítulo 17). Infusões peridurais de anestésicos local isolados podem ser utilizadas para analgesia pós-operatória, mas geralmente não são tão eficazes no controle da dor como combinações analgésicas peridurais de opioides com anestésicos locais. Isto é devido à taxa de falha significativa (regressão do bloqueio sensitivo e analgesia inadequada) e à relativamente alta incidência de bloqueio motor e hipotensão. Infusões peridurais de anestésicos locais isolados podem ser necessárias para analgesia pós-operatória, com o objetivo de evitar efeitos colaterais relacionados aos opioides.

O benefício da monoterapia com opioide em infusões peridurais é que geralmente não causam bloqueio motor ou hipotensão por bloqueio simpático. Existem diferenças de ação entre infusões peridurais contínuas de opioides lipofílicos (p. ex., fentanil, sufentanil) e hidrofílicos (p. ex., morfina, hidromorfona). O sítio de ação analgésica (espinal *versus* sistêmico) para infusões peridurais contínuas de opioides lipofílicos não está claro, embora vários ensaios clínicos randomizados sugiram que seja sistêmico[33] porque não houve diferenças nas concentrações plasmáticas, efeitos colaterais ou escore de dor entre aqueles que receberam infusões intravenosas de fentanil e aqueles que receberam infusões peridurais da mesma droga. Uma infusão contínua, em vez de bolo intermitente de opioides peridurais, pode fornecer analgesia superior com menos efeitos colaterais. Infusões peridurais de opioides hidrofílicos têm um mecanismo de ação espinal. O impacto da analgesia peridural depende da dose total administrada em vez do volume ou concentração; portanto, uma maior concentração de anestésico local administrado em um pequeno volume é funcionalmente equivalente à de uma pequena concentração em um volume maior.

A analgesia peridural (anestésico local com e sem opioides) para cirurgias abdominais proporciona maior alívio da dor no período pós-operatório inicial, com menos efeitos colaterais gastrointestinais em comparação com a terapia com opioides sistêmicos; no entanto, frequentemente ocorre prurido. A analgesia peridural é benéfica para a cirurgia de grandes articulações da extremidade inferior, mas têm as desvantagens associadas da analgesia neuroaxial. A analgesia peridural torácica tem sido o pilar da analgesia para a toracotomia, mas os bloqueios paravertebrais podem ser tão eficazes com um perfil de efeito colateral mais favorável.[34] Um dos principais benefícios da analgesia peridural para fraturas traumáticas de costelas é a diminuição da duração da ventilação mecânica necessária quando comparada ao uso de um anestésico local isoladamente.

Efeitos Colaterais dos Analgésicos Neuroaxiais

Muitos efeitos colaterais (relacionados a anestésico local e opioide) podem ocorrer com analgesia peridural pós-operatória. Quando se suspeita de efeitos colaterais, o estado de saúde geral do paciente deve ser avaliado de modo que alterações clínicas importantes não sejam atribuídas inadequadamente à analgesia peridural. O diagnóstico diferencial para um paciente com analgesia neuroaxial e hipotensão também deve incluir hipovolemia, sangramento e diminuição do débito cardíaco. Pacientes com depressão respiratória também devem ser avaliados para acidentes vasculares cerebrais, edema pulmonar e sepse em evolução. As orientações e os protocolos de enfermagem para controle analgésico, monitoramento neurológico, tratamento de efeitos colaterais e notificação do médico sobre alterações importantes devem ser padrão para todos os pacientes que receberam analgésicos neuroaxiais e outros tipos de analgesia pós-operatória.

Efeitos Colaterais mais Comuns

Os efeitos colaterais mais frequentes da analgesia neuroaxial incluem os seguintes:

- *Hipotensão* (0,3% a 7%) – Anestésicos locais utilizados em um regime analgésico peridural podem bloquear fibras simpáticas e contribuir para a hipotensão pós-operatória.
- *Bloqueio motor* (2% a 3%) – Na maioria dos casos, o bloqueio motor resolve dentro de duas horas após a interrupção da infusão peridural. O bloqueio motor persistente ou crescente deve ser avaliado prontamente, e deve-se considerar como parte do diagnóstico diferencial hematoma espinal, abscesso espinal e migração do cateter intratecal.
- *Náuseas, vômitos e prurido* (15% a 18%) – O prurido é um dos efeitos colaterais mais frequentes da administração peridural ou intratecal de opioides, com incidência de aproximadamente 60% em comparação com cerca de 15% a 18% para administração de anestésico local peridural ou opioides sistêmicos.
- *Depressão respiratória* (0,1% a 0,9%) – Os opioides neuroaxiais administrados em doses apropriadas não estão associados à maior incidência de depressão respiratória do que a observada na administração sistêmica de opioides. Os fatores de risco para depressão respiratória com opioides neuroaxiais incluem doses maiores, pacientes geriátricos, administração concomitante de opioides ou sedativos sistêmicos, possibilidade de cirurgia prolongada ou extensa, presença de comorbidades e cirurgia torácica.
- *Retenção urinária* (10% a 30%) – A administração peridural de anestésicos locais e opioides está associada à retenção urinária.

Anticoagulação

O uso concomitante de anticoagulantes com anestesia neuroaxial e analgesia sempre foi uma questão relativamente controversa. No entanto, a introdução de heparina de baixo peso molecular na América do Norte em 1993 aumentou a incidência de hematomas da coluna vertebral. Tradicionalmente, a incidência de hematoma espinal é estimada em aproximadamente 1 em 150.000 para bloqueio peridural, com menor incidência de 1 em 220.000 para bloqueios raquidianos.[35] Antes da sua introdução na América do Norte, a heparina de baixo peso molecular foi usada na Europa sem problemas significativos. No entanto, a incidência de hematoma espinal aumentou para 1 em 40.800 para anestesia raquidiana e 1 em 6.600 para anestesia peridural (1 em 3.100 para analgesia peridural pós-operatória) nos Estados Unidos entre 1993 e 1998. A estimativa da maior incidência de hematomas espinais após a remoção do cateter peridural baseia-se, em parte, nos dados do Food and Drug Administration MedWatch, que sugerem que a remoção do cateter peridural pode ser um evento traumático, embora esta seja ainda uma questão relativamente controversa.

Diferentes tipos e classes de anticoagulantes variam em propriedades farmacocinéticas que afetam o momento de inserção do cateter ou agulha neuroaxial e da remoção do cateter. Apesar de uma série de estudos observacionais e retrospectivos que investigam a incidência de hematoma espinal durante o tratamento com vários anticoagulantes e técnicas neuroaxiais, não há uma conclusão definitiva quanto à segurança absoluta de anestesia neuroaxial e anticoagulação. A American Society of Regional Anesthesia and Pain Medicine (ASRA) lista uma série de consensos, com base na literatura disponível, para a execução (inserção e remoção) de técnicas neuroaxiais na presença de vários anticoagulantes, incluindo anticoagulantes orais (warfarina) agentes antiplaquetários, fibrinolíticos-trombolíticos, heparina padrão não fracionada e heparina de baixo peso molecular. Os consensos da ASRA incluem os seguintes conceitos: (1) o momento de inserção ou remoção da agulha neuroaxial ou do cateter deve respeitar as propriedades farmacocinéticas do anticoagulante específico; (2) o monitoramento neurológico minucioso é essencial; (3) administração simultânea de múltiplos anticoagulantes pode aumentar o risco de sangramento; e (4) o regime analgésico deve ser adaptado para facilitar o monitoramento neurológico, que pode ser continuado em alguns casos por 24 horas após a remoção do cateter peridural. Uma versão atualizada dos consensos da ASRA sobre anestesia neuroaxial e anticoagulação[36] pode ser encontrada em seu *site*,[36] com algumas dessas orientações abordando os novos anticoagulantes (Capítulo 13).

Infecção

A infecção associada à analgesia peridural pós-operatória pode ocorrer de fontes exógenas ou endógenas. As infecções graves (p. ex., meningite, abscesso da coluna vertebral) associadas à analgesia peridural são raras (< 1 em 10.000), embora alguns pesquisadores relatem uma maior incidência (aproximadamente 1 em 1.000 a 1 em 2.000).[37] Uma avaliação mais cuidadosa dos estudos que relatam maior incidência de abscessos peridurais revela que esses pacientes tiveram uma duração relativamente maior de analgesia peridural, imunocomprometimento ou complicações de doença (p. ex., malignidade, trauma). O uso de analgesia peridural na população cirúrgica geral, com manutenção típica do cateter pós-operatório por aproximadamente 2-4 dias, geralmente não está associado à formação de abscesso peridural. Um ensaio de analgesia peridural pós-operatória (cateterização média de 6,3 dias) com mais de 4.000 pacientes de cirurgia oncológica não revelou nenhum abscesso.

INFILTRAÇÃO DO SÍTIO CIRÚRGICO (INCISÃO)

A infiltração do sítio cirúrgico com anestésico local antes da incisão e antes do fechamento do tecido é recomendada para a redução da dor pós-operatória.[38] A bupivacaína lipossômica (EXPAREL, Pacira Pharmaceuticals) foi aprovada em 2011 para administração no sítio cirúrgico após correção de hálux valgo e hemorroidectomia. Embora esta formulação de liberação prolongada tenha sido projetada para liberar lentamente a bupivacaína nos tecidos circundantes ao longo de 96 horas, mostrou-se superior ao placebo somente nas primeiras 24 horas após a administração.[39]

ADMINISTRAÇÃO INTRA-ARTICULAR

A injeção intra-articular de opioides pode fornecer analgesia por até 24 horas de pós-operatório e prevenir o desenvolvimento de dor pós-cirúrgica crônica. Os receptores de opioides são encontrados nos terminais periféricos dos nervos aferentes primários, o que pode explicar essa analgesia aumentada, apesar da falta de resposta com a adição de opioides à injeção anestésica perineural. O benefício analgésico dos opioides intra-articulares sobre a administração sistêmica não foi demonstrado, e o efeito analgésico sistêmico dessas injeções não foi excluído. A bupivacaína de liberação prolongada foi menos eficaz do que o anestésico local tradicional e a infiltração de opioides em um estudo, e não é diferente da bupivacaína tradicional isolada em outro.[39] Os cateteres intra-articulares glenoumerais têm sido associados a condrólise quando a bupivacaína é usada; portanto, deve ser evitada.[40]

ANALGESIA INTRAPLEURAL

A analgesia regional intrapleural é produzida pela injeção de uma solução anestésica local através de um cateter inserido percutaneamente no espaço intrapleural. O anestésico local difunde-se através da pleura parietal para o feixe neurovascular intercostal e produz um bloqueio do nervo intercostal unilateral em múltiplos níveis. O alívio efetivo da dor pós-operatória requer injeções intrapleurais intermitentes aproximadamente a cada seis horas de grandes volumes de anestésico local (20 mL de bupivacaína a 0,25% a 0,5%). Este grande bolo de anestésico local introduzido no espaço intrapleural produz efeitos colaterais

V

significativos, ao mesmo tempo que proporciona analgesia mínima. Os tubos de drenagem pleural colocados após uma toracotomia resultarão em grande perda da solução anestésica local e, consequentemente, baixa analgesia. Esta técnica é recomendada somente se todas as outras opções estiverem esgotadas.

BLOQUEIO DE NERVO PERIFÉRICO

O bloqueio de nervo periférico pode fornecer analgesia como parte de um tratamento da dor isolado ou multimodal. Injeções de dose única podem fornecer controle de dor no intraoperatório. No entanto, muitos anestesistas acreditam que o risco da intervenção justifica-se pelo benefício prolongado, que inclui o controle pós-operatório da dor e impulsionou a necessidade de uma flexibilização na duração. O alívio da dor a médio prazo(< 24 horas) pode ser conseguido com uma combinação de um anestésico local e drogas adjuvantes em uma única injeção. O controle da dor por período mais longo pode ser indicado pela técnica cirúrgica, necessidades de reabilitação e comorbidades do paciente e pode ser alcançado utilizando cateteres perineurais para infusões anestésicas locais contínuas.

Técnicas

Os bloqueios nervosos podem ser realizados usando marcos anatômicos, neuroestimuladores e orientação por ultrassom. A eficácia entre técnicas guiadas por ultrassom e estimulação nervosa varia, dependendo da habilidade do profissional, resultando principalmente em diferenças de conforto durante a colocação e tempo para realização do bloqueio. No entanto, essas técnicas fornecem uma qualidade comparável de analgesia e perfil de complicações semelhantes.[43]

Drogas Adjuvantes

Os medicamentos adjuvantes comumente utilizados incluem epinefrina, clonidina e opioides. A epinefrina para o bloqueio do nervo periférico aumenta significativamente a duração do bloqueio, com efeitos colaterais mínimos. A epinefrina também pode facilitar a detecção da injeção intravascular; são geralmente utilizadas concentrações de 2,5 a 5 μg/mL. O mecanismo desse efeito está principalmente na vasoconstrição. Os opioides provavelmente não devem ser adicionados ao bloqueio do nervo periférico. A clonidina é benéfica na extensão da duração do bloqueio pré-operatório, mas tem menor valor com os cateteres perineurais. O mecanismo é provavelmente mediado pelo receptor periférico α_2-adrenérgico e dependente da dose. A clonidina é um analgésico preemptivo melhor quando adicionado a um bloqueio anestésico local do que quando usado isoladamente. Os efeitos colaterais, incluindo hipotensão, bradicardia e sedação, são menos prováveis com doses inferiores a 1,5 μg/kg.[44] O uso de clonidina aumenta a duração da analgesia e do bloqueio do motor em aproximadamente duas horas. Mais recentemente, a adição de dexmedetomidina aos bloqueios de

nervo periférico mostrou melhorar a duração da analgesia e a redução de opioides.[45]

ANALGESIA REGIONAL

A eficácia e a segurança são fatores limitantes primários na implementação de qualquer medida terapêutica. A analgesia regional está se tornando uma técnica cada vez mais popular para o controle da dor perioperatória e tem várias vantagens e desvantagens específicas. Os detalhes técnicos desses bloqueios são abordados no capítulo de anestesia regional; esta seção enfoca a utilidade e eficácia comparativa desses bloqueios (Capítulo 18).

Cateter *Versus* Técnicas de Dose Única

Extremidade Superior
O bloqueio interescalênico contínuo permite uma duração de ação mais longa em comparação com técnicas de dose única. Esta técnica tem aumentado sua utilidade com a abordagem interescalênica posterior para cirurgias de ombro moderadas a severamente dolorosas. A administração contínua permite aumento do alívio da dor, com suplementação mínima de opioides e maior satisfação do paciente e qualidade do sono.[46]

Extremidade Inferior
As cirurgias ortopédicas das extremidades inferiores que resultam em dor perioperatória de moderada a grave também se beneficiam de técnicas regionais de ação prolongada. Os cateteres perineurais das extremidades inferiores são utilizados para a cirurgia articular maior do quadril, joelho, tornozelo e pé. Este tipo de cateter pode diminuir os sinais clínicos de inflamação para alguns procedimentos das extremidades inferiores, embora a inflamação não diminua no nível celular. Os cateteres peridurais são utilizados para fornecer boa analgesia para cirurgias articulares maiores das extremidades inferiores, mas expõem os pacientes aos riscos de analgesia neuroaxial e, geralmente, têm efeitos bilaterais. Os cateteres de plexo lombar foram utilizados como parte de um regime multimodal, revelando melhores escores de dor em repouso e na fisioterapia do que os regimes multimodais que incluem ACP com ou sem cateteres femorais para cirurgias unilaterais do quadril.[47] Pacientes submetidos a grandes cirurgias de pé e tornozelo sob bloqueio perineural contínuo podem obter alívio da dor comparável à analgesia sistêmica e bloqueio em dose única, mas também são liberados mais rapidamente das UCPAs.[48]

BLOQUEIOS PARAVERTEBRAIS

O aumento da utilização do bloqueio paravertebral pode ser diretamente correlacionado com os efeitos benéficos para pacientes submetidos a cirurgia de mama. Este bloqueio fornece um controle eficaz da dor aguda associada à cirurgia, mas também demonstrou benefício na diminuição do desenvolvimento de dor pós-cirúrgica crônica em relação a outras técnicas analgésicas.[41] Esta técnica pode ser realizada por dose única ou infusão por cateter para fornecer analgesia perioperatória contínua. O uso dessa técnica expandiu-se para aplicações torácicas, cardíacas e pediátricas.[42]

BLOQUEIO DO PLANO TRANSVERSO ABDOMINAL

As técnicas de analgesia neuroaxial estão começando a enfrentar a competição do bloqueio do plano transverso abdominal (PTA) em muitos procedimentos abdominais. As vantagens teóricas desta técnica em relação a outras modalidades incluem evitar o envolvimento neuroaxial e o bloqueio das extremidades inferiores, diminuição da retenção urinária e diminuição dos efeitos colaterais sistêmicos. Em comparação com os bloqueios placebo, o bloqueio do PTA proporciona analgesia aumentada e diminuição da necessidade de medicação sistêmica como parte de um regime analgésico multimodal para histerectomia abdominal total, cesariana e colecistectomia laparoscópica. Além disso, a orientação por ultrassom tornou esta uma modalidade de tratamento mais eficiente e confiável.[49]

PERGUNTAS DO DIA

1. Quantos sistemas de órgãos são afetados pela dor pós-operatória aguda? Quais são os efeitos fisiológicos adversos em cada sistema?
2. Qual é a razão para uma abordagem multimodal no manejo da dor perioperatória? Quais medicamentos e vias de administração podem ser usados como parte de um plano analgésico multimodal?
3. Quais são os parâmetros típicos que devem ser solicitados para a analgesia controlada pelo paciente (ACP) com hidromorfona em um paciente virgem de opioide?
4. Um paciente está recebendo analgesia peridural pós-operatória com infusão de ropivacaína e fentanil. Quais são os efeitos colaterais mais prováveis de ocorrer? Quais são os fatores de risco para depressão respiratória com opioides neuroaxiais?
5. Quais procedimentos cirúrgicos são mais beneficiados pela analgesia pós-operatória com um bloqueio do plano transverso abdominal (PTA)?

REFERÊNCIAS

1. Buvanendran A, Fiala J, Patel KA, et al. The incidence and severity of postoperative pain following inpatient surgery. *Pain Med.* 2015;16:2277-2283.
2. Apfelbaum JL, Chen C, Mehta SS, et al. Postoperative pain experience: results from a national survey suggest postoperative pain continues to be undermanaged. *Anesth Analg.* 2003;97(2):534-540.
3. Wanderer JP, Shi Y, Schildcrout JS, et al. Supervising anesthesiologists cannot be effectively compared according to their patients' postanesthesia care unit admission pain scores. *Anesth Analg.* 2015;120(4):923-932.
4. Katz J, McCartney CJ. Current status of preemptive analgesia. *Curr Opin Anaesthesiol.* 2002;15(4):435-441.
5. Kehlet H, Jensen TS, Woolf CJ. Persistent postsurgical pain: risk factors and prevention. *Lancet.* 2006;367(9522):1618-1625.
6. Carr DB, Goudas LC. Acute pain. *Lancet.* 1999;353(9169):2051-2058.
7. Perkins FM, Kehlet H. Chronic pain as an outcome of surgery. A review of predictive factors. *Anesthesiology.* 2000;93(4):1123-1133.
8. Merskey H. Pain and psychological medicine. In: Wall PD, Melzack R, eds. *Textbook of Pain.* New York: Churchill Livingstone; 1994:903-920.
9. Basbaum AI, Fields HL. Endogenous pain control systems: brainstem spinal pathways and endorphin circuitry. *Annu Rev Neurosci.* 1984;7:309-338.
10. Julius D, Basbaum AI. Molecular mechanisms of nociception. *Nature.* 2001;413(6852):203-210.
11. Basbaum AI. Spinal mechanisms of acute and persistent pain. *Reg Anesth Pain Med.* 1999;24(1):59-67.
12. Besson JM. The neurobiology of pain. *Lancet.* 1999;353(9164):1610-1615.
13. Kissin I. Preemptive analgesia. *Anesthesiology.* 2000;93(4):1138-1143.
14. Moiniche S, Kehlet H, Dahl JB. A qualitative and quantitative systematic review of preemptive analgesia for postoperative pain relief: the role of timing of analgesia. *Anesthesiology.* 2002;96(3):725-741.
15. Dahl JB, Moiniche S. Pre-emptive analgesia. *Br Med Bull.* 2004;71:13-27.
16. Ong CK, Lirk P, Seymour RA, et al. The efficacy of preemptive analgesia for acute postoperative pain management: a meta-analysis. *Anesth Analg.* 2005;100(3):757-773.
17. Pogatzki-Zahn EM, Zahn PK. From preemptive to preventive analgesia. *Curr Opin Anaesthesiol.* 2006;19(5):551-555.
18. Joly V, Richebe P, Guignard B, et al. Remifentanil-induced postoperative hyperalgesia and its prevention with small-dose ketamine. *Anesthesiology.* 2005;103(1):147-155.
19. Kehlet H. Multimodal approach to control postoperative pathophysiology and rehabilitation. *Br J Anaesth.* 1997;78(5):606-617.
20. Hurley RW, Cohen SP, Williams KA, et al. The analgesic effects of perioperative gabapentin on postoperative pain: a meta-analysis. *Reg Anesth Pain Med.* 2006;31(3):237-247.
21. Block BM, Liu SS, Rowlingson AJ, et al. Efficacy of postoperative epidural analgesia: a meta-analysis. *JAMA.* 2003;290(18):2455-2463.
22. Ben-David B, Swanson J, Nelson JB, et al. Multimodal analgesia for radical prostatectomy provides better analgesia and shortens hospital stay. *J Clin Anesth.* 2007;19(4):264-268.
23. Kehlet H, Wilmore DW. Multimodal strategies to improve surgical outcome. *Am J Surg.* 2002;183(6):630-641.
24. Egbert AM, Parks LH, Short LM, et al. Randomized trial of postoperative patient-controlled analgesia vs intramuscular narcotics in frail elderly men. *Arch Intern Med.* 1990;150(9):1897-1903.
25. Elia N, Lysakowski C, Tramer MR. Does multimodal analgesia with acetaminophen, nonsteroidal anti-inflammatory drugs, or selective cyclooxygenase-2 inhibitors and patient-controlled analgesia morphine offer advantages over morphine alone? Meta-analyses of randomized trials. *Anesthesiology.* 2005;103(6):1296-1304.
26. Buvanendran A, Kroin JS, Della Valle CJ, et al. Perioperative oral pregabalin reduces chronic pain after total knee arthroplasty: a prospective, randomized, controlled trial. *Anesth Analg.* 2010;110(1):199-207.
27. Evaniew N, McCarthy C, Kleinlugtenbelt YV, et al. Vitamin C to prevent complex regional pain syndrome in patients with distal radius fractures: a meta-analysis of randomized controlled trials. *J Orthop Trauma.* 2015;29(8):e235-e241.

V

28. De Kock M, Lavand'homme P, Waterloos H. 'Balanced analgesia' in the perioperative period: is there a place for ketamine?. *Pain*. 2001;92(3):373-380.

29. Jibril F, Sharaby S, Mohamed A, et al. Intravenous versus oral acetaminophen for pain: systematic review of current evidence to support clinical decision-making. *Can J Hosp Pharm*. 2015;68(3):238-247.

30. Nielsen RV, Siegel H, Fomsgaard J, et al. Preoperative dexamethasone reduces acute but not sustained pain after lumbar disc surgery: a randomized, blinded, placebo-controlled trial. *Pain*. 2015;156(12):2538-2544.

31. De Oliveira Jr GS, Castro-Alves LJ, Khan JH, et al. Perioperative systemic magnesium to minimize postoperative pain: a meta-analysis of randomized controlled trials. *Anesthesiology*. 2013;119(1):178-190.

32. Wu CL, Fleisher LA. Outcomes research in regional anesthesia and analgesia. *Anesth Analg*. 2000;91(5):1232-1242.

33. Loper KA, Ready LB, Downey M, et al. Epidural and intravenous fentanyl infusions are clinically equivalent after knee surgery. *Anesth Analg*. 1990;70(1):72-75.

34. Gulbahar G, Kocer B, Muratli SN, et al. A comparison of epidural and paravertebral catheterisation techniques in post-thoracotomy pain management. *Eur J Cardiothorac Surg*. 2010;37(2):467-472.

35. Tryba M. [Epidural regional anesthesia and low molecular heparin: Pro]. *Anasthesiol Intensivmed Notfallmed Schmerzther*. 1993;28(3):179-181.

36. Horlocker TT, Wedel DJ, Rowlingson JC, et al. Regional anesthesia in the patient receiving antithrombotic or thrombolytic therapy: American Society of Regional Anesthesia and Pain Medicine Evidence-Based Guidelines (Third Edition). *Reg Anesth Pain Med*. 2010;35(1):64-101:Also available at www.asra.com..

37. Horlocker TT, Wedel DJ. Neurologic complications of spinal and epidural anesthesia. *Reg Anesth Pain Med*. 2000;25(1):83-98.

38. Group TPW. PROSPECT (Procedure Specific Postoperative Pain Management). http://www.postoppain.org/ Accessed October, 1, 2015.

39. Uskova A, O'Connor JE. Liposomal bupivacaine for regional anesthesia. *Curr Opin Anaesthesiol*. 2015;28(5):593-597.

40. Busfield BT, Romero DM. Pain pump use after shoulder arthroscopy as a cause of glenohumeral chondrolysis. *Arthroscopy*. 2009;25(6):647-652.

41. Vila Jr H, Liu J, Kavasmaneck D. Paravertebral block: new benefits from an old procedure. *Curr Opin Anaesthesiol*. 2007;20(4):316-318.

42. Wardhan R. Update on paravertebral blocks. *Curr Opin Anaesthesiol*. 2015;28(5):588-592.

43. Fredrickson MJ, Ball CM, Dalgleish AJ, et al. A prospective randomized comparison of ultrasound and neurostimulation as needle end points for interscalene catheter placement. *Anesth Analg*. 2009;108(5):1695-1700.

44. Neal JM, Gerancher JC, Hebl JR, et al. Upper extremity regional anesthesia: essentials of our current understanding, 2008. *Reg Anesth Pain Med*. 2009;34(2):134-170.

45. Fritsch G, Danninger T, Allerberger K, et al. Dexmedetomidine added to ropivacaine extends the duration of interscalene brachial plexus blocks for elective shoulder surgery when compared with ropivacaine alone: a single-center, prospective, triple-blind, randomized controlled trial. *Reg Anesth Pain Med*. 2014;39(1):37-47.

46. Mariano ER, Afra R, Loland VJ, et al. Continuous interscalene brachial plexus block via an ultrasound-guided posterior approach: a randomized, triple-masked, placebo-controlled study. *Anesth Analg*. 2009;108(5):1688-1694.

47. Marino J, Russo J, Kenny M, et al. Continuous lumbar plexus block for postoperative pain control after total hip arthroplasty. A randomized controlled trial. *J Bone Joint Surg Am*. 2009;91(1):29-37.

48. Hunt KJ, Higgins TF, Carlston CV, et al. Continuous peripheral nerve blockade as postoperative analgesia for open treatment of calcaneal fractures. *J Orthop Trauma*. 2010;24(3):148-155.

49. El-Dawlatly A, Turkistani A, Kettner S, et al. Ultrasound-guided transversus abdominis plane block: description of a new technique and comparison with conventional systemic analgesia during laparoscopic cholecystectomy. *Br J Anaesth*. 2009;102(6):763-767.

CONSULTOR DA PRÁTICA ANESTÉSICA

41 CUIDADO MÉDICO INTENSIVO

John H. Turnbull e Linda L. Liu

A partir do século XX até os dias de hoje, o cuidado médico intensivo evoluiu como um campo dinâmico, multidisciplinar, focado no cuidado de pacientes com doenças com risco de morte. Os anestesistas podem ter um importante papel no cuidado de pacientes com quadros críticos, tanto na sala cirúrgica quanto na unidade de terapia intensiva (UTI). Alguns tópicos-chave no cuidado intensivo, os quais os anestesistas encontram na prática, devem ser familiares e incluem insuficiência respiratória, choque, insuficiência renal, manejo da dor e sedação.

INSUFICIÊNCIA RESPIRATÓRIA

A insuficiência respiratória permanece como uma indicação primária para a admissão na UTI. O tipo de insuficiência respiratória pode ser categorizado em aguda ou crônica e alterações das concentrações de CO2 e O2 (p. ex.,hipercapnia e hipoxemia). Tais distinções ajudam na direção da tomada de decisão nas mais variadas opções de tratamento. No entanto, múltiplos processos podem ocorrer simultaneamente. Por exemplo, um paciente pode ter uma insuficiência respiratória aguda ou crônica com a presença de ambas, hipoxemia e hipercapnia.

A insuficiência respiratória hipoxêmica, geralmente, ocorre devido ao desajuste da ventilação/perfusão (V/Q), levando a um gradiente alveolar-arterial (A-a) alargado. As causas incluem trauma, síndrome da angústia respiratória do adulto (SARA), sepse, pneumonia, embolia pulmonar, edema pulmonar cardiogênico e doença pulmonar obstrutiva. Outras causas fisiológicas de hipoxemia incluem *shunt* intrapulmonar, hipoventilação e extração aumentada de O_2 (Capítulo 5).

A insuficiência respiratória por hipercapnia tem como causa a hipoventilação, vista em intoxicação por drogas ou alterações neuromusculares, aumento do espaço morto, como ocorre no DPOC ou asma.

Os redatores e editores gostariam de agradecer aos Drs. Lundy Campbell e Michael Gropper pela contribuição para este capítulo na edição anterior deste trabalho. Ele forneceu a estrutura para grande parte deste capítulo.

Tabela 41.1	Diferentes Ajustes de Ventilação Mecânica		
Modo	**Controle**	**Limite**	**Ciclo**
CA	Volume	Volume	Volume
	Pressão	Pressão	Tempo
VMIS	Volume	Volume	Volume
	Pressão	Pressão	Tempo
SP		Pressão	Fluxo

CA, Controle assistido; *SP*, suporte de pressão; *VMIS*, ventilação mandatória intermitente sincronizada.

Ventilação Mecânica

Nas UTIs modernas, a ventilação mecânica é realizada inteiramente via ventilação com pressão positiva. Isso pode ser conseguido com uma abordagem não invasiva (via máscara facial ou nasal) ou uma abordagem invasiva (via tubo endotraqueal [TET] ou traqueostomia). Os objetivos da ventilação mecânica incluem (1) diminuição do esforço respiratório; (2) melhora na oxigenação; (3) facilitação na remoção do dióxido de carbono e (4) minimização de lesão pulmonar associada à ventilação mecânica. As configurações para ventilação mecânica descrevem como os ventiladores interagem com o paciente (Tabela 41.1).

Modos
Controlado Assistido
No modo controlado assistido (CA), o ventilador é ajustado para liberar um número mínimo de respirações por minuto, enquanto permite, também, que o paciente inicie as incursões respiratórias. Todas as respirações, sejam as controladas pelo ventilador, sejam as espontâneas, são completamente sustentadas para o mesmo grau. Assim, com um volume corrente ajustado para 500 mL, todas as respirações (controladas pelo ventilador ou espontâneas) receberão um volume corrente de 500 mL.

Ventilação Obrigatória Intermitente Sincronizada
Com a ventilação obrigatória intermitente sincronizada (VOIS ou VMIS), o ventilador tenta sincronizar as respirações mecânicas controladas por ele e as espontâneas do paciente, a fim de diminuir o dessincronismo do ventilador. Se não houver respiração espontânea dentro do intervalo de tempo predefinido, então, o ventilador liberará a respiração controlada. As respirações que ocorrem entre as controladas pelo ventilador não são completamente sustentadas, ao contrário do modo Controlado Assistido (CA). Para essas respirações não controladas, o ventilador pode ser ajustado de modo a liberar Pressão de Suporte (PS), como descrito a seguir.

Pressão de Suporte (PS)
O modo PS é utilizado somente com pacientes respirando espontaneamente, assim todas as respirações são desencadeadas pelo esforço do paciente. A pressão de *Driving* (ΔP), a pressão positiva expiratória final (PEEP) e a fração de oxigênio inspirada (FIO_2) são as únicas variáveis ajustadas nesse modo. O ventilador finaliza as inspirações quando a frequência de fluxo é diminuída para um nível predetermi-

nado (usualmente 25% da frequência de pico de fluxo). Não existe suporte para a frequência respiratória no modo PS, a menos que esteja combinado com Ventilação Obrigatória Intermitente Sincronizada (VOIS).

Outros Modos
Os sofisticados microprocessadores dos ventiladores atuais possuem modos de ajustes inovadores, tais como suporte adaptativo da ventilação, ventilação com liberação da pressão de via aérea e ventilação assistida proporcional. Esses modos oferecem benefícios fisiológicos potenciais, mas não têm sido submetidos a importantes pesquisas clínicas com poder suficiente para demonstrar a melhora no índice de mortalidade.

Limites
Com o modo CA ou VOIS, o limite ou controle necessita ser especificado. Com controle de volume (CV), um volume corrente predefinido é fornecido durante a inspiração. Com o controle de pressão (CP), uma pressão inspiratória predefinida é fornecida pelo ventilador.

Controle de Volume
Uma simples ventilação mecânica ordenada para controle assistido (CA) e ventilação obrigatória intermitente sincronizada (VOIS) com volume controlado (CV) está listada na Tabela 41.2. Volume corrente, frequência, PEEP e FIO_2 devem ser especificados. A frequência de fluxo inspiratório em geral não faz parte da ordem ventilatória padrão ajustada, sendo programada pelo fisioterapeuta respiratório. Uma frequência de fluxo inspiratório típica é de 60 l/minuto. Aumentando o fluxo inspiratório, o volume corrente estabelecido é fornecido com um tempo mais curto, o que permite mais tempo para expiração. Essa estratégia pode ser benéfica para um paciente asmático aumentando o tempo expiratório. A forma de onda de fluxo no volume controlado pode ser desacelerada ou constante (chamada de onda quadrada).

Controle de Pressão
No modo controlado assistido(CA) ou VOIS com pressão Controlada (PC), uma pressão de *driving* deve ser especificada. Além disso, um tempo inspiratório ou uma razão inspiratória-expiratória (I:E) são ajustados. O pico de fluxo na pressão controlada (PC) é variável e baseado em demanda. Por padrão, a forma de onda de fluxo deve ser desacelerada em ordem para manter uma constante pressão de pico inspiratório. Os volumes correntes não são garantidos, e se a complacência pulmonar alterar rapidamente, a vigilância é necessária para certificar-se de que a ventilação minuto não diminuirá rapidamente.

Duplo Controle
A escolha entre controle de volume(CV) ou pressão controlada (PC) não é sustentada por evidências clínicas. Os ventiladores mais modernos podem combinar as características de ambos, definindo volumes correntes específicos, mas liberando cada respiração no modo de pressão controlada (PC) como desaceleração dos fluxos. Se a complacência pulmonar alterar, então, o ventilador se ajusta automaticamente e gradativamente, em alguns ciclos respiratórios,

Tabela 41.2	Exemplos de Ajustes para Ventilação Mecânica		
Exemplo	**Ajustes Escritos no Ventilador**	**Cenários Adicionais que Podem Ser Oferecidos**	**Explicação**
Exemplo 1: controle assistido - controle a volume (CA-CV)	Modo CA/CV Frequência 10 V_T 500 mL PEEP 5 cmH_2O FIO_2 1,0	Frequência de fluxo: tipicamente, 60 L/min Gatilho: fluxo ou pressão	Ventilador liberará volume corrente pré-ajustado em 500 mL 10 vezes por minuto; se a frequência respiratória do paciente for maior que 10, cada incursão respiratória também receberá 500 mL.
Exemplo 2: controle assistido - controle a pressão (CA-CP)	Modo CA/CP Frequência 10 PPI 20 cmH_2O PEEP 5 cmH_2O FIO_2 1,0	Razão I:E: tipicamente 1:2 Tempo inspiratório Gatilho: fluxo ou pressão	Ventilador liberará 10 incursões respiratórias por minuto; cada incursão alcançará um pico de pressão de 20 cmH_2O; se a frequência respiratória for maior que 10, cada incursão respiratória também alcançará pico de pressão de 20 cmH_2O.
Exemplo 3: Ventilação mandatória intermitente sincronizada- controle a volume (VMIS-CV)	Modo VMIS/CV Frequência 10 V_T 500 ml Suporte a pressão 5 cmH_2O PEEP 5 cmH_2O FIO_2 0,5	Frequência de fluxo tipicamente, 60 L/min Gatilho: fluxo ou pressão (isso se aplica a todos as incursões respiratórias, VMIS ou suporte a pressão)	Ventilador liberará 10 incursões respiratórias por minuto, com volume corrente de 500mL; se a frequência respiratória do paciente for maior que 10 essas respirações não mandatórias receberão suporte de pressão inspiratória com pico de pressão de 5 cmH_2O, além do PEEP de 5 cmH_2O.
Exemplo 4: Ventilação com suporte a pressão (VSP)	Modo VSP Pressão de *driving* 8 cmH_2O PEEP 5 cmH_2O FIO_2 0,5	Gatilho: fluxo ou pressão	Paciente deve estar respirando espontaneamente; cada incursão respiratória receberá suporte de pressão inspiratório com pressão de pico 8 cmH_2O, acima do PEEP de 5 cmH_2O.

FIO_2, fração de oxigênio inspirado; *I:E* razão inspiratória expiratória; *PEEP*, pressão expiratória final positiva; *PIP*, pressão de pico inspiratório; V_T, volume corrente.

para manter o volume corrente especificado. Existem muitos nomes registrados, tais como *controle de pressão garantida por ventilação-volume, controle de volume regulado por pressão* ou *controle de volume positivo.*

Ciclo

O ciclo determina como o ventilador muda da inspiração para expiração. Para os modos AC-VC (controle assistido-volume controlado) ou VOIS-VC (ventilação obrigatória intermitente sincronizada- volume controlado), o volume determina o ciclo do ventilador. A inspiração é completa quando o volume corrente definido é fornecido (Tabela 41.1). Para Controle Assistido – pressão controlada (CA-PC) ou Ventilação Obrigatória intermitente sincronizada-pressão controlada (VOIS-PC), a inspiração é completa quando o tempo inspiratório está terminado. Com o modo Pressão de Suporte (PS), uma diminuição na frequência de fluxo inspiratório determina o fim do ciclo inspiratório. O conhecimento de como o ventilador cicla pode permitir o melhor entendimento do assincronismo paciente/ventilador. Por exemplo, um paciente em sofrimento respiratório recebendo ventilação mecânica no modo CA-VC pode encontrar um volume corrente ajustado muito pequeno e "*double stack*" (isto é, apanha uma segunda respiração durante o início da fase de expiração do ventilador). Ou um paciente recebendo ventilação CA-PC pode começar a expiração antes do final do tempo inspiratório ajustado.

Outras Configurações
Pressão Expiratória Final Positiva
A PEEP é uma pressão de via aérea positiva constante que é aplicada através do ciclo respiratório. A PEEP é gerada pela pressão da válvula de alívio expiratória do circuito do ventilador. A utilização de PEEP leva a um aumento da pressão média na via aérea, que diminui a atelectasia e melhora a oxigenação. A PEEP também aumenta a capacidade residual funcional e pode melhorar a complacência pulmonar.

Se a PEEP também estiver aumentada, uma superdistensão alveolar pode ocorrer, o que pode levar à barotrauma. A PEEP excessiva pode também reduzir a pré-carga, causando hipotensão. A auto-PEEP ocorre quando um acúmulo da pressão expiratória final resulta de um tempo de expiração insuficiente. O tratamento urgente da auto-PEEP leva à desconexão do paciente do ventilador para liberar a PEEP. O tratamento da auto-PEEP necessita de tempo expiratório aumentado (isto é, alteração da razão da duração da inspiração para a duração da expiração, ou razão I:E).

Gatilho
O gatilho refere a maneira pela qual o ventilador detecta a inspiração do paciente e libera a pressão positiva em sincronia com os esforços respiratórios do próprio. O gatilho variável, que pode ser baseado no fluxo ou na pressão, não faz parte da ordem definida do ventilador típico e é, frequentemente, manejado pelos fisioterapeutas respiratórios. Os gatilhos usuais são uma alteração no fluxo de 2 L/min ou uma alteração na pressão de 2 cmH_2O. Os gatilhos menores ou maiores podem ser ajustados baseados na situação clínica. Por exemplo, pacientes com fístulas broncopleurais podem constantemente disparar as respirações mecânicas no ventilador, se o fluxo de gatilho também estiver muito sensível.

VI

Ventilação com Pressão Positiva não Invasiva

A ventilação com pressão positiva não invasiva (VPPNI) fornece respirações com pressão positiva via máscara facial, almofadas nasais ou capacete sem a presença de TET. Para pacientes com DPOC e insuficiência respiratória aguda hipercápnica (IRAH), a utilização apropriada de VPPNI pode reduzir a taxa de mortalidade, evitar a entubação endotraqueal, melhorar a dispneia e reduzir o tempo de internação hospitalar. Outras indicações estabelecidas para VPPNI incluem edema pulmonar cardiogênico, insuficiência respiratória pós-operatória e insuficiência respiratória hipoxêmica em pacientes imunodeprimidos (p. ex., transplantados de órgão e medula óssea).

Os dados para VPPNI em geral são impressionantes, mas os pacientes escolhidos para esses estudos são selecionados judiciosamente nas pesquisas com observação clínica próxima. A VPPNI é mais benéfica para pacientes que têm processo pulmonar reversível possivelmente rápido, que necessitam de algum suporte ventilatório. O atraso na entubação endotraqueal pode levar a um evento urgente que é mais sujeito a complicações. As contraindicações para a utilização de VPPNI estão listadas no Quadro 41.1. O modo do ventilador mais utilizado para VPPNI é Pressão de suporte (PS).

Cânula Nasal de Alto Fluxo

A utilização de cânula nasal de alto fluxo (CNAF) é urgente com uma alternativa a VPPNI. A CNAF usa oxigênio aquecido e umidificado que é fornecido a índices de fluxo elevado através da cânula nasal. Esse sistema de liberação proporciona uma pequena quantidade de pressão positiva na via aérea e reduz o espaço morto pela lavagem com dióxido de carbono expirado das vias aéreas superiores. A maioria dos pacientes consideram que a CNAF é mais confortável e mais fácil de tolerar que a VPPNI sob máscara facial. Uma pesquisa multicêntrica de 2015 em pacientes com insuficiência respiratória hipoxêmica não hipercápnica mostrou que a terapia com alto fluxo de oxigênio, quando comparada com terapia com oxigênio padrão ou ventilação não invasiva, resultou em redução do índice de mortalidade na UTI e em 90 dias, apesar de não existir diferença no índice de entubação traqueal.[1]

Desmame de Ventilação Mecânica e Extubação Traqueal

O desmame equivale a mais de 40% do tempo dos pacientes sob ventilação mecânica dependendo da definição de quando começa o desmame. Para diminuir o risco de pneumonia associada ao ventilador (PAV), os pacientes devem ser desmamados da ventilação mecânica assim que se recuperem do processo que originalmente gerou a necessidade do suporte do ventilador mecânico.

A taxa média de falência na extubação traqueal (isto é, ventilação inadequada após extubação traqueal) nas UTIs cirúrgicas é de 5% a 8%, embora na UTI clínica ou neurológica tenha uma taxa de 17%. Apesar de muitos critérios estarem listados na próxima seção, nenhum algoritmo pode predizer acuradamente o sucesso da extubação traqueal. Uma abordagem agressiva, mas cautelosamente aplicada para desmame da ventilação mecânica e extubação traqueal, resulta em poucas complicações relacionadas à UTI, embora faltem dados definitivos de ensaios randomizados.

Critérios para Pesquisa de Desmame
Gradiente A-a

O paciente deve ter uma oxigenação adequada, usualmente, definida como PaO_2/FIO_2 acima de 150 mmHg com PEEP menor que 8 cmH_2O. Essa quantidade de oxigênio é escolhida porque esse nível pode ser fornecido confiavelmente via máscara facial ou cânula nasal. Uma necessidade de oxigênio maior que esta denota que o paciente ainda tem uma grande fração de *shunt* e o processo pulmonar subjacente pode não ter sido resolvido adequadamente. No final, esse critério é simplesmente protocolar. A decisão final relativa é de que um gradiente A-a apropriado em geral se baseie no julgamento clínico e na experiência.

Mecanismos Respiratórios
Índice Respiratório Superficial Rápido

O índice respiratório superficial rápido (IRSR) é a razão entre a frequência respiratória (incursões/minuto) e o volume corrente (em litros). Esse índice é mais extensivamente estudado e utilizado como preditor do desmame. Um IRSR menor que 105 incursões respiratórias/minuto/L (isto é, IRSR positivo) está associado a desmame bem-sucedido, porém um IRSR negativo (IRSR acima de 105 incursões respiratórias/minuto/L) é provavelmente melhor em identificar os pacientes que não terão sucesso, do que um IRSR positivo na identificação dos pacientes bem-sucedidos.

Força Inspiratória Máxima

Os pacientes devem ter força muscular respiratória para gerar um volume corrente adequado. Uma tentativa para medir isso é pela força inspiratória máxima (FIM). Para o desmame, uma FIM de pelo menos –20 cmH_2O é preferível. Uma FIM normal indica pequeno ou ausência de aumento na probabilidade de sucesso no desmame, porém uma FIM pequena prediz um pequeno aumento na probabilidade da falência do desmame. Uma razão para a capacidade preditiva ruim da FIM é o desafio em obter uma medida acurada no paciente respondendo espontaneamente. Em muitas UTIs, a FIM não é rotineiramente medida antes do desmame da ventilação. Entretanto, se um paciente não progride no processo de desmame, a medida da FIM pode sugerir uma causa, como fraqueza muscular ou descondicionamento.

Quadro 41.1 Contraindicações para Ventilação com Pressão Positiva não Invasiva

- Piora do estado neurológico (coma, convulsões, encefalopatias)
- Parada respiratória ou destruição de via aérea superior
- Choque ou instabilidade cardiovascular grave
- Sangramento gastrointestinal alto grave
- Cirurgia gastroesofágica recente
- Vômitos
- Secreções excessivas nas vias aéreas
- Lesões faciais que dificultam a colocação adequada de máscaras nasais ou faciais

Outros Critérios

Outros critérios respiratórios podem impactar o sucesso do desmame da ventilação, incluindo a natureza e a quantidade de secreção na via aérea e a capacidade para eliminar essas secreções, que envolvem o reflexo da tosse e a força para tossir. A presença de edema de via aérea superior pode promover a obstrução da via aérea e hipoxemia após a extubação traqueal. O teste de vazamento do *cuff* é um método para avaliar o edema da via aérea. O *cuff* do TOT é esvaziado, e a pressão positiva é liberada através do TOT até um vazamento de ar ser ouvido. Uma pressão de vazamento de menos de 10 cm H_2O sugere a ausência de edema na via aérea. Por outro lado, uma pressão de vazamento acima de 20 cmH_2O pode indicar edema de via aérea significativo e deve ser considerada antes da decisão para extubação traqueal.

Outros fatores do paciente que impactam no desmame incluem estado mental e hemodinâmica. Os pacientes devem ter um nível de consciência adequado para proteger suas vias aéreas da aspiração de conteúdos gástricos. Além disso, pacientes devem estar estáveis hemodinamicamente, porque a descontinuação da ventilação com pressão positiva pode levar ao trabalho aumentado da respiração e alterar a pré-carga e pós-carga do ventrículo esquerdo.

Estratégias para Desmame

Independente da estratégia do desmame utilizada nas UTIs, a identificação precoce dos pacientes que são capazes de respirar espontaneamente resulta em melhores desfechos. Uma estratégia comum para o paciente ventilado mecanicamente é ser submetido diariamente a uma avaliação da prontidão.[2] Se o paciente for considerado pronto, uma pesquisa de respiração espontânea (PRE) é realizada. Se os fatores já descritos (mecânica respiratória, estado mental, hemodinâmica) permanecerem adequados segundo a PRE, a decisão para extubação traqueal pode ser realizada. O desmame baseado em protocolo por enfermeiras e fisioterapeutas respiratórios permite a rápida extubação traqueal comparado ao desmame direcionado pelo médico.

A PRE pode ser conduzida com modos de ventilação diferentes, incluindo ventilação SP ou utilização da peça T. Não existe evidência definitiva de um modo superior associado a maior frequência de sucesso do desmame, menos necessidade para reintubação traqueal ou menor fatalidade na UTI.[3] Entretanto, um modo específico pode ter vantagens clínicas para cada paciente. Por exemplo, em pacientes com insuficiência cardíaca e fração de ejeção reduzida, a alteração da ventilação com pressão positiva para pressão negativa pode aumentar a pós-carga do ventrículo esquerdo e agravar a pressão cardiovascular. Esse paciente pode se beneficiar do teste da peça T para a PRE, pois mesmo níveis baixos de pressão positiva e PEEP podem proporcionar redução da pós-carga. Se o paciente não desenvolver sinais de edema pulmonar durante o teste da peça T, a decisão para extubação traqueal pode prosseguir.

A duração ideal de uma PRE é desconhecida, mas a maioria oscila de 30 minutos a 2 horas. Períodos mais longos podem ser necessários para os pacientes com insuficiência respiratória crônica, com intubação por um período esten-

dido ou nos quais a PRE inicial falhou. Em pacientes selecionados, as estratégias para desmame que incluem VPPNI podem reduzir a taxa de mortalidade, PAV e falência no desmame sem aumento do risco de reintubação traqueal.[4] Essa abordagem pode ser considerada em pacientes que não têm dificuldade para manejar as vias aéreas, nem secreções excessivas ou estado mental ruim e deve ser associada a uma decisão precoce referente à reintubação traqueal se o paciente permanecer taquipneico ou em angústia respiratória. A reintubação traqueal, especialmente se postergada, está associada a taxa de mortalidade aumentada, maior permanência no hospital e menor probabilidade de retorno ao lar.

Os sistemas automáticos em alça fechada (p. ex., SmartCare/OS, suporte ventilatório adaptativo, assistente ventilatório proporcional, suporte de ventilação de volume) são desenvolvidos para adaptar a ventilação em resposta às alterações em tempo real com os mecanismos respiratórios do paciente. Uma recente metanálise mostrou que os sistemas alça fechada reduzem a duração da ventilação e o tempo de permanência na UTI mista (UTI combinada clínica-cirúrgica) ou UTI clínica; entretanto, pesquisas randomizadas controladas são necessárias para pacientes cirúrgicos na UTI e pacientes utilizando outros sistemas automáticos.[5] Atualmente, essa área de pesquisa está apenas no início.

Síndrome da Angústia Respiratória Aguda

A SARA, caracterizada como uma lesão difusa inflamatória do pulmão, resulta no desenvolvimento de edema pulmonar não cardiogênico com resultante V/Q inadequada, hipoxemia e complacência pulmonar diminuída. Em geral, a SARA segue um evento desencadeante, que pode levar a lesão direta ou indireta do pulmão (Tabela 41.3). Apesar da causa subjacente da lesão pulmonar poder predizer o desfecho, os fatores específicos do paciente, tais como idade, estado de imunocomprometimento e disfunção orgânica, são fortes preditivos para sobrevida. Em alguns pacientes, a SARA se resolve após uma fase aguda, mas outras evoluem com alveolite crônica, levando a fibrose pulmonar. Tais pacientes

Tabela 41.3 Causas de Síndrome de Angústia Respiratória Aguda

Causa de Lesão Pulmonar Direta	Causa de Lesão Pulmonar Indireta
Pneumonia	Sepse
Aspiração de conteúdo gástrico	Trauma severo
Contusão pulmonar	*Bypass* cardiopulmonar
Edema pulmonar de reperfusão	*Overdose* de drogas
Embolia por líquido amniótico	Pancreatite aguda
Lesão por inalação	Quase afogamento, lesão pulmonar aguda relacionada à transfusão

Dados de Ware LB, Matthay MA. The acute respiratory distress syndrome. *N Engl J Med*. 2000; 342:1334-1349.

VI

Tabela 41.4	Comparação da Conferência de Consenso Euroamericano e Definição de Berlim da Síndrome de Angústia Respiratória Aguda	
	Definição de CCEA	**Definição de Berlim**
Tempo	Início agudo	Dentro de uma semana de uma causa clínica conhecida ou um novo evento ou piora dos sintomas respiratórios
Oxigenação	**LPA**: PaO_2/FIO_2 $\geq$ 300 mmHg **SARA**: PaO_2/FIO_2 $\leq$ 200 mmHg	**Leve:** 200 mmHg < PaO_2/FIO_2 $\leq$ 300 mmHg com PEEP ou CPAP $\geq$ 5 cmH_2O **Moderada**: 100 mmHg < PaO_2/FIO_2 $\leq$ 200 mmHg com PEEP $\geq$ 5 cmH_2O **Grave:** PaO_2/FIO_2 $\leq$ 200 mmHg com PEEP $\geq$ 5 cmH_2O
Radiografia de tórax	Infiltrado bilateral	Opacidades bilaterais não totalmente explicadas por derrame pleural, colapso lobar/pulmonar ou nódulos
Edema	PIAP < 18 mmHg, quando medida ou sem evidência clínica de hipertensão atrial esquerda	Insuficiência respiratória não totalmente explicada por insuficiência cardíaca ou sobrecarga de líquidos
Fator de risco	Não incluído na definição	Se nenhum fator de risco para lesão pulmonar for identificado, então é necessária uma avaliação objetiva com ecocardiografia para excluir edema hidrostático.

CCEA, Conferência de Consenso Euroamericano; *LPA*, Lesão pulmonar aguda; *SARA*, Síndrome de Angústia Respiratória Aguda; *FIO₂*, fração de oxigênio inspirado; *PaO₂*, pressão parcial arterial de oxigênio; *POAP*, Pressão de oclusão da artéria pulmonar; *PEEP*, pressão expiratória final positiva.
De Liu LL, Gropper, MA: Critical care anesthesiology. Ch 101. In Miller RD (ed): *Miller's Anesthesia*, 8e. Philafelphia: Elsevier, 2015.

muitas vezes experimentam hipoxemia contínua, espaço morto fisiológico aumentado e complacência diminuída com dependência crônica de ventilador.

Apesar de classicamente ser definida pelo aumento do gradiente A-a no cenário de infiltrados pulmonares difusos bilaterais não cardiogênicos, a definição clínica de SARA continua a evoluir – mais recentemente com o critério de Berlin (Tabela 41.4).[6] Nessa nova definição, a distinção clínica entre SARA e injúria pulmonar aguda desaparece e é recolocada pelas categorias de gravidade (isto é, leve, moderada e grave). Além disso, a necessidade da medida da pressão de oclusão da artéria pulmonar (POAP) não mais existe. Na ausência de um evento cardíaco conhecido, são necessários dados objetivos, tais como ecocardiografia, para descartar edema pulmonar cardiogênico como causa dos infiltrados bilaterais.

Manejo

O tratamento para SARA permanece bastante restrito ao suporte, com foco na prevenção de injúria pulmonar adicional, porque em muitas pesquisas clínicas sobre imunomodulação farmacológica não tem sido demonstrado benefício. O princípio central para cuidado da SARA envolve ventilação pulmonar protetora quando a ventilação mecânica é necessária. Usando como referência a pesquisa SARA Network (ARDSnet), "volume corrente mais baixo (6 mL/kg do peso corporal ideal)", a ventilação reduz a taxa de mortalidade (31% *versus* 40%) quando comparado à prática ventilatória padrão (12 mL/kg).[7] A teoria é que se aceitarmos valores diminuídos de PO_2 e aumentados de PCO_2 (hipoxemia "permissiva" e hipercapnia), evitando-se grandes volumes correntes e pressões elevadas nas vias aéreas, a incidência de barotrauma, volutrauma e a taxa de mortalidade diminuem.

Os protocolos de ventilação pulmonar protetora direcionados por médicos permitem aos fisioterapeutas respiratórios ajustar pró-ativamente os parâmetros do ventilador para manter o critério de proteção pulmonar. Um limiar mais baixo deve ser utilizado para iniciar a ventilação pulmonar protetora, conforme o paciente é ventilado com os protocolos de proteção pulmonar e, caso não haja confirmação diagnóstica de SARA, não ocorre piora dos desfechos clínicos.[8] Além disso, a ventilação com volume corrente mais baixo no período intraoperatório pode reduzir o risco de desenvolvimento de SARA no pós-operatório.

Os pacientes com SARA moderada a severa podem ser beneficiados com administração de fármacos bloqueadores neuromusculares (BNM) (Capítulo 11). Os BNM, frequentemente, melhoram a complacência pulmonar e a oxigenação. Uma pesquisa clínica com infusão precoce de cisatracúrio nos pacientes com SARA demonstrou índice de sobrevida melhor em 90 dias, apesar do mecanismo para o benefício não estar claro.[9] A posição prona pode melhorar a oxigenação e os desfechos clínicos e deve ser utilizada no manejo de SARA grave. Entretanto, a experiência da unidade de saúde e o conforto no cuidado do paciente crítico na posição prona devem ser considerados antes de iniciar esse procedimento. Finalmente, o encaminhamento para suporte de vida extracorpóreo (SVEC) pode ser indicado, apesar de hoje em dia não haver dados com melhores desfechos. Pesquisas clínicas estão sendo conduzidas para explorar esse recurso na terapia intensiva.

Traqueostomias

Um pequeno, mas significativo, grupo de pacientes pode precisar da ventilação mecânica prolongada durante seu estado de saúde crítico. As traqueostomias, frequentemente, facilitam a reabilitação e permitem o desmame da sedação. Entretanto, o tempo da traqueostomia permanece um tópico controverso. As traqueostomias precoces ($\leq$ 4 dias) não diminuem a taxa de mortalidade em 30 dias, a taxa de mortalidade em 2 anos ou o tempo de permanência dos pacientes na UTI, quando comparados àqueles que recebem traqueostomias mais tardiamente (≥ 10 dias).[10] A avaliação clínica não é boa para a predição daqueles pacientes que necessitam de ventilação mecânica prolongada. Somente 45% dos pacientes que tiveram a previsão de mais que 7 dias de ventilação mecânica, realmente, necessitaram de uma traqueostomia. Os 55% restantes foram extubados com sucesso. Por causa disso, com a exceção de determinadas situações clínicas, as traqueostomias são geralmente postergadas até 10 a 14 dias da intubação traqueal. A realização de uma traqueostomia pode levar a perda da pressão média das vias aéreas e diminuir o recrutamento alveolar, dessa forma as traqueostomias devem ser adiadas nos pacientes instáveis e naqueles com elevada necessidade de PEEP e fração inspirada de oxigênio elevada.

O deslocamento inadvertido da cânula de traqueostomia durante os primeiros 7 dias após sua colocação é um potencial problema de risco para morte. Nessa circunstância, o avanço às cegas da cânula de traqueostomia pode resultar em falso trajeto subcutâneo em vez da traqueia. Quando viável, a intubação orotraqueal deve ser a primeira manobra para obter via aérea segura. Caso contrário, uma lâmina de laringoscópio pediátrico pode ser inserida no estoma e uma nova cânula de traqueostomia ou TOT pode ser inserida sob identificação visual direta dos anéis traqueais.

CHOQUE

O choque é uma condição clínica comum encontrada nos pacientes em estado crítico. Muitos processos clínicos podem causar choque, levando à inadequada perfusão dos sistemas orgânicos principais, tais como cérebro, coração, rim, fígado e vísceras abdominais. Isso, por sua vez, leva a metabolismo anaeróbico, falência de múltiplos órgãos e morte quando a perfusão adequada não pode ser restaurada. O choque é categorizado pelo processo fisiológico subjacente que induziu ao estado de hipoperfusão. As principais categorias incluem choques hipovolêmicos, cardiogênicos e por vasodilatação. O choque por vasodilatação pode ser categorizado ainda como séptico, anafilático e neurogênico. As características das principais categorias de choque estão listadas na Tabela 41.5.

Choque Hipovolêmico

O choque hipovolêmico ocorre seguindo a uma diminuição descompensada agudamente do volume sanguíneo circulante (Capítulos 42 e 45). As diminuições no volume intravascular reduzem a pré-carga (volume diastólico final no ventricular esquerdo), que é o principal determinante do débito cardíaco. A hipovolemia mais comumente ocorre durante a perda maciça de sangue ou hemorragia gastrointestinal (Capítulo 24). Quando mecanismos compensatórios são incapazes de restaurar a perfusão adequada dos órgãos vitais, isso resulta no choque e no colapso hemodinâmico.

Manifestações Clínicas

A perda aguda de sangue inicialmente resulta na translocação do líquido intersticial para dentro do volume sanguíneo circulante a fim de transitoriamente restaurar o débito cardíaco. Essa resposta ajuda a explicar alguns dos achados do exame físico encontrados em pacientes com choque hipovolêmico, incluindo mucosas secas e diminuição do turgor da pele. Seguindo essa troca de líquido, a ativação do sistema renina-angiotensina-aldosterona resulta na reabsorção de sódio pelos rins e na restauração da perda de líquido intersticial.

Se o débito cardíaco continua a diminuir pelo volume sanguíneo circulante inadequado (> 15 % de redução), o reflexo barorreceptor desencadeia um aumento na frequência cardíaca para manter o débito cardíaco. A estimulação simpática por meio da liberação de catecolaminas endógenas pelas glândulas adrenais produz vasoconstricção dos órgãos não essenciais. O sangue que vasculariza a pele, o músculo esquelético e a circulação esplâncnica é redirecionado para manter a perfusão dos órgãos vitais. Os pacientes parecem frios, pegajosos e vasoconstrictos. A isquemia mesentérica pode ocorrer, caso a condição persista. Se a perda de volume circulante continuar (> 40% de redução) na ausência de ressuscitação adequada, mecanismos compensatórios podem não ser capazes de manter o débito cardíaco, evoluindo para choque hipovolêmico descompensado.

Tratamento

A ressuscitação volêmica intravascular adequada e o controle da causa são as chaves para o tratamento do choque hipovolêmico. Primeiro, um acesso intravenoso adequado deve ser obtido rapidamente. O acesso ideal envolve cateteres periféricos intravenosos curtos com diâmetro largo, de preferência com 16 gauge ou mais. O acesso central deve ser reservado para pacientes nos quais acessos periféricos calibrosos não podem ser obtidos. Se o acesso intravenoso não pode ser prontamente obtido, um cateter intraósseo (IO) pode ser colocado para permitir o início da ressuscitação (Capítulo 24). Os fluidos, hemoderivados e vasopressores podem ser administrados através desse acesso. O acesso IO

VI

Tabela 41.5 Características dos Vários Estados de Choque

Tipo de Choque	Débito Cardíaco	Resistência Vascular Sistêmica	Pressão Venosa Central	Pressão de Oclusão da Artéria Pulmonar	Saturação Venosa Mista de Oxigênio
Hipovolêmico	↓	↑	↓	↓	↓
Cardiogênico	↓	↑	↑	↑[a]	↓
Circulatório	↑ ou ↔	↓	↓	↓	↑ ou ↔

[a]Pressão de oclusão de artéria pulmonar é normal ou baixa na insuficiência ventricular direita

deve ser trocado por acesso intravenoso, uma vez que o paciente tenha sido estabilizado, pela preocupação com a síndrome compartimental por extravasamento ou osteomielite pela permanência prolongada de agulha.

Nos pacientes com perda volêmica intravascular leve a moderada, a ressuscitação cardiovascular pode começar com administração intravenosa de soluções isotônicas. Soluções salinas balanceadas, tais como solução de Ringer lactato ou Plasma-Lyte, podem ser preferíveis, pois suas composições e osmolalidade se aproximam mais do plasma humano. Se os sinais vitais melhoram em resposta à ressuscitação, então, as medidas laboratoriais (especialmente valores de hemoglobina) podem ser obtidas para guiar a necessidade de hemoderivados (Capítulo 24). Nos pacientes vítimas de trauma (Capítulo 42), a hipotensão permissiva pode ter de ser empregada até o sangramento ser controlado naqueles que necessitam de intervenção cirúrgica urgente.

No evento de choque hipovolêmico moderado a grave devido a perda sanguínea aguda, a administração empírica de hemoderivados pode ser necessária antes de obter os valores laboratoriais. Adicionalmente, um valor de hematócrito pode estar falseado se os mecanismos compensatórios ou a ressuscitação com cristaloide não tiver gerado a diluição da massa eritrocitária remanescente. Durante uma transfusão maciça, definida como a necessidade de 10 unidades de concentrados de hemácias em 24 horas ou 4 unidades em 1 hora, plasma fresco congelado e plaquetas devem ser administrados na razão de 1:1:1 de concentrado de hemácias[11](Capítulo 24).

Choque Cardiogênico

O choque cardiogênico resulta da incapacidade do ventrículo esquerdo ou direito se contrair eficientemente para gerar um volume sistólico adequado. O volume diastólico final ventricular aumenta, levando à distensão do ventrículo e ao desenvolvimento de edema pulmonar na insuficiência do lado esquerdo ou distensão das veias do pescoço, edema periférico e congestão hepática na insuficiência do lado direito. A insuficiência biventricular pode resultar quando a congestão pulmonar a partir da insuficiência ventricular esquerda levar a hipertensão da artéria pulmonar e concomitante insuficiência ventricular direita.

Manifestações Clínicas

As causas de choque cardiogênico incluem infarto agudo do miocárdio, cardiomiopatia grave, miocardite, arritmia, ruptura valvar ou defeito do septo ventricular. Um volume sistólico diminuído reduz o débito cardíaco e a pressão sanguínea arterial. Para manter a pressão sanguínea sistólica, taquicardia compensatória ocorre para compensar o volume sistólico diminuído. Isso muitas vezes piora o balanço de oxigênio do miocárdio, conforme a taquicardia aumenta o consumo de oxigênio por permitir menos tempo para a perfusão diastólica subendocárdica. O aumento da pressão diastólica final adicional reduz o fluxo sanguíneo subendocárdico, piorando a liberação de oxigênio para o ventrículo insuficiente. Como a função ventricular continua a falir, a taquicardia compensatória é incapaz de manter o

débito cardíaco e ocorre a hipotensão. Os pacientes, frequentemente, desenvolvem extremidades mal perfundidas, pois o estímulo simpático leva à vasoconstrição periférica.

Tratamento

As intervenções farmacológicas objetivam melhorar o débito cardíaco, as pressões de enchimento cardíaco e o balanço de oxigênio miocárdico. Os monitores invasivos, incluindo acessos venosos centrais e arteriais, ajudam a guiar a terapia. As medidas de POAP podem ser indicadas, mas os riscos e os benefícios da colocação de acesso na artéria pulmonar devem ser cuidadosamente considerados. No choque cardiogênico grave com hipotensão, a administração de suporte inotrópico e vasopressor ajuda a aumentar a perfusão para o miocárdio e outros órgãos vitais, mas pode aumentar a demanda de oxigênio miocárdico. Na hipotensão grave, a administração de norepinefrina quando comparada a dopamina melhora os desfechos com menos arritmias.[12]

Quando a hipotensão está ausente, a dobutamina deve ser dada para proporcionar suporte inotrópico. Como um inodilatador, a dobutamina, frequentemente, diminui a pressão arterial, mas melhora o fluxo anterógrado e a perfusão de órgãos vitais. Frequentemente, a norepinefrina e a dobutamina são administradas em combinação para melhorar o débito cardíaco, enquanto mantêm pressões adequadas de enchimento na artéria coronária. A diurese é a chave para melhorar as pressões de enchimento cardíaco, porém deve ser realizada judiciosamente se o estado hemodinâmico for tênue. Em pacientes com evidência de choque cardiogênico acompanhado de hipertensão, vasodilatadores, tais como nitroprussiato ou nitroglicerina, podem ajudar a diminuir a pós-carga e a pré-carga e melhorar o fluxo anterógrado.

As causas reversíveis de choque cardiogênico devem ser identificadas e encaminhadas. Para os pacientes com infarto do miocárdio que complicaram com choque cardiogênico, a revascularização precoce melhora a taxa de mortalidade.[13] A angiografia com colocação de *stent* é preferível quando o procedimento pode ser realizado em 90 minutos. Caso contrário, a terapia com fibrinolíticos deve ser considerada quando não estiver contraindicada. No caso de taquiarritmias precipitando o choque cardiogênico, o antiarrítmico preferido é a amiodarona, por apresentar menos efeitos inotrópicos negativos do que os bloqueadores β-adrenérgicos ou bloqueadores de canais de cálcio.

Para pacientes selecionados com insuficiência cardíaca grave (isto é, fração de ejeção do ventrículo esquerdo < 25% e comprometimento hemodinâmico), o suporte mecânico (isto é, balão intra-aórtico, oxigenador de membrana extracorpórea ou dispositivos ventriculares esquerdos assistidos) é uma opção de tratamento.

Choque Circulatório

O choque circulatório engloba uma variedade de entidades clínicas bem definidas, que incluem choque séptico, anafilático e neurogênico. O choque circulatório resulta de profunda dilatação do sistema vascular arterial levando à diminuição da resistência vascular sistêmica (RVS) e hipotensão. O extravazamento capilar do intravascular para o espaço extravascular associado às pioras hemodinâmicas leva à hipoperfusão tecidual, que resulta em metabolismo anaeróbico e acidose láctica. A taquicardia e o volume sistólico aumentado tentam compensar a diminuição na RVS e restaurar a pressão arterial. Se o processo subjacente continua a evoluir, há desenvolvimento de isquemia e falência de múltiplos órgãos.

Manifestações Clínicas

A vasodilatação ocorre via diferentes mecanismos no choque séptico, anafilático e neurogênico. O choque séptico ocorre devido a liberação de citocinas e uma resposta inflamatória. A anafilaxia é devido à liberação de mediadores provenientes dos leucócitos, desencadeada pelos mecanismos imunológicos. O choque neurogênico, geralmente, segue a uma lesão traumática ao cérebro ou medular, na qual o estímulo simpático para a periferia é interrompido. A redistribuição de sangue nos leitos vasculares pela RVS baixa leva a hipotensão e insuficiência circulatória. No choque circulatório, os pacientes podem se apresentar com extremidades aquecidas. Entretanto, com a progressão da doença, a pele pode tornar-se fria e cianótica, como resultado de uma perfusão ruim no órgão-alvo.

Tratamento

O tratamento primeiro envolve a reposição do volume circulatório efetivo inicialmente perdido, devido a redistribuição de sangue venoso e vazamento capilar. Quando a ressuscitação do volume intravascular é incapaz de restaurar a circulação, vasopressores devem ser administrados.

Para o choque séptico, a norepinefrina é considerada o vasopressor de escolha. A norepinefrina ajuda a restaurar a RVS e a pressão arterial através de seus efeitos α_1 – adrenérgicos, enquanto também proporciona suporte cardíaco através de seus efeitos β_1-adrenérgicos. Quando comparada à dopamina, a norepinefrina resulta em poucas arritmias. Quando a norepinefrina sozinha não é adequada para restaurar a pressão arterial, epinefrina ou vasopressina podem ser adicionadas. A epinefrina pode também substituir a norepinefrina, porém a vasopressina não é recomendada como vasopressor único inicial, e as doses maiores que 0,003 a 0,04 unidades/minuto devem ser reservadas para tratamento heroico.

No choque neurogênico, uma perfusão adequada da medula espinhal lesionada deve ser mantida no limite da lesão isquêmica secundária, já que o objetivo é instituir precocemente a ressuscitação volêmica. Se existir uma resposta inadequada à ressuscitação volêmica intravascular, vasopressores, com atividade α e β – adrenérgica devem ser iniciados para conter a perda do tônus simpático e proporcionar um suporte cardíaco cronotrópico, na presença de bradicardia.

O choque anafilático é tratado, inicialmente, com epinefrina como o vasopressor de escolha. A epinefrina auxilia no alívio do broncoespasmo que acompanha a anafilaxia grave, através dos efeitos β_2 – adrenérgico, enquanto também aumenta RVS, volume sistólico e frequência cardíaca. Os tratamentos secundários para a anafilaxia (isto é, bloqueadores de histamina H_1 e H_2, broncodilatadores e glicocorticoides) não previnem edema de via aérea, hipotensão ou choque e não devem atrasar a administração de epinefrina.

Monitorização Hemodinâmica

A monitorização apropriada de pacientes com choque é representada como um papel-chave no tratamento. Os cenários de cuidados intensivos não somente permitem monitorização mais frequente, mas também a colocação de monitores invasivos contínuos (isto é, cateteres arterial, central e na artéria pulmonar [CAPs]).

Pressão Arterial

Os cateteres arteriais são mais comumente inseridos para monitorização invasiva na UTI. Além disso, obtém, minuto a minuto, informações sobre pressão arterial, análise da forma da curva pressórica, a qual tem ganhado aceitação como ferramenta preditiva da resposta hemodinâmica do paciente à expansão com volume intravascular. O Capítulo 20 descreve as variáveis derivadas do acesso arterial, incluindo variação de pressão sistólica (VPS) e variação de pressão de pulso (VPP). A VPP é mais acurada que as pressões de enchimento cardíaco (pressão venosa central [PVC], POAP) em predizer a fluidorresponsividade.

Pressão Venosa Central

A monitorização da PVC, geralmente, registrada na junção da veia cava superior e do átrio direito, tradicionalmente, direciona a terapia volêmica. Entretanto, a PVC é um preditor ruim da responsividade a líquido (Capítulo 20).[14] Dados seus riscos, os cateteres venosos centrais devem, raramente, ser colocados apenas para medida da PVC.

Cateter na Artéria Pulmonar

Na UTI, a utilização de CAP está associada a riscos da inserção e a inexistência de benefício documentado. Ensaios controlados randomizados em pacientes com SARA foram incapazes de demonstrar melhores desfechos com uso de CAP quando comparado com cateteres para PVC. Os cuidados clínicos têm sido redirecionados ao uso de monitorização não invasiva, que oferece medidas dinâmicas da fluidorresponsividade.

Ultrassonografia à Beira do Leito

A utilização da ultrassonografia à beira do leito (incluindo ecocardiografia) tem aumentado na UTI, por sua capacidade de proporcionar informação rápida para auxiliar no diagnóstico e manejo clínico. O objetivo é realizar um exame focado para responder uma questão clínica específica.

Com o treinamento focado na ecocardiografia *point-of-care*, os médicos intensivistas são capazes de identificar corretamente disfunção ventricular em mais de 80% das vezes. A limitação da ecocardiografia é que não pode proporcionar monitorização contínua, mas sim oferecer informação adicional, como anatomia valvar ou pericárdica.

Em termos de manejo volêmico, a avaliação ultrassonográfica da veia cava inferior (VCI) oferece um método não invasivo para avaliar a fluidorresponsividade em pacientes em ventilação mecânica. O tamanho da VCI isoladamente

VI

pode ser um indicador da volemia, porém sem predizer a responsividade a volume (melhora do débito cardíaco após prova de volume). A variação de diâmetro da VCI (> 15%) com ventilação com pressão positiva tem se correlacionado bem com a fluidorresponsividade. Entretanto, medidas devem ser tomadas durante a ventilação com pressão positiva, o volume corrente deve ser de pelo menos 8 mL/Kg e o coração deve estar em ritmo sinusal. Valores aferidos durante a respiração espontânea são menos confiáveis, devido à variabilidade no volume corrente e ao nível de colapso da VCI.

A ultrassonografia à beira do leito pode também orientar durante procedimentos para colocação de cateteres intravenosos periféricos, acessos arteriais e cateter venoso central. A utilização de ultrassonografia em tempo real para colocação de acesso central na jugular interna tem sido associada a poucas complicações, poucas tentativas perdidas e tempo mais curto para a realização do procedimento. Existem poucos estudos sobre punção guinada por ultrassom para colocação de acessos arteriais ou centrais na subclávia, mas o uso da ultrassonografia pode melhorar os índices de sucesso dos procedimentos.

A ultrassonografia pode também ajudar a identificar muitas doenças pulmonares na UTI, tais como derrame pleural, edema pulmonar, pneumonia e pneumotórax. Por exemplo, quando os alvéolos estão cheios com líquido, os artefatos de reverberação podem ser vistos na superfície pleural, que são chamados de "Linhas B" ou *lung rockets*. A identificação dessas linhas B indicam doença no espaço aéreo, consistente com o diagnóstico de SARA, edema pulmonar ou pneumonia.

Sepse

A sepse é a principal causa de morte na UTI e a razão mais comum para internação nessa unidade. Os pacientes com choque séptico sofrem uma resposta inflamatória sistêmica esmagadora, que muitas vezes culmina com a síndrome de disfunção múltipla de órgãos (SDMO) e morte. Muitas abordagens têm sido propostas e negadas por mais de 10 anos (p. ex., Proteína C reativa, controle rigoroso da glicose e uso de glicocorticoides). Entretanto, a abordagem fundamental de reconhecimento precoce, ressuscitação cardiopulmonar, administração imediata de antibiótico e identificação e tratamento da causa infecciosa tem resistido ao teste do tempo.

Um ensaio clínico de 2001 sobre uso precoce da terapia guiada por metas (TGM) na sepse foi baseado em (1) ressuscitação volêmica intravascular, (2) vasopressores para alcançar o objetivo de pressão arterial média e (3) transfusão com concentrado de hemácias ou infusão de dobutamina para melhorar saturação venosa central de oxigênio. O protocolo baseado no algoritmo é verificado no departamento de emergência 6 horas antes da transferência para a UTI.[15] A pesquisa foi monumental, porque o grupo controle teve desfechos clínicos melhores (menor tempo de internação e menor índice de mortalidade). Posteriormente, o algoritmo foi integrado em muitas UTIs para tratamento de sepse. Entretanto, três ensaios controlados randomizados multicên-

Quadro 41.2 Pacote de Atualizações do Surviving Sepsis Campaign
Realizar dentro de 3 horas da apresentação
Medir nível de lactato
Obter hemoculturas antes da administração de antibióticos
Administrar antibióticos
Dar 30 mL/kg de cristaloide para hipotensão ou lactato $\geq$ 4 mmol/L.
Realizar dentro de 6 horas da apresentação
Para hipotensão não responsiva à ressuscitação volêmica iniciar vasopressores para a pressão arterial média $\geq$ 65 mmHg.
Avaliar o estado volêmico e a perfusão tecidual se houver hipotensão persistente (PAM < 65 mmHg) ou lactato inicial $\geq$ 4 mmol/L.
Repetir o lactato se o valor inicial estava elevado

PAM, pressão arterial média

tricos foram recentemente publicados comparando TGM com cuidado usual ou cuidado padrão baseado no protocolo.[16-18] Todos os três ensaios mostraram que não houve diminuição na taxa de mortalidade com TGM comparado com cuidado usual, o que não obriga a utilização dos componentes mais controversos do protocolo de 2001 (isto é, monitorização da saturação de oxigênio venoso central, transfusões sanguíneas e inotrópicos).

O Surviving Sepsis Campaingn (SSC) Executive Comittee recentemente revisou seus protocolos devido a novas evidências apresentadas[19] (Quadro 41.2). Baseado nos dados atuais, o cuidado da sepse deve envolver ressuscitação intravascular agressiva buscando metas, tais como fluidorresponsividade e *clearence* de lactato (como oposição a monitorização da saturação venosa central de oxigênio ou medidas da PVC). A administração precoce de antibióticos e o controle da causa são componentes importantes para o manejo da sepse. Os vasopressores podem ser utilizados para dar suporte à perfusão dos órgãos após reposição volêmica intravascular, e acessos centrais não devem ser inseridos em todos os pacientes, a menos que indicados clinicamente.

Finalmente, o objetivo dirigido da administração generosa de líquido durante a fase aguda da sepse oferece importantes benefícios, mas o excesso de líquido não é benéfico quando fisiologicamente não for necessário durante o momento adequado da sepse. No Fluid and Catheter Treatment Trial (FACTT) de pacientes com lesão pulmonar aguda (principalmente devido a pneumonia ou sepse), os pacientes na "reposição conservadora" (isto é, utilização mínima de líquidos) tiveram a função pulmonar e do sistema nervoso central (SNC) melhorada e diminuição da necessidade de sedação, ventilação mecânica e cuidado intensivo, quando comparados com o grupo da reposição liberal.[20] Além disso, os pacientes do grupo do manejo da reposição conservadora não tiveram uma incidência aumentada de complicações, tais como falência de órgãos ou choque. Talvez, a lição final a partir desses estudos é de que o manejo deve ser baseado nos achados encontrados no exame clínico e nas necessidades do paciente em oposição aos números absolutos obtidos por monitores invasivos.

Tabela 41.6 Critérios RIFLE

Categoria RIFLE	Critérios de TFG	Critérios de DU	RP da Mortalidade Hospitalar
Risco	Cr aumentada × 1,5 ou TFG diminuída > 25%	DU < 0,5 mL/ kg/h × 6 horas	2,2 (95%, IC 2,17 – 2,3)
Lesão	Cr aumentada × 2 ou TFG diminuída > 50%	DU < 0,5 mL/ kg/h × 12 horas	6,1 (95%, IC 5,74 – 6,44)
Falência	Cr aumentada × 3 ou TFG diminuída > 75% ou Cr > 4 mg/dL	DU < 0,3 mL/ kg/h × 24 horas ou anúria × 12 horas	8,6 (95%, IC 8,7 – 9,15)
Perda	Perda completa da função renal por mais de 4 semanas		
DREF	Doença em estágio final		

Cr, creatinina; DREF, Doença renal em estágio final; TFG, taxa de filtração glomerular; RP, razão de probabilidade; DU, débito urinário. Dados modificados de Global KDI, Group OKAKIW. Kidney Disease Improving Global Outcomes (KDIGO) clinical practice guideline for acute kidney injury. Kidney Int. 2012; (suppl 2):1-138.

INSUFICIÊNCIA RENAL AGUDA

Epidemiologia

A incidência de insuficiência renal aguda (IRA) na UTI é altamente variável e pode chegar a 35%. Apesar das melhoras na tecnologia de substituição renal, a taxa de mortalidade causada pela IRA na UTI permanece acima de 50%.

Diagnóstico

A definição de IRA não tem sido clara, e múltiplos critérios são utilizados na literatura. O grupo Acute Dialysis Quality Initiative (ADQI), uma aliança dos experts composta de de nefrologistas e intensivistas, propôs o critério RIFLE (Tabela 41.6), que padroniza para risco, lesão, insuficiência e duas classes de desfechos (perda e doença renal em estágio final).[21] Para cada classe RIFLE aumentada, existe um aumento gradativo na taxa de mortalidade, independente das comorbidades. As estratégias para prevenir, mesmo uma LIRA leve, podem melhorar a sobrevida e a restauração da função renal na UTI e devem ter um alvo terapêutico específico.

A insuficiência renal aguda (IRA) é normalmente caracterizada por causas pré-renais, renais e pós-renais (Quadro 41.3). O trabalho deve incluir exame físico cuidadoso e avaliação do estado do volume intravascular em sequência para diferenciar a hipovolemia que leva a azotemia pré-renal versus hipervolemia por oligúria. As avaliações laboratoriais devem incluir eletrólitos séricos e urinários, urinálise e pesquisa de sedimentos anormais na urina. A concentração de sódio urinário e a fração de excreção de sódio podem ajudar

Quadro 41.3 Causas de Insuficiência Renal Aguda

Pré-renal
Hipovolemia
Volume efetivo circulante baixo (insuficiência cardíaca descompensada ou doença hepática)

Renal
Glomerulonefrite
Toxinas (AINE, cisplatina, aminoglicosídeos, contraste, mioglobina, hemoglobina)
Vasculite (PTT/SHU)
NIA (penicilina, cefalosporinas, cimetidina, LES, sarcoidose)
Doença tubular (NTA, síndrome de lise tumoral)

Pós-renal
Nefropatia obstrutiva

NIA, nefrite intersticial aguda; NTA, necrose tubular aguda; AINE, anti-inflamatórios não esteroidais; LES, lúpus eritematoso sistêmico; PTT/SHU, púrpura trombocitopênica trombótica/síndrome hemolítica urêmica

a identificar a azotemia pré-renal. Em pacientes que estão recebendo diuréticos, a excreção fracionada de ureia pode ser um teste mais sensível do que a fração excretada de sódio.

Tratamento

O cuidado de suporte deve ser focado na manutenção da euvolemia, evitando drogas nefrotóxicas, doses ajustadas de medicamentos pelo clearence de creatinina e monitorização eletrolítica do equilíbrio ácido-base. A disfunção plaquetária pode ocorrer como resultado da uremia e requer desmopressina (DDAVP) para dar suporte, se o sangramento for problemático. As abordagens farmacológicas para melhorar a função renal, tais como dopamina em dose baixa, diuréticos e N-acetilcisteína, não têm mostrado benefício. A diálise é, frequentemente, necessária em pacientes com insuficiência renal avançada para ajudar com volume intravascular excessivo e distúrbios eletrolíticos.

Diálise

A diálise no paciente da UTI em geral é acompanhada pela terapia de substituição renal contínua (TSRC). Apesar de a TSRC ter várias vantagens teóricas sobre a hemodiálise intermitente (HD), pesquisas randomizadas têm sustentado sua superioridade.[22] A diferença na eficácia não repousa no tipo de diálise (HD versus TSRC), porém na dose de diálise. A diálise inadequada parece ser prejudicial, mas a dose intensiva de diálise também não é benéfica em termos de taxa de mortalidade, recuperação da função renal ou tempo de permanência na UTI.[23, 24] O fator importante parece ser a descoberta da dose a ser prescrita adequadamente.

DOR E SEDAÇÃO

A dor e a agitação são comumente desconhecidas e subtratadas na UTI, no entanto, existem importantes consequências hemodinâmicas e fisiológicas associadas a dor não tratada

VI

Tabela 41.7	Analgésicos e Sedativos Comumente Utilizados		
Droga	**Meia-vida de Eliminação**	**Pico de Efeito**[a]	**Dose Sugerida**
Morfina	2 a 4 horas	30 minutos	1 a 4 mg em bólus 1 a 10 mg/h
Fentanil	2 a 5 horas	4 minutos	25 a 100 µg *em* bólus 15 a 200 µg/h
Hidromorfona	2 a 4 horas	20 minutos	0,2 a 1 mg em bólus 0,2 a 5 mg/h
Quetamina	2 a 3 horas	30 a 60 segundos	1 a 5 µg/kg/minuto
Midazolam	3 a 5 horas	2 a 5 minutos	1 a 2 mg em bólus 0,5 a 10 mg/h
Lorazepam	10 a 20 horas	2 a 20 minutos	1 a 2 mg em bólus 0,5 a 10 mg/h
Propofol	20 a 30 horas	90 segundos	25 a 100 µg/kg/minuto
Dexemedetomidina	2 horas	1 a 2 minutos	0,2 a 0,7 µg/kg/h

[a]Com administração intravenosa

e agitação, tais como prejuízo na cicatrização de feridas, níveis elevados de catecolaminas e desenvolvimento de distúrbio do estresse pós-traumático (Capítulo 40). Infelizmente, muitos pacientes na UTI são incapazes de autorrelatar dor e desconforto. Apesar de os sinais vitais poderem indicar a presença de dor e agitação, hipertensão e taquicardia não devem ser utilizados isoladamente na avaliação.

Comumente, os sedativos e os analgésicos utilizados estão listados na Tabela 41.7 (Capítulos 8 e 9). A escolha de qual substância utilizar deve depender do efeito desejado. O controle da dor deve ser tratado com analgésicos, embora o ansiolítico deva ser acompanhado com sedativos. As questões específicas relacionadas à utilização dessas medicações na UTI serão desenvolvidas nas próximas seções.

Analgesia

Os opioides são o tratamento de primeira linha para dor (Capítulo 9). Eles podem ser administrados por infusão contínua, *em* bólus se necessário, ou métodos controlados para os pacientes que estiverem com as funções neurológicas intactas e com sedação leve. O fentanil é o opioide mais frequentemente utilizado na UTI devido a suas propriedades farmacocinéticas (p. ex., duração de ação relativamente curta) e metabólitos ativos. A metadona é um opioide sintético de longa ação, tendo um papel especial na UTI. Ela é frequentemente administrada para pacientes que estão recebendo infusões de narcóticos por um tempo prolongado ou que necessitam de grandes doses de narcóticos devido à dor crônica. Devido à sua longa meia-vida, a dose da metadona deve ser aumentada lentamente para evitar uma super-sedação. A metadona tem sido associada a prolongamento do intervalo Q-T e *torsades de pointes*, assim a monitorização com eletrocardiograma (ECG) é essencial para os pacientes internados na UTI.

A analgesia multimodal com drogas não opioides pode ajudar a limitar os efeitos colaterais dos narcóticos e é encorajada nos pacientes na UTI. Os adjuvantes incluem acetaminofeno, quetamina, anti-epilépticos (gabapentina e carbamazepina), agonistas α_2-adrenérgicos (clonidina e dexmedetomidina), tramadol, antidepressivos e lidocaína tópica. Além disso, para dor pós-operatória, as técnicas para anestesia regional podem também limitar a dose total de narcótico (Capítulo 40).

Sedação

A sedação é utilizada na UTI para proporcionar efeito ansiolítico, amnésia, conforto e garantia de segurança durante as intervenções para manutenção da vida (p. ex., paciente, inadvertidamente, remove acesso central, TOT ou drenos). Os sedativos podem também ajudar com dissincronia na ventilação mecânica, controle de convulsão, redução da pressão intracraniana e abstinência alcoólica.

Benzodiazepínicos

Os benzodiazepínicos são, comumente, administrados para sedação na UTI, pois eles proporcionam efeito ansiolítico e amnesia anterógrada. Além disso, em geral, são utilizados para prevenir ou tratar convulsões e sintomas de abstinência alcoólica. O midazolam causa menos depressão ventilatória e cardiovascular quando comparado com propofol. Entretanto, os benzodiazepínicos podem contribuir para o desenvolvimento de *delirium* na UTI, em especial nos pacientes idosos.

Propofol

O propofol tem propriedades farmacológicas, tais como início rápido e duração de ação relativamente curta, que é ideal para os pacientes na UTI com ventilação mecânica que necessitam de avaliação neurológica frequente. Isso também é útil no tratamento de convulsão e diminuição da pressão intracraniana. O propofol não tem efeitos analgésicos, sendo assim, pode ser necessária a utilização de um opioide em conjunto.

Além disso, o propofol diminui a contratilidade miocárdica e RVS, por isso pode também ser a droga de escolha nos pacientes gravemente hipotensos. Devido a seus efeitos depressores respiratórios, o propofol deve ser utilizado para sedação somente em pacientes entubados ou para procedimento de sedação em pacientes não intubados na presença de anestesista.

A preparação de propofol contém lecitina e tem elevado teor de gordura, assim os pacientes em uso de infusões por tempo prolongado devem ser monitorados quanto a hipertrigliceridemia e desenvolvimento de pancreatite. Para os pacientes na UTI em uso de nutrição parenteral total, a infusão do propofol necessita ser quantificada para quando houver a necessidade de cálculo calórico.

A síndrome de infusão de propofol (SIP) é uma síndrome rara causada por disfunção mitocondrial e caracterizada por acidose metabólica, hipercalemia, rabdomiólise e infiltração gordurosa do fígado. As complicações cardíacas podem incluir sintomas inespecíficos, tais como bradicardia aguda refratária e bloqueio de ramo direito. É mais comum em crianças, mas fatores predisponentes incluem taxas de infusão acima de 5 mg/kg/h por mais de 48 horas em pacientes em estado crítico recebendo vasopressores ou glicocorticoides. O reconhecimento precoce da síndrome e a descontinuidade da infusão de propofol reduzem as taxas de morbidade e mortalidade, que podem ser acima de 80%.

Receptores de α₂-Agonistas

O efeito sedativo da dexmedetomidina parece mais um estado de sono fisiológico do que os efeitos de outros sedativos. Na UTI, uma infusão de dexmedetomidina de 0,2 a 1,2 µg/kg/h pode ser começada sem a necessidade de uma dose inicial *em* bólus. A utilização de dexmedetomidina em adultos doentes em situação crítica reduz a duração da ventilação mecânica e permanência na UTI, comparado com os sedativos tradicionais tais como, propofol, midazolam e lorazepam.[25]

Receptor de Antagonista de N-Metil-D-Aspartato

A infusão de quetamina (1 a 5 µg/kg/min) pode ser utilizada na UTI para limitar a tolerância a opioide e proporcionar analgesia sem depressão respiratória. A quetamina também é útil em pequenas doses em bólus (0,2 a 0,8 mg/kg IV) para pacientes que necessitam ser submetidos a breves procedimentos dolorosos (p. ex., troca de curativos em queimados). As propriedades simpaticomiméticas da quetamina estão associadas a melhor preservação da pressão arterial e frequência cardíaca, porém a quetamina ainda é um depressor direto do miocárdio e pode levar à hipotensão quando administrada em paciente com choque.

Interrupção da Sedação

Metanálises não têm demonstrado forte evidência para protocolo direcionado para sedação e interrupção diária da sedação devido à heterogeneidade entre as pesquisas. Entretanto, níveis mais baixos de sedação ou interrupção diária da sedação (também chamado de "acordar da sedação") são os padrões esperados até uma sedação profunda e ininterrupta.[26] Em estudos em centros isolados, o acordar da sedação diário com retitulação leva a menores períodos de ventilação mecânica e tempo de permanência na UTI quando comparado com desmame baseado na avaliação do intensivista.[27, 28] O rápido desmame da sedação não aumenta complicações, tais como extubação traqueal não planejada, isquemia miocárdica ou *delirium*. A combinação de acordar da sedação com protocolo direcionado ao desmame de ventilador reduziu a duração da ventilação mecânica, a taxa de mortalidade e o tempo de permanência na UTI.[29] Essa prática tornou-se o método padrão de cuidado na maioria das UTIs.

OUTROS TÓPICOS NO CUIDADO INTENSIVO

Delirium

O *delirium* é caracterizado como um início agudo de ascensão e declínio do estado mental e ocorre, frequentemente,

Tabela 41.8	Avaliação de *Delirium* pelo Método de Avaliação de Confusão na Unidade de Terapia Intensiva (MAC-ICU)
Questionário MAC-ICU	
Característica 1: Início agudo de alterações no estado mental ou um curso flutuante	
Característica 2: Desatenção	Peça ao paciente para apertar a sua mão sempre que ouvir a letra "A". Leia S...A...V...E...A.H..A..R...T
	São dados pontos quando o paciente aperta no "A" e não são dados pontos quando aperta em outras letras.
	Esta característica é positiva se a pontuação for 8 ou menos
Característica 3: Pensamento desorganizado	Faça perguntas ao paciente, 1 ponto para cada resposta correta
	Uma pedra flutuará na água? Existem peixes no mar? Um grama pesa mais do que dois gramas? Você pode utilizar um martelo para fixar um prego?
	Peça ao paciente para mostrar dedos da mão esquerda e da direita: 1 ponto se for capaz de completar com sucesso todo o comando.
	Essa característica é positiva se a pontuação for menor que 4
Característica 4: Nível alterado de consciência	Considere positivo se a pontuação do RASS for maior que zero

O MAC-ICU global é positivo se as características 1 e 2 ou a característica 3 ou 4 forem positivas.
RASS, Richmond Agitation-Sedation Scale.
Modificado de E. Wesley Ely, MD, MPH, e Vanderbilt University, todos os direitos reservados. Copyright© 2002.

em pacientes em situação crítica. O *delirium* pode ser dividido em dois subtipos, hiperativo e hipoativo. O *delirium* hiperativo é caracterizado por períodos de agitação, insônia e labilidade emocional. O paciente, geralmente, arranca os acessos e cateteres ou ataca e morde. O *delirium* hipoativo é caracterizado por falta de interação emocional e apatia. Os pacientes podem parecer calmos e alertas, mas sofrem das mesmas alterações cognitivas da forma hiperativa. Ambas as formas ocorrem com igual frequência.

O *delirium*, independentemente, prediz os desfechos na UTI, tais como taxa de mortalidade, tempo de permanência na UTI e desenvolvimento de síndrome pós-UTI. Todos os pacientes da UTI devem, rotineiramente, ser triados para *delirium* com ferramentas como o Método de Avaliação da Confusão para UTI (MAC-UTI) (Tabela 41.8)

As causas de *delirium* são inúmeras. Os fatores que podem contribuir para esse quadro nos pacientes da UTI incluem piora cognitiva preexistente, idade avançada, piora da gravidade da doença, disfunção de múltiplos órgãos, sepse, imobilização, privação do sono, dor, ventilação mecânica e uso de benzodiazepínicos. As estratégias não farmacológicas para prevenção, tais como mobilização precoce, terapia ocupacional e reorientação, ajudam a reduzir a incidência de *delirium* e melhoram os desfechos da UTI. Quando essas estratégias não são bem-sucedidas, podem ser administrados medicamentos antipsicóticos, incluindo haloperidol e antipsicóticos atípicos, mas sua eficácia ainda têm de ser adequadamente demonstrada em pesquisas clínicas randomizadas controladas.[30]

Nutrição

O objetivo da nutrição na UTI é preservar a massa corporal magra e evitar desnutrição, o que pode levar a aumento da taxa de mortalidade, período de internação hospitalar prolongado, retardo na cicatrização de ferida e aumento no risco de infecção. Entretanto, não existem marcadores laboratoriais disponíveis para determinar o risco dos pacientes, devido ao estado de volume flutuante e à síntese de proteína prejudicada, associada ao estado crítico e falência de múltiplos órgãos.

As necessidades calóricas diárias estimadas podem ser calculadas por várias equações. A equação de Harris Benedict estima o gasto de energia basal baseada em peso, altura, idade e gênero, porém ajustes devem ser feitos para os processos patológicos subjacentes, tais como infecções, disfunção múltipla de órgãos, trauma e queimaduras. Uma rápida estimativa estimativa para saber se o paciente está recebendo as calorias suficientes pode ser baseada no peso e no nível de estresse ou estado patológico (Tabela 41.9). Algumas vezes, um planejamento nutricional simples pode ser iniciado com base nessas estimativas e, portanto, testes adicionais (p. ex., estudo do balanço de nitrogênio) podem ser obtidos para avaliar a adequação das calorias baseadas em proteínas.

A nutrição enteral é sempre preferida à nutrição parenteral para manter a integridade do tubo digestivo, mas alcançar as metas de índices ou calorias não é urgente pelo menos durante a primeira semana.[31] Vômito e aspiração de conteúdos gástricos têm sido importantes preocupações em relação aos pacientes criticamente doentes alimentados via tubo. No passado, em geral a alimentação era reduzida ou era mantido o volume residual gástrico mínimo (VRGM), levando os pacientes a receberem somente uma pequena porção de sua necessidade calórica estimada por um período

de tempo. A literatura atual não sustenta essa prática, assim VRGM significativamente maiores são agora aceitos (500 mL ou mais em algumas instituições).

Os pacientes submetidos a cirurgias frequentes (como desbridamentos devido a queimadura) podem ficar desnutridos pelas frequentes suspensões da dieta que começam a meia-noite ou 8 horas antes da cirurgia. Com maior ênfase na nutrição enteral continuada, existe uma mudança para diminuição e dieta zero (DZ) em pacientes criticamente doentes que fazem procedimentos cirúrgicos. Uma abordagem é a alimentação enteral continua até logo antes de transportar para a sala cirúrgica os pacientes que estão recebendo alimentação pós-pilórica ou jejunal.[32] Em algumas instituições, a abordagem "DZ de curta duração" é também utilizada para pacientes na UTI com sonda gástricas (oral, nasal ou gastrostomia percutânea), realizando aspiração da sonda gástrica com uma seringa para esvaziar o estômago antes do transporte. Os tempos padrão de DZ podem ainda ser necessários antes do procedimento envolvendo as vias aéreas (traqueostomias ou laringectomias). Dados não definitivos existem para guiar a prática, e ultimamente a decisão é baseada na prática hospitalar e na avaliação clínica do anestesista.

Controle Glicêmico

Baseado em importante estudo de 2001, a insulinoterapia intensiva para alcançar um nível glicêmico plasmático entre 80 e 110 mg/dL foi considerada essencial na melhora da sobrevida do paciente na UTI.[33] Entretanto, dados mais recentes (2009, 2010) demonstraram que a insulinoterapia intensiva não melhora a sobrevida e, na verdade, aumenta os riscos de hipoglicemia e mortalidade.[34, 35] No momento, parece que o controle glicêmico rigoroso, ou até mesmo normalização de rotina da glicose plasmática, pode não ser o objetivo correto, e talvez níveis moderados de glicemia (entre 140 e 180 mg/dL) sejam mais apropriados para pacientes da UTI. Utilizar níveis moderados de glicose como meta pode minimizar o risco de hipoglicemia severa (menor que 40 mg/dL) e hiperglicemia (maior que 200 mg/dL). O alvo ideal de glicose não é conhecido e variará de acordo com o paciente, o cenário clínico e mesmo o índice de variação da glicose.

Profilaxia

Tromboembolismo Venoso

Os pacientes criticamente doentes têm risco aumentado para tromboembolismo venoso (TVE), incluindo trombose venosa profunda (TVP) e embolia pulmonar. Além dos fatores de risco para a população em geral, fatores de risco independentes específicos para pacientes criticamente doentes incluem ventilação mecânica, cateterização venosa central, administração de vasopressor e transfusão plaquetária.

As pesquisas controladas randomizadas revelam que a quimioprofilaxia reduz bastante a ocorrência de TVP. A quimioprofilaxia pode ser alcançada com heparina não fracionada (HNF) ou heparina de baixo peso molecular (HBPM).[36] O American College of Chest Physicians reco-

Tabela 41.9 Estimativa Rápida das Necessidades Calóricas

Nível de Doença/Estresse	Necessidade Calórica Estimada
Manutenção ou mínima	25-30 Kcal/kg/dia
Moderada	30-35 Kcal/kg/dia
Grave	35-40 Kcal/kg/dia

A composição da ingestão nutricional deve ser de 1,2 -2,0 g/kg/dia de proteína, 15% a 30% das calorias devem vir dos lipídeos e o restante das calorias deve ser de carboidratos (30% a 70%).

menda HNF ou HBPM em pacientes com risco moderado de TVE, enquanto pacientes de alto risco, como vítimas de trauma ou ortopédicos, devem receber HBPM. Em pacientes com risco aumentado para complicações hemorrágicas, tromboprofilaxia mecânica (p. ex., meias com compressão graduada, dispositivos para compressão pneumática intermitente) proporcionam algum nível de proteção contra TVE, mas isso é menos efetivo do que a quimioprofilaxia.

Profilaxia Gastrointestinal

As úlceras gastrointestinais por estresse ocorrem em pacientes criticamente doentes, levando ao aumento da produção de ácido gástrico em conjunto com uma piora funcional da barreira mucosa. O sangramento gastrointestinal ocorre com mais frequência em pacientes que estão sob ventilação mecânica por mais de 48 horas e naqueles com coagulopatia (Quadro 41.4). Os pacientes na UTI que são considerados de alto risco para sangramento gastrointestinal devem ter profilaxia iniciada. Tanto bloqueadores H_2 ou inibidores da bomba de próton proporcionam proteção com os dados ligeiramente a favor dos inibidores da bomba de próton. Devido ao custo, a via enteral é preferida. Os riscos potenciais de desenvolvimento de pneumonia hospitalar ou infecção por *Clostridium difficile* devido ao aumento do pH gástrico devem ser pesados em relação aos benefícios nos pacientes com risco para sangramento gastrointestinal relacionado com UTI.

Infecções Adquiridas no Hospital

As infecções hospitalares (IH) mais comuns adquiridas nas UTIs são as do trato urinário (31%), seguidas por pneumonia (27%) e infecções primárias da corrente sanguínea (19%). Pela redução de IH, os hospitais podem melhorar a taxa de mortalidade e reduzir custo. Nos Estados Unidos, os Centers for Medicare e Medicaid Services não mais reembolsam os hospitais para custos adicionais associados a IH.

Infecções do Trato Urinário Associadas à Sondagem

Não ter uma estratégia única previne as infecções do trato urinário associadas a sondagem. As únicas recomendações têm sido a utilização de técnicas assépticas para colocação e limitação da duração de cateteres urinários de demora pela avaliação da necessidade, diariamente.

Pneumonia Associada a Ventilador

A posição da cabeça na cama a 30 graus é a intervenção de melhor custo-benefício para prevenir PAV. Nos pacientes antecipadamente identificados para permanecer tempo prolongado com intubação traqueal com ventilação mecânica, o uso de TOT com sucção subglótica parece ser efetivo para prevenção. A utilização excessiva de medicações para profilaxia de úlcera de estresse aumenta o pH gástrico e o risco de PAV. Os médicos precisam contrabalançar os riscos e os benefícios do uso de antagonistas do receptor-H_2 ou de inibidores da bomba de próton. A preocupação em prevenir os eventos adversos de ventilação mecânica, incluindo PAV, pelo uso de um pacote (múltiplas intervenções isoladas implementadas simultaneamente) é prática comum em muitas UTIs.[37]

Infecções Sanguíneas Relacionadas ao Cateter

A prevenção de infecções sanguíneas relacionadas ao cateter (ISRC) é alcançável por meio de projetos de melhoria de qualidade em grande escala que envolvem o pacote de intervenções baseadas em evidências. As recomendações incluem a utilização da ultrassonografia como guia para a instalação de acesso, preparação da pele com clorexidine, degermação do local com escova de clorexidine, acessos centrais impregnados com antimicrobianos e barreira estéril máxima durante a instalação do acesso. A implementação ampla dessas intervenções pode, substancialmente, reduzir o risco e a morbidade dessas infecções.[38]

Organização e Equipe da UTI

Devido à alta complexidade do cuidado, as UTIs têm necessitado de equipe profissional mais especializada, que pode incluir médicos, enfermeiras, técnicos de enfermagem, fisioterapeutas, farmacêuticos, nutricionistas e assistentes sociais. A utilização de profissionais não médicos, tais como técnicos de enfermagem, sob supervisão de médicos de emergências, tornou-se mais prevalente com a instituição da limitação de carga horária diária dos residentes nos Estados Unidos. A presença de farmacêutico reduz as fatalidades em pacientes com infecções e sepse e o índice de eventos adversos das medicações. O envolvimento do fisioterapeuta respiratório melhora a complacência com os protocolos de desmame e diminuição da duração da ventilação mecânica. A equipe multiprofissional tem mostrado melhora na taxa de mortalidade de pacientes criticamente doentes.[39]

Quadro 41.4 Indicações e Profilaxia Gastrointestinal

História de Hemorragia Gastrointestinal no último ano
Ventilação mecânica > 48 horas
Coagulopatia não decorrente de anticoagulação medicamentosa (contagem de plaquetas < 50×10^9/litros, INR >1,5 ou PTT > 2 × controle)
Trauma
Lesão medular
Traumatismo craniano grave
Lesão térmica extensa ou queimaduras
Esteroides em altas doses em pacientes com sepse grave ou choque séptico

INR, Razão de Normalização Internacional; *PTT*, Tempo de Tromboplastina Parcial

---

PERGUNTAS DO DIA

1. Na respiração espontânea, o paciente ventilado mecanicamente recebe ventilação com suporte de pressão. O que determina o índice de fluxo inspiratório e a duração de cada incursão respiratória?

2. Que tipo de paciente na unidade de tratamento intensivo (UTI) é mais provavelmente beneficiado com ventilação com pressão positiva não invasiva (VPPNI)? Quais as contraindicações mais encontradas na VPPNI?

VI

3. Que critério respiratório prediz o desmame de ventilação mecânica bem-sucedido? Que critério não respiratório pode ter impacto sobre o processo de desmame?

4. Que estratégia de ventilação mecânica é mais apropriada a um paciente com síndrome da angústia respiratória (SARA)?

5. Quais são as condições clínicas mais comuns que podem causar choque circulatório?

6. Como a ultrassonografia à beira do leito pode ser utilizada para predizer a fluidorresponsividade intravascular (melhora na pressão sanguínea com bólus de líquido intravascular) no paciente recebendo ventilação com pressão positiva?

7. No paciente que está sob ventilação mecânica, qual é o impacto das estratégias da "interrupção da sedação" na duração da ventilação e no tempo de permanência na UTI?

8. O que é o método de avalição de confusão na unidade de tratamento intensivo (CAM-ICU) para avaliação de *delirium*? Que métodos não farmacológicos podem ajudar na prevenção de *delirium* no paciente internado na UTI?

9. Que pacientes criticamente doentes são mais prováveis de desenvolverem úlceras gastrointestinais de estresse?

10. Quais são as infecções hospitalares mais comuns na UTI?

REFERÊNCIAS

1. Frat JP, Thille AW, Mercat A, et al. High-flow oxygen through nasal cannula in acute hypoxemic respiratory failure. *N Engl J Med.* 2015;372:2185-2196.

2. McConville JF, Kress JP. Weaning patients from the ventilator. *N Engl J Med.* 2012;367:2233-2239.

3. Ladeira MT, Vital FMR, Andriolo RB, et al. Pressure support versus T-tube for weaning from mechanical ventilation in adults. *Cochrane Database Syst Rev.* 2014;(5):CD006056.

4. Burns KEA, O'Meade M, Premji A, et al. Noninvasive positive-pressure ventilation as a weaning strategy for intubated adults with respiratory failure. *Cochrane Database Syst Rev.* 2013;(12):CD004127.

5. Rose L, Schultz MJ, Cardwell CR, et al. Automated versus non-automated weaning for reducing the duration of mechanical ventilation for critically ill adults and children. *Cochrane Database Syst Rev.* 2014;(6):CD009235.

6. The ARDS, Definition Task Force, Ranieri VM, Rubenfeld GD, Thompson BT, et al. Acute respiratory distress syndrome: the Berlin definition. *JAMA.* 2012;307(23):2526-2533.

7. The Acute Respiratory Distress Syndrome NetworkVentilation with lower tidal volumes as compared with traditional tidal volumes for acute lung injury and the acute respiratory distress syndrome. *N Engl J Med.* 2000;342(18):1301-1308.

8. Serpa Neto A, Cardoso SO, Manetta JA, et al. Association between use of lung-protective ventilation with lower tidal volumes and clinical outcomes among patients without acute respiratory distress syndrome: a meta-analysis. *JAMA.* 2012;308:1651-1659.

9. Papazian L, Forel JM, Gacouin A, et al. Neuromuscular blockers in early acute respiratory distress syndrome. *N Engl J Med.* 2010;363:1107-1116.

10. Young D, Harrison DA, Cuthbertson BH, et al. Effect of early vs late tracheostomy placement on survival in patients receiving mechanical ventilation: the TracMan randomized trial. *JAMA.* 2013;309:2121-2129.

11. Holcomb JB, Tilley BC, Baranuik S, et al. Transfusion of plasma, platelets, and red blood cells in a 1:1:1 vs a 1:1:2 ratio and mortality in patients with severe trauma: the PROPPR randomized clinical trial. *JAMA.* 2015;313:471-482.

12. De Backer D, Biston P, Devriendt J, et al. Comparison of dopamine and norepinephrine in the treatment of shock. *N Engl J Med.* 2010;362:779-789.

13. Hochman JS, Sleeper LA, Webb JG, et al. Early revascularization in acute myocardial infarction complicated by cardiogenic shock. SHOCK Investigators. Should we emergently revascularize occluded coronaries for cardiogenic shock? *N Engl J Med.* 1999;341:625-634.

14. Marik P, Baram M, Vahid B. Does central venous pressure predict fluid responsiveness? A systemic review of the literature and the tale of seven mares. *Chest.* 2008;134:172-178.

15. Rivers E, Nguyen B, Havstad S, et al. Early goal-directed therapy in the treatment of severe sepsis and septic shock. *N Engl J Med.* 2001;345:1368-1377.

16. Yealy DM, Kellum JA, Huang DT, ProCESS Investigatorset al. Randomized trial of protocol-based care for early septic shock. *N Engl J Med.* 2014;370(18):1683-1693.

17. ARISE Investigators; ANZICS Clinical Trials Group; , Peake SL, Delaney A, Bailey M, et al. Goal-directed resuscitation for patients with early septic shock. *N Engl J Med.* 2014;371(16):1496-1506.

18. Mouncey PR, Osborn TM, Power GS, et al. Trial of early, goal-directed resuscitation for septic shock. *N Engl J Med.* 2015;372:1301-1311.

19. Dellinger RP, Levy MM, Rhodes A, et al. Surviving Sepsis Campaign: international guidelines for management of severe sepsis and septic shock, 2012. *Intensive Care Med.* 2013;39(2):165-228.

20. The National Heart, Lung, and Blood Institute Acute Respiratory Distress Syndrome (ARDS) Clinical Trials Network; , Wiedemann HP, Wheeler AP, Bernard GR, et al. Comparison of two fluid-management strategies in acute lung injury. *N Engl J Med.* 2006;354(24):2564-2575.

21. Bellomo R, Kellum J, Ronco C, et al. Defining and classifying acute renal failure: from advocacy to consensus and validation of the RIFLE criteria. *Intensive Care Med.* 2007;33:409-413.

22. Vinsonneau C, Camus C, Combes A, et al. Continuous venovenous haemodiafiltration versus intermittent haemodialysis for acute renal failure in patients with multiple-organ dysfunction syndrome. A multicentre randomised trial. *Lancet.* 2006;368:379-385.

23. Joannidis M. Acute kidney injury in septic shock—do not under-treat!. *Intensive Care Med.* 2006;32:18-20.

24. Bellomo R, Cass A, Cole L, et al. Intensity of continuous renal-replacement therapy in critically ill patients. *N Engl J Med.* 2009;361:1627-1638.

25. Chen K, Lu Z, Xin YC, et al. Alpha-2 agonists for long-term sedation during mechanical ventilation in critically ill patients. *Cochrane Database Syst Rev.* 2015;(1):CD010269.

26. Aitken LM, Bucknall T, Kent B, et al. Protocol-directed sedation versus non-protocol directed sedation to reduce duration of mechanical ventilation in mechanically ventilated intensive

care patients. *Cochrane Database Syst Rev.* 2015;(1):CD009771.

27. Kress JP, Pohlman AS, O'Connor MF, et al. Daily interruption of sedative infusions in critically ill patients undergoing mechanical ventilation. *N Engl J Med.* 2000;342:1471-1477.

28. Burry L, Rose L, McCullagh IJ, et al. Daily sedation interruption versus no daily sedation interruption for critically ill adult patients requiring invasive mechanical ventilation. *Cochrane Database Syst Rev.* 2014;(7):CD009176.

29. Girard TD, Kress JP, Fuchs BD, et al. Efficacy and safety of a paired sedation and ventilator weaning protocol for mechanically ventilated patients in intensive care (Awakening and Breathing Controlled trial): a randomised controlled trial. *Lancet.* 2008;371(9607):126-134.

30. Barr J, Fraser GL, Puntillo K, et al. Clinical practice guidelines for the management of pain, agitation, and delirium in adult patients in the intensive care unit. *Crit Care Med.* 2013;41(1):263-306.

31. National Heart, Lung, and Blood Institute Acute Respiratory Distress Syndrome (ARDS) Clinical Trials Network; , Rice TW, Wheeler AP, Thompson BT, et al. Initial trophic vs full enteral feeding in patients with acute lung injury: the EDEN randomized trial. *JAMA.* 2012;307(8):795-803.

32. McElroy LM, Codner PA, Brasel KJ. A pilot study to explore the safety of perioperative postpyloric enteral nutrition. *Nutr Clin Pract.* 2012;27:777-780.

33. van den Berghe G, Wouters P, Weekers F, et al. Intensive insulin therapy in critically ill patients. *N Engl J Med.* 2001;345:1359-1367.

34. The COIITSS Study InvestigatorsCorticosteroid treatment and intensive insulin therapy for septic shock in adults. *JAMA.* 2010;303:341-348.

35. Finfer S, Chittock DR, Su SY, The NICE-SUGAR Study Investigators et al. Intensive versus conventional glucose control in critically ill patients. *N Engl J Med.* 2009;360:1283-1297.

36. Minet C, Potton L, Bonadona A, et al. Venous thromboembolism in the ICU: main characteristics, diagnosis and thromboprophylaxis. *Crit Care.* 2015;19:287.

37. O'Grady NP, Murray PR, Ames N. Preventing ventilator-associated pneumonia: does the evidence support the practice?. *JAMA.* 2012;307:2534-2539.

38. Pronovost PJ, Goeschel CA, Colantuoni E, et al. Sustaining reductions in catheter related bloodstream infections in Michigan intensive care units: observational study. *BMJ.* 2010;340:c309.

39. Costa DK, Wallace DJ, Kahn JM. The association between daytime intensivist physician staffing and mortality in the context of other ICU organizational practices: a multicenter cohort study. *Crit Care Med.* 2015;43:2275-2282.

VI

42 ANESTESIA PARA TRAUMA[1]

Marc Steurer, Tony Chang e Benn Lancman

INTRODUÇÃO

Fundamento

A lesão é a principal fatalidade em todo o mundo, causando mais de 5 milhões de mortes, ou 9% das mortes do mundo a cada ano.[1] De acordo com os centros de prevenção e controle de doenças (CCD), o trauma representou aproximadamente 192.900 mortes em 2013, custando mais de 400 bilhões de dólares em tratamentos de saúde e perda de produtividade nos Estados Unidos. O traumatismo é a causa mais frequente de mortalidade naqueles com idade entre 1 a 44 anos, representando 31,9% das mortes na faixa etária de 1 a 9 anos, 40,5% na faixa etária dos 10 aos 24 anos e 27,1% na faixa etária dos 25 aos 44 anos.[2] O fardo relativo da doença do trauma afeta desproporcionalmente os grupos etários mais jovens, sendo o trauma responsável por mais de 30% dos anos de vida potencial perdidos em pessoas com menos de 65 anos.[3]

Durante as últimas décadas, a mortalidade relacionada ao trauma continuou a diminuir à medida que os cuidados com pacientes gravemente enfermos melhoraram. O cuidado emergente para os feridos graves é agregado em centros de trauma designados, que são avaliados independentemente por um critério rígido estipulado pelo Colégio Americanos de Cirurgiões. Os centros de trauma mais especializados, designados como Nível I, têm a capacidade de oferecer cuidados multidisciplinares especializados 24 horas. O atendimento ao trauma em centros de trauma de Nível I diminui a mortalidade geral em 25% quando comparado aos centros de não trauma.[4] Os anestesistas, em particular, desempenham um papel vital na ressuscitação aguda e no tratamento de pacientes gravemente feridos. Neste capítulo, serão discutidos os conceitos básicos de cuidado no trauma para anestesistas.

Fisiologia no Trauma

Os distúrbios fisiológicos em pacientes que sofreram lesões induzidas por trauma dependem do mecanismo e da gra-

---

[1]Os redatores e editores gostariam de agradecer ao Dr. Eric Y. Lin pela contribuição para este capítulo na edição anterior deste trabalho. Ele forneceu a estrutura para grande parte deste capítulo.

Tabela 42-1 Classes de Choque Hemorrágico em Adultos				
	Classe I	**Classe II**	**Classe III**	**Classe IV**
Perda de sangue[a] (mL)	Até 750	750 a 1.500	1.500 a 2.000	> 2.000
Perda de sangue (% volume de sangue)	Até 15%	15% a 30%	30% a 40%	> 40%
Frequência de pulso (BPM)	< 100	100 a 120	120 a 140	> 140
BP Sistólica	Normal	Normal	Diminuída	Diminuída
Pressão de pulso	Normal ou aumentada	Diminuída	Diminuída	Diminuída
Frequência respiratória	14 a 20	20 a 30	30 a 40	> 35
Débito urinário (mL/h)	> 30	20 a 30	5 a 15	Insignificante
SNC/estado mental	Levemente ansioso	Um pouco ansioso	Ansioso, confuso	Confuso, letárgico

BP, Pressão sanguínea; *BPM*, batidas por minuto; *SNC*, sistema nervoso central.
[a]Para um adulto de 70 kg.
Modificado do programa Advanced Trauma Life Support (ATLS).

vidade da lesão. Mais comumente, a hipotensão no trauma é o resultado de uma grande perda de sangue ou "choque hemorrágico", que é a principal causa de morte em pacientes gravemente feridos. Depois que as causas de choque hemorrágico são investigadas, outras causas também devem ser consideradas quando se encontra hipotensão no cenário de trauma. A hipovolemia relativa pelo retorno venoso obstruído nos casos de pneumotórax hipertensivo ou tamponamento cardíaco, choque cardiogênico e choque neurogênico deve ser considerada.

Os valores iniciais de pressão arterial de um paciente com trauma podem dar uma ideia errada na hemorragia precoce. O grau de hemorragia pode ser mascarado por reflexos compensatórios pela via simpática, barorreceptores do seio carotídeo e do arco aórtico e outros receptores de baixa pressão. O sistema renina angiotensina e a secreção de vasopressina pela hipófise desempenham um papel compensatório. Essas respostas permitem que a vasoconstrição simpática das arteríolas aumente a resistência vascular periférica, venoconstrição, aumento do retorno venoso e aumento na frequência cardíaca. Com hipóxia extrema e acidose, o sistema nervoso central também fornece estimulação simpática adicional.

O choque hemorrágico geralmente pode ser dividido em uma fase compensada e progressiva. Cada fase possui características diferentes dependendo da acuidade e do volume de sangue perdido (Tabela 42.1).

Em hemorragia compensada, os mecanismos compensatórios fisiológicos que estão intactos podem ser adequados para manter a perfusão sistêmica sem intervenção clínica. Cerca de 10% a 15% da perda de sangue pode ser adequadamente compensada pela fisiologia apenas. À medida que a perda sanguínea continua, o choque hemorrágico progride e, em última análise, leva a falência múltipla de órgãos se a ressuscitação for inadequada. Se a perfusão inadequada persistir, ocorre necrose tecidual e celular generalizada, disfunção cardíaca e acidose metabólica.

O choque hemorrágico e a hipoperfusão tecidual subsequentemente levam a interações complexas entre fatores inflamatórios, anticoagulantes intrínsecos e outras disfun-

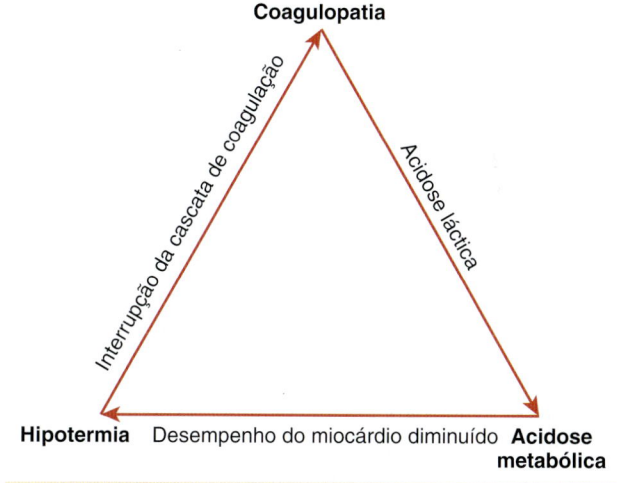

Fig. 42.1 Tríade letal.

ções celulares que podem causar uma coagulopatia traumática aguda após a lesão. Essa coagulopatia é atribuída a deficiência de fator de coagulação, hiperfibrinólise e disfunção plaquetária. Os fatores iatrogênicos da ressuscitação podem atrapalhar ainda mais o processo de coagulação. Esses fatores incluem hemodiluição, hipocalcemia, hipotermia e acidose. Isso é conhecido como *coagulopatia induzida no trauma*. Todos esses processos levam a uma alça de retroalimentação positiva que acaba em morte. A hipotermia, a coagulopatia e a acidose são comumente denominadas *tríade de morte* ou *tríade letal* (Fig. 42.1). O choque hemorrágico pode atravessar um limiar em que se torna irreparável apesar das transfusões de sangue e outras terapias devido a insuficiência grave e irreversível de múltiplos órgãos.

TRATAMENTO INICIAL

O tratamento bem-sucedido de um paciente que sofreu um grande trauma requer uma abordagem sistemática coordenada da história, do exame, do diagnóstico e do tratamento, e esses processos devem ser executados em paralelo. Muitas vezes, o tratamento inicial é iniciado antes de um diagnóstico definitivo ter sido estabelecido.

Cada paciente tem uma condição única de lesões e mecanismos, e quando combinado com seu estado pré-mórbido, há um número imensurável de apresentações potenciais. Para se preparar para a imprevisibilidade do trauma, muitos dos processos iniciais de avaliação e tratamento são padronizados, e os clínicos devem estar familiarizados com as políticas e as diretrizes de sua instituição local.

Esta seção se concentrará no tratamento inicial de um paciente com trauma maior, focalizando, em especial, no tempo na sala de trauma. O tratamento inicial pode afetar significativamente o cuidado intraoperatório. Os componentes de um sistema de trauma maduro podem ser divididos em antes da chegada, baía de trauma, cuidados associados e cuidados definitivos.

Preparação antes da Chegada

A preparação para a chegada de um paciente intensamente ferido permite que a equipe de trauma forneça cuidados rápidos e efetivos, o que é essencial para que um resultado positivo ocorra. Isso envolve mais do que apenas confirmar que o equipamento essencial está presente e está funcionando. Embora essas verificações sejam muito importantes, também há preparações organizacionais e específicas para o paciente que precisam ser consideradas.

Preparação Universal/da Instituição
Cuidar de um paciente com trauma maior exige a mobilização e a utilização de uma grande variedade de recursos de cuidados de saúde para um único ponto. As preparações não são limitadas, mas devem incluir as seguintes considerações:

- Baía de trauma designada no serviço de emergência
- Quem atende a chamada de trauma? Como eles são notificados?
- Políticas e protocolos relativos à ativação de
  - Radiologia de emergência
  - Uso de sala de cirurgia (SC) de emergência (Capítulo 46)
  - Transfusão de sangue maciça (Capítulo 24)
  - Transporte
  - Vias de encaminhamento para provedores internos e externos

Não é necessário dizer que essas questões devem ser abordadas antes da chegada de um paciente criticamente enfermo. Por causa da natureza imprevisível do trauma, é razoável esperar um novo conjunto de circunstâncias que possam confundir ou desviar a preparação existente de uma instituição. Nessa eventualidade, é responsabilidade dos clínicos envolvidos como membros de uma instituição de aprendizado alertar aqueles que providenciam os recursos necessários.

Preparação Específica para o Paciente
Isso deve ocorrer imediatamente antes da chegada de um paciente com trauma maior. As informações sobre lesão e

---

Quadro 42.1 IMIST – Ferramenta de Entrega de Paciente	
Identificação do paciente	Idade Gênero Nome (se souber)
Mecanismo/queixa médica	O que aconteceu?
Lesões/Informações relativas à queixa	Lesões conhecidas/suspeitas
Sinais (sinais vitais e escore da Escala de Coma de Glasgow)	Presença de sons respiratórios Desvio traqueal
Tratamento e tendências/resposta ao tratamento	Sinais vitais Medicamentos Fluidos Imobilizações

estado do paciente devem ser fornecidas ao responsável pela sala de trauma, pelo serviço de ambulância para facilitar a mobilização de recursos.

A maioria dos serviços de ambulância ao redor do mundo usa uma ferramenta de transferência padronizada para fornecer informações essenciais de forma sucinta e eficiente. Um exemplo dessa ferramenta é o IMIST, um mnemônico para Identificação do paciente, Mecanismo/queixa médica, Lesões/Informações relativas à queixa, Sinais (incluindo sinais vitais e escore de Escala de Coma de Glasgow [ECG]), Tratamento e tendências/resposta ao tratamento (Quadro 42.1).[5] Com essas informações, a equipe da sala de trauma pode começar a antecipar quais podem ser as necessidades clínicas do paciente e preparar-se adequadamente.

Informações antes da Chegada
O objetivo dessas informações é otimizar a eficiência e o desempenho da equipe. Isso permite que todos os membros da equipe se apresentem, desenvolvam a consciência situacional do grupo sobre a condição conhecida do paciente e atribuam papéis de equipe adequados.

Baía de Trauma

Pesquisa Inicial
Logo que o paciente chega, o foco da equipe muda para o diagnóstico e o tratamento rápidos e simultâneos de condições que ameaçam a vida.

A abordagem do Suporte Avançado de Vida no Trauma (ATLS) foi amplamente adotada em todo o mundo. Ela é estruturada em pesquisas primárias, secundárias e terciárias. Este capítulo abordará apenas a pesquisa primária.

O objetivo da pesquisa primária é identificar e tratar lesões imediatamente fatais. Ela está organizada no mnemônico ABCDE (Controle de vias aéreas e cervical, respiração e oxigenação, controle da circulação e hemorragia, incapacidade e exposição; Quadro 42.2). O curso do ATLS é altamente recomendado como introdução ao tratamento de trauma. Mais importante ainda, ele fornece uma linguagem e uma estrutura comuns para organizar o

Quadro 42.2 Pesquisa Primária

A	Controle de via aérea e coluna cervical
B	Respiração e oxigenação
C	Circulação e controle de hemorragia
D	Incapacidade
E	Exposição

Modificado de programa Advanced Trauma Life Support (ATLS).

Quadro 42.3 Pacientes que Podem Necessitar de Intubação Endotraqueal

- Trauma maxilofacial
- Instabilidade hemodinâmica maior
- Baixa SaO_2
- Queimaduras
- Lesão da cabeça
- Intoxicado/comportamental/questões de segurança
- Transporte (radiologia/SC/ICU/externo)

ICU, Unidade de terapia intensiva; *SC,* sala de cirurgia.

pensamento necessário para um desempenho ideal individual e em equipe.

Via Aérea e Oxigenação (Capítulo 16)
O estabelecimento de uma via aérea patente é de suma importância para garantir um resultado positivo para o paciente. A avaliação rápida é mais facilmente alcançada fazendo algumas perguntas simples ao paciente. Se o paciente puder falar, então a via aérea geralmente é íntegra. A intervenção ainda pode ser necessária, mas há tempo para planejar o tratamento mais seguro.

Manuseio das Vias Aéreas e Trauma
A necessidade de fornecer uma via aérea definitiva para o paciente (tubo endotraqueal) pode ocorrer por muitas razões (Quadro 42.3). Primeiro, o processo de indução da anestesia para o propósito de intubação endotraqueal pode ser um procedimento de alto risco e perigoso. A principal prioridade é sempre manter a oxigenação tecidual adequada. Se uma via aérea adequada for mantida com manobras simples, então há tempo para otimizar a fisiologia do paciente e se preparar adequadamente para tentar a intubação endotraqueal. Se a situação clínica permitir, deve-se considerar a realização de uma avaliação neurológica focada antes da indução anestésica. Isso pode fornecer informações inestimáveis que são muito difíceis de obter no paciente sedado, intubado endotraquealmente.

Existem várias diferenças na abordagem para intubação em um paciente na sala de trauma em comparação com um paciente cirúrgico eletivo na sala de cirurgia (SC).

Pré-oxigenação (Administração de Oxigênio antes da Indução da Anestesia)
A pré-oxigenação do paciente com lesões por trauma pode ser desafiadora. O objetivo da pré-oxigenação é "desnitroge-nar" o pulmão, proporcionando, assim, um reservatório de oxigênio na capacidade residual funcional do paciente (CRF) para prevenir a dessaturação durante a fase apneica da intubação traqueal (Capítulo 16). No entanto, muitas das lesões sofridas por pacientes de trauma impedem que esse processo seja tão efetivo como em um paciente com lesões menos graves. Especificamente, qualquer lesão que reduza CRF ou crie *shunt* (unidades pulmonares que são perfundidas mas não ventiladas) aumentará a probabilidade de dessaturação apesar da pré-oxigenação tecnicamente adequada. Exemplos de tais lesões incluem lesão parenquimatosa pulmonar direta, hemotórax ou pneumotórax, aspiração traqueal de sangue ou conteúdo gástrico, hemorragia intra-abdominal, lesão diafragmática e fraturas de costela. A adição de uma fonte alternativa de oxigênio para fornecer oxigenação apneica ao longo do período da intubação foi discutida na literatura sobre departamento de emergência.[6] Apesar de um benefício teórico, como resultado de todas as questões com a pré-oxigenação em pacientes com trauma, nenhum benefício foi demonstrado em mãos de laringoscopistas experientes.[7] A melhor defesa contra a dessaturação é reduzir o tempo apneico total.

Jejum
Deve-se assumir que todos os pacientes com trauma têm um "estômago cheio", mesmo que tenham decorrido muitas horas desde a sua última ingestão oral. Como tal, uma indução com sequência rápida (ISR) é considerada prática padrão. O uso da pressão cricoide é prática clínica comum, mas pode piorar a visão durante a laringoscopia. Uma revisão das evidências é apresentada no Capítulo 16.

Fisiologia Alterada
Os pacientes com traumatismo maior que requerem intubação traqueal emergente são frequentemente os pacientes mais críticos do hospital. A justificativa para a intubação endotraqueal e o impacto desse dano fisiológico em sua resposta à laringoscopia devem ser claramente definidos. Por exemplo, se o motivo para a intubação endotraqueal for a angústia respiratória por uma lesão pulmonar maior, então a pré-oxigenação ideal pode ainda resultar em desaturação rápida após a apneia ter sido instituída.

Estado Hemodinâmico
A resposta hemodinâmica aos anestésicos administrados para induzir a anestesia com frequência é exagerada por duas razões principais. Primeiro, a perda de volume intravascular aguda por sangramento resulta em uma incapacidade de manter a pressão arterial e o débito cardíaco diante dos efeitos vasodilatadores de fármacos anestésicos. Segundo, a superestimulação simpática causada pela dor e angústia pode mascarar o verdadeiro estado do volume intravascular; se for assim, a indução anestésica pode causar instabilidade hemodinâmica marcante. Isso geralmente pode ser antecipado pela administração adequada de fluidos intravascular (isto é, cristaloides, sangue, coloides) e a disponibilidade de vasopressores.

Escolhas de Fármacos Anestésicos
A escolha de medicamentos para indução anestésica em pacientes criticamente doentes é uma área de muita con-

trovérsia (Capítulo 8). O propofol e, em menor grau, o tiopental são frequentemente utilizados. A cetamina e o etomidato podem ser mais estáveis hemodinamicamente quando utilizados na indução anestésica. O mais importante é que o clínico esteja muito familiarizado e seja experiente com os medicamentos anestésicos que ele planeja usar em vez de usar uma medicação completamente nova e desconhecida. Em geral, a dose de fármaco anestésico deve ser diminuída devido a uma redução do volume de distribuição dos medicamentos em um paciente muito doente ou hipovolêmico. A perfusão preferencial para os órgãos essenciais, tais como o cérebro, o coração e os rins, ocorre nesses pacientes. Assim sendo, um vasopressor deve estar imediatamente disponível para gerenciar qualquer hipotensão transitória causada pelos medicamentos anestésicos.

Estabilização Manual em Linha

O processo de laringoscopia pode produzir uma quantidade de força inaceitável através da coluna cervical. Deve-se sempre fazer tentativas para reduzir essa força. Colar cervical rígido deve ser colocado em qualquer paciente com suspeita de lesão medular. A frente do colar deve ser retirada no momento da laringoscopia e a cabeça e o pescoço estabilizados por um outro médico (Capítulo 16). O objetivo é minimizar o movimento da coluna cervical durante a laringoscopia. Entretanto, é importante ter uma abordagem pragmática, uma vez que uma tentativa de intubação endotraqueal fracassada apresenta um risco imediato muito maior (ou seja, hipóxia) para o paciente do que os pequenos movimentos do pescoço. Em caso de má visualização das estruturas glóticas, deve-se considerar afrouxar a estabilização manual em linha (EML) para facilitar a intubação endotraqueal antes de substituir o colar cervical rígido.

Escolha do Laringoscópio

A videolaringoscopia transformou a maneira como as vias aéreas são tratadas no departamento de emergência e na sala cirúrgica. As vantagens da videolaringoscopia são diversas:

- Fornece uma visão de intubação traqueal adequada com pressão e força reduzidas
- Fornece uma consciência do grupo sobre o progresso da laringoscopia
- Melhora a visualização da laringe em pacientes mais difíceis sem a necessidade de mudança de equipamento
- Permite que supervisores e instrutores forneçam retroalimentação dinâmica ao longo da laringoscopia

Como dito anteriormente, os clínicos devem estar familiarizados com o equipamento que esperam usar na sala de trauma.

Falha na Intubação Endotraqueal

As intubações endotraqueais com falha são raras. Mesmo assim, é importante preparar e ser explícito sobre o planejamento para o gerenciamento da via aérea difícil não prevista (Capítulo 16). A intubação endotraqueal em pacientes com trauma provavelmente será mais difícil do que com seus equivalentes eletivos. Os fatores que contribuem para o aumento da dificuldade incluem estabilização cervical, sangue ou corpo estranho na via aérea e o estresse experimentado pela pessoa que realiza a intubação. Os planos para a falha de intubação devem ser explicitados, tais como qual equipamento será necessário, sua localização e a discussão sobre a disponibilidade imediata de equipe que está ajudando a intubação antes da indução da anestesia. Os funcionários que trabalham fora do ambiente cirúrgico podem não estar familiarizados com equipamentos tais como máscaras laríngeas ou kits cirúrgicos de via aérea, e sua prática no uso desse tipo de equipamento deve ser conhecida antecipadamente.

Cuidados Pós-intubação Traqueal

A intubação endotraqueal é um mecanismo para fornecer suporte fisiológico – ela não é o tratamento terapêutico em si. O foco da equipe do departamento de emergência precisa permanecer na transição do paciente para cuidados definitivos. Várias questões precisam ser gerenciadas imediatamente após a intubação:

- A contínua sedação/hipertensão pós-intubação é comum e deve ser evitada por causa do seu efeito sobre o sangramento descontrolado
- Ventilador e configurações
- Disposição – aonde o paciente vai a seguir? Para a tomografia computadorizada (TC), para a sala de cirurgia ou para a unidade de terapia intensiva (UTI)?
- Acesso intravenoso ou arterial adicional, ou ambos – esses requisitos técnicos não devem atrasar o movimento para o cuidado definitivo

Grupos Especiais

Várias circunstâncias especiais devem ser consideradas ao se tomar uma decisão sobre o gerenciamento da via aérea do paciente com trauma.

1. Queimaduras nas vias aéreas: pacientes com queimaduras nas vias aéreas exigem o manejo rápido de suas vias aéreas. Dentro de um curto período de tempo, eles podem progredir, de um esforço respiratório mínimo ou nenhum, para uma via aérea completamente ocluída por causa do edema. Os sinais de alerta de possíveis queimaduras das vias aéreas incluem queimaduras faciais, fuligem na boca/nariz, escarro carbonoso, lesões explosivas na parte superior do corpo e estridor.
2. Trauma oral: o sangue está frequentemente na via aérea superior em pacientes com trauma. O sangramento pode variar de um incômodo menor a uma hemorragia com risco de morte. É importante reconhecer essa situação (sangue na via aérea) porque a indução da anestesia pode resultar na perda rápida de uma via aérea patente. Os videolaringoscópios e os escopos de fibra ótica não funcionam bem quando o sangue impede o campo de visão. Uma fonte de sucção adicional é obrigatória, e uma equipe de vias aéreas cirúrgicas deve estar imediatamente disponível.

3. Lesão direta das vias aéreas: Embora incomum, deve-se suspeitar de trauma traqueal em qualquer paciente com trauma direto penetrante ou contuso no pescoço. Sinais de alerta tais como estridor e enfisema subcutâneo podem estar presentes. Essas vias aéreas devem ser manuseadas apenas por clínicos experientes com envolvimento precoce de um cirurgião de cabeça e pescoço (Capítulo 31).

Controle de Circulação e Hemorragia

A circulação e a perfusão adequadas precisam ser reestabelecidas para assegurar a entrega de oxigênio suficiente aos órgãos essenciais. A prioridade é parar qualquer sangramento. Isso pode ser conseguido com uma combinação de intervenções realizadas no departamento de emergência (pressão direta, sutura de feridas), intervenção cirúrgica ou angioembolização. Simultaneamente, é o papel do anestesista garantir a entrega adequada de oxigênio a órgãos essenciais tais como o cérebro e o coração. A ressuscitação de controle de dano (RCD) é o termo dado a uma estratégia de ressuscitação que fornece suporte circulatório suficiente para evitar danos permanentes nos órgãos finais enquanto evita as armadilhas de ressuscitação excessiva. A abordagem de controle de danos é explicada com mais detalhes no Capítulo 24. A hipotermia, a acidose e a suplementação de cálcio são considerações adicionais.

Incapacidade

A avaliação do sistema neurológico é importante para identificar lesões potencialmente catastróficas que exigem tratamento imediato. Essa avaliação rápida baseia-se no escore da ECG, na resposta pupilar e na função grosseira dos membros. A intubação é geralmente necessária para pacientes com um escore de ECG inferior a 8 (Quadro 42.4).

Exposição

Para evitar perder lesões maiores que não são visíveis, o paciente precisa ser exposto e inspecionado em todos os lados, incluindo as costas, para outras lesões. Simultaneamente, é necessária atenção para evitar hipotermia no paciente, pois ela afeta a coagulação, o consumo de oxigênio e o risco de mortalidade.

Adjuvantes e Investigações

Quaisquer exames ou investigações que são solicitados devem ter impacto no diagnóstico e no tratamento. Como os eventos clínicos podem mudar de forma rápida e dramática em pacientes de trauma, o acesso oportuno à informação pode ser um desafio considerável. Os resultados que são especialmente úteis são aqueles que têm um tempo de resposta rápido, são realizados em série para acompanhar as tendências e que se correlacionam com possíveis tratamentos que podem melhorar o resultado (Quadro 42.5).

Cuidado Definitivo e Transporte

O cuidado definitivo é o processo de consertar o problema físico subjacente. Exemplos incluem suspensão do sangra-

---

Quadro 42.4 Escore de Escala de Coma de Glasgow[a]

Olhos (O)
    4 – Abrem espontaneamente
    3 – Abrem com comando oral
    2 – Abrem com estímulo de dor
    1 – Não abrem
Verbal (V)
    5 – Orientado
    4 – Confuso
    3 – Palavras inadequadas
    2 – Sons incompreensíveis
    1 – Sem sons
Motor (M)
    6 – Obedece comandos
    5 – Localiza a dor
    4 – Retira-se com dor
    3 – Flexão anormal à dor
    2 – Extensão anormal à dor
    1 – Sem resposta
Escore total = melhores respostas para olhos, verbal e motor
    E = 4
    V = 5
    M = 6
    Escore ECG total = 15

[a]Melhor resposta usada.
O escore da Escala de Coma de Glasgow é a soma dos melhores escores em cada uma das três categorias, abertura de olho, resposta verbal e resposta motora. A escala de 15 pontos é a predominante em uso.

Quadro 42.5 Investigações Iniciais

Investigações de trauma maior "padrão" mínimas
    Hemograma completo
    Eletrólitos/BUN
    Gás sanguíneo (preferivelmente arterial)
    Radiografia de tórax
    Radiografia de pelve
    Teste de coagulação – teste idealmente viscoelástico
        (ROTEM/TEG)
    Triagem de grupo sanguíneo e anticorpo
Investigações adicionais a considerar
    ECG
    TC
    Radiografia geral

BUN, Ureia sanguínea; *CT*, tomografia computadorizada; *ECG*, eletrocardiograma; *ROTEM*, tromboelastometria rotacional; *TEG*, tromboelastografia.

---

mento, imobilização de fratura ou remoção do baço. Alguns componentes de cuidados definitivos devem ser realizados de forma emergente, enquanto outros podem aguardar a condição do paciente melhorar. Dependendo das lesões do paciente e das capacidades individuais das instituições, o cuidado definitivo pode exigir a transferência para outro estabelecimento de saúde. De qualquer forma, o paciente precisará sair do departamento de emergência.

Definindo Prioridades: o que Vem a Seguir?

O conflito ocorre frequentemente quando se tenta decidir o local mais apropriado para tratar o paciente. Dependendo

VI

> **Quadro 42.6** Questões a Serem Perguntadas no Local para Ser uma Parte Efetiva de uma Equipe de Trauma
>
> - Como alertamos para um trauma maior?
> - Como definimos um trauma maior?
> - Quem responde às chamadas de trauma?
> - O que é nosso protocolo de transfusão maciça?
> - Como obtemos mais ajuda se precisarmos?
> - Quais são os limites do que podemos lidar localmente?

> **Quadro 42.7** Liderança
>
> Qualidades de um bom líder
> Escuta a equipe
> Fornece orientações claras e expectativas para o atendimento ao paciente
> Compartilha incertezas
> Delega adequadamente
> Afasta-se e mantém uma "visão panorâmica" da situação
> Um bom líder NÃO precisa
> Saber mais
> Ser o clínico mais experiente
> Sempre estar certo

> **Quadro 42.8** Seguimento
>
> Qualidades de um bom seguidor
> Usa comunicação em circuito fechado (p.ex., esclarecer as instruções, informar quando a tarefa estiver completa)
> Oferece sugestões (p.ex., você gostaria que eu ...)
> Alerta o líder para mudanças no estado clínico do paciente (p.ex., hipotensão)
> Fornece comentários sobre limitações, habilidades e experiência pessoal
> Usa técnicas de comunicação tais como assertividade graduada (Quadro 42-9)

das lesões sofridas, pode haver desacordo sobre a lesão mais clinicamente urgente e, portanto, a localização mais apropriada para o tratamento; ou as barreiras logísticas ao tratamento podem ser tais que é impossível fazer tudo o que o paciente precisa em um único local.

Um exemplo é o trauma maior pélvico e neurocirúrgico. O local mais apropriado para o tratamento do trauma neurocirúrgico é a sala de cirurgia; entretanto, as diretrizes atuais para o traumatismo pélvico recomendam a angioembolização (Capítulo 38). A decisão sobre qual lesão se deve priorizar é difícil e deve ser feita com base nas nuances clínicas desse paciente individual. Muitos centros de trauma de nível 1 agora possuem SC híbridas onde ambas as intervenções angiográficas e cirúrgicas podem ser realizadas; assim sendo, o tratamento está chegando ao paciente e não o contrário.

Uma alternativa razoável para muitas condições é o tratamento conservador durante a fase aguda. Isso permite tempo para restauração da fisiologia normal, esclarecimento da história médica e uma avaliação mais completa da extensão das lesões. Fornecer observação no nível de cuidados intensivos e a revisão periódica de condições é um curso de ação extremamente apropriado e responsável.

Cuidados Locais *Versus* Transferência

Uma vez que as necessidades clínicas do paciente excedem os serviços prestados pela instituição, começa o processo de transferência oportuna. Um aspecto fundamental é compreender as vias de encaminhamento local e procurar ajuda precoce do hospital que irá acolher. Mover um paciente com doença crítica leva tempo, e a comunicação com o hospital de acolhimento permite que os recursos necessários sejam mobilizados e estejam prontos. Independentemente do destino final, o estado clínico do paciente pode ser otimizado por revisão regular da pesquisa primária de ATLS. Ao transportar pacientes criticamente doentes, o nível de cuidado recebido no hospital deve ser continuado durante a transferência para a nova instalação. Os equipamentos específicos, a mistura de habilidades da equipe, as rotas e os suprimentos de oxigênio devem ser todos considerados antes de se iniciar uma transferência (Quadro 42.6).

Tomada de Decisão no Trauma

Sistemas maduros e complexos, tais como cuidados de saúde e trauma, exigem que vários indivíduos com conjuntos de habilidades diferentes e complementares trabalhem juntos em direção ao objetivo comum de alcançar os melhores resultados para o paciente. Algumas estratégias simples podem ser empregadas para otimizar o desempenho da equipe e trazer alguma ordem para o caos potencial de um trauma maior.

Liderança e Acompanhamento

O ensino médico tradicional reforça a necessidade de um líder claramente definido garantir que qualquer ressuscitação funcione sem problemas. O papel do líder é atuar como um ponto central para as informações e a tomada de decisão (Quadro 42.7). Por outro lado, o que faz um bom seguidor é menos frequentemente discutido. Embora cada equipe tenha apenas um líder em dado momento, haverá vários seguidores. As qualidades de um bom seguidor apoiam o líder na capacidade de tomar as decisões certas em qualquer momento (Quadro 42.8).

Assertividade Graduada

A assertividade graduada é uma técnica para comunicar preocupações pessoais sobre a tomada de decisão ou as prioridades para o líder da equipe, de forma a manter o desempenho construtivo do grupo. Ela baseia-se no pressuposto de que uma tomada de decisão deficiente é baseada em informações incorretas ou insuficientes. Os seguidores estão em uma posição para ver a situação de uma perspectiva única e podem comunicar suas preocupações. Eles podem então usar a técnica Pesquisa, Alerta, Desafio, ação de Emergência (PADE) (descrita no Quadro 42.9) para comu-

Quadro 42.9 Assertividade Graduada – PACE (Conforme Definido na Tabela)

Pesquisa
  "Eu pensei que nosso objetivo fosse manter a pressão arterial superior a 90/-".
Alerta
  "Você percebeu que a pressão arterial está baixa? Você gostaria que eu administrasse um pouco de sangue?"
Desafio
  "Existe uma razão pela qual você está tolerando hipotensão nesse paciente?"
Ação de **E**mergência
  "A pressão arterial está perigosamente baixa. Eu vou tratá-lo agora."

Tabela 42.2 Diagnóstico Diferencial de Choque em Paciente com Trauma

Condição Médica	Modalidades de Investigação
Hemorragia maciça	Exame clínico TTE no leito – avaliar o estado de volume Escaneamento FAST – fonte abdominal
Pneumotórax hipertensivo	Exame clínico (percussão/traqueia) Ultrassom de pulmão
Tamponamento cardíaco	TTE (melhor com vista subcostal)
Contusão cardíaca severa	TTE

FAST, Avaliação enfocada com ultrassonografia para trauma; *TTE*, ecocardiograma transtorácico.

nicar suas preocupações de maneira construtiva.[8] O líder da equipe é muito importante e geralmente está ciente de informações das quais o seguidor pode não estar e, como tal, essas preocupações podem não ser a prioridade nesse momento.

MANEJO INTRAOPERATÓRIO

O espectro de pacientes que precisam ir para a sala cirúrgica para procedimentos cirúrgicos ou de intervenção como resultado de trauma é vasto. Ele abrange lesões de todos os níveis de magnitude em todos os órgãos e estruturas do corpo humano. Alguns são muito menores e simples, e outros envolvem órgãos específicos com implicações explícitas e tratamento. O último grupo consiste em ferimentos que ameaçam a vida em um ou vários órgãos e é o foco principal desta seção. Todos os conceitos atuais que devem ser aplicados ao paciente gravemente ferido e sangrando podem ser aplicados aos menos feridos em graus variados.

O paciente gravemente ferido e sangrando abundantemente geralmente apresenta choque hemodinâmico e precisa de intervenções de salvamento de vida. O diagnóstico diferencial de um paciente de trauma em choque consiste em hemorragia maciça, pneumotórax hipertensivo, tamponamento cardíaco e contusão cardíaca grave. As condições médicas subjacentes podem levar ao exagero do grau de choque (Tabela 42.2).

O manejo de pacientes gravemente feridos com hemorragia maciça pode ser dividido em três fases discretas. Essa distinção baseia-se em diferentes aspectos fisiológicos, uma abordagem variável e princípios de manejo. No início, na primeira fase, os pacientes sofrem de hemorragia não controlada. A segunda fase começa quando pelo menos o controle parcial da hemorragia foi alcançado. A terceira e última fase é alcançada quando a fisiologia do paciente começa a atingir valores normais (p.ex., pressão arterial). A separação nessas três fases leva em consideração os diferentes objetivos de tratamento para cada fase, além da velocidade variável e do pragmatismo da abordagem. Ela permite ao provedor analisar os objetivos específicos para determinada fase. Essas três fases existem em continuidade, e os limites são muito fluidos (Tabela 42.3).

Fase 1: Hemorragia não Controlada

A equipe médica tem apenas um objetivo para pacientes com trauma e hemorragia maciça que justificam procedimentos cirúrgicos emergentes na SC — parar o sangramento o mais rápido possível. Todos os envolvidos facilitam esse objetivo por todos os meios. Não há tempo para aguardar os resultados de estudos, solicitar testes adicionais ou consultar outros especialistas. O papel da equipe de anestesia é facilitar a realização da hemostasia o mais rápido possível. Pacientes com sangramento abundante que vêm para a SC, para ressuscitação e hemostasia apresentam um desafio aos anestesistas, que enfrentam uma situação muito agitada e dinâmica. Pessoal adicional pode ser muito útil, mas precisa ser gerenciado, idealmente de forma padronizada. Ter muitos membros da equipe pode ser um obstáculo e pode impedir que a equipe funcione de forma eficiente. A via aérea deve ser assegurada, e o paciente deve ser ventilado com oxigênio a 100%. Os detalhes e a consideração do manejo de via aérea podem ser encontrados na seção Manejo Inicial, no início deste capítulo, e no Capítulo 16. A maximização da fração inspirada de oxigênio (F_{IO_2}) restaura a entrega de oxigênio, até certo ponto, compensando a perda de hemoglobina por meio de um aumento da fração de oxigênio dissolvido. Outro protocolo institucional importante para se ter no local é o de transfusão maciça (PTM) (Capítulo 24). O PTM facilita a comunicação, otimiza o tempo de resposta do banco de sangue e minimiza os erros. Embora todos esses procedimentos sejam essenciais para cuidar desses pacientes, o principal suporte desta fase é a ressuscitação hemostática do paciente.

Historicamente, o anestesista utilizaria grandes volumes de cristaloides no início a fim de restaurar agressivamente o volume circulante e restaurar os valores normais da pressão sanguínea arterial. Isso pode levar a uma escalada direta na taxa de sangramento, aumentando o débito cardíaco, bem como ambas as pressões arterial e venosa. Essa prática

VI

Tabela 42.3	Fases de Ressuscitação Traumática Maior		
	Fase 1	**Fase 2**	**Fase 3**
Estado clínico	Hemorragia não controlada com risco de morte	Hemorragia em andamento — não imediatamente de ameaça de morte — controle cirúrgico parcial	Hemorragia controlada

Prioridades clínicas	• PARAR O SANGRAMENTO
	• Pedir AJUDA
	• Controlar a via aérea, F_{IO_2} 100%
	• Ressuscitação de controle de dano (RCD)
	  • PAS < 100 mm Hg
	  • PAM 50 a 60 mm Hg
	  • Considerar modificações se LCT, estenose de carótida, CAD
		• RESSUCITAÇÃO AJUSTADA
		• Colocar linhas de suporte (arterial/CVC)
		• Prevenir a hipotermia
		  • Sonda de temperatura esofageal
		  • Fluidos aquecidos
		  • Cobertores aquecedores (parte superior e inferior do corpo)
		  • Aumentar a temperatura da sala
			• RESTAURAR A FISIOLOGIA
			• Enchimento intravascular rápido
			• Aprofundamento gradual da anestesia
			  • Bólus de fentanila
			  • Anestésico volátil aumentado
			  • Linhas adicionais (cateter urinário, sonda nasogástrica)
			  • Comunicar-se com todos os membros da equipe e ICU

Produtos sanguíneos	• Ativar o protocolo de transfusão maciça (MTP) • Considerar produtos sanguíneos de emergência (não pareados) • Uso precoce • Empírico 1:1:1	• TEG/ROTEM para guiar os produtos de coagulação • ABG para guiar a transfusão de hemácias	• Apenas conforme necessário no teste • Desativar MTP quando apropriado
Cristaloides/coloides	• Uso com cuidado	• Uso para hipovolemia com coagulação/Hb normal • Usar lactato serial/BE para guiar as exigências de fluidos	• Tentar normalizar BE/lactato
Pontos especiais	• Considerar $CaCl_2$ 1g para cada três produtos sanguíneos • Acesso IV de grande calibre (> 16 G) ou CVC • Sistema de infusão rápida (p.ex., Belmont) • Evitar vasoconstritores	• Considerar salvamento celular • Propósito de repetir TEG/ROTEM/ABG a cada 30 minutos • Considerar TEE para casos difíceis	• Considerar infusões vasoativas, se necessário

ABG, gás sanguíneo arterial; *BE*, Excesso de base; *CAD*, doença de artéria coronariana; *CVC*, cateter venoso central; *ICU*, unidade de cuidado intensivo; *IV*, intravenoso; *PAM*, pressão arterial média; *MTP*, protocolo de transfusão maciça; *ROTEM*, tromboelastometria rotacional; *PAS*, pressão arterial sistólica; *LCT*, lesão cerebral traumática; *TEE*, ecocardiografia transesofágica; *TEG*, tromboelastografia.

abandonada também levaria a uma diluição de fatores de coagulação e hipotermia, aumentando ainda mais o sangramento. Ao longo dos últimos 10 a 15 anos, a ressuscitação inicial foi revolucionada, e o conceito mudou completamente.[9] O objetivo principal da ressuscitação inicial é manejar o máximo possível o paciente até que o sangramento possa ser interrompido. RCD é o termo usado para descrever o novo conceito[10] (Quadro 42.10).

Ressuscitação de Controle de Danos (Capítulo 24)

A hipotensão permissiva, o uso limitado de cristaloides e coloides e o uso precoce de produtos sanguíneos representam os pilares da RCD.[10]

A hipotensão permissiva visa utilizar a resposta fisiológica do corpo à hemorragia. As consequentes baixas pressões venosas e arteriais e a diminuição no débito cardíaco levam a uma redução na força de impulso por trás do sangramento. Ao mesmo tempo, os anestesistas podem aproveitar a resposta normal à perda de sangue: vasoconstrição em regiões não vitais e redirecionamento do fluxo sanguíneo para os órgãos mais importantes. O objetivo final é se beneficiar desse mecanismo compensatório pelo

Quadro 42.10 Princípios de Ressuscitação de Controle de Dano (RCD)
Hipotensão permissiva Parar o sangramento logo – pressão, angiografia, sala de cirurgia Uso precoce de produtos hemostáticos Minimizar o uso de cristaloides

maior tempo possível. Infelizmente, não há medidas diretas e precisas de quando esse mecanismo está em seus limites e a oxigenação dos órgãos vitais está começando a ser prejudicada. A pressão arterial sistólica (PAS, invasiva ou não invasiva) continua a servir como variável de substituição muito básica, embora não haja correlação confiável entre a PAS e a microcirculação de órgãos. Modelos animais de choque demonstram que a ressuscitação de 60% da linha de base da pressão arterial média (PAM) não reduz a perfusão regional orgânica em comparação com a ressuscitação normotensiva, mas a ressuscitação menos agressiva leva a uma diminuição da perda de sangue. Ao mesmo tempo, a perfusão cerebral não era diferente entre os dois grupos. Consequentemente, há algum consenso entre os especialistas para se tolerar a PAS entre 80 e 90 mm Hg em pacientes com hemorragia ativa até que a hemostasia seja alcançada, com ajuste à idade do paciente, condições médicas preexistentes e padrão de lesão. Por exemplo, em um extremo, está o paciente jovem e saudável com uma hemorragia abdominal maciça. Nesse caso, a PAS na faixa de 60 mm Hg pode ser tolerada por uma curta duração. Na outra extremidade do espectro, deve-se considerar a manutenção de PAS bem acima de 100 mm Hg para pacientes idosos com múltiplas condições médicas e traumatismo multissistêmico que envolva o cérebro. Essas medidas estão temporariamente vigentes até que a hemostasia seja alcançada ou a condição do paciente se deteriore ainda mais. No último caso, o volume intravascular deve ser restaurado.

No momento em que o paciente necessita de fluidos intravasculares adicionais, os cristaloides e os coloides devem ser limitados nessa fase inicial.[11] Caso contrário, o débito cardíaco e as pressões intravasculares aumentarão, assim como a taxa de sangramento; os fatores de coagulação serão continuamente consumidos em um esforço para coagular os locais de sangramento; e seus níveis plasmáticos diminuirão rapidamente. Todas essas condições afetarão negativamente a capacidade do paciente de sobreviver a um episódio de sangramento desastroso. Restaurar os sinais vitais para os valores normais trará um curto período de fisiologia melhor antes que a combinação desastrosa de uma taxa de sangramento aumentada e a rápida deterioração da capacidade de coagulação do paciente piorem significativamente a situação geral. Além disso, grandes volumes de cristaloides irão piorar a lesão de reperfusão e aumentar a resposta inflamatória. A administração de coloides sintéticos aumentará ainda mais a coagulopatia, prejudicando tanto a polimerização de fibrinogênio quanto a função das plaquetas.

Como resultado, o uso de cristaloides e coloides foi reduzido no cenário de hemorragia grave. Em vez disso, os produtos de sangue são os fluidos de escolha para a ressuscitação de pacientes com sangramento maciço (Capítulo 24). O concentrado de hemácias (CH), o plasma fresco congelado (PFC) e as plaquetas são os principais destaques para a ressuscitação inicial. Existem evidências que demonstram o uso pragmático e precoce desses produtos sanguíneos em uma relação fixa (ou seja, 1:1:1, CH:PFC:plaquetas).[12] O benefício de usar essa abordagem é que a capacidade de transporte de oxigênio é mantida ou restaurada com os CH, e a capacidade do paciente para formar coágulos é suportada com os fatores plasmáticos nos infiltrados de PFC e de plaquetas. Ao transfundir grandes quantidades dessa combinação de produtos sanguíneos, deve-se considerar a suplementação adicional de fibrinogênio na forma de crioprecipitado porque o fibrinogênio é um dos principais componentes da hemostasia. O crioprecipitado é gasto muito mais rápido do que pode ser novamente sintetizado pelo fígado em tais circunstâncias e, como resultado, o ácido tranexâmico, um antifibrinolítico, é administrado para prevenir a coagulopatia

em pacientes hipotensos gravemente feridos no início do seu curso (Figs. 42.2 e 42.3).[13,14] O papel dos vasopressores para o suporte hemodinâmico nesta fase continua a ser muito controverso. Eles geralmente devem ser evitados, porque em um estado já altamente hipovolêmico, a vasoconstrição adicional pode comprometer o fluxo sanguíneo para os órgãos vitais.

Acesso para Ressuscitação Intravascular

Para utilizar uma ressuscitação adequada em um paciente com sangramento grave, é necessário obter um acesso adequado ao sistema vascular do paciente. Todo paciente com traumatismo significativo ou mecanismo de trauma deve ter dois acessos venosos periféricos (AVP) de grande calibre colocadas. Eles devem ser de calibre 16 ou maior e de preferência inseridos nas extremidades superiores. A integridade e o tempo para o acesso venoso são de igual importância. É melhor obter rapidamente um AVP de calibre 18 de bom funcionamento do que perder um tempo valioso na obtenção de um AVP difícil de calibre 14.

As transfusões maciças prolongadas ou significativas em geral se beneficiam do acesso central de grande calibre. Classicamente, uma bainha introdutora de cateter de grande diâmetro (p.ex., 8,5F) é colocada ou na veia femoral, ou na jugular interna ou na subclávia. Se as circunstâncias o permitirem, isso é realizado guiado por ultrassom.

O acesso intraósseo (IO) é adequado como um acesso de primeira linha se o AVP for difícil ou demorado. Embora uma linha IO não possa ser usada para ressuscitação rápida de volume, ela pode servir como uma linha para administrar medicamentos. Com taxas de fluxo gerais melhores e a proximidade com o coração, a abordagem umeral é a localização preferível para uma linha IO em adultos.

O uso de um sistema moderno de infusão rápida é de importância primordial. O infusor rápido dá à equipe de anestesia a capacidade de fornecer grandes quantidades de produtos de sangue aquecidos de forma muito rápida e segura. Os sistemas de infusão rápida são muito potentes, o paciente e a situação clínica devem ser monitorados de perto para evitar a ressuscitação excessiva (Fig. 42.4).

Quando todas as medidas e técnicas mencionadas são adequadamente empregadas, a equipe de anestesia pode fornecer ao paciente e à equipe cirúrgica o valioso tempo extra necessário até que a hemostasia possa ser alcançada. Uma vez que o sangramento está quase sob controle, as prioridades e a velocidade da abordagem mudam, e a fase 2 da ressuscitação começa.

Fase 2: Hemorragia Controlada

Na fase 2, após os principais aspectos da fonte de sangramento terem sido controlados, a equipe de anestesia deve se concentrar em uma abordagem mais individualizada e adaptada. Dependendo da dinâmica de um determinado caso e do número e experiência dos anestesistas disponíveis, os itens da fase 2 podem ocorrer mais cedo e em paralelo com a fase 1.

VI

Diluição e perda de armazenamento reduzem a efetividade da terapia do produto de sangue de componente em comparação com o sangue total fresco.

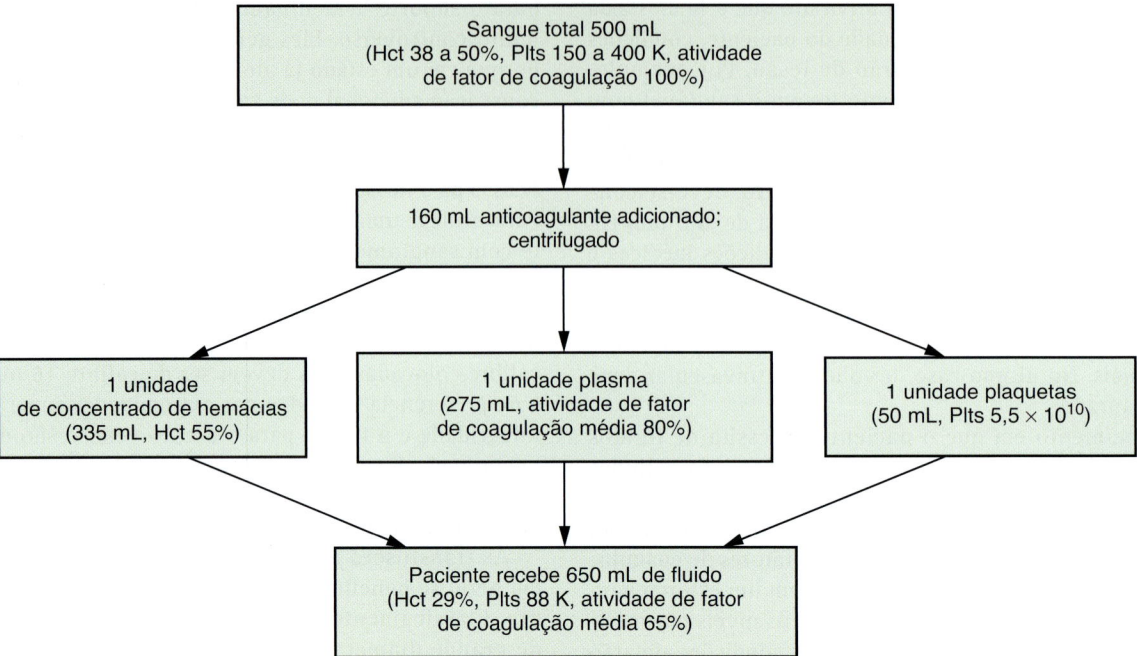

Fig. 42.2 Atividade do componente sanguíneo resultante após transfusão em comparação com sangue total. (Retirado de Dutton R. Haemostatic resuscitation. *Br J Anaesth.* 2012;109 (suppl 1):i39-i46.)

1°. refrigerador	4 unidades de CH 4 unidades de PFC
2°. refrigerador	4 unidades de CH 4 unidades de PFC 6 unidades de plaquetas (1 agrupado)
3°. refrigerador	Como o 1°
4°. refrigerador	Como o 2°
Repetir	Considerar adicionar crioprecipitado após o 4° refrigerador ou se fibrinogênio < 1

Fig. 42.3 Exemplo de um protocolo de transfusão maciça. *PFC,* Plasma congelado fresco; *CH,* Concentrado de hemácias.

O monitoramento invasivo deve começar neste ponto. A inserção nunca deve atrasar ou distrair a transfusão maciça, a colocação de linhas intravenosas e a hemostasia cirúrgica. Além disso, é tecnicamente muito mais fácil colocar uma linha arterial em um paciente devidamente ressuscitado.

Na fase 2, a dinâmica do caso fica mais lenta, o processo torna-se menos cego e as necessidades do paciente devem ser reanalisadas. Um suporte fundamental durante a fase 2 é a utilização do teste de análise rápida a beira do leito para orientar a ressuscitação.[15] Para isso, é preciso refletir sobre os principais objetivos fisiológicos da ressuscitação: garantir o fornecimento adequado de oxigênio e a função de coagulação. A entrega de oxigênio depende principalmente da capacidade de transporte de oxigênio e do enchimento intravascular normal. A primeira é medida pela concentração de hemoglobina (Hb) ou do hematócrito (Ht) no sangue do paciente. Dependendo da idade do paciente, da comorbidade e das lesões, valores de Ht entre 18 e 28% são o alvo. O estado do volume intravascular pode ser avaliado com uma combinação de pistas clínicas, tais como sinais vitais, débito urinário e, se aplicável, observação direta do coração do paciente e dos principais vasos. Em casos mais desafiadores (p.ex., suspeita de comorbidades cardíacas, contusões cardíacas, arritmias), um ecocardiograma transesofágico (ETE) pode quantificar ainda mais o volume intravascular.

Para avaliar melhor o estado de coagulação de um paciente, o clínico deve coletar informações dos quatro principais pilares do monitoramento da coagulação perioperatória: a história clínica do paciente, a apresentação clínica, os testes de coagulação padrão de laboratório e os testes de coagulação a beira do leito. Se for possível de se obter, o histórico médico do paciente pode fornecer informações sobre os medicamentos e as condições médicas relevantes para a coagulação. A apresentação clínica do fenótipo de sangramento é uma ferramenta simples, mas de coagulação laboratoriais padrão consistem em tempo de protrombina e proporção normalizada internacional (PT/INR), tempo de tromboplastina parcial ativada (aPPT), contagem de plaquetas e concentração de fibrinogênio. Esses testes trazem limitações significativas, tais como sensibilidade, especificidade, validade e pontualidade que os tornam praticamente inúteis no início dos cenários de transfusão maciça dinâmica (Capítulo 24).

Teste Viscoelástico

Ao longo da última década, os testes viscoelásticos de coagulação a beira do leito tornaram-se um suporte para avaliação oportuna das situações anteriormente descritas. A tromboelastografia (TEG) e a tromboelastometria rotacional (ROTEM) são as ferramentas padrão para avaliar a magnitude e a natureza do distúrbio de coagulação e ajudar a guiar as intervenções (Fig. 42.5). Ambos os dispositivos fornecem ao médico uma saída gráfica que pode orientar as intervenções pró-coagulantes. A leitura do TEG/ROTEM pode ser dividida em partes: (1) fase de formação do pré-coágulo, (2) fase de formação de coágulos e (3) fase de estabilidade de coágulo (Fig. 42.6). A primeira fase, a formação do pré-coágulo, começa com a adição de reagentes que desencadeiam a cascata de coagulação do plasma e ativam as plaquetas. Ela dura menos de 5 minutos e pode informar o anestesista sobre a cascata de coagulação. Se houver deficiências nessa fase, o concentrado de complexo de protrombina (PCC) e PFC podem ser administrados. A segunda fase começa com o início da formação do coágulo e termina quando a firmeza máxima do coágulo é atingida. Essa fase reflete a massa plaquetária funcional e a disponibilidade de fibrinogênio. Qualquer defeito na segunda fase pode ser corrigido com a transfusão de crioprecipitado, concentrado de fibrinogênio ou concentrado de plaquetas. A terceira e última fase reflete a estabilidade do coágulo, permitindo que a fibrinólise seja detectada e quantificada. Quando identificado, ele pode ser efetivamente tratado com um produto antifibrinolítico.

Com as informações dos quatro pilares de monitoramento da coagulação, o tratamento pode ser ajustado usando uma abordagem guiada por metas e algoritmos predefinidos. Esta abordagem também deve levar em conta que qualquer terapia pró-coagulante sempre deve ser usada com cautela. Uma coagulopatia nunca deve ser corrigida excessivamente; caso contrário, o risco de eventos tromboembólicos graves pode aumentar (Fig. 42.7).

Após a hemorragia ter sido controlada, deve-se obter análises frequentes de gases no sangue arterial porque elas ajudam a orientar as transfusões de CH bem como os ajustes na ventilação para as necessidades do paciente. Além disso, os distúrbios hidroeletrolíticos (p.ex., hipocalcemia e hipercalemia) ocorrem frequentemente e justificam o tratamento.

Durante a ressuscitação, a hipotermia deve ser prevenida. Isso é conseguido apenas administrando-se fluidos aquecidos, aumentando a temperatura ambiente e usando aquecedores de ar forçado. A inserção de uma sonda de temperatura esofágica ajuda o clínico a monitorar o sucesso

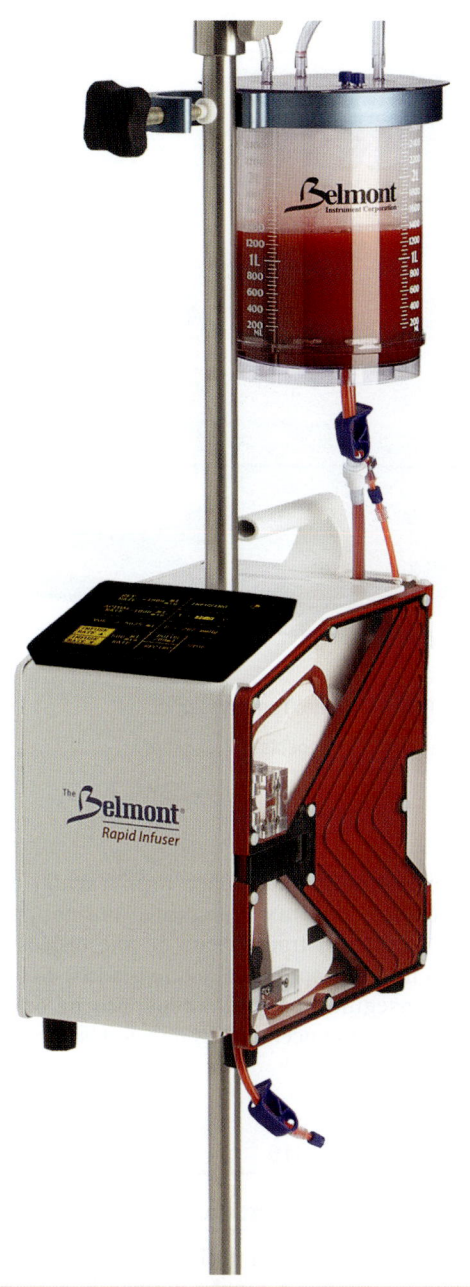

Fig. 42.4 O infusor rápido Belmont. (Cortesia de Belmont Instrument Corporation, Billerica, MA.)

crítica para a existência e o diagnóstico diferencial de coagulopatia. Qualquer teste de coagulação anormal deve ser correlacionado com a apresentação clínica. Sem qualquer sangramento difuso clinicamente relevante, não deve ser iniciada nenhuma terapia pró-coagulante, pois ela pode aumentar o risco de trombose. O quadro clínico também pode ajudar a diferenciar entre uma origem cirúrgica ou não cirúrgica do sangramento. O sangramento não cirúrgico apresenta-se com um padrão difuso e mais disseminado e deve ser abordado corrigindo-se as anormalidades da coagulação. Em contrapartida, o sangramento cirúrgico tem de ser controlado por hemostasia mecânica. Os testes

VI

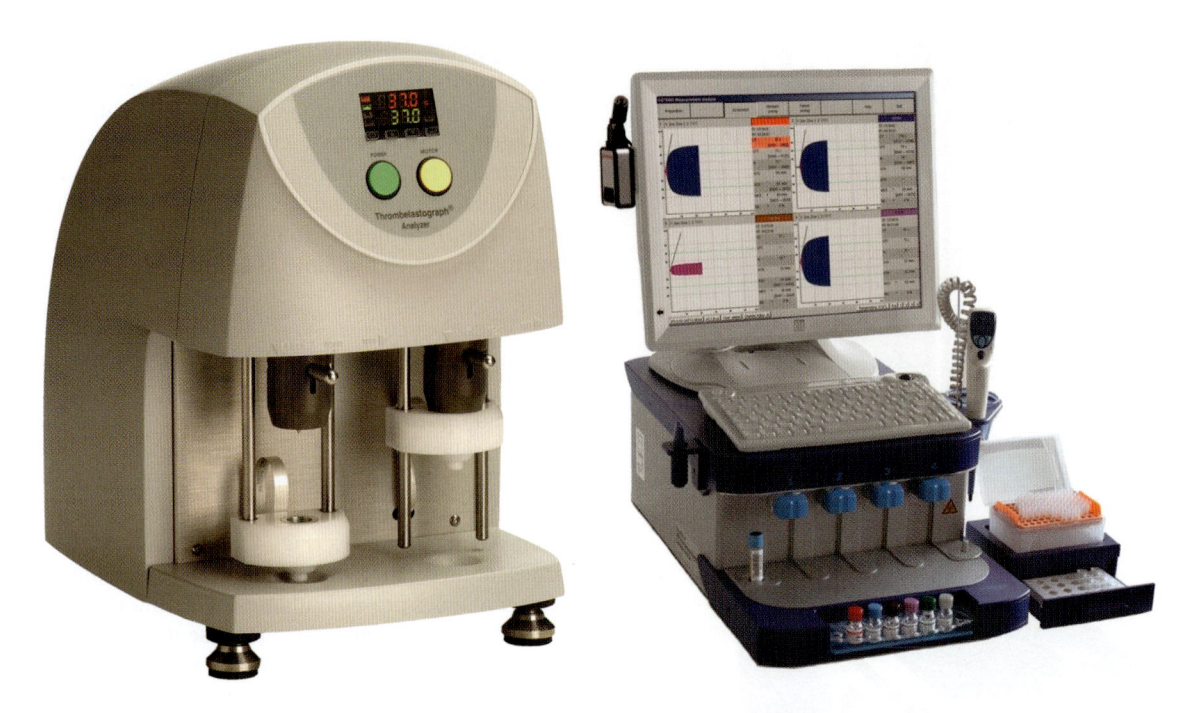

TEG 5000, Haemoneics Corp.   ROTEM Delta, Tem Systems

Fig. 42.5 Ferramentas para teste de coagulação de ponto de cuidado viscoelástico. *Esquerda*, Tromboelastógrafo (TEG). *Direita*, Tromboelastometria rotacional (ROTEM).

dessas intervenções e serve de lembrete para tentar atingir a normotermia.

Fase 3: Restauração da Fisiologia

A terceira e última fase de ressuscitação inclui o ajuste fino e a restauração da fisiologia do paciente. Isso deve ocorrer quando a hemostasia cirúrgica estiver completa e a dinâmica da ressuscitação estiver sob controle. Os princípios da RCD não se aplicam mais, pois o potencial de danos pode superar os benefícios. O volume intravascular é reabastecido durante esta fase. Dispositivos adicionais de monitoramento do débito cardíaco podem ajudar a orientar esse processo. Se ainda não for alcançado, o inalatório deve ser aumentado de modo incremental até um nível próximo de 1 concentração alveolar mínima (MAC) (Capítulo 7). Neste ponto, infusões vasoativas de baixa dose podem ser consideradas como neutralizando a vasodilatação induzida por anestesia. Elas não devem ser usadas para compensar a ressuscitação do volume intravascular inadequado. A análise a beira leito contínua em série é útil para determinar o sucesso da ressuscitação. Os níveis normais de lactato sérico e de déficit de base são indicadores excelentes para este objetivo.

Anestésicos

Exceto pela hemorragia mais descontrolada, é muito importante usar uma abordagem gradual para restaurar níveis anestésicos adequados usando-se valores de pressão arterial como um guia. Esse conceito vai de mãos dadas com o preenchimento rápido do espaço intravascular e permite a restauração de um fluxo sanguíneo normal para todos os tecidos. A administração lenta de anestésicos deve ser iniciada na fase 2. O aprofundamento gradual do anestésico pode ser conseguido por bólus repetidos de opioides ou aumentando-se as concentrações de anestésicos inalatórios de forma proporcional.[16]

GRUPOS ESPECIAIS

Lesão Cerebral Traumática

A lesão cerebral traumática (LCT) é definida como lesão na cabeça que interrompe a função normal do cérebro (Capítulo 30). Mais de 15 milhões de pessoas são atendidas em departamentos de emergência para LCT a cada ano, e constituem 30% das mortes por trauma nos Estados Unidos.[17] Os efeitos a longo prazo da LCT podem levar a comprometimento cognitivo e funcional, incapacidade e uma redução geral da qualidade da vida.

A lesão neurológica primária é irreversível, ocorrendo no momento da lesão e causando danos neuronais imediatos. A magnitude da lesão primária é um fator prognóstico significativo de LCT. A lesão secundária é a lesão subsequente ao cérebro após a lesão primária ocorrer. As causas comuns de lesão secundária incluem hipertensão intracraniana, hipotensão, hipóxia, hipertermia, coagulopatia, hiperglicemia ou hipoglicemia e acidose. O foco do manejo de LCT para o anestesista é limitar a lesão secundária no

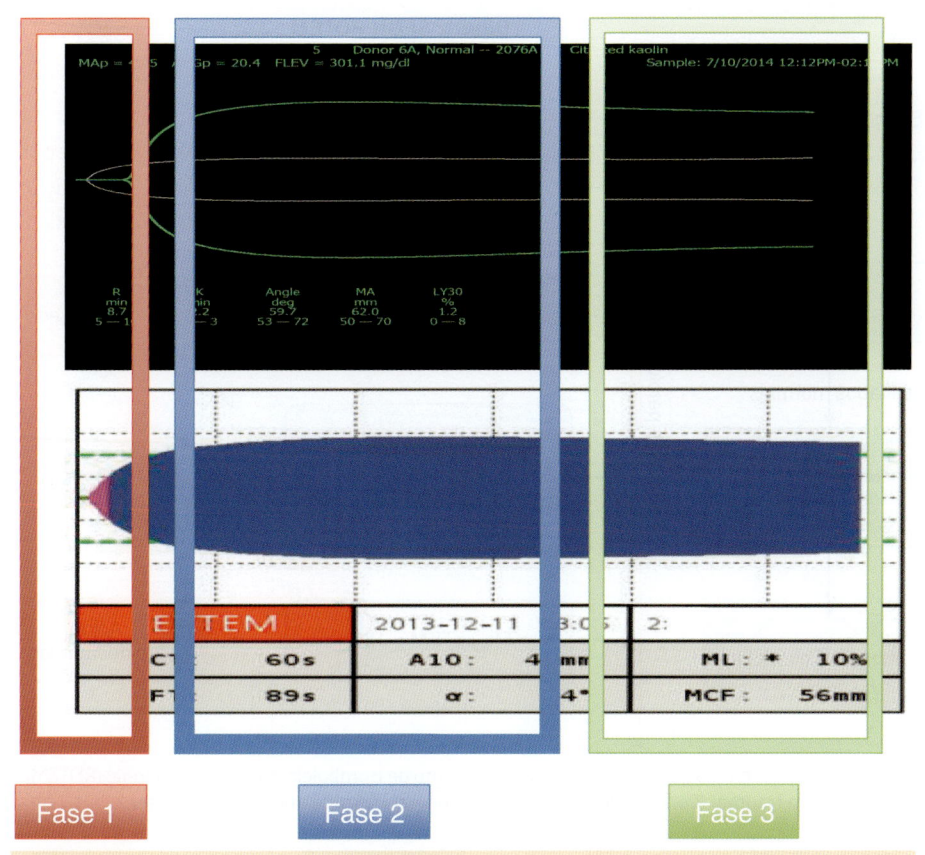

Fig. 42.6 Três fases de testes viscoelásticos: fase 1 (pré-coágulo), fase 2 (formação) e fase 3 (estabilidade). O traçado de TEG no painel superior e o traçado de ROTEM no painel inferior. *ROTEM*, Tromboelastometria rotacional; *TEG*, tromboelastógrafo.

período perioperatório a fim de melhorar os resultados neurológicos.

As manifestações neurológicas da LCT dependem em grande parte do mecanismo, da gravidade e do tipo de lesão que ocorreu. Os tipos de lesões incluem fraturas do crânio; hematomas intracerebrais, subdurais e peridurais; contusões hemorrágicas e lesões axonais difusas. Essas lesões podem ser focais ou difusas. A ECG é bastante usada para avaliar inicialmente e classificar os pacientes com LCT, embora a intoxicação iatrogênica e outros fatores possam algumas vezes levar a erros de classificação. O escore da ECG deve ser relatado para cada um dos três componentes (visual, verbal e motor) separadamente. Os componentes que não podem ser testados da ECG devem ser documentados. A tomografia computadorizada precoce é crítica na delimitação do tipo e da extensão das lesões.

Como outros pacientes de trauma, a avaliação inicial começa com ATLS. Uma via aérea definitiva precoce deve ser estabelecida em um paciente de LCT que não tenha a capacidade de manter uma via aérea patente devido à perda de reflexos e não pode oxigenar ou respirar de forma adequada. Esses fatores geralmente estão relacionados com um escore de ECG piorado, de 8 ou menos, ou com outras lesões concorrentes. As vias aéreas nasais (e sondas nasogástricas) devem ser evitadas, se possível, em pacientes com LCT com fraturas faciais ou suspeitas de fraturas de base do crânio pelo risco de inserção intracraniana. Outras indicações para intubação da traqueia de pacientes com LCT incluem sinais de hipertensão intracraniana ou atividade convulsiva incontrolável. Proteger a via aérea deve sempre ser considerado antes do transporte se o estado mental do paciente e o escore de ECG estiverem piorando.

Muitas das mesmas considerações a outros pacientes de trauma devem ser feitas ao intubar a traqueia de um paciente de LCT, tais como jejum inadequado, hipóxia, estado de volume intravascular incerto e lesão presumida da coluna cervical em trauma contuso. Cerca de 4% a 8% dos pacientes com LCT moderada a grave apresentam lesão de coluna cervical simultaneamente, com maior risco de lesões cervicais altas e lesões mecanicamente instáveis.[18] O anestesista deve dar atenção especial à integridade da coluna cervical. Os colares cervicais devem ser abertos, e a estabilização mecânica em linha deve ser realizada por alguém experiente durante uma indução anestésica com sequência rápida e intubação traqueal. Fatores adicionais, tais como aumento da pressão intra-craniana (PIC) ou hérnia pendente, lesões concomitantes

VI

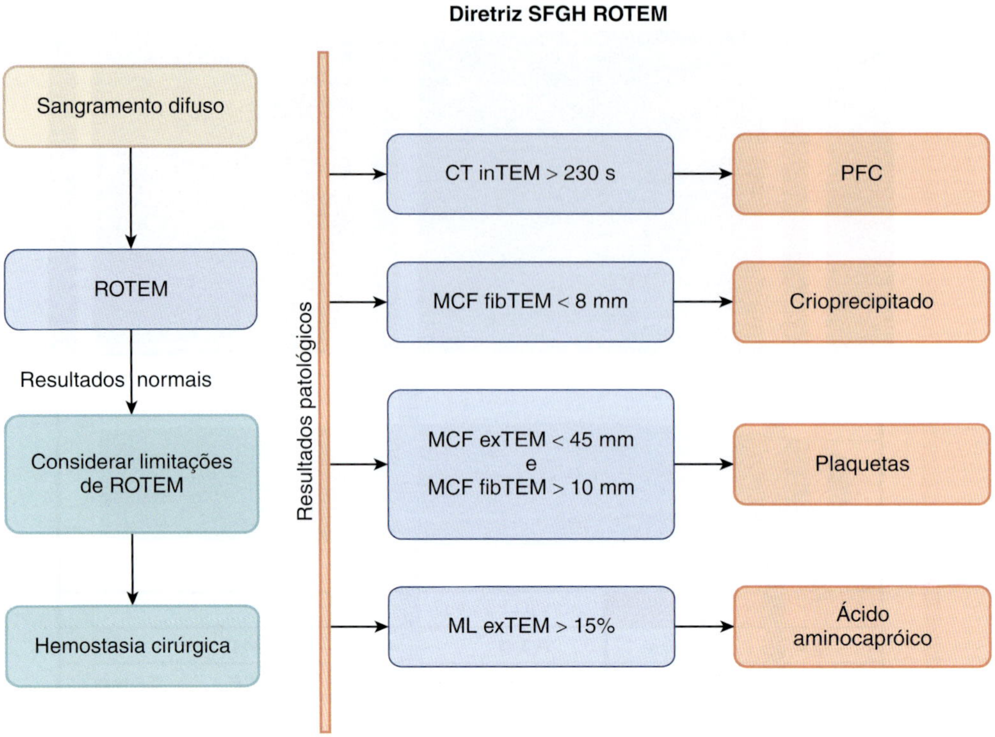

Diretriz SFGH ROTEM

Fig. 42.7 Um exemplo de um algoritmo de tratamento de trombolelastometria rotacional (ROTEM) para uso em trauma. (Cortesia de San Francisco General Hospital and Trauma Center.)

das vias aéreas, pacientes não cooperativos e combatividade também devem ser considerados. Não está claro se a videolaringoscopia (p. ex., GlideScope) é superior ou não à intubação em comparação com a laringoscopia convencional. A videolaringoscopia (GlideScope) pode produzir um movimento levemente menor da coluna cervical e obter uma melhor visualização da glote ao custo de um tempo ligeiramente mais longo para a intubação endotraqueal nas mãos de um laringoscopista experiente.[19,20] A seleção do método de intubação deve se basear na velocidade do estabelecimento de uma via aérea definitiva e na experiência do laringoscopista.

O uso de anestésicos deve se concentrar na estabilidade hemodinâmica para manter a pressão de perfusão cerebral (PPC). O propofol e o etomidato são comumente selecionados para a redução do fluxo sanguíneo cerebral (FSC), ligada a uma redução na taxa metabólica cerebral de oxigênio (TMCO$_2$). Embora tradicionalmente controverso, o uso de cetamina nessa população não levou a aumentos na PIC ou a piores prognósticos.[21] Os fármacos bloqueadores neuromusculares não despolarizantes não têm efeito significativo na hemodinâmica cerebral. Em teoria, a succinilcolina pode aumentar a PIC, mas esse efeito não demonstrou ser clinicamente significativo e pode ser atenuado com uma dose de defasciculação de um fármaco não despolarizante (Capítulo 11).

O manejo cirúrgico de emergência às vezes pode ser indicado após a realização da imagem. Os anestésicos volá-

teis podem aumentar o FSC enquanto diminuem a TMCO$_2$, conhecido como "desacoplamento". O FSC aumentado não ocorre até após 0,5 MAC e mais de 1 MAC para sevoflurano. Se forem utilizados anestésicos voláteis, deve-se utilizar menos de 1 MAC, com preferência pelo sevoflurano. A anestesia intravenosa total (TIVA) pode ser preferida porque diminui a PIC, mas geralmente é menos titulável durante a hipotensão súbita e profunda que pode ocorrer junto com a descompressão dural. Embora existam dados para os efeitos de anestésicos voláteis e TIVA na hemodinâmica cerebral, não existem estudos de prognósticos prospectivos definitivos. Um estudo retrospectivo na LCT relacionada com combate não mostrou diferença significativa entre os resultados neurológicos na alta ao comparar as duas estratégias anestésicas.[22]

O paciente geralmente é colocado na posição Trendelenburger reversa de cerca de 30 graus durante o procedimento para facilitar a drenagem venosa. O acesso intravenoso calibroso é necessário para a administração intraoperatória de fluidos. Deve ser verificada a disponibilidade de sangue para a transfusão. A cirurgia para fraturas de crânio por afundamento, localizadas perto dos seios venosos está particularmente em risco intenso de hemorragia maciça. A coagulopatia pode ser verificada com um painel de coagulação laboratorial tradicional ou pelo teste viscoelastométrico. Uma linha arterial deve ser inserida para o monitoramento da pressão arterial contínua e retirada seriada do sangue para análises laboratoriais. As diretrizes da Brain Trauma Foundation devem ser seguidas ao longo do período perioperatório.[23] A hipotensão deve ser prontamente tratada para manter uma PPC de 50 a 70 mm Hg. A administração de fluidos intravasculares – a ressuscitação é geralmente necessária para alcançar a euvolemia, em especial após a administração de manitol. Em geral, o cristaloide isotônico é preferido. O uso de albumina pode aumentar o risco de mortalidade na ressuscitação de pacientes em terapia intensiva com lesão cerebral, quando comparado com cristaloide.[24] A hipoxemia deve ser evitada. Deve-se ter atenção com a pressão de pico inspiratória e a pressão positiva expiratória final para evitar a obstrução da drenagem venosa cerebral. A hiperventilação não é recomendada nas primeiras 24 horas da lesão, a menos que seja para tratar herniação iminente. Recomendam-se a administração profilática de manitol e a administração de anticonvulsivante. A glicose deve ser monitorada regularmente. A hiperglicemia e a hipoglicemia devem ser tratadas para evitar a exacerbação da lesão secundária. As recomendações gerais são tratar níveis de glicose no sangue acima de 180 mg/dL. Mais importante ainda, a comunicação estreita com a equipe de cirurgia deve ser mantida antes da descompressão e abertura dural.

Sistemicamente, a PIC elevada pode desencadear uma atividade simpática intensa para manter a PPC. Isso é conhecido como reflexo de Cushing. A liberação de catecolaminas e o aumento da resistência vascular sistêmica podem mascarar a depleção do volume intravascular. A hipotensão repentina e profunda às vezes pode ocorrer após a descompressão e a normalização da PIC, em especial naqueles que não são adequadamente ressuscitados. Os medicamentos anestésicos devem ser reduzidos aos poucos, e os vasopressores e inotrópicos devem estar disponíveis para a infusão antes da descompressão maior. O sangue deve estar imediatamente disponível para sangramento súbito e abrupto.

A decisão de deixar a traqueia intubada ou extubá-la deve ser discutida com o cirurgião. Muitos pacientes com LCT continuam intubados traquealmente por causa dos riscos de hipoventilação pós-operatória, hipóxia, depressão do nível de consciência, outras lesões associadas e a necessidade de mais estudos ou terapias diagnósticas. Esses pacientes devem ser transportados com monitoramento completo. A sedação e um ventilador de transporte podem ser necessários se o paciente continuar intubado. Para o transporte de pacientes com LCT, baixa dose de relaxante muscular pode ser considerado para reduzir episódios de agitação, movimentos bruscos ou tosse. O uso de relaxamento muscular em alta dose no final do procedimento ou para o transporte pode atrasar o exame neurológico pós-operatório e não é recomendado. As variáveis da LCT devem continuar durante todo o período perioperatório imediato.

Lesão da Medula Espinhal

A lesão da medula espinhal (LME) ocorre quando o trauma agudo interrompe a função sensorial, motora ou autonô-

mica normal. Estima-se que haja 12.500 casos novos por ano nos Estados Unidos, com mais de 200.000 pessoas que vivem atualmente com LME.[25] As causas mais comuns de lesão são acidentes em veículos motorizados, quedas e agressões.

A apresentação da LME depende, em grande parte do nível, da extensão e da gravidade em que a lesão ocorre. Uma lesão pode ser descrita como "completa" se o paciente não tiver função motora ou sensitiva abaixo do nível de lesão. As LME incompletas descrevem lesões parciais na medula que resultam em graus variáveis de função sensitiva e motora residual. A classificação da American Spinal Injury Association (ASIA) é a escala de comprometimento preferencial para descrever os achados de exames neurológicos.

As precauções de medula espinhal devem ser realizadas de imediato quando se suspeita de uma lesão, incluindo um colar cervical e precauções de rolamento rigorosas sempre que se transportam ou movimentam pacientes. A adequação da ventilação e oxigenação deve ser avaliada rapidamente. Lesões na coluna cervical, em especial aquelas com lesões completas, podem resultar em comprometimento e fraqueza diafragmáticas. Isso leva à diminuição da capacidade vital e à incapacidade de tosse e eliminação de secreções. A lesão pulmonar simultânea associada a trauma ou doença pulmonar crônica pode agravar a capacidade do paciente em ventilar e oxigenar. Sinais de ventilação inadequada podem incluir respiração rápida, curta, aumento do trabalho respiratório e movimento abdominal paradoxal. Esses sinais podem aparecer com lesões torácicas e lombares altas que afetam os músculos intercostais e abdominais. A via aérea deve ser mantida com um tubo endotraqueal de forma semelhante à utilizada com pacientes com LCT. Até 16% dos pacientes internados com LME são diagnosticados com TCE concomitante. Nessa população com diagnósticos simultâneos, a coluna cervical foi mais frequentemente lesada.[26] A succinilcolina pode ser usada para fornecer bloqueio neuromuscular seguro em um paciente com LME nas primeiras 24 horas de lesão. Todavia, ela deve ser evitada após 48 horas de lesão, devido ao risco de hipercalemia grave que pode resultar após sua administração. Resposta bradicárdica exagerada e hipotensão foram relatadas com laringoscopia direta e intubação traqueal de pacientes com lesões cervicais ou torácicas altas.

Durante a fase aguda, as LME torácicas altas (geralmente T4 e acima) e cervicais podem resultar em bradiarritmia significativa e bloqueio atrioventricular (bloqueio AV) devido à lesão das fibras simpáticas cardioaceleradoras levando à inervação parassimpática sem oposição. O bloqueio simpático também pode levar a vasodilatação sistêmica e causar hipotensão grave. Além dos achados motores e sensitivos abaixo do nível de lesão, essa constelação fisiológica foi chamada de "choque espinhal". O tratamento é de suporte e inclui a administração de fluidos isotônicos, vasopressores e inotrópicos. Deve-se ter cuidado para não ressuscitar o paciente em excesso com fluidos por via intravenosa, pois

VI

isso pode levar a edema pulmonar após o choque espinhal ter sido resolvido.

A PAM deve ser mantida em 85 a 90 mm Hg para pacientes com LME a fim de manter uma perfusão adequada da medula espinhal, a menos que seja contraindicada por lesões concomitantes. A administração de metilprednisolona não é mais recomendada pela Sociedade Americana de Neurocirurgiões, pois há evidências de que os esteroides em grande dose estão associados principalmente a efeitos negativos, incluindo morte.[27]

Queimaduras

As queimaduras maiores podem ocorrer isoladamente ou em combinação com outras formas de lesão traumática. Elas podem resultar em uma rápida deterioração. O gerenciamento organizado e sistemático do trauma avançado é primordial. Além disso, existem algumas considerações especiais para pacientes com queimaduras. Esta seção abordará algumas das questões no manejo imediato de um paciente com queimadura aguda maior. Esta seção não aborda questões que surgem mais tarde no manuseio ou cuidados intraoperatórios.

Gravidade da Queimadura

As queimaduras são classificadas com base na sua gravidade como queimaduras superficiais, de espessura parcial ou de espessura total:

Superficial – esta queimadura afeta apenas a epiderme (p. ex., queimaduras solares). Ela não requer nenhum tratamento específico além dos primeiros socorros. As queimaduras superficiais não são incluídas no cálculo da porcentagem da área de superfície corporal (SCQ%) afetada.

Espessura parcial – Esta queimadura envolve toda a epiderme e parte da derme. Ela pode ainda ser dividida em dérmica superficial, mesodérmica e dérmica profunda. Conforme estas queimaduras destroem mais a derme e a vascularização elas mudam de aparência; a dor varia de mínima a extrema; a cor pode ser vermelha a pálida/branca; e os exsudados podem ser bastante fluidos a relativamente secos. Muitas vezes, há bolhas, e estas podem exigir tratamento cirúrgico.

Espessura total – Esta queimadura envolve a destruição completa de toda a epiderme e derme. Ela é branca, insensível e tem uma aparência de cera ou semelhante a couro. Este tipo de pele é chamado de *escara*.

Estimando a Área de Superfície Corporal Queimada

O tratamento futuro de um paciente e a necessidade de transferência para centros terciários baseiam-se na porcentagem de área de superfície corporal afetada por queimaduras. A regra dos nove é útil para queimaduras localizadas em uma determinada parte do corpo, embora a superfície palmar do paciente seja considerada aproximadamente 1% da SCQ total; esse método subestima a população obesa (Fig. 42.8).

Tipos de Queimaduras: Química, Elétrica e Térmica

A maior prioridade no tratamento da queimadura é interromper o processo de queimadura. O método mais apropriado para isso depende do que a causou. Remover qualquer roupa que possa ser removida facilmente. Irrigar cuidadosamente a área com água corrente. Isso pode demorar várias horas com algumas queimaduras químicas.

Queimaduras Químicas: Considerações Especiais

Tente evitar que o fluido de irrigação atinja a pele não afetada. Continuar a irrigação até que o pH da pele ou o pH do fluido seja neutro (usar papel de litmo). NÃO usar água para queimaduras de metais elementares (lítio, magnésio, potássio, sódio) pois eles reagem com a água, agravando a queimadura; usar óleo mineral.

Queimaduras Elétricas: Considerações Especiais

Procurar pontos de entrada e saída porque a lesão ocorreu ao longo dessa trajetória. Cuidado com os danos musculares subjacentes; existe o risco de síndrome compartimental e rabdomiólise. Há uma necessidade de líquido ligeiramente aumentada.

Queimaduras Térmicas: Considerações Especiais

Remover a fonte de calor o mais rápido possível (p. ex., roupas queimando). Continuar a irrigação prolongada com fluido frio, mas cuidado com a hipotermia. Desconfiar de lesões associadas (inalação, outras formas de trauma).

Manejo de Fluidos Intravasculares

O manejo de fluidos é uma pedra angular importante do tratamento moderno de queimaduras; contudo, ainda existe controvérsia sobre a quantidade correta de fluido a ser fornecido e os pontos finais apropriados a serem monitorados. Há um reconhecimento crescente dos efeitos adversos da ressuscitação por fluido intravenoso excessivo e do aumento do risco de precipitação da síndrome da angústia respiratória aguda (SARA) 3 a 5 dias após a lesão.

São utilizadas múltiplas fórmulas para estimar os requisitos de ressuscitação por fluidos (Capítulo 23). A maioria foi desenvolvida cerca de 30 a 40 anos atrás. Uma das mais comuns é a fórmula de Parkland modificada: 4 mL/kg/% de queimadura (adultos) ao longo das primeiras 24 horas após a lesão por queimadura.

Apenas o fluido cristaloide é usado nas primeiras 24 horas, pois a quantidade de extravasamento de proteína no espaço intersticial é considerada maior durante esse período, tornando os coloides ineficazes. O fluido mais usado é uma solução de sal equilibrada, tal como solução de Ringer lactato ou Plasma-Lyte.

Vias Aéreas (Capítulo 16)

As queimaduras são caracterizadas por eritema e início rápido do edema nos tecidos afetados. Quando isso acontece na via aérea superior, o inchaço pode resultar em obstrução total da via aérea e morte. Como consequência, é importante manter um alto nível de atenção para as queimaduras que afetam a via aérea e tomar medidas para intubação precoce, antes que o edema torne isso impossível. Alguns sinais de alerta são apresentados no Quadro 42.11. Considerar a inserção de um tubo endotraqueal de 0,5 a 1 mm de diâmetro interno inferior ao que normalmente seria usado para permitir o edema esperado.

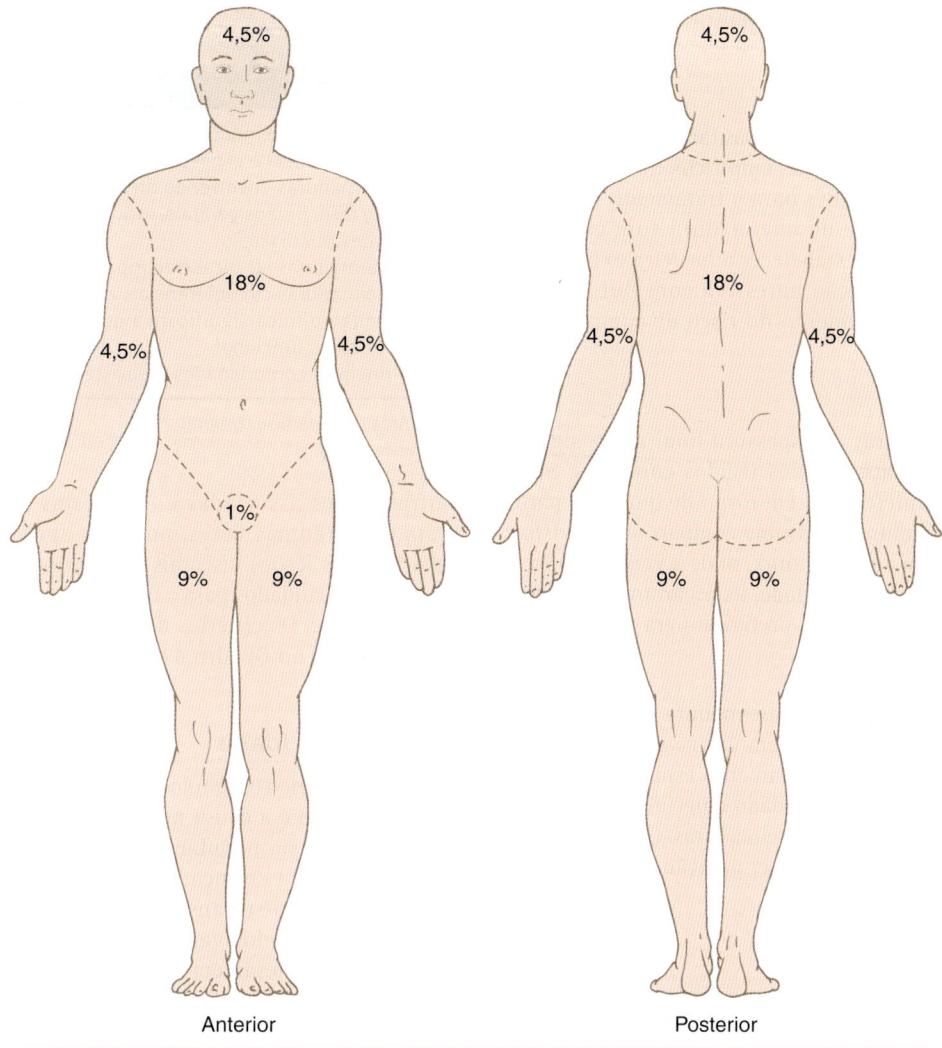

Anterior   Posterior

Fig. 42.8 A regra dos nove – usada para calcular queimaduras de %SCQ (área de superfície corporal).

Dor (Capítulo 40)

Dependendo da gravidade da queimadura, a dor pode ser um problema importante. A analgesia deve ser fornecida a todos os pacientes conforme necessário. Um regime baseado em opiáceos com a adição de cetamina, se necessário, geralmente dá alívio suficiente para a maioria dos pacientes. Por causa da natureza prolongada e da quantidade significativa de dor associada ao tratamento de queimaduras, esses pacientes correm um risco intenso de desenvolver tolerância ao opiáceo. A consulta em um serviço especializado em dor deve ser procurada no início da recuperação.

Inalação

Além da lesão de queimadura em si, os produtos de combustão podem produzir gases que são tóxicos ao corpo humano. O mais comum é o monóxido de carbono (CO). O CO tem uma afinidade de ligação muito maior com a hemoglobina em comparação com o oxigênio. Assim, a intoxicação por CO pode resultar em uma redução sig-

> **Quadro 42.11** Sinais de Queimaduras de Vias Aéreas Potenciais
>
> - Escarro carbonoso
> - Estridor
> - Mudanças de voz
> - Queimaduras faciais
> - Lesões explosivas envolvendo parte superior do torso/cabeça
> - Aprisionamento prolongado no fogo

nificativa da capacidade de transporte de oxigênio do sangue. A única maneira de detectar a intoxicação por CO é pela CO-oximetria realizada em uma amostra de gás sanguíneo. Os monitores de oximetria de pulso padrão são incapazes de detectar a intoxicação por CO e lerão um valor normal, mesmo na presença de hipoxemia profunda nos tecidos. A aplicação de oxigênio de alta concentração reduz significativamente a meia-vida do CO no sangue, e qualquer paciente com suspeita de inalação de CO deve receber oxigênio de alta concentração como medida inicial.

Infecção

A infecção é uma das principais causas tardias de morbidade e morte. Embora os antibióticos empíricos que abordem a flora da pele sejam suficientes para o tratamento imediato, a cobertura da superfície de queimadura com curativos estéreis é essencial para restabelecer a barreira externa aos organismos. A ressuscitação agressiva com fluidos também está associada ao aumento do risco de complicações infecciosas.

Escarotomias

A escara de queimaduras de espessura total reduz significativamente a complacência dos tecidos corporais. Se as escaras forem circunferenciais em torno de qualquer parte, isso pode resultar em uma síndrome compartimental. Isto é mais preocupante em volta do tórax, onde a ventilação pode ser impedida. Nessa eventualidade, as escarotomias podem precisar ser realizadas. O local preferido para as incisões é delineado na Figura 42.9.

Transferência de Pacientes com Queimadura

Em geral, a maioria dos locais tem um centro ou unidade de queimaduras que oferece tratamento especializado para vítimas de queimaduras. Esse cuidado especializado melhora os prognósticos das vítimas de queimaduras. Quando se trata de transferir o paciente, deve-se ter atenção com quaisquer

> **Quadro 42.12** Critérios para Transferência de Pacientes para um Centro de Queimadura Terciário (American Burn Association)
>
> - > 10% de queimaduras parciais de SCQ total
> - Queimaduras de espessura total em qualquer grupo etário
> - Queimaduras envolvendo áreas sensíveis (mãos, pés, períneo, face, órgãos genitais, articulações principais)
> - Lesões por inalação
> - Queimaduras elétricas/relâmpago
> - Queimaduras circunferenciais em membros ou torso
> - Queda química significativa que arrisca o resultado cosmético ou funcional
> - Principais comorbidades preexistentes

SCQ, Área de superfície corporal.

outras lesões associadas e onde estas podem ser melhor tratadas. Algumas vezes, pode ser apropriado estabilizar as principais lesões viscerais no centro de trauma antes de transferir os cuidados para a unidade de queimadura em uma fase posterior. Os critérios de transferência mais utilizados estão listados no Quadro 42.12.

Extremos de Idade

Trauma Pediátrico (Capítulo 34)

O traumatismo é a causa mais comum de morbidade maior e mortalidade na população pediátrica (Quadro 42.13). A chegada de uma criança lesionada em um hospital geralmente é uma fonte de ansiedade para a maioria dos clínicos. Ao oferecer cuidado avançado de trauma de alta qualidade, o fardo de uma lesão em criança pode ser diminuído, e um desfecho melhor pode ser alcançado.

Esta seção apresentará uma breve visão geral de algumas das questões que são exclusivas do trauma no paciente pediátrico (Quadro 42-14). Fundamentalmente, os princípios do *ATLS* formam a base do tratamento do paciente pediátrico.

Considerações Especiais

Lesão não Acidental

Este diagnóstico diferencial sempre deve ser considerado em lesão pediátrica. A maioria das jurisdições tem relatórios obrigatórios para abuso infantil. Os sinais de alarme incluem o seguinte:

- Padrão de lesão inconsistente com os marcos do desenvolvimento (p.ex., um filho de 2 meses que rola da mesa na troca de fraldas)
- Lesões múltiplas (especialmente se estas parecem ter sido infligidas durante um período de tempo)
- Apresentações frequentes
- História inconsistente do incidente

Fisiologia pediátrica

As crianças são capazes de mascarar comprometimentos hemodinâmicos significativos por causa de sua fisiologia robusta. Há também fatores de confusão para sinais tais como taquicardia, dor e uma resposta de medo ou estresse. Deve-se ter cuidado com a deterioração rápida, uma vez alcançado o limite compensatório.

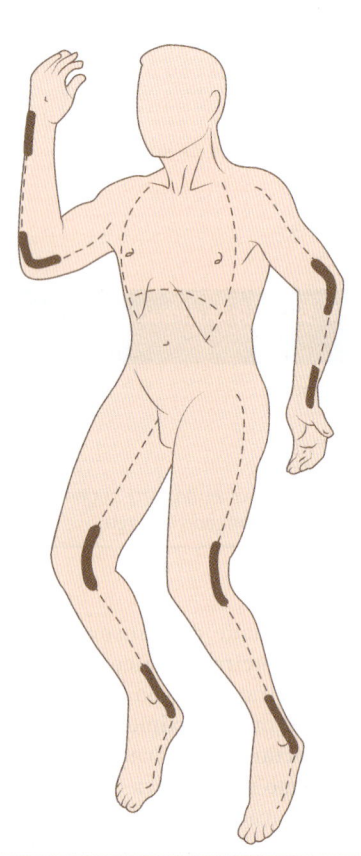

Fig. 42.9 Localizações para incisões de escaratomia.

Quadro 42.13 Lesões Comuns em Pediatria

- Fraturas simples – quedas de altura/equipamentos de jogo, esportes
- Pedestre *versus* carro – mais lesões no peito/cabeça – especialmente com SUV
- Mais lesões viscerais maiores sem fraturas sobrepostas

Quadro 42.15 Estimativas de Volume de Sangue

- Neonato prematuro – 95 mL/kg
- Neonato a termo – 85 mL/kg
- Lactente – 80 mL/kg
- Adulto (sexo masculino) – 75 mL/kg
- Adulto (sexo feminino) – 65 mL/kg

Quadro 42.14 Pontos-Chave – Trauma Pediátrico

- Descompensação fisiológica tardia
- Potencial para acesso intravenoso difícil — considere a linha intraóssea
- Procurar por lesão não acidental
- Qualquer perda de sangue é significativa

Quadro 42.16 Pontos-chave – Trauma Geriátrico

- Reserva fisiológica reduzida
- Considerar condições preexistentes
- Verificar os medicamentos — cuidado com o paciente com sangramento β-bloqueado
- Considerar o abuso de idosos
- Discutir os cuidados de fim de vida, se apropriado

Acesso vascular

A punção venosa pediátrica pode apresentar um desafio mesmo em um paciente bem hidratado. Na presença de choque hemorrágico ela pode ser quase impossível. A prioridade deve ser a restauração de um volume circulante, e o acesso IO inicial é adotado. Uma regra usada por algumas instituições é duas tentativas em dois locais antes de usar a abordagem IO.

Dosagem de medicamentos

Como a maioria das doses de medicamentos e fluidos se baseia no peso, é essencial obter uma estimativa precisa do peso da criança. As escolhas do clínico são pedir a um cuidador ou mãe ou pai para usar uma ferramenta tal como a *Broselow Pediatric Emergency Tape* para obter uma estimativa. As considerações para a redução da dose de algumas medicações no paciente com trauma também se aplicam a pediatria.

Comportamento

Frequentemente é difícil fazer com que as crianças colaborem com o tratamento, dependendo da idade. Deve-se considerar a adequação de testes diagnósticos, tais como TC, e a necessidade de a criança estar parada. A intubação pode ser necessária para facilitar o processo.

Dosagem de sangue (Quadro 42-15)

As crianças pequenas têm um volume de sangue circulante substancialmente reduzido, e uma pequena quantidade de perda de sangue pode ser significativa. Em uma criança de 20 kg de 4 anos, o volume estimado de sangue circulante é de apenas 1.600 mL. A perda de 375 mL (equivalente a uma lata de refrigerante de 350 mL) é superior a 20% do volume circulante total. É importante estar atento às fontes ocultas de sangramento e intervir cedo. Transfusão de hemoconcentrado irá aumentar a hemoglobina em 2 a 2,5 g/dL para cada 10 mL/kg administrado.

Trauma Geriátrico (Capítulo 35)

Tal como acontece com a pediatria, o paciente idoso com trauma também requer algumas considerações únicas para o manuseio. Embora o trauma não seja um dos principais contribuintes para a morbidade e a mortalidade na população geriátrica, sua idade fisiológica, suas doenças coexistentes

e seus medicamentos tornam este grupo muito mais suscetível a prognósticos ruins se seus cuidados não forem do mais alto padrão. Mais uma vez, os princípios do manejo do trauma avançado são fundamentais e constituem a base de todas as intervenções (Quadro 42.16). Esta seção descreverá brevemente algumas das considerações exclusivas ao paciente de idade avançada com trauma.

Considerações Especiais

Doença preexistente e reserva fisiológica

Com o avanço da idade, vem o potencial para uma variedade de condições médicas que podem afetar a capacidade do paciente para sobreviver a um grande trauma. Isso somado ao declínio na reserva fisiológica que ocorre com um envelhecimento saudável, colocando esses pacientes em sério risco de grave morbidade ou mortalidade.

Medicamentos

Medicamentos, tais como anti-hipertensivos, para condições relativamente menores e bem controladas, podem agravar a instabilidade hemodinâmica após o trauma. Os medicamentos bloqueadores β-adrenérgicos podem mascarar a taquicardia associada à perda de sangue.

Trauma de impacto mínimo

Mecanismos relativamente menores podem resultar em ferimentos significativos. Os pacientes geriátricos são mais propensos a fraturas e lesões na cabeça. Os hematomas subdurais são particularmente comuns.

Abuso de idosos (Capítulo 35)

Uma causa cada vez mais reconhecida de lesão na população geriátrica em instalações de cuidados de longo prazo é o abuso. Isso deve ser considerado e explorado especialmente em pacientes que estão em casas de repouso e têm mobilidade ou função cognitiva reduzida.

Cuidados de fim de vida

É importante considerar o que é apropriado ao fornecer uma intervenção a um paciente. Quando possível, determinar os desejos do paciente e qualquer limitação preexistente das ordens de tratamento. Manter-se focado nas intervenções que podem devolver o paciente a um nível de função em que se encontraria satisfeito. Isso pode ser muito

VI

difícil no caos de um grande trauma, mas quando houver uma oportunidade, discuta a questão com o paciente, a família ou ambos.

Trauma na Gravidez

Fundamentalmente, o manuseio de uma paciente grávida é o mesmo que para qualquer outra vítima de trauma (Capítulo 33). O foco na realização de manuseio do trauma avançado otimizará os resultados tanto para a mãe quanto para o feto. Ainda assim, algumas questões específicas precisam ser consideradas ao tratar uma paciente grávida com trauma (Quadro 42.17). Esta seção apresentará um breve resumo de algumas das considerações e diferenças relacionadas a uma paciente grávida com trauma.

Causas do Trauma

As mulheres grávidas sofrem os mesmos tipos de trauma que as não grávidas, mas podem ser mais vulneráveis a lesões. Existem algumas situações especiais que valem a pena considerar. Por exemplo, a violência de parceiros íntimos aumenta durante a gravidez e deve sempre ser considerada ativamente. Além disso, as mulheres grávidas correm risco do uso incorreto do cinto de segurança, o que pode reduzir bastante a eficácia dessa contramedida e resultar em um padrão de lesão diferente.

Anatomia da Lesão

À medida que o feto se desenvolve durante a gravidez, a natureza da lesão materna e fetal muda.

Primeiro trimestre: 0 a 13 semanas de idade gestacional

O útero continua sendo um órgão intrapélvico; assim sendo, ele está bem protegido do trauma de força contundente. Existem lesões "usuais" de adulto nas vísceras abdominais. O embrião não é viável; o sangramento vaginal é um sinal prognóstico precário.

Segundo trimestre: 14 a 26 semanas de idade gestacional

O útero se move para uma posição extrapélvica. Existe um risco progressivo e aumentado de lesão fetal direta. Os órgãos maternos gradualmente se tornam mais protegidos.

Terceiro trimestre: 27 a 40 semanas de idade gestacional

Os órgãos maternos são relativamente protegidos contra lesões pelo útero e pelo feto. A exceção ocorre quando a bexiga está em risco aumentado. Existe uma maior probabilidade de precipitar o parto precoce.

Considerações Especiais
Fisiologia Materna

A fisiologia materna sofre alterações significativas para acomodar o feto em crescimento (Capítulo 33). Os profissionais de saúde devem estar cientes de mudanças específicas que tenham um impacto significativo no tratamento:

- Aumento do volume de sangue circulante que pode mascarar a perda de sangue significativa
- Alcalose respiratória compensada com a pressão parcial de dióxido de carbono normal (P_{CO2}) de cerca de 30 mm Hg

Quadro 42.17 Pontos-chave – Trauma na Gravidez
• Os sinais normais de perda de sangue são atrasados — procurar débito urinário ou a angústia fetal
• Sofrimento fetal é o primeiro sinal de comprometimento materno
• Não se esquecer de inclinar para a esquerda — deslocamento uterino para reduzir a compressão aortocaval
• Redução de FRC — dessaturação rápida

FRC, Capacidade residual funcional.

- Aumento dos fatores de coagulação ou estado de hipercoagulação no final da gravidez; no termo, um fibrinogênio de 300 mg/dL seria anormalmente baixo

Compressão Aortocaval

Este é um fenômeno em que a massa do útero e feto pode aplicar compressão na veia cava inferior e aorta abdominal, causando uma queda no débito cardíaco de até 30%. O risco de compressão aortocaval torna-se clinicamente significativo a partir de cerca de 20 semanas. Para evitar esse fenômeno, uma cunha é colocada sob o quadril direito (inclinação esquerda) de aproximadamente 15 a 30 graus ou o uso de uma placa de coluna para girar a paciente é apropriado. Uma abordagem alternativa durante uma ressuscitação é ter um assistente que desloque manualmente o útero para a esquerda da paciente (Fig. 42.10).

Via Aérea Materna

Existe uma maior probabilidade de dificuldade em intubar uma paciente grávida. Isso é devido a várias mudanças na anatomia e biomecânica:

- Aumento do edema generalizado de tecidos moles que afeta as estruturas faríngeas/laríngeas
- Aumento do tamanho do peito que afeta a complacência do tórax e o posicionamento em decúbito dorsal
- Redução de CRF, resultando em dessaturação relativamente rápida

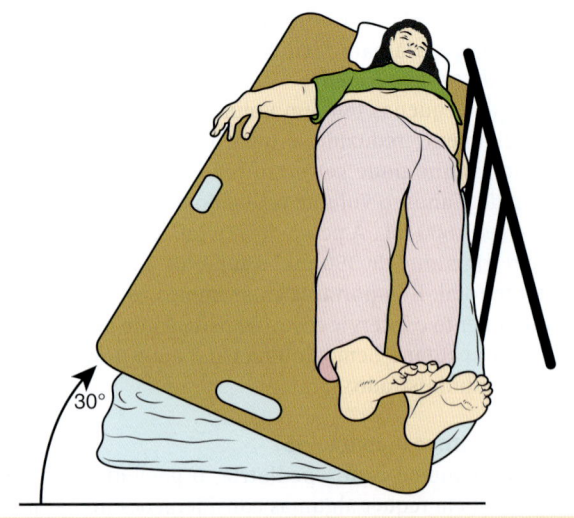

Fig. 42.10 Inclinação para a esquerda de paciente grávida na placa de coluna.

- Incompetência do esfíncter esofágico inferior, resultando em maior risco de aspiração

A abordagem da via aérea materna requer atenção minuciosa aos detalhes para garantir que não haja eventos adversos prejudiciais. Tal como acontece com as pacientes não grávidas, deve ser considerada a imobilização da coluna vertebral e de complementos, tal como na videolaringoscopia.

Imunoglobulina Anti-D

Para as mulheres com tipo de sangue Rh (rhesus) negativo, existe o risco de isoimunização com antígeno Rh-positivo fetal. As pacientes grávidas com traumatismo maior e, em particular, qualquer uma com lesão que envolva o abdome, devem ser consideradas em risco de contato entre as circulações materna e fetal. Para evitar o impacto a longo prazo sobre futuras gravidezes, uma mãe Rh-negativa deve receber imunoglobulina anti-D. Esta pode ser administrada a qualquer momento após o grupo sanguíneo materno ser determinado, mas deve ser inferior a 72 horas após o trauma.

Exposição à Radiação

Compreensivelmente, é feito um grande esforço para reduzir a exposição à radiação para mulheres grávidas. No contexto de um grande trauma, o insulto mais provável de causar morbidade ou mortalidade para a paciente e seu feto é um diagnóstico tardio das principais condições que ameaçam a vida. Se houver uma modalidade de diagnóstico que esteja imediatamente disponível que use menos radiação (p.ex., ultrassom), então é apropriado usá-lo. O objetivo é minimizar o uso de radiação ionizante, mas garantir que o diagnóstico não seja adiado.

Monitoramento Fetal

O monitoramento fetal não deve ser iniciado até a estabilidade materna ter sido alcançada. O monitoramento deve ser realizado por pessoas com habilidades apropriadas e treinamento para interpretar as informações. O monitoramento fetal contínuo não é recomendado para um feto com menos de 24 semanas, a menos que existam planos para oferecer ressuscitação completa e suporte de cuidados intensivos neonatais. A duração do monitoramento é controversa, mas a maioria das autoridades recomenda um período inicial de 2 a 4 horas. A perfusão para a unidade uteroplacentária não é autorregulada. Como tal, qualquer redução no débito cardíaco materno, mesmo que assintomática, pode demonstrar uma redução significativa na perfusão para o feto. Qualquer detecção no estado fetal deve levar a uma nova avaliação da hemodinâmica materna.

Parto

Pode ser necessário acelerar o parto do feto para otimizar a sobrevivência materna ou fetal. O parto do feto pode ser a única maneira de controlar o sangramento uterino ou placentário maciço e garantir uma ressuscitação bem-sucedida. Deve-se buscar uma consulta com colegas obstétricos e pediatras antes de se realizar qualquer cirurgia de parto. Em caso de parada cardíaca sustentada, deve-se considerar uma cesariana pós-morte se passar 5 minutos sem retorno da circulação espontânea.[28]

Diagnósticos Diferenciais Específicos

Os seguintes diagnósticos são únicos para a paciente gestante e devem sempre ser considerados além dos diagnósticos diferenciais padrão.

- A embolia de fluido amniótico pode causar colapso hemodinâmico potencialmente fatal (Capítulo 33).
- O descolamento placentário de uma placenta normalmente situada é o processo de separação inapropriada da placenta da parede uterina. O efeito sobre a mãe e o feto depende do tamanho e da localização do descolamento. Grandes descolamentos podem resultar em hemorragia maciça e hipóxia fetal.
- Ruptura uterina: Um grande trauma pode resultar na perda de contenção do feto na cavidade uterina. Isso resulta em partes do feto na cavidade abdominal da mãe. É uma emergência obstétrica que ameaça a vida para ambos, mãe e feto. As mulheres que tiveram cesarianas anteriores apresentam maior risco.
- Eclampsia: embora rara, a eclampsia deve ser considerada em qualquer mulher grávida com um estado consciente alterado. Ela geralmente é associada a hipertensão (isto é, pressão arterial superior a 140/90 mm Hg) e proteinúria.

Cuidado com os Pacientes de Trauma em Ambientes não Cirúrgicos

Muitos procedimentos que são realizados em pacientes com trauma fora do centro cirúrgico requerem anestesistas (Capítulo 38). Esses procedimentos ocorrem em diferentes estágios de ressuscitação. O cuidado nesses ambientes pode apresentar desafios únicos por causa da falta de familiaridade com ambientes, equipamentos e equipe. Os pacientes são frequentemente avaliados na TC antes de triagem adicional. Outros locais podem incluir ambientes radiológicos, tais como ressonância magnética (RM) ou radiologia intervencionista (RI) ou UTI. É importante, conforme o tempo permitir, que seja reunida uma consideração completa do mecanismo de trauma, bem como das informações conhecidas de histórico médico passado, lesões, valores laboratoriais, intervenções já realizadas e o procedimento planejado. O foco do anestesista deve permanecer na desobstrução das vias aéreas e na estabilidade hemodinâmica do paciente. O monitoramento adequado do paciente ao longo do transporte e do procedimento deve ser mantido. Os cirurgiões de trauma devem ser notificados imediatamente sobre qualquer alteração aguda ou inesperada no estado do paciente. Se o paciente precisar de quaisquer intervenções adicionais nas vias aéreas ou se já tiver uma via aérea definitiva preexistente, os fisioterapeutas respiratórios podem estar disponíveis para suporte adicional. O equipamento de vias aéreas de emergência deve estar sempre disponível juntamente com os medicamentos para indução anestésica e suporte hemodinâmico. A aspiração também deve estar disponível em cada local, em especial se forem colocados drenos de toracostomia. As intervenções

VI

realizadas em IR que exigem a presença de um anestesista devem ter uma máquina de anestesia disponível, bem como um carrinho padrão cirúrgico com equipamento básico e medicamentos. Se a paciente ainda estiver na fase aguda de cuidados enquanto estiver sendo submetida a um procedimento fora do centro cirúrgico, o anestesista deve estar pronto para a ressuscitação cardiopulmonar ativa, o que pode exigir a disponibilidade de sangue, aquecedores de fluidos, acesso intravenoso de grande calibre, máquinas de transfusão rápida e monitoramento invasivo. A temperatura do paciente deve ser monitorada e a normotermia mantida. Por causa do afastamento de algumas localizações, a ajuda adicional de técnicos de anestesia, enfermeiros e outros funcionários auxiliares pode ser crítica.

PERGUNTAS DO DIA

1. Quais são os componentes ABCDE da pesquisa primária Advanced Trauma Life Support (ATLS)?
2. Para pacientes com queimaduras de via aérea ou trauma oral, quais são os perigos potenciais do tratamento de via aérea? Que medidas devem ser tomadas para reduzir o risco de complicações com a colocação de uma via aérea definitiva?
3. Quais são as qualidades de um líder efetivo e seguidor em uma equipe de trauma? Como os seguidores podem comunicar suas preocupações de forma construtiva?
4. Qual é o raciocínio para a ressuscitação do controle de danos (RCD) em comparação com as abordagens tradicionais para o manuseio de fluidos em cuidados traumáticos? Quais são os componentes-chave da RCD?
5. Como os anestésicos devem ser administrados de forma escalonada em um paciente submetido a laparotomia exploratória para hemorragia aguda após traumatismo maior?
6. Após a lesão cerebral traumática (LCT), qual a diferença entre lesão neurológica primária e lesão secundária?
7. Em um paciente com lesão de medula espinal traumática (SCI), quais são as manifestações fisiológicas do choque espinhal?
8. Que critérios devem ser usados para decidir se um paciente com queimadura aguda deve ou não ser transferido para um centro de queimadura dedicado?

REFERÊNCIAS

1. World Health Organization. Injuries and Violence: The Facts 2014. Geneva: World Health Organization; 2014.
2. Heron M, Deaths:. leading causes for 2011. *Natl Vital Stat Rep.* 2015;64(7):1-96.
3. Centers for Disease Control and Prevention. *Injury Prevention & Control: Data & Statistics (WISQARS).* Atlanta, GA: Centers for Disease Control and Prevention; 2015.
4. MacKenzie E, Rivara F, Jurkovich G. A national evaluation of the effect of trauma-center care on mortality. *N Engl J Med.* 2006;354:366-378.
5. Dawson S, King L, Grantham H. Improving the hospital clinical handover between paramedics and emergency department staff in the deteriorating patient. *Emerg Med Aust.* 2013;(25):393-405.
6. Weingart S, Levitan R. Preoxygenation and prevention of desaturation during emergency airway management. *Ann Emerg Med.* 2012;59(3):165-175.
7. Vourch M, Asfar P, Volteau C. High-flow nasal cannula oxygen during endotracheal intubation in hypoxemic patients: a randomized controlled clinical trial. *Intensive Care Med.* 2015;41(9):1538-1548.
8. Lancman B, Jorm C. Taking the heat in critical situations: being aware, assertive and heard. In: Iedema R, Piper D, Manidis M, eds. *Communicating Quality and Safety in Healthcare.* Cambridge, England: Cambridge University Press; 2015.
9. Spahn D. Management of bleeding and coagulopathy following major trauma: an updated European guideline. *Crit Care.* 2013;17(2):R76.
10. Duchesne JC, McSwain Jr NE, Cotton BA, et al. Damage control resuscitation: the new face of damage control. *J Trauma.* 2010;69(4):976-990.
11. Feinman M, Cotton B, Haut E. Optimal fluid resuscitation in trauma: type, timing, and total. *Curr Opin Crit Care.* 2014;20(4):366-372.
12. Study Group PROPPR, Holcomb JB, Tilley BC, Baraniuk S, et al. Transfusion of plasma, platelets, and red blood cells in a 1:1:1 vs a 1:1:2 ratio and mortality in patients with severe trauma: the PROPPR randomized clinical trial. *JAMA.* 2015;313(5):471-482.
13. Roberts I, Shakur H, Coats T, et al. The CRASH-2 trial: a randomised controlled trial and economic evaluation of the effects of tranexamic acid on death, vascular occlusive events and transfusion requirement in bleeding trauma patients. *Health Technol Assess.* 2013;17(10):1-79.
14. Morrison J, Dubose JJ, Rasmussen TE, et al. Military Application of Tranexamic Acid in Trauma Emergency Resuscitation (MATTERs) Study. *Arch Surg.* 2012;147(2):113-119.
15. Steurer M, Ganter M. Trauma and massive blood transfusions. *Curr Anesthesiol Rep.* 2014;4:200-208.
16. Dutton R. Haemostatic resuscitation. *Br J Anaesth.* 2012;109(suppl 1):i39-i46.
17. Frieden T, Houry D, Baldwin G. *Report to Congress on traumatic brain injury in the United States: epidemiology and rehabilitation.* Atlanta, GA: National Center for Injury Prevention and Control, Division of Unintentional Injury Prevention; 2014.
18. Holly LT, Kelly DF, Counelis GJ, et al. Cervical spine trauma associated with moderate and severe head injury: incidence, risk factors, and injury characteristics. *J Neurosurg.* 2002;96(3 suppl):285-291.
19. Robitaille A, Williams SR, Tremblay MH, et al. Cervical spine motion during tracheal intubation with manual in-line stabilization: direct laryngoscopy versus GlideScope videolaryngoscopy. *Anesth Analg.* 2008;106(3):935-941.
20. Turkstra T, Craen RA, Pelz DM, Gelb AW. Cervical spine motion: a fluoroscopic comparison during intubation with lighted stylet, GlideScope, and Macintosh laryngoscope. *Anesth Analg.* 2005;101(3):910-915.
21. Zeiler F, Teitelbaum J, West M, Gillman LM. The ketamine effect on ICP in traumatic brain injury. *Neurocrit Care.* 2014;21(1):163-173.

22. Grathwohl K, Black I, Spinella P. Total intravenous anesthesia including ketamine versus volatile gas anesthesia for combat-related operative traumatic brain injury. *Anesthesiology*. 2008;109:44.

23. Brain Trauma FoundationAmerican Association of Neurological Surgeons Congress of Neurological Surgeons Guidelines for the management of severe traumatic brain injury. *J Neurotrauma*. 2007;24(suppl 1):S1-106.

24. The SAFE Study Investigators; Australian and New Zealand Intensive Care Society Clinical Trials Group; Australian Red Cross Blood Service; George Institute for International Health Myburgh J, Cooper DJ, Finfer S, et al. Saline or albumin for fluid resuscitation in patients with traumatic brain injury. *N Engl J Med*. 2007;357(9):874-884.

25. National Spinal Cord Injury Statistical Center. *Facts and Figures at a Glance*. Birmingham, AL: University of Alabama; 2013.

26. Ghobrial G, Amenta P, Maltenfort M. Longitudinal incidence and concurrence rates for traumatic brain injury and spine injury—a twenty year analysis. *Clin Neurol Neurosurg*. 2014;123:174-180.

27. Walters B, Hadley M, Hurlbert R. Guidelines for the management of acute cervical spine and spinal cord injuries: 2013 update. *Neurosurgery*. 2013;60(suppl 1):82-91.

28. Enlav S, Sela H, Weiniger C. Management and outcomes of trauma during pregnancy. *Anesthesiol Clin*. 2013;31(1):141-156.

VI

43 DESASTRES NATURAIS E PROVOCADOS PELO HOMEM[1]

Catherine Kuza e Joseph H. McIsaac, III

Os desastres podem ser amplamente caracterizados em duas categorias: os que acontecem com alguma pessoa e os que acontecem com você. Tipicamente, nós definimos um desastre como um evento que inviabiliza a capacidade usual de uma instalação ou área geográfica, com frequência exigindo recursos externos para seu manejo. Os desastres ocorrem de muitas formas diferentes. Eles incluem atos de violência intencional realizados por seres humanos (p. ex., terrorismo, tumultos e guerra) e fenômenos naturais (p. ex., clima severo, eventos sísmicos ou epidemias). A magnitude de um desastre pode variar desde um evento localizado até outro que cubra regiões ou continentes inteiros. Ele pode resultar de um único evento no tempo, como um terremoto, ou pode ser prolongado por meses a anos (como secas e pandemias). Os desastres globalmente criam uma incompatibilidade entre a necessidade e os recursos disponíveis, o que inclui suprimentos médicos, produtos farmacêuticos, alimentos e água, abrigos e respondentes qualificados tais como policiais, bombeiros e profissionais de saúde. Nos últimos anos, um número cada vez maior de vítimas foi causado por desastres tais como terremotos (p. ex., Haiti em 2010 e Japão em 2011), tiroteios (p. ex., Paris em 2015, San Bernardino em 2015 e Orlando em 2016) e outros ataques terroristas (p. ex., ataques ao World Trade Center de Nova York em 2001, atentados de Londres em 2005 e bombas em Boston em 2013). Assim sendo, é importante que os anestesistas sejam educados e treinados no manejo de desastres para ajudar a salvar vidas. É preciso indivíduos disciplinados para manter sua educação e treinamento porque eventos traumáticos dessa natureza raramente acontecem (fora de um centro de trauma urbano ocupado ou zona de guerra).

TIPOS DE DESASTRE E NOMENCLATURA

Com frequência e dependendo da gravidade do desastre, as comunidades necessitam de ajuda externa e assistência internacional.[1] Alguns desastres podem resultar em eventos

[1]Os redatores e editores desejam agradecer ao Dr. Eric Y. Lin pela contribuição para este capítulo na edição anterior deste trabalho. Ele forneceu embasamento para uma grande parte deste capítulo.

Tabela 43.1	Tipos de Desastre que Resultam em Eventos de Acidente em Massa

Categoria	Exemplos
Natural	Furacão, tornado, inundação, terremoto, incêndio, vulcão, tsunami, seca, avalanche, calor ou frio extremos, chuva, gelo, neve, pandemias bacterianas/virais
Não intencional	Acidente de transporte público, acidente de barco, acidente nuclear, acidente de trabalho, colapso de construção
Intencional	Bombardeio, ataque nuclear/biológico/químico, interferência ambiental
Induzido pelo homem	Derramamento de óleo, incêndio, explosão de planta química/nuclear, ataque terrorista, guerra

Aitken P, Leggat P. Considerations in mass casualty and disaster management. In Blaivas M, ed. *Emergency Medicine–An International Perspective*. Rijeka, Croatia: InTech; 2012:143-182. Também disponível em http://www.intechopen.com/books/emergency-medicine-an-international-perspective/considerations-in-mass-casualty-and-disaster-management/; TFQCDM/WADEM (Task Force on Quality Control of Disaster Management/World Association for Disaster and Emergency Medicine). Health disaster management: guidelines for evaluation and research in the "utstein style". Chapter 3: overview and concepts. *Prehosp Disaster Med*. 2002;17(suppl 3):31-55; Dudarky R, Pretto EA. Resuscitation in a multiple casualty event. *Anesthesiol Clin*. 2013;31:85-106.

de acidente em massa (MCEs) (Tabela 43.1), em que o número de vítimas ultrapassa a capacidade de tratamento e os recursos fornecidos por um centro médico.[2] Mesmo nos centros de trauma de Nível I com um plano de desastre ativado, é difícil cuidar de mais de sete vítimas por hora.[3,4]

Um desastre de saúde constitui uma diminuição da qualidade da saúde pública e do cuidado médico às vítimas e um declínio geral no estado de saúde de uma comunidade, que não consegue se recuperar adequadamente. A Síria é um exemplo extremo de tal desastre contínuo. Por outro lado, um desastre médico refere-se à suspensão da prestação de cuidados de saúde a indivíduos por causa de um evento de desastre. Os perigos são quaisquer condições que possam representar uma ameaça à segurança, bem-estar ou ambiente e que podem ser naturais, induzidas por humanos ou variadas.[5,6] A probabilidade de ocorrência de um evento negativo é definida como risco. Uma representação esquemática destas definições é fornecida na Figura 43.1.[5]

EPIDEMIOLOGIA

Vários tipos de desastre ocorrem frequentemente em todo o mundo levando à destruição ambiental e de recursos, lesão e morte de grandes populações. Os desastres podem ser naturais, induzidos por seres humanos ou misturados com contribuições da natureza e das pessoas. A Tabela 43.2 mostra a incidência de vários subgrupos de desastres ocorridos nos últimos 5 anos globalmente e o número de pessoas que foram feridas, afetadas e mortas.[7] A Tabela 43.3 mostra a frequência dos tipos de desastre pelos continentes.[1]

Houve uma frequência aumentada de eventos desastrosos ao longo do século passado (Fig. 43.2). A tecnologia melhorada, o desenvolvimento de banco de dados e o aumento do relato desses incidentes podem ter contribuído para o aumento estatístico de desastres, mas existem outros fatores contributivos. Os avanços na tecnologia, as armas químicas e o uso crescente de veículos de transporte contribuem para o crescente número de desastres induzidos pelo ser humano. Além disso, a população mundial aumentou significativamente, ampliando o número de habitantes de regiões desoladas, onde o planejamento para desastres, a preparação, a disponibilidade de recursos e a resposta podem não estar tão bem estabelecidos como nos grandes centros.[1] Nos países menos desenvolvidos, o acesso a recursos e a planos de preparação para emergências pode não estar bem estabelecido, resultando em maiores taxas de mortalidade comparadas com as dos países desenvolvidos. Organizações internacionais tais como a Organização Mundial da Saúde (OMS) e a Organização Pan-Americana da Saúde (OPAS) trabalham para ajudar esses países a implementar planos de preparação para emergências com uma boa relação custo-benefício para mitigar os efeitos dos desastres.[1,8] No entanto, as estatísticas de mortalidade não refletem a gravidade do desastre. As comunidades podem ser afetadas pela interrupção do emprego, educação, transporte, recursos alimentares e segurança. Os grandes estragos causados pelos desastres também podem afetar os profissionais de saúde, impedindo-os de realizar seus trabalhos com segurança. Além disso, falhas de energia ou inundações podem danificar equipamentos hospitalares e causar riscos secundários à prática de saúde.

PREPARAÇÃO PARA O DESASTRE E RESPOSTA

Fases de um Desastre

Os objetivos do manejo dos desastres são reduzir ou prevenir as perdas potenciais pelos riscos, fornecer assistência imediata e adequada às vítimas, e obter uma recuperação rápida e efetiva. A capacidade de resposta ao desastre requer a coordenação entre agentes governamentais, civis e prestadores de serviços de saúde no planejamento e redução desse impacto. O manejo dos desastres também incorpora a implementação de políticas e planos públicos que previnem ou minimizam os efeitos nocivos dos desastres sobre as pessoas, estruturas e comunidades. Existem quatro fases de um desastre e elas são descritas na Tabela 43.4. Algumas vezes, as fases se sobrepõem e não necessariamente seguem em sequência.[9-12]

Preparação para o Desastre

A preparação para desastres consiste em açõcs tomadas para prevenir ou minimizar os impactos negativos desse evento. As experiências anteriores com desastres naturais e mortes em massa levaram ao desenvolvimento de planos de preparação e protocolos a serem implementados para os eventos futuros. A preparação também implica educação pública, exercícios de simulação e treinamento, coordenação

VI

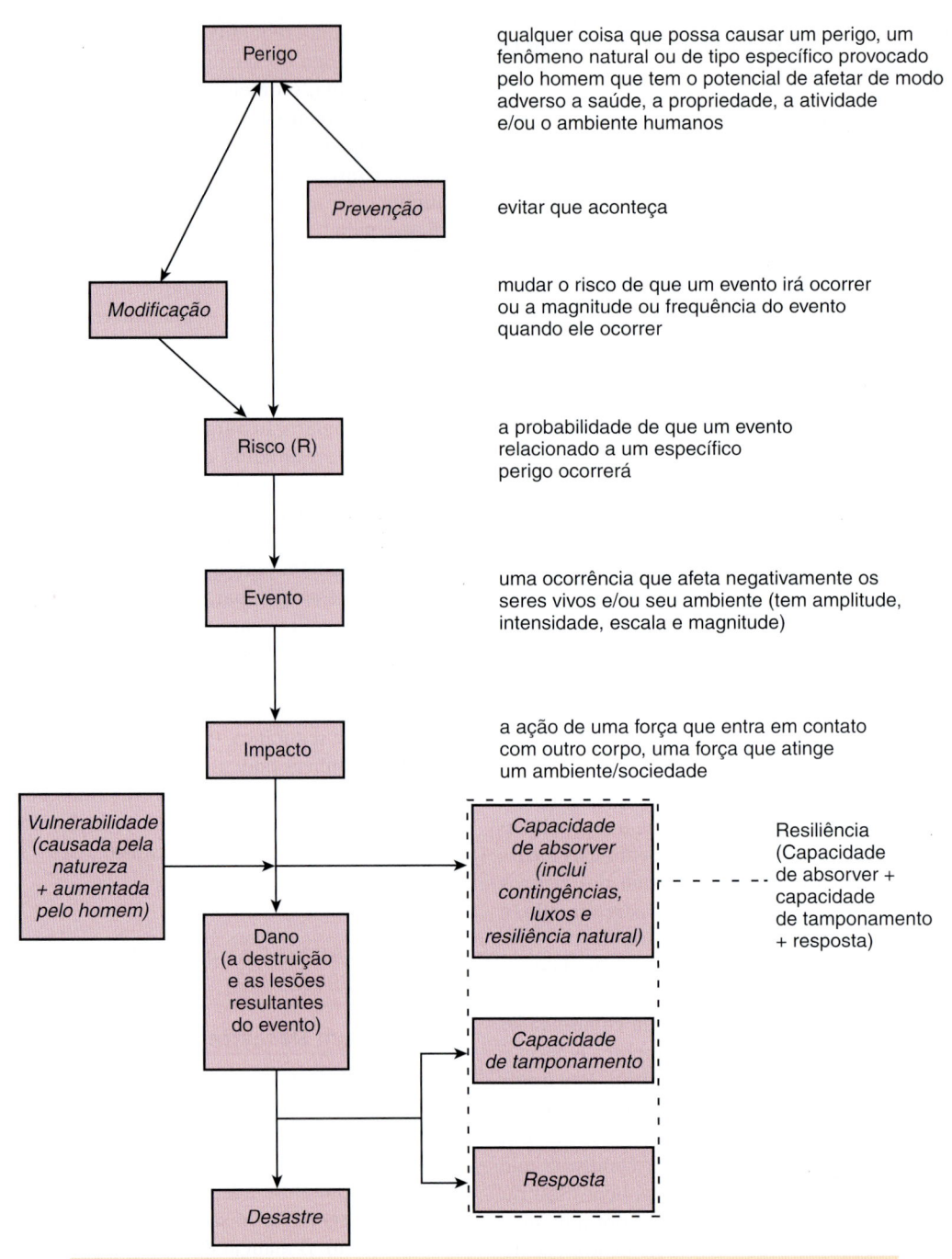

qualquer coisa que possa causar um perigo, um fenômeno natural ou de tipo específico provocado pelo homem que tem o potencial de afetar de modo adverso a saúde, a propriedade, a atividade e/ou o ambiente humanos

evitar que aconteça

mudar o risco de que um evento irá ocorrer ou a magnitude ou frequência do evento quando ele ocorrer

a probabilidade de que um evento relacionado a um específico perigo ocorrerá

uma ocorrência que afeta negativamente os seres vivos e/ou seu ambiente (tem amplitude, intensidade, escala e magnitude)

a ação de uma força que entra em contato com outro corpo, uma força que atinge um ambiente/sociedade

Fig. 43.1 Ilustração esquemática de definições (De TFQCDM/WADEM [Task Force on Quality Control of Disaster Management/World Association for Disaster and Emergency Medicine]. Health disaster management: guidelines for evaluation and research in the "utstein style". Chapter 3: overview and concepts. *Prehosp Disaster Med.* 2002; 17(suppl 3):31-55.)

de organização hospitalar e nacional, e manejo expectante. Nem todos os desastres podem ser prevenidos, mas o planejamento adequado, a educação, a evacuação e a preparação dos recursos necessários podem ajudar a atenuar seus efeitos.[1]

A condição socioeconômica de uma comunidade, a qualidade das estruturas (pontes, estradas, edifícios), existência de sistemas hospitalares e serviços médicos de emergência são fatores importantes na preparação para desastres. Essas comunidades com recursos pré-desastre precários podem não estar equipadas para lidar com as repercussões de tais desastres. Isso pode resultar em maiores lesões, fatalidades, destruição de infraestruturas e exaustão rápida de recursos. Essas comunidades ficam dependendo da assistência de outras cidades ou países (p. ex., o Haiti após o terremoto de 2010).[6]

Tabela 43.2	Subgrupos de Desastre Internacional e Dados de Mortalidade de 2011 a 2016				
Ano	Subgrupo de Desastre	Ocorrência	Total de Mortes	Lesionados	Afetados
2011	Biológico	27	3.174	420	1.156.317
2011	Climatológico	23	10	5	30.423.594
2011	Geofísico	34	20.767	11.663	1.274.378
2011	Hidrológico	172	6.472	2.403	135.241.070
2011	Meteorológico	94	3.537	34.778	42.341.557
2011	Tecnológico	241	6.588	5.640	10.156
2012	Biológico	25	1.887	149	156.302
2012	Climatológico	25	21	422	23.554.769
2012	Desastres complexos	2			1.482.214
2012	Geofísico	29	727	41.776	2.799.144
2012	Hidrológico	142	3.961	9.144	63.490.304
2012	Meteorológico	137	4.922	12.419	20.147.336
2012	Tecnológico	185	5.720	10.090	13.504
2013	Biológico	22	526	2.509	306.851
2013	Climatológico	15	32	17	7.949.631
2013	Extraterrestre	1		1.491	300.000
2013	Geofísico	31	1.156	21.566	7.158.348
2013	Hidrológico	158	10.071	6.701	31.777.995
2013	Meteorológico	116	10.418	92.133	48.878.386
2013	Tecnológico	191	6.701	5.032	10.016
2014	Biológico	22	12.923	69.276	122.941
2014	Climatológico	20	14	500	68.821.066
2014	Geofísico	31	876	5.973	3.317.439
2014	Hidrológico	146	4.428	5.022	40.237.519
2014	Meteorológico	111	2.440	26.493	26.828.377
2014	Tecnológico	205	6.389	4.233	284.893
2015	Biológico	16	1.089	44.108	26.952
2015	Climatológico	30	76	1.017	46.938.206
2015	Geofísico	30	9.563	81.865	7.907.683
2015	Hidrológico	176	4.455	23.343	34.685.784
2015	Meteorológico	118	8.662	22.072	11.151.582
2015	Tecnológico	202	9.726	8.643	71.600
2016	Biológico	5	40	2.160	
2016	Climatológico	10	4		335.107.656

(Continua)

Tabela 43.2	Subgrupos de Desastre Internacional e Dados de Mortalidade de 2011 a 2016 *(Cont.)*				
Ano	**Subgrupo de Desastre**	**Ocorrência**	**Total de Mortes**	**Lesionados**	**Afetados**
2016	Geofísico	13	1.185	234.952	1.172.679
2016	Hidrológico	116	3.655	8.190	9.068.011
2016	Meteorológico	50	1.953	3.062	5.665.433
2016	Tecnológico	118	3.406	2.855	12.202

De Centre for Research on the Epidemiology of Disasters (CRED). Emergency Events Database (EM-DAT). http://www.emdat.be. Acessado em: 1º de dezembro de 2016.

Tabela 43.3	Frequência de Tipos de Desastre por Continente					
Tipo de Desastre	**Ásia**	**Américas**	**África**	**Europa**	**Oceania**	**Total**
Transporte	668	233	437	186	11	1.535
Inundações	362	216	207	153	25	963
Tempestades de vento	322	283	49	71	58	783
Industrial	225	55	37	67	2	386
Acidentes variados	178	45	57	53	5	338
Secas/fome	77	39	113	13	11	253
Terremotos	112	48	10	37	8	215
Avalanches/deslizamentos de terra	101	40	12	25	5	183
Incêndios em florestas	18	55	11	39	9	132
Temperaturas extremas	35	30	6	51	4	126
Erupções vulcânicas	16	23	3	2	6	50

De Aitken P, Leggat P. Considerations in mass casualty and disaster management. In Blaivas M, ed. *Emergency Medicine–An International Perspective.* Rijeka, Croatia: InTech; 2012:143-182.

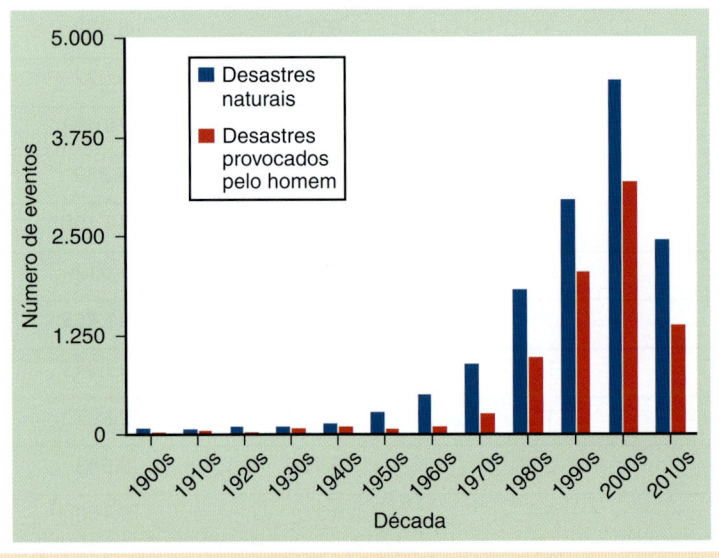

Fig. 43.2 Ilustração gráfica da frequência de desastres a cada década. (De Centre for Research on the Epidemiology of Disasters [CRED]. Emergency Events Database [EM-DAT]. http://www/emdat. be. Acessado em: 1º de dezembro de 2016.)

Tabela 43.4	Quatro Fases do Desastre	
Fase	**Ação**	**Exemplo**
Mitigação	Pré-desastre; prevenindo ou minimizando os efeitos do desastre	Educação pública, construindo códigos e zoneamento
Prontidão	Planejando como responder	Planos de prontidão, exercícios de emergência, sistemas de alerta
Resposta	Esforços para minimizar os perigos criados por um desastre	Busca e resgate, alívio da emergência
Recuperação	Retornando a comunidade ao normal, reconstruindo, coleta de dados de lições aprendidas	Abrigo temporário, cuidado médico

Baird ME. The phases of emergency management. 2010. Prepared for the Intermodal Freight Transportation Institute (ITFI). http://www.vanderbilt.edu/vector/research/emmgtphases.pdf. Acessado em: 1º de dezembro de 2016; Wisner B, Adams J. Environmental health in emergencies and disasters: a practical guide. World Health Organization, 2002. http://www/who.int/water_sanitation_health/hygiene/emergencies/em2002intro.pdf. Acessado em: 1º de dezembro de 2016; Federal Emergency Management Agency (FEMA). Principles of emergency management: independent study. 2006. https://training.fema.gov/emiweb/downloads/is230.pdf. Acessado em: 1º de dezembro de 2016; American Society of Anesthesiologists Committee on Trauma and Emergency Preparedness (ASA COTEP). Emergence Preparedness Resources. https://www.asahq.org/resources/resources-from-asa-committees/committee-on-trauma-and-emergency-preparedness/emergency-preparedness. Acessado em: 1º de dezembro de 2016.

Preparação de Pessoal

Um plano de preparação para emergências para pessoas e famílias deve estar a mão e ser rotineiramente atualizado. As famílias também devem realizar exercícios para se preparar para emergências imprevistas. Existem inúmeros sites de organizações tais como a Federal Emergency Management Agency (FEMA), que tem planos familiares, materiais voltados para crianças, recursos de comunicação e informações atualizadas sobre o que fazer no caso de determinados desastres. O American Society of Anesthesiologists Committee on Trauma and Emergency Preparedness (ASA COTEP) também elaborou um documento sobre os suprimentos necessários, *kits* de primeiros socorros e para desastres, roupas, utilidades e itens necessários para embalar no caso de uma emergência ou evacuação (Quadro 43.1).[12,13] As famílias devem esperar que os telefones ou a eletricidade podem não funcionar em certas situações e elaborar métodos alternativos de comunicação.[14] Além disso, os recursos devem ser compartilhados com os vizinhos, e deve-se prestar assistência e ajuda a vizinhos e outros membros da comunidade.

Planos Governamentais

Se um desastre ou um evento crítico tiver um impacto extenso que exija mais assistência e recursos do que pode ser oferecido localmente, as agências nacionais frequentemente intervêm. Estas várias agências de gestão de desastres têm responsabilidades específicas em resposta ao tipo de evento de crise conforme indicado na Tabela 43.5.[15]

Nos Estados Unidos, agências tais como os Centers for Disease Control and Prevention (CDCs) preparam-se para os desastres relacionados às ameaças à saúde pública e têm recursos para fornecer equipamentos, pessoal médico especialmente treinado e medicamentos dentro de 6 horas da notificação. Existem também lojas farmacêuticas nacionais que podem ser rapidamente distribuídas para as regiões afetadas por desastres quando necessário. Em certas situações, tais como ameaças terroristas ou ataques e exposição bioquímica, os serviços militares podem ser chamados para criar hospitais de campo, isolar exposições e proporcionar segurança pública.[15]

O National Disaster Medical System (NDMS) é uma parceria entre os Departaments of Health and Human Services (HHS), Defense (DOD), Homeland Security (DHS) e Veterans Affairs (VA). O NDMS fornece resposta médica a uma área de desastre, move pacientes de um local de desastre para áreas não afetadas e presta cuidados médicos nos hospitais participantes. O NDMS formou equipes específicas de resposta a desastres, tais como a International Medical Surgical Response Team (IMSuRT), a Disaster Medical Assistance Team (DMAT), a Disaster Mortuary Operational Response Team (DMORT), a National Veterinary Response Team (NVRT) e, mais recentemente, as Medical Specialty Enhancement Teams (MSETs). As descrições e responsabilidades das equipes de resposta são fornecidas na Tabela 43.6. Apesar da presença dessas equipes de resposta governamentais, o número de equipes é pequeno, e a ativação e implantação de recursos para um local específico pode levar até 2 horas.[14]

Avaliação de Riscos e Manejo

Os componentes da avaliação de risco e do manejo incluem prever a probabilidade de resultados adversos, identificar e monitorar os riscos associados ao desastre, e implementar políticas e práticas destinadas a mitigar esses riscos.[1,16-18] Os riscos devem ser priorizados para identificar aqueles mais prováveis de ocorrer e gerar o impacto mais grave. Existem vários escores e escalas de avaliação (Fig. 43.3) que ajudam a distinguir tais riscos, permitindo que as organizações direcionem o planejamento e as intervenções nessas áreas. As estratégias de modificação ou prevenção de risco devem ser revisadas regularmente de modo que os planos de implementação possam ser adaptados em conformidade.[1]

VI

Quadro 43.1 Lista de Verificação para Prontidão Familiar de Emergência do ASA COTEP[a]

Abrigo

Suprimentos (pelo menos 3 dias)

- Medicamentos
- Alimentos e água (3,78 litros por pessoa por dia)
- Itens de cuidado de animais domésticos
- Baterias

Kit de primeiros socorros e para desastres

Comunicações (rádio com pilha)

Plano de segurança

Plano de saneamento/higiene

Dinheiro

Serviços de utilidade pública

- Capacidade de fechar com segurança
- Estabelecer energia alternativa e iluminação

Evacuação

Suprimentos (72 horas ou mais)

- Medicamentos
- Alimentos e água (3,78 litros por pessoa por dia)
- Itens de cuidado de animais domésticos
- Baterias

Comunicações (rádio com pilha)

Vestuário (apropriado para o clima)

Transporte e combustível

- Rotas pré-planejadas e alternativas
- Serviços de utilidade pública
- Fechar a água e a eletricidade se for instruído
- "Sacolas para levar"
- Documentos/suprimentos
- Mapas/bússola
- Lanterna
- *Kit* de primeiros socorros e para desastres
- Dinheiro

Ponto de encontro

- Direto fora de casa
- Fora do bairro

Documentos fundamentais (em recipiente impermeável)

- Identidade (passaporte, carteira de motorista)
- Certidão de casamento, sentença de divórcio
- Certidões de nascimento
- Licença médica
- Documentos de seguro
- Registros financeiros e títulos
- Fotos insubstituíveis

ASA COTEP, American Society of Anesthesiologists Committee on Trauma and Emergency Preparedness.

[aa]Assegurar-se de que todos os membros da família conhecem o plano, que este esteja colocado em um lugar acessível e que seja praticado anualmente. Para mais detalhes, consultar www.ready.gov. Do American Society of Anesthesiologists Committee on Trauma and Emergency Preparedness (ASA COTEP). Emergence Preparedness Resources. https://www.asahq.org/resources/resources-and-emergency-preparedness/emergency-preparedness. Acessado em: 1º de dezembro de 2016.

Sistemas de Resposta

Hospital Incident Command System

Nos Estados Unidos e internacionalmente, o Hospital Incident Command System (HICS) pode ser usado durante emergências, eventos planejados ou no gerenciamento de ameaças. O HICS é baseado no Incident Command System (ICS), um sistema de gerenciamento que foi desenvolvido

Tabela 43.5 Agências Governamentais dos Estados Unidos e Responsabilidades em Eventos de Acidente em Massa

Agência	Responsabilidade
Federal Bureau of Investigation (FBI)	Terrorismo doméstico e manjo de crise
Federal Emergency Management Agency (FEMA)	Coordena a resposta emergencial nacional, e fornece assistência aos governos local e estadual, alívio emergencial para as pessoas e os negócios afetados e suporte para a segurança pública
Department of Health and Human Services (HHS)	Fornece os serviços relacionados à saúde e serviços médicos
Department of Defense (DOD)	Auxílio com terrorismo biológico ou químico, eliminação de bombas e descontaminação
Centers for Disease Control and Prevention (CDCs)	Coordena a resposta às ameaças à saúde pública e fornece recursos para organizações locais e estaduais

De Lin EY. Trauma, bioterrorism, and natural disasters. In Miller RD, ed. *Basics of Anesthesia*. 6ª ed. Philadelphia: Elsevier Sauders; 2011:681-697.

após a análise de incêndios catastróficos no estado da Califórnia na década de 1970. Os elementos do ICS são comando, operações, planejamento, logística e finanças/administração. O HICS, tal como o ICS, é um sistema adaptável que pode ser empregado em qualquer hospital. Os princípios apresentados no HICS aplicam-se às áreas de missão de prevenção, proteção, mitigação, resposta e recuperação. Embora o HICS seja mais frequentemente considerado para os eventos perigosos, ele também pode ser usado para fins não emergenciais, tais como hospedagem de grandes eventos hospitalares e administração de vacinas anuais contra a influenza.

O HICS utiliza um formato-padrão para respostas que são tanto efetivas quanto reconhecidas por outras agências respondentes, facilitando desta forma a coordenação entre várias organizações durante um desastre. Os princípios do HICS incluem a facilitação de transições harmoniosas de cuidados entre hospitais e provedores de respostas externas, atribuindo responsabilidades ao pessoal e equipes designadas, planejando e coordenando requisitos de suporte, enfatizando a comunicação eficiente e obtendo o equipamento ou os suprimentos necessários de fontes externas. O HICS fornece folhas de ação de trabalho que definem as funções dos respondentes e lista as tarefas a serem realizadas.[19-23] A implementação do HICS em cada um dos hospitais requer educação e treinamento para fornecer um sistema estruturado que resulte no manejo bem-sucedido de qualquer evento ou desastre.[24]

Tabela 43.6	Equipes de Resposta Médica do Governo dos Estados Unidos: Descrição e Responsabilidades
Equipe de Resposta	**Descrição e Responsabilidades**
International Medical Surgical Response Team (IMSuRT)	Três equipes que fornecem cuidado aos cidadãos norte-americanos feridos em áreas de conflito.
Disaster Medical Assistance Team (DMAT)	Mobiliza rapidamente e monta equipes com médicos, enfermeiros e outros profissionais de apoio, instalações de emergência e dispensários farmacêuticos próximo ao local do desastre. O pessoal de resposta deve ter um final de semana de treinamento a cada mês.
Disaster Mortuary Operational Response Team (DMORT)	Gerencia mortes em massa; lida com os corpos e realiza exames forenses.
National Veterinary Response Team (NVRT)	Fornece serviços veterinários e vigilância de doenças zoonóticas.
Medical Specialty Enhancement Teams (MSET)	Equipe composta por 30 cirurgiões, 30 anestesiologistas e pediatras que são funcionários federais durante deslocamentos por pelo menos 2 semanas. Eles respondem a crises domésticas/internacionais e deslocam-se para o local do desastre ou para uma instalação específica.

De Murray MJ. Emergency preparedness for and disaster management of casualties from natural disasters and chemical, biologic, radiologic, nuclear, and high-yield explosive (CBRNE) events. In Barash PG, ed. *Clinical Anesthesia*. 7ª ed. Philadelphia: Lippincott Williams & Wilkins; 2013:1535-1549.

		Classificação de Gravidade Potencial			
		Menor	Moderada	Significativa	Catastrófica
Probabilidade da Gravidade Ocorrer	Muito Provável	Moderado	Alto	Extremo	Extremo
	Provável	Baixo	Moderado	Alto	Extremo
	Improvável	Muito Baixo	Baixo	Moderado	Alto
	Raro	Muito Baixo	Muito Baixo	Baixo	Moderado

Fig. 43.3 Gerenciamento de risco usando a matriz de risco. (De Risk Assessment. http://www.arriscar.com.au/services/risk-assessment/. Acessado em: 1º de dezembro de 2016.)

Planos de Manejo de Emergência Hospitalar

Os hospitais deveriam ter planos de manejo de emergência para fornecer cuidados médicos imediatos, alocar recursos de modo justo e minimizar mortes por desastres ou MCEs. Os planos de manejo de emergência deveriam abordar situações em que um grande número de vítimas necessitaria de tratamento. Os exemplos são os MCEs devidos a ataques terroristas, bem como a incidentes que afetam o próprio hospital, tais como terremotos e outros desastres naturais. Os planos deveriam educar e preparar a equipe para o gerenciamento de desastres com o objetivo de alocar de modo justo e usar recursos hospitalares adequadamente para oferecer o melhor cuidado possível. Os principais princípios dos planos de desastres hospitalares são fornecidos no Quadro 43.2.

Os planos de manejo de emergência são desenvolvidos por um comitê de desastre hospitalar/gestão de emergência. Este comitê deve ter membros multidisciplinares de pessoal clínico e não clínico de departamentos e unidades-chave do hospital. Em um grande hospital, o comitê pode incluir os seguintes grupos: administração hospitalar, chefes de divisão clínica (p. ex., cirurgia, ortopedia, anestesiologia, medicina de emergência, patologia, banco de sangue, radiologia, nutrição, enfermagem), serviços de suporte clínico (p. ex., radiologia, laboratório, banco de sangue, patologia, serviços sociais) e operações hospitalares (p. ex., engenharia, gerenciamento de materiais, segurança, serviços de saneamento/meio ambiente). Os planos de emergência devem utilizar os princípios do HICS para atribuir as funções e organizar os esforços de resposta. Os detalhes específicos desses planos incluem abordagens para aumentar a capacidade de leitos, distribuir informações ao público sobre o desastre, garantir a segurança hospitalar e a segurança durante o desastre, comunicar-se com outros primeiros socorristas (p. ex., policiais), coordenar os cuidados com outras instituições de saúde, alocar e obter os suprimentos e equipamentos necessários, e preparar as evacuações hospitalares em caso de desastres naturais.

Finalmente, o plano de manejo de emergência do hospital deve especificar quando implementar a desativação de desastre. A obtenção de depoimentos pós-desastre deve ocorrer entre os membros do comitê de desastre para avaliar o desempenho do hospital e identificar áreas de força e fraqueza, assim como para modificar o plano com o objetivo de melhorar o desempenho futuro.[25-27]

Treinamento, Educação e Planejamento

O planejamento é extremamente importante na preparação para emergências. Isso envolve os esforços coordenados de várias organizações para desenvolver um protocolo de emergência acordado com base em evidências e experiências atuais. O processo de planejamento envolve a realização de análise de risco, a criação de um comitê de planejamento, a atribuição de responsabilidades, a análise de recursos, o desenvolvimento de sistemas de gerenciamento de emergência, e uma testagem do plano de preparação de emergência. Periodicamente, esses planos precisam ser reavaliados e revisados como parte de um processo de melhoria da qualidade.[1]

VI

Quadro 43.2 Princípios dos Planos de Desastre Hospitalar
Cadeia de gestão previsível   Simples   Flexível com os organogramas e aplicável a vários desastres   Definir claramente a autoridade, os papéis e as responsabili-   dades   Abrangente (deve ser compatível com outros hospitais e facilitar   a transferência inter-hospitalar)   Adaptável   Antecipatório   Parte do plano de saúde regional para desastres

Além disso, recomenda-se a educação e o treinamento para eventos de desastre de emergência. Isto aplica-se tanto aos civis como aos profissionais da medicina. A maioria dos hospitais de treinamento não prepara adequadamente os profissionais de saúde para lidar com desastres. Os eventos de desastre apresentam um ambiente desafiador devido ao grande número de pacientes e aos recursos limitados. Se os hospitais não fornecem treinamento ao pessoal, a capacidade de resposta é frequentemente afligida por atrasos e pela incapacidade de aplicar o que foi aprendido em todas as situações. Os provedores que participaram de uma resposta de emergência raramente têm essa experiência novamente no futuro e, assim sendo, a maioria dos respondedores é novata. Existe uma necessidade crescente de pessoal treinado para lidar com desastres e que tenha boas habilidades de comunicação, trabalho em equipe e tomada de decisão.[1] O Hospital Preparedness Exercises Guidebook, que foi elaborado pela Agency for Healthcare Research and Quality (AHRQ), é um recurso que fornece aos hospitais um guia para o desenvolvimento e avaliação dos exercícios de preparação hospitalar.[28,29]

Por caus da falta de exercícios de emergência hospitalar, vários programas e currículos foram desenvolvidos para proporcionar treinamento e melhorar a educação para o manejo de desastres. Estes incluem materiais educacionais projetados pela World Association for Disaster and Emergency Management (WADEM) e pela International Society for Disaster Medicine (ISDM).[1] Além disso, existem cursos tais como os de Advanced Trauma Life Support (ATLS), Emergency and Trauma Care Training por intermédio da OMS, cursos de Primary Trauma Care e o curso de Disaster Management and Emergency Preparedness (DMEP) oferecido pelo American College of Surgeons Committee on Trauma (ACS COT), que estão disponíveis para os anestesistas. Os métodos de ensino empregados incluem autoestudo, aprendizagem baseada em problemas e discussões de casos, treinos para desastres, exercícios de simulação que testam funções específicas dos planos (p. ex., chamando a equipe para o hospital) e exercícios de campo usando recursos reais, veículos, pessoal e equipamentos. Existem também cursos que se concentram em áreas específicas de preparação para emergências, tais como descontaminação, armas ativas e MCEs. Embora alguns desses exercícios possam ser caros, consumir tempo e exigir recursos significativos,[1]

é importante que os provedores tenham treinamento para adquirir o conhecimento e as habilidades necessárias para o manejo de desastres.

EVENTOS DE ACIDENTE EM MASSA

Desastres naturais, epidemias de doenças (p. ex., síndrome respiratória aguda grave [SARS], ebola), acidentes de transporte, desastres bioquímicos e radioativos, e o crescente número de atos terroristas podem ocorrer a qualquer momento e os anestesistas devem estar treinados e preparados para fornecer o cuidado. Os mecanismos de lesão são traumatismo contuso e penetrante, queimaduras e lesões químicas e radiativas. Os MCEs ocorrem quando o número de vítimas supera a capacidade de tratamento e os recursos fornecidos por um centro médico. Um MCE é uma situação dinâmica que requer a coordenação e a organização de muitos profissionais através de várias fases de cuidados numa tentativa de diminuir a tensão colocada sobre os profissionais e os sistemas de cuidados de saúde. Por causa de sua natureza, os MCEs criam uma demanda esmagadora de atenção médica na configuração de recursos, equipamentos e fornecedores aparentemente menos acessíveis.[2] Mesmo nos centros de trauma de Nível I com um plano de desastre ativado, fornecer cuidado para mais de sete vítimas por hora é difícil.[3,4] Os serviços médicos e destreza em anestesia são necessários durante um MCE. O ponto central para o manejo da resposta é o Hospital Emergency Operations Center (HEOC). O HEOC pode designar anestesistas para prestar cuidados no local de desastre pré-hospitalar, departamento de emergência, áreas de descontaminação, sala de cirurgia (OR), área de recuperação ou unidade de terapia intensiva (UTI). O advento da Perioperative Surgical Home e o papel crescente dos anestesiologistas fora da OR (Capítulos 38 e 51) os posicionam para estar entre os respondentes.

Papel do Anestesista

Os anestesistas possuem uma ampla base de conhecimento. que vai da fisiologia à farmacologia. Eles estão familiarizados com lesões e procedimentos cirúrgicos; são capazes de tratar pacientes gravemente doentes, cirurgicamente complexos e com traumatismos; e possuem habilidades valiosas tais como o manejo de via aérea, inserção de cateter intravenoso e ressuscitação, o que os torna membros valiosos da equipe de desastre/resposta de MCEs. O seu treinamento os ensina a serem adaptáveis e fornecer cuidados aos pacientes em diferentes estabelecimentos hospitalares. Outros países já ampliaram o papel dos anestesiologistas para o departamento pré-hospitalar, de emergência e pós-operatório em traumas e desastres.[30]

Triagem das Vítimas

Existem vários sistemas de triagem para os MCEs: SALT (classificação, avaliação, intervenções de salvamento, tratamento/transporte) (Fig. 43.4); START (triagem simples e tratamento rápido para acidentes em massa) (Fig. 43.5); e MASS (mover, avaliar, classificar e enviar), que pode ser usado em uma determinada instituição. Todos esses sistemas de triagem compartilham os objetivos comuns de priorizar os cuidados aos mais gravemente feridos e distribuir os recursos limitados para aqueles pacientes que são suscetíveis de sobreviver e receber o maior benefício.[15,31-33] Os anestesistas podem precisar triar os pacientes e designá-los para um dos quatro grupos: cuidado imediato, cuidados demorados, primeiros socorros e expectante.[14,34] O grupo expectante inclui os pacientes improváveis de sobreviver e os esforços devem se concentrar nos sobreviventes prováveis. Os anestesistas podem ajudar a decidir quais pacientes necessitam de cuidados em UTI ou OR.[2,14] Os recursos (p. ex., imagens) devem ser alocados para aqueles que estão em condições críticas, mas prováveis de sobreviver. As decisões de triagem devem ser baseadas na capacidade de tratamento disponível e no estado anatômico/fisiológico do paciente em vez de no mecanismo de lesão. Somente aqueles com lesões potencialmente reversíveis devem receber intervenções imediatas.[2] Aqueles que não têm chances de sobreviver podem exigir medicações para proporcionar conforto e os anestesistas podem intervir para a minimização do seu sofrimento.[14] Também é importante lembrar que, além de lidar com as vítimas de MCEs, os hospitais também são necessários para fornecer cuidados médicos de rotina aos pacientes não afetados pelo desastre, tais como aqueles com choque séptico, apendicite aguda, acidente vascular cerebral e síndrome coronariana aguda. Esses pacientes não podem ser ignorados e o papel da triagem é importante na alocação de recursos e na priorização dos cuidados, como também no redirecionamento do atendimento para instalações menos sobrecarregadas. Populações de pacientes especiais, tais como pacientes pediátricos ou obstétricos, podem ser vítimas de desastres e devem ser implementados protocolos especializados para auxiliar no manejo específico desses pacientes.

Cuidados Pré-hospitalares

Durante um MCE, os provedores de anestesia podem ser necessários para prestar cuidados fora do hospital. As experiências de anestesia militar demonstraram que os anestesistas estão bem equipados para fornecer cuidados no manejo precoce de traumas e possuem habilidades para proporcionar suporte para a vida, ressuscitação e uma compreensão do choque e disfunção de vários sistemas orgânicos.[30] Os anestesistas podem oferecer um ampla gama de cuidados em um cenário de desastre, tais como manejo de via aérea, acesso intravenoso, ressuscitação e manejo de medicação. Algumas vezes, eles podem até fornecer anestesia para cirurgias de campo perto dos locais de desastre.[15,23,30,35] As habilidades aprendidas em programas tais como ATLS, Basic Life Support (BLS) e Advanced Cardiac Life Support (ACLS) são importantes e frequentemente usadas. Intervenções imediatas, tais como a colocação do tubo torácico, podem precisar ser realizadas. Os pacientes com um sangramento ativo podem

necessitar de imobilização, uso de torniquetes, bandagens hemostáticas, pressão direta ou aplicação de bandagem pélvica. Os cirurgiões podem ter que realizar "cirurgia de controle de dano" (controle rápido de sangramento seguido de tamponamento abdominal) no local, especialmente em situações de combate, para estabilizar e salvar a vida do paciente. A "anestesia de bloqueio de campo" ou quase *in loco* geralmente é necessária nessas situações.[15] Por mais de 30 anos na França, os anestesistas foram parte integrante da equipe de atendimento pré-hospitalar. Há uma continuidade no cuidado prestado a esses pacientes pelos mesmos anestesistas após a chegada ao hospital.[23,30] Durante os bombardeios do metrô de Londres, foram enviados anestesistas para o local do desastre para ajudar a estabilizar os pacientes e fornecer anestesia e analgesia para aqueles que estavam presos sob os escombros.[30] Além disso, nos casos de exposição bioquímica, os anestesistas auxiliaram na descontaminação do paciente no local do evento.[15,36] O papel dos anestesistas em ambiente pré-hospitalar reduz a taxa de mortalidade de 30 dias.[37]

Manejo das Vias Aéreas em Eventos de Acidente em Massa

Frequentemente, os anestesistas são responsáveis pelo manejo das vias aéreas (Capítulo 16) em MCEs. Nessas circunstâncias, estabelecer as vias aéreas pode ser particularmente desafiador devido à natureza emergente, risco de aspiração, presença de lesões que afetam as vias aéreas, instabilidade hemodinâmica e possível exposição a patógenos bioquímicos infecciosos. O estabelecimento precoce de uma via aérea segura é preferível durante um período prolongado de ventilação com máscara de saco. Com toxicidade bioquímica conhecida, os profissionais podem precisar proteger a via aérea usando um traje para material perigoso (HAZMAT), o que prejudica a destreza manual, prejudica a visualização das vias aéreas e requer mais tempo. A intubação endotraqueal é considerada o padrão de excelência e o método mais seguro de garantir uma via aérea nos MCEs. Podem ser utilizados dispositivos supraglóticos, tais como a máscara laríngea, durante as intubações difíceis; entretanto, eles devem ser substituídos por um tubo endotraqueal o mais rápido possível.[38] Normalmente, recomenda-se uma intubação de sequência rápida.[39-42] A estabilização manual do pescoço em linha deve ser fornecida quando aplicável;[43] a pressão cricoide é considerada opcional.[44] No envenenamento por agentes nervosos, os bloqueadores neumorusculares devem ser usados com cuidado e deve ser considerada uma intubação com a vítima acordada.[39,45] A confirmação da colocação do tubo endotraqueal é conseguida com capnometria e auscultação.[38]

Cuidados Hospitalares

Cuidados do Departamento de Emergência

Embora alguns hospitais de trauma de nível I tenham uma forte presença de anestesia no serviço de emergência, este fato não é comum em muitos centros. Nos MCEs, os anestesistas podem ser necessários no departamento de emergência para auxiliar com os cuidados para com os

VI

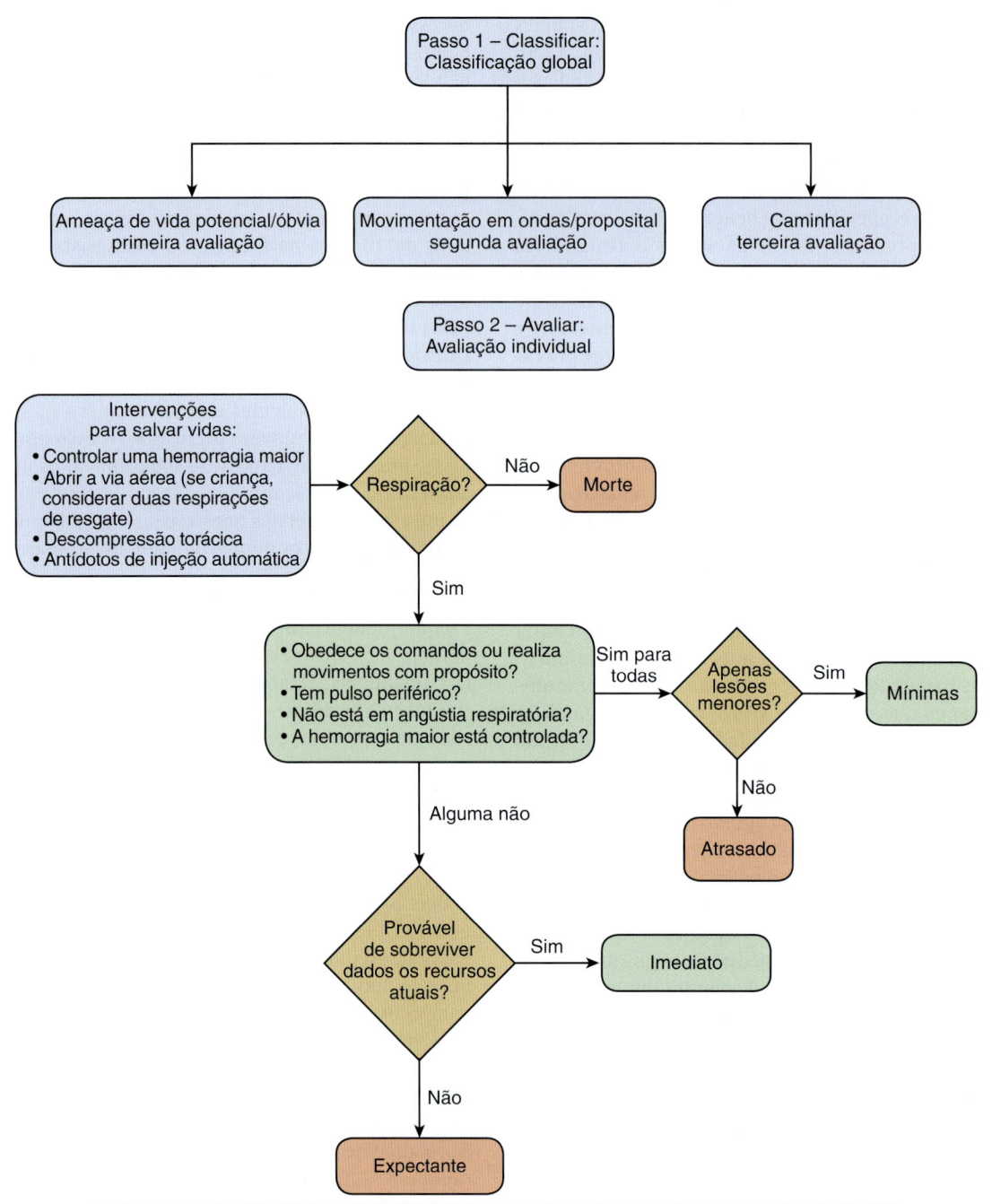

Fig. 43.4 Algoritmo de tríade SALT. (De https://chemm.nlm.nih.gov/salttriage.htm. Acessado em: 1º de dezembro de 2016.)

pacientes, o que inclui manejo de via aérea, colocação de acesso vascular, ressuscitação cardiopulmonar e tratamento de toxicidade química ou biológica.[14] Os hospitais devem ter o equipamento necessário para realizar a descontaminação no caso de desastres bioquímicos ou radiológicos.[15] Os anestesistas também podem ser responsáveis por assegurar a disponibilidade de equipamentos e suprimentos apropriados.[46] Embora em um MCE o pessoal que normalmente não trabalha no departamento de emergência participe dos cuidados, isto pode ser contraproducente, pois os anestesistas que frequentemente ajudam no manejo de via aérea ou no atendimento ao paciente no departamento de emergência podem ser extremamente eficazes neste papel.[47]

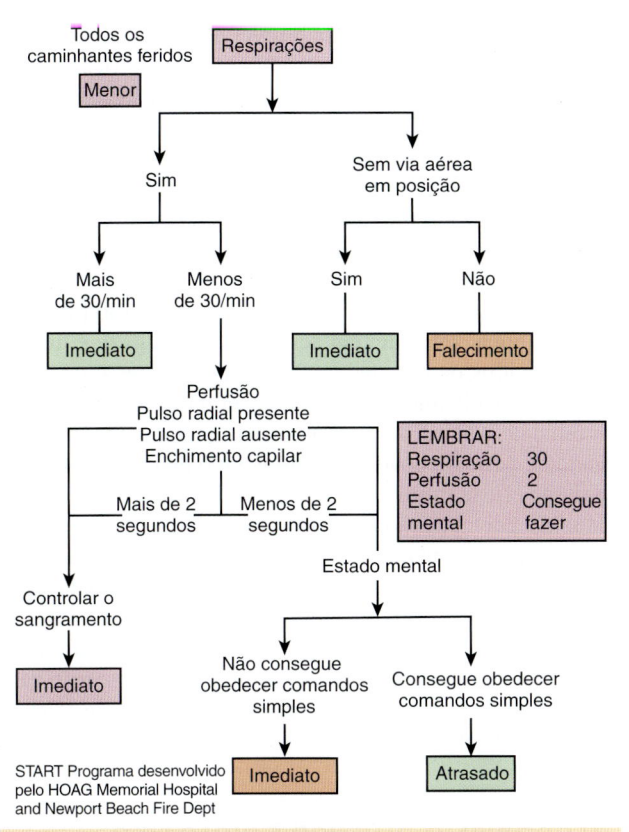

Fig. 43.5 Algoritmo de tríade START. (De http://citmt.org/Start/flowchart.htm#Simplified. Acessado em: 1º de dezembro de 2016.)

Sala de Cirurgia

A OR deve ser reservada para as lesões imediatas que ameaçam a vida, tal como uma via aérea comprometida, choque hemorrágico, lesões viscosas ocas, feridas penetrantes e sangramento ativo persistente. As cirurgias menos urgentes devem ser adiadas.[34] O cirurgião deve realizar uma operação de controle de danos, na qual a lesão que ameaça a vida é prontamente controlada e o paciente é estabilizado. O tratamento definitivo deve ser adiado para que outros pacientes que necessitem de cirurgia possam ser tratados em tempo hábil.[2] Os anestesistas desempenham um papel crucial na OR, seja fornecendo manejo de via aérea, ressuscitação e analgesia/anestesia, seja empregando protocolos de transfusão maciça. Os anestesistas devem antecipar que os pacientes frequentemente estão hipovolêmicos, desnutridos e hemodinamicamente instáveis. Os anestesistas devem praticar uma ressuscitação equilibrada, quando uma pressão arterial inferior à normal (pressão sistólica de 80 a 100 mmHg) é tolerada para equilibrar a perfusão dos órgãos com risco de novo sangramento, como uma ponte para o controle definitivo do sangramento cirúrgico.[15,48] A administração de grandes volumes de produtos sanguíneos (Capítulos 24 e 42) e cristaloides (Capítulo 23) para atingir uma pressão arterial normal é inaceitável no caso de não haver um controle definitivo da hemorragia. A administração de grandes volumes de fluidos pode resultar em acidose, hipotermia, ativação da cascata inflamatória e coagulopatia. No caso de choque hemorrágico, os produtos sanguíneos são favorecidos por coloides e cristaloides e devem ser administrados em um concentrado de hemácias (PRBC) para plasma congelado fresco (FFP) para plaquetas na proporção de 1:1:1, pois isto melhora a sobrevida (Capítulos 24 e 42).[15,48,49] Os vasopressores prejudicam a perfusão tecidual e devem ser evitados, se possível.[48] Os antifibrinolíticos, tais como o ácido tranexâmico, podem ser administrados nos pacientes com trauma com sangramento até 3 horas após a lesão para reduzir o risco de morte por sangramento; a administração após 3 horas é prejudicial e aumenta a taxa de mortalidade.[50]

A comunicação com o cirurgião e a equipe da OR são de extrema importância.[4] O ASA COTEP divulgou duas listas de verificação, uma para a gestão de OR em acidentes em massa (Quadro 43.3) e outra para anestesia em trauma (Quadro 43.4),[51] para ajudar a organizar tarefas, promover o trabalho em equipe, e assegurar a disponibilidade de equipamentos e produtos sanguíneos.[13] É provável que muitas cirurgias complexas possam durar muitas horas, e isto pode ser emocional e fisicamente desgastante para a equipe de anestesia. Deve ser recrutado pessoal apropriado para fornecer ajuda com casos de OR desafiadores, dar pausas, fornecer alívio após 24 horas de trabalho, e ajudar a reabastecer medicamentos e equipamentos.[46]

Cuidados Pós-operatórios

Os anestesiologistas também podem precisar fornecer cuidados pós-operatórios para pacientes com ventilação mecânica na área de recuperação ou em UTI por causa da falta de pessoal e leitos (Capítulo 42).[52] Além disso, eles podem precisar ajudar a manejar as complicações experimentadas por esses pacientes, o que inclui, entre outros, infecções, gangrena, síndrome da angústia respiratória aguda (SDRA), síndrome do compartimento, rabdomiolíose, insuficiência renal aguda, coagulação intravascular disseminada, arritmias e anormalidades eletrolíticas, assim como as complicações decorrentes da administração excessiva de fluidos.[35]

EXPOSIÇÃO NUCLEAR

A exposição a radiações ionizantes provavelmente ocorrerá a partir de ataques terroristas, detonação de bombas nucleares e acidentes de usinas nucleares. A exposição à radiação pode resultar de fontes externas (isto é, partículas beta, raios gama), detritos contaminados ou gases inalados e partículas. As lesões previsíveis são queimaduras por radiação, supressão da medula óssea, destruição da mucosa do trato gastrintestinal e sangramento com translocação de bactérias, e choque séptico.[15] Os pacientes podem exigir cuidados em centros de queimadura para uma ressuscitação apropriada, cuidados com feridas e cirurgias.

Os pacientes expostos à radiação são frequentemente descontaminados no local de exposição removendo-se toda a roupa e lavando a pele com água morna e sabão. Qualquer ferida deve ser irrigada. Os profissionais devem usar equipamentos de proteção enquanto estabilizam os pacientes, bem

VI

Quadro 43.3 Procedimentos em Sala de Cirurgia para Acidentes em Massa: Manejo Passo a Passo do ASA Committee on Trauma and Emergency Preparedness

Objetivo: Ser capaz de gerenciar o fluxo de atendimento a pacientes nas OR durante uma situação de acidentes em massa.

Etapas: Indicar a data e a hora para cada item

- Consultar o manual de operações da instalação
Abrir o anexo apropriado.
- Ativar a cadeia de comunicação
Atribuir um indivíduo para ativá-la. Usar pessoal administrativo ou um sistema de paginação automática, se disponível.
- Avaliar o estado das salas de cirurgia
Determinar a equipe de OR 0-2, 2-12 e 12-24 horas. Assumir os casos eletivos.
- Pôr em alerta as OR disponíveis
Concluir os procedimentos cirúrgicos em curso o mais rápido possível e preparar-se para receber pacientes com trauma.
- Designar a equipe
Preparar para casos de trauma/emergência.
- O coordenador de anestesia deve se tornar diretor médico da OR
Trabalhar com o gerente de enfermagem da OR para facilitar a comunicação e a coordenação de equipe e instalações.
- Relatar o estado da OR para o Hospital Command Center (HCC)
Usar o telefone e o endereço de e-mail do HCC.
- Garantir suprimentos adequados
Articular-se com o pessoal de tecnologia de anestesia/suprimentos para assegurar suprimentos adequados de fluidos, medicamentos, material descartável, entre outros.
- Contatar a UCPA
Acelerar a transferência de pacientes para o andar da UTI em preparação para um grande volume de casos.
- O anestesiologista deve atuar como uma ligação no Emergency Department (ED)
Enviar um profissional experiente para o ED para atuar como uma ligação (seus olhos e ouvidos) e manter as comunicações abertas com o coordenador da anestesia.
- Considerar a montagem de equipes de estatísticas
Combinação de equipes de anestesia, cirurgia, enfermagem, respiratório para triagem, conforme necessário.
- Evento HAZMAT/WMD
Revisar os procedimentos especiais de proteção individual, tais como DECON e técnicas de isolamento. Considerar se parte da OR ou dos corredores deve ser considerada "quente" ou deve ter ventilação alterada. Os sites de CHEMM/REMM são boas fontes.
- Coordenar com o banco de sangue
Verificar a disponibilidade de sangue.
- Articular-se com outras áreas de atendimento ao paciente
UTI, OB, Peds etc., para garantir a continuidade dos cuidados para com os pacientes novos e existentes.

DECON, descontaminação; HAZMAT, materiais perigosos; OB, obstetrícia; OR, sala de cirurgia; Peds, pediatria; UCPA, unidade de cuidados pós-anestésicos; UTI, unidade de terapia intensiva; WMD, armas de destruição em massa.
Do American Society of Anesthesiologists Committee on Trauma and Emergency Preparedness (ASA COTEP). Emergence Preparedness Resources. https://www. asahq.org/resources/resources-from-asa-committees/committee-on-trauma-and-emergency-preparedness/emergency-preparedness. Acessado em: 1º de dezembro de 2016.

como dosímetros para medir o nível de exposição nuclear. A descontaminação interna com lavagem gástrica, eméticos, laxantes e diuréticos também pode ser necessária. O tratamento das lesões com risco de morte deve preceder o tratamento das lesões radiológicas.[15]

Uma vez que os pacientes estejam estabilizados, eles devem ser monitorados na UTI para detectar sinais de síndrome da radiação aguda (p. ex., trombocitopenia, granulocitopenia, náuseas, vômitos e diarreia).[15] Caso se suspeite de contaminação interna, todos os orifícios do corpo (narinas, orelhas, boca, reto) devem ser limpos com gaze e devem ser realizados os exames de 24 horas de fezes e urina. A contagem de glóbulos brancos deve ser monitorada, e devem ser tomadas precauções neutropênicas quando apropriado. O iodeto de potássio deve ser administrado dentro de 24 horas para ser eficaz contra a prevenção do câncer de tireoide induzido por radiação da liberação de iodo 131 (^{131}I) após um incidente da usina de energia. O fator estimulante das colônias de granulócitos pode ser útil no tratamento da sepse pós-irradiação. Certos medicamentos podem ser administrados para facilitar a excreção renal (cloreto de amônio, gluconato de cálcio, diuréticos) e minimizar a absorção gastrintestinal de radionuclídeos (agentes quelantes de cálcio e zinco dietilenotriamina penta-ácido acético).[15]

TERRORISMO QUÍMICO E BIOLÓGICO

As armas bioquímicas podem causar morbidade e morte rapidamente. Elas também induzem o pânico e colocam os profissionais de saúde e os primeiros atendentes em maior risco de exposição secundária. Esses agentes abrangem toxinas, bactérias e vírus, neuropeptídeos, agentes nervosos, vesicantes, cianógenos e outros que causam danos pulmonares. A existência de grandes grupos de pacientes com sintomas e exposição semelhantes devem alertar os profissionais para uma possível exposição/ataque bioquímico. É crucial demarcar uma zona de contaminação; garantir que o traje de proteção esteja sendo utilizado (incluindo respiradores); notificar hospitais, saúde pública e funcionários do governo; e descontaminar as vítimas.[36] Para serem efetivos, os antídotos para agentes específicos devem ser administrados logo que sejam identificados. Os equipamentos de proteção e os respiradores devem continuar a ser usados pelos profissionais, mesmo após a descontaminação no local dos pacientes, para evitar a absorção cutânea. Os agentes bioquímicos mais comuns serão discutidos aqui, e informações mais detalhadas sobre os agentes mais recentes do bioterrorismo podem ser encontradas nos sites dos CDCs, do DOD e de organizações de saúde pública federais e estaduais.[15,35]

Descontaminação

Durante desastres químicos, os pacientes devem ser descontaminados pelo pessoal de emergência. Os profissionais de saúde devem realizar a descontaminação usando vestuário de proteção apropriado e em uma área designada com sua própria saída de água para evitar a contaminação ambiental. Em um MCE, são usados algoritmos de triagem de descontaminação para priorizar a descontaminação do paciente. Um passo crucial no manejo de desastres químicos é a remoção de material perigoso; materiais e vestuário removidos devem ser armazenados em um saco duplo de cloreto de polivinila (PVC). A descontaminação pode ser adiada para primeiro abordar as lesões com risco de morte, ou administrar antídotos ou tratamentos médicos. A descontaminação é realizada com água quente ou fria (embora haja risco de hipotermia com água fria); a água quente é contraindicada porque ela aumenta a absorção de produtos químicos. Uma escova macia ou uma esponja e um sabão neutro devem ser usados na pele, e então todo o corpo deve ser lavado com água corrente por 1 minuto.[53]

Equipamento de Proteção Individual

Os anestesistas devem ter instrução e treinamento sobre autoproteção porque eles têm um papel fundamental no manejo de vítimas de trauma e MCE. As vítimas podem ter infecções facilmente transmissíveis (tal como a tuberculose) ou serem contaminadas com substâncias químicas (p. ex., agentes nervosos) que podem se espalhar para os profissionais que não estejam usando equipamento protetor adequado.

Os anestesistas precisam conhecer a localização das áreas de descontaminação em seu hospital e as técnicas básicas de descontaminação, que incluem o uso adequado de trajes de proteção, como roupas e respiradores. Quando o agente perigoso é conhecido, o equipamento de proteção adequado pode ser preparado antecipadamente. Contudo, é difícil determinar qual equipamento de proteção deve ser usado quando o agente perigoso é desconhecido, ou quando as vítimas ignoram os atendentes pré-hospitalares. Isso ocorreu no incidente com sarin em Tóquio em 1995, quando as vítimas foram diretamente para o hospital sem serem descontaminadas, transmitindo então o agente para os profissionais de saúde desavisados.[54] Existem quatro níveis de equipamento de proteção, conforme descrito na Tabela 43.7.[55] Na maioria dos casos de intoxicação por toxina, o equipamento de nível C é adequado e permite destreza tátil para fornecer cuidados.[35] É necessária uma proteção de nível A quando houver um potencial maior de exposição a perigos.[55]

Agentes de Bioterrorismo

As armas biológicas são divididas em três categorias — A, B e C — com base no seu potencial de causar danos disseminados (Tabela 43.8).[15] A categoria A representa a maior ameaça para a saúde pública e será discutida em mais detalhes. Os profissionais de saúde devem reconhecer os padrões de sintomas e as pistas de diagnóstico que sugerem um ataque bioterrorista (Quadro 43.5).[15]

Antraz

Bacillus anthracis é um bacilo Gram-positivo, formador de esporos, transmitido para os seres humanos a partir de animais contaminados ou seus subprodutos. Os três principais tipos de antraz são cutâneo, inalatório e gastrintestinal. O

Quadro 43.4 Lista de Verificação de Anestesia em Trauma

Antes da Chegada do Paciente
- Temperatura ambiente a 25 °C ou superior
- Aquecer a linha IV
- Verificar a máquina
- Equipamento para via aérea
- Medicamentos de emergência
- *BANCO DE SANGUE*: "6 unidades O Neg PRBC, 6 unidades AB FFP, 5-6 unidades de plaquetas de doadores aleatórios (1 dose-padrão para adultos) disponíveis"

Chegada do Paciente
- Paciente identificado para trauma/cirurgia de emergência?
- *BANCO DE SANGUE*: "Enviar sangue para T&C e iniciar MTP agora!"
- Acesso IV
- Monitores (Sa_{O2}, BP, ECG)
- *CIRURGIÃO*: "Preparar e colocar campo cirúrgico!"
- Pré-oxigenação

Indução
- Hipnótico sedativo (cetamina *versus* propofol *versus* etomidato)
- Bloqueio neuromuscular (succ *versus* roc)

Intubação
- (+) $ETCO_2$ → CIRURGIÃO: *"Vai!"*
- Colocar o tubo orogástrico

Anestesia
- (Anestésico volátil e/ou benzodiazepínico) + narcóticos
- Considerar TIVA
- Inserir acesso IV adicional, se necessário, e uma linha arterial

Ressuscitação
- Enviar dados laboratoriais basais
- Seguir a tendência MAP
- Objetivo FFP:PRBC controverso, mas considerar FFP logo
- Objetivo de débito urinário de 0,5-1 mL/kg/h
- Considerar o ácido tranexâmico se < 3 h após lesão; 1 g por 10 min x 1, depois 1 g por 8 h
- Considerar 1 g de cloreto de cálcio
- Considerar 100 mg de hidrocortisona
- Considerar 5-10 UI de vasopressina
- Administrar antibióticos apropriados
- Considerações especiais para a TBI (SBP > 90-100 mmHg, Sa_{O2} > 90%, P_{CO2} 35-45 mmHg)

Fechamento/Pós-operatório
- UTI: "Você tem um leito?"
- Iniciar ventilação do volume pulmonar baixa (TV = 6 mL/kg de peso corporal ideal)

BP, Pressão arterial; *ECG*, eletrocardiograma; *ETCO₂*, dióxido de carbono final; *FFP*, plasma congelado fresco; *IV*, intravenoso; *MAP*, pressão arterial média; *PRBC*, concentrado de hemácias; *roc*, rocurônio; *SBP*, pressão arterial sistólica; *succ*, succinilcolina; *TBI*, lesão cerebral traumática; *T&C*, tipagem e reação cruzada; *TIVA*, anestesia intravenosa total; *TV*, volume corrente; *UI*, unidade internacional.
De Tobin JM, Grabinsky A, McCunn M, et al. A checklist for trauma and emergency anesthesia. *Anesth Analg*. 2013;117(5):1178-1184.

VI

antraz como arma causa infecção por inalação e apresenta sintomas gripais. Existe um período sem sintomas que é seguido por dor torácica, cianose, hemoptise e insuficiência respiratória. É frequentemente observado em radiografias de tórax um mediastino alargado secundário à linfadenopatia

central. Quando uma dispneia profunda se desenvolve, a morte ocorre dentro de 1 a 2 dias. O antraz como arma pode ser tratado com ciprofloxacino ou doxiciclina, uma vez que é frequentemente concebido para ter resistência à penicilina G.[15]

Varíola

A OMS anunciou em 1980 que o mundo estava livre do vírus da varíola. A vacinação contra varíola foi interrompida em 1972 nos Estados Unidos. A doença é altamente infecciosa, com apenas 10 a 100 organismos necessários para infectar um indivíduo. A transmissão ocorre através de gotículas aerodinâmicas em aerossol e materiais que tenham estado em contato direto com pústulas. O curso da doença começa com fadiga, dor de cabeça e febre alta. Durante os próximos 3 a 4 dias, a febre se resolve e, em seguida, aparece uma erupção cutânea com lesões no mesmo estágio. O isolamento imediato é de extrema importância e as pessoas expostas devem ser vacinadas nos primeiros 3 a 7 dias após a exposição ser efetiva.[15]

Praga

Yersinia pestis é um bacilo Gram-positivo que é transportado por roedores e pulgas, sendo transmitido aos seres humanos por meio de picadas de pulga. As pragas bubônicas e pneumônicas são os dois tipos de doenças causadas por *Y. pestis*. Nos pacientes com a praga pneumônica, a transmissão de humano para humano ocorre por meio de *Y. pestis* em aerossol, que é altamente contagioso. O *Y. pestis* em aerossol foi estudado como uma arma biológica; entretanto, ele só é viável durante 1 hora após a dispersão. Isso limita sua infectividade a apenas 10 km do local da dispersão se for lançado por um avião.[14] A praga bubônica é propagada principalmente por uma mordida de pulga infectada. Após um período de incubação de 2 a 6 dias, o paciente desenvolve febres súbitas, calafrios, dor de cabeça e fraqueza. O alargamento doloroso e sensível do nódulo linfático ou bubão (até 10 cm de diâmetro) frequentemente ocorre cercado por lesões

---

Tabela 43.7	Descrição dos Níveis de Equipamento de Proteção Individual

Nível	**Equipamento de Proteção Individual**
A	Aparato de respiração autocontida com pressão positiva (SCBA) Traje resistente a substâncias químicas completamente encapsulante Camada dupla de luvas resistentes a substâncias químicas Botas resistentes a substâncias químicas Selamento hermético entre o traje, as luvas e as botas
B	SCBA com pressão positiva Traje de mangas longas resistente a substâncias químicas Camada dupla de luvas resistentes a substâncias químicas Botas resistentes a substâncias químicas
C	Dispositivo de purificação de ar facial completo (respirador) Traje resistente a substâncias químicas Luvas externas resistentes a substâncias químicas Botas resistentes a substâncias químicas
D	O equipamento não fornece proteção respiratória específica ou cutânea, mas pode incluir luvas, gorros, ou óculos de segurança ou escudo facial

Baker DJ. The role of the anesthesia provider in natural and human-induced disasters. In Miller RD, ed. *Miller's Anesthesia*. 8ª ed. Philadelphia: Elsevier Saunders; 2015:2479-2511; Personal Protective Equipment. U.S. Environmental Protection Agency (EPA). https://www/epa/gov/emergency-response/personal-protective-equipment. Acessado em: 1º de dezembro de 2016.

Tabela 43.8	Agentes de Bioterrorismo e Doenças		

	Categoria A	**Categoria B**	**Categoria C**
Definição	Prioridade mais alta; facilmente disseminado ou transmitido, alta taxa de mortalidade, pânico público	Segunda maior prioridade; disseminação e taxas de morbidade moderadas, baixas taxas de mortalidade	Terceira maior prioridade; patógenos emergentes, ainda não engenharia de massa
Exemplos	*Bacillus anthracis* (antraz)	*Coxiella burnetii* (febre Q)	Vários vírus encefalíticos equinos
	Variola major (varíola)	*Espécies Brucella* (brucelose)	
	Yersinia pestis (praga)	*Bulkholderia mallei* (mormo)	
	Clostridium botulinum (botulismo)	Patógenos entéricos (*Escherichia coli, Salmonella, Shigella*)	
	Francisella tularensis (tularemia)	Patógenos associados a ameaças de segurança da água (*Vibrio cholerae, Cryptosporidium*)	
	Vírus da febre hemorrágica (Ebola, Lassa, Marburg)	Vários vírus encefalíticos e várias toxinas biológicas (p. ex., ricina)	

De Lin EY. Trauma, bioterrorism, and natural disasters. In Miller RD, ed. *Basics of Anesthesia*. 6ª ed. Philadelphia: Elsevier Saunders; 2011:681-697.

cutâneas como pústulas. Nos indivíduos não tratados, isso é seguido por gangrena e choque séptico. A infecção pode ser semeada nos pulmões, causando a praga pneumônica, que se manifesta como tosse, pneumonia e insuficiência respiratória em rápido desenvolvimento. Ambas as formas da doença apresentam uma taxa de mortalidade superior a 50%. A doença pode ser diagnosticada por colorações de Gram de sangue, escarro e culturas de bubão. A estreptomicina é o tratamento de escolha, mas a gentamicina, a tetraciclina e o cloranfenicol são alternativas efetivas que também podem ser utilizadas como profilaxia para aqueles expostos diretamente.[15]

Tularemia

Francisella tularensis é um cocobacilo Gram-negativo transportado por vários hospedeiros animais, sobretudo o coelho de algodão. A transmissão pode ocorrer por meio de várias vias, tais como o contato direto com um animal infectado, a ingestão de alimentos infectados, carrapatos infectados ou picada da mosca de veado ou aerossolização da bactéria. Sintomas respiratórios agudos, febre, dor pleurítica, linfadenopatia hilar e pneumonia desenvolvem-se 3 a 5 dias após a exposição. O isolamento não é necessário, pois não há casos documentados de transmissão de uma pessoa para outra. O tratamento de escolha é a estreptomicina. Nos indivíduos expostos, a estreptomicina, a doxiciclina ou o ciprofloxacino podem ser utilizados como tratamento profilático.[15]

Botulismo

A toxina do *Clostridium botulinum* é o veneno conhecido mais potente e causa uma doença neuroparalítica. A doença é causada pela toxina; assim sendo, o organismo vivo não é contagioso. *C. botulinum* é um esporo Gram-positivo anaeróbio encontrado em produtos marinhos e agrícolas, como também no solo. Quando ingeridos ou inalados, os efeitos não se manifestam até que o organismo libere a toxina. A toxina atinge receptores colinérgicos e inibe a fusão intracelular de vesículas de acetilcolina em membranas nervosas terminais, impedindo a liberação de acetilcolina. Geralmente, os sintomas se desenvolvem entre 12 e 36 horas após a exposição à toxina e abrangem diplopia, disfagia, disartria, dispneia e, finalmente, paralisia. Os efeitos muscarínicos incluem íleo, retenção urinária e diminuição da salivação. O tratamento requer uma antitoxina trivalente, possível intubação e ventilação mecânica, e remoção das toxinas por meio de catárticos, enemas e lavagem gástrica.[15]

Ricina

A ricina é um polipeptídeo natural que representa uma séria ameaça terrorista porque pode ser facilmente extraída a partir de sementes da planta de mamona e porque a exposição a ela tem uma alta taxa de mortalidade. O mecanismo da toxicidade da ricina constitui-se em uma inibição profunda da síntese proteica. Após a exposição, há um período latente seguido por febre, diarreia, fraqueza, convulsões, insuficiência respiratória, colapso cardiovascular e falência de vários órgãos culminando na morte em 36 a 72 horas. Os pacientes exigem cuidados de suporte na UTI (Capítulo 41). Embora não haja tratamento específico para a ricina, foi desenvolvida uma antitoxina para uso em animais.[35]

Febres Hemorrágicas Virais

Existem inúmeros vírus carregados por artrópodes e vetores de roedores que causam síndromes da febre hemorrágica viral. Os períodos de incubação variam de 2 a 18 dias. Os sintomas podem incluir febre, mialgia, mal-estar evoluindo até choque, hemorragia generalizada da membrana mucosa, edema e morte.[36] Alguns desses vírus foram transformados em armas porque são altamente infecciosos, exigindo apenas alguns organismos para causar a doença. As taxas de mortalidade podem chegar a 60%, dependendo do vírus. São necessários para prevenir a propagação da doença uma grande suspeição, isolamento precoce e relatos para os departamentos de saúde pública e o hospital.[15] O tratamento inicial é de suporte. A ribavirina, o interferon-α e a hiperimunoglobulina foram utilizados em alguns casos, mas não existem tratamentos específicos para a maioria dos vírus.[14,15] Não há vacinas contra esses agentes infecciosos, exceto a febre amarela, que possui uma vacina viva atenuada.[14] Há uma pesquisa contínua para o desenvolvimento de vacinas para os vírus que mais ameaçam a vida, como a ebola.[14,56]

Agentes de Terrorismo Químico e Substâncias Químicas Industriais Tóxicas

Uma substância química industrial tóxica (TIC) ou HAZMAT[35] é definida como uma substância usada para fins industriais que possui efeitos potencialmente prejudiciais devido à natureza de suas propriedades bioquímicas. Quando incorretamente armazenada ou acidentalmente liberada, uma TIC pode causar danos ao meio ambiente, à comunidade e aos animais, assim como causar ferimentos significativos ou morte em seres humanos. A toxicidade das TICs é significativamente menor do que a dos agentes tradicionais de guerra química, mas a liberação de grandes quantidades de TICs pode resultar em dano significativo e destruição. Elas podem ser liberadas como resultado de desastres naturais, ataques terroristas (guerra tóxica ou plantas químicas

---

Quadro 43.5 Características Epidemiológicas que Sugerem Exposição ou Infecção com Armas Biológicas

Incidência ou taxa de mortalidade anormalmente elevadas por um agrupamento de doenças
Caso único de um patógeno incomum (antraz inalado, varíola)
Agrupamento de pacientes com uma enfermidade clínica suspeita (ou seja, enfermidade semelhante a resfriado que leva à SDRA, choque, meningite com antraz; enfermidade febril aguda com lesões pustulares com varíola)
Ocorrência de uma doença fora de seu limite geográfico natural (febre hemorrágica, tularemia, praga)
Agrupamento de pacientes com paralisia flácida aguda (botulismo) Agrupamento de doenças que afetam os animais assim como os seres humanos

SDRA, Síndrome da angústia respiratória aguda.
De Lin EY. Trauma, bioterrorism, and natural disasters. In Miller RD, ed. *Basics of Anesthesia.* 6ª ed. Philadelphia: Elsevier Saunders; 2011:681-697.

VI

Tabela 43.9	Substâncias Químicas Industriais Tóxicas que Podem Ser Utilizadas como Armas	
TICs de Alto Perigo	**TICs de Médio Perigo**	**TICs de Baixo Perigo**
Irritantes Teciduais: Amônia Fluoreto Formaldeído Fosgênio Cloreto de hidrogênio Ácido nítrico Dióxido de enxofre *Venenos Sistêmicos:* Arsenamina Diborano Fluoreto de hidrogênio Cianeto Hexafluoreto de tungstênio	Acroleína Dióxido de nitrogênio Fosfina Monóxido de carbono Brometo de metila Estibina	Arsênico Tricloreto Bromo Óxido nítrico Paration Chumbo tetraetila Tolueno 2,4-di -isocianato

TICs, Substâncias químicas industriais tóxicas.
Modificado de Hincal F, Erkekoglu P. Toxic industrial chemicals (TICs) – chemical warfare without chemical weapons. *FABAD J Pharm Sci.* 2006;31:220-229.

infiltrantes) e liberação acidental durante o transporte ou acidentes no local industrial. Por causa da ocorrência de desastres anteriores com TICs, os Estados Unidos aprovaram o Emergency Planning and Community Right-to-Know Act (EPCRA), que exige que as indústrias divulguem relatórios de segurança e armazenamento de TICs perigosas, forneçam inventários de liberação química, e tenham em mãos notificações de liberação de emergência e planos de resposta. Os agentes químicos atraem as organizações terroristas porque estão prontamente disponíveis, são menos protegidos, são fáceis de acessar ou dispersar, e são mais baratos. Eles podem ser usados como venenos, dispositivos incendiários e na construção de dispositivos explosivos. Existem cerca de 70 agentes de guerra química conhecidos e 70 mil TICs produzidas, armazenadas e transportadas por vários países. Uma lista das TICs que poderiam ser usadas como armas foi elaborada pela International Tak Force-25 da Organização do Tratado do Atlântico Norte (OTAN) e vários exemplos são fornecidos na Tabela 43.9.[57]

As armas químicas utilizadas nos ataques terroristas e as guerras criam pânico e colocam uma pressão enorme nos sistemas de saúde.[15,36] Serão discutidos os exemplos das armas químicas mais comumente vistas, tais como os agentes nervosos, pulmonares, sanguíneos e vesicantes.[15,35]

Agentes Nervosos

Os agentes nervosos, que foram originalmente utilizados como pesticidas, foram desenvolvidos após a Segunda Guerra Mundial para fins militares. Estes agentes químicos têm uma estrutura semelhante aos organofosforados. Eles são conhecidos pelo seu nome químico e uma designação militar de duas letras. Os exemplos são soman (GD), *N,N*-dietil-2(metil-[2-metilpropoxi]fosforil) sulfaniletanamida (VR), 22-(di-isopropilamina)etil-*O*-etil metilfosfonotioato (VX),

ciclosarin (GF), tabun (GA) e sarin (GB). O agente mais comumente utilizado pelos terroristas é o sarin.[35] Em sua maioria, os agentes nervosos são líquidos lipofílicos e claros que vaporizam à temperatura ambiente, sendo absorvidos pelos pulmões, membranas mucosas, pele e trato gastrintestinal. Eles também podem penetrar através de roupas e do couro, sendo o VX o agente mais potente (apenas uma gota pode ser fatal).[15,36] Os agentes nervosos podem ser classificados como "persistentes" ou "não persistentes" com base na sua volatilidade. Tabun, VX e VR são persistentes e são absorvidos através da pele, enquanto o sarin, o soman e o ciclosarin não são persistentes e representam uma ameaça respiratória. Os gases inibem a acetilcolinesterase, resultando no acúmulo de acetilcolina nos terminais nervosos. Os pacientes irão apresentar aumento de salivação e de secreções das vias aéreas superiores, rinorreia, broncoconstrição, miose, sudorese, náuseas, diarreia, estado mental alterado, bradicardia (efeitos muscarínicos), câimbras musculares e fraqueza, fasciculações, hipertermia e, mais importante, insuficiência respiratória (efeitos nicotínicos). O reconhecimento precoce desta toxíndrome é importante para prevenir o atraso na administração do antídoto. A atropina minimiza os sintomas nicotínicos e pode ser administrada numa dose de 2 a 6 mg por via intravenosa ou intramuscular a cada 5 a 10 minutos até diminuir a secreção e melhorar a ventilação. O diazepam é um ansiolítico e previne as convulsões. A 2-pralidoxima é um fármaco anticolinérgico de ação mais longa que separa os agentes nervosos da acetilcolinesterase e reativa a enzima. A piridostigmina liga-se de forma reversível à acetilcolinesterase e pode fornecer proteção contra agentes nervosos se administrada 30 minutos antes da exposição.[15] A maioria dos pacientes expostos a agentes nervosos irá necessitar de intubação traqueal para a proteção das vias aéreas. Os pacientes expostos aos agentes da série G devem ser submetidos à descontaminação com soluções alcalinas; todavia, a descontaminação com soluções alcalinas não é recomendada nas exposições a agentes da série V, pois estes produzem subprodutos tóxicos.[35] Os agentes da série V penetram através da roupa e do couro, de modo que os profissionais devem usar equipamento de proteção individual feito de borracha ou materiais sintéticos resistentes aos agentes nervosos. Os pacientes necessitam de cuidados suplementares em uma UTI e os anestesistas podem desempenhar um papel vital em seu tratamento[58] (Capítulo 41).

Agentes Pulmonares

O fosgênio e o cloro são os dois agentes pulmonares mais prováveis de serem utilizados por terroristas.[14] O fosgênio é o agente pulmonar mais mortal. Ele cheira a feno recentemente cortado, é incolor e acumula-se em áreas baixas. O fosgênio é extremamente solúvel em lipídios e facilmente infiltra-se no epitélio pulmonar e nos alvéolos. Ele reage com a água para formar dióxido de carbono e ácido clorídrico, que irrita os tecidos moles e causa edema pulmonar e lesão pulmonar aguda (ALI). Tanto os gases de cloro quanto os gases de fosgênio, quando liberados em quantidades suficientes, causam a morte por substituir o oxigênio, resultando em asfixia.[14] Após a exposição, pode haver um período sem sintomas de 1 a 24 horas, mas durante este tempo ocorrem lesões pulmonares e o edema pulmonar acabará por decorrer. Não há antídoto e o tratamento é de suporte, com protocolos de intubação endotraqueal e ventilação mecânica de proteção pulmonar semelhantes aos utilizados para a SDRA.[15]

Toxinas do Sangue

Estes agentes são tipicamente cianógenos, tais como o cianeto de hidrogênio e o cloreto de cianogênio. O cloreto de cianogênio é uma toxina altamente volátil que é difícil de usar como uma arma biológica. O cianeto de hidrogênio é mais propenso a ser usado por terroristas como um aerossol.[14] Quando inalado, o cianeto interrompe a cadeia de transporte de elétrons na mitocôndria ligando-se à citocromo c oxidase, o que impede a transferência de elétrons para o oxigênio e dificulta a produção de trifosfato de adenosina (ATP).[14,35] Isso resulta em hipóxia celular e acidose metabólica levando à morte. Os pacientes apresentam dispneia e agitação, e podem desenvolver convulsões, coma e parada cardíaca.[15] A exposição a altas concentrações pode produzir a morte em minutos.[35] O tratamento é de suporte com intubação, ventilação mecânica com oxigênio a 100% e suporte cardiovascular com vasopressores e/ou inotrópicos. De forma semelhante ao combate à toxicidade do nitroprussiato, o tiossulfato ou hidroxocobalamina é administrado por via intravenosa para promover a conversão do cianeto em tiocianato, que é consideravelmente menos tóxico.[14,15]

Vesicantes

Estes produtos químicos também são conhecidos como "agentes-bolha", produzindo queimaduras e bolhas ao contato. Os vesicantes mais conhecidos são mostarda de enxofre, mostarda de nitrogênio, lewisite e fosgênio oxima. Na inalação, eles causam danos pulmonares e uma síndrome de falência de múltiplos órgãos. A exposição ao lewisite e ao fosgênio oxima resulta em sintomas imediatos, enquanto a exposição à mostarda pode não causar sintomas durante 2 a 24 horas. Os indivíduos expostos devem ser descontaminados, e os profissionais de saúde devem usar um traje protetor e uma máscara de gás. Os sintomas leves, tais como eritema, epífora, rouquidão e tosse, não requerem tratamento além dos cuidados de suporte. Um envenenamento grave pode resultar em cegueira, lesões cutâneas eritematosas e bolhosas, leucopenia, efeitos no sistema nervoso central, insuficiência respiratória e dano respiratório permanente. O tratamento de suporte inclui intubação endotraqueal e ventilação mecânica. Não existe um anticorpo específico para a mostarda de enxofre, mas o tratamento com uma combinação de tiossulfato, vitamina E e dexametasona pode melhorar os resultados. O lewisite pode ser tratado com seu antídoto dimercaprol.[15,36]

DESASTRES E PANDEMIAS DE DOENÇA INFECCIOSA

Os anestesistas devem estar familiarizados com doenças contagiosas tais como gripe, SARS, vírus da Zika e vírus do Nilo Ocidental (WNV). Os vírus aviários podem apresentar mutações, infectar humanos e resultar em pandemias após a transmissão de ser humano para ser humano, resultando

em taxas de morte elevadas. Em 2009, a cepa H1N1 da gripe A resultou em quase 600 mil mortes internacionalmente. Existem poucos tratamentos antivirais, com exceção de oseltamivir, zanamivir e peramivir para a gripe.[59] Os cuidados de suporte, a intubação e a ventilação mecânica são frequentemente cruciais no tratamento desses pacientes. Os profissionais de saúde têm várias responsabilidades importantes frente aos desastres de doenças infecciosas. Eles devem ter um nível elevado de suspeição dessas infecções, usar equipamentos de proteção adequados, empregar precauções apropriadas de contato e isolamento, e notificar as organizações pertinentes de saúde pública para auxiliar no diagnóstico, tratamento e prevenção da propagação da infecção.[15] As pandemias ocorrem de forma semirregular, representam uma pressão significativa sobre os recursos e custos de cuidados de saúde, e resultam em significativas taxas de morbidade e mortalidade. Embora as pandemias geralmente tenham um início gradual, a pandemia de influenza A de 2009 demonstrou que elas também podem ocorrer abruptamente e sem aviso prévio.[60] Os CDCs, os especialistas em doenças infecciosas e os epidemiologistas ajudam a desenvolver vacinas, determinar tratamentos, e fornecer materiais educacionais e recursos para hospitais, comunidades e profissionais de saúde sobre as estratégias de prevenção e contra a transmissão de doenças para se preparar e mitigar os desastres de doenças infecciosas.[60] O site dos CDCs também fornece uma lista de organismos infecciosos, modos de transmissão e os tipos de precaução que precisam ser implementados quando os pacientes estão infectados.[61] A Tabela 43.10 apresenta um resumo dos antídotos e opções de tratamento para os agentes bioquímicos.

ATAQUES CIBERNÉTICOS E EVENTOS DE PULSO ELETROMAGNÉTICO DE ALTA ALTITUDE

Os ataques cibernéticos podem comprometer as infraestruturas de computadores das agências governamentais e locais. A interrupção desses sistemas de computadores pode interferir com a coordenação, a tomada de decisões operacionais e a alocação de recursos. A comunicação entre o incêndio, o cumprimento da lei, os hospitais e as agências de saúde pública também pode ser interrompida. Os ataques cibernéticos podem comprometer as seguranças econômica e nacional, e o caos subsequente pode impedir os esforços das equipes de resposta durante o manejo de desastres, resultando em mortes.[62,63] As medidas preventivas que podem ser tomadas para proteger contra ataques cibernéticos incluem o uso de protocolos de segurança rígidos, bloqueando sistemas operacionais hospitalares, fazendo *backup* e protegendo o hardware, e armazenando os *backups* em locais seguros.

Os eventos de pulso eletromagnético de alta altitude (HEMP) resultam da detonação de armas nucleares acima da superfície terrestre, o que produz radiação gama que interage com a atmosfera criando um campo de energia eletromagnética que é inofensivo para as pessoas, mas rompe o campo magnético da Terra. A corrente e tensão resultantes podem derreter circuitos e causar danos aos computadores e

VI

Tabela 43.10	Resumo de Antídotos e Opções de Tratamento para Agentes Bioquímicos	
Agentes Ofensores	**Antídoto**	**Tratamento**
Bacillus anthracis		Estreptomicina, ciprofloxacino, doxiciclina
Yersinia pestis		Estreptomicina, doxiciclina, cloranfenicol
Febres hemorrágicas virais		Ribavirina, imunoglobulina
Francisella tularensis		Estreptomicina, gentamicina
Varíola		Cidofovir
Burkholderia mallei		Amoxicilina/ácido clavulânico
Coxiella burnetii		Doxiciclina
Brucella		Doxiciclina
Escherichia		Nenhum antibiótico
Cianeto, HCN	Tiossulfato de sódio, amila e nitrito de sódio, edetato de dicobalto, 4-DMAP, hidroxicobalamina	
Agentes nervosos/organofosforados	2-pralidoxima	Atropina, benzodiazepínicos
Mostarda de enxofre		Tiossulfato, vitamina E, dexametasona
Lewisite	Dimercaprol	
Vírus da influenza A		Oseltamivir, zanamivir, penamivir

Tabela derivada de Lin YE. Trauma, Bioterrorism, and Natural Disasters. In Miller RD, ed. Basics of Anesthesia, 6ª ed. Philadelphia: Elsevier Saunders: 2011:681-697, referências 24, 36, 59, e o site dos CDCs: https://emergency.cdc.gov/agent/agentlist.asp.

outros dispositivos eletrônicos; o equipamento pode falhar imediatamente, ou durante um período de dias a semanas. Os eventos HEMP podem afetar muitos quilômetros quadrados de área, causando surtos de energia generalizados e interrupção de equipamentos conectados a redes elétricas, infraestruturas de telecomunicações e sistemas de comunicação. Os efeitos são menos intensos em distâncias maiores, e os equipamentos eletrônicos que são desligados no momento do incidente são menos propensos de serem afetados.[64] Os efeitos podem ser graves o suficiente para causar um apagão que dure meses até anos. Eles também podem destruir transformadores e geradores em infraestruturas fundamentais da rede elétrica que podem demorar anos para serem substituídos.[65] Esses ataques podem afetar o equipamento hospitalar e os sistemas de computadores. As ações que podem ser tomadas para se proteger contra tais eventos incluem a blindagem e filtragem de alguns dispositivos-chave, como monitores e oximetria de pulso; desconectar e desligar equipamentos eletrônicos não utilizados; alternar equipamentos de *backup* para manter as baterias carregadas; e ter sistemas de energia de *backup*, baterias e equipamentos operantes com energia solar. Armazenar itens pequenos como oxímetros de pulso em papel bolha enrolado em papel alumínio também pode protegê-los da maioria dos eventos HEMP.

VIGILÂNCIA DAS SÍNDROMES PÓS-DESASTRE

Uma variedade de padrões de doença surge após graves desastres naturais devido à destruição de lares e à interrupção dos sistemas de saúde e recursos disponíveis. Os padrões de doença observados podem refletir uma varie-dade de fatores, incluindo especificidades da região afetada, tipo de desastre natural, falta de assistência médica e recursos farmacêuticos, e condições de vida (p. ex., abrigos lotados). Uma ferramenta de vigilância chamada Surveillance for Post Extreme Emergencies and Disasters (SPEED) foi desenvolvida para monitorar e detectar as tendências de doença pós-desastre que ocorreram após três desastres naturais nas Filipinas. Após todos os três tipos de desastres naturais (inundação, terremoto e tufão), a doença transmissível foi a síndrome mais predominante. Outras síndromes foram infecções respiratórias agudas, feridas abertas, contusões e queimaduras, hipertensão, doenças da pele, febre e diarreia aquosa aguda (leptospirose). Da mesma forma, após o terremoto de 2010 no Haiti, foi criado o National Sentinel Site Surveillance (NSSS) para monitorar tendências de doenças e detectar surtos. Infecções respiratórias, lesões, suspeita de malária e febre de origem desconhecida foram as condições mais comumente relatadas. O monitoramento das tendências da doença pós-desastre refletiu o grau em que o sistema de cuidado de saúde foi rompido como resultado do desastre. A diminuição na incidência de doença sinaliza o início da fase de recuperação. Ao se usar ferramentas de vigilância da doença, podem ser obtidos dados que podem ajudar a identificar as necessidades de saúde que podem diferir na fase de recuperação e podem ser específicas para uma determinada região ou tipo de desastre. Os dados obtidos dessas ferramentas podem ajudar a identificar as intervenções necessárias de saúde pública, sugerir alocação de recursos e orientar a tomada de decisões. Os esforços com o objetivo de fornecer água limpa, abrigo, higiene e serviços de cuidados de saúde de rotina podem prevenir a maioria das doenças pós-desastre que foram observadas.[66,67]

RECUPERAÇÃO

A fase de recuperação pode durar muito mais do que a fase de resposta, dependendo da gravidade da destruição pelo desastre. A fase de recuperação inclui a prestação de serviços de suporte (médico e psicológico) às vítimas, limpeza e reconstrução de estruturas danificadas e reconstrução da economia. É importante começar a planejar a fase de recuperação durante a fase de resposta. Comunicar que ocorreu um desastre às agências governamentais e a mídia atrai a atenção para o desastre, ajuda a fornecer recursos e ajuda a aumentar o apoio financeiro às vítimas. Os recursos necessários para reconstruir uma comunidade após um desastre devem ser identificados precocemente para determinar quais recursos de recuperação futuros serão necessários. O envolvimento dos membros da comunidade neste processo é crucial para garantir que suas preocupações sejam ouvidas e que eles estejam envolvidos no planejamento da recuperação. Os recursos financeiros necessários para reconstruir uma comunidade são o principal fator limitante do quão rapidamente uma região pode se recuperar de um desastre, especialmente nos países subdesenvolvidos, onde os planos de seguro podem não estar disponíveis.[1] O apoio de outras nações pode ser necessário durante esse período. Os desastres causam enormes prejuízos em recursos, comunidades e vítimas, e a recuperação deles pode demorar anos.

PERGUNTAS DO DIA

1. Que tipos de eventos podem resultar em desastres? Quais são as características comuns de qualquer tipo de desastre?
2. Quais são as quatro fases de um desastre? Quais são os componentes de uma lista de verificação de preparação familiar?
3. Qual o papel do equipamento de proteção individual durante um evento de desastre biológico ou químico? Como os diferentes níveis de proteção afetam a capacidade de cuidar de um paciente?
4. Quais são os objetivos dos sistemas de triagem durante um evento de acidente em massa (MCE)?
5. Quais são os aspectos mais importantes do manejo de um paciente que foi exposto a agentes nervosos?
6. Que tipos de padrões de doenças podem surgir após a ocorrência de um desastre natural?

REFERÊNCIAS

1. Aitken P, Leggat P. Considerations in mass casualty and disaster management. In: Blaivas M, ed., *Emergency Medicine—An International Perspective*. Rijeka, Croatia: InTech, 2012:143–182. Also available from http://www.intechopen.com/books/emergency-medicine-an-international-perspective/considerations-in-mass-casualty-and-disaster-management.
2. Bar-Joseph G, Michaelson M, Halberthal M. Managing mass casualties. *Curr Opin Anaesthesiol*. 2003;16:193-199.
3. Hirshberg A, Holcomb JB, Mattox KL. Hospital trauma care in multiple-casualty incidents: a critical view. *Ann Emerg Med*. 2001;37:647-652.
4. Murray MJ. Communicating during a disaster. *Anesth Analg*. 2010;110(3):657-658.
5. TFQCDM/WADEM (Task Force on Quality Control of Disaster Management/World Association for Disaster and Emergency Medicine). Health disaster management: guidelines for evaluation and research in the "utstein style." Chapter 3: overview and concepts. *Prehosp Disaster Med*. 2002;17(suppl 3):31-55.
6. Dudaryk R, Pretto EA. Resuscitation in a multiple casualty event. *Anesthesiol Clin*. 2013;31:85-106.
7. Centre for Research on the Epidemiology of Disasters (CRED). Emergency Events Database (EM-DAT). http://www.emdat.be. Accessed on December 1, 2016.
8. Iwan WD, Cluff LS, Kimpel JF, et al. Mitigation emerges as major strategy for reducing losses caused by natural disasters. *Science*. 1999;284(5422):1943-1947.
9. Lindsay BR. Federal emergency management: a brief introduction. *Congressional Research Service*. 2012. https://www.fas.org/sgp/crs/homesec/R42845.pdf. Accessed December 1, 2016.
10. Baird ME. The phases of emergency management. 2010. Prepared for the Intermodal Freight Transportation Institute (ITFI). http://www.vanderbilt.edu/vector/research/emmgtphases.pdf Accessed December 1, 2016.
11. Wisner B, Adams J. Environmental health in emergencies and disasters: a practical guide. *World Health Organization*. 2002. http://www.who.int/water_sanitation_health/hygiene/emergencies/em2002intro.pdf. Accessed December 1, 2016.
12. Federal Emergency Management Agency (FEMA). Principles of emergency management: independent study. https://training.fema.gov/emiweb/downloads/is230.pdf; 2006 Accessed December 1, 2016.
13. American Society of Anesthesiologists Committee on Trauma and Emergency Preparedness (ASA COTEP). Emergence Preparedness Resources. https://www.asahq.org/resources/resources-from-asa-committees/committee-on-trauma-and-emergency-preparedness/emergency-preparedness. Accessed December 1, 2016.
14. Murray MJ. Emergency preparedness for and disaster management of casualties from natural disasters and chemical, biologic, radiologic, nuclear, and high-yield explosive (CBRNE) events. In: Barash PG, ed. *Clinical Anesthesia*. Philadelphia: Lippincott Williams & Wilkins; 2013:1535-1549.
15. Lin EY. Trauma, bioterrorism, and natural disasters. In: Miller RD, ed. *Basics of Anesthesia*. Philadelphia: Elsevier Saunders; 2011:681-697.
16. Carey R. (ed.) *Australian Emergency Management Handbook. Handbook 1*. Canberra: Australian Emergency Management Institute (AEMI), Commonwealth Attorney General's Department; 2011:1-112.
17. Arriscar. Risk Assessment. http://www.arriscar.com.au/services/risk-assessment/. Accessed December 1, 2016.
18. City Redland. Disaster Risk Management. http://www.redlandsdisasterplan.com.au/disaster-risk-management/. Accessed December 1, 2016.
19. Yarmohammadian MH, Atighechian G, Haghshenas A, Shams L. Establishment of hospital emergency incident command system in Iranian hospitals: a necessity for better response

VI

to disasters. *Iran Red Crescent Med J.* 2013;15(12):e3371-e3373.

20. Djalali A, Castren M, Hosseinijenab V, et al. Hospital incident command system (HICS) performance in Iran; decision making during disasters. *Scand J Trauma Resusc Emerg Med.* 2012;20:14-21.

21. Zane RD, Prestipino AL. Implementing the hospital emergency incident command system: an integrated delivery system's experience. *Prehosp Disaster Med.* 2004;19(4):311-317.

22. Hospital Incident Command System. California Emergency Medical Services Authority. http://www.emsa.ca.gov/ disaster_medical_services_division_ hospital_incident_command_system_ resources; 2014 Accessed November 13, 2016.

23. Katoh K, Marukawa S. The anesthesiologist's role in the French emergency medical system. *Masui.* 1990;39(11):1547-1553.

24. Backer H. *California Emergency Medical Services Authority (EMSA). HICS Guidebook.* 5th ed. ; 2014. http://www.emsa.ca.gov/media/default/ HICS/HICS_Guidebook_2014_10.pdf. Accessed December 1, 2016.

25. Gupta A. Guidelines for Hospital Emergency Preparedness Planning. Assam State Disaster Management Authority. http://asdma.gov.in/pdf/ publication/undp/guidelines_hospital_emergency.pdf. Accessed December 1, 2016.

26. World Health Organization. Mass casualty management systems: Strategies and guidelines for building health sector capacity. http://www.who.int/ hac/techguidance/tools/mcm_guidelines_en.pdf; 2007 Accessed December 1, 2016.

27. Barbera JA, Macintyre AG. *Medical Surge Capacity and Capability: A Management System for Integrating Medical and Health Resources During Large-Scale Emergencies.* 2nd ed. Washington, DC: U.S. Department of Health and Human Services; 2007:1-274. http://www.phe.gov/preparedness/planning/mscc/handbook/documents/mscc080626.pdf. Accessed December 1, 2016.

28. Cheung M, Vu AT, Varlese D, et al. *Hospital Preparedness Exercises Guidebook.* Rockville, MD: Agency for Healthcare Research and Quality (AHRQ); 2010:1-104.

29. Healthcare Security Services. Hospital preparedness exercises. http:// hss-us.com/emergency-management/ preparedness-exercises/. Accessed December 1, 2016.

30. Baker DJ, Telion C, Carli P. Multiple casualty incidents: the prehospital

role of the anesthesiologist in Europe. *Anesthesiol Clin.* 2007;25:179-188.

31. SALT triage algorithm. SALT mass casualty triage: concept endorsed by the American College of Emergency Physicians, American College of Surgeons Committee on Trauma, American Trauma Society, National Association of EMS Physicians, National Disaster Life Support Education Consortium, and State and Territorial Injury Prevention Directors Association. *Disaster Med Public Health Prep.* 2008;2(4):245-246. https://chemm. nlm.nih.gov/salttriage.htm. Accessed December 1, 2016.

32. START triage flowchart. http://citmt. org/Start/flowchart.htm#Simplified. Accessed December 1, 2016.

33. Lerner EB, Schwartz RB, Coule PL, et al. Mass casualty triage: an evaluation of the data and development of a proposed national guideline. *Disaster Med Public Health Prep.* 2008;2:S25 -S34.

34. Frykberg R. Triage: principles and practice. *Scand J Surg.* 2005;94:272-278.

35. Baker DJ. The role of the anesthesia provider in natural and human-induced disasters. In: Miller RD, Cohen NH, Eriksson LI, eds. *Miller's Anesthesia.* Philadelphia: Elsevier Saunders; 2015:2479-2511.

36. Murray MJ. Chemical weapons compromise provider safety. *Anesth Patient Safety Found Newsletter (Spring).* 2002:12-14. http://www. apsf.org.

37. Yeguiayan JM, Garrigue D, Binquet C, et al. Medical pre-hospital management reduces mortality in severe blunt trauma: a prospective epidemiological study. *Crit Care.* 2011;15:R34-R45.

38. Talmor D. Airway management during a mass casualty event. *Respir Care.* 2008;53(2):226-231.

39. Weinbroum AA, Rudick V, Paret G, et al. Anaesthesia and critical care considerations in nerve agent warfare trauma casualties. *Resuscitation.* 2000;47:113-123.

40. Sansom GW. Emergency department personal protective equipment requirements following out-of-hospital chemical biological or radiological events in Australasia. *Emerg Med Australas.* 2007;19(2):86-95.

41. Morrison JJ, Oh J, DuBose JJ, et al. En-route care capability from point of injury impacts mortality after severe wartime injury. *Ann Surg.* 2013;257:330-334.

42. Alfici R, Ashkenazi I, Kessel B. Management of victims in a mass casualty incident caused by a terrorist bombing: treatment algorithms for stable,

unstable, and in extremis victims. *Milit Med.* 2006;171(12):1155-1162.

43. Como JJ, Smith CE, Grabinsky A. Trauma epidemiology, mechanisms of injury, and pre-hospital care. In: Varon AJ, ed. *Essentials of Trauma Anesthesia.* New York: Cambridge University Press; 2012:1-15.

44. Grissom TE, Varon AJ. Airway management controversies. *ASA Monitor.* 2013;77(4):12-14.

45. Ben-Abraham R, Rudick V, Weinbroum AA. Practical guidelines for acute care of victims of bioterrorism: conventional injuries and concomitant nerve agent intoxication. *Anesthesiology.* 2002;87:989-1004.

46. Shamir MY, Weiss YG, Willner D, et al. Multiple casualty terror events: the anesthesiologist's perspective. *Anesth Analg.* 2004;98:1746-1752.

47. Lavery GG, Horan E. Clinical review: communication and logistics in the response to the 1998 terrorist bombing in Omagh. *Northern Ireland. Crit Care.* 2005;9:401-408.

48. American College of Surgeons. *Advanced Trauma Life Support (ATLS) Student Course Manual.* 9th ed. Chicago: American College of Surgeons; 2012:63-75.

49. Holcomb JB, Tilley BC, Baraniuk S, et al. PROPPR Study Group. Transfusion of plasma, platelets, and red blood cells in a 1:1:1 vs a 1:1:2 ratio and mortality in patients with severe trauma: the PROPPR randomized clinical trial. *JAMA.* 2015;313(5):471-482.

50. CRASH-2 Collaborators, Roberts I, Shakur H, Afolabi A, et al. The importance of early treatment with tranexamic acid in bleeding trauma patients: an exploratory analysis of the CRASH-2 randomised controlled trial. *Lancet.* 2011;377(9771):1096-1101.

51. Tobin JM, Grabinsky A, McCunn M, et al. A checklist for trauma and emergency anesthesia. *Anesth Analg.* 2013;117(5):1178-1184.

52. Dara SI, Ashton RW, Farmer JC. Engendering enthusiasm for sustainable disaster critical care response: why this is of consequence to critical care professionals?. *Crit Care.* 2005;9:125-127.

53. Sarc L. Incident caused by hazardous material. In: Lennquist S, ed. *Medical Response to Major Incident and Disasters: A Practical Guide for all Medical Staff.* New York: Springer; 2012:229-274.

54. Candiotti KA, Kamat A, Barach P, et al. Emergency preparedness for biological and chemical incidents: a survey of anesthesiology residency

programs in the United States. *Anesth Analg.* 2005;101:1135-1140.

55. Personal Protective Equipment. U.S. Environmental Protection Agency (EPA). https://www.epa.gov/emergency-response/personal-protective-equipment. Accessed December 1, 2016.

56. Centers for Disease Control and Prevention. Sierra Leone Trial to Introduce a Vaccine against Ebola (STRIVE) Q&A. http://www.cdc.gov/vhf/ebola/strive/qa.html; April 20, 2016 Accessed on December 1, 2016.

57. Hincal F, Erkekoglu P. Toxic industrial chemicals (TICs)—chemical warfare without chemical weapons. *FABAD J Pharm Sci.* 2006;31:220-229.

58. Talmor D. Nonconventional terror—the anesthesiologist's role in a nerve agent event. *Anesthesiol Clin.* 2007;25:189-199.

59. Centers for Disease Control and Prevention. Treating Flu. https://www.cdc.gov/flu/pdf/freeresources/updated/treating-influenza.pdf. Accessed February 24, 2017.

60. Rebman T. Infectious disease disasters: bioterrorism, emerging infections, and pandemics. In: Grota P, ed. *APIC Text of Infection Control and Epidemiology.* Arlington, VA: APIC Text Online; 2014:1201-1202.

61. Centers for Disease Control and Prevention. Isolation Precautions. Updated 2007. http://www.cdc.gov/hicpac/pdf/isolation/Isolation2007.pdf Accessed December 1, 2016.

62. Federal Emergency Management Agency (FEMA). Cyber Security Guidance. https://www.fema.gov/pdf/government/grant/hsgp/fy09_hsgp_cyber.pdf. Accessed December 1, 2016.

63. Lesperance A, Stein S. Cybersecurity as an Emergency Management Function. Domestic Preparedness. Updated: January 21, 2015. https://www.domesticpreparedness.com/resilience/cybersecurity-as-an-emergency-management-function/. Accessed December 1, 2016.

64. Wilson C. *High Altitude Electromagnetic Pulse (HEMP) and High Power Microwave (HPM) Devices: Threat Assessments.* CRS Reports for Congress; 2008:1-22. https://www.fas.org/sgp/crs/natsec/RL32544.pdf.

65. Schnurr A. *The Catastrophic Effect of an EMP Attack or Severe Solar Storm: Our alarming and needless vulnerability to subcontinent-scale disaster.* A publication of the EIS council; 2013. https://www.centerforsecuritypolicy.org/wp-content/uploads/2013/08/Catastrophic-Effect-of-an-EMP-Attack-or-Severe-Solar-Storm-5-13.pdf. Accessed December 1, 2016.

66. Salazar MA, Pesigan A, Law R, Winkler V. Post-disaster health impact of natural hazards in the Philippines in 2013. *Glob Health Action.* 2016;9:31320-31327.

67. Maglorie R, et al. Launching a national surveillance system after an earthquake—Haiti. *MMWR.* 2010;2010(59):933-938.

VI

44 MANEJO DA DOR CRÔNICA[1]

Omar Hyder e James P. Rathmell

Os anestesistas aventuraram-se pela primeira vez no tratamento de pacientes com dor crônica como extensão do uso da anestesia regional no cenário da sala de cirurgia. A medicina da dor é agora uma subespecialidade bem estabelecida da anestesiologia, e muitos clínicos dedicam toda a sua prática cuidando de pacientes com dor crônica e empregando uma ampla gama de modalidades diagnósticas e terapêuticas que agora se estendem muito além do escopo da anestesia regional. A International Association for the Study of Pain (IASP) define a dor como "uma experiência sensorial e emocional desagradável associada a dano tecidual real ou potencial, ou descrita em termos de tal danos" e dor crônica como "dor sem valor biológico aparente que persiste além do tempo normal de cicatrização tecidual, geralmente de 3 meses". A dor crônica leva a enormes custos pessoais e sociais na perda de produtividade e um tratamento médico prolongado, muitas vezes aparentemente inútil.

CLASSIFICAÇÃO DA DOR CRÔNICA

A dor crônica pode ser classificada como dor relacionada a câncer ou dor não cancerígena, sendo que a primeira é muitas vezes associada a questões que surgem próximo do fim da vida. No entanto, à medida que surgem tratamentos mais efetivos para alguns tipos de câncer, mais pacientes estão sobrevivendo por períodos prolongados em tratamento ou são sobreviventes em longo prazo, e alguns destes sofrem de dor persistente. A dor crônica é geralmente dividida em dor nociceptiva, em que a atividade dos neurônios de dor periférica é devida a lesão tecidual em curso, como a dor da osteoartrite, e a dor neuropática, em que a função anormal do sistema nervoso causa dor contínua, como a dor associada à neuralgia pós-herpética (NPH) ou neuropatia periférica diabética (NPD).

MANEJO MULTIDISCIPLINAR DA DOR

A dor crônica é uma doença complexa, e os pacientes que dela sofrem muitas vezes têm doença biológica intrisica-

[1]Os editores e a editora desejam agradecer ao Dr. Pankaj Mehta pela sua contribuição a este capítulo na edição anterior deste trabalho. Ele serviu de base para o capítulo atual.

mente interligada com fatores cognitivos, afetivos, comportamentais e sociais. Assim, o tratamento dos pacientes com dor crônica requer a experiência de profissionais de diversas disciplinas médicas, para abordar adequadamente todos os aspectos físicos e psicológicos de sua doença e permitir que recuperem o controle sobre suas vidas e otimizem o seu nível funcional geral. Essa abordagem de equipe multidisciplinar é o meio mais efetivo e econômico para o tratamento da dor crônica. O núcleo da equipe multidisciplinar de dor é composto por um médico, um psicólogo e um fisioterapeuta que geralmente trabalha em conjunto com um terapeuta ocupacional e técnicos de enfermagem. O médico coordena o diagnóstico e o tratamento médico, incluindo o tratamento medicamentoso e as intervenções adequadas de alívio da dor; o psicólogo reúne a educação do paciente, a terapia cognitivo-comportamental (TCC) e o treinamento de relaxamento; e o fisioterapeuta planeja vários regimes de exercícios, incluindo condicionamento muscular e aeróbico, visando a otimização da função geral do paciente.

SÍNDROMES DE DOR COMUNS

Dor Lombossacral

Definições

A dor lombar (na região inferior da coluna) refere-se à dor concentrada na junção lombossacral. O diagnóstico e o tratamento devem ser os mais precisos possível. A dor lombar pode ser diferenciada entre dor concentrada principalmente no eixo da coluna vertebral e dor referida em particular para a perna (Fig. 44.1).[1] A dor espinhal lombar é a dor inferior à ponta da 12ª espinha torácica e superior à ponta da primeira espinha sacral. A dor espinhal sacral é inferior à primeira espinha sacral e superior à articulação sacrococcígea. A dor espinhal lombossacral ocorre em uma ou ambas as regiões. Outros pacientes se apresentam com dor "ciática", ou dor predominantemente localizada na perna. O termo adequado é dor radicular porque a estimulação do nervo espinhal ou do gânglio da raiz dorsal de um nervo espinhal evoca a dor.

A dor é um processo fisiológico normal e funciona como um sinal de lesão tecidual real ou iminente. A dor de lesão tecidual geralmente é bem localizada e é associada a sensibilidade na região. Sinais de dor são conduzidos em direção ao sistema nervoso central (SNC) através dos nervos sensoriais periféricos. Esse tipo de dor é denominado *dor nociceptiva,* ou dor fisiológica. Por outro lado, a dor persistente após lesão no sistema nervoso é denominada *dor neuropática.*

Epidemiologia

A dor lombossacral é um dos problemas que mais levam pacientes a buscarem atendimento médico. Em uma pesquisa de saúde nos Estados Unidos, 28% dos adultos americanos relataram dor lombossacral nos 3 meses anteriores à pesquisa.[2] A maioria dos episódios de dor lombossacral aguda, com ou sem dor radicular, se resolve sem tratamento. No geral, 60% a 70% dos afetados se recuperam em cer-

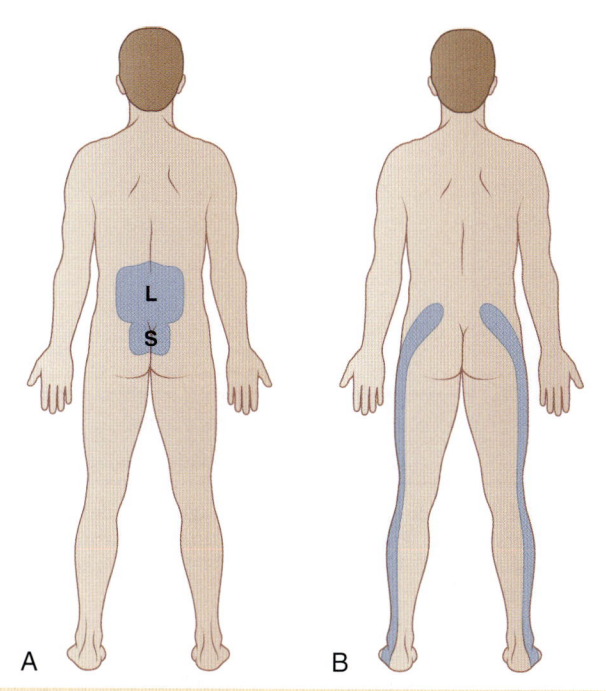

Fig. 44.1 A definição de dor lombossacral. (A) A dor lombossacral (dor na parte inferior da coluna) abrange tanto a dor na coluna lombar (L) quanto a dor na coluna sacral (S). (B) A dor radicular é aquela referida para o membro inferior e é causada pela estimulação de um nervo espinhal.

ca de 6 semanas, e 80% a 90% em cerca de 12 semanas (Fig. 44.2).[3] No entanto, a recuperação após 12 semanas é lenta e incerta. Menos da metade dos pacientes com deficiência por mais de 6 meses voltam ao trabalho. A taxa de retorno ao trabalho para aqueles que ficaram afastados do trabalho por 2 anos é próxima de zero. A dor lombossacral é, geralmente, recorrente; a grande maioria dos pacientes com episódio único experimenta outro episódio em algum momento mais tarde. Os fatores de risco para o desenvolvimento de dor lombossacral crônicas incluem idade, sexo, estado socioeconômico, nível de educação, índice de massa corporal, tabagismo, estado de saúde geral, atividade física (p. ex., flexão, levantamento, contorção), tarefas repetitivas, insatisfação profissional, depressão, variações anatômicas da coluna vertebral e anormalidades em exames de imagem.[4]

Fisiopatologia

A unidade funcional básica da coluna é composta por dois corpos vertebrais adjacentes com duas articulações facetárias posteriores, um disco intervertebral e as estruturas ligamentares circundantes. O disco intervertebral absorve energia e distribui o peso uniformemente de um segmento da coluna vertebral para o próximo enquanto permite o movimento dos elementos ósseos protetores. O levantamento, a flexão, a contorção ou a vibração de todo o corpo podem danificar elementos da coluna vertebral. Com a lesão e o envelhecimento, mudanças progressivas degenerativas ocorrem em cada elemento da unidade espinhal funcional, juntamente com o início dos sintomas característicos (Fig. 44.3). A alteração mais precoce nas

VI

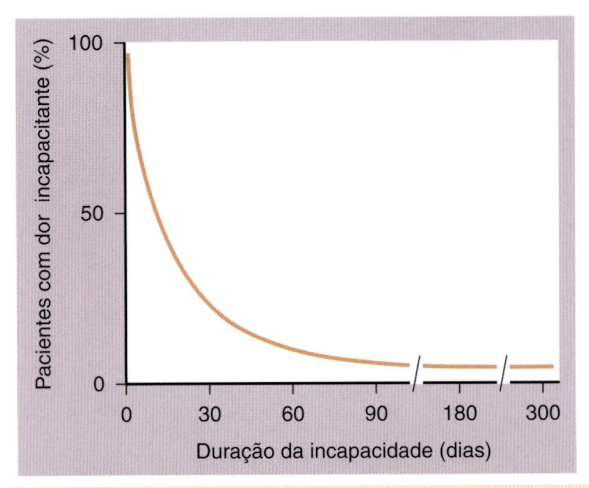

Fig. 44.2 O período da dor lombossacral aguda. (Redesenhado de Andersson GB. Epidemiological features of chronic low--back pain. *Lancet.* 1999;354(9178):581-585, utilizado com permissão.)

facetas articulares lombares é a sinovite, que progride para degradação das superfícies articulares, relaxamento e subluxação capsulares e, finalmente, aumento dos processos articulares (hipertrofia facetária). A degeneração progressiva também ocorre dentro dos discos intervertebrais, começando com a perda de hidratação do núcleo pulposo seguida pelo aparecimento de rupturas circunferenciais ou radiais dentro do anel fibroso (ruptura interna do disco). A dor lombossacral pode surgir a partir da articulação facetária ou do anel fibroso.[5] Com a ruptura interna do anel fibroso, uma parte do núcleo pulposo central gelatinoso pode se estender além da margem do disco como uma hérnia de disco (núcleo pulposo herniado, ou NPH). Quando um NPH se estende para a região adjacente ao nervo espinhal, isso incita uma intensa reação inflamatória. Pacientes com NPH tipicamente apresentam dor radicular aguda. A hipertrofia das facetas articulares e a calcificação das estruturas ligamentares podem reduzir o tamanho dos forames intervertebrais e do canal espinhal central (estenose espinhal), com início de dor radicular e claudicação neurogênica.

Pacientes com cirurgia lombar anterior e dor lombossacral recorrente ou persistente, geralmente denominada *síndrome pós-laminectomia* (após falha da *cirurgia da coluna),* podem precisar de uma avaliação mais complexa. É essencial conhecer o tipo de cirurgia realizada, a indicação, o resultado da cirurgia, o curso do tempo e características de quaisquer alterações no padrão e na gravidade da dor pós-operatória. Dor recorrente ou sintomas progressivos sinalizam a necessidade de uma avaliação diagnóstica posterior.

Avaliação Inicial e Tratamento

Na primeira avaliação de um paciente com dor lombossacral, várias características denominadas condições *de "bandeira vermelha"* requerem pronta investigação, incluindo novo início ou piora da dor na coluna após

traumatismo, infecção ou câncer anterior. Pacientes com déficits neurológicos progressivos (ou seja, dormência ou fraqueza que tipicamente pioram) ou disfunção intestinal ou da bexiga também precisam de exames de imagem radiológica imediatos para descartar uma lesão compressiva.[5] O diagnóstico e o tratamento geralmente dependem da localização, da duração dos sintomas e da determinação de se a dor é aguda ou crônica e, principalmente, de natureza radicular ou lombossacral. Dor lombossacral aguda é uma dor presente por menos de 3 meses, e dor lombossacral crônica é definida como presente por um período mais longo.

Dor Radicular Aguda

O NPH geralmente causa dor radicular aguda, com ou sem radiculopatia (sinais de disfunção, incluindo dormência, fraqueza ou perda de reflexos tendinosos profundos referentes para um nervo espinhal específico). Em pacientes idosos e naqueles com espondilose lombar extensa, pode haver sintomas radiculares agudos causados pelo estreitamento de um ou mais forames intervertebrais. O tratamento inicial é sintomático, e, após NPH, os sintomas se resolvem sem tratamento específico em cerca de 90% dos pacientes.[6] Injeções epidurais de esteroides mostraram eficácia para o controle dos sintomas na dor radicular aguda por NPH.[7] Para aqueles com mais de 6 semanas de dor persistente após NPH, a dissectomia lombar pode ser indicada. Um ensaio controlado de tratamento cirúrgico *versus* não cirúrgico em pacientes selecionados mostrou melhora significativa no alívio da dor, na qualidade de vida e na função física entre ambos os grupos com acompanhamento em curto e longo prazo, mas continuou inconclusivo quanto à superioridade da abordagem.[8]

Dor Radicular Crônica

Dor na perna persistente na distribuição de um nervo espinhal pode ocorrer em pacientes com hérnia de disco com ou sem cirurgia subsequente. Naqueles com dor persistente, é justificada a pesquisa para uma causa reversível da compressão da raiz do nervo. Em muitos indivíduos, as cicatrizes em torno do nervo espinhal no sítio cirúrgico em ressonância magnética e anormalidades em exames eletrodiagnósticos podem sugerir radiculopatia crônica. Há uma falta de consenso no campo do manejo da dor sobre como abordar o exame e o tratamento da dor radicular crônica. Como esse grupo de pacientes tem características semelhantes àqueles que sofrem de outras lesões de nervos que respondem a medicamentos específicos, é razoável que o manejo inicial consista em tratamento farmacológico para dor neuropática usando gabapentina, pregabalina, antidepressivos tricíclicos (ADT) ou inibidores da recaptação da serotonina-norepinefrina (IRSN).[9]

Dor Lombossacral Aguda

A maioria dos pacientes com início agudo de dor lombossacral sem sintomas radiculares não tem achados físicos anormais óbvios, e os exames de imagem radiológicos provavelmente não serão úteis.[10,11] A lesão traumática dos

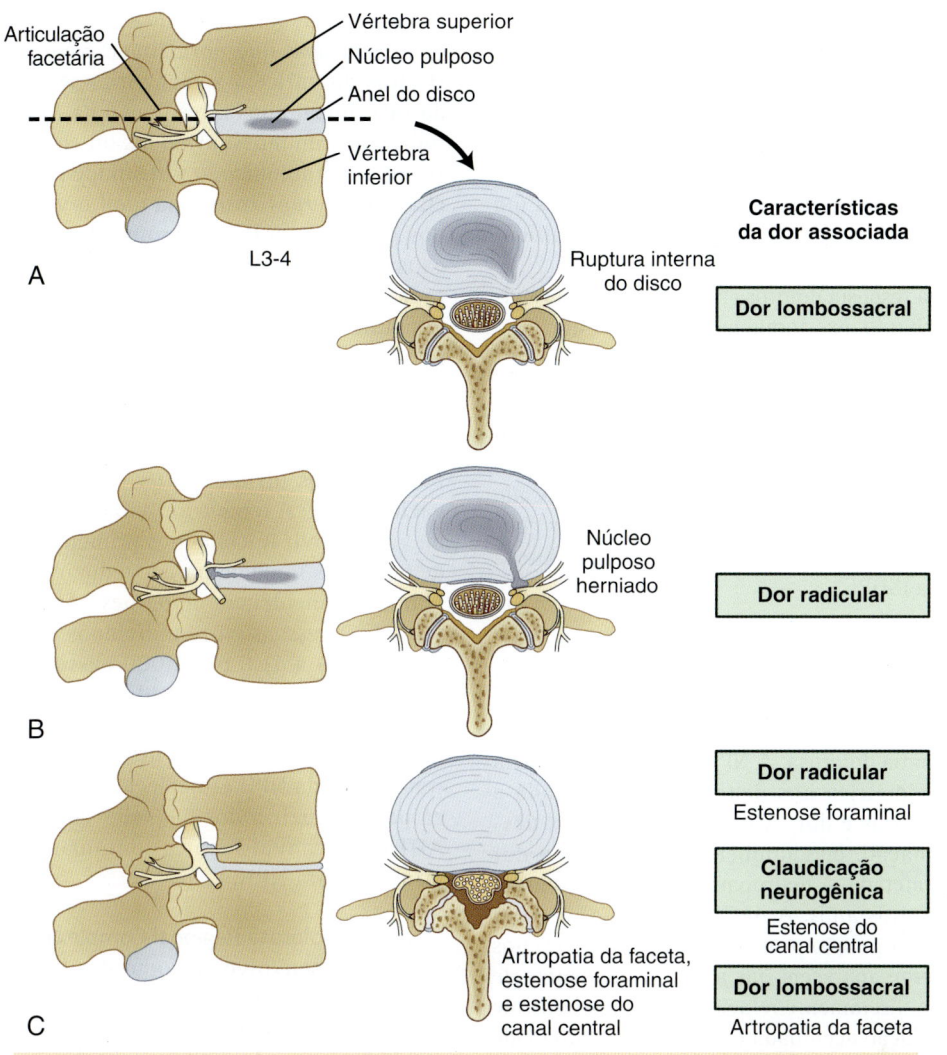

Articulação facetária
Vértebra superior
Núcleo pulposo
Anel do disco
Vértebra inferior

L3-4

A

Ruptura interna do disco

Características da dor associada

Dor lombossacral

Núcleo pulposo herniado

Dor radicular

B

Dor radicular
Estenose foraminal

Claudicação neurogênica
Estenose do canal central

Dor lombossacral
Artropatia da faceta

Artropatia da faceta, estenose foraminal e estenose do canal central

C

Fig. 44.3 A unidade vertebral funcional e as mudanças degenerativas que levam a dor lombossacral e radicular. (A) Unidade espinhal funcional normal. (B) Alterações degenerativas que conduzem à dor lombossacral (ruptura do disco, artropatia da articulação facetária) e dor radicular (núcleo pulposo herniado). (C) Alterações degenerativas de espondilose lombar levando a dor lombossacral (articulação facetária), dor radicular (estenose foraminal) e claudicação neurogênica (estenose do canal central).

músculos e ligamentos da coluna lombar ou das articulações zigoapofisárias e o rompimento interno do disco são causas significativas de dor lombossacral aguda. Tal como acontece com pacientes com dor radicular aguda, esse grupo é melhor tratado sintomaticamente.

Dor Lombossacral Crônica

Existem muitas causas para a dor lombossacral crônica, e a identificação da causa anatômica não pode ser feita com certeza em muitos casos. As estruturas mais envolvidas incluem a articulação sacroilíaca, as facetas lombares e os discos intervertebrais lombares.[12] Na dor lombossacral crônica, a incidência de ruptura interna do disco foi estimada em 39% (variação de 29% a 49%), de dor nas articulações facetárias em 15% (10% a 20%) e de dor na articulação sacroilíaca em 15% (7% a 23%).

O padrão ouro para o diagnóstico de dor na articulação sacroilíaca e na faceta articular é a injeção de anestésico local na região. No entanto, o uso de bloqueios anestésicos sem controle para fins de diagnóstico é dificultado pela resposta ao placebo. Para pacientes que obtêm alívio significativo da dor em curto prazo com bloqueios diagnósticos, o tratamento de radiofrequência oferece uma intervenção simples, minimamente invasiva, que pode fornecer redução da dor por 3 a 6 meses naqueles com dor relacionada à faceta. A dor por degeneração de discos intervertebrais também é fonte de dor lombossacral axial crônica. Estimuladores da medula espinhal com eletrodos epidurais implantados têm mostrado eficácia em pacientes selecionados que não foram bem-sucedidos no tratamento clínico ou cirúrgico para dor lombossacral axial crônica.[13]

VI

Dor Neuropática

A dor persistente após lesão do sistema nervoso é chamada de *dor neuropática* e tem características únicas:

- Dor espontânea– dor que ocorre sem estímulo (p. ex., dor lancinante repentina descrita com NPH)
- Hiperalgesia –– uma resposta dolorosa exagerada a um estímulo normalmente levemente nocivo (p. ex., alfinetada leve levando a dor extrema e prolongada)
- Alodinia – uma resposta dolorosa a um estímulo normalmente não nocivo (p. ex., toque leve causando dor)

Acredita-se que a dor neuropática surja quando os sistemas fisiológicos protetores normais do sistema nervoso que produzem sensibilização do sistema nervoso central e periférico (sensibilização que oferece proteção durante o processo de cicatrização) persistem após o tecido danificado ter sido curado. Três das formas mais comuns de dor neuropática incluem NPH, NPD dolorosa e síndrome dolorosa regional complexa (SDRC).

Neuropatia Periférica Diabética Dolorosa

Diabetes melito é a causa mais comum de dor neuropática, e a NPD é causada por danos às pequenas fibras nervosas não mielinizadas. A NPD pode resultar em perda sensorial indolor ou neuropatia dolorosa. A NPD normalmente inicia com dormência simétrica nos dedos do pé associada a parestesias, disestesias e dor. A dor é muitas vezes descrita como queimação, mas também é comum uma dor profunda na área afetada. A neuropatia progride lentamente ao longo de muitos anos. À medida que as alterações sensoriais atingem a porção proximal dos pés, os mesmos sintomas geralmente aparecem nas mãos. A incidência de NPD dolorosa está diretamente relacionada com o controle glicêmico, com redução acentuada da incidência, gravidade e taxa de progressão da neuropatia naqueles com controle mais rigoroso dos níveis de glicose no sangue. A evidência mais forte para a eficácia no tratamento farmacológico de sintomas relacionados a dor é observada com ADT (amitriptilina, desipramina e imipramina), IRSN (duloxetina, venlafaxina) e anticonvulsivantes (gabapentina, pregabalina, carbamazapina, oxcarbezapina). O uso de opioides é controverso por causa do potencial para dependência em longo prazo, abuso e seu perfil significativo de efeitos adversos. Em ensaios clínicos, o tepentadol de liberação prolongada e oxicodona são mais eficazes do que outros opioides no tratamento de NPD.[14]

Dor Mediada Simpaticamente

A dor mediada simpaticamente é um subconjunto de dor neuropática no qual a atividade eferente simpática aumenta a dor crônica e a perda de função. Como resultado, o bloqueio precoce da neurotransmissão simpática durante certas condições de dor aguda pode reduzir o desenvolvimento de dor crônica. Exemplos típicos de dor de mediação simpática são NPH, SDRC e neuroma em amputados.

Neuralgia Pós-herpética

O vírus varicela-zóster causa uma infecção viral primária altamente contagiosa chamada *varicela* que é comum na infância, caracterizada pelo surgimento de erupções vesiculares difusas que normalmente curam sem cicatrizes.[13] O vírus da varicela-zóster torna-se inativo nos gânglios da raiz dorsal após a resolução da infecção primária. Em indivíduos imunossuprimidos ou com envelhecimento do sistema imunológico, o vírus pode produzir uma infecção chamada *herpes zóster*, na qual o vírus se replica e viaja dos gânglios ao longo de um ou mais nervos espinhais, causando uma erupção vesicular aguda tipicamente limitada a um ou dois dermátomos em um lado do corpo. Essa infecção secundária leva a danos das pequenas fibras nervosas não mielinizadas e pode causar dor grave e persistente, chamada neuropatia pós herpética (NPH). A NPH é caracterizada por episódios de dor lancinante e alodinia grave no dermátomo afetado. A incidência de NPH foi reduzida nos últimos anos, com o surgimento de uma vacina eficaz. A terapia antiviral com aciclovir, famciclovir ou valaciclovir iniciada nos primeiros dias após a erupção de vesículas também parece reduzir a incidência de NPH. A taxa de incidência de herpes-zóster varia de 1,2 a 3,4 por 1.000 pessoas entre indivíduos saudáveis, aumentando para 3,9 a 11,8 por 1.000 pessoas-ano entre aqueles com mais de 65 anos. O bloqueio simpático durante o herpes-zóster agudo pode produzir excelente analgesia, mas é ineficaz no tratamento da NPH já estabelecida.[14] O tratamento da NPH estabelecida é difícil. A lidocaína tópica pode reduzir a dor naqueles com alodinia acentuada. ADT e anticonvulsivantes continuam sendo o tratamento primário para NPH.

Síndrome Dolorosa Regional Complexa

A SDRC desenvolve-se como dor localizada dentro de 4 a 6 semanas após um traumatismo de um membro (Quadro 44.1).[15] A incidência de SDRC está entre 5,5 a 26,2 por 100.000 ao ano. As mulheres são duas vezes mais afetadas. Tipicamente, os sintomas são precedidos de trauma. À medida que a área traumatizada cura, os pacientes que desenvolvem SDRC ficam com dor persistente que tem as características de dor neuropática associada a sinais e sintomas de disfunção do sistema nervoso simpático (inchaço, edema, eritema ou coloração azulada, assimetria da temperatura quando comparado com o membro contralateral). A SDRC pode ser dividida em dois subgrupos com base na ausência (SDRC tipo 1) ou presença (SDRC tipo 2) de lesões nervosas distintas.

A SDRC pode levar a dor prolongada, grave e persistente, além de perda de função relacionada com a falta de uso da extremidade dolorosa. Há consenso de que a intervenção terapêutica precoce é desejável e pode impedir a transição para SDRC crônica. O objetivo central do tratamento de pacientes com o SDRC é focar na manutenção e na restauração da função por meio de terapia de reabilitação física e ocupacional agressiva. Os pacientes muitas vezes temem o aumento transitório da dor e a exacerbação de sintomas visíveis com o uso da extremidade afetada. A tranquilização e a redução da dor podem facilitar a restauração funcional. A dor é reduzida com bisfosfonados administrados tanto para SDRC precoce (primeiros 6 a 9 meses) quanto para SDRC estabelecida. Apesar de os ritabilidade nos músculos ou fáscias, denominadas *pontos em gatilho miofasciais*. Mais de 30% a 50% de homens e mulheres de meia-idade, respectivamente, podem queixar-se de formas agudas, recorrentes ou crônicas de dor musculoes-quelética regional que pode ser SDM.[17] Injeções de pontos em gatilho são frequentemente empregadas no tratamento de SDM, além da fisioterapia. Apesar de ser eficaz no alívio dos sintomas em grande parte desses pacientes, o mecanismo de alívio da dor com as injeções dos pontos em gatilho é mal compreendido.

Fibromialgia

Fibromialgia é uma condição definida por dor musculoes-quelética crônica generalizada, presente por mais de 3 meses e acompanhada de outros sintomas somáticos, como fadiga, despertar não revigorante e disfunção cognitiva. Dois ter-ços dos sintomas são devidos à dor.[18] A fibromialgia afeta mais de 2% da população dos Estados Unidos, predomi-nantemente mulheres (3,4% das mulheres *versus* 0,5% dos homens). Em 25% a 65% dos casos, a fibromialgia ocorre com outras condições reumáticas, como artrite reumatoide, lúpus eritematoso sistêmico e espondilite anquilosante. A prevalência de fibromialgia aumenta com o envelhecimento. Apesar da causa precisa da fibromialgia continuar sendo principalmente especulativa, a desregulação de mecanismos de processamento da dor e a sensibilização central têm sido considerados os principais mecanismos subjacentes às suas manifestações clínicas. Tratamentos não farmacológicos (principalmente promovendo mais atividade física) são a pedra angular da terapia. ADT, em geral em doses menores do que as utilizadas para tratar a depressão, é o tratamento farmacológico tradicional. IRSN, como duloxetina e mil-nacipran, aumentam consistentemente o alívio da dor e a função na fibromialgia. Embora amplamente prescritos, os opioides, com exceção do tramadol, não foram formalmen-te estudados em fibromialgia. O tramadol tem efeitos na absorção de serotonina e norepinefrina, o que pode explicar seus efeitos positivos sobre a dor e na qualidade de vida na fibromialgia.[19]

Dor Relacionada ao Câncer

A dor relacionada ao câncer e seu tratamento é comum; de fato, a dor é o sintoma de apresentação mais comum de malignidade não diagnosticada. A dor pode ser devida a invasão maligna direta ou resultado do tratamento de câncer; a dor crônica de vários tipos geralmente coexiste com a dor relacionada ao câncer. O foco principal da redução da dor nos pacientes com câncer é o tratamento direto da malignidade, porque o tratamento bem-sucedido geralmente leva à resolução da dor. No entanto, a dor continua durante o curso do tratamento, ou à medida que a doença avança, é muito comum. Há mais de três décadas, a Organização Mundial da Saúde (OMS) revolucionou o tratamento da dor do câncer por meio da introdução de escada analgésica sim-ples de três etapas (Quadro 44.2). Essa abordagem vem sendo adotada em todo o mundo e promove o tratamento agres-sivo da dor relacionada ao câncer ao adaptar o analgésico usado para a gravidade da dor, começando com um não

---

Quadro 44.1 Critérios Diagnósticos de Budapeste para a Síndrome Dolorosa Regional Complexa

1. Dor contínua, desproporcional a qualquer evento incitante
2. Deve relatar pelo menos um sintoma em três das quatro seguintes categorias:
   - Sensorial: relatos de hiperestesia ou alodinia
   - Vasomotora: relatos de diferença de temperatura ou alterações da cor da pele ou assimetria da cor da pele
   - Sudomotora/edema: relatos de edema ou alterações da transpiração ou assimetria de transpiração
   - Motora/trófica: relatos de diminuição da amplitude de movimento ou disfunção motora (fraqueza, tremor, dis-tonia) ou alterações tróficas (cabelo, unhas, pele)
3. Deve exibir pelo menos um sinal no momento da avaliação em duas ou mais das seguintes categorias:
   - Sensorial: evidência de hiperalgesia (picada de alfinete) ou alodinia (ao leve toque ou pressão somática profunda, ou movimento articular)
   - Vasomotora: evidência de alteração de temperatura ou alterações ou assimetria da cor da pele
   - Sudomotora/edema: evidência de edema ou alterações da transpiração ou assimetria da transpiração
   - Motora/trófica: evidência de diminuição da amplitude de movimento ou disfunção motora (fraqueza, tremor, distonia) ou alterações tróficas (cabelo, unhas, pele)
4. Nenhum outro diagnóstico explica melhor os sinais e sintomas

---

medicamentos serem amplamente prescritos na SDRC, a evidência de ensaios clínicos para a melhora da dor em longo prazo é negativa (gabapetina) ou ausente (TCA, carbamaze-pina). Esses medicamentos podem abordar os componentes neuropáticos da SDRC. Bloqueios de nervos simpáticos foram usados por muitos anos no tratamento de pacientes com SDRC; eles podem causar expressiva redução da dor que facilita a fisioterapia, mas raramente são úteis no trata-mento em longo prazo desses pacientes.[16] A estimulação da medula espinhal (EME) surgiu nos últimos anos como um meio em longo prazo mais efetivo para a redução da dor e para facilitar a restauração funcional em pacientes com SDRC. Equipes de tratamento multidisciplinar, que incluem um provedor que supervisiona o trabalho de assistência médica em estreita coordenação com um fisioterapeuta e um psicólogo, parecem ser os meios mais eficazes para ajudar esse grupo de pacientes.

Dor Musculoesquelética

Duas das síndromes mais comuns que envolvem a dor musculoesquelética miofascial ou generalizada são a sín-drome dolorosa miofascial (SDM) e a fibromialgia. A SDM é caracterizada por dor regional, e a fibromialgia por dor generalizada. Apesar de critérios diagnósticos distintos e características clínicas típicas, elas muitas vezes coexistem no paciente e podem estar fisiopatologicamente interco-nectadas.

Síndrome Dolorosa Miofascial

Embora não se tenha chegado a um consenso sobre definição e critérios diagnósticos para a SDM, ela é caracterizada pela presença regional de pontos de sensibilidade fina e hiperir-

Quadro 44.2 Escala Analgésica da Organização Mundial da Saúde (OMS) para o Tratamento da Dor Relacionada com Câncer

Etapa 1: Dor leve
Analgésicos não opioides (acetaminofeno, AINES
± analgésicos de adjuvantes (ADTs, anticonvulsivantes) para dor neuropática

Etapa 2: Dor moderada
Uso de opioides de ação curta duração (p. ex., hidrocodona, oxicodona) em doses iniciais
± analgésicos não opioides (acetaminofeno, AINES)
± analgésicos adjuvantes (ADT, anticonvulsivantes) para dor neuropática

Etapa 3: Dor intensa
Uso de opioides potentes (p. ex., morfina, hidromorfona) em doses mais elevadas
± analgésicos não opioides (acetaminofeno, AINES)
± analgésicos adjuvantes (TCA, anticonvulsivantes) para dor neuropática

AINES, Medicamentos anti-inflamatórios não esteroides; *ADT*, antidepressivos tricíclicos

opioide oral e movendo em direção a analgésicos opioides e não opioides parenterais e orais mais potentes, conforme a necessidade para controlar a dor.[20,21] Os anestesistas são frequentemente solicitados para aplicar o seu conhecimento da anestesia regional e liberação neuroaxial de fármacos no cuidado de um pequeno grupo de pacientes cuja dor não pode ser controlada com abordagens mais conservadoras especificadas na abordagem da OMS. Um dos bloqueios nervosos mais comuns utilizados para tratar com sucesso pacientes com dor associada a malignidade abdominal é o bloqueio do plexo celíaco neurolítico (descrito mais adiante). Com o advento dos sistemas de liberação intratecal de fármacos, o tratamento em longo prazo de pacientes com dor intratável relacionada ao câncer com opioides intratecais e outros fármacos (anestésicos locais, clonidina, ziconotida) tornou-se rotina.

TRATAMENTO FARMACOLÓGICO DA DOR CRÔNICA

Acetaminofeno e Anti-inflamatórios não Esteroides

O acetaminofeno e os medicamentos anti-inflamatórios não esteroides (AINE) estão entre os medicamentos mais comumente usados para tratar dor leve a moderada, variando de cefaleia a espasmos e distensão muscular aguda. Os AINE reduzem a dor e a rigidez em longo prazo associadas a osteoartrite. O acetaminofeno é um analgésico não opioide novo com um mecanismo de ação pouco compreendido; o ácido acetilsalicílico e os AINE provocam uma potente inibição da enzima ciclo-oxigenase, resultando em níveis reduzidos de prostaglandinas. O uso prolongado de AINE e acetaminofeno em outras condições dolorosas crônicas, como a dor lombar, é comum, mas pouco apoiado por evidência científica, o que

mostra a pouca utilidade no uso desses fármacos.[22,23] Esses dois grupos de analgésicos também representam a primeira etapa na escada analgésica da OMS e são recomendados como fármacos iniciais para tratar a dor leve a moderada relacionada ao câncer.

Antidepressivos

Os ADT (p. ex., amitriptilina, nortriptilina, desipramina) e novos IRSNs (p. ex., venlafaxina, duloxetina) têm uma longa história de uso como fármacos de primeira linha no tratamento de dor neuropática, incluindo NPH e NPD dolorosa. Nesse cenário, os ADT geralmente são prescritos em doses menores que aquelas indicadas para o tratamento da depressão. Os efeitos colaterais podem ser problemáticos na manutenção da terapia em longo prazo. Os efeitos colaterais comuns dos ADT incluem boca seca e retenção urinária; e também podem piorar o bloqueio cardíaco preexistente. Os IRSNs têm um perfil de efeitos colaterais mais favorável ao custo da menor eficácia quando comparados com o ADT. O milnacipran[24] é um IRSN recentemente introduzido que mostrou benefícios modestos para o alívio da dor na fibromialgia. Embora a experiência clínica com milnacipran para a dor neuropática crônica tenha sido positiva, aguarda-se evidência científica forte para apoiar o uso para essa indicação.[25]

Anticonvulsivantes

Os fármacos antiepilépticos (p. ex., gabapentina, pregabalina) são eficazes como tratamento de primeira linha para dor neuropática. Esses fármacos geralmente são bem tolerados; os efeitos colaterais mais comuns são tontura, sonolência e edema periférico. Decisões relativas ao tratamento farmacológico de dor neuropática (Quadro 44.3) podem ser baseadas em uma análise do número necessário para tratar (NNT); o NNT (com intervalo de confiança [IC] de 95%): é TCA 3,6 (3,0 a 4,4), SNRI 6,4 (5,2 a 8,4), gabapentina 7,2 (5,9 a 9,1) e pregabalina 7,7 (6,5 a 9,4).[24]

Opioides

Tratamento Crônico com Opioides
Os opioides têm demonstrado eficácia para o tratamento da dor aguda e também são rotineiramente administrados para dor moderada a grave relacionada ao câncer. O uso crônico de opioide no tratamento em longo prazo da dor não cancerígena continua sendo controverso. Os apoiadores apontam a eficácia em longo prazo e a melhora na função em pacientes com condições dolorosas crônicas, incluindo dor lombar. Os oponentes citam dificuldades na prescrição desses fármacos em longo prazo. A avaliação da eficácia máxima com base em ensaios controlados randomizados (ECR) de alta qualidade não mostrou diferença significativa entre o tratamento com opioides e outros tratamentos farmacológicos e não farmacológicos para dor crônica. Embora os opioides inibam a nocicepção, é altamente controverso

Quadro 44.3 Manejo Farmacológico Gradual da Dor Neuropática

Etapa 1
Avaliação e diagnóstico da síndrome de dor neuropática seguida de uma explicação detalhada sobre o planejamento do manejo da dor, estabelecendo metas realistas.

Etapa 2
Tratamento farmacológico inicial, incluindo um dos seguintes agentes:

Medicamentos de primeira linha
- ADT (nortriptilina, desipramina) ou IRSNs (duloxetina, venlafaxina)
- Anticonvulsantes, gabapentina ou pregabalina
- Lidocaína tópica

Medicamentos de segunda linha
- Analgésicos opioides e tramadol, que podem ser usados isolados ou em combinação para exacerbações agudas, dor neuropática do câncer, ou quando é necessário rápido alívio

Etapa 3
Se a avaliação de acompanhamento demonstra alívio substancial da dor com efeitos colaterais toleráveis (dor < 3/10), o tratamento é continuado. Se o alívio é parcial após um ensaio adequado (dor > 4/10), outro medicamento de primeira linha é adicionado. Se o alívio da dor é inadequado na dosagem-alvo (< 30% de redução), um medicamento de primeira linha alternativo é iniciado.

Etapa 4
Se o ensaio inicial falhar, considera-se um medicamento de segunda linha ou terceira linha.

Medicamentos de terceira linha
- Outros agentes antiepilépticos (carbamazepina, oxcarbazepina) e antidepressivos (citalopram, paroxetina), antagonistas dos receptores de NMDA, capsaicina tópica

NMDA, N-metil-D-aspartato; *IRSNs*, inibidores seletivos da recaptação da serotonina-norepinefrina; *ADT*, antidepressivos tricíclicos. Modificado de Dworkin RH, O'Connor AB, Backonja M, et al. Pharmacologic management of neuropathic pain: evidence-based recommendations. *Pain*. 2007;32:237-251, usado com permissão.

se os opioides melhoram ou deterioram outros fatores que incitam e mantêm a dor crônica não cancerígena, como aspectos psicológicos, cognitivos, sociais e financeiros dos cuidados de saúde. O tratamento da dor aguda em pacientes tolerantes a opioides é difícil, e está se tornando evidente que o uso crônico de opioides pode piorar a dor ao induzir a hiperalgesia.[26-28]

Embora os opioides sejam a classe mais comumente prescrita de fármacos para dor na coluna, não há ECR de alta qualidade com acompanhamento em longo prazo para orientar seu uso no tratamento desse conjunto de condições. Estudos comparando opioides com placebo mostram melhora de curto prazo na dor com benefícios não claros em longo prazo. Não há estudos de alta qualidade comparando medicamentos opioides com não opioides para dor crônica da coluna. Apesar da ausência de evidência conclusiva do benefício em longo prazo, o uso crônico de opioides é amplamente prevalente tanto para dor na coluna quanto para outras condições dolorosas crônicas. Para o tratamento de um paciente em uso de opioides em longo prazo, há muitos fármacos disponíveis. O tradicional paradigma do tratamento com opioides é baseado no manejo da dor relacionada com câncer. Nessa abordagem, os pacientes com dor crônica significativa recebem um opioide de ação prolongada para analgesia contínua; os opioides de ação curta podem causar flutuações no controle da dor. Uma pequena dose de um fármaco de ação curta também está disponível para dor intermitente que ocorre com atividade e "supera" o controle fornecido pelo fármaco de ação prolongada isolado. Quase todos os opioides disponíveis têm sido usados com sucesso no tratamento de dor lombossacral crônica, incluindo analgésicos de ação curta (p. ex., hidrocodona, oxicodona) isoladamente ou em combinação com ibuprofeno ou acetaminofeno, e fármacos de duração prolongada (p. ex., metadona, morfina de liberação controlada, fentanil transdérmico, oxicodona de liberação controlada). Opioides de "início ultrarrápido" (p. ex., citrato de fentanil transmucoso oral, fentanil comprimido oral) também podem ser usados para o tratamento rápido da dor avançada. Tal como acontece com o processo de seleção do paciente, a escolha do fármaco opioide e da dose apropriada permanece empírica. A decisão de usar fármacos de ação curta ou prolongada isoladamente ou em combinação deve ser adaptada ao padrão individual de dor do paciente.

Dor Crônica e Epidemia de Opioides
Dez milhões de americanos sofrem de dor persistente crônica. Nos Estados Unidos, o tratamento da dor crônica custa mais de US$ 500 bilhões a cada ano.[29] Nas últimas duas décadas, o uso de opioides para a dor não cancerígena – embora controverso – tem disparado, e o mesmo vem ocorrendo com as mortes por overdoses de opioides receitados.[30] Os americanos consomem 84% do suprimento total mundial de oxicodona e 99% de hidrocodona.[31] Embora o comportamento aberrante relacionado com fármacos (p. ex., perda de prescrição, aumento do consumo de fármacos) seja relativamente comum em pacientes que recebem opioides para dor crônica, a adição declarada é incomum. O risco de overdose e morte aumenta significativamente com o aumento das doses diárias e do uso de formulações de liberação estendida/ação prolongada. Pacientes com dor crônica não são os únicos suscetíveis aos danos do abuso e da overdose; o uso recreativo de opioides representa um grande problema. A Pesquisa Nacional do Uso de Fármacos e Saúde mostrou que quase um terço das pessoas com 12 anos ou mais que usaram fármacos pela primeira vez começaram usando um fármaco sem prescrição médica. Setenta por cento obtiveram opioides de prescrição de amigos ou parentes, enquanto apenas 5% os obtiveram de traficantes de drogas ou da internet.[32] A epidemia de opioides tem sido sustentada e exacerbada em grande parte por práticas de prescrição médica. Embora os opioides de prescrição possam ser eficazes para o alívio da dor em curto prazo, há evidências limitadas da melhora do alívio da dor e do funcionamento físico com o uso prolongado de opioides.[33]

VI

Aspectos importantes na prevenção do abuso de opioides em pacientes que já estão recebendo opioides de prescrição para dor crônica incluem monitoramento frequente, exames toxicológicos de urina frequentes, acordos de tratamento de opioides, listas de verificação de opioides, aconselhamento motivacional e a aplicação ativa de programas de monitoramento de medicamentos prescritos patrocinados pelo Estado para todos os prescritores de opioides, bem como diminuição sustentada destes. É importante que os médicos que prescrevem medicamentos considerem fortemente opções de analgésicos não opioides para pacientes que nunca tomaram opioides e que se apresentam a eles com condições dolorosas, prevenindo, assim, a dependência crônica de opioides.[26]

Redução de Opioides

Uma preocupação crescente sobre os riscos e as evidências limitadas que apoiam o benefício terapêutico do tratamento com opioides em longo prazo para dor crônica não relacionada com câncer está levando os médicos que prescrevem o medicamento a considerar a interrupção do uso de opioides. Critérios têm sido propostos para identificar pacientes que irão se beneficiar da redução do tratamento com opioide em longo prazo (Tabela 44.1). As questões centrais durante a redução do tratamento com opioides em longo prazo são muitas e podem ser divididas em riscos de curto prazo e de longo prazo. Entre os riscos de curto prazo, a síndrome de abstinência de opioides, o medo do aumento da dor, a recusa a diminuir ou retomar o tratamento com opioides em longo prazo com um novo médico, ou o comportamento agressivo para com o prescritor criam preocupação para muitos clínicos. Questões de longo prazo de recaída, intervenções para melhorar ou manter a função, tratamento de comorbidades psiquiátricas e questões médico-legais que envolvem mortes por overdose acidental ou suicídio representam sérias preocupações.

Depressão, altos escores de dor, altas doses de opioides e falta de provisão por falha da redução são preditores-chave da evasão ou recaída da diminuição do opioide. Faltam protocolos validados sobre diminuição de opioides. Uma abordagem típica envolve a redução inicial da dose de opioide para a menor unidade de dosagem comumente disponível, seguida por um aumento no tempo entre as doses. Por exemplo, em um paciente a quem foram prescritos 60 mg de morfina de liberação prolongada a cada 8 horas, a dose seria primeiro reduzida a 15 mg, em seguida, o intervalo de tempo entre as doses seria aumentado para 12 horas, em seguida 24 horas. Pode ser preferível a diminuição da dose utilizando as medicações do paciente para tratamento com opioides em longo prazo em vez de realizar a mudança para metadona ou buprenorfina, que não têm um forte suporte de evidência. A continuação do manejo da dor, incluindo regimes não opioides otimizados e abordagens intervencionistas, deve ser oferecida. O uso de agonistas $\alpha2$ tais como clonidina, lofexidina, guanfacina e tizanidina para o tratamento sintomático da atividade simpática aumentada e de AINE ou acetaminofeno para dores musculares e outras dores é frequentemente parte dos protocolos de redução. Considerando os fatores de risco

Tabela 44.1	Critérios para Identificação de Pacientes ao Considerar a Descontinuação do Tratamento com Opioide em Longo Prazo

1. Incapacidade de alcançar ou manter o alívio da dor prevista ou melhora da função apesar do aumento razoável da dose

2. Efeitos adversos intoleráveis com dose mínima que produz analgesia efetiva, com tentativas de rotação de opioide malsucedidas

3. Não adesão persistente ao acordo de tratamento do paciente, incluindo uso indevido, não cumprimento do monitoramento (após excluir que a falha é devida a encargos de custos pessoais), venda de fármacos de prescrição, forjamento de prescrições, roubo ou empréstimos de fármacos, demanda agressiva de opioides, injeção de opioides orais ou tópicos, uso não autorizado de opioides, escalonamento não autorizado da dose, uso simultâneo de drogas ilícitas, obtenção dos opioides de diversos médicos que prescrevem o fármaco ou de várias farmácias, visitas recorrentes ao departamento da emergência para manejo da dor crônica

4. Deterioração do funcionamento físico, emocional ou social atribuída ao tratamento com opioide

5. Resolução ou cura da condição dolorosa

para o abandono e os resultados funcionais adversos nesses pacientes, como revisto anteriormente, pode ser necessário apoio psicológico com intervenções como a TCC para tratar a ansiedade relacionada com a diminuição, depressão subjacente, dor deficiente e estratégias de enfrentamento do estresse.[33]

TRATAMENTOS INTERVENCIONISTAS DA DOR

Tratamento intervencionista da dor refere-se a um grupo de tratamentos segmentados utilizados para doenças espinhais específicas, que variam de injeção epidural de corticoides a técnicas percutâneas intradiscais. Alguns foram rigorosamente testados em ensaios clínicos randomizados, e outros estão em uso generalizado, sem avaliação crítica. Quando essas técnicas de tratamento são utilizadas para os distúrbios que são mais favoráveis de trazerem benefícios (Tabela 44.2), elas podem ser altamente eficazes; no entanto, quando usadas de forma anárquica, elas provavelmente não são úteis, são caras e podem causar danos.

Injeção Epidural de Corticoesteroides

Diversos ensaios clínicos randomizados examinaram a eficácia da injeção epidural de corticosteroide para dor radicular aguda.[22] Essas injeções no espaço epidural podem combater a resposta inflamatória que está associada a hérnia de disco aguda. Na dor aguda radicular como a NPH, os corticoesteroides epidurais reduzem a gravidade e a duração da dor na perna se administrados entre 3 a 6 semanas após o início. Efeitos adversos, como dor no local de injeção e agravamento transitório da dor radicular, ocorrem em menos de 1% dos

Tabela 44.2	Aplicação de Terapias Médicas no Tratamento da Dor Lombar	
Tipo de Dor	**Terapia Inicial**	**Terapia para Dor Persistente**
Dor radicular aguda	• Ciclo de 7 a 10 dias de um analgésico oral (AINE ou paracetamol ± analgésico opioide) com um relaxante, para aqueles com espasmo muscular sobreposto. (Nível I)	• Entre 2 e 6 semanas após o início da dor radicular aguda, considerar a injeção de esteroide epidural lombar para atenuação dos sintomas radiculares. (Nível II)
Dor radicular crônica	• O tratamento inicial da dor radicular crônica é semelhante ao tratamento de outros tipos de dor neuropática e deve começar com um ensaio de um antidepressivo tricíclico, SNRI ou anticonvulsivante. (Nível 1) • A dor radicular crônica pode responder ao tratamento com opioides crônicos, mas a dor neuropática é menos responsiva aos opioides que a dor nociceptiva. (Nível II)	• Considerar a avaliação para um teste de estimulação da medula espinhal. (Nível II)
Dor lombossacral aguda	• Ciclo de 7 a 10 dias de um analgésico oral (AINE ou acetaminofeno ± analgésico opioide) com um relaxante, para aqueles com espasmo muscular sobreposto. (Nível I)	• Entre 2 e 6 semanas de dor radicular crônica, considerar o encaminhamento para fisioterapia para alongamento, fortalecimento e exercícios aeróbicos em conjunto com a educação do paciente. (Nível I)
Dor lombossacral crônica	• Bloqueios diagnósticos de ramo medial dos nervos para as articulações facetárias. Se alívio >50% da dor é obtido com bloqueio diagnóstico, o tratamento com radiofrequência pode ser efetivo. (Nível II)	• Considerar a inscrição em um programa formal de dor que incorpora o tratamento médico, terapia comportamental e fisioterapia. (Nível I) • Considerar a terapia cognitivo-comportamental. (Nível I) • Se nenhuma resposta é obtida com bloqueios diagnósticos da faceta e a tomografia mostra indícios de doença degenerativa precoce do disco afetando menos do que dois discos intervertebrais, considerar discografia provocativa diagnóstica. (Nível III) Se a discografia for concordante (a dor é reproduzida no(s) nível(is) anatomicamente anormal(is), e nenhuma dor está presente em um nível adjacente anatomicamente normal), considerar o tratamento com terapia eletrotérmica intradiscal (TEID) no nível sintomático. (Nível II)

Nota: O nível de evidência baseia-se Oxford Evidence-Based Medicine Levels for Treatment: nível I, ECRs de alta qualidade ou revisões sistemáticas do ECR; Nível II, ECRs de baixa qualidade, estudos de coorte ou revisões sistemáticas de estudos de coorte; Nível III, estudos de caso-controle ou revisões sistemáticas de estudos de caso-controle; Nível IV, séries de caso; Nível V, opinião de especialista.
RM, ressonância magnética; *AINE*, medicamentos anti-inflamatórios não esteroides; *ECR*, ensaios controlados randomizados; *SNRI*, inibidor da recaptação de serotonina-norepinefrina.
Modificado com permissão de Rathmell JP. A 50-year-old man with chronic low back pain. JAMA. 2008;299:2066-2077.

indivíduos tratados. Além dos 3 meses de tratamento, não há reduções em longo prazo da dor ou melhoras da função. A utilidade desse tratamento nunca foi comprovada para a dor lombossacral sem sintomas radiculares. A injeção epidural de corticoesteroides pode ser conseguida pela via interlaminar (Fig. 44.4) ou pela via transforaminal (Fig. 44.5). A explicação para o uso da via transforaminal é colocar o corticoesteroide em elevada concentração diretamente adjacente ao nervo espinhal próximo do local da inflamação. A abordagem transforaminal pode ser mais eficaz do que a abordagem interlaminar, mas estudos adicionais são necessários.

Bloqueios Facetários e Tratamento com Radiofrequência

Dor nas articulações facetárias lombares afeta até 15% dos pacientes com dor lombar crônica.[12] Os pacientes são identificados com base em padrões típicos de dor referida, com máxima dor localizada diretamente nas facetas articulares, e nos seus relatos de dor à palpação ao longo das facetas; achados radiográficos são variáveis, mas normalmente há algum grau de artropatia da faceta. A injeção intra-articular de anestésicos e corticosteroides pode levar ao alívio da dor em médio prazo (1 a 3 meses) em pacientes com um processo inflamatório ativo. A desnervação de radiofrequência fornece energia através de uma agulha de pequeno diâmetro isolada, posicionada adjacente ao nervo sensorial para a articulação facetária (Fig. 44.6), criando uma pequena área de coagulação do tecido que desnerva a articulação facetária. A desnervação com radiofrequência provavelmente oferece melhor alívio da dor do que a intervenção com placebo para a dor relacionada a faceta.[23] Cerca de 50% dos pacientes tratados relatam pelo menos 50% de redução da dor. A dor normalmente retorna 6 a 12 meses após o tratamento, e a desnervação pode ser repetida sem diminuir a eficácia. Eventos adversos são incomuns; em 1% dos pacientes tratados, a dor no local de tratamento durou 2 semanas ou menos.

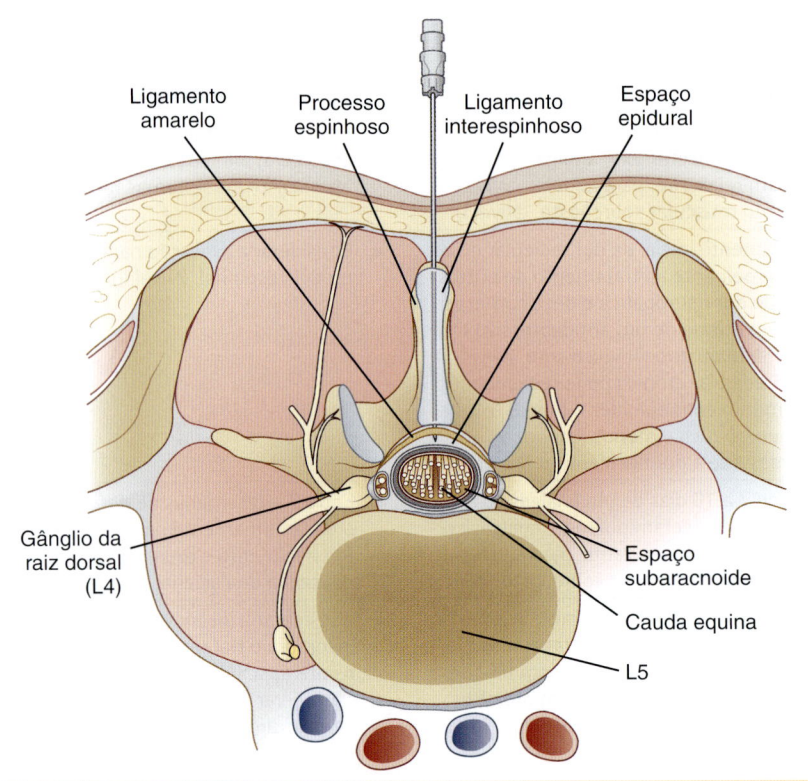

Fig. 44.4 Diagrama axial da injeção epidural lombar interlaminar. A agulha epidural é avançada na linha média entre os processos espinhosos adjacentes para atravessar o ligamento amarelo e entrar no espaço epidural dorsal na linha média. O espaço epidural normal tem aproximadamente 4 a 6 mm de largura (do ligamento amarelo até a dura-máter no plano axial). Observe a proximidade da cauda equina subjacente durante a injeção epidural lombar. (Redesenhada de Rathmell JP. Atlas of image-guided intervention in regional anesthesia and pain medicine. Philadelphia: Lippincott Williams & Wilkins; 2006:47, usada com permissão.)

Bloqueios Simpáticos

O bloqueio de fibras nervosas simpáticas pode produzir alívio da dor em síndromes de dor específicas, incluindo SDRC e dor isquêmica causada por insuficiência vascular. Há pouca evidência científica para apoiar as reduções em longo prazo da dor ou melhoras na função física associadas ao uso de bloqueios simpáticos; no entanto, eles são ainda amplamente utilizados para produzir a redução da dor em curto prazo, a fim de facilitar o envolvimento ativo na fisioterapia.[16] Uma exceção a essa regra é a aplicação de bloqueio do plexo celíaco neurolítico para o tratamento da dor associada a malignidades abdominais, para a qual a redução significativa da dor pode se estender ao longo de semanas a meses após o tratamento.[28]

Bloqueio do Gânglio Estrelado

O bloqueio do gânglio estrelado é um método estabelecido para o diagnóstico e o tratamento de dor simpaticamente mediada de cabeça, pescoço e membros superiores. A fibras simpáticas para a cabeça, o pescoço e os membros superiores passam através do gânglio estrelado. Na maioria dos indivíduos, o gânglio estrelado é formado pela fusão dos gânglios simpáticos cervical inferior e primeiro torácico. O gânglio em geral é encontrado imediatamente lateral à borda lateral do músculo longo do pescoço, anterior ao colo da primeira costela e ao processo transverso da sétima vértebra cervical (Fig. 44.7). Nessa posição, o gânglio encontra-se posterior à borda superior da primeira parte da artéria subclávia, e a origem da artéria vertebral, posterior à cúpula do pulmão. Embora tenham sido descritas várias abordagens para o bloqueio do gânglio estrelado, a mais comum é a abordagem paratraqueal anterior em C6 usando marcadores de superfície. O bloqueio em C6 reduz a probabilidade de pneumotórax, que é mais provável quando o bloqueio é realizado perto da cúpula do pulmão em C7. O tubérculo anterior do processo transverso de C6 (tubérculo carotídeo, ou de Chassaignac) é rapidamente evidente na maioria dos indivíduos. Para realizar o bloqueio sem orientação radiográfica, o operador palpa a cartilagem cricoide e, em seguida, desliza um dedo lateralmente para dentro do sulco entre a traqueia e o músculo esternocleidomastoideo, retraindo o músculo e a carótida adjacente e vasos jugulares lateralmente. O tubérculo carotídeo é tipicamente palpável nesse sulco no nível C6. Uma vez que o tubérculo é identificado, uma agulha é avançada através da pele e posicionada no tubérculo, onde o anestésico local é injetado. O anestésico local se espalha ao longo da fáscia pré-vertebral em sentido caudal para anestesiar o gânglio estrelado, que fica logo abaixo do ponto de injeção no mesmo plano.

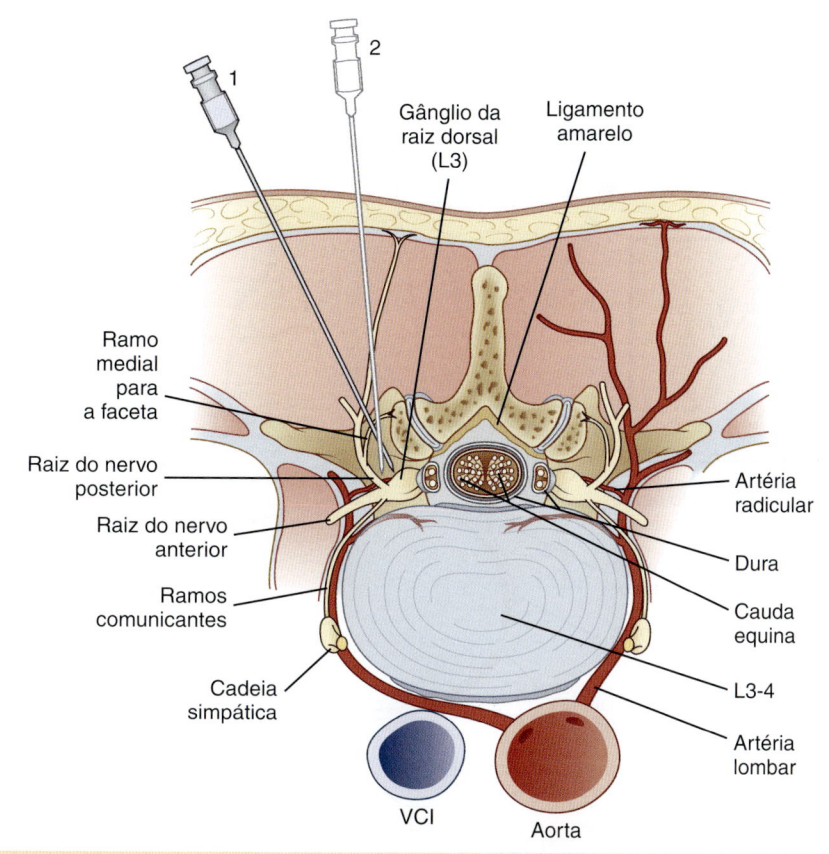

Fig. 44.5 Vista axial da injeção transforaminal lombar e da raiz nervosa seletiva. A anatomia e a adequada posição da agulha (vista axial) para a (1) injeção transforaminal de L3-L4 e (2) injeção de raiz nervosa seletiva de L3. *VCI*, vena cava inferior. (Redesenhada de Rathmell JP. Atlas of image-guided intervention in regional anesthesia and pain medicine. Philadelphia: Lippincott Williams & Wilkins; 2006:58, usada com permissão.)

Na prática, a variação acentuada no tamanho e na forma do tubérculo carotídeo reduz a taxa de sucesso do bloqueio. Os sinais de sucesso do bloqueio do gânglio estrelado incluem o aparecimento da síndrome de Horner (miose [constrição pupilar]), ptose (queda da pálpebra superior) e enoftalmia (recessão do globo dentro da órbita). Outros sinais do sucesso do bloqueio incluem anidrose (falta de transpiração), congestão nasal, dilatação venosa no antebraço e na mão, e aumento da temperatura do membro bloqueado em pelo menos 1 °C. A artéria vertebral adjacente e a raiz nervosa de C6 devem ser evitadas para a condução segura do bloqueio. Uma simples modificação da técnica em que a agulha é dirigida medialmente na direção da base do processo transverso usando orientação radiográfica é um meio seguro e simples de melhorar a confiança do bloqueio do gânglio estrelado (Fig. 44.7).

O bloqueio do gânglio estrelado tem sido a abordagem padrão ouro para o diagnóstico e o tratamento das síndromes dolorosas simpaticamente mediadas envolvendo o membro superior, tal como SDRC. Outras síndromes de dor neuropática, incluindo neuropatias isquêmicas, herpes-zóster, NPH inicial e neurite pós-radiação também podem responder ao bloqueio do gânglio estrelado. O bloqueio do gânglio estrelado também mostrou ser eficaz na redução da dor e melhora do fluxo sanguíneo em condições de insuficiência vascular, como angina do peito intratável, doença de Raynaud, ferimentos causados pelo frio, vasoespasmo e doença vascular oclusiva e embólica. Por fim, as fibras simpáticas controlam a transpiração; portanto, o bloqueio do gânglio estrelado pode ser muito eficaz no controle da hiper-hidrose (transpiração recorrente e incontrolável das mãos). Há muitas estruturas nas adjacências imediatas da ponta da agulha uma vez que está adequadamente posicionada para o bloqueio do gânglio estrelado (Fig. 44.7). A difusão do anestésico local pode bloquear o nervo laríngeo recorrente adjacente. Isso muitas vezes causa rouquidão, uma sensação de ter uma massa na garganta e uma sensação subjetiva de falta de ar e dificuldade de engolir. O bloqueio do gânglio estrelado bilateral não deve ser realizado porque bloqueios do nervo laríngeo recorrente bilaterais podem levar a perda de reflexos da laringe e comprometer a respiração. O nervo frênico também é comumente bloqueado pela propagação direta do anestésico local, que pode levar a paralisia diafragmática unilateral. A difusão de anestésico local, bem como a colocação direta do anestésico local adjacente ao tubérculo posterior, resultará em um bloqueio somático do membro superior. Isso pode assumir a forma de uma pequena área de perda sensorial devido à difusão

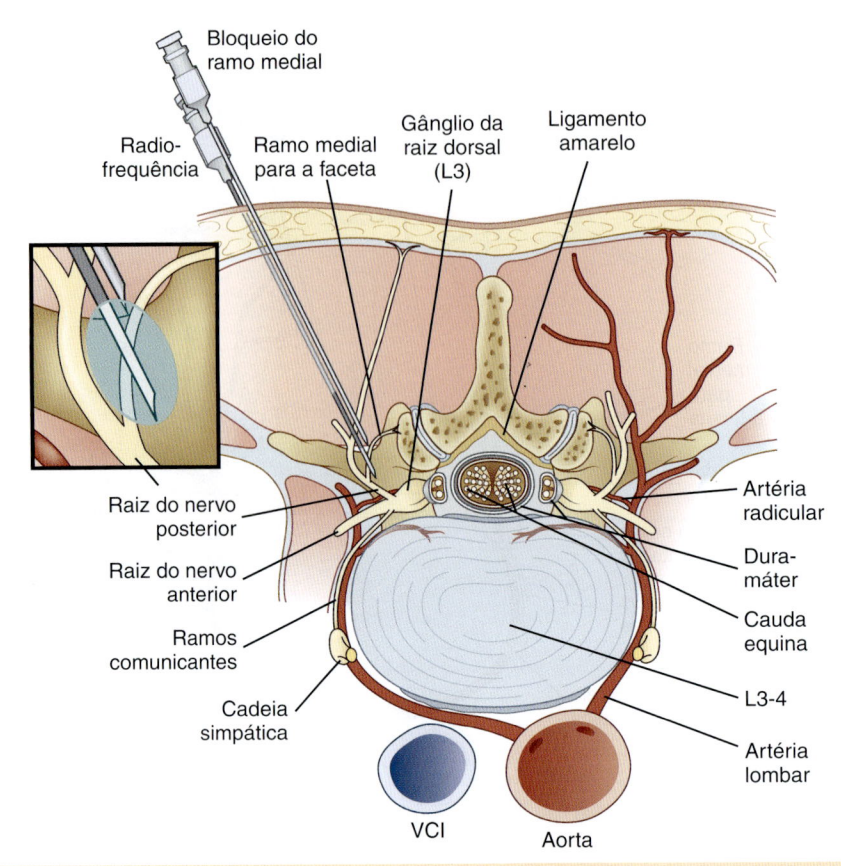

Bloqueio do
ramo medial

Radio-
frequência

Ramo medial
para a faceta

Gânglio da
raiz dorsal
(L3)

Ligamento
amarelo

Artéria
radicular

Dura-
máter

Cauda
equina

L3-4

Artéria
lombar

Raiz do nervo
posterior

Raiz do nervo
anterior

Ramos
comunicantes

Cadeia
simpática

VCI

Aorta

Fig. 44.6 Diagrama de bloqueios axiais de nervo do ramo medial lombar e tratamento de radio-frequência. Uma agulha espinhal de calibre 22, 8,9 cm (ou cânula de radiofrequência de calibre 22, 10 cm, com uma ponta ativa de 5 mm) é avançada na direção da base do processo transverso, no qual se junta com o processo articular superior. A colocação da cânula para o tratamento de radiofrequência convencional deve ser realizada com 25 a 30 graus de angulação caudal do braço C para trazer o eixo da ponta ativa paralelo ao curso do nervo do ramo medial no sulco entre o processo transverso e o processo articular superior. *VCI*, veia cava inferior. (Redesenhada de Rathmell JP. Atlas of image-guided intervention in regional anesthesia and pain medicine. Philadelphia: Lippincott Williams & Wilkins; 2006:89, usada com permissão.)

do anestésico local ou um completo bloqueio do plexo braquial quando o anestésico local é colocado no interior da bainha do nervo. Os pacientes com bloqueio somático significativo para o membro superior devem ir para casa com uma tipoia e aconselhados a proteger o membro, assim como se aconselharia um paciente que recebeu um bloqueio do plexo braquial.

As principais complicações associadas ao bloqueio do gânglio incluem bloqueio neuraxial (epidural ou espinhal) e convulsões. Angulação medial extrema da agulha a partir de um ponto de entrada da pele relativamente lateral pode levar à colocação da agulha dentro do canal espinhal através do forame intervertebral anterolateralmente orientado. Dessa maneira, o anestésico local pode ser depositado no espaço epidural, ou se a agulha é avançada distante o suficiente, pode penetrar a bainha dural em torno da raiz nervosa emergente e se localizar no interior do espaço intratecal. O mais provável é a colocação da ponta da agulha no tubérculo posterior e a expansão do anestésico local

proximalmente ao longo da raiz do nervo para entrar no espaço epidural. Nesse caso, pode ocorrer o bloqueio neuraxial parcial ou profundo, incluindo o bloqueio epidural ou espinhal alto com perda de consciência e apneia. A proteção das vias aéreas, a ventilação e a sedação intravenosa devem ser prontamente administradas e continuadas até que o paciente recupere os reflexos das vias aéreas e a consciência. Como podem ser necessários 15 a 20 minutos para que os efeitos máximos do anestésico local epidural se desenvolvam quando se utilizam anestésicos locais de longa ação, é imperativo que os pacientes sejam monitorizados por pelo menos 30 minutos após o bloqueio do gânglio estrelado. A injeção intravascular durante o bloqueio do gânglio estrelado provavelmente resultará em início imediato de convulsões generalizadas. A artéria carótida está localizada imediatamente anteromedial ao tubérculo carotídeo (de Chassaignac), e a artéria vertebral encontra-se junto ao forame transverso imediatamente posteromedial ao tubérculo.

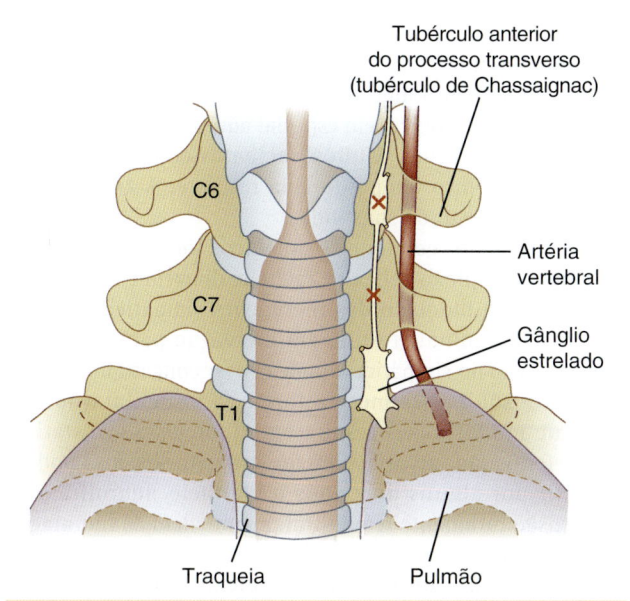

Tubérculo anterior
do processo transverso
(tubérculo de Chassaignac)

Artéria
vertebral

Gânglio
estrelado

Traqueia   Pulmão

Fig. 44.7 Anatomia do gânglio estrelado. O gânglio estrelado transmite fibras simpáticas para e a partir dos membros superiores da cabeça e do pescoço. O gânglio compreende o gânglio torácico superior fundido e o gânglio cervical inferior e é denominado de acordo com a sua forma fusiforme (em muitos indivíduos, os dois gânglios permanecem separados). O gânglio estrelado encontra-se sobre a cabeça da primeira costela na junção do processo transverso e processo uncinado de T1. O gânglio está imediatamente posterolateral à cúpula do pulmão e medial à artéria vertebral. O bloqueio do gânglio é tipicamente realizado ao nível de C6 ou C7, para evitar pneumotórax, e um volume de solução que irá se propagar ao longo da fáscia pré-vertebral inferiormente para o gânglio estrelado é empregado (habitualmente 10 mL). Quando não é usada orientação radiográfica, o operador palpa o tubérculo anterior do processo transverso de C6 (tubérculo de Chassaignac), e uma agulha é introduzida no local. Com a orientação radiográfica é mais simples e mais seguro colocar uma agulha no corpo vertebral logo inferior ao processo uncinado de C6 ou C7. Deve-se ter cuidado especial ao executar o bloqueio no nível de C7 para assegurar que a agulha não se afaste lateralmente ao processo uncinado, já que a artéria vertebral segue anterior ao processo transverso nesse nível e muitas vezes não está protegida dentro do forame ósseo transverso. (Redesenhado de Rathmell JP. Atlas of image-guided intervention in regional anesthesia and pain medicine. Philadelphia: Lippincott Williams & Wilkins; 2006:116,usada com permissão.)

Se a injeção é feita dentro de qualquer dessas estruturas, o anestésico local injetado entra no suprimento arterial e segue diretamente para o cérebro, e crises convulsivas generalizadas começam rapidamente e mesmo após pequenas quantidades de anestésico local (apenas 0,2 mL de bupivacaína a 0,25% leva a convulsão). No entanto, como o anestésico local se redistribui rapidamente, as crises em geral são rápidas e não requerem tratamento. No caso de convulsão, deve-se interromper a injeção, retirar a agulha e começar os cuidados de suporte.

Bloqueio do Plexo Celíaco

O bloqueio do plexo celíaco neurolítico (BPCN) está entre os bloqueios neurolíticos mais amplamente aplicáveis. O

BPCN tem benefício de longa duração para 70% a 90% dos pacientes com tumores de pâncreas e outros tumores malignos intra-abdominais.[29] Diversas técnicas têm sido descritas para localizar o plexo celíaco. A técnica clássica emprega uma abordagem percutânea posterior usando marcadores de superfície e ósseos para posicionar agulhas nas adjacências do plexo. Muitos relatos descreveram novas abordagens para o bloqueio do plexo celíaco usando a orientação de radiografias simples, fluoroscopia, tomografia computadorizada (TC) e ultrassonografia (uma técnica endoscópica transgástrica).

Nenhuma metodologia revelou-se claramente superior, seja na sua segurança ou na taxa de sucesso. Nos últimos anos, tem havido um acordo geral de que a orientação radiográfica é necessária a realização do bloqueio do plexo celíaco. Alguns médicos voltaram-se para uso de rotina da TC, aproveitando a vantagem da capacidade de visualizar as estruturas adjacentes quando da realização desta técnica. O plexo celíaco compreende uma rede difusa de fibras nervosas e gânglios individuais que ficam sobre a superfície anterolateral da aorta ao nível vertebral de T12-L1. A inervação simpática para as vísceras abdominais surge a partir do corno anterolateral da medula espinhal entre os níveis de T5 e T12. As informações nociceptivas das vísceras abdominais são conduzidas por aferentes que acompanham os nervos simpáticos. Fibras simpáticas pré-sinápticas viajam da cadeia simpática torácica para o gânglio, atravessando a face anterolateral das vértebras torácicas inferiores como os nervos esplâncnicos maior (T5 a T9), menor (T10 a T11) e mínimo (T12) (Fig. 44.8). Fibras pré-sinápticas que viajam através dos nervos esplâncnicos fazem sinapse dentro dos gânglios celíacos, sobre a superfície anterolateral da aorta em torno da origem das artérias celíaca e mesentérica superior aproximadamente no nível vertebral L1. Fibras pós-sinápticas a partir dos gânglios celíacos inervam todas as vísceras abdominais com exceção do colo descendente, do colo sigmoide, do reto e das vísceras pélvicas. O bloqueio do plexo celíaco seguindo uma abordagem transcrural coloca o anestésico local ou a solução neurolítica diretamente no gânglio celíaco anterolateral à aorta (Fig. 44.8). As agulhas passam diretamente através da cúpula diafragmática em direção ao plexo celíaco. A propagação da solução para a superfície posterior da aorta pode, assim, ser limitada, talvez reduzindo a possibilidade de envolvimento da raiz do nervo ou da artéria do segmento espinal. Por outro lado, o bloqueio do nervo esplâncnico (Fig. 44.8) evita o risco de penetração da aorta, usa volumes menores de solução, e é improvável que o seu sucesso seja afetado por distorção anatômica provocada por tumor extenso ou adenopatia dentro do pâncreas. Como as agulhas permanecem posterior ao diafragma em estreita justaposição com o corpo vertebral T12, esta técnica é chamada de *técnica retrocrural*. O bloqueio do nervo esplâncnico é uma pequena modificação do bloqueio do plexo celíaco retrocrural clássico, a única diferença é que, no bloqueio esplâncnico, as agulhas são colocadas sobre a porção média do corpo vertebral T12, em vez da porção cefálica de L1. O bloqueio do plexo celíaco retrocru-

VI

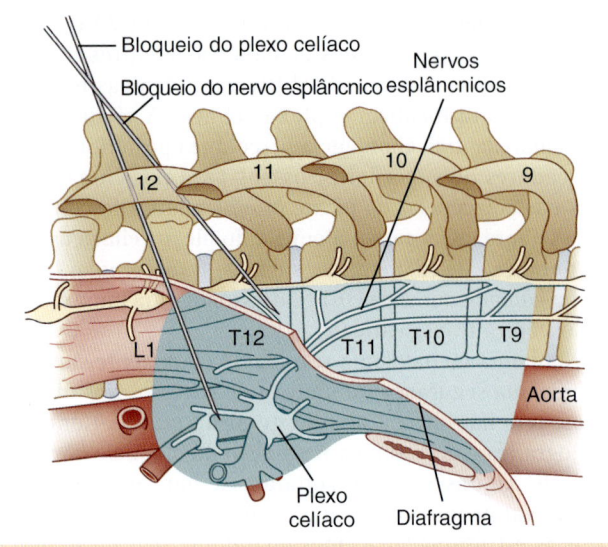

Fig. 44.8 Anatomia do plexo celíaco e dos nervos esplâncnicos. O plexo celíaco compreende uma rede difusa de fibras nervosas e de gânglios individuais que se encontram na superfície anterolateral da aorta ao nível vertebral T12-L1. Fibras simpáticas pré-sinápticas viajam a partir da cadeia simpática torácica em direção ao gânglio, atravessando a face anterolateral das vértebras torácicas inferiores como nervos esplâncnicos maior (T5-T9), menor (T10- T11) e mínimo (T12). O bloqueio do plexo celíaco com uma abordagem transcrural coloca o anestésico local ou a solução neurolítica diretamente no gânglio celíaco anterolateral à aorta. As agulhas passam diretamente através dos pilares do diafragma para o plexo celíaco. Por outro lado, para o bloqueio do nervo esplâncnico as agulhas permanecem posterior a cúpula do diafragma em estreita justaposição com o corpo vertebral T12. O sombreamento indica o padrão de dispersão da solução para cada técnica. (Redesenhado de Rathmell JP. Atlas of image-guided intervention in regional anesthesia and pain medicine. Philadelphia: Lippincott Williams & Wilkins; 2006:124, usada com permissão.)

ral na face superior do corpo vertebral L1 e o bloqueio do nervo esplâncnico no meio do corpo vertebral T12 foram ambos descritos e são, essencialmente, a mesma técnica baseando-se na dispersão cefálica da solução para bloquear os nervos esplâncnicos em uma localização retrocrural. Na maioria dos casos, o bloqueio do plexo celíaco (transcrural ou retrocrural) e do nervo esplâncnico podem ser aplicados alternadamente para conseguir os mesmos resultados. Embora existam aqueles que defendem fortemente uma ou outra abordagem, não há nenhuma evidência de que qualquer dessas abordagens resulte em resultados clínicos superiores. O bloqueio do plexo celíaco e do nervo esplâncnico são usados para controlar a dor decorrente de estruturas intra-abdominais. Essas estruturas incluem o pâncreas, o fígado, a vesícula biliar, o omento, o mesentério e trato gastrointestinal a partir do estômago até o cólon transverso. O BPCN é mais aplicado para tratar a dor associada a tumor maligno intra-abdominal, particularmente a dor associada ao câncer de pâncreas. Neurólise dos nervos esplâncnicos ou plexo celíaco pode causar alívio expressivo da dor, reduzir ou eliminar a necessidade de analgésicos suplementares e melhorar a qualidade de vida de pacien-

tes com câncer de pâncreas e outros tumores malignos intra-abdominais.

O benefício em longo prazo do BPCN naqueles com dor crônica não oncológica, em especial aqueles com pancreatite crônica, é discutível. Muitos pacientes com câncer pancreático têm curto tempo de vida restante. A analgesia às vezes dura o resto de suas vidas.

Alguns efeitos colaterais fisiológicos são esperados após o bloqueio do plexo celíaco e incluem diarreia e hipotensão ortostática. O bloqueio das inervações simpáticas para as vísceras abdominais resulta em inervação parassimpática sem oposição do simpático e pode causar cólicas abdominais e diarreia súbita. Da mesma forma, a vasodilatação que se segue muitas vezes resulta em hipotensão ortostática. Esses efeitos são, invariavelmente, transitórios, mas podem persistir por alguns dias após o bloqueio neurolítico. A hipotensão raramente requer tratamento além da hidratação intravenosa.

Complicações do bloqueio do plexo celíaco e do bloqueio do nervo esplâncnico incluem hematúria, injeção intravascular e pneumotórax. Os rins estendem-se desde o espaço entre T12 e L3 com o rim esquerdo ligeiramente mais cefálico do que o direito. A aorta encontra-se ao longo da borda anterolateral esquerda da coluna vertebral. O tronco arterial celíaco origina-se da superfície anterior da aorta ao nível de T12 e divide-se em artérias hepática, gástrica esquerda e esplênica. Quando se emprega a técnica transaórtica, deve-se ter cuidado para evitar que a agulha atravesse diretamente o eixo do tronco celíaco à medida que sai anteriormente. A veia cava inferior encontra-se logo à direita da aorta na superfície anterolateral da coluna vertebral. A reflexão pleural medial estende-se inferomedialmente tão baixo quanto no nível T12-L1. O BPCN traz pequeno mas significativo risco adicional. A injeção intravascular de 30 mL de etanol a 100% resulta em um nível de etanol no sangue bem acima do limite legal para intoxicação, mas abaixo do risco de toxicidade alcoólica grave. A injeção intravascular de fenol está associada a manifestações clínicas semelhantes àquelas da toxicidade de anestésico local: excitação do SNC seguida por convulsões e, em toxicidade extrema, colapso cardiovascular.

A complicação mais devastadora associada ao BPCN com uso de álcool ou fenol é a paraplegia. O mecanismo teórico é a propagação da solução neurolítica para a superfície posterior da aorta de modo a cercar as artérias segmentares espinhais. No nível de T12 ou L1, é comum ter uma única artéria segmentar espinhal dominante, a artéria de Adamkiewicz. Em alguns indivíduos, essa artéria é o suprimento arterial dominante para os dois terços anteriores da medula espinhal na região torácica inferior. A solução neurolítica pode causar espasmo ou mesmo necrose e oclusão da artéria de Adamkiewicz, provocando paralisia. A incidência real dessa complicação é desconhecida, mas parece ser menor do que 1:1.000.

Bloqueio Simpático Lombar

O sistema nervoso simpático está envolvido na fisiopatologia que leva a diferentes condições de dor crônica, incluindo SDRC e dor isquêmica. A cadeia simpática lombar consiste em quatro a cinco gânglios pareados que se encontram na superfície anterolateral das vértebras L2 a L4 (Fig. 44.9). Os corpos celulares que viajam para o gânglio simpático lombar encontram-se na região anterolateral da medula espinal de T11 a L2, com contribuições variáveis de T10 e L3. As fibras pré-ganglionares deixam o canal espinhal com a raiz nervosa espinhal correspondente, juntam-se à cadeia simpática como ramos comunicantes brancos e, então, fazem sinapses dentro do gânglio apropriado. As fibras pós-ganglionares saem da cadeia para se juntar ao plexo perivascular difuso ao redor das artérias ilíacas e femorais ou via ramos comunicantes cinzentos para se unir às raízes nervosas que formam o plexo lombar e lombossacral. As fibras simpáticas acompanham todos os principais nervos para os membros inferiores. A maior parte da inervação simpática para os membros inferiores passa através dos gânglios simpáticos lombares L2 e L3, e o bloqueio desses gânglios resulta em desnervação simpática quase completa dos membros inferiores. O bloqueio simpático lombar tem sido bastante empregado no tratamento de síndromes de dor simpaticamente mediada envolvendo os membros inferiores. A mais comum delas é a SDRC tipo 1 (distrofia simpático-reflexa) e tipo 2 (causalgia). O bloqueio do anestésico local pode fornecer grande alívio de longa duração da dor, e este bloqueio é aplicado como parte de um plano de tratamento abrangente para proporcionar analgesia e facilitar a restauração funcional. Os pacientes com insuficiência vascular periférica devida a oclusão de pequenos vasos também podem ser tratados de forma eficaz com bloqueio simpático lombar. Lesões fixas proximais são mais bem tratadas com intervenção cirúrgica utilizando enxerto de *bypass* ou colocação de *stent* intra-arterial para restaurar o fluxo sanguíneo. Naqueles pacientes com oclusão difusa de pequenos vasos, o bloqueio simpático lombar pode melhorar a circulação microvascular e reduzir a dor isquêmica. Se o bloqueio de anestésico local melhora o fluxo sanguíneo e reduz a dor, esses pacientes muitas vezes se beneficiam de cirurgia ou simpatectomia química.

Outros pacientes com dor neuropática que envolve os membros inferiores mostraram resposta variável ao bloqueio simpático lombar. Naqueles com herpes-zóster aguda e NPH inicial, o bloqueio simpático pode reduzir a dor. No entanto, uma vez que NPH está bem estabelecida (após 3 a 6 meses do início), o bloqueio simpático é raramente útil. Da mesma forma, síndromes de desaferentação, como dor do membro fantasma e dor neuropática do membro inferior após lesão da medula espinal, têm mostrado respostas variáveis e em grande parte decepcionantes ao bloqueio simpático.

Níveis significativos e potencialmente tóxicos do anestésico local podem resultar do posicionamento direto da agulha em um vaso sanguíneo e da injeção intravascular durante bloqueio simpático lombar. Pode ocorrer hematúria após a colocação direta da agulha através do rim e é geralmente autolimitada.

A injeção epidural, intratecal ou da raiz nervosa pode ocorrer quando a agulha é avançada através dos forames intervertebrais e, em geral, é totalmente evitada com o uso adequado de orientação radiográfica. Após o bloqueio

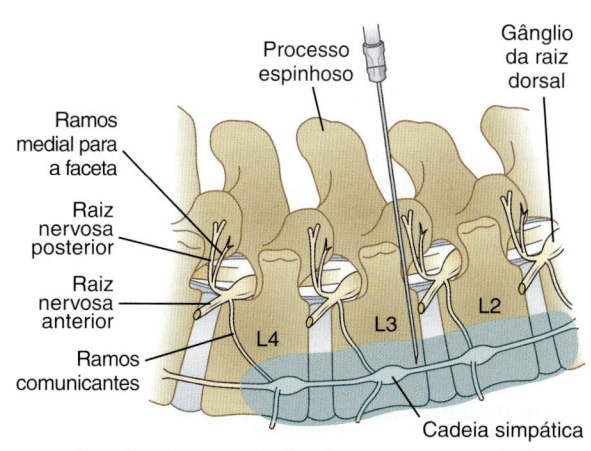

Fig. 44.9 Anatomia da cadeia simpática lombar. Os gânglios simpáticos lombares são variáveis em número e localização de um indivíduo para outro. Mais comumente, os gânglios estão localizados na superfície anteromedial dos corpos vertebrais entre L2 e L4. O bloqueio simpático lombar temporário usando anestésico local é mais bem realizado com o avanço de uma agulha cranialmente ao processo transverso de L3, a fim de evitar a raiz nervosa emergente. A ponta da agulha é colocada adjacente à parte superior da superfície anteromedial do corpo vertebral L3. Os 15 a 20 mL de solução anestésica local se propagarão para cobrir vários níveis vertebrais *(região sombreada)*. (Redesenhado de Rathmell JP. Atlas of image-guided intervention in regional anesthesia and pain medicine. Philadelphia: Lippincott Williams & Wilkins; 2006:136, usada com permissão.)

simpático lombar neurolítico, ocorre dor significativa pós-simpatectomia na distribuição da raiz do nervo L1 e L2 pela parte anterior da coxa em até 10% dos pacientes tratados. Essa observação decorre dos resultados de simpatectomia cirúrgica aberta, mas tal neuralgia pós-simpatectomia também tem sido relatada após simpatectomia química e após radiofrequência. A dor neuropática pós-simpatectomia na parte anterior da coxa é tida como resultado da neurólise parcial de fibras sensoriais adjacentes, geralmente o nervo genitofemoral.

Estimulação da Medula Espinhal

Com base na teoria de que a entrada sensorial não nociva interfere na percepção de dor, a ativação direta das fibras ascendentes no interior das colunas dorsais da medula espinhal que transmitem estímulos não dolorosos é utilizada para tratar a dor crônica da coluna. Os sistemas modernos fazem uso de geradores de pulsos implantados, tipo marca-passos, conectados a um conjunto de eletrodos pequenos posicionados dentro do espaço epidural dorsal da coluna vertebral. Esses sistemas são implantados em um procedimento cirúrgico simples e rápido. A estimulação da medula espinhal (EME) é segura e eficaz no manejo de SDRC, dor radicular unilateral e síndrome dolorosa pós-laminectomia (após falha na cirurgia da coluna). Em geral, os pacientes são submetidos a um ensaio inicial exteriorizado de aproximadamente 1 semana de duração. Aqueles com ensaios bem-sucedidos podem receber o implante cirúrgico do estimulador da medula espinhal. Isso pode ser feito com

VI

uma abordagem percutânea ou com a colocação de pás cirúrgicas.[34] Os escores de dor e o uso de analgésicos são diminuídos em pacientes com dor relacionada ao câncer que têm implantados estimuladores da medula espinhal.[35] Os efeitos adversos estão em declínio, e as complicações são menos frequentes com o advento de dispositivos mais recentes e melhores técnicas cirúrgicas. As complicações mais comuns e a sua frequência são as seguintes: vazamento de líquido cerebroespinhal (0,3% a 7%), dor ou desconforto no local do gerador de pulsos implantado (1% a 12%) e hematoma subcutâneo ou seroma (0% a 9%).[36]

Administração Intratecal de Fármaco

A prova de que a aplicação direta de morfina na medula espinhal produz analgesia mediada espinhalmente apareceu primeiro em meados da década de 1970. O advento das pequenas bombas programáveis que podem ser implantadas na parede abdominal e liberar infusões contínuas e precisas de fármaco para o espaço tecal por meio de um cateter permitiu aplicação dessa tecnologia a pacientes com dor crônica não relacionada com câncer. A administração intratecal de fármaco é geralmente reservada para pacientes com dor grave que não respondem ao manejo conservador ou com aumentos da dose de analgésicos orais ao longo de muitos anos ao ponto que os efeitos colaterais intoleráveis ou o controle ineficaz da dor tornam a terapia oral desnecessária.[37] Uma comparação entre o tratamento clínico máximo (opioides orais ou parenterais) e a administração de fármacos por via intratecal para dor relacionada ao câncer mostrou melhora semelhante na analgesia e redução de efeitos secundários relacionados aos opioides (menos sonolência e fadiga) naqueles que receberam tratamento intratecal. A morfina é atualmente o único opioide aprovado para uso intratecal pela Food and Drug Administration, mas outros fármacos, isoladamente e em combinação, também são utilizados. A ziconotida administrada por via intratecal fornece analgesia significativa em pacientes com dor crônica grave, mas há efeitos colaterais, sendo os mais comuns os efeitos colaterais do SNC. A administração intratecal de fármaco para a dor não relacionada ao câncer não foi submetida a ensaios clínicos controlados e continua controversa, mas muitos estudos observacionais sugerem que proporciona redução significativa da dor em alguns pacientes cuja dor lombar crônica não responde a um tratamento mais conservador.

RESUMO

É apresentada uma breve visão geral dos problemas de dor crônica mais comuns e dos tratamentos empregados na prática moderna da medicina da dor. O nosso entendimento da dor crônica como uma doença distinta do sistema nervoso continua a evoluir, assim como a nossa compreensão da relação entre dor aguda e crônica. No contexto perioperatório, o anestesista tem um importante papel em ajudar na melhor compreensão de como novas abordagens para o tratamento da dor aguda após a cirurgia podem ser usadas a fim de reduzir efetivamente a incidência e a gravidade da dor crônica e fornecer a liberação precisa de novos tratamentos para o sistema nervoso central.

PERGUNTAS DO DIA

1. Qual é o curso clínico típico de um paciente com dor lombar aguda? Quais são os fatores de risco para dor lombar crônica?
2. Quais são as características clínicas da dor neuropática? Quais são as apresentações mais comuns da neuropatia periférica diabética (NPD) e neuralgia pós-herpética (NPH)?
3. Quais são os critérios diagnósticos para a síndrome dolorosa regional complexa (SDRC)? Quais são os aspectos mais importantes do tratamento da SDRC?
4. Para um paciente com dor relacionada ao câncer, qual é a abordagem para o fornecimento de analgesia?
5. Qual é a eficácia do tratamento com opioides para os seguintes tipos de dor: dor aguda pós-operatória, dor relacionada ao câncer moderada a grave, dor crônica não relacionado ao câncer?
6. Qual é a magnitude da epidemia de opioides no Estados Unidos? Que abordagens podem ser usadas de modo a prevenir o abuso de opioides para pacientes submetidos a tratamento crônico com opioide?
7. Quais são os marcos anatômicos relevantes para o desempenho do bloqueio do gânglio estrelado pela abordagem paratraqueal anterior?

REFERÊNCIAS

1. International Association for the Study of Pain Task Force on Taxonomy. In: Merskey NB, ed. *Classification of Chronic Pain*. 2nd ed. Seattle: IASP Press; 1994:209-214.
2. Blackwell DL, Lucas JW, Clarke TC. Summary health statistics for U.S. adults: National Health Interview Survey 2012. National Center for Health Statistics. *Vital Health Stat*. 2014;10(260):1-171.
3. Andersson GB. Epidemiological features of chronic low-back pain. *Lancet*. 1999;354(9178):581-585.
4. Rubin DI. Epidemiology and risk factors for spine pain. *Neurol Clin*. 2007;25(2):353-371.
5. Koes BW, van Tulder MW, Thomas S. Diagnosis and treatment of low back pain. *Br Med J*. 2006;332(7555):1430-1434.
6. Saal JA, Saal JS. Nonoperative treatment of herniated lumbar intervertebral disc with radiculopathy An outcome study. *Spine (Phila PA 1976)*. 1989;14(4):431-437.
7. Cohen SP, Bicket MC, Jamison D, et al. Epidural steroids: a comprehensive, evidence-based review. *Reg Anesth Pain Med*. 2013;38(3):175-200.
8. Lurie JD, Tosteson TD, Tosteson AN, et al. Surgical versus nonoperative treatment for lumbar disc herniation: eight-year results for the spine patient outcomes research trial. *Spine (Phila PA 1976)*. 2014;39(1):3-16.
9. Yildirim K, Deniz O, Gureser G, et al. Gabapentin monotherapy in patients with chronic radiculopathy: the efficacy and impact on life quality. *J Back Musculoskelet Rehabil*. 2009;22(1):17-20.

10. Deyo RA, Weinstein JN. Low back pain. *N Engl J Med*. 2001;344(5):363-370.

11. Jarvik JG, Deyo RA. Diagnostic evaluation of low back pain with emphasis on imaging. *Ann Intern Med*. 2002;137(7):586-597.

12. Wolf GL, Capuano C, Hartung J. Nitrous oxide increases intraocular pressure after intravitreal sulfur hexafluoride injection. *Anesthesiology*. 1983;59:547-548.

13. Stidd DA, Rivero S, Weinand ME. Spinal cord stimulation with implanted epidural paddle lead relieves chronic axial low back pain. *J Pain Res*. 2014;7:465-470.

14. Javed S, Petropoulos IN, Alam U, Malik RA. Treatment of painful diabetic neuropathy. *Ther Adv Chronic Dis*. 2015;6(1):15-28.

15. Birklein F, O'Neill D, Schlereth T. Complex regional pain syndrome: an optimistic perspective. *Neurology*. 2015;84(1):89-96.

16. Cossins L, Okell RW, Cameron H, et al. Treatment of complex regional pain syndrome in adults: a systematic review of randomized controlled trials published from June 2000 to February 2012. *Eur J Pain*. 2013;17(2):158-173.

17. Giamberardino MA, Affaitati G, Fabrizio A, Costantini R. Effects of treatment of myofascial trigger points on the pain of fibromyalgia. *Curr Pain Headache Rep*. 2011;15(5):393-399.

18. Wolfe F, Clauw DJ, Fitzcharles MA, et al. The American College of Rheumatology preliminary diagnostic criteria for fibromyalgia and measurement of symptom severity. *Arthritis Care Res (Hoboken)*. 2010;62(5):600-610.

19. Fitzcharles MA, Ste-Marie PA, Shir Y, Lussier D. Management of fibromyalgia in older adults. *Drugs Aging*. 2014;31(10):711-719.

20. Vardy J, Agar M. Nonopioid drugs in the treatment of cancer pain. *J Clin Oncol*. 2014;32(16):1677-1690.

21. Auret K, Schug SA. Pain management for the cancer patient—current practice and future developments. *Best Pract Res Clin Anaesthesiol*. 2013;27(4):545-561.

22. Machado LA, Kamper SJ, Herbert RD, et al. Analgesic effects of treatments for non-specific low back pain: a meta-analysis of placebo-controlled randomized trials. *Rheumatology (Oxford)*. 2009;48(5):520-527.

23. Machado GC, Maher CG, Ferreira PH, et al. Efficacy and safety of paracetamol for spinal pain and osteoarthritis: systematic review and meta-analysis of randomised placebo controlled trials. *BMJ*. 2015;350:h1225.

24. Finnerup NB, Attal N, Haroutounian S, et al. Pharmacotherapy for neuropathic pain in adults: a systematic review and meta-analysis. *Lancet Neurol*. 2015;14(2):162-173.

25. Derry S, Gill D, Phillips T, Moore RA. Milnacipran for neuropathic pain and fibromyalgia in adults. *Cochrane Database Syst Rev*. 2012;(3.):CD008244.

26. Jamison RN, Mao J. Opioid analgesics. *Mayo Clin Proc*. 2015;90(7):957-968.

27. Cheung CW, Qiu Q, Choi SW, et al. Chronic opioid therapy for chronic non-cancer pain: a review and comparison of treatment guidelines. *Pain Physician*. 2014;17(5):401-414.

28. Reinecke H, Weber C, Lange K, et al. Analgesic efficacy of opioids in chronic pain: recent meta-analyses. *Br J Pharmacol*. 2015;172(2):324-333.

29. Gaskin DJ, Richard P. The economic costs of pain in the United States. *J Pain*. 2012;13(8):715-724.

30. Franklin GM. Opioids for chronic noncancer pain: a position paper of the American Academy of Neurology. *Neurology*. 2014;83(14):1277-1284.

31. Manchikanti L, Helm 2nd S, Fellows B, et al. Opioid epidemic in the United States. *Pain Physician*. 2012;15(suppl 3):ES9-ES38.

32. *Epidemic: responding to America's prescription drug abuse crisis*. Washington, DC: Office of National Drug Control Policy; 2011.

33. Berna C, Kulich RJ, Rathmell JP. Tapering long-term opioid therapy in chronic noncancer pain: evidence and recommendations for everyday practice. *Mayo Clin Proc*. 2015;90(6):828-842.

34. Walsh KM, Machado AG, Krishnaney AA. Spinal cord stimulation: a review of the safety literature and proposal for perioperative evaluation and management. *Spine J*. 2015;15(8):1864-1869.

35. Lihua P, Su M, Zejun Z, et al. Spinal cord stimulation for cancer-related pain in adults. *Cochrane Database Syst Rev*. 2013;(2.):CD009389.

36. Bendersky D, Yampolsky C. Is spinal cord stimulation safe? A review of its complications. *World Neurosurg*. 2014;82(6):1359-1368.

37. Wilkes D. Programmable intrathecal pumps for the management of chronic pain: recommendations for improved efficiency. *J Pain Res*. 2014;7:571-577.

VI

45 RESSUSCITAÇÃO CARDIOPULMONAR

Krishna Parekh e David Shimabukuro

A ressuscitação cardiopulmonar (RCP) foi inicialmente definida há cerca de 50 anos como a administração de ventilação boca a boca e compressões cardíacas no tórax fechado em paciente sem pulso. Desde aquele tempo, fizeram-se avanços significativos na RCP e no suporte de vida cardiovascular. Hoje, as descrições iniciais de RCP são denominadas de *suporte de vida básico* (SVB), embora o suporte de vida cardiovascular avançado para adultos (SVCA) e o suporte de vida cardiovascular avançado pediátrico (SVAP) incluam técnicas invasivas adicionais por profissionais experientes.

A ressuscitação pré-hospitalar é bem descrita, embora a ressuscitação hospitalar e o suporte de vida sejam menos comumente estudados. Numa análise retrospectiva da RCP hospitalar, observou-se que, entre 2000 e 2009, um em 393 pacientes hospitalizados receberam RCP e 23% sobreviveram para alta.[1] A parada cardíaca no período perioperatório tem uma característica única, porque pode ser frequentemente antecipada, e os profissionais de saúde e recursos estão disponíveis imediatamente.

A American Heart Association (AHA), em conjunto com o International Liaison Committee on Resuscitation (ILCOR), publicou uma atualização de diretrizes para administração de RCP e cuidados de emergência cardiovascular (CEC) em 2015. A revisão dessas diretrizes em relação à versão de 2010, incluiu ênfase adicional nos sistemas de cuidados pré-hospitalares e hospitalar e nos cenários de pós-ressuscitação e sobre a educação continuada das técnicas de RCP para os profissionais. Além disso, talvez pelas atualizações globais periódicas, novas evidências agora sejam continuamente avaliadas as diretrizes revisadas estarão disponíveis online.[2,3]

SUPORTE DE VIDA BÁSICO

O SVB corresponde a um número de medidas chave, incluindo reconhecimento da não responsividade e parada

Os redatores e editores gostariam de agradecer à Dra. Linda Liu por contribuir para este capítulo na edição anterior deste trabalho. Ele serviu de base para o atual capítulo.

cardíaca, ativação da resposta do sistema de emergência, administração de RCP e desfibrilação precoces, se indicado. No cenário hospitalar, um profissional de saúde realizará a sequência ordenada de passos, como descrito pelo algoritmo da AHA: (1) garantia de segurança; (2) checagem da resposta; (3) ativação da equipe de ressuscitação; (4) checagem simultânea para averiguar se a respiração e o pulso estão adequados; (5) disponibilização do desfibrilador externo automático (DEA) e do equipamento de emergência; (6) começo da RCP e desfibrilação, quando o desfibrilador tornar-se disponível; e (7) realização da

RCP por duas pessoas enquanto se aguarda a chegada de socorro[4] (Fig. 45.1).

Reconhecimento

O reconhecimento e o manejo da parada cardíaca no paciente não responsivo diferem entre leigos e profissionais de saúde. As diretrizes da AHA reconhecem essa distinção e incluem flexibilidade aumentada na ativação da reposta de emergência, tanto antes quanto depois da avaliação da respiração e do pulso pelos profissionais de saúde. As diretrizes

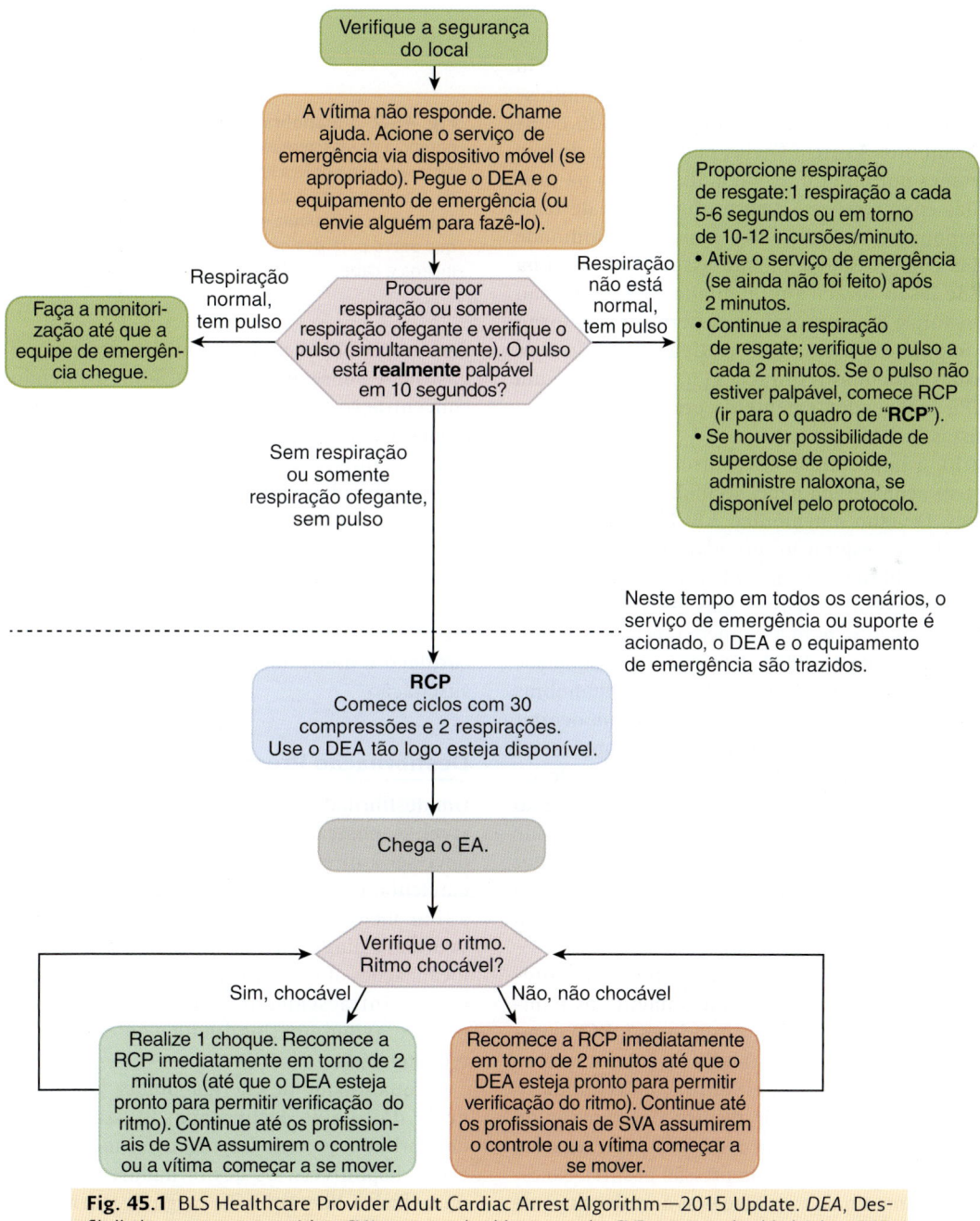

Fig. 45.1 BLS Healthcare Provider Adult Cardiac Arrest Algorithm—2015 Update. *DEA*, Desfibrilador externo automático; *SVA*, suporte de vida avançado; *SVB*, suporte de vida básico; *RCP*, ressuscitação cardiopulmonar. (©2015 American Heart Association.)

VI

de 2015 também incluem um importante papel para RCP orientada por um guia para leigos no tratamento da parada cardíaca pré-hospitalar.

Os profissionais de saúde devem checar o pulso enquanto avaliam simultaneamente se a ventilação está adequada. O pulso deve ser avaliado tanto na artéria carótida quanto na artéria femoral. O tempo transcorrido para a conferência do pulso não deve exceder 10 segundos, para minimizar o tempo para começar as compressões torácicas. Ao monitorar a respiração, suspiros ocasionais não devem ser confundidos com a respiração normal.

Ressuscitação Cardiopulmonar Precoce

Quando se iniciam as compressões torácicas, as regiões tenar e hipotenar da mão são colocadas na metade inferior do esterno, entre os mamilos. O esterno é deprimido pelo menos 5 cm na frequência de pelo menos 100 compressões por minuto, mas não mais rápido do que 120 compressões por minuto. As frequências mais rápidas do que 120 compressões por minuto levam à diminuição na profundidade das compressões.[5] Uma profundidade de mais de 6 cm tampouco é recomendada, pois a profundidade excessiva das compressões tem sido associada com uma frequência de lesão torácica aumentada. A reexpansão completa do tórax é necessária para permitir o retorno venoso e é importante para a RCP efetiva. O padrão é de 30 compressões para duas respirações (30:2 equivale a um ciclo de RCP), independentemente da presença de um ou dois socorristas.

Desde 2010, a importância do controle definitivo das vias aéreas tem ocupado um papel secundário às compressões torácicas. O velho mnemônico ABCD (*airway* —vias aéreas; *breathing* – respiração; *circulation* – circulação; *defibrillation* – desfibrilação) tem dado espaço a CAB (*compression* – compressão; *airway* – vias aéreas; *breathing* – respiração). Isso ocorre porque o início precoce das compressões torácicas de alta qualidade aumenta a probabilidade do retorno da circulação espontânea (RCE). As manobras das vias aéreas ainda são realizadas, porém devem ocorrer rapidamente, eficientemente, e minimizar as interrupções nas compressões torácicas. A abertura das vias aéreas pode ser alcançada por uma simples técnica de elevação do queixo (Fig. 45.2). Uma manobra de elevação da mandíbula pode ser utilizada em pacientes com suspeita de lesão medular cervical. Dispositivos simples de vias aéreas, como cânula nasal ou oral, podem ser inseridos para deslocar a língua a partir da orofaringe posterior.

Embora vários grandes estudos de atendimento pré-hospitalar tenham demonstrado que somente as compressões torácicas da RCP não são inferiores à RCP compressão-ventilação tradicional, ainda se espera que os profissionais de saúde ofereçam ventilação assistida.[6,7] Deve-se ter cuidado para evitar respirações rápidas ou fortes. Existem preocupações em reduzir a pré-carga e o débito cardíaco com ventilação com pressão positiva excessiva.[8] O estabelecimento de vias aéreas avançadas durante a parada cardíaca hospitalar (PCH) permite a diminuição nas interrupções das compressões torácicas durante a RCP.[9]

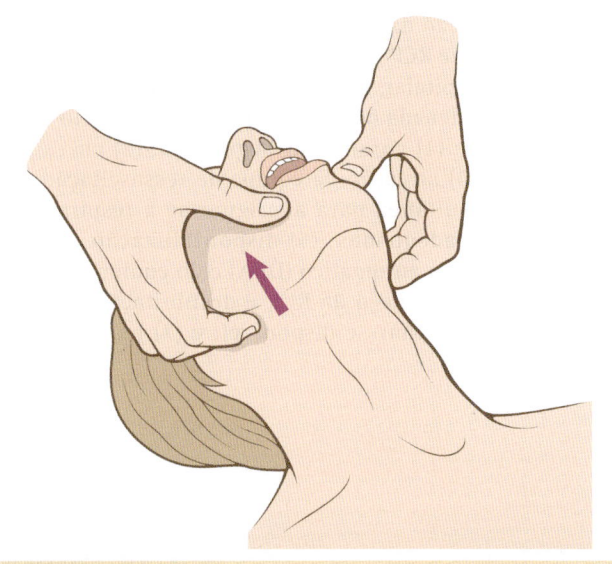

Fig. 45.2 A manobra de elevação da mandíbula proporciona patência de vias aéreas pela tração dos músculos anexos à língua, distanciando então a língua da faringe posterior. O deslocamento da mandíbula para a frente é acompanhado pela apreensão dos ângulos da mandíbula e elevação com ambas as mãos, movimento que serve para deslocar a mandíbula para a frente, enquanto se inclina a cabeça para trás.

As complicações podem também ocorrer por insuflação gástrica e subsequente aspiração de conteúdo gástrico. A concentração máxima de oxigênio é administrada ordenadamente para proporcionar concentrações de hemoglobina saturada ótimas. Proporciona-se volume corrente liberado de aproximadamente 400 a 600 mL durante 1 segundo; isso deve produzir elevação torácica visível. Uma vez garantidas vias aéreas avançadas, a frequência respiratória de 10 respirações/min é o objetivo, pois a hiperventilação é prejudicial para a recuperação neurológica. A diminuição da ventilação minuto é também apropriada, pois o débito cardíaco é muito menor do que o normal durante a ressuscitação.

Desfibrilação Precoce

Um desfibrilador é anexado ao paciente o mais breve possível. A posição correta do eletrodo na parede torácica deve ser à direita da borda superior do esterno, abaixo da clavícula, e à esquerda do mamilo, com o centro na linha axilar média (Fig. 45.3). A maioria dos eletrodos agora vem com diagramas mostrando sua correta posição. As localizações alternativas incluem anteroposterior, anteroesquerda infraescapular e anterodireita infraescapular. A posição axilar anterior direita e anterior esquerda não são recomendadas.

A quantidade de energia (Joules [J]) liberada é dependente do tipo de desfibrilador utilizado. Os dois tipos de desfibriladores mais importantes (monofásico e bifásico) estão disponíveis. Os desfibriladores com forma de onda monofásica liberam uma carga de energia unidirecional, enquanto os desfibriladores com forma de onda bifásica liberam uma carga de energia bidirecional em série. Com base

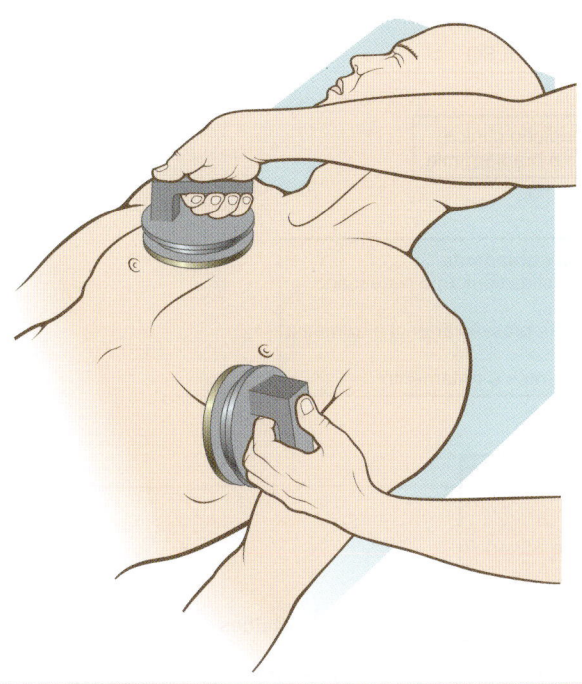

Fig. 45.3 Representação esquemática da colocação apropriada das pás dos eletrodos em um adulto.

em evidência dos desfibriladores implantáveis, a liberação de energia bidirecional é provavelmente mais bem-sucedida na resolução da taquicardia ventricular (TV) e da fibrilação ventricular (FV). Além disso, choques com forma de onda bifásica necessitam de menos energia do que os choques com forma de onda monofásica tradicional (120 a 200 J *versus* 360 J, respectivamente) e podem, portanto, causar menos dano miocárdico.

O tempo até a desfibrilação é crítico para a sobrevida, especialmente porque os ritmos cardíacos iniciais mais frequentes em pacientes adultos são TV/FV. A desfibrilação deve ocorrer o mais breve possível quando do reconhecimento de parada em TV/FV. A RCP deve ser iniciada enquanto o equipamento de emergência está sendo disponibilizado. Em um estudo de parada cardiopulmonar intra-hospitalar (PCH), 30% dos pacientes receberam desfibrilação atrasada. Os pacientes que receberam desfibrilação tardiamente têm menores chances de de RCE e sobrevida para alta hospitalar. Ademais, cada minuto de atraso foi associado com desfechos piores.[10] As compressões torácicas devem ser recomeçadas imediatamente em seguida à desfibrilação.

Dispositivos Auxiliares e Técnicas Alternativas

As diretrizes de 2015 da AHA revisaram a evidência para dispositivos auxiliares utilizados durante a RCP e encontraram suporte insuficiente para recomendar qualquer um dos seguintes: dispositivo de limiar de impedância, RCP com compressão-descompressão ativa com limiar de impedância, dispositivo com pistão mecânico para compressões torácicas e dispositivos com banda de distribuição de carga.

Havia também evidência insuficiente para recomendar o uso de rotina da RCP extracorpórea (membrana de oxige-

nação extracorpórea venoarterial [MOEVA]) para pacientes em parada cardíaca. Entretanto, podem oferecer algum benefício a pacientes selecionados cuidadosamente, que sofreram parada cardíaca testemunhada secundária a causas reversíveis.

SUPORTE DE VIDA CARDÍACO AVANÇADO DO ADULTO

O SVCA para adulto inclui várias intervenções embasadas no SVB para ordenar o manejo da parada cardíaca. Essas intervenções podem incluir manipulação de vias aéreas, administração de medicação, manejo de arritmia e transição para o cuidado pós-ressuscitação. Entretanto, o elemento chave do SVCA permanece a alta qualidade da RCP, que inclui realização correta das compressões torácicas, interrupção mínima das compressões torácicas e desfibrilação cardíaca precoce. Os componentes adicionais do SVCA e o manejo da arritmia específica serão discutidos posteriormente. Como não houve atualizações para algoritmos de bradicardia e taquicardia de 2010, eles não serão revisados em detalhes. As Figuras 45.4 e 45.5 resumem o manejo do paciente com bradicardia e taquicardia com pulso. Todos os algoritmos estão disponíveis online.[3]

Monitorização da Ressuscitação Cardiopulmonar

Algumas variáveis fisiológicas podem ser usadas para monitorar a RCP. A monitorização continuada do dióxido de carbono exalado no final da expiração (P_{ETCO_2}) com forma de onda na capnografia pode ser benéfico durante a ressuscitação. Além de confirmar a colocação de vias aéreas avançadas, a P_{ETCO_2} pode guiar os socorristas na adequação das compressões torácicas.[11] As medidas fisiológicas alternativas durante a RCP incluem pressão arterial diastólica de relaxamento, monitorização da pressão arterial e saturação de oxigênio venoso central. Os valores-alvo específicos durante a ressuscitação ainda estão sendo avaliados.[12] Além disso, uma redução prolongada da P_{ETCO_2} não deve ser utilizada isoladamente para prognóstico, e isso não deve certamente ser utilizado em pacientes sem tubo endotraqueal. A ultrassonografia à beira do leito pode também ser considerada quando do manejo da parada cardíaca, mas esse uso não é rotineiramente recomendado. Se for utilizado, um ultrassonografista experiente deve realizar o exame e as interrupções das compressões torácicas devem ser minimizadas.

Manejo das Vias Aéreas

As diretrizes da AHA de 2015, consistentes com a revisão do ILCOR, recomendam dispositivo de vias aéreas avançado ou máscara com reservatório (tubo endotraqueal ou vias aéreas supraglóticas) para providenciar oxigenação e ventilação durante a RCP.[13] A escolha da técnica depende da habilidade do profissional. Como as compressões torácicas frequentemente não são realizadas durante a intubação endotraqueal, o socorrista deve comparar a necessidade de

VI

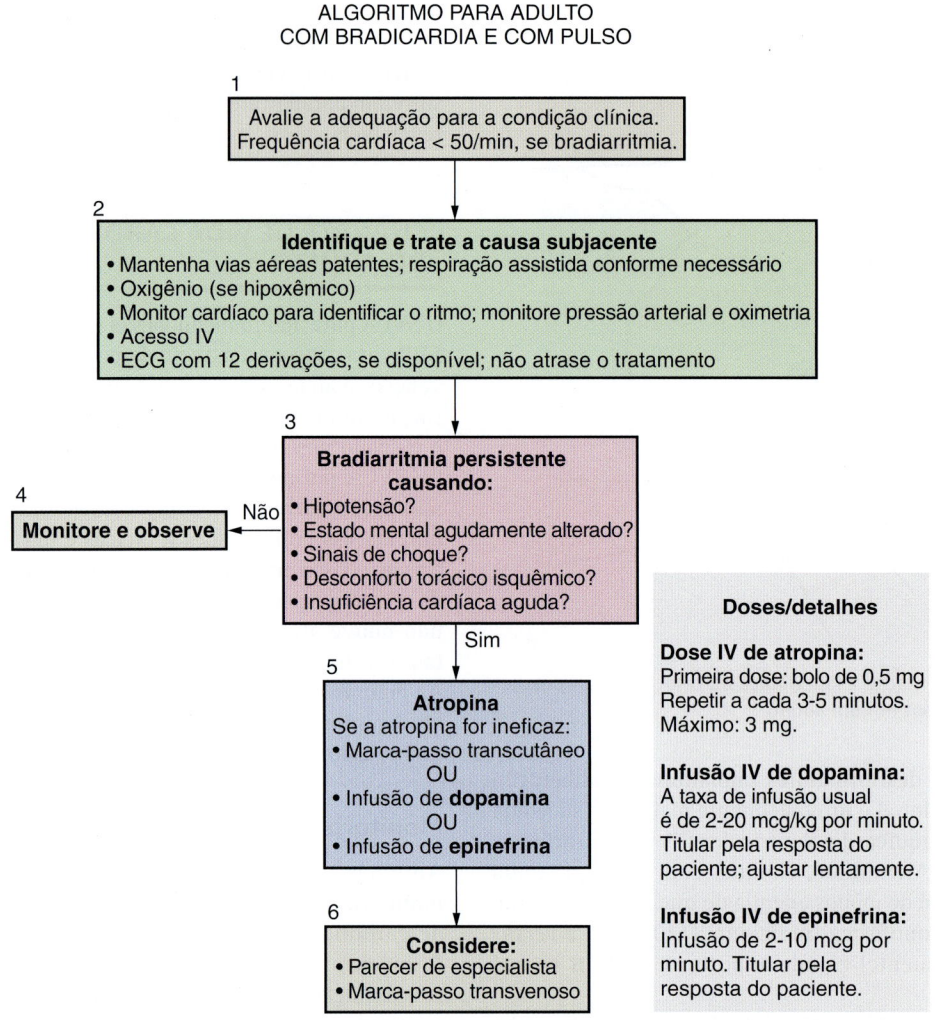

ALGORITMO PARA ADULTO
COM BRADICARDIA E COM PULSO

1
Avalie a adequação para a condição clínica.
Frequência cardíaca < 50/min, se bradiarritmia.

2
Identifique e trate a causa subjacente
• Mantenha vias aéreas patentes; respiração assistida conforme necessário
• Oxigênio (se hipoxêmico)
• Monitor cardíaco para identificar o ritmo; monitore pressão arterial e oximetria
• Acesso IV
• ECG com 12 derivações, se disponível; não atrase o tratamento

3
Bradiarritmia persistente causando:
• Hipotensão?
• Estado mental agudamente alterado?
• Sinais de choque?
• Desconforto torácico isquêmico?
• Insuficiência cardíaca aguda?

4 — Não → **Monitore e observe**

Sim

5
Atropina
Se a atropina for ineficaz:
• Marca-passo transcutâneo
OU
• Infusão de **dopamina**
OU
• Infusão de **epinefrina**

6
Considere:
• Parecer de especialista
• Marca-passo transvenoso

Doses/detalhes

Dose IV de atropina:
Primeira dose: bolo de 0,5 mg
Repetir a cada 3-5 minutos.
Máximo: 3 mg.

Infusão IV de dopamina:
A taxa de infusão usual
é de 2-20 mcg/kg por minuto.
Titular pela resposta do
paciente; ajustar lentamente.

Infusão IV de epinefrina:
Infusão de 2-10 mcg por
minuto. Titular pela
resposta do paciente.

Fig. 45.4 Agoritmo de ressuscitação para bradicardia com pulso. *ECG*, eletrocardiograma; *IV*, intravenoso. (De American Heart Association. Web-based Integrated Guidelines for Cardiopulmonary Resuscitation and Emergency Cardiovascular Care – Part 7: Adult Advanced Cardiovascular Life Support. ECCguidelines.heart.org © Copyright 2015 American Heart Association, Inc.)

compressões em contraste com a necessidade de manejo definitivo das vias aéreas. As compressões torácicas não são interrompidas por mais de 10 segundos durante o manejo das vias aéreas e são retomadas imediatamente após a intubação endotraqueal. Se a tentativa de intubação não for bem-sucedida, pode-se considerar a colocação de uma máscara laríngea nas vias aéreas (Capítulo 16). A inserção de vias aéreas avançadas pode ser adiada até depois da falta de resposta do paciente falhar a vários ciclos de RCP e desfibrilação. Entretanto, o curso clínico da parada deve ser considerado. Por exemplo, um paciente com edema pulmonar grave pode se beneficiar com a intubação endotraqueal mais cedo do que tardiamente. Não existem recomendações formais para o tempo da colocação de vias aéreas avançadas.

A forma de onda contínua da capnografia é recomendada como medida de escolha para a avaliação da colocação de vias aéreas avançadas. A avaliação clínica deve também ocorrer, o que inclui ausculta dos sons pulmonares e visualização da expansão torácica bilateralmente. Se a capnografia não estiver disponível, os métodos alternativos incluem dispositivo detector esofagiano, capnograma sem forma de onda e ultrassonografia. Uma vez confirmado o tubo endotraqueal na traqueia, é assegurada sua posição. Uma incursão respiratória é fornecida a cada 6 segundos (10 incursões respiratórias/min) sem sincronização com as compressões.

Algoritmos

Parada sem Pulso

As arritmias cardíacas que produzem parada cardíaca sem pulso são (1) FV, (2) TV, (3) atividade elétrica sem pulso (AESP) e (4) assistolia (Fig. 45.6). Durante a parada cardíaca sem pulso, os objetivos primários são proporcionar compressões torácicas e desfibrilação precoce, se o ritmo for FV ou TV. A administração de drogas é de importância secundária, porque a eficácia das intervenções farmaco-

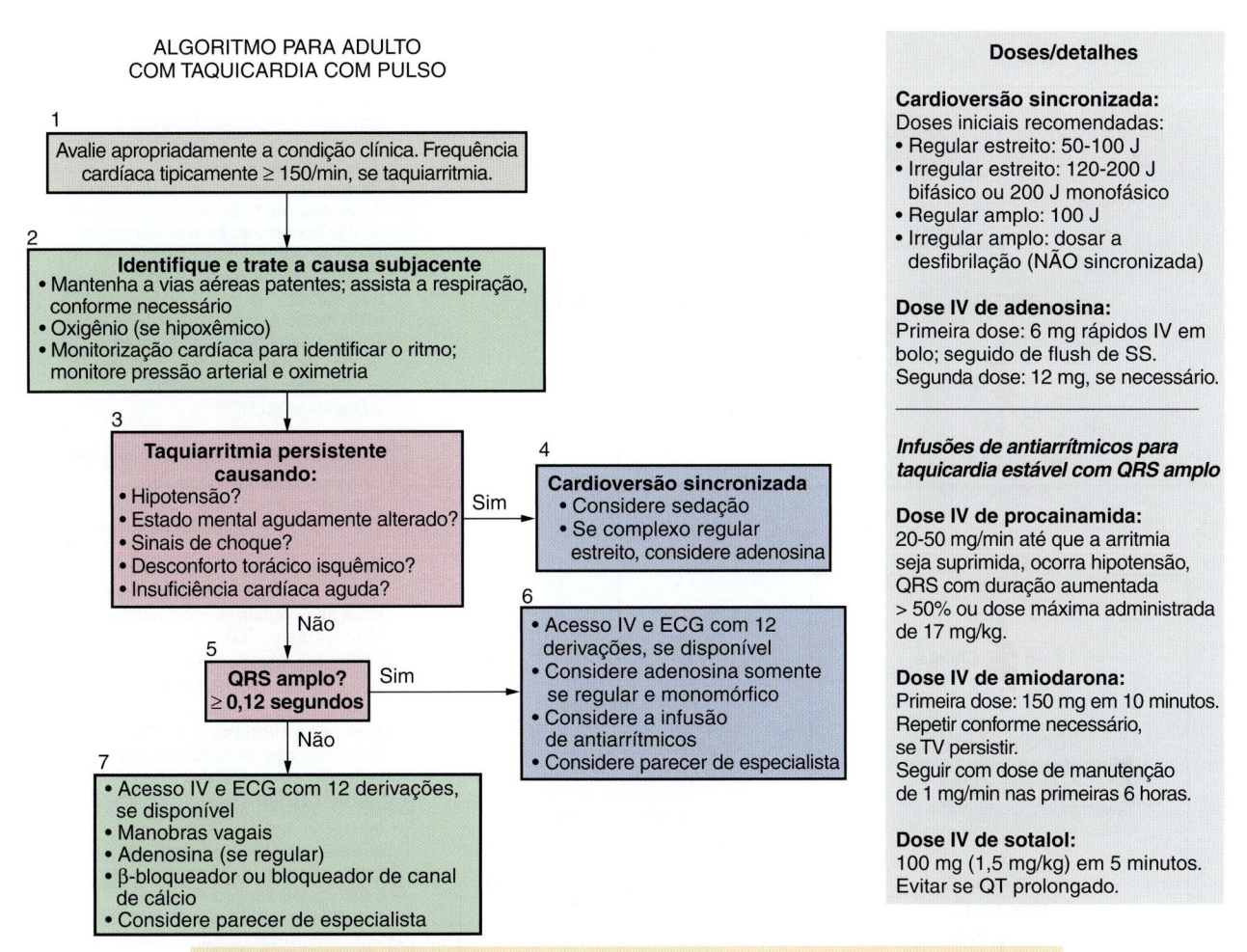

Fig. 45.5 Algoritmo da ressuscitação para taquicardia com pulso. *ICC*, Insuficiência cardíaca congestiva; *ECG*, eletrocardiograma; *IV*, intravenoso; *J*, joule; *SS*, solução salina; *TV*, taquicardia ventricular. (De American Heart Association. Web-based Integrated Guidelines for Cardiopulmonary Resuscitation and Emergency Cardiovascular Care – Part 7: Adult Advanced Cardiovascular Life Support. ECCguidelines.heart.org © Copyright 2015 American Heart Association, Inc.)

lógicas têm sido difíceis de medir ou comprovar. Após iniciar a RCP e a desfibrilação, os socorristas podem então estabelecer acesso intravenoso, obter vias aéreas definitivas e considerar terapia medicamentosa, enquanto todos proporcionam compressões torácicas e ventilação contínuas.

Fibrilação Ventricular/Taquicardia Ventricular

Se a parada cardíaca é testemunhada, o profissional de saúde coloca imediatamente as pás do desfibrilador sobre o tórax do paciente, determina o ritmo e fornece um choque, se TV ou FV estiver presente (Fig. 45.6). A RCP é recomeçada imediatamente após o fornecimento do choque e continuada para cinco ciclos ou cerca de dois minutos, seguidos pela reavaliação do ritmo cardíaco. Se o paciente permanecer em FV/TV, o desfibrilador é carregado para nível apropriado de energia, enquanto a RCP ainda está sendo realizada, como determinado pelas instruções do fabricante. Um desfibrilador bifásico é preferível a um monofásico e um choque único é preferido aos sequenciais ("empilhados"). Se FV ou TV persis-

tirem após um ou dois ajustes de ciclos de desfibrilação para RCP, administra-se um vasopressor (Tabela 45.1). Epinefrina 1 mg por via intravenosa (IV), pode ser administrada a cada 3-5 minutos. O temo de administração da droga é regulado para minimizar interrupções nas compressões torácicas. Se o paciente permanecer em TV/FV, amiodarona, um antiarrítmico, pode melhorar a probabilidade de restaurar e manter o RCE. O papel dos antiarrítmicos na melhora da sobrevida após parada cardíaca em FV/TV não está claro. Uma pesquisa atualmente em andamento, ROC-ALPS, procura fornecer informações sobre o uso de lidocaína, amiodarona e placebo no manejo da arritmia durante a parada cardíaca.[14] O sulfato de magnésio pode ser considerado se houver suspeita de *torsades de pointes*.

Assistolia/Atividade Elétrica sem Pulso

A assistolia é a ausência de qualquer atividade elétrica ventricular e é normalmente um ritmo moribundo, enquanto a AESP é frequentemente causada por condição reversível e pode ser tratada se as causas forem identificadas

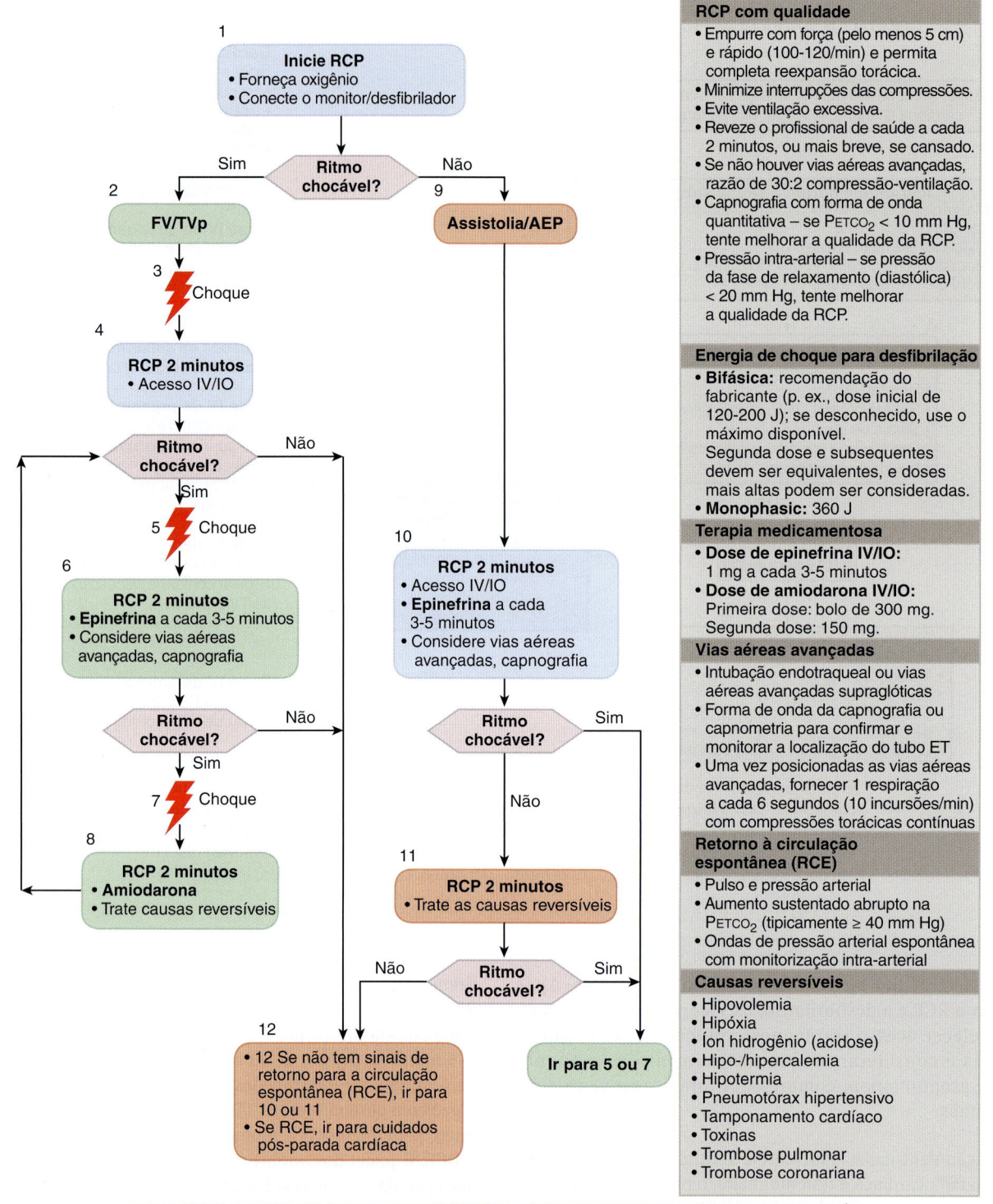

Fig. 45.6 Algoritmo para Parada Cardíaca do Adulto – atualização de 2015. *RCP*, Ressuscitação cardiopulmonar; *ET*, endotraqueal; *IO*, intraósseo; *IV*, intravenoso; *AEP*, atividade elétrica sem pulso; *P*ETCO$_2$, dióxido de carbono exalado no final da expiração; *TVp*, taquicardia ventricular sem pulso; *FV*, fibrilação ventricular. (De Link MS, Berkow LC, Kudenchuk PJ, Halperin HR, Hess EP, Moitra VK, Neumar RW, O'Neil BJ, Paxton JH, Silvers SM, White RD, Yannopoulos D, Donnino MW. Part 7: adult advanced cardiovascular life support: 2015 American Heart Association Guidelines Update for Cardiopulmonary Resuscitation and Emergency Cardiovascular Care. *Circulation*. 2015;132(suppl 2):S444–S464. © Copyright 2015 American Heart Association, Inc.)

Tabela 45.1 Medicações Usadas durante a Ressuscitação Cardiopulmonar do Adulto

Nome da Droga	Dose	Indicação
Adenosina	6 mg IV/IO Pode repetir 12 mg IV/IO (dividir a dose à metade se estiver com acesso central)	Para taquicardia estável com QRS estreito ou TV monomórfica (contraindicada para síndrome de pré-excitação)
Amiodarona	300 mg IV/IO Pode repetir 150 mg IV/IO 150 mg IV/IO em período de 10 min Manter a infusão de 1 mg/min por 6 h, então 0,5 mg/min Dose máxima total de 2,2 g/24 h	Para TV/FV sem pulso Para TV estável ou taquicardia com QRS amplo indeterminado e taquicardias com QRS estreito
Atropina[a]	0,5 mg IV/IO Pode repetir para uma dose total de 3 mg	Para bradicardia
Diltiazem	15 a 20 mg (0,25 mg/kg) IV/IO em um período de 2 min Pode repetir em 15 min 20-25 mg/kg (0,35 mg/kg) Manter a infusão de 5-15 mg/h; titular pela frequência cardíaca	Para taquicardia estável com QRS estreito (contraindicada para síndrome de pré-excitação)
Dopamina	2 a 10 µg/kg/min por infusão	Para bradicardia em vez de marca-passo, enquanto se aguarda um marca-passo ou se um marca-passo for ineficaz ou não tolerado
Epinefrina[a]	1 mg IV/IO Repetir a cada 3 a 5 min 2 a 10 µg/min por infusão	Para parada cardíaca sem pulso Para bradicardia em vez de marca-passo, enquanto se aguarda um marca-passo ou se um marca-passo for ineficiente ou não tolerado
Esmolol	Carga de 0,5 mg/kg IV/IO, seguida de infusão de 0,05 mg/kg/min Pode repetir 0,5 mg/kg em bolo e aumentar a infusão para 0,1 mg/kg/min Infusão máxima de 0,3 mg/kg/min	Para taquicardia com QRS estreito (contraindicada para síndrome de pré-excitação)
Lidocaína[a]	1 a 1,5 mg/kg IV/IO Pode repetir 0,5 a 0,75 mg/kg Total máximo de três doses ou 3 mg/kg	Para TV/FV sem pulso, quando amiodarona NÃO está disponível
Magnésio	1 a 2 g IV/IO	Para *torsades de pointes*
Metoprolol	5 mg IV/IO Pode repetir a cada 5 min Dose máxima total de 15 mg	Para taquicardia estável com QRS estreito (contraindicada para síndrome de pré-excitação)
Procainamida	20 a 50 mg/min IV/IO (máx. de 17 mg/kg) até a arritmia ser suprimida Manter a infusão de 1 a 4 mg/min	Para taquicardia estável com QRS amplo
Sotalol	100 mg (1,5 mg/kg) IV/IO em 5 min	Para taquicardia estável com QRS amplo
Verapamil	2,5 a 5 mg IV/IO em um período de 2 min Pode repetir 5 a 10 mg em um período de 15 a 30 min Dose máxima total de 20 mg	Para taquicardia estável com QRS estreito (contraindicada para síndrome de pré-excitação)

[a]Também fornecido pela absorção da mucosa traqueal quando administrado através de tubo endotraqueal. *IO*, intraósseo; *IV*, intravenoso; *FV*, fibrilação ventricular; *TV*, taquicardia ventricular.

(Tabela 45.2). Esses dois ritmos cardíacos têm sido combinados como a segunda parte do algoritmo de parada sem pulso, devido a suas semelhanças no manejo (Fig. 45.6). Nenhum deles se beneficiará com a desfibrilação; a RCP efetiva com interrupções mínimas, a identificação e o tratamento das causas reversíveis e o estabelecimento de vias aéreas avançadas são as primeiras intervenções. Uma ultrassonografia cardíaca à beira do leito pode proporcionar informação valiosa relativa à causa da parada cardíaca. Além disso, a ausência da mobilidade da parede ventricular no exame ultrassonográfico prediz uma improvável RCE.[15]

Um vasopressor pode ser administrado após o início da RCP. Epinefrina 1 mg IV é administrada a cada 3-5 minutos. A conferência do ritmo cardíaco deve ser realizada após cada cinco ciclos ou dois minutos de RCP. A administração de compressões cardíacas de alta qualidade pode ser monitorada pela P_{ETCO_2}, pela pressão de perfusão coronariana ou pela saturação venosa central (S_{CVO_2}), se disponível. Se um ritmo cardíaco organizado estiver presente, o socorrista checa o pulso. Se não houver pulso, a RCP deve ser continuada. Se houver, o socorrista identifica o ritmo e aplica o tratamento adequado.

VI

Tabela 45.2	Principais Causas de Colapso Cardiovascular no Período Perioperatório	
8 Hs	**8 Ts**	
Hipovolemia	Toxinas (anafilaxia/anestesia)	
Hipóxia	Tamponamento	
Íon hidrogênio (acidose)	Pneumotórax hipertensivo	
Hipercalemia/hipocalemia	Trombose na artéria coronária	
Hipoglicemia	Trombo na artéria pulmonar	
Hipotermia	Trauma	
Hipertermia maligna	Prolongamento do intervalo QT	
Resposta hipervagal	Hipertensão pulmonar	

Os 5 Hs e 5 Ts propostos pela American Heart Association (AHA). (Modificado.)

Medicações

O estabelecimento de acesso intravenoso é importante, porém isso não deve interferir na RCP e na desfibrilação. Um cateter único, intravenoso periférico calibroso ou intraósseo é suficiente para ressuscitar a maioria dos pacientes sem pulso. As drogas são administradas rapidamente e seguidas com 20 mL de líquido em bolo, se administrada perifericamente. Se o acesso intravenoso/intraósseo não puder ser obtido ou for perdido, determinadas drogas (epinefrina, lidocaína, atropina, naloxona) podem ser administradas via tubo endotraqueal. A dosagem para o tubo endotraqueal é de duas a 10 vezes a recomendada por via intravenosa, e a droga é diluída em 5 a 10 mL de água estéril antes da instilação para dentro tubo endotraqueal.

A epinefrina e a amiodarona estão entre as drogas mais comumente utilizadas nos algoritmos do SVCA (Tabela 45.1) e merecem especial atenção. A epinefrina é uma combinação direta de receptores agonistas α-adrenérgicos e β-adrenérgicos. Em múltiplos estudos com animais, a administração de epinefrina foi benéfica no estabelecimento do RCE. A epinefrina pode aumentar a pressão arterial diastólica e, desse modo, restaurar a pressão de perfusão coronariana e o fluxo sanguíneo retrógrado para o miocárdio. Entretanto, a epinefrina também aumenta o consumo de oxigênio miocárdico pela elevação da frequência cardíaca e pós-carga.

A amiodarona foi inicialmente desenvolvida como uma droga antianginosa nos anos 1950, porém foi abandonada por causa de seus efeitos colaterais. Como tem efeitos sobre o sódio cardíaco e os canais de potássio, bem como os receptores α e β, a amiodarona tem sido reinvestigada pelos seus efeitos antiarrítmicos. A esse respeito, a amiodarona prolonga a repolarização e refratariedade no nó sinoatrial, o miocárdio atrial e ventricular, o nó atrioventricular (AV) e o sistema de condução cardíaca His-Purkinje. A amiodarona pode exacerbar ou induzir arritmias, especialmente, *torsades de pointes*. Esta droga pode interagir com anestésicos voláteis para produzir bloqueio cardíaco, profunda vasodilatação, depressão

miocárdica e hipotensão severa. A amiodarona tem muitas interações medicamentosas e pode prolongar os efeitos de anticoagulantes orais, fenitoína, digoxina e diltiazem. Apesar dessas múltiplas desvantagens, a administração de amiodarona melhora a sobrevida na admissão hospitalar em adultos com parada por FV/TV pré-hospitalar, quando comparada com placebo e lidocaína.[8,9] A dose recomendada de amiodarona para FV/TV é de 300 mg IV. Uma dose adicional em bolo de 150 mg IV pode ser dada para FV/TV persistente.

A vasopressina, um vasopressor não adrenérgico, foi removida das diretrizes de SVCA em 2015, por causa da inexistência de benefício demonstrado quando comparada com epinefrina.[16] As drogas utilizadas para o SVCA são associadas com RCE, porém não com melhora da sobrevida em condições de alta hospitalar ou recuperação neurológica. Não existem recomendações específicas para o tempo de fornecimento de droga no SVCA, embora para um ritmo não chocável a epinefrina deva ser administrada o mais breve possível. A administração de esteroides junto com drogas vasoativas pode melhorar a probabilidade de sobrevida e desfechos neurológicos favoráveis para PCH; entretanto, não existe recomendação para seu uso de rotina.[17] Finalmente, em pacientes com potencial de parada cardíaca secundária à superdose de opioide, a administração de naloxona deve ser considerada (Capítulo 9).

SUPORTE DE VIDA CARDIOVASCULAR AVANÇADO PEDIÁTRICO

A ressuscitação cardiorrespiratória de lactentes e crianças segue os mesmos princípios básicos dos adultos (Capítulo 34). A maioria dos eventos cardíacos pediátricos é resultado de hipoxemia arterial e comprometimento respiratório. Portanto, o manejo das vias aéreas e da respiração são críticos para o sucesso da ressuscitação pediátrica. Em contraste, os adultos tendem a apresentar parada cardíaca como resultado de TV ou FV secundária a isquemia miocárdica. Independentemente disso, o SVB pediátrico segue o mesmo algoritmo dos adultos: CAB. Naturalmente, existem várias diferenças específicas entre pacientes adultos e pediátricos. Lactentes têm menos de 1 ano, enquanto crianças estão entre 1 ano e a adolescência. As diretrizes de ressuscitação SVB para adulto podem ser usadas para adolescentes (Tabela 45.3). Os elementos da RCP de alta qualidade em pacientes pediátricos permanecem inalterados em relação aos do adulto e incluem: (1) taxa de compressão torácica adequada; (2) profundidade de compressão torácica adequada; (3) reexpansão adequada entre as compressões torácicas; (4) interrupções mínimas das compressões torácicas e (5) prevenção do excesso de ventilação.[18]

Circulação

Na criança, o tênar e o hipotênar de uma das mãos ou de ambas devem ser postos na metade inferior do esterno, entre

Tabela 45.3	Comparação de Técnicas de Ressuscitação entre Adultos, Crianças e Lactentes (Sumário dos Componentes-chave do SVB para Adultos, Crianças e Lactentes[a])

Componente	Recomendações		
	Adultos	**Crianças**	**Lactentes**
Reconhecimento	Não responsivo (para todas as idades)		
	Sem respiração ou com respiração anormal (isto é, somente respiração ofegante)	Sem respiração ou somente respiração ofegante	
Sequência da RCP	C-A-B		
Frequência de compressão	Pelo menos 100-120 min		
Profundidade da compressão	Pelo menos 5 cm, mas não mais do que 6 cm	Pelo menos um terço do diâmetro AP do tórax (em torno de 5 cm)	Pelo menos um terço do diâmetro AP do tórax (em torno de 4 cm)
Reexpansão da parede torácica	Permitir completa reexpansão entres as compressões		
Interrupções das compressões	Minimizar as interrupções e limitá-las a < 10 s		
Vias aéreas	Inclinação da cabeça/elevação do mento Elevação da mandíbula, se houver suspeita de trauma		
Razão de compressão- ventilação (até serem instaladas vias aéreas avançadas)	30:2 (1 a 2 socorristas)	30:2 (1 socorrista) 15:2 (2 socorristas)	
Ventilações: quando o socorrista não é proficiente	Somente compressões		
Ventilações com vias aéreas avançadas	1 respiração a cada 6 segundos (10 incursões/ min) Assincronia com as compressões do tórax (quase 1 segundo/incursão) Elevação visível do tórax	1 respiração a cada 6 segundos (10 incursões/ min) Assincronia com as compressões do tórax (quase 1 segundo/incursão) Elevação visível do tórax	1 respiração a cada 6 segundos (8- 10 incursões/ min) Assincronia com as compressões do tórax (quase 1 segundo/incursão) Elevação visível do tórax
Desfibrilação	Acoplar e usar o DEA o mais breve possível. Minimizar as interrupções nas compressões do tórax antes do choque e depois dele. Começar a RCP com compressões, imediatamente após cada choque.		

DEA, Desfibrilador externo automático; AP, anteroposterior; C-A-B, compressão, vias aéreas, respiração; RCP, ressuscitação cardiopulmonar.
[a]Excluindo os recém-nascidos, nos quais as causas de parada são quase sempre relacionadas com asfixia.
(De 2015 AHA Summary of Key Basic Life Support Components [Adults, Children, Infants].)

os mamilos, enquanto se deixam os dedos para fora da caixa torácica acima do processo xifoide. Em um lactente, as compressões torácicas são realizadas pela técnica dos dois dedos. Põem-se dois dedos da mão sobre a metade inferior do esterno aproximadamente um dedo abaixo da linha intermamária e acima do processo xifoide. Tanto nos lactentes quanto nas crianças, o esterno deve ser deprimido pelo menos de um terço a metade do diâmetro anteroposterior do tórax (4 cm nos lactentes e 5 cm nas crianças) em uma taxa de 100 a 120 compressões por minuto.

Os pulsos são checados e as compressões torácicas são realizadas de forma ligeiramente diferente, conforme se trate de lactentes ou crianças. Nas crianças, o pulso é palpado na artéria carótida ou artéria na femoral, semelhante ao dos adultos. Nos lactentes, checa-se o pulso na artéria braquial ou femoral. Como nos adultos, a P_{ETCO_2} pode ser usada para avaliar a qualidade da RCP. Se a monitorização for invasiva, com cateter arterial, por exemplo, este poderá também ser usado para avaliar e guiar a RCP.

A MOEVA pode ser considerada em todas as paradas cardíacas pediátricas refratárias às terapias convencionais padronizadas.

Vias Aéreas

As vias aéreas dos pacientes pediátricos são ligeiramente diferentes das dos adultos, mas a elevação do mento é ainda a técnica de escolha para as abrir. As crianças tendem a ter língua e a epiglote maiores em relação à boca e à laringe. Além disso, a cabeça é maior em relação ao corpo. A superextensão ou excessiva flexão da cabeça pode levar a dificuldade na visualização da abertura glótica durante a laringoscopia direta. A laringoscopia com lâminas retas pode ser preferida às lâminas curvas para levantar a epiglote anteriormente e afastá-la da abertura glótica em crianças menores (Capítulo 34).

Respiração

Dadas as causas prováveis de parada cardiopulmonar pediátrica, a RCP convencional (compressões e ventilação)

VI

é recomendada em relação à ressuscitação somente com compressão. O padrão deve ser 30 compressões para duas respirações (30:2), se houver somente um socorrista, e 15 compressões para duas respirações (15:2), se houver dois socorristas.

Desfibrilação

Nas crianças, a desfibrilação deve ser realizada quando estiver presente ritmo chocável sem pulso (TV, FV). Uma energia inicial de 2 a 4 J/kg deve ser tentada, independentemente do tipo de forma de onda. As desfibrilações subsequentes devem ser de pelo menos 4 J/kg, mas não devem exceder 10 J/kg. DEAs bifásicos podem ser utilizados em crianças com mais de 1 ano em cenário extra-hospitalar. As diretrizes da AHA recomendam a utilização de uma dose pediátrica por sistema atenuador que diminuirá a quantidade de energia liberada. Se um dispositivo desse tipo não estiver disponível, um desfibrilador externo padrão pode ser utilizado.

Drogas

A maioria das dosagens de drogas é calculada com base no peso atual conhecido ou no peso corporal ideal baseado na altura. A maioria das unidades pediátricas tem cartões de ressuscitação divididos por peso para facilitar a administração de droga em uma emergência, assim os cálculos não precisam ser realizados e não se perde um tempo valioso. Como nos adultos, a epinefrina tem sido associada com aumento da taxa de RCE e pode ser utilizada na parada cardíaca. Para pacientes pediátricos com TV sem pulso ou FV refratária, tanto lidocaína quanto amiodarona podem ser administradas.

CUIDADOS PÓS-RESSUSCITAÇÃO

Após ressuscitação bem-sucedida com RCE, os pacientes são admitidos na unidade de tratamento intensivo para tratamento definitivo e de suporte (Fig. 45.7). Entre os cuidados após a parada cardíaca, inclui-se otimizar a função cardiopulmonar para garantir perfusão orgânica adequada. Os cuidados devem ser consistentes, integrados e multidisciplinares. Se a parada ocorrer em um centro que não está equipado para manejar elementos de cuidados pós-ressuscitação, deve-se considerar a transferência para um centro regional maior.[19]

Quando possível, administram-se os tratamentos concomitantemente. Especificamente, intervenções coronarianas percutâneas (ICPs) não devem ser atrasadas para instituir hipotermia. Frequentemente, vasopressores e inotrópicos têm de ser administrados durante o período imediato da pós-ressuscitação, devido à presença de atordoamento miocárdico e instabilidade hemodinâmica. Acesso venoso central para administração de medicação pode ser necessário, assim como um cateter arterial para facilitar a monitorização hemodinâmica.

Síndrome Coronariana Aguda

Um eletrocardiograma deve ser obtido o mais breve possível após RCE para avaliar infarto do miocárdio com elevação do segmento ST. Se houver elevação aguda do segmento ST, o paciente de ser levado para angiografia de urgência. Alguns pacientes sem elevação do segmento ST pode também se beneficiar com a angiografia de emergência.[20] Essas avaliações são feitas independentemente do estado neurológico.

Objetivos Hemodinâmicos

Em seguida à RCE, oxigenação e ventilação devem ser avaliadas e otimizadas. Devem-se garantir vias aéreas avançadas, se necessário, evitando a hiperventilação. O objetivo para oxigenação é uma saturação acima de 94%, e para a ventilação o objetivo é uma $Paco_2$ de 35 a 45 mm Hg. Uma radiografia simples de tórax é obtida. A hipotensão é tratada, evitando pressão arterial sistólica menor que 90 mm Hg ou pressão arterial média menor que 65 mm Hg. Isto pode ser alcançado com uma administração combinada de líquidos intravenosos e drogas vasoativas. Nenhuma das variáveis hemodinâmicas específicas, incluindo pressão arterial, débito cardíaco, saturação de oxigênio venoso ou débito urinário, tem sido recomendada, pois é provável que haja ampla variação entre os indivíduos. As causas reversíveis para parada cardíaca são avaliadas. Obtêm-se então eletrocardiograma, ecocardiograma e contagem de enzimas cardíacas. Monitora-se o lactato sérico para avaliar perfusão tecidual adequada.

Monitorização Neurológica

Além da recuperação cardíaca, a recuperação neurológica é de vital importância. Isso é especialmente verdade durante a fase imediata pós-ressuscitação. Um eletroencefalograma pode ser obtido para avaliar convulsão, e podem-se administrar anticonvulsivantes para o estado epiléptico.

Manejo da Temperatura-alvo

A temperatura deve ser monitorada cuidadosamente, e a hipertermia evitada todo o tempo, pois isso pode piorar a lesão isquêmica cerebral (Capítulo 30). As diretrizes de SVCA de 2010 recomendam a hipotermia terapêutica de 32° C a 34° C para pacientes comatosos após parada em FV/TV pré-hospitalar. Hipotermia terapêutica mais leve, de 36° C, pode conferir benefício similar.[21] O manejo da temperatura em pacientes que apresentam PCH ou parada cardíaca não chocável não está bem definido. Dada a relativa facilidade e segurança do controle da temperatura corporal e o risco de desfecho neurológico ruim por causa da hipertermia, as diretrizes de 2015 recomendam que todos os pacientes comatosos após parada cardíaca e RCE sejam tratados com manejo de temperatura-alvo entre 32° C e 36° C. As complicações da hipotermia terapêutica incluem piora da coagulação e risco aumentado

ALGORITMO PARA CUIDADOS IMEDIATOS APÓS
PARADA CARDÍACA NO ADULTO – ATUALIZAÇÃO DE 2015

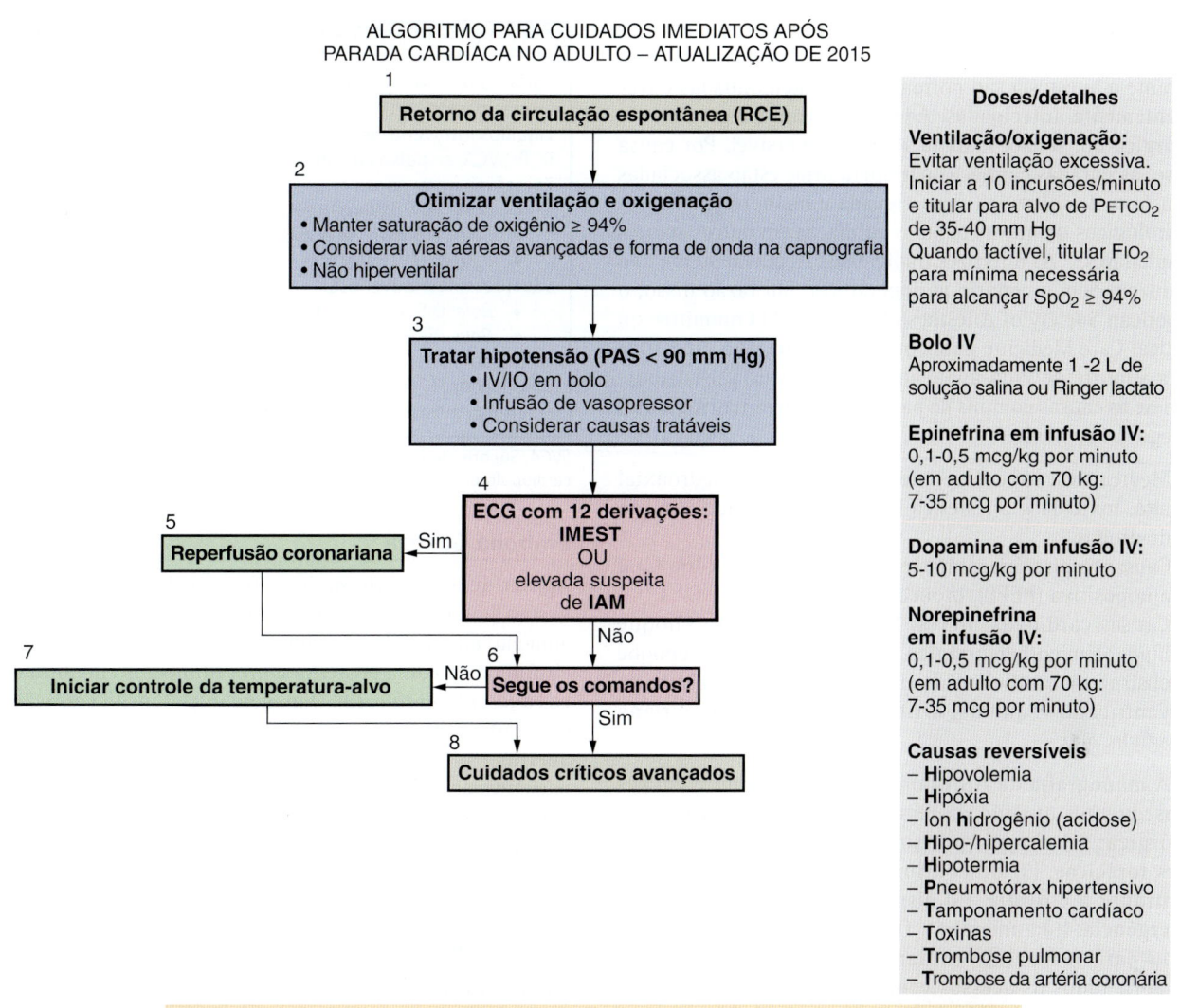

Fig. 45.7 Algoritmo para cuidados pós-parada cardíaca. *IAM*, infarto agudo do miocárdio; *ECG*, eletrocardiograma; *FiO_2*, fração de oxigênio inspirado; *IO*, intraósseo; *IV*, intravenoso; *$PETCO_2$*, dióxido de carbono exalado no final da expiração; *PAS*, pressão arterial sistólica; *SpO_2*, saturação de oxigênio por oxímetro de pulso; *IMEST*, infarto do miocárdio com elevação do segmento S-T. (De American Heart Association. Web-based Integrated Guidelines for Cardiopulmonary Resuscitation and Emergency Cardiovascular Care – Part 8: Post-Cardiac Arrest Care. EC Cguidelines.heart.org. © Copyright 2015 American Heart Association, Inc.)

de infecção quando se utiliza temperatura-alvo mais baixa, mas são quase mínimos a 36º C. Portanto, os fatores do paciente podem ser levados em consideração quando da seleção da temperatura-alvo. A hipotermia induzida pré-hospitalar não é recomendada.

Controle da Glicose Sanguínea

Concentrações sanguíneas de glicose aumentadas após a ressuscitação e parada cardíaca estão associadas com desfecho neurológico ruim. Ainda assim, o controle rigoroso da glicemia não tem sido verificado como superior para o desfecho neurológico. Independentemente disso, os níveis de glicose após ressuscitação deverem ser estritamente monitorados para evitar hipoglicemia e hiperglicemia.

Prognóstico

Os pacientes não devem ser avaliados quanto ao prognóstico antes de 72 horas em seguimento da RCE e controle da temperatura, na maioria dos casos.

CONSIDERAÇÕES ESPECIAIS NO PERIOPERATÓRIO

Apesar de inadequadamente estudada, a parada cardíaca intraoperatória ocorre em até 43 de 100.000 procedimentos. Um estudo identificou que hemorragia e anafilaxia são as duas causas mais comuns de parada cardíaca intraoperatória.[22] A parada cardíaca durante a anestesia é diferente das paradas cardíacas em outros cenários no quais os pacientes têm uma fisiopatologia diferente. As paradas cardíacas durante a anestesia são normalmente testemunhadas e frequentemente antecipadas. Ademais, a causa é geralmente cirúrgica ou, senão, mais facilmente reversível. Por causa disso, as paradas cardíacas perioperatórias estão associadas com taxa de sobrevida mais elevada e melhores desfechos neurológicos do que as paradas cardíacas em outros setores hospitalares.[23] As diretrizes tradicionais frequentemente não traduzem bem o cenário perioperatório. Em razão disso, o American Society of Anesthesiologists (ASA) Committee on Critical Care Medicine publicou uma monografia específica para suporte de vida avançado para anestesia. Distribuíram-se as causas comuns de paradas cardíacas nas seguintes categorias e causas.[24]

1. Medicações: superdose anestésica, bloqueio neuroaxial alto, toxicidade anestésica local, erros de administração de drogas.
2. Causas respiratórias: hipoxemia, pressão expiratória final autopositiva (PEEP), broncoespasmo agudo.
3. Causas cardiovasculares: fatores vasovagais, choque hipovolêmico/hemorrágico, choque distributivo, choque obstrutivo, insuficiência ventricular direita, insuficiência ventricular esquerda, arritmia, síndrome coronariana aguda.

A monografia da ASA também sugere as intervenções subsequentes quando da ressuscitação realizada na sala cirúrgica: (1) chamar por socorro, (2) iniciar compressões torácicas, (3) descontinuar os anestésicos, (4) descontinuar a cirurgia, (5) disponibilizar equipamento de emergência, (6) aumentar a fração de oxigênio inspirado (F_{IO_2}) para 100%, (7) ventilar manualmente os pulmões, (8) abrir todos os acessos venosos e (9) usar capnografia para avaliar RCP.

Quatro circunstâncias únicas para anestesistas são detalhadas nos próximos parágrafos.

Anafilaxia

Reações medicamentosas menores como erupção cutânea não são uma ocorrência incomum na sala cirúrgica. Reações maiores, como choque anafilático, ocorrem com frequência muito menor. As drogas comuns associadas com anafilaxia são látex, antibióticos β-lactâmicos, succinilcolina, todos os relaxantes musculares e material de contraste intravenoso. O tratamento da anafilaxia envolve a administração de epinefrina para interromper a cascata de vasodilatação profunda e extravasamento vascular significativo. Se possível, a droga ofensora deve ser removida ou suspensa. Epinefrina e vasopressina podem ser usadas para sustentar a pressão arterial enquanto se administram esteroides e anti-histamínicos para atenuar mais a resposta. A administração de líquido intravenoso é essencial no combate ao extravasamento vascular. A RCP e o SVCA devem ser imediatamente iniciados se não existir pulso palpável. No evento de colapso cardiovascular completo, são necessárias doses maiores de epinefrina (Quadro 45.1).

Quadro 45.1 Tratamento da Anafilaxia

Parar ou remover agente ou droga desencadeante
Oxigênio a F_{IO_2} 1,0
Líquidos intravenosos
RCP/SVCA, se pulso ausente
Epinefrina intravenosa
- *Bolo*: 10 a 100 µg – sem ausência de pulso
- *Bolo*: 1-3 mg – se pulso ausente
- *Infusão*: 4-10 µg/min
Vasopressina intravenosa
- *Bolo*: 0,5 a 2 unidades, sem ausência de pulso
- *Bolo*: 40 unidades – se pulso ausente
Bloqueador H_1, intravenoso: difenidramina 50 mg
Bloqueador H_2, intravenoso: famotidina 20 mg
Esteroide, intravenoso: hidrocortisona 50 a 150 mg

SVCA, Suporte de vida cardiovascular avançado; *RCP*, ressuscitação cardiopulmonar; H_1, H_2, receptores de histamina tipos 1 e 2.

Embolia Gasosa

Apesar de um evento muito raro, a incidência de embolia gasosa potencialmente pode aumentar, em paralelo com o aumento mundial de procedimentos cirúrgicos laparoscópicos, cirurgia da medula posterior e procedimentos endobrônquicos a *laser* (Capítulo 30). O manejo inicial inclui cessação da causa ofensora (isto é, parar a insuflação), oclusão das veias abertas e alagamento do campo cirúrgico com salina. Os pacientes devem ser colocados em posição de Trendelenburg com o lado esquerdo virado para baixo para deixar o gás no ápice do ventrículo e permitir o enchimento. O colapso circulatório completo deve ser tratado com RPC e SVCA.

Toxicidade Sistêmica com Anestésico Local

Os anestésicos locais afetam os canais de sódio através do corpo, incluindo o cérebro e o coração. Em geral, a toxicidade ocorre em uma forma dependente da dose, com o colapso cardiovascular ocorrendo no final do espectro (Capítulo 10). Em pacientes não anestesiados, os sintomas do sistema nervoso central são de vital importância, pois o seu reconhecimento tende a preceder as manifestações cardíacas. O ritmo cardíaco pode oscilar de contrações ventriculares prematuras a assistolia. Se possível, a administração do anestésico local deve ser interrompida. Deve-se administrar Intralipid® para toxicidade cardiovascular.[25] A boa recuperação neurológica nesses pacientes pode ocorrer apesar da ressuscitação prolongada (Quadro 45.2). Deve-se evitar vasopressina, e as doses de epinefrina devem ser diminuídas (< 1 µg/kg).[26]

Colapso Cardiovascular por Anestesia Neuroaxial

O colapso cardiovascular a partir de anestesia neuroaxial tem sido descrito, mas inadequadamente entendido.[27] Parece ocorrer em pacientes mais jovens e saudáveis submetidos a procedimentos cirúrgicos com anestesia neuroaxial (Capítulo 17). Os mecanismos propostos que causam parada cardíaca incluem uma troca no balanço autonômico em direção ao sistema parassimpático, uma diminuição no retorno venoso pela conjunção na circulação esplâncnica e ativação de

Quadro 45.2 Tratamento da Toxicidade Anestésica Local

Parar anestésico local
RCP/SVCA, se pulso ausente
Intralipid® 20% IV:
  • *Carga*: 1,5 mL/kg
  • *Infusão*: 0,25 mL/kg/h
Bicarbonato de sódio para manter pH > 7,25 em uma ressuscitação prolongada
Considerar marca-passo transcutâneo ou transvenoso para ritmos bradicárdicos
Continuar a RCP por pelo menos 60 min

SVCA, Suporte de vida cardiovascular avançado; *RCP*, ressuscitação cardiopulmonar; *IV*, intravenoso.

barorreceptores que estimulam uma resposta paradoxal de Bezold-Jarisch. Um elevado nível de anestesia espinal parece ser o culpado mais frequente. Independentemente disso, o tratamento segue a RCP padrão e as recomendações do SVCA.

SISTEMAS DE CUIDADOS

Os sistemas de cuidados de saúde diferem significativamente entre a parada cardíaca pré-hospitalar e a PCH. A AHA discute esses dois sistemas distintos; aqui abordaremos a PCH e as inúmeras funções que o anestesista pode exercer. Um paciente com risco de parada cardíaca no hospital depende de vigilância e prevenção apropriadas, pronto reconhecimento e resposta pela equipe multidisciplinar, RCP de alta qualidade, desfibrilação precoce e SVCA adicional, conforme o necessário.[28] Apesar da recuperação da PCH ter melhorado nas últimas décadas, permanece uma variabilidade considerável e espaço para melhora.

As diretrizes da AHA recomendam o estabelecimento de equipes de resposta rápida ou equipes de emergência médica de forma a reduzir a incidência de parada cardíaca nos pacientes que têm risco mais elevado. Esses pacientes devem ser transferidos para cenário de alta acuidade, como unidade de tratamento intensivo. As discussões com o paciente ou membros da família relativas à preferência por ressuscitação agressiva devem idealmente ser conduzidas antes do real evento de parada cardíaca. Técnicas para manejo de crise de recursos devem ser utilizadas para otimizar a dinâmica da equipe de ressuscitação. Isso inclui uma equipe de ressuscitação designada, com funções predeterminadas e estratégias de comunicação e um plano para discussão após o evento.

Em 2015, a National Academy of Medicine (outrora Institute of Medicine) publicou um relatório intitulado "Strategies to Improve Cardiac Arrest Survival: A Time to Act" (Estratégias para Melhorar a Sobrevivência à Parada Cardíaca: Momento de Agir). Esse documento ressalta a significativa morbidade associada com parada cardíaca e a necessidade de melhorar os desfechos.[29,30] O relatório introduziu oito recomendações para melhorar as práticas de ressuscitação: (1) colher e divulgar informações consistentess, (2) melhorar a resposta pública, (3) melhorar a capacitação do serviço médico de emergência (SME), (4) atualizar os padrões de acreditação nacional, (5) melhorar continuamente a qualidade, (6) aumentar o financiamento para pesquisa da ciência da ressuscitação, (7) aumentar a velocidade na adoção de estratégias existentes e (8) estabelecer uma nova colaboração sobre a parada cardíaca em todo o país. A AHA tem respondido a essa demanda por ação anunciando comprometimento com a melhora dos sistemas de cuidados, pesquisa em ressuscitação e criação de uma colaboração nacional sobre parada cardíaca.[31]

PERGUNTAS DO DIA

1. Quais são os componentes das compressões torácicas efetivas em no lactente, na criança e no adulto?
2. De acordo com as diretrizes para suporte de vida cardiovascular avançado (SVCA), quais é o papel da epinefrina, da amiodarona e da vasopressina no manejo da parada cardíaca?
3. Que pacientes mais provavelmente se beneficiam do controle de temperatura-alvo após parada cardíaca?
4. Durante o período perioperatório, que fatores contribuem para o risco de parada cardíaca?
5. Que intervenções devem fazer parte do manejo da parada cardíaca na sala de operação?

REFERÊNCIAS

1. Kazaure HS, Roman SA, Sosa JA. Epidemiology and outcomes of in-hospital cardiopulmonary resuscitation in the United States 2000-2009. *Resuscitation*. 2013;84(9):1255-1260.
2. Neumar RW, Shuster M, Callaway CW, et al. Part 1: Executive Summary 2015 American Heart Association Guidelines Update for Cardiopulmonary Resuscitation and Emergency Cardiovascular Care. *Circulation*. 2015;132(18 suppl 2):S315-S367.
3. American Heart Association. Emergency Cardiovascular Care (ECC) Guidelines. . eccguidelines.heart.org.
4. Kleinman ME, Brennan EE, Goldberger ZD, et al. Part 5: Adult Basic Life Support and Cardiopulmonary Resuscitation Quality 2015 American Heart Association Guidelines Update for Cardiopulmonary Resuscitation and Emergency Cardiovascular Care. *Circulation*. 2015;132(18 suppl 2):S414-S435.
5. Idris AH, Guffey D, Pepe PE, et al. Chest compression rates and survival following out-of-hospital cardiac arrest. *Crit Care Med*. 2015;43(4):840-848.
6. Rea TD, Fahrenbruch C, Culley L, et al. CPR with chest compression alone or with rescue breathing. *N Engl J Med*. 2010;363(5):423-433.
7. Bobrow BJ, Spaite DW, Berg RA, et al. Chest compression-only CPR by lay rescuers and survival from out-of-hospital cardiac arrest. *JAMA*. 2010;304(13):1447-1454.
8. Aufderheide TP, Sigurdsson G, Pirrallo RG, et al. Hyperventilation-induced hypotension during cardiopulmonary resuscitation. *Circulation*. 2004;109(16):1960-1965.
9. Yeung J, Chilwan M, Field R, et al. The impact of airway management on quality of cardiopulmonary resus-

VI

citation: an observational study in patients during cardiac arrest. *Resuscitation*. 2014;85(7):898-904.

10. Chan PS, Krumholz HM, Nichol G, Nallamothu BK. American Heart Association National Registry of Cardiopulmonary Resuscitation Investigators Delayed time to defibrillation after in-hospital cardiac arrest. *N Engl J Med*. 2008;358(1):9-17.

11. Sheak KR, Wiebe DJ, Leary M, et al. Quantitative relationship between end-tidal carbon dioxide and CPR quality during both in-hospital and out-of-hospital cardiac arrest. *Resuscitation*. 2015;89:149-154.

12. Link MS, Berkow LC, Kudenchuk PJ, et al. Part 7: adult advanced cardiovascular life support 2015 American Heart Association Guidelines Update for Cardiopulmonary Resuscitation and Emergency Cardiovascular Care. *Circulation*. 2015;132(18 suppl 2):S444-S464.

13. Callaway CW, Soar J, Aibiki M, et al. Advanced Life Support Chapter Collaborators Part 4: advanced life support 2015 International Consensus on Cardiopulmonary Resuscitation and Emergency Cardiovascular Care Science With Treatment Recommendations. *Circulation*. 2015;132(16 suppl 1):S84-S145.

14. Kudenchuk PJ, Brown SP, Daya M, et al. Resuscitation Outcomes Consortium-Amiodarone Lidocaine or Placebo Study (ROC-ALPS): rationale and methodology behind an out-of-hospital cardiac arrest antiarrhythmic drug trial. *Am Heart J*. 2014;167(5):653-659:e4.

15. Blyth L, Atkinson P, Gadd K, Lang E. Bedside focused echocardiography as predictor of survival in cardiac arrest patients: a systematic revie. *Acad Emerg Med*. 2012;19(10):1119-1126.

16. Mukoyama T, Kinoshita K, Nagao K, Tanjoh K. Reduced effectiveness of vasopressin in repeated doses for patients undergoing prolonged cardiopulmonary resuscitation. *Resuscitation*. 2009;80(7):755-761.

17. Mentzelopoulos SD, Malachias S, Chamos C, et al. Vasopressin, steroids, and epinephrine and neurologically favorable survival after in-hospital cardiac arrest: a randomized clinical trial. *JAMA*. 2013;310(3):270-279.

18. Atkins DL, Berger S, Duff JP, et al. Part 11: pediatric basic life support and cardiopulmonary resuscitation quality 2015 American Heart Association Guidelines Update for Cardiopulmonary Resuscitation and Emergency Cardiovascular Care. *Circulation*. 2015;132(18 suppl 2):S519-S525.

19. Tagami T, Hirata K, Takeshige T, et al. Implementation of the fifth link of the chain of survival concept for out-of-hospital cardiac arrest. *Circulation*. 2012;126(5):589-597.

20. Callaway CW, Donnino MW, Fink EL, et al. Part 8: post–cardiac arrest care 2015 American Heart Association Guidelines Update for Cardiopulmonary Resuscitation and Emergency Cardiovascular Care. *Circulation*. 2015;132(18 suppl 2):S465-S482.

21. Nielsen N, Wetterslev J, Cronberg T, et al. Targeted temperature management at 33°C versus 36°C after cardiac arrest. *N Engl J Med*. 2013;369(23):2197-2206.

22. Predictors of functional outcome after intraoperative cardiac arrest. http://anesthesiology.pubs.asahq.org/article.aspx?articleid=1921498. Accessed October 24, 2015.

23. Ramachandran SK, Mhyre J, Kheterpal S, et al. Predictors of survival from perioperative cardiopulmonary arrests: a retrospective analysis of 2,524 events from the National Registry of Cardiopulmonary Resuscitation. *Anesthesiology*. 2013;119(6):1322-1339.

24. *Adapting ACLS to the PerioperativePeriod*. American Society of Anesthesiologists Annual Meeting; 2011. http://www.icaa.ir/Portals/0/Adapting%20ACLS%20to%20the%20Perioperative%20Period.pdf Accessed August 8, 2016.

25. Rosenblatt MA, Abel M, Fischer GW, et al. Successful use of a 20% lipid emulsion to resuscitate a patient after a presumed bupivacaine-related cardiac arrest. *Anesthesiology*. 2006;105(1):217-218.

26. American Society of Regional Anesthesia and Pain Medicine (ASRA). Checklist for Treatment of Local Anesthetic Systemic Toxicity.pdf. https://www.asra.com/content/documents/checklist-for-local-anesthetic-toxicity-treatment-1-18-12.pdf Accessed October 26, 2015.

27. Kopp SL, Horlocker TT, Warner ME, et al. Cardiac arrest during neuraxial anesthesia: frequency and predisposing factors associated with survival. *Anesth Analg*. 2005;100(3):855-865.

28. Kronick SL, Kurz MC, Lin S, et al. Part 4: systems of care and continuous quality improvement 2015 American Heart Association Guidelines Update for Cardiopulmonary Resuscitation and Emergency Cardiovascular Care. *Circulation*. 2015;132(18 suppl 2):S397-S413.

29. Institute of Medicine. Strategies to improve cardiac arrest survival, a time to act. http://iom.nationalacademies.org/~/media/Files/Report%20Files/2015/Cardiac-Arrest/CardiacArrestReportBrief.pdf; Accessed October 26, 2015.

30. Becker LB, Aufderheide TP, Graham R. Strategies to improve survival from cardiac arrest: a report from the institute of medicine. *JAMA*. 2015;314(3):223-224.

31. Neumar RW, Eigel B, Callaway CW, et al. American Heart Association response to the 2015 Institute of Medicine Report on strategies to improve cardiac arrest survival. *Circulation*. 2015;132(11):1049-1070.

46 MANEJO DA SALA DE OPERAÇÃO

Amr E. Abouleish

LIDERANÇA PERIOPERATÓRIA

EQUIPE DE ANESTESIOLOGIA

EFICIÊNCIA DA SALA DE OPERAÇÃO
Utilização da Sala de Operação
Rendimento e Rotatividade da Sala de Operação

PERGUNTAS DO DIA

A cura é uma arte, a medicina é uma ciência e os cuidados de saúde são um negócio.

Autor desconhecido

Os anestesiologistas estão em uma posição única como médicos. Ao prestar cuidados, os anestesiologistas se aproximam de especialidades médicas e cirúrgicas que trabalham diretamente com muitos especialistas, incluindo cirurgiões, obstetras e ginecologistas, médicos de emergência e outros procedimentos, incluindo, entre outros, radiologia intervencionista, especialistas no trato gastrointestinal, cardiologistas e hematologistas-oncologistas. Além disso, na avaliação de pacientes, os anestesiologistas trabalham com médicos de cuidados primários e especialistas médicos para compreender comorbidades subjacentes e como otimizar o atendimento para essas condições. Por causa dessas muitas relações variadas com outros médicos, eles são frequentemente selecionados para ajudar com tarefas administrativas dentro de um hospital ou escola médica. Embora essas posições possam ser em todos os níveis de administração, o papel administrativo mais comum para um anestesiologista é como diretor médico da sala de operação (SO), que pode incluir a unidade de cuidados pós-anestésicos (UCPA) (Capítulo 39) e a unidade de cirurgia ambulatorial (Capítulo 37). Tradicionalmente, esse papel não inclui responsabilidades administrativas sobre compra de suprimentos e materiais para a SO ou gerenciamento da equipe de enfermagem.

Por outro lado, o papel envolve o gerenciamento diário do fluxo de casos, bem como a governança geral do agendamento de blocos e dos funcionários. O papel também se sobrepõe ao gerenciamento do grupo de anestesiologia com decisões da gerência da SO que afetam funcionários, faturamento, renda e, finalmente, o sucesso do grupo de anestesiologia. O objetivo deste capítulo é fornecer uma discussão básica sobre os problemas de gerenciamento da SO que afetam o grupo de anestesiologia e que um diretor médico da SO enfrenta diariamente: (1) funcionários, (2) eficiência e utilização, (3) rotatividade e rendimento da SO. No final deste capítulo, são fornecidos recursos e referências adicionais que permitem explorar mais detalhadamente essas questões e outros tópicos.

LIDERANÇA PERIOPERATÓRIA

Os anestesiologistas também podem exercer o papel do médico perioperatório devido às suas interações diárias com cirurgiões e procedimentos, hospitalistas e médicos internos, funcionários de enfermagem e administradores hospitalares. Devido ao envolvimento desses diferentes profissionais de saúde e administradores, o líder efetivo de anestesiologista precisa ser capaz de trabalhar bem em equipe, para poder comunicar a visão de quais são os objetivos gerais das instalações e garantir que o cuidado de alta qualidade seja sempre a prioridade.

O médico-líder muitas vezes trabalha diretamente com um diretor de enfermagem de serviços perioperatórios e um comitê de governança da SO. Nessa configuração, o médico-líder utiliza suas habilidades clínicas para fornecer contexto às decisões políticas. Além disso, um anestesiologista pode ser o único médico que com prática em todos os locais variados (p. ex., na SO, na unidade de tratamento intensivo, clínica de avaliação pré-operatória) e, portanto, frequentemente tem a maior capacidade de saber como todos os diferentes aspectos dos cuidados perioperatórios estão interconectados. Esta ampla perspectiva é importante quando se conduzem melhorias no fluxo de trabalho, incluindo o rendimento da SO e o desenvolvimento de políticas clínicas e hospitalares.

Os anestesiologistas que têm o interesse de desempenhar um papel de liderança e administração para seu grupo ou instalação médica geralmente buscam educação adicional em negócios e liderança. Embora existam programas de educação executiva de médicos, os anestesiologistas nos Estados Unidos têm a oportunidade de terem inúmeras opções direcionadas especificamente aos anestesiologistas e aos cuidados perioperatórios. Estas incluem ofertas das conferências da American Society of Anesthesiologists, seminários profissionais e certificados em negócios, bem como outras conferências e cursos oferecidos pelas escolas de negócios.

EQUIPE DE ANESTESIOLOGIA

Na economia da saúde atual, o custo da equipe de funcionários de anestesia em uma SO geralmente excede a receita gerada a partir de cuidados com anestesia, criando a necessidade de instalações médicas para fornecer fundos para pessoal.[1,2] Uma série de configurações de pessoal pode ser usada para fornecer anestesia intraoperatória, incluindo anestesiologistas médicos, enfermeiros anestesistas, residentes, bolsistas e vários outros tipos de provedores.* Essa variabilidade requer uma avaliação das necessidades de pessoal e como essas necessidades são determinadas e atendidas. As instalações do centro médico, que pode pagar parte da equipe de anestesia, quer minimizar o número de funcionários necessários, e o grupo de anestesiologia que fornece os serviços quer garantir que o número de funcionários seja adequado. Além disso, os requisitos legais em vários locais podem variar (ou seja, estados, países, regiões). Esta variação leva a um desejo de todos de ter uma maneira objetiva de determinar as necessidades reais da equipe.

As várias abordagens de pessoal para atendimento intraoperatório de pacientes estão começando a ser consideradas por revistas médicas em geral. Por exemplo, um editorial recente no *Journal of the American Medical Association*[3] descreve os riscos de "cirurgias concorrentes". Embora este editorial tenha sido dirigido a cirurgiões, as mesmas questões podem ser dirigidas aos anestesiologistas. Uma das conclusões importantes foi que os pacientes deveriam receber o mesmo tipo de informação em relação à anestesia. As implicações potenciais para os anestesistas são claras.

O processo mais lógico é determinar a carga de trabalho e a carga de trabalho média por equivalente de tempo integral (ETI). Então, a divisão simples levará ao número de ETIs necessários em qualquer dia. (Veja a discussão posterior sobre como converter ETIs para o número real de provedores.)

Essa lógica é frequentemente aplicada à equipe de provedores de anestesia. A carga de trabalho é frequentemente usada para determinar as necessidades de pessoal. O problema com esta abordagem torna-se evidente quando simplesmente se responde à seguinte pergunta: "Para a sua SO amanhã, para quantas pessoas você precisa fornecer anestesia no início do dia?"[4] Infelizmente, a resposta raramente inclui o número de casos a serem realizados. Em vez disso, os principais determinantes dos requisitos de pessoal são o número de instalações clínicas a serem contratados e o índice de pessoal (ou seja, a concorrência). Outros determinantes incluem se é necessário ou não um segundo turno à noite e o número de funcionários que estão de plantão ou estiveram de plantão anteriormente. Em outras palavras, se um grupo de anestesiologia precisa cuidar de 20 SOs às 7h30min, o número de provedores de anestesia requerido não é diferente se todas as SOs terminam ao meio-dia ou às 15 horas. Portanto, em vez de determinar as necessidades de pessoal, a carga de trabalho deve ser usada para determinar o número necessário de SOs, admitindo-se que esta decisão se baseia unicamente na carga de trabalho.

Uma grade de pessoal, utilizando uma planilha eletrônica, pode ser usada para determinar as necessidades de pessoal[4] (consulte referência 1 dos Recursos Adicionais e planilha online). A planilha traz na primeira coluna os tipos de locais/deveres clínicos e, na segunda coluna, o número de provedores de anestesia; para os grupos de modelos de equipe de cuidados, a terceira e quarta colunas são usadas para o número de provedores de anestesia (residente de anestesia, enfermeiro anestesista certificado e registrado [EACR], assistente de anestesiologista [AA]) que são supervisionados ou medicamente dirigidos pelos anestesiologistas (Tabela 46.1). Vários fatores afetarão o índice de pessoal. Primeiro, para os residentes em treinamento, as regras de credenciamento limitam o índice de pessoal para um máximo de dois; ou seja, um anestesiologista pode cobrir apenas duas salas.

---

*Entendam-se como provedores de anestesia não somente os médicos anestesiologistas, mas também todo o pessoal especializado em prover cuidados na área, como médicos residentes, internos, bolsistas, enfermeiros anestesistas certificados e registrados, técnicos de anestesia (os também chamados assistentes dos anestesiologistas) etc. (N. da E.)

Tabela 46.1	Exemplo de Grade de Recrutamento de Pessoal Elaborada para um Departamento Acadêmico de Anestesiologia Cobrindo 22 SOs Modelo: Troca Diária Única com Troca de Chamada Interna Única			
	SOs Cobertas	**Faculdade**	**Residente**	**EACR/AA**
ETIs Clínicos Necessários				
SO principal sob direção médica (inclui unidades remotas)	18,0	9,0	13,0	5,0
Salas individuais	1,0	1,0	1,0	
Salas universitárias na SO principal	2,0	2,0		
Agente de escalas da SO principal	1,0	1,0		1,0
Total de instalações da SO cobertas	**22,0**			
Clínica pré-operatória		1,0	1,0	
Trabalho de parto		1,0	3,0	
Clínica de manejo da dor e consultas		1,0	2,0	
Serviços de terapia intensiva		1,0	3,0	
Pós-plantão		2,0	6,0	
ETIs clínicos diários necessários		**19,0**	**29,0**	**6,0**
ETIs não Clínicos				
% de ETI clínico médio de ETI		0,75	0,89	0,80
Número de provedores não clínicos		**6,50**	**4,00**	**1,50**
ETIs Ausentes				
Reuniões		1,15	0,21	0,19
Férias		2,31	1,38	0,77
Doenças		1,00	1,00	0,50
Total de ETIs ausentes		**4,46**	**2,59**	**1,46**
Total de ETIs necessários no departamento		29,96	35,59	8,96
Total de Funcionários				
Ativos		30	36	10
Demissões		5	12	1
Contratações		6	12	0
Total de ETIs disponíveis		**31**	**36**	**9**
Excesso (ou déficit) esperado		**1,04**	**0,41**	**0,04**

Consulte no texto os detalhes referentes ao departamento. Resultados baseados em cálculos encontrados na planilha Excel disponível como Recurso Adicional 1 e online. As estimativas iniciais não utilizaram salas universitárias, porém os resultados mostraram déficit de residentes e enfermeiros anestesistas/AAs. As estimativas finais incluem duas salas universitárias. AA, Assistente de anestesiologista; EACR, enfermeira anestesista certificada e registrada; ETI, equivalente de tempo integral; SO, sala de operação.

Para fins de cobrança do Medicare** pela direção médica, esse limite é de quatro salas. Em segundo lugar, o tipo de cirurgia pode determinar a segurança de recrutamento do pessoal em uma segunda sala. Por exemplo, um caso de cirurgia neonatal pode não permitir que o anestesista cubra outra sala. Em terceiro lugar, a localização do setor clínico pode não permitir que uma segunda sala seja coberta. Finalmente, outros deveres devem ser considerados. Exemplificando: o anestesista responsável pelo cronograma (o chamado agente de escalas, como no inglês *schedule runner*) pode ser capaz de gerir apenas uma sala. Todos esses fatores sobre o índice de pessoal terão de ser examinados antes que um número final seja determinado. Por exemplo, o grupo de anestesiologia poderia argumentar que deve ser feito o planejamento contando com o agente de escalas, mais um anestesiologista cobrindo a radiologia e outros dois anestesiologistas para cobrir apenas uma sala com um residente ou EACR, resultando em quatro instalações clínicas cobertas uma a uma. O hospital pode argumentar que apenas o agente de escalas e o anestesiologista de radiologia são necessários para cobertura individual.

A próxima parte da grade inclui os locais que não fazem parte da SO, como salas de trabalho de parto, clínica e procedimentos de tratamento da dor, clínica pré-operatória e consultas, unidade de terapia intensiva e departamentos acadêmicos e de rodízio de residentes. Além disso, o número de atendentes de chamadas que chegam no final do dia e o número que não está disponível devido ao *status* de pós-plantão também estão listados. Os números finais precisam ser acordados pelo grupo de anestesiologia e pelo hospital.

A grade de pessoal determina o número de ETIs necessários a cada dia. Mas este número de ETIs não pode ser simplesmente convertido para determinar o número de funcionários necessários. Por exemplo, um anestesiologista ETI não trabalha 52 semanas do ano ou mesmo todas as 50 semanas de dias úteis restantes após os 10 feriados típicos ou duas semanas de férias durante um ano. Portanto, se um ETI for necessário, mais de um anestesiologista será necessário no pessoal. Uma estimativa pode ser feita determinando o número de semanas que um profissional de anestesia em tempo integral trabalha no ano, ou, em outras palavras, determina quantas semanas o anestesiologista típico tem

---

**Medicare, sistema de seguridade social gerido pelo governo dos Estados Unidos e destinado às pessoas de 65 anos ou mais, ou que se enquadrem em certos critérios de rendimento. (N. da E.)

VI

nesse grupo. Para ilustrar com um exemplo hipotético, suponha que cada anestesista tire duas semanas para feriados hospitalares, quatro semanas para férias, uma semana para atividades de educação médica contínua e uma semana para licença por doença, no total de oito semanas. Portanto, o provedor de anestesia típica neste grupo trabalha 44 de 52 semanas (ou 86%). Uma maneira de considerar este número é dizer que cada anestesista representa 0,86 ETI. Então, se seis ETIs forem necessários, serão necessários sete anestesiologistas. Além disso, para os departamentos acadêmicos, a questão das rotações não clínicas também dever ser levada em conta nos cálculos. (Na Tabela 46.1, esses cálculos estão no final da grade de pessoal. Para obter mais detalhes, consulte a referência 1 dos Recursos Adicionais e planilha online.) Os processos anteriores descrevem apenas os primeiros passos para determinar as necessidades de pessoal. Com os limites de horas diárias, os tipos de turnos que as pessoas trabalham, a incapacidade habitual de contratar uma fração de um ETI e considerações especiais da instalação, a grade de pessoal pode tornar-se complexa. Mas a mensagem final é a mesma que a do ponto inicial: as necessidades de pessoal são determinadas pelas instalações clínicas a serem cobertas, não pela carga de trabalho!

EFICIÊNCIA DA SALA DE OPERAÇÃO

Como as necessidades e custos de pessoal são determinados pelo número de locais a serem cobertos e não pelo trabalho efetivo realizado nesses locais, o objetivo de qualquer gerência de SO é usar o pessoal de forma eficiente. Em outras palavras, se alguém vai pagar por uma pessoa para estar lá, o objetivo é ter essa pessoa trabalhando em vez de simplesmente estar disponível. Isso é verdade para o grupo de anestesiologia, bem como para o pessoal do hospital (enfermeiros da SO e técnicos cirúrgicos).

A ideia de que os membros da equipe de anestesia deveriam estar trabalhando (p. ex., administrando anestesia) a cada minuto do turno pode realmente levar a consequências não desejadas. É importante entender os conceitos de horas subutilizadas e superutilizadas. Uma hora subutilizada ocorre quando a equipe (e a SO) não está funcionando durante o turno agendado. Ou seja, se a equipe deveria trabalhar até às 17 horas, mas termina o último caso às 16 horas, então há uma hora subutilizada. Por outro lado, se o último caso terminar às 18 horas, há uma hora superutilizada. Neste último caso, primeiro podemos pensar que isso é bom porque a equipe trabalhou durante todo o turno e um pouco mais. Infelizmente, essa hora superutilizada pode ser dispendiosa. Para estudos científicos, um fator de 1,75 a 2,0 é usado para multiplicar o custo de um turno regular para determinar o custo da hora superutilizada. Este custo aumentado pode se dar em custos diretos (em compensação) ou em custos indiretos (para o recrutamento de novos funcionários para substituir os ex-funcionários que saíram por ter que ficar até mais tarde com frequência). Portanto, uma hora subutilizada custa menos que uma hora superutilizada. Uma medida de eficiência seria a soma de horas subutilizadas e horas superutilizadas (multiplicada pelo fator). Uma SO eficiente

seria aquela em que esta soma é minimizada.[5] Consequentemente, um dos objetivos de um eficiente sistema de pessoal é combinar os turnos de pessoal com a demanda real. Os turnos de trabalho devem ser alinhados entre os anestesiologistas, a equipe da SO e o cronograma. Por exemplo, se a SO permitir que os cirurgiões agendem os casos para finalizar às 17 horas, então uma prática de pessoal ineficaz seria recrutar pessoal da SO permanecer até às 15 horas e, em seguida, fazer com que a equipe trabalhe até mais tarde. Por outro lado, uma abordagem eficiente de pessoal seria aumentar o pessoal através do aumento das horas de turno individuais ou planejando um segundo turno que iniciasse mais tarde, ainda no mesmo dia.

Alternativamente, a eficácia de uma SO pode ser avaliada por quão bem ela está funcionando. Macario recomendou sete medições de desempenho com pontuações das eficiências da SO (Tabela 46.2).[6] Além dos custos de pessoal, as medidas também incluem custos de funcionamento da SO e custos de agendamento. Fatores como atraso do início, tempos de rotatividade prolongados, atrasos e a UCPA contribuem para uma da SO ineficiente. Um cancelamento de caso infrequente e uma boa predição da duração do caso são sinais de uma SO eficiente. Finalmente, a medição da margem de contribuição (receita menos custos, incluindo custos de pessoal) é a melhor medida de eficiência a ser adotada para o hospital.

Utilização da Sala de Operação

Ao contrário da eficiência, a utilização é mais fácil de mensurar e é mais bem informada e seguida. A definição mais simples de utilização consiste na porcentagem de tempo em que a SO é usada para o atendimento ao paciente dividida pelo tempo em que o paciente está na SO no momento disponível para o atendimento. Um numerador mais preciso inclui a configuração e limpeza, bem como o tempo que o paciente está no horário da sala cirúrgica. Além disso, determinar o denominador corretamente – o tempo disponível para o atendimento ao paciente – é muito importante. Infelizmente, esta definição nem sempre é a mesma utilizada pela equipe de enfermagem da SO, pela administração hospitalar, pelo grupo de anestesiologia e pelos cirurgiões. Do ponto de vista operacional, a utilização do horário regular é o número importante. Portanto, a inclusão de turnos após a hora pode confundir os cálculos finais. O exercício de determinar as horas programadas regularmente pode, de fato, salientar que os turnos de pessoal não correspondem às horas disponíveis de atendimento ao paciente. Por exemplo, os cirurgiões podem sentir que cada SO está com pessoal disponível para a cirurgia até às 17 horas a cada dia da semana. Mas, na realidade, apenas 40% do pessoal das equipes de enfermagem cirúrgicas está presente na SO após as 15 horas. Ou seja, a enfermagem não planeja nem dispõe de pessoal para 60% das SO das 15 às 17 horas. Além disso, a equipe de anestesia pode entregar os casos à equipe de plantão às 16h30min com o plano de apenas algumas salas de operação após esse tempo. Sem um consenso das horas de operação, haverá confusão, insatisfação e frustração. Chegar a um acordo de definição é essencial para qualquer equipe de gerenciamento da SO.

Tabela 46.2	Sistema de Escores para Determinação da Eficiência da Sala de Operações (SO)[a]		
	Pontos de Escores		
Métrica	**0**	**1**	**2**
Excesso de custos de pessoal	>10%	5-10%	<5%
Atraso do tempo de início — média do atraso dos tempos de início em casos eletivos por SO por dia	>60 min	45-60 min	<45 min
Taxa de cancelamento	>10%	5-10%	<5%
Atrasos de admissão na UCPA — % de dias úteis com pelo menos um atraso na admissão à UCPA	>20%	10-20%	<10%
Margem de contribuição (média) por SO por hora	<U$1.000/h	U$1.000-2.000/h	>U$2.000/h
Tempo de rotatividade (troca de funcionários) — média do tempo de ajustes e limpeza para todos os casos	>40 min	25-40 min	<25 min
Tendência de previsão — tendência das estimativas de duração de caso a cada 8 horas de tempo da SO	>15 min	5-15 min	<5 min
Tempo de rotatividade (troca de pessoal) prolongado — % de tempos de troca maiores que 60 minutos	>25%	10-25%	<10%

[a]Sistema de pontuação de eficiência para uma SO que leva em consideração custos de pessoal, custos de programação e custos de funcionamento. Para obter detalhes completos sobre como usar este sistema, consulte a fonte da tabela.
UCPA, Unidade de cuidados pós-anestésicos.
De Macario A. Are your hospital operating rooms "efficient"? A scoring system with eight performance indicators. *Anesthesiology*. 2006;105:237-240.

Mas que é uma boa porcentagem de utilização? Novamente, isso depende de quem responde à pergunta. Por exemplo, os administradores de hospitais podem sentir que 100% de utilização deve ser o objetivo, enquanto o grupo de enfermagem e anestesiologia gostariam de 75%. Além disso, os cirurgiões podem se beneficiar de uma má utilização. Quando um cirurgião tem um caso adicional, ele gostaria de trata-lo quando quisesse, na SO que quisesse e com a equipe que de sua escolha; portanto, uma má utilização significa que a SO provavelmente está aberta para complementos. Conforme discutido anteriormente, 100% das horas regulares significam que não há tempo subutilizado, mas como nem todas as salas de operação terminam no final das horas regulares, as horas superutilizadas devem existir. Isso levará a uma compensação direta de pessoal ou a custos indiretos de ter que recrutar novos funcionários para substituir aqueles que ficam frustrados de sempre ter que trabalhar horas extras. Por outro lado, uma utilização de 70% a 80% reflete algumas horas subutilizadas que na verdade podem significar uma SO mais bem gerenciada. Além disso, permite uma margem de manobra para casos de emergência.

O método mais comum de análise de utilização é através da determinação do tempo de bloqueio; ou seja, a quantidade de tempo que um cirurgião tem disponível para agendar casos. Infelizmente, confiar simplesmente na utilização para determinar o tempo de bloqueio pode resultar em más decisões de gerenciamento da SO. Por exemplo, se o cirurgião A tiver uma utilização de 120% e o cirurgião B tiver uma utilização de 75%, a decisão de gerenciamento da SO baseada apenas na utilização é dar mais tempo ao cirurgião A e tirar tempo do cirurgião B. Mas, se os cirurgiões A e B estiverem fazendo os mesmos procedimentos cirúrgicos e o mesmo número de pacientes por dia? O cirurgião B obviamente tem durações cirúrgicas menores. Se alguém supõe que ambos os cirurgiões tenham a mesma combinação de pagadores, a receita é a mesma para cada um, mas os custos do cirurgião A seriam maiores por causa de mais tempo da SO e horas extras da equipe de SO. Assim, a margem de contribuição (ou seja, lucro líquido = receita menos custos) é melhor para o cirurgião B. Um benefício adicional do cirurgião B é que há tempo regular disponível para um caso adicional. Um tutorial mais detalhado sobre o impacto da programação de blocos, do pessoal específico do serviço e da produtividade da SO permite maior exploração desses problemas.[7]

Outro emprego da utilização é determinar se o financiamento hospitalar é necessário para cobrir os custos da equipe de anestesia. Isto é visto frequentemente em acordos negociados entre um hospital e um grupo de anestesiologia quando se expandem para novas instalações clínicas. A receita média por hora de assistência (receita média por unidade ASA e unidades ASA faturadas por hora) pode ser usada para estimar o número de horas de atendimento ao paciente necessárias para cobrir os custos de pessoal para uma SO. Ao dividir o número de horas necessárias pelo horário de pessoal programado acordado, pode-se estimar uma utilização equilibrada. O acordo hospitalar pode indicar que, se a utilização for inferior a este ponto, a instalação precisará ajudar a financiar os custos de pessoal. Por outro lado, se a utilização estiver acima da marca de equilíbrio, nenhum financiamento de instalação será necessário.

Rendimento e Rotatividade da Sala de Operação

Uma vez que o hospital ou instalação e o grupo de anestesiologia tenham concordado em apoiar uma instalação clínica ou uma SO, o objetivo é maximizar o resultado para essa SO (eficiência) sem aumentar os custos ainda mais (p. ex., com horas extras). Portanto, um foco comum de gerenciamento da SO é como executar mais casos por SO, ou, em outras palavras, como maximizar o rendimento da SO.

VI

Um exame completo do rendimento da SO começa no início do processo, no momento do encaminhamento para o consultório do cirurgião. Em seguida, o agendamento (incluindo o agendamento de blocos), a predição adequada da duração cirúrgica e a avaliação e teste pré-operatórios (a clínica pré-operatória) ocorrem antes do dia da cirurgia. No dia da cirurgia, a unidade cirúrgica do dia deve preparar o paciente e transportá-lo para a SO em tempo hábil. A cirurgia é completada e, em seguida, o paciente é admitido na UCPA para receber alta ou ser internado no hospital. Todo o processo acaba no consultório do cirurgião durante a visita pós-operatória ambulatorial. Como se pode ver, o rendimento da SO envolve muitos outros departamentos e pessoal do que simplesmente a equipe da SO e os provedores de anestesia no dia da cirurgia.[7]

O tempo de rotatividade prolongado é frequentemente indicado como a razão pela qual mais casos não podem ser realizados. Como a descrição anterior do rendimento da SO demonstra, essa crítica sobre o tempo de rotatividade é uma simplificação excessiva. Mas por que essa crítica é tão prevalente? A resposta é que o tempo de rotatividade é fácil de medir e entender. Muitas das outras partes do rendimento da SO são complexas ou envolvem muitas partes diferentes, mas o tempo de rotatividade é focado em uma SO e seu pequeno número de membros da equipe, incluindo o provedor de anestesia naquela SO. Portanto, os gerentes de SO devem entender as questões do tempo de rotatividade, especialmente no que diz respeito ao rendimento das SO.

Tempo de Rotatividade

Uma frase que geralmente se ouve é: "Se o tempo de rotatividade fosse mais curto, poderíamos fazer mais casos". Intuitivamente, é claro que isso geralmente não é verdade, e a pesquisa estabeleceu o fato de que reduzir ainda mais os tempos de rotatividade razoáveis geralmente não aumenta o número de casos que podem ser realizados em um dia de trabalho.[8,9] A exceção seria se os provedores de anestesia e cirurgiões não estiverem disponíveis por algum motivo. Nesses casos, pode ocorrer uma virada excessivamente longa. Por exemplo, se o pessoal de cirurgia e o de anestesia são diferentes do pessoal que atua no primeiro caso, eles podem não estar prontamente disponíveis. O tempo de rotatividade é definido como o tempo que começa quando o paciente anterior sai da SO e o próximo entra na SO. Por exemplo, para uma SO em um hospital central de cirurgias não ambulatoriais, um tempo de rotatividade máximo razoável entre os procedimentos pode ser de 35 minutos. A redução desse número em 20% resultaria apenas em uma economia de tempo de sete minutos entre os casos. Se três casos foram feitos por SO por dia, isso significaria uma economia de tempo de 14 minutos por dia, que é apenas uma fração da duração de um caso. Portanto, mesmo um bom esforço de reduzir o tempo de rotatividade em 20% não permitirá que mais um caso cirúrgico seja tratado. Obviamente, em uma SO onde mais casos estão sendo realizados em um dia (p. ex., de sete a 10 cirurgias de catarata ou de otorrinolaringologia pediátrica), reduzir o tempo de renovação em sete minutos por caso pode ser significativo. Mas nessas SOs específicas, o tempo de rotatividade já é muito menor do que no resto das SOs (p. ex., 15 minutos) e uma redução adicional pode não ser possível.

Apesar da discussão anterior, a avaliação dos tempos de rotatividade tem mérito. Em vez de trabalhar em todos os tempos de rotatividade, o que resultará em poucos benefícios, a ênfase deve ser a redução de atrasos. Um atraso é um tempo de rotatividade prolongado que é mais longo do que o tempo de rotatividade máximo razoável. Concentrar-se nos atrasos e não em todos os tempos de rotatividade permite maior potencial de melhoria no processo. Por exemplo, suponha-se que seja decidido que o tempo de rotatividade máximo permitido seja de 35 minutos. Então, quando um tempo de rotatividade for superior a 35 minutos (um atraso), os motivos do atraso devem ser relatados. Os atrasos evitáveis são analisados e, muitas vezes, identificam problemas do sistema que ocorrem não apenas neste caso, mas várias vezes durante a semana e até a cada dia. Exemplos de problemas do sistema incluem (mas não estão limitados a) o processo de preparação pré-operatória (avaliação da anestesia), a documentação cirúrgica apropriada (histórico e exame físico, consentimento informado) não concluída ou disponível, o processo demorado de preparação do paciente no dia da cirurgia (desde a chegada ao hospital até estar pronto para o transporte para a sala de espera), os aspectos relacionados ao transporte, os aspectos referentes aos equipamentos (incluindo postagem adequada dos procedimentos) e processos executados nas SOs. Ao se concentrar nos atrasos, podem ser economizados alguns minutos por caso que se somam sobre uma grande quantidade de casos, em contraste com uma situação em que todos os tempos de rotatividade são examinados.

Rendimento no Dia da Cirurgia
Abordagem Tradicional

Tradicionalmente, as iniciativas de rendimento da SO se concentraram em como melhorar os processos de trabalho dos funcionários atuantes.[10,11] Iniciativas bem-sucedidas abrangem uma equipe interdisciplinar que inclui todo o pessoal envolvido desde médicos (cirurgiões e anestesistas) e pessoal de enfermagem geral até pessoal de transporte e pessoal de serviços ambientais. Cirurgiões que são tecnicamente eficientes no intraoperatório facilitam o rendimento de casos cirúrgicos. O processo de melhoria analisa a avaliação do fluxo de trabalho e o redesenho do trabalho. Este processo funciona, pelo menos no curto prazo. Infelizmente, para manter quaisquer ganhos, o processo de melhoria deve incluir esforços educacionais contínuos e repetidos e monitoramento. Além disso, os ganhos potenciais são limitados pelos níveis do pessoal existente.

Processamento Paralelo

Abordagens adicionais podem melhorar o rendimento da SO ainda mais, porém pessoal adicional e uma mudança de paradigma no fluxo de trabalho serão necessários. Especificamente, uma tarefa é concluída antes da próxima tarefa ser iniciada. Por exemplo, a configuração para o próximo caso não é realizada até que o paciente anterior esteja na UCPA e a SO seja limpa. Além disso, a indução de anestesia no próximo paciente não pode ser realizada antes que o equipamento cirúrgico da SO esteja completamente configurado. No processamento paralelo, as tarefas realizadas

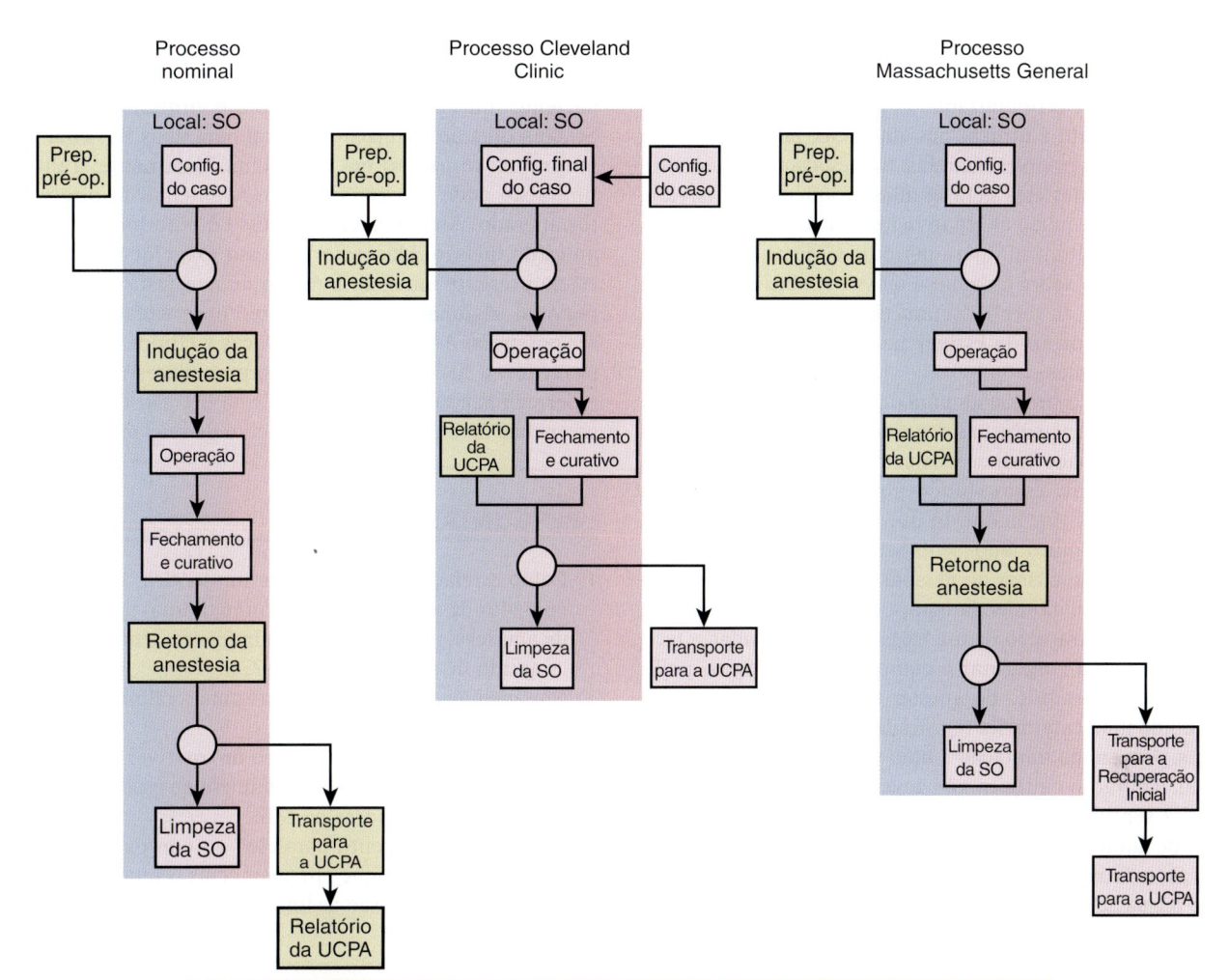

Fig. 46.1 Diagramas de fluxo de processamento paralelo para o rendimento da sala de operação (SO). Três processos são ilustrados. O processo nominal é o tradicional processo em séries no qual toda a atividade é feita de forma sequencial. O Processo Cleveland Clinic (ver referência 15) e o Processo General Hospital of Massachusetts (ver referência 12) são exemplos de processos paralelos. Em ambos os processos, as tarefas não operacionais não são feitas em série, mas podem ser realizadas ao mesmo tempo (ou seja, em paralelo), mas podem exigir pessoal e espaço adicionais. *UCPA*, Unidade de cuidados pós-anestésicos. (Redesenhado de Sandberg WS. Engineering parallel processing perioperative systems for improved throughput. *ASA Monitor*. 2010;74(1):26-30. http://monitor.pubs.asahq.org/article.aspx?articleid=2446748&resultClick=3; last accessed February 16, 2017.)

durante o tempo não operacional não são feitas mais rápido ou reduzidas, mas são feitas ao mesmo tempo. Ao fazê-las ao mesmo tempo, o tempo total não operacional é reduzido (Fig. 46.1). O processamento paralelo pode ser bem-sucedido ao permitir que um caso adicional seja realizado.[12-17] Na prática, todas as soluções de processo paralelas exigirão pessoal adicional, com o tipo de pessoal dependente da solução. O processamento paralelo é usado em uma frequência crescente em hospitais ocupados em cuidados terciários.

Um exemplo de processamento paralelo é a prática de fornecer um cirurgião com duas SOs. Este é um conceito tão importante que essa abordagem foi examinada em uma publicação de 2016 da *JAMA*.[3] Nessas situações, o tempo de cirurgia do cirurgião deve ser o mesmo ou menor do que o tempo não operacional (retorno da anestesia, limpeza/ instalação e indução) e o número de casos do cirurgião

é suficiente para justificar duas SOs. Em outras palavras, enquanto o cirurgião está trabalhando na SO A no paciente 1, o próximo paciente (paciente 2) é induzido na SO B. Enquanto o paciente 1 está retornando da anestesia na SO A, a SO A é limpa e configurada, o paciente 3 é induzido na SO A, e o cirurgião está completando o procedimento no paciente 2 na SO B. O cirurgião então se move para SO A e começa a cirurgia no paciente 3, enquanto o paciente 2 está retornando da anestesia na SO B.

Outro exemplo de processamento paralelo é o uso de uma sala de bloqueio regional. Nessa situação, o cirurgião está trabalhando na SO, mas a indução de anestesia por meio de bloqueios regionais é feita na sala de bloqueios. Enquanto o cirurgião está terminando a cirurgia no paciente anterior, a anestesia regional é realizada no próximo paciente. Quando a SO está limpa e pronta, o próximo paciente é levado para

VI

a SO e a preparação começa imediatamente. Além disso, o período de tempo de retorno da anestesia é mínimo e o tempo também é economizado.

Outro exemplo é utilizar não outra SO, mas um espaço alternativo para completar tarefas. Este espaço pode permitir a indução de anestesia geral e monitoramento invasivo a ser colocado. De modo alternativo (ou adicional), um espaço estéril é disponibilizado para permitir o ajuste do equipamento cirúrgico sobre uma mesa móvel. Ambas as soluções permitirão que as tarefas sejam executadas enquanto o paciente anterior ainda estiver na SO ou enquanto a SO estiver sendo limpa.

Existem várias limitações para o processamento paralelo. Primeiro, todas as soluções requerem recursos adicionais – às vezes, espaço físico, mas sempre pessoal adicional. Economicamente, essas soluções podem ter sentido se a receita adicional for maior do que os custos incrementais de pessoal. Por outro lado, se existir tempo superutilizado, as economias de custos de pessoal podem ocorrer mesmo que membros adicionais da equipe sejam contratados. Por exemplo, a contratação de um assistente para ajudar o técnico cirúrgico a configurar o equipamento cirúrgico pode ser menos dispendiosa do que ter todas as equipes da SO (incluindo uma enfermeira registrada) trabalhando por horas extras. A segunda limitação é que, para fazer um caso adicional, a duração cirúrgica não deve ser longa. Por exemplo, não faz sentido implementar processamento paralelo para casos de duração cirúrgica de 12 horas, mas pode ter sentido em casos de menos de uma hora. Além disso, o cirurgião deve ter pacientes adicionais que preencham o tempo disponibilizado na SO. Por exemplo, um cirurgião pode solicitar duas salas. O tempo operacional deve ser curto. Fornecer uma segunda sala parece razoável. Mas se o volume de pacientes for muito pequeno, então o cirurgião irá de uma SO com uma programação integral para duas SOs com uma programação parcial em cada uma. Finalmente, a última limitação pode ocorrer se o "abreviamento do intervalo" for alterado. Atualmente, o processo é feito imediatamente antes da incisão. Mas, se o processo exige que o cirurgião esteja presente antes da indução de anestesia ou bloqueio regional, algumas das soluções aqui observadas podem não ser possíveis. As habilidades técnicas e clínicas de todos os provedores, incluindo cirurgiões, provedores de anestesia, enfermeiros e outros profissionais da SO, são componentes essenciais de uma SO eficientemente gerenciada.

PERGUNTAS DO DIA

1. Como a relação de pessoal em um modelo de equipe de cuidados de anestesia afeta o número total de provedores de anestesia necessários para administrar cuidados em um conjunto de salas com 10 SOs?
2. Que medidas podem ser usadas para avaliar a eficiência da SO?
3. Em que circunstâncias o tempo de rotatividade reduzido pode levar a um aumento no número de casos concluídos em um dia de 10 horas na SO?
4. Que é "processamento paralelo" no contexto do rendimento da SO? Em que circunstâncias o rendimento será melhorado? Quais são as limitações à eficácia do processamento paralelo?

REFERÊNCIAS

1. Sandberg WS. Barbarians at the gate. *Anesth Analg.* 2009;109:695-699.
2. Kheterpal S, Tremper KK, Shanks A, et al. Six-year follow-up on work force and finances of the United States anesthesiology training programs: 2000 to 2006. *Anesth Analg.* 2009;109:263-272.
3. Mellow MM, Livingston EH. Managing the risks of concurrent surgeries. *JAMA.* 2016;315:1563-1564.
4. Abouleish AE, Zornow MH. Estimating staffing requirements: how many anesthesia providers does our group need?. *ASA Newsletter.* 2001;65:14-16. The 2013 update to this reference can be found at http://monitor.pubs.asahq.org/article.aspx?articleid=2431404HYPERLINK "http://monitor.pubs.asahq.org/article.aspx?articleid=2431404&result-Click=3"&HYPERLINK "http://monitor.pubs.asahq.org/article.aspx?articleid=2431404&result-Click=3"resultClick=3#103544379/. Last Accessed December 15, 2016.
5. Strum DP, Vargas LG, May JH. Surgical subspecialty block utilization and capacity planning A minimal cost analysis model. *Anesthesiology.* 1999;90:1176-1185.
6. Macario A. Are your hospital operating rooms "efficient"? A scoring system with eight performance indicators. *Anesthesiology.* 2006;105:237-240.
7. McIntosh C, Dexter F, Epstein RH. Impact of service-specific staffing, case scheduling, turnovers, and first-case starts on anesthesia group and operating room productivity: a tutorial using data from an Australian hospital. *Anesth Analg.* 2006;103:1499-1516.
8. Dexter F, Abouleish AE, Epstein RH, et al. Use of operating room information system data to predict the impact of reducing turnover times on staffing. *Anesth Analg.* 2003;97:1119-1126.
9. Dexter F, Macario A. Decrease in case duration required to complete an additional case during regularly scheduled hours in an operating room suite: a computer simulation study. *Anesth Analg.* 1999;88:72-76.
10. Overdyk FJ, Harvey SC, Fishman RL, et al. Successful strategies for improving operating room efficiency at academic institutions. *Anesth Analg.* 1998;86:896-906.
11. Cendan JC, Good M. Interdisciplinary work flow assessment and redesign decreases operating room turnover time and allows for additional caseload. *Arch Surg.* 2006;141:65-69.
12. Sandberg WS, Daily B, Egan M, et al. Deliberate perioperative systems design improves operating room throughput. *Anesthesiology.* 2005;103:406-418.
13. Hanss R, Buttgereit B, Tonner PH, et al. Overlapping induction of anesthesia: an analysis of costs and benefits. *Anesthesiology.* 2003;103:391-400.
14. Torkki PM, Marjamaa RA, Torkki MI, et al. Use of anesthesia induction rooms can increase the number

of urgent orthopedic cases completed within 7 hours. *Anesthesiology.* 2005;103:401-405.

15. Smith MP, Sandberg WS, Foss J, et al. High-throughput operating room system for joint arthroplasties durably outperform routine processes. *Anesthesiology.* 2008;109:25-35.

16. Abouleish AE. Increasing operating room throughput: just buzzwords for this decade?. *Anesthesiology.* 2008;109:3-4.

17. Sandberg WS. Engineering parallel processing perioperative systems for improved throughput. *ASA Monitor.* 2010;74 (1):26-30. http://monitor.pubs.asahq.org/article.aspx?arti-cleid=2446748HYPERLINK "http://monitor.pubs.asahq.org/article.aspx?articleid=2446748%26result-Click=3"&HYPERLINK "http://monitor.pubs.asahq.org/article.aspx?articleid=2446748%26result-Click=3"resultClick=3. last accessed February 16, 2017.

RECURSOS ADICIONAIS

1. Amr Abouleish, Anesthesia Staffing Worksheet. This interactive Excel worksheet allows detailed calculation of staffing requirements of an OR with variable numbers of anesthesiologists, CRNAs, and residents. Worksheets allow entry of faculty nonclinical time and resident away rotations to determine the number of FTEs needed in a department.

2. Sperry RJ. Principles of economic analysis Basic economic principles written with an anesthesiologist's perspective. *Anesthesiology.* 1997;86: 1197-1205.

3. Franklin Dexter. A bibliography of OR management articles can be found at http://www.franklindexter.net/bibliography_TOC.htm; Last Accessed December 15, 2016.

4. ASA Resident Practice Management Tools. Resident Practice Management Education Webpage with podcasts, lectures, and a primer on practice management. Available for ASA members at https://www.asahq.org/about-asa/component-societies/asa-resident-component/resident-resources/resident-practice-management-tools; Last Accessed December 15, 2016.

VI

47 CONSCIÊNCIA SOB ANESTESIA

Karen B. Domino e Daniel J. Cole

Durante procedimentos intervencionistas/terapêuticos, os pacientes podem receber medicamentos que afetam o sistema nervoso central (SNC) de modo contínuo do estado acordado até a anestesia geral. Dependendo da natureza do procedimento e do desejo do paciente, medicamentos anestésicos podem ser administrados com a intenção de produzir diferentes níveis de sedação ou anestesia geral. Os pacientes que concordam em receber drogas com a intenção de produzir apenas sedação devem fazê-lo com o entendimento de que eles podem ter uma lembrança de eventos intraoperatórios. Por outro lado, um componente fundamental da anestesia geral é inconsciência e subsequente amnésia. Os pacientes que concordam com a anestesia geral fazem isso com a expectativa de que eles não vão ver, ouvir, sentir ou se lembrar de eventos intraoperatórios.

A amnésia tem sido um princípio fundamental do treinamento e da educação médica contínua em anestesia. No entanto, muitos pacientes que sofrem anestesia geral relatam medos pré-operatórios de consciência intraoperatória, e a consciência tem sido a principal causa de insatisfação do paciente com a anestesia.[1]

INCIDÊNCIA

A memória consiste em memória explícita, ou consciente, e memória implícita, ou inconsciente. A memória explícita refere-se a recordações conscientes de experiências anteriores e é equivalente à lembrança. A consciência durante a anestesia descreve a recordação consciente (memória explícita) dos eventos intraoperatórios. No entanto, muitos pacientes anestesiados podem responder a comandos, embora não haja recordação consciente de eventos intraoperatórios (memória implícita). A profundidade anestésica necessária para bloquear a memória implícita é maior que a necessária para bloquear a memória explícita (lembrança intraoperatória).

A consciência intraoperatória é mais bem estimada ao se entrevistarem formalmente pacientes no pós-operatório, logo após a alta da sala de recuperação pós-anestésica.[2] Além disso, a formação de memória para consciência intraoperatória pode ser adiada para além do período de recuperação imediata. Sandin e colaboradores[2] relataram que apenas um

Tabela 47.1	Incidência Relatada de Consciência Intraoperatória		
Incidência	**Nᵃ**	**Design Prospectivo**	**Referênciaᵇ**
0,007%	384.786	Não	10
0,1%	10.811	Não	2
0,13%	18.575	Sim	8
0,15%	11.785	Sim	3
0,2%	1.000	Sim	7
0,23%	44.006	Não	9
0,41%	11.101	Sim	6
0,6%	4.001	Sim	5

[a]Número de pacientes nas séries relatadas.
[b]Os números correspondem às referências listadas no final do capítulo.

terço dos casos de consciência foi identificado antes de o paciente deixar a unidade de cuidados pós-anestésicos. Muitas vezes, os pacientes não informarão voluntariamente se não foram perturbados por ela, se estiverem envergonhados de fazê-lo, ou se lidarem com dor e recuperação após uma cirurgia maior. Portanto, uma entrevista estruturada (ou seja, entrevista modificada de Brice) é recomendada para avaliar a incidência de consciência[3]:

1. Qual foi a última coisa que você lembrou antes de dormir?
2. Qual é a primeira coisa que você lembra após sua operação?
3. Você consegue se lembrar de qualquer coisa no meio desse tempo?
4. Você consegue lembrar se você teve algum sonho durante seu procedimento?
5. Qual foi a pior coisa em relação ao seu procedimento?

As metodologias utilizadas para avaliar a incidência de consciência intraoperatória são inconsistentes e os resultados apresentam variação previsível (Tabela 47.1).[2,4-10] Em estudos prospectivos, quando a entrevista de Brice foi utilizada, a consciência intraoperatória ocorreu com frequência surpreendente (1 a 2 por 1.000 ou mais). A primeira avaliação prospectiva de consciência em cerca de 12.000 pacientes submetidos a anestesia geral foi realizada na Suécia e revelou uma incidência de consciência de 0,18% nos casos em que foram utilizados fármacos bloqueadores neuromusculares e 0,10% na ausência de tais medicamentos, para uma incidência geral de 0,13% (Tabela 47.1).[2] Uma incidência semelhante (1 por 1.000 pacientes) foi observada nos Estados Unidos em centros de cuidados terciários. Pacientes com condições mórbidas coexistentes tendem a apresentar maior incidência de consciência.[7] A consciência intraoperatória e a lembrança subsequente são mais prováveis com um nível leve de anestesia, como ocorre durante a anestesia obstétrica e cardíaca.[11] A incidência de consciência é subestimada quando avaliada retrospectivamente usando-se a melhoria de qualidade e o autorrelato do paciente (Tabela 47.1).[8-10,12,13] Em 2013, Mashour e colaboradores[14] compararam a incidência de consciência em pacientes que receberam uma avaliação padrão de pós-anestesia com aqueles que receberam uma única pesquisa modificada de Brice. Eles descobriram que 19 casos de consciência intraoperatória de 19.000 pacientes foram detectados pela pesquisa de Brice, enquanto apenas três foram detectados por relato espontâneo. Significativamente, os três relatos espontâneos também foram detectados pela pesquisa de Brice. É provável que muitos pacientes tenham consciência intraoperatória que não seja detectada.

ETIOLOGIA E FATORES DE RISCO PARA CONSCIÊNCIA INTRAOPERATÓRIA

As três principais causas de consciência intraoperatória da anestesia são a anestesia leve, necessidade anestésica aumentada do paciente e problemas de administração do anestésico.[11,12] A anestesia inadequada devido a doses anestésicas reduzidas geralmente ocorre devido a intolerância hemodinâmica de fármacos anestésicos ou durante os procedimentos em que a dose anestésica é mantida deliberadamente baixa, como na cirurgia de cesariana ou cirurgia cardíaca aberta. Podem ser necessárias doses anestésicas reduzidas para fisiologia e segurança ótimas em pacientes hipovolêmicos ou com reserva cardíaca limitada. Pacientes com *status* físico de 3 a 5 segundo a American Society of Anesthesiologists (ASA), submetidos a uma cirurgia maior, estão em maior risco de consciência intraoperatória e, de fato, têm maior incidência de consciência.[7] Os pacientes que experimentaram consciência intraoperatória são mais propensos a ter um estado cardiovascular prejudicado. Quando são submetidos a uma cirurgia de emergência, recebem doses menores de anestésicos voláteis e experimentam anestesia com dificuldades técnicas.[15] As crianças também são mais propensas a ter consciência.[16]

A técnica anestésica é importante na patogênese da consciência durante a anestesia. A consciência intraoperatória é mais provável de ocorrer durante a indução de anestesia com óxido nitroso e anestésicos administrados por via intravenosa e é menos provável que ocorra quando são utilizados anestésicos voláteis.[16,17] O uso de anestésicos voláteis em concentrações iguais ou superiores a 0,7 CAM (concentração alveolar mínima) evita a lembrança consciente em pacientes anestesiados, de modo semelhante ao alcançado por um monitor de função cerebral de profundidade anestésica.[18-20] Infelizmente, o bloqueio neuromuscular evita um sinal precoce de anestesia inadequada, a saber, o movimento do paciente. Concentrações anestésicas menores são necessárias mais para impedir a consciência do que proporcionar a imobilidade; portanto, um paciente inadequadamente anestesiado, não paralisado, geralmente se move primeiro e demonstra evidência clara de anestesia inadequada.

Alguns pacientes, como aqueles que usam álcool, opioides, anfetaminas e cocaína, podem exigir um aumento na dose anestésica.[11] Além disso, embora incompletamente definidos, fatores genéticos podem influenciar os requisitos anestésicos. Pacientes com um histórico de consciência são mais propensos a ter consciência em relação aos pacientes

VI

sem histórico de consciência.[21] Finalmente, problemas de equipamentos com o vaporizador ou dispositivos de infusão intravenosa podem levar à consciência, embora essas sejam causas de consciência menos comuns, especialmente com o uso de análise do gás anestésico ao fim de uma expiração normal.[15]

SEQUELAS PSICOLÓGICAS

A consciência sob anestesia geral pode ser uma experiência traumática. Aproximadamente um terço dos pacientes sofrem de sequelas psicológicas em longo prazo.[22-24] No entanto, alguns pacientes não desenvolvem sequelas psicológicas tardias após a consciência intraoperatória[25] e muitos pacientes sem consciência têm sintomas psicológicos consistentes com o transtorno de estresse pós-traumático (TEPT).[23] Algumas das experiências de consciência mais comumente lembradas incluem sons audíveis, sentimentos de paralisia, luzes e sentimentos de desamparo, medo ou ansiedade.[26] A dor é menos comum, embora ocorra em alguns pacientes, particularmente aqueles com bloqueio neuromuscular completo que são incapazes de se mover. As sequelas psicológicas das memórias lembradas podem incluir *flashbacks*, ansiedade/nervosismo, solidão, pesadelos e ataques de medo/pânico que variam de um incômodo à angústia.[22,26] Alguns pacientes desenvolvem sintomas graves e persistentes que interferem profundamente nas relações interpessoais e nas atividades diárias.[26]

Os fatores de risco para o desenvolvimento de TEPT após a consciência durante a anestesia geral não são completamente conhecidos. Uma reação emocional aguda à experiência prevê significativamente o desenvolvimento de sequelas psicológicas de longo prazo.[22] A dissociação relacionada à cirurgia e a percepção de que a vida de alguém estava ameaçada foram associadas ao TEPT.[23] A paralisia do bloqueio neuromuscular é particularmente traumática.[27] O papel da depressão pré-mórbida e outras condições psicológicas não é claro, mas pode contribuir para o risco de TEPT.[23,28] A recidiva de trauma pode servir como gatilho para desencadear sintomas psicológicos anteriores.

Mais relatos de pacientes também aumentam a compreensão das experiências. Em 2007, a ASA estabeleceu o Registro de Consciência de Anestesia para abordar as preocupações dos pacientes em relação à consciência intraoperatória.[29] O Registro coletou autorrelato de pacientes de consciência não intencional durante a anestesia geral para fornecer uma perspectiva do paciente sobre suas expectativas e experiências de consciência. O registro foi projetado para ser consistente com o atendimento "centrado no paciente" e focado nas preferências, necessidades e valores do paciente. Embora o registro dependesse de pacientes para se voluntariar para participar e, portanto, tenha apresentado viés de resposta, os resultados são válidos para apontar causas e possíveis soluções para a insatisfação do paciente com despertar inesperado durante a cirurgia.

Um achado do registro é que os pacientes podem ter expectativas diferentes dos anestesiologistas quanto à falta de lembrança explícita durante a anestesia regional ou sedação. O Registro de Consciência de Anestesia recrutou pacientes que se autoidentificaram como tendo consciência durante a anestesia geral. No entanto, após a revisão dos registros perioperatórios, um terço dos pacientes acreditou erroneamente que recebeu anestesia geral; em vez disso, eles realmente receberam sedação ou anestesia regional.[26] Este resultado mostra uma desconexão entre as expectativas dos fornecedores de anestesia e dos pacientes em relação à inconsciência durante a cirurgia. Esta desconexão pode ser resolvida por meio de uma melhor comunicação médico-paciente sobre a possível lembrança de eventos durante a sedação, bem como pelo consentimento informado melhorado.

Pacientes também se queixam de sequelas psicológicas após a consciência durante anestesia local ou sedação.[8,22,26,27] Alguns pacientes podem sofrer consequências psicológicas devido à lembrança explícita de eventos durante a anestesia regional que são semelhantes às consequências decorrentes da lembrança durante a anestesia geral.[26] Aproximadamente 40% desses pacientes apresentaram sequelas psicológicas persistentes, semelhantes às de alguns pacientes que apresentaram consciência durante a anestesia geral.[26]

A intervenção psicoterapêutica precoce pode reduzir a probabilidade de sequelas psicológicas agudas e de longo prazo.[23] Uma explicação ou validação do incidente de conscientização pode afetar a presença e a duração das consequências psicológicas. No entanto, se os pacientes não informam o seu anestesiologista de sua lembrança sob anestesia geral, eles estão menos propensos a saber que devem buscar terapia psicológica.

O Registro de Consciência de Anestesia descobriu que a maioria dos pacientes (75%) que apresentaram consciência durante a anestesia geral estavam insatisfeitos com a maneira pela qual suas preocupações foram atendidas pelos prestadores de cuidados de saúde.[30] Metade dos pacientes relatou que nem o anestesiologista nem o cirurgião expressaram preocupação com sua experiência de consciência. Para poucos foram oferecidos uma desculpa (10%), encaminhamento para aconselhamento (35%), uma explicação (28%), ou discussão ou acompanhamento do episódio de conscientização (26%). Vários pacientes mencionaram que estavam doentes demais para se preocupar com sua experiência de consciência enquanto se recuperavam agudamente da cirurgia ou suas memórias tornaram-se mais claras, dias e semanas após a cirurgia. Alguns pacientes recomendaram que os responsáveis pela anestesia lhes ofereçam um cartão de visita para facilitar o contato após a alta hospitalar. Claramente, os pacientes precisam de respostas e acompanhamento mais sistemáticos pelos prestadores de cuidados de saúde.

PREVENÇÃO DA CONSCIÊNCIA

O monitoramento convencional da profundidade anestésica inclui sinais rudimentares, como movimentos do paciente, alterações autonômicas, lacrimejamento, transpiração e instinto clínico subjetivo. Alterações autonômicas, como aumento da pressão arterial e frequência cardíaca, não preveem a consciência intraoperatória de forma confiável.

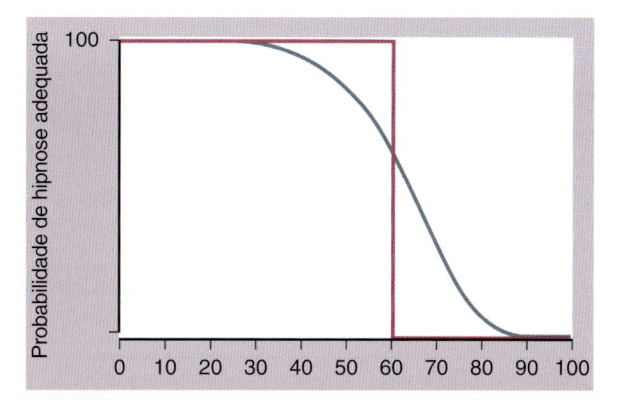

Fig. 47.1 Probabilidade de hipnose adequada com base no índice de monitoramento da função cerebral. A linha reta é a curva de probabilidade ideal com 100% de sensibilidade e especificidade. A linha curva é uma expectativa mais realista de monitoramento em que uma diminuição progressiva do valor do índice monitorado se correlaciona com o aumento da probabilidade de hipnose adequada. (De: Cole DJ, Domino KB. Depth of anesthesia: clinical applications, intraoperative awareness and beyond. In Schwartz AJ, ed. *ASA Refresher Courses in Anesthesiology*. Philadelphia: Lippincott, Williams & Wilkins; 2007.)

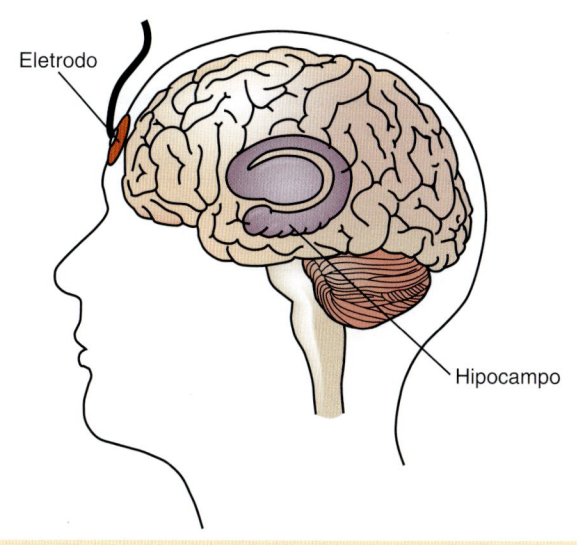

Fig. 47.2 Um monitor de função cerebral normalmente registra a atividade elétrica cortical de um sensor colocado na testa. A memória é uma função bioquímica que ocorre no hipocampo, que fica a alguma distância do registro da atividade elétrica cerebral.

Na verdade, a consciência intraoperatória pode ocorrer na ausência de taquicardia ou hipertensão.[31] Com o advento dos analisadores de gases anestésicos, a profundidade anestésica também passou a ser avaliada por dados de substituição, como a determinação da dose de anestésico volátil administrado ao paciente.[18] Além disso, um esforço considerável foi dedicado ao estabelecimento de um monitor que determinará de forma confiável a profundidade da anestesia do paciente e, portanto, o risco de consciência intraoperatória. Vários dispositivos diferentes estão comercialmente disponíveis, mas nenhum é 100% eficaz. Esses monitores tipicamente coletam atividade elétrica do cérebro espontânea ou evocada e, em seguida, processam os dados brutos por um algoritmo registrado e exibem dados para o clínico como um ponto de dados quantitativos (p. ex., números de 0 a 100).

No momento, existem pelo menos três obstáculos inerentes ao desenvolvimento de um monitor "a prova de falhas" da profundidade anestésica com base na atividade elétrica do cérebro e na sua capacidade de detectar consciência intraoperatória. Primeiro, atualmente não temos validado de forma abrangente um mecanismo unitário de anestesia geral e, portanto, vários anestésicos são suscetíveis de produzir uma atividade elétrica única com uma determinada profundidade anestésica. Consequentemente, um algoritmo exclusivo para cada regime anestésico específico provavelmente seria necessário para uma correlação ótima entre sinais elétricos no cérebro e profundidade anestésica. Em segundo lugar, a anestesia geral ocorre de modo contínuo sem uma dimensão quantitativa, e existe uma considerável variabilidade farmacodinâmica entre um paciente e outro para um anestésico específico. A tentativa de traduzir um estado consciente ou inconsciente para um número quantitativo pode, na melhor das hipóteses, estar limitada à arte da probabilidade com uma expectativa de dados falso-positivos e falso-negativos (Fig. 47.1).[32] Finalmente, existe a probabilidade da atividade elétrica cortical ter sensibilidade e especificidade de um

evento bioquímico que ocorre em uma estrutura subcortical distante (hipocampo) que forma memória (Fig. 47.2).

As sugestões publicadas para a prevenção da consciência incluem a pré-medicação com uma droga amnésica como um benzodiazepínico, a administração de quantidades adequadas de fármacos para induzir a anestesia, a evitação de paralisia muscular a menos que seja necessária e a administração de um anestésico volátil em uma dose de 0,7 CAM ou mais, com monitoramento dos níveis ao fim de uma expiração normal para assegurar a liberação de níveis adequados de anestésicos voláteis.[18,33]

Em 2004, a Comissão Conjunta (*Joint Commissiom*) publicou um alerta sentinela (*Sentinel Alert*) que contém sugestões para prevenir e tratar a consciência intraoperatória.[34] Suas recomendações incluem o desenvolvimento e a implementação de uma política de consciência de anestesia, incluindo educação de pessoal, consentimento informado para pacientes de alto risco e manutenção constante dos equipamentos de anestesia. Também foram recomendados o acompanhamento pós-operatório de todos os pacientes submetidos a anestesia geral e o aconselhamento pós-operatório para pacientes com consciência.

Monitoramento da Função Cerebral

Em geral, dispositivos que monitoram a atividade elétrica do cérebro com o objetivo de avaliar a profundidade da anestesia registram atividade eletroencefalográfica (EEG) (Capítulo 20). Alguns dispositivos processam atividade EEG espontânea e atividade eletromiográfica e outros medem as respostas evocadas aos estímulos auditivos. A maior parte da pesquisa sobre profundidade da anestesia foi realizada com o monitor do índice bispectral (BIS).

O monitor BIS usa um algoritmo registrado para converter um único canal de atividades EEG frontal em um índice de nível hipnótico, variando de 100 (acordado) a 0 (eletroencefalograma isoelétrico). Intervalos específicos de 40 a 60 são

Tabela 47.2	Estudos de Avaliação do Monitoramento BIS e Consciência				
Estudo[a]	**Design**	*n*	**Seleção do Paciente**	**Comparação**	**Achados**
Myles, 2004[35]	ECR	2.500	Alto risco para consciência	BIS-guiado (40-60) *versus* cuidados de rotina	O grupo BIS-guiado reduziu a consciência (0,17% *versus* 0,91%)
Avidan, 2008[18]	ECR	2.000	Alto risco para consciência	BIS-guiado *versus* GAFE-guiado (0,7-1,3 CAM)	Nenhuma diferença na consciência BIS-guiado *versus* GAFE-guiado (0,2%)
Avidan, 2011[19]	ECR	6.041	Alto risco para consciência	BIS-guiado *versus* GAFE-guiado (0,7-1,3 CAM)	Nenhuma diferença na consciência BIS-guiado *versus* GAFE-guiado
Zhang, 2011[36]	ECR	5.228	AVT	BIS-guiado (40-60) *versus* grupo controle	O grupo BIS-guiado reduziu a consciência (0,14% *versus* 0,65%)
Mashour, 2012[20]	ECR	21.601	População cirúrgica não selecionada	BIS-guiado *versus* concentração anestésica	Não houve diferença na consciência no grupo BIS-guiado *versus* concentração anestésica (0,08% *versus* 0,12%). Análise *post hoc*: BIS pode diminuir a consciência em comparação com os cuidados de rotina.

[a]Os números sobrescritos correspondem às referências listadas no final do capítulo.
BIS, Índice bispectral; *GAFE*, gás anestésico ao final da expiração; *CAM*, concentração alveolar mínima; *ECR*, ensaio controle randomizado; *AVT*, anestesia venosa total.

recomendados para reduzir o risco de consciência durante a anestesia geral. Foram realizados cinco ensaios clínicos controlados randomizados sobre a incidência de consciência utilizando o BIS (Tabela 47.2).[18-20,35,36] A maioria dos estudos foi realizada em pacientes com risco elevado ou provável de consciência intraoperatória (p. ex., cirurgia cardíaca de alto risco, estado cardiovascular prejudicado, cirurgia do trauma, cesariana e pacientes com uso crônico de benzodiazepínicos ou opioides, ingestão intensa de álcool ou história prévia de consciência).[18,19,35] Myles e colaboradores[35] compararam a anestesia guiada por BIS (BIS 40 a 60) aos cuidados de rotina. A consciência intraoperatória ocorreu em dois pacientes (0,17%) quando os monitores BIS foram utilizados para orientar a anestesia, e em 11 pacientes (0,91%) conduzidos pela prática clínica de rotina (*p* < 0,02).[35] Dois estudos subsequentes, também em pacientes de alto risco,[18,19] compararam a incidência de consciência com a anestesia guiada por BIS com anestesia com guia de gás ao final de uma expiração (CAM de 0,7% a 1,3% ajustado pela idade). Esses estudos não encontraram diferença na consciência entre as duas modalidades de monitoramento. Durante a anestesia intravenosa total (AIV), a anestesia guiada por BIS reduziu a incidência de consciência em relação aos cuidados de rotina.[36] Um grande estudo de eficácia em uma população cirúrgica não selecionada não encontrou diferenças na consciência entre a anestesia guiada por BIS e a anestesia guiada por concentração anestésica.[20] No entanto, a análise *post hoc* sugeriu que o monitoramento BIS pode diminuir a consciência em relação aos cuidados de rotina. Uma revisão sistemática de Cochrane concluiu que a anestesia guiada por BIS é superior aos cuidados usando apenas sinais clínicos, especialmente em pacientes que recebem AIV e aqueles com alto risco de consciência.[37] Em contraste, a anestesia guiada por BIS não diminui a consciência quando comparada ao monitoramento de gás anestésico ao final da expiração normal.[37] Essas descobertas não são surpreendentes, pois a AIV está associada a uma variabilidade interindividual mais frequente.[10] Embora todos os estudos tenham sido realizados usando o monitor BIS, outros monitores EEG processados provavelmente renderiam os mesmos resultados por várias razões. Devido à infrequência da consciência intraoperatória, a capacidade dos monitores cerebrais para detectar ou prevenir a consciência em um paciente individual é fraca. Consequentemente, o custo de monitorar pacientes de baixo risco submetidos a anestesia geral é alto.[38]

CONSELHO DE PRÁTICA DA ASA SOBRE CONSCIÊNCIA INTRAOPERATÓRIA E MONITORES DA FUNÇÃO CEREBRAL

A ASA aprovou em 2005 um conselho de prática sobre "Consciência Intraoperatória e Monitoramento da Função Cerebral".[33] Este conselho não foi atualizado porque as recomendações originais ainda são válidas. Um conselho de prática é um relatório desenvolvido de forma sistemática que se destina a auxiliar a tomada de decisão clínica em áreas nas quais a evidência científica é insuficiente para compelir uma matriz de decisão específica. Os conselhos são aprovados somente após uma síntese e análise da opinião de especialistas, os dados de viabilidade clínica são obtidos, um comentário de fórum aberto é providenciado e as pesquisas de consenso são obtidas. Os conselhos não têm o propósito de ser padrões ou diretrizes. As quatro áreas de aconselhamento referem-se à avaliação pré-operatória, fase de pré-indução da anestesia, monitoramento intraoperatório e controle intraoperatório e pós-operatório, conforme resumido no Quadro 47.1.[33]

Quadro 47.1 Recomendações para Prevenir a Consciência durante a Anestesia Geral[a]

Avaliação Pré-operatória
- Identifique os potenciais fatores de risco para a consciência.
- Entreviste o paciente.
- Obtenha consentimento informado para pacientes com maior risco de consciência.

Fase de Pré-indução da Anestesia
- Utilize a lista de verificação para inspecionar a máquina/equipamento.
- Verifique a função do acesso intravenoso e do equipamento de infusão.
- Considere benzodiazepínico pré-operatório.

Monitoramento Intraoperatório
- Utilize várias modalidades para monitorar a profundidade da anestesia.
- Clínico (p. ex., movimento proposital ou reflexo).
- Monitores convencionais (p. ex., analisador anestésico ao final da expiração, FC, PA).
- Monitoramento da função cerebral caso a caso. Estudos recentes demonstram que se um anestésico volátil é o anestésico primário, o uso da concentração anestésica ao final da expiração maior que 0,7 CAM corrigido pela idade, em pacientes de alto risco, reduz a incidência de consciência. Durante a anestesia intravenosa total, manter BIS de 40-60 reduz a conscientização em em comparação com os cuidados de rotina.

Manejo Intraoperatório e Pós-operatório
- Considere benzodiazepínico se o paciente, inesperadamente, se tornar consciente.
- Fale com paciente no pós-operatório.
- Considere uma entrevista estruturada ou um questionário de Brice para determinar a experiência do paciente.
- Informe a ocorrência para a melhoria contínua da qualidade.
- Ofereça aconselhamento psicológico ao paciente.

[a] Este conselho de prática não foi atualizado; recomendações adicionais são baseadas em múltiplos ensaios controlados randomizados que comparam o monitoramento da função cerebral usando o monitoramento eletroencefalográfico processado. *ASA*, American Society of Anesthesiologists; *BIS*, índice bispectral; *PA*, pressão arterial; *FC*, frequência cardiaca; *CAM*, concentração alveolar mínima. Modificado de American Society of Anesthesiologists Task Force on Intraoperative Awareness. Practice advisory for intraoperative awareness and brain function monitoring: a report by the American Society of Anesthesiologists Task Force on Intraoperative Awareness. *Anesthesiology.* 2006;104:847-864.

A avaliação pré-operatória deve envolver a revisão de registros médicos passados para possíveis fatores de risco para conscientização intraoperatória. Além disso, a entrevista com o paciente deve avaliar a presença de outros potenciais fatores de risco anestésicos e cirúrgicos. Finalmente, o conselho recomenda que uma discussão de consentimento informado inclua o potencial de consciência intraoperatória em pacientes de alto risco.[33]

A rotina para a fase de pré-indução da anestesia deve incluir um protocolo de lista de verificação para máquina e equipamento de anestesia e verificação do bom funcionamento do acesso intravenoso e equipamentos de infusão, incluindo a presença de válvulas de retenção de refluxo apropriadas. Finalmente, o anestesiologista deve considerar a administração de um benzodiazepínico numa base caso a

caso para pacientes selecionados, especialmente em pacientes com maior risco de consciência intraoperatória. Esta recomendação foi feita, mesmo que os dados que suportam a capacidade dos benzodiazepínicos pré-operatórios para reduzir a incidência de consciência intraoperatória não sejam evidentes. Todavia, os benzodiazepínicos pré-operatórios podem transmitir algum risco de delírio pós-operatório em pacientes geriátricos (Capítulo 35).

O conselho de prática recomenda que sejam utilizadas múltiplas modalidades para monitorar a profundidade da anestesia. Essas modalidades incluem técnicas clínicas, como a verificação de movimentos propositais ou reflexos, sistemas de monitoramento convencionais (p. ex., eletrocardiograma, monitoramento da pressão arterial, frequência cardíaca) e, finalmente, análise da dose de anestésico volátil liberada para o paciente por um analisador de anestesia ao final de uma expiração normal. O conselho recomenda o uso de um monitor de função cerebral, caso a caso, determinado pelo praticante individual para pacientes selecionados.[33]

Em relação ao manejo intraoperatório e pós-operatório, a decisão de administrar um benzodiazepínico no intraoperatório, depois que um paciente se torna inesperadamente consciente, deve ser tomada caso a caso.[33] Embora o benzodiazepínico possa ser administrado após um evento, existem poucas evidências científicas que apoiam esse tratamento. O anestesiologista deve falar com pacientes que relatam consciência intraoperatória para obter detalhes do evento e discutir possíveis motivos para sua ocorrência. Um questionário ou entrevista estruturada podem ser usados para obter uma descrição detalhada da experiência do paciente. Uma vez relatado um episódio de consciência intraoperatória, um relatório de ocorrência sobre o evento deve ser concluído com o objetivo de melhorar continuamente a qualidade. E, finalmente, o anestesiologista deve oferecer aconselhamento ou suporte psicológico aos pacientes que relatam um episódio de consciência intraoperatória.

SEQUELAS MÉDICO-LEGAIS DE CONSCIÊNCIA

Tal como acontece com a maioria das complicações da anestesia, a ocorrência de um episódio de consciência intraoperatória não significa necessariamente que se seguirá uma reclamação por má prática médica. Apenas uma a cada 25 lesões causadas no paciente por cuidados negligentes resulta em uma reclamação por má prática, com ainda menos reclamações decorrentes de lesões geradas por cuidados padrão.[39] Para a consciência intraoperatória, existe uma enorme disparidade entre o número de pacientes que podem sofrer consciência (com base em estatísticas de incidência) e as poucas reivindicações de consciência (aproximadamente 10 por ano) que entram no banco de dados do Anesthesia Closed Claims Project. Esta base de dados capta reclamações de seguradoras de responsabilidade, que seguram cerca de um terço dos anestesiologistas nos Estados Unidos. Esta grande disparidade entre a incidência de conscientização e os processos de má prática médica de negligência é provavelmente devida à natureza e gravidade das lesões associadas à consciência, bem

VI

como dos sistemas de compensação médico-legal e de lesões. Os episódios de consciência que não resultam em sequelas graves de curto prazo ou em sequelas significativas de longo prazo não entrarão no sistema de más práticas. A explicação compreensiva da causa de um episódio de consciência ou uma desculpa pode não apenas ser terapêutica, como também ser útil para a prevenção do aumento gradativo de problemas até o ponto de início de um processo de prática incorreta. Além disso, os processos de má prática médica são influenciados de modo desfavorável pela grande prevalência de cuidados negligentes ou deficientes, um componente essencial do sistema de responsabilidade civil.

Fatores que aumentam a probabilidade de um paciente iniciar uma reclamação são comunicação precária, expectativas não atendidas e pressões financeiras sobre o paciente. Um estudo realizado por Huycke e Huycke, em que se entrevistaram indivíduos que entraram em contato com escritórios de advocacia sobre o início de reclamações por má prática médica, descobriu que 50% desses possíveis autores sentiram que tinham uma relação ruim com seu médico.[40] Os anestesiologistas têm uma breve margem (janela) de oportunidade para estabelecer um bom relacionamento com um paciente durante o pré-operatório (Capítulo 13). O problema do breve contato pré-operatório faz parte das descrições dos casos julgados e encerrados de reclamações dos pacientes que não tiveram a oportunidade de discutir a consciência intraoperatória com seu anestesiologista após a cirurgia. Além disso, suas preocupações com relação à consciência podem ter sido ignoradas pelos profissionais de saúde. Uma recepção insensível ao relatório de consciência de um paciente pela anestesia e outros prestadores de cuidados de saúde pode exacerbar lesões e contribuir para que o paciente inicie um processo de má prática. Pacientes com consciência podem evitar situações que provocam memórias dolorosas, o que o processo de litígio certamente enfatizará. Além disso, a maioria dos advogados dos queixosos trabalha com honorários advocatícios de êxito, ou seja, recebendo uma porcentagem da indenização caso o autor ganhe a causa e ganhando nada se o autor perder. Num sistema em que os advogados dos requerentes devem suportar os custos iniciais do litígio, eles irão pesar os méritos de qualquer caso potencial. Seria uma prática comercial pobre levar casos com uma pequena probabilidade de sucesso ou com uma compensação financeira historicamente limitada. Portanto, os advogados são de fato a porta inicial do sistema legal.

Dados do Anesthesia Closed Claims Project

O Anesthesia Closed Claims Project é uma avaliação estruturada de resultados anestésicos adversos. Foram obtidos dos arquivos de 20 companhias de seguro de participação de responsabilidade civil nos Estados Unidos. O projeto contém mais de 10.000 reclamações de má prática médica (imprudência, imperícia e negligência) incluindo 1.800 de lesões ocorridas na década de 2000. Os principais resultados no banco de dados do Anesthesia Closed Claims Project são morte, danos cerebrais e lesões nos nervos. Em contrapartida, as reclamações de consciência durante a anestesia geral formam uma pequena parcela de reclamações de má prática

médica. Das 1.800 reclamações de anestesia relacionadas à anestesia de procedimentos cirúrgicos ou à anestesia obstétrica, apenas 2,6% ($n = 46$) foram devidas a consciência durante a anestesia geral. A maioria dos pacientes era do sexo feminino (74%), saudáveis (57%, classificação ASA 1-2), menores de 60 anos (80%) e submetidos a procedimentos eletivos (83%). Estes dados demográficos refletem pacientes com um pequeno risco de consciência. Um terço envolveu problemas óbvios de administração de anestésicos, incluindo erros de medicação ($n = 7$), problemas de gerenciamento de anestesia (mau funcionamento do vaporizador [$n = 7$]) e infiltração de cateter intravenoso ($n = 1$).

Os demandantes receberam pagamento em 63% das reclamações de consciência, semelhante a reclamações de lesões no banco de dados do Anesthesia Closed Claims Project. No entanto, os montantes dos pagamentos foram menores para a consciência (pagamento médio de 78.000 dólares na faixa de 1.000 a 469.000 dólares, ajustado pela inflação em 2015) em comparação com outras lesões na base de dados (pagamento médio de 342.000 dólares, na faixa de 660 a 35,8 milhões de dólares).

RESUMO

A amnésia é um componente fundamental da anestesia geral. Consequentemente, o monitoramento da profundidade da anestesia é um fator importante no manejo anestésico dos pacientes. Ao considerar a profundidade da anestesia em relação ao risco de consciência intraoperatória, os seguintes pontos são fundamentais:

- A incidência geralmente aceita, tal como definida pelos ensaios prospectivos, é de 1 a 2 por 1.000 pacientes.
- Existe o potencial de sequelas psicológicas e médico-legais graves quando um paciente sofre um episódio de consciência sob anestesia geral.
- Uma checagem do equipamento é primordial para a prevenção da consciência intraoperatória.
- As drogas amnésicas podem ser consideradas para o tratamento preventivo da consciência intraoperatória e como tratamento para pacientes que tiveram um episódio de anestesia inadequada (embora deva ser notado que os dados que apoiam esse tratamento não estão disponíveis).
- É aconselhável administrar hipnóticos adicionais em situações clínicas que tenham risco de consciência intraoperatória (p. ex., via aérea difícil).
- A hemodinâmica não é confiável como preditor de anestesia inadequada.
- Não há um monitor de consciência que tenha, comprovadamente, 100% de sensibilidade e especificidade. É recomendado o monitoramento multimodal. Isto deve incluir sinais clínicos, monitor de gás anestésico volátil ao final de uma expiração normal e a consideração de um monitor de função cerebral, especialmente para pacientes que recebem AVT.
- Considerar pelo menos um nível de CAM de 0,7 de um anestésico volátil.
- Bloqueadores neuromusculares irão mascarar um importante indicador de anestesia inadequada.

PERGUNTAS DO DIA

1. Quais são as principais causas de consciência intraoperatória durante a anestesia geral? Como o bloqueio neuromuscular contribui para o risco de consciência?
2. Quais são as possíveis sequelas psicológicas da consciência?
3. Como o monitoramento da função cerebral ou o monitoramento anestésico ao final da expiração normal se comparam aos sinais clínicos de rotina na redução do risco de consciência intraoperatória?
4. Quais são as principais recomendações da American Society of Anesthesiologists para prevenir a consciência durante a anestesia geral?
5. Que fatores aumentam a probabilidade de uma reivindicação de má prática depois que um paciente experimenta uma recordação intraoperatória?

REFERÊNCIAS

1. Myles PS, Williams DL, Hendrata M, et al. Patient satisfaction after anaesthesia and surgery: results of a prospective survey of 10,811 patients. *Br J Anaesth.* 2000;84:6-10.
2. Sandin RH, Enlund G, Samuelsson P, et al. Awareness during anaesthesia: a prospective case study. *Lancet.* 2000;355:707-711.
3. Brice DD, Hetherington RR, Utting JE. A simple study of awareness and dreaming during anaesthesia. *Br J Anaesth.* 1970;42:535-542.
4. Errando CL, Sigl JC, Robles M, et al. Awareness with recall during general anaesthesia: a prospective observation evaluation of 4001 patients. *Br J Anaesth.* 2008;101:178-185.
5. Xu L, Wu AS, Yue Y. The incidence of intra-operative awareness during general anesthesia in China: a multi-center observational study. *Acta Anaesthesiol Scand.* 2009;53:873-882.
6. Nordstrom O, Engstrom AM, Persson S, Sandin R. Incidence of awareness in total i.v. anaesthesia based on propofol, alfentanil and neuromuscular blockade. *Acta Anaesthesiol Scand.* 1997;41(8):978-984.
7. Sebel PS, Bowdle TA, Ghoneim MM, et al. The incidence of awareness during anesthesia: a multicenter United States study. *Anesth Analg.* 2004;99:833-839.
8. Mashour GA, Wang LY, Turner CR, et al. A retrospective study of intraoperative awareness with methodological implications. *Anesth Analg.* 2009;108:521-526.
9. Pollard RJ, Coyle JP, Gilbert RL, et al. Intraoperative awareness in a regional medical system: a review of 3 years' data. *Anesthesiology.* 2007;106:269-274.
10. Mashour GA, Avidan MS. Intraoperative awareness: controversies and non-controversies. *Br J Anaesth.* 2015;115(suppl 1):i20-i24.
11. Ghoneim MM, Block RI, Haffarnan M, Mathews MJ. Awareness during anesthesia: risk factors, causes and sequelae: a review of reported cases in the literature. *Anesth Analg.* 2009;108(2):527-535.
12. Pandit JJ, Andrade J, Bogod DB, et al. 5th National Audit Project (NAP5) on accidental awareness during general anaesthesia: summary of main findings and risk factors. *Br J Anaesth.* 2014;113:549-559.
13. Pandit JJ, Cook TM, Jonker WR, et al. A national survey of anaesthetists (NAP5 Baseline) to estimate an annual incidence of accidental awareness during general anaesthesia in the UK. *Br J Anaesth.* 2013;68(4):343-353.
14. Mashour GA, Kent C, Picton P, et al. Assessment of intraoperative awareness with explicit recall: a comparison of 2 methods. *Anesth Analg.* 2013;116:889-891.
15. Myles PS. Prevention of awareness during anaesthesia. *Best Pract Res Clin Anaesthesiol.* 2007;21:345-355.
16. Davidson AJ, Smith KR, Blusse von Oud-Ablas HJ, et al. Awareness in children: a secondary analysis of five cohort studies. *Anaesthesia.* 2011;66:446-454.
17. Moerman N, Bonke B, Oosting J. Awareness and recall during general anesthesia Facts and feelings. *Anesthesiology.* 1993;79:454-464.
18. Avidan MS, Zhang L, Burnside BA, et al. Anesthesia awareness and the bispectral index. *N Engl J Med.* 2008;358:1097-1108.
19. Avidan MS, Jacobson E, Glick D, et al. Prevention of intraoperative awareness in a high-risk surgical population. *N Engl J Med.* 2011;365:591-600.
20. Mashour GA, Shanks A, Tremper KK, et al. Prevention of intraoperative awareness with explicit recall in an unselected surgical population: a randomized comparative effectiveness trial. *Anesthesiology.* 2012;117:717-725.
21. Aranake A, Gradwohl S, Ben-Abdallah A, et al. Increased risk of intraoperative awareness in patients with a history of awareness. *Anesthesiology.* 2013;119:1275-1283.
22. Samuelsson P, Brudin L, Sandin RH. Late psychological symptoms after awareness among consecutively included surgical patients. *Anesthesiology.* 2007;106:26-32.
23. Whitlock E, Rodebaugh T, Hassett A, et al. Pyschological sequelae of surgery in a prospective cohort of patients from three intraoperative awareness prevention trials. *Anesth Analg.* 2015;120:87-95.
24. Leslie K, Chan MT, Forbes A, et al. Posttraumatic stress disorder in aware patients from the B-Aware trial. *Anesth Analg.* 2010;110:823-828.
25. Laukkala T, Ranta S, Wennervita J, et al. Long-term psychosocial outcomes after intraoperative awareness with recall. *Anesth Analg.* 2014;119:86-92.
26. Kent CD, Mashour GA, Metzger NA, et al. Psychological impact of unexpected explicit recall of events occurring during surgery performed under sedation, regional anaesthesia, and general anaesthesia: data from the Anesthesia Awareness Registry. *Br J Anaesth.* 2013;110(3):381-387.
27. Cook TM, Andrade J, Bogod DG, et al. 5th National Audit Project (NAP5) on accidental awareness during general anaesthesia: patient experiences, human factors, sedation, consent, and medicolegal issues. *Br J Anaesth.* 2014;113:560-574.
28. Ranta SO, Laurila R, Saario J, et al. Awareness with recall during general anesthesia: incidence and risk factors. *Anesth Analg.* 1998;86:1084-1089.
29. Anesthesia Awareness Registry. www.awaredb.org.
30. Kent CD, Posner KL, Mashour GA, et al. Patient perspectives on intraoperative awareness with explicit recall: report from a North American anaesthesia awareness registry. *Br J Anaesth.* 2015;115(suppl 1):i114-i121.
31. Domino KB, Posner KL, Caplan RA, et al. Awareness during anesthesia: a closed claims analysis. *Anesthesiology.* 1999;90:1053-1061.
32. Cole DJ, Domino KB, Depth of anesthesia: clinical applications, intraoperative awareness and beyond. Schwartz AJ, ed. *ASA Refresher Courses in Anesthesiology,* vol. 35.

VI

Philadelphia: Lippincott: Williams & Wilkins; 2007:51-52.

33. American Society of Anesthesiologists Task Force on Intraoperative Awareness. Practice advisory for intraoperative awareness and brain function monitoring: a report by the American Society of Anesthesiologists Task Force on Intraoperative Awareness. *Anesthesiology.* 2006;104:847-864.

34. The Joint Commission. *Preventing, and managing the impact of, anesthesia awareness. Sentinel Event Alert*; Oct. 6, 2004:1-3. https://www.jointcommission.org/sentinel_event_alert_issue_32_preventing_and_managing_the_impact_of_anesthesia_awareness. Accessed May 11, 2015.

35. Myles PS, Leslie K, McNeil J, et al. Bispectral index monitoring to prevent awareness during anaesthesia: the B-Aware randomised controlled trial. *Lancet.* 2004;363:1757-1763.

36. Zhang C, Xu L, Ma YQ, et al. Bispectral index monitoring prevent awareness during total intravenous anesthesia: a prospective, randomized, double-blinded, multi-center controlled trial. *Chin Med J.* 2011;124(22):3664-3669.

37. Punjasawadwong Y, Phongchiewboon A, Bunchungmongkol N. Bispectral index for improving anaesthetic delivery and postoperative recovery (review). *Cochrane Database Syst Rev.* 2014;(6):CD003843.

38. O'Connor MF, Daves SM, Tung A, et al. BIS monitoring to prevent awareness during general anesthesia. *Anesthesiology.* 2001;94:520-522.

39. Studdert DM, Mello MM, Gawande AA, et al. Claims, errors, and compensation payments in medical malpractice litigation. *N Engl J Med.* 2006;354:2024-2033.

40. Huycke LI, Huycke MM. Characteristics of potential plaintiffs in malpractice litigation. *Ann Intern Med.* 1994;120:792-798.

48 QUALIDADE E SEGURANÇA DO PACIENTE NO CUIDADO DE ANESTESIA[1]

Avery Tung

A prática da anestesiologia é frequentemente rotulada como um modelo de qualidade e segurança em medicina. Em 1999, o Institute of Medicine (agora Health and Medicine Division of the National Academies) informa: "Errar é humano: Construindo um sistema de saúde mais seguro", identificando especificamente a anestesia como "uma área em que impressionantes melhorias em segurança foram feitas". Essa atenção a uma especialidade que inclui aproximadamente 5% dos médicos dos Estados Unidos destaca as contribuições para a qualidade e a segurança perioperatória em geral adotadas pela especialidade da anestesiologia. Embora as reduções reais nas taxas de mortalidade específicas da anestesia sejam controversas,[1] pacientes doentes são anestesiados para operações mais invasivas do que algumas décadas atrás. Os princípios pelos quais os anestesiologistas transformaram a tarefa intrinsecamente perigosa de entorpecer reversivelmente as respostas humanas à dor e aos danos físicos e controlar as funções vitais de suporte numa ocorrência segura e quase rotineira devem ser familiarizados por todos os profissionais praticantes.

Este capítulo revisa a história da qualidade e da segurança da anestesia, identifica as principais abordagens e estratégias que contribuíram não apenas para a anestesia, mas para outras especialidades médicas, e examina os desafios atuais e futuros da qualidade e da segurança relacionadas à anestesiologia.

DEFINIÇÕES: QUALIDADE *VERSUS* SEGURANÇA

Qualidade e segurança são termos relacionados, mas não são idênticos. A segurança refere-se à falta de danos e se concentra em evitar eventos adversos. Se a lesão do paciente for evitada, então o processo é seguro. Em contrapartida, a qualidade refere-se ao desempenho ideal de uma tarefa, que pode estar relacionado ao prognóstico, eficiência, custo,

[1]Os redatores e editores desejam agradecer aos Drs. Vinod Malhotra e Patricia Fogarty-Mack por contribuir com este capítulo na edição anterior deste trabalho. Esta contribuição serviu de base para este capítulo.

satisfação ou alguma outra métrica de desempenho, além de evitar lesões.

É fácil ver como a qualidade e a segurança nem sempre se sobrepõem. Como exemplo, um processo pode, em princípio, ser sempre um pouco mais seguro realizando-se uma verificação adicional ou adicionando equipamentos extras. Levado ao seu extremo, pode-se argumentar que um anestesiologista não está totalmente seguro a menos que um fibroscópio esteja na sala de cirurgia para a indução da anestesia. Outro exemplo é concluir que a segurança pode ser melhorada tendo um segundo (ou terceiro) anestesista na sala também! Claramente, essa abordagem poderia criar mais segurança, mas não produziria necessariamente mais qualidade. Em contrapartida, a qualidade inclui um elemento de "otimização". Portanto, se um processo for alterado para produzir uma melhor satisfação do paciente, por exemplo, ou um período de permanência mais curto, ele representa uma qualidade maior, mas não necessariamente melhor segurança.

No domínio da anestesiologia, o uso de ultrassom para colocar linhas centrais é um exemplo de estratégia que melhora tanto a qualidade quanto a segurança. Ao reduzir a incidência de punção carotídea,[2] o ultrassom melhora claramente a segurança. Ao reduzir o tempo de inserção bem-sucedida (e o número de falhas), o ultrassom melhora a qualidade também. Em contrapartida, os filtros de oxigênio de *backup* de indexação de pins adicionam segurança, mas na verdade não alteram a qualidade.

Historicamente, os avanços no desempenho da anestesiologia vêm abordando tanto a qualidade como a segurança, conforme descrito neste capítulo.

ABORDAGENS ESPECÍFICAS PARA A SEGURANÇA DA ANESTESIA

Aprendendo com a Experiência

Como os mecanismos pelos quais a maioria dos anestésicos exerce seus efeitos não estão totalmente compreendidos e como muitos estados intraoperatórios (ventilação de um pulmão, relaxamento muscular, desvio cardiopulmonar) não são encontrados na atividade humana normal, um grande componente da segurança anestésica é derivado de uma história de observação empírica e experiência. Impulsionados pelo objetivo de minimizar a mortalidade específica da anestesia e a taxa de mortalidade excessivamente alta durante os primeiros anos da prática da anestesia,[3] os anestesiologistas acumularam ao longo do tempo uma base de experiência advinda das observações sobre segurança. A série de casos de nove paradas cardíacas de Emery A. Rovenstine, publicada em 1951,[4] é um exemplo desta abordagem empírica. Embora ela não tenha oferecido nenhuma solução definitiva, suas observações práticas (p. ex., "massagem cardíaca através do diafragma é ineficaz", " o diagnóstico diferencial de choque *versus* parada cardíaca pode ser difícil") permitiram que os anestesistas aumentassem de forma incremental e empírica a segurança da anestesiologia.

O exaustivo estudo de Beecher e Todd de 1954 de mortes associadas à anestesia em 10 centros ao longo de 4 anos permanece como um excelente exemplo da abordagem empírica da segurança da anestesia.[3] Envolvendo 21 médicos e 11 secretárias ao longo de 5 anos, Beecher rastreou os resultados de 599.548 anestésicos, identificou 7.977 mortes (mais de 1 em 100) e catalogou as causas a partir da doença do paciente, do erro cirúrgico ou da anestesia. Sua observação de que os pacientes que receberam medicamentos bloqueadores neuromusculares apresentaram uma taxa de morbidade perioperatória significativamente maior ainda hoje é um tema para estagiários de anestesiologia.

Outros exemplos de observações empíricas da segurança em anestesiologia são a surpreendente dificuldade na detecção de intubação esofágica (ou dessaturação arterial), a tendência de alguns anestésicos (p. ex., desflurano) para desencadear respostas taquicárdicas hipertensivas,[5] os perigos das desconexões do circuito, e o potencial para administração de uma mistura de gás hipóxico. Na totalidade, a abordagem da anestesia tem sido identificar e descrever tais eventos, determinar como eles podem ocorrer na prática clínica, desenvolver e testar contramedidas, e disseminar os resultados por meio de melhorias técnicas ou educação. Embora a maioria destes eventos adversos relacionados à anestesia seja agora rara, eles destacam uma abordagem-chave: reconhecer um evento potencialmente evitável, avaliar sua probabilidade e desenvolver sistematicamente contramedidas para reduzir a incidência. Em conjunto, observações tais como essas levaram a reduções nas taxas de mortalidade relacionadas à anestesia, com estimativas atuais variando de 1:250.000 para pacientes saudáveis[6] até 1:1.500 para aqueles com problemas médicos complexos.[1]

Além das observações empíricas sobre a segurança relacionada ao paciente, os anestesiologistas abordaram as questões de segurança relacionadas ao desempenho dos anestesistas. Um exemplo cotidiano é a interface entre o anestesiologista e o sistema de administração de anestesia (Capítulo 15). Tal como na aviação, a interface homem/máquina na anestesia foi projetada especificamente para reduzir erros inadvertidos. Da mesma forma que as alavancas em um avião para o controle do trem de pouso e do *flap* têm um botão em forma de roda e de *flap*, por exemplo, o botão de uma máquina de anestesia para o fluxo de gás oxigênio tem forma diferente dos botões que controlam o ar e o óxido nitroso, e está sempre localizado à direita. Da mesma forma, a administração potencialmente perigosa de misturas de gases hipóxicos é impedida de "ligar" o fluxo de oxigênio ao fluxo de óxido nitroso, de modo que o oxigênio esteja sempre presente no fluxo de gás fresco. Os conectores não universais para garantir que o oxigênio seja entregue por meio do medidor de fluxo de oxigênio e de um analisador de oxigênio para servir como uma verificação final na mistura de gás fornecida são outros exemplos de mecanismos de segurança projetados para evitar a administração inadvertida de uma mistura de gases hipóxicos.

Mesmo que os eventos adversos devido à falha na ventilação mecânica ou no fornecimento de um gás hipóxico tenham sido quase erradicados da anestesiologia, esse processo de observação empírica continua até hoje. A consciência recente dos perigos da anemia durante a cirurgia da coluna vertebral (Capítulo 32),[7] da hipotensão na posição sentada (Capítulo 19)[8] ou do papel do fibrinogênio na coagulopatia durante a hemorragia materna (Capítulo 33)[9] são exemplos atuais das questões identificadas por meio da observação empírica.

Adoção de Padrões de Ampla Especialidade

Como a anestesia é normalmente administrada em conjunto com procedimentos terapêuticos ou diagnósticos, a identificação de resultados adversos atribuíveis especificamente à prática da anestesia é um desafio. De fato, um dos objetivos explícitos de Beecher e Todd em seu estudo histórico foi definir "a extensão da responsabilidade que deve ser assumida pela anestesia por falha no cuidado do paciente cirúrgico".[3] Como os eventos adversos claramente atribuídos à anestesia são raros, a promulgação de contramedidas adequadas em toda a especialidade é difícil. Não obstante, a anestesia foi a primeira especialidade médica a adotar padrões universalmente aplicáveis desenvolvendo e promulgando um conjunto de recomendações de monitoramento com o objetivo de reduzir os eventos adversos. Conduzidos em parte por grandes sentenças de negligência, esses padrões incluíram presença contínua do anestesista e monitoramento de sinais vitais, estes abrangendo pressão arterial, frequência cardíaca, eletrocardiograma, concentração de oxigênio do sistema respiratório e temperatura, e foram inicialmente publicados como um artigo de pesquisa de um único consórcio de cuidados de saúde[10] e desenvolvidos a partir de um banco de dados de eventos adversos.

Embora não tenham base em evidências, esses padrões foram incorporados como uma referência para o monitoramento intraoperatório pela American Society of Anesthesiologists (ASA) 2 meses depois e permaneceram como um dos únicos três padrões de prática endossados pela organização (os outros dois são padrões para cuidados pré e pós-operatórios).[11] Desde a sua adoção, evidências conclusivas para a eficácia desses padrões permaneceram difíceis, mas observações retrospectivas sugeriram benefícios. Em um estudo de acompanhamento, os autores dos padrões de monitoramento publicaram uma série de casos dos 11 principais acidentes intraoperatórios atribuíveis à anestesia de 1976 a 1988, mas descobriram que apenas um ocorreu após a adoção universal dos padrões de monitoramento.[12] As observações do banco de dados do ASA Closed Claims Project também sugerem uma redução no número de reclamações de morte ou dano cerebral permanente durante esse período.[13]

Se os padrões de monitoramento ou (possivelmente) as novas tecnologias foram responsáveis por uma redução percebida nos eventos adversos, a disposição dos anestesistas como um grupo de adotar padrões para a sua prática continua sendo uma abordagem quase exclusiva para estes profissionais e um marcador para as prioridades dos anestesiologistas serem realizadas em segurança.

Programas Focados na Segurança do Paciente

Um terceiro elemento característico da abordagem da anestesia para a segurança do paciente é a formação de entidades especializadas focadas na segurança do paciente. Existindo apenas para a promulgação da segurança, essas sociedades representam um aspecto importante da abordagem da anestesiologia para a segurança do paciente.

O principal desses grupos é a Anesthesia Patient Safety Foundation (APSF), uma corporação independente sem fins lucrativos fundada em 1985 com a visão de que "nenhum paciente deve ser prejudicado pela anestesia". Com o apoio da ASA e de patrocinadores corporativos, os membros da APSF são anestesiologistas, enfermeiros anestesistas, fabricantes de equipamentos e de medicamentos, engenheiros e seguradoras.

O impacto clínico da APSF foi imenso. O boletim informativo da APSF, publicado quatro vezes por ano,[14] tornou-se uma das publicações sobre anestesia mais amplamente divulgadas no mundo, e é dedicado exclusivamente à segurança. Identificando aspectos da prática de anestesia com potencial significativo de consequências adversas, o boletim informativo da APSF destacou diversas questões, tais como a verificação da máquina de anestesia, a depressão respiratória induzida por opioides, o bloqueio neuromuscular residual, a perda visual pós-operatória e o uso do manual de emergência. Os vídeos de instrução, as bolsas de pesquisa e outras conferências especiais também fazem parte do esforço da APSF para promover a segurança.

Uma segunda entidade com uma abordagem única de segurança é o ASA Closed Claims Project.[13] Operando em cooperação com advogados especialistas em negligência, o grupo Closed Claims Project analisa os dados de ações judiciais em anestesiologia finalizados para identificar as preocupações de segurança da anestesia que podem ser acessíveis para esforços direcionados. Em uma série de publicações acadêmicas desde 1988 e continuando até o presente, o Closed Claims Project investigou uma ampla gama de tópicos (Tabela 48.1) com foco em eventos raros difíceis de estudar sistematicamente. Embora tais análises não possam estimar incidências ou fatores de risco, elas fornecem uma riqueza de informações descritivas que ajudaram os anestesistas a abordar as questões de segurança do paciente. Entre estas, estão o reconhecimento de que a auscultação no tórax pode não ser um método confiável de detecção de intubação esofágica[13] e que um fator comum em resultados adversos devido à hemorragia maciça é o reconhecimento tardio.[16]

O Anesthesia Quality Institute (AQI) é o mais novo e potencialmente maior projeto de segurança do paciente patrocinado por anestesia organizada.[21] Com início em 2008, o objetivo do AQI é "ser a principal fonte de informação para a melhoria da qualidade na prática clínica de anestesiologia". Patrocinado pela ASA, o AQI administra e apoia o Anesthesia Incident Reporting System (AIRS) e o National Anesthesia Clinical Outcomes Registry (NACOR), que atualmente capta informações sobre aproximadamente 25% de todos os anestésicos administrados no Estados Unidos. O objetivo é capturar dados sobre anestesia suficientes para que possa ser realizada uma comparação precisa entre os resultados clínicos relacionados à anestesia e os esforços informados, comparação esta tendo em foco a melhoria da qualidade.

VI

Tabela 48.1	Observações Dignas de Nota do Closed Claims Project		
Ano	**Título**	**Número de Reclamações**	**Achado(s) Notável(is)**
1988	Parada cardíaca durante a anestesia espinal[17]	14	Bradicardia foi o sintoma presente mais comum, com hipotensão como o segundo. Não foi administrada epinefrina até 8 minutos (em média) após o início da assistolia.
1990	Eventos respiratórios adversos em anestesia[15]	522	Morte/dano cerebral ocorreu em 85% dos casos. Em 48% de intubações esofágicas, foi realizada e documentada ausculptação de sons respiratórios.
1999	Lesão nervosa associada à anestesia[18]	670	Lesões do nervo ulnar foram as mais frequentes, estiveram associadas à anestesia geral e ocorreram predominantemente em homens.
2006	Lesão associada ao cuidado de anestesia monitorado[19]	121	As reclamações em relação ao cuidado de anestesia monitorada envolveram pacientes mais velhos e mais doentes do que as reclamações em relação à anestesia geral. Depressão respiratória por causa de administração de opioide/sedativo foi o mecanismo de dano mais comum (21%). A combinação de eletrocautério e oxigênio foi um mecanismo reconhecido em 17%.
2014	Hemorragia maciça[16]	3.211	30% das reclamações envolveram obstetrícia, e os procedimentos de coluna torácica/lombar também foram bastante citados. O reconhecimento e a iniciação de tratamento de transfusão foram comumente atrasados.
2015	Depressão respiratória pós-operatória induzida por opioide[20]	357	88% dos eventos ocorreram até 24 horas após a cirurgia e foi observada sonolência em 62% antes do evento.

DA SEGURANÇA À QUALIDADE: TORNAR A ANESTESIA MAIS SEGURA E MELHOR

Embora a maioria dos observadores acredite que os cuidados com anestesia sejam mais seguros hoje do que 50 anos atrás, não está tão claro se a qualidade do tratamento em anestesiologia melhorou ou não. Incorporando não só a segurança, mas também a eficiência, o custo e a satisfação e o conforto e a satisfação do paciente, a qualidade da anestesia tem muitas outras dimensões além de evitar resultados adversos.

Existem várias barreiras para medir e melhorar a qualidade da anestesia. Como a contribuição relativa da anestesia para o desfecho de procedimentos cirúrgicos é difícil de definir, identificar como o cuidado anestésico pode ter feito a diferença também é desafiador. É fácil perceber que, se um paciente voltar para casa um dia após a colectomia, por exemplo, determinar se a melhora é devida à anestesia, à cirurgia ou aos cuidados hospitalares é extremamente difícil. Mais do que provável, esse tipo de melhora é resultado de todas as estas variáveis.

Medidas de Processo

O obstáculo mais significativo para a qualidade da anestesia é o conhecimento dos prognósticos do paciente. Uma vez que a maioria dos cursos pré e pós-operatório do paciente fica fora da clínica pré-operatória, sala de cirurgia e unidade de cuidados pós-anestesia, entender como o curso clínico de um paciente é afetado pelas alterações nos cuidados com anestesia requer um esforço considerável para acompanhar os pacientes na fase pós-operatória. Por esta razão, as tentativas iniciais de melhorar a qualidade da anestesia focaram nos processos perioperatórios, e não nos prognósticos. O Surgical Care Improvement Project, ou SCIP, foi um teste nacional desta abordagem. Ao incentivar o relatório público sobre o desempenho hospitalar em medidas de processo baseadas em evidências, tais como a administração de antibióticos em tempo hábil e a verificação da continuação dos bloqueadores β-adrenérgicos pré-operatórios no período perioperatório, os formuladores de políticas esperavam melhorar a qualidade aperfeiçoando os processos perioperatórios de cuidados. Contudo, de modo intrigante, ao longo dos 8 anos de história do SCIP (2006-2014), o desempenho em quase todas as medidas de processo incluídas no projeto melhorou, mas os desfechos (ou as infecções do local cirúrgico[22,23] ou a taxa de mortalidade[24]) não conseguiram melhorar. Na verdade, devido à preocupação com os prognósticos adversos das medidas de processo potencialmente nocivas,[25] várias medidas de processo relacionadas também foram rescindidas. Entre estas, estavam os bloqueadores β-adrenérgicos, que eram administrados aos pacientes dentro de 24 horas após a internação por infarto do miocárdio,[26] e a verificação de que os antibióticos foram administrados dentro de 4 horas após uma visita à sala de emergência por pneumonia.[27]

Continua sendo um mistério por que a implementação de uma série de medidas de processo, todas com suporte na literatura, não melhorou claramente os prognósticos do paciente. Claramente, melhorar a qualidade exigindo processos específicos de cuidados não é decisivo e levou especialistas em qualidade a serem muito mais relutantes em aceitar apenas medidas de processo como um método de avaliação da qualidade do cuidado.

Medidas Estruturais

Medir elementos estruturais também pode fornecer um vislumbre da presença ou ausência de qualidade. A estrutura refere-se à presença ou ausência de características organizacionais específicas que são consideradas essenciais para a prestação de cuidados de alta qualidade. Se presentes, essas características então sugerem que o atendimento clínico é de alta qualidade.

Os exemplos de elementos estruturais considerados como correlativos com cuidados de qualidade incluem a pronta disponibilidade de testes radiológicos de diagnóstico, com médicos em atendimento para emergências; um registro médico eletrônico; e encarregar um intensivista dedicado a todas as unidades de cuidados intensivos. A existência de um mecanismo de melhoria da qualidade ativo também pode ser considerado uma característica estrutural dos cuidados de alta qualidade. Embora a qualidade estrutural seja relativamente invisível para os estagiários que não estão familiarizados com a diversidade nos ambientes de cuidados de saúde, as regras hospitalares que regem as proporções enfermeiro-paciente, a disponibilidade oportuna de especialistas em anestesia obstétrica e um protocolo para higiene das mãos são exemplos.

Embora as medidas estruturais sejam geralmente fáceis de medir, a ligação entre a estrutura e os prognósticos melhorados é com frequência difícil de discernir. A disponibilidade de médicos que trabalham à noite em cuidados críticos internos, por exemplo, é intuitivamente razoável e seria uma característica estrutural relativamente fácil de medir. Entretanto, mais de um estudo[28,29] sugere que os hospitais que implementaram um sistema interno de chamadas noturnas podem não ver melhorias claras nos prognósticos.

Medidas de Prognóstico

Uma consequência lógica da incapacidade de identificar medidas de processo clinicamente relevantes é se concentrar em prognósticos. Como existe uma variabilidade considerável na prática de anestesia,[30,31] existe uma multiplicidade de prognósticos. Em princípio, ao identificar instituições de "ponto brilhante" que tenham prognósticos melhores, as melhores práticas correspondentes podem ser identificadas e disseminadas. Embora o NACOR ainda não tenha consolidação suficiente para permitir a análise de resultados, as bases de dados cirúrgicas estão se aproximando desse objetivo. A Society of Thoracic Surgeons (STS) Adult Cardiac Surgery Database é talvez o melhor exemplo, tendo colhido dados de mais de 90% de todos os procedimentos cardíacos nos Estados Unidos.[32] Outras bases de dados são o National Surgical Quality Improvement Program (NSQIP) e a National Inpatient Sample (NIS). Como historicamente não vêm sendo disponíveis dados suficientemente completos para um relatório de prognósticos, poucos hospitais rotineiramente disponibilizaram dados sobre prognósticos para a sua equipe de atendimento clínico. Além disso, relatar os prognósticos para os anestesiologistas em particular é um desafio porque os eventos que ocorrem no pós-operatório podem não estar relacionados com o cuidado de anestesia em si. Tal abordagem está mudando, no entanto, pois os hospitais reconhecem o valor do *feedback*. A linha central mensal e as taxas de infecção do trato urinário relacionadas com o cateter publicadas na unidade de terapia intensiva ou os escores de satisfação do paciente publicados na sala de cirurgia são exemplos.

O relatório de resultados inicialmente parece decisivo e fornece aos indivíduos ou às instituições uma referência para medir o desempenho futuro. Mas comparar com precisão os prognósticos entre indivíduos ou instituições requer alguma maneira de ajuste às condições do paciente não relacionadas com a anestesia ou o atendimento cirúrgico (ou hospitalar). Este "ajuste de risco" pode ser extremamente difícil, já que diferentes algoritmos de ajuste podem produzir resultados diferentes,[33] os algoritmos podem ser vulneráveis a "jogos" ao induzir uma seleção favorável de pacientes,[34] a precisão dos dados pode ser suspeita[35] e o próprio algoritmo de ajuste pode não ser consistente de ano para ano.[36]

A evidência atual está mesclada quanto ao fato de o relatório de prognósticos melhorar ou não os prognósticos. Dois estudos de 2015[37,38] sugerem que conhecer os prognósticos de uma pessoa não pode, por si só, impulsionar a melhoria. Além disso, se for reconhecida uma instituição de "ponto brilhante" com prognósticos excepcionalmente bons, identificar e divulgar as lições dessa instituição provavelmente envolveriam o desenvolvimento de um conjunto de medidas de processo que (como o programa SCIP demonstra) pode não ter o efeito desejado.

Não obstante, o uso de medidas de processo e prognóstico são fundamentais para a melhoria da qualidade. Como consultor de gestão, Peter Drucker observou uma vez: "Você não consegue gerenciar o que não pode medir." Todavia, a medida isolada é inadequada. Nossa experiência atual tanto com o processo quanto com a medição do prognóstico é que nenhum leva prontamente à qualidade melhorada. São necessários mais trabalhos para entender melhor como usar as medidas de prognóstico e processo para gerar qualidade.

FERRAMENTAS PARA MELHORAR OS PROGNÓSTICOS LOCAIS

Além da observação empírica, a melhoria da qualidade e da segurança ocorre continuamente no nível local e é conduzida por indivíduos, departamentos ou hospitais. Esta seção discute as ferramentas em uso generalizado para a melhoria da qualidade.

Programas de Melhoria da Qualidade Estruturados: FADE, PDSA e DMAIC

Como o atendimento clínico pode ser extremamente complexo e multifacetado, saber onde ou como iniciar um projeto de melhoria da qualidade pode ser difícil. Os acrônimos FADE, PDSA e DMAIC referem-se aos diagramas comumente usados para iniciar e executar um projeto de melhoria da qualidade. Embora as letras sejam diferentes, os três aplicam o mesmo modelo básico: avaliar, implementar, medir.

FADE significa Focar/Analisar/Desenvolver/Executar-Avaliar. Como as palavras sugerem, primeiro se deve concentrar no processo a ser melhorado, analisar os dados para estabelecer casos raízes e desempenho de linha basal, usar os dados para desenvolver um plano de ação, e então executar o plano e avaliar o resultado. PDSA significa Planejar/Fazer/Estudar/Agir. Como se pode imaginar, a essência geral de um PDSA é semelhante à do FADE. DMAIC significa Definir/Medir/Analisar/Melhorar/Controlar, que segue essencialmente o mesmo processo.

Como identificar, intervir e avaliar o prognóstico são aspectos fundamentais do conjunto de habilidades de anestesia, provavelmente os anestesistas estão familiarizados com a estrutura geral de um programa de melhoria da qualidade FADE ou PDSA. Afinal, o simples ato de titular um anestésico requer que uma avaliação situacional seja feita, o nível anestésico seja ajustado e o prognóstico avaliado. Contudo, criar mudanças duradouras é mais difícil do que parece. Uma armadilha comum no desenvolvimento de um programa de melhoria da qualidade é identificar um passo imperfeito e aplicar um remédio para esse passo específico sem entender ou abordar como esse passo veio a ser imperfeito. Um plano para melhorar a administração de produtos sanguíneos na sala cirúrgica, por exemplo, pode ser ineficaz se o processo de pedidos de sangue também não for abordado (Capítulo 24). Outro aspecto muitas vezes perdido da melhoria da qualidade é a implementação de uma mudança sem medir o resultado dessa mudança. Se uma ferramenta de transferência intraoperatória for implementada, por exemplo, mas sem melhoria nos resultados de erros de transferência, uma possibilidade é que a conveniência da ferramenta é precária. A atenção a esses detalhes ajudará a otimizar os resultados de qualquer projeto de melhoria da qualidade.

Melhora do Processo Multidisciplinar: Análise de Causa Raiz, "Eventos Nunca" e Análise dos Efeitos de Modo de Falha

A análise de causa raiz (RCA) foi desenvolvida pelos fabricantes na década de 1950 para entender melhor os eventos industriais. O objetivo é, como o título sugere, identificar a causa principal, ou "raiz", do problema em análise. Um dos primeiros usuários desta técnica foi a Toyota, que usou otimamente a técnica dos "5 por quês". Esta técnica constitui-se em perguntar "por que" pelo menos cinco vezes durante a investigação de uma falha ou evento indesejado o pessoal de qualidade é forçado a detalhar camada por camada para entender progressivamente causas mais fundamentais.

Quando aplicado em medicina, o processo de causa raiz começa com um grupo multidisciplinar montado para avaliar cada etapa do processo que resultou no evento em questão. A atenção é focada estritamente nos processos do sistema, e não no comportamento de cada um dos profissionais. Com frequência é criado um gráfico de fatores causais em forma de esqueleto com detalhes adicionados à medida que cada especialidade adiciona seus conhecimentos. A Figura 48.1 mostra um gráfico de fatores de amostra para uma reação de transfusão intraoperatória[39] (Capítulo 24).

Embora esses gráficos sejam geralmente lidos da esquerda para a direita, muitas vezes eles são criados da direita para a esquerda, começando com o evento e usando informações de lógica e tempo para adicionar fatores causais relevantes. Observe também que o banco de sangue, a engenharia hospitalar, a enfermagem pré-operatória, a anestesia e a cirurgia estão todos envolvidos neste evento particular, ressaltando a natureza multidisciplinar das RCAs devidamente executadas.

Uma RCA é solicitada pela Joint Commission, uma organização sem fins lucrativos com sede nos Estados Unidos

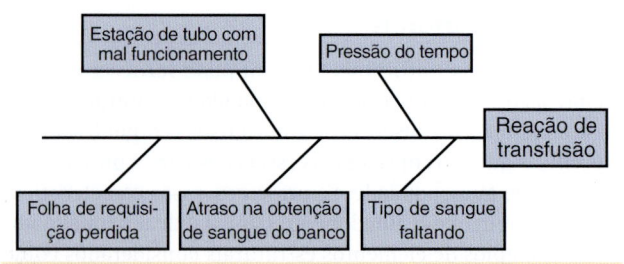

Fig. 48.1 Gráfico de fator causal de amostra. (De Tung A. Sentinel events and how to learn from them. *Int Anesthesiol Clin.* 2014;52:53-68.)

Quadro 48.1 Eventos-Sentinela Relacionados com o Período Perioperatório conforme Definidos pela Joint Commission, 2015

- Reação à transfusão hemolítica (Capítulo 24)
- Procedimento invasivo no paciente errado, lado errado ou procedimento errado
- Fluoroscopia prolongada > 1.500 rads
- Incêndio, chama ou fumaça não previstos, calor ou rubores durante um episódio de cuidado para com o paciente
- Qualquer morte materna no parto ou morbidade grave

Rads, Unidades da dose de radiação absorvida.

---

que credencia organizações e programas de saúde, sempre que um hospital credenciado experimenta um dos vários tipos de eventos adversos pré-especificados. Tais eventos são chamados de "sentinela" porque eles expõem uma "lacuna" perigosa no cuidado e sinalizam a necessidade de imediata investigação e resposta. Uma lista de todos os eventos designados pela Joint Commission pode ser acessada em seu site.[40] Os eventos-sentinela relevantes para o período perioperatório estão listados no Quadro 48.1.

A Joint Commission também define explicitamente eventos que *não* requerem relatórios focados e análises. Estes incluem quaisquer quase erros, erros de medicação que *não* resultam em morte ou perda funcional, hemólise menor ou morte, ou perda funcional depois de partir sem conselho médico.

A Joint Commission exige (como condição de acreditação) que os hospitais respondam a tais eventos dentro de 45 dias reportando-os à Joint Commission, realizando uma RCA e desenvolvendo um plano de ação para identificar as estratégias que o hospital pretende implementar para reduzir o risco de eventos semelhantes no futuro. Tal plano deve incluir a ação a ser tomada, quem irá implementá-la, um prazo para a implementação, e estratégias para medir o resultado e manter as mudanças. Embora o relatório para a Joint Commission seja voluntário, a identificação de tais eventos é um componente-chave das visitas de acreditação.

Outras organizações de segurança para pacientes sugeriram modificações na lista da Joint Commissiom. O National Quality Forum (NQF), por exemplo, exige uma grande lista de "eventos relatáveis sérios" que nunca devem ocorrer. Além da lista da Joint Commission, o NQF acrescenta "morte intraoperatória em um paciente ASA de classe I", morte/incapacidade por uma perda irrecuperável de uma amostra biológica insubstituível e morte por choque elétrico.

Embora intuitivamente razoável, no mundo real, a efetividade de uma RCA pode ser variável.[41] Os eventos adversos e sua investigação são com frequência carregados emocionalmente, e as reuniões para determinar a causa podem ser limitadas pela análise orientada pela culpa (o que leva a remédios relativamente fracos do tipo "culpar e treinar"). Os estudos de planos de ação e implementações sugerem que relativamente poucos destes têm ativamente como alvo as verdadeiras causas "raízes".[42] Uma RCA inadequada pode resultar de falta de tempo, recursos inadequados e até mesmo desacordo entre os revisores em relação às causas "raízes".[43] Mesmo quando são criados planos de ação apropriados, a insuficiência de recursos pode impedir uma implementação efetiva.

Um prognóstico altamente útil do programa Joint Commission Sentinel Event é a sua série de alertas em relação aos eventos-sentinela.[44] Ao manter uma base de dados de eventos relatados, a Joint Commission pode identificar as tendências em eventos de segurança e emitir boletins para alertar os clínicos sobre potenciais problemas. Até o momento, este programa resultou em mais de 50 eventos, incluindo vários relevantes para anestesia, tais como óbitos por soluções concentradas de cloreto de potássio, mortes relacionadas com ventilação, erros médicos em aplicações de gás, erros de transfusão, comportamento disruptivo e acidentes com ressonância magnética. Os relatórios incluem as descrições de casos e as análises advindas da base de dados da Manufacturer and User Facility Device Experience (MAUDE).[45]

Uma das principais desvantagens do processo de RCA é a sua natureza retrospectiva. As falhas de processo na entrega de cuidados podem não ser abordadas até o evento realmente ocorrer e um paciente ser prejudicado. Para resolver esse problema, a Failure Mode Effects Analysis (FMEA) foi adotada pela indústria para identificar prospectivamente os aspectos de alto risco dos cuidados clínicos.

Uma FMEA é uma análise abrangente e extensiva dos recursos de um processo específico com o objetivo de identificar todas as formas potenciais de que ele possa falhar. Um processo para identificar e registrar alergias dos pacientes, por exemplo, poderia falhar se o entrevistador não conseguir identificar alergias com precisão, se o formulário de documentação for difícil de ler ou inacessível, ou se os medicamentos forem parecidos. Além da simulação e da imaginação, uma equipe deve usar outras fontes para identificar possíveis falhas, tais como os alertas sobre eventos-sentinela, as informações do Institute for Safe Medication Practices, e as bases de dados e os informes da Food and Drug Administration.

É fácil ver que uma análise FMEA até mesmo de um processo direto é extremamente demorada. Mesmo que a maioria dos modos de falha relevantes possa ser identificada, implementar mudanças efetivas pode ser difícil, em parte porque nenhum evento ruim tenha ocorrido. Como resultado, as análises FMEA devem ser reservadas para os processos de grande volume e alto risco para os quais o risco de falha catastrófica é claro.

CONCLUSÃO

Os anestesistas devem se esforçar rotineiramente pelos cuidados de qualidade mais elevados que puderem oferecer. Como os procedimentos e as estratégias anestésicas evoluem rotineiramente para atender às mudanças nas necessidades, a qualidade e a segurança na anestesia são, em tese, um alvo em movimento.

Historicamente, os anestesiologistas vêm liderando os esforços de oferecer segurança aos pacientes ao estarem dispostos a adotar várias abordagens práticas. Entre estas, estão a catalogação empírica de eventos, a confirmação de erros de interface homem-máquina como um contribuinte significativo para eventos adversos, a adoção de estratégias de outros campos altamente técnicos, e o concordância inicial de ampla especialidade em relação aos padrões de prática.

As organizações focadas na segurança dos pacientes estabelecidas dentro da especialidade também contribuíram consideravelmente para a segurança da anestesia com abordagens inovadoras. Esses grupos incluem a APSF e o ASA Closed Claims Project.

Em parte, como faltava o conhecimento sobre os prognósticos dos cuidados, os anestesiologistas começaram apenas recentemente a se concentrar da mesma maneira na qualidade dos cuidados. A disponibilidade não só de registros de especialidades, tais como o STS Adult Cardiac Surgery Database, mas de grandes bancos de dados cirúrgicos, tais como NACOR e NSQIP, permitiu que os anestesistas avançassem além das medidas de processo e estruturais para a medição de prognósticos. Embora nenhuma estratégia que seja um "santo remédio" para a melhoria da qualidade tenha surgido, o processo, a estrutura e o prognóstico são todos elementos-chave em qualquer programa abrangente de qualidade.

Finalmente, existem várias ferramentas em níveis departamental e institucional para a melhoria da qualidade. Essas ferramentas incluem os planos para projetos de qualidade local, programas de eventos-sentinela promulgados em nível nacional e análises de causa raiz e de modo de falha para eventos adversos.

Em conjunto, inúmeras ferramentas e abordagens de qualidade e segurança estão disponíveis para as equipes de anestesia interessadas na segurança do paciente. Com o crescimento e o aperfeiçoamento dos grandes bancos de dados perioperatórios e o potencial de registros eletrônicos intraoperatórios para lançar luz sobre o período perioperatório, ainda mais opções estarão disponíveis para tornar a prática da anestesia mais segura e de maior qualidade nos próximos anos.

PERGUNTAS DO DIA

1. Qual a diferença entre qualidade e segurança nos cuidados de anestesia?

2. Qual o fundamento lógico para o uso de medidas de processo, medidas estruturais ou medidas de prognóstico como meio de melhorar a qualidade?

3. Como o processo PDSA (Planejar/Fazer/Estudar/Agir) pode ser usado como uma base para uma iniciativa de melhoria da qualidade local?

4. Quais são os principais passos na realização de uma análise de causa raiz (RCA)? Quais são os potenciais benefícios e desvantagens do processo RCA?

VI

REFERÊNCIAS

1. Lagasse RS. Anesthesia safety: model or myth? A review of the published literature and analysis of current original data. *Anesthesiology.* 2002;97:1609-1617.
2. Brass P, Hellmich M, Kolodziej L, et al. Ultrasound guidance versus anatomical landmarks for internal jugular vein catheterization. *Cochrane Database Syst Rev.* 2015;1:CD006962.
3. Beecher HK, Todd DP. A study of the deaths associated with anesthesia and surgery: based on a study of 599,548 anesthesias in ten institutions 1948-1952, inclusive. *Ann Surg.* 1954;140:2-35.
4. Ament R, Papper EM, Rovenstine EA. Cardiac arrest during anesthesia; a review of cases. *Ann Surg.* 1951;134:220-227.
5. Ebert TJ, Muzi M. Sympathetic hyperactivity during desflurane anesthesia in healthy volunteers A comparison with isoflurane. *Anesthesiology.* 1993;79:444-453.
6. Lienhart A, Auroy Y, Péquignot F, et al. Survey of anesthesia-related mortality in France. *Anesthesiology.* 2006;105:1087-1097.
7. Postoperative Visual Loss Study Group. Risk factors associated with ischemic optic neuropathy after spinal fusion surgery. *Anesthesiology.* 2012;116:15-24.
8. Pohl A, Cullen DJ. Cerebral ischemia during shoulder surgery in the upright position: a case series. *J Clin Anesth.* 2005;17:463-469.
9. Butwick AJ. Postpartum hemorrhage and low fibrinogen levels: the past, present and future. *Int J Obstet Anesth.* 2013;22:87-91.
10. Eichhorn JH, Cooper JB, Cullen DJ, et al. Standards for patient monitoring during anesthesia at Harvard Medical School. *JAMA.* 1986;256:1017-1020.
11. American Society of Anesthesiologists. Standards & Guidelines. http://www.asahq.org/quality-and-practice-management/standards-and-guidelines.
12. Eichhorn JH. Prevention of intraoperative anesthesia accidents and related severe injury through safety monitoring. *Anesthesiology.* 1989;70:572-577.
13. Lee LA, Domino KB. The Closed Claims Project Has it influenced anesthetic practice and outcome?. *Anesthesiol Clin North Am.* 2002;20:485-501.
14. APSF Newsletter. http://apsf.org/resources.php.
15. Caplan RA, Posner KL, Ward RJ, et al. Adverse respiratory events in anesthesia: a closed claims analysis. *Anesthesiology.* 1990;72:828-833.
16. Dutton RP, Lee LA, Stephens LS, et al. Massive hemorrhage: a report from the anesthesia closed claims project. *Anesthesiology.* 2014;121:450-458.
17. Caplan RA, Ward RJ, Posner K, et al. Unexpected cardiac arrest during spinal anesthesia: a closed claims analysis of predisposing factors. *Anesthesiology.* 1988;68:5-11.
18. Cheney FW, Domino KB, Caplan RA, et al. Nerve injury associated with anesthesia: a closed claims analysis. *Anesthesiology.* 1999;90:1062-1069.
19. Bhananker SM, Posner KL, Cheney FW, et al. Injury and liability associated with monitored anesthesia care: a closed claims analysis. *Anesthesiology.* 2006;104:228-234.
20. Lee LA, Caplan RA, Stephens LS, et al. Postoperative opioid-induced respiratory depression: a closed claims analysis. *Anesthesiology.* 2015;122:659-665.
21. Anesthesia Quality Institute. www.aqihq.org.
22. Hawn MT, Vick CC, Richman J, et al. Surgical site infection prevention: time to move beyond the surgical care improvement program. *Ann Surg.* 2011;254:494-499.
23. Hawn MT, Richman JS, Vick CC, et al. Timing of surgical antibiotic prophylaxis and the risk of surgical site infection. *JAMA Surg.* 2013;148:649-657.
24. LaPar DJ, Isbell JM, Kern JA, et al. Surgical Care Improvement Project measure for postoperative glucose control should not be used as a measure of quality after cardiac surgery. *J Thorac Cardiovasc Surg.* 2014;147:1041-1048.
25. POISE Study Group, Devereaux PJ, Yang H, Yusuf S, et al. Effects of extended-release metoprolol succinate in patients undergoing non-cardiac surgery (POISE trial): a randomised controlled trial. *Lancet.* 2008;371:1839-1847.
26. Chen ZM, Pan HC, Chen YP. Early intravenous then oral metoprolol in 45,852 patients with acute myocardial infarction: randomised placebo-controlled trial. *Lancet.* 2005;366:1622-1632.
27. Wachter RM, Flanders SA, Fee C, et al. Public reporting of antibiotic timing in patients with pneumonia: lessons from a flawed performance measure. *Ann Intern Med.* 2008;149:29-32.
28. Kerlin MP, Small DS, Cooney E, et al. A randomized trial of nighttime physician staffing in an intensive care unit. *N Engl J Med.* 2013;368:2201-2209.
29. Wallace DJ, Angus DC, Barnato AE, et al. Nighttime intensivist staffing and mortality among critically ill patients. *N Engl J Med.* 2012;366:2093-2101.
30. Lilot M, Ehrenfeld JM, Lee C3, et al. Variability in practice and factors predictive of total crystalloid administration during abdominal surgery: retrospective two-centre analysis. *Br J Anaesth.* 2015;114:767-776.
31. Fleischut PM, Eskreis-Winkler JM, Gaber-Baylis LK, et al. Variability in anesthetic care for total knee arthroplasty: an analysis from the anesthesia quality institute. *Am J Med Qual.* 2015;30:172-179.
32. Jacobs JP, Shahian DM, Prager RL, et al. Introduction to the STS National Database Series: outcomes analysis, quality improvement, and patient safety. *Ann Thorac Surg.* 2015;100(6):1992-2000.
33. Shahian DM, Wolf RE, Iezzoni LI, et al. Variability in the measurement of hospital-wide mortality rates. *N Engl J Med.* 2010;363:2530-2539.
34. Cooper AL, Trivedi AN. Fitness memberships and favorable selection in Medicare Advantage plans. *N Engl J Med.* 2012;366:150-157.
35. Brown ML, Lenoch JR, Schaff HV. Variability in data: the Society of Thoracic Surgeons National Adult Cardiac Surgery Database. *J Thorac Cardiovasc Surg.* 2010;140:267-273.
36. Sigakis MJ, Bittner EA, Wanderer JP. Validation of a risk stratification index and risk quantification index for predicting patient outcomes: in-hospital mortality, 30-day mortality, 1-year mortality, and length-of-stay. *Anesthesiology.* 2013;119:525-540.
37. Etzioni DA, Wasif N, Dueck AC, et al. Association of hospital participation in a surgical outcomes monitoring program with inpatient complications and mortality. *JAMA.* 2015;313:505-511.
38. Osborne NH, Nicholas LH, Ryan AM, et al. Association of hospital participation in a quality reporting program with surgical outcomes and expenditures for Medicare beneficiaries. *JAMA.* 2015;313:496-504.
39. Tung A. Sentinel events and how to learn from them. *Int Anesthesiol Clin.* 2014;52:53-68.
40. The Joint Commission. Patient Safety Systems Chapter, Sentinel Event Policy and RCA2. https://www.jointcommission.org/sentinel_event.aspx.
41. Wu AW, Lipshutz AK, Pronovost PJ. Effectiveness and efficiency of root cause analysis in medicine. *JAMA.* 2008;299:685-687.
42. Wallace LM, Spurgeon P, Adams S, et al. Survey evaluation of the National Patient Safety Agency's Root Cause Analysis training programme in England and Wales: knowledge, beliefs and reported practices. *Qual Saf Health Care.* 2009;18:288-291.
43. Smits M, Janssen J, de Vet R, et al. Analysis of unintended events in hospitals: inter-rater reliability of constructing causal trees and classifying root causes. *Int J Qual Health Care.* 2009;21:292-300.
44. The Joint Commission. Sentinel Event Alert/Topics Library Updates. https://www.jointcommission.org/topics/hai_sentinel_event.aspx.
45. The Joint Commission. Topic Library Resources. https://www.jointcommission.org/topics/default.aspx.

49 CUIDADO PALIATIVO

Sarah Gebauer

INTRODUÇÃO

Pacientes com doenças graves geralmente têm muitos sintomas que são negligenciados, como dor, dispneia, ansiedade e depressão.[1] Esses pacientes também têm interações frequentes, mas muitas vezes insatisfatórias, com a equipe de saúde, devido à falta de comunicação.[2] *Cuidado paliativo* é "uma abordagem que melhora a qualidade de vida dos pacientes e suas famílias que estão enfrentando problemas associados a doenças que ameaçam a vida, por meio da prevenção e do alívio do sofrimento por identificação precoce, avaliação e tratamento impecáveis da dor e outros problemas, físicos, psicossociais e espirituais".[3]

Medicina paliativa refere-se à experiência médica aplicada dentro de uma equipe de cuidados paliativos. O cuidado paliativo, com ênfase no estabelecimento de objetivos e no manejo dos sintomas, tenta melhorar os cuidados desses pacientes e suas famílias. Muitas habilidades dos cuidados paliativos podem ser usadas em diversas configurações, e conceitos como tomada de decisão compartilhada e abordagem biopsicossocial-espiritual não devem ser reservados apenas para pacientes com doenças graves.

Os cuidados paliativos modernos começaram com o movimento de *hospice* nos anos 1960 e se propagaram para muitos sistemas de saúde no mundo todo. Nos Estados Unidos, pelo menos dois terços dos hospitais têm equipes de cuidados paliativos,[4] e os serviços de *hospice* estão amplamente disponíveis. Apesar das suas raízes comuns, *hospice* e cuidados paliativos não são necessariamente termos intercambiáveis. O significado de *hospice* e os serviços oferecidos variam de acordo com o país, embora os *hospices* em geral se concentrem em doenças de fase avançada. Nos Estados Unidos, *hospice* se refere a um benefício do seguro para pacientes com expectativa de vida de menos de 6 meses. *Cuidado paliativo* é um termo mais inclusivo apropriado "a qualquer idade e qualquer estágio de uma doença grave, e pode ser fornecido em conjunto com o tratamento curativo".[5] No passado, havia uma escolha dual percebida entre tratamentos curativos agressivos e, depois, o encaminhamento para um *hospice* quando esses tratamentos falhavam. Os cuidados paliativos agora oferecem uma imagem com mais nuances do tempo anterior em que o paciente passa para o *hospice;* pacientes recebem tratamentos paliativos e curativos concomitantes, com o maior suporte de cuidados paliativos se a doença avança, até que os serviços de *hospice* sejam apropriados (Fig. 49.1).[6] Para os propósitos deste capítulo, o cuidado paliativo abrangerá os cuidados paliativos e de *hospice*, salvo indicação em contrário.

Cuidado paliativo não significa desistir do tratamento, nem mesmo fornecer cuidado menos agressivo. Significa conversar com pacientes e suas famílias, obter os seus princípios e objetivos, e fazer recomendações médicas e decisões baseadas nesses princípios e objetivos. Essa abordagem às vezes é referida como *tomada de decisão compartilhada*. Não é incomum que a equipe de cuidados paliativos defenda o tratamento mais agressivo, seja porque ele está alinhado aos desejos do paciente e é razoável clinicamente ou porque o tratamento agressivo de problemas clínicos específicos pode diminuir uma carga de sintomas do paciente.

As equipes de cuidados paliativos geralmente abordam o manejo dos sintomas avaliando múltiplos aspectos da condição do paciente, que envolvem tanto a dor física quanto a dor emocional. Esse conceito reconhece que parte da dor que o paciente sente pode ser devida ao sofrimento existencial ou espiritual. Isso pode assumir a forma de uma crença de que a morte iminente de uma pessoa é punição de um poder superior, ou que a pessoa não contribuiu o suficiente para o mundo. Os especialistas em cuidados paliativos tentam determinar que fatores físicos ou psicossociais podem estar contribuindo para a dor e usam medicamentos ou a experiência de outros membros da equipe, como acompanhantes religiosos, assistentes sociais ou arteterapeutas, para ajudar a aliviar os sintomas de um paciente, em um sentido amplo.

As equipes de cuidados paliativos na internação do paciente *reduzem os custos,* melhorando o cuidado ao paciente. Os avanços médicos e o envelhecimento da população levaram a um aumento no número de pacientes com doenças graves. Os beneficiários que utilizam a maior parte dos custos dos seguros incluem aqueles no último ano de vida, embora muitas pessoas digam que não querem morrer em um hospital. Em 2010, os benefícios para os 5% dos assistidos em serviços mais dispendiosos representaram 39% dos gastos dos seguros.[7] Não só o tratamento é caro, mas os pacientes e as famílias geralmente descrevem sintomas angustiantes, necessidades psicossociais que não são reconhecidas e cuidado insatisfatório em geral.[8] Os custos hospitalares diminuem com os serviços de consulta de cuidados paliativos. Por exemplo, um estudo mostrou uma redução média no custo de US$ 6.900 por paciente, assim como redução de mortes na unidade de cuidado intensivo (UCI).[9] A redução dos custos não é um objetivo primário dos cuidados paliativos. Em vez disso, os pacientes que recebem cuidados paliativos desejam menos intervenções e suportes. É importante observar que o trabalho das equipes de cuidados paliativos não aumenta a taxa de mortalidade intra-hospitalar.[10] Em algumas situações, os cuidados paliativos podem até *aumentar a sobrevida.* Pacientes com câncer de pulmão metastático, por exemplo, viveram 2 meses mais do que aqueles que recebiam cuidados padrão.[11]

O que é *Hospice*?

Nos Estados Unidos, o *hospice* geralmente se refere a um conjunto de benefícios do Medicare ou seguradoras privadas. Mais de 40% de todas as mortes nos Estados Unidos ocorrem em *hospices*.[12] Os cuidados de *hospice* diminuem a carga de sintomas, aumentam a satisfação do paciente e da família e estão associados a economia de custos, especialmente para pacientes que usam *hospices* por mais tempo.[13] O *hospice* oferece aos pacientes e suas famílias a maior ajuda que podem receber quanto cuidam de um pessoa em casa, incluindo os serviços listados na Figura 49.2. Ao contrário das crenças de alguns pacientes, a maioria dos serviços de *hospices* é fornecida em casa e os *hospices* não pagam pelos

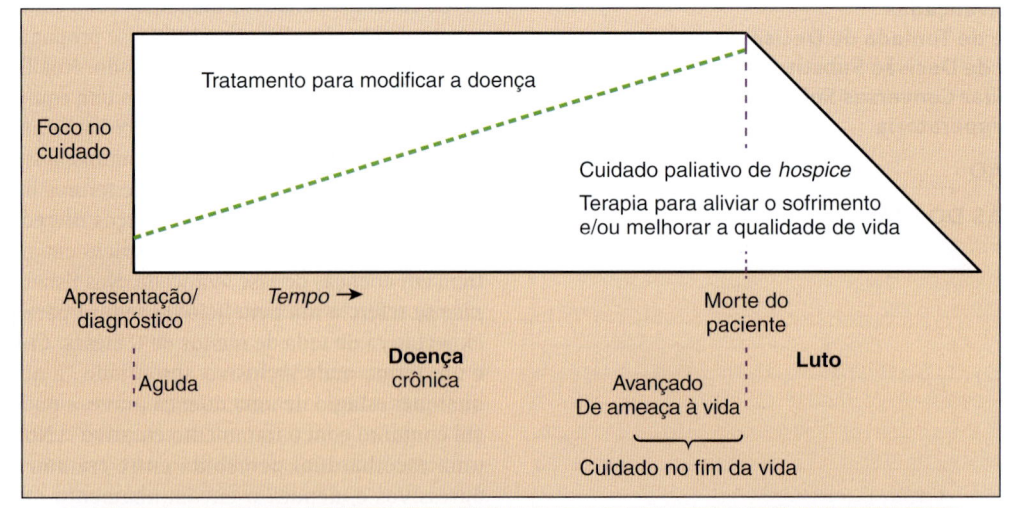

Fig. 49.1 O papel dos cuidados paliativos durante a doença e o luto. (Redesenhada de Ferris FD, Balfour HM, Bowen K, et al. A model to guide patient and family care: based on nationally accepted principles and norms of practice. *J Pain Symptom Manage.* 2002;24: 106-123.)

cuidadores. Os enfermeiros e o pessoal do *hospice* ensinam e apoiam a família no cuidado de um paciente em estado crítico e próximo do fim da vida, mas as famílias fornecem a maior parte dos cuidados. Algumas famílias podem optar por ter serviços de *hospice* prestados em uma casa de repouso, embora os "cuidados de custódia", ou o atendimento das necessidades diárias, tais como comer e tomar banho, fornecidos pelo lar de idosos muitas vezes não sejam cobertos pelo seguro do paciente. Alguns pacientes são qualificados para os serviços em um *hospice* de internação por causa de sintomas intratáveis específicos, como dor ou vômito, mas

geralmente não durante todo o tempo que estão recebendo o cuidado do *hospice* (Fig. 49.3).

Hospice e Subespecialidade da Medicina Paliativa

Hospice e medicina paliativa são uma subespecialidade certificada por um conselho que exige pesquisa universitária de 1 ano para certificação. Médicos de 10 especialidades médicas, incluindo o anestesiologia, são elegíveis, e mais de 100 anestesiologistas são certificados por conselho em *hospices* e

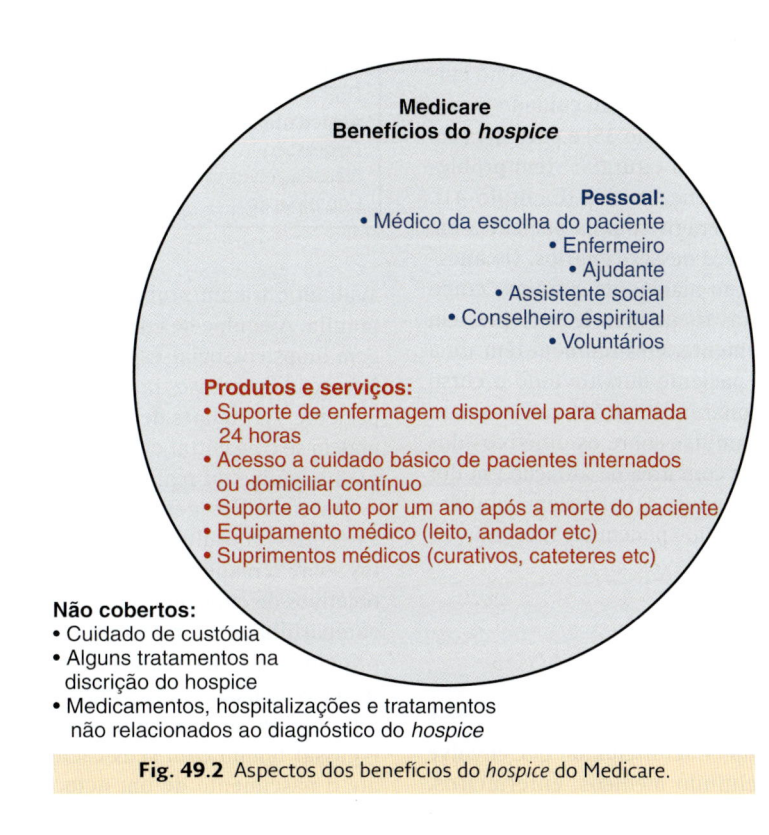

**Medicare
Benefícios do *hospice***

Pessoal:
• Médico da escolha do paciente
• Enfermeiro
• Ajudante
• Assistente social
• Conselheiro espiritual
• Voluntários

Produtos e serviços:
• Suporte de enfermagem disponível para chamada 24 horas
• Acesso a cuidado básico de pacientes internados ou domiciliar contínuo
• Suporte ao luto por um ano após a morte do paciente
• Equipamento médico (leito, andador etc)
• Suprimentos médicos (curativos, cateteres etc)

Não cobertos:
• Cuidado de custódia
• Alguns tratamentos na discrição do hospice
• Medicamentos, hospitalizações e tratamentos não relacionados ao diagnóstico do *hospice*

Fig. 49.2 Aspectos dos benefícios do *hospice* do Medicare.

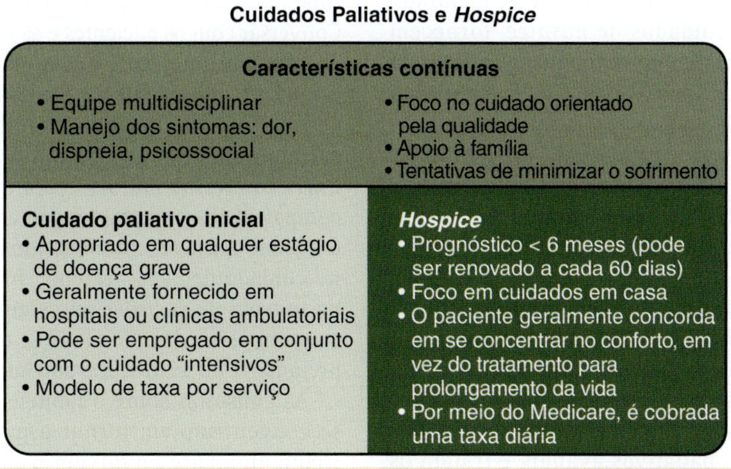

Cuidados Paliativos e *Hospice*

Características contínuas
• Equipe multidisciplinar
• Manejo dos sintomas: dor, dispneia, psicossocial
• Foco no cuidado orientado pela qualidade
• Apoio à família
• Tentativas de minimizar o sofrimento

Cuidado paliativo inicial
• Apropriado em qualquer estágio de doença grave
• Geralmente fornecido em hospitais ou clínicas ambulatoriais
• Pode ser empregado em conjunto com o cuidado "intensivos"
• Modelo de taxa por serviço

Hospice
• Prognóstico < 6 meses (pode ser renovado a cada 60 dias)
• Foco em cuidados em casa
• O paciente geralmente concorda em se concentrar no conforto, em vez do tratamento para prolongamento da vida
• Por meio do Medicare, é cobrada uma taxa diária

Fig. 49.3 Características dos cuidados paliativos e *hospices* nos Estados Unidos.

VI

medicina paliativa.[14] Os médicos certificados pelo conselho fornecem cuidados paliativos especializados, que incluem manejo do sintoma resistente e reuniões familiares difíceis.[15] Embora a maioria dos anestesiologistas não sejam médicos com área de atuação em cuidados paliativos, todos os anestesiologistas devem ter uma familiaridade com cuidados paliativos primários. Isso inclui conversas sobre os objetivos do tratamento e as diretrizes perioperatórias antecipadas, além de habilidades no manejo de sintomas de pacientes em estado crítico relacionados a problemas comumente observados na prática de anestesiologia.[16]

Contribuição dos Anestesiologistas para o Cuidado Paliativo

Os anestesiologistas oferecem habilidades específicas no cuidado de pacientes em estado crítico, além do cuidado perioperatório padrão. Muitos idosos (Capítulo 35) e pacientes em estado crítico que se submeteram a cirurgia[17] têm problemas de dor (Capítulo 44) ou doença crítica (Capítulo 41). Os anestesiologistas podem interagir com os pacientes em cuidados paliativos e de *hospice* nesses cenários. Os anestesiologistas têm experiência no manejo de sintomas como dor e náuseas, que são queixas frequentes de pacientes em cuidados paliativos. Crucialmente, eles também têm uma visão sobre os riscos para o paciente durante todo o curso perioperatório e podem adicionar informações valiosas para conversas com pacientes e famílias sobre os objetivos dos cuidados. Os anestesiologistas com área de atuação em dor (Capítulo 44) e intensivistas (Capítulo 41) oferecem habilidades e conhecimentos avançados que podem ser inestimáveis para o paciente em cuidados paliativos.

O QUE FAZEM AS EQUIPES DE CUIDADOS PALIATIVOS?

O cuidado paliativo é um campo interdisciplinar que envolve múltiplos profissionais, incluindo médicos, enfermeiros, assistentes sociais, assistentes religiosos e outros. Médicos de cuidados paliativos são especialistas no manejo de sintomas e na comunicação para pacientes em estado crítico e suas famílias. Os enfermeiros de cuidados paliativos, incluindo enfermeiros que prestam cuidados de *hospice*, fornecem manejo de sintomas, habilidades de comunicação avançada e avaliação das necessidades psicossociais e espirituais do paciente e sua família.[18] Os assistentes sociais abordam as necessidades psicossociais dos pacientes e das famílias e podem auxiliar nas necessidades complexas da alta.[19] Os assistentes religiosos auxiliam os pacientes e suas famílias na identificação e na abordagem da angústia espiritual relacionada com doenças graves e fornecem ou facilitam cerimônias espirituais ou religiosas apropriadas.[20] Os anestesistas com área de atuação em dor podem estar envolvidos em técnicas de manejo de dor avançada (Capítulos 40 e 44), e os anestesistas e intensivistas com frequência se envolvem em debates complexos sobre os objetivos dos cuidados. As equipes de cuidados paliativos avaliam e tratam os sintomas do paciente, discutem os objetivos dos cuidados e

Quadro 49.1 Perguntas Psicossociais Comuns durante as Consultas de Cuidados Paliativos

"Que papel, se for o caso, a religião ou a espiritualidade desempenham na sua vida?"
"Onde você mora? Com quem?"
"Quais são os princípios importantes na sua vida?"
"Como você lida com as mudanças que estão acontecendo?"
"Quais são suas maiores preocupações agora?"

Quadro 49.2 Sintomas Comumente Avaliados durante uma Visita de Cuidados Paliativos

Insônia
Dispneia
Fadiga
Dor
Ansiedade
Depressão
Náuseas e vômitos
Constipação

avaliam e tratam problemas psicossociais do paciente e da família. A equipe de cuidados paliativos segue uma abordagem biopsicossocial-espiritual para o manejo e reconhece a interação entre esses fatores na melhora do cuidado geral do paciente. As equipes de cuidado paliativo, como consultores, podem se concentrar em uma questão específica preocupante para a equipe ou realizar uma avaliação abrangente.

As consultas geralmente se dividem em duas grandes categorias: consultas sobre os objetivos do cuidado e consultas sobre o manejo dos sintomas. Para as consultas sobre os objetivos do cuidado, os especialistas em cuidados paliativos compartilham informações, têm uma ideia de quais são os princípios e objetivos do paciente e fazem recomendações médicas com base nesses princípios e objetivos. Por exemplo, um objetivo do paciente talvez seja ficar fora do hospital e passar tempo com seus cachorros e outro pode ser viver até o nascimento de um neto. Outros podem ter objetivos como melhorar as relações com membros da família ou ser capaz de caminhar pela casa sem dor. As equipes de cuidados paliativos também realizam uma avaliação psicossocial aprofundada, com perguntas como as listadas no Quadro 49.1. Conversar com os pacientes e as famílias sobre a compreensão das questões médicas — como querem receber informações, como suas vidas domésticas e espirituais contribuem para seu pensamento sobre a situação médica — pode fornecer uma orientação inestimável às equipes de atendimento primário. Essas conversas muitas vezes incluem tomada de decisão compartilhada e ajudam o paciente e a família a determinar um plano razoável considerando os muitos fatores complexos no cuidado de cada paciente. Incluir o paciente e a família na tomada de decisões não significa oferecer ou concordar com um plano de cuidados que a equipe médica acredita ser prejudicial ou aumente o sofrimento.

As consultas sobre o manejo dos sintomas muitas vezes se concentram em tornar o paciente mais confortável e frequentemente envolvem o manejo de dor ou náusea e vômitos intratáveis. Os sintomas que as equipes de cuidados

Quadro 49.3 Benefícios Associados aos Cuidados Paliativos no CTI

- Diminuição do tempo no CTI
- Diminuição da duração da estadia no hospital
- Nenhum aumento na taxa de mortalidade
- TEPT e ansiedade do membro da família diminuídos
- Menos desentendimentos entre as famílias e os provedores
- Menos desentendimentos entre os profissionais

CTI, centro de terapia intensiva; *TEPT*, transtorno de estresse pós-traumático.
De Aslakson R, Cheng J, Vollenweider D, et al. Evidence-based palliative care in the intensive care unit: a systematic review of interventions. *J Palliat Med.* 2014;17:219-235.

paliativos mais tratam estão listados no Quadro 49.2. Alguns deles requerem uma compreensão profunda da fisiopatologia subjacente do paciente. Por exemplo, pacientes com vômitos podem ter um tumor abdominal, sofrer efeitos de medicação ou ter constipação induzida por opioides. Pacientes com determinada doença intra-abdominal que afeta o trato gastrointestinal precisam ser avaliados quanto a obstrução contínua *versus* intermitente e considerados para tratamento com octreotídeo ou dexametasona, e possivelmente uma gastrostomia. Outros sintomas próximos do fim da vida, como delírio terminal, podem requerer tratamento com grandes doses de benzodiazepinas, ou mesmo fenobarbital. Para pacientes cujos sintomas não respondem às abordagens padrão, deve ser obtida uma consulta de cuidados paliativos.

Cuidados Paliativos na Unidade de Cuidados Intensivos

Pacientes no CTI pós-operatório com permanência maior que 7 dias têm uma taxa de mortalidade de mais de 35%[21] e devem receber uma consulta de cuidados paliativos.[22] Embora alguns permaneçam rotineiramente no CTI para necessidades de monitoramento ou de enfermagem específicas após a cirurgia, grande parte dos pacientes e das famílias precisa tomar decisões difíceis sobre o plano de tratamento. Os prestadores de cuidados paliativos ajudam os pacientes e as suas famílias a determinar objetivos de cuidados, ajudam a resolver conflitos e realizam o manejo dos sintomas para pacientes em unidades de terapia intensiva (Quadro 49.3).[23] Apesar da ênfase percebida dos cuidados paliativos no conforto sobre a cura, não há *nenhum aumento da taxa de mortalidade* em pacientes no CTI quando as equipes de cuidados paliativos são introduzidas (Capítulo. 41).

A comunicação entre pacientes, famílias e provedores pode ser especialmente difícil no CTI pós-operatório. O uso comum de uma CTI "modelo aberto" no cenário cirúrgico pode dificultar a formação de um plano coeso para os provedores e as famílias.[21] Além disso, o que alguns autores descrevem como um "comprometimento cirúrgico" entre o cirurgião e paciente, em que o cirurgião tem "um sentimento exagerado de responsabilidade pelo resultado do paciente", pode complicar ainda mais o prognóstico e dificultar que todas as partes concordem sobre o que constitui um "bom" resultado.[21] Embora o pensamento tradicional de cirurgiões e dos cuidados paliativos estejam em desacordo com os objetivos cirúrgicos, a declaração atual do Colégio Americano de Cirurgiões, incentiva a integração dos cuidados paliativos dos pacientes cirúrgicos que têm uma série de condições, não apenas aquelas no fim da vida.[21] Assim, os anestesiologistas devem trabalhar estreitamente com cirurgiões e especialistas em cuidados paliativos para garantir os cuidados ideais durante períodos de doença crítica.

Retirada do Suporte à Vida

Muitos anestesiologistas podem estar envolvidos na retirada do suporte à vida de pacientes com prognósticos desfavoráveis cujas famílias não acreditam que o tratamento de suporte à vida continuado seja compatível com os objetivos dos pacientes. Para esses pacientes, a retirada do suporte à vida é uma decisão ética. É importante notar e esclarecer a distinção que a família pode perceber quando profissionais da área de saúde discutem sobre a retirada do suporte à vida (interrupção de uma máquina que mantém um paciente vivo artificialmente) e a retirada dos cuidados (interrupção de toda a preocupação com o conforto e o bem-estar do paciente). Os cuidados de alta qualidade e o manejo de sintomas devem ser de extrema preocupação para todos os pacientes independentemente do plano de tratamento, e as famílias devem ser tranquilizadas de que a equipe continuará a cuidar do paciente.

Um exemplo importante surge no contexto da retirada do suporte respiratório. Muitos membros da família preferem que o tubo endotraqueal seja removido junto com a interrupção do ventilador. É crucial preparar os membros da família para o processo de extubação da traqueia, incluindo a tosse e as secreções esperadas, e ter opioides e sedativos prontamente disponíveis para diminuir qualquer desconforto percebido durante ou após a extubação, como falta de ar. Os anestesiologistas são especialistas na titulação rápida de fentanil e midazolam, que são os medicamentos mais utilizados para retirada do suporte do ventilador mecânico. Um enfermeiro ou um médico confortável com a administração desses medicamentos deve estar presente durante a retirada do ventilador a fim de diminuir os sinais de angústia. Os pacientes não devem estar paralisados antes da retirada do ventilador, pois isso tornaria difícil ou impossível avaliar a titulação adequada de opioides e sedativos. Médicos que supervisionam a retirada do suporte à vida devem interromper quaisquer tubos e linhas desnecessários, entrar em contato com o assistente religioso do hospital para ajudar a possibilitar cuidados espirituais e cerimônias religiosas, e garantir o apoio da família.

Espiritualidade em Casos de Doenças Graves

A doença grave e a possível morte muitas vezes fazem surgir questões espirituais como do significado da vida ou crenças sobre o que acontece após a morte. Muitos pacientes dizem que a religião é importante para ajudá-los a se adaptar e lidar com o diagnóstico de doença terminal. A maioria dos médicos não pergunta aos pacientes sobre suas crenças religiosas, embora muitos pacientes e suas famílias descrevam sua religião como sendo um importante fator nas decisões

VI

sobre o tratamento médico e digam que querem falar sobre esse assunto com o médico.[24] Uma simples pergunta, como: "Que papel, se houver, a religião ou a espiritualidade desempenha em sua vida?" pode ajudar a identificar pacientes com necessidades não atendidas. Também pode haver cerimônias religiosas, por exemplo, a forma como o corpo do paciente deve ser manuseado após a morte, que são importantes para a equipe de saúde saber.

CUIDADOS PALIATIVOS E DOR

O manejo da dor é muitas vezes um aspecto importante na qualidade da vida de uma pessoa gravemente doente. Como especialistas no manejo da dor, os anestesiologistas têm habilidades únicas para contribuírem nesta área. Muitos pacientes em estado crítico se submeteram a cirurgia e podem ter agudização da dor crônica resultante dela (Capítulo 44).

Uso de Opioides no Fim da Vida

Alguns profissionais de saúde podem ter preocupações sobre o efeito dos opioides no tempo até a morte de um paciente e têm apreensões de que os medicamentos fornecidos estejam "matando" o paciente. O princípio ético do efeito duplo afirma que um médico pode tratar sintomas que podem acelerar a morte como efeito secundário, desde que a intenção do médico seja ter um bom resultado, como diminuição da dor e angústia, em vez de um mau resultado, como a morte.[25] Os opioides devem ser administrados a esses pacientes em resposta a sinais de dor ou desconforto, em vez de ser arbitrariamente aumentados. Os opioides não encurtam o tempo até a morte em pacientes no fim da vida, podendo até aumentá-lo.[25] Assim, o uso adequado de opioides no fim da vida é indicado do ponto de vista tanto médico quanto ético. Se, após discussões, um membro da equipe sentir um sofrimento moral significativo em tal situação, outro profissional deve ser designado para o paciente.

Dor do Câncer

A dor do câncer é o tipo de dor mais reconhecida para os pacientes com doenças que ameaçam a vida. A maioria dos pacientes com dor do câncer pode ser tratada por meio da Escala da Dor do Câncer da Organização Mundial de Saúde,[26] mas alguns precisam da perícia de um especialista em medicina da dor. Há uma variedades de técnicas para controlar a dor do câncer disponíveis, as quais são abordadas no Capítulo 44, Manejo da Dor Crônica. Fatores importantes a serem considerados na dor do câncer são a causa da dor (como relacionada a tumor ou quimioterapia) e a história natural da dor do câncer, que geralmente piora em vez de melhorar. A causa da dor do câncer é muitas vezes complexa e pode ser devida ao próprio tumor, a edema em torno de um tumor, ou metástases no tecido, nervo ou osso; ou pode estar relacionada com o próprio tratamento do câncer, como a neuropatia periférica ou plexopatia braquial induzida por radiação.[27] O tratamento deve ser direcionado à causa da dor quando possível, e muitos pacientes podem ter dor de múltiplas fontes. Considerando as complexidades da dor do câncer, os medicamentos adjuvantes são uma opção importante (Tabela 49.1).

Para alguns pacientes, a quimioterapia, a radioterapia ou mesmo a cirurgia que visa diminuir o tamanho tumoral podem ser consideradas para diminuir a dor mesmo quando

Tabela 49.1 Agentes Analgésicos Adjuvantes no Manejo da Dor de Câncer por Categoria do Uso Convencional

Categoria	Exemplos	Comentário
Analgésicos		
Glicocorticoides	Dexametasona, prednisona	Dor óssea, dor neuropática, dor de linfedema, cefaleia, obstrução intestinal
Antidepressivos		
Tricíclicos	Desipramina, amitriptilina	Usados para dor neuropática refratária a opioide, primeiro se comorbidades; compostos de amina secundária (p. ex., desipramina) têm menos efeitos colaterais e podem ser preferidos
ISRS	Duloxetina, milnacipran	Boa evidência em algumas condições, mas, em geral, menos do que para tricíclicos; no entanto, melhor perfil de efeitos colaterais do que tricíclicos, e geralmente testados primeiro
ISRN	Paroxetina, citalopram	Muito pouca evidência e, se a dor é o alvo, outras subclasses são preferidas
Outros	Bupropiona	Pouca evidência de efetividade, mas menos sedativo que outros antidepressivos e geralmente testado precocemente quando cansaço ou sonolência é um problema
Agonistas α_2-adrenérgicos	Tizanidine, clonidina	Raramente usados de maneira sistêmica por causa de efeitos colaterais, mas a tizanidina é preferível para um ensaio; a clonidina é utilizada em analgesia neuraxial
Canabinoide	THC/canabidiol, nabilon, THC	Boa evidência na dor de câncer para THC/canabidiol; pouca evidência para outros compostos comercialmente disponíveis

Tabela 49.1 Agentes Analgésicos Adjuvantes no Manejo da Dor de Câncer por Categoria do Uso Convencional *(Cont.)*

Categoria	Exemplos	Comentário
Agentes tópicos		
Anestésico	Adesivo de lidocaína, cremes anestésicos locais	
Capsaicina	Adesivo a 8%; cremes a 0,25%, 0,75%	Adesivo de alta concentração, indicado para neuralgia pós-herpética
AINE	Diclofenaco e outros	Evidência em dores musculoesqueléticas focais
Tricíclicos	Doxepin creme	Usados para prurido; podem ser testados para a dor
Outros		Cremes compostos com variados fármacos testados empiricamente, mas não há nenhuma evidência
Para dor neuropática		
Fármacos multiuso	Como acima	Como acima
Anticonvulsivantes		
Gabapentinoides	Gabapentina, pregabalina	Usados primeiramente para dor neuropática refratária a opioide, a menos que haja depressão associada; pode ter multiuso diante das evidências na dor pós-cirúrgica; ambos os fármacos agem nos canais de cálcio tipo N no SNC, mas a resposta varia de acordo com o indivíduo
Outros	Oxcarbazepina, lamotrigina, topiramato, lacosamida, valproato, carbamazepina, fenitoína	Pouca evidência para todos os fármacos listados; novos fármacos preferidos por causa da menor confiabilidade de efeitos colaterais, mas a variação individual é grande; todos os fármacos considerados para dor neuropática refratária a opioide se antidepressivos e gabapentinoides são inefetivos
Fármacos do canal de sódio		
Bloqueadores dos canais de sódio	Mexiletina, lidocaína intravenosa	Boa evidência para lidocaína intravenosa
Moduladores do canal de sódio	Lacosamida	Novo anticonvulsivante com muito poucas evidências de efeitos analgésicos
Agonistas de GABA		
Agonista de $GABA_A$	Clonazepam	Muito pouca evidência, mas usado para dor neuropática com ansiedade
Agonista de $GABA_B$	Baclofen	Evidência na neuralgia do trigêmeo é a base para ensaios em outros tipos de dor neuropática
Inibidores da N-metil-d-aspartato	Cetamina, memantina, outros	Muito pouca evidência para cetamina, mas uma experiência positiva com o uso intravenoso em doença avançada ou crise de dor; pouca evidência para medicamentos orais
Para dor nos ossos		
Bisfosfonados	Pamidronato, ibandronato, clodronato	Boa evidência; como os AINES ou glicocorticoides, geralmente considerados tratamento de primeira linha; também reduzem outros eventos esqueléticos adversos; preocupação sobre osteonecrose da mandíbula e insuficiência renal pode restringir o uso
Calcitonina		Muito pouca evidência, mas geralmente bem tolerada
Medicamentos radiofarmacêuticos	Estrôncio-89, samário-153	Boa evidência, mas uso restrito por causa dos efeitos na medula óssea e da necessidade de especialização
Para obstrução intestinal		
Medicamentos anticolinérgicos	Compostos de hioscina, glicopirrônio (também conhecido como glicopirrolato)	Juntamente com um glicocorticoide, considerado tratamento adjuvante de primeira linha para obstrução intestinal não cirúrgica
Somatostatina analógica	Octreotídeo	Juntamente com um glicocorticoide, considerado tratamento adjuvante de primeira linha para obstrução intestinal não cirúrgica

SNC, Sistema nervoso central; *GABA*, ácido γ-aminobutírico; *AINES*, medicamentos anti-inflamatórios não esteroides; *ISRN*, inibidor seletivo da recaptação de norepinefrina; *ISRS*, inibidor seletivo da recaptação da serotonina; *THC*, tetra-hidrocanabinol.
De Portenoy RK. Treatment of cancer pain. *Lancet*. 2011;377:2236-2247.

VI

não há previsão de aumento da expectativa de vida. Os anestesiologistas[27] podem ser solicitados a avaliar pacientes quanto a técnicas como o bloqueio do plexo celíaco, o qual diminui os escores de dor, mas não altera a necessidade de opioides ou a qualidade de vida.[28] A dor óssea pode ser devida a componentes osteoblásticos ou osteolíticos, e abordagens como cateteres intratecais, terapia hormonal, agentes modificadores de osso ou radioterapia podem ser úteis. Também pode haver aspectos psicológicos relacionados ao sofrimento, à ansiedade ou à depressão que exacerbam a dor do câncer. Abordar essas questões geralmente aumenta os efeitos de tratamentos que visam a dor física. Do mesmo modo, os pacientes com dor que não respondem aos medicamentos tradicionais para dor devem ser examinados quanto a dor espiritual ou emocional, e esses pacientes devem receber recursos e apoio para enfrentar a sua angústia. O tratamento da dor espiritual pode envolver o serviço social, a psiquiatria, a psicologia, assistência religiosa, medicina integrativa ou outros campos. Com o crescente número de sobreviventes de câncer, os médicos devem estar mais conscientes de questões sobre dependência e adição de opioides em longo prazo.

Dor não Relacionada ao Câncer

A dor não relacionada ao câncer, ou dor em pacientes sem câncer, é uma questão importante e ainda insuficientemente estudada para pacientes com doenças graves. Pacientes com diagnósticos diferentes de câncer podem ter mais dificuldade de alcançar o controle da dor por causa da falta de consciência do médico de que a dor está associada à doença do paciente. Como os anestesiologistas muitas vezes fornecem muito da sua experiência em manejo de dor em um hospital, eles devem estar cientes e saber do manejo da dor nesses pacientes gravemente doentes. A maioria dos pacientes com demência tem dor no fim da vida, embora a causa exata da dor, como úlceras ou dor musculoesquelética, seja desconhecida. Pacientes com doença pulmonar obstrutiva crônica (DPOC) geralmente têm dor, embora muitas vezes não seja tratada de forma agressiva, possivelmente porque os anestesistas hesitem em fornecer opioides a essa população de pacientes. No entanto, os opioides são considerados uma parte aceita do tratamento da dispneia para doença pulmonar avançada, conforme o American College of Chest Physicians.[29] Nessa situação, a dor do paciente com DPOC pode não ser tratada devido à preocupação do médico sobre depressão respiratória, apesar da evidência a favor dos opioides nessa população de pacientes. Como com toda dor, o ideal é que a causa da dor seja identificada, e o tratamento deve ser combinado com a causa.

DESAFIOS NO CUIDADO PALIATIVO DO PACIENTE

Identificando Pacientes de Cuidados Paliativos e *Hospice*

Saber quais pacientes são apropriados para consulta de cuidados paliativos ou *hospice* pode ser difícil e depender de normas hospitalares ou comunitárias. Os pacientes em estado crítico sem preferências claras de tratamento ou os tomadores de decisão devem ter uma consulta sobre cuidados paliativos, como os pacientes cujos cuidados causam conflito entre membros da equipe e aqueles com sintomas refratários.[22]

Consulta de Cuidados Paliativos para Pacientes Internados

Em geral, pacientes com doenças que ameaçam a vida (ou seja, câncer metastático, cirrose ou insuficiência renal crônica) ou doenças com alta probabilidade de morte (ou seja, falência de múltiplos órgãos, trauma grave ou sepse) devem ser considerados para uma consulta de cuidados paliativos.[22] Pacientes que provavelmente morrerão no próximo ano são bons candidatos para o planejamento de cuidados avançados. Além disso, pacientes com dificuldade de manejar sintomas, como dor ou náuseas, ou problemas familiares ou psicossociais complexos muitas vezes se beneficiam da abordagem interdisciplinar de cuidados paliativos.

Consulta de *Hospice*

As consultas de *hospice* devem ser procuradas para pacientes com uma expectativa de vida de 6 meses ou menos que estejam interessados em se concentrar nos tratamentos relacionados aos sintomas, em vez do tratamento com intenção curativa. Os serviços de *hospice*, a princípio, foram projetados em especial para pacientes com câncer, com cursos relativamente previsíveis nos últimos 6 meses de vida. No entanto, os pacientes com câncer agora representam menos da metade dos pacientes de *hospice*. Decidir quais pacientes devem receber cuidados de *hospice* é mais difícil nos casos de demência, DPOC e insuficiência cardíaca crônica (ICC), que juntos compõem a maioria dos pacientes do *hospice*, pois essas doenças têm prognóstico ruim.[12] Os encaminhamentos para *hospice* são muitas vezes feitos muito tarde no curso da doença, e o tempo médio em cuidados paliativos foi de apenas 17 dias em 2015.[12] Isso significa que um número significativo de pacientes não recebeu serviços de *hospice* enquanto eram elegíveis.

As determinações de elegibilidade para *hospice* são muitas vezes claras, mas às vezes podem ser um desafio mesmo para diretores médicos de *hospices*. A maioria dos pacientes se encaixa em diretrizes específicas de doenças criadas pelos Centers for Medicare e Medicaid Services (CMS) para ajudar os diretores médicos dos *hospices* a determinar a elegibilidade.[30] Por exemplo, um paciente com doença pulmonar seria elegível para *hospice* se tivesse dispneia em repouso, aumentando as visitas à sala de emergência ou hospitalizações, e saturação de oxigênio menor ou igual a 88% no ar ambiente.[30] No entanto, um paciente pode ser elegível, mesmo que não cumpra todos esses critérios, se houver comorbidades importantes ou um rápido declínio funcional.[30] Portanto, há espaço para interpretação médica na determinação da elegibilidade para *hospice*, e alguns pacientes podem se qualificar para inscrição em um serviço de *hospice*, mas não em outro.

Consulta de Cuidados Paliativos Ambulatoriais

Não há nenhum critério claro para a consulta de cuidados paliativos ambulatoriais. No entanto, pacientes com sintomas complexos, questões psicossociais ou necessidades de planejamento de cuidados avançados que não são elegíveis para *hospices* são muitas vezes bons candidatos.[31] As clínicas de cuidados paliativos ambulatoriais podem ajudar os pacientes no planejamento de cuidados avançados, como a criação de diretrizes antecipadas, bem como servir como consultores para pacientes com dificuldade no manejo de sintomas como dor ou náusea.

Prognóstico

O conceito de prognóstico é inerente a muitas das discussões sobre a adequação de cuidados paliativos e consultas de *hospice* e a capacidade dos anestesiologistas para discutir os objetivos do cuidado. Os anestesiologistas precisam ter uma ideia geral do prognóstico a fim de fazer recomendações médicas adequadas.

Estimativa do Médico

Muitas decisões clínicas são influenciadas pelo prognóstico percebido, como se deve retirar o ventilador, administrar quimioterapia e proceder com a cirurgia. Apesar de sua importância, continua sendo extremamente difícil determinar o prognóstico. A precisão prognóstica tende a ser fraca, e a maioria dos médicos tende a superestimar o prognóstico, com estimativas sendo piores quanto mais o médico conhece o paciente.[32] No entanto, os médicos do CTI tendem a ser excessivamente pessimistas quanto à sobrevivência de seus pacientes.[33] Os enfermeiros e médicos muitas vezes discordam sobre a probabilidade de sobrevivência e qualidade de vida de um paciente, e os enfermeiros tendem a ser mais pessimistas.[34] Uma abordagem proposta é a da "questão surpresa". Um médico que responde "não" à pergunta: "Você ficaria surpreso se o paciente morresse nos próximos 12 meses?" é relativamente bom preditor de pacientes com esse probabilidade.[22] Embora essa questão não torne fácil prever o futuro ou fornecer aos clínicos informações específicas sobre quanto tempo o paciente viverá, pode ajudar a estruturar algumas decisões, como cirurgias ou tratamentos, e pode ajudar a dar às famílias uma melhor ideia do que pensa a equipe de cuidados de saúde.

Trajetórias da Doença

Pode ser oportuno para os médicos ter e transmitir um conceito da trajetória provável da doença do paciente. Pacientes com a maioria dos cânceres seguem um curso relativamente previsível, considerando que aqueles com DPOC, por exemplo, tendem a ter um longo período de hospitalizações repetidas e declínio associado antes da morte. Essas trajetórias da doença podem ser pontos de partida úteis para discussões com os pacientes e suas famílias sobre o que provavelmente aguarda o futuro (Fig. 49.4).

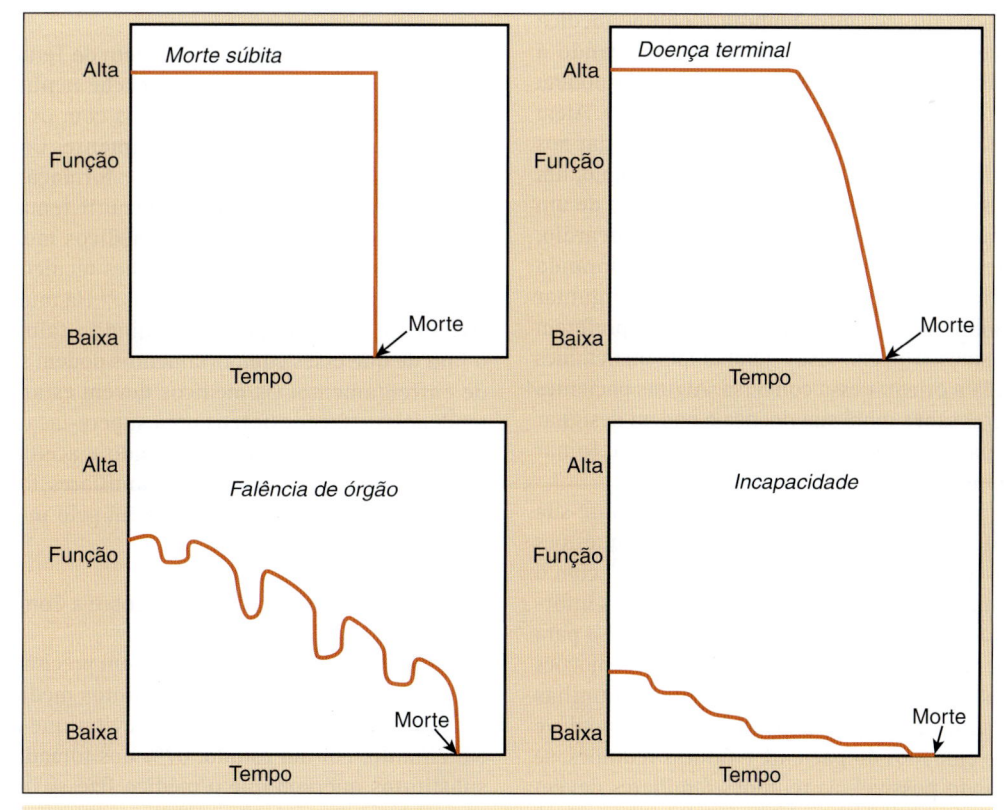

Fig. 49.4 Trajetórias da morte. (Redesenhada de Lunney JR, Lynn J, Hogan C. Profies of older medicare decedents. *J Am Geriatr Soc.* 2002;50: 1108-1112.)

Ferramentas Prognósticas

Múltiplas ferramentas prognósticas foram desenvolvidas, particularmente para pacientes em estado crítico,[35] bem como para os pacientes com outras condições específicas. Essas ferramentas podem sintetizar amplas informações sobre a gravidade da doença de um paciente em um único número ou percentil que é mais fácil para cuidadores, pacientes e famílias entenderem. Elas podem, portanto, ser muito úteis, mas podem não levar em consideração todas as comorbidades do paciente. Não conseguem prever quais pacientes individuais viverão ou morrerão, o que é a informação que os pacientes e as famílias realmente desejam. Apesar dessas limitações, as calculadoras prognósticas podem ser úteis na elaboração de discussões com as famílias sobre o curso provável do paciente.

Estado Funcional

O estado do desempenho geralmente se correlaciona bastante com o prognóstico,[36] com um paciente limitado ao leito propenso a ter uma vida muito mais curta do que um paciente que deambula. Por exemplo, um paciente que está limitado ao leito e recentemente parou de comer provavelmente teria dias a semanas, enquanto um paciente com um diagnóstico similar que está em uma cadeira a maior parte do dia, mas precisa de ajuda para tomar banho e vestir-se, pode ter semanas a meses.

Comunicação

Uma parte essencial da discussão de problemas médicos com os pacientes e as famílias é a garantia da compreensão dos problemas médicos do paciente. Embora a equipe médica possa aceitar como certo que um paciente começando a diálise tenha falência renal, o paciente e a família podem não associar automaticamente essas duas informações. Além disso, diferentes membros da equipe médica podem dar aos pacientes e famílias diferentes mensagens. Por exemplo, um cardiologista pode informar à família que o coração de um paciente está melhorando após um infarto do miocárdio, enquanto o intensivista diz à família que ele está piorando por causa do agravamento de pneumonia e sepse. Perguntar aos pacientes sobre quanto querem saber e como preferem receber as informações (p. ex., visão geral ampla ou detalhes específicos) ajuda a orientar essa conversa. Alguns pacientes podem não querer saber sobre sua doença e podem designar um substituto para receber informações médicas e tomar decisões em nome deles.

Perguntar o que o paciente e a família sabem sobre sua condição pode dar ao médico uma ideia sobre quais questões precisam ser discutidas em mais detalhes. "Verificar" com o paciente e a família sobre como estão reagindo a essas informações, fazendo perguntas como: "Isso é uma surpresa para você?" pode dar-lhes uma chance de expressar suas emoções relacionadas às novas informações. Pacientes e famílias devem ter oportunidade de fazer perguntas, e um plano deve ser feito para os cuidados do paciente e futuras reuniões, se necessário. Quando possível, as reuniões familiares devem envolver um representante de cada especialidade que está cuidando do paciente, além do paciente ou o substituto deste, bem como outros membros da família solicitados pelo paciente ou substituto. Embora possa ser um desafio encontrar tempo para que todos os envolvidos no cuidado de um paciente se reúnam, esse investimento geralmente leva a um plano de cuidados lógico mais coeso para o paciente.

Muitos médicos têm dificuldade com a forma de começar as reuniões com a família. As abordagens de senso comum incluem a apresentação da família e dos membros da equipe, dando uma breve explicação porque vocês estão reunidos, sentando-se com o paciente e a família, e mostrando empatia. Uma breve reunião antecipada com os membros da equipe médica pode ser útil. Também é válido compartilhar as ideias específicas da especialidade e obter mais informações das decisões que precisarão ser feitas durante a reunião. Enfermeiros, assistentes religiosos, assistentes sociais e outros profissionais devem ser convidados para participar, conforme a necessidade.

Ocasionalmente, os membros da equipe de saúde discordam sobre o prognóstico, o plano de tratamento ou uma variedade de outras questões. Isso é esperado[34] e deve ser abordado pronta e profissionalmente. Discordâncias que fiquem encobertas podem rapidamente tornar-se contraditórias e levar a um cuidado insatisfatório do paciente e confusão para a família. Muitas das mesmas habilidades na resolução de conflitos, negociação e facilitação que os médicos de cuidados paliativos usam em reuniões com a família podem ser úteis no cenário de discordância dos profissionais. Uma consulta de cuidados paliativos deve ser considerada para essas situações para ajudar a formular um plano de cuidados coeso e fornecer o melhor tratamento possível.

Tendências do Médico na Abordagem de Temas Difíceis

A maioria dos médicos nunca recebe nenhum treinamento em como discutir temas difíceis com os pacientes, mas se espera que o façam rotineiramente. Como resultado, os médicos em todos os níveis de formação muitas vezes não se sentem à vontade em discutir temas difíceis com os pacientes. As gravações de médicos mostram que eles tendem a se concentrar em detalhes técnicos, evitar temas emocionais e dominar as conversas.[37] Há muitas razões possíveis para essa abordagem, incluindo a falta de formação e o fato de que esses comportamentos podem ser mecanismos de enfrentamento. Os médicos devem estar cientes dessas tendências e fazer esforços para superá-las utilizando palavras compreensíveis, reconhecendo e aceitando a emoção e permitindo que pacientes e familiares falem. O ideal é que os pacientes e as famílias falem pelo menos metade da conversa.

Desejos do Paciente e da Família sobre a Comunicação do Prognóstico

Devido à dificuldade em predizer com precisão a sobrevivência de um paciente individual, muitos médicos evitam dar qualquer tipo de estimativa para evitar que esteja errado.[38] No entanto, em um estudo, 87% dos tomadores de decisão substitutos queriam que o médico fizesse um prognóstico, mesmo que fosse incerto.[39] Quando o recebem, porém, esse substitutos tendem a ser excessivamente otimistas, em especial com o pior prognóstico.[40] Muitos profissionais optam por afirmar claramente que qualquer estimativa é uma suposição, e usam intervalos, como horas a dias, dias a semanas ou semanas a meses para transmitir uma ideia geral da expectativa de vida do paciente.

Estruturas para a Comunicação de Informações Difíceis

Com frequência, os anestesiologistas no CTI vezes precisam comunicar informações sensíveis ou difíceis sobre o prognóstico para pacientes e familiares, e muitas vezes isso também é necessário nos cenários perioperatórios ou de dor. Assegurar que os pacientes entendem a sua condição é uma parte importante do consentimento informado para a anestesia. Na maioria das vezes, os médicos falam com as famílias porque muitos pacientes em estado crítico são incapazes de participar. A comunicação entre a família e o médico do CTI, em geral, é inadequada. Em um estudo, apenas metade das famílias tinha uma compreensão adequada do prognóstico, de tratamentos ou diagnósticos do paciente depois de uma discussão com os médicos de CTI.[41]

Há diversos modelos formais para comunicar o prognóstico aos pacientes e famílias. O protocolo SPIKES[42] (Quadro 49.4) – que inclui perguntas sobre a compreensão atual do paciente ou membro da família quanto a questões médicas, respostas com empatia e concordância de um plano de acompanhamento – foi originalmente descrito para más notícias, mas os conceitos se aplicam em muitos casos.

Discussão do Código de Estado

A estrutura de cuidados paliativos também funciona no contexto das discussões sobre ordens de reanimação. Idealmente, as discussões sobre o código de estado devem ocorrer no contexto de uma conversa mais ampla sobre a condição geral do paciente e os objetivos. Entre 1 em 1.400 e 1 em 1.800 pacientes experimenta uma parada cardíaca na sala de cirurgia.[43] A taxa de mortalidade no período perioperatório para esses pacientes é de cerca de 60%.[43] Esta taxa de sobrevivência é marcadamente melhor do que entre os pacientes que sofrem parada cardíaca no chão ou fora do hospital, e pode ser uma importante parte da decisão de um paciente a respeito do código de estado no período perioperatório.

Ensaios de Tempo Limitado

Um ensaio de tempo limitado é "um acordo entre os clínicos e paciente/família para utilizar certas terapias médicas por um período definido e ver se a condição do paciente melhora ou deteriora de acordo com os resultados clínicos acordados."[44] Um ensaio de tempo limitado é um método de lidar com a incerteza do prognóstico e é uma ferramenta útil em reuniões com familiares. Por exemplo, a família de um paciente com uma exacerbação da DPOC e uma ordem de não reanimar (ONR) pode desejar um ensaio da pressão positiva das vias respiratórias de dois níveis (BiPAP) por vários dias para avaliar se o paciente tolera a intervenção e os sintomas melhoraram.[44] Antes de iniciar um ensaio de tratamento de tempo limitado, a equipe médica deve tomar as seguintes medidas: (1) esclarecer ao paciente sobre questões médicas e os riscos e benefícios de qualquer proposta

---

> ### Quadro 49.4 Modelo para Más Notícias de Última Hora
>
> **Estabelecimento:** Providencie um espaço quieto, privado grande o suficiente para todos os participantes
>
> **Percepção:** Avalie a compreensão. "O que os médicos lhe falaram sobre a doença da sua esposa?"
>
> **Convite:** Pergunte até quanta informação é desejada. "Algumas pessoas gostam de todos os detalhes, outros apenas gostam de saber a visão geral. O que você gostaria?"
>
> **Conhecimento:** Diga o que sabe. Use uma linguagem que seja fácil de compreender e evite usar frases médicas complexas.
>
> **Empatia:** Reconheça as emoções. "Gostaria que tudo fosse diferente."
>
> **Continuação:** Acordo sobre os seguintes passos. "Vamos nos encontrar amanhã à tarde, então posso atualizar você sobre o seu estado."

De Baile WF, Buckman R, Lenzi R, et al. SPIKES—A six-step protocol for delivering bad news: application to the patient with cancer. *Oncologist.* 2000;5: 302-311.

---

de tratamento, (2) decidir e discutir com a família sobre um prazo razoável para melhora e reavaliação, (3) aplicar o ensaio e (4) reavaliar o paciente no final do período de tempo acordado. Os ensaios de tempo limitado não funcionam para todos os pacientes, especialmente aqueles com mudanças rápidas de suas condições clínicas, mas podem ajudar pacientes, famílias e profissionais a determinar um plano de consenso quando há incerteza ou desacordos.

Identificação do Paciente com Morte Iminente

Os anestesiologistas podem cuidar de pacientes no fim da vida no CTI, e pacientes cujo processo de morte não foi identificado poderão, ocasionalmente, ir para a sala de cirurgia. Assim, os anestesiologistas devem ser capazes de reconhecer sinais do processo de morte, a fim de prestar os cuidados adequados a esses pacientes. Além disso, eles devem ser capazes de fornecer informações aos membros da família interessados sobre como se parece o processo de morte. Infelizmente, existem poucos sinais sensíveis e específicos para a morte iminente. Mudança de consciência, disfagia e diminuição da ingestão oral são sensíveis, mas não específicas, por exemplo.[45] O movimento mandibular com respiração, cianose periférica e respiração de Cheyne-Stokes são razoavelmente específicos para a morte do paciente dentro de 3 dias, mas ocorrem em menos de 60% dos pacientes.[45]

MANEJO PERIOPERATÓRIO DO PACIENTE EM CUIDADOS PALIATIVOS

A lista de considerações perioperatórias é fornecida no Quadro 49.5.[46]

Diretrizes Avançadas

As diretrizes avançadas abrangem uma variedade de documentos legais como testamentos em vida, cinco desejos, ou diretrizes avançadas específicas ao estado, que descrevem os desejos do paciente para cuidados médicos. Muitas

VI

descrevem opções como hidratação artificial e nutrição ou suporte de vida, se o paciente não tem nenhuma esperança de recuperação. Embora esses documentos possam ser úteis como um guia, raramente oferecem orientação inequívoca para a grande variedade de cenários clínicos.[47] Muitos clínicos defendem que os pacientes designem um substituto para discussões sobre princípios e objetivos entre o paciente, o substituto e a equipe de cuidados de saúde.[47] Os pacientes que preparam diretrizes avançadas são mais propensos a receber cuidados que se alinham com as suas preferências,[48] e muitas dessas diretrizes avançadas incluem a nomeação de um substituto tomador de decisão como parte do formulário.

Capacidade de Tomada de Decisões

Muitos pacientes que estão no período perioperatório ou no CTI podem não ter capacidade de decisão devido a uma incapacidade de se comunicar, questões médicas ou medicamentos.[49] Pode ser difícil determinar se um paciente tem a capacidade de tomar decisões médicas. Na verdade, a identificação da capacidade do paciente para tomada de decisão[49] pode mudar ao longo do tempo, de modo que os médicos devem estar cientes de que um paciente que anteriormente era capaz de tomar decisões pode tornar-se delirante, por exemplo, e não será mais capaz de compreender os riscos de um procedimento. Os critérios utilizados para decidir se uma pessoa tem a capacidade são "a habilidade de comunicar uma escolha, entender a relevância da informação a avaliar as consequências médicas da situação e raciocinar sobre opções de tratamento."[49] Fazer perguntas como: "Você pode me dizer qual cirurgia estamos realizando e por quê?" e "Você pode me dizer os riscos do procedimento?" pode ajudar a esclarecer se um paciente tem a capacidade de tomada de decisão. Se o médico não tem certeza disso, uma consulta psiquiátrica pode ser apropriada. Decidir se um paciente tem capacidade de decisão é um passo crucial na avaliação perioperatória. Pacientes sem capacidade de decisão não podem dar o consentimento informado para a anestesia, e um substituto deve ser identificado pelo paciente, na maioria dos casos.

Tomadores de Decisão Substitutos

Um tomador de decisão substituto é uma pessoa que faz decisões médicas em nome do paciente. Os pacientes podem nomear tomadores de decisão substitutos em qualquer

---

Quadro 49.5 Considerações Perioperatórias para Pacientes em Cuidado Paliativo

Considerações Pré-operatórias

Veja no gráfico a diretriz antecipada ou a documentação do código do estado

Determine se o paciente precisa de um substituto e, em caso afirmativo, quem é essa pessoa

Se ONR ou outros limites no tratamento estão listados, esclareça os desejos do paciente, com base nas diretrizes ASA:[46]

- Tentativa completa de reanimação
- Tentativa limitada de reanimação definida em relação aos procedimentos específicos
  - Paciente ou substituto devem ser informados sobre quais procedimentos são essenciais para fornecer anestesia (isto é, um tubo endotraqueal) e os que não são (isto é, compressões torácicas)
  - *Exemplo*: paciente com metástases extensas da costela recusa compressões torácicas, mas deseja outros medicamentos e procedimentos, conforme apropriado
- Tentativa limitada de reanimação definida em relação aos princípios e objetivos do paciente
  - O paciente, ou o substituto, permite que a equipe médica decida quais procedimentos são apropriados
  - *Exemplo*: o paciente quer tratar as questões que parecem facilmente reversíveis (p. ex., depressão respiratória no CTI após overdose acidental de narcóticos), mas não quer o tratamento que pode levar a comprometimento neurológico (ou seja, não quer RCP prolongada)

Documentar quaisquer alterações na limitação do tratamento claramente no gráfico

- Incluir as pessoas presentes durante a discussão
- Quando a diretriz avançada inicial será reintegrada
  - Pelas diretrizes da ASA, "quando o paciente deixar a RPA ou quando o paciente se recupera dos efeitos agudos de anestesia e cirurgia"

Discuta quaisquer alterações na limitação de tratamento com o cirurgião, enfermeira ou outras partes apropriadas

Certifique-se de que o paciente recebe qualquer medicação da dor programada no pré-operatório

Considere o envolvimento de cuidados espirituais para realizar rituais apropriados se há alto risco de morte

Revise os medicamentos passados para agentes como adriamicina e bleomicina

Revise os registros para sítios de metástases, incluindo pulmão ou cérebro, que podem afetar a fisiologia

Avalie a capacidade de tomada de decisões dos pacientes com metástases cerebrais ou suspeita de comprometimento cognitivo

Considere a colocação epidural pré-operatória para pacientes apropriados

Avalie o estado funcional básico e o prognóstico geral

Considerações Intraoperatórias

Tome especial cuidado no posicionamento de pacientes caquéticos e daqueles com baixa integridade da pele

Considere profilaxia de NVPO para pacientes em risco

Comunique quaisquer limitações no tratamento aos profissionais presentes

Considerações Pós-operatórias

Considere os requisitos de dor pós-operatória possivelmente maiores no contexto do uso de opioides de base

Garanta a disponibilidade de antiemético de resgate para pacientes em risco

Comunique quaisquer limitações no tratamento aos provedores da RPA

ASA, American Society of Anesthesiologists; *RCP*, reanimação cardiopulmonar; *ONR*, não reanimar; *RPA*, recuperação pós-anestesica; *NVPO*, náuseas e vômitos pós-operatórios.

momento. Aqueles com capacidade de decisão tanto podem continuar a tomar suas próprias decisões ou passar as decisões para o seu substituto. Alguns estados norte-americanos têm listas que ordenam a prioridade de substitutos aos pacientes que não designam um substituto. Os desejos dos substitutos nem sempre coincidem com os do paciente,[50] por isso a comunicação sobre objetivos e princípios é crucial. Os substitutos devem tomar decisões no melhor interesse do paciente e que são a melhor estimativa sobre o que este quer, o que não é necessariamente o que o substituto escolheria. Esclarecer essa distinção com perguntas como: "O que você acha que seu pai diria se ele fosse capaz de se sentar com a gente e compreender esta informação?" pode ser oportuno.

Como Abordar Conversas Sobre não Realizar RCP Perioperatória

Recomendações da American Society of Anesthesiologists

Cerca de 15% dos pacientes que se apresentam para a cirurgia tem uma ordem de não reanimar,[51] de modo que todos os anestesistas devem ter boa experiência para discutir essas questões importantes com pacientes e familiares. Além disso, quase 25% dos pacientes cirúrgicos com ordem de não reanimar (ONR) morrem dentro de 30 dias da cirurgia.[52] A Sociedade Americana de Anestesiologia (ASA) publicou diretrizes para o cuidado de pacientes com ordens ONR e limitações no tratamento.[53] Para os fins desta seção, ONR irá se referir tanto às ordens ONR quanto a outras limitações no tratamento encontradas em documentos, como diretrizes avançadas. As diretrizes enfatizam que a suspensão automática e completa das ordens ONR (ou outras diretrizes avançadas) podem violar o direito do paciente à autodeterminação, e que é essencial uma discussão com o paciente ou substituto antes do procedimento. A ASA descreve três resultados de discussões com pacientes com uma ordem de ONR que se apresentam para cirurgia (Tabela 49.2). É importante observar que uma ONR pode ser suspensa completa ou parcialmente em modos definidos para satisfazer as preferências dos pacientes. Uma parte essencial das orientações da ASA inclui a discussão e a documentação sobre se, e quando, a ordem ONR original será reintegrada. De acordo com a ASA, "isso ocorre quando o paciente deixa a unidade de recuperação pós-anestésica ou quando o paciente se recuperou dos efeitos colaterais da anestesia/procedimento."[53] Essas discussões devem sempre ser claramente documentadas.

Recomendações do Colégio Americano de Cirurgiões e da Associação das Enfermeiras Perioperatórias

As semelhanças nas recomendações entre as sociedades profissionais de anestesiologistas, cirurgiões e enfermeiros são impressionantes (Tabela 49.3).[54,55] Tal como acontece com a ASA, eles recomendam uma abordagem mais adaptada, em vez da suspensão automática. Apesar disso, 30% dos médicos acreditam que ONR devem ser automaticamente suspensas durante a cirurgia, e que a grande maioria dos pacientes quer discutir mudanças perioperatórios nas ONR com seus médicos.[56] Um estudo realizado em 2012 demonstrou que apenas metade dos cirurgiões discute diretrizes antecipadas antes da cirurgia, e metade não levaria um paciente para a sala de cirurgia com limitações no tratamento.[57]

Pacientes de *Hospice* que se Vão para a Cirurgia

Pacientes de *hospice* podem recusar serviços de *hospice* em qualquer momento. Há casos em que a cirurgia pode reduzir o sofrimento, como o reparo cirúrgico de uma fratura exposta após traumatismo, por exemplo. A cirurgia para pacientes

---

Tabela 49.2 Cenários para Pacientes com Limitações Perioperatórias no Tratamento, pela ASA

Tentativa Completa de Reanimação	Tentativa Limitada de Reanimação Definida em Relação a Procedimentos Específicos	Tentativa Limitada de Reanimação Definida em Relação aos Princípios e Objetivos do Paciente
Suspensão total da ONR existente. Podem ser empregados quaisquer procedimentos.	Procedimentos específicos, p. ex. compressões torácicas, não podem ser realizados. O anestesiologista deve informar ao paciente quais procedimentos podem ou não razoavelmente ser recusados durante anestesia.	O anestesiologista pode usar julgamento clínico para determinar que procedimentos de reanimação são adequados. Reanimação completa pode ser desejada para eventos que podem ser facilmente revertidos, mas não para aqueles que podem lavar a um resultado indesejado.
Uma mulher que foi recentemente diagnosticada com câncer de mama decide suspender a ONR durante a cirurgia, dizendo, "Eu tenho dois filhos em casa e quero viver enquanto puder por eles."	Uma mulher com câncer de mama com metástases extensas para as costelas concorda com todas as intervenções, exceto compressões torácicas, dizendo: "mesmo que funcione, não quero ser um ventilador com costelas quebradas."	Uma mulher com câncer de mama, cujo maior medo é ser incapaz de reconhecer seus filhos, diz "se você acha que pode resolver o problema e que eu poderei voltar a ser eu mesma, por favor, faça isso. Se é improvável que o meu cérebro se recupere, por favor, não tome medidas mais agressivas".

ONR, ordem de não reanimar.
De American Society of Anesthesiologists (ASA). Ethical Guidelines for the Anesthesia Care of Patients with Do-Not-Resuscitate Orders or Other Directives That Limit Treatment. Acesso em 24 de junho, 2015. http://www.asahq.org/quality-and-practice-management/standards-and-guidelines.

| Tabela 49.3 | Comparação de Declarações de Sociedades Profissionais Sobre os Pacientes Cirúrgicos com ONR |

Tópico	Sociedade Americana de Anestesiologista	Colégio Americano de Cirurgiões	Associação de Enfermeiras Perioperatórias
Declaração com relação à suspensão automática das ONR para cirurgia	"Políticas de suspensão automática das ONR ou outras diretrizes que limitam o tratamento antes de procedimentos que envolvam cuidados anestésicos não podem abordar suficentemente os direitos do paciente à autodeterminação de forma responsável e ética"	"Políticas que conduzam à aplicação automática de todas as ONR ou ao cancelamento automático ou desconsideração de tais ordens não suportam suficientemente o direito à autodeterminação do paciente"	"A reconsideração das ONR ou para permitir a morte natural é necessária e é um componente integral do cuidado dos pacientes submetidos a cirurgia ou outros procedimentos invasivos"
Orientações para o cuidado dos pacientes cirúrgicos com ONR	"Antes de procedimentos que requerem cuidados anestésicos, as diretrizes existentes para limitar os procedimentos de reanimação... devem, sempre que possível, ser revistas com o paciente ou o substituto designado" [53]	"A melhor abordagem para esses pacientes é uma política de "reconsideração necessária" das ONR existentes... [com] o paciente ou substitutos designados e os médicos que serão responsáveis pelo cuidado do paciente"	"Provedores de cuidados de saúde devem ter uma discussão com o paciente ou substituto do paciente sobre riscos, benefícios, implicações e resultados potenciais da anestesia e cirurgia em relação às ordens de não reanimar ou permitir a morte natural antes de iniciar a anestesia, cirurgia ou outros procedimentos invasivos"

ONR, ordem de não reanimar.
Dados da American Society of Anesthesiologists,[53]American College of Surgeons,[54] and Association of periOperative Registered Nurses.[55]

de *hospice* deve levar a uma discussão sobre os riscos e benefícios do procedimento, bem como a situação de quaisquer ordens para limitações no tratamento perioperatório.

CONCLUSÃO

Os cuidados paliativos são um novo campo que se concentra no alívio do sofrimento de pacientes com condições que limitam a vida. Os anestesiologistas têm muitas habilidades a oferecer aos pacientes de cuidados paliativos, incluindo habilidades no manejo da dor e dos sintomas e os cuidados de pacientes em estado crítico. Os cuidados paliativos não devem ser reservados apenas para pacientes no fim da vida. Os anestesiologistas devem ter um conhecimento prático do que os cuidados paliativos e *hospice* oferecem, sobre como o cuidado anestésico se ajusta ao curso geral do paciente e sobre as questões legais e éticas em torno das limitações perioperatórias no tratamento.

PERGUNTAS DO DIA

1. Que tipos de consultas são mais frequentemente realizadas por equipes de cuidados paliativos?
2. Como os opioides podem ser usados de forma ética no fim da vida de um paciente? O que é o princípio de duplo efeito?
3. Que estratégias podem ser usadas a fim de conduzir reuniões familiares para um paciente com uma doença que ameaça a vida?
4. Como um ensaio de tratamento de tempo limitado pode ser usado no tratamento de um paciente em estado crítico com prognóstico incerto?
5. Como o anestesista deve abordar as conversas perioperatórias de não reanimar (ONR)? Quais são as recomendações da Sociedade Americana de Anestesiologia, do Colégio Americano de Cirurgiões e da Associação das enfermeiras perioperatórias?

REFERÊNCIAS

1. Robinson J, Gott M, Ingleton C. Patient and family experiences of palliative care in hospital: what do we know? An integrative review. *Palliat Med.* 2014;28(1):18-33.
2. Nelson JE, Puntillo KA, Pronovost PJ, et al. In their own words: patients and families define high-quality palliative care in the intensive care unit. *Crit Care Med.* 2010;38:808-818.
3. World Health Organization. Definition of Palliative Care. http://www.who.int/cancer/palliative/definition/en/. Accessed July 12, 2016.
4. Morrison RS, Augustin R, Souvanna P, Meier DE. America's care of serious illness: a state-by-state report card on access to palliative care in our nation's hospitals. *J Palliat Med.* 2011;14:1094-1096.
5. Center to Advance Palliative Care. About Palliative Care. http://www.capc.org/about/palliative-care/. Accessed July 12, 2016.
6. Ferris FD, Balfour HM, Bowen K, et al. A model to guide patient and family care: based on nationally accepted principles and norms of practice. *J Pain Symptom Manage.* 2002;24:106-123.

7. Medicare Payment Advisory Commission. *A Data Book: Health Care Spending and the Medicare Program*. www.medpac.gov; 2016.

8. Meier DE. Increased access to palliative care and hospice services: opportunities to improve value in health care. *Milbank Q*. 2011;89(3):343-380.

9. Morrison RS, Dietrich J, Ladwig S, et al. Palliative care consultation teams cut hospital costs for Medicaid beneficiaries. *Health Aff*. 2011;30:454-463.

10. Scheunemann LP, McDevitt M, Carson SS, Hanson LC. Randomized, controlled trials of interventions to improve communication in intensive care: a systematic review. *Chest*. 2011;139:543-554.

11. Temel JS, Greer JA, Muzikansky A, et al. Early palliative care for patients with metastatic non-small-cell lung cancer. *N Engl J Med*. 2010;363:733-742.

12. Rothenberg LR, Doberman D, Simon LE, et al. Patients surviving six months in hospice care: who are they?. *J Palliat Med*. 2014;17:899-905:http://www.nhpco.org/sites/default/files/public/Statistics_Research/2015_Facts_Figures.pdf.

13. Kelley AS, Deb P, Du Q, et al. Hospice enrollment saves money for Medicare and improves care quality across a number of different lengths-of-stay. *Health Aff*. 2013;32:552-561.

14. American Board of Internal Medicine. Hospice and Palliative Medicine Policies. http://www.abim.org/certification/policies/imss/hospice.aspx. Accessed June 15, 2015.

15. Quill TE, Abernethy AP. Generalist plus specialist palliative care—creating a more sustainable model. *N Engl J Med*. 2013;368:1173-1175.

16. Gebauer SL, Fine PG. Palliative medicine competencies for anesthesiologists. *J Clin Anesth*. 2014;26:429-431.

17. Kwok AC, Semel ME, Lipsitz SR, et al. The intensity and variation of surgical care at the end of life: a retrospective cohort study. *Lancet*. 2011;378:1408-1413.

18. Hospice and Palliative Nurses Association. http://hpna.advancingexpertcare.org/wp-content/uploads/2014/09/Value-of-Professional-Nurse-in-Palliative-Care-position-statement-080311_062413corrected.pdf. Accessed July 12, 2016.

19. National Association of Social Workers. The Certified Hospice and Palliative Social Worker. http://www.socialworkers.org/credentials/credentials/chpsw.asp. Accessed July 12, 2016.

20. Board of Chaplaincy Certification, Inc. Palliative Care Specialty Certfication Competencies. http://bcci.

professionalchaplains.org/content.asp?admin=Y&tpl=45&sl=42&contentid=49. Accessed July 12, 2016.

21. Mosenthal AC, Weissman DE, Curtis JR, et al. Integrating palliative care in the surgical and trauma intensive care unit: a report from the Improving Palliative Care in the Intensive Care Unit (IPAL-ICU) Project Advisory Board and the Center to Advance Palliative Care. *Crit Care Med*. 2012;40:1199-1206.

22. Weissman DE, Meier DE. Identifying patients in need of a palliative care assessment in the hospital setting: a consensus report from the Center to Advance Palliative Care. *J Palliat Med*. 2011;14:17-23.

23. Aslakson R, Cheng J, Vollenweider D, et al. Evidence-based palliative care in the intensive care unit: a systematic review of interventions. *J Palliat Med*. 2014;17:219-235.

24. Phelps AC, Maciejewski PK, Nilsson M, et al. Religious coping and use of intensive life-prolonging care near death in patients with advanced cancer. *JAMA*. 2009;301:1140-1147.

25. Mazer MA, Alligood CM, Wu Q. The infusion of opioids during terminal withdrawal of mechanical ventilation in the medical intensive care unit. *J Pain Symptom Manage*. 2011;42:44-51.

26. Zech DF, Grond S, Lynch J, et al. Validation of World Health Organization Guidelines for cancer pain relief: a 10-year prospective study. *Pain*. 1995;63:65-76.

27. Portenoy RK. Treatment of cancer pain. *Lancet*. 2011;377:2236-2247.

28. Wong GY, Schroeder DR, Carns PE, et al. Effect of neurolytic celiac plexus block on pain relief, quality of life, and survival in patients with unresectable pancreatic cancer: a randomized controlled trial. *JAMA*. 2004;291:1092-1099.

29. Romem A, Tom SE, Beauchene M, et al. Pain management at the end of life: a comparative study of cancer, dementia, and chronic obstructive pulmonary disease patients. *Palliat Med*. 2015;29:464-469.

30. Gazelle G. Understanding hospice—an underutilized option for life's final chapter. *N Engl J Med*. 2007;357:321-324.

31. Smith AK, Thai JN, Bakitas MA, et al. The diverse landscape of palliative care clinics. *J Palliat Med*. 2013;16(6):661-668.

32. Christakis NA, Lamont EB. Extent and determinants of error in doctors' prognoses in terminally ill patients: prospective cohort study. *BMJ*. 2000;320:469-472.

33. Rocker G, Cook D, Sjokvist P, et al. Clinician predictions of intensive care unit mortality. *Crit Care Med*. 2004;32:1149-1154.

34. Frick S, Uehlinger DE, Zuercher Zenklusen RM. Medical futility: predicting outcome of intensive care unit patients by nurses and doctors—a prospective comparative study. *Crit Care Med*. 2003;31(2):456-461.

35. Vincent JL, Moreno R. Clinical review: scoring systems in the critically ill. *Crit Care*. 2010;14:207.

36. Olajide O, Hanson L, Usher BM, et al. Validation of the palliative performance scale in the acute tertiary care hospital setting. *J Palliat Med*. 2007;10:111-117.

37. Fine E, Reid MC, Shengelia R, Adelman RD. Directly observed patient-physician discussions in palliative and end-of-life care: a systematic review of the literature. *J Palliat Med*. 2010;13:595-603.

38. Ridley S, Fisher M. Uncertainty in end-of-life care. *Curr Opin Crit Care*. 2013;19:642-647.

39. Evans LR, Boyd EA, Malvar G, et al. Surrogate decision-makers' perspectives on discussing prognosis in the face of uncertainty. *Am J Respir Crit Care Med*. 2009;179:48-53.

40. Zier LS, Sottile PD, Hong SY, et al. Surrogate decision makers' interpretation of prognostic information: a mixed-methods study. *Ann Intern Med*. 2012;156:360-366.

41. Curtis JR, White DB. Practical guidance for evidence-based ICU family conferences. *Chest*. 2008;134:835-843.

42. Baile WF, Buckman R, Lenzi R, et al. SPIKES—A six-step protocol for delivering bad news: application to the patient with cancer. *Oncologist*. 2000;5(4):302-311.

43. Nunnally ME, O'Connor MF, Kordylewski H, et al. The incidence and risk factors for perioperative cardiac arrest observed in the national anesthesia clinical outcomes registry. *Anesth Analg*. 2015;120:364-370.

44. Quill TE, Holloway R. Time-limited trials near the end of life. *JAMA*. 2011;306:1483-1484.

45. Hui D, dos Santos R, Chisholm G, et al. Clinical signs of impending death in cancer patients. *Oncologist*. 2014;19:681-687.

46. Ethical Guidelines for the Anesthesia Care of Patients with Do-Not-Resuscitate Orders or Other Directives That Limit Treatment. http://www.asahq.org/For-Members/Standards-Guidelines-and-Statements.aspx; 2008.

47. Sudore RL, Fried TR. Redefining the "planning" in advance care planning: preparing for end-of-life decision making. *Ann Intern Med*. 2010;153:256-261.

VI

48. Silveira MJ, Kim SY, Langa KM. Advance directives and outcomes of surrogate decision making before death. *N Engl J Med.* 2010;362:1211-1218.

49. Appelbaum PS, Clinical practice. Assessment of patients' competence to consent to treatment. *N Engl J Med.* 2007;357:1834-1840.

50. Shalowitz DI, Garrett-Mayer E, Wendler D. The accuracy of surrogate decision makers: a systematic review. *Arch Intern Med.* 2006;166:493-497.

51. Scott TH, Gavrin JR. Palliative surgery in the do-not-resuscitate patient: ethics and practical suggestions for management. *Anesthesiol Clin.* 2012;30:1-12.

52. Kazaure H, Roman S, Sosa JA. High mortality in surgical patients with do -not-resuscitate orders: analysis of 8256 patients. *Arch Surg.* 2011;146:922-928.

53. American Society of Anesthesiologists. Ethical Guidelines for the Anesthesia Care of Patients with Do-Not -Resuscitate Orders or Other Directives that Limit Treatment. Amended on October 16, 2013. http://www.asahq. org/~/media/sites/asahq/files/public/ resources/standards-guidelines/ ethical-guidelines-for-the-anesthe-sia-care-of-patients.pdf/.

54. Statement on Advance Directives by Patients, "Do Not Resuscitate" in the Operating Room American College of Surgeons. https://http://www.facs.org/ about-acs/statements/19-advance-direc-tives; Accessed Jul 12 2014 2016.

55. Association of periOperative Registered Nurses. AORN Position Statement on Perioperative Care of Patients with Do-Not-Resuscitate or Allow-Natural-Death Orders. http://www.aorn. org/guidelines/clinical-resources/ position-statements; 2014 Accessed July 12, 2016.

56. Burkle CM, Swetz KM, Armstrong MH, Keegan MT. Patient and doctor attitudes and beliefs concerning perioperative do not resuscitate orders: anesthesiologists' growing compliance with patient autonomy and self determination guidelines. *BMC Anesthesiol.* 2013;13:2.

57. Redmann AJ, Brasel KJ, Alexander CG, Schwarze ML. Use of advance directives for high-risk operations: a national survey of surgeons. *Ann Surg.* 2012;255:418-423.

50 MEDICINA DO SONO E ANESTESIA

Mandeep Singh e Frances Chung

INTRODUÇÃO

Nos últimos anos, os mecanismos neurofisiológicos que regem o sono e a vigília vêm sendo identificados. Esses mecanismos fornecem novos *insights* sobre mecanismos de diferentes estados de excitação e o impacto de diferentes fármacos anestésicos sobre a modulação de componentes-chave dos circuitos neuronais do sono-vigília. As semelhanças e as diferenças entre os estados de sono e da anestesia precisam ser entendidas para que se avalie a vulnerabilidade de um paciente à anestesia e a diferentes fármacos anestésicos. Essas diferenças também podem determinar a probabilidade de complicações em um estado em relação a outro, como colapso das vias aéreas superiores, hipoventilação e outras complicações respiratórias.

Sono Humano

O sono é definido como um estado de excitação diminuída que é ativamente gerado por núcleos no hipotálamo, tronco encefálico e base do telencéfalo, e é crucial para a manutenção da saúde.[1,2] Os seres humanos passam aproximadamente um terço de suas vidas dormindo. Afirma-se que o sono está sob o controle de dois processos: (1) um relógio circadiano (o controle circadiano), que regula o tempo apropriado de sono e vigília durante a jornada de 24 horas, e (2) um processo homeostático (controle homeostático), que regula a necessidade e a intensidade de sono de acordo com o tempo gasto acordado ou dormindo.[3] O controle diário de sono é modulado pelos núcleos supraquiasmáticos hipotalâmicos que coordenam o ritmo circadiano (24 horas). A sensação de sonolência percebida é provavelmente o resultado de um controle circadiano, processo C (as pessoas tendem a ter sono de acordo com o tempo de sono a que estão acostumadas durante um ciclo de 24 horas), juntamente com um controle homeostático, processo S (privação de sono leva a aumento da sonolência).[4] Esses dois controles do sono são aditivos. Além disso, uma organização temporal deve ser preservada para que se obtenha uma experiência subjetiva de revigoramento e descanso.[5,6] Por exemplo, pacientes com insônia crônica muitas vezes têm dificuldades porque

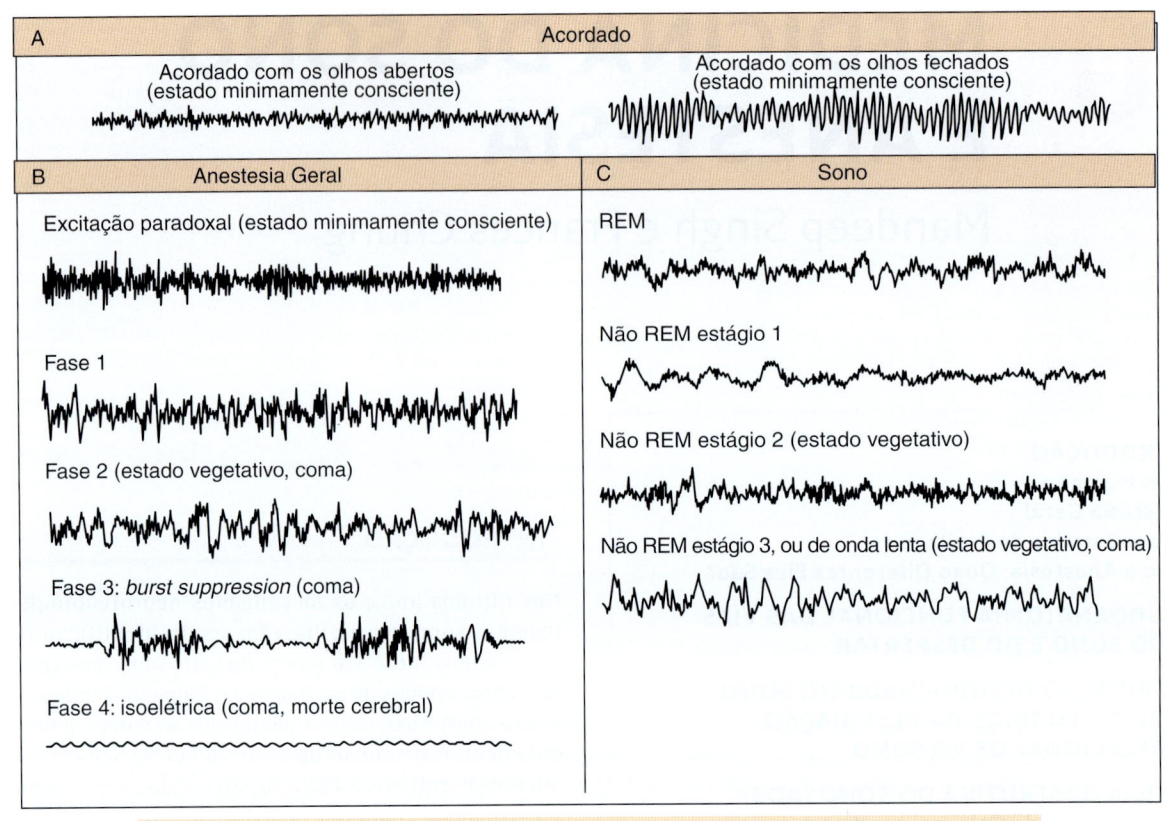

Fig. 50.1 Alterações eletroencefalográficas observadas com diferentes estados de consciência e excitação (estado de vigília, anestesia geral e as fases do sono). *NREM*, movimento não rápido do olho; *REM*, movimento rápido do olho. (De Brown EN, Lydic R, Schif ND. General anesthesia, sleep, and coma. *N Engl J Med*. 2010;363(27):2638-2650, usada com permissão.)

os dois controles de sono não estão alinhados um com o outro; para tais pacientes, cochilos à tarde tirados para compensar a privação do sono provavelmente atrasam o início do sono mais tarde à noite.

O sono normal exibe uma arquitetura dinâmica e é um estado não homogêneo que pode ser dividido em sono de movimento não rápido dos olhos (NREM) e sono de movimento rápido dos olhos (REM). Esses dois estados circulam em um ritmo ultradiano (menos de 24 horas) de intervalos de cerca de 90-120 minutos, consolidados em períodos de 6-8 horas.[2,5,6]

A American Academy of Sleep Medicine (AASM) classificou o despertar e o sono em vários estágios com base em padrões de eletroencefalograma (EEG) característicos.[7,8] *Vigília*, ou *estágio W*, é caracterizada por atividade beta com olhos abertos (baixa amplitude, 12 a 40 Hz) e atividade alfa com olhos fechados (baixa amplitude, 8 a 13 Hz). O sono NREM tem três estágios de EEG distintos com base nos padrões característicos no EEG (Fig. 50.1). O *sono de estágio N1* é caracterizado pela atenuação da atividade alfa durante a vigília, para um sinal de frequência mista de baixa amplitude (4 a 7 Hz) e ondas agudas de vértice (ondas agudas proeminentes com duração < 0,5 segundo e máximo sobre a região central de EEG). O *sono de estágio N2* é caracterizado pela presença de complexos K (ondas agudas, negativas, bem delineadas, seguidas de deflexão positiva, com duração de 0,5 segundo) e fusos do sono

(erupções de alta frequência de 11 a 16 Hz, com extremidades afuniladas, distintos do ritmo de fundo e com duração de ≥ 0,5 segundo). O *sono de estágio N3* é caracterizado pela presença de ritmos de maior amplitude (75 µV) e mais baixa frequência (0,5 a 2 Hz), também conhecidos como *ondas delta*, acompanhados por crescimento e diminuição do tônus muscular, diminuição da temperatura corporal e redução da frequência cardíaca.[2] O estágio *R*, ou *sono REM*, é caracterizado por movimentos rápidos dos olhos, sonhos, respiração e frequência cardíaca irregulares e hipotonia do músculo esquelético.[1] No sono REM, o EEG mostra ritmos ativos de alta frequência e baixa amplitude (Fig. 50.1). Este padrão de EEG ativado deu origem a descrições do sono REM como sono "ativo" ou "paradoxal", e do estágio de sono NREM como sono "silencioso".[9,10] Sabe-se bem que alterações cognitivas e sonhos vívidos ocorrem durante o sono REM.[11]

Anestesia Geral

A anestesia geral pode ser descrita como um coma reversível induzido por fármaco. No entanto, os anestesistas frequentemente se referem à inconsciência induzida por medicamentos anestésicos como *sono* por causa da conotação negativa do termo *coma*. Os padrões de EEG da consciência induzida por anestesia geral são descritos em três períodos (Fig. 50.1).

Antes da *indução da anestesia,* o paciente tem um EEG normal, ativo, com atividade alfa proeminente (10 Hz) quando os olhos estão fechados. Pequenas doses de medicamentos hipnóticos atuando nos receptores do ácido γ-aminobutírico tipo A (GABA$_A$) induzem a um estado de sedação em que o paciente está calmo e facilmente despertável, com os olhos geralmente fechados. Este estado é seguido por um breve período de excitação paradoxal, caracterizado por um aumento da atividade beta no EEG (13 a 25 Hz).

Durante o período de *manutenção,* quatro fases distintas foram bem descritas.[12] A fase 1, um estado geral de anestesia leve, é caracterizada por uma diminuição na atividade beta no EEG (13 a 30 Hz) e aumento da atividade alfa (8 a 12 Hz) e da atividade delta (0 a 4 Hz) no EEG. Durante fase 2, o estado intermediário, a atividade beta diminui e as atividades alfa e delta aumentam, com a chamada anteriorização, ou seja, um aumento nas atividades alfa e delta nas derivações do EEG anteriores em relação às derivações posteriores. O EEG na fase 2 se assemelha ao observado no estágio 3, sono NREM (ou de onda lenta). A fase 3 é um estado mais profundo, no qual o EEG é caracterizado por períodos planos intercalados com períodos de atividade alfa e beta (*burst suppresion*). À medida que esse estado de anestesia geral se torna mais intenso, o tempo entre os períodos de atividade alfa aumenta, e as amplitudes das atividades alfa e beta diminuem. A cirurgia geralmente é realizada durante as fases 2 e 3. Na fase 4, o estado mais profundo da anestesia geral, o EEG é isoelétrico (completamente plano), indicado em condições como coma induzido ou neuroproteção durante a neurocirurgia (Capítulo 30).[12]

Durante a *emergência* da anestesia geral, os padrões de EEG continuam em ordem aproximadamente inversa da fase 2 ou 3 do período de manutenção para um EEG ativo que é compatível com um estado completamente acordado. Os medicamentos anestésicos induzem à inconsciência alterando a neurotransmissão em múltiplos locais no córtex cerebral, tronco encefálico e tálamo. Avanços recentes na análise do EEG espectral permitiram a caracterização espaciotemporal dos efeitos de vários anestésicos intravenosos e inalatórios.[13]

Outros Estados de Excitação

O coma é caracterizado por um estado de profunda falta de resposta, que poderia ser induzido por fármacos ou como resultado de lesão cerebral. A atividade EEG em pacientes comatosos é variável e assemelha-se à atividade de alta amplitude e baixa frequência observada em pacientes sob anestesia geral. Os padrões EEG também dependem da gravidade e da extensão da supressão ou lesão cerebral (Fig. 50.1).[2]

Sono e Anestesia: Quão Diferentes Eles São?

As semelhanças e as diferenças entre os estados de sono e anestesia devem ser entendidas.[14] O sono é um estado natural de diminuição da excitação, controlada por pulsos circadianos e homeostáticos. A anestesia, por outro lado, é um estado induzido por fármaco que é independente desses ritmos intrínsecos. Os estados de sono são passíveis de influências disruptivas, como fatores psicológicos e ambientais. A anestesia, por outro lado, é imune a tais influências. O sono é um estado não homogêneo com estágios distintos, despertares periódicos e posturas corporais variáveis, ocorrendo em um padrão cíclico. A anestesia é relativamente um estado homogêneo, cuja profundidade e duração dependem diretamente da farmacocinética e da farmacodinâmica do fármaco. Na presença de estimulação sensorial significativa, o estado de sono é interrompido e o indivíduo desperta. No entanto, um princípio básico da anestesia é a supressão de despertares, tornando o indivíduo insensível às lesões corporais durante a cirurgia. A inversão do estado do sono ocorre espontaneamente depois que a suposta restauração das funções é completa. No entanto, a reversão do estado de anestesia requer a interrupção voluntária da administração do medicamento, bem como a eliminação efetiva do medicamento.

NEUROANATOMIA FUNCIONAL DAS VIAS DO SONO E DO DESPERTAR

Mecanismos neurofisiológicos comuns e vias neurais durante o sono também são ativados por fármacos anestésicos.[12,15] As necessidades de medicamentos sedativos diminuem tanto com a privação de sono quanto com a ruptura do ritmo circadiano. A anestesia, por si só, na ausência de estimulação cirúrgica, também tem propriedades restaurativas parecidas com o sono.[16,17]

A perda de consciência induzida pela anestesia resulta de interações da anestesia com os circuitos neurais que regulam os estados de sono e vigília. A ativação ascendente do córtex cerebral por atividade do centro subcortical é importante na manutenção da vigília. A desativação do tálamo ocorre em exames de imagem dos estados de anestesia e de sono, indicando que as vias talâmica e extratalâmica estão envolvidas na modulação do estado do sono.[18]

A modulação do estado do sono é regulada por dois grupos de centros neurais. Os centros de promoção da vigília são o *locus ceruleus* (LC), a rafe dorsal (RD) e o núcleo tuberomamilar (NTM); e o centro promotor do sono é principalmente o núcleo ventrolateral pré-óptico hipotalâmico (VLPO).[19,20] Uma exceção é a área pré-óptica mediana que contém tanto neurônios ativadores do sono quanto da vigília.[19,20] Mediadores neuroquímicos sutis estão envolvidos na transição do estágio do sono durante o qual as atividades colinérgica (no tronco encefálico e no telencéfalo), noradrenérgica (no LC) e serotonérgica (na RD) são observadas como menos ativas no sono NREM; ainda, a atividade colinérgica aumenta o sono REM.[19] A atividade GABAérgica/galanina a partir do VLPO é aumentada no sono NREM, pois inibe o NTM histaminérgico.[19] Vias orexinérgicas do núcleo perifornical também estão inativas durante o sono NREM e podem ser a causa da hipersonolência diurna característica e interrupção do sono noturno, como observado na narcolepsia.[19]

VI

Acordando   **Sono não REM**

Áreas corticais e subcorticais mediando a excitação

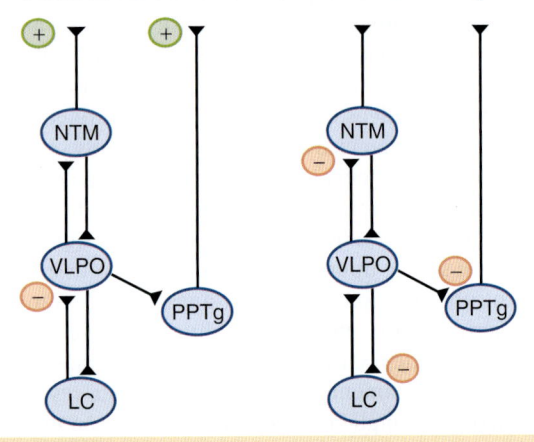

Fig. 50.2 Diagrama simplificado que mostra algumas das principais vias de excitação e suas ligações com o núcleo tuberomamilar (NTM). *LC, locus ceruleus*; *PPTg*, núcleos tegumentais pedunculopontinos; *VLPO*, núcleo ventrolateral pré-óptico. (De Harrison NL. General anesthesia research: aroused from a deep sleep? *Nat Neurosci.* 2002;5(10):928-929, usada com permissão.)

Durante a vigília, o LC está ativo e exerce uma influência inibitória no VLPO hipotalâmico. Quando se inicia o sono, a atividade de LC diminui, desinibindo o VLPO, que então exerce uma influência inibitória nos centros-chave do tronco encefálico e do tálamo e restringe a passagem de impulsos ascendentes de vigília para o córtex através deles (Fig. 50.2).[14,20] O VLPO projeta-se de volta para o LC provocando *feedback* inibitório. Ocorre a inibição generalizada das vias ascendentes de promoção da excitação, bem como o reforço da inibição da saída do LC, resultando no início do sono. A inibição mútua entre VLPO e LC atua para produzir um modelo de interruptor de sono e vigília, duplamente estável, até um certo limite.[20] Este efeito também é provocado por fármacos anestésicos, como o propofol e os benzodiazepínicos, atuando nos mesmos receptores-alvo e vias neurais que estão integrados no sono e na vigília.

RESPIRAÇÃO DESORDENADA NO SONO OU DISTÚRBIOS DA RESPIRAÇÃO RELACIONADOS AO SONO

A respiração desordenada no sono (RDS) é caracterizada por anormalidades dos padrões de respiração durante o sono. Os padrões anormais de respiração são amplamente agrupados em distúrbios da apneia obstrutiva do sono (AOS), apneia central do sono (ACS), distúrbios de hipoventilação relacionados ao sono e distúrbios de hipoxemia relacionados ao sono.[21] Os distúrbios da AOS são caracterizados pelo fechamento completo ou incompleto da via respiratória durante o sono. Os distúrbios da ACS são caracterizados por redução (hipopneia) ou cessação (apneia) do fluxo de ar devida à ausência ou redução do esforço respiratório.

Apneia central ou hipopneia pode ocorrer de forma cíclica, intermitente ou irregular (ataxia). Abordaremos principalmente a AOS, pois ela é a entidade mais comum observada perioperatoriamente.

APNEIA OBSTRUTIVA DO SONO (AOS)

A AOS é caracterizada por episódios de apneia ou hipopneia durante o sono, resultando em gravidade variável de hipoxemia e hipercapnia. A apneia obstrutiva ou hipopneia é causada por episódios repetidos de fechamento completo ou parcial da faringe, acompanhado de hipoventilação e dessaturação e interrompido pela excitação no EEG.[22-25]

Fisiopatologia do Colapso das Vias Aéreas Superiores na AOS

A possibilidade de colapso e a permeabilidade das vias aéreas superiores são dependentes de um equilíbrio contínuo entre forças de colapso e expansão influenciadas pela excitação do sono-vigília. Dados de polissonografia de importantes variáveis fisiológicas podem ser usados para estudar características de apneia obstrutiva[26] (Fig. 50.3). Durante a vigília, a estabilidade e a permeabilidade das vias aéreas superiores são alcançadas pelo aumento do tônus do músculo genioglosso, que puxa a língua para a frente.[27] Durante o sono, ocorre colapso das vias aéreas superiores em pacientes com AOS devido a uma interação complexa de múltiplos fatores, como perda de tônus muscular dilatador das vias aéreas superiores, resposta prejudicada dos mecanorreceptores a pressão intrafaríngea, ventilação profunda (ganho acentuado do sistema de controle respiratório) e aumento do limiar de desapertar.[27] Além disso, os pacientes com AOS têm vias aéreas superiores predispostas ao colapso, o que ocorre na presença de menores áreas de seção transversal das vias aéreas e aumento das pressões de fechamento crítico do que as observadas em pacientes sem AOS.[28] Durante o sono NREM e a anestesia, a redução da atividade cortical consciente, redução dos reflexos e *drive* respiratórios predispõem ao colapso das vias aéreas superiores e hipoventilação.[14] Esses efeitos são mais intensos durante a anestesia geral, já que a diminuição na atividade muscular tônica e fásica é profunda e a interrupção da resposta de despertar protetora predispõe a obstrução prolongada e dessaturação de oxigênio profunda.

Critérios Diagnósticos Clínicos

Classicamente, o padrão-ouro para o diagnóstico definitivo de AOS requer uma polissonografia (PSG) noturna ou estudo do sono. Com base nas recomendações da AASM, apneias e hipopneias são definidas como uma redução na taxa de fluxo de ar por pressão intranasal de pelo menos 90% ou entre 50% e 90%, respectivamente, durante pelo menos 10 segundos acompanhados por uma diminuição de 3% a 4% na saturação de oxigênio ou despertar ao EEG.[8] As hipopneias são classificadas como obstrutivas se o movimento toracoab-

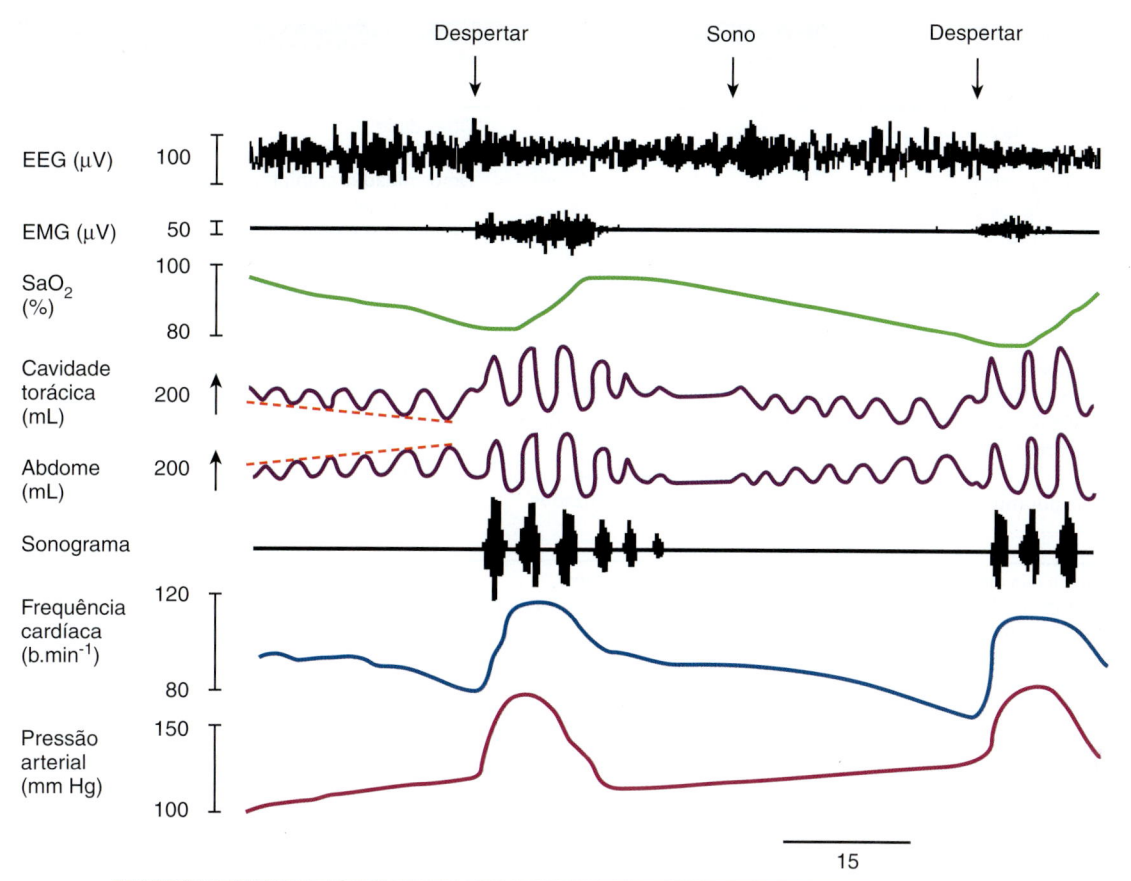

Fig. 50.3 Registro polissonográfico de apneia obstrutiva em um paciente com apneia obstrutiva do sono. Observe que, durante a hipopneia, a cavidade torácica e o movimento abdominal estão fora de fase (isto é, movendo-se em direções opostas, indicando obstrução das vias aéreas superiores). A obstrução das vias aéreas superiores leva à queda da saturação de O_2. As tentativas de respiração ineficazes continuam até o paciente acordar, como pode ser visto pela excitação do EEG, e a obstrução da faringe é aliviada. A respiração de reanimação agora leva à normalização da saturação de oxigênio até o próximo evento obstrutivo. O aumento da frequência cardíaca e da pressão arterial ocorrem juntamente com a excitação, enfatizando a ativação da estimulação simpática nesses pacientes, e coloca-os em maior risco de complicações cardiovasculares em longo prazo. As setas indicam os despertares do sono e o início do sono como determinado a partir de traçados de EEG e de EMG. A ultrassonografia indica sons respiratórios devido ao ronco. *EEG*, Eletroencefalograma; *EMG*, eletromiograma submental; *Sao₂*, saturação de oxigênio arterial. (De Thompson SR, Ackermann U, Horner RL. Sleep as a teaching tool for integrating respiratory physiology and motor control. *Adv Physiol Educ.* 2001;25:101-116, usada com permissão.)

dominal não está sincronizado ou se a limitação do fluxo de ar é observada no sinal de pressão nasal, e são classificadas como centrais quando o movimento toracoabdominal está sincronizado e não há evidência de limitação do fluxo de ar no sinal de pressão nasal.[29] As apneias mistas são classificadas por eventos que começam como centrais por pelo menos 10 segundos e terminam como obstrutivos, com um mínimo de três esforços obstrutivos. Sempre que aplicável, a respiração atáxica, ou tipo de respiração de Cheyne-Stokes, também é descrita.[29,30]

O índice de apneia-hipopneia (IAH) é definido como o número médio de eventos respiratórios anormais por hora de sono. A gravidade da AOS é determinada pelo IAH da seguinte forma: leve, de cinco a 15 eventos por hora; moderada, mais de 15 a 30 eventos por hora; e grave, mais de 30 eventos por hora.[8,31] O diagnóstico clínico da AOS requer um IAH de 15 ou mais, ou um IAH superior ou igual a cinco eventos, com sintomas como sonolência diurna excessiva, sono involuntário durante a vigília, sono não revigorante, ronco alto relatado por um parceiro ou obstrução observada durante o sono.[21,32]

Polissonografia e Dispositivos Portáteis

Um estudo de sono realizado em laboratório é feito e analisado por um técnico do sono registrado usando critérios-padrão.[8] Todos os estudos são realizados usando uma montagem uniforme de eletrogramas, incluindo EEG central, occipital e frontal; eletro-oculograma (EOG) esquerdo e direito; eletromiograma do queixo (EMG); eletrocardiograma (ECG); e EMG do músculo tibial anterior bilateralmente. O movimento toracoabdominal é geral-

Quadro 50.1 Sintomas e Características Clínicas da Apneia Obstrutiva do Sono (AOS)

Sintomas e Comportamentos	Comorbidades
Sonolência diurna	Obesidade
Ronco alto	Grande circunferência do pescoço
Sono não restaurativo	Deformidades craniofaciais (retrognatia, hipoplasia da face média)
Testemunho de apneias pelo cônjuge	
Despertar com asfixia	Faringe compactada
Insônia com frequentes despertares noturnos breves	Hipertensão arterial sistêmica
Falta de concentração	Hipercapnia ou bicarbonato sérico elevado
Déficits cognitivos	Doença cardiovascular
Mudanças de humor	Doença cerebrovascular
Dores de cabeça pela manhã	Arritmia cardíaca
Dormir de pé, despertares confusos (despertares do sono NREM)	Síndrome metabólica
Sonhos vívidos, estranhos ou ameaçadores (despertares do sono REM)	Hipertensão pulmonar
	Síndrome de hipoventilação da obesidade
Refluxo gastroesofágico	*Cor pulmonale*
Noctúria	Policitemia
Sonolência durante condução e acidentes com veículos motorizados	Síndrome da pálpebra frouxa

NREM, Movimento não rápido dos olhos; REM, movimento rápido dos olhos.
Modificado de Olson E, Chung F, Seet E. Surgical risk and the preoperative evaluation and management of adults with obstructive sleep apnea. In Post TW, ed. *UpToDate*. Waltham, MA: UpToDate; 2015.

mente monitorado por pletismografia respiratória por indutância (PRI), e o fluxo de ar é monitorado usando um transdutor de pressão nasal ou um termistor nasal. A saturação de oxigênio arterial (Sao_2) é monitorizada por oximetria de pulso. A posição do corpo e o ronco são gravados manualmente.

O teste do sono em casa pode ser uma alternativa viável ao padrão PSG para o diagnóstico de AOS em determinados subgrupos de pacientes.[33,34] A Portable Monitoring Task Force da AASM classificou os dispositivos como de nível 2 (PSG totalmente sem supervisão com sete ou mais canais de registro), de nível 3 (dispositivos limitados a quatro a sete canais de registro) e de nível 4 (monitores com um ou dois canais, incluindo a oximetria noturna).[33] Em particular, o dispositivo PSG portátil de nível 2 tem uma precisão de diagnóstico semelhante à do PSG padrão,[35] enquanto a oximetria noturna é sensível e específica para detectar AOS em pacientes cirúrgicos de alto risco.[36] A oximetria pré-operatória durante a noite pode ser um teste de triagem útil (quando a saturação média pré-operatória durante a noite é menor do que 93%, o índice de dessaturação de oxigênio maior do que 29 eventos por hora, a duração ao longo da noite de saturação de oxigênio inferior a 90% para mais de 7% do tempo total de sono) e prevê eventos adversos pós-operatórios.[37] Os dispositivos portáteis podem ser considerados quando há alta probabilidade pré-teste de AOS de moderada a grave, sem outras comorbidades substanciais,[33] e são atendidos os padrões adequados para a realização do teste e interpretação dos resultados.[32]

Prevalência de AOS na População Geral e Cirúrgica

O prevalência de AOS de moderada a grave (IAH ≥ 15 eventos por hora) é de 13% entre homens e 6% entre mulheres, respectivamente, na população geral.[38] As estimativas revelam maior incidência com aumento da idade e do índice de massa corporal.[39] A diferença pode ser explicada pelo subdiagnóstico de AOS, já que 80% de pacientes com AOS de moderada a severa permanecem não diagnosticados.[38,40] Na população geral, o diagnóstico de AOS é um fator de risco independente de morbidade e mortalidade cardiovascular.[41-44]

A prevalência de AOS de moderada a grave (IAH > 15 eventos por hora) não diagnosticada entre pacientes cirúrgicos é difícil de avaliar,[39] mas parece ser maior do que na população em geral.[45,46] Sessenta por cento dos pacientes com AOS de moderada a grave (IAH ≥ 15 eventos por hora) não foram diagnosticados pelo anestesista no pré-operatório (Capítulo 13).[47]

OAS e Comorbidades

A OSA está associada a morbidade cardiovascular em longo prazo, incluindo isquemia miocárdica, insuficiência cardíaca, hipertensão, arritmias, doença cerebrovascular, síndrome metabólica, resistência a insulina, refluxo gastroesofágico e obesidade (Quadro 50.1).[48] Deformidades craniofaciais (p. ex., macroglossia, retrognatia, hipoplasia da face média), distúrbios endócrinos (p. ex., hipotireoidismo, doença de Cushing) e fatores demográficos (sexo masculino, idade superior a 50 anos) e de estilo de vida (p. ex., tabagismo, consumo de álcool) são fatores estritamente associados com AOS.[48] Os médicos no perioperatório (Capítulo 13) devem estar cientes da possível coexistência dessas condições médicas, que podem ser melhoradas no pré-operatório, e a estratificação de risco pode ser instituída no momento da cirurgia.

Cirurgia e Gravidade da AOS

Fatores que contribuem para a piora pós-operatória da AOS foram definidos.[49,50] Em comparação com a condição pré-operatória, o IAH aumentou significativamente na primeira noite, com aumento máximo na terceira noite.[49,50] O IAH pré-operatório, idade e dose de opioides foram preditores significativos do IAH pós-operatório.[50] Esses achados são clinicamente significativos para pacientes cirúrgicos que podem não ser monitorados rigorosamente durante a segunda e a terceira noite de pós-operatório.

Complicações pós-operatórias como infarto do miocárdio, insuficiência cardíaca congestiva e embolia pulmonar podem, mais provavelmente, ocorrer durante o segundo ou o terceiro dia pós-operatório. De acordo com uma análise de 2015 do banco de dados Closed Claims Project da American Society of Anesthesiologists (ASA), 88% dos incidentes de depressão respiratória induzida por opioides ocorreram nas primeiras 24 horas de cirurgia, dos quais 97% foram considerados evitáveis.[51] Múltiplos prescritores (33%), administração simultânea de medicamentos sedativos não opioides (34%) e avaliações ou respostas de enfermagem inadequadas (31%) foram identificados como fatores contributivos.[51] Eventos respiratórios críticos com risco de vida com opioides ocorrem principalmente durante as primeiras 24 horas após cirurgia para todos os pacientes[52] e dentro das primeiras 72 horas para pacientes com AOS.[53] Fatores como AOS, níveis intensos de sedação, complicações noturnas e insuficiência renal aguda pós-operatória estão associados com fatalidade após esses eventos.[54] O aumento das complicações pós-operatórias no segundo ou no terceiro dia pós-operatório pode estar associado com o aumento do IAH e diminuição da saturação de oxigênio.

AOS e Complicações Pós-operatórias

Uma revisão sistemática de 61 estudos[55] e uma metanálise de 13 estudos demonstraram que pacientes com AOS *versus* não AOS foram associados com risco significativamente maior de eventos pós-operatórios, como insuficiência respiratória aguda, dessaturação e necessidade de cuidados intensivos.[56] Grandes estudos populacionais mostraram que os pacientes com um diagnóstico de AOS têm risco aumentado de complicações perioperatórias, como necessidade de intubação endotraqueal de emergência,[57-59] ventilação mecânica ou não invasiva,[57-59] pneumonia induzida por aspiração de conteúdo gástrico,[58] embolia pulmonar[58] e fibrilação atrial. [57,59] Recentemente, em 2015, um grande banco de dados perioperatório (26.000 pacientes em 50 hospitais dos EUA) foi analisado para determinar complicações em pacientes com AOS.[60] Em comparação com a AOS tratada, a AOS não tratada foi associada de forma independente a mais complicações cardiopulmonares, incluindo reintubação não planejada e infarto do miocárdio.[60]

Pacientes com AOS que permanecem não diagnosticados no momento da cirurgia estão em maior risco de complicações pós-operatórias.[61] Mutter e colaboradores realizaram uma análise de coorte pareada de dados de polissonografia (PSG) e dados de administração de saúde. Constatou-se que pacientes com diagnóstico de AOS não diagnosticada tinham risco três vezes maior de complicações cardiovasculares, principalmente parada cardíaca e choque, em comparação com pacientes com AOS diagnosticada com prescrição médica de tratamento com pressão positiva contínua nas vias aéreas (CPAP).[61] A gravidade da AOS pode ser um fator importante. Pacientes com AOS grave (IAH > 30) apresentaram aumento de 2,7 vezes das complicações respiratórias pós-operatórias.[61] Se disponíveis, informações sobre o diagnóstico e a gravidade da AOS na avaliação anestésica podem ser úteis.

Abordagem Clínica e Princípios do Manejo Perioperatório

O manejo perioperatório de pacientes com AOS é desafiador, e os anestesistas envolvidos no cuidado de tais pacientes precisam ter uma compreensão sólida da doença. As diretrizes de 2016 da Society of Anesthesia and Sleep Medicine (SASM) para triagem pré-operatória e avaliação de pacientes adultos com AOS recomendam que o rastreamento de AOS pode ser útil para fornecer maior conscientização e redução do potencial de risco pela implementação de intervenções apropriadas[62] (Tabela 50.1). Além disso, o relatório atualizado da American Society of Anesthesiologists (ASA) sobre as "Diretrizes de Prática para o Manejo Perioperatório de Pacientes com Apneia Obstrutiva do Sono" oferece orientação sobre o manejo perioperatório de pacientes com AOS.[63,64] A declaração de consenso da Society for Ambulatorial Anesthesia (SAMBA) forneceu diretrizes abordando a seleção de pacientes com AOS apropriados para cirurgia ambulatorial.[65] Diferentes rotinas clínicas e algoritmos foram construídos para simplificar a abordagem para pacientes com AOS no ambiente perioperatório.[63,64,66-68]

Avaliação Pré-operatória (Capítulo 13)
Pacientes com AOS Diagnosticada
Um histórico completo e o exame físico são essenciais. Questões focadas na natureza e na gravidade dos sintomas da AOS devem ser examinadas. Consultas prévias com um médico especialista em medicina do sono e relatórios de sono devem ser revistos, se possível (Fig. 50.4). Pacientes com AOS de longa data podem apresentar sinais e sintomas de doenças concomitantes importantes, incluindo obesidade mórbida, síndrome metabólica, hipertensão não controlada ou resistente, arritmias, doença cerebrovascular e insuficiência cardíaca.[69] A avaliação pré-operatória também deve excluir a presença de hipoxemia noturna significativa, hipercarbia, policitemia e *cor pulmonale*. Síndrome de hipoventilação da obesidade (SHO) e hipertensão pulmonar devem ser descartadas em pacientes com AOS.[70,71] A probabilidade de desenvolvimento de insuficiência respiratória após cirurgia não cardíaca revelou-se mais que 10 vezes maior em pacientes com SHO com AOS, em comparação com pacientes com AOS isoladamente.[72] Um nível de bicarbonato sérico de 28 mmol/L ou mais indica compensação metabólica para hipercapnia crônica e é uma ferramenta útil de triagem para SHO (Fig. 50-5).[73] Um ecocardiograma transtorácico (ETT) pré-operatório pode ser considerado em pacientes suspeitos de ter hipertensão pulmonar grave e se são previstos aumentos agudos intraoperatórios nas pressões arteriais pulmonares (cirurgia de alto risco ou de longa duração).[66]

VI

| **Tabela 50.1** | Resumo Prático das Diretrizes da Society of Anesthesia and Sleep Medicine (SASM) |

Recomendações: Resumo Prático

- **Pacientes com apneia obstrutiva do sono (AOS) submetidos a procedimentos sob anestesia estão em maior risco de complicações perioperatórias, comparados com pacientes sem o diagnóstico da doença.** Identificar pacientes de alto risco para AOS antes da cirurgia para precauções perioperatórias selecionadas e intervenções pode ajudar a reduzir as complicações do paciente perioperatório.
- **Ferramentas de triagem ajudam a estratificação do risco de pacientes com suspeita de AOS com precisão razoável.** As equipes médicas devem considerar o rastreamento da AOS como parte da avaliação pré-anestésica padrão.
- **Há evidência insuficiente na literatura atual para apoiar o cancelamento ou adiamento da cirurgia para um diagnóstico formal (polissonografia no laboratório ou em casa) em pacientes com suspeita de AOS,** a menos que haja evidência de uma doença sistêmica associada importante ou não controlada ou problemas adicionais com a ventilação e trocas gasosas.

- O paciente e a equipe de saúde devem estar cientes de que tanto a AOS diagnosticada (tratada, parcialmente tratada ou não tratada) quanto a AOS suspeita podem estar associadas a maior morbidade pós-operatória.
- Se disponível, deve-se considerar a obtenção de resultados do estudo do sono e, se for o caso, recomenda-se ao paciente o tratamento com pressão positiva das vias aéreas (PAP) antes da cirurgia.
- Se os recursos permitirem, as instalações devem considerar ter equipamentos de PAP para uso perioperatório, ou os pacientes podem trazer o seu próprio equipamento PAP ao centro cirúrgico.

- **Deve-se considerar avaliação adicional para permitir otimização cardiopulmonar pré-operatória em pacientes com AOS diagnosticada, parcialmente tratada/não tratada e suspeita, onde não há indicação de uma doença sistêmica associada significativa ou não controlada ou problemas adicionais com a ventilação ou troca gasosa, tais como: (i) síndromes de hipoventilação, (ii) hipertensão pulmonar grave e (iii) hipoxemia em repouso na ausência de outras doenças cardiopulmonares.**
- **Uma vez que o controle das comorbidades tenha sido otimizado, pacientes com AOS diagnosticada, parcialmente tratada/não tratada ou suspeita podem submeter-se à cirurgia, desde que estratégias para redução de complicações pós-operatórias sejam implementadas.**
- Os riscos e benefícios da decisão de continuar ou adiar a cirurgia incluem consulta e discussão com o cirurgião e o paciente.
- **O tratamento com PAP em pacientes anteriormente não diagnosticados, mas com AOS suspeita deve ser considerada caso a caso.** Devido à falta de evidência de estudos randomizados controlados, não recomendamos o seu uso rotineiro.
- **Recomenda-se o tratamento continuado com PAP nas configurações anteriormente prescritas durante os períodos de sono enquanto o paciente estiver hospitalizado, no pré-operatório e no pós-operatório.** Podem ser necessários ajustes nas configurações para corresponder às alterações perioperatórias, como edema facial, edema da via aérea superior, farmacoterapia e função respiratória.

De Chung F, Memtsoudis SG, Ramachandran SK, et al. Society of Anesthesia and Sleep Medicine Guidelines on Preoperative Screening and Assessment of Adult Patients With Obstructive Sleep Apnea. *Anesthesia and Analgesia*. 2016;123(2):452-473.

Os pacientes com AOS podem estar usando dispositivos de pressão positiva de vias aéreas (PAP) para tratamento, como CPAP, pressão positiva das vias aéreas em dois níveis (BiPAP) e pressão positiva das vias aéreas de autotitulação (APAP). Os dispositivos APAP fornecem às vias aéreas superiores estabilidade durante o sono usando medidas de fluxo de ar, flutuações na pressão ou resistência das vias aéreas com base em algoritmos. Este dispositivo pode se ajustar à variação da gravidade da AOS a cada noite.[74] As diretrizes da SASM recomendam a revisão do estudo do sono e a adequação dos dados dos dispositivos PAP para avaliar informações na configuração do PAP atual, e IAH indicando tratamento bem-sucedido de eventos respiratórios.[62] Pelas diretrizes da SASM, deve-se considerar avaliação adicional para a otimização cardiopulmonar pré-operatória em pacientes que tenham um diagnóstico conhecido de AOS e não aderem ou aderem pouco ao tratamento com PAP e onde há indicação de doenças sistêmicas não controladas ou problemas adicionais de ventilação ou troca gasosa. Essas condições incluem mas não podem ser limitadas a (1) síndromes de hipoventilação, (2) hipertensão pulmonar grave e (3) hipoxemia em repouso não atribuível a outras doenças cardiopulmonares.[62]

Uma metanálise de 2015 de seis estudos e 904 pacientes avaliou o uso de CPAP perioperatório com resultados pós-operatórios em pacientes com AOS.[75] O CPAP perioperatório reduziu significativamente o IAH pós-operatório a partir do IAH pré-operatório basal, em associação com uma redução modesta do período de internação hospitalar.[75]

Os pacientes que não aderem ao tratamento com PAP devem ser aconselhados a retomar o tratamento no pré-operatório.[76] Além disso, pacientes com comorbidades significativas, bicarbonato sérico alto (indicando hipercapnia crônica) e hipoxemia pré-operatória na ausência de doença respiratória são candidatos à avaliação pré-operatória e adesão ao tratamento com PAP.[76] As diretrizes atuais recomendam que pacientes cirúrgicos com AOS moderada ou grave que sejam compatíveis com o tratamento com PAP devem trazer o dispositivo para o hospital e continuar seu uso.[64] Na população geral, a AOS leve não seria um fator de risco independente para aumento da taxa de mortalidade.[42] Pacientes com AOS leve podem não apresentar elevação do risco cirúrgico e anestésico, e o uso de PAP pré-operatório pode não estar indicado nesses pacientes.

Métodos de Triagem Perioperatória para AOS

A PSG durante a noite é o teste diagnóstico padrão-ouro para a AOS. No entanto, a triagem de rotina com PSG pode ser dispendiosa e trabalhosa. Como resultado, testes de triagem simples, econômicos e sensíveis foram desenvolvidos para detectar pacientes com AOS.

No pré-operatório, defende-se o uso de critérios clínicos sensíveis para identificação e estratificação do risco potencial dos pacientes para AOS. Um Guia Prático

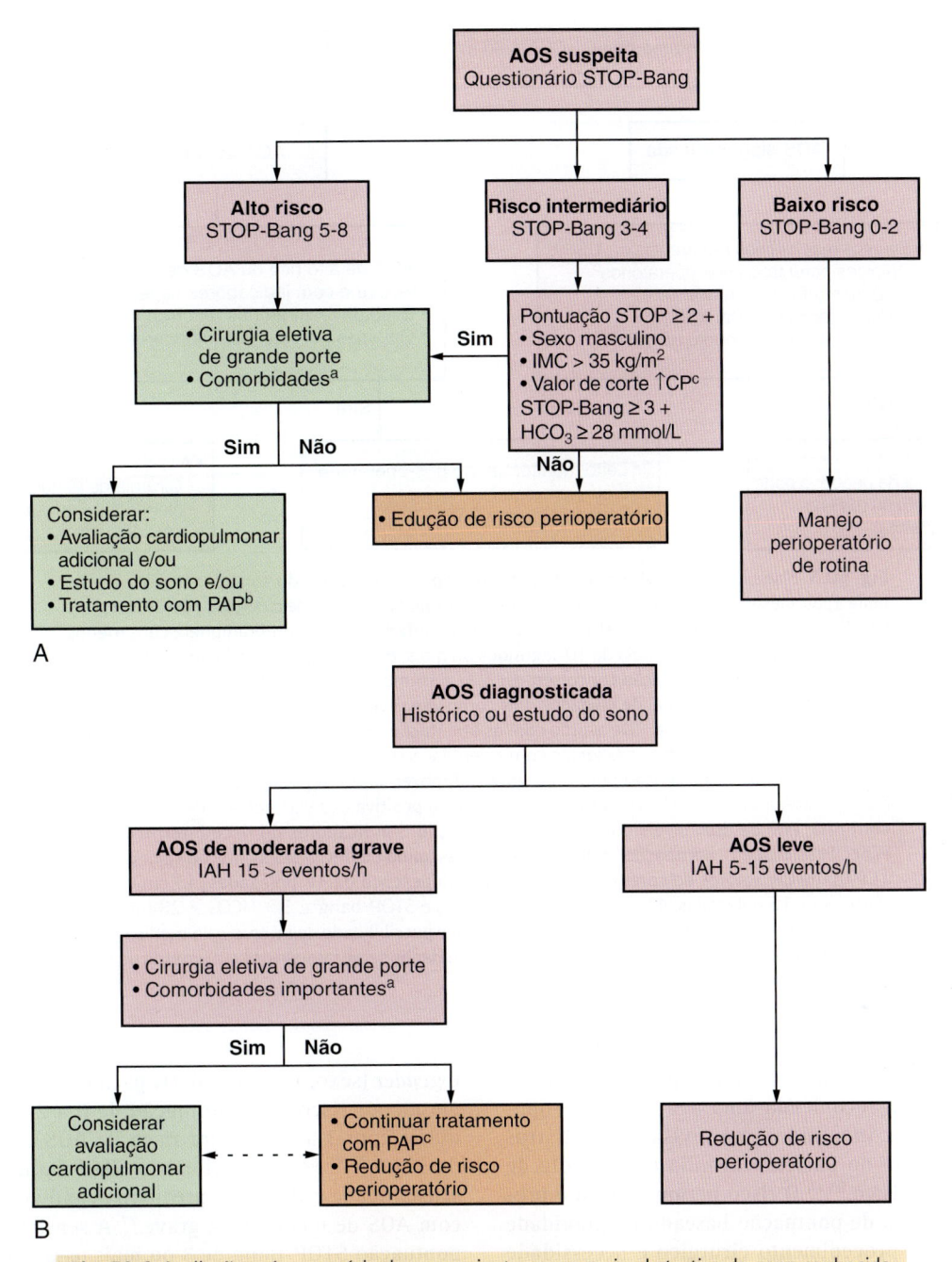

Fig. 50.4 Avaliação pré-operatória de um paciente com apneia obstrutiva do sono conhecida ou suspeita na consulta pré-operatória. (A) AOS suspeita e (B) AOS diagnosticada. A, De acordo com as orientações de 2016 da SASM, mais avaliações cardiopulmonares podem ser indicadas em pacientes com doença sistêmica não controlada ou problemas adicionais na ventilação ou troca gasosa, tais como síndromes de hipoventilação, hipertensão pulmonar grave e hipoxemia em repouso na ausência de outra doença cardiopulmonar.[62] a Comorbidades importantes: insuficiência cardíaca, arritmias, hipertensão não controlada, doença cerebrovascular, síndrome metabólica, obesidade (índice de massa corporal > 35 kg/m²), síndrome de hipoventilação da obesidade, hipertensão pulmonar. b Tratamento com pressão positiva nas vias aéreas (PAP): inclui PAP contínua, PAP de dois níveis e PAP de autotitulação. c Valores de corte da circunferência do pescoço (CP) de 17 polegadas/43 cm no sexo masculino, 16 polegadas/41 cm no sexo feminino.[84] *STOP-Bang*, valores de corte do questionário STOP-Bang.

VI

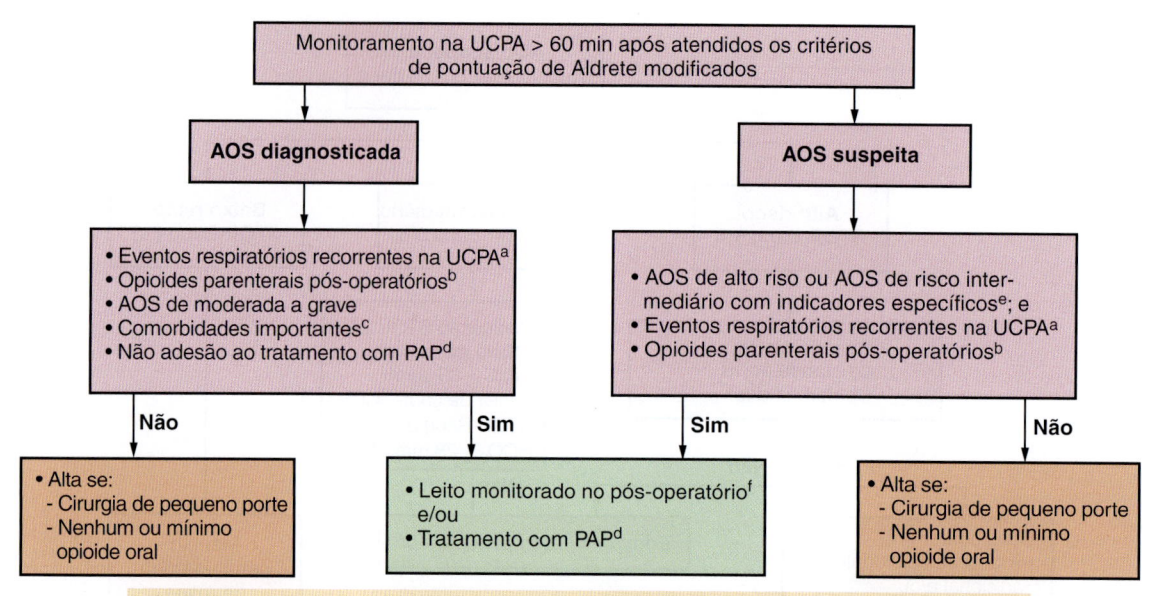

Fig. 50.5 Manejo pós-operatório de paciente com apneia obstrutiva do sono conhecida ou suspeita após anestesia geral. [a] Evento respiratório recorrente na unidade de cuidados pós-anestésicos (UCPA): ocorrência repetida da saturação de oxigênio inferior a 90%, ou bradipneia com menos de 8 respirações/min, ou apneia de 10 segundos ou mais, ou incompatibilidade dor-sedação (dor intensa e pontuação de sedação concorrentes).[88] [b] Consumo pós-operatório de opioide parenteral maior do que o padrão usual de cuidados, tais como várias vias, preparações de ação prolongada ou infusões de dose elevada. [c] De acordo com as orientações de 2016 da SASM, doença sistêmica não controlada ou problemas adicionais com a ventilação ou troca gasosa, tais como: síndromes de hipoventilação, hipertensão pulmonar grave e hipoxemia em repouso na ausência de outra doença cardiopulmonar.[62] [d] Tratamento com pressão positiva das vias aéreas (PAP): inclui PAP contínua, PAP de dois níveis ou PAP de autotitulação. [e] Indicadores de risco intermediário e específicos incluem: pontuação STOP $\geq$ 2 + sexo masculino ou IMC > 35 kg/m² ou valor de corte $\uparrow$CP (onde CP: valores de corte da circunferência do pescoço de 17 polegadas/43 cm no sexo masculino, 16 polegadas/41 cm no sexo feminino[82]) e STOP-bang $\geq$ 3 + HCO_3 $\geq$ 28 mmol/L. [f] Leito monitorado: ambiente com oximetria contínua e possibilidade de intervenção médica rápida (p. ex., unidade de cuidados intensivos, unidade de cuidados semi-intensivos ou oximetria de pulso remota com telemetria na enfermaria cirúrgica).

ASA atualizado em 2014 para o manejo perioperatório de pacientes com AOS recomenda uma avaliação pré-operatória abrangente, incluindo uma revisão de registros médicos, entrevista do paciente/família e protocolo de triagem e exame físico.[63,64] O risco perioperatório é predito por um sistema de pontuação baseado na gravidade da AOS, porte do procedimento cirúrgico e necessidade prevista de opioides pós-operatórios.[64] Outras ferramentas de triagem que foram validadas em pacientes cirúrgicos são as pontuações do questionário STOP-Bang,[77] do Questionário de Berlin[78] e da Preoperative Sleep Apnea Prediction (P-SAP).[79]

O questionário STOP-Bang é uma ferramenta de triagem concisa e de fácil aplicação para AOS que consiste em oito perguntas facilmente aplicadas com o acrônimo STOP-Bang (Quadro 50.2).[77,80] É uma ferramenta de triagem autoadministrada e inclui quatro perguntas de "sim/não" (*snoring* [ronco], *tiredness* [cansaço], *observed that you stop breathing* [observou que você para de respirar], *high blood pressure* [hipertensão arterial]) e questões relativas aos dados demográficos de *body mass index* (índice de massa corporal – IMC) (> 35 kg /m²), *age* (idade, > 50 anos), *neck circumference* (circunferência do pescoço, > 40 cm)

e *gender* (sexo, masculino). Os pacientes são considerados em menor risco com pontuação de 0 a 2, risco intermediário com 3 a 4, e maior risco de AOS com pontuação de 5 a 8.[77,80-82] O questionário STOP-bang tem um alta sensibilidade e alto valor preditivo negativo para pacientes com AOS de moderada a grave.[77] A sensibilidade de uma pontuação STOP-Bang de 3 ou mais para detectar AOS de moderada a grave (IAH > 15) e AOS grave (IAH> 30) é de 93% e 100%, respectivamente. Os valores preditivos negativos correspondentes são 90% e 100%. Como a pontuação STOP-Bang aumenta de baixo risco (0 a 2) para alto risco (7 a 8), a probabilidade de AOS de moderada a grave aumenta de 18% a 60%, e a probabilidade de AOS grave aumenta de 4% a 38%.[81] Em pacientes cuja pontuação STOP-bang é média (3 ou 4), são necessários outros critérios para classificação. Por exemplo, uma pontuação STOP-Bang de $\geq$ 2 + (IMC > 35 kg/m² ou sexo masculino ou circunferência do pescoço > 43 cm no sexo masculino e > 41 cm no sexo feminino) ou uma pontuação STOP-Bang de $\geq$ 3 + HCO_3 sérico $\geq$ 28 mmol/L classificaria o paciente com alto risco para AOS de moderada a grave (Quadro 50.2 e Fig. 50.4).[81] Além disso, os pacientes identificados como de alto risco com uma pontuação STOP-Bang de 5-8 tem maior gra-

Quadro 50.2   Questionário STOP-Bang Atualizado

Snoring (ronco)? | Você **Ronca Alto** (alto o suficiente para ser ouvido atrás de portas fechadas, ou o seu parceiro de sono lhe dá cotoveladas por causa de seu ronco à noite)?

Tired (cansado)? | Você geralmente se sente **Cansado, Fatigado ou Sonolento** durante o dia (como adormecer durante a condução do carro)?

Observed (observado)? | Alguém **Observou** você **Parar de Respirar** ou **Engasgando/Sufocando** durante o sono?

Pressure (pressão)? | Você foi ou está sendo tratado de **Hipertensão Arterial**?

Body Mass Index (índice de massa corporal) maior que 35 kg/m²?

Age (idade) maior que 50 anos?

Neck Size (tamanho do pescoço) grande? (medido em torno da proeminência laríngea)

Para homens: O colarinho da sua camisa tem 17 polegadas/43 cm ou mais?

Para mulheres: O colarinho da sua camisa tem 16 polegadas/41 cm ou mais?

Gender (sexo): Masculino?

Critérios de Pontuação:

Para a população em geral

Risco baixo de AOS: Sim para 0-2 perguntas

Risco intermediário de AOS: Sim para 3-4 perguntas

Riso alto de AOS: Sim para 5-8 perguntas

    ou=0p9 Sim para 2 ou mais de 4 perguntas STOP + sexo masculino

    ou Sim para 2 ou mais de 4 perguntas STOP + IMC > 35 kg/m²

    ou Sim para 2 ou mais de 4 perguntas STOP + circunferência do pescoço grande (17 polegadas/43 cm no sexo masculino, 16 polegadas/41 cm no sexo feminino)

IMC, Índice de massa corporal; *AOS*, apneia obstrutiva do sono. Modificado de Chung F, Yegneswaran B, Liao P, et al. STOP questionnaire: a tool to screen patients for obstructive sleep apnea. *Anesthesiology*. 2008;108(5):812-821; Chung F, Subramanyam R, Liao P, et al. High STOP-Bang score indicates a high probability of obstructive sleep apnoea. *Br J Anaesth*. 2012;108:768-775; Chung F, Yang Y, Brown R, et al. Alternative scoring models of STOP-Bang questionnaire improve specificityto detect undiagnosed obstructive sleep apnea. *J Clin Sleep Med*. 2014;10:951-958. Propriedade da University Health Network. www.stopbang.ca.

vidade de AOS e estão em maior risco de complicações pós-operatórias.[83,84]

Pacientes com Suspeita de AOS

Em pacientes com suspeita de AOS, um exame clínico focado deve ser realizado com ênfase nos sinais e sintomas pertinentes de AOS (Quadro 50.1). O relato do cônjuge na consulta pré-operatória é útil na avaliação de ronco alto e episódios apneicos observados durante sono. Em situações de emergência, o paciente deve prosseguir para a cirurgia, evitando atrasos em casos de cirurgias salvadoras. Estratégias de redução de riscos perioperatórios devem ser implementadas com base na suspeita clínica de AOS (Fig. 50.4).[67,85]

Para cirurgia eletiva não urgente, as diretrizes da SASM de 2016 mostram que há evidências insuficientes para apoiar o cancelamento ou o atraso da cirurgia para diagnosticar formalmente AOS naqueles pacientes identificados como de alto risco de AOS no pré-operatório, a menos que existam evidências de doença sistêmica mal controlada ou problemas adicionais com ventilação ou troca gasosa, tais como as síndromes de hipoventilação, hipertensão pulmonar grave e hipoxemia em repouso, na ausência de outra doença cardiopulmonar (Tabela 50.1, Fig. 50.4).[62] Nesses pacientes, recomenda-se a avaliação cardiopulmonar adicional para permitir a otimização de condições médicas e o planejamento do manejo intraoperatório e pós-operatório.[63,64] Uma vez que as comorbidades atinjam o melhor controle possível, os pacientes com AOS diagnosticada, parcialmente tratada ou não tratada, ou com suspeita de AOS podem submeter-se à cirurgia desde que sejam implementadas estratégias para a atenuação de complicações pós-operatórias. Os riscos e benefícios da decisão de prosseguir ou atrasar a cirurgia incluem a consulta e a discussão com paciente e cirurgião[62] (Tabela 50.1). Se o seguimento intraoperatório e pós-operatório sugere um aumento da probabilidade de AOS, tal como via aérea difícil,[87] complicações respiratórias recorrentes no pós-operatório, como dessaturação, hipoventilação ou apneia,[88] o encaminhamento pós-operatório a um médico do sono pode ser útil para o acompanhamento em longo prazo.

Estratégias de Redução de Riscos Perioperatórios

O uso de sedação pré-anestésica em ambiente não monitorado deve ser evitado. No intraoperatório, o anestesista deve estar preparado para enfrentar dificuldades com ventilação sob máscara, laringoscopia e intubação endotraqueal.[89,90] As orientações das diretrizes práticas da ASA para o manejo da via aérea difícil são úteis, e a presença de profissionais capacitados e equipamento para abordagem a via aérea difícil deve ser assegurada.[91] Deve-se considerar pré-oxigenação adequada, posicionamento do corpo com a cabeça elevada e medidas para diminuir os riscos de aspiração de ácido gástrico, como inibidores da bomba de prótons no pré-operatório, antiácidos e indução de sequência rápida com pressão cricoide.

O uso de anestésicos de ação prolongada deve ser evitado, e devem-se administrar medicamentos de ação curta, como o propofol, remifentanil e desflurano. Pode ocorrer hipertensão pulmonar, e os pacientes com evidência de insuficiência cardíaca do lado direito e tolerância ao esforço reduzida podem precisar de avaliação com exames adicionais. Devem-se tomar cuidados para evitar o aumento das pressões arteriais pulmonares, evitando hipercarbia, hipoxemia, hipotermia e acidose.

Hipoventilação alveolar, em conjunto com depressão respiratória central, diminuição da consciência e obstrução das vias aéreas superiores, é o resultado da administração de opioides e pode provocar depressão respiratória induzida por opioides.[92] Componentes importantes de AOS como fragmentação do sono e hipóxia intermitente modulam o comportamento da dor e aumentam a sensibilidade aos analgésicos opioides.[92] Analgésicos não opioides devem ser

VI

usados, assim como acetaminofeno ou anti-inflamatórios não esteroides (AINEs, celecoxibe); analgésicos opioides parciais (tramadol); anticonvulsivantes (pregabalina ou gabapentina); corticosteroides (dexametasona); antagonista do receptor N-metil-D-aspartato (NMDA), cetamina[93]; e agonistas α_2-adrenérgicos, clonidina e dexmedetomidina.[94] A extubação da traqueia deve ser realizada sem bloqueio neuromuscular residual em um paciente acordado, totalmente consciente, que é capaz de obedecer a comandos e manter uma via respiratória patente. Após a extubação traqueal, os pacientes devem se recuperar em posição não supina (semivertical ou lateral) (Capítulo 13).[64]

Técnicas de anestesia local ou regional reduzem as necessidades de opioides no pós-operatório e podem ser benéficas, já que evitam a manipulação das vias aéreas e diminuem a necessidade de medicamentos analgésicos sedativos no pós-operatório. Os pacientes que receberam anteriormente o tratamento com PAP em casa podem continuar usando os seus dispositivos PAP durante procedimentos sob sedação de leve a moderada.[95] Deve-se optar pela via aérea segura a uma via aérea desprotegida para procedimentos que requerem sedação profunda.[64]

Acompanhamento Pós-operatório de Pacientes com AOS (Capítulo 39)

O acompanhamento pós-operatório do paciente com AOS depende da natureza da cirurgia, da gravidade da AOS e da necessidade de opioides parenterais no pós-operatório (Fig. 50.5). Um paciente com AOS grave submetido a uma cirurgia de grande porte e que está recebendo grandes doses intravenosas de opioides, vai ter mais chance de precisar de monitoramento contínuo do que um outro paciente com suspeita de AOS passando por uma cirurgia superficial de catarata sob anestesia local com consumo mínimo de analgésico opioide. O anestesista é responsável pela decisão final, considerando todos os fatores relacionados com o paciente, de logística e circunstanciais.

A Figura 50.5 apresenta um algoritmo simplificado do manejo pós-operatório de pacientes com AOS com base nas diretrizes da SASM de 2016 e na opinião de especialistas.[62,67,86] Todos os pacientes com suspeita ou diagnóstico de AOS que receberam anestesia geral devem ter acompanhamento estendido na unidade de cuidados pós-anestésicos (UCPA) com oximetria contínua. Atualmente, não há diretrizes baseadas em evidências abordando a extensão ideal de monitoramento necessário na UCPA, e algumas recomendações são difíceis de seguir, especialmente no contexto de custos e gestão de recursos.[95] É razoável observar um paciente com AOS suspeita ou documentada na UCPA por 60 minutos adicionais, em um ambiente tranquilo depois de cumpridos os critérios de Aldrete modificados para alta.[67]

A existência de eventos respiratórios recorrentes na UCPA é outra indicação para o monitoramento pós-operatório contínuo.[88] Eventos respiratórios recorrentes na UCPA são definidos como (1) episódios de apneia de 10 segundos ou mais, (2) bradipneia de menos de oito respirações por minuto, (3) incompatibilidade dor-sedação e (4) dessaturação repetida de oxigênio para menos de 90%. Pacientes com suspeita de AOS (isto é, registrados como de alto risco em questionários de triagem) que têm eventos respiratórios recorrentes na UCPA no pós-operatório estão em maior risco de complicações respiratórias pós-operatórias.[88] O monitoramento nas enfermarias cirúrgicas equipadas com oximetria contínua é indicado para esses pacientes. O tratamento com PAP pós-operatório pode ser iniciado com uma base empírica para suprimir eventos obstrutivos recorrentes associados com hipoxemia significativa.[95] Pacientes com AOS anteriormente diagnosticada que já estão recebendo PAP devem continuar o tratamento com PAP no pós-operatório.[76]

CONCLUSÃO

A compreensão das semelhanças e das diferenças entre sono e anestesia aumentou o nosso aprendizado das vias neurais que modulam a excitação e a interação com medicamentos. Distúrbios do sono comuns impactam ainda mais sobre esta relação, e o conhecimento prévio do diagnóstico, o tratamento e os cuidados perioperatórios são necessários para o anestesiologia. As pesquisas em curso e as novas tecnologias de diagnóstico e monitoramento definirão a mudança no diagnóstico e no tratamento, com impacto nos custos dos cuidados médicos e na gestão de recursos.

PERGUNTAS DO DIA

1. Quais são os padrões eletroencefalográficos (EEG) característicos associados com a anestesia geral?
2. Que fatores contribuem para o colapso das vias aéreas superiores em um paciente com apneia obstrutiva do sono (AOS)?
3. Qual é a definição do índice de apneia-hipopneia (IAH) durante um estudo do sono? Quais são os critérios para um diagnóstico clínico de AOS com base nos sintomas e no IAH?
4. Quais são as comorbidades mais comuns associadas com AOS?
5. Que eventos pós-operatórios são mais prováveis de ocorrer em um paciente com AOS comparado com um paciente sem AOS?
6. Quais são os componentes do questionário STOP-bang para triagem da AOS? Qual é a sensibilidade da pontuação STOP-bang para detectar AOS de moderada a grave?
7. Que estratégias podem ser usadas para diminuir o risco de um resultado adverso durante o período perioperatório em um paciente com AOS?

REFERÊNCIAS

1. McCarley RW. Neurobiology of REM and NREM sleep. *Sleep Med.* 2007;8: 302-330.

2. Lydic R, Baghdoyan HA. Sleep, anesthesiology, and the neurobiology of arousal state control. *Anesthesiology.* 2005;103:1268-1295.

3. Borbély AA, Achermann P. Sleep homeostasis and models of sleep regulation. *J Biol Rhythms.* 1999;14: 557-568.

4. Borbély AA. A two process model of sleep regulation. *Hum Neurobiol.* 1982;1(3):195-204.

5. Kryger MH, Roth T, Dement WC. *Principles and Practice of Sleep Medicine.* 4th ed. Philadelphia: Elsevier Saunders; 2005:1-1517.

6. Aldrich MS. *Sleep Medicine.* New York: Oxford University Press; 1999:1-382.

7. Berry RB, Budhiraja R, Gottlieb DJ, et al. Rules for scoring respiratory events in sleep: update of the 2007 AASM manual for the scoring of sleep and associated events. *J Clin Sleep Med.* 2012;8: 597-619.

8. Iber C, Ancoli-Israel S, Cheeson Jr AL, Quan SF. *For the American Academy of Sleep Medicine. The AASM Manual for the Scoring of Sleep and Associated Events: Rules Terminology and Technical Specifications.* Westchester, IL: American Academy of Sleep Medicine; 2007.

9. Lydic R, Baghdoyan HA, Hibbard L, et al. Regional brain glucose metabolism is altered during rapid eye movement sleep in the cat: a preliminary study. *J Comp Neurol.* 1991;304: 517-529.

10. Nofzinger EA. Functional neuroimaging of sleep disorders. *Curr Pharm Des.* 2008;14(32):3417-3429.

11. Stickgold R, Hobson JA, Fosse R, et al. Sleep, learning, and dreams: off-line memory reprocessing. *Science.* 2001;294:1052-1057.

12. Brown EN, Lydic R, Schiff ND. General anesthesia, sleep, and coma. *N Engl J Med.* 2010;363:2638-2650.

13. Purdon PL, Sampson A, Pavone KJ, et al. Clinical electroencephalography for anesthesiologists: part I: background and basic signatures. *Anesthesiology.* 2015;123:937-960.

14. Hillman DR, Eastwood PR. Upper airway, obstructive sleep apnea, and anesthesia. *Sleep Med Clin.* 2015;8: 23-28.

15. Allada R. An emerging link between general anesthesia and sleep. *Proc Natl Acad Sci U S A.* 2008;105: 2257-2258.

16. Tung A, Lynch JP, Mendelson WB. Prolonged sedation with propofol in the rat does not result in sleep deprivation. *Anesth Analg.* 2001;92: 1232-1236.

17. Tung A, Bergmann BM, Herrera S, et al. Recovery from sleep deprivation occurs during propofol anesthesia. *Anesthesiology.* 2004;100: 1419-1426.

18. Saper CB, Scammell TE, Lu J. Hypothalamic regulation of sleep and circadian rhythms. *Nature.* 2005;437: 1257-1263.

19. Vacas S, Kurien P, Maze M. Sleep and anesthesia. *Sleep Med Clin.* 2015;8: 1-9.

20. Harrison NL. General anesthesia research: aroused from a deep sleep?. *Nat Neurosci.* 2002;5(10):928-929.

21. American Academy of Sleep Medicine (AASM). *The International Classification of Sleep Disorders*—Third Edition (ICSD-3). Online version. Accessed on July 30, 2014.

22. Remmers JE, DeGroot WJ, Sauerland EK, et al. Pathogenesis of upper airway occlusion during sleep. *J Appl Physiol.* 1978;44:931-938.

23. Mezzanotte WS, Tangel DJ, White DP. Waking genioglossal electromyogram in sleep apnea patients versus normal controls (a neuromuscular compensatory mechanism). *J Clin Invest.* 1992;89:1571-1579.

24. Strollo Jr PJ, Rogers RM. Obstructive sleep apnea. *N Engl J Med.* 1996;334:99-104.

25. Petrof BJ, Hendricks JC, Pack AI. Does upper airway muscle injury trigger a vicious cycle in obstructive sleep apnea? A hypothesis. *Sleep.* 1996;19:465-471.

26. Thompson SR, Ackermann U, Horner RL. Sleep as a teaching tool for integrating respiratory physiology and motor control. *Adv Physiol Educ.* 2001;25:101-116.

27. Eckert DJ, White DP, Jordan AS, et al. Defining phenotypic causes of obstructive sleep apnea Identification of novel therapeutic targets. *Am J Respir Crit Care Med.* 2013;188: 996-1004.

28. Isono S, Remmers JE, Tanaka A, et al. Anatomy of pharynx in patients with obstructive sleep apnea and in normal subjects. *J Appl Physiol.* 1997;82: 1319-1326.

29. Yumino D, Bradley TD. Central sleep apnea and Cheyne-Stokes respiration. *Proc Am Thorac Soc.* 2008;5:226-236.

30. Farney RJ, Walker JM, Cloward TV, Rhondeau S. Sleep-disordered breathing associated with long-term opioid therapy. *Chest.* 2003;123(2):632-639.

31. Berry RB, Brooks R, Garnaldo CE, et al. *for the American Academy of Sleep Medicine. The AASM Manual for the Scoring of Sleep and Associated Events: Rules, Terminology and Technical Specification, Version 2. 2.* Darien, IL: American Academy of Sleep Medicine; 2015:www.aasmnet. org.

32. Fleetham J, Ayas N, Bradley D, et al. Canadian Thoracic Society 2011 guideline update: diagnosis and treatment of sleep disordered breathing. *Can Respir J.* 2011;18:25-47.

33. Collop NA, Anderson WM, Boehlecke B, et al. Portable Monitoring Task Force of the American Academy of Sleep Medicine Clinical guidelines for the use of unattended portable monitors in the diagnosis of obstructive sleep apnea in adult patients. *J Clin Sleep Med.* 2007;3:737-747.

34. Collop NA. Home sleep testing: it is not about the test. *Chest.* 2010;138:245-246.

35. Chung F, Liao P, Sun Y, et al. Perioperative practical experiences in using a level 2 portable polysomnography. *Sleep Breath.* 2011;15(3):367-375.

36. Chung F, Liao P, Elsaid H, et al. Oxygen desaturation index from nocturnal oximetry: a sensitive and specific tool to detect sleep-disordered breathing in surgical patients. *Anesth Analg.* 2012;114:993-1000.

37. Chung F, Zhou L, Liao P. Parameters from preoperative overnight oximetry predict postoperative adverse events. *Minerva Anestesiol.* 2014;80(10):1084-1095.

38. Peppard PE, Young T, Barnet JH, et al. Increased prevalence of sleep-disordered breathing in adults. *Am J Epidemiol.* 2013;177:1006-1014.

39. Young T, Evans L, Finn L, et al. Estimation of the clinically diagnosed proportion of sleep apnea syndrome in middle-aged men and women. *Sleep.* 1997;20:705-706.

40. Young T, Palta M, Dempsey J, et al. The occurrence of sleep-disordered breathing among middle-aged adults. *N Engl J Med.* 1993;328:1230-1235.

41. Sánchez-de-la-Torre M, Campos-Rodriguez F, Barbé F. Obstructive sleep apnoea and cardiovascular disease. *Lancet Respir Med.* 2013;1:61-72.

42. Marshall NS, Wong KKH, Liu PY, et al. Sleep apnea as an independent risk factor for all-cause mortality: the Busselton Health Study. *Sleep.* 2008;31:1079-1085.

43. Gami AS, Olson EJ, Shen WK, et al. Obstructive sleep apnea and the risk of sudden cardiac death: a longitudinal study of 10,701 adults. *J Am Coll Cardiol.* 2013;62:610-616.

VI

44. Marin JM, Carrizo SJ, Vicente E, et al. Long-term cardiovascular outcomes in men with obstructive sleep apnoea-hypopnoea with or without treatment with continuous positive airway pressure: an observational study. *Lancet.* 2005;365:1046-1053.

45. Frey WC, Pilcher J. Obstructive sleep-related breathing disorders in patients evaluated for bariatric surgery. *Obes Surg.* 2003;13:676-683.

46. Candiotti K, Sharma S, Shankar R. Obesity, obstructive sleep apnoea, and diabetes mellitus: anaesthetic implications. *Br J Anaesth.* 2009;103(suppl):i23-i30.

47. Singh M, Liao P, Kobah S, et al. Proportion of surgical patients with undiagnosed obstructive sleep apnoea. *Br J Anaesth.* 2013;110(4): 629-636.

48. Olson E, Chung F, Seet E. Surgical risk and the preoperative evaluation and management of adults with obstructive sleep apnea. In: Post TW, ed. *UpToDate.* Waltham, MA: UpToDate; 2015 (Accessed on October 01, 2015.).

49. Chung F, Liao P, Yegneswaran B, et al. Postoperative changes in sleep-disordered breathing and sleep architecture in patients with obstructive sleep apnea. *Anesthesiology.* 2014;120:287-298.

50. Chung F, Liao P, Elsaid H, et al. Factors associated with postoperative exacerbation of sleep-disordered breathing. *Anesthesiology.* 2014;120:299-311.

51. Lee LA, Caplan RA, Stephens LS, et al. Postoperative opioid-induced respiratory depression: a closed claims analysis. *Anesthesiology.* 2015;122(3):659-665.

52. Ramachandran SK, Haider N, Saran KA, et al. Life-threatening critical respiratory events: a retrospective study of postoperative patients found unresponsive during analgesic therapy. *J Clin Anesth.* 2011;23:207-213.

53. Gupta RM, Parvizi J, Hanssen AD, et al. Postoperative complications in patients with obstructive sleep apnea syndrome undergoing hip or knee replacement: a case-control study. *Mayo Clin Proc.* 2001;76:897-905.

54. Ramachandran SK, Nafiu OO, Ghaferi A, et al. Independent predictors and outcomes of unanticipated early postoperative tracheal intubation after nonemergent, noncardiac surgery. *Anesthesiology.* 2011;115:44-53.

55. Opperer M, Cozowicz C, Bugada D, et al. Does Obstructive Sleep Apnea Influence Perioperative Outcome? A Qualitative Systematic Review for the Society of Anesthesia and Sleep Medicine Task Force on Preoperative Preparation of Patients with Sleep-Disordered Breathing. *Anesth Analg.* 2016;122(5):1321-1334.

56. Kaw R, Chung F, Pasupuleti V, et al. Meta-analysis of the association between obstructive sleep apnoea and postoperative outcome. *Br J Anaesth.* 2012;109:897-906.

57. Mokhlesi B, Hovda MD, Vekhter B, et al. Sleep-disordered breathing and postoperative outcomes after elective surgery: analysis of the nationwide inpatient sample. *Chest.* 2013;144:903-914.

58. Memtsoudis S, Liu SS, Ma Y, et al. Perioperative pulmonary outcomes in patients with sleep apnea after noncardiac surgery. *Anesth Analg.* 2011;112:113-121.

59. Mokhlesi B, Hovda MD, Vekhter B, et al. Sleep-disordered breathing and postoperative outcomes after bariatric surgery: analysis of the nationwide inpatient sample. *Obes Surg.* 2013;23:1842-1851.

60. Abdelsattar ZM, Hendren S, Wong SL, et al. The impact of untreated obstructive sleep apnea on cardiopulmonary complications in general and vascular surgery: a cohort study. *Sleep.* 2015;38(8):1205-1210.

61. Mutter TC, Chateau D, Moffatt M, et al. A matched cohort study of postoperative outcomes in obstructive sleep apnea: could preoperative diagnosis and treatment prevent complications?. *Anesthesiology.* 2014;121:707-718.

62. Chung F, Memtsoudis SG, Ramachandran SK, et al. Society of Anesthesia and Sleep Medicine Guidelines on Preoperative Screening and Assessment of Adult Patients With Obstructive Sleep Apnea. *Anesthesia and Analgesia.* 2016;123(2):452-473.

63. Gross JB, Bachenberg KL, Benumof JL, et al. Practice guidelines for the perioperative management of patients with obstructive sleep apnea: a report by the American Society of Anesthesiologists Task Force on Perioperative Management of patients with obstructive sleep apnea. *Anesthesiology.* 2006;104:1081-1093:quiz 1117-1118.

64. American Society of Anesthesiologists Task Force. Practice guidelines for the perioperative management of patients with obstructive sleep apnea: an updated report by the American Society of Anesthesiologists Task Force on Perioperative Management of patients with obstructive sleep apnea. *Anesthesiology.* 2014; 120:268-286.

65. Joshi GP, Ankichetty SP, Gan TJ, et al. Society for ambulatory anesthesia consensus statement on preoperative selection of adult patients with obstructive sleep apnea scheduled for ambulatory surgery. *Anesth Analg.* 2012;115:1060-1068.

66. Adesanya AO, Lee W, Greilich NB, et al. Perioperative management of obstructive sleep apnea. *Chest.* 2010;138:1489-1498.

67. Seet E, Chung F. Management of sleep apnea in adults—functional algorithms for the perioperative period: continuing professional development. *Can J Anaesth.* 2010;57: 849-864.

68. Porhomayon J, El-Solh A, Chhangani S, et al. The management of surgical patients with obstructive sleep apnea. *Lung.* 2011;189:359-367.

69. Bradley TD, Floras JS. Obstructive sleep apnoea and its cardiovascular consequences. *Lancet.* 2009;373:82-93.

70. Chau EH, Lam D, Wong J, et al. Obesity hypoventilation syndrome: a review of epidemiology, pathophysiology, and perioperative considerations. *Anesthesiology.* 2012;117:188-205.

71. Bady E, Achkar A, Pascal S, et al. Pulmonary arterial hypertension in patients with sleep apnoea syndrome. *Thorax.* 2000;55:934-939.

72. Kaw R, Bhateja P, Paz Y, et al. Postoperative complications in patients with unrecognized obesity hypoventilation syndrome undergoing elective non-cardiac surgery. *Chest.* 2016;149(1):84-91.

73. Balachandran JS, Masa JF, Mokhlesi B. Obesity hypoventilation syndrome: epidemiology and diagnosis. *Sleep Med Clin.* 2014;9(3):341-347.

74. Liao P, Luo Q, Elsaid H, et al. Perioperative auto-titrated continuous positive airway pressure treatment in surgical patients with obstructive sleep apnea. *Anesthesiology.* 2013;119:837-847.

75. Nagappa M, Mokhlesi B, Wong J, et al. The effects of continuous positive airway pressure on postoperative outcomes in obstructive sleep apnea patients undergoing surgery. *Anesth Analg.* 2015;120:1013-1023.

76. Chung F, Nagappa M, Singh M, et al. CPAP in the perioperative setting: evidence of support. *Chest.* 2016;149(2):586-597.

77. Chung F, Yegneswaran B, Liao P, et al. STOP questionnaire: a tool to screen patients for obstructive sleep apnea. *Anesthesiology.* 2008;108(5):812-821.

78. Netzer NC, Hoegel JJ, Loube D, et al. Prevalence of symptoms and risk of sleep apnea in primary care. *Chest.* 2003;124:1406-1414.

79. Ramachandran SK, Kheterpal S, Consens F, et al. Derivation and validation of a simple perioperative

sleep apnea prediction score. *Anesth Analg.* 2010;110:1007-1015.

80. Chung F, Subramanyam R, Liao P, et al. High STOP-Bang score indicates a high probability of obstructive sleep apnoea. *Br J Anaesth.* 2012;108:768-775.

81. Chung F, Abdullah HR, Liao P. STOP-Bang questionnaire: a practical approach to screen for obstructive sleep apnea. *Chest.* 2016;149(3):631-638.

82. Chung F, Yang Y, Brown R, et al. Alternative scoring models of STOP-BANG questionnaire improve specificity to detect undiagnosed obstructive sleep apnea. *J Clin Sleep Med.* 2014;10:951-958.

83. Chung F, Yegneswaran B, Liao P, et al. Validation of the Berlin questionnaire and American Society of Anesthesiologists checklist as screening tools for obstructive sleep apnea in surgical patients. *Anesthesiology.* 2008;108(5):822-830.

84. Vasu TS, Doghramji K, Cavallazzi R, et al. Obstructive sleep apnea syndrome and postoperative complications: clinical use of the STOP-BANG questionnaire. *Arch Otolaryngol Head Neck Surg.* 2010;136:1020-1024.

85. Olson E, Chung F, Seet E. Intraoperative management of adults with obstructive sleep apnea. In: Post TW, ed. *UpToDate.* Waltham, MA: UpToDate; 2015.

86. Seet E, Han TL, Chung F. Perioperative clinical pathways to manage sleep-disordered breathing. *Sleep Med Clin.* 2013;8:105-120.

87. Chung F, Yegneswaran B, Herrera F, et al. Patients with difficult intubation may need referral to sleep clinics. *Anesth Analg.* 2008;107:915-920.

88. Gali B, Whalen FX, Schroeder DR, et al. Identification of patients at risk for postoperative respiratory complications using a preoperative obstructive sleep apnea screening tool and postanesthesia care assessment. *Anesthesiology.* 2009;110:869-877.

89. Kheterpal S, Martin L, Shanks AM, et al. Prediction and outcomes of impossible mask ventilation: a review of 50,000 anesthetics. *Anesthesiology.* 2009;110:891-897.

90. Siyam MA, Benhamou D. Difficult endotracheal intubation in patients with sleep apnea syndrome. *Anesth Analg.* 2002;95:1098-1102.

91. Apfelbaum JL, Hagberg CA, Caplan RA, et al. Practice guidelines for management of the difficult airway. *Anesthesiology.* 2013;118:251-270.

92. Lam KK, Kunder S, Wong J, et al. Obstructive sleep apnea, pain, and opioids: is the riddle solved?. *Curr Opin Anaesthesiol.* 2016;29(1):134-140.

93. Eikermann M, Grosse-Sundrup M, Zaremba S, et al. Ketamine activates breathing and abolishes the coupling between loss of consciousness and upper airway dilator muscle dysfunction. *Anesthesiology.* 2012;116:35-46.

94. Ankichetty S, Wong J, Chung F. A systematic review of the effects of sedatives and anesthetics in patients with obstructive sleep apnea. *J Anaesthesiol Clin Pharmacol.* 2011;27:447-458.

95. Sundar E, Chang J, Smetana GW. Perioperative screening for and management of patients with obstructive sleep apnea. *J Clin Outcomes Manage.* 2011;18:399-411.

51

NOVOS MODELOS DE CUIDADOS DE ANESTESIA: MEDICINA PERIOPERATÓRIA, CENTRO DE REFERÊNCIA PERIOPERATÓRIA E SAÚDE DA POPULAÇÃO

Neal H. Cohen

CRESCIMENTO E EXPANSÃO DA PRÁTICA ANESTÉSICA

A anestesiologia evoluiu a partir de uma especialidade dedicada ao atendimento de pacientes submetidos a procedimentos cirúrgicos em um ambiente de sala de cirurgia para uma especialidade dedicada ao atendimento de pacientes que recebem uma ampla variedade de serviços clínicos, tais como atendimento anestésico em pacientes internados e ambulatoriais. A expansão da prática é, em grande parte, resultado dos grandes avanços no campo da anestesias e de novos medicamentos, juntamente com a capacidade aprimorada dos anestesiologistas para avaliar e preparar melhor os pacientes para a cirurgia. Este aspecto inclui a capacidade de abordar de forma mais eficaz as mudanças na fisiologia do paciente durante e imediatamente após os procedimentos cirúrgicos e proporcionar cuidados intensivos aprimorados e manejo de dor.[1] Esses avanços em cuidados clínicos e desfechos permitem que os anestesiologistas cuidem de pacientes com condições de comorbidades mais complexas que, no passado, não poderiam passar por um procedimento cirúrgico ou um de outro tipo. Como consequência, alguns anestesiologistas estão oferecendo uma prática ampliada que se estende além do procedimento cirúrgico imediato e que se baseia nos sucessos no ambiente da sala de cirurgia.

Esses anestesiologistas estão trabalhando em colaboração com outros cirurgiões e provedores para aplicar algumas das lições aprendidas na sala de operações em outros aspectos do cuidado dentro e além do ambiente hospitalar.

Esta expansão da prática da anestesia vem em um momento importante, particularmente para os Estados Unidos. As opções de procedimentos aumentaram o número de pacientes comorbidades subjacentes que são capazes de receber cuidados; simultaneamente, a população envelhece, o que cria maior demanda de serviços. A porcentagem da população dos Estados Unidos com mais de 65 anos continua a crescer, com um aumento previsto de 21% nesta população até 2050.[2] Para atender ao crescimento resultante da demanda de cuidados de saúde, a força de trabalho de saúde terá que aumentar de 20% para 50%.[3] Essas mudanças demográficas estão ocorrendo paralelamente à escalada dos custos de cuidados e ao aumento da pressão sobre um sistema de cuidados de saúde já tenso. Essas mudanças demográficas estão ocorrendo paralelamente à escalada dos custos de cuidados e ao aumento da pressão sobre um sistema de cuidados de saúde já tenso. Enfrentar estes desafios exigirá mudanças importantes na forma como os cuidados de saúde são disponibilizados — a quem e por quem — e em como devem ser financiados.

Simultaneamente, e em resposta à mudança da população de pacientes e às necessidades clínicas, a especialidade geral da anestesiologia expandiu seu número de subespecializações e criou diversos programas de bolsas educacionais para apoiar as mudanças na prática clínica. Por exemplo, as anestesias cardíaca, pediátrica, para transplante, para trauma e neurocirúrgica (Capítulos 25, 30, 34, 36 e 42) concentram-se em populações específicas de pacientes e nos procedimentos cirúrgicos de que necessitam; algumas das subespecialidades possuem programas de bolsas que são credenciados pelo Accreditation Council for Graduate Medical Education (ACGME), enquanto outros são programas de treinamento não credenciados. O American Board of Anesthesiology (ABA) implementou exames de certificação e fornece qualificações especiais em muitas das subespecialidades. Além da expansão das responsabilidades na prática da anestesia, esses avanços também estão redefinindo e ampliando o alcance da especialidade de anestesiologia. Os cirurgiões têm sido capazes de aplicar abordagens inovadoras para o manejo cirúrgico que de outra forma seriam impossíveis. Além disso, com base nas experiências na sala de cirurgia, a prática da anestesia se estendeu para além da configuração tradicional. Mais procedimentos invasivos e minimamente invasivos estão sendo realizados fora dos ambientes da sala de cirurgia, tanto dentro de um ambiente hospitalar (anestesia em sala não operatória [NORA]) quanto em instalações ambulatoriais. Com base no fundamento científico da prática da anestesia na sala cirúrgica, a anestesiologia expandiu-se para incluir o manejo das dores aguda e crônica (Capítulos 40 e 44), os medicamentos para cuidados intensivos (Capítulo 41), os cuidados paliativos (Capítulo 49), os medicamentos para dormir (Capítulo 50), e vários outros serviços clínicos relacionados. A ampliação dos papéis e responsabilidades está gerando enormes oportunidades para que os anestesiologistas aproveitem as mudanças em evolução na prestação e manejo dos cuidados de saúde e desenvolvam novas diretrizes para atender as necessidades de pacientes, outros provedores, hospitais e sistemas de saúde.

MUDANDO O CENÁRIO DO CUIDADO DE SAÚDE

Paralelamente às mudanças na prática da anestesia e à crescente ênfase na segurança do paciente, qualidade e custos dos cuidados, está havendo uma grande reestruturação do sistema de saúde nos Estados Unidos e em muitos outros países. Esses países estão se esforçando para enfatizar a saúde, o bem-estar e as medidas preventivas para reduzir os encargos e seus custos associados e melhorar a qualidade de vida global das populações.[4] Essas metas são desafiadoras, particularmente por causa da longa história de cuidados de saúde compartimentados na maioria dos países e do investimento relativamente pequeno em saúde pública e prevenção em relação ao tratamento. A disponibilidade de medicamentos caros e intervenções parece promissora, embora em muitos casos o seu efeito na qualidade de vida seja limitado. Os recentes avanços em medicina personalizada ou de precisão também são promissores, mas já sobrecarregam os sistemas de saúde.

Como consequência das pressões para melhorar a qualidade e a saúde da população reduzindo os custos, o sistema de saúde e aqueles que o apoiam estão sendo desafiados a redefinir de maneira significativa este sistema. Essas mudanças na abordagem organizacional da prática da medicina em geral e da anestesiologia, especificamente, são desafiadoras, gratificantes e, às vezes, frustrantes. Elas podem até mesmo prejudicar a qualidade da prática da anestesia. Primeiro, a relação entre hospitais e médicos está mudando muito e rapidamente. Os hospitais estão se afiliando ou consolidando, criando sistemas de cuidados de saúde que são capazes de proporcionar cuidados longitudinais a populações de pacientes, tais como cuidados extra-hospitalares, serviços de internação de alta intensidade e cuidados pós-hospitalares coordenados (p. ex., reabilitação, cuidados de enfermagem especializados, serviços de saúde em casa, telessaúde).[5] Para expandir com sucesso o alcance dos cuidados além do foco tradicional de internação, os hospitais e os sistemas de saúde estão se alinhando mais com os médicos. Em alguns casos, os hospitais contratam médicos diretamente ou, quando as leis estaduais impedem que os hospitais o façam, criam bases médicas que estão *"joined at the hip"* (firmemente conectadas) com o sistema de saúde. As clínicas de grupo independentes e pequenas estão se consolidando em clínicas de grupo de uma ou várias categorias. Nos Estados Unidos, a consolidação de grandes clínicas grupais vem se acelerando ao longo dos últimos 5 anos,[6] e esse crescimento está impactando a prática da anestesiologia. A consolidação das clínicas de anestesia permite ao grupo negociar a partir de uma posição mais forte do que um praticante individual ou um grupo pequeno. Além disso, a consolidação das clínicas, muitas das quais de várias especialidades, permite que os anestesiologistas colaborem mais com outros colegas e negociem como um grupo com sistemas de saúde e pagadores.

VI

À medida que o custo dos cuidados continuou a aumentar e as despesas com os cuidados de saúde nos Estados Unidos, em particular, subiram, tanto o governo como os pagadores privados foram desafiados a reduzir custos e cuidados desnecessários. Mais recentemente, houve tentativas de reduzir a compensação do médico e aumentar a porcentagem de pagamento com base em métricas predefinidas para qualidade, satisfação do paciente e custo. Um dos motivadores mais proeminentes para a mudança do ambiente de cuidados de saúde nos Estados Unidos foi a implementação do controverso Affordable Care Act (ACA), que foi promulgado em 2010.[7] O documento uma série de disposições que incentivam diferentes modelos de cuidados e colaboração especificamente para atender a qualidade e valor sobre o custo. Outra mudança importante que é em parte um resultado do ACA é a expansão das organizações de cuidados responsáveis (OCRs) para gerenciar e ter a responsabilidade geral de prestar cuidados a uma população de pacientes.[8,9] Para atender responsavelmente uma população diversificada de pacientes, um sistema de saúde precisa implementar diferentes abordagens que levem em conta o contínuo de cuidados, incluindo os cuidados para com os pacientes internados e ambulatoriais, manejando transições de cuidados e aumentando a ênfase na prevenção e no bem-estar sobre os procedimentos tecnologicamente avançados de alto custo. Portanto, para que uma OCR seja bem-sucedida, será necessária uma estreita cooperação, coordenação e comunicação entre médicos, outros provedores, hospitais, instalações de cuidados prolongados, agências de saúde em casa, e outras organizações de cuidados de saúde para utilizar e racionalizar adequadamente os serviços que atendem as necessidades e objetivos dos pacientes sob sua responsabilidade.

Essas mudanças importantes na forma como os sistemas de cuidados de saúde evoluíram, como os serviços são disponibilizados e como os cuidados de saúde são financiados, enquanto desafiadoras, também têm implicações significativas para os fornecedores de anestesia. Primeiro, e talvez o mais difícil para alguns departamentos de anestesia abordar, é a expansão dos serviços clínicos para ambientes que não são familiares para a maioria dos anestesistas. O aumento dos locais de salas não operatórias tem sido difícil de gerenciar, mas também representa uma oportunidade para os anestesistas serem membros mais visíveis da equipe de saúde além da sala de operações. A expansão das subespecialidades, incluindo os cuidados intensivos e os medicamentos para dor, permitiu que os anestesiologistas atendessem as necessidades clínicas não necessariamente relacionadas a um procedimento cirúrgico e tivessem alguma experiência em lidar com as transições e continuidade dos cuidados, principalmente no contexto de internação. Os novos modelos de cuidados permitem que os departamentos de anestesia expandam seus cuidados clínicos para além da sala de cirurgia e áreas de realização de procedimentos para outros ambientes hospitalares e, em alguns casos, para ambientes comunitários — com a ressalva de que, ao fazê-lo, não perdem o foco na entrega de cuidados perioperatórios de alta qualidade, seguros e baseados em valores, que é o pilar de qualquer prática da anestesia.

Alterações na Força de Trabalho que Afetam os Modelos de Cuidados de Anestesia

Ao longo da última década, as mudanças na força de trabalho também influenciaram o papel desempenhado pelos médicos em geral e os anestesiologistas em particular. Como resultado das limitações das horas de serviço impostas pelo ACGME e outras mudanças na prestação de cuidados, há muitas mais transições de atendimento, principalmente durante as hospitalizações. À medida que as demandas clínicas aumentam, muitos serviços cirúrgicos recrutaram gestores hospitalares ou outros provedores para ajudar a coordenar os cuidados perioperatórios. Em muitos casos, os anestesiologistas, incluindo os anestesiologistas de cuidados intensivos, os médicos especializados em dor e outros estão trabalhando com cirurgiões e gestores hospitalares para otimizar o atendimento clínico geral além da sala de operações, facilitar a transição para os cuidados pós-hospitalares e manejar as necessidades clínicas ambulatorias para reduzir as readmissões. Essas mudanças criaram uma variedade de modelos clínicos e de gerenciamento, muitos dos quais melhoraram o atendimento clínico e os resultados, como também reduziram os custos.[10-13] De acordo com a mudança de papéis dos médicos, houve uma expansão significativa no treinamento de enfermeiros de prática avançada e assistentes médicos, o que causou um aumento no número de programas de treinamento de enfermeiros anestesistas certificados e registrados (EACRs). Na maioria dos casos, as enfermeiras de prática avançada trabalham em estreita colaboração com médicos e são supervisionadas como parte da equipe de cuidados clínicos, particularmente para as práticas da anestesia. Houve uma pressão regional e nacional para permitir que os enfermeiros de prática avançada continuem sua profissão de forma independente. No entanto, para a maioria das equipes de anestesia, a relação de trabalho entre médicos anestesiologistas e EACRs é muito boa, beneficiando os pacientes e garantindo uma abordagem coordenada para o manejo clínico. Este modelo colaborativo de cuidados aproveita o treinamento e a experiência dos EACRs e dos anestesiologistas médicos para administrar todo o período perioperatório coordenando o manejo pré-operatório, os cuidados intraoperatórios e as necessidades clínicas pós-operatórias. A entrega dos cuidados de anestesia e sua organização variam muito em nível internacional.

Novos Modelos de Pagamento

Na maioria dos países, a compensação financeira para os anestesiologistas varia amplamente, indo de salários diretos a algum tipo de acordo de "taxa de serviço". Em resposta à mudança de foco em valor e qualidade, os métodos de pagamento estão passando por mudanças significativas nos Estados Unidos. A taxa tradicional para os métodos de pagamento do serviço está sendo questionada; a transição para pagar o "valor" em relação ao volume de atendimento entregue está acelerando tanto para o governo como para os pagadores privados. Mais notadamente, a promulgação recente do Medicare Access e do CHIP Reauthorization Act (MACRA) em 2015 mudou o cenário do pagamento para serviços médicos e hospitalares. Embora os detalhes da implementação ainda estejam em discussão,[14] as mudanças, independentemente de como elas sejam finalmente revisadas, irão transitar do pagamento de uma taxa baseada em volume para um sistema de serviço que coloca ênfase no valor. Os detalhes da implementação do MACRA estão em revisão. Os principais componentes da implementação exigirão que os médicos operem sob um programa baseado em incentivo (MIPS) ou sob um modelo de pagamento alternativo (APM).[15,16]

As mudanças na metodologia de pagamento de uma taxa predominante por modelo de serviço para modelos de pagamento alternativos e baseados em valor exigem novas abordagens de como os cuidados de saúde são entregues e como o "valor" será definido e influenciará o pagamento. Além disso, espera-se que os médicos e os sistemas de saúde compartilhem os riscos e, teoricamente, as recompensas resultantes da melhoria da prestação de cuidados. Os métodos atuais para documentar qualidade e valor não são suficientemente sofisticados, nem baseados em resultados, para cumprir esses objetivos. Uma vez que o Medicare comprometeu-se a fazer a transição de cerca de 50% do pagamento da taxa de serviço para modelos de pagamento alternativos e de vincular 90% do valor ao valor nos próximos 18 meses, cada clínica será requisitada para identificar medidas específicas de qualidade que apoiem o pagamento.

Uma das mudanças mais importantes no pagamento que terá grande impacto sobre o papel de cada provedor é a transição para pagamentos agrupados por eventos de cuidados (p. ex., período de 90 dias de atendimento para um paciente submetido a procedimento cirúrgico).[17,18] O objetivo das abordagens de pagamento agrupado é criar incentivos financeiros para encorajar a coordenação dos cuidados em todo o seu contínuo e colocar o sistema de saúde, em vez do Medicare, em risco de serviços desnecessários. Sob este modelo, o pagamento de serviços médicos será determinado com base no "valor" que cada provedor ou grupo contribuiu para o cuidado para com o paciente. Como resultado, os anestesiologistas terão que justificar por que o cuidado que eles entregaram garante uma parte maior (ou menor) de um pagamento fixo agrupado. Na medida em que o grupo de anestesia está participando amplamente do atendimento de pacientes ao longo do contínuo de cuidados (p. ex., cuidados pré e pós-operatórios, incluindo os intensivos e voltados para dor aguda) e pode documentar métricas de redução de custos e qualidade, como resultado do envolvimento, este mesmo grupo pode negociar, a partir de uma posição de força, a sua parcela do pagamento.

As mudanças no sistema de saúde, a expansão das necessidades de cuidados clínicos e a ênfase no valor têm e continuarão a ter um impacto significativo na prática da anestesiologista. Elas criam oportunidades para expandir o foco do atendimento de anestesia além do período perioperatório imediato, mas também para que os anestesistas assumam um papel mais amplo no manejo de pacientes em todo o contínuo de cuidados, tanto naqueles internados quanto naqueles em ambulatórios. Ao longo dos últimos anos, vários novos modelos de cuidados foram definidos para anestesiologistas, incluindo um papel crescente no manejo de pacientes além do período perioperatório, papéis administrativos nos cuidados perioperatórios e, mais recentemente, nos cuidados além da sala de cirurgia.

Transições da Anestesiologia para a Medicina Perioperatória

A prática da anestesiologia tem evoluído como resultado da melhoria das capacidades clínicas e em resposta às novas oportunidades e aos desafios que os sistemas de saúde enfrentam para melhorar os custos dos cuidados e de controle. Conforme descrito anteriormente, as mudanças mais notáveis na prática foram a expansão das subespecialidades que fornecem cuidados na sala de cirurgia, outras áreas relativas a procedimentos, na unidade de terapia intensiva (UTI) e para as dores aguda e crônica. A expansão da anestesiologia para incluir a "medicina perioperatória" tem sido muito bem-sucedida, criando uma variedade de oportunidades de prática clínica e papéis de gestão para anestesiologistas.[19] Ao se ampliar o alcance da prática até a medicina perioperatória, particularmente com as mudanças simultâneas na prestação de cuidados de saúde, foram necessários novos modelos de cuidados para satisfazer as necessidades clínicas e administrativas de forma mais eficaz. Por exemplo, a implementação de clínicas pré-operatórias (Capítulo 13) foi necessária porque menos pacientes foram admitidos antes do dia da cirurgia. A evolução dos programas de avaliação pré-operatória tem sido bem-sucedida de várias maneiras. Ao mesmo tempo, a fragmentação do cuidado aumentou porque o provedor que completa a avaliação pré-operatória geralmente não é o mesmo provedor de anestesia que atenderá o paciente para um determinado procedimento. Em alguns casos, a avaliação pré-operatória é realizada por outro médico ou uma enfermeira de prática avançada, em vez de um anestesista. A avaliação fornece um registro do histórico do paciente e pode incluir um exame completo das vias aéreas e abordar as preocupações específicas associadas ao tratamento de anestesia intraoperatória, como também pode incluir a otimização pré-operatória das condições clínicas subjacentes, tais como a otimização da função pulmonar em paciente com asma ou doença pulmonar obstrutiva crônica (DPOC), controle da glicose no sangue para um paciente com diabetes melito ou controle da pressão arterial para um paciente com uma hipertensão difícil de controlar. Como resultado, essa atenção pode exigir um cancelamento no dia da cirurgia programada quando o anestesista encarregado vê o paciente pela primeira vez imediatamente antes da cirurgia e identifica questões que não foram adequadamente abordadas. Mais importante é que esta abordagem não permite que o provedor de anestesia desenvolva um relacionamento com o paciente antes de sua reunião em uma área de espera pré-operatória ou na sala de cirurgia.

Existem desafios semelhantes em relação aos cuidados pós-operatórios. Para a maioria dos pacientes, o atendimento pós-operatório fornecido pelo anestesiologista inclui uma avaliação na unidade de cuidados pós-anestésicos (UCPA) (Capítulo 39) e, caso o paciente permaneça hospitalizado, é feita uma visita para garantir que o paciente não tenha sofrido nenhuma complicação imediata associada aos cuidados de anestesia. Para os pacientes ambulatoriais, frequentemente um telefonema é feito para o paciente ou membro da família para garantir que o deslocamento para casa tenha sido sem incidentes.

VI

Para os pacientes internados, muitos dos quais submetidos a procedimentos cirúrgicos complexos ou com problemas médicos subjacentes, o atendimento é mais frequentemente fornecido pelo cirurgião, com ou sem a assistência de outros médicos, e pelos de prática avançada. Em alguns casos, hospitalistas médicos ou cirúrgicos que não têm papel no manejo intraoperatório assumem a responsabilidade pelo atendimento pós-operatório. Em outras palavras, os hospitalistas que trabalham com serviços cirúrgicos manejam as condições médicas subjacentes ou associadas, enquanto os problemas cirúrgicos são abordados pelo cirurgião. Ou seja, os hospitalistas cirúrgicos são recrutados para ajudar a tratar o paciente no início do período pós-operatório. Embora esses modelos possam ter algumas vantagens, eles não facilitam a coordenação dos cuidados, nem fornecem transições contínuas ao longo dos vários estágios do cuidado perioperatório. Além disso, a maioria desses modelos não reconhece o papel que os anestesiologistas podem desempenhar na extensão de algumas das estratégias de manejo intraoperatório para o período pós-operatório. Como resultado de um conhecimento e de uma compreensão acurada da resposta de um paciente a drogas anestésicas, a alterações no volume intravascular e a outros eventos intraoperatórios, frequentemente o anestesista tem bastante informação sobre a fisiologia do paciente, o que pode otimizar o manejo pós-operatório. Além disso, a participação em cuidados pós-operatórios permite uma melhor compreensão das implicações em longo prazo do manejo intraoperatório, tais como o efeito dos cuidados intraoperatórios na cicatrização de feridas, na incidência de infecções sanguíneas associadas à linha central, no risco de úlceras por pressão, na função pulmonar, e na integridade das vias aéreas. Ao redefinir a prática da anestesia para incluir a medicina perioperatória, muitos grupos de anestesia abordaram com sucesso essas questões, criando uma coorte coesa de provedores para administrar os pacientes ao longo de seu curso perioperatório. Embora existam dados limitados para diferenciar os resultados deste modelo *versus* a abordagem convencional do silo para o cuidado, a importância da ampliação do foco para incluir os cuidados perioperatórios para com o paciente cirúrgico pelos anestesistas torna-se cada vez mais maior.

Embora seja importante ampliar o alcance do atendimento de anestesia para incluir o contínuo do curso perioperatório para cada paciente cirúrgico, vários outros modelos de cuidados de anestesia foram implementados ou propostos. Esses modelos ampliam o escopo da prática de anestesia para incorporar as práticas-padrão e aquelas baseadas nas evidências dos cuidados perioperatórios, o desenvolvimento de métricas de qualidade para apoiar o manejo clínico, e os novos papéis para os provedores de anestesia tanto na gestão do sistema de saúde como na saúde da população, particularmente no que diz respeito ao desenvolvimento de OCRs.

Recuperação Melhorada após a Cirurgia

A recuperação melhorada após a cirurgia (ERAS) é uma abordagem que está sendo utilizada para melhorar o atendimento clínico para pacientes submetidos a procedimentos cirúrgicos específicos. A ERAS utiliza práticas baseadas em evidências, quando estas existem, para melhorar os resultados, reduzir a duração da internação hospitalar e otimizar o atendimento pós-operatório, geralmente com custo total reduzido.[20-24] O sucesso dos programas ERAS baseia-se no princípio de que uma abordagem multidisciplinar de cuidados que inclua anestesiologistas, cirurgiões e outros provedores adequados melhorará a qualidade e o resultado. Os participantes de cada iniciativa ERAS dependem do procedimento cirúrgico, da antecipação das necessidades clínicas e de recursos. Por exemplo, para os pacientes submetidos à cirurgia laparoscópica, o fornecedor de anestesia coordena os cuidados com fisioterapeutas, nutricionistas e outros para assegurar a ambulação precoce, o suporte nutricional e o retorno da função intestinal. Outras abordagens relativas aos cuidados que foram demonstradas por melhorar o resultado após procedimentos cirúrgicos selecionados são o manejo de fluidos direcionado a objetivos específicos e as abordagens multimodais de poupança de narcóticos para o manejo da dor e seleção apropriada de antibióticos para a profilaxia perioperatória.

Perioperative Surgical Home

O perioperative surgical home (PSH) é outro modelo de manejo perioperatório que agrupa alguns dos conceitos de cuidados perioperatórios coordenados anteriormente descritos. Em muitos aspectos, a mudança da população de pacientes e a crescente complexidade dos cuidados perioperatórios estão criando uma demanda por uma melhor coordenação entre os cuidados e promovendo o desenvolvimento do conceito PSH. O desenvolvimento do PSH baseia-se nos mesmos princípios que o patient-centered medical home (PCMH), que é projetado para otimizar o atendimento a pacientes com condições médicas complexas.[25,26] Até certo ponto, o PSH também é uma extensão de alguns dos princípios básicos em que a ERAS se baseia. No entanto, embora os modelos ERAS tenham sido implementados para otimizar o contínuo de cuidados relacionados a procedimentos cirúrgicos específicos, os conceitos por trás do PSH se estendem além de qualquer procedimento ou período de tempo no curso perioperatório.[27]

O PSH incorpora o manejo clínico do paciente durante o período perioperatório para otimizar os resultados especificamente relacionados com a cirurgia e aborda outros problemas clínicos para facilitar a transição segura da internação hospitalar para casa, a reabilitação ou as instalações de enfermagem especializada.[28,29] Sob este modelo de cuidados, o anestesiologista assume um papel mais amplo no manejo clínico enquanto trabalha em colaboração com o cirurgião e outros provedores para otimizar os cuidados relacionados ao procedimento cirúrgico e aos problemas clínicos subjacentes ou associados.

Os objetivos do PSH são os seguintes:

1. Coordenar o atendimento de um paciente agendado para um procedimento cirúrgico e facilitar a comunicação entre todos os provedores para garantir que os problemas clínicos sejam identificados e abordados

2. Fornecer uma avaliação pré-operatória minuciosa e otimizar o manejo de quaisquer condições médicas subjacentes (Capítulo 13)
3. Definir e implementar as abordagens adequadas (e baseadas em evidências, quando disponíveis) para o manejo ao longo do período perioperatório
4. Gerenciar os cuidados clínicos em todo o seu contínuo
5. Avaliar e documentar os resultados e o desempenho com métricas predefinidas

O conceito de PSH tem sido utilizado em uma variedade de configurações clínicas diferentes com sucesso considerável em termos de eficiência, qualidade de atendimento e satisfação do paciente e provedor.[29] À medida que se obtém mais experiência na implementação do PSH e seu efeito no manejo de pacientes selecionados, a disseminação das melhores práticas deve ajudar a refinar os modelos para um melhor atendimento às necessidades de pacientes, provedores e sistemas de cuidados de saúde.

Saúde da População

Tanto a ERAS como o PSH tiveram impacto significativo nas oportunidades práticas, nas funções dos anestesiologistas e nos resultados dos cuidados clínicos. Ao mesmo tempo, em sua maior parte, esses modelos se concentram em episódios agudos de cuidados para populações ou procedimentos de pacientes selecionados. Com as mudanças que são impostas pelo ACA e outras iniciativas destinadas a melhorar a qualidade e reduzir custos, muitos sistemas de saúde estão desenvolvendo modelos OCR projetados para manejar populações de pacientes. Esta transição para a saúde da população está gerando grandes ramificações para pacientes, provedores e sistemas de saúde.[30] A base sobre a qual a "saúde da população" baseia-se pressupõe que o cuidado de uma população será otimizado se um sistema de saúde assumir a responsabilidade clínica e financeira para gerenciar o bem-estar de uma população, bem como coordenar os cuidados em todos os cenários.[30-33] Neste modelo, o sistema de saúde, incluindo os provedores alinhados, aborda todos os aspectos dos cuidados, incluindo os cuidados preventivos, o bem-estar, e o manejo de doenças crônicas e agudas. O conceito de saúde da população está criando oportunidades para todos os provedores revelarem seu valor para o sistema de saúde e seus pacientes, além de definir novos papéis que não apenas otimizam os cuidados agudos e crônicos, mas também entregam resultados melhorados em termos de valor reduzido. Para serem bem-sucedidos, os sistemas de saúde precisam garantir que o atendimento clínico seja coordenado e colaborativo, centrado no paciente, e que as estratégias de gerenciamento clínico sejam baseadas em medidas de resultado objetivo de qualidade e custo.[34]

Embora o conceito de saúde da população não esteja evidente para muitas práticas de anestesia, o manejo da saúde da população oferece muitas oportunidades para as quais os prestadores de anestesia podem ter e têm papéis significativos. Os papéis e responsabilidades mais óbvias relacionam-se ao curso perioperatório de pacientes que requerem procedimentos cirúrgicos, uma extensão do papel da medicina perioperatória e dos conceitos por trás de ERAS e PSH. Além desses papéis específicos, no entanto, existem outros aspectos da prática de anestesia que podem ser aplicados ao manejo de uma população de pacientes. Os anestesiologistas podem assumir um papel maior no atendimento ao paciente pré-operatório, incluindo gerenciar ou coordenar o manejo das condições crônicas subjacentes. Como uma extensão do manejo intraoperatório, os anestesiologistas podem estar mais ativamente envolvidos na coordenação do atendimento pós-operatório, como já foi feito para alguns pacientes no modelo de cuidados PSH. Os anestesiologistas de cuidados críticos (Capítulo 41), os anestesiologistas da medicina voltada para a dor (Capítulos 40 e 44) e os médicos de cuidados paliativos (Capítulo 49) têm papéis importantes nos cuidados hospitalares bem como nas transições dos cuidados para instalações de tratamento prolongado e para lares qualificados de idosos, e na configuração de hospícios. Em alguns casos, os anestesiologistas podem desempenhar um papel significativo ao trabalhar com os gestores de casos para identificar as necessidades de cuidados adequadas, assim como facilitar a coordenação e a comunicação entre os prestadores e outras instalações.[35]

Além dos papéis clinicamente focados que os anestesiologistas podem exercer sob uma estratégia de manejo da saúde da população, geralmente eles estão envolvidos na administração e desenvolvimento de políticas de saúde. Ser um diretor médico perioperatório com foco na administração eficiente da sala de cirurgia (Capítulo 46) é um exemplo. A extensão das responsabilidade dos cuidados perioperatórios para incluir transições de cuidados e coordenação com prestadores fora do hospital ou sistema de saúde será essencial para coordenar adequadamente o uso de recursos entre hospitais de cuidados agudos e outras instalações. O manejo da saúde da população também exigirá novas abordagens para o tratamento da dor em pacientes individuais e para o desenvolvimento de procedimentos que utilizem as abordagens multimodais de forma mais efetiva para o atendimento de pacientes com dor crônica para minimizar o uso e abuso de opioides (Capítulos 9 e 44). Os anestesiologistas de cuidados críticos podem fornecer uma perspectiva importante para as estratégias gerais de manejo de pacientes que necessitam de suporte ventilatório mecânico de longo prazo, bem como facilitar e coordenar as transições dos cuidados para outras configurações que podem ser mais apropriadas para determinados pacientes (Capítulo 41). Da mesma forma, eles podem ajudar de forma mais eficaz o tratamento de pacientes com necessidades de cuidados intensivos e reabilitação extensiva definindo as estratégias de manejo e os locais de cuidados mais adequados. Do mesmo modo, o anestesista com experiência em cuidados paliativos pode abordar os objetivos individuais do paciente e suas necessidades clínicas, bem como auxiliar o sistema de saúde a definir como atender mais adequadamente a essa população de pacientes (Capítulo 49).

Identificar novos papéis para anestesiologistas na saúde da população tem benefícios óbvios para os provedores, assim como para os pacientes e para o sistema de saúde. Como o sistema de saúde e os provedores compartilham o

VI

risco financeiro inerente ao cuidado para com os pacientes, expandir o escopo da prática e documentar o valor desses serviços serão fundamentais para a integridade financeira de um departamento e seus membros. Embora estes papéis expandidos sejam importantes para um departamento de anestesia como um todo, cada membro do departamento terá um papel diferente no manejo clínico dos pacientes e, no caso de alguns membros, nas funções administrativas necessárias para apoiar o sistema de saúde. Ao mesmo tempo, os fundamentos financeiros da saúde da população exigem que todos os fornecedores compreendam os conceitos por trás do manejo da saúde da população e participem de estratégias para otimizar o cuidado e o uso de recursos em todo o seu contínuo com base em métricas de qualidade objetiva e resultados documentados.

IMPLICAÇÕES DOS NOVOS MODELOS DE CUIDADOS NOS PROGRAMAS DE TREINAMENTO DE ANESTESIA

Todas essas mudanças na prestação de cuidados de saúde e as novas oportunidades clínicas terão um impacto considerável no conhecimento e nas habilidades exigidas tanto aos residentes de anestesiologia como na prática da anestesiologia. Para atender às necessidades em constante mudança dos pacientes e dos sistemas de saúde, o treinamento dos residentes, a educação continuada e os métodos para garantir uma competência contínua devem incorporar novas práticas e conhecimentos para garantir que cada anestesiologista tenha toda a amplitude e profundidade das habilidades necessárias para apoiar as necessidades dos pacientes e do sistema de saúde.

Para atender a essa necessidade, muitos programas de residência de anestesiologia incorporaram novas sessões didáticas para abordar vários aspectos da medicina perioperatória e da saúde da população no currículo. Muitos programas apresentam alternâncias para proporcionar exposição às oportunidades para anestesiologistas no sistema de saúde em evolução. Embora as necessidades educacionais específicas evoluam, algumas essenciais podem ser definidas. A maioria dos programas de residência oferece alguma experiência na gestão de uma equipe clínica, na supervisão de outros provedores e na coordenação de cuidados com outras especialidades. As competências essenciais do ACGME são úteis para garantir que os residentes adquiram conhecimentos e habilidades na prática baseada em sistemas. Cada residente deve entender como desenvolver e implementar iniciativas de melhoria da qualidade e como avaliar a qualidade dos cuidados. Este conhecimento é essencial para que todos os anestesiologistas entendam como participar de modelos de compensação de incentivos baseados em valores. Além disso, a necessidade de ter dados objetivos para apoiar as decisões de manejo clínico exigirá que cada residente tenha uma compreensão geral dos benefícios e limitações do registro de saúde eletrônico e como utilizar repositórios de dados clínicos para avaliar resultados, qualidade e custos dos cuidados. O manejo de equipes e de crises é particularmente importante, já que o atendimento clínico se tornou mais complexo. Deve ser fornecido mais

treinamento na utilização de recursos, negociação, manejo de conflitos, habilidades de comunicação, comportamento organizacional e outros aspectos do gerenciamento, o que pode ajudar a otimizar o atendimento clínico em qualquer configuração que o residente de graduação possa praticar. Como as práticas clínicas continuarão a ser avaliadas com base em métricas baseadas em evidências, o treinamento deve incluir a avaliação das eficiências de uso de recursos e os resultados clínicos, o valor da implementação de listas de verificação e outras formas de garantir que os padrões de cuidados estejam sendo atendidos, bem como um entendimento geral sobre o valor de uma análise da raiz do problema e como avaliar o risco e implementar estratégias de redução de risco. Os programas de residência também devem fornecer uma visão geral do financiamento dos cuidados de saúde, das atuais metodologias de pagamento para os serviços de anestesia (Guia ASA de Valor Relativo) e de outros métodos de pagamento médico (sistema de valor relativo baseado em recursos[RBRVS]), bem como das estratégias práticas de manejo de sistemas de saúde.

O desafio para todos os programas é garantir que cada residente tenha amplas experiências clínicas em todos os aspectos do atendimento de anestesiologia, cuidados de subespecialidade, medicamentos para dor e cuidados intensivos, além de oferecer novas oportunidades clínicas e administrativas em anestesiologia. Todo programa de residência terá que encontrar o equilíbrio no fornecimento de treinamento dentro dos programas de residência e de bolsa para dar a cada estagiário uma exposição à amplitude e profundidade das oportunidades profissionais em anestesiologia. Vários programas de anestesiologia implementaram treinamentos de bolsistas em medicina perioperatória, os conceitos de apoio ao PSH e saúde da população. O treinamento formal adicional de negócios pode ser benéfico para aqueles anestesistas interessados em buscar papéis de liderança em cuidados perioperatórios ou saúde da população dentro de um sistema de saúde (p. ex., certificados ou graus avançados em ciência de gestão ou administração de empresas). À medida que os conceitos de PSH e de saúde da população evoluem, uma avaliação dos atuais programas educacionais e de seu escopo será útil na definição e aperfeiçoamento de futuras necessidades educacionais para os provedores de anestesia para cumprir com sucesso esses novos papéis.

CONCLUSÃO

O atendimento e o manejo de cuidados de saúde estão passando por grandes mudanças que irão influenciar a prática da anestesiologia e os papéis futuros dos anestesiologistas. Em alguns aspectos, a evolução do cuidado perioperatório e seu efeito nos sistemas de saúde é resultado dos avanços na anestesia e seus fundamentos científicos. Ao mesmo tempo, as mudanças que ocorrem estão afetando as relações entre provedores, pacientes e hospitais, todos os quais sendo impactados pelas mudanças nas metodologias de pagamento e na transição para um sistema de saúde centrado no paciente e com base em valor. Apesar dos desafios enfrentados por todos os provedores em um sistema de prestação de cuidados de saúde em evolução, o desenvolvimento do PSH e de outros novos modelos de cuidados criam oportunidades para que os anestesistas assumam um papel mais amplo na assistência clínica e no gerenciamento do sistema de saúde. Em muitos modelos, esse papel estendido exige que o anestesista compreenda a população de pacientes e o papel antecipado que cada provedor deverá desempenhar, bem como as capacidades do departamento e da instituição. Essas novas oportunidades devem ser reconhecidas como um aumento e expansão, não uma substituição, dos papéis principais que a maioria dos anestesiologistas terão nos cuidados perioperatórios. Os avanços na prática de anestesia e os sucessos na melhoria do atendimento clínico, qualidade e segurança vem dos cuidados dedicados prestados na sala de cirurgia e outros locais de realização de procedimentos. Os anestesiologistas devem continuar a desempenhar um papel importante e significativo na otimização dos cuidados perioperatórios. Ao mesmo tempo, cada prática deve identificar novos papéis e oportunidades para melhorar o contínuo de cuidados, definir a melhor maneira de aproveitar essas oportunidades e, conforme apropriado, adquirir os conhecimentos e habilidades para manejar os pacientes ao longo do contínuo de cuidados com um foco primário nos cuidados centrados no paciente orientados por objetivos e baseados em valores.

PERGUNTAS DO DIA

1. Como as mudanças na força de trabalho de saúde afetaram os modelos de cuidados de anestesia?
2. O que é um "pagamento agrupado", e como isso difere do faturamento por serviço?
3. Que melhorias nos resultados clínicos foram demonstradas com a recuperação melhorada após a cirurgia (ERAS)?
4. Quais são os objetivos do modelo de cuidados do perioperative surgical home (PSH)?
5. Qual é o conceito de saúde da população como uma abordagem para um sistema de saúde para cuidar de seus pacientes?

REFERÊNCIAS

1. Committee on Quality of Care in America, Institute of Medicine*To Err is Human: Building a Safer Health System*. Washington, DC: National Academy Press; 2000.
2. Administration for Community Living. Administration on Aging. Profile of Older Americans.. http://www.aoa.acl. gov/Aging_Statistics/Profile/2015.
3. Kirch DG, Henderson MK, Dill MJ. Physician workforce projections in an era of health care reform. *Annu Rev Med*. 2012;63:435-445.
4. Berwick DM, Nolan TW, Whittington J. The triple aim: care, health and cost. *Health Affairs*. 2008;27:759-769.
5. Cuellar AE, Gertler PJ. Trends in hospital consolidation. The formation of local systems. *Health Affairs*. 2003;23:77-87.
6. Anesthesiology Practice Acquisitions – May 2016. *Special report on mergers and acquisitions of anesthesiology practices*. Haverford Healthcare Advisors; May 2016. www.haverfordhealthcare.com. Accessed July 10, 2016.
7. Read the Law. http://www.hhs.gov/healthcare/about-the-law/read-the-law.
8. Taylor B. Accountable care organizations. *Public Health Rep*. 2011;126:875-878.
9. Fisher ES, Shortell SM. Accountable care organizations: accountable for what, to whom and how. *JAMA*. 2010;304:1715-1716.
10. Cheng HQ. Comanagement hospitalist services for neurosurgery. *Neurosurg Clin North Am*. 2015;26:295-300.
11. Tadros RO, Faries PL, Malik R, et al. The effect of a hospitalist comana-gement service on vascular surgery inpatients. *J Vasc Surg*. 2015;61:1550-1555.
12. Kuo YF, Goodwin JS. Effect of hospitalists on length of stay in the Medicare population: variation according to hospital and patient characteristics. *J Am Geriatr Soc*. 2010;58:1649-1657.
13. Auerbach AD, Wachter RM, Cheng HQ, et al. Comanagement of surgical patients between neurosurgeons and hospitalists. *Arch Intern Med*. 2010;170:2004-2010.
14. Medicare Access and CHIP Reauthorization Act of 2015. 42 USC 1305.. https://www.congress.gov/114/plaws/publ10/PLAW-114publ10.pdf.
15. Medicare MIPS and APM Proposed Regulations. https://s3.amazonaws.com/public-inspection.federalregister.gov/2016-10032.pdf.
16. Quality Initiatives. https://www.cms.gov/Medicare/Quality-Initiatives-Patient-Assessment-Instruments/Value-Based-Programs/MACRA-MIPS-and-APMs/MACRA-MIPS-and-APMs.html.
17. Creating physician-owned bundled payments. http://catalyst.nejm.org/creating-physician-owned-bundled-payments/. Accessed July 10, 2016.
18. Bozic KJ, Ward L, Vail TP, Maze M. Bundled payments in total joint arthroplasty: targeting opportunities for quality improvement and cost reduction. *Clin Orthop Relat Res*. 2014;472:188-193.
19. Grocott MPW, Pearse RM. Perioperative medicine: the future of anaesthesia?. *Br J Anaesth*. 2012;108:723-726.
20. Ljungqvist O. ERAS—enhanced recovery after surgery: moving evidence-based perioperative care to practice. *J Parenter Enteral Nutr*. 2014;38(5):559-566.
21. Oda Y, Kakinohana M. Introduction of ERAS® program into clinical practice: from preoperative management to postoperative evaluation: opening remarks. *J Anesth*. 2014;28:141-142.
22. Fierens J, Wolthuis AM, Penninckx F, D'Hoore A. Enhanced recovery after surgery (ERAS) protocol: prospective study of outcome in colorectal surgery. *Acta Chir Belg*. 2012;112:355-358.
23. Lee L, Li C, Landry T, et al. A systematic review of economic evaluations of enhanced recovery pathways for colorectal surgery. *Ann Surg*. 2015;259:670-676.
24. Varadhan KK, Neal KR, Dejong CH, et al. The enhanced recovery after surgery (ERAS) pathway for patients undergoing major elective open colorectal surgery: a meta-analysis of randomized trials. *Clin Nutr*. 2010;29(4):434-440.
25. Graham J, Bowen TR, Strohecker KA, et al. Reducing mortality in hip fracture patients using a perioperative approach and "Patient-Centered Medical Home" model: a prospective cohort study. *Patient Saf Surg*. 2014;8:7.
26. Schwenk TL. The patient-centered medical home: one size does not fit all. *JAMA*. 2014;311:802-803.
27. Perioperative surgical home. http://www.periopsurghome.info/index.php;asahq.org. Accessed March 28, 2014.
28. Paloski D. Forum Focus—Perioperative surgical home model.

VI

American Hospital Association Physician Forum 7/3/13. http://www.ahaphysicianforum.org/news/enews/2013/070313.html. Retrieved March 30, 2014.

29. Vetter TR, Goeddel LA, Boudreaux AM, et al. The perioperative surgical home: how can it make the case so everyone wins?. *BMC Anesthesiol.* 2013;13:6.

30. Kindig D, Stoddart G. What is population health?. *Am J Public Health.* 2003;93:380-383.

31. Kindig DA. Understanding population health terminology. *Milbank Q.* 2007;85:139-161.

32. Nash DB. Population health: where's the beef?. *Popul Health Manag.* 2015;18:1-3.

33. Kindig DA. What are we talking about when we talk about population health?. http://healthaffairs.org/blog/2015/04/06/what-are-we-talking-about-when-we-talk-about-population-health/. Accessed July 10, 2016.

34. Boudreaux AM, Vetter TR. A primer on population health management and its perioperative application. *Anesth Analg.* 2016;123:63-70.

35. Casarett D, Teno J. Why population health and palliative care need each other. *JAMA.* 2016;316(1):27-28.

ÍNDICE

Nota: Páginas com números seguidos por "q", "f," e "t" indicam quadros, figuras e tabelas, respectivamente.

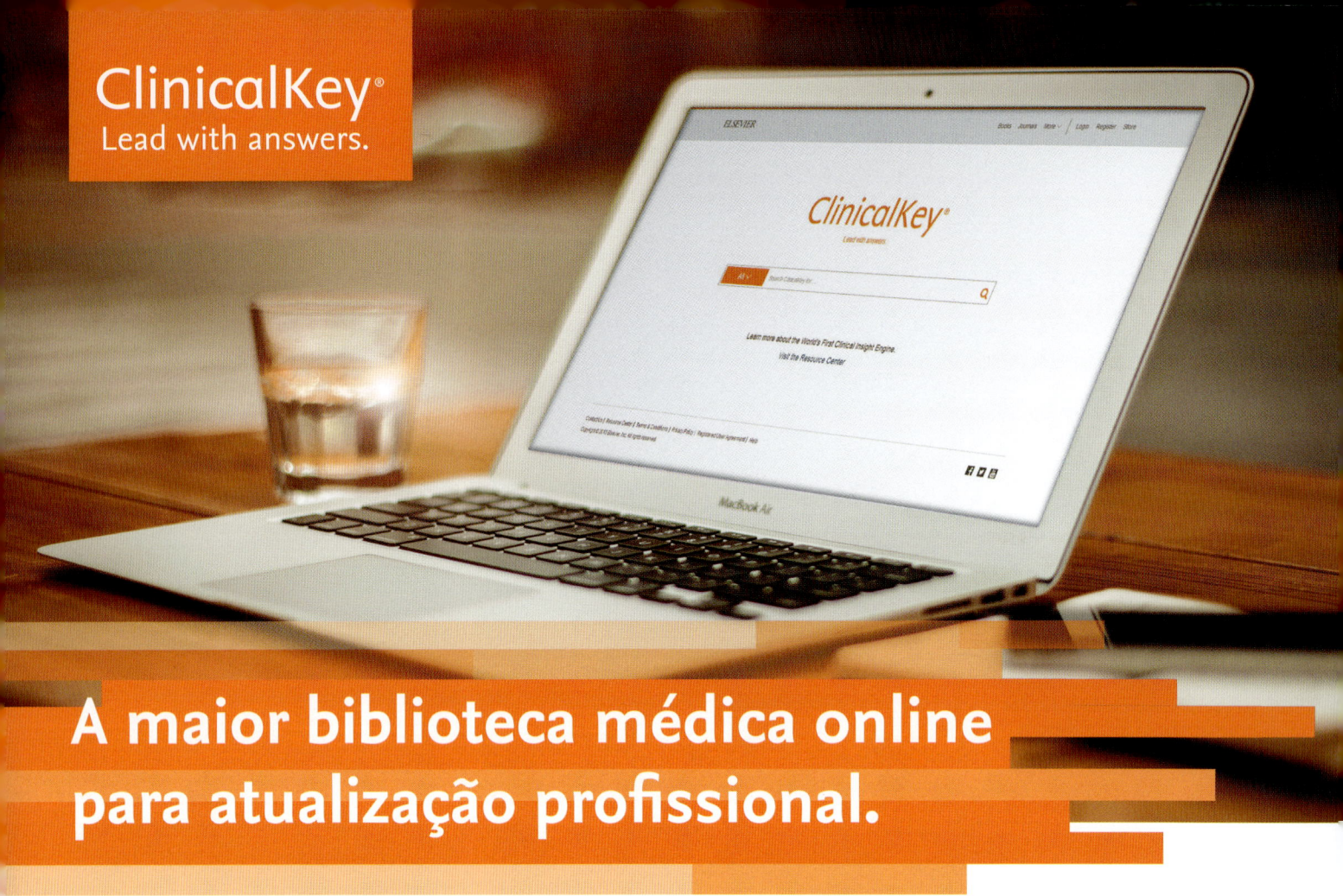